Illustration and Analysis of
Skull Base and Brain Stem Tumor Operation

颅底脑干肿瘤手术
图解与精析

主　审　袁贤瑞　于春江

主　编　刘　庆　杨　军　陈菊祥

中国科学技术出版社
·北京·

图书在版编目（CIP）数据

颅底脑干肿瘤手术图解与精析 / 刘庆，杨军，陈菊祥主编 . -- 北京：中国科学技术出版社，
2024. 10. -- ISBN 978-7-5236-1054-1

Ⅰ. R739.41-64

中国国家版本馆 CIP 数据核字第 20244PS767 号

策划编辑　孙　超　宗俊琳
责任编辑　张凤娇
装帧设计　佳木水轩
责任印制　徐　飞

出　　版　中国科学技术出版社
发　　行　中国科学技术出版社有限公司
地　　址　北京市海淀区中关村南大街 16 号
邮　　编　100081
发行电话　010-62173865
传　　真　010-62179148
网　　址　http://www.cspbooks.com.cn

开　　本　889mm×1194mm　1/16
字　　数　1227 千字
印　　张　51
版　　次　2024 年 10 月第 1 版
印　　次　2024 年 10 月第 1 次印刷
印　　刷　北京博海升彩色印刷有限公司
书　　号　ISBN 978-7-5236-1054-1/R·3351
定　　价　398.00 元

编著者名单

主　审　袁贤瑞　于春江

主　编　刘　庆　杨　军　陈菊祥

副主编　秦超影　苏　君　袁　健　郭红山　林　琳

编　者　（以姓氏笔画为序）

马千权　北京大学第三医院

马鑫宇　中南大学湘雅医院

王　兵　南华大学附属第二医院

王洪祥　海军军医大学第一附属医院（上海长海医院）

王祥宇　中南大学湘雅医院

龙文勇　中南大学湘雅医院

叶友忠　湖南省郴州市第一人民医院

朱永烨　中南大学湘雅医院

刘　庆　中南大学湘雅医院

刘定阳　中南大学湘雅医院

刘春波　中南大学湘雅医院

买买江·阿不力孜　新疆医科大学附属中医医院

苏　君　湖南省儿童医院

李　玥　中南大学湘雅医院

李　洋　中南大学湘雅医院

李　鹃　中南大学湘雅医院

李宇哲　中南大学湘雅医院

李昊昱　中南大学湘雅医院

杨　军　北京大学第三医院

肖　凯　中南大学湘雅二医院

肖　遥　中南大学湘雅医院

肖　群　中南大学湘雅医院

肖格磊　中南大学湘雅医院

吴长武　中南大学湘雅医院

何　毅　中南大学湘雅医院

汪浚泉　湖南省脑科医院

张　帅　海军军医大学第一附属医院（上海长海医院）

张　弛　中南大学湘雅医院

张　超　浙江大学医学院附属第一医院

张　森　中南大学湘雅医院

张　翼　河南省邓州市人民医院

张万宏　河南省开封市中心医院

张丰启　中南大学湘雅医院

张建党　河南省南阳市中心医院

张星树　中南大学湘雅医院

陈　政　中南大学湘雅医院

陈　超　海军军医大学第一附属医院（上海长海医院）

陈菊祥　海军军医大学第一附属医院（上海长海医院）

林　琳　新疆医科大学附属中医医院

罗富彶　中南大学湘雅医院

赵　强　山西省吕梁市人民医院

赵子进　中南大学湘雅医院

侯　宇　浙江大学医学院

洪　涛　贵州省安顺市人民医院

秦超影　中南大学湘雅医院

袁　健　中南大学湘雅医院

徐　凡　湖南省湘潭市中心医院

凌　敏　湖南省脑科医院

唐国栋　中南大学湘雅医院

黄　蒙　中南大学湘雅医院

黄伟城　中南大学湘雅医院

商　利　中南大学湘雅医院

梁日初　南华大学附属第二医院

彭　刚　中南大学湘雅医院

彭　浩　海南省第二人民医院

韩宏杰　河南省平顶山学院第二附属医院

谢　博　中南大学湘雅医院

蔡　理　美国阿肯色神经外科研究所

谭　军　中南大学湘雅医院

潘奕旻　中南大学湘雅医院

薛媛元　中南大学湘雅医院

内容提要

　　本书精选了中南大学湘雅医院神经外科近 10 年手术治疗各种颅底脑干肿瘤的典型病例与疑难病例。作者从理论到实践，对相关解剖病理特点及手术操作技术进行了系统阐述。全书共 12 章，先从解剖与病理视角宏观阐述了颅底脑干肿瘤的分类与特点，提炼了颅底脑干手术的微创理念与要点；然后详述了颅底脑干肿瘤的经典与复杂手术入路的相关要领；此外，还结合翔实的临床病例资料，全面介绍了各种颅底脑干肿瘤临床治疗的手术策略与技术要点，并细致记录了术者对相关微创手术的心得体悟。本书内容贴近临床，图文相得益彰，非常适合神经外科医生及相关医学生在临床实践中借鉴参考。

补充说明

　　本书配套视频已更新至网络，读者可通过扫描右侧二维码，关注出版社"焦点医学"官方微信，后台回复"9787523610541"，即可获得视频下载观看。

主编简介

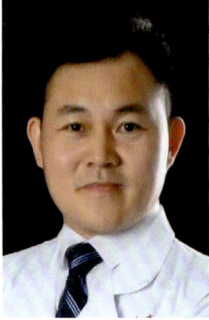

刘 庆

　　医学博士，留美博士后，主任医师，教授，博士研究生导师，湖南省科技创新领军人才。1999 年于中南大学湘雅医院攻读神经外科硕士、博士学位，师从袁贤瑞教授。2004 年获博士学位后，师从著名神经外科专家于春江、石祥恩教授，主要致力于颅底脑干肿瘤和脑血管病的临床治疗和基础研究。2006—2007 年赴美从事博士后研究，研究方向为脑胶质瘤的分子免疫治疗和缺血脑保护的机制，期间在美国阿肯萨斯大学神经外科访问学习，师从国际知名神经外科专家 Ossama Al-Mefty 教授、Ali Krisht 教授，对颅底肿瘤、复杂动脉瘤手术，尤其是岩斜坡区肿瘤和海绵窦肿瘤手术方式和理念有了更深刻的理解。2012 年担任中南大学湘雅医院神经外科副主任，2014 晋升主任医师，同年获聘中南大学升华学者特聘教授及博士研究生导师资格，2015 年担任中南大学湘雅医院神经外科副主任兼颅底神经外科主任。现任湖南省颅底外科与神经肿瘤研究中心主任、中南大学神经外科研究所副所长，并担任欧美同学会医师协会颅底外科分会副主任委员、中国解剖学会神经解剖学分会副主任委员、中国医药教育协会神经外科专业委员会副主任委员、湖南省医学会神经外科专业委员会副主任委员、中华医学会神经外科学分会神经肿瘤学组委员、中国医师协会神经外科分会颅底外科专业委员会专家、湖南省抗癌协会神经肿瘤委员会副主任委员、中华医学会神经外科分会青年委员会秘书长、中国脑膜瘤多学科诊疗协作组组长，以及国家自然科学基金项目评审专家等学术职务。兼任《中国耳鼻咽喉颅底外科杂志》《中国综合临床》副主编，*Chinese Neurosurgical Journal* 等期刊编委和审稿专家。

　　多年来，一直积极开展各类复杂颅内肿瘤的显微手术和内镜手术。近 10 年，每年平均完成各类复杂颅底脑干肿瘤显微手术或内镜手术 600 余例，手术全切率高、并发症少，死亡率低于 0.5%，在颅底中央区脑膜瘤显微手术、垂体腺瘤和颅咽管瘤的微创手术、脑桥小脑三角 – 颈静脉孔区肿瘤显微手术、丘脑和脑干肿瘤显微手术、复杂脑胶质瘤显微手术，以及以脊索瘤为代表的复杂颅底肿瘤的内镜手术方面形成了一定的专业优势，相关临床研究结果被 *Nature* 等期刊报道，并在神经肿瘤的发生发展与治疗抗性、免疫微环境与免疫治疗、肿瘤分子靶标开发等基础研究领域形成了系统、持续性的研究体系。

　　主持国家重点研发计划项目、"十二五"国家科技支撑计划项目、国家自然科学基金项目等 10 余项。入选湖南省高层次卫生人才"225"工程学科骨干人才，被评为"湖南省青年岗位能手"，获湖南省科学技术成果奖 3 项。以第一作者或通讯作者身份在 *Advanced Science*、*Neuro-oncology*、*iMeta*、*Clin Transl Med*、*Journal of Neurosurgery*、*Neurosurgery* 以及《中华外科杂志》《中华神经外科杂志》等国内外期刊发表基础或临床研究学术论文 70 余篇，主编《神经外科疾病全病程管理》，主译《神经外科医师手册》《脊索瘤：技术、技巧及治疗策略》《荧光引导神经外科学：神经肿瘤学与脑血管应用》，参编《神经外科大医生病例荟萃》《临床神经科查体》《颅底外科训练教程》等多部专著。

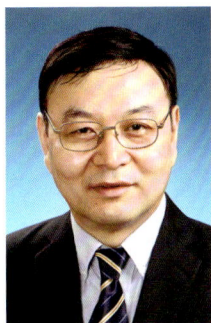

杨 军

医学博士，博士后，主任医师，二级教授，博士研究生导师。1987年本科毕业于山东大学医学院，2003年博士毕业。2009—2010年作为高级访问学者，在加拿大蒙特利尔麦吉尔大学、美国圣路易斯大学、美国凤凰城巴罗神经学研究所（BNI）、德国汉诺威国际神经科学研究所（INI）等国际知名医疗机构的神经外科从事颅底及颅脑肿瘤、脑血管病等神经外科疾病的基础与临床研究。现任北京大学医学部精准神经外科与肿瘤研究中心主任、北京大学第三医院神经外科主任、北京市及全国住院医师规范培训（神经外科）基地主任，并担任中华医学会神经外科学分会脊柱脊髓学组组长兼培训基地主任、北京大学医学部智慧医疗工程与技术学组副组长、磁共振成像设备与技术北京市重点实验室副主任、中国老年医学学会神经外科分会会长、中关村肿瘤微创治疗产业技术创新战略联盟头颈外科委员会候任主任委员、中国医药教育协会神经肿瘤专业委员会副主任委员、中国医药教育协会神经外科专业委员会常务委员、中华中青年神经外科交流协会副会长、中国医疗保健国际交流促进会脑健康分会副主任委员、中国医疗保健国际交流促进会神经外科分会常务委员、中国医疗保健国际交流促进会神经损伤学分会常务委员、中国医疗保健国际交流促进会颅底外科学分会常务委员、中国研究型医院学会神经外科学专业委员会常务委员、中国医师协会神经外科医师分会委员、世界华人神经外科协会委员、中国医师协会脑胶质瘤专业委员会委员、中国神经科学学会神经肿瘤分会委员、中国生物材料学会神经修复材料分会委员、中国医学装备协会专家数据库专家、首都卫生行业发展科研专项评审专家、北京市住院医师规范化培训专业委员会委员、北京市医疗事故鉴定委员会委员、北京市西城区医疗事故鉴定委员会委员、北京市西城区劳动人事争议仲裁委员会委员、国家自然科学基金评审专家、国家科学技术奖评审专家、北京市卫生系列高级专业技术职务任职资格答辩评审专家等。兼任《中华脑血管病杂志（电子版）》副主编、《中国微创外科杂志》常务编委、《山东大学学报（医学版）》《临床神经外科杂志》编委、《中华神经外科杂志》通讯编委、*Journal of Neurology & Neurophysiology* 审稿专家。

从事神经外科医疗、教育、科研工作近30年，院内外共主刀手术约9000台，有扎实的显微神经外科功底和娴熟的神经内镜手术技巧，专业方向为颅底、颅脑肿瘤及复杂脑血管病的临床与基础研究。擅长以微创技术切除复杂颅底肿瘤、脑干肿瘤及颅颈交界处肿瘤等高风险手术，擅长胶质瘤的系统性、规范化综合治疗。

2019年获王忠诚中国神经外科医师学术成就奖。主持及参与国家自然科学基金等20余项课题，获各级科学技术奖项20项。以第一作者和通讯作者身份发表中华系列期刊论文75篇，SCI收录论文34篇。主编及参编相关学术著作、研究生教材等13部。

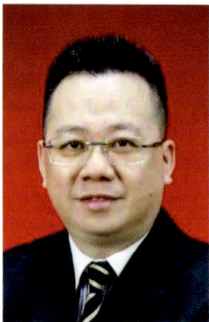

陈菊祥

主任医师，教授，博士研究生导师，博士后合作导师。1995 年本科毕业于第二军医大学，2003 年外科学博士毕业。2012—2013 年国家留学基金管理委员会公派在美国哈佛大学、美国凤凰城巴罗神经学研究所（BNI）、瑞典卡罗林斯卡等国际知名医疗机构进行神经外科交流学习。现任海军军医大学第一附属医院（上海长海医院）神经外科行政主任。并担任军队后勤科技装备评价专家库成员、海军教学创新团队成员、中国医师协会脑胶质瘤专业委员会常务委员、颅底外科专业委员会委员、中国神经科学学会神经病学临床与基础分会委员、解放军神经外科专业委员会委员、上海市医学会神经外科专业委员会委员，以及国家科技部重点研发项目、国家自然科学基金委员会等评审专家、上海市抗癌协会神经肿瘤专业委员会副主委和上海司法鉴定专家委员会专家等学术职务。入选国家百千万人才工程、国家卫生健康委有突出贡献的中青年专家、全军高层次科技创新人才工程 – 学科拔尖人才、原中国人民解放军总后勤部科技新星、上海领军人才、上海市卫生系统优秀学科带头人、上海曙光学者、上海市启明星追踪人才、浦江人才。

从事神经外科医疗、教育、科研工作 20 余年。有扎实的显微神经外科功底和娴熟的神经内镜手术技巧，专业方向为神经肿瘤及颅脑战创伤的临床与基础研究。擅长以微创技术切除复杂的颅底肿瘤、脑干肿瘤及颅颈交界处肿瘤等高风险手术，以及胶质瘤系统性、规范化综合治疗和重型颅脑创伤及合并伤的临床救治。热爱医疗事业，有良好团队精神和高尚医德，全心全意为伤病员服务。第一批赴四川抗震救灾并获先进集体称号，被《解放军报》《科技日报》等媒体誉为"军中神医"。2022 年获"人民好医生"称号，2018 年获中国医师协会神经外科手术大赛冠军和中国医师协会脑胶质瘤手术大赛一等奖。2017 年荣获平安"中国好医生"奖。主持国家"863 计划"1 项、国家自然科学基金面上项目 7 项，以及中共上海市委组织部、上海市科学技术委员会基金和上海市卫生健康委员会人才基金 7 项。荣立三等功 2 次，上海市卫生局行政记大功 1 次。以第一完成人获上海市科技进步一等奖、中国抗癌协会科技二等奖、中华医学科技奖等多项奖项。以第一作者和通讯作者身份在 *Advanced Science*、*TIPS*、*PNAS* 等期刊发表并被 SCI 收录论文 59 篇（总 IF＞242，单篇最高 IF 为 17.5），论文被 *Science*、*Nature* 等期刊引用 1600 余次。

前　言

　　颅底肿瘤是指源自大脑底面、颅底骨上下面和颅底骨质本身等结构的肿瘤，由于位置深、毗邻解剖关系复杂、诊疗涉及多学科领域、术后死亡率和致残率高、并发症多，因此长期以来，这类肿瘤曾被视为"难治"或"不治"之症。又因为脑干及丘脑结构攸关生命，故该部位肿瘤的手术也极具风险和挑战。在过去的 30 年间，随着显微神经解剖研究的发展，影像诊断、麻醉和电生理监测水平的提高，显微神经外科技术不断进步，以及相关手术设备和器械的更新，颅底脑干肿瘤的诊断和治疗取得了长足进展。颅底外科也成为学术交流最活跃、学科发展最迅速的领域之一。

　　微创理念是颅底脑干肿瘤手术的"灵魂"，实现肿瘤的全切除与神经功能保护的统一是每一位神经外科医生的追求。微创理念的实践涵盖麻醉脑保护、手术体位选择、手术切口设计、手术入路的合理选择及实施、显微手术过程中正确理念的贯彻、按解剖层次的规范关颅及颅底重建、术后合理用药及康复等过程。神经导航技术及神经电生理监测技术是微创技术的重要辅助。辩证地理解和应用"锁孔技术"和"无牵拉技术"对实现真正微创至关重要。在实施肿瘤切除的显微手术阶段，本人提倡从"微创"到"无创"的学术观点，强调对正常脑组织、脑结构的极限保护，包括自然显露、原位切除肿瘤、对抗性牵拉、膜下分离操作、合理使用双极电凝镊等技术细节和理念。大道至简，最好的脑保护是切除肿瘤过程中"零干扰"正常脑组织，但这需要对不同肿瘤的病理解剖、质地及毗邻关系有正确的认识。

　　基于对疾病深刻认识的手术策略是颅底脑干肿瘤显微手术的精髓。"知之真切笃实处，即是行；行之明觉精察处，即是知；知行工夫，本不可离。"手术技术和治疗水平不断提高的过程实质上是认识和实践不断反复结合和螺旋式上升的过程。从神经发育、正常解剖到肿瘤起源与生长蔓延、病理解剖、神经影像表现、手术策略制订等全过程，认识疾病对取得最佳治疗效果至关重要。不同性质的颅底脑干肿瘤治疗的侧重点不尽相同，医者应珍惜和高度重视疾病首次治疗的机会，因为不彻底或非最佳治疗方案的肿瘤处理可能使良性肿瘤患者失去治愈的机会，甚至带来不良后果。颅底中央区脑膜瘤的手术应重点强调肿瘤基底及周边潜在卫星灶的彻底处理，而不应过分强调手术入路的"微创"；颅咽管瘤手术应强调基于肿瘤起源位置差异的不同显露、根治性切除及下丘脑功能保护，而不应过分关注垂体柄的保留而牺牲肿瘤的全切除；以听神经瘤为代表的颅底神经鞘瘤应以肿瘤全切除和神经功能完好保护为最高目标；垂体腺瘤的治疗应实现肿瘤尽可能全切除并兼顾神经功能、垂体功能，甚至鼻腔结构保护的真正微创；丘脑、脑干胶质瘤或海绵状血管瘤等手术则要重视基于最小创伤、最少并发症的合理手术入路选择，精准定位和肿瘤 - 脑干界面的识别和维持；颈静脉球瘤的手术应重点强调病变的充分显露及肿瘤周围血供的优先妥善处理，同时最大限度地保护脑干及相关神经功能。凡此种种，必来源于大量高质量的实践和基于实践的深度思考与总结。

　　关于手术入路的选择，应基于对疾病的深刻认识，选择最适合疾病的手术入路，而不应停留在选择术者最熟悉的手术入路。对于手术入路的掌握，不仅要关注其"形"，更应深刻领会其"神"，即不同手术入路或入路的不同操作步骤的显露视角、显露范围、操作要点、优势和局限性等核心内容。将不同手术入路的发展历史、应用实践与微创理念相结合，做到融会贯通，方能在手术入路的选择及扩展、联合使用时游刃有余。关注经典与基本的手术入路，如枕下乙状窦后入路、颞下入路、翼点入路及额下入路等的扩展应用，同时不要忽视代表性的复杂颅底手术入路（如乙状窦前幕上下联合入路、枕下远外侧入路、颅－眶－颧入路及耳后经颞入路等）的关键运用，才能实现覆盖各种复杂颅底脑干肿瘤的高水平治疗。内镜技术的迅猛发展拓展了原有颅底脑干肿瘤的手术"疆界"，也更进一步使部分颅底肿瘤手术的"锁孔化"成为可能。客观认识显微技术和内镜技术的优势和局限，熟练掌握各自的技术要点和技术边界，合理结合，使两者相得益彰，是颅底神经外科发展的可期方向。

本书基于笔者团队近 10 年治疗的典型、疑难颅底脑干肿瘤病例编纂而成，全书共 12 章。从解剖和病理视角宏观阐释了颅底脑干肿瘤的分类和特点，提炼了颅底脑干肿瘤手术的微创理念和要点。以此为基础，通过简明的文字、直观的图示，详述了颅底脑干肿瘤的经典与复杂手术入路的要领，结合翔实的临床病例资料，对颅底、脑干、丘脑及脑深部肿瘤的临床治疗进行了深入阐释，不仅全面介绍了手术策略与技术要点，还细致记录了术者对于相关微创理念及手术要点的心得体悟。

"知行知止唯贤者。"毫无疑问，复杂颅底中线区域和脑深部肿瘤的手术过程充满不确定性和挑战，通常情况下，轻易退却会导致半途而废，用尽心力坚持会迎来柳暗花明。但在临床手术中，超越自身能力和判断的前进则会招致灾难性后果。因此，综合分析之后及时停止也是智慧。

"汝果欲学诗，工夫在诗外。"胜任颅底脑干肿瘤手术需要长期的磨炼和沉潜。然"精诚所至，金石为开"，坚持为患者解除病痛，以最小的创伤或代价争取最佳的治疗效果的初心，自然会产生克服困难、解决问题的动力和灵感。行文至此，笔者不禁要感恩成长路上各位老师的提携和帮助。袁贤瑞教授和于春江教授的谆谆教诲，推心置腹地传道、授业、解惑，他们的言传身教是我今生的巨大财富。尽管交流机会不是很多，但 Ossama Al-Mefty 教授和 Ali Krisht 教授的学术思想、敬业精神和职业追求使我受益匪浅。

本书的编写得到了袁贤瑞教授、姜维喜教授的鼓励和科室全体人员的支持，尤其是秦超影博士、唐国栋博士、苏君博士等付出了巨大努力。在此向他们及所有关心、帮助本书编写的同事致以诚挚的谢意。

付梓之际，心莫宁焉。书中如有疏漏之处，尚祈各位前辈、同道不吝赐教。

中南大学湘雅医院　刘　庆

目　录

第1章　概论 ………………………………………………………………………………… 001

　　一、解剖分类与病理 ……………………………………………………………………… 001

　　二、颅底脑干肿瘤手术的微创理念与实践 …………………………………………… 026

　　三、颅底脑干肿瘤手术中神经电生理监测技术的应用 ……………………………… 032

第2章　颅底脑干肿瘤手术入路 ………………………………………………………… 040

　　一、单鼻孔经蝶入路及扩大经蝶入路 ………………………………………………… 040

　　二、单侧额下经终板入路 ……………………………………………………………… 043

　　三、额底经纵裂 – 终板入路 …………………………………………………………… 045

　　四、翼点及扩大翼点入路 ……………………………………………………………… 046

　　五、颞下经岩前 – 小脑幕入路 ………………………………………………………… 050

　　六、枕下乙状窦后入路及其扩展入路 ………………………………………………… 054

　　七、枕下后正中经膜帆入路 …………………………………………………………… 057

　　八、枕下小脑幕上入路（Poppen 入路） ……………………………………………… 060

　　九、幕下小脑上入路（Krause 入路） ………………………………………………… 061

　　十、经纵裂 – 胼胝体入路 ……………………………………………………………… 062

　　十一、双侧扩展额底入路 ……………………………………………………………… 065

　　十二、颅 – 眶 – 颧入路：经典与演变 ………………………………………………… 066

　　十三、乙状窦前幕上下联合入路 ……………………………………………………… 069

　　十四、枕下远外侧入路及其扩展入路 ………………………………………………… 072

　　十五、颞前经海绵窦 – 岩前入路 ……………………………………………………… 074

　　十六、枕下 – 髁旁 – 颈外侧入路 ……………………………………………………… 078

　　十七、内镜下外侧幕下小脑上入路 …………………………………………………… 081

　　十八、内镜经鼻扩大入路 ……………………………………………………………… 084

第3章　颅底脑膜瘤 ……………………………………………………………………… 090

　　一、嗅沟脑膜瘤 ………………………………………………………………………… 090

　　二、鞍上脑膜瘤 ………………………………………………………………………… 099

　　三、鞍旁脑膜瘤 ………………………………………………………………………… 122

　　四、小脑幕切迹脑膜瘤 ………………………………………………………………… 157

　　五、岩斜坡区脑膜瘤 …………………………………………………………………… 189

　　六、枕骨大孔脑膜瘤 …………………………………………………………………… 215

　　七、颈静脉孔区脑膜瘤 ………………………………………………………………… 225

八、海绵窦脑膜瘤 ………………………………………………………………………… 240

九、脑桥小脑三角脑膜瘤 ………………………………………………………………… 259

十、复发性复杂颅底脑膜瘤 ……………………………………………………………… 269

第 4 章　眶及颅眶沟通肿瘤 ……………………………………………………………… 279

第 5 章　神经鞘瘤与神经纤维瘤病 ……………………………………………………… 318

一、三叉神经鞘瘤 ………………………………………………………………………… 318

二、前庭神经鞘瘤 ………………………………………………………………………… 351

三、颈静脉孔区神经鞘瘤 ………………………………………………………………… 384

四、面神经瘤 ……………………………………………………………………………… 415

五、神经纤维瘤病 ………………………………………………………………………… 426

第 6 章　垂体腺瘤 ………………………………………………………………………… 441

第 7 章　颅咽管瘤 ………………………………………………………………………… 514

第 8 章　丘脑肿瘤 ………………………………………………………………………… 540

一、丘脑胶质瘤 …………………………………………………………………………… 540

二、丘脑其他病变 ………………………………………………………………………… 563

第 9 章　脑干肿瘤 ………………………………………………………………………… 576

一、脑干胶质瘤 …………………………………………………………………………… 576

二、脑干海绵状血管瘤 …………………………………………………………………… 609

三、脑干血管母细胞瘤 …………………………………………………………………… 638

第 10 章　脑室内肿瘤 …………………………………………………………………… 653

一、侧脑室肿瘤 …………………………………………………………………………… 653

二、第三脑室肿瘤 ………………………………………………………………………… 670

三、第四脑室肿瘤 ………………………………………………………………………… 687

第 11 章　其他颅底肿瘤 ………………………………………………………………… 700

一、脊索瘤 ………………………………………………………………………………… 700

二、骨源性肿瘤 …………………………………………………………………………… 719

三、内淋巴囊肿瘤及颈静脉孔区其他少见肿瘤 ………………………………………… 728

四、颈静脉球瘤 …………………………………………………………………………… 737

五、孤立性纤维瘤 / 血管周细胞瘤 ……………………………………………………… 743

六、皮样囊肿和表皮样囊肿 ……………………………………………………………… 752

七、嗅神经母细胞瘤与其他颅鼻沟通少见肿瘤 ………………………………………… 769

第 12 章　岛叶胶质瘤 …………………………………………………………………… 781

第1章 概　论

一、解剖分类与病理

（马千权　商　利　侯　宇）

人类对于复杂颅底病变的探索始于 100 多年前。1909 年，神经外科教授 Cushing 完成了第一例经鼻蝶垂体瘤切除术，预示着神经外科工作者即将对颅底这一生命禁区展开探索。但由于当时各种条件和器械的限制，颅底神经外科并发症较多，导致很长一段时间发展缓慢。而随着 House 将双目手术显微镜引入经迷路入路听神经瘤手术中，颅底外科由裸眼手术时代正式跨入显微手术时代。在 Fisch、Dolence、Kawase、Yasargil、Rhoton、Sammi 等先行者的不断努力下，颅底神经外科飞速发展，并不断深化和践行精细微创手术的理念，使得在完全切除原本认为无法手术或者手术不能根治的肿瘤的同时，极大程度上保证了患者的生命安全。近十年来，随着神经内镜、神经电生理监测等新型神经外科设备的发明和应用，现代神经影像技术的不断发展，以及与耳鼻咽喉头颈外科、口腔颌面外科、眼科等跨学科合作的深入，颅底神经外科已经进入了一个全新的发展时代。目前，颅底神经外科手术已无手术禁区，更为精准、安全的手术效果及高水平的基础 – 临床研究将成为新时期神经外科医生的追求和责任。

（一）颅底解剖

通常意义上的颅底为颅腔底部，由额骨、筛骨、蝶骨、枕骨及成对的颞骨构成。颅底解剖结构复杂，包含众多孔道、沟槽、压迹和骨嵴等供 12 组脑神经及颅内重要血管走行、穿通。在颅底肿瘤手术中，了解颅底的组成结构及精细骨性标志有助于术者在全切病变的过程中妥善保护重要的神经和血管，减少术后并发症的发生，达到完美的手术效果，同时也令患者最佳受益。

颅底大致上可分为前、中、后三大组成部分。蝶骨小翼和蝶骨嵴分隔前、中颅底，中、后颅底以鞍背和岩骨嵴为界（图 1-1）。

1. 颅底内面

(1) 前颅底由额骨、筛骨及蝶骨组成，其构成了颅前窝的底部及眼眶、鼻腔和筛窦的顶部。前颅底前界为额骨和额窦后壁，向后以蝶骨小翼、前床突、视交叉沟及鞍结节为界区分中颅底。前颅底凸出的骨性标志为其中央凸起的鸡冠，大脑镰前部附着于此。鸡冠两侧为筛孔，筛孔后外侧和两侧蝶骨小翼之间为蝶骨平台。嗅丝离开鼻腔黏膜向上经筛孔形成嗅球，嗅球、嗅束沿前颅底中部的筛孔及蝶骨平台向后延续为嗅神经主干。鸡冠前部有一小凹为盲孔，通常为闭合状态，亦可容纳鼻腔至上矢状窦的导静脉。

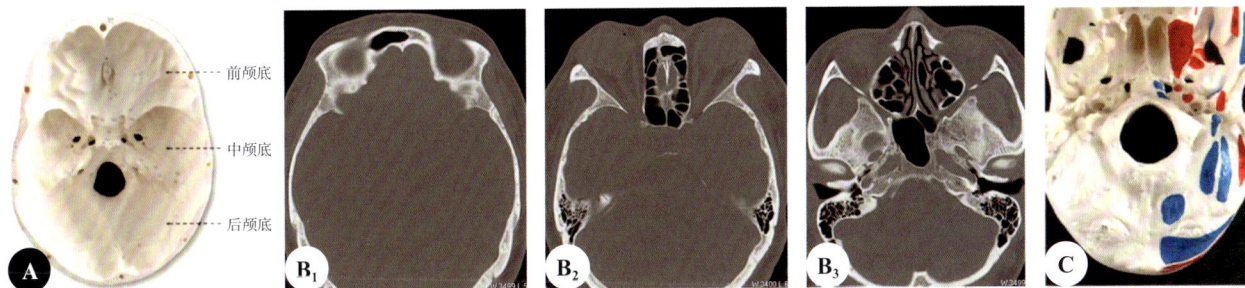

▲ 图 1-1　颅底内外面解剖

A. 颅底内侧面；B_1 至 B_3. 颅底；C. 颅底外侧面

（2）中颅底主要由蝶骨构成，向后以鞍背、岩骨嵴与颅后窝分界，构成颅中窝的底部和鼻咽的顶部。中颅底结构相对复杂，可被分为内侧份和外侧份。中颅底内侧份为蝶鞍，其下为蝶骨体及气化的蝶窦，蝶鞍从前向后依次由鞍结节、视交叉沟、垂体窝、中床突、后床突和鞍背组成，垂体窝容纳腺垂体及神经垂体。鞍结节两侧为视神经管，双侧视神经和眼动脉由此入眶。视神经管外侧为前床突，双侧前床突通过其根部一柱状骨性结构与蝶骨体相连，同时分隔视神经管及眶上裂，这一结构又被称作视柱。有时，气化的蝶窦可沿视柱延续至前床突，导致在术中磨除前床突、视柱时出现脑脊液漏的情况。视柱外侧和蝶骨大小翼之间的骨性裂隙为眶上裂，其中有动眼神经、滑车神经、眼神经、展神经和眼上下静脉等神经血管经过。眶上裂顶部、蝶鞍两侧为海绵窦，窦内容纳颈内动脉及走行至眶上裂的动眼神经、滑车神经、眼神经和展神经。双侧海绵窦通过海绵间窦彼此沟通，并与眶部、中颅底引流静脉、蝶顶窦、岩上窦、岩下窦、基底窦等前、中、颅后窝回流静脉均有沟通。海绵窦后份、岩骨嵴上表面有一神经压迹，三叉神经半月节坐落于此，同时向前发出眼神经、上颌神经及下颌神经。蝶骨大翼根部，由前内至后外分别有圆孔、卵圆孔和棘孔。上颌神经经圆孔出颅至翼腭窝，下颌神经经卵圆孔出颅至颞下窝，棘孔内有脑膜中动脉和静脉通过。卵圆孔后外侧，棘孔后侧有一浅沟为岩大神经沟，内有岩大神经走行，为中颅底手术辨认 Kawase 三角的标志。在海绵窦后下侧、三叉神经半月节前内侧、蝶骨体及岩尖等位置存在一骨性间隙，被称为破裂孔。破裂孔被纤维软骨结构覆盖，其中有颈内动脉及颈交感神经走行。中颅底后份，三叉神经半月节外侧有弓状隆起，其下方为前半规管。弓状隆起前外侧的薄层骨质为鼓室盖，下方为鼓室。中颅底骨折累及鼓室盖并伴有硬膜撕裂时可出现脑脊液耳漏，亦可向前经咽鼓管出现脑脊液鼻漏。

（3）后颅底主要由枕骨构成，同时包括颞骨岩部背侧及蝶骨鞍背背侧。后颅底内侧份为鞍背、斜坡及中央部的枕骨大孔，承托脑干、椎动脉和基底动脉等重要的器官及神经血管。外侧份由枕骨鳞部组成，容纳双侧小脑半球。岩骨背侧有内听道这一重要的解剖标志，面神经、听神经、中间神经和迷路

动脉由此进入内耳。面神经入内听道后经迷路、膝状神经节、鼓室和乳突等，再经茎乳孔出颅进入腮腺。内听道上方的岩骨背侧骨性结构为内听道上结节，术中磨除此结节可为暴露 Meckel 腔等中颅底结构提供便利。内听道下方、岩骨和枕骨基底部间的岩枕缝后方为颈静脉孔，颈静脉孔内容纳前内侧的岩下窦及后外侧的颈静脉球。颈静脉孔内侧的宽厚骨嵴为颈静脉结节，舌咽神经、迷走神经和副神经由脑干发出后横跨颈静脉结节上表面，于岩下窦和颈静脉球之间随颈内静脉向下走行出颅。颈静脉结节后外侧的枕骨骨质为颈静脉突，其构成颈静脉孔的后壁，为远外侧入路定位颈静脉孔的重要骨性标志。颈静脉结节下方有一走向前外的孔道为舌下神经管，内有舌下神经走行。枕骨大孔后方的十字形隆起为枕内隆突，容纳窦汇（上矢状窦和直窦交汇于此）。枕内隆突两侧的宽大沟槽为横窦沟，横窦沟向外延续至乙状窦沟。双侧横窦水平向外走行经乙状窦回流至颈静脉孔，在颈静脉孔内通过膨大的颈静脉球与颈内静脉相连。颞骨岩部上缘、内听道上结节表面常有一浅压迹，此压迹为岩上窦沟，岩上窦经此向后汇入横窦。颈静脉孔前方的岩枕缝亦被岩下窦覆盖，岩下窦由此汇入颈静脉孔。

2. 颅底外面

（1）前颅底外面观可分为筛窦、蝶窦构成的内侧份和眼眶构成的外侧份。内侧份由前方的筛骨和后方的蝶骨组成，筛骨内含鼻腔和筛窦。蝶窦位于蝶骨平台下方的蝶骨体内，其前方开口位于上鼻甲上方。眼眶骨质可分为上下、内外四个壁：上壁由额骨眶板及蝶骨小翼构成；下壁由颧骨、上颌骨和颚骨构成；内壁包括上颌骨、泪骨和筛骨；外壁包括蝶骨大翼及颧骨。视神经及眼动脉由视神经管入眶，视神经管外侧，蝶骨大小翼之间为眶上裂。眶上裂内下方根部，上颌骨、颚骨与蝶骨大翼间有一由后内走向前外的潜在间隙为眶下裂，由纤维结缔组织覆盖，内有上颌神经分支及眶下动脉经过。

（2）中颅底外面观以蝶骨翼突内侧板为界分为中央部和两侧的外侧部。中央部较狭小，包括蝶骨体及上斜坡。外侧部宽大，由蝶骨大翼、颞骨（岩部、鳞部、鼓部、乳突部）、上颌骨和颧骨构成，包含破裂孔、翼腭窝和颞下窝等重要结构。从颅底外面观察，破裂孔为蝶骨、颞骨与枕骨间的一个潜在间隙，

底部由致密纤维软骨组织封闭，构成颈内动脉管下壁。中颅底外侧部前份，上颌骨与蝶骨翼突之间的间隙为翼腭窝。翼腭窝前壁为上颌窦后壁；后壁为蝶骨翼突顶壁为蝶骨大翼；内侧壁为颚骨，向外通过翼上颌裂与颞下窝沟通，以及向前经眶下裂通眶。其内包含上颌神经及其分支、翼腭神经节和上颌动脉翼腭窝支等。翼腭窝后壁、蝶骨翼突内侧和外侧板根部有个一孔洞是翼管。岩大神经与颈交感神经（岩深神经）于翼管内合成翼管神经，向前穿通翼管进入翼腭窝并于翼腭神经节内换元，发出分支支配鼻腔黏膜。翼腭窝后外侧为颞下窝，内侧壁为翼突，外侧壁为下颌支，前壁为上颌窦后壁，顶为蝶骨大翼。颞下窝内包括下颌神经及其分支、上颌动脉、翼状肌及翼状静脉丛。颞下窝后方、中颅底外面观后份和茎突内侧周围结构为咽旁间隙。其位于翼内肌、腮腺与咽侧壁之间。咽旁间隙根据茎突位置可分为茎突前部的咽旁前间隙和茎突后部的咽旁后间隙。咽旁前间隙窄小，内有咽升动、静脉；咽旁后间隙空间较大，内有颈内动脉、颈内静脉及后组脑神经经过。

(3)后颅底外面结构相对简单，由中央部斜坡、枕骨大孔及两侧的枕髁、颈静脉突、乳突和枕骨鳞部组成。斜坡自枕骨大孔发出后，斜行走向前上方。枕骨大孔前份两侧为枕髁，表面光滑呈关节面样，与低位寰椎形成寰枕关节。枕髁与乳突之间的枕骨骨质为颈静脉突，构成颈静脉孔后壁。乳突根部内

侧有一浅沟为二腹肌沟，二腹肌后腹贴附于此。此沟前方为茎乳孔，面神经由此出颅。枕下乙状窦后开颅时应以此沟为标志，避免损伤面神经主干。枕外隆突两侧及下方水平走行双侧上项线及下项线，枕下肌群分层附着于此。乙状窦后或远外侧入路开颅时可依据上项线和下项线等解剖标志分层游离枕下肌群。

（二）颅底分区及常用手术入路

为便于颅底神经外科医师选择手术入路，现对前、中、后颅底在经典分类的基础上进一步分区。前颅底可分为中央区、外侧区；中颅底分为中央区、旁中央区、外侧区；后颅底分为上中央区、下中央区、上外侧区及下外侧区（表1-1和图1-2）。

1. 前颅底中央区 前颅底中央区包含筛板、筛窦、鼻腔、眼眶内侧、额叶底部及嗅神经。此部位肿瘤如向上生长可挤压脑叶，常常诱发性格改变或颅高压症状。若肿瘤向下生长可侵犯鼻腔，常出现鼻腔不适、堵塞或出血。额下入路或经眶入路为切除此部位肿瘤的常用入路。

2. 前颅底外侧区 眼眶和眶顶构成了前颅底外侧区。此部位病变常累及眼眶，从而导致眼球突出、视力下降、视觉改变等。若病变向后方生长，可进一步累及眶尖或眶上裂（图1-3）。

3. 中颅底中央区 中颅底中央区主要包括蝶鞍、蝶窦及垂体。内镜或显微镜下经蝶入路为此部位手

表1-1 不同颅底分区常用手术入路

分区		手术入路
前颅底	中央区	额下入路，双侧扩展经额底入路、内镜经鼻入路
	外侧区	额外侧入路、翼点入路、经眶入路
中颅底	中央区	经蝶入路、翼点入路、额下入路、额底经纵裂入路
	旁中央区	颞前入路、翼点入路、额眶颧入路、颞下入路、内镜经鼻经翼突入路
	外侧区	翼点入路、颞下入路
后颅底	上中央区	颞下入路、内镜经鼻入路、乙状窦前入路、乙状窦后入路
	下中央区	乙状窦后入路、远外侧入路、乙状窦前入路、经口腔入路、内镜经鼻入路
	上外侧区	乙状窦后入路、颞下入路、乙状窦前入路、经迷路入路
	下外侧区	乙状窦后入路、远外侧入路、枕下髁旁-颈外侧入路

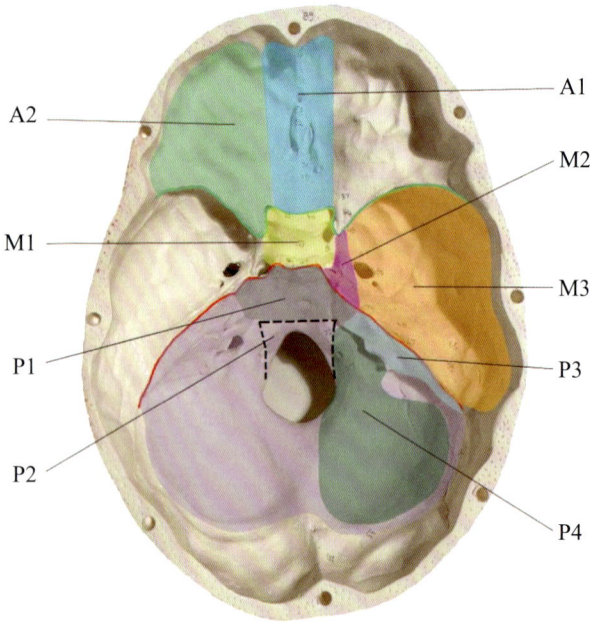

▲ 图 1-2　颅底分区示意

A1. 前颅底中央区；A2. 前颅底外侧区；M1. 中颅底中央区；M2. 中颅底旁中央区；M3. 中颅底外侧区；P1. 后颅底上中央区；P2. 后颅底下中央区；P3. 后颅底上外侧区；P4. 后颅底下外侧区

术的常规选择（图 1-4）。

4. 中颅底旁中央区（海绵窦、Meckel 腔）　中颅底旁中央区的前方为海绵窦、后方为 Meckel 腔。海绵窦内侧壁为蝶鞍、外侧壁为由颞叶硬膜及神经鞘膜所构成的双侧膜性结构。Meckel 腔内包含三叉神经半月节，由后颅底向前延伸至中颅底。Meckel 腔的膜性结构由三叉神经鞘膜及海绵窦下外侧壁的硬膜成分共同构成。颈内动脉从颈动脉管发出、经破裂孔与交感神经伴行进入海绵窦后壁。展神经通过Dorello 管，在 Gruber 韧带下进入海绵窦并走行于颈内动脉外侧。颈内动脉在海绵窦内发出脑膜垂体干、下外侧干及脑神经滋养动脉等诸多分支（图 1-5 至图 1-7）。

5. 中颅底外侧区　中颅底外侧区包括眶外侧壁及中颅底外侧区域，重要结构包括颈内动脉、上颌神经、下颌神经、翼管神经、岩浅大神经、咽鼓管及颞下窝。此部位病变可向前累及眶上裂甚至视神经，向上累及额颞叶，向下累及颞下窝。

6. 后颅底上中央区　后颅底上中央区包括中、上斜坡、岩尖及面听神经。此部位后方为基底动脉及脑干，前外侧为海绵窦、Meckel 腔及三叉神经。前

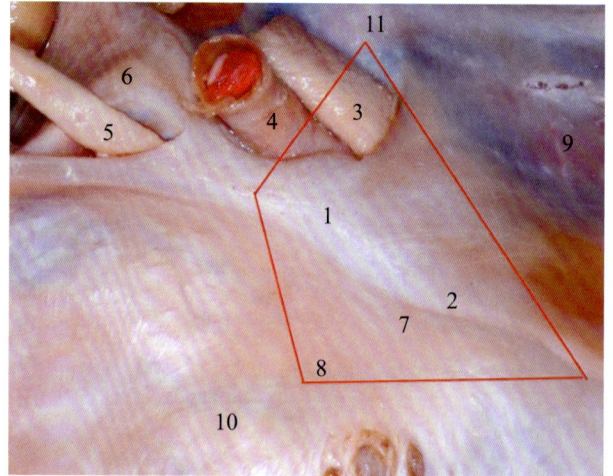

▲ 图 1-3　前颅底外侧区

1. 前床突；2. 眶尖；3. 视神经；4. 颈内动脉；5. 动眼神经；6. 后床突；7. 眶上裂；8. 海绵窦外侧壁；9. 前颅底硬膜；10. 中颅底硬膜；11. 鞍结节

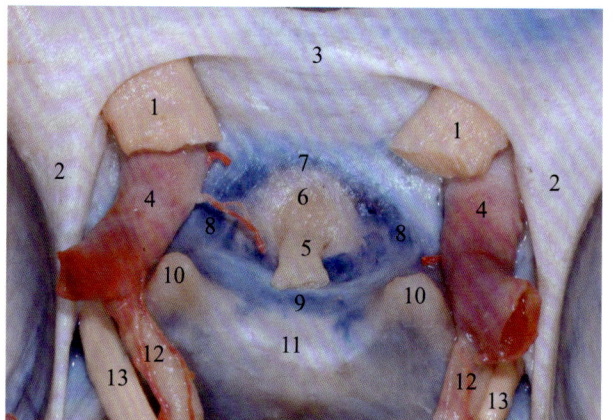

▲ 图 1-4　中颅底中央区

1. 视神经；2. 前床突；3. 鞍结节；4. 颈内动脉；5. 垂体柄；6. 垂体；7. 前海绵间窦；8. 海绵窦；9. 后海绵间窦；10. 后床突；11. 鞍背；12. 后交通动脉；13. 动眼神经

方为斜坡、岩骨、岩下窦及基底窦。展神经在此部位穿经岩下窦进入海绵窦后壁（图 1-8）。

7. 后颅底下中央区（枕骨大孔）　后颅底下中央区包括下斜坡及枕骨大孔，内含副神经脊神经根、舌下神经、椎动脉、延髓及上颈髓。此部位病变常因挤压延髓、上颈髓或副神经、舌下神经而产生相应的感觉神经症状。前方的经口入路、经颈入路及后方的远外侧入路可最大限度地减少对延髓及上颈髓的牵拉，为此部位病变常用入路（图 1-8）。

8. 后颅底上外侧区（脑桥小脑三角区）　后颅底上外侧区等同于经典的脑桥小脑三角（cerebello-

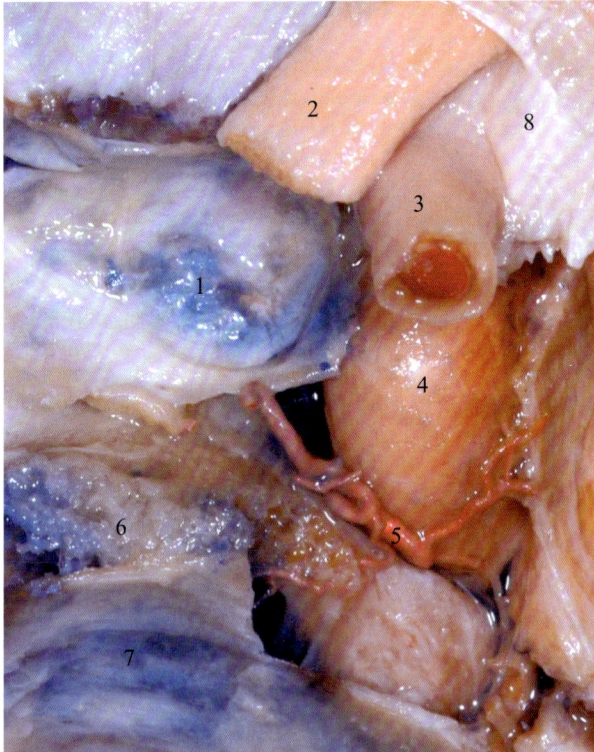

▲ 图 1-5 中颅底旁中央区，海绵窦内侧壁

1. 鞍膈；2. 视神经；3. 颈内动脉床突段；4. 颈内动脉海绵窦段；5. 脑膜垂体干；6. 鞍背；7. 斜坡；8. 前床突

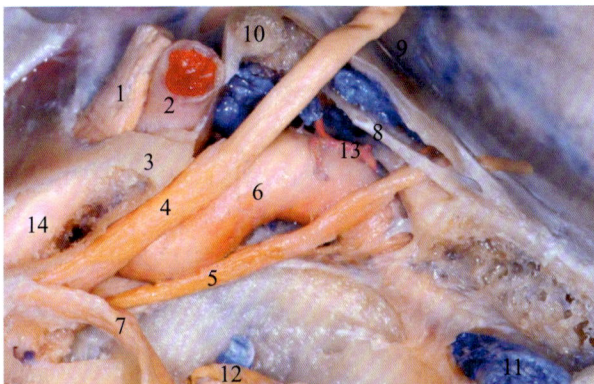

▲ 图 1-6 中颅底旁中央区，海绵窦外侧壁

1. 视神经；2. 颈内动脉床突段；3. 前床突；4. 动眼神经；5. 展神经；6. 颈内动脉海绵窦段；7. 眼神经；8. 小脑幕切迹；9. 斜坡；10. 后床突；11. 岩上窦；12. 岩大神经；13. 后外侧干；14. 视神经管

▲ 图 1-7 Meckel 腔，Kawase 三角

A. 鞍旁及岩骨周围结构：1. 前床突；2. 动眼神经；3. 滑车神经；4. 展神经；5. 三叉神经；6. 面神经；7. 前庭神经；8. 小脑前下动脉；9. 耳蜗；10. 颈内动脉岩段；11. 膝状神经节；12. 骨迷路；13. 岩浅大神经；14. 岩浅小神经；15. 面神经鼓室段；16. 听小骨；17. 面神经垂直段；18. 脑膜中动脉；19. 小脑；20. 脑干；21. 后组颅神经。B. 岩骨周围结构及面听神经解剖：1. 三叉神经；2. 展神经；3. 滑车神经；4. 面神经；5. 中间神经；6. 前庭神经；7. 蜗神经；8. 小脑前下动脉；9. 颈内动脉岩骨段表面静脉丛；10. 岩浅大神经

pontine angle，CPA）区，病变可累及三叉神经、面听神经、桥脑及小脑。枕下乙状窦后入路、颞下入路、经迷路入路为此部位肿瘤常用入路。若病变向前内侧侵犯并向后推挤脑干，则乙状窦前入路可为脑干腹侧病变的切除提供良好的视野。

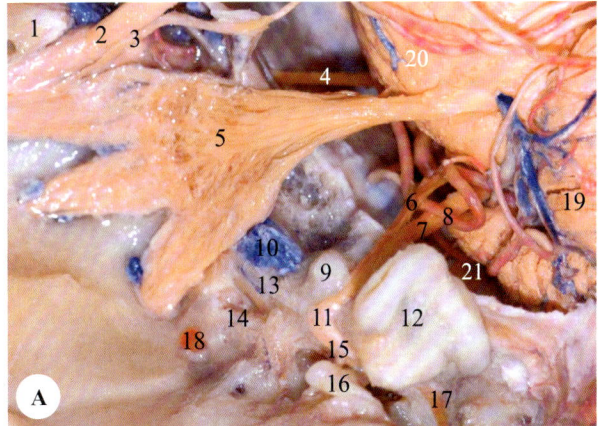

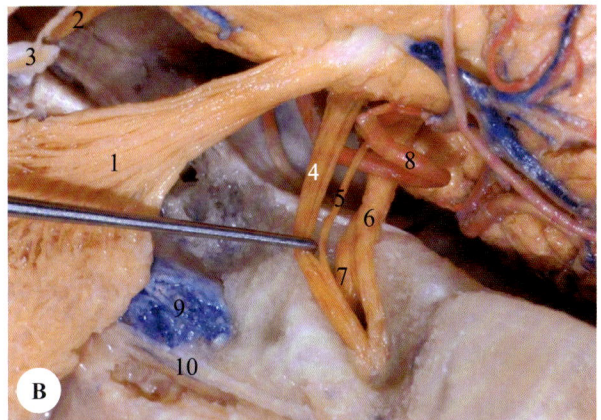

9. 后颅底下外侧区（颈静脉孔区） 后颅底下外侧区等同于经典的颈静脉孔区，内含乙状窦、颈静脉球及后组脑神经。舌咽神经在颈静脉球前方穿行，迷走神经和副神经在颈静脉球内侧穿行。此部位病变常因引发颈静脉孔综合征而被发现。

（三）颅底肿瘤起源及分类

颅底解剖结构复杂，病变性质多样。不同起源及性质的肿瘤可直接或间接影响神经功能，表现出特异性的临床症状及影像学特征。神经外科医生术前对于患者临床和影像资料的充分评估有助于准确诊断肿瘤类型，并制订合理的手术策略。

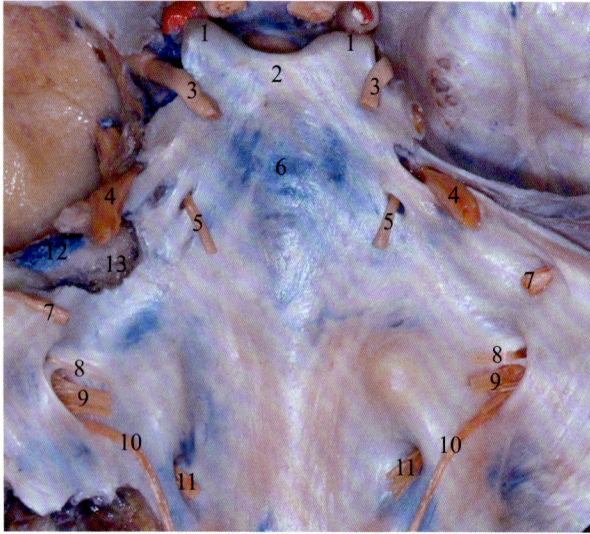

▲ 图 1-8　后颅底上中央区、下中央区

1. 后床突；2. 鞍背；3. 视神经；4. 三叉神经；5. 展神经；6. 斜坡；7. 面听神经；8. 舌咽神经；9. 迷走神经；10. 副神经；11. 舌下神经；12. 岩上窦；13. 岩骨

1. 神经鞘瘤　神经鞘瘤为良性肿瘤，又名施万细胞瘤，起源于神经外胚层的鞘膜细胞，为最常见的脑神经原发性肿瘤。源自不同脑神经的神经鞘瘤可直接影响该神经及毗邻神经并引起相应症状。

颅内神经鞘瘤中以前庭神经鞘瘤最为多见，占颅内神经鞘瘤的 90%～95%，占颅内肿瘤的 8%～11%，占脑桥小脑三角区域肿瘤的 75%～95%。前庭神经鞘瘤最常起源于前庭下神经，其次是前庭上神经。由于前庭神经往往在内听道段才被施万细胞覆盖，故前庭神经鞘瘤大多起源于内听道，逐渐生长破坏内听道骨质并突入颅内脑桥小脑三角区。面神经与肿瘤关系紧密，在肿瘤生长过程中面神经被挤压移位或变得菲薄，多被肿瘤推挤至前上方或前下方。肿瘤颅内部分较大时可挤压脑干和小脑，但与正常脑组织间常有肿瘤包膜及蛛网膜界面分隔。

三叉神经鞘瘤为颅内第二常见的神经鞘瘤类型，并且为中颅底最常见的神经鞘瘤，占颅内肿瘤的 0.2%～1%，占颅内神经鞘瘤的 0.8%～8%。三叉神经鞘瘤可起源于该神经主干及分叉的任意部位。同时累及中、后颅底的三叉神经鞘瘤可呈哑铃形，前份突入海绵窦，中份位于 Meckel 腔内，后份穿破小脑幕入后颅底脑桥小脑三角区生长。源于三叉神经周围支的肿瘤，生长过程中可破坏中颅底骨质并向颅外生长至颞下窝和翼腭窝。

起源于舌咽神经、迷走神经、副神经和舌下神经的神经鞘瘤较罕见，主要累及后颅底颈静脉孔区及舌下神经管。生长过程中向上可突入脑桥小脑三角区，向下可长入颅颈交界处，亦可破坏颈静脉孔区及舌下神经管的骨质累及咽旁间隙等颅外区域。

神经鞘瘤大多包膜完整，外观呈灰黄或灰红色，常伴有大小不一的囊变及坏死。磁共振成像（magnetic resonance imaging，MRI）检查 T_1 常呈低信号或等信号，T_2 呈不均匀高信号，增强后呈均匀或不均匀强化。当肿瘤体积较大、内部囊变坏死较多时，T_2 不均匀高信号可呈冰激凌样改变。不同部位起源的神经鞘瘤大多具有其特征性影像学表现。例如，前庭神经鞘瘤 MRI 检查往往表现肿瘤软组织影突入内听道，高分辨率 CT（high reslution CT，HRCT）骨窗位内听道常呈喇叭样扩大。三叉神经鞘瘤在瘤体中等或较大时，可见肿瘤骑跨于中、后颅底，因岩尖骨质及天幕阻隔，常表现为前后部瘤体较大，中部瘤体较小的哑铃形状。HRCT 可显示中颅底骨质破坏，圆孔、卵圆孔开口不规则扩大或破坏。起源于后组脑神经的神经鞘瘤可见颈静脉结节、舌下神经管和颈静脉突等相应骨质破坏表现。

2. 脑膜瘤　脑膜瘤起源于脑膜上皮的蛛网膜细胞，可发生于颅内任何部位，以大脑凸面、大脑镰旁和矢状窦旁多见，颅底脑膜瘤约占颅内脑膜瘤的 20%。颅底脑膜瘤既可起源于颅内，通过颅底的骨性孔道或直接破坏骨质向颅外生长，也可直接起源于脑神经鞘上的蛛网膜细胞。在很少的情况下，脑膜瘤可起源于颅外，由颅外神经鞘的蛛网膜细胞或在胚胎发育过程中异位残留的蛛网膜细胞发生，并向颅内生长。颅外脑膜瘤多见于颅骨外层、板障内、鼻旁窦、腮腺及咽旁间隙。颅底脑膜瘤在生长到一定程度时可挤压周边的神经和血管，从而引发相应症状。在前颅底，起源于蝶骨平台的脑膜瘤往往会造成嗅觉症状；起源于鞍结节或视交叉沟的脑膜瘤可引发视觉症状及垂体功能紊乱。来自中颅底内侧的脑膜瘤亦可影响视神经及海绵窦内穿行的眼球运动神经。起源于蝶骨或天幕内侧的脑膜瘤可侵犯 Meckel 腔，从而导致三叉神经症状。后颅底脑膜瘤常见于岩骨背侧、颈静脉孔区及枕骨大孔区，造成面听神经及后组脑神经等相应神经功能损害。

脑膜瘤在磁共振 T_1 或 T_2 上常呈等 - 低信号，且常可见肿瘤与脑组织间存在一个低信号界面，代表受压的蛛网膜或静脉丛。增强后肿瘤大多呈边缘清晰的均匀强化，肿瘤基底部常见条带样强化的脑膜尾征，提示邻近硬膜可能被肿瘤组织浸润。有时在 T_2 上可见肿瘤周边脑组织水肿带，提示瘤周脑组织界面被破坏和局部静脉回流障碍等情况存在。前、中颅底的巨大脑膜瘤往往包绕颈内动脉主干及其分支，在 MRI 上可见瘤内相应血管流空影。

3. 垂体腺瘤、颅咽管瘤　垂体腺瘤起源于垂体前叶，大多为良性，占颅内肿瘤的 10%～15%。垂体腺瘤为鞍区最常见的占位性病变，可根据其内分泌功能继续划分为泌乳素型（约 40%）、ACTH 型（约 15%）、生长激素型（约 5%）及混合型和无功能型等多种亚型，且直径小于 1cm 的垂体微腺瘤发生率要远高于垂体大腺瘤及垂体巨大腺瘤。垂体瘤生长较为缓慢，有研究表明，约 84% 的垂体微腺瘤自发现后保持稳定，未见明显增长迹象。相较垂体微腺瘤，垂体大腺瘤的生长倾向略高，约 20% 的垂体大腺瘤自发现后表现出明显增大趋势，且部分肿瘤在增长过程中会导致患者出现卒中。起自鞍内后的大多数垂体大腺瘤或巨大腺瘤将向上生长，突破鞍膈到达鞍上，压迫双侧视神经、视交叉及第三脑室底。肿瘤亦可向两侧生长，侵犯海绵窦及中颅底。极少数肿瘤向下突破鞍底，长入蝶窦。垂体腺瘤质地大多偏软，性质均一，具有假包膜。若存在肿瘤卒中的大腺瘤或巨大腺瘤，瘤内还出现坏死、出血和囊变。

垂体微腺瘤在 MRI 增强像相较于正常垂体组织常呈低信号表现，垂体柄向健侧偏移。垂体大腺瘤在 MRI 上信号较多变，增强后呈均匀或不均匀强化。且 MRI 可清晰显示肿瘤与视神经、颈内动脉、海绵窦、第三脑室和蝶窦等结构的位置关系。有时，正常垂体组织及垂体柄会被肿瘤挤压至一侧，形态菲薄，难以辨认。颅底 HRCT 骨窗可直观显示蝶鞍、鞍底、蝶窦和鼻腔等骨性结构，对经鼻手术入路具有指导价值。

颅咽管瘤起源于外胚叶颅咽管残余的上皮细胞，为颅内最常见的先天性肿瘤，主要好发于 5—14 岁的儿童及 50—74 岁的成年人。肿瘤大多位于鞍上，与垂体柄及第三脑室底前部关系密切，正常垂体和蝶鞍较少受影响。少数肿瘤可向鞍内生长，使蝶鞍扩大，垂体被压至肿瘤底部。极少数肿瘤可继续向下生长，突破鞍底进入蝶窦。颅咽管瘤的瘤体呈不规则球形样结构，具有小结节、大囊腔的特点，囊腔常位于结节部上方，亦可形成多房囊腔。肿瘤囊壁光滑、薄厚不均，多见蛋壳样钙化。囊液为淡黄色油性液体，内包含退变液化的上皮细胞碎屑、角蛋白和胆固醇结晶。

颅咽管瘤 MRI 检查多呈现典型囊实性改变，由于其内容物成分不均，成像可为多种信号影，增强后肿瘤实质及囊壁可明显强化，亦有部分 MRI 表现为均匀实性改变。CT 检查常见瘤周囊壁环形或斑块样高密度钙化影，为颅咽管瘤特征性表现。

4. 副神经节瘤　副神经节瘤又名球瘤，为起源于神经嵴副神经节细胞的高度血管化肿瘤。与颅底相关的副神经节瘤主要累及颈静脉孔区、迷走神经及中耳。在颈静脉孔及中耳，副神经节瘤多与舌咽神经鼓室支（Jacobson 神经）、迷走神经耳支（Arnold 神经）及颈静脉球密切相关。依附于上述结构的副神经节多位于颈静脉孔区及其邻近结构，如鼓室、面神经管和茎乳孔等，且副神经节瘤多伴邻近骨质结构破坏，故很难鉴别肿瘤确切的起源部位。通常所说的颈静脉球瘤泛指累及颈静脉孔及中耳等颅底区域的副神经节瘤。颈静脉球瘤是颅底最常见的副神经节瘤类型，约占颅内所有肿瘤的 0.03%。相比同一区域的神经鞘瘤及脑膜瘤，颈静脉球瘤多存在高度异常的血管增生及更强的侵袭性和骨质破坏性。沿迷走神经起源的副神经节瘤又称为迷走神经球瘤，发生于迷走神经下神经节的球瘤多呈纺锤形，主要累及咽旁后间隙并挤压颈内静脉。肿瘤较大时亦可向前内侧推挤颈内动脉，向内侧推挤咽侧壁，并伴有颅底骨质破坏。发生于迷走神经上神经节的球瘤多呈哑铃形，向上可经颈静脉孔累及后颅底，向下侵犯咽旁后间隙，其中间部因颅底骨质卡嵌表现为束腰征。

MRI 检查可见病灶 T_1 呈等 – 略低信号，T_2 为高信号，增强后可见瘤体高度强化。因肿瘤内部存在丰富和畸形的血管，瘤体内常见点状或条索状血管流空影。HRCT 骨窗位可见颈静脉孔及其附近的中、后颅底骨质严重破坏。

5. 骨源性肿瘤　颅底绝大部分由骨质构成，故骨源性肿瘤可起源于颅底任意位置并侵犯相应神经和血管。颅底最常见的骨源性病变为脊索瘤及软骨肉瘤。颅底脊索瘤为原发低度恶性肿瘤，占颅内肿瘤的 0.1%～0.5%，脊索瘤大多进展缓慢，但也可表现出高度侵袭性及复发性。颅底脊索瘤常起自中线斜坡处的残存脊索，沿硬膜外浸润性生长，向上可侵犯鞍背、蝶鞍，向上外侧可侵犯海绵窦，向前或向下可突入鼻咽和口咽，向后方生长可直接压迫脑干，有时脊索瘤亦可突破硬脑膜长入颅内。颅底相应位置，如斜坡、鞍背和中颅底等骨质破坏为脊索瘤特征性表现。MRI 检测肿瘤多表现为混杂信号，T_1 可见颅底骨质被软组织影取代，T_2 常见不均匀高信号，增强后肿瘤不均匀强化。

软骨肉瘤约占颅内肿瘤的 0.15%，颅底肿瘤的 6%。不同于脊索瘤好发于颅底中线斜坡，软骨肉瘤常见于颅底外侧，岩枕缝周围为其常见发生位置，同时也可起源于鞍旁、鼻咽部等其他部位。软骨肉瘤与脊索瘤影像学表现类似，T_1 为等 – 低信号，T_2 为等 – 高信号，并伴有不均匀强化。

6. 脑干肿瘤（胶质瘤、海绵状血管瘤） 脑干胶质瘤在儿童中的发病率远高于成人，占儿童颅内肿瘤中的 10%～20%，仅占成人颅内肿瘤的 1.5%～2.5%。弥漫性内生性脑桥胶质瘤为儿童中最常见的脑干胶质瘤，普遍确诊年龄为 6—7 岁，病变恶性程度高，患者平均生存期小于 1 年。患者多表现为脑神经症状、共济失调和肢体运动、感觉功能障碍等。症状出现突然且进展迅速，大多数患者往往在确诊前 1 个月左右才出现上述症状。病变呈浸润性生长趋势，可向两侧侵犯小脑脚及小脑半球，或垂直向上侵犯中脑、向下累及延髓。肿瘤内部可见坏死及囊变，MRI T_2 往往表现出高信号，增强后呈不均匀强化。

中脑被盖胶质瘤在儿童脑干胶质瘤的发生率仅次于弥漫性内生性脑桥胶质瘤，多发生于 7—10 岁的儿童。中脑被盖胶质瘤多表现为偏良性生物学特征，患者预后较好。由于与中脑导水管的密切毗邻关系，中脑被盖胶质瘤患者的常见临床表现为梗阻性脑积水引起的相应颅内高压症状。病灶在中脑被盖处可见 T_1 高信号，T_2 低信号表现，增强后病灶大多不强化，仅少许部位呈高信号。由于肿瘤多为柱状形态平行于中脑导水管纵轴，在 MRI 冠状位或矢状位可见肿瘤呈铅管样特征。

延髓胶质瘤与弥漫性内生性脑桥胶质瘤类似，多表现出弥漫性和浸润性。延髓胶质瘤常起自室管

膜下区域的神经胶质细胞，在生长过程中常突入第四脑室及周围脑池等间隙。儿童患者多出现声音嘶哑、饮水呛咳和吞咽困难等后组脑神经症状及脑积水表现。影像学检查可见延髓、第四脑室占位，多数肿瘤增强后明显强化。

成人脑干胶质瘤发病率较低，相比儿童患者预后较好，平均生存期为 3～5 年。类似于儿童脑干胶质瘤，成人中病灶可发生于中脑、脑桥、延髓并出现相应症状。但不同于儿童，成人患者症状往往较隐匿，持续时间较长，且多伴有严重脑积水表现。影像学表现与儿童脑干胶质瘤类似，或伴有更明显的占位效应。

海绵状血管瘤为颅内常见的隐匿性血管畸形，可发生于颅内大脑皮层、脑室和脑干等诸多部位。临床最常见的症状是出血和癫痫，亦有不少患者因各种原因偶然发现。脑干海绵状血管瘤占颅内海绵状血管瘤的 9%～35%，好发于青年。儿童脑干海绵状血管瘤患者约占总体的 14%。脑干海绵状血管瘤多见于脑桥，病灶可较大，但患者往往无明显肢体运动、感觉传导症状或症状轻微。这可能与脑桥有相对充足的空间供神经传导束不被病灶影响有关。脑干海绵状血管瘤常为低流量和低压力的血管畸形，性状多稳定或仅为隐匿性局灶性渗血，极少出现脑干附近恶性大出血并形成血肿的情况。脑干海绵状血管瘤在 MRI 上多见中央结节样混杂信号的核心，伴周围含铁血黄素沉着造成的环状低信号带。目前公认 SWI 序列诊断海绵状血管瘤的灵敏度最高。

（四）颅底脑干肿瘤病理

1. 病理诊断

（1）组织学：颅底脑干是神经系统的关键部位，该部位发生的肿瘤可引起由其支配部位的功能障碍，比如①肿瘤压迫或破坏周围脑组织所引起的局部神经症状，如癫痫、瘫痪和视野缺损等；②颅内占位病变引起颅内压增高的症状，表现为头痛、呕吐和视神经盘水肿等，甚至危及生命。

颅底有许多重要的孔道，是神经和血管出入颅的部位。颅底有内外面之分。内面分为颅前窝、颅中窝和颅后窝 3 部分。颅前窝主要的结构有大脑半球额叶；颅中窝呈蝶形，分为中央区（鞍区）和外侧部。蝶鞍区主要的结构有垂体、垂体窝和两侧的海绵窦。

垂体位于蝶鞍中央的垂体窝内，借漏斗和垂体柄穿过鞍膈与第三脑室底的灰结节相连。垂体肿瘤可突入第三脑室，发生脑脊液循环障碍，引起颅内压增高。垂体前叶的肿瘤可将鞍膈的前部推向上方，压迫视神经，出现视野缺损。垂体肿瘤向两侧扩展时，可压迫海绵窦，产生海绵窦淤血及脑神经受损的症状。海绵窦是重要的硬脑膜静脉窦，由硬脑膜两层间的腔隙构成，窦内有颈内动脉和展神经通过。颅中窝容纳大脑半球的颞叶。颅后窝由颞骨岩部后面和枕骨内面构成，在 3 个颅窝中，此窝最深、面积最大，容纳小脑、脑桥和延髓。

脑干的内部结构复杂，由灰质和白质构成，从下往上由延髓、脑桥和中脑 3 部分组成。中脑为较缩窄的部分，向上延续为间脑。脑桥和延髓的背面为小脑，小脑包括表面的皮质（即灰质）、深部的髓质和小脑核。

颅底脑干解剖和生理上的某些特殊性，使其在病理方面具有和其他实质性器官不同的一些特殊规律。例如，颅底和鼻腔、鼻咽及鼻旁窦的一些结构不但关系紧密，还紧密相连，如翼腭窝、咽旁间隙和眼眶等。这些部位的病变可蔓延入脑，同时颅内病变也可引起相邻部位受压等症状，从而给颅底脑干肿瘤的病理诊断带来了很大的挑战。

颅底脑干肿瘤分为原发性肿瘤和转移性肿瘤。原发性肿瘤可来源于神经上皮组织、神经鞘膜组织、脑膜来源和非脑膜来源的间叶组织及血管源性等。根据肿瘤生物学行为，WHO 采用四级法（Ⅰ、Ⅱ、Ⅲ和Ⅳ级）对中枢神经系统肿瘤进行分级，Ⅰ级和Ⅱ级为低级别肿瘤，预后较好；Ⅲ级和Ⅳ级为高级别肿瘤，预后差。颅底肿瘤中常见的有脑膜瘤、垂体腺瘤、颅咽管瘤、神经鞘瘤及嗅神经母细胞瘤、鼻咽癌等转移性肿瘤，脑干肿瘤中最常见的为胶质瘤，其次为血管母细胞瘤和海绵状血管瘤等。

(2) 常用辅助技术手段和分子指标：颅底脑干病变形态学常常具有相似性，不管是外科手术医生还是病理诊断医生，经常感觉非常棘手。为了明确诊断和鉴别诊断，免疫组化和特殊染色是病理医生日常工作最常用于辅助组织形态学诊断的技术手段。遗憾的是，到目前为止，还没有一个灵敏度和特异度均为 100% 的分子标志物。观察组织结构和细胞形态的异型性等特点仍然是颅底脑干肿瘤诊断的根本。随着聚合酶链反应（polymerase chain

reaction，PCR）、荧光原位杂交（fluorescence in situ hybridization，FISH）和二代测序（next-generation sequencing，NGS）等分子病理技术的发展，颅底脑干肿瘤的分子分型精准诊断有了很大的进展，对指导临床实行个体化治疗提供了重要的基础参考数据，如少突胶质细胞中常见 1p/19q 缺失和 *IDH* 基因突变。

(3) 冰冻快速诊断：术中快速冰冻病理诊断流程一般程序为：首先，接收新鲜标本、三查三对、编病理号；其次，熟悉简要的临床病史、影像学特点和术中所见，以及对新鲜标本进行取材、印片和冷冻切片、快速 HE 染色与封片；最后，进行镜检分析和出具诊断报告。一般是在接收标本起 30min 内电话通知手术室冷冻切片的结果，同时书面报告传送至手术室，报告由两位高年资主治医师及以上职称医师签发。剩余组织作石蜡切片，根据要求做免疫组化和分子病理检测。颅底脑干肿瘤冰冻快速诊断非常具有挑战性。由于术中送检组织过少、取材部位不典型或冰冻制片技术过程中产生的冰晶等各种人工假象往往会给术中快速诊断带来很大的误诊或漏诊的风险，所以等待后期的慢石蜡切片结果是非常必要的。

2. 颅底肿瘤

(1) 脑膜瘤

● 定义：脑膜瘤是一组起源于蛛网膜颗粒中的脑膜细胞的肿瘤。脑膜瘤大多数为良性，且进展缓慢，约占颅内肿瘤的 15%，椎管内肿瘤的 25%。根据 WHO 分级和生物学行为的不同，脑膜瘤类型见表 1-2。

● 临床特征：中位发病年龄约 65 岁，女性多见［男女发生比为（2～4）∶1］。脑膜瘤最常发生在沿着硬脑膜窦走向的矢状窦区域、侧脑室凸面、蝶骨嵴和脑神经穿入的硬脑膜区域。大部分病变沿着神经轴进展，但在 20% 的颅外病变中可见发生于颅盖骨、颅底、眼眶、中耳、鼻窦通道和咽旁间隙。颅外脑膜瘤往往表现为原发颅内肿瘤进展病变，脑膜瘤进展缓慢，常表现为受压症状，而不是侵犯神经组织。有 10% 病例由于不完全切除或者内在的侵袭性生物学行为，在治疗 5 年内复发。发病年龄在 30 岁以下，发病部位所涉及的多个因素是并发多发性神经纤维瘤的危险因素。

● 组织形态特点：大多数脑膜瘤为 WHO Ⅰ级（良性），少部分病例为预后相对较差的 WHO Ⅱ

表 1-2　根据 WHO 分级和生物学行为，脑膜瘤的分型

低复发风险与低侵袭性脑膜瘤	
脑膜上皮细胞型脑膜瘤	WHO Ⅰ级
纤维型脑膜瘤	WHO Ⅰ级
过渡型脑膜瘤	WHO Ⅰ级
沙砾体型脑膜瘤	WHO Ⅰ级
血管型脑膜瘤	WHO Ⅰ级
微囊型脑膜瘤	WHO Ⅰ级
分泌型脑膜瘤	WHO Ⅰ级
富淋巴浆细胞型脑膜瘤	WHO Ⅰ级
化生型脑膜瘤	WHO Ⅰ级
易复发与高侵袭性脑膜瘤	
非典型脑膜瘤	WHO Ⅱ级
透明细胞型脑膜瘤	WHO Ⅱ级
脊索样脑膜瘤	WHO Ⅱ级
横纹肌样脑膜瘤	WHO Ⅱ级
乳头型脑膜瘤	WHO Ⅱ级
间变型脑膜瘤	WHO Ⅱ级

（20%～25%）或 WHO Ⅲ级（1%～6%）。良性脑膜瘤有 7%～25% 的复发概率，非典型脑膜瘤与间变型脑膜瘤的复发概率分别为 29%～52% 和 50%～94%。大于 90% 的脑膜瘤通常为实体瘤，境界清楚，致密，灰褐色，表面光滑或分叶状。脑膜瘤的组织学分型很多（图 1-9），主要有四种经典基本形态，具体为：①合体细胞型（脑膜内皮型），肿瘤细胞分化好，出现旋涡状或车轮状排列，核内空化呈开窗改变，核分裂和坏死少见，胞质稀少，细胞界限不清；②纤维型（成纤维型），梭形细胞束状平行或交错排列，富于网状纤维和胶原纤维；③过渡型（混合型）脑膜瘤，肿瘤细胞分化好，形成典型的同心圆状旋涡结构，旋涡常围绕中心血管排列，具有形成沙砾体的趋势；④血管瘤型，肿瘤组织内含有丰富的大小不等、管壁增厚和玻璃样变的小血管。其间散在脑膜内皮型、纤维型或混合型脑膜瘤小岛，肿瘤细胞可见明显细胞异型性但缺乏核分裂，不构成恶性的指征。不同的组织学亚型不一定和临床生物学行为

有联系。是否伴有脑组织侵犯、核分裂多少、细胞体积、核仁是否鲜明和出现坏死等常作为脑膜瘤分级的指标。一般非典型脑膜瘤 Ki-67＞4%，间变型脑膜瘤 Ki-67＞20%。分子遗传上主要表现为核型的异常，常见为 22 号染色体的异常，也有研究显示可能也存在 1p、6q、9p、10、14q 和 18q 染色体缺失及 1q、9q、12q、15q、17q 和 20q 染色体的扩增。60% 散发性脑膜瘤可能存在 *NF2* 基因的突变，此外，有 *AKT1*、*TEAF7*、*KLF4*、*SMARCE1* 等基因突变。

• 鉴别诊断：神经鞘瘤、血管外皮细胞瘤、副神经节瘤和转移癌。组织形态和免疫组化能辅助鉴别。脑膜瘤因表现为上皮和间叶的双向分化所以表达上皮膜抗原（epithelial membrane antigen，EMA）和波形蛋白，少部分病例表达角蛋白和 S100，不表达结蛋白、NF、Syn 和 CgA，PR 往往高表达。

(2) 垂体腺瘤

• 定义：垂体腺瘤发生在蝶鞍，源于腺垂体细胞的良性肿瘤。

• 临床特征：垂体肿瘤占颅内肿瘤的 10%～15%，位于鞍内，罕见累及垂体帽穿透鞍骨直达海绵窦、蝶窦、鼻咽和鼻腔（侵袭性垂体腺瘤）。原发性腺垂体肿瘤包括腺瘤、非典型腺瘤和癌，大部分的垂体肿瘤为腺瘤。腺瘤大小为 0.1～10cm。≤1cm 者称为微小腺瘤或小腺瘤；＞1cm 但＜4cm 为中等大腺瘤；≥4cm 为大腺瘤。20%～40% 的垂体腺瘤是无分泌功能型的，其余为激素依赖型。肿瘤的临床功能状态取决于激素分泌类型。无功能型腺瘤体积常较大，往往超过蝶鞍区域，压迫相邻结构。垂体腺瘤患者可表现激素过剩的特征。常见的临床表现是许多大腺瘤肿块所引起的，如头痛、视野障碍和轻度高泌乳素血症（＜200μg/ml）。相反，垂体功能低下的症状和体征常进展缓慢，患者很少因为性腺、甲状腺或肾上腺功能衰退而就诊。

• 组织形态特点：垂体腺瘤一般为膨胀性生长，也可侵袭性生长，可侵犯硬脑膜、骨、神经及脑组织等（侵袭性垂体腺瘤，发生率约为 35%）。术中见腺瘤常为紫红色、质软。大腺瘤可有出血及囊性变，PRL 腺瘤可见沙砾体样小钙化灶。大多数垂体腺瘤（图 1-10）是由单一细胞形态增殖所组成，肿瘤细胞较正常前叶细胞大小相似或稍大，弥漫成片或排列成索、巢、假腺或乳头状结构；核为较一致的圆形、

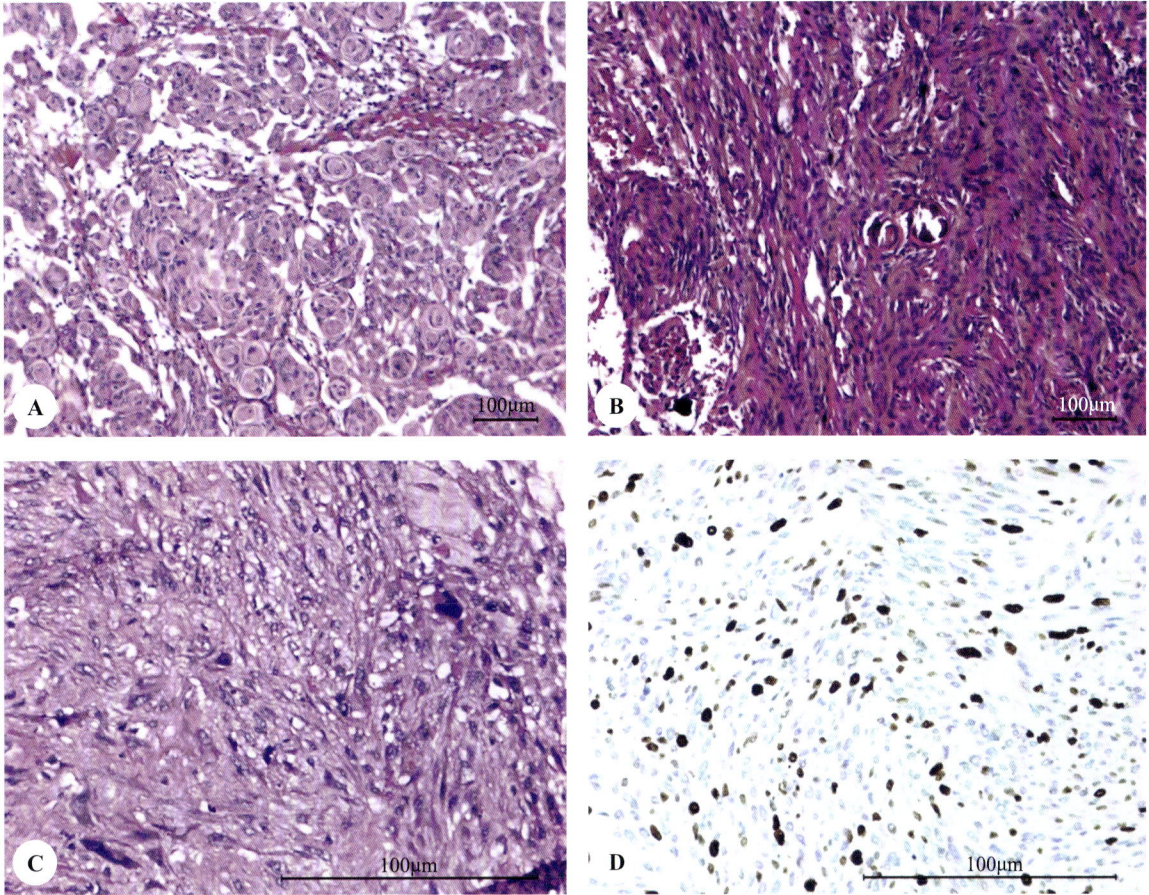

▲ 图 1-9 脑膜瘤病理表现

A.（左侧岩尖）脑膜瘤，WHO Ⅰ 级，石蜡切片；B.（左额部）脑膜瘤，WHO Ⅰ 级，石蜡切片；C.（左额部）间变型脑膜瘤，WHO Ⅲ 级，石蜡切片；D.（左额部）间变型脑膜瘤，WHO Ⅲ 级，免疫组化，Ki-67 约为 30%

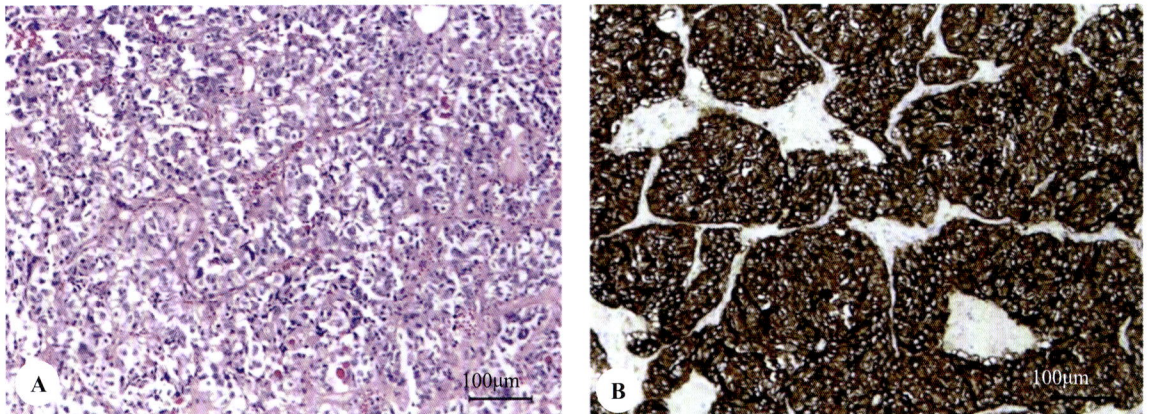

▲ 图 1-10 垂体腺瘤病理表现

（鞍区）垂体腺瘤（促性腺激素细胞腺瘤）

染色质细腻，核仁不明显，中等量胞质、核分裂象不常见，Ki-67 通常＜3%。间质为血管丰富的纤细间质。良性腺瘤亦可侵犯垂体实质、腺体周围硬脑膜或邻近的骨和软组织。一般腺瘤含不典型细胞形态，

核分裂象增多（＞2 个 /10HPF），Ki-67＞3%，p53 表达阳性（15% 病例表达），提示可能具有侵袭性或潜在的复发性。免疫表型上，Syn 阳性，CgA 和低分子量角蛋白部分病例阳性。激素表型、转录因子表达

和超微结构特征对肿瘤的分类有重要的帮助。超微电镜下观察神经内分泌颗粒或免疫组化检测神经内分泌标记（如 NSE、Syn 和 CgA）或者垂体激素蛋白的表达对垂体腺瘤的诊断是非常有必要的。无功能型腺瘤对垂体激素是无反应的，但是超微电镜往往能观察到 CgA 和神经内分泌颗粒。这些组织形态与预后的相关性不确定，但对鉴别诊断有一定帮助作用。垂体腺瘤分类很多，单凭 HE 染色形态不能鉴别各种类别的腺瘤，我们常用组织形态学结合免疫组织化学、超微结构特征，以及生物化学、影像学、外科术中所见对垂体腺瘤做出功能分类，具体分为：生长激素腺瘤、泌乳激素腺瘤、促甲状腺激素腺瘤、促肾上腺皮质激素腺瘤、促性腺激素腺瘤、零细胞腺瘤和多激素腺瘤。

鉴别诊断：脊索瘤、浆细胞瘤、淋巴瘤、脑膜瘤、癌或肉瘤。

(3) 颅咽管瘤

• 定义：由颅颊囊残留物起源的肿瘤称为颅咽管瘤。

• 临床特征：颅咽管瘤占颅内肿瘤的 2%~4%，任何年龄都能发生，高峰为 5—20 岁和 50—60 岁，是儿童最常见的蝶鞍肿瘤，约占儿童中枢神经肿瘤的 10%。3/4 的患者表现出头痛和视野缺损，大多数患者有垂体功能低下，<50% 的患者有高催乳素血症，约 25% 的患者有尿崩症。儿童可表现为侏儒症。影像学多数为囊性病变，仅 10% 表现为实性。50% 的患者蝶鞍增大和被腐蚀，>50% 鞍区钙化。肿瘤可浸润至下丘脑甚至第三脑室，手术后复发率高，特别是年轻患者，可高达 10%~62%。术后放疗可降低复发率。

• 组织形态特点：大体上肿瘤界限清楚，不一定有包膜，大多数直径<1cm。切面囊性多见，内含黏稠油样液体及胆固醇和钙化。光镜下（图 1-11），在疏松的纤维间质中有上皮细胞岛和囊、胆固醇结晶及角化碎屑。组织学类型可分为造釉细胞瘤型和乳头型。乳头型多见于成人，特点是假乳头状鳞状上皮，呈实性或囊状。一般没有纤维化和胆固醇结晶，此型预后相对较好。

(4) 脊索瘤

• 定义：脊索瘤是再现脊索发育过程的低度恶性肿瘤。

• 临床特征：脊索瘤占骨恶性肿瘤的近 4%，约 1/3 发生在颅底，小部分可能累及鼻咽和（或）鼻窦。好发于男性，主要是成年人。临床症状通常不特异，如头痛和鼻塞，这些症状与脑神经受累有关。极少数可表现为鼻息肉。影像学研究表明，蝶骨底的溶解破坏中心位于斜坡。肿瘤常常扩散到颅中窝和鼻咽，偶尔可见钙化灶。

• 组织形态特点：脊索瘤呈典型的分叶状生长，呈多角形；卵圆形的肿瘤细胞在黏液样的背景中排

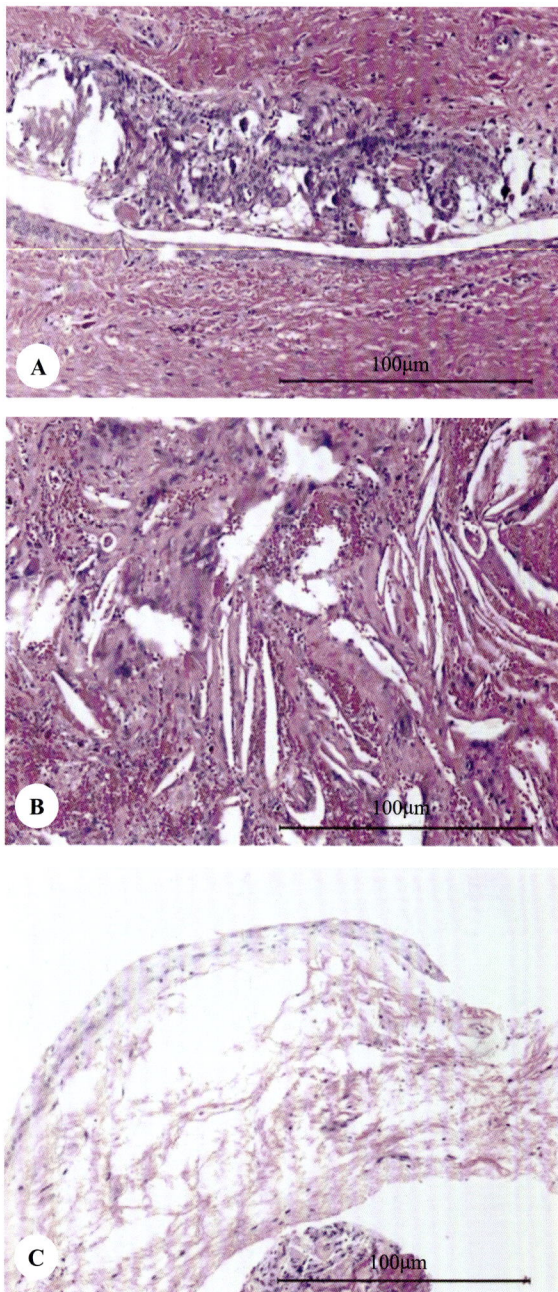

▲ 图 1-11 （鞍区）颅咽管瘤病理表现

列成条索状、分叶状及片状。细胞核呈典型的圆形，一致，但有时呈多形性。细胞质丰富呈嗜酸性，有时透明。空泡细胞多少不等。免疫表型上肿瘤细胞角蛋白、Brachyury 、EMA 及 S100 阳性（图 1–12）。

(5) 内淋巴囊肿瘤

● 定义：内淋巴囊肿瘤（endolymphatic sac tumor, ELST）是内淋巴囊源性非转移性腺癌，生长缓慢，广泛侵犯岩骨。

● 临床特征：内淋巴囊肿瘤是成人的一种罕见肿瘤。肿瘤在生长早期位于内淋巴囊内。后期可破坏大部分岩骨，包括中耳，并延伸至颅后窝进入脑桥小脑三角。1/3 患者表现出耳鸣、听力丧失和眩晕，与梅尼埃病症状相似或相同。随着肿瘤的扩散，可出现面神经麻痹和（或）小脑共济失调。影响学显

示颞骨溶骨性病变，疑似起源于内耳道及乙状窦（紧邻内淋巴囊）之间的区域。最终病变可侵犯颅后窝并浸润中耳。

● 组织形态特点（图 1–13）：在大多数病例中，内淋巴囊肿瘤有各种乳头 – 腺样结构，增生的乳头被覆单层矮立方上皮细胞。某些病例乳头血管的特点使肿瘤的组织学表现类似脉络丛乳头状瘤。有些病例可见扩张的管腔，内含胶样分泌物。这种甲状腺样区域也可能成为主要组织学结构。少数病例以透明细胞为主，类似于前列腺癌或透明细胞癌。CK 阳性，部分病例 GFAP 阳性，TG 和 PSA 阴性。*VHL* 基因可能与内淋巴囊肿瘤发病相关，无论患者是否伴有 VHL（von Hippel-Lindau）病。

(6) 实性纤维肿瘤 / 血管周细胞瘤

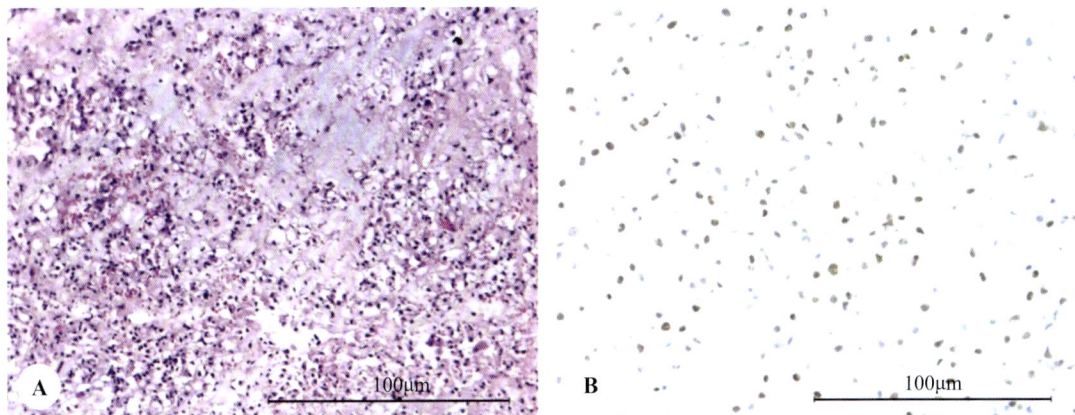

▲ 图 1–12　脊索瘤病理表现

免疫组化结果：CKpan（＋），EMA（＋），Brachyury（＋），S100（＋），Ki-67 约为 5%。A. 石蜡切片，黏液样的背景中见肿瘤细胞；B. 免疫组化，Brachyury（＋）

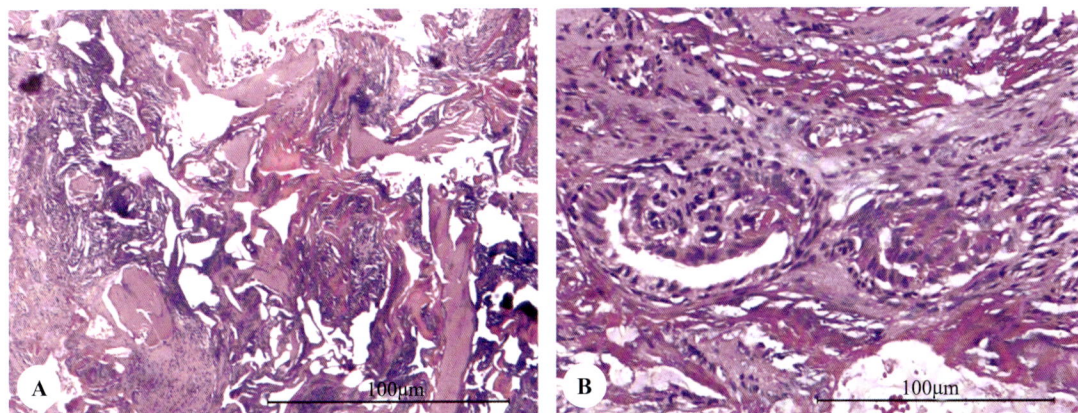

▲ 图 1–13　内淋巴囊肿瘤病理表现

（左侧颈静脉孔区）倾向内淋巴囊肿瘤。A. 石蜡切片，低倍镜，肿瘤呈乳头 – 腺样结构；B. 石蜡切片，中倍镜，增生的乳头被覆单层矮立方上皮细胞

• 定义：实性纤维肿瘤／血管周细胞瘤是一类富含分支血管表现为成纤维细胞型的间充质细胞肿瘤，它分为 3 个级别，分别为 G1（ICD-O 编码：0）、G2（ICD-O 编码：1）和 G3（ICD-O 编码：3）。

• 临床特点：实性纤维肿瘤／血管周细胞瘤占中枢神经肿瘤的＜1%。男性发病率比女性高，高峰发病年龄约为 40—50 岁，常发生在幕上，约 10% 的病例发生在脊髓。颅底、矢状窦旁和大脑镰也是常见发生部位。脑桥小脑三角、松果体和鞍区为少见发生部位。临床症状和体征与肿瘤的部位相关，多伴有压迫症状，包括颅内压增高等。CT 示不规则的实性肿块，相邻颅骨无钙化或骨质增生。MRI T_1 加权像示同强度密度灶，T_2 加权像示增强或混合密度影。

• 组织形态特点（图 1-14）：实性纤维肿瘤／血管周细胞瘤主要表现为两种明显的组织学形态学特点。经典的实性纤维肿瘤常表现为宽透明变区分割有细胞区域，肿瘤细胞梭形，核单一卵圆形，胞质稀少、嗜酸性，核分裂象少见，通常少于 3 个 /10HPF。经典的血管周细胞瘤常表现为细胞密度高，紧密排列在间质中。常见坏死，核分裂象活跃。根据核分裂象数目，血管周细胞瘤分为 G2（＜5 个 /10HPF）和 G3（＞5 个 /10HPF）。免疫表型示 STAT6 核表达、CD34 和波形蛋白阳性，FISH 检测到融合基因 *NAB2-STAT6* 具有较高的诊断灵敏度和特异度。

• 鉴别诊断：脑膜瘤和软组织肿瘤。脑膜瘤往往表达 EMA，且 CD34 和 STAT6 阴性；Ewing 肉瘤 CD99 阳性、*EWSR1* 基因重排，STAT6 阴性；滑膜肉瘤 EMA、TLE1 阳性、SS18 重排阳性；恶性外周神经鞘瘤 CD34 和 STAT6 阴性，S100 和 SOX10 局灶阳性。

(7) 副神经节瘤

• 定义：副神经节瘤是一类组织形态学特点相似，起源于神经外胚层，与自主神经节相关的副神经节细胞的肿瘤。

• 临床特征：在头颈部，颈动脉体瘤为副节瘤最常见类型（约占 60%），患者多为 40—60 岁。头颈部副节瘤可以多灶（10%～20%）；家族遗传性、常染色体显性遗传特点（10%）；恶性（2%～13%）。罕见病例（2%～3%）表现为去甲肾上腺素升高。有时副节瘤也可表现为多发性内分泌肿瘤综合征的临

床表现之一。MRI 影像学特点示 T_1 经典信号表现为边界清晰，局部伴有空洞的高密度团块影。

• 组织形态特点：大体上，副神经节瘤通常为 2～6cm，质韧有弹性，边界清楚，周围有薄层纤维包膜，有时局部区域包膜增厚。切面常呈黄色、棕

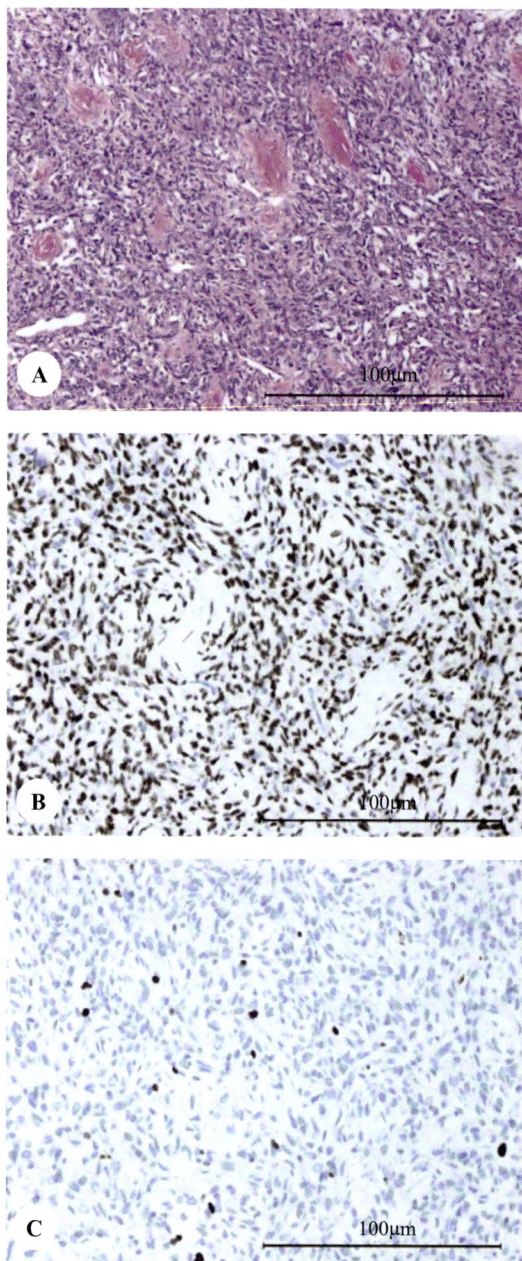

▲ 图 1-14　血管周细胞瘤的病理表现

（颅底）血管周细胞瘤（WHO I 级）免疫组化结果：CD34 区域（+），STAT6（+），SSTR2A（-），CgA（-），Syn 灶性（+），Ki-67 约 5%（+），MEA（-），E-cad（-），ER 区域（+），CD31 血管（+），F8（-），NeuN（-），NF-pan（-）。A. 石蜡切片；B. 免疫组化，STAT6 弥漫核表达阳性；C. Ki-67 约 5%（+）

褐色、粉红色、红色或棕色相间，部分区域伴出血及纤维化。组织学上（图1-15）肿瘤血管丰富，由两种类型的细胞组成，主细胞和支持细胞排列成特征性腺泡状。主细胞核大、深染，胞质红染或透明，嗜双色性，可成空泡状。主细胞Syn、CgA、NSE表达阳性，CK、CEA、S100蛋白和降钙素阴性。支持细胞S100和GFAP阳性表达。

• 鉴别诊断：脑膜瘤、神经鞘瘤。

（8）嗅神经母细胞瘤

• 定义：嗅神经母细胞瘤是一类来源于鼻腔鼻窦与鼻嗅上皮细胞的恶性神经外胚层肿瘤。ICD-O编码：9522/3。

• 临床特征：嗅神经母细胞瘤常好发于鼻腔，最常见的原发部位为鼻腔顶筛板区，占鼻腔鼻窦肿瘤的2%～3%。发病无性别和年龄差异（中位年龄40—50岁）。体格检查常可见单侧鼻腔内灰红或灰褐色息肉。临床表现多为鼻塞和鼻衄，少见表现为嗅觉缺失、疼痛、突眼症和视物障碍。肿瘤常局限于鼻腔，往往因为忽视而继发于相邻的鼻旁窦、眼眶和颅底。10%～30%患者可出现颈部淋巴结转移，8%～46%患者可出现肺和骨的远处转移。5年生存率为70%～80%，10年生存率为60%～70%。

• 组织形态特点：大体形态常为血管丰富的息肉样肿物，有光泽，被覆黏膜，质软，可呈<1cm的小结节，也可大至肿块充满整个鼻腔并蔓延至鼻窦、眼眶和（或）颅腔。镜下（图1-16）肿瘤特征性表现：肿瘤位于黏膜下层，分叶状或巢状，境界清楚，

间隔为丰富的血管纤维间质。很少表现为弥漫生长方式。绝大多数无原位癌成分。肿瘤细胞形态一致，主要是小圆形细胞，体积比淋巴细胞稍大，小叶状或实性成片，小圆形核，染色质丰富、均匀分布，核仁不清晰，胞质稀少，核分裂象少见。约30%肿瘤间质可见神经纤维和Homer-Wright假菊形团和Flexner-Wintersteiner真菊形团。Homer-Wright假菊形团瘤细胞排列成环状围绕中央的神经元纤维基质，细胞膜不清；Flexner-Wintersteiner菊形团瘤细胞排列成腺样结构，细胞膜清楚。在恶性程度较高的肿瘤中可出现伴有明显核仁的异型核，增多的核分裂象和坏死。免疫组化可检测到阳性表达Syn和NSE，局灶表达S100，部分病例也可表达低分子量角蛋白。超微电镜下嗅神经母细胞瘤常可见神经内分泌颗粒、神经管和神经丝。嗅神经母细胞瘤在组织形态上分为1～4级。有学者认为分级与预后相关，但也有学者不是很认同。有关嗅神经母细胞瘤的细胞基因异常的研究很少。

• 鉴别诊断：其他小圆细胞肿瘤，常见疾病有淋巴瘤、横纹肌肉瘤、分化差的癌和恶性黑色素瘤。鉴别诊断需要辅助免疫组化检测。淋巴瘤常表达白细胞共同抗原，横纹肌肉瘤常表达结蛋白和成肌蛋白，分化差的癌常表达上皮表面标记，恶性黑色素瘤常表达HMB45，而嗅神经母细胞瘤这些标记往往为阴性。

（9）横纹肌肉瘤

• 定义：横纹肌肉瘤是一种来源于骨骼肌的恶性

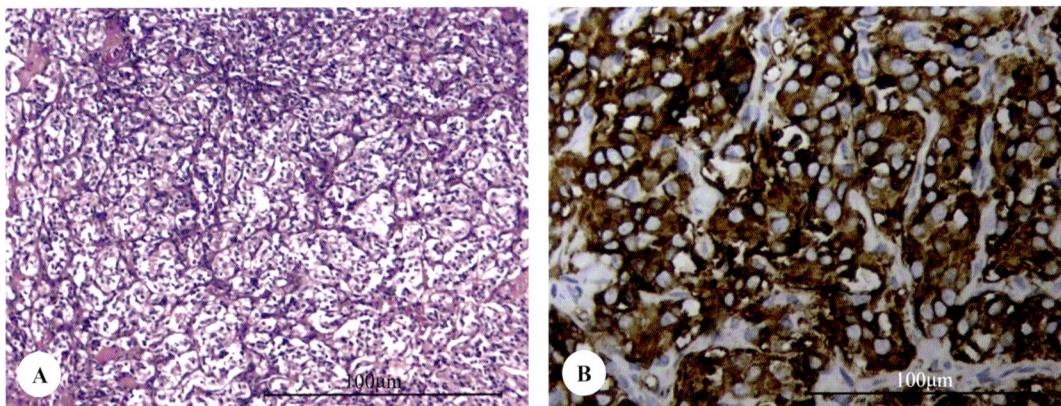

▲ 图1-15 副神经节瘤的病理表现

（左颅底）副神经节瘤免疫组化结果：Syn（＋），CgA（＋），CD31血管（＋），CD34血管（＋），CKpan（－），NSE（＋），S100（±），波形蛋白（＋），Ki-67约3%（＋）。A. 石蜡切片，低倍镜，肿瘤血管丰富，主细胞和支持细胞排列成特征性腺泡状；B. 免疫组化，Syn（＋）

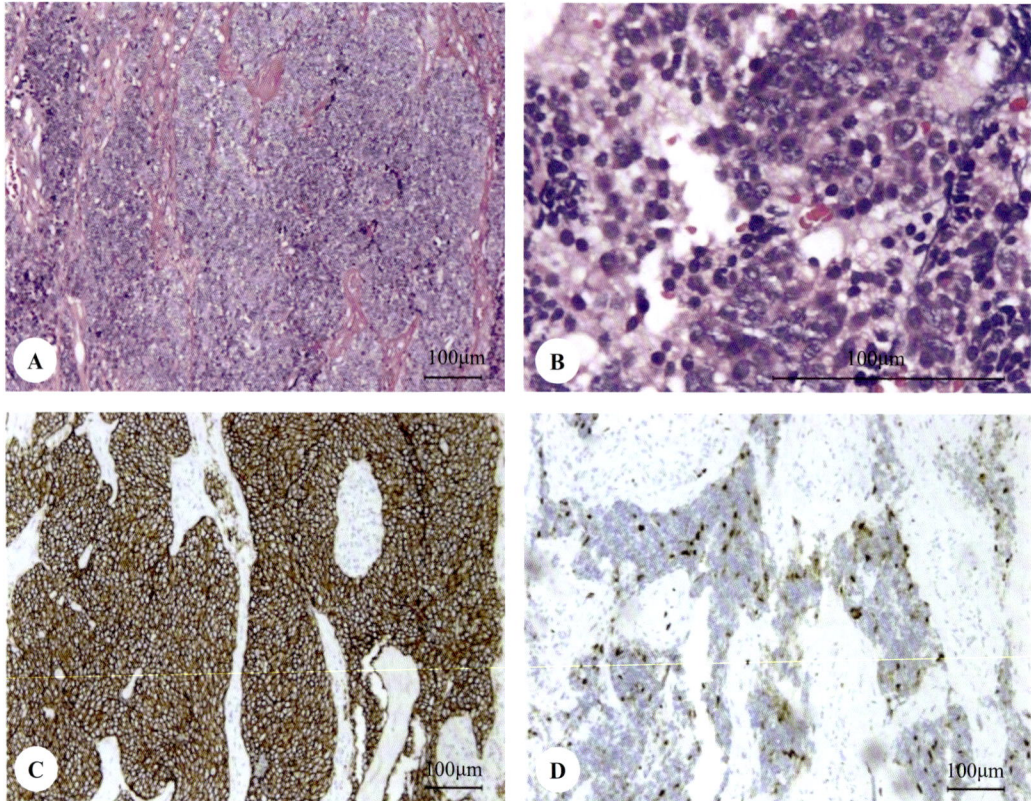

▲ 图 1–16　嗅神经母细胞瘤的病理表现

（颅内、鼻腔）嗅神经母细胞瘤，Ⅱ级。免疫组化结果：CKpan（－），EMA（－），S100（支持细胞＋），Syn（＋），CgA（＋），CD56（＋），NSE（＋），Ki-67 约 15%，成肌蛋白（－），CD99（－）。A. 石蜡切片，低倍镜，肿瘤细胞巢状，境界清楚，间隔为丰富的血管纤维间质；B. 石蜡切片，高倍镜，肿瘤细胞形态一致，主要是小圆形细胞；C. 免疫组化，CD56 阳性表达；D. Ki-67 约 15%

肿瘤。ICD-O 编码：8900/3。

• 临床特征：几乎 40% 的横纹肌肉瘤发生在头颈部，20% 发生在鼻腔、鼻窦和鼻咽。肿瘤常扩散到邻近的部位，包括颅底、颞骨和眼眶。横纹肌肉瘤是儿童常见的肉瘤，胚胎型多见于儿童，腺泡型者多见于成人，多形性横纹肌肉瘤少见，男性略多见。鼻咽比鼻腔、鼻窦易受累。成人横纹肌肉瘤多见于筛窦，其次是上颌窦和鼻咽。患者多表现为呼吸困难、鼻出血、面部肿胀、视力障碍和鼻窦炎。

• 组织形态特点：大体上，肿瘤有时呈巨大息肉样，有时突出鼻孔呈胶冻状。胚胎型的边界不清，肉样，苍白甚至棕灰色。梭形细胞型的肿瘤较硬，纤维性，棕灰色或黄色，切面编织状。葡萄状型总有一个葡萄样或者息肉样的外观。腺泡型为肉样，坚硬，灰白甚至棕黄色。镜下，胚胎型的瘤细胞多为染色质丰富的圆形或梭形细胞。较大的横纹肌细胞、胞质嗜酸性，容易辨认，但是其内交叉条纹不

明显。黏液样基质常见。梭形细胞型以梭形细胞呈束状或席文状排列为特征，容易被认为是良性病变。葡萄状肉瘤呈息肉样，黏膜下可见一个黏膜下细胞密集带，一个含有黏液样基质的细胞疏松带和一个深染的细胞区。腺泡状横纹肌肉瘤有一个典型的纤维间隔，将一些小圆细胞分割，纤维相互连接，之间组织松散。小圆细胞核染色质较浓，有分散的嗜酸性粒细胞质，常见多核巨细胞。实体型呈片状生长，缺乏间隔，极少数情况下可以看到由单一的透明细胞组成的肿瘤。腺泡状和胚胎型的混合型模式也可看到。核分裂象易见。免疫表型上，结蛋白、MSA、成肌蛋白和 MyoD1 阳性，部分病例 CD99 阳性。电镜下超微结构显示一定程度的骨骼肌分化，包括结构良好的 Z 带、不完全的肌节、内含有或细或粗的肌丝及核糖体 – 肌球蛋白复合体。胚胎型 11p15 上有一个等位基因缺失。石蜡切片上可以证实腺泡型有 t（2;13）（PAX3-FKHR）或不常见的 t（1;13）

（PAX7-FKHR）。

(10) 鳞癌

• 定义：鳞癌是来源于鳞状上皮细胞的恶性肿瘤。

• 临床特征：鳞癌是头颈部位最常见的恶性肿瘤。颅底鳞癌常来源于鼻窦、鼻咽、口咽、喉、头皮和外耳道。鳞癌可直接侵犯软组织和骨，也可通过淋巴管癌栓和侵神经现象穿过颅底孔隙进行肿瘤播散。

• 组织形态特点：鳞癌分为角化（高分化和中分化）和非角化（低分化）两种组织类型。典型特征是明显的组织结构和细胞形态的异型性、肿瘤细胞呈浸润性生长，往往可以观察到细胞间桥和细胞质的角化或角化珠，有时还可以看到坏死。

• 鉴别诊断：恶性黑色素瘤，形态多样，与鳞癌相比往往观察不到细胞间桥，且胞质内可见棕色颗粒。免疫组化 S100、HMB45 和 MelanA 阳性。鳞癌免疫组化 CKpan、P63 和 P40 阳性。

(11) 腺样囊性癌

• 定义：腺癌囊性癌是来源于唾液腺的肿瘤，它由小的基底细胞和肌上皮细胞构成特征性的筛孔状结构。

• 临床特征：腺样囊性癌是唾液腺常见恶性肿瘤，也可发生在鼻窦鼻腔。病情进展缓慢，偶有复发和远处转移。常见侵袭神经现象，如侵袭上颌三叉神经的分支，也可穿过卵圆孔到达神经节。淋巴结转移少见，血道转移常见，通常转移到肺和骨。

• 组织形态特点：有管状、实性和筛孔状，其中筛孔状亚型为最常见类型，也是经典的形态学改变。癌巢中间的腺腔常充满蓝色黏液或粉色玻变物质。

• 鉴别诊断：基底细胞腺瘤、低级别腺癌。

(12) 鼻咽癌

• 定义：鼻咽癌（nasopharygeal carcinoma，NPC）是来源于鼻咽表面上皮的恶性肿瘤。与 EB 病毒强烈相关。

• 临床特征：鼻咽癌可发生在任何年龄（中位年龄 45—50 岁），男性较女性多见（男女性别比约 3 : 1），常见原发于咽隐窝鼻咽侧壁，常表现为浆液性中耳炎、鼻塞、鼻出血或无明显症状的颈淋巴结肿大，尤其是颈后三角区顶点处的淋巴结肿大。鼻咽癌预后与临床分期和组织类型相关。未分化型的预后较好，5 年生存率可达 60%，鳞癌的预后较差，5 年生存率约 20%。

• 组织形态特点：鼻咽癌的组织类型分为角化型鳞癌和非角化型鳞癌。

• 鉴别诊断：淋巴瘤、恶性黑色素瘤。

(13) 炎性假瘤

• 定义：炎性假瘤不是真正的肿瘤，实际是慢性炎症时增生改变而形成的肿块。这是一种有争议的分类，组织形态多样，生物行为不确切。

• 临床特征：炎性假瘤是一类非肿瘤性病变，最常见于肺部。颅底炎性假瘤往往继发于眼底疾病。原发于颅底的炎性假瘤常见于斜坡、蝶窦、颞下窝和颞骨。

• 组织形态特点：镜下见大量的成纤维细胞、致密的胶原纤维和小血管，伴有小淋巴细胞、组织细胞核浆细胞浸润。当引起骨的侵袭性病变时常表现为成骨细胞和破骨细胞重叠出现而形成不规则的骨岛。炎症细胞的数量和胶原纤维化程度没有固定比例，在病变进展晚期，胶原纤维化程度往往更明显，而炎症细胞数量相对较少。

• 鉴别诊断：纤维组织细胞瘤、炎性肌纤维母细胞瘤。

(14) 骨纤维结构发育不良

• 定义：骨纤维结构发育不良是一类良性的骨化性肌炎过程，从而导致正常骨被纤维结缔组织和结构不良的纤维骨所替代。

• 临床特征：骨纤维结构不良常发生在单块骨或多块骨，往往可累及颜面部。幼年时可发病，病程具有自限性，常到成人期才出现临床症状。Albright 综合征包括多骨性纤维结构发育不良、皮肤色素斑、内分泌紊乱和典型的性早熟。在颜面部，骨纤维结构发育不良常见于颅骨和上颌骨，常累及颅底、眼眶和鼻窦。单骨纤维结构发育不良常引起胆脂瘤。有文献报道骨纤维结构发育不良放疗后可引起骨肉瘤。

• 组织形态特点：骨纤维结构发育不良包含多发不规则且不成熟的纤维化或者被疏松成纤维细胞包绕的编织骨小梁。骨小梁常为 C 形或 Y 形或中国汉字样。破骨细胞罕见，成骨细胞常见。纤维间质常缺乏多形性和核分裂等特征。

- 鉴别诊断：①骨化纤维瘤，常表现为周围纤维组织被形态一致的骨小梁破坏性分离；②慢性骨髓炎，常可见炎性细胞浸润和坏死；③骨肉瘤，异型性明显的大细胞和不成熟的随机分布的骨样基质。

(15) 神经纤维瘤

- 定义：神经纤维瘤是神经鞘发生的良性肿瘤。ICD-O 编码：9540/0。

- 临床特征：发生在鼻腔鼻窦的神经纤维瘤极其罕见。症状包括鼻出血、流涕、肿胀、肿块、鼻塞和疼痛。

- 组织形态特点：肿瘤质韧，灰褐色，有光泽，纺锤形，有时为息肉样，位于黏膜下层，表面上皮完整。神经纤维瘤常为黏膜下层细胞成分较少的病变。它们由细长的梭形细胞组成，细胞波浪状，核深染，胞质稀少，背景为波浪状的胶原纤维，黏液基质和肥大细胞。病变中央常可见到残存的神经轴突。S100 弥漫阳性，但是阳性细胞的比例低于神经鞘。CD34 可染出混杂在其中的成纤维细胞。

(16) 神经鞘瘤

- 定义：神经鞘瘤又名施万瘤，来源于脑神经、脊神经和外周神经的常见肿瘤。

- 临床特征：神经鞘瘤好发于成人，多见于40—60 岁。发生在颅内和椎管内的神经鞘瘤多累及感觉性神经根，运动神经很少发生神经鞘瘤。神经鞘瘤的临床症状因肿瘤部位而异。大部分脑桥小脑三角肿瘤都是从第Ⅷ对脑神经的前庭支来的（听神经瘤），并造成听力丧失；发生于椎管内的神经鞘瘤多累及后根，当肿瘤挤入椎间孔并扩展至邻近的椎旁软组织内时，常呈哑铃形结构。

- 组织形态特点：发生在颅腔和椎管内神经鞘瘤与发生在外周神经的神经鞘瘤在形态学上和生物学行为上都属于同一类肿瘤。肉眼特点为：球形肿块，有包膜，常伴有出血、黏液变和囊性变。显微镜下，瘤组织一般表现为两种组织结构，Antoni A 型和 Antoni B 型（图 1-17A）。Antoni A 型瘤细胞束状排列，瘤细胞核栅栏状排列，显示 Verocay 小体。Antoni B 型瘤细胞疏松，含有大量噬脂细胞和扩张的血管丛。有时瘤组织常可见核的多形性和核分裂，但这并不能作为恶性依据（图 1-17B）。免疫组化特点是弥漫性胞质内 S100 表达、GFAP 阳性。

- 鉴别诊断：脑膜瘤（EMA 往往阳性表达）、神经纤维瘤。

3. 脑干肿瘤

(1) 胶质瘤

定义：胶质瘤泛指起源于神经胶质细胞和（或）具有胶质细胞分化特性的原发性神经系统肿瘤，包括星形细胞瘤、少突胶质细胞瘤、室管膜瘤和脉络丛瘤，有时呈现含几种细胞成分的混合性肿瘤。

全部颅内肿瘤中大约 60% 是神经上皮源性肿瘤，其中星形细胞瘤和胶质母细胞瘤是最常见的中枢神经系统肿瘤。肿瘤的发病年龄、性别，发生部位、生长潜能、侵及范围、形态特点、预后和临床过程都有所不同。依据 Daumas-Duport（1988）标准，星形细胞瘤的四级分类标准为：①核的非典型性；②核分裂；③血管内皮增生；④坏死。如果这四个标准都没有的是Ⅰ级星形细胞瘤，有 1 项的是Ⅱ级星

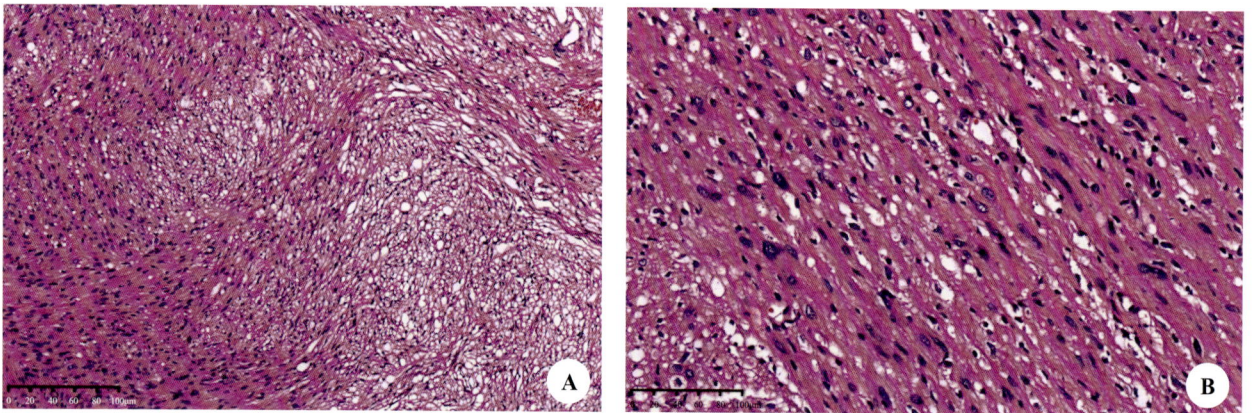

▲ 图 1-17　神经鞘瘤的病理表现：神经鞘瘤（左侧脑桥小脑三角区）

A. 神经鞘瘤 Antoni B 型；B. 神经鞘瘤细胞的异型性和多形性

形细胞瘤，有 2 项的是Ⅲ级星形细胞瘤，有 3～4 项的是Ⅳ级星形细胞瘤。WHO（2016 年）依然强调组织学分级与预后相关。WHO Ⅰ级通常增值指数较低，单纯手术大多可以根治。WHO Ⅰ级病变有毛细胞性星形细胞瘤、室管膜下巨细胞型星形细胞瘤、室管膜下瘤、黏液乳头状室管膜瘤、血管中心性胶质瘤和第三脑室脊索样胶质瘤。WHO Ⅱ级虽然增值指数也不高，但易浸润性生长和复发，部分病例可能会进展成更高级别病变，如弥漫性星形胶质瘤可进展为间变型星形细胞胶质瘤和胶质母细胞瘤。中位生存期可大于 5 年。WHO Ⅲ级肿瘤组织学上有恶性证据，患者术后需加做放、化疗，中位生存期为 2～3 年。WHO Ⅳ级具有明确的细胞学上的恶性表现，常常进展迅速，预后非常差。例如，胶质母细胞瘤，特别是老年患者，生存时间往往不到 1 年。

2000 年和 2007 年版 WHO 主要根据形态学对肿瘤进行命名。2000 年 WHO 修订的星形细胞瘤的组织亚型有：纤维型星形细胞瘤、原浆型星形细胞瘤、肥大细胞型星形细胞瘤、毛细胞型星形细胞瘤、室管膜下巨细胞型星形细胞瘤、多形性黄色瘤型星形细胞瘤和间变型星形细胞瘤等。随着分子病理技术的不断发展，人们对中枢神经系统肿瘤的分子遗传学的深入了解，以及个体化治疗的需要，2016 年国际癌症研究机构第 4 版更新的 WHO 分类更加注重肿瘤的分子分型，命名结合了肿瘤形态学特点和基因表型进行了更新（表 1-3）。

星形细胞瘤指具有星形胶质细胞分化特点的一大类肿瘤，少突胶质细胞瘤指具有少突细胞分化特点的一大类肿瘤。

① IDH 突变型弥漫性星形细胞瘤

● 定义：伴有 IDH1 或 IDH2 突变的弥漫浸润性星形细胞瘤。

● 临床特征：弥漫性星形细胞瘤发病率占所有脑部星形细胞瘤的 11%～15%，男性好发（男女性别比约为 1.3：1），中位发病年龄 36—38 岁，好发于额叶。临床体征多表现为癫痫和失语症。CT 常表现为低密度均质肿块，早期还可看到钙化和囊性变。术后中位生存期为 4～5 年。

● 组织形态特点：大体上，肿块边界不清，灰白色，内可见微小囊肿或较大的囊肿，内含清亮液体，当小囊较多时，外表呈胶冻样外观。镜下观（图 1-18），疏松背景下见分化较好的纤维型星形细胞，细胞密度中等，核有非典型性，核分裂象缺失或偶见，坏死和血管增生缺乏，呈 WHO Ⅱ级改变。Ki-67 往往＜4%，IDH 突变（90% 病例可见 IDH1 R132H 突变），当 IDH1 R132H 的蛋白免疫组化检测阴性时，需用测序方法检测 IDH1 132 位点和 IDH2 172 位点的突变情况。GFAP 阳性，P53 核强阳性，ATRX 表达缺失。50% 以上患者可见 MGMT 甲基化改变。肥胖星形细胞瘤，IDH 突变型是 IDH 突变型弥漫性星形细胞瘤的一个亚型。肥胖星形胶质瘤约占 20% 的弥漫性星形细胞瘤。平均发病年龄为 40—42 岁，男女性别比约 2：1，好发于额叶和颞叶。有报道显示，肥胖星形细胞瘤更易进展为间变型星形细胞瘤或继发胶质母细胞瘤，但伴有 IDH1 突变是否增加恶变风险尚未得知。肥胖星形细胞比例占全

表 1-3　2016 年版弥漫性星形细胞瘤和少突胶质细胞瘤分类命名

名　称	ICD-O 编码	WHO 分级
弥漫性星形细胞瘤，IDH 突变型	9400/3	Ⅱ
间变型星形细胞瘤，IDH 突变型	9401/3	Ⅲ
胶质母细胞瘤，IDH 野生型	9440/3	Ⅳ
胶质母细胞瘤，IDH 突变型	9445/3	Ⅳ
弥漫性中线胶质瘤，H3K27M 突变型	9385/3	Ⅳ
少突细胞胶质瘤，IDH 突变和 1p/19q 共缺失型	9450/3	Ⅱ
间变型少突细胞胶质瘤，IDH 突变和 1p/19q 共缺失型	9451/3	Ⅲ

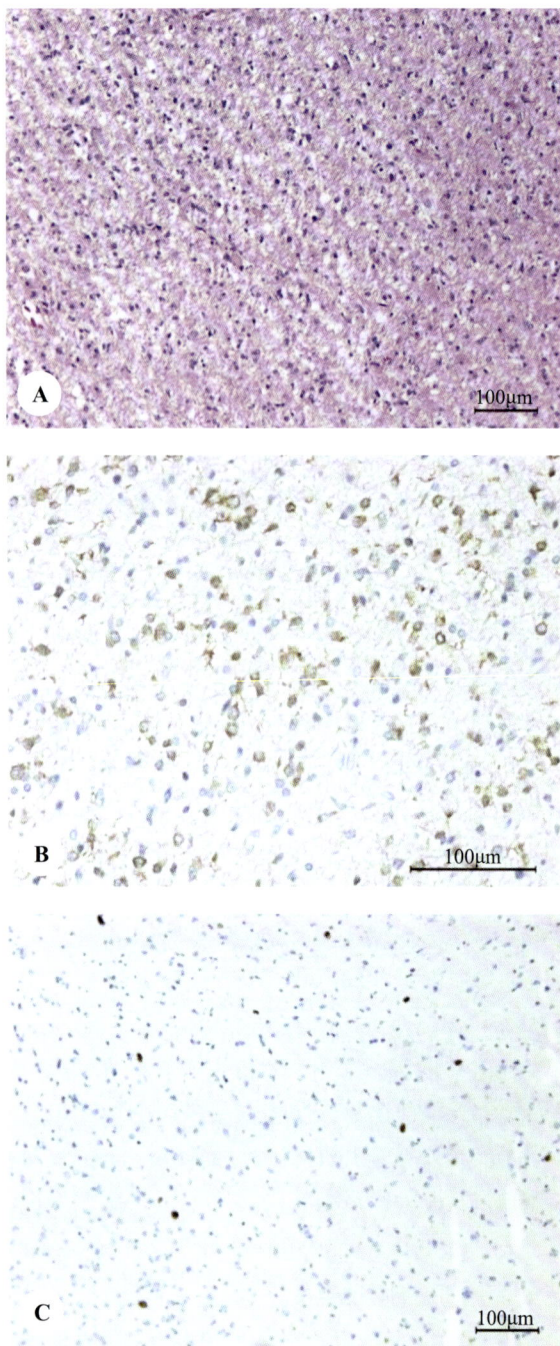

▲ 图 1-18　**IDH1 突变型弥漫性星形细胞瘤的病理表现**
（左侧颞叶）IDH1 突变型弥漫性星形细胞瘤，WHO Ⅱ 级

部肿瘤细胞的 20%（中位比例 35%）以上才可诊断，在弥漫性星形细胞瘤背景中偶见肥胖星形细胞不足以诊断。

• 鉴别诊断：反应性星形细胞增生常常缺乏 IDH1 R132H 和 P53 的突变。

②IDH 突变型间变型星形细胞瘤

• 定义：伴有 IDH1 或 IDH2 突变、增殖活跃

具有间变特征的弥漫浸润性星形细胞瘤。间变型星形细胞瘤可从低级别弥漫星形细胞瘤进展而来，但大多数患者被诊断时没有发现低度恶性的前驱病变。间变型星形细胞瘤有恶变为 IDH 突变型胶质母细胞瘤的潜在趋势。

• 临床特征：IDH 突变型的间变型星形细胞瘤发病高峰中位年龄为 38 岁左右，好发于大脑。临床表现与 WHO Ⅱ 级弥漫性星形细胞瘤相似。影像学上与 WHO Ⅱ 级弥漫性星形细胞瘤相比，不同的地方在于区域对比强化更易观察到。

• 组织形态特点：大体上，肿瘤组织边界不清，侵犯相邻脑组织，可有囊性变，很难与 WHO Ⅱ 级弥漫性星形细胞瘤鉴别。镜下（图 1-19）间变型星形细胞瘤核分裂象明显增多，细胞异型性明显，细胞密度高，Ki-67 一般为 5%～10%。GFAP、P53 弥漫强阳性，IDH-R132H 阳性，ATRX 阴性。

• 鉴别诊断：WHO Ⅱ 级弥漫性星形细胞瘤，鉴别要点见上；胶质母细胞瘤，常见血管明显增生和坏死。

③IDH 野生型胶质母细胞瘤

• 定义：一种具有明显星形细胞分化的高级别胶质瘤。胶质母细胞瘤是成人最常见的颅内恶性肿瘤，在颅内肿瘤中占比 15%，占颅内原发恶性肿瘤的 45%～50%。其中 90% 胶质母细胞瘤为 IDH 野生型。

• 临床特征：胶质母细胞瘤可发生在任何年龄段，主要发生在老年人，高峰发病年龄为 55—85 岁，40 岁以下少见。IDH 野生型胶质母细胞瘤中位发病年龄约为 62 岁。男性较女性多发（男女性别比约为 1.35 : 1）。最常位于大脑半球的皮层下白质和深部灰质，形态不规则，中心可见坏死，周围可见环形强化。

• 组织形态特点：大体上，瘤组织在脑内浸润性生长，常侵及深部结构或经胼胝体侵犯对侧大脑半球，瘤体周边呈灰色而中央出血坏死呈红黄色。光镜下，组织结构变异很大，有的表现为多形性胶质母细胞瘤的特点，瘤细胞密集，核异型性和多形性明显；有的表现为小细胞增殖性胶质母细胞瘤的特点，明显的核分裂和坏死，坏死灶周围瘤细胞呈栅栏状排列；有的表现为血管坏死性胶质母细胞瘤的特点，瘤组织内小血管增生，血管壁变性、坏

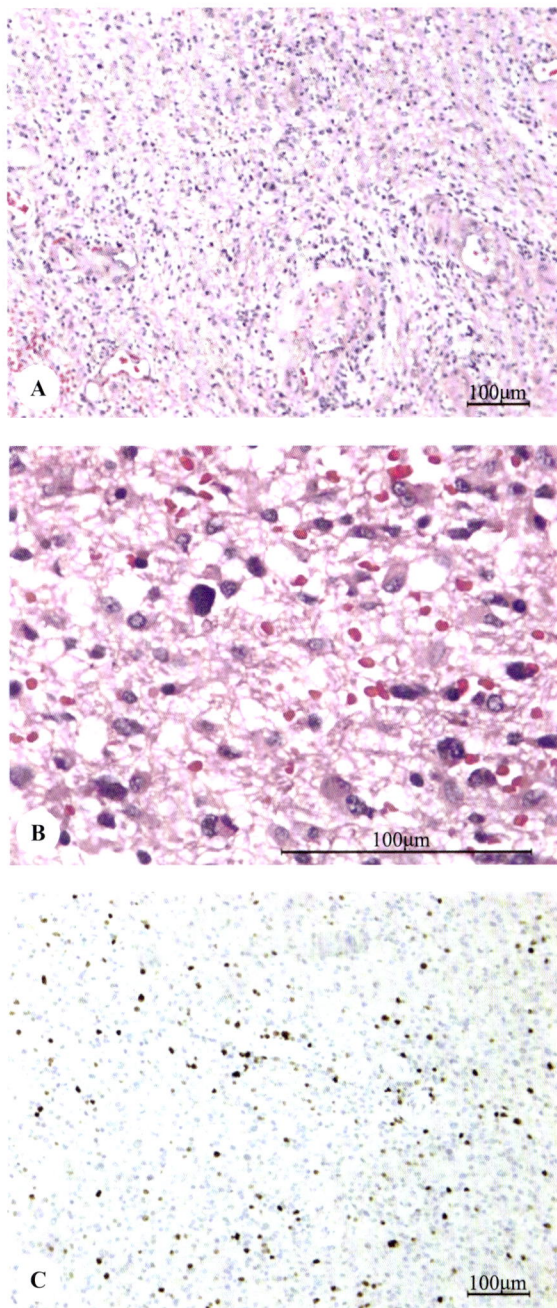

▲ 图 1-19　**IDH1 突变型间变型弥漫性星形细胞瘤的病理表现**

（左颞叶）IDH1 突变型间变型星形细胞瘤，WHO Ⅲ级

死，血管内皮细胞核外膜细胞增生，甚至形成肾小球样结构。GFAP 阳性，但强弱不等；Ki-67 一般为 15%～20%，有些肿瘤局灶可达 50%。7 号染色体常见扩增，9 号和 10 号染色体常见缺失，尤其是 7p 扩增和 10q 缺失是胶质母细胞瘤中最常见的染色体改变。分子遗传学改变主要是 *EGFR* 基因扩增、*PTEN* 基因等位基因缺失和突变、TERT 启动子突变、TP53

突变等，其中 MGMT 启动子甲基化和 IDH 突变可能与胶质母细胞瘤的生长成正相关。

④ IDH 突变型胶质母细胞瘤

• 定义：伴有 IDH 突变且有明显星形细胞分化的高级别胶质瘤，在胶质母细胞瘤中约占 10%。

• 临床特征：与 IDH 野生型胶质母细胞瘤相比，IDH 突变型胶质母细胞瘤发病年龄小，主要好发于中青年，平均中位发病约为 48 岁，男女性别比相对较低（约 0.96：1），主要发生于额叶，坏死范围小。MRI 上非强化频率更高，肿瘤体积更大，水肿较轻，但囊性变和弥漫性变更明显，预后也较好。

• 组织形态特点：大体上，与其他类型胶质母细胞瘤类似。和 IDH 野生型胶质母细胞瘤相比，中央出血坏死相对较轻。组织形态学特点（图 1-20）与 IDH 野生型胶质母细胞瘤类似。免疫表型主要是 IDH1 R132H（＋），ATRX（－），P53（＋），GFAP（＋，强弱不等），偶有 EGFR（＋），分子遗传改变主要是 *IDH*、*TP53* 和 *ATRX* 基因的突变及 10q 缺失。

⑤ H3K27M 突变型弥漫性中线胶质瘤

• 定义：发生在中线部位，具有明显星形细胞分化，伴有 K27M 突变（不管是 H3F3A 还是 HIST1H3B/C）的浸润性高级别胶质瘤。

• 临床特征：关于弥漫性中线胶质瘤的发病率和性别倾向目前还没有确定的数据。H3K27M 突变型较野生型预后差。主要发生在儿童，也可见于成人。最常见的部位为脑干、丘脑和脊髓。患者常常伴有脑干功能缺失或脑脊液流动受阻，预后较差，＜10% 病例生存期不超过 2 年。MRI 常 T_1 呈低信号、T_2 呈强信号，典型影像学特点为大的、膨胀性生长的非对称性肿块，可占据 2/3 脑桥，也可包绕基底动脉、突向第四脑室。常见侵犯小脑脚、小脑半球、中脑和髓质。

• 组织形态特点：大体上，肿瘤弥漫浸润性生长，发生在脑桥时，可见对称或非对称性脑桥扩大。镜下（图 1-21），可见肿瘤侵犯白质和灰质，肿瘤细胞通常较小和单一，但也可以很大和具有明显的多形性，大约 10% 病例缺乏核分裂象、血管增生和坏死，组织学常常考虑 Ⅱ级；剩下病例大部分为Ⅳ级。免疫表型 GFAP 表达强弱不等，NCAM1（＋），S100（＋），OLIG2（＋），Syn 局灶（＋），CgA 和 NeuN 不表达，H3F3A K27M（＋），50% 病例 P53（＋），10%～15%

病例 ATRX（－）。分子遗传学上，H3K27M 突变型的弥漫性中线胶质瘤还发现有 TP53 突变（50%）、PDGFRA 扩增（30%）、CDK4/6 或 CCND1 扩增（20%）、ACVR1 突变（20%）、PPM1D 突变（15%）、MYC/

PVT1（15%）、ATRX 突变（15%）和 CDKN2A/B 纯合子缺失（＜5%）。

⑥ IDH 突变和 1p/19q 共缺失型少突细胞胶质瘤

• 定义：一类伴有 IDH1 或 IDH2 突变、1p 和 19q 染色体缺失的弥漫浸润性惰性胶质瘤。

• 临床特征：伴有 IDH1 突变和 1p/19q 共缺失的少突胶质细胞瘤预后相对较好。多好发成人，高峰年龄为 35—44 岁，罕见于儿童。肿瘤主要位于白质和大脑半球皮层，其中＞50% 病例好发于额叶。将近 2/3 患者出现癫痫发作，其他症状还包括颅内压升高、局部神经功能缺陷、认知和心理障碍。

• 组织形态特点：大体上，少突胶质细胞瘤主要位于皮层和白质，肿块灰红色，质软、界限相对清楚，可侵及邻近的大脑皮层和软脑膜，常伴有明显的钙化，尤多见于瘤周。光镜下，瘤组织内细胞密度中等，形态较一致，核圆形，核周可见空晕，胞质透亮。冷冻切片不一定有此特点。毛细血管丛状增生，鸡爪状血管穿插在瘤细胞群之间，核分裂很少见，没有坏死。免疫表型上，GFAP 常常阴性或者核旁阳性，Olig2 蛋白阳性，Ki-67 低，IDH R132H 阳性，ATRX 阳性，EGFR 阳性。分子遗传方面，可见 IDH 突变和 1p/19q 共缺失。另外，可见 NOTCH1、ESRCA1 突变。

⑦ IDH 突变和 1p/19q 共缺失型间变型少突细胞胶质瘤

• 定义：伴有微血管内皮细胞增生和（或）显著的核分裂象（每 10 个 HPF ＞6 个）等间变特点，

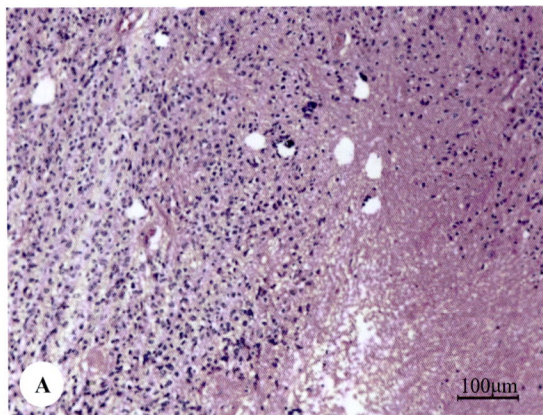

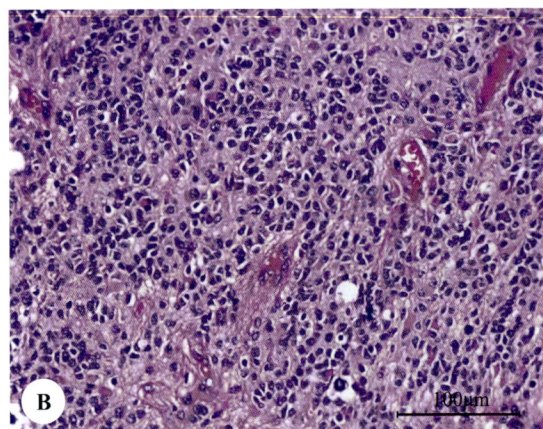

▲ 图 1-20　**IDH1 突变型胶质母细胞瘤的病理表现**
（左颞岛叶）IDH1 突变型胶质母细胞瘤，WHO Ⅳ级

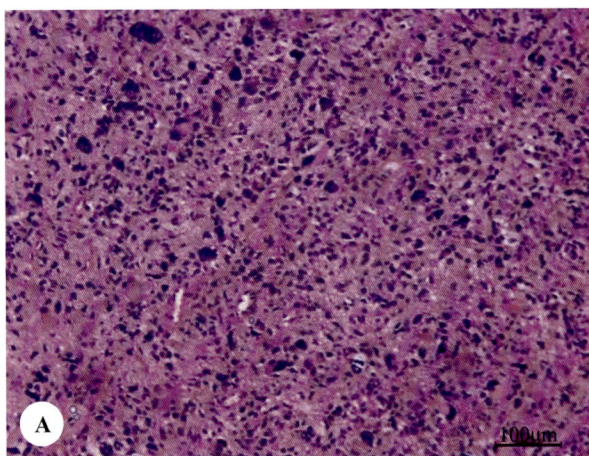

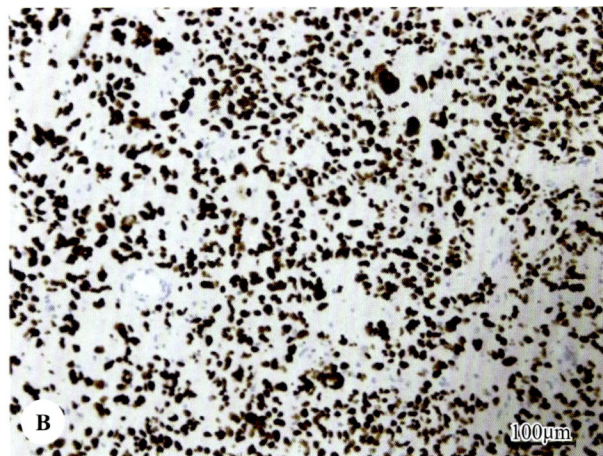

▲ 图 1-21　**H3K27M 突变型弥漫性中线胶质瘤的病理表现**
（左侧丘脑）H3K27M 突变型弥漫性中线胶质瘤，WHO Ⅳ级

且伴有 IDH1 或 IDH2 突变、1p 和 19q 染色体缺失的少突细胞胶质瘤。

- 临床特征：间变型少突细胞胶质瘤主要发生在成人，发生在儿童罕见，中位发病年龄约 49 岁。最常见于额叶和颞叶，发生于脊髓内罕见。患者常表现为癫痫、局部神经功能障碍，颅内压高和认知功能障碍。CT 和 MRI 常表现为对比强化。

- 组织形态特点：间变型少突细胞胶质瘤大体特点与 WHO Ⅱ 少突细胞胶质瘤类似，不同之处在于前者可见肿瘤坏死。光镜下（图 1-22）核分裂易见，出现微血管增生或坏死，Ki-67 较高（常 > 5%）。

- 鉴别诊断：胶质母细胞瘤（尤其是小细胞型胶质母细胞瘤），常缺乏 IDH 突变和 1p/19q 共缺失，常伴有 EGFR 扩增和 10 号染色体的缺失。

(2) 血管母细胞瘤

- 定义：血管母细胞瘤来源于肿瘤间质细胞和大量小血管的肿瘤。

- 临床特征：血管母细胞瘤好发于成人，多发生在脑干、小脑和脊髓。临床表现多为小脑共济失调和颅内压增高相关症状。散发病例与遗传性的 VHL 病有一定相关性。

- 组织形态特点：大体上，小脑血管母细胞瘤多界限清楚，无包膜，呈紫红色的肿瘤，有囊性和实质性两种。囊性肿瘤还可表现为大小不等的多数囊肿和单个巨大囊肿，囊内有黄色液体，囊肿侧壁上附有樱桃红色瘤结节。镜下（图 1-23），瘤组织的主要成分是不同成熟阶段的毛细血管和吞噬脂质的间质细胞。通常认为此肿瘤属于良性，相当于 WHO Ⅰ 级。ICD-O 编码为 9191/1。免疫组化利用第Ⅷ因子相关抗原和 CD34 标记内皮细胞，利用 NCAM1、S100 等标记间质细胞。电镜下除了毛细血管构架以外，间质细胞铺砖样排列，胞质内脂滴和大泡，还可见微丝、同心圆旋涡状的粗面内质网和 Weibel-Palade 小体。

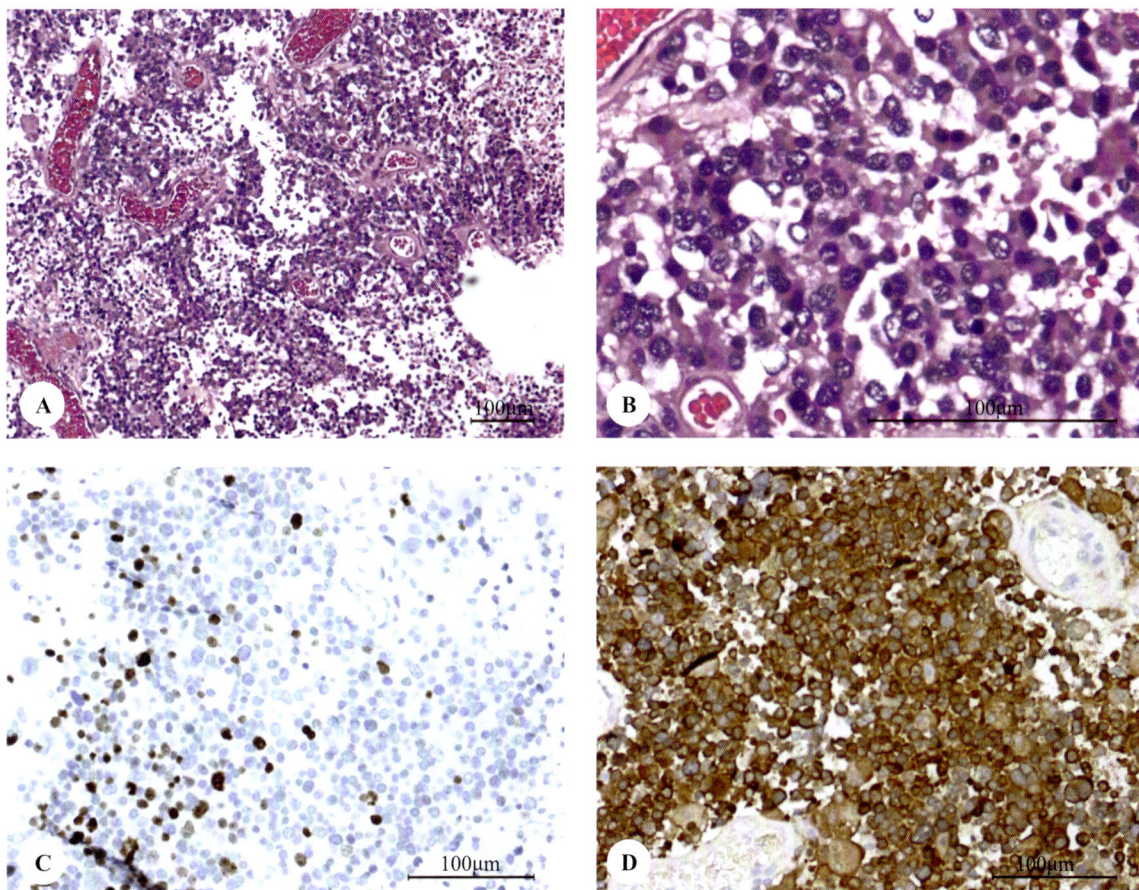

▲ 图 1-22　间变型少突胶质细胞瘤的病理表现

（左侧额叶）间变型少突胶质细胞瘤，IDH 突变和 1p/19q 共缺失型，WHO Ⅲ 级

(3) 血管瘤

● 定义：血管瘤是一类血管来源的良性肿瘤。ICD-O 编码：9120/0。

● 临床特征：血管瘤可发生于任何年龄，多发生于男性儿童、青少年和育龄期女性，40 岁以后男女发病比例相似。原发部位常为蝶腭孔的鼻后侧壁。尤其是鼻中隔，其次是鼻甲和鼻窦。初始症状常为单侧鼻出血伴或不伴阻塞性无痛性肿块。患者就诊时，往往已有局部症状，约 20% 还有颅内累及症状。约 10% 患者术后可能出现复发。血管瘤没有恶性潜能，罕见的肉瘤变在大剂量的放射治疗后偶有报道。

● 组织形态特点：血管瘤往往为致密、红色的粗大结节，肿瘤最大可达 5cm，平均小于 1.5cm。肿瘤多表现为黏膜下红色或蓝色的扁平或息肉状病变，质软，压之可缩小。切面为棕红色或灰褐色的致密海绵状。镜下（图 1-24）包括血管和间质成分。肿瘤无包膜。裂缝样的腔隙血管穿插在纤维间质中，薄壁血管被覆单层内皮细胞。

● 鉴别诊断：①富含血管纤维的炎性鼻息肉，间质水肿，表面被覆上皮、黏液腺体和嗜酸性粒细胞增生；②毛细血管瘤，毛细血管和内皮细胞增生；③鼻窦血管外皮细胞瘤，不规则的血管腔隙周围包绕着圆形或短梭形细胞，特殊染色可见网状纤维包绕着肿瘤细胞。

(4) 皮样囊肿和表皮样囊肿

● 定义：皮样囊肿是一个发展的病变，在组织学和组织发生学上包括外胚层和中胚层，但是没有内胚层。

表皮样囊肿源于异位或创伤性种植的上皮细胞。可发生在鞍区、鞍上及颅内，特别是脑桥小脑三角处。形态与颅外其他部位的皮样和表皮样囊肿相同。

（五）手术要点及治疗目标

在肿瘤等病理因素存在下，颅底解剖结构变得更加错综复杂，对于解剖结构的熟悉和微小解剖标志的精准辨认是颅底与脑干手术的基础。同时，关于患者的症状、体征和影像学特征等临床信息的采集有助于术前准确判断肿瘤的性质及起源，并推算出肿瘤周围重要神经、血管的相对空间位置，从而制订完善的手术策略。例如，在海绵窦三叉神经鞘瘤手术中，对于眼球运动神经、颈内动脉或听神经瘤手术中对于面神经位置的判断和监测，将极大提高手术的安全性。同理，在颅底脑膜瘤手术中，根据影像学"脑膜尾征"的范围对于肿瘤起源和基底的精准术前评估，将有助于选择适合的手术入路以便从基底切除肿瘤，避免肿瘤组织残留及复发。颅底骨性结构复杂、空间狭小，诸多骨嵴和骨性突起往往成为切除肿瘤路径上的阻碍，在术中充分磨除相应骨质可对全切肿瘤、保护正常组织提供极大便利。例如，在中颅底病变手术中充分磨除蝶骨嵴、前床突，在听神经瘤手术中充分磨除内听道后唇，在颈静脉孔手术中充分磨除颈静脉突等均可为术者赢得充足空间。颅底神经鞘瘤、脑膜瘤等良性占位通常与正常组织存在膜性界面，镜下应注意对肿瘤包膜的准确辨认，膜内切除肿瘤以避免影响正常结构。

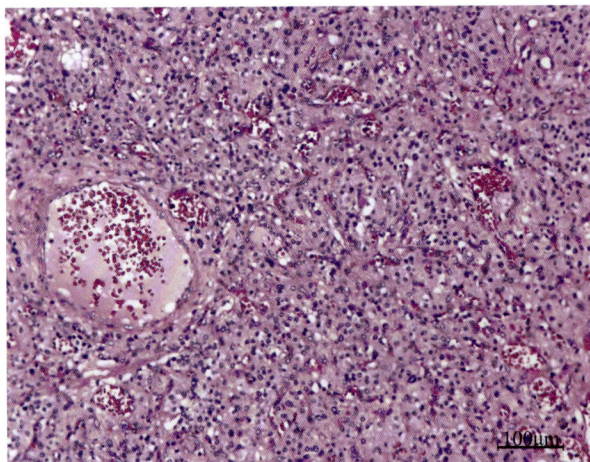

▲ 图 1-23　脑干血管母细胞瘤的病理表现

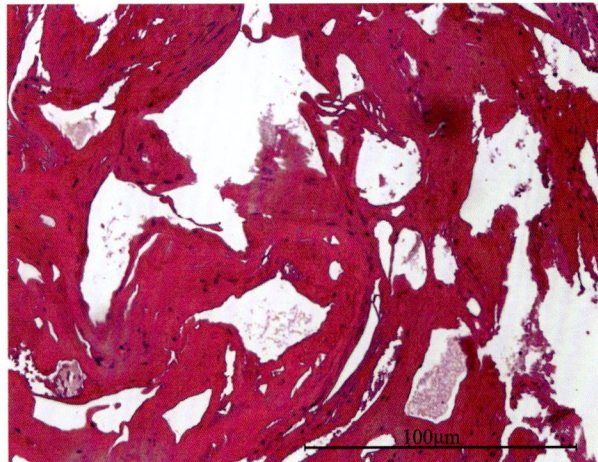

▲ 图 1-24　颅内海绵状血管瘤的病理表现

手术中应利用大脑纵裂、外侧裂、脉络裂和室间孔等自然间隙到达肿瘤的路径，避免牺牲正常神经组织。颅底巨大占位性病变大多同时累及前、中颅底或中、后颅底，采用单一入路，切除大部分肿瘤后残存的小部分组织在显微镜下往往不能被直视，此时，应用神经内镜配合显微镜可更大限度地拓宽术者视野、消除死角，保证肿瘤全切。

参考文献

[1] 1.KELLY H R, CURTIN H D. Imaging of skull base lesions[J]. Handbook of clinical neurology,2016, 135:637–657.doi:10.1016/B978-0-444-53485-9.00030-1.

[2] ZABEL A, DEBUS J, THILMANN C, et al. Management of benign cranial nonacoustic schwannomas by fractionated stereotactic radiotherapy[J]. International journal of cancer,2001,96:356–362. doi:10.1002/ijc.1036.

[3] 周良辅 . 现代神经外科学 [M]. 上海 : 复旦大学出版社 , 2001.

[4] BORGES A. Skull base tumours Part II. Central skull base tumours and intrinsic tumours of the bony skull base[J]. European journal of radiology, 2008,66: 348–362. doi:10.1016/j.ejrad.2008.01.018.

[5] SAMII M, MIGLIORI M M, TATAGIBA M, et al. Surgical treatment of trigeminal schwannomas[J]. Journal of neurosurgery, 1995,82:711–718. doi:10.3171/jns.1995.82.5.0711 (1995).

[6] MCGREGOR J M, SARKAR A. Stereotactic radiosurgery and stereotactic radiotherapy in the treatment of skull base meningiomas[J]. Otolaryngologic clinics of North America, 2009, 42:677–688. doi:10.1016/j.otc.2009.04.010.

[7] SANNA M, BACCIU A, FALCIONI M, et al. Surgical management of jugular foramen meningiomas: a series of 13 cases and review of the literature[J]. The Laryngoscope, 2007, 117:1710–1719. doi:10.1097/MLG.0b013e3180cc20a3 .

[8] KIM C M, JEON Y R, KIM Y J, et al. Primary extracranial meningioma presenting as a forehead mass[J]. Archives of craniofacial surgery, 2018, 19: 55–59. doi:10.7181/acfs.2018. 19.1.55 .

[9] GARZON-MUVDI T, YANG W, LIM M, et al. Atypical and anaplastic meningioma: outcomes in a population based study[J]. Journal of neuro-oncology, 2017, 133: 321–330. doi:10.1007/s11060-017-2436-6 .

[10] AIYER R G, PRASHANTH V, AMBANI K, et al. Primary extracranial meningioma of paranasal sinuses[J]. Indian journal of otolaryngology and head and neck surgery: official publication of the Association of Otolaryngologists of India,2013, 65: 384–387, doi:10.1007/s12070-012-0565-y .

[11] HATTORI N. Macroprolactinemia: a new cause of hyperpro-lactinemia[J]. Journal of pharmacological sciences, 2003, 92: 171–177.

[12] MULLER H L. Craniopharyngioma[J]. Endocrine reviews, 2014, 35: 513–543, doi:10.1210/er.2013-1115 .

[13] KARAVITAKI N, WASS J A. Craniopharyngiomas[J]. Endocrinology and metabolism clinics of North America, 2008, 37: 173–193, ix–x, doi:10.1016/j.ecl.2007.10.012 .

[14] BORGES A, CASSELMAN J. Imaging the cranial nerves: part Ⅱ : primary and secondary neoplastic conditions and neurovascular conflicts[J]. European radiology, 2007, 17: 2332–2344. doi:10.1007/s00330-006-0572-z .

[15] RAO A B, KOELLER K K, ADAIR C F. From the archives of the AFIP. Paragangliomas of the head and neck: radiologic-pathologic correlation[J]. Armed Forces Institute of Pathology. Radiographics: a review publication of the Radiological Society of North America, Inc, 1999, 19: 1605–1632. doi:10.1148/radiographics.19.6.g99no251605 .

[16] BOEDEKER C C, RIDDER G J, SCHIPPER J. Paragangliomas of the head and neck: diagnosis and treatment[J]. Familial cancer,2005, 4: 55–59. doi:10.1007/s10689-004-2154-z .

[17] WASSERMAN J K, GRAVEL D, PURGINA B. Chordoma of the Head and Neck: A Review[J]. Head and neck pathology, 2018, 12: 261–268. doi:10.1007/s12105-017-0860-8 .

[18] AWAD M, GOGOS A J, KAYE A H. Skull base chondrosarcoma[J]. Journal of clinical neuroscience: official journal of the Neurosurgical Society of Australasia, 2016, 24: 1–5. doi:10.1016/j.jocn.2015.10.029 .

[19] GRIMM S A, CHAMBERLAIN M C. Brainstem glioma: a review[J]. Current neurology and neuroscience reports, 2013,13: 346. doi:10.1007/s11910-013-0346-3 .

[20] GUINEY M J, SMITH J G, HUGHES P, et al. Contemporary management of adult and pediatric brain stemgliomas[J]. International journal of radiation oncology, biology, physics, 1993, 25: 235–241. doi:10.1016/0360-3016(93)90344-u .

[21] DONALDSON S S, LANINGHAM F, FISHER P G. Advances toward an understanding of brainstem gliomas[J]. Journal of clinical oncology: official journal of the American Society of Clinical Oncology, 2006, 24: 1266–1272. doi:10.1200/JCO.2005.04.6599 .

[22] HARGRAVE D, BARTELS U, BOUFFET E. Diffuse brainstem glioma in children: critical review of clinical trials[J]. The Lancet. Oncology, 2006, 7: 241–248. doi:10.1016/S1470-2045(06)70615-5 .

[23] FANGUSARO J. Pediatric high-grade gliomas and diffuse intrinsic pontine gliomas[J]. Journal of child neurology, 2009, 24: 1409–1417. doi:10.1177/0883073809338960 .

[24] SQUIRES L A, ALLEN J C, ABBOTT R, et al. Focal tectal tumors: management and prognosis[J]. Neurology, 1994, 44: 953–956. doi:10.1212/wnl.44.5.953 .

[25] STARK A M, FRITSCH M J, CLAVIEZ A, et al. Management of tectal glioma in childhood[J]. Pediatric neurology, 2005, 33: 33–38. doi:10.1016/j.pediatrneurol.2004.12.014 .

[26] POLLACK I F, PANG D, ALBRIGHT A L. The long-term outcome in children with late-onset aqueductal stenosis resulting from benign intrinsic tectal tumors[J]. Journal of neurosurgery, 1994, 80: 681–688. doi:10.3171/jns.1994.80.4.0681.

[27] FREEMAN C R, FARMER J P. Pediatric brain stem gliomas: a review[J]. International journal of radiation oncology, biology, physics, 1998, 40: 265–271. doi:10.1016/s0360-3016(97)00572-5 .

[28] LAIGLE-DONADEY F, DOZ F, DELATTRE J Y. Brainstem gliomas in children and adults[J]. Current opinion in oncology, 2008, 20: 662–667. doi:10.1097/CCO.0b013e32831186e0 .

[29] ABLA A A, BENET A, LAWTON M T. The far lateral transpontomedullary sulcus approach to pontine cavernous malformations: technical report and surgical results[J]. Neurosurgery,2014, 10 Suppl 3: 472–480. doi:10.1227/NEU.0000000000000389 .

二、颅底脑干肿瘤手术的微创理念与实践

（张　弛　秦超影）

（一）颅底脑干肿瘤的特殊性

颅底、脑干解剖结构复杂，能够发挥多种生理功能，其不同位置的病变所引起的临床症状及体征复杂、多样，其手术也是神经外科手术中最具挑战的部分。如何提高颅底及脑干肿瘤的手术治疗效果，是神经外科医生孜孜不倦追求的目标。

经典的颅底分类方法是将其分为颅前、中、后窝，一些小型的肿瘤可认为是颅底凸面肿瘤，如局限在颅前窝底眶顶板、颅中窝颞底和颅后窝脑桥小脑三角（cerebello-pontine angle，CPA）外侧型脑膜瘤等，这些肿瘤较少累及神经血管结构。简单颅底手术的基本要求是有正确的体位和入路、流畅的脑松弛技术、少许或无牵拉至充分显露和合理处理肿瘤。然而，在临床工作中所面对的更多情况可能不是"简单颅底"，或可能根本没有"简单颅底"手术。

颅前窝底脑膜瘤可能累及大脑镰，突破筛板向筛窦生长，侵犯视神经管，甚至颅眶沟通，抑或者翻越鞍结节累及鞍内，这些情况下，如何选择手术入路？单侧入路或双额冠状？如何打开视神经管？如何确认视神经？如何实现鞍内结构的保护？累及鞍内或鞍旁肿瘤，可能包绕颈内动脉，或其延续，术中如何辨认、保护、分离肿瘤与血管？对于中脑脚间窝、部分大脑脚肿瘤，入路选择眶颧或额眶颧是手术的第一步。

颅中窝肿瘤若侵犯海绵窦，需要选择入路经颞前或颞底，经硬膜外还是硬膜下。如果打开海绵窦，对于出血的控制、海绵窦内肿瘤的分离和切除都需要合理的规划。涉及颞底经岩骨的手术中，Labbe 静脉的判断与保护、颞底或岩尖的磨除范围和颅中、后窝骑跨型肿瘤都需要考虑；三叉神经鞘瘤，需要选择由颅中窝经扩大的 Meckel 腔至颅后窝，还是分步手术，或者由颅后窝着手。累及岩骨斜坡型脑膜瘤的颞下经岩骨入路的理论与实践，都是需要深刻探讨并加以总结的重点核心。另外，经颞底与天幕可以安全到达中脑与环池，颞下入路、颞下经天幕入路和进一步磨除岩尖后，可实现不同程度的中脑水平显露。探讨不同性质的肿瘤所需要的适宜显露

范围，才可能与当代颅底、脑干微创神经外科手术的发展相适应。

颅后窝手术集中在以枕下乙状窦后入路处理 CPA、斜坡区肿瘤、后正中入路处理第四脑室至延髓肿瘤、远外侧入路处理枕大孔腹侧肿瘤，以及髁旁入路处理颈静脉孔区咽旁间隙肿瘤等。CPA 区听神经瘤、脑干延髓肿瘤和颈静脉孔区肿瘤的处理，都需要进行专门详细讨论，其中任何技术细节都值得深入研究。

（二）微创及其理念

微创（minimally invasive）的狭义概念是指小范围手术入路或微创性治疗方法；广义概念可指最大限度地切除病变并保留患者的生理功能。微创神经外科（minimally invasive neurosurgery，MIN）又称微侵袭神经外科，是继显微神经外科之后，现代神经外科发展的第二个里程碑，是 21 世纪神经外科发展的方向。其包括精准诊断与鉴别诊断、个体化手术方案的设计、微创外科技术的应用和尽可能减少或避免患者痛苦和医源性伤害，并获得最大疗效。MINS 不仅是一种技术或方法，它还代表一种思想和理念。片面地认为微创是小切口开颅或在手术中应用了某种手术器械，都是对微创理念的曲解。微创理念在于治疗方案、手术入路和显微操作，而不在于选择何种器械。内镜手术并非完全等同于微创手术。

合理应用"锁孔"理念，可在一定程度上减少患者的手术创伤、缩短住院时间和提升医疗质量。然而，在不经过深入探讨与研究的情况下，不适宜地、盲目地应用所谓"锁孔"理念，甚至可能适得其反。若不加甄别地选择眶上锁孔入路切除颅前窝底脑膜瘤或夹闭前循环动脉瘤，因术中视野狭小、缺乏回转余地，会造成额叶的严重牵拉、肿瘤基底处理受限，或者需要额外切除额底脑组织制造空间等问题。微创的理念与实践一定要有对疾病与治疗深刻的认知。

（三）理念与实践的结合

1. 精准诊断和鉴别诊断　颅底及脑干肿瘤的来源多样，术前的精准诊断和鉴别诊断是手术或更进一步微创治疗的基本前提。如果因为误诊，给本不需要手术的患者施行了手术，那不仅是一次医疗事故，对患者来说更是一场灾难。然而，不典型、不常见病例，以及临床医生的诊断水平，都是精准诊

断的制约因素。海绵窦区脑膜瘤与肉芽肿或海绵窦海绵状血管瘤、低级别胶质瘤与脑梗死、脱髓鞘，以及胶质瘤复发与假性进展等，这些病例的非典型情况有时难以鉴别。术前包括影像学的多模态影像技术如弥散张量成像（diffusion tensor imaging，DTI）、弥散加权成像（diffusion weighted imaging，DWI）、氢谱磁共振波谱成像（^{1}H-magnetic resonance spectroscopy，^{1}H-MRS）等，以及肿瘤分子标志物等对于诊断及鉴别诊断有一定的价值。然而，判断手术与否和采用何种手术方式，应该是多种因素决定的共同结果。手术是否可以缓解病情？是否可以提高生存率或生存时间？对于神经功能的正面或负面影响是什么，对于个人或者家庭，甚至社会的影响是什么？临床工作中常见的内听道内小型听神经瘤、脑干海绵状血管瘤和功能区低级别胶质瘤等应该选择早期手术、随访观察，或者是其他治疗？这些都是决定手术方式的因素。

另外，对于诊断存疑的病例，在未出现严重症状或危象之前也可先观察，让"时间"给予提示或做出诊断。

现代神经外科学，尤其是新时代微创显微神经外科学，早应该摒弃粗糙野蛮的"打开再说"和"切掉再说"模式。微创的极致从某种程度上来说可能是无创，是不进行手术。"有所为，有所不为"，精准诊断与鉴别是一切神经外科手术的根本，更是一切神经外科手术的前提。

2. 个体化手术入路设计 神经外科可能是对入路要求最高的学科。手术入路设计的原则，应是尽可能利用正常解剖结构及间隙，尽可能避免损伤正常解剖结构，尽可能充分暴露肿瘤，尽可能让术者以最自然、舒适的姿势切除肿瘤，并尽可能减少手术并发症。

手术入路的选择与设计应该遵循以下几点原则：①熟悉并理解各入路的显露范围，如枕下远外侧入路可充分显露中下斜坡及枕骨大孔区腹侧部分，而对颈静脉孔区显露欠佳。若需显露颈静脉孔区，应行髁旁 – 颈外侧入路。②部分肿瘤本身的占位效应可形成手术通道，扩大入路的显露范围，如 CPA 区脑膜瘤将脑干向对侧推挤形成的空间，在术中可利用此空间显露对侧斜坡，从而无须采用乙状窦前入路即可完成肿瘤切除。颅中窝、颅后窝沟通性三叉神经鞘瘤，Meckel 腔受侵蚀扩大，可由颅中窝从前

到后一并切除。③应根据肿瘤的累及范围选择手术入路，例如，对于仅限于鞍内和部分鞍上生长的垂体腺瘤首选经鼻蝶入路。对于海绵窦受累，海绵窦外侧间隙明显扩大的垂体腺瘤，选择额前经海绵窦入路。④根据肿瘤性质个体化改良手术入路。如颈静脉球瘤和颈静脉孔区神经鞘瘤相比，由于颈静脉球瘤呈侵袭性生长，常累及乳突骨质，包绕颈内动脉，应选择能充分磨除骨质及显露颈内动脉的手术入路，如 Fisch A 型颞下窝入路。

3. 微创理念的实施

（1）术前：术前必要、翔实的影像学资料，可对肿瘤性质（质地）、血供、生长范围、累及结构进行初步判断，结合解剖，是选择适宜手术入路的基础。对于重要功能区、瘤周血管神经结构复杂的病例，3D 打印技术、多模态影像技术和术前计划系统等，可达到手术计划的个体化及可视化预演。三维多融合容积成像技术（multifusion volumetric imaging，MVFI）可将不同的容积数据，如 MRI 获得的肿瘤和脑神经数据、CT 获得的颅骨数据和 DSA 获得的血管数据融合在一起进行术前计划，清楚地显示肿瘤、神经、血管和颅底骨的三维解剖关系，与术中所见有良好的吻合度。

颅底及脑干肿瘤中较为突出的问题是脑神经和纤维传导束的辨认和保护，而小纤维束 DTI 技术有望在术前了解脑神经、纤维束与肿瘤的关系。

（2）术中

①头位及麻醉：术中头位的摆放，是神经外科手术的重要环节。合适的头位摆放，可减少术中对脑组织的牵拉，便于术者操作，也可通畅颈静脉系统引流，配合良好的麻醉，以保证适当的颅内压。对于侵犯筛板、嗅沟的颅前窝底脑膜瘤，头位正中，稍前屈，有助于直视下处理肿瘤基底而不被鸡冠骨质遮挡。同样，稍前屈或适中的头位可适用于处理肿瘤基底在蝶骨平台、鞍结节的手术，直至肿瘤扩展至鞍内或第三脑室，前屈头位不适宜处理涉及鞍背和终板附近的肿瘤。颞下窝占位适宜与传统处理前交通动脉瘤的后仰体位相反的前屈侧偏头位，而颞底入路则需要更大角度的侧偏并后仰，使颞叶因重力下垂。颅后窝手术，CPA 占位最需要考虑的仍应是肿瘤基底或重点区域。核心位于天幕、横窦或窦脑膜角时，头位应下垂并更多俯卧以增加直视暴

露，这种体位同样可以处理小型听神经瘤并有利于磨开内听道后壁以切除内听道内肿瘤。然而，大型听神经瘤若过于俯卧，则可能出现小脑遮盖凸向脑桥小脑三角处肿瘤。合理使用现代化手术病床调整体位可使大型颅底手术事半功倍。对于脑干肿瘤，若使用枕下后正中入路或枕下经膜髓帆入路，头位应不仅是简单的前屈，无论选择正俯卧位或侧俯卧位，应先尽可能下颌回收，避免下颌与胸骨紧贴从而造成气道阻力增大，然后再进行前屈，充分打开枕后部分与颈椎间隙。

麻醉是手术不可或缺的重要组成部分与基础。成功、流畅的麻醉，可以松弛脑组织，创造手术间隙。调整脑血流，控制出血量并尽可能减少麻醉状态或手术状态对脑组织脑细胞的影响。动脉血气检测、术中液体入量的控制、呼吸机的调整和肌肉松弛剂的合理使用都应贯穿于整个手术中。

②皮瓣骨窗设计：需要明确的是，微创是对脑组织、神经和血管等结构的微创，而不是对头皮和颅骨的微创。没有脑组织的微创，单纯追求头皮小切口和颅骨"微骨窗"的微创，是没有意义的，还可能对手术造成困难，给患者带来不可挽回的损伤。头皮小切口和颅骨小骨窗有其特定的手术适应证，而不应超范围扩大适应证。在脑组织水肿明显的情况下，甚至应当适当扩大骨窗范围，扩大剪开硬脑膜，从入路开始就进行减压。另外，对于不同性质的肿瘤，如神经鞘瘤，由于质地较软，与神经血管仅呈推挤关系，术中可能通过适当牵拉实现切除，皮瓣与骨窗的设计也应考虑可能的术中情况。而脑膜瘤质地较鞘瘤硬，由于其生长特性，常常与血管神经粘连紧密，且术中肿瘤基底的处理关系到术后是否复发，其对于骨窗暴露的要求相对较高，应在术前仔细研读影像学资料，必要时扩大骨窗有利于探查并处理可能的扩展肿瘤基底。

③术中监测技术：微创手术也是解剖微创和功能微创的结合。现代手术学要求手术解剖进入、术毕解剖复位，在切除病变的同时，保留或恢复正常解剖结构。只有做到解剖保留，才有可能功能保留，解剖微创是功能微创的前提。在听神经瘤手术中，传统手术方法无法做到面、听神经的解剖保留，面、听神经的功能保留也就无从谈起，患者术后经常出现听力障碍并遗留面瘫。手术显微镜、显微手术技

术和术中电生理监测技术的发展与应用，逐步实现了面、听神经的解剖保留，使得患者术后面瘫与听力障碍的发生率较前显著降低。即使有不同程度的面瘫和听力障碍，神经解剖结构的保留也为神经的功能恢复提供了可能。

术中解剖定位和功能监测预警系统使颅底及脑干手术的安全保障由主观判断上升为客观验证。以术中神经电生理监测（intraoperative neuroelectrophysiological monitoring，IONM）、术中多普勒等为代表的神经功能和脑血流监测保护预警系统是实现微创手术的重要辅助设备，使得神经解剖保留，从而实现功能保留。其通过躯体感觉诱发电位（somatosensory evoked potential，SEP），运动诱发电位（motor evoked potential，MEP），脑干听觉诱发电位（brain stem auditory evoked potential，BAEP）可动态监测脑干传导通路及功能的完整性，是脑干及周边区域手术不可或缺的设备基础。在颅底外科中，IONM在前庭神经鞘瘤中应用是最早、最普遍，也是最具代表性的设备。

④术中微创外科操作：成熟外科医师的首要素质是科学思想的进步性和思维能力的敏锐性，其次才是掌握了先进的手术技术，要用"头脑"来指挥"手"。适合于术者、标准化，同时兼具个性化的手术器械对于显微外科操作非常重要（图1-25），但任何高新的医疗器械或设备都不能取代外科医师的理论知识和基本手术技术。无论病变大或小、深入或表浅、复杂或简单、毗邻、推挤、侵犯或其他，从某种程度上，都包括在肿瘤显露、肿瘤切除和术毕止血三方面。

a. 术中肿瘤显露：见图1-26，术中麻醉系统的管理，尤其是术中二氧化碳分压直接影响脑组织膨胀情况。在肿瘤暴露前，使用显微剪刀、尖刀等器械锐性、轻柔地切开脑池蛛网膜，释放脑池脑脊液有利于减轻对脑组织的牵拉。额底手术、鞍区、颅中窝部分的手术都可能涉及侧裂与额颞蛛网膜池的解剖，逐步释放脑脊液，逐步调整并牵开，扩大手术路径直至充分显露肿瘤。听神经瘤或其他CPA区肿瘤，首先于硬膜行小切口，联合使用枪状镊及显微脑压板抬举小脑底部，打开小脑延髓侧池释放脑脊液。缓慢降低颅后窝张力是手术的第一步（图1-27），盲目打开硬脑膜可能造成小脑皮层嵌顿，严

重影响手术后续操作。缓慢释放脑脊液可以避免过快减压使幕上或其他位置桥静脉撕裂形成血肿的风险。

b. 脑干显微手术，不论是中脑、脑桥还是延髓，手术入路的选择需要兼顾脑干安全操作区的原则，尤其是对于不明显突出于脑干表面的内生肿瘤，应根据病变部位，选择在无重要神经核团及传导束，又距病变最近处纵向切开脑干。Kyoshimak 等提出的安全操作区，即由内侧纵束、面神经和小脑上角组成的面神经上三角和由内侧纵束、面神经和髓纹组成的面神经下三角等。对于靠近延髓闩部的肿瘤易导致呼吸停止，术中应保留患者的自主呼吸，并注意患者呼吸节律、血压和心率的动态变化。在脑干区域操作时，尽量做到无牵拉显露和原位切除，以减少牵拉性脑损伤。

c. 肿瘤切除：解剖是肿瘤切除的基础，减压是实现肿瘤切除且保护周边血管、神经的前提，术野清晰是实现安全切除、微创的保证。有效、微创化切除颅底脑干肿瘤必须掌握以下几点。

• 熟悉肿瘤所侵占的颅底区域、颅脑结构局部神经血管的病理解剖关系并加以保护：如听神经瘤常将面神经、三叉神经压向肿瘤腹侧前方或背侧上方（少见），舌咽神经、迷走神经及副神经向后方、下方移位。

• 熟悉肿瘤滋养动脉：了解肿瘤常见供血动脉的来源，如听神经瘤供血动脉多来源于小脑前下动脉的内听动脉，该动脉从基底动脉的下 1/3 处的侧面发出，分支进入肿瘤包膜；从基底动脉发出的脑桥动脉、小脑上动脉、小脑后下动脉及小脑表面的动

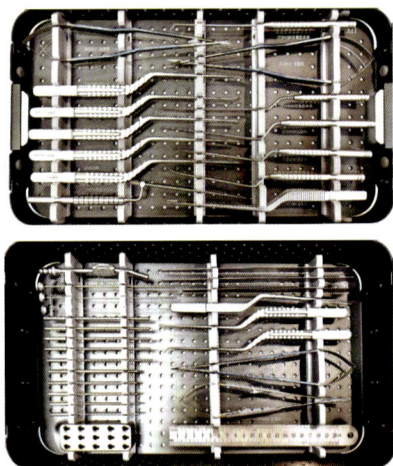

▲ 图 1-25　个人订制标准化神经外科手术器械

脉等也可有分支供应肿瘤。此外，内听道口的硬膜也常有供血。注意肿瘤滋养动脉与过路动脉的辨别。因肿瘤滋养动脉存在动静脉短路情况，滋养动脉外观上往往呈现"静脉化"改变，反之亦然。

• 对肿瘤所侵占的区域局部重要动脉的分离、保护技巧：见图 1-28，显微颅底肿瘤手术往往会遇到肿瘤包绕、夹持、推挤重要动脉血管的情况，典型的如前床突脑膜瘤对于前循环动脉的包裹的处理，这需要术者对颅底、脑底区域正常动脉解剖结构的熟稔，更要求对肿瘤的生长特性的理解，从而在脑中勾画肿瘤对颈内动脉、大脑前动脉、大脑中动脉、脉络膜前动脉、后交通动脉、Heubner 回返动脉、垂体上动脉等重要血管造成的病理性移位，在减压切除肿瘤的过程中，每一次显微剪的使用均需有明确的指向性与深浅控制，预判剪刀四周被肿瘤掩盖的动脉结构。有了大方向的指引，才可谈及技术，尖刀、显微剪沿蛛网膜界面的锐性分离，神经剥离子的钝锐结合技术，可应对多数病例。"道法自然"，放之于岩斜、枕大孔脑膜瘤对后循环动脉、岛叶胶质瘤对大脑中动脉的包裹皆准（▶视频 1-1　前床突脑膜瘤动脉分离技术）。

• 重视静脉的保护：显微手术中静脉保护的重要性不亚于动脉，若静脉保护不当，将会导致术后脑水肿甚至静脉性出血。同样因病理性动静脉短路的存在，肿瘤的引流静脉可呈"动脉化"改变，颜色相对正常引流静脉呈鲜红色，在离断肿瘤供血动脉后，其多可恢复正常静脉外观。需重点关注颞下入路对 Lobbe 静脉的保护、听神经瘤术中对岩静脉的保护等。此外，肿瘤可能包裹、粘连毗邻的正常静脉，不同于动脉血管具有多层外膜而富有弹性且相对坚韧，静脉血管壁薄弱，吸引器口偶然的触碰都有可能破裂出血，钝性分离多不可取，连带蛛网膜，甚至硬脑膜、距离静脉管壁稍远处的锐性分离相对安全，因而对显微操作要求更高，需多加训练（▶视频 1-2　显微镜下静脉保护技术：颞枕部脑膜瘤，▶视频 1-3　静脉吻合）。

• 静脉窦重建技术：脑膜瘤具有侵袭性，岩骨背侧脑膜瘤可能侵犯横窦、乙状窦壁长入窦腔内，表浅的矢状窦脑膜瘤也常出现类似情况，如无窦重建技术，仅切除窦壁肿瘤会导致肿瘤残留，或切除窦腔肿瘤后难以控制出血而被迫结扎未闭合的静脉

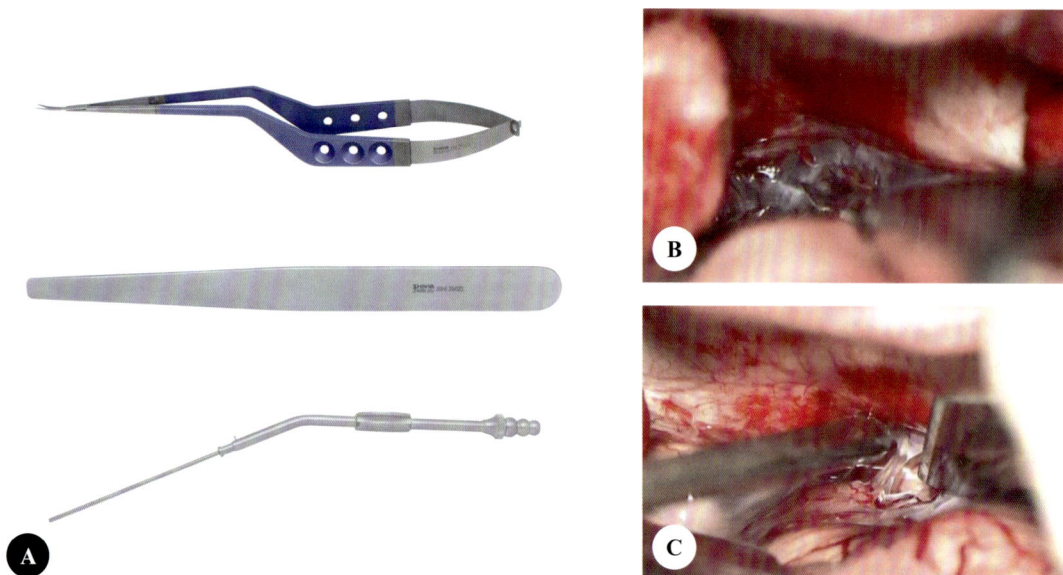

▲ 图 1-26 锐性分离蛛网膜，打开脑池释放脑脊液，松解解剖结构

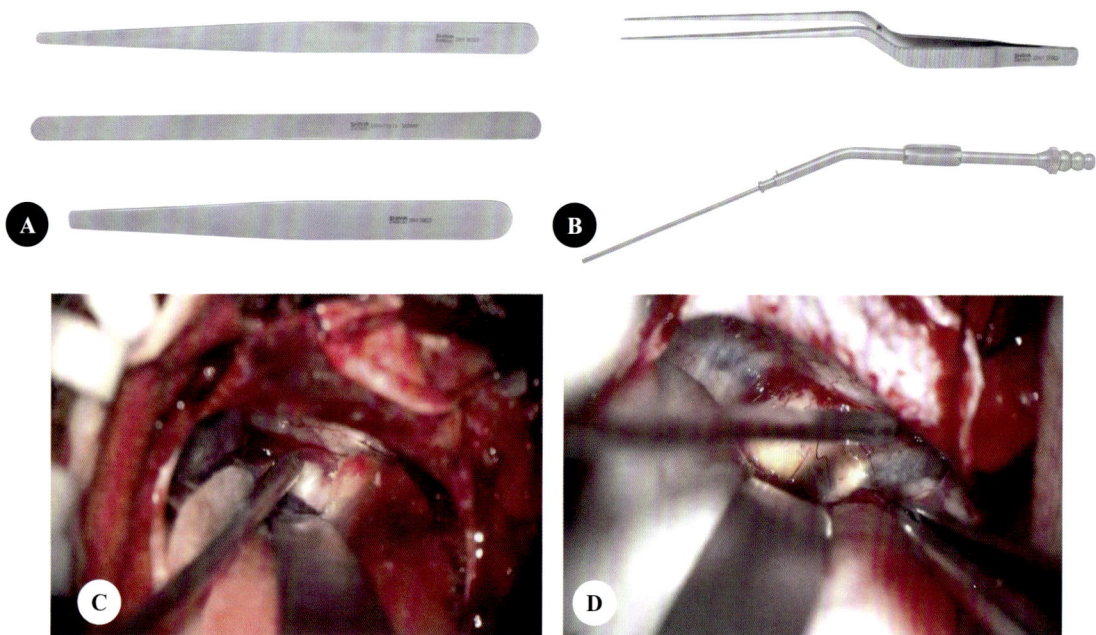

▲ 图 1-27 器械辅助轻柔牵拉、抬举脑组织，释放脑脊液，制造操作空间

窦，导致术后脑血流回流障碍引发致命后果。笔者团队已经过多次病例实践，行之有效（图 1-29）。以带线脑棉临时阻断窦腔血流，采用塑形人工脑膜，慕丝线显微缝合缺损窦壁，术后窦复通率高［▶视频 1-4 静脉窦重建技术系列（一）矢状窦后三分之一窦脑膜瘤重建，▶视频 1-5 静脉窦重建技术系列（二）横窦-天幕脑膜瘤，▶视频 1-6 静脉窦重建技术系列（三）乙状窦脑膜瘤］。

• 充分、均匀的瘤内减压：肿瘤内减压，可降低肿瘤周边血管、神经的张力，利于肿瘤与周边血管神经的分离。瘤内减压应严格控制在瘤内操作，以免伤及瘤周正常组织结构，多种显微器械（特制小型盘状镊、显微剪、神经剥离子及超声吸引器）联合使用的瘤内减压是安全有效分离的前提，"均匀、充分"一直是我们的原则和心法（图 1-30）。

• 沿蛛网膜、神经鞘膜界面切除肿瘤（图 1-31）：

肿瘤与正常脑组织结构间的蛛网膜、神经鞘膜，尤其是听神经瘤则多存在神经鞘膜界面，是术者自我判断操作层面的重要标志，严格按照存在的蛛网膜界面操作能够起到脑保护的作用，主刀双手神经剥离子及吸引器显露，助手盘状镊衔接，两镜三手的协同操作方可寻找并维持正确、清晰的界面。

● 沿肿瘤生长方向逆向切除肿瘤：在分离肿瘤与神经血管之时，应该遵循使用显微剪、剪刀、剥离和锐性分离、缓慢双向分离的原则；牵拉过程中，应该顺行神经纤维方向柔和牵拉，着力点应该位于瘤体上，而非施力于神经血管上。

● 对于相对操作死角与视野盲区的探查与操作：始终应遵循安全、无暴力牵拉的原则，巧用自带角度的显微器械轻柔、缓慢的操作可以切除延伸至内听道或麦克氏腔内的肿瘤等（图 1-32）。

● 必要时停止：智者知止，知止者智。如对于脑干肿瘤，术中发现肿瘤包绕脑干穿支血管时，可以考虑适当保留肿瘤包膜，避免因穿支血管痉挛、损伤导致术后脑干梗死、加重脑干损伤。

d. 止血：对于脆弱的结构，慎长时间使用高频电凝，如垂体组织和脑干结构等。避免过度填塞吸收性明胶海绵。颅底及脑干手术中过度填塞吸收性明胶海绵可能导致脑脊液流出通道受阻，引起脑组织

张力增高，术野缩小，甚至继发颅内血肿。对于肿瘤切除后的手术创面渗血，使用吸收性明胶海绵或止血材料覆盖、压迫即可，过分烧灼可能引起静脉回流障碍与脑组织肿胀。

（3）术后

正常解剖结构的重建是显微神经外科手术中重要的一环。硬膜应尽可能地水密缝合，或使用自体筋膜、人工硬脑膜的修补缝合。减少脑脊液漏可以显著降低颅内感染的发生率，缩短切口愈合时间，提升患者预后。如果术中涉及磨开岩尖或内听道后壁，应关注是否存在颅骨气房开放、骨蜡和人工材料的修补有助于避免脑脊液漏。此外，严密分层缝合切口、不留死腔和加压包扎也是防止脑脊液漏的重要方法。

颅骨缺损也应采取多种手段尽可能填充，如 Keyhole 钻孔处使用颞肌覆盖，其他部位钻孔使用钛片遮挡，额下或双额入路时鼻根骨质缺损可使用骨屑或人工骨填充，减少外观损伤也可认为是微创的一部分。对于患者来说，头面部外观的术后"微创"，甚至"无创"，意义往往远大于神经外科医生的重视程度。

微创的理念与实践应该贯穿颅底及脑干肿瘤诊治的全过程，其在于临床经验的不断积累，新技术

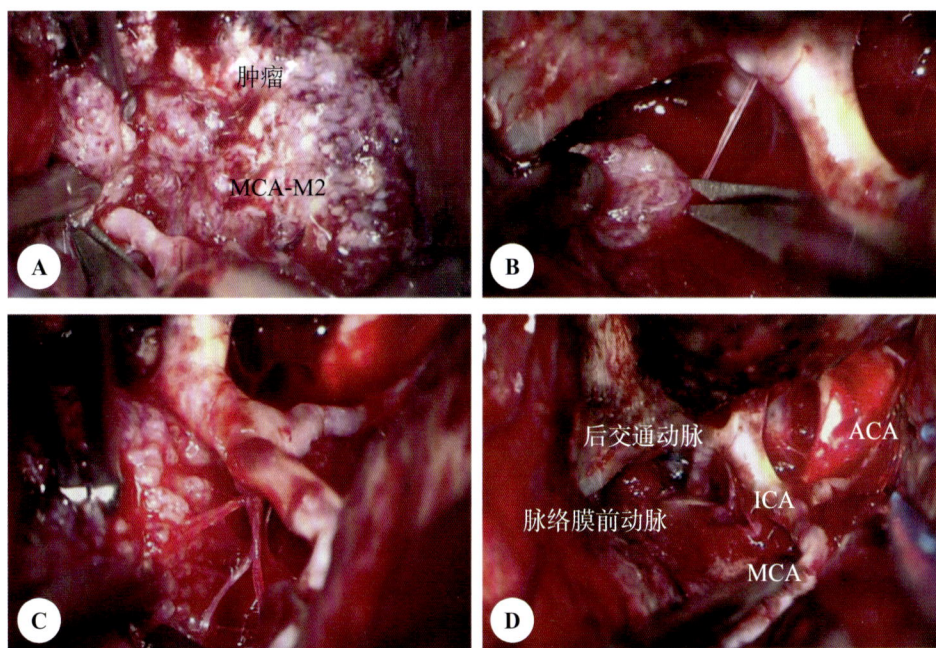

▲ 图 1-28　前床突脑膜瘤动脉分离技术

MCA-M2. 大脑中动脉 M2 段；ACA. 大脑前动脉；ICA. 颈内动脉；MCA. 大脑中动脉

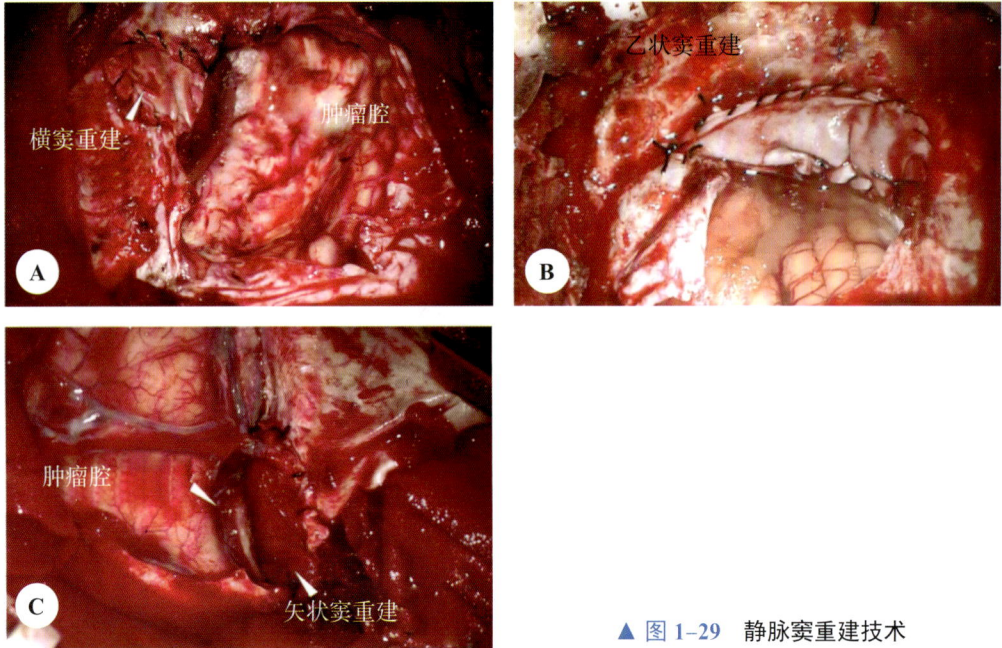

▲ 图 1-29 静脉窦重建技术

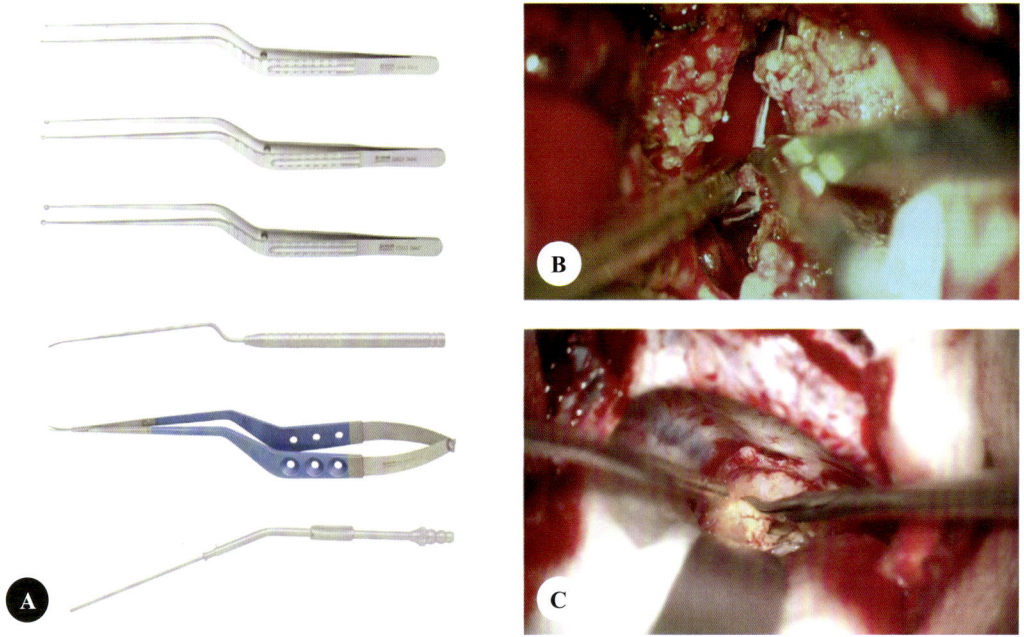

▲ 图 1-30 均匀、充分瘤内减压

的不断突破，新思路的不断出现，并带来显微神经外科手术疗效的不断提高。

三、颅底脑干肿瘤手术中神经电生理监测技术的应用

（薛媛元　李　鹏）

术中神经电生理监测（IONM）是现代神经外科最重要的技术手段之一。其基本原理是通过检测运动或感觉神经冲动传递过程中电生理信号的变化，了解手术操作对神经纤维损害的程度，实时监测神经功能并提出预警，从而有效地协助手术医师即时、全面地了解麻醉或唤醒状态下患者神经功能的完整性，提高手术操作者的术中决策力并最终降低手术致残率。

颅底神经外科是神经外科的重要分支。由于颅底解剖结构复杂，分为前、中、后三个颅窝，颅

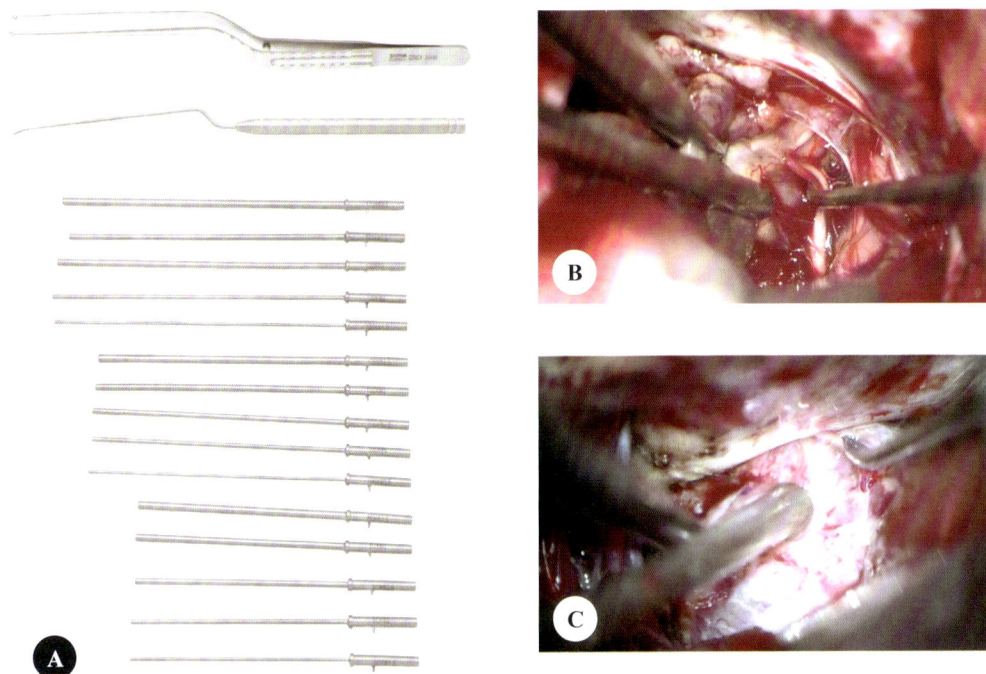

▲ 图 1-31 协同操作沿蛛网膜、神经鞘膜界面切除肿瘤

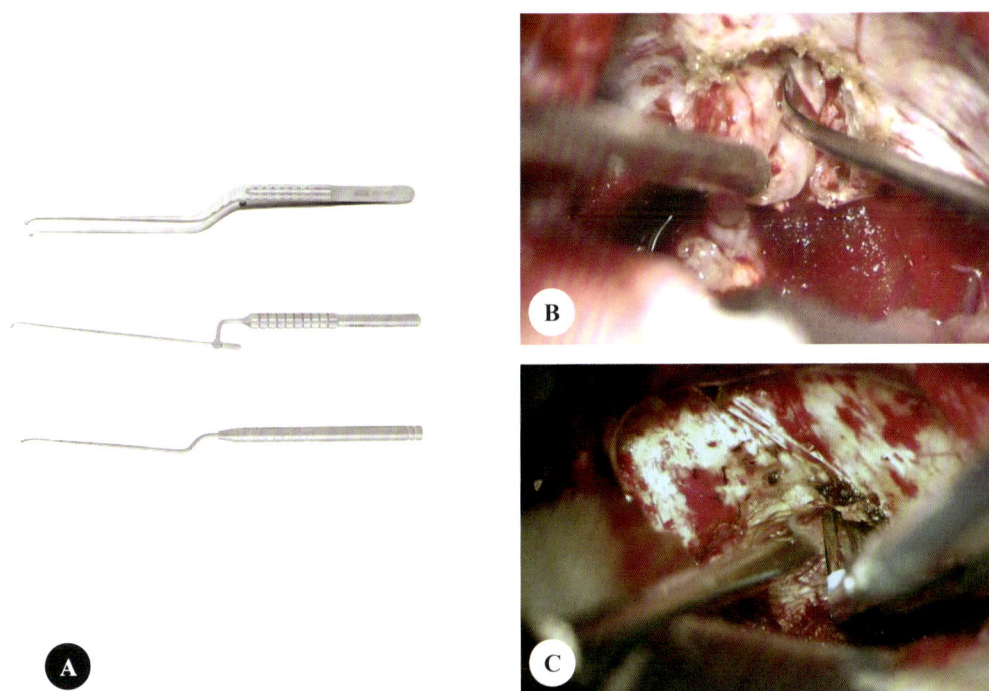

▲ 图 1-32 巧用自带角度的显微器械轻柔、缓慢地操作，安全、无暴力牵拉

底凹凸不平，密布骨孔、骨管、骨沟，众多脑血管及脑神经由此出入颅腔。因此，术中神经电生理监测对于临床颅底神经外科手术尤为重要，是降低颅底手术中神经损伤发生率的重要辅助手段。脑干作为生命中枢，位于颅后窝深部，内有各种核团及传导束。特殊的解剖结构及重要的功能使得脑干病灶

切除术的致死率和致残率非常高。应用神经电生理监测可对脑干病灶周边的重要神经核团及传导束进行定位，且术中可持续监测脑干及神经功能，实现最大限度切除病灶的同时保护脑功能。下文将介绍术中神经电生理监测在颅底外科手术中的具体应用。

（一）具体方案选择

目前颅底外科手术中常用的电生理监测技术包括：躯体感觉诱发电位（somatosensory evoked potential，SEP）、运动诱发电位（motor evoked potential，MEP）、脑干听觉诱发电位（brain stem auditory evoked potential，BAEP）、肌电图（electromyography，EMG）。此外，还有瞬目反射、听觉稳态反应、术中喉内收肌反射等监测技术。制订颅底肿瘤术中监测方案时需考虑肿瘤位置、累及范围和术前神经功能状态（表1-4）。

基于数年来颅底及脑干肿瘤的术中监测经验、随访心得及交流学习体会，对于颅底及脑干肿瘤的监测方案选择应考虑以下几个因素。

1. 肿瘤部位

颅底肿瘤的脑神经监测内容包括动眼神经、滑车神经、三叉神经、外展神经、面神经、前庭蜗神经、舌咽神经、迷走神经、舌下神经和副神经。其中，动眼神经由于行程长且易受损，在部分颅前窝、颅中窝肿瘤中有较大的监测意义。而颅后窝肿瘤由于与脑干、周围的脑神经联系密切。相较于颅前窝、颅中窝肿瘤，其手术风险更高，术后常并发眼睑闭合不全、嘴角歪斜、吞咽困难、呛咳等。因此对脑干功能及脑神经功能保护的要求更高，更需要术中神经电生理监测的协助。对于脑干占位，术前可根据磁共振薄层扫描明确病灶的解剖位置及周围可能存在的神经核团，根据DTI明确神经传导束与病灶的毗邻关系。术中在监测锥体束、感觉束的同时，对于中脑、脑桥、延髓的不同位置占位，结合患者的脑神经损害症状，还须进行相应的脑神经监测。

2. 肿瘤大小及性质

正常情况下，若肿瘤较小且非脑神经起源，神经的关系较易辨认，通过自由描记肌电图即可寻找和辨认脑神经。如果肿瘤较大且由脑神经起源，脑神经有可能瘤化或被神经挤压成片状或丝状，且表面与蛛网膜等组织粘连紧密，这时需要通过诱发肌电图，准确定位脑神经的走行路径。

3. 临床症状及术前检查结果

颅后窝肿瘤包括岩斜区肿瘤、脑桥小脑三角病变（神经鞘瘤、脑膜瘤、囊肿等）、第四脑室肿瘤及颈静脉孔区肿瘤和枕骨大孔区肿瘤等，其中以听神经瘤最为常见。患者术前应行BAEP、SEP及面神经F波检查，以明确术前脑干听觉诱发通路及面神经功能的损伤程度，便于术中基线的建立及前后对比。部分听神经瘤患者由于肿瘤瘤体较大，术前BAEP已丧失，听神经已明显受损，这时保留听觉功能不是手术的主要目的。对于脑干肿瘤的患者，目前认为神经导航多模态融合结合术中电生理监测具有显著的优势。术前根据MRI及DTI结果选择最佳的手术入路，术中应用电生理监测手段可明确传导束及功能区的位置及其与肿瘤病灶的界面，且可避免术中神经导航产生的脑漂移而带来的诊断误差。术前还须进行躯体感觉诱发电位以评估传导束有无受损，且术前术后均建议进行远期生活质量评分（Kanofsky performance score，KPS）以评估患者的功能状态。

（二）术中监测注意事项

在进行术中神经电生理监测的过程中，经常会遇到各种问题。现将常见问题及注意事项总结如下。

对麻醉要求较高。除BAEP几乎不受麻醉药物的影响，其他需要诱发肌肉动作电位的监测手段（EMG、MEP）均对肌松药敏感。体感诱发电位也会受吸入麻醉剂的影响。术前应充分与麻醉医师沟通，选择对监测项目没有干扰的麻醉药物。

除了麻醉药物的影响，术中仍可受到生理因素（体温、血压、氧含量）、技术因素（来自电、声音等）和手术因素（直接的手术操作造成的神经结构损伤或继发于手术操作造成的神经结构缺血）的影响。例如，双侧BAEP变化多考虑受杂音、体位等其他因素干扰所致，单侧变化则考虑与术者操作有关。而术者应用单极电凝、双极电凝、磨钻时，产生的巨大伪波会掩盖肌电波形。因此在进行上述操作前，需要使用电刺激器以明确该处是否有脑神经走行，若安全再行上述操作。仍需注意的是，听神经瘤、三叉神经鞘瘤、面神经鞘瘤均为神经源性肿瘤，肿瘤包膜与神经、蛛网膜等粘连紧密，暴露肿瘤后应给予较大刺激电流（1mA）进行常规探查，术中根据自发肌电的持续实时反应来判断是否靠近神经并逐渐减小刺激量。如考虑为神经，可用0.05～0.2mA刺激以确定神经走行，避免术中误伤。

目前，根据神经电生理监测的各项参数评估术后的面神经功能仍缺乏统一性。常用的具有参考意义的评估标准见表1-5。

表 1-4 肿瘤位置、颅底外科手术风险和常用监测方法

肿瘤位置	手术风险	常用监测方法
蝶鞍区肿瘤	脑神经损伤（视神经、动眼神经、滑车神经、三叉神经、展神经）、颈内动脉损伤	• 肿瘤累及脑神经：视觉诱发电位（VEP）、自发及诱发肌电图（EMG） • 肿瘤累及颈内动脉：躯体感觉诱发电位（SEP）＋运动诱发电位（MEP）
岩骨－斜坡区肿瘤	脑神经损伤（动眼神经、滑车神经、三叉神经、展神经、面神经、前庭蜗神经）	• 肿瘤累及脑神经：自发及诱发肌电图（EMG）、面神经 F 波、脑干听觉诱发电位（BAEP）、蜗神经动作电位（CNAP）
脑桥小脑脚区	脑神经损伤（三叉神经、面神经、前庭蜗神经，以及后组脑神经）、脑干损伤	• 肿瘤累及脑神经：自发及诱发肌电图（EMG）、面神经 F 波、脑干听觉诱发电位（BAEP）、蜗神经动作电位（CNAP） • 肿瘤累及脑干：躯体感觉诱发电位（SEP）＋运动诱发电位（MEP）
颈静脉孔区	脑神经损伤（面神经、前庭蜗神经，以及后组脑神经）、脑干损伤	• 肿瘤累及脑神经：自发及诱发肌电图（EMG）、面神经 F 波、脑干听觉诱发电位（BAEP）、蜗神经动作电位（CNAP） • 肿瘤累及脑干：躯体感觉诱发电位（SEP）＋运动诱发电位（MEP）
枕大孔区	脑神经损伤（面神经、前庭蜗神经，以及后组脑神经）、脑干损伤	• 肿瘤累及脑神经：自发及诱发肌电图（EMG）、面神经 F 波、脑干听觉诱发电位（BAEP）、蜗神经动作电位（CNAP） • 肿瘤累及脑干：脊髓体感诱发电位＋MEP

（4）在脑干肿瘤的监测中，通过 MEP 我们可较准确地定位出脑干运动核团及运动传导束的位置，但对于感觉核团的判定则较为困难。在脑干肿瘤术中应用 BAEP 可反应脑干相关结构的功能。其波幅和潜伏期的变化可作为术中报警的指标，以 V 波最为稳定和敏感。目前国际较通用的标准为：重复确认 V 波波幅下降＞50% 或潜伏期延长＞10%，则向术者报警。术中应用 SEP 和 MEP（有条件的单位综合应用经颅 MEP 技术和皮质下刺激定位技术）可监测脑干上行感觉传导通路和下行运动传导通路的完整性。其波形及潜伏期变化可提醒术者调整操作方式，避免过度牵拉脑干、电凝止血、剥离病灶时造成脑干功能损伤。但上述监测手段对脑干神经功能的保护是有效的，且有一定延迟性。因此应联合多种神经电生理监测技术对脑干手术进行实时监测，准确、综合的判读各个监测指标，才能更加全面、及时地了解脑干功能状况，实现最大限度的脑干功能保护。

虽然一些监测方法的明确预警标准还未建立，许多新的技术仍在探索当中，但随着神经功能监测逐渐被术者认可和重视，IONM 会在经验和技术上得到进一步的发展。

（三）典型病例解析

病例 1　患者女性，67 岁，因"左侧听力下降伴耳鸣 1 年"入院。无面部麻木，无恶心呕吐。查体示无明显阳性神经系统体征。头部 MRI 示左侧脑桥小脑三角区占位性病变，神经鞘瘤。颅底薄层 CT 示患侧内听道口扩大。术前主观听阈及 BAEP：患侧重度耳聋，BAEP 各波形未见明显分化，患侧脑干听觉诱发通路已明显受损。术前面神经功能检查示 HB I 级。术前诊断考虑为左侧听神经瘤。

【术中监测过程及经验体会】手术采取乙状窦后入路，暴露肿瘤后常规予以较大刺激量（1.0mA）探查肿瘤背外侧包膜上是否有面神经走行（极少数面神经受压移向肿瘤背侧）。后进行瘤内减压，并逐步从肿瘤下级分离出后组脑神经及小脑后下动脉，再从上级将肿瘤与岩静脉、三叉神经分离，然后分离肿瘤腹侧面与小脑及脑干的边界。此时应使用刺激器从脑干侧辨认面神经，后继续分块切除肿瘤，并密切监测面神经自发肌电反应，提醒术者在分离、止血过程中可能对面神经造成的损伤。后在磨除内听道后壁、暴露内听道部分时，继续使用刺激器辨认面神经内听道端（图 1-33 和图 1-34）。

表1-5　神经电生理监测的各项参数评估

评估指标	对面神经的预测价值
术前患侧F波潜伏期；F-M波潜伏期及两项指标与健侧的侧间差	可用于预测术后患者面神经H-B分级，对术后面神经损伤的风险具有预测价值（术前患侧F波、F-M波潜伏期与健侧的侧间差越大，术后面神经功能越差）
术中A trains（神经强直性放电反应）持续的时间	与术后面神经功能有密切关系（以2.5s为分界，持续时间越长，术后面神经功能越差）
术中诱发的CMAP波幅与基线的比值	下降超过50%作为神经损伤的评定标准
肿瘤切除前后面神经脑干端的最大刺激反应（2.0mA）波幅比	肿瘤切除后反应幅值保持在切除前的75%以上（即波幅下降＜25%），则术后面神经功能多为良好（HB Ⅰ～Ⅱ级）。若肿瘤切除后反应幅值不到切除前的30%（即波幅下降＞70%），则面神经功能损失多较严重（HB Ⅳ级）
肿瘤切除后面神经脑干端与内听道端的刺激电流阈值比；最大刺激反应波幅比	刺激电流阈值比≤1.3和最大波幅比≥0.7时：提示术后面神经功能预后较好；刺激电流阈值比≥3.5和最大波幅比≤0.3时：提示面神经功能预后较差
术中F波的潜伏期、波幅及相位改变	可用于评估面神经功能的完整性，反映其病损程度

【术后效果】该例听神经瘤肿瘤全切，术中无明显损伤性肌电反应，术中面神经F波的波幅、潜伏期及相位与基线对比无明显改变。肿瘤切除后以0.4mA即可刺激出明显面神经脑干端波形。术后评估面神经功能仍为1级。

病例2　患者男性，50岁，因"左侧听力下降3年"入院。无面部麻木，无恶心呕吐。查体示无明显阳性神经系统体征。头部MRI示左侧脑桥小脑三角区占位性病变，神经鞘瘤。颅底薄层CT示患侧内听道口扩大。术前主观听阈及BAEP：患侧轻度耳聋，BAEP Ⅰ、Ⅲ、Ⅴ波的波形分化尚可，但各波波幅均明显降低，Ⅴ波潜伏期稍延长。术前面神经功能检查示HB1级。术前诊断考虑为左侧听神经瘤。

【术中监测过程及经验体会】术中予以全程持续实时监测面神经肌电活动，并用单极刺激器探头恒压刺激用于面神经定位。同时予以BAEP及蜗神经动作电位（cochlear nerve action potential，CNAP）以保留听神经功能。具体手术过程及面神经探查流程同本节病例1。术中Ⅰ、Ⅲ、Ⅴ波是BAEP最主要的波形，Ⅰ、Ⅲ、Ⅴ波的波峰潜伏期、波幅及Ⅰ～Ⅲ波、Ⅰ～Ⅴ波和Ⅲ～Ⅴ波峰间潜伏期是主要术中监测指标。不同患者间BAEP各波的分化情况不一，因此每位患者在术前应获得各自的BAEP基线，用

于对之后术中BAEP变化情况进行对比。术中BAEP波幅易受手术室或术者操作时其他声音信号的干扰，波形需要进行较长时间的叠加，因此，其变化常常滞后于听神经损伤。术中出现BAEP变化时应综合各方面因素。目前认为，BAEP稳定后其波幅仍下降超过基线的50%和（或）Ⅴ波的波峰潜伏期延长超过0.5ms，表明术中听神经受损，术后会出现听力下降。CNAP是将记录电极直接放置于蜗神经上所引发的听神经复合动作电位，其波幅明显高于BAEP，且灵敏度和特异度均为100%。但CNAP需要特殊的蜗神经记录电极，且术中放置及固定困难，难以普及（图1-35至图1-39）。

【术后效果】该例听神经瘤全切，术中无明显损伤性肌电反应，术中面神经F波的波幅、潜伏期及相位与基线对比无明显改变。肿瘤切除后以0.2mA即可刺激出明显面神经脑干端波形。术后1天评估面神经功能仍为1级。患者术后患侧听力保留，术后复查BAEP示患侧Ⅴ波潜伏期恢复正常。

病例3　患者女性，37岁，因"饮水呛咳2年余，反复头痛1年"入院。查体示左侧听力下降，左侧额纹消失，右侧肌力Ⅳ级，轻瘫试验（+）。颅脑MRI示：脑桥偏后部内单发海绵状血管瘤。术前主观听阈及BAEP：患侧轻度耳聋，BAEP Ⅰ、Ⅲ、Ⅴ波的波形分化尚可，Ⅴ波的波幅稍下降，Ⅴ波潜伏期稍

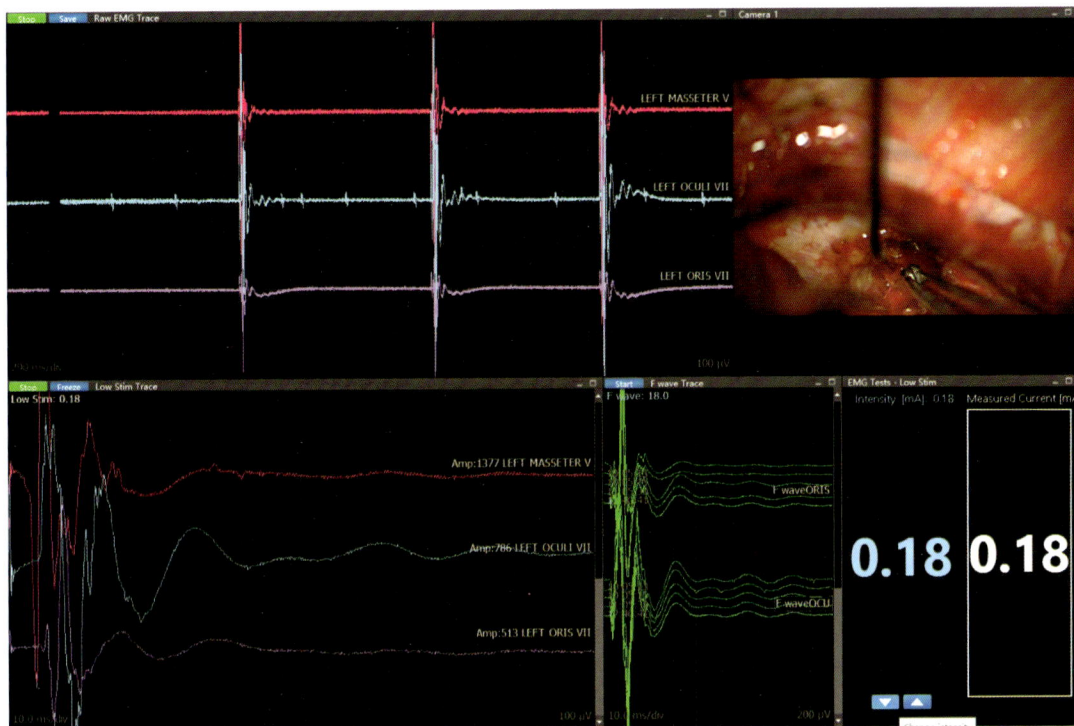

▲ 图 1-33 听神经瘤术中面神经多导联电生理监测视窗

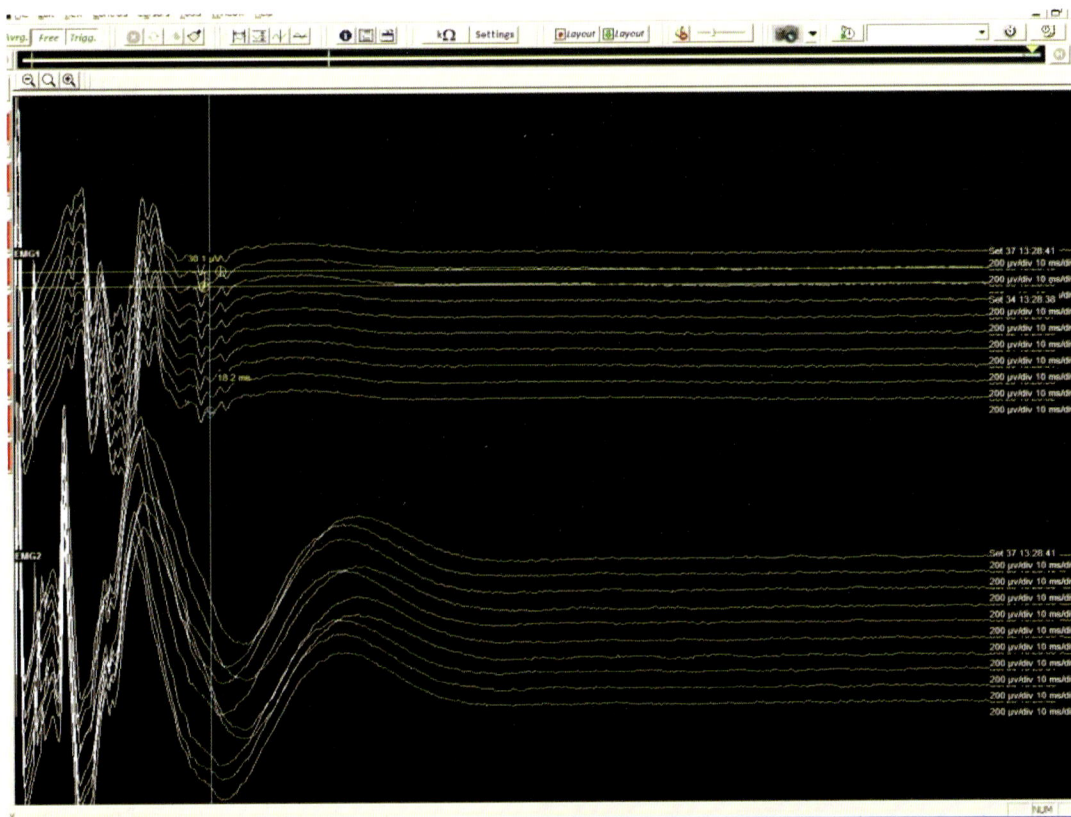

▲ 图 1-34 听神经瘤术中实时面神经 F 波监测

延长。术前面神经功能检查示 HB Ⅱ级。术前诊断考虑：脑干海绵状血管瘤。

【术中监测过程及经验体会】本例手术经后正中入路，术中行第 Ⅴ、Ⅵ、Ⅶ、Ⅺ 对脑神经 EMG、双侧 BAEP、四肢 MEP 监测。术者在使用双极电凝止血过程中，SEP N45 波幅曾下降＞50%，立即滴冷却，N45 波幅渐恢复，手术结束时已恢复至基本水平。在整个监测过程中脑神经 EMG 监测可见少量自由肌电出现，BAEP 各指标一直稳定，未发生明显变化。

【术后效果】该例脑干海绵状血管瘤全切，术中无明显损伤性肌电反应，术中面神经 F 波的波幅、潜伏期及相位与基线对比无明显改变。肿瘤切除后术后患者后组脑神经症状已消除，右侧肢体肌力恢复正常。术后复查 BAEP 示 Ⅴ波潜伏期恢复正常，脑干受压情况明显改善。术后复查面神经功能示 HB Ⅱ级。

病例 4　患者男性，48 岁，因"头痛 1 年"入院。查体示左侧下肢肌力Ⅳ级，伴有感觉障碍。颅脑 MRI 示：脑桥 - 延髓外生型胶质瘤。术前主观听阈及 BAEP 未见明显异常。术前面神经功能检查示 HB Ⅰ级。DTI 示肿瘤周围白质纤维束受压移位。SEP 示左侧感觉传导通路受损，术前诊断考虑：脑干胶质瘤。

【术中监测过程及经验体会】本例手术经后正中入路，术中行 EMG、BAEP、SEP、MEP 监测。且术中使用刺激器直接电刺激确定手术安全区域，防止损害到病灶周围神经传导束。术中无明显损伤性肌电反应，BAEP、SEP 均未达到预警标准（SEP 波幅降低大于基线的 50% 或潜伏期延长超过 10%；BAEP 的主要观测指标 Ⅴ波潜伏期延长大于 0.8ms 或波幅降低大于基线的 50%）（图 1-40）。

【术后效果】该例脑干胶质瘤全切，术后感觉障碍症状较前好转，无并发症发生。术后复查示肿瘤全切，DTI 示移位的纤维束位置逐渐恢复。

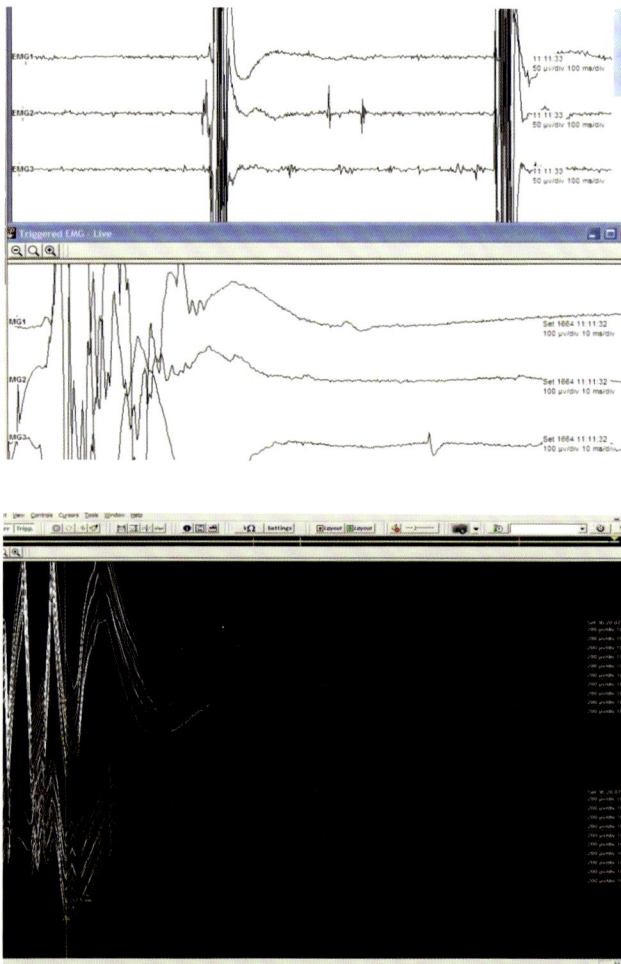

◀ 图 1-35　听神经瘤术中面神经多导联电生理监测视窗

◀ 图 1-36　听神经瘤术中实时面神经 F 波监测

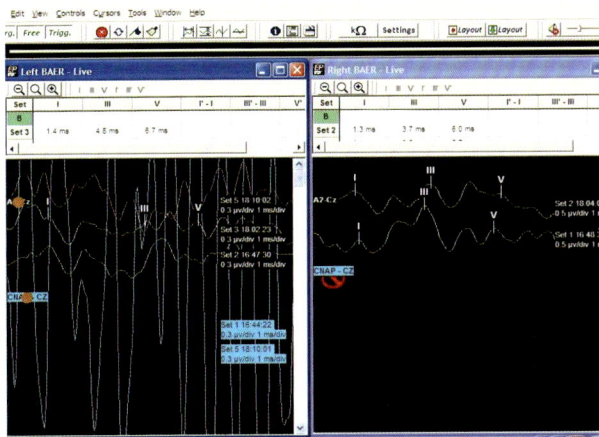

▲ 图 1-37 听神经瘤术中 BAEP 监测视窗

BAEP. 脑干听觉诱发电位

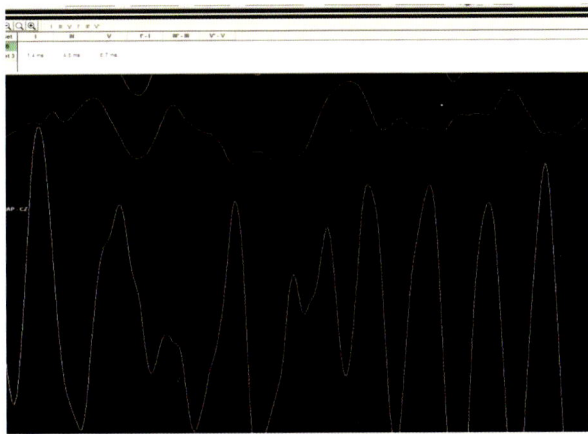

▲ 图 1-38 听神经瘤术中 CNAP 刺激波形

CANP. 蜗神经动作电位

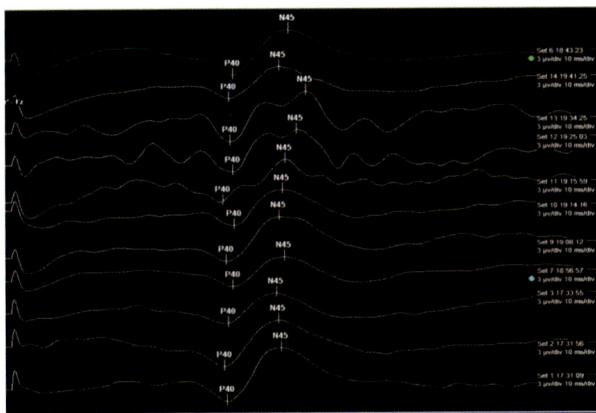

▲ 图 1-39 脑干海绵状血管瘤术中 SEP 波形变化

SEP. 躯体感觉诱发电位

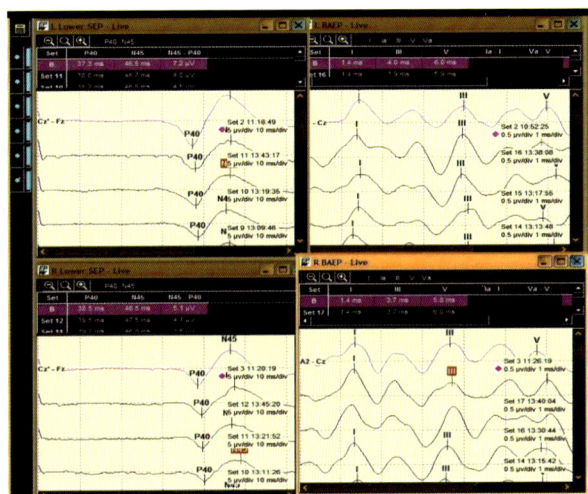

▲ 图 1-40 脑干胶质瘤术中 BAEP 及 SEP 监测视窗

第2章 颅底脑干肿瘤手术入路

一、单鼻孔经蝶入路及扩大经蝶入路

（肖 凯 王 兵）

垂体和蝶鞍位于大脑中心下方，位于颅底中央。从上方进入蝶鞍受视神经、交叉和 Wiliis 环的限制，从侧方进入受海绵状窦和颈内动脉限制，从后方进入受脑干和基底动脉限制。出于保护其上、外侧和后缘的重要结构的缘故，一般垂体肿瘤的首选手术通道是从下方通过鼻腔和蝶骨或从前方额叶与颅前窝底部之间的通道进入蝶鞍。

（一）单鼻孔经蝶入路

18 世纪末、19 世纪初时，经颅手术治疗垂体瘤因居高不下的死亡率而一度被禁止。1907 年 3 月，Schloffer 在 Giordano 尸头解剖研究结果的基础上，通过鼻侧切口，第一次成功报告了通过上鼻道经蝶窦入路切除垂体瘤。1910 年，一位维也纳耳鼻喉科医师 OskarHirsch，描述了局部麻醉下经典鼻内镜中隔经蝶入路。Hirsch 通过鼻孔的鼻内切口直接到达鼻中隔，从而避免了鼻侧切开术。这一改进在很大程度上解决了鼻部外侧切口术后遗留的美观问题。同年，Albert E. Halstead 在对蝶窦暴露初期采用唇下牙龈切口，扩大了手术操作范围，避免了容貌上缺损的问题。

1910—1925 年，Cushing 在汲取 Schloffer 的首次手术经验、A. E. Halstead 的唇下切口技巧、Kocher 的鼻中隔黏膜下切除等技巧上，采用经蝶入路手术治疗 231 例垂体肿瘤，死亡率仅为 5.6%，使得这一手术方式风靡一时。此后，Cushing 潜心研究经颅入路和经蝶入路，对许多无法从下方（经蝶）实施手术的鞍上肿瘤患者采用了经额入路，手术效果甚至更优于经蝶入路，1929—1931 年，也就是 Cushing 积极从事神经外科执业生涯的最后几年，Cushing 几乎放弃了经蝶窦手术。由于 Cushing 在经颅及经蝶两种手术入路上治疗垂体瘤的出色手术效果，以及他在美国神经外科领域的地位，垂体瘤经蝶窦手术的使用在接下来的 35 年内大大减少。

1923 年 NormanDott 作为一名访问学者跟随 Cushing 学习经蝶手术入路，他回到法国后与同行 Gerard Guiot 交流该手术入路，后者被该手术入路深深吸引，并成了经蝶窦入路的坚定拥护者，这也为经蝶入路的再次兴起奠定了基础。Guiot 充分学习该入路后，利用该入路完成了 1000 多例垂体瘤手术，并在术中引入了放射透视准确定位鼻腔解剖，更进一步将该入路应用于治疗颅咽管瘤、斜坡脊索瘤和鞍旁病变等，使该入路得以复兴。Jules Hardy 作为 Guiot 的研究员，跟随学习经蝶入路。1967 年，Hardy 将手术显微镜引入这一手术，并开发和设计了自己的显微外科器械，结果显示，使用显微镜可以更安全、有效地切除垂体肿瘤和其他蝶鞍和鞍旁病变。1971 年 Hardy 在其具有里程碑式的报道中，介绍了经蝶窦手术技术内容，并详细描述了可以改善照明的手术显微镜的使用，以及术中透视定位手术器械、引导手术器械进入鞍上区彻底切除垂体腺瘤。

1. 适应证

(1) 垂体微腺瘤，此类型应正确判断微腺瘤位置，术中注意保护正常垂体组织。

(2) 中小型垂体瘤及向鞍上扩展，鞍旁局限侵袭或影像学提示肿瘤组织疏松的大腺瘤。

(3) 垂体腺瘤破坏蝶窦骨质，侵入蝶窦是该入路的最佳适应证。

(4) 视交叉前置型。

(5) 高龄体弱不宜行开颅手术者。

(6) 蝶窦发育气化良好，无明显异常变异者。

(7) 斜坡、鞍区其他病变，如 Rathke 囊肿、斜坡脊索瘤等。

(8) 甲介型、鞍前型蝶窦可能会增加该入路的手术难度，甚至不适合该入路。

2. 入路步骤

(1) 体位及切口

● 体位：患者仰卧位，头圈固定头部，后仰约

15°～30°。

· 切口：根据术者偏好及病变的位置选择左侧或右侧鼻腔入路，填塞肾上腺素棉片收缩鼻腔血管，在上鼻甲和中鼻甲汇合处的前方 0.5cm 左右的鼻中隔黏膜处做一切口，分离鼻中隔黏膜，置入鼻腔牵开器，寻找鼻中隔软骨和犁骨、筛骨垂直板结合部，并沿着鼻中隔骨质显露蝶窦的前壁及底壁（图 2-1）。

(2) 骨窗：在鼻中隔根部折断并移位鼻中隔，完

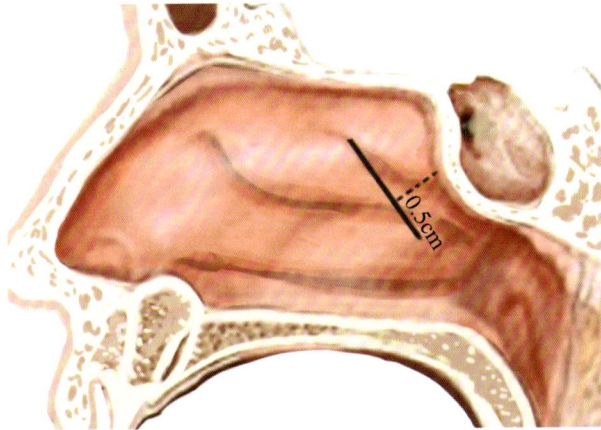

▲ 图 2-1　鼻中隔黏膜瓣切口位置

全暴露蝶窦前壁及双侧蝶窦开口，咬除鼻中隔根部少许骨质后打开蝶窦，使用枪式咬骨钳进一步扩大骨窗。

(3) 鞍底硬膜：进入蝶窦后，剥除蝶窦黏膜，结合影像学资料在直视下确定鞍底位置，根据肿瘤的位置及生长特点等确定鞍底打开的位置及大小。X 形切开鞍底硬膜，用不同大小和角度的刮匙分块刮除肿瘤。

(4) 术后颅底重建：对于肿瘤较高且与鞍上蛛网膜粘连紧密的患者，术中应注意保持鞍上蛛网膜的完整，同时重视术后颅底重建，避免术后脑脊液漏的发生（图 2-2）。

3. 注意事项

(1) 牵开器严格按中线进入，以防损伤颈内动脉及海绵窦。中线以犁骨为标记，切除时可留其基底作为中线定位标志。

(2) 通过术前影像学资料仔细辨认蝶窦变异、蝶窦分隔及蝶鞍形状，以明确鞍底位置所在。

(3) 仔细辨认肿瘤组织与正常垂体组织、垂体柄等正常周围结构，并由此找到病变组织与周围正常结构的界限。正常的垂体表面光滑，呈橘红色，毛细血管丰富，质地较韧；垂体柄呈紫红色，圆柱状，

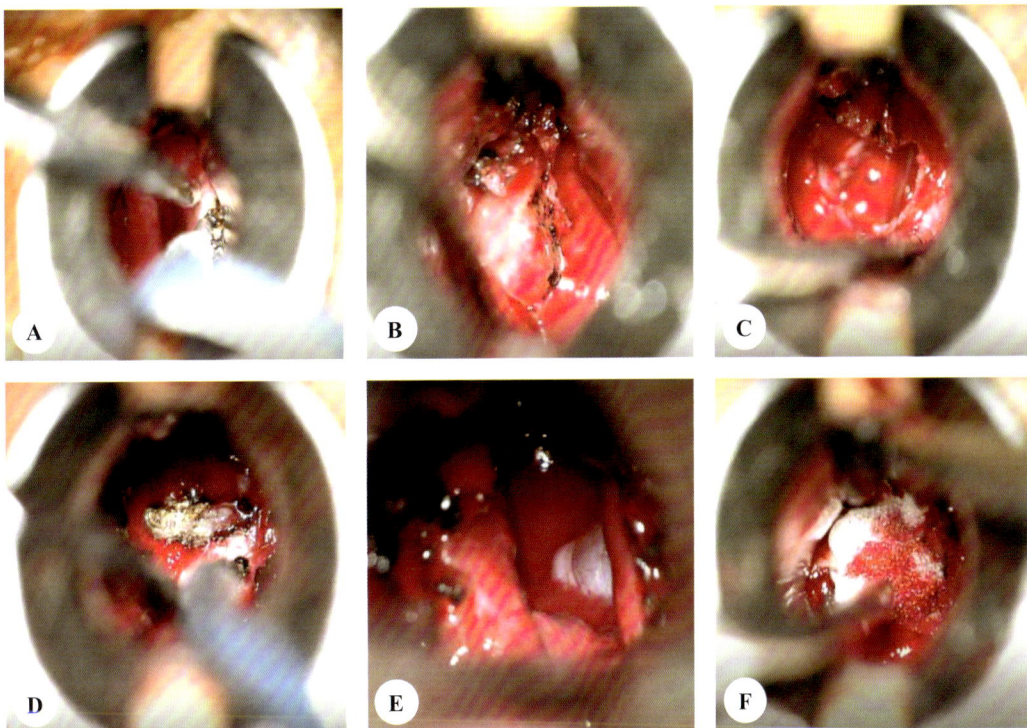

▲ 图 2-2　经蝶入路手术步骤

A. 黏膜切口；B. 显露蝶窦骨质；C. 进入蝶窦；D. 显露并切开鞍底硬膜；E. 切除肿瘤；F. 颅底重建

直接连接于神经垂体，一般被肿瘤组织压于左右或者后方；肿瘤组织常呈灰白或灰红色，多较软。

（4）注意麻醉对颅内压的监控，对肿瘤侵入鞍上，当鞍内肿瘤切除而鞍上肿瘤无下降时，可借助麻醉机增加颅内压，迫使肿瘤落入鞍内。

（5）鞍内止血材料填塞遵循适度的原则，避免对鞍内正常结构（如残余垂体组织、垂体柄、海绵窦等）产生人为引起的压迫。

（二）扩大经蝶入路

由 Guiot 和 Hardy 再次掀起的经蝶入路风潮及显微外科器械和手术显微镜的发展，对颅底其他区域的探索成果陆续被报道。1987 年，Weiss 首先介绍了扩大经蝶入路（extended transsphenoidal approach，ETSA）切除鞍上肿瘤。当时 Weiss 采用的是经唇下入路，在原经蝶入路的基础上，磨除鞍结节和后组筛窦，然后打开鞍膈上方的硬膜组织。经过多年改良，特别是近年来神经内镜的使用，扩大经蝶入路的暴露范围不断扩大，显示的解剖结构包括视交叉上区域、视交叉下区域、蝶鞍后区域、第三脑室内区域、斜坡后间隙和海绵窦。

1. 适应证

（1）鞍上肿瘤（颅咽管瘤、鞍结节脑膜瘤）。

（2）鞍旁肿瘤（垂体巨腺瘤侵犯海绵窦）。

（3）斜坡肿瘤（脊索瘤、软骨肉瘤）。

2. 不同部位肿瘤术式的关键步骤及注意事项

（1）鞍上肿瘤的处理：对于鞍上肿瘤的处理，可采用经鞍结节 – 扩大经蝶入路。该入路在初始阶段的处理和单鼻孔经蝶入路相似，仅在咬除鞍底骨质时需向上扩展去除鞍结节，甚至蝶骨平台骨质以暴露颅前窝底。

由于后组筛窦的存在，该处理方式在蝶鞍前方的区域只能看到鞍结节和蝶骨平台，对视神经管和颈内动脉在蝶窦外壁的突起存在视野盲区。为了克服这一缺点，有学者提出黏膜下切除后组筛窦扩大经蝶入路，即在剥离鼻中隔黏膜至鼻腔外侧壁时，在黏膜下切除上鼻甲和后组筛窦，通过切除两侧后组筛窦扩大手术区域（图 2–3）。

（2）海绵窦肿瘤的处理：对于海绵窦肿瘤的处理，扩大经蝶入路也有不同的处理方法。如鼻中隔旁入路，通过切除最上鼻甲和上鼻甲，打开后组筛窦，

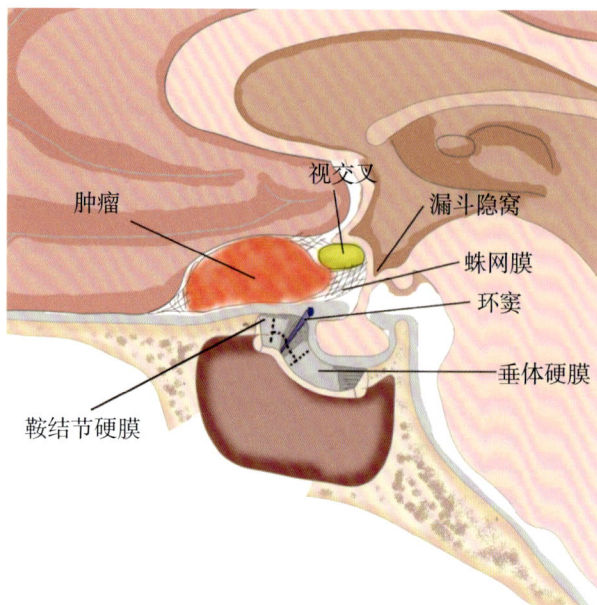

▲ 图 2–3　扩大经蝶入路处理鞍上区肿瘤解剖示意

以求在打开蝶窦向侧方扩展时得到更广阔的空间；上颌窦 – 蝶窦入路，通过上颌骨截骨术切除上颌骨额突以便直视上颌窦，切除上颌窦内侧壁，这样手术时就可以直视颈内动脉海绵窦段；在后方，从上颌窦顶至翼腭窝解剖出眶下神经，然后可看到从圆孔发出的上颌神经，从后方磨开圆孔，向上内侧至眶上裂水平解剖，以暴露海绵窦前部；侧方切除骨质就可暴露海绵窦（图 2–4A 至 D）。

（3）斜坡肿瘤的处理：斜坡的上部是蝶窦的后壁，传统经蝶入路可以通过轻微屈曲患者的头位和调整鼻牵引器的位置获得显露，对斜坡中下部则需要向后下扩展蝶窦腹侧壁的切除范围，蝶窦的后壁与底可以用咬骨钳或高速颅钻打开。在肿瘤切除过程中应注意在硬膜外操作，以避免损伤基底动脉和撕裂蛛网膜而引起脑脊液漏。切除完毕后，蝶窦和骨窗用犁骨、脂肪填充，以支持外侧用以修补硬脑膜的修补物，鼻咽部用纱布条填塞（图 2–4E）。

扩大经蝶入路在常规单鼻孔经蝶入路的基础上，根据患者肿瘤生长特点，个性化扩大咬除骨质，增加暴露范围，以实现更大限度的肿瘤切除。

参考文献

[1] 冯铭，李蓉辉，徐淑军．扩大的经蝶入路 [J]．国外医学：神经病学．神经外科学分册，2004,31（004）：369-371．

[2] CEYLAN S, KOC K, ANIK I. Endoscopic endonasal transsphenoidal approach for pituitary adenomas invading

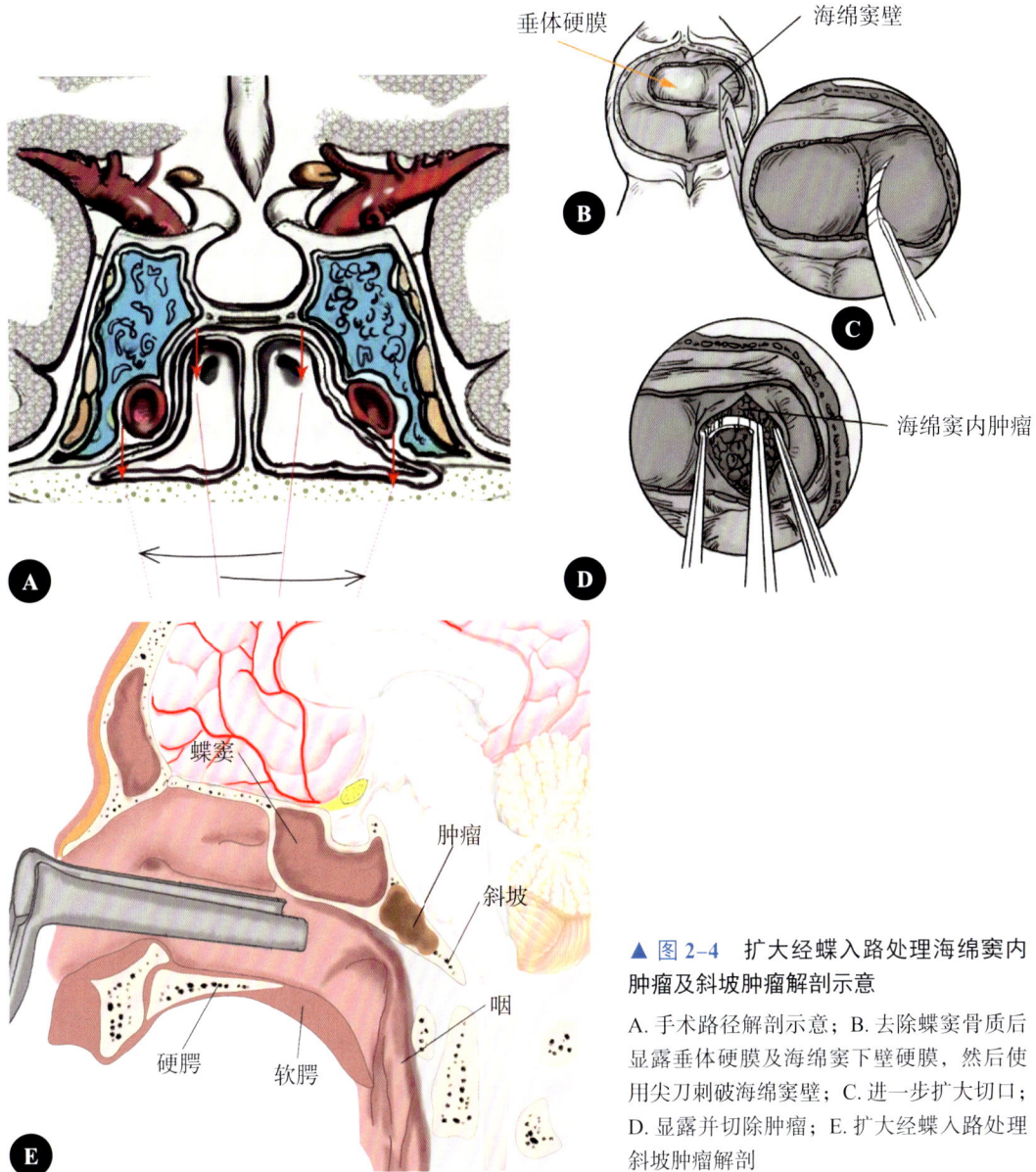

▲ 图 2-4　扩大经蝶入路处理海绵窦内肿瘤及斜坡肿瘤解剖示意

A. 手术路径解剖示意；B. 去除蝶窦骨质后显露垂体硬膜及海绵窦下壁硬膜，然后使用尖刀刺破海绵窦壁；C. 进一步扩大切口；D. 显露并切除肿瘤；E. 扩大经蝶入路处理斜坡肿瘤解剖

the cavernous sinus[J]. Neurosurg, 2010 Jan, 112(1):99-107. doi:10.3171/2009.4.JNS09182 PMID:19480546.

二、单侧额下经终板入路

（肖　遥　叶友忠）

额下入路应用于颅前窝和鞍区肿瘤的切除，有单侧和双侧之分，其中单侧额下入路又可分为内侧的额底入路和外侧的额外侧入路。额下入路应用广泛，在垂体腺瘤、鞍结节脑膜瘤、颅咽管瘤和视神经胶质瘤手术中均可采用。额下入路可清晰显露双侧的视神经、颈内动脉、大脑前动脉及前交通动脉。从前方直视病灶及其周围结构，通过视神经前后及外侧间隙对肿瘤进行探查和切除。

1. 适应证

(1) 颅前窝底肿瘤，如嗅沟脑膜瘤、鞍结节脑膜瘤。

(2) 鞍区病变，如垂体瘤、颅咽管瘤。

(3) 前循环动脉瘤，如前交通动脉瘤。

(4) 额叶病变，如额叶胶质瘤等。

(5) 额部凸面和大脑镰前 1/3 部位的轴外病变。

2. 术前评估

(1) 仔细评估影像学资料（MRI、CT 和 DSA 等），明确肿瘤的位置、大小、性质、钙化情况、与颈动脉关系、侵袭范围等特征，把握手术适应证，决定手术入路。

(2) 详细检查患者临床体征，如精神状况、视力视野改变及内分泌功能，对垂体功能低下者予以纠正。

(3) 纠正糖尿病、高血压、尿崩症和水电解质紊乱。

3. 入路步骤

(1) 体位与切口

● 体位：仰卧位，Mayfeild 头架固定头部，头偏向对侧 15°～20°。根据病变累及鞍内 / 第三脑室的情况，决定头前仰、后仰与否及相应角度。

● 切口：切口起于颧弓上缘耳屏前 1cm，切口于发际内沿冠状缝延伸至对侧中线旁开 2cm 左右。

(2) 皮瓣分离：额部于骨膜下分离，颞部先于颞浅筋膜下分离，再于颞深筋膜间分离，注意保护面神经额颞支。分离皮瓣时需显露至眉弓上缘或眶上切迹、眶上神经血管，中线处需显露至鼻根部。皮瓣向前方牵拉。

(3) 颞肌分离：自颞上线处离断颞肌，骨膜下分离，向颅中窝方向分离 1～2cm，充分显露关键孔即可。使用缝线将颞肌向中颅底方向牵开。

(4) 骨瓣与硬膜

● 骨孔（图 2-5）：①第一孔为关键孔处，打孔时避免开眶。②病变侧中线旁 1cm 或者位于上矢状窦上方。

● 骨瓣：首先用铣刀从第 1 孔开始向后铣至第 2 孔平齐位置，转而向内铣至第 2 孔处；然后从第 1 孔处平颅前窝底铣开颅骨至中线处；最后从第 2 孔由后向前用铣刀铣开颅骨，此时需注意尽量避免铣破矢状窦而导致出血。

● 硬膜：取下骨瓣并悬挂硬膜，U 形剪开硬脑膜（硬膜瓣以前颅底为基底），翻向额底并吊固定。剪开硬脑膜时应注意避开流向矢状窦的引流静脉。

(5) 显露范围：剪开硬膜后即可显露同侧额叶的前面和外侧面。使用牵开器抬起额叶即可显露额叶眶面和同侧嗅神经。切开外侧裂蛛网膜缓缓放出脑脊液，进一步牵开额叶，可显露双侧视神经、大脑前动脉、颈内动脉，以及视交叉、前交通动脉。打开视交叉池，于第一间隙显露位于视交叉后放的垂体柄，以及鞍上、鞍内。牵开大脑前动脉于视交叉上方可暴露终板（图 2-6）。

(6) 入路的拓展与联合

① 单侧额下经终板入路（图 2-7）：终板为一被覆软脑膜的灰质薄膜，连接前联合与视交叉上面，

构成了第三脑室前壁下部。切开即可到达下丘脑底部。通过额下路径显露终板，在视交叉后缘，终板中央做一小切口，镊子稍作钝性扩大即显露病变。若终板膨隆不明显，在视交叉前缘后 11mm 切开终板是安全的。打开终板后可显露第三脑室，利于第三脑室内肿瘤的切除。终板正常情况下呈白色透明，而当第三脑室内有肿物时，终板膨隆、增宽、变

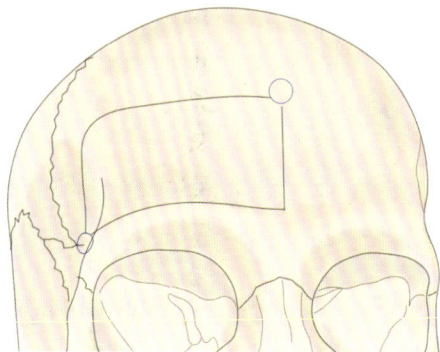

▲ 图 2-5　骨孔及骨窗

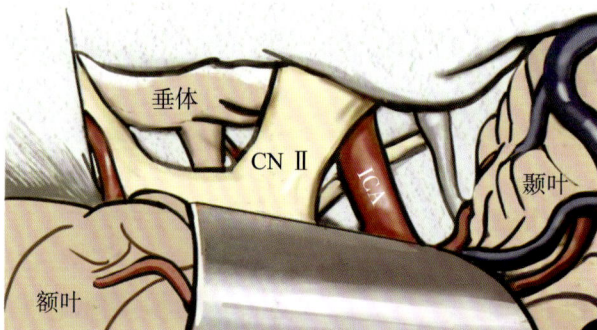

▲ 图 2-6　单侧额下入路解剖示意
CN Ⅱ. 视神经；ICA. 颈内动脉

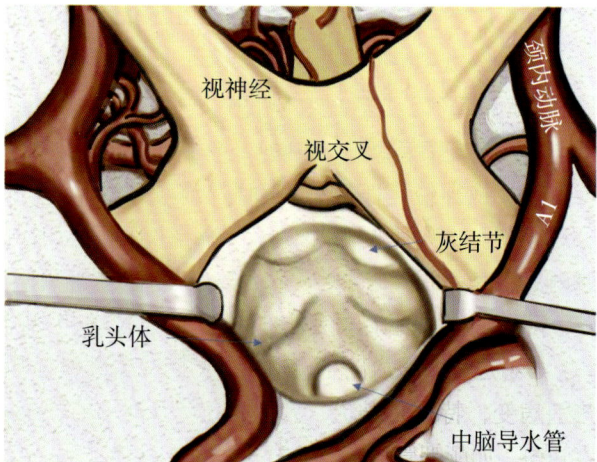

▲ 图 2-7　单侧额下经终板入路解剖示意

薄，颜色变深，对于囊性病变，应切开肿瘤壁吸除囊液减压后逐渐分离囊壁并分块切除囊内病灶及囊壁，分离第三脑室底部应缓慢、轻柔。对于实性病变，先分块切除瘤内肿瘤，再分块游离、切除瘤体。术中注意保护并仔细钝性分离与肿瘤粘连的垂体柄、漏斗、灰结节等结构。

②单侧额下联合前纵裂入路：显微镜下剪开额底蛛网膜并释放脑脊液，待颅压下降后分离额底纵裂。大脑镰下缘下方双侧额叶相贴，分离要轻柔，颅压过高时可进一步释放侧裂脑脊液后再行纵裂分离。分离后可显露额叶内侧面、鸡冠、嗅沟、蝶骨平台、鞍结节、视神经、视交叉、颈内动脉、大脑前动脉、前交通动脉、胼胝体膝部、终板结构。于视交叉上方切开终板，进入第三脑室。

4. 注意事项

(1) 开颅时骨窗需平颅前窝底，此时往往会打开额窦，需做好消毒处理预防颅内感染，同时需做好额窦封闭，避免术后脑脊液鼻漏。

(2) 术中应注意对视神经、视束、视交叉和颈内动脉及其分支的保护。肿瘤较大时对视神经和视交叉挤压严重，张力较高，必须充分瘤内减压后方可对其进行分离。

(3) 术中止血时要特别保护视神经及视交叉，避免灼热损伤。

(4) 充分利用神经胶质界面分离病灶，不要丢失此界面，以免损伤下丘脑。还应注意保护大脑前动脉发出的穿支血管，避免术后下丘脑功能障碍。

三、额底经纵裂－终板入路

（肖　遥　买买江·阿不力孜）

额底经纵裂入路操作简捷，分开额部纵裂，容易接近颅前窝底、鞍区及额叶病变。该入路可显露胼胝体前部的颅前窝底结构，对嗅沟、鞍结节、蝶骨平台、视神经、视交叉、颈内动脉及起始分支理想地显露。该入路同时提供了向脚间池、桥前池及鞍内的视角，进一步扩大了切除范围。通过切开终板，可在直视下切除长入第三脑室内的肿瘤。

1. 适应证　该入路主要适用于位于中线的鞍区和鞍上病变，特别是鞍上、鞍后、第三脑室前部的颅底肿瘤，如颅咽管瘤、垂体腺瘤等。

2. 术前评估　与额下经终板入路相似，但要明确

入路适应证，对于侧方发展的肿瘤可能需要联合其他入路。因前交通动脉可能阻挡操作，必要时需切断，因此应做术前影像学及代偿功能评估。

3. 入路步骤

(1) 体位与切口

● 体位：仰卧位，床头抬高 15°～30°，以利静脉回流。头后仰 10°～15°，Mayfeild 头架固定头部。

● 切口：单侧过中线或双侧冠状切口。

(2) 皮瓣分离：额部于骨膜下分离，颞部先于颞浅筋膜下分离，再于颞深筋膜间分离，注意保护面神经额颞支。分离皮瓣时需显露至眉弓上缘或眶上切迹、眶上神经血管，中线处需显露至鼻根部。皮瓣向前方牵拉。

(3) 颞肌分离：自颞上线处离断颞肌，骨膜下分离，向颅中窝方向分离 1～2cm，充分显露关键孔即可。使用缝线将颞肌向中颅底方向牵开。

(4) 骨瓣与硬膜

● 骨孔：第 1 孔为关键孔处，打孔时避免开眶；第 2 孔位于上矢状窦上方。

● 骨瓣：首先，用铣刀从第 1 孔开始向后铣至第 2 孔平齐位置，转而向内铣至第 2 孔处；其次，从第 1 孔处平颅前窝底铣开颅骨至中线处；最后，从第 2 孔由后向前用铣刀铣开颅骨，此时需注意尽量避免铣破矢状窦而导致出血（图 2-8）。

● 硬膜：矢状窦旁弧形剪开硬脑膜（硬膜瓣基地朝向矢状窦），翻向对侧。剪开硬脑膜时应注意不要损伤引流静脉。切口两端要尽量靠近矢状窦，但勿将其损伤。

(5) 显露范围：显微镜下剪开额底蛛网膜并释放脑脊液，待颅压下降后分离额底纵裂。大脑镰下缘下方双侧额叶相贴，分离要轻柔，颅内压过高时可进一步释放侧裂脑脊液后再行纵裂分离。分离后可显露额叶内侧面、鸡冠、嗅沟、蝶骨平台、鞍结节，以及视神经、视交叉、颈内动脉、大脑前动脉、前交通动脉、胼胝体膝部、终板的结构。于视交叉上方切开终板，进入第三脑室（图 2-9）。

(6) 入路的扩展：额底纵裂经鸡冠入路（图 2-10）。额底纵裂入路时，手术空间狭小局促，手术路径中途常有鸡冠形成障碍，会限制该入路从下往上的手术视角。额底纵裂经鸡冠入路是额底纵裂入路的改良或扩展。该入路是在额底纵裂入路开颅的基础之

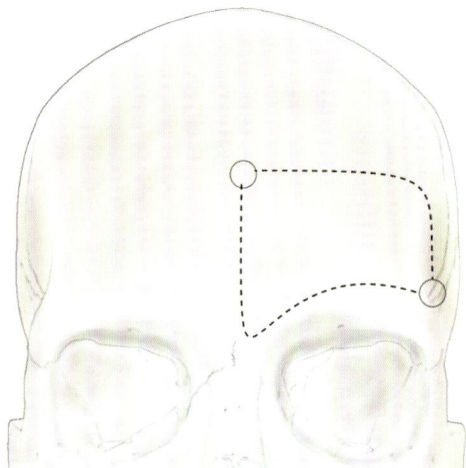

▲ 图 2-8　骨瓣与切口

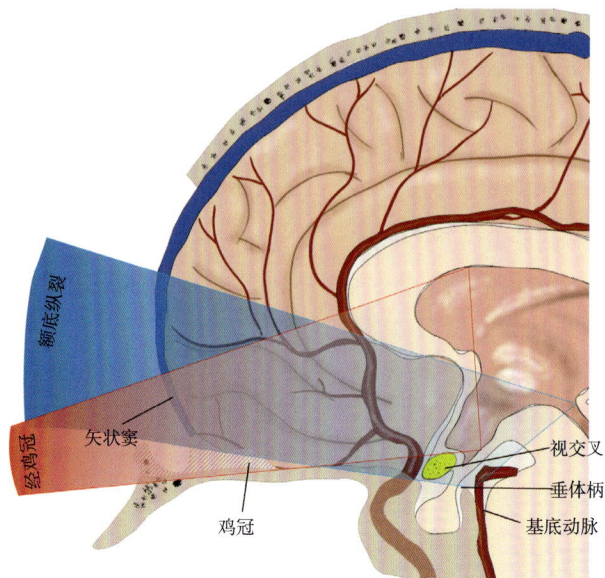

▲ 图 2-10　额底纵裂 – 经鸡冠入路解剖示意

脑结构和功能的保护。

四、翼点及扩大翼点入路

（李　洋　李　玥）

翼点入路和扩大翼点入路是神经外科最常使用的入路之一。该入路由 Dandy 在 1942 年首创，Yasargil 在 20 世纪 70 年代将其广泛推广。Dolenc 将其应用于海绵窦血管病的手术治疗。21 世纪后，该入路不断发展，被广泛应用于颅底肿瘤及血管病的显微手术治疗。扩大翼点入路即在常规翼点开颅基础上磨除蝶骨嵴外侧骨质至眶上裂，磨平或去除眶顶骨质，必要时咬除颞骨鳞部直至颅中窝底。

1. 适应证

(1) 翼点入路及扩大翼点入路适应证：①颅前窝、颅中窝底脑膜瘤等轴外肿瘤，额叶、颞叶、岛叶胶质瘤等轴内病变；②鞍区、鞍上肿瘤，如垂体瘤、颅咽管瘤等；③大部分前循环动脉瘤和一些后循环动脉瘤（高位型基底动脉尖端动脉瘤）。

(2) 翼点入路及扩大翼点入路的优势：①术者能直视肿瘤位于蝶骨嵴上的基底，自硬膜外阻断肿瘤血供；②通过广泛的分离侧裂，术者可辨识、处理重要的神经血管结构；③可自硬膜外或硬膜下磨除包括前床突在内的蝶骨嵴增生骨质，创伤较颅 – 眶 – 额入路小；④可直视鞍区、鞍旁的视神经、视交叉、颈内动脉及其穿支等结构。但对于大型脑膜瘤，翼

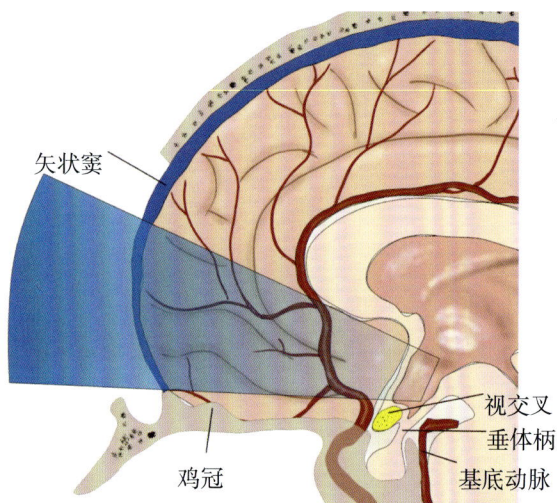

▲ 图 2-9　额底纵裂经终板入路解剖示意

上，将骨窗进一步向前下方扩大，咬除骨质至近鼻根水平，于硬膜外分离出鸡冠并进一步去除。该入路在额底纵裂入路原有优势之上，进一步扩展术中的直视区域，扩大了手术视角，减少了手术盲区。此入路适用于累及鞍区 – 下丘脑 – 第三脑室区域的各种巨大肿瘤。

4. 注意事项

(1) 术中应保护好前交通动脉复合体及前交通动脉发出的向下丘脑和基底节供血的细小穿通动脉，以免引起严重并发症。

(2) 切除肿瘤时尽量不用电凝止血，以免损伤下丘脑。

(3) 在分离肿瘤时，应减少钝性分离，以利于丘

点入路对颅中窝底、上斜坡、脚间窝内肿瘤的显露不如颅－眶－颧入路充分。

2. 入路步骤

(1) 体位与切口

● 体位：仰卧位，Mayfeild 头架固定头部。头向对侧旋偏转 15°～60°（角度根据病变而定），使额颧突位于最高点，头稍向下垂，利于额叶在重力作用下自然下垂，减少术中牵拉。

● 切口：见图 2-11。

(2) 入路

● 翼点入路：起自颧弓上缘耳屏前 1cm，垂直向上至颞上线，在发迹内弧形向前止于中线处发际内。

● 扩大翼点入路：起自颧弓上缘耳屏前 1cm，垂直向上在平耳郭上方时弧形向后经顶结节后方，再弧形向前上延伸，止于中线处发际内，形成倒 L 形切口。

(3) 皮瓣与颞肌的分离

● 颞区筋膜及脂肪垫解剖：颞区存在三层与面神经额支相关的筋膜，即颞顶筋膜（颞浅筋膜）、筋膜颞深浅层、深层。颞顶筋膜向上与帽状腱膜相延续，其前方为额肌，后方为枕肌。面神经额支在颧弓水平，走行于颞顶筋膜内。颞顶筋膜与颞肌筋膜贴付紧密，两者间仅存在一个疏松的脂肪间隙，被称为颞浅筋膜下脂肪垫（第一层脂肪垫）。颞深筋膜分为深、浅两层。颞深筋膜浅层向下走行并覆盖于颧弓外侧，颞深筋膜深层覆盖于颧弓内侧。颞深筋膜深、浅两层间有一层脂肪结缔组织，被称为筋膜间脂肪垫（第二层脂肪垫）。颊脂肪（第三层脂肪垫）垫位于颧弓内侧，与筋膜间脂肪垫之间由颞深筋膜分隔（图 2-12）。

● 皮瓣的分离：额部皮瓣可做骨膜下分离直至颞上线处，颞部皮瓣先行颞浅筋膜下分离，再行筋膜间分离。筋膜间分离需首先需辨认筋膜间脂肪垫，既可在颞浅筋膜下分离发现筋膜间脂肪垫时即开始进入筋膜间分离；也可在颞浅筋膜下分离至颞上线处距眶上缘 3cm 左右处开始分离。首先用手术刀垂直切开颞深筋膜浅层，进入筋膜间脂肪垫，开始筋膜间分离。分离过程中需仔细辨认行走于筋膜间脂肪垫中的颞中静脉及其属支，提前游离并电凝，以减少出血，保持术野清晰。当脂肪垫分离完成后用橡皮筋向前牵开，避免暴力牵拉损伤面神经额支。

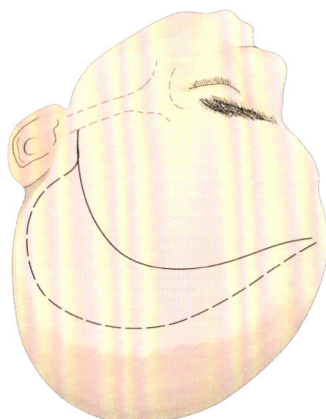

▲ 图 2-11　翼点入路（实线）及扩大翼点入路（虚线）体位及切口

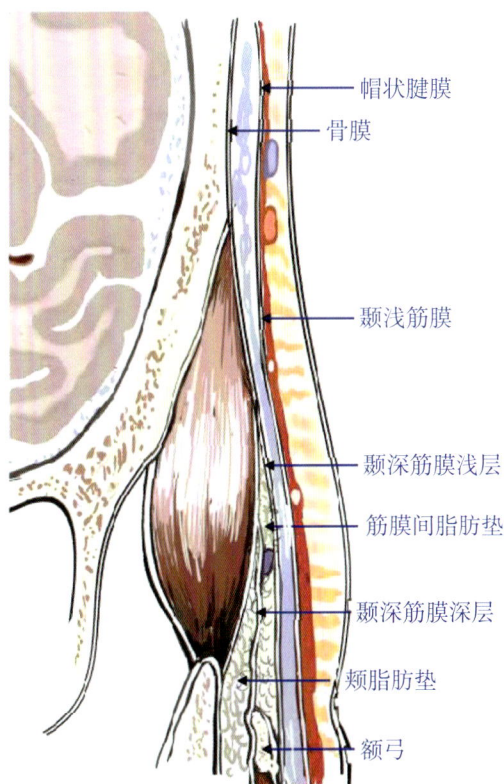

▲ 图 2-12　颞区解剖层次示意

在靠近颧弓处尽量避免打开颞深筋膜深层而进入颊脂肪垫，可有效避免术后面颊部水肿。

● 颞肌的分离：颞肌切开始于额骨颧突，采用剥离子自骨膜下自后向前分离，尽量避免采用电刀从骨膜表面分离颞肌，减少对颞肌的热损伤，同时注意保护颞深动脉，可最大限度减少术后颞肌萎缩的发生。颞肌分离充分后，将其向颧弓下方牵开。

(4) 骨瓣与硬膜

• 骨孔：第 1 孔（关键孔处），即颞上线前下方，额颧缝后方，蝶额缝前方；第 2 孔位于颞骨鳞部靠近中颅底水平。钻孔后用刮匙刮出骨孔内板骨质，使用剥离子分离硬膜与颅骨，并塞入合适大小吸收性明胶海绵进一步分离颅骨与硬膜。骨孔处骨质出血采用骨蜡进行封堵止血（图 2-13）。

• 骨瓣：用铣刀形成额颞骨瓣。骨瓣的大小可根据病变的大小和显露的需要个体化设计。钝性剥离子分离硬脑膜与颅骨粘连，注意分离操作尽量靠近颅骨，避免破坏并进入硬脑膜内。硬膜出血主要来自脑膜中动脉前支，采用双极电凝；蝶骨嵴外侧骨质出血采用骨蜡封闭。进一步磨除或者咬除蝶骨嵴骨质至眶上裂外侧缘；咬除颞骨鳞部骨质直至颅中窝底。

• 硬膜：使用 4-0 丝线悬挂硬膜后，以蝶骨嵴为中心，C 形剪开硬脑膜，将硬膜翻向前方。

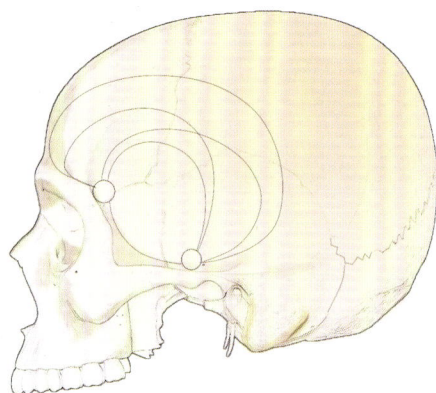

▲ 图 2-13　骨孔及骨窗

(5) 显露范围：打开硬脑膜后，即可显露额叶和颞叶。扩大翼点入路可以增加对颞叶后份和部分顶叶的显露。分离外侧裂，使用牵开器分别牵开额叶和颞叶即可显露深部的岛叶，以及大脑中动脉及其分支。

鞍区的 4 个解剖间隙（图 2-14）：①第 I 间隙，即视交叉前间隙，由两侧视神经和鞍结节构成。此间隙内主要结构是视神经和视交叉，其深面为鞍膈，可垂体柄通过鞍膈孔与垂体窝内的垂体相连，邻近前床突处、于视神经的下方可见垂体上动脉自颈内动脉（internal carotid artery，ICA）内侧发出。②第 II 间隙，即视神经 - 颈内动脉间隙，此间隙由视神经 / 视束外侧缘、ICA 床突上段内侧缘和大脑前动脉 A1 段前缘构成。扩大此间隙，可见深部的基底动脉分叉、大脑后动脉及其后穿支动脉和行走在大脑后动脉与小脑上动脉之间的动眼神经。③第 III 间隙，即颈内动脉 - 动眼神经间隙，由 ICA 床突上段外侧缘、动眼神经和颞极基底部前内侧缘构成。在此间隙可以显露后交通动脉、脉络膜前动脉及穿支动脉，动眼神经及动眼神经门处。④第 IV 间隙，即视交叉 - 终板间隙，由视交叉后缘、终板后缘和双侧视束内侧缘所构成。打开此间隙即可显露第三脑室内结构。

翼点入路常需要利用鞍区的这 4 个解剖间隙来充分显露、切除病变（图 2-15 至图 2-17）。首先，剪开同侧视神经和视交叉池的蛛网膜，释放鞍上池脑脊液，使额叶回缩后再进一步抬起额叶，使视交叉前间隙更充分地显露，并显露到视交叉上的终板；并使视神经外侧间隙和颈内动脉外侧间隙进一步显

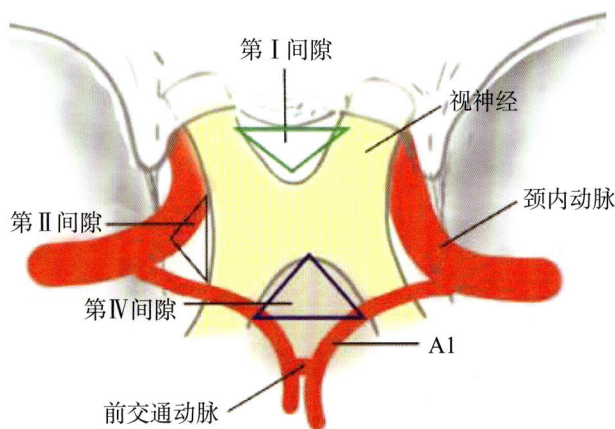

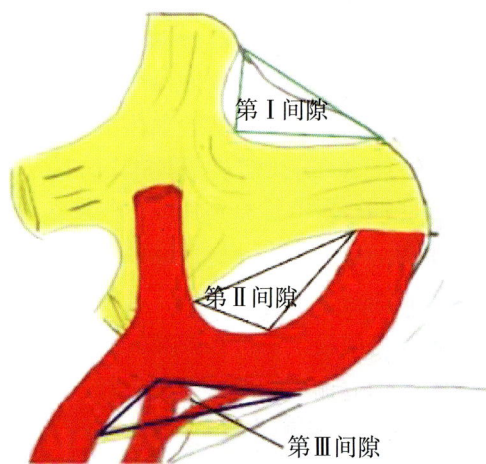

▲ 图 2-14　鞍区解剖间隙示意

露。其次，进一步松解视神经和颈内动脉之间的蛛网膜，向后牵拉颞叶，此时可显露颈内动脉外侧间隙的小脑幕缘、动眼神经、后交通动脉和脚间池。最后，再调整脑压板，轻轻牵拉额叶，即可显露脉络膜前动脉和大脑前动脉 A1 段。同时可见对侧视神经前内侧部分、鞍膈、漏斗、对侧颈内动脉、同侧后床突、鞍背 – 上斜坡、基底动脉。此四个间隙中，第 I 间隙最为常用，经此间隙可完成较小的鞍内型和鞍上型肿瘤全切除，但对于向鞍上、鞍旁、鞍后

生长的肿瘤需配合第 II、第 III 间隙才能完成全切除。对遇到前置型视交叉、第 I 间隙受肿瘤推移使变小，或肿瘤向鞍旁、鞍后发展时，第 II 间隙则成为主要手术途径。第 III 间隙较少用，当肿瘤向鞍旁发展或蝶骨嵴内 1/3 肿瘤累及 ICA 外侧分支时，需通过第 III 间隙进行切除，通常需要配合第 II 间隙进行操作。后交通动脉瘤或脉络膜前动脉瘤时，经第 III 间隙能完成夹闭。当肿瘤由鞍上突入第三脑室或肿瘤局限于第三脑室前部，经第 I、第 II 间隙不能切除时，可经第 IV 间隙切除肿瘤。经终板池能完成前交通动脉瘤夹闭手术。

　　进一步打开视交叉池、颈内动脉池可以显露视神经、视交叉、动眼神经、颈内动脉及其分支。牵开额叶眶面可以显露同侧颅前窝底及部分对侧颅前窝结构，如额叶的眶面、嗅神经、同侧与对侧的视神经、颈内动脉；可以通过第 I 间隙、第 II 间隙显露鞍内、鞍上区域，通过颈内动脉与动眼神经之间的间隙显露桥前池及双侧大脑脚。进一步牵开颞叶，可以显露同侧部分颅中窝底、鞍旁及海绵窦；可以通过 Parkinson 三角进入海绵窦内，亦可通过打开海绵窦顶壁进入海绵窦内。磨除前床突可以暴露 Dolenc 三角、开放视神经管，增加颈内动脉虹吸段及眼动脉的显露，同时便于颈内动脉移位，扩大颈内动脉 – 动眼神经三角。此外，翼点入路还可以通过去除部分眶顶壁和外侧壁实现对眶内（眼球后方）的显露。

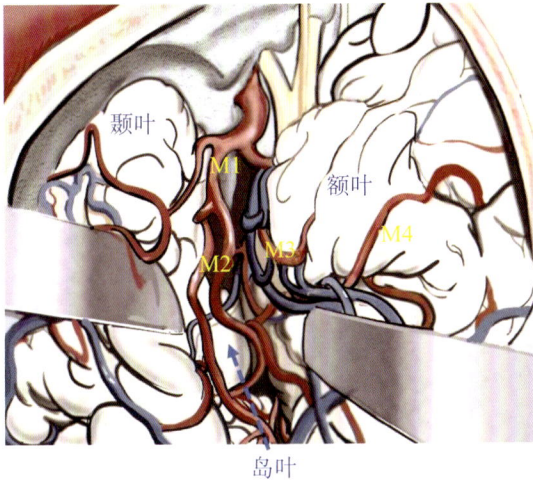

▲ 图 2-15　翼点入路解剖示意（一）

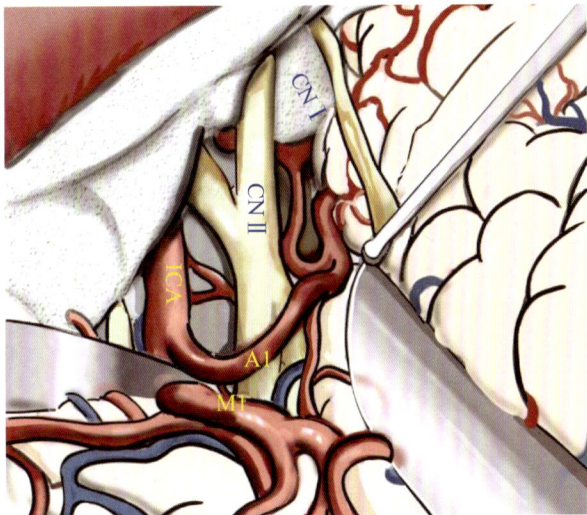

▲ 图 2-16　翼点入路解剖示意（二）

翼点入路可以显露整个 Willis 环结构，包括同侧的大脑中动脉（MCA），颈内动脉（ICA），后交通动脉，前交通动脉，大脑前动脉 A1、A2 段近端，眼动脉，基底动脉末端，大脑后动脉 P1 段、小脑上动脉、大脑后动脉 P2 段近端，以及对侧的 ICA，大脑前动脉 A1 段，ICA 分叉部，大脑中动脉 M1 段近端和眼动脉

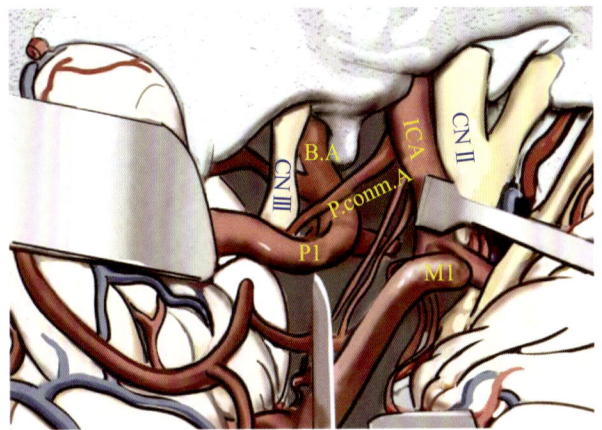

▲ 图 2-17　翼点入路解剖示意（三）

B.A. 基底动脉；CN II. 视神经；CN III. 动眼神经；ICA. 颈内动脉；M1. 大脑中动脉 M1 段；P.conm.A. 后交通动脉；P1. 大脑后动脉 P1 段

3. 注意事项

（1）分离皮瓣时注意保护面神经额支：筋膜间分离至颧弓附近时需注意解剖层次，避免打开颊脂肪垫，可减轻术后面颊部肿胀。

（2）蝶骨嵴骨质需充分磨除或咬除，利于硬膜的牵开从而减少对术野的阻挡和术中脑组织牵拉。

（3）骨窗的大小需根据手术的需要显露额部和颞部。关键孔处钻孔时根据手术是否需要显露眶部，若无须则避免打开眶。当肿瘤累及眶内时，可通过移除眶顶、外侧壁进行显露。若病变累及视神经管，可以通过磨除前床突、视柱等骨质进行显露。进行骨质磨除时注意避免损伤视神经及颈内动脉。此外，部分患者前床突存在气化，在磨除后需进行修补，防止术后脑脊液鼻漏。

（4）对于主体位于中颅底的病变，如脑膜瘤等，患者头位应避免下垂。由于受颧弓的阻挡，颞肌向下牵拉可产生"门槛"效应，阻碍了中颅底的平视视角。头位稍微上抬后，可以通过颞肌与颞叶之间斜向下的视角显露中颅底。

（5）关颅时颞肌尽可能解剖复位，尤其在关键孔处，在颞肌复位后缝合脂肪垫，可有效防止术后塌陷影响美观。

参考文献

[1] 1.DOLENC V. Direct microsurgical repair of intracavernous vascular lesions[J]. Neurosurg, 1983, 58(6): 824–831.

[2] NANDA A, THAKUR J D, SONIG A, et al. Microsurgical resectability, outcomes, and tumor control in meningiomas occupying the cavernous sinus[J]. Neurosurg, 2016, 125(2): 378–392.

[3] SU J, YUAN X, ZHAO Z, et al. [Pretemporal transcavernous approach tailored surgery of cavernous sinus tumors: a consecutive series of 31 cases report[J]. Zhonghua Wai Ke Za Zhi, 2016, 54(5): 367–371.

[4] COULDWELL W T, KAN P, LIU J K, et al. Decompression of cavernous sinus meningioma for preservation and improvement of cranial nerve function. Technical note[J]. Neurosurg, 2006, 105(1): 148–152.

[5] PAMIR M N, KILIÇ T, BAYRAKLI F, et al. Changing treatment strategy of cavernous sinus meningiomas: experience of a single institution[J]. Surg Neurol, 2005, 64 Suppl 2: S58–66.

[6] PICHIERRI A, SANTORO A, RACO A, et al. Cavernous sinus meningiomas: retrospective analysis and proposal of a treatment algorithm[J]. Neurosurgery, 2009, 64(6): 1090–9; discussion 1099–1101.

[7] SINDOU M, WYDH E, JOUANNEAU E, et al. Long–term follow–up of meningiomas of the cavernous sinus after surgical treatment alone[J]. Neurosurg, 2007, 107(5): 937–944.

[8] LEE J H, SADE B, PARK B J. A surgical technique for the removal of clinoidal meningiomas[J]. Neurosurgery, 2006, 59(1 Suppl 1): ONS108–14; discussion ONS108–114.

[9] PAMIR M N, BELIRGEN M, OZDUMAN K, et al. Anterior clinoidal meningiomas: analysis of 43 consecutive surgically treated cases[J]. Acta Neurochir (Wien), 2008, 150(7): 625–35; discussion 635–636.

[10] BASSIOUNI H, ASGARI S, SANDALCIOGLU I E, et al. Anterior clinoidal meningiomas: functional outcome after microsurgical resection in a consecutive series of 106 patients. Clinical article[J]. Neurosurg, 2009, 111(5): 1078–1090.

[11] ROMANI R, LAAKSO A, KANGASNIEMI M, et al. Lateral supraorbital approach applied to anterior clinoidal meningiomas: experience with 73 consecutive patients[J]. Neurosurgery, 2011, 68(6): 1632–47; discussion 1647.

[12] NANDA A, KONAR S K, MAITI T K, et al. Stratification of predictive factors to assess resectability and surgical outcome in clinoidal meningioma[J]. Clin Neurol Neurosurg, 2016, 142: 31–37.

[13] ATTIA M, UMANSKY F, PALDOR I, et al. Giant anterior clinoidal meningiomas: surgical technique and outcomes[J]. Neurosurg, 2012, 117(4): 654–665.

[14] SADE B, LEE J H. High incidence of optic canal involvement in clinoidal meningiomas: rationale for aggressive skull base approach[J]. Acta Neurochir (Wien), 2008, 150(11): 1127–1132; discussion 1132.

[15] TOBIAS S, KIM C H, KOSMORSKY G, et al. Management of surgical clinoidal meningiomas[J]. Neurosurg Focus, 2003, 14(6): e5.

[16] YONEKAWA Y, OGATA N, IMHOF H G, et al. Selective extradural anterior clinoidectomy for supra– and parasellar processes. Technical note[J]. Neurosurg, 1997, 87(4): 636–642.

[17] CUI H, WANG Y, YIN Y H, et al. Surgical management of anterior clinoidal meningiomas: a 26–case report[J]. Surg Neurol, 2007, 68 Suppl 2: S6–S10; discussion S10.

[18] MARINIELLO G, DE DIVITIIS O, BONAVOLONTÀ G, et al. Surgical unroofing of the optic canal and visual outcome in basal meningiomas[J]. Acta Neurochir (Wien), 2013, 155(1): 77–84.

[19] BUTTRICK S, MORCOS J J, ELHAMMADY M S, et al. Extradural clinoidectomy for resection of clinoidal meningioma[J]. Neurosurg Focus, 2017, 43(VideoSuppl2): V10.

[20] ROMANI R, ELSHARKAWY A, LAAKSO A, et al. Tailored anterior clinoidectomy through the lateral supraorbital approach: experience with 82 consecutive patients[J]. World Neurosurg, 2012, 77(3–4): 512–517.

[21] SUGHRUE M, KANE A, RUTKOWSKI M J, et al. Meningiomas of the Anterior Clinoid Process: Is It Wise to Drill Out the Optic Canal[J]. Cureus, 2015, 7(9): e321.

五、颞下经岩前 – 小脑幕入路

（赵子进　李宇哲）

颅底尤其是颅中窝、颅后窝是颅脑解剖一个极为重要而复杂的区域。周围血管、神经关系纷繁复杂显露困难，并且该区域的病变大多向周围组织结构和骨质侵袭。颞下入路是神经外科最常用的入路之一，Frazier 于 1901 年将其首先应用于三叉神经根切除术。早期，Kurze 报道颞下硬膜外经内听道上壁入路来切除颅中窝的肿瘤，可获得良好解剖暴露。

Drake 于 1965 年最早将颞下入路应用于治疗基底动脉顶端动脉瘤。其后，Glasscock 和 Kawase 等又分别对该入路进行改进，使颅中窝入路运用日趋广泛。由于手术操作过程中静脉、皮层损伤造成的术后癫痫、失语等不足，影响了该入路的进一步发展。近年来，随着显微器械、显微镜等设备的发展，神经外科医师在颞下入路的基础上进行了大量解剖及临床研究工作，对这一入路进行了改进和完善，使其得到了更多神经外科医师的认可。

颞下 – 小脑幕入路由于操作简单，创伤小，视野下病变切除满意，术后并发症少，在临床上得到广泛应用。通过对颞叶底部不同方位的牵拉可以有效暴露颅中窝、颅后窝的相关解剖结构。但颞下 – 小脑幕入路在运用过程中由于观察的角度以及岩骨嵴、三叉神经半月节、内听道上结节等结构的阻挡，使得三叉神经深面的岩尖区、靠近岩骨嵴的岩骨颅后窝面、内听道及其以下部分成为手术的死角。如果根据实际情况对部分隆起的岩骨嵴和岩尖予以磨除，并适度移位三叉神经，不仅可以增加暴露范围，消除观察死角，而且能够减少对颞叶的牵拉。因此，结合我们多年工作积累及经验总结，对传统的颞下 – 小脑幕入路加以改良，在原入路基础上通过磨除部分颞骨岩部骨质，使术者能够清晰地显露从鞍旁、海绵窦、中上斜坡、岩尖、脑干腹侧直到后组脑神经等结构。此入路操作简便、时间短、创伤小、术野开阔；岩骨磨除范围小，几乎不受解剖变异的影响；既减轻了对颞叶的牵拉，又可以早期处理肿瘤基底，切断肿瘤血供，减少术中出血，同时可保留听力。

1. 适应证

(1) 起源于中上斜坡的肿瘤，肿瘤基底位于内听道水平以上的颅底肿瘤，如岩斜脑膜瘤。

(2) 骑跨岩尖的颅中窝、颅后窝的病变，尤其适用于切除位于内听道以上的骑跨颅中窝、颅后窝且主体位于颅中窝的肿瘤，如岩斜区脑膜瘤、三叉神经鞘瘤、小脑幕切迹脑膜瘤等。

(3) 海绵窦后外侧或向 Meckel 腔内生长的肿瘤。

(4) 低位的基底动脉尖端动脉瘤。

(5) 中脑脑桥交界处腹外侧病变。

2. 入路步骤

(1) 体位及切口

- 体位：仰卧位或者侧卧位，Mayfield 三钉头架固定头部，颧弓处于水平位，头向下倾斜 10°～20°，可借助重力作用使颞叶自然下垂而远离中颅底，减小术中牵拉。

- 切口：采用耳前 Lazy S 形切口。切口下缘起自颧弓下缘，切口上缘达颞上线水平。

(2) 皮瓣的分离：皮肤切开至颞浅筋膜层并显露颞浅动脉，切断并电凝颞浅动脉的顶支，于筋膜下 – 筋膜间分离皮瓣，注意保护面神经额颞支。用电刀纵行或者向前部弧形切开颞肌，骨膜下分离颞肌后使用撑开器撑开。切口下缘充分暴露颧弓根，先前显露至翼点附近，上方显露至鳞状缝上方 1～2cm，向后显露至乳突上嵴。在分离外耳道上方的皮瓣时，注意不要损伤到外耳道的软骨和皮肤（图 2-18）。

(3) 骨窗与硬膜

- 骨孔：紧贴颧弓根部上方钻孔。

- 骨瓣：用铣刀铣下一大小约 4cm×4cm 骨瓣，下缘尽可能与中颅底平行，上缘达鳞状缝水平，前

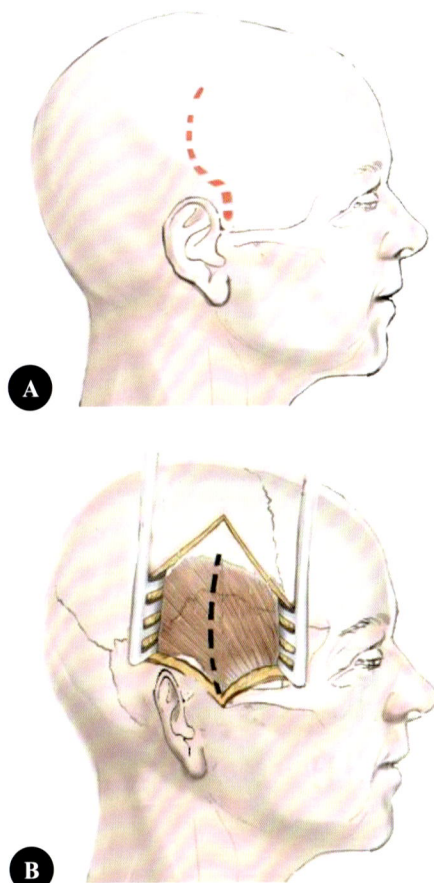

▲ 图 2-18　切口及皮瓣

A. 皮肤切口线；B. 皮瓣及肌肉的处理

部尽可能靠近翼点，后部至外耳道平面。咬除或磨除颞骨鳞部骨质平颅底，若乳突气房开放则使用骨蜡进行封堵。

● 硬膜：于骨窗边缘悬挂硬膜后，弧形（基底部朝下）或者星形剪开硬膜，将硬膜翻开并悬吊固定。

硬膜剪开，抬离颞叶。沿颞底和横窦上缘剪开颅底硬膜。硬膜周围悬吊，沿骨窗下缘行弧形或 X 形切开硬膜。由于颞叶底部桥静脉可能会阻挡手术进入，可以电凝并切断一些前部细小的回流静脉。探查颞叶后部 Labbe 静脉的岩上窦回流处，术中用吸收性明胶海绵及脑棉条覆盖在 Labbe 静脉上，必要时可穿行于回流静脉的两侧，脑压板避免压迫回流静脉。若 Labbe 静脉的位置偏前，位于硬膜下的游离段过短时，牵开颞叶后部的颞底时应注意对其加以保护。缓慢并充分释放脑脊液后，颞叶下方铺垫薄层吸收性明胶海绵保护颞叶脑皮层，用脑压板轻抬起颞叶，逐步探查至天幕缘，至环池，锐性打开蛛网膜，使脑组织回缩，进一步增大颞下的操作空间。

(4) 显露范围：硬膜翻开后即可显露颞上、中、下回的后份、侧裂池的末端，以及颞叶皮质的引流静脉（Labbe 静脉尤为重要）。于 labbe 静脉前方、颞下颌关节上方区域，使用脑压板将颞叶向上牵拉，沿着颅底逐渐深入并释放脑脊液。逐步探查天幕缘和环池，并打开环池蛛网膜释放脑脊液进一步减压，利于脑组织的牵开。最后可显露天幕缘、Meckel 腔、大脑脚的外侧缘、环池及脚间池区域。在天幕缘可见滑车神经由幕上走向下。可以显露的重要动脉血管包括基底动脉、小脑上动脉、大脑后动脉、后交通动脉及穿支血管；静脉包括外侧脑桥 - 中脑静脉和基底静脉等（图 2-19）。

(5) 颞下入路的拓展

● 颞下 - 经天幕入路：切开天幕能够增加对幕下的显露，最大限度地暴露天幕以下、岩骨背侧的区域。天幕的切开需平行于岩上窦的后缘。为了避免滑车神经损伤，天幕切开的位置可尽量靠后，在滑车神经由幕上转为幕下位置点的后方切开幕缘。天幕切开后可以扩大颞下入路对脑桥腹侧及桥前区的显露，增加显露 CPA 区域，显露三叉神经、岩静脉、面听神经、小脑前下动脉（anterior inferior cerebellar artery，AICA）、小脑的岩面，以及岩骨背

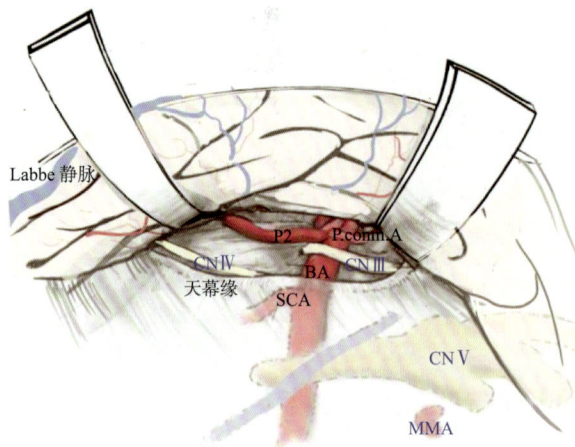

▲ 图 2-19 颞下入路解剖示意

P2. 大脑后动脉 P2 段；P.conm.A. 后交通动脉；BA. 基底动脉；SCA. 小脑上动脉；MMA. 脑膜中动脉；CN Ⅲ. 动眼神经；CN Ⅳ. 滑车神经；CN Ⅴ. 三叉神经

侧、中上斜坡区域。然而，该入路对内听道平面以下及内听道口外侧区域的显露有限。

● 颞下 - 经天幕 - 经岩骨前入路（硬膜下 Kawase 入路）：岩骨的磨除范围可视肿瘤大小、累及斜坡范围、位置来定。在切开天幕之后，可以确定内听道的位置，结合弓状隆起的位置判断内听道在岩骨内的走行。在岩骨嵴前方小于 1cm 内锐性切开硬脑膜并予以剥离，暴露岩骨嵴及岩尖骨质，向内侧至三叉神经根外缘，向外可至弓状隆起所在直线与岩骨嵴的交界处。在磨除岩尖时应指向脑干腹侧而不是颅中窝。在磨除岩骨嵴时注意保护颈内动脉岩骨段及内听道、半规管及耳蜗等结构。磨除过程中如遇到松质骨则提示已接近颈内动脉，向下方磨除时如遇到异常坚硬的骨质则提示已到达耳蜗边缘。岩骨磨除后可以增加内听道的显露，显露面听神经的脑池段和内听道段，增加对岩斜区的显露，便于显露中下斜坡区域。同时磨除岩骨后可以显露 AICA 的起始部。相对于乙状窦前幕上下联合入路，该入路具有创伤相对较小、开颅操作相对简单、脑组织牵拉轻，以及 Labbe 静脉损伤风险低等优势（图 2-20）。

(6) 颞下 - 经 Meckel 腔 - 经天幕入路：对于部分大型岩斜区脑膜瘤、三叉神经鞘瘤，尤其是骑跨颅中窝、颅后窝并向 Meckel 腔内生长的肿瘤，可以视情况在术中打开 Meckel 腔。首先确认三叉神经半

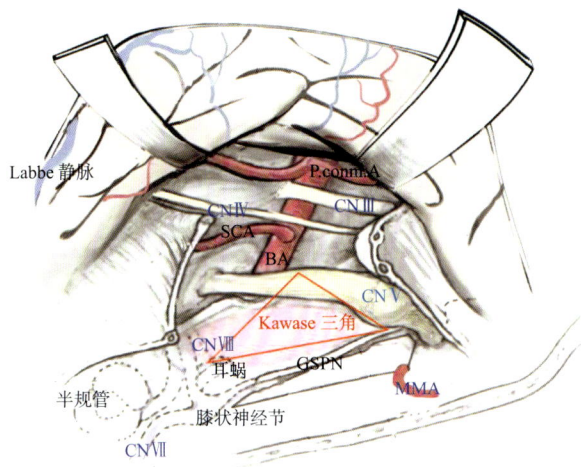

▲ 图 2-20　颞下 – 经天幕 – 经岩骨前入路解剖示意

CN Ⅲ. 动眼神经；CN Ⅳ. 滑车神经；CN Ⅴ. 三叉神经；CN Ⅶ. 面神经；CN Ⅷ. 前庭蜗神经；GSPN. 岩浅大神经；MMA. 脑膜中动脉；P.conm.A. 后交通动脉

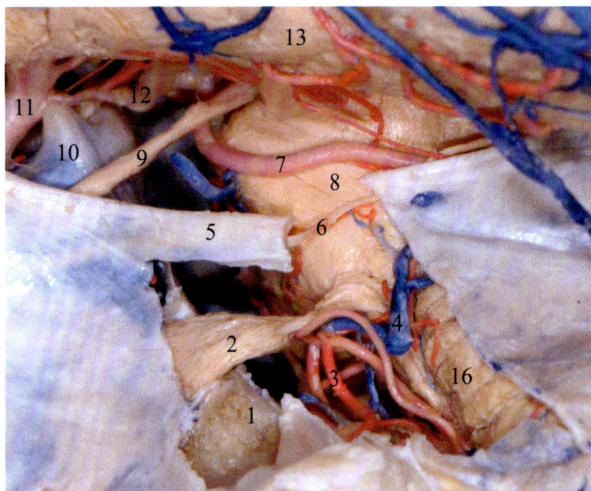

▲ 图 2-21　颞下 – 经 Meckel 腔 – 经天幕入路天幕切除及岩骨磨除范围解剖图

1. 岩尖骨质；2. 三叉神经；3. 小脑前下动脉；4. 岩静脉；5. 小脑幕缘；6. 滑车神经；7. 小脑上动脉；8. 脑干；9. 动眼神经；10. 后床突；11. 颈内动脉；12. 后交通动脉；13. 颞叶；14. 上斜坡；15. 展神经；16. 小脑

月节，在其上方沿天幕缘方向切开 Meckel 腔的外壁硬膜，继而打开 Meckel 腔，若有必要还可以进一步磨除 Meckel 腔周围骨质，进而移位三叉神经，显露并切除腔内肿瘤。Meckel 腔内肿瘤切除后，进而沿肿瘤电凝并切开天幕，可进一步增加显露从颅中窝到颅后窝的空间及范围，以及增加岩尖骨质的磨除范围，进而增加内听道外侧及 Dorello 管内侧范围的显露（图 2-21）。

3. 手术入路相关技巧及注意事项

（1）Labbe 静脉的处理及颞叶的保护：Labbe 静脉是该入路中涉及的重要解剖结构，过度牵拉颞叶可能造成 Labbe 静脉的损伤，从而引起术后颞叶肿胀，甚至造成静脉性梗死，还可能引起术后失语、失写及癫痫发作等严重并发症。首先，应采取常规相应措施降低颅内压。其次，可以通过打开静脉周围蛛网膜的方式将 Labbe 静脉位于皮质段的部分游离；也可以对部分非功能区脑组织进行少量切除，如切除部分颞下回和海马回以减轻颞叶上抬的程度；越偏前的 Labbe 静脉分支往往越细，电凝切断后可保证手术区域的显露，且对颞叶静脉的回流不会产生太大的影响。最后，要注意 Labbe 静脉前位引流这种类型存在一定的发生率，不适合行此手术入路，术前可以通过头部 CTV 判断 Labbe 静脉是否前置，从而决定是否采用该入路。

对颞叶的保护是多方面的：Labbe 静脉的保护是重要的方面之一；体位摆放时，头顶略下垂，以利于颞枕叶底面远离颅底，从而减轻对脑组织的牵拉；骨窗下缘尽量贴近颅中窝底，避免出现"门槛"效应；术中对脑组织的间断性牵拉而使其他部位得到放松，也是颞叶保护的手段；增加脑脊液的释放，充分分离侧裂池释放脑脊液，牵开颞底打开环池释放脑脊液，必要时术中脑室穿刺释放脑脊液，快速输入甘露醇，术中适当过度通气，减轻脑组织张力等均可使脑组织回缩，减轻颞叶的牵拉造成的损害。

（2）小脑幕的切开及滑车神经保护：滑车神经是与小脑幕关系最为密切的神经，几乎和整个天幕裂孔侧方空间都有关。当然，最理想的状况是术中能将天幕游离缘向外侧方牵开，明确滑车神经入口，将幕缘下的神经游离出来，再切开天幕，这样就可以真正避免损伤滑车神经。切开天幕的传统方法是自外向内平行岩骨嵴后缘，切开点位于滑车神经入天幕游离缘点的后方 10mm 处。随着对天幕裂孔区组织关系的深入研究，有文献报道称，距后床突后外方 17mm 处或距颈内动脉床突上段起始部后方 21mm 处为相对安全区域，切开小脑幕不会损伤滑车神经及幕下的三叉神经及岩上窦。但术中不可能做到理论上这样精确，而且岩骨嵴后方残留小脑幕仍会对幕下肿瘤及正常解剖结构造成遮挡。因此，我们采用从外向内紧贴岩骨嵴切开小脑幕，当接近天幕缘时弧形向后，在滑车神经颅内段移行为幕潜行段位置的后方切断幕切迹，既最大范围暴露了幕下结构，又保护了滑车神经。同时，术中切除肿瘤时应尽量依据肿瘤的起源和生长方式等对周围神经及重要血管的位移情况进行判断，利用神经血管周围膜性结构形成的天然屏障行肿瘤切除，避免吸引、刮擦和电凝等操作损伤滑车神经。

(3) 岩骨嵴的磨除及岩骨解剖结构的保护：对岩骨嵴的磨除要灵活运用，是否磨除岩骨嵴或选择内侧部、中部还是外侧部加以磨除，一定要视肿瘤性质、位置、术中具体情况来确定。在岩尖骨质磨除过程中，磨除方向是指向深处的脑干腹侧面，而不是向前方指向颅中窝。岩锥前面的颈内动脉岩骨水平段周围骨质松软，而耳蜗周边是象牙样骨质。因此，在磨除岩尖时，如突然遇到松质骨，则提示已接近颈内动脉；向外侧磨除时，如突然遇到异常坚硬的骨质，则提示已到耳蜗的边缘。同时，在磨除岩骨嵴的过程中，磨除方向、手法、手感也至关重要。岩骨的磨除范围具体可分为内侧部、外侧部及中部。内侧部是指磨除三叉神经根外侧的岩尖骨质，包括部分内听道上嵴，目的是显露脑干腹侧中间隙。范围包括三叉神经根外侧 1cm，岩嵴前方 0.5cm 的岩尖骨质，既可避免损伤颈内动脉岩骨水平段和耳蜗，又可充分显露脑干腹侧中间隙内的基底动脉和展神经等结构，磨除内侧部时，若向前一旦骨质变疏松，快接近岩浅大神经时，一定注意下方的颈内动脉岩骨段；外侧部磨除范围限定在乙状窦沟内缘向内 1cm，向前 0.5cm 的岩骨嵴，既可避免损伤面神经、外侧半规管等内耳结构，又可充分显露外达岩骨嵴和乙状窦沟交角，前至岩锥背面的解剖区域，深方可显露后组脑神经，磨除外侧部时，若骨质变硬，已接近耳蜗边缘，要注意不要损伤外半规管，只要显露脑桥小脑三角区外侧部即可，不要试图向下磨除至颈静脉孔，因其路径长、毗邻重要解剖结构，易造成严重损伤；中部磨除范围指除去内外侧部的磨除范围，剩余岩骨嵴即是中部的磨除宽度。将岩骨嵴中部前后磨除范围限制在 3mm 以内，既可避免损伤后半规管，又可适当增加对颅后窝的显露，可显露面听神经和椎动脉，中间部磨除时，要注意

不要损伤后半规管。

(4) 其他相关注意问题：该入路手术操作相对简单、省时、创伤小。岩骨气房一般不会打开，脑脊液漏相对少见，手术感染概率低，听力下降、面瘫等并发症少见。术中颅底骨质缺损小，术后硬膜多可以原位缝合，术后几乎无须进行颅底重建。但颞叶牵拉抬起相对有限，尤其对于前置的 Labbe 静脉，颞叶的抬起仍受到很大限制。虽然该入路手术操作相对简单，但对术者的解剖基础及显微操作技术要求较高，术者应能够熟练掌握天幕裂孔区周围重要的血管、神经的走行分布及其相互关系。在临床操作过程中应注意对颞叶、Labbe 静脉、滑车神经等重要结构的保护，尽可能行病变的全切除，改善患者预后。随着显微外科技术的发展和颅底解剖学基础研究的深入，该手术入路能得到进一步完善和改进，在临床应用中取得更好的治疗效果。

近年来，微创器械及微创理念的引入，微创神经外科理念越来越成熟并得到推崇，国内外众多专家学者不再以单纯追求肿瘤全切为目的，而更加重视患者术后的生活质量、减少手术创伤及神经功能的恢复，因此手术入路逐渐向小型化、简单化和实用化发展，在这一理念的推动下神经外科医师越来越重视颞下入路切除岩斜区病变，并将这一入路进行不断改良和优化。随着显微外科技术的提高以及对手术治疗理念的深入，患者的生存质量更加被注视，而不再片面追求肿瘤全切除为首要目的，手术时间长、创伤大的复杂颅底手术入路指证更加明确和严格，因而颅底手术入路的探索和改良也朝着简单实用、微创且肿瘤显露良好的方向发展，或单独或联合广泛应用于颅底肿瘤的治疗。术者应强调个体化和综合化的治疗理念，不断提升自身的手术技术，在术中导航、神经内镜等设备辅助下进一步探究和改进入路，在提升肿瘤治愈率和改善患者预后生存质量之间寻求最佳的平衡点。

六、枕下乙状窦后入路及其扩展入路

（肖群 苏君）

乙状窦后入路是神经外科手术中常见的手术入路之一，同翼点入路在幕上鞍旁病变起到的作用一样，乙状窦后入路是处理脑桥小脑三角及脑干腹外侧病变的常用入路。1884 年，Charles Balance 首次

利用枕下入路切除岩骨背侧病变；1903 年，Krause 描述了单侧枕下入路暴露颅后窝肿瘤的方法并以其命名；1905 年，Harvey Cushing 描述了采用"弓形切口"暴露双侧小脑半球的方法，此可有效降低颅后窝压力，避免术中脑干受压，枕下入路经历了由挽救生命到微创个体化治疗的过程。1925 年，Dandy 发表了一篇名为《完整切除脑桥小脑三角听神经瘤手术》的文章，描述并提倡采用单侧枕下入路切除病变。乙状窦后入路由传统的枕下开颅手术入路演变而来，是从侧方显露脑桥小脑三角和第 Ⅳ～Ⅻ 脑神经的基本方法。

1. 适应证　乙状窦后入路适用于切除脑桥小脑三角及脑干腹外侧的病变。

(1) 听神经瘤，颅后窝型三叉神经鞘瘤，起源于后组脑神经的鞘瘤。

(2) 岩骨背侧脑膜瘤、岩斜区脑膜瘤、小脑幕脑膜瘤、窦脑膜角脑膜瘤。

(3) CPA 区胆脂瘤，蛛网膜囊肿、内淋巴囊瘤等。

(4) 脑干腹外侧病变，如海绵状血管瘤、胶质瘤等。

(5) 小脑半球外侧病变等。

2. 术前评估

(1) 术前 MRI 检查可提供肿瘤在脑桥小脑三角区扩展的重要信息，肿瘤是否向内听道内延伸及是否压迫脑干组织或第四脑室产生脑积水等。

(2) 术前 CTA+CTV+ 颅底 HRCT 检查：横窦、乙状窦的位置存在变异。术前应仔细研究影像学资料，解剖学变异会误导术者造成静脉窦损伤或者限制骨窗的暴露，颅底 HRCT 可以观察乳突气化情况，气化良好的乳突气房会增加术后脑脊液漏的概率，应引起重视。

(3) 过度肥胖的患者可能无法耐受侧俯卧位，这种情况下也可考虑坐位。如果后组脑神经功能障碍已经出现，患者术后应该保持插管，在拔管后恢复进食前，请耳鼻喉科医生会诊评估。

(4) 行听力学检查，BAEP、纤维喉镜等评估术前神经功能。

3. 入路步骤

(1) 体位与切口

● 体位：侧俯卧位（公园长椅位，头部向病变对侧旋转。注意颈部的位置（避免过度旋转、扭曲）以避免颈静脉受压从而影响静脉回流。乳突位于术野的最高点，头架固定，头钉的位置应远离术区。患者的头部稍屈曲并垂向地面，床头上抬 15°。

● 切口：以假想的横窦与乙状窦交界处下缘为最高点，做一耳后倒 L 形切口。切开头皮，骨膜下分离皮肌瓣并牵开（图 2-22）。

(2) 骨瓣与硬膜

● 骨孔：①星点处（是横窦乙状窦拐角处下缘的标志）；②切口下方的枕骨鳞部（邻近乙状窦垂直部与水平部的移行处）。骨孔成形后，用刮匙将骨孔周围内板骨质刮平，用剥离子往骨孔内填塞合适大小的吸收性明胶海绵以分离硬膜与骨面的粘连（图 2-23）。

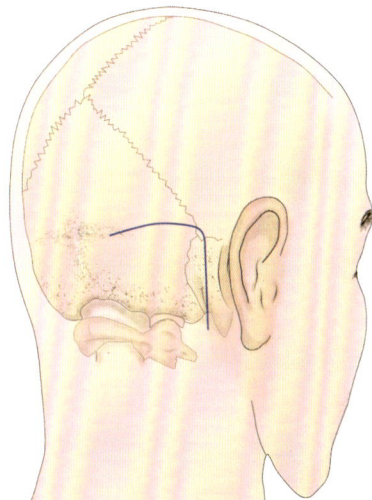
▲ 图 2-22　体位及切口

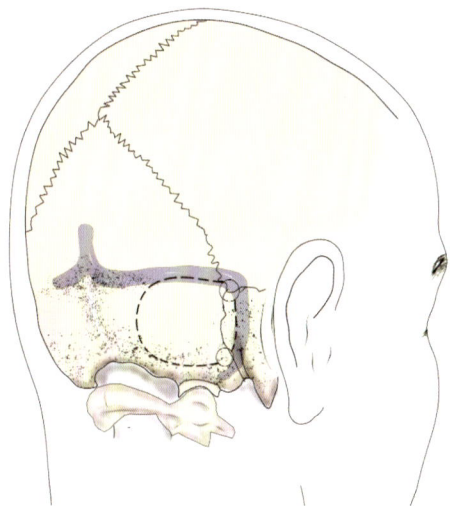
▲ 图 2-23　骨孔及骨窗

- 骨瓣：骨瓣成形的第一步是用铣刀从第1孔开始先往后、往下、再往前止于第2孔；第二步是用铣刀从上往下沿乙状窦后缘连接第1、第2孔，此时需注意乳突导静脉的位置，避免撕裂乙状窦。骨窗需充分显露横窦下缘、横窦－乙状窦拐角处、乙状窦的后缘，以及枕鳞下部。

- 硬膜：弧C形剪开，基底朝向乙状窦，牵开并固定。

(3) 显露范围：于显微镜下用脑压板抬起小脑，显露并打开小脑延髓侧池，缓慢释放脑脊液以降低小脑张力，便于小脑牵拉。释放脑脊液时，避免速度过快，以防引起幕上血肿。根据病变的具体位置和显露的需要，选择合适的部位牵拉小脑，显露脑桥小脑三角区的上、中、下部位：①从小脑岩面的上部轻轻牵开小脑，即可显露小脑幕和岩骨背侧之间的夹角，调整脑压板往深部显露后，即可见三叉神经、岩静脉。进一步打开蛛网膜，于三叉神经下方显露面神经、听神经。以及小脑前下动脉；在三叉神经和岩静脉上方可以显露天幕缘、滑车神经和小脑上动脉。进一步往深部显露可观察到动眼神经、基底动脉尖端、小脑上动脉、大脑后动脉及其穿支血管。②从小脑岩面的中部牵开小脑，即可显露面神经、听神经、小脑绒球、内听道口、小脑前下动脉。于面神经、听神经的上方可见岩静脉及三叉神经，下方可见后组脑神经。将视野转至桥前区可显露基底动脉及展神经。③从小脑岩面下部牵开小脑，向下可以显露枕骨大孔和颈静脉孔区域，显露后组脑神经、基底动脉、椎动脉汇合处、小脑后下动脉、

第四脑室侧孔、小脑枕面等。对于累及范围比较广泛的病变，可以根据显露的需要调整小脑牵开的部位，实现对目标区域的显露，再调整显微镜视角的方向，利用显微镜下的锥形视野，乙状窦后入路显露的最大范围可上至鞍背，下达枕骨大孔，深部可越过中线显露至对侧展神经水平，外侧可显露至横窦乙状窦边缘的广泛区域（图2-24）。

(4) 入路的扩展

- 乙状窦后经天幕入路：1998年，Watanabe等人首次施行乙状窦后经天幕入路，但直到2006年才由Kawamata和Katayama正式描述。小脑幕切除一部分后，可以显露部分枕叶底面，可增加脑干的显露程度，动眼神经、滑车神经、小脑上动脉、大脑后动脉等结构显露更充分。我们采用V形切开天幕（图2-25），在切开天幕时，需要小心辨认滑车神经，避免损伤神经，避免切开过深以损伤枕叶底面的脑组织及血管；有时天幕存在引流静脉，需小心处理并充分止血。

- 乙状窦后经内听道入路：有些肿瘤可以向内听道内生长，如听神经瘤、脑膜瘤等。为了彻底和安全地全切肿瘤，往往需要联合经内听道入路。使用尖刀片切开并剥离内听道后壁的硬膜，再用高速磨钻磨除内听道后壁骨质直至内听道基底部，从而显露内听道全长，再切除内听道内的肿瘤。磨除骨质时，需结合患者术前HRCT，避免损伤迷路结构，同时注意对面听神经的热损伤（图2-25）。

- 乙状窦后经内听道上结节入路：1999年，Rhoton实验室报道了乙状窦后经内听道上结节入路，

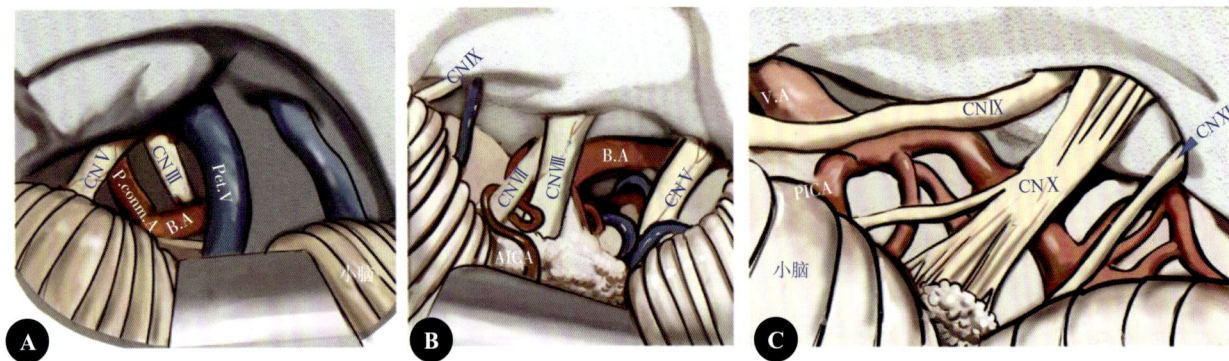

▲ 图2-24 乙状窦后入路解剖示意

A. 上部；B. 中部；C. 下部。CN Ⅲ. 动眼神经；CN Ⅴ. 三叉神经；CN Ⅶ. 面神经；CN Ⅷ. 前庭蜗神经；CN Ⅸ. 舌咽神经；CN Ⅹ. 迷走神经；CN Ⅺ. 副神经；Pet.Ⅴ. 岩静脉；P.conm.A. 后交通动脉；B.A. 基底动脉；V.A. 椎动脉；PICA. 小脑后下动脉

确定切除内听道上结节及邻近内听道上的骨性结构，有助于扩大脑干和斜坡上 1/3 视野，该入路可以显著扩大对颅中窝和上斜坡的显露范围，Sammi 报道了采用乙状窦后内听道上入路一期切除以颅后窝为主并侵犯到颅中窝病变。该入路的手术适应证主要是为颅后窝为主，并向颅中窝扩展的肿瘤，比如岩斜区脑膜瘤及颅中窝、颅后窝三叉神经鞘瘤等（图 2-26 和图 2-27）。

● 乙状窦后经颈静脉突入路亦称枕下 - 经颈静脉突入路：颈静脉突构成颈静脉孔后壁、下壁。切除颈静脉突可从后方、侧方打开颈静脉孔。乙状窦后联合经颈静脉突入路时，需扩大乙状窦入路的骨窗，其上至横窦缘，外侧下方尽量全程显露乙状窦至颈静脉球移行段，内至中线旁开 1cm，下达寰枕关节。硬膜外即尽量磨除颈静脉突骨质，在硬膜下于乙状窦后空间切除位于 CPA 肿瘤后，循乙状窦走行向下寻找颈静脉孔内口。然后，于显微镜下切开颈静脉孔内口后方硬脑膜，自颅内 - 硬膜下显露颈静脉突骨质，并用磨钻予以适度磨除，与硬膜外磨除位置汇合，开放颈静脉孔静脉部。该入路适用于蔓延至颈静脉孔并经颈静脉孔向颅外生长（但颅外的中线、咽旁部分侵犯不多）的颈静脉孔区肿瘤。

4. 注意事项

(1) 骨窗成形时若出现横窦或乙状窦破裂 / 撕裂，可采用吸收性明胶海绵、棉片轻压止血，避免过度使用双极电凝止血，否则可能扩大破口。

(2) 若病变与神经关系紧密，可以在神经电生理监测下手术，切忌盲目操作损伤神经。

(3) 若开放乳突气房，关颅时一定做好开放的乳突气房封闭工作，防止术后脑脊液漏和颅内感染的发生。

(4) 关颅时，硬膜水密性缝合，并贴附人工硬膜。枕下肌肉尽可能解剖复位，可有效减少皮下间隙，减少皮下淤血、积液。

(5) 术前吞咽功能受损患者在术后进食前需谨慎评估吞咽功能，避免吸入性肺炎的发生。

七、枕下后正中经膜帆入路

（龙文勇　吴长武）

脑桥、延髓背侧及第四脑室底病变后方被小脑

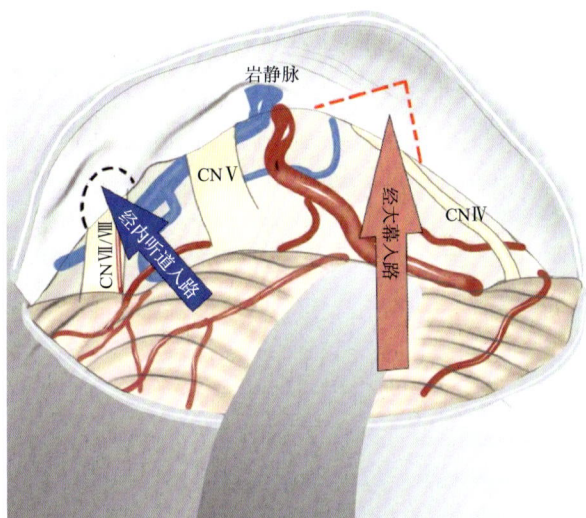

▲ 图 2-25　乙状窦后经内听道及经天幕入路示意
CN Ⅳ. 滑车神经；CN Ⅴ. 三叉神经；CN Ⅶ/Ⅷ. 面神经 / 听神经

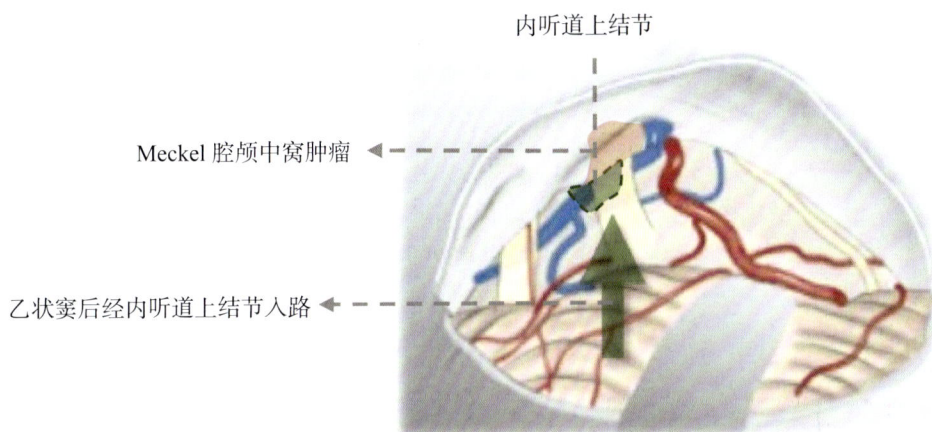

▲ 图 2-26　乙状窦后经内听道上结节入路示意

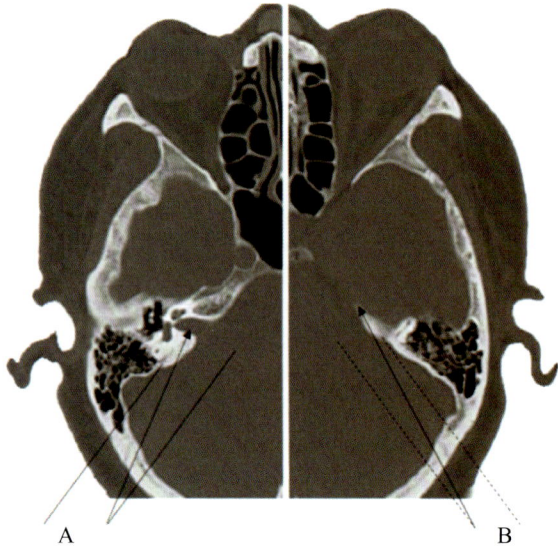

▲ 图 2-27 乙状窦后经内听道入路

A. 及经内听道上结节入路；B. 路径示意

蚓部覆盖，两侧有小脑半球，前方有脑干阻挡，手术风险及手术难度极大。为了提高手术的安全性及有效性，Albert L. Rhoton 教授早在 20 世纪 80 年代就对该区手术入路做了研究。Rhoton 教授在进行小脑延髓裂的解剖后，提出一种全新的手术入路——枕下后正中经膜髓帆入路。与之前经蚓部入路不同的是，膜髓帆入路经自然平面进入，因此没有破坏性。切除 C_1 后弓后可获得更灵活的从下至上的操作角度，能提供第四脑室头尾全长（从闩部到导水管）的全部显露。而且，经膜髓帆入路还能提供到达 Luschka 孔外侧隐窝和上外侧隐窝的更宽广的视野。而经蚓部入路虽然在不移除 C_1 后弓骨质的情况下也可很好地暴露第四脑室腹侧的较大病变，但该入路的外科显露局限在中线区域，并且下蚓部必须被切开，可导致蚓部劈开综合征，表现为眼球震颤、步态紊乱、头颈摆动、躯干共济失调、平衡紊乱，并且儿童患者可能出现小脑性缄默征。因此，目前枕下后正中经膜帆入路更为常用。

1. 适应证 该入路适用于切除脑干背侧及第四脑室病变。此处病变导致症状不断进展是手术切除的适应证，因病灶的占位效应或瘤内出血会导致急性神经功能恶化，但第四脑室底功能复杂多样，切除第四脑室底的下层病变可能会导致多组脑神经麻痹。因此，选择合适的病例，做好充分的术前评估，术中预案及术后监护尤为重要。①脑干背侧外生性

病灶，包括胶质瘤、海绵状血管瘤和动静脉畸形等；②起源于第四脑室的病变包括室管膜瘤、髓母细胞瘤、转移瘤、脉络丛乳头状瘤、血管网状细胞瘤等。

2. 术前评估

（1）术前 MRI 检查可提供肿瘤在第四脑室腹侧扩展的重要信息，决定经膜髓帆入路是否需要联合微小的蚓部切开或者 C_1 后弓咬除，并以此达到肿瘤上极的目的。

（2）评估肿瘤对第四脑室底的侵犯和术前计划积极的次全切除方案十分重要，这样可避免术中不必要的尝试来切除侵犯第四脑室底的肿瘤。激进地切除第四脑室底的肿瘤与高致残率及术后吞咽通气功能障碍的重大风险紧密相关。此类患者术后往往需要长期胃管，甚至胃造瘘和气管切开维持生命。我们建议对于与第四脑室底粘连紧密的薄片状肿瘤不应过分追求全切。然而，在电生理监测下切除症状性软膜下病变，如海绵状血管瘤是可行的。

（3）过度肥胖的患者可能无法耐受侧俯卧位，极端情况下也可考虑坐位并做好全部的准备工作。如果后组脑神经功能障碍已经出现，患者术后应该保持插管并在拔管后恢复进食前请耳鼻咽喉科医生会诊评估。

（4）一些病灶，如实质血管母细胞瘤可能包绕小脑后下动脉（posterior inferior cerebellar artery，PICA），并且供血动脉可能来自 PICA 的分支，特别是再次手术的患者，术前 MRI T_2 序列能警示术者制订保护这些重要血管的次全切计划。

（5）出血性占位并发急性脑积水可能需要术前临时行侧脑室外引流术。在颅后窝极度扩大的占位存在时，积极的幕上引流可能会导致小脑天幕上疝和危及生命的脑干受压。

（6）病变位于脑干实质内时术前应该放置除颤电极。

3. 入路步骤

（1）体位与切口

● 体位：俯卧位或侧俯卧位。①俯卧位要求头尽可能俯屈（下颌骨靠近锁骨窝），头架固定，利于术中对导水管部位的显露和打通，但此体位对护理、气道管理难度增加，同时在头端手术会增加操作距离。②侧俯卧位，患者身体尽可能靠近床缘，这样可缩短术者到达术野距离；侧俯卧位并非单纯头的侧俯，而是头连同肩部、躯干同时进行轴向侧俯，

这样既可降低颈部扭转导致静脉回流不畅的风险，也使开颅分离肌肉时不易偏离中线；下颌同样尽可能靠近锁骨窝，使得操作路径与第四脑室平面近乎平行，从而缩短操作距离，便于术中显露导水管下口部位；器械护士的托盘与患者肩部应有足够距离，保证术者在向导水管方向显露时显微镜、器械等有足够活动度，减少术者与器械护士相关污染的可能。

● 切口：自枕骨外粗隆上 1cm 至 C_2 水平直线切口，严格沿"白线"（项韧带）分开颅后窝肌层，减少出血及损伤，上方暴露双侧上项线，下方达 C_1 后弓（中线旁开不超过 1.5cm）（图 2-28）。

(2) 骨瓣与硬膜

● 骨孔：在枕骨外粗隆中心钻一孔，枪式咬骨钳自枕大孔后缘咬开部分枕骨骨质，自枕外粗隆向枕大孔用铣刀铣开，整块取下"心"形颅后窝骨瓣。如果病变向导水管扩展或者向外侧进入外侧隐窝，咬除 C_1 后弓 <1cm 的骨质可获得扩大的由下至上的手术视角，通过这一视角有利于显露头侧和外侧区域的病变，但注意不要损伤椎动脉及静脉丛。

● 硬膜：Y 形剪开硬膜，必要时离断枕窦，但离断的部位应与横窦至少 2cm 距离，以避免钳夹时撕裂横窦及其引流静脉（图 2-29）。

(3) 显露范围：先通过向外侧牵拉小脑扁桃体显露小脑延髓裂和扁桃体蚓垂裂隙，PICA 的双分叉被显露后，识别并保护其内侧干和外侧干。牵拉蚓垂显露下髓帆（神经拉钩），切开脉络膜后，用牵开器小心施加向上的牵拉，打开第四脑室。注意向外侧牵开 PICA 而不牺牲其分支，下髓帆仍保持完整。可见第四脑室底和中脑导水管开口。切开同侧的下髓帆可获得上外侧隐窝的显露，可以显露并保护位于小脑延髓裂内的下髓帆腹侧附近的静脉。这样可充分显露第四脑室底（图 2-30）。若病变位于脑干，则从安全入路面丘上方 1cm 纵行切开，进入脑干背侧。

4. 注意事项

(1) 当症状性脑内病变靠近第四脑室底表面，可以在神经电生理监测下手术，切忌盲目操作第四脑室底，肿瘤与第四脑室底粘连紧密时应次全切肿瘤。

(2) 移除 C_1 后弓能潜在改善医生进入导水管和外侧隐窝的视角。

(3) 关颅时，硬膜水密性缝合，并贴附人工硬膜。骨瓣是否回纳取决于术者喜好、病变大小、脑组织

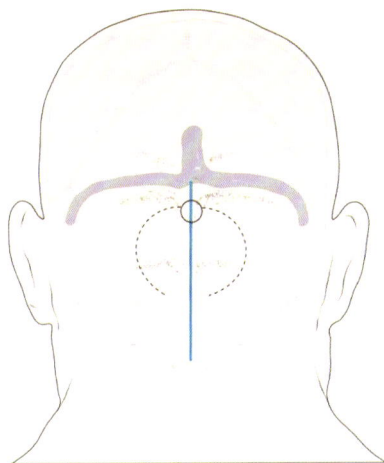

▲ 图 2-28 切口及骨窗

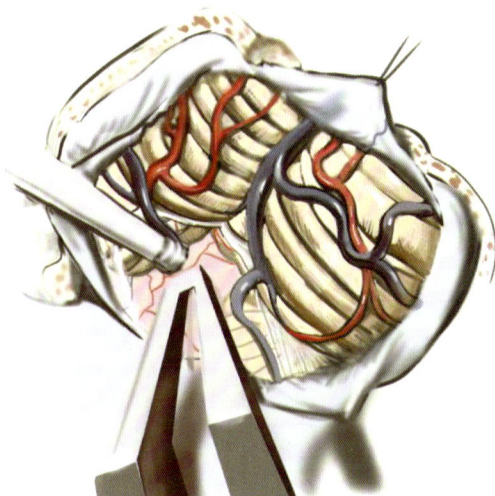

▲ 图 2-29 硬膜剪开后显露的范围

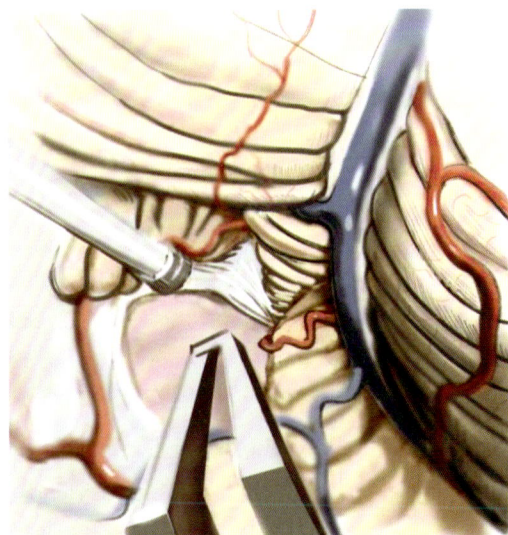

▲ 图 2-30 剪开髓帆显露第四脑室

牵拉程度。枕下肌肉轻柔的固定即可，尽量不用缝线缝得过紧。筋膜最好也采用水密性缝合。

(4) 术前吞咽功能受损患者在术后进食前需谨慎评估吞咽功能，避免吸入性肺炎的发生。这一类患者也有无菌性脑膜炎或者假性脑膜脑膨出的风险。术后严格控制血压，常规予以止吐药物治疗，因为强烈的恶心呕吐在第四脑室底附近手术后非常常见。

八、枕下小脑幕上入路（Poppen 入路）

（秦超影　张　帅　张　翼　张万宏）

第三脑室后部病变相对少见且位于深部，主要包括松果体肿瘤、表皮样囊肿、脉络膜丛乳头状瘤、丘脑枕及中脑背侧起源胶质瘤、脑膜瘤、转移瘤，以及如海绵状血管瘤等血管性病变。该区域解剖结构复杂，且位于大脑中线结构和核心区域，手术切除这些病变面临挑战，该区域的血管解剖，尤其是深静脉系统，更使此区病变的切除及术后患者生存质量的平衡成为神经外科医生思考与研究的热点。

Horsley 是第一个尝试手术治疗这些病变的人，该区肿瘤的首次成功切除归功于 1913 年的 Krause，他采用了幕下小脑上入路，这是 Stein 在 1971 年重新采用的方法。另一种方法是 Poppen 的枕下小脑幕上入路（也称 Poppen 入路）及 Van Wagenen 的后方经脑室入路，每种方法都有其优点和缺点，必须经过深思熟虑才能选择。对于以小脑幕缘为中心或其上方松果体区肿瘤，如肿瘤未过多向对侧或颅后窝侵犯，Poppen 入路优于其他入路，它是处理从枕叶下方与小脑幕上方间隙到第三脑室后部松果体区、部分丘脑枕、枕叶内侧，以及面对四叠体池的房部内侧壁肿瘤的方法，这种进入深部区域的手术技术简单而有效，因而以 Poppen 医生名字命名并沿用至今。

1. 适应证　四叠体池内、向四叠体池侵犯的第三脑室和丘脑中脑肿瘤，包括松果体肿瘤、生殖细胞瘤、畸胎瘤、中脑背侧胶质瘤、大脑镰旁脑膜瘤、小脑幕脑膜瘤、松果体区脑膜瘤、枕叶轴内病变。

2. 入路步骤

(1) 体位及切口

● 体位：正俯卧位或侧俯卧位（公园长椅位），面部朝向地面，枕外粗隆为最高点，Mayfeild 头架固定。

● 切口：行马蹄形切口，内侧达中线，下方达

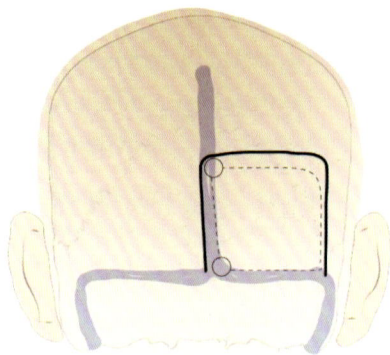

▲ 图 2-31　切口及骨窗

横窦，外侧达横窦中外 1/3 处，上方达双侧顶结节连线水平之下（图 2-31）。

(2) 皮瓣的分离：枕部皮瓣采用全层切开，行骨膜下分离，皮瓣向下牵拉显露并确定枕外隆突、人字缝、矢状缝、上项线，对应枕部、窦汇、横窦、矢状窦（图 2-32）。

(3) 骨窗的处理：①骨孔分别位于切口内枕外隆突上缘及矢状缝后缘，如硬膜粘连严重可于横窦水平切口外侧缘开一骨孔以保护硬膜完整，钻孔时需注意保护矢状窦、横窦，内侧需显露右侧矢状窦外侧缘，重点显露横窦与矢状窦夹角；②骨瓣，沿着头皮切口边缘，形成骨瓣。

(4) 硬膜及小脑幕切开：沿骨窗周边悬吊硬膜，分别以矢状窦内侧缘及横窦上缘为基底分两片剪开硬膜，翻向矢状窦及横窦并悬吊，轻柔牵开枕叶底面与内侧面交界处使之与大脑镰分离，显露横窦与矢状窦夹角，进一步显露小脑幕缘与直窦；对于第三脑室后部肿瘤，需切开小脑幕，于外侧平行于直窦切开，从小脑幕游离缘至横窦附近（图 2-33）。

(5) 小脑幕面、枕叶内侧面及第三脑室后部的显露：小脑幕切开后轻柔牵拉可显露小脑幕面及枕叶内侧面，分离切开四叠体池蛛网膜，向外侧进一步打开环池蛛网膜即可显露第三脑室后部及丘脑枕。

(6) 入路的扩展：枕下幕上经小脑幕入路：对于第三脑室后份、中脑顶盖、四叠体池，尤其是起源于小脑幕面或镰幕交界的脑膜瘤，有时切开小脑幕方可获满意显露并获得操作空间。切开小脑幕通常于外侧平行于直窦操作，从小脑幕后切迹至横窦附近，切开过程需谨慎小脑幕窦及幕下汇入天幕的桥

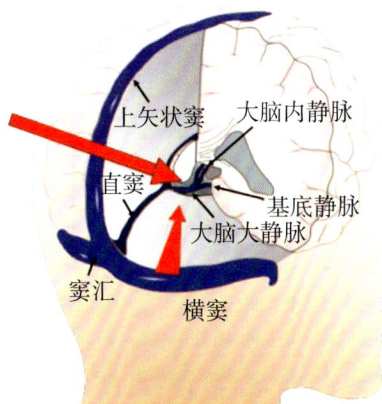

▲ 图 2-32　显露的视角及范围

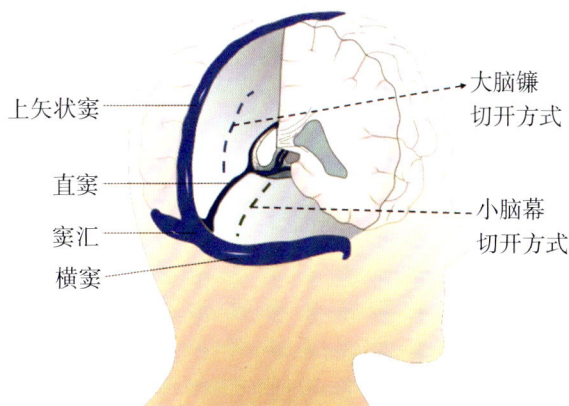

▲ 图 2-33　枕下幕上经小脑幕、大脑镰入路

静脉并加以保护，如遇汹涌静脉出血可用吸收性明胶海绵压迫，一般可获满意控制（图 2-33）。

枕下幕上经大脑镰入路，对于起源于大脑镰后份深部、镰幕交界、窦汇等结构的脑膜瘤，尤其是直窦型天幕后切迹脑膜瘤，时常有侵犯至大脑镰对侧的情况，甚至存在大脑镰双侧面均有肿瘤基底匍匐，沿平行于大脑镰游离缘方向切开大脑镰至近直窦上缘，可直视对侧肿瘤主体及可能基底，必要时一并切除受累大脑镰。

3. 注意事项

(1) 距状前（枕内侧）静脉的保护：距状前静脉自枕叶前内侧表面进入四叠体池，有时在分离切开四叠体池过程中易造成损伤，进而引起同向性偏盲，除非在不可避免的情况下，此静脉须尽力保留。

(2) 深部静脉系统的保护：大脑大静脉（Galen 静脉）及其属支构成深部静脉复合体，对于脑深部核心结构的静脉引流极其重要，手术损伤将导致致命后果，术中需轻柔分离，悉心保护。

(3) 胼胝体压部的处理：为充分显露肿瘤以做到切除，有时阻挡与手术视野的胼胝体压部下部可适当切开，但由视肿瘤大小及位置决定，此结构常被肿瘤挤压变薄或向上方移位，此时不需切开处理。

九、幕下小脑上入路（Krause 入路）

（秦超影　张建党）

1962 年，Krause 报道了经天幕下入路成功切除 3 例松果体区肿瘤，术后患者无死亡，由此激发了探索松果体区，以及丘脑枕内侧肿瘤手术入路的兴趣，但进展迟滞，多数神经外科医生仍倾向于采取保守

治疗策略。然而，显微外科的发展使得这一现状得以改观。1972 年 Stein 对 Krause 的幕下小脑上入路（又称 Krause 入路）进行研究并成功切除 6 例松果体区肿物，无死亡病例报道，且并发症较轻。这一成果促使神经外科医生再次思考并采用 Krause 入路为主流的手术入路对松果体区肿瘤进行治疗。

Krause 入路多应用于生长于丘脑后部肿瘤的患者。幕下入路是完全通过轴外抵达病变的方式，损伤较小。然而，丘脑枕位于两侧基底静脉之间，两侧基底静脉之间的手术野十分有限，对于自中线向外侧扩展超过 1cm 的病变难以通过这一入路切除。因此，对于丘脑区域肿瘤，Krause 入路一般仅用于起源于丘脑枕内侧的小体积肿瘤。

尽管正中 Krause 入路最常用，但位于窦汇及星点之间的正中旁入路可作为经中线 - 幕下小脑上入路的扩展供术者选择，正中入路及中线外入路在手术入路的显露深度、角度、范围及血管的损伤风险方面存在差别。

1. 适应证　该入路主要适用于侵犯第三脑室后部及颅后窝推挤四叠体板和小脑前叶的松果体区肿瘤，也用于起源于丘脑枕部、中脑顶盖，尤其偏内侧的如胶质瘤、海绵状血管瘤等病变。

2. 入路步骤

(1) 体位与切口

● 体位：正俯卧位或侧腹卧位（公园长椅位），适当弯曲患者颈部，枕外粗隆为最高点，Mayfeild 头架固定。

● 切口：采用后正中切口，切口上缘达枕外隆突上方约 1cm，下缘达 $C_1 \sim C_2$ 水平（图 2-34）。

(2) 皮瓣分离：严格沿着中线逐层切开皮肤及皮下组织，确定项韧带（"白线"），沿"白线"向深层分离以减少出血及肌肉损伤，达颅骨后向两侧分离骨膜，以牵开器分离枕部肌群，显露最大横径为横窦水平，下方显露下项线，一般不需分离显露至寰枕筋膜及 C_1。

(3) 骨瓣与硬膜

● 骨孔：于枕外粗隆下方钻一孔。

● 骨瓣：形成双侧枕部骨瓣，骨瓣上缘达双侧横窦下缘，两侧至皮瓣边缘，下缘止于下项线下方。

● 硬膜：沿骨窗周边悬吊硬膜，常规 Y 形剪开硬膜，上端至近中线横窦下缘，使中线硬膜得以轻松向上翻开。

(4) 显露范围：硬膜打开后即可见桥静脉，两侧枕面的下蚓静脉及半球下静脉上至横窦下方流入幕窦，这些静脉可予烧灼离断，分离小脑与天幕；进一步向松果体区显露则可能面临离断汇入天幕窦和窦汇的桥静脉的情况，一般切断这些静脉不会引起危险，但仍需尽量保留。进一步打开四叠体池蛛网膜即可显露深部静脉系统及肿瘤（图 2-35）。

(5) 入路扩展：尽管正中 Krause 入路最常用，但位于窦汇及星点之间的旁正中 Krause 入路可作为经中线 Krause 入路的扩展供术者选择，正中入路及中线外入路在手术入路的显露深度、角度、范围，以及血管的损伤风险方面存在差别。

旁正中 Krause 入路中，牵拉部位变为小脑蚓部外侧小脑半球，此入路不像小脑蚓部入路一般陡行向上，从侧方提供松果体区、胼胝体压部及下方的手术空间，获得更加宽阔的同侧半小脑中脑裂空间。

3. 注意事项

(1) 避免小脑静脉性充血：当沿中线向下方牵拉小脑、分离小脑与天幕操作中，可能不可避免地牺牲桥静脉，但过度的烧灼损伤可能会导致小脑静脉性充血，影响显露甚至无法继续手术，并对患者预后造成不良影响，应尽量予以避免。

(2) 第三脑室开放的处理：肿瘤的切除可能延伸至第三脑室后份，从而开放第三脑室，使之与四叠体池沟通，有术者采用在第三脑室后份到小脑延髓池之间放置硅胶管，形成"Torkildsen"分流。

(3) 深部静脉复合体的保护：于小脑上方沿天幕正中向松果体区进行解剖的过程中，正对大脑大静

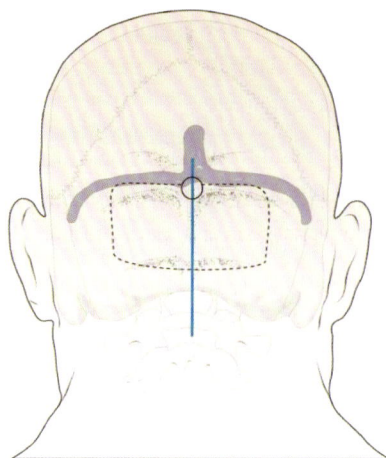

▲ 图 2-34　体位切口及骨窗

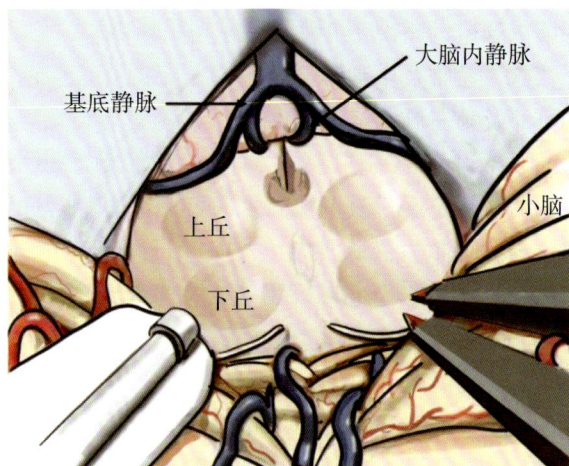

▲ 图 2-35　显露范围

脉及胼胝体压部，此时应向下方调整手术路径，轻柔牵拉小脑山顶，从而避免对静脉复合体盲目解剖造成损伤。

十、经纵裂 - 胼胝体入路

（秦超影　陈　超）

对于丘脑前上部、主体突入侧脑室的肿瘤，包括笔者在内的大多数神经外科医生更倾向于半球间经纵裂胼胝体入路，当丘脑肿瘤向内侧下方延伸至第三脑室的情况下，也推荐这一入路。如果肿瘤在侧脑室底部下方延伸，则可以切开侧脑室底（丘脑顶部）直接进入肿瘤而无须切开穹窿脚。如肿瘤未及侧脑室底，则使用经胼胝体 - 穹窿间 / 室间孔入路通过自然裂缝进入第三脑室，这避免皮质切口和穹窿脚损伤，未发现与此手术方法有关的记忆缺陷。经胼

胼体入路对侧脑室进行探查具有很大的灵活性，很少破坏半球组织，对于视觉通路及其他重要纤维束通路可做到一定程度的保护；没有皮质切口，术后癫痫发生率低。Yasargil 报道了针对丘脑后部偏内侧、丘脑枕肿瘤的半球间经纵裂胼胝体压部入路。运用半球间经纵裂胼胝体压部入路可以探查大部分的胼胝体压部周围区域，同时，松果体、松果体区及丘脑枕也得以显露。在顶枕部半球间区域，皮质引流静脉的解剖较为特殊，沿着大脑镰向胼胝体压部方向延续，此入路可避免对这一区域桥静脉的干扰。

1. 适应证 该入路主要适用于侵犯侧脑室额角、体部及侧脑室前上部病变，因而对于丘脑前上部、主体突入侧脑室的肿瘤及丘脑肿瘤向内侧下方延伸至第三脑室的情况下，这一入路都作为首选，如颅咽管瘤、丘脑及中脑顶部胶质瘤。同时，起自侧脑室房部及第三脑室经胼胝体压部后方向上生长的病变也可经此入路到达（如松果体区肿瘤），部分被枕部经小脑幕或幕下小脑上入路替代起源于中脑被盖，中脑导水管前方的轴内病变也多采用此入路处理。

2. 入路步骤

(1) 体位及切口

● 体位：患者取仰卧位，使矢状缝垂直于水平面，对于近第三脑室前部病变，头部抬高 20°～30°，近第三脑室后部病变的显露采取头部降低 15°～20°。

● 切口：采取右侧额部 L 形切口，内侧恰至中线或过中线 0.5cm，切口前 2/3 位于冠状缝前、后 1/3 位于冠状缝后，侧方达颞上线内侧（图 2-36）。

(2) 皮瓣处理：额部皮瓣采用全层切开，行骨膜下分离，显露并确定冠状缝，按上述 L 形切开后向前外侧牵拉，充分显露前方及侧方颅骨。

(3) 骨瓣与硬膜

● 骨孔：额部骨瓣多采用开 2 骨孔，分别位于矢状缝前后缘，前后径 5～6cm，2/3 于冠状缝前，1/3 位于冠状缝后，钻孔时需注意保护矢状窦，内侧需显露矢状窦左外侧缘。

● 骨瓣：首先铣刀从冠状缝后方骨孔平行于切口向外侧铣开颅骨至切口边缘，转而向前沿着皮瓣边缘弧形向前向内至另一骨孔，最后由后向前铣开中线处颅骨。

● 硬膜：沿骨窗周边悬吊硬膜，硬膜瓣基底朝向矢状窦，弧形剪开硬膜并牵向中线处固定。

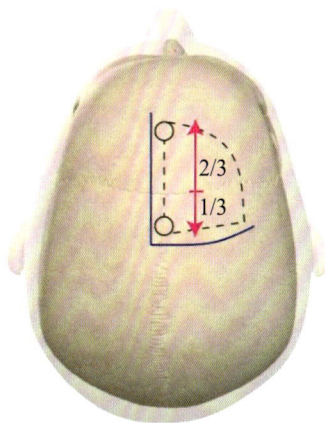

▲ 图 2-36 头皮切口及骨窗

(4) 显露病变要点

① 侧脑室病变的显露：打开胼胝体池，辨认双侧胼周动脉，在两侧胼周动脉间显露胼胝体，电凝胼胝体前部表面，做一 1.5～2.0cm 的切口即可满足对大多数病变的显露。若胼胝体的切口稍偏一侧，即可直接进入该侧的侧脑室，并可以通过打开透明隔显露对侧侧脑室的结构及病变。若患者存在较为明显的透明隔间腔，同时严格沿中线操作，可能会直接进入透明隔间腔，此时可以再打开一侧或双侧的透明隔实现对侧脑室结构及病变的显露。

② 三脑室病变显露：侧脑室于第三脑室之间由孟氏孔相通，但是孟氏孔较小，经孟氏孔显露第三脑室的范围极为有限。为了更为充分地显露第三脑室病变，可以通过以下几种方式进行显露。

● 经穹窿间入路：根据切开胼胝体后进入的腔隙不同，有两种方式打开穹窿间进入第三脑室：一种是在切开胼胝体前部后直接进入透明隔间腔，此时沿中线在穹窿柱向后纵行打开两侧穹窿间的间隙即可通过第三脑室顶进入第三脑室内；另一种则是切开胼胝体后进入一侧侧脑室，此时则需切开一侧透明隔再进入透明隔间腔，余操作同第一种方式。穹窿间无交叉纤维，切开后不会造成记忆障碍，但是，若切开向前超过穹窿柱或者前联合，向后破坏了穹窿伞等结构，则会造成记忆障碍（图 2-37A）。

● 经脉络膜裂入路：脉络膜为附着在穹窿与丘脑之间的结构，打开穹窿侧的脉络膜裂，在双侧大脑内静脉之间进入第三脑室（图 2-37B）。

● 经室间孔入路：室间孔是左右侧脑室与第三脑室相通的一对孔道，位于第三脑室侧壁前部，穹窿

穹窿间　　　大脑前（胼缘）动脉

大脑前（胼周）动脉　　　经脉络裂

　　　　　　　　　侧脑室

丘纹静脉　　　大脑内静脉

丘脑

　　　　　　　第三脑室

A

　　　　　　穹窿间

经脉络裂

经室间孔　　　　　　　　胼胝体

侧脑室　　　　　　　脉络丛

　　　　　　　　　穹窿

第三脑室

B

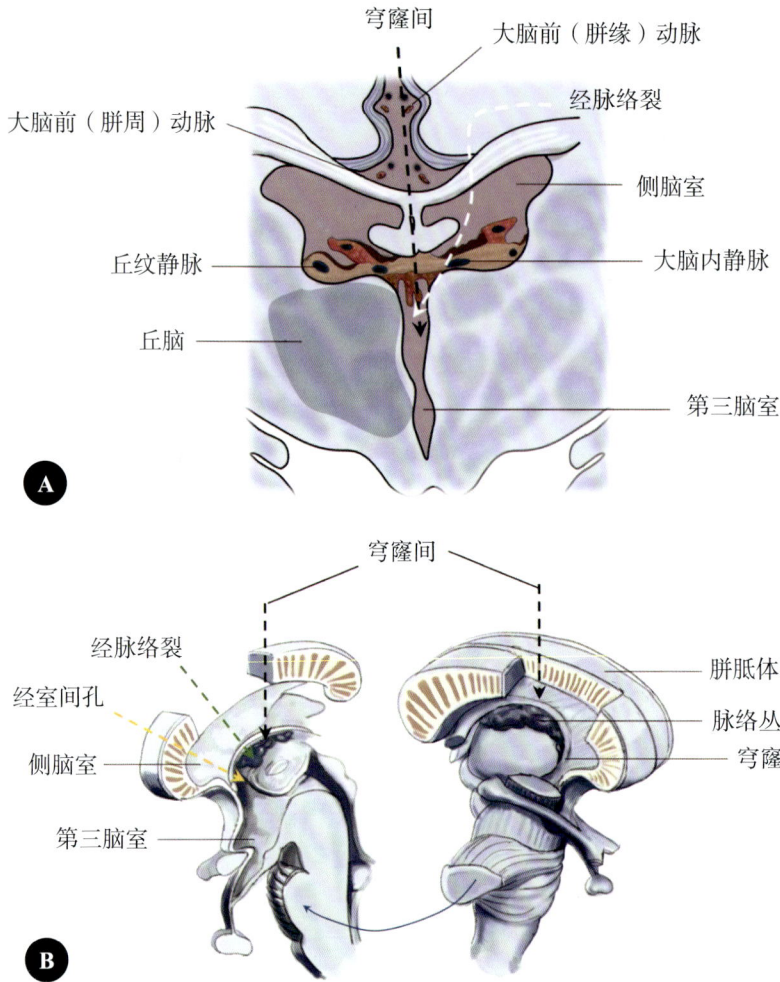

◀ 图 2-37　进入侧脑室的方式

柱与丘脑前端。双侧穹窿体部构成 Monro 孔的前缘上缘。任何孔内的操作都应该考虑邻近的穹窿。

　　(5) 松果体区病变的显露：松果体区病变也可以通过经穹窿间入路和经脉络膜裂入路进行显露，显露过程基本类似，主要区别在于显露的方向不同。此两种入路均需要往侧脑室后份显露，在双侧大脑内汇合成大脑大静脉的下方显露松果体区的结构及病灶（图 2-38）。

3. 注意事项

　　(1) 进入侧脑室侧的判断：如切开胼胝体直接进入侧脑室，确定丘纹静脉在脉络丛左侧/右侧较为简单，即丘纹静脉位于脉络丛左侧，则进入左侧侧脑室，反之进入右侧；切开胼胝体后如进入透明隔间腔后需进一步达侧脑室，则容易引起混淆，需术者熟悉脑室内解剖结构。

　　(2) 内囊的保护：侧脑室外侧内囊膝部与室间孔关系密切，其在室间孔外侧接近丘脑前极处与脑室

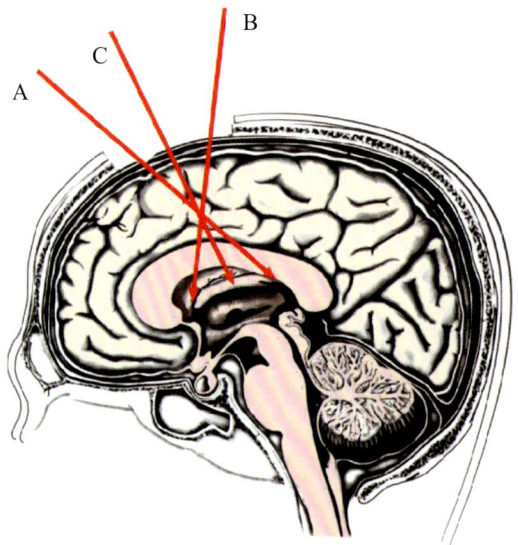

▲ 图 2-38　手术路径及显露范围示意

壁相接触，因而牵拉侧脑室需轻柔，以免脑压板切入脑室壁引起肢体偏瘫。

(3) 丘纹静脉的保护：经胼胝体入路直接进入侧脑室后，如需显露第三脑室可经室间孔或脉络裂入路，需注意丘纹静脉的保护，因丘纹静脉的离断或闭塞可造成嗜睡、偏瘫及缄默症，甚至引起基底节脑梗死。

十一、双侧扩展额底入路

（肖　遥　苏　君）

双侧扩展额底入路也称为双额扩展入路，主要用于前颅底中线硬膜外肿瘤。1992 年 Sekhar 等在 Derome、Jackson 标准额底入路的基础上加以改良，在开颅形成双额骨瓣并结合眶上眉弓切除，进一步对筛窦、蝶窦及斜坡骨质切除，以扩大手术视野。采用该入路可增加对颅前窝、颅中窝、颅后窝中线处病变的暴露，并减少对额叶脑组织的牵拉，同时可进入海绵窦及眶上裂，但该入路的手术视角不利于海绵窦出血的控制。尽管该入路可实现广泛的硬膜内暴露，但由于硬膜开放后术后感染的风险大大增加，其常仅用于硬膜外肿瘤的切除。该入路最常用于切除中线斜坡病变、额叶与前颅底病变、眶内侧病变和副鼻窦病变，包括鼻咽肿瘤、软骨肉瘤、脊索瘤和脑膜瘤。手术如图 2-39 所示。

1. 适应证 该入路可显露颅前窝底、鞍区、斜坡、枕骨大孔区硬膜外病变。此入路脑牵拉程度轻是其主要优点。但由于受到侧方的视神经、海绵窦段颈内动脉、Dorello 孔、舌下神经管的限制，主要适于切除硬膜外中线附近病变，如颅鼻沟通肿瘤、侵犯蝶窦、筛窦或斜坡的肿瘤。

2. 入路步骤

(1) 体位及切口（图 2-40）

• 体位：仰卧位，头略过伸 10°～15° 并用 Mayfeild 头架固定。

• 切口：采用发际线内冠状皮瓣切口，切口从一侧颧弓上缘 1.5cm 直至另一侧颧弓同水平，向上过中线时约距病变上方 15cm，而不是沿发际走行，这样可根据肿瘤大小预留足够长的额骨膜瓣修补及颅底重建。

(2) 皮瓣的分离：额部于骨膜下分离，双侧颞部先颞浅筋膜下分离，再筋膜间分离，注意保护面神

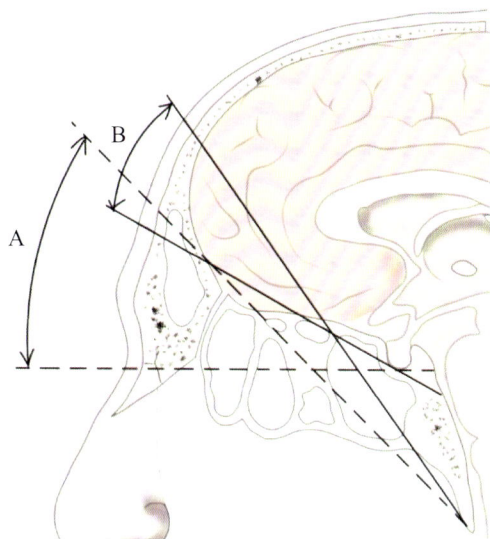

▲ 图 2-39　手术路径示意

A. 扩大骨窗后；B. 扩大骨窗前

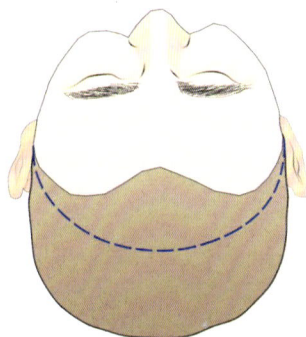

▲ 图 2-40　体位及切口

经颞支，避免其损伤。皮瓣下缘分离至眶上缘和额鼻缝，必要时将眶上神经及血管松解。

(3) 骨窗

骨孔：第 1 孔为鼻根部；第 2 孔为中线矢状窦上；第 3 孔为双侧 Keyhole 处。

骨瓣（图 2-41）：形成双额骨瓣。抬起额叶，沿嗅沟周围剥离，将嗅神经自筛板上离断，沿前颅底剥离硬膜（从鸡冠到蝶骨平台）。硬膜外分离显露额内嵴、鸡冠、筛板、眶顶、前床突、蝶骨平台、蝶骨小翼。

(4) 骨窗的扩大处理：双额眉弓及眶顶骨瓣成型，双额眉弓及眶顶骨瓣应尽可能多地保留眶顶骨质，以便复位。眶上缘外侧用线锯做骨切开，眶顶骨用高速磨钻从外侧向内侧磨开，后界在筛板后缘，注意保护硬脑膜及眶骨膜，最后在筛前动脉水平锯开，

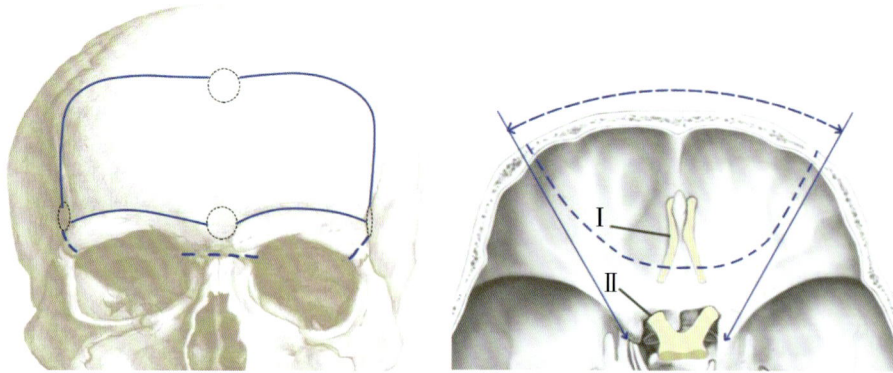

▲ 图 2-41　骨瓣及骨窗的处理
实线.双额骨瓣；虚线.扩大的骨窗

将眶上缘骨瓣整块取下。

(5) 骨质磨除和切除病变：用脑压板在硬膜外轻轻牵拉额叶，暴露前颅底。用高速磨钻磨除蝶骨平台和筛窦后部，使视神经之间的蝶窦开放，从而显露蝶窦和斜坡病变并切除病变，向下磨除下斜坡骨质，可暴露枕骨大孔前缘，切除枕骨大孔前缘病变。

(6) 颅底重建：双侧嗅沟硬膜破损处，硬膜反折无创线缝合或骨膜与硬膜缝合。颅底骨缺损小者可用骨膜反折直接修补重建。将额骨瓣膜放在双额眉弓及眶顶骨瓣下，自两侧视神经之间引入，覆盖在颅底残腔和斜坡上，眶上缘骨瓣、额骨瓣复位。如果颅底骨缺损较大，用脂肪填塞开放的鼻旁窦，用帽状腱膜-骨膜为蒂的半厚颅骨片置于颅底处或用钛板重建。

3. 注意事项

(1) 注意预防脑脊液漏：该入路广泛切除骨质并打开鼻旁窦，术后脑脊液漏发生率增高。因此，重视颅底重建技术是该手术很重要的一点。用肌肉加医用胶严密修补缺损硬膜和额部筋膜瓣覆盖在颅底来预防脑脊液漏。必要时使用人工钛网重建骨质缺损。

(2) 警惕术后感染：该入路创面较大，且和鼻旁窦沟通，术后发生感染风险增加。手术后将额骨膜瓣放在双额眉弓及眶顶骨瓣下，自两侧视神经之间引入，覆盖在颅底残腔和斜坡上，在颅外污染区与颅内非污染区建立一个隔离屏障可预防颅内感染。

(3) 术后可出现脑水肿和脑挫裂伤，最常见的原因是对脑组织牵拉过重所致。切除眶上缘，辅以脱水药物和过渡换气，可降低其发生率。

(4) 该入路一般会造成嗅觉丧失。

十二、颅-眶-颧入路：经典与演变

（李　洋　苏　君　李　琳　洪　涛）

颅-眶-颧入路又名额颞眶颧入路，是翼点入路的扩展入路之一。该入路最早在 1984 年，由 Pellerin 在处理额颞蝶脑膜瘤时所提出。1985 年，Fujitsu 采用额颞开颅，去除颧弓及眶外侧壁方式处理脚间池病变。1986 年 Hakuba 首次提出"眶颧弓颞下入路"，用该入路成功处理鞍旁、脚间窝、蝶骨脊内侧、岩斜坡区脑膜瘤。双骨瓣开颅的额颞眶颧入路由 Sekhar 在 1994 年所首创。1995 年，Rohde 亦采用该入路处理眶下外侧面、眶尖、颞下窝的肿瘤。21 世纪后，颅-眶-颧入路逐渐成熟并被 Aziz、Camprro 等学者广泛沿用（图 2-42）。

1. 适应证　对于侵犯斜坡、脚间窝、颞下窝、翼腭窝、咽旁间隙等结构的大型脑膜瘤，该入路尤为适用。

优势：①缩短术者与肿瘤之间的操作距离；②为手术提供多个手术视角：额下、经侧裂、颞下；③仅包含单一骨瓣，避免了颅骨重建、解剖缺陷及容貌缺损；④降低了入路平面，减缓脑组织牵引；⑤可尽早阻断肿瘤血供，减少术中出血。

2. 入路步骤

(1) 体位与切口

● 体位：仰卧位，头部采用 Mayfield 头架固定，躯干抬高 15°～20°，头部过伸并向病灶对侧旋转 30°～45°，旋转角度以额颧突处于最高点为宜。

● 切口：位于耳屏前方 1cm，平颧弓下缘，沿发迹延伸至对侧，终止于对侧颞上线发迹内（图 2-43）。

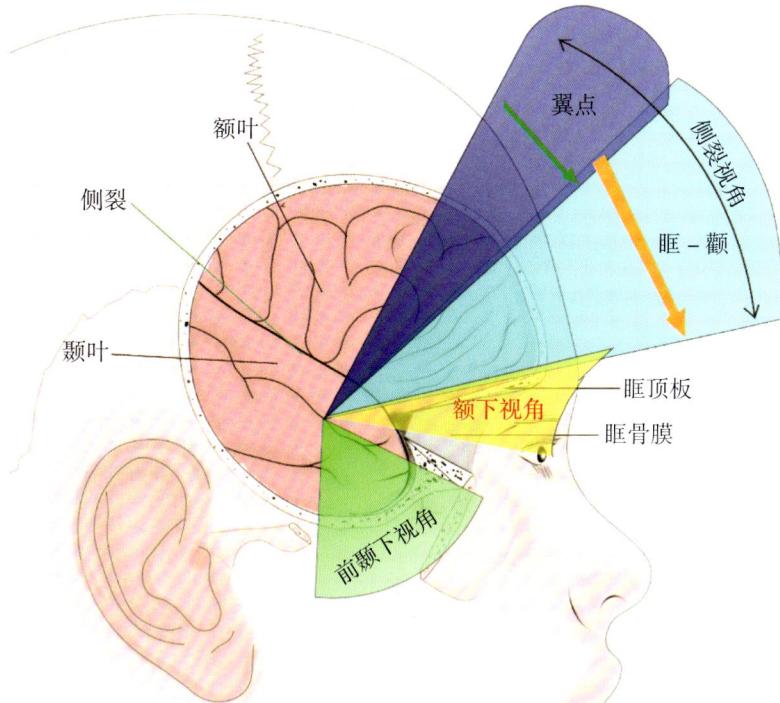

▲ 图 2-42　颅 - 眶 - 颧入路视角解剖示意

(2) 皮瓣和颞肌的分离

• 皮瓣的分离：额部皮瓣采用骨膜下分离，颞部皮瓣先采用颞浅筋膜下分离，再采用筋膜间分离，以保护面神经额颞支。在分离颧弓以及眶外侧缘时仍采用骨膜下分离。在眶缘处，采用钝性分离将眶骨由眶顶壁及外侧壁上游离。用拉钩将皮瓣向前下方牵拉，充分暴露眶缘、额骨颧突、颧骨额突、颧弓。

• 颞肌的分离：颞肌切开始于额骨颧突，采用剥离子自骨膜下从下向上、自后向前分离。尽量避免采用电刀从骨膜表面分离颞肌，减少对颞肌的热损伤，可大大减少术后颞肌萎缩的发生。颞肌分离后向下牵拉。

(3) 骨瓣与硬膜：眶颧入路的骨瓣有单骨瓣法与双骨瓣法。①单骨瓣开颅：颞肌分离后牵拉向颧弓下方，于额骨颧突钻第 1 孔（即关键孔，同时暴露颅前窝底和眶），颧弓上方钻第 2 孔，翼点后方颞上线钻第 3 孔，中线旁眉弓处钻第 4 孔。钻孔后用铣刀依次铣开 1～2 孔、2～3 孔、3～4 孔之间的骨质，再分别离断眉弓、颧骨、颧弓根、眶顶壁及眶外侧壁骨质，见图 2-44，将额颞骨瓣连同眶缘颧弓一并取下。最后咬除上壁及顶壁的骨质及蝶骨嵴至眶上裂外侧缘，再将颞部骨窗咬平至颅中窝底。②双骨瓣开颅：

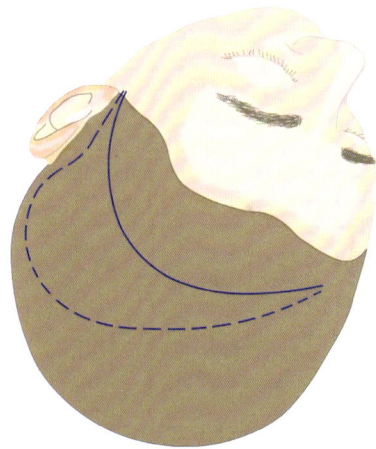

▲ 图 2-43　体位及切口

颞肌分离后牵拉向颧弓下方，首先行额颞骨瓣开颅，钻四孔，打孔方位与上诉相同，用铣刀铣开各孔之间的骨质，取下额颞骨瓣。再按照图 2-44 位置离断眉弓、颧骨、颧弓、眶顶及眶外侧壁，将眉弓连同颧弓一起取下。其余操作同上。

(4) 显露范围：骨瓣成形后，悬挂硬膜，再以蝶骨嵴为中心弧形剪开硬膜。眶颧入路在颅内显露的范围类似，但范围更广，且可以为术者提供多个手术视角（额下、经侧裂、颞下视角等）。此外，眶颧入路还可以根据显露的需要显露颞下窝。

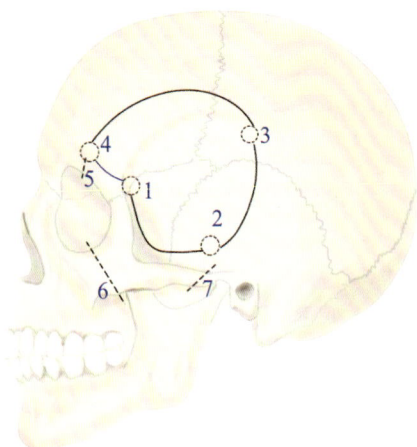

▲ 图 2-44　单骨瓣开颅示意

1. 关键孔；2. 颧弓上方 0.5cm 骨孔；3. 翼点后方颞上线骨孔；
4. 中线旁眉弓处骨孔（钻孔后用铣刀依次铣开 1～2，2～3，
3～4 孔之间的骨质）；5. 离断眉弓；6. 自眶下裂离断颧骨；
7. 离断颧弓根

3. 入路的扩展和改良

(1) 扩展：①前方经岩骨入路，通过颞下入路的视角，进一步磨除 Kawase 三角区域的岩骨，即可实现对颅后窝的显露。②颞下窝入路，通过进一步移除中颅底骨质，即咬除圆孔、卵圆孔、棘孔外侧的骨质即可实现对颞下窝区域的显露。

(2) 改良：近些年来，随着显微技术发展、显微设备的改善，以及诊疗水平的发展，需要使用完整的眶颧入路的病变越来越少，多数病变可以通过部分眶颧入路实现肿瘤的切除。因此有学者对眶颧入路提出了改良，主要分为两种：眶上改良的眶颧入路和颞下改良的眶颧入路。

(3) 眶上改良：此改良入路与完整眶颧入路的主要区别在于前者保留了颧弓。该入路适用于那些无须借助颞下视角即可切除，且未累及颞下窝的病变。颧弓的保留可以避免术后颧弓移位引起的美观问题及颞下颌关节损伤的问题，同时减少了操作难度和操作损伤（图 2-45）。

(4) 颞下改良：此改良入路与完整眶颧入路的主要区别在于前者仅离断颧弓，保留了眶缘（及眶壁）。此改良入路保留了眶颧入路所提供的颞下入路的视角，同时可以联合颞下窝及 Kawase 入路显露颞下窝和颅后窝（图 2-46）。

4. 注意事项

(1) 磨除颞窝前部：颞窝底部到颈内动脉之间的

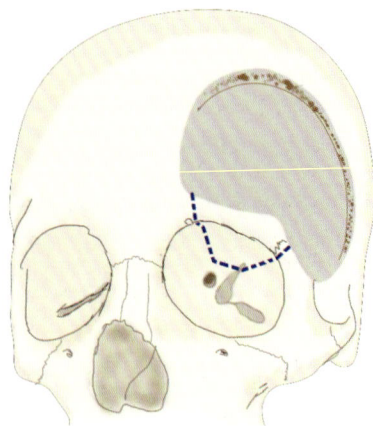

▲ 图 2-45　颅 - 眶 - 颧入路之眶上改良示意

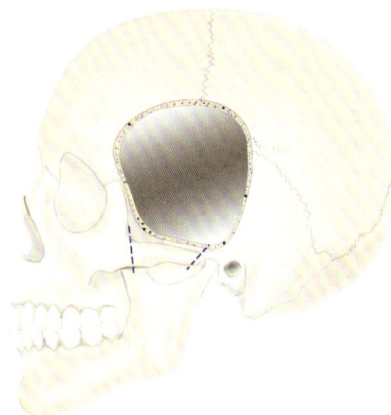

▲ 图 2-46　颅 - 眶 - 颧入路之颞下改良示意

骨质，开放卵圆孔、圆孔、眶上裂，可显露翼板、上颌后间隙、颞下窝。显露范围前至三叉压迹，后至内听道水平，外至颈内动脉外侧，内至岩尖区域的颅后窝硬膜。受累骨质需一并切除，以达到肿瘤全切。

(2) 磨除三叉神经第三支及三叉神经节之间的骨质：可游离三叉神经分支，最大限度游离三叉神经分支及神经节。此外，磨除该处骨质亦可更大范围显露三叉神经节周围及其下方区域。当肿瘤侵犯硬膜内时，上述操作需在切开硬膜后施行。

参考文献

[1] PELLERIN P, LESOIN F, DHELLEMMES P, et al. Usefulness of the orbitofrontomalar approach associated with bone reconstruction for frontotemporosphenoid meningiomas[J]. Neurosurgery, 1984, 15(5):715-718.

[2] FUJITSU K, KUWABARA T. Zygomatic approach for lesions in the interpeduncular cistern[J]. Neurosurg, 1985, 62(3):340-343.

[3] HAKUBA A, LIU S, NISHIMURA S. The orbitozygomatic

infratemporal approach: a new surgical technique[J]. Surg Neurol, 1986, 26(3):271–276.

[4] SEKHAR L N, SWAMY N K, JAISWAL V, et al. Surgical excision of meningiomas involving the clivus: preoperative and intraoperative features as predictors of postoperative functional deterioration[J]. Neurosurg, 1994, 81(6):860–868.

[5] AL-MEFTY O. Clinoidal meningiomas[J]. Neurosurg, 1990, 73(6):840–849.

[6] ROMANI R, ELSHARKAWY A, LAAKSO A, et al. Tailored anterior clinoidectomy through the lateral supraorbital approach: experience with 82 consecutive patients[J]. World Neurosurg, 2012, 77(3–4):512–517.

[7] SUGHRUE M, KANE A, RUTKOWSKI M J, et al. Meningiomas of the Anterior Clinoid Process: Is It Wise to Drill Out the Optic Canal[J]. Cureus, 2015, 7(9):e321.

十三、乙状窦前幕上下联合入路

（赵子进　赵　强　徐　凡）

1976 年，Hitselberger 与 House 将枕下入路和经岩骨联合入路改良为经岩乙状窦前小脑幕上下联合入路，使岩斜区肿瘤的手术显露得以更加充分，但受条件所限，当时手术死亡率平均达 50%，并发症发生率高达 80% 以上。20 世纪 80 年代以后，随着现代显微外科的发展、颅底显微解剖研究的深入，经岩骨手术入路逐渐得到广泛应用。1988 年，Al-Mefty、Samii 等提出小脑幕上下联合经岩骨经乙状窦前入路切除岩斜区肿瘤。20 世纪 90 年代以后，经岩骨乙状窦前入路的发展日趋成熟，Mc Elvean 及 Hirch 最早提出部分经岩骨切除的入路。1999 年，Sekhar 提出了部分经迷路切除和岩尖切除的手术入路来处理岩斜区的病变，在保留听力和面神经功能的同时极大地改善了对岩斜区的暴露。

Spetzler 根据术中颞骨岩部切除的范围将其规范化为 3 个亚型：①迷路后技术，保留听力前提下的颞骨岩部切除；②经迷路技术，牺牲听力的颞骨岩部切除；③经耳蜗技术，牺牲听力并移位面神经、最大限度地切除颞骨岩部。Horgan 等根据术中内耳磨除的程度将经岩骨入路分为 4 个亚型：①迷路后入路，手术保留外耳道及半规管完整；②部分迷路切除入路，保持外耳道的完整，磨除从壶腹至总脚水平线上的前半规管和后半规管部分，并行岩尖切除；③经迷路入路，不保留外耳道，在完全磨除三个半规管基础上，面神经轮廓化，外耳道缝合并向前牵开；④经耳蜗入路，在经迷路入路的基础上进一步磨除耳蜗，暴露颈内动脉岩骨段，将面神经向后移

位。其中，后 3 种入路方式对岩斜区的暴露无显著区别，但部分迷路切除入路术后可保留听力，后两种入路则属前庭和耳蜗功能破坏性手术。经岩骨入路以岩骨为中心进行手术设计，以术中磨除岩骨，扩大病变的显露范围为特点，提高了肿瘤的全切除率，以至于一度众多学者将该入路作为切除岩斜区肿瘤的首选。

1. 经岩骨入路的相关解剖结构

（1）鼓窦：鼓窦是经乳突手术中的一个重要标志，其上壁为鼓窦盖，与颅中窝相隔；下方与乳突小房相通；前部有水平半规管凸及面神经管凸水平部的一部分；鼓窦口也是重要手术标志，水平半规管位于其内侧，其前下方为外耳道后壁及面神经垂直部开始段；鼓窦后方借乙状窦骨板与颅后窝分隔；内侧壁的深部为后半规管；外壁为乳突外壳的一部分，即道上三角区。

（2）道上三角：在鼓窦外侧壁的骨表面有一三角形的平滑面，界限为乳突上嵴，约相当于颧弓后方的沿线，后界为乳突嵴，前为外耳门后缘和外耳道上棘。道上三角是鼓窦定位的标志。

（3）实质骨三角：位于外耳道后上方深部，面神经管的后、内、下方深面，骨质坚硬，颜色较白，似象牙状，其实是骨半规管的轮廓。三个半规管相互垂直，位于前庭的后上方。前半规管的平面和同侧颞骨岩部的长轴垂直，多数位于弓状隆起最高点前方的斜坡中。后半规管与同侧颞骨岩部的长轴平行。手术当中如欲保留听力切不可磨除此三角。只有经迷路入路或乙状窦前入路向迷路扩展时才可磨除此三角，显露出经迷路三角，改善前内侧视角。

（4）Trautmann 三角：在窦硬膜角、颈静脉球与骨迷路（或后半规管）之间的区域即 Trautmann 三角。该区域的大小及形态与乙状窦的大小及是否前移有密切关系。

（5）颞骨岩部：界于颅中窝和颅后窝之间，内含位听器官和面听神经血管束，毗邻颅底、小脑、脑干、海绵窦、出入颅的颈内动静脉和中后组脑神经等重要结构。根据内耳和周围气房的关系，可将岩骨分为迷路上间隙、迷路后间隙、迷路下间隙和岩尖 4 个部分。

（6）岩骨内上面：近岩尖部有三叉神经压迹，容纳三叉神经半月节，压迹的后外侧有弓状隆起，其

下为前半规管，其后外侧与颞鳞间为鼓室盖，有岩鳞裂经过，前侧有2个小孔，靠内侧者较大为岩大神经管裂孔，有岩大神经通过，外侧裂孔较小，称为岩小神经管裂孔，有同名神经通过，这2个裂孔各向前方发出一浅沟，分别称为岩大神经沟和岩小神经沟，在岩骨嵴处有一浅沟，为岩上窦沟。

(7) 岩骨内后面（亦称为锥体小脑面）：中部有一类圆形小孔为内耳门，向外导入一管称为内耳道，内耳门的后外侧为前庭小管外口，有内淋巴管通过。岩骨后缘与枕骨交界处有岩下窦沟，向后下通颈静脉管。

(8) 硬脑膜静脉窦：横窦位于枕骨横窦沟内，是小脑幕后缘的附着处，向前外移行为乙状窦。乙状窦位于颞骨乳突部内面的乙状沟内，呈S形弯曲，先向内下走行，再转向前下至颈静脉孔的后外侧部与颈静脉孔内的颈静脉球相连接。横窦与乙状窦的转折部位称为乙状窦上曲，位于星点前方的颞骨顶切迹，乙状窦与颈内静脉球的转折称为乙状窦下曲，位于乳突尖深面。通常右侧横窦和乙状窦较左侧宽大。有时因手术需要，需结扎切断乙状窦并同时保持Labbe静脉向对侧引流通畅，但如果同侧横窦发育不良则应视为禁忌。岩上窦位于小脑幕在颞骨岩部的附着缘，向前与海绵窦相交通，向后连接乙状窦，多数行经Meckel腔开口的上方，但也可经其下方或分叉包绕Meckel腔的开口，其主要引流静脉为岩静脉。

2. 适应证

(1) 乳突及岩骨内及内听道内侧岩斜区病变，特别是广基底岩斜区肿瘤向鞍区、岩尖区延伸，同时骑跨颅中窝、颅后窝者。

(2) 巨大脑桥小脑三角区肿瘤向脑干腹侧生长者。

(3) 部分脑干内肿瘤或基底动脉干动脉瘤。

(4) 蝶-枕软骨结合部至颈静脉孔平面的病变。

3. 入路的优点与缺点

(1) 优点：①小脑和颞叶受牵拉轻；②到斜坡的手术距离较标准颞下入路缩短3cm；③视野可直接达病变及脑干腹侧和外侧；④神经和内耳结构，如耳蜗、迷路和面神经可以保留；⑤能够保留乙状窦及Labbe静脉和基底静脉；⑥手术过程中可早期阻断肿瘤血供；⑦可从多方位、多角度操作，利于分离切除病变；⑧易与其他手术入路联合使用，从而进一步扩大手术的视野和范围。

(2) 缺点：①手术技术相对要求较高，手术时间较长，创伤大；②途经岩骨结构较复杂，易出现脑神经及迷路损伤；③术后可能出现脑脊液漏。

4. 入路步骤

(1) 体位与切口

● 体位：患者全麻插管后，取侧俯卧位，头及躯干抬高20°～30°，患者肩部稍抬高，避免对侧的颈静脉受压，采用Mayfield三钉头架固定头部，使乳突位于术野最高点，头顶部稍下垂。

● 切口：围绕外耳道做不对称马蹄形切口，前端起始于颧弓中点，绕向耳上方，向后下止于乳突尖后约2cm；或改良的C形切口，前端起始于外耳道上方，弧形向后下止于乳突尖后。皮瓣翻向下，逐层分离皮肤及颞肌，显露颧弓根部、颞窝、乳突和乳突尖及颅后窝侧方颅骨等结构（图2-47）。

(2) 骨瓣与硬膜

● 骨孔：横窦上下各两孔，第1孔位于星点处，于横窦、乙状窦交界下方进入颅后窝。第2孔位于鳞状逢与乳突上嵴的交汇处，进入幕上部分。两孔分别位于乙状窦横窦拐角处的两翼。另外两孔位于前两孔的靠中线侧，横窦两翼。铣刀铣下幕上下骨瓣，全程显露横窦。

● 骨瓣：用吸收性明胶海绵彻底剥离窦膜角硬膜及乙状窦与颅骨的粘连，用铣刀铣下乳突、乳突尖，充分显露乙状窦。显微镜下用磨钻磨除少量的岩骨后部骨质至暴露Trautman三角，充分暴露从岩上窦至颈静脉球之间乙状窦的前部硬脑膜。注意保留所有半规管及内淋巴管的完整性。

● 硬膜：分别在幕上沿颅中窝底和幕下沿乙状窦前外侧小脑部弧形剪开硬膜，两切口交汇于窦硬膜角，此处可确定岩上窦的位置。缓慢释放脑脊液致脑组织塌陷。结扎并切断岩上窦，用两自动脑牵开器分别轻柔抬起颞叶和牵开小脑半球，平行岩骨嵴电凝切开小脑幕并延伸至游离缘，应注意辨认和保护滑车神经，此时可基本满意显露脑桥小脑三角池、脚间池、鞍上池和海绵窦外侧壁等斜坡区域并暴露肿瘤（图2-48）。

(3) 显露病变要点

● 乳突切除与骨迷路显露：显微镜下行乳突切除、磨除颞底骨板及乙状窦表面骨质，乙状窦的显露要超过其后缘，显露少许颅后窝的硬脑膜。磨去

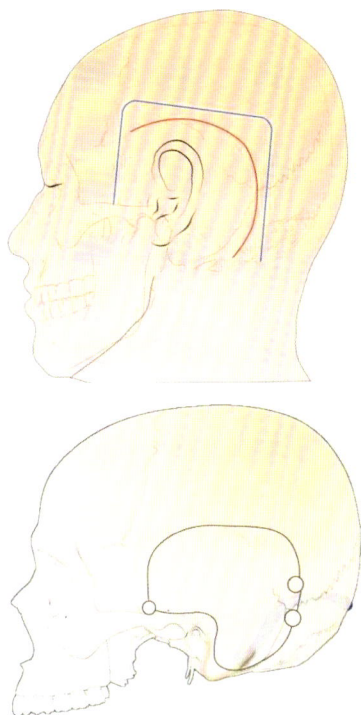

▲ 图 2-47　切口示意

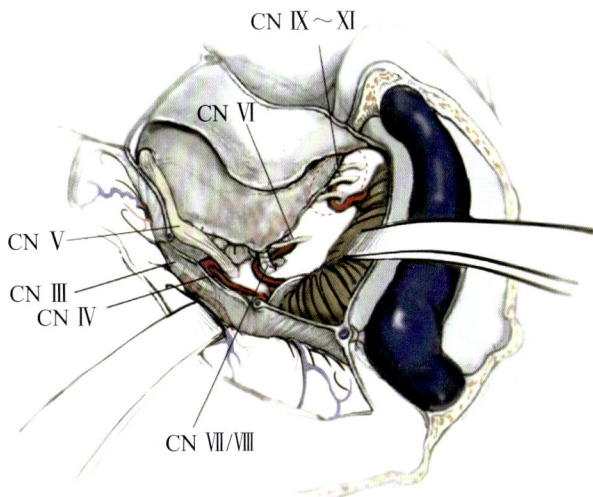

▲ 图 2-48　乙状窦前幕上下联合入路解剖

CN Ⅲ. 动眼神经；CN Ⅳ. 滑车神经；CN Ⅴ. 三叉神经；CN Ⅵ. 外展神经；CN Ⅶ/Ⅷ. 面神经 / 听神经；CN Ⅸ～Ⅺ. 舌咽神经、迷走神经、副神经

外耳道后方的乳突上气房、面神经后气房，暴露窦脑膜角及岩上窦。继续向深部磨去岩锥，将面神经管、骨迷路轮廓化，如半规管意外磨开，应立即用骨蜡封堵，防止内淋巴液流失。磨除后半规管下的骨质显露内淋巴囊时，要保护好内淋巴囊。沿乙状窦向下继续磨除迷路下气房，显露颈静脉球的起始部。在磨除迷路上气房显露前半规管后，分离牵开颞底硬脑膜，向内侧磨除岩嵴，以增加显露范围。根据需要显露的程度，可行扩大迷路后入路以增加脑桥小脑三角区的显露，或部分迷路切除入路以增加脑干腹侧的显露，磨除部分骨性迷路，保持膜迷路的完整。

• 硬脑膜切开与显露：先于乙状窦前 2mm 平行乙状窦前缘切开颅后窝硬脑膜和脑桥小脑三角池蛛网膜，释放脑脊液。于幕上平颞底切开硬脑膜，至横窦 - 乙状窦转折处平横窦向中线拐 3cm。轻抬颞叶，观察 Labbe 静脉至横窦的入口，从脑表面上分离一段 Labbe 静脉，用薄层湿吸收性明胶海绵覆盖保护。将幕下切口上延，与幕上切口相接。自动牵开器牵开颞叶和小脑，双重缝扎并切断岩上窦，平行岩嵴切开小脑幕直至游离缘。切开游离缘时要注意保护滑车神经和小脑上动脉，应在滑车神经进入

小脑幕的后方切开小脑幕。重置牵开器，将颞叶后部向内上抬起，将乙状窦、小脑幕和小脑半球向后下牵开，由于重力作用小脑半球可自然坠向后下方，稍加牵拉即可。分离蛛网膜，松解脑神经与小脑表面蛛网膜的粘连，切断岩静脉，将颞叶和小脑半球进一步牵开。

(4) 入路的扩展与联合：Fukushima 认为岩骨的磨除应以暴露充分为目的，过分磨除骨性半规管及迷路耳蜗不但可使面听神经损伤还会增加术后脑脊液漏的机会，而且扩大乳突切除或岩骨广泛磨除并未能增加岩尖及斜坡区的暴露。因此，提出一个更简易、安全的经岩周乙状窦前入路，该入路只需磨除少量的岩周后部骨质显露乙状窦前方 4mm×10mm 的硬膜区。硬膜切开后平行岩骨嵴切开小脑幕至游离缘即可直达岩斜区。联合岩骨入路可以与一些常用手术入路联合使用，主要包括颞下、远外侧和经乳突入路等。主要特点是 C 形的颞骨骨窗和枕下外侧枕骨切除，并且联合应用不同程度的岩骨切除，以建立一个从颅后窝到颅中窝的手术通道。通常用于大型的岩斜区病灶及从硬脑膜下或硬脑膜外扩展到岩斜区以外的病变。巨大岩斜区肿瘤向上发展，根据蝶鞍、海绵窦、Meckel 腔和颅中窝受累的程度可将手术入路扩展为全岩入路，或联合颞下前岩入路或联合额颞 - 眶颧 - 侧裂入路；向下侵及枕骨大孔和颅颈交界区，或乙状窦较

宽大、颈静脉球位置较高时，可扩展为经迷路入路、经耳蜗入路或联合乙状窦后入路或远外侧髁后入路。岩骨切除的范围必须根据术前影像学检查提供的相关解剖结构来决定。

5. 手术入路注意事项及相关并发症

(1) 脑脊液漏：脑脊液漏是颅底手术常见的并发症。对于术后脑脊液漏的处理关键在于预防。手术中要注意将窦和气房用骨蜡和生物胶封闭，硬膜严密缝合，空腔用自体脂肪和肌肉瓣填塞，术后对手术切口加压包扎促进愈合。脑脊液漏发生后要及时处理，可行腰穿或进一步腰池持续引流，必要时重新探查手术部位。

(2) 脑神经及迷路损伤：对岩骨周围肿瘤进行切除时，同侧第Ⅲ～Ⅻ对脑神经均有可能出现不同程度损伤，可能与解剖结构不清、显微操作不熟练、磨除岩骨时误伤、磨钻热烧灼损伤、术中过度牵拉及肿瘤粘连包裹等有关。扎实的解剖基础和娴熟的手术技巧是避免脑神经损伤的重要前提。明确肿瘤性质对确定神经与肿瘤的关系也是十分重要的，如肿瘤为三叉神经鞘瘤，则展神经多位于肿瘤内侧、面听神经多位于肿瘤外侧、后组脑神经多位于肿瘤下方。对质地较硬的肿瘤，在未明确肿瘤与脑神经的关系前，手术操作要谨慎，可以先行瘤内分块切除，然后逐步分离包膜，以达到游离脑神经的目的。因此，术中磨除岩骨时要熟悉岩骨解剖定位标记，磨除中要持续、充分打水降低磨钻温度，保持术野清晰，取瘤时要尽量保留神经微血管，既要神经的解剖保留也要功能保留。岩骨后入路应注意保护迷路，而经迷路和经耳蜗入路将不可避免地损伤迷路，造成术后听力和前庭功能障碍，而迷路后入路和扩大迷路后入路，在磨除岩骨时应以磨削出半规管"蓝线"为限。

(3) 颞叶的水肿和出血性梗死：颞叶的水肿与术中对颞叶和乙状窦的过度牵拉、电凝器的灼伤、脑组织的空气暴露过久、Labbe 静脉损伤有关。所以要尽量减少对脑组织和乙状窦的牵拉，保护 Labbe 静脉。乙状窦的术中切断一定要把握好适应证，并在暴露良好的前提下尽可能不行切断。

(4) 脑干损伤：脑干损伤是引起经岩骨后部手术死亡的主要原因之一。术中长时间的牵拉及强行剥离粘连在脑干上的肿瘤都可能造成严重的脑干损害。

尽可能少的牵拉、采用间断牵拉、脑干供血血管的保护和肿瘤的次全切除或分步切除可以减少或预防脑干损伤。

十四、枕下远外侧入路及其扩展入路

（谭　军　梁日初　彭　浩　韩宏杰）

远外侧入路由来已久，自 Hammon D 在 1972 年第一次描述该入路以来，对该入路的解剖研究不断深入，推动了该入路的拓展和演变。由此产生了多种分类及命名，比如 Spetzler、Rhoton、Sekhar 等都提出了自己的分类命名体系，目前仍没有统一规范。远外侧入路的本质是对枕骨大孔的开放，根据手术的目标区域的需要，将枕髁及周围骨质进行不同程度的处理以达到枕骨大孔不同程度的开放。最被我们熟知的体系是 Rhoton 提出的分类体系，他将 Heros 的初版远外侧入路作为基础版本，然后根据骨质磨除区域分为经髁入路，髁上入路和髁旁入路。远外侧入路及其拓展对椎动脉和小脑后下动脉、上颈髓和延髓（前外侧）、枕骨大孔、中下斜坡和颈静脉孔区域的病变具有较好的显露。下面我们以描述远外侧入路基础版本为主。

1. 适应证　该入路适用于枕骨大孔颅颈交界区肿瘤，主要包括以下肿瘤。

(1) 枕骨大孔区肿瘤：脑膜瘤、神经鞘瘤。

(2) 斜坡中下段肿瘤：脑干腹侧或腹外侧脑膜瘤、脊索瘤等。

(3) 颈静脉孔区肿瘤：神经鞘瘤、脑膜瘤、颈静脉球瘤、骨软骨病、转移癌等。

(4) 延髓及上颈段向前及侧方生长的髓内、髓外肿瘤等。

2. 术前评估

(1) 术前 MRI 检查可提供肿瘤的上下界，以此指导枕下开颅的范围。病变在腹外侧的位置决定了需要枕髁切除的范围。

(2) 评估肿瘤与脑干的关系十分重要，脑干或脊髓的水肿、钙化提示软脑膜受侵犯，这与术后神经功能密切相关，在术中选择切除程度时需要慎重选择。我们建议对于有脑干粘连紧密的肿瘤不应过分追求全切。

(3) 术前 CT 及血管成像对评估病变与周围血管关系具有重要作用，尤其要注意椎动脉、小脑后下动脉。

(4) 患者术前应该进行全面的神经及耳鼻喉科检查，特别是后组脑神经功能检查，需要对吞咽和声带功能进行详细评估，如果患者有后组脑神经麻痹，应告知患者及家属术后气管切开和/或胃造瘘的可能性。

3. 入路步骤

(1) 体位及切口

● 体位：体位有侧卧位、侧俯卧位和坐位。目前多采用侧俯卧位。胸部抬高15°，头保持轴位或根据病变位置向病灶对侧旋转一定角度。头前屈至下颌，托住上肢。拉肩以免阻碍暴露。

● 切口：远外侧入路切口设计根据其扩展方向的不同可以有多种变化，包括"曲棍球"切口（图2-49，蓝色实线所示）和耳后直切口（图2-49，蓝色虚线所示）。

①"曲棍球"切口：骨质暴露范围最为广泛，适用于经枕髁向各个方向拓展，对肌肉的保护最佳。切口起自乳突—上项线—中线—C_2～C_4棘突。在中线处要严格在白线处切开，颈部肌肉和筋膜可以整块翻向下外方。分离皮瓣到枕骨大孔附近时需要格外小心，尽量采取剥离子进行钝性分离。

②耳后直切口：对枕大孔侧方、前缘及下斜坡区的暴露较好，但是对颈部肌肉破坏较大。切口起自耳缘后方外耳道水平，经胸锁乳突肌后缘向下至C_2棘突水平。为减少对肌肉的影响，可以使用肌肉分层牵开的方法使肌肉解剖复位。

(2) 皮瓣的分离

●"曲棍球"切口：中线切口在枕外粗隆处沿中线白线切开直至显露C_1后结节与C_2棘突。横切口处，全层切开附着于项上线处的肌肉直至骨膜下；外侧切口与横行切口一致。骨膜下分离皮肌瓣直至下项线处，于此处进入中层肌肉与深层肌肉之间的疏松结缔组织层内，保留深层肌肉附着于颅底，进一步分离皮肌瓣直至充分显露枕下三角。如无须显露椎动脉，即可在中线及下项线处沿骨膜下分离，将肌肉连同枕下三角内的脂肪、静脉及椎动脉，以及寰枕筋膜一同牵向前下方，充分显露枕骨大孔后缘、髁窝、枕髁后缘，以及C_1后弓（中线旁开1.5cm）。如需显露椎动脉，则在"骨膜外"分离头上斜肌、头后大小直肌，然后再分离骨膜与寰枕筋膜。

● 耳后直切口：皮瓣分离方式与上诉类似，下项线以上部分可以骨膜下分离，下项线以下部分根据是否显露椎动脉选择骨膜下或骨膜外分离。

(3) 骨瓣与硬膜

● 骨窗：骨质切除的范围需要依据病变位置、大小、性质等决定。基础型远外侧入路必须去除的骨质为髁窝（condylar fossa，CF），其界限如下：枕乳缝-乙状窦后缘交点与枕骨大孔后缘中点连线、枕骨大孔一侧后缘、乙状窦垂直部后缘、枕髁后表面上缘，它们围成了梯形结构。C_1后弓可根据病变具体位置选择性切除（图2-48，黑斜线）。完全游离病变侧枕骨大孔边缘后，在乙状窦外侧缘钻孔1个（图2-49），然后使用铣刀切除一个内侧至中线，上缘至横窦，外侧至乙状窦，下界到寰枕关节后缘的骨板（图2-49，黑虚线）。

● 硬膜：硬膜切开采用曲线切口，从乙状窦后到C_2椎板切开，内侧外侧均悬吊固定。如果必须进入脑桥小脑三角区，硬膜切口可延伸至横窦和乙状窦的交汇点。

(4) 显露范围：剪开硬膜后即可显露小脑枕面和小脑扁桃体、延髓及延颈髓交界区；行走于延髓外侧池的后组脑神经（第Ⅸ～Ⅺ对脑神经）及舌下神经（第Ⅻ对脑神经），桥小脑桥的面神经、听神经（第Ⅶ～Ⅷ对脑神经），利用神经之间的间隙可以显露枕骨大孔的腹侧及下斜坡区域。在脑神经的下方可以显露同侧椎动脉（VA）以及小脑后下动脉（PICA）等血管结构（图2-50）。

(5) 拓展入路

● 髁上扩展：此拓展，主要是通过磨除舌下神经管上方至颈静脉结节区域的骨质，以增加对中下斜坡交界区、脑桥-延髓交界区的显露。

● 经髁扩展：此处所说的经髁扩展是在不影响寰枕关节稳定性的前提下的部分经髁扩展。通过磨除部分枕髁（后1/3，舌下神经管后方的枕髁），增加对枕骨大孔腹侧的显露。枕髁的磨除，如需同时磨除部分C_1侧块，往往需要打开C_1横突，并将椎动脉进行移位。

● 髁旁扩展：髁旁扩展主要是增加对颈静脉孔区的显露，通过磨除枕骨颈静脉突暴露颈静脉孔的后外侧缘（图2-51）。

4. 注意事项

(1) 开颅分离皮瓣到枕骨大孔边缘时要注意髁导静脉及椎静脉丛可能出血，可使用吸收性明胶海绵填塞。注意辨别枕下三角区域，保护椎动脉。

(2) 术中常规进行电生理监测，当肿瘤对包裹或压迫相关神经时，电生理监测能为术中操作提供风险预警

(3) 关颅时，硬膜水密性缝合，并贴附人工硬膜。骨瓣是否回纳取决于术者喜好、病变大小、脑组织牵拉程度。筋膜采用水密性缝合，尤其是中线处的肌肉和筋膜。

(4) 术前吞咽功能受损患者在术后进食前需谨慎评估吞咽功能，避免吸入性肺炎的发生。有些严重的后组脑神经功能障碍，在拔除气管导管后尽早留置胃管，必要时气管切开。

十五、颞前经海绵窦 – 岩前入路

（苏 君）

颞前入路是由 De oliveira 所描述，用于处理脚间窝和岩斜区病变。颞前入路采用额颞开颅，充分移除颞部骨质显露颞叶，同时充分解离侧裂池、动眼神经、脚池、环池等结构，从而完全游离颞叶便于术中牵拉。颞前入路兼备翼点入路、颞下入路及颞极入路的优势，不仅术野显露广泛，还可以提供多个手术视角。通过前外侧视角可以显露脚尖池区域；通过由下斜向上的视角可以显露脚间窝的上方；通过开放环池和小脑幕的前部，可以实现对岩斜区上部病变的处理。此外，颞前入路开颅时，可根据手术所需再进一步移除颅底骨质以获得更充分的术野显露，如联合颅眶颧开颅等。

经海绵窦入路最早由 Dolenc 于 1987 年发表的论文中提出，用于手术治疗基底动脉尖端动脉瘤。随着海绵窦显微解剖研究的深入及显微神经外科技术的进步，越来越多的解剖研究发现海绵窦外侧壁并非是单层硬膜结构，而是由深浅两层结构，动眼神

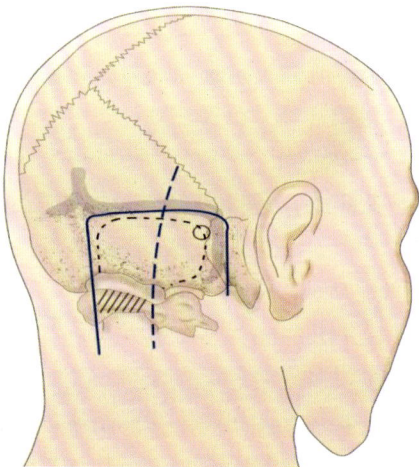

▲ 图 2-49 手术切口及骨窗

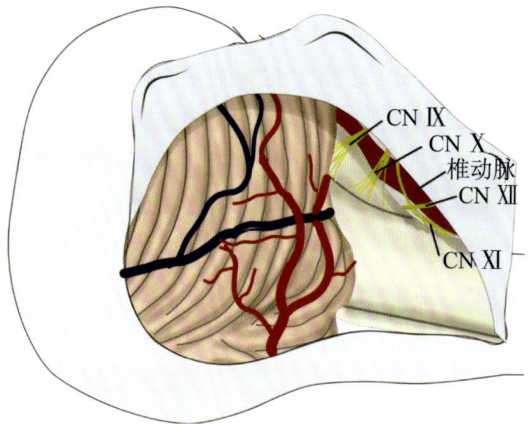

▲ 图 2-50 显露范围及解剖

CN Ⅸ. 舌咽神经；CN Ⅹ. 迷走神经；CN Ⅻ. 舌下神经；CN Ⅺ. 副神经

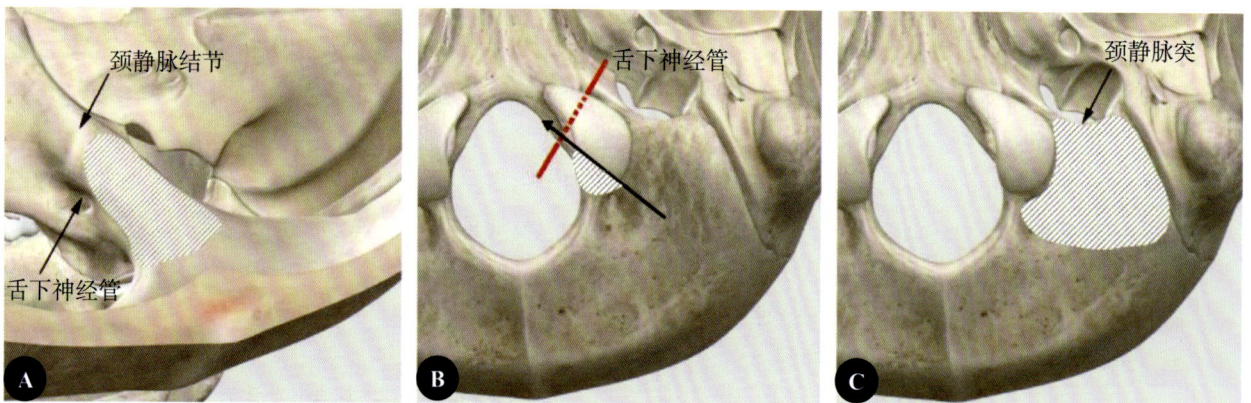

▲ 图 2-51 基础远外侧的拓展（A. 髁上扩展；B. 经髁扩展；C. 髁旁扩展）

经、滑车神经、三叉神经及分支行走于两层硬膜结构之间。而且两层硬膜结构之间存在潜在的间隙，一旦打开便可以较容易地分开两层硬膜，并且可以清晰显露及完整保留这些神经结构。这为经海绵窦入路提供了解剖基础，同时海绵窦的手术也由硬膜内入路或硬膜内外联合入路步入了硬膜外入路的时代。后来，Dolenc 在其 2003 年出版的专著中将该入路与经岩骨入路（Kawase 入路）相结合。

1. 适应证　该入路适用于切除海绵窦内或同时累及眶、颞下窝、颅后窝及鞍内、鞍上等海绵窦邻近区域的肿瘤。尤其肿瘤主体位于颅中窝 – 海绵窦，同时向脚间窝、岩斜区上部、颞下窝及眶内侵犯的肿瘤，通过该入路可基本实现肿瘤的一期切除，对于特殊病理肿瘤，尤其是三叉神经鞘瘤，大多数情况下可实现肿瘤全切。

2. 入路步骤

(1) 体位及切口

● 体位：仰卧位，头向对侧旋转 35°～45°，使额骨颧突位于术野的最高点及中心位置。

● 切口：采取额颞弧形切口，起于颧弓水平，耳屏前方约 0.5cm 处，于发际内弧形向上至中线（图 2-52）。

(2) 皮瓣及肌肉的分离：额部皮瓣在骨膜下分离，颞部皮瓣在颞浅筋膜和颞深筋膜之间进行分离，颞深筋膜浅层连同前方脂肪垫与皮瓣一起翻向前下方，

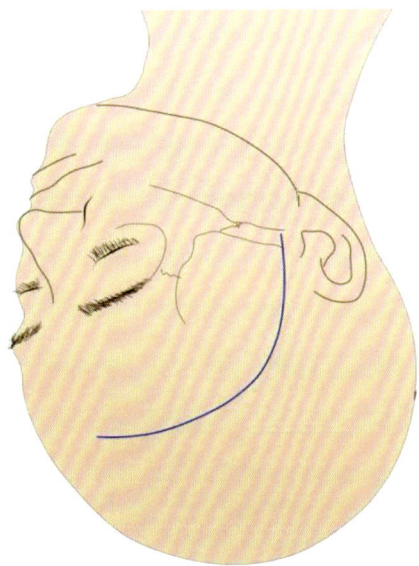

▲ 图 2-52　体位及手术切口

充分暴露眶上缘，此过程要注意保护面神经额支。于颧弓上缘处向上用电刀横断颞肌至颞上线（颞肌附着点处），然后于颞上线下缘继续向前离断颞肌（颞肌附着点预留部分颞肌，利于术后颞肌复位）。骨膜下分离肌肉，将肌肉瓣尽量向后下方牵拉，显露颧弓额突及其根部。

(3) 骨窗的处理

● 骨孔：第 1 孔即关键孔（Keyhole），位于额骨颧突之后，骨孔下缘平额颧缝，打孔时尽可能向前向上方，恰好能暴露眶骨膜和颅前窝硬膜为最佳；第 2 孔位于颞骨鳞部，尽量靠近中颅底。

● 骨窗：用铣刀连接两孔形成额颞骨瓣。取下骨瓣后，进一步用磨钻磨除或咬骨钳咬除颞骨鳞部及蝶骨大翼骨质平中颅底。磨除蝶骨嵴外 2/3 骨质直至眶上裂外缘，操作时需注意对脑膜中动脉分支处理，予以充分、彻底止血。为了进一步减少眶骨质，尤其是眶外侧壁对手术路径的阻挡，可对眶骨质进行"轮廓化"处理，尽量保留眶壁的完整，能有效降低患者术后眼球凹陷的风险。

(4) 硬膜的处理

● 硬膜外打开海绵窦外侧壁和磨除前床突：在磨除蝶骨嵴外 2/3 骨质至眶上裂外缘的过程中，可见眶 – 脑膜动脉，以此为起点逐步翻开海绵窦外侧壁的浅层（或脑膜固有层），进入海绵窦外侧壁的硬膜间腔。于视神经管上方磨除前床突（图 2-53）。

● 硬膜的处理及扩大颈内动脉 – 动眼神经三角：弧 T 形剪开硬膜。先以蝶骨嵴为中心 C 形剪开硬脑膜，再沿着蝶骨嵴压迹朝前床突方向剪开硬脑膜。分离外侧裂，显露颈内动脉及其分支，游离动眼神经（图 2-54）。将颞叶向后外侧牵拉，显露床突段颈内动脉，磨除视神经管上壁，打开颈内动脉远、近环，即可移动颈内动脉。再沿着动眼神经内侧切开海绵窦顶壁的后份，进一步向后磨除部分后床突，并切开其后部硬膜，即可实现对脚间窝和桥前池区域的显露。

(5) 海绵窦区的三角：海绵窦区有 10 个解剖三角，其中海绵窦内有 4 个三角，颅中窝有 4 个三角，海绵窦后壁有 2 个三角（图 2-55 至图 2-58）。

① 海绵窦内三角

● Dolenc 三角（床突三角）：由外侧的动眼神经、内侧的视神经外侧缘，以及底边的硬膜缘围成。

该三角在磨除前床突后方可显露，属硬膜外腔结构，其内含虹吸段（C₃）颈内动脉，可用于术中控制或临时阻断颈内动脉。大多数颈内动脉近段、床突旁段及眼动脉瘤需要经此三角进行手术。

- 动眼神经三角（Hakuba 三角）：由内侧的床突间韧带，外侧的前岩床皱襞，以及后岩床皱襞围成的三角区域。动眼神经从此三角的动眼神经门穿入后行走于海绵窦外侧壁。

- 滑车下三角：该三角最早由 Parkinson 描述，因此也被称作 Parkinson 三角。该三角位于滑车神经与三叉神经第一支（V_1）之间。此间隙最适合显露海绵窦内颈内动脉 C_5 上升段。经此三角进入海绵窦是海绵窦外侧入路最常用的方法，在海绵窦的三角中此间隙最大、最安全，同时应用最广。

- 滑车上三角（Fukushima 三角、旁内侧三角）：此三角位于动眼神经和滑车神经之间，经此三角最适合显露颈内动脉 C_4 段和 C_5 段移行处与脑膜垂体干。

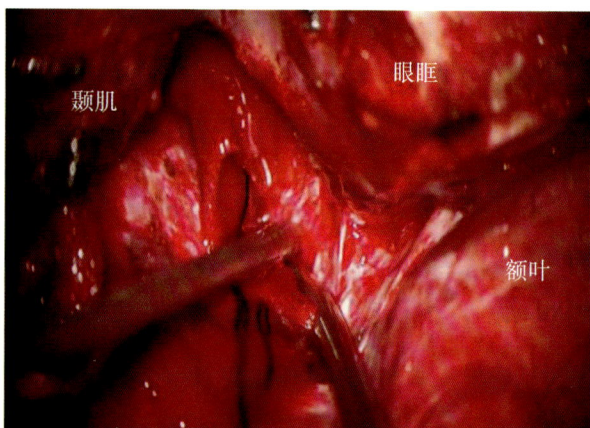

▲ 图 2-53　逐渐翻开海绵窦外侧壁

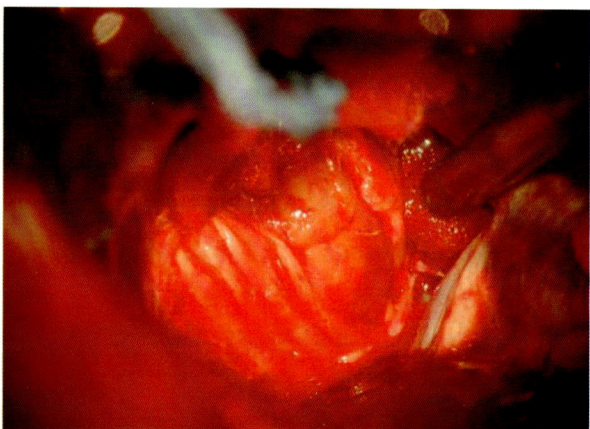

▲ 图 2-54　翻开海绵窦外侧壁后显露肿瘤与神经

②颅中窝三角

- Mullan 三角（前内侧三角）：位于三叉神经第一支（V_1）、三叉神经第二支（V_2）和眶上裂与圆孔的连线所围成的三角形区域，包含眼上静脉和眼下静脉的汇合处。

- 前外侧三角：此三角由三叉神经第二支（V_2）、第三支（V_3）周围部分和圆孔、卵圆孔之间的连线所围成。此三角间隙包含蝶窦的外侧壁、翼管神经和翼区。经此三角可显露上颌窦的最前下部和颞

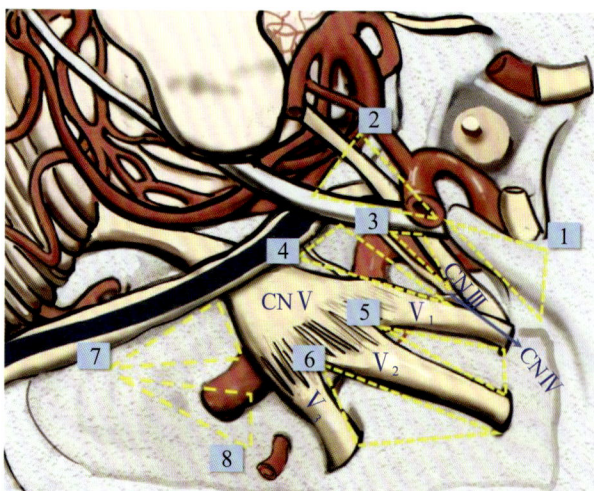

▲ 图 2-55　海绵窦的三角解剖

1. Dolenc 三角；2. 动眼神经三角；3. 滑车上三角；4. arkinson 三角（滑车下）；5. 前内侧三角；6. 前外侧三角；7. Kawase 三角；8. Glasscock 三角。CN Ⅲ. 动眼神经；CN Ⅳ. 滑车神经；CN Ⅴ. 三叉神经

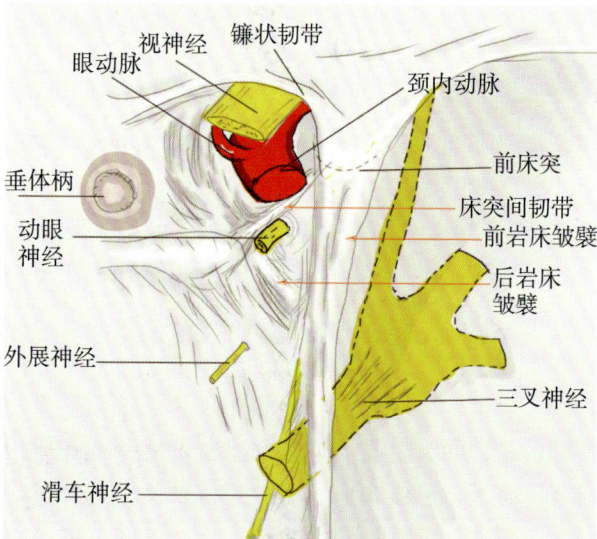

▲ 图 2-56　海绵窦各壁及解剖结构上面观

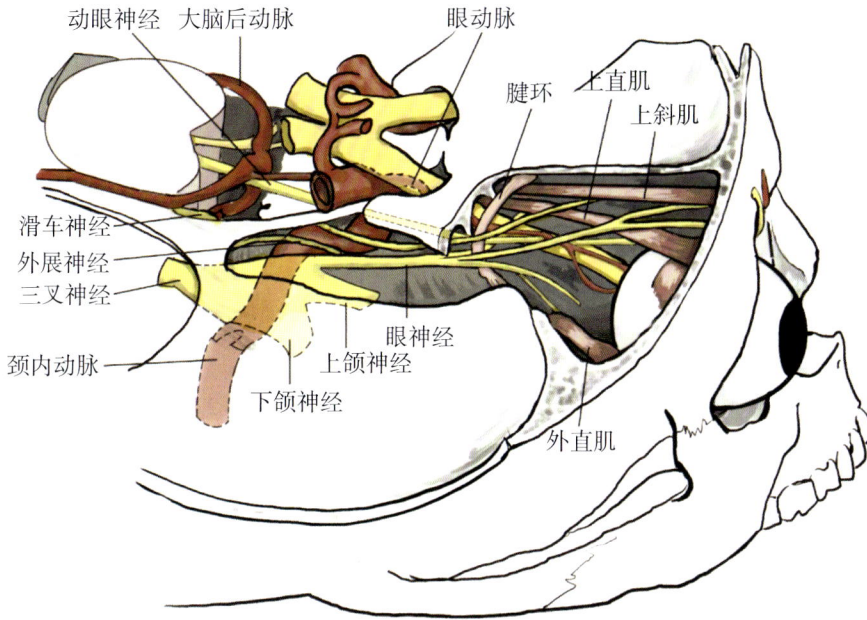

▲ 图 2–57　海绵窦区及眶区解剖结构图前外侧观

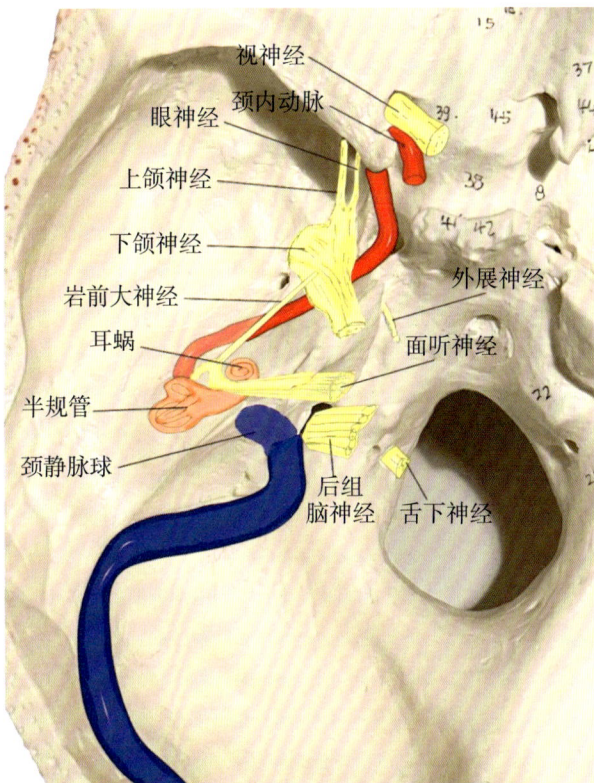

▲ 图 2–58　颞骨解剖结构

下咽鼓管；同时也是颞下窝入路前部的路径，可用于显露眶下、上颌窦和翼区肿瘤，以及咽上壁和咽侧壁。

● 后内侧三角（Kawase 三角）：其内侧边是岩

上窦，外侧边是岩浅大神经，底边是三叉神经。此三角是前方经岩骨入路中前岩骨的磨除范围，此三角内无重要的神经血管结构，安全磨除后可用来显露上脑干、三叉神经根及岩斜区。

● 后外侧三角（Glasscock 三角）：其内侧边是岩浅大神经，外侧边是棘孔与弓状隆起的假想连线，底边是三叉神经第三支（V₃）背侧缘。磨除此三角区域内的骨质，可显露岩骨水平段颈内动脉，可用于术中控制或临时阻断颈内动脉。

③海绵窦后壁三角

● 下外侧三角：此三角的内侧边是滑车神经在天幕缘处与 Dorello 管入口处之间的连线，外侧边是岩静脉汇入岩上窦处与 Dorello 管入口处之间的连线，底边为岩尖。

● 下内侧三角：该三角的内侧边是 Dorello 管入口与后床突连线之间的连线，外侧边为滑车神经在天幕缘处与 Dorello 管入口之间的连线，底边为岩尖。

（6）入路显露的范围：颞前经海绵窦入路能够良好地显露颅中窝、海绵窦、部分颅后窝（脚间窝及桥前池区域）、眼眶、鞍内及鞍上区域，以及部分颞下窝区域。但是，对岩斜区及颞下窝及蝶窦内病变的显露有限，为进一步显露以上区域，可考虑对该入路进行扩展、联合其他入路，必要时可行分期手术。

(7) 入路的联合及扩展：常见的联合或扩展方式如下。

• 前方经岩骨入路（Kawase 入路）：在分离中颅底硬膜时充分显露 Kawase 三角，用磨钻磨除该区域骨质，从而增加对颅后窝岩斜区的显露。

• 颞下窝入路：由于受颞肌的阻挡，该入路对颞下窝显露有限。为了进一步扩大对颞下窝的暴露，可以离断颧弓，进一步将颞肌向下牵拉，从而解除其对术野显露的限制。

• 经鼻蝶入路：部分侵袭性垂体腺瘤，尤其是鞍底下陷明显甚至肿瘤侵犯整个蝶窦，虽然通过该入路能够充分切除海绵窦、鞍上及部分垂体窝的肿瘤，但是对蝶窦区域显露有限，往往会残留部分肿瘤。若进一步扩大对蝶窦区域的显露，会增加术后脑脊液漏及颅内感染的风险，因此可对残留的部分肿瘤行二期经鼻蝶手术治疗。

3. 注意事项

(1) 面神经额支的保护：皮肤切口在颧弓根部尽量靠近耳屏，切口避免向颧弓以下延伸过长，以免损伤面神经分支。在处理颞部皮瓣时，需将颞浅筋膜连同脂肪垫一起分离，注意保护面神经额支，避免因其损伤导致术后患者眼裂缩小。

(2) 骨窗的处理：充分咬除颞骨鳞部及蝶骨大翼骨质，使得骨窗平中颅底，从而充分暴露颞极，便于牵拉。若颞肌肥厚，可以磨除颧切迹上方骨质便于颞肌进一步向下牵拉。

(3) 保护颞肌供血动脉，预防术后颞肌萎缩：手术切口尽量靠近耳屏，注意保护颞浅动脉的主干。在额颞开颅过程中，牺牲颞浅动脉额支不可避免，但应保护其顶支。游离颞肌肌瓣时采用钝性、骨膜下分离，避免电刀过度烧灼，尽可能保留骨膜完整，同时避免损伤颞深动脉。术后，对颞肌行解剖复位。

十六、枕下 – 髁旁 – 颈外侧入路

（王祥宇）

颈静脉孔区解剖结构复杂，有重要的神经和血管通过。肿瘤可经颈静脉孔呈"哑铃状"累及颅内外，单一手术入路常无法充分显露整个区域。根据显露颈静脉孔的方向，目前使用较多的手术入路有：①后组经颅后窝：即枕下乙状窦后入路、远外侧髁旁入路；②外侧组经乳突：即 Fisch A 型颞下窝入路、迷路下入路；③前组入路：即耳前颞下 – 颞下窝入路、内镜经口 / 经鼻入路；④下组经颈入路；⑤联合入路：即岩枕经乙状窦入路及各入路联合经颈入路。对于颈静脉孔区肿瘤，后组入路、外侧组入路及联合入路较为常用。

后组入路为神经外科医生所熟悉。经典的乙状窦后入路即可满足 CPA 至颈静脉孔颅内端的显露需求。若肿瘤经枕骨大孔向下生长或于脑干前方向中线生长，则需要联合远外侧入路，必要时还需要磨除部分枕髁，以增加对脑干腹侧近中线区域的显露。然而，无论是基础远外侧入路还是其经髁扩展，均无法显著增加颈静脉孔区的显露范围。同时，基础远外侧入路常需显露、移位椎动脉，有椎动脉损伤的风险；磨除枕髁还可能导致舌下神经损伤及寰枕关节不稳定。解剖研究发现，磨除髁旁骨质，尤其是枕骨颈静脉突，才是扩大颈静脉孔区显露范围的关键。因此，在乙状窦后入路或远外侧入路基础上，磨除颈静脉突，可以更大范围地显露颈静脉孔。然而，对于后组入路，如何合理地显露咽旁间隙的肿瘤，仍是一个难题。

外侧组入路为耳鼻喉科医生所熟悉。Fisch A 型颞下窝入路不仅可从侧方显露颈静脉孔，亦可显露迷路下至岩尖的颞下窝区域，可直视颈内动脉颅外垂直段及颈内静脉。因此，其最适用于切除 C 型、D 型的颈静脉球瘤（分型见后文）。该入路相关并发症包括结扎外耳道导致的传导性耳聋、向前移位面神经导致的面神经瘫痪。迷路下入路基于颞下窝入路进行改良，用于切除局限于颈静脉及迷路下区的病变。该入路无须结扎外耳道，亦可不移位面神经，通过利用面神经骨桥技术，可于面神经前后两间隙切除肿瘤。然而，上述外侧组入路无法充分显露硬膜内肿瘤。

对于跨颈静脉孔生长，同时累及颅后窝及咽旁间隙的肿瘤，常需要采用联合入路。常见的联合模式有：①后方入路与经颈入路联合，即在原有入路基础上，沿胸锁乳突肌前缘解剖颈部间隙以显露颅外段肿瘤；②后方与侧方入路相联合，即岩枕经乙状窦入路。该入路可为外侧组入路增加颅后窝的显露。

颈部解剖通常不为神经外科医师所熟悉，如何寻找一种便于神经外科医师掌握和操作的手术入路是亟待解决的临床问题。枕下 – 髁旁 – 颈外侧入路

即是在远外侧髁旁入路基础上，经 Henry 脂肪间隙，借由寰椎与下颌支之间的自然间隙，显露位于迷路下区的肿瘤；通过髁旁显露颈静脉孔区，通过枕下显露脑桥小脑三角和延髓池硬膜下肿瘤。该入路无须结扎乙状窦，无须显露、移位面神经，无须显露椎动脉，不常规磨除枕髁，是一种用于处理颈静脉孔区肿瘤且符合显微神经外科微创理念的改良手术入路。笔者利用该入路已切除多例颈静脉孔区肿瘤，取得了较好的临床效果。

1. 适应证

(1) 该入路适用于切除累及颈静脉孔深部，向上达 CPA，向下至 C_2 水平的颈静脉孔区肿瘤。尤其适用于术前听力良好、考虑保留听觉功能的手术患者。

(2) 颈静脉孔区神经鞘瘤（入路的主要适应证）。

(3) 局限于茎突后区，未向前包绕颈内动脉的颈静脉孔脑膜瘤。

(4) 起源于颈静脉孔内，未侵犯中耳、岩尖、颈内动脉的颈静脉球瘤。

(5) 其他颈静脉孔区少见肿瘤，如内淋巴囊肿瘤、胆脂瘤、脊索瘤。

2. 入路步骤

(1) 体位及头皮切口

● 体位：侧俯卧位，将颈部拉伸，以打开暴露乳突尖、胸锁乳突肌前缘与下颌支之间的空间，为术中肌肉间隙的显露提供便利。

● 切口：切口采用耳后绕乳突后缘的 C 形切口。C 形切口因可将皮肌瓣向前翻转，则更利于显露咽旁间隙。切口上缘可根据颅内肿瘤的大小进行个体化设计，C 形切口上缘不超过外耳道上缘 2.5cm。切口下缘可根据肿瘤下界的位置沿胸锁乳突肌后缘下行达下颌角水平（图 2-59）。

(2) 咽旁间隙及髁旁骨质显露：枕下肌肉沿骨膜下分离，然后沿胸锁乳突肌向下解剖，分离颈部肌肉，即可显露咽旁间隙。操作过程中需注意保护重要的血管及神经结构。首先，在乳突后缘分离皮肌瓣时需辨认二腹肌后腹及二腹肌沟，严格在其后方、内侧操作，以避免损伤经茎乳孔出颅的面神经。其次，在二腹肌后腹后下方的 Henry 脂肪间隙中需扪及寰椎横突，并辨认出位于二腹肌后腹深面、连于寰椎横突及枕骨颈静脉突之间的头侧直肌。二腹肌后腹与头侧直肌之间有枕动脉走行，其沿二腹肌后腹

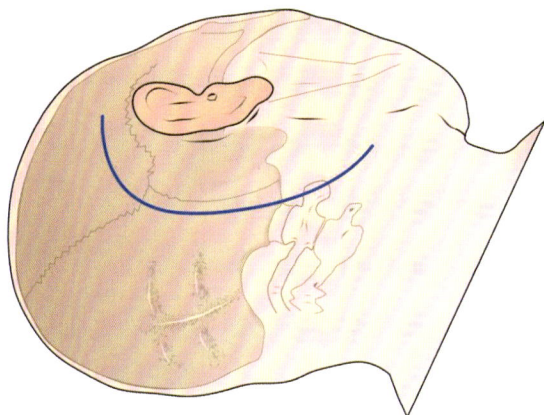

▲ 图 2-59　体位及切口

和上斜肌之间继续走行至枕部。最后，在保证面神经、枕动脉安全的情况下将二腹肌沿二腹肌沟分离并牵向前下。进而将头外侧直肌从颈静脉孔后缘分离并牵向下方，完成对颈静脉孔后缘、即枕骨颈静脉突、髁旁骨质的显露（图 2-60）。

(3) 骨窗：枕下 - 髁旁 - 颈外侧入路除枕下开颅外还需用高速磨钻磨除髁旁骨质及头侧直肌附着的枕骨颈静脉突（常需要咬除少许乳突尖后部骨质以增加显露范围），从下后外侧打开颈静脉孔，对颈静脉及其周围结构进行显露。实际操作中，可根据肿瘤颅内部分的大小决定枕下骨窗大小，骨窗范围上端可至横窦，外侧至乙状窦后缘（图 2-61）。

(4) 显露范围（图 2-62）：髁旁 - 颈外侧入路以颈静脉孔为中心，利用肿瘤生长所形成的自然间隙，无须过多磨除骨质以显露颈内动静脉及椎动脉，可一期切除累及颅后窝及咽旁间隙茎突后区的颈静脉孔神经鞘瘤。入路于三个层面显露肿瘤：①枕下开颅显露脑桥小脑池及小脑延髓池；②磨除枕骨颈静脉突及髁旁骨质打开颈静脉孔后壁，显露颈静脉孔；③通过胸锁乳突肌前缘（颈外侧）显露咽旁间隙茎突后区。

(5) 入路的联合与扩展：枕下 - 髁旁 - 颈外侧入路能良好暴露颅后窝、颈静脉孔及部分颞下窝（茎突后区），但是对于沿颈动脉管、鼓室或咽鼓管侵犯到颈内动脉岩部、岩尖、颞下窝深部（茎突前区）的肿瘤往往不能充分暴露。处理累及上述区域的病变时，可对原入路进行扩展或联合其他入路。常见的联合与扩展方式如下。

● 联合基础远外侧入路：显露下斜坡、枕骨大

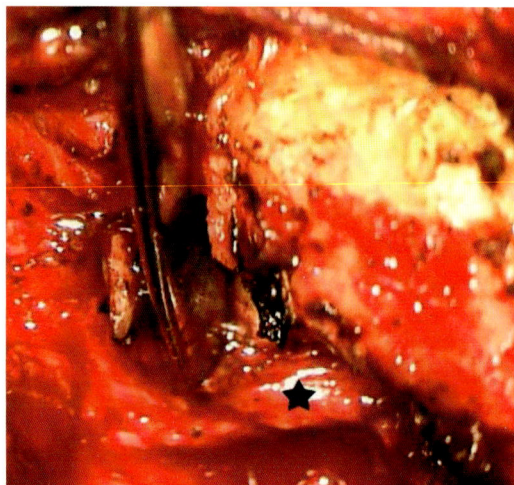

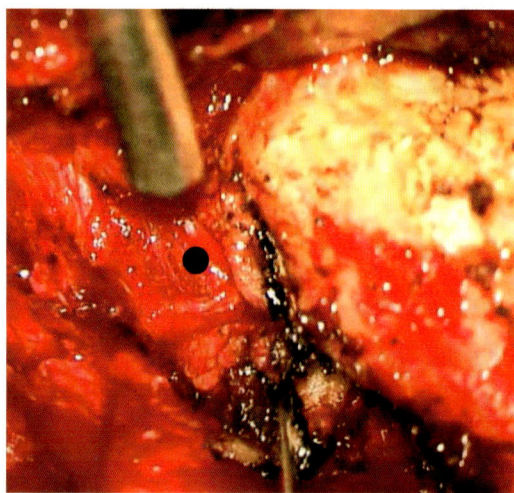

▲ 图 2-60 术中依次分离二腹肌后腹（●）及头侧直肌（★）

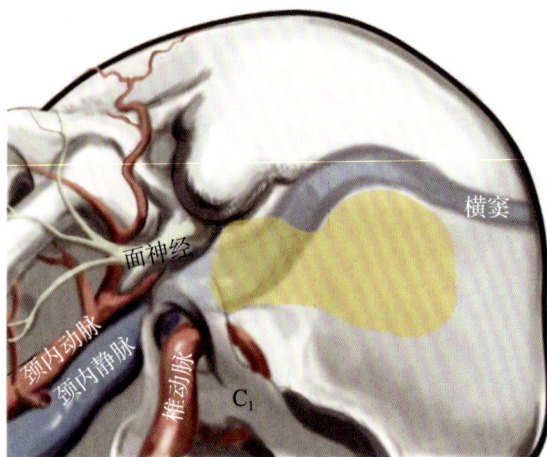

▲ 图 2-61 骨窗

孔区及椎动脉。部分磨除枕髁后可以自外下向内上方向显露枕大孔腹侧，但颈静脉结节较大时，对枕大孔区的显露仍受限制；进一步磨除颈静脉结节后，显露面积向斜坡方向显著增加，可以自侧方直视斜坡中线区，斜坡显露的长度随之显著增加。

- 联合 Fisch 颞下窝入路或耳前颞下－颞下窝入路：显露茎突前区及增加对颈内动脉颈段及岩骨段的控制。显露的范围继续向前扩大，可达破裂孔和海绵窦后部，颈内动脉岩段完全显露。

- 联合经颈入路：将皮肤沿胸锁乳突肌前缘向下切开达下颌角水平，逐步分离皮下及颈阔肌、颈浅筋膜，用于显露肿瘤下缘超过 C_2 水平的肿瘤。

3. 注意事项及入路相关并发症

(1) 开颅过程中面神经的保护：二腹肌后腹前缘的筋膜向前与茎乳孔处面神经周围的结缔组织相延续。因此，在枕下肌肉分离过程可将二腹肌后腹作

为"安全线"，并严格在其后缘进行操作。需要向前分离二腹肌后腹时，可先用电生理刺激器明确茎乳孔附近面神经的大致位置，继而在显微镜下进一步操作。

(2) 枕动脉的保护：枕动脉主干在乳突后区走行于二腹肌后腹与头侧直肌之间，继续向枕部走行于二腹肌后腹和上斜肌之间，之后其可走行于头最长肌的浅面或深面。经枕下－髁旁－颈外侧入路，应注意在肌肉分离过程中避免损伤枕动脉，可减少术中出血、促进术后组织愈合、降低术后皮下积液及脑脊液漏发生的概率。

(3) 颈静脉球的处理：颈静脉孔神经鞘瘤常将颈静脉球推向后外侧，靠近枕骨颈静脉突，且常未闭塞，在解除肿瘤对其的压迫后，静脉常可再通出血。枕下－髁旁－颈外侧入路恰是通过磨除枕骨颈静脉突，继而在后外侧打开颈静脉孔，所以在分离头侧直肌和磨除枕骨颈静脉突时应注意辨认并予以保护。若其阻碍肿瘤切除，术中可通过充分磨除迷路下和髁旁骨质，绕至颈静脉球前上方减压切除肿瘤。若在肿瘤分离过程中致静脉出血，用适量吸收性明胶海绵压迫止血，一般不推荐行电凝止血及过度填塞。

(4) 预防脑脊液漏：严密缝合颅后窝硬膜，并贴附人工硬膜，回纳骨瓣。颈静脉孔处硬膜缺如，采用"三明治"法进行修补，即在颅内面贴附一层人工硬脑膜，颈静脉孔内填塞适量吸收性明胶海绵，颅外再贴附一层人工硬脑膜。用骨蜡封堵乳突气房，分层缝合肌肉皮肤后予以加压包扎。

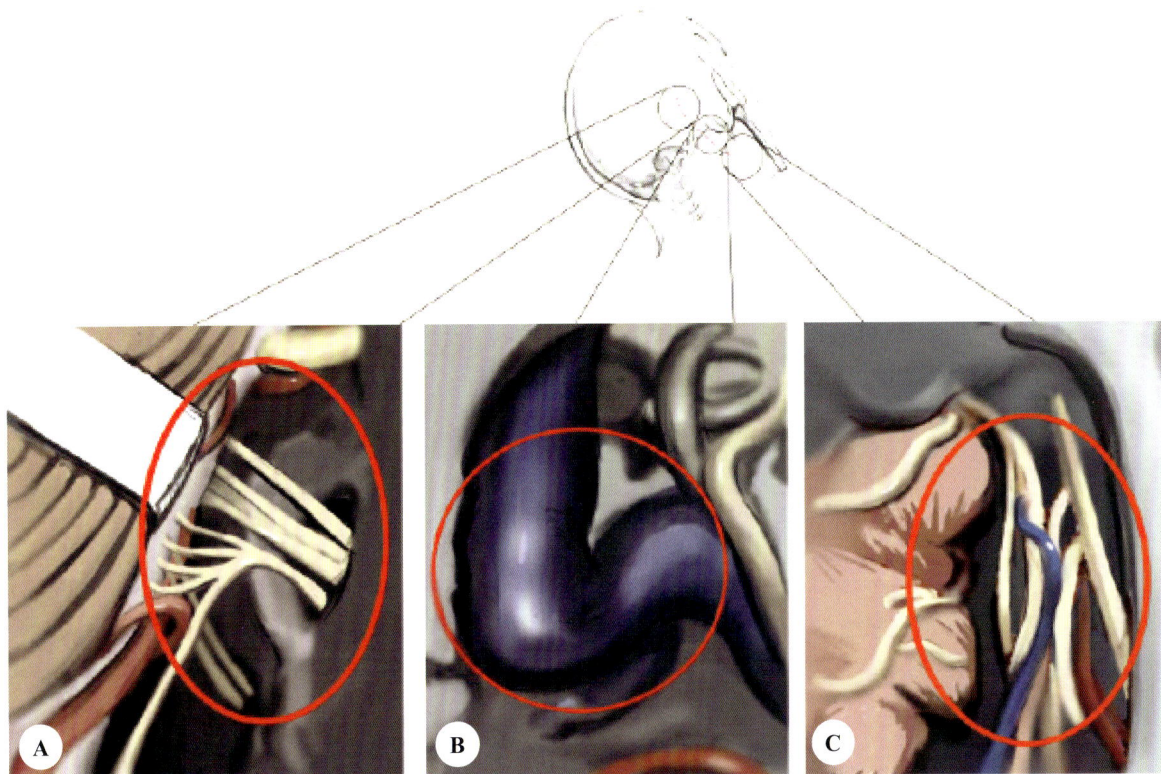

▲ 图 2-62　显露的范围及路径

A. 枕下路径；B. 髁旁路径；C. 颈外侧路径

十七、内镜下外侧幕下小脑上入路

（马千权　蔡　理）

幕下小脑上入路（supracerebellar infratentorial approach，SCITA）于 1913 年由德国神经外科医生 Krause 开创、并用于切除松果体区肿瘤。起初，由于松果体区位置深在、周围血管神经等解剖结构复杂，SCITA 对于松果体区肿瘤的手术效果相对受限。随着显微神经外科的发展，手术显微镜所带来的良好术区放大及照明效果，大大增加了该入路的临床应用，并显著提高了手术成功率。Spetzler 教授于 2010 年在一项脑干海绵状血管瘤的研究中，结合此前 Yasargil 教授和 Rhoton 教授的工作，对 SCITA 进行了细分，把 SCITA 进一步分为正中、旁正中、远外侧三种类型（median、paramedian、and extreme lateral）。由于正中型 SCITA 对小脑和深静脉牵拉较大且视野相对受限，此类型入路逐渐被更具优势的旁正中及远外侧入路所取代。Rhoton 教授的研究证实，针对松果体区肿瘤，旁正中及远外侧型相较于最初的正中型存在着更少的静脉阻挡、更小的脑组织牵拉，更为平缓舒适的手术角度等。如今，旁正中或远外侧型 SCITA 已基本取代正中入路，成为切除松果体区肿瘤的首选手术入路（图 2-63）。

近年来，随着内镜技术在颅底神经外科的广泛应用，其深部照明和抵近观察效果使得外科医生在颅底手术中大受神益。在内镜辅助下，SCITA 除常规应用于松果体区病变外，还逐渐被用于切除岩斜区、小脑幕切迹区、颞叶内侧、中脑、脚间池等部位的病变。0° 和 30° 内镜可通过幕下小脑上这一自然间隙直接抵达并观察小脑幕切迹、岩尖、桥前池、脚间池、鞍背等结构。对于以 Meckel 囊、岩尖为中心，横跨中、后颅底，同时累及内听道上方脑桥小脑三角区、岩尖、Meckel 囊、桥前池、脚池、脚间池，以及海绵窦后壁的病变（如脑膜瘤、三叉神经鞘瘤、先天性肿瘤等），内镜下远外侧型 SCITA 可综合乙状窦后入路及 SCITA 的优势，通过内镜下切除三叉神经内侧至游离缘的小脑幕可暴露桥前池、大脑脚池、脚间池、中上斜坡、海绵窦后壁等结构，且无须磨除内听道上结节部位的岩骨骨质。该入路术中可清晰地观察到面听神经、内听

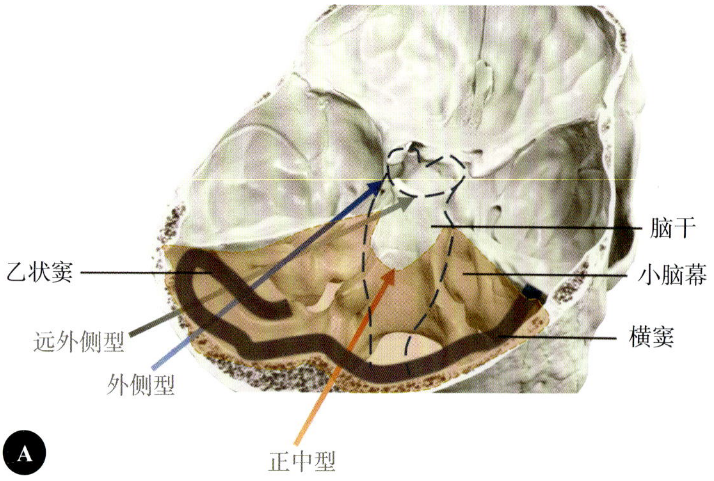

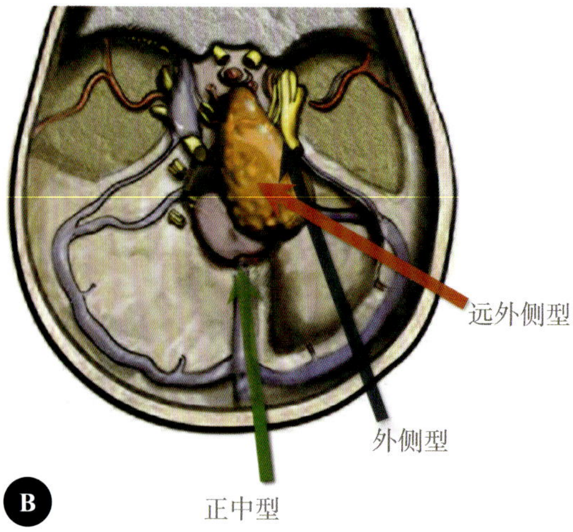

▲ 图 2-63　幕下小脑上入路分型

道、三叉神经、岩静脉、展神经、Meckel 囊、滑车神经、动眼神经、垂体柄、鞍背、小脑上动脉、大脑后动脉等。SCITA（远外侧型）现已成为传统手术入路外，针对岩斜区病变的另一项重要入路选择。

1. 适应证　该入路适用于切除岩斜区肿瘤，具体为 Meckel 腔、岩尖为中心，横跨中、后颅底，累及内听道上方脑桥小脑三角区、岩尖、Meckel 腔、桥前池、大脑脚池、脚间池，以及海绵窦后壁的病变。该入路结合了 SCITA 及乙状窦后入路的优势，可充分暴露两者的视野，同时规避了乙状窦后入路中器械反复穿行于血管、神经之间所带来的风险，结合小脑幕的切开，可以同时切除部分同时累及颅中窝、颅后窝的病变。

2. 入路步骤

(1) 体位、切口及布局

- 体位：侧卧位（患侧朝上），上半身抬高 30°。头部适当上翘和后旋，利用重力作用使患侧小脑向下塌陷，从而增大幕下小脑上间隙（图 2-64）。

- 切口：类似于乙状窦后入路切口，以星点为中心，横窦、乙状窦为解剖标志行 L 形切口、C 形切口或直切口。皮肌瓣向后、下、内侧翻转暴露枕下骨质，此过程中需注意保护枕动脉分支、乳突导静脉等血管结构以避免大出血。枕下开颅，骨瓣大小约 3cm × 3cm，边界上方暴露横窦上缘以上 1cm，外侧暴露乙状窦内侧缘。硬膜呈半月形剪开，向上悬吊于横窦侧。若肿瘤较大，可适当内侧、下方扩大骨窗范围。

(2) 小脑幕切迹、Meckel 腔及岩尖的暴露：小脑幕切迹后外侧的底部由内侧的小脑蚓和外侧的小脑方形小叶构成，向下牵拉方形小叶可暴露脑桥小脑三角池上部及三叉神经脑干端。沿三叉神经脑干端向前外侧追踪可到达 Meckel 腔，三叉神经由此穿入小脑幕切迹中部。滑车神经起源于脑干背侧下丘的下外侧，在环池内向前外侧绕中脑走行至小脑幕切迹中部。小脑上动脉及其分支在环池内与滑车神经伴行（图 2-65 和图 2-66）。SCITA 置入内镜后可直接观察到三叉神经、Meckel 腔及深方的滑车神经，在三叉神经下方可观察到面听神经复合体及小脑前上动脉及其分支，三叉神经与面听神经复合体之间有内听道上结节分隔（图 2-67）。

内镜下进一步解剖 Meckel 内侧的小脑幕硬膜，以进入中颅底、暴露小脑幕切迹、岩尖、动眼神经、鞍背、中脑腹侧等结构，解剖小脑幕时注意保护滑车神经及其伴行血管（图 2-68 和图 2-69）。切开 Meckel 腔内侧硬膜后，内镜由外下至内上向深部置入，观察岩尖、动眼神经三角、鞍背等结构（图 2-70 和图 2-71）。

(3) 入路显露的范围：SCITA 的显露范围包括岩尖、天幕切迹、背侧岩骨（内听道上方）、中斜坡、上斜坡、脚间池、桥前池、Meckel 腔、海绵窦后壁等。但由于小脑的阻挡，对于内听道下方的病灶显露不佳，由于天幕、岩骨、岩上窦等结构的阻挡，对于中颅底、海绵窦外侧的显露较为有限。对于累及内听道下方、海绵窦外侧壁的病变，可结合该入路的扩展入路进行切除。

(4) 入路的联合及扩展：针对巨大的岩斜区病变，若病变侵犯内听道下方脑桥小脑三角区，因类似的体位、切口和骨窗，可采用乙状窦后入路联合幕下小脑上入路进行手术。脑桥小脑三角区病变以乙状窦后入路为主进行切除。切除后可于小脑外上方置入内镜，结合小脑幕的切开，进一步扩大对中脑侧方、鞍背后方、脚间窝、第三脑室底部等幕上结构的显露，由外侧向内侧切除 Meckel 腔、小脑幕切迹、岩尖、鞍背、脑干腹侧的残余病灶。

若病变侵犯鞍旁、海绵窦外侧壁等部位，可结合对 Meckel 腔周围硬膜的解剖、对内听道上结节和

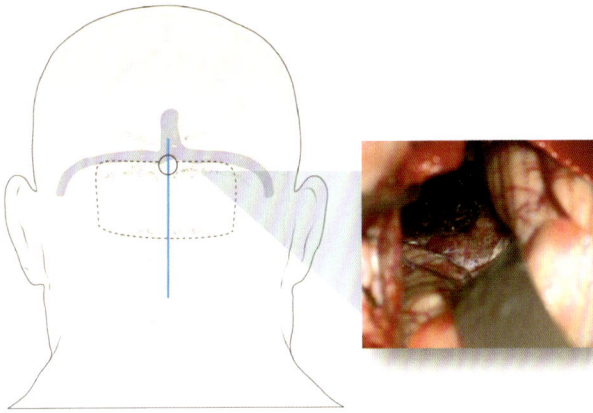

▲ 图 2-64　手术切口及显露区域

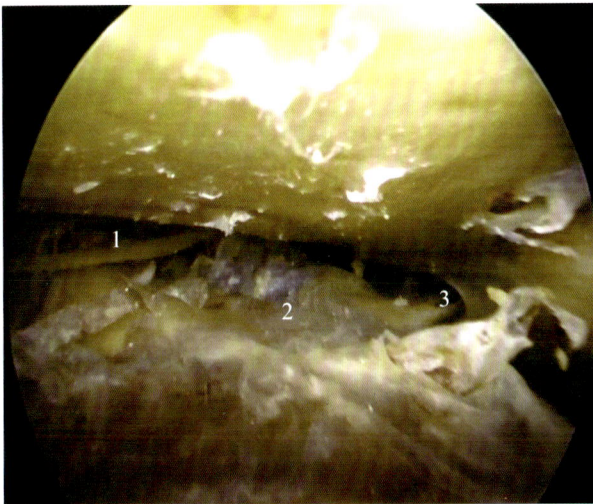

▲ 图 2-65　内镜下幕下小脑上入路（一）

1. 滑车神经；2. 三叉神经脑干段；3.Meckel 腔

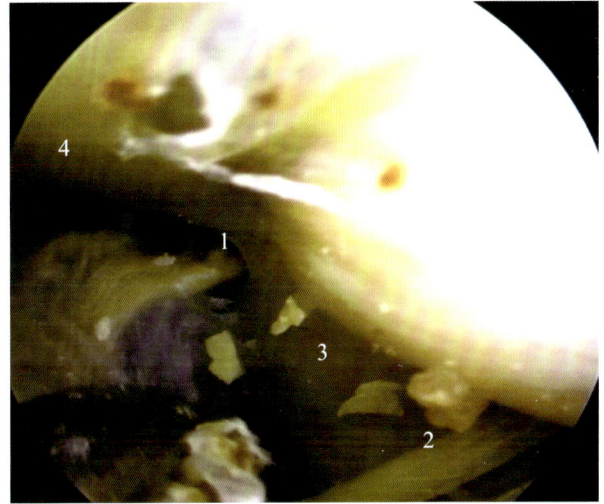

▲ 图 2-67　内镜下幕下小脑上入路（三）

1. Meckel 腔；2. 面听神经；3. 内听道上结节；4. 小脑幕

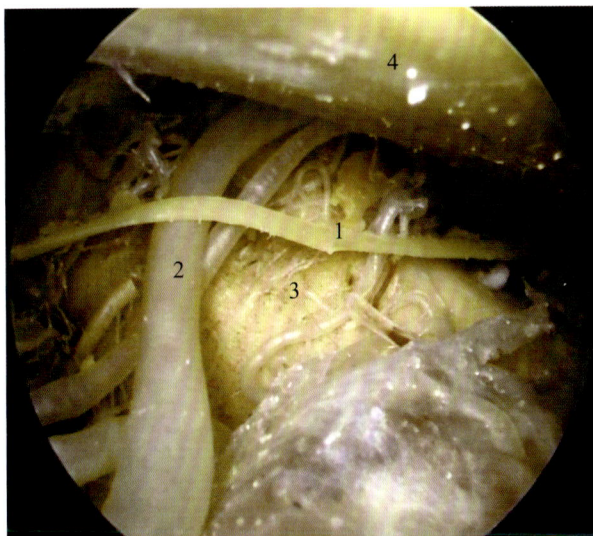

▲ 图 2-66　内镜下幕下小脑上入路（二）

1. 滑车神经；2. 小脑上动脉；3. 中脑；4. 小脑幕

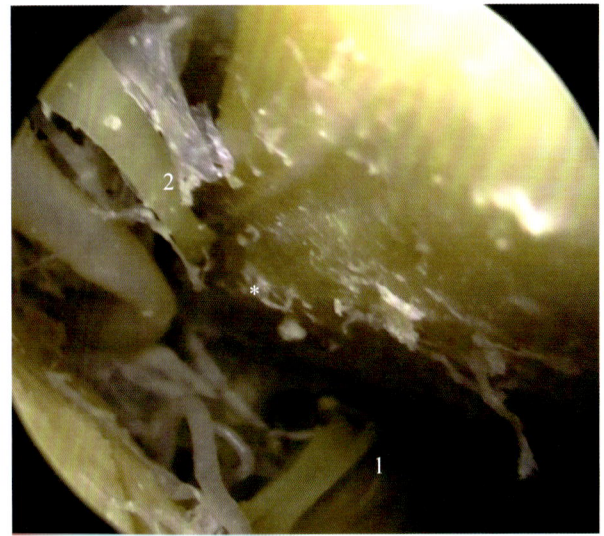

▲ 图 2-68　内镜下幕下小脑上入路（四）

1. Meckel 腔；2. 滑车神经；*. Meckel 腔内侧小脑幕

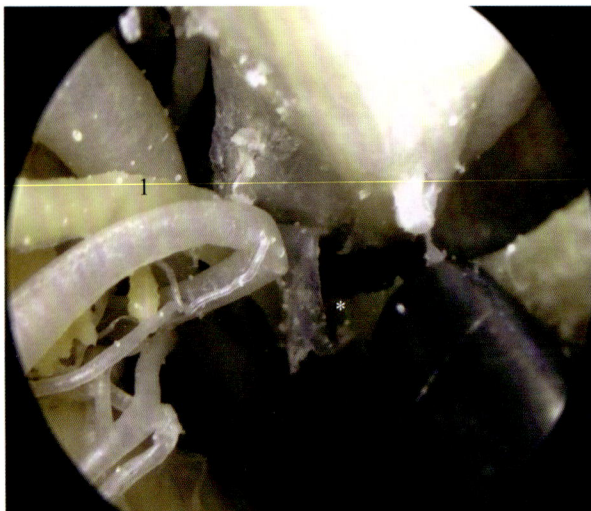

▲ 图 2-69　内镜下幕下小脑上入路（五）

1. 滑车神经；＊. 小脑幕切迹

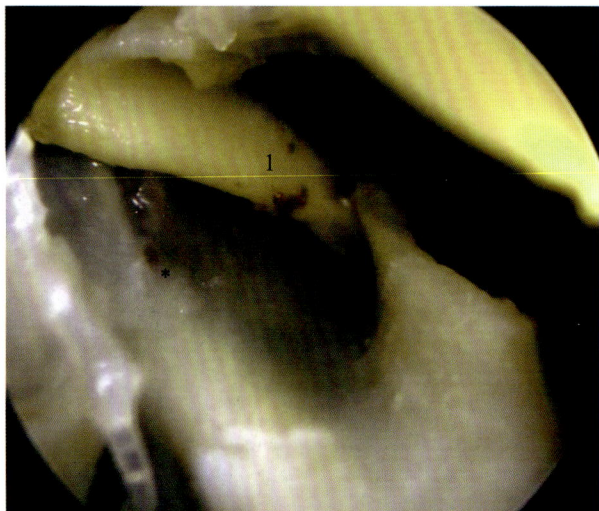

▲ 图 2-71　内镜下幕下小脑上入路（七）

1. 动眼神经；＊. 鞍背部位硬膜

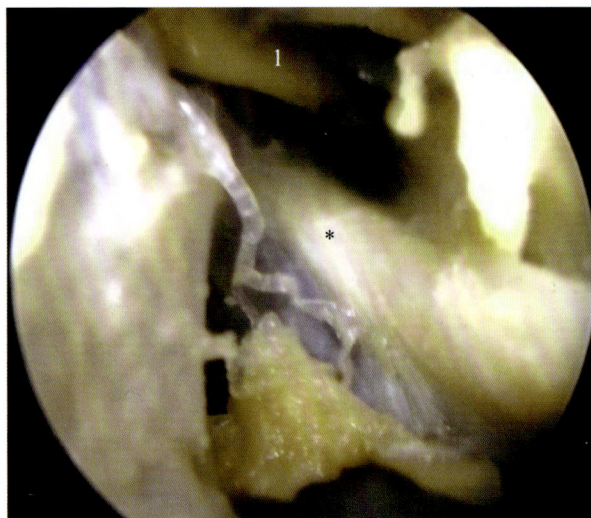

▲ 图 2-70　内镜下幕下小脑上入路（六）

1. 动眼神经；＊. 岩尖部位硬膜

周围岩尖骨质的磨除，由硬膜外、硬膜下进一步扩大对中颅底的显露（图 2-72 至图 2-75）。该过程需注意对岩上窦的保护和止血。

3. 注意事项

(1) 远外侧 SCITA 与传统乙状窦后入路的切口和开颅方式较为类似，但远外侧 SCITA 的骨窗更强调横窦上方区域的暴露，充分暴露横窦有利于硬膜瓣向上方翻转，最大限度地增加幕下手术空间。

(2) 针对病灶较大、术前颅内压较高的患者，可术前留置腰大池引流或脑室外引流降低颅压，增加手术空间。硬膜切开后可先打开枕大池释放脑脊液，

进一步增大手术空间。

(3) 手术过程中尽量保留岩静脉，以避免听力丧失、小脑梗死等并发症出现。若岩静脉分支较多，可选择性离断小脑侧的分支，尽量保留脑干侧分支。

(4) 因滑车神经较细且走行较长，在小脑幕切迹、Meckel 腔附近操作时需注意分辨，保护滑车神经，以免造成损伤。

参 考 文 献

[1] D E OLIVEIRA J G, LEKOVIC G P, SAFAVI-ABBASI S, et al. Supracerebellar infratentorial approach to cavernous malformations of the brainstem: surgical variants and clinical experience with 45 patients[J]. Neurosurgery, 2010, 66:389-399.

[2] MATSUO S, BAYDIN S, GUNGOR A, et al. Midline and off-midline infratentorial supracerebellar approaches to the pineal gland[J]. Journal of Neurosurgery, 2017, 126:1984-1994.

[3] CHEN X, FENG Y G, TANG W Z, et al. A young and booming approach: the extreme lateral supracerebellar infratentorial approach[J]. Neurosci Bull, 2010, 26:479-485.

[4] XIE T, WANG Y, ZHANG X, et al. Endoscopic Far-Lateral Supracerebellar Infratentorial Approach for Petroclival Region Meningioma: Surgical Technique and Clinical Experience[J]. Operative Neurosurgery (Hagerstown), 2022, 22:290-297.

十八、内镜经鼻扩大入路

（唐国栋）

在过去二十年间，随着内镜技术的发展，其在颅底外科领域的应用日益广泛。内镜经鼻入路在处理颅底病变时具有其特有优势：可抵近观察，具有

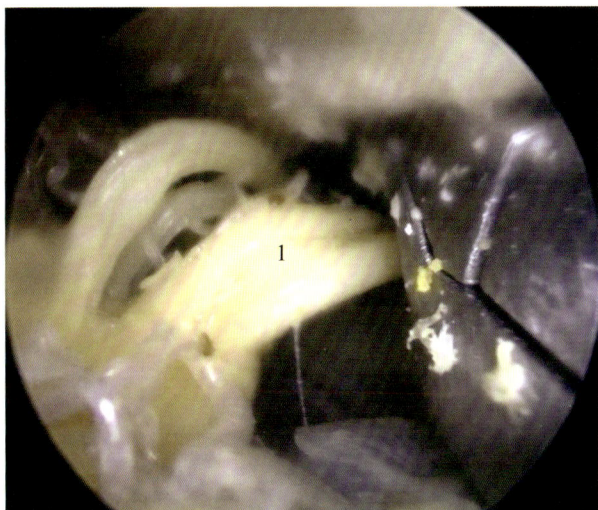

▲ 图 2-72　内镜下解剖 Meckel 腔上方硬膜（一）

1. 三叉神经

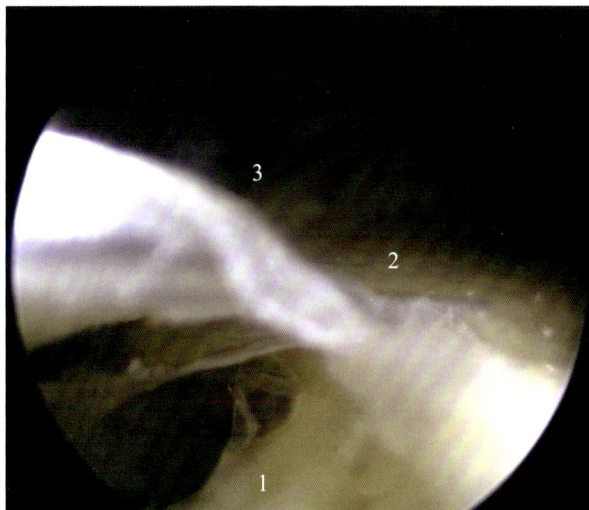

▲ 图 2-74　内镜由三叉神经上方观察中颅底、海绵窦（一）

1. 三叉神经；2. 中颅底硬膜；3. 海绵窦外侧壁

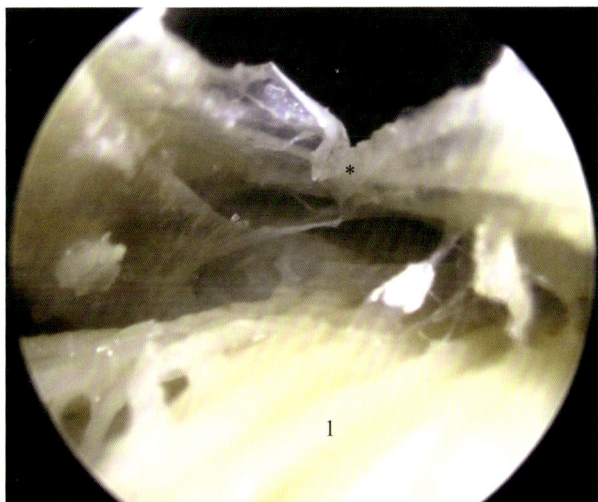

▲ 图 2-73　内镜下解剖 Meckel 腔上方硬膜（二）

1. 三叉神经；*. 三叉神经上方硬膜已部分切除

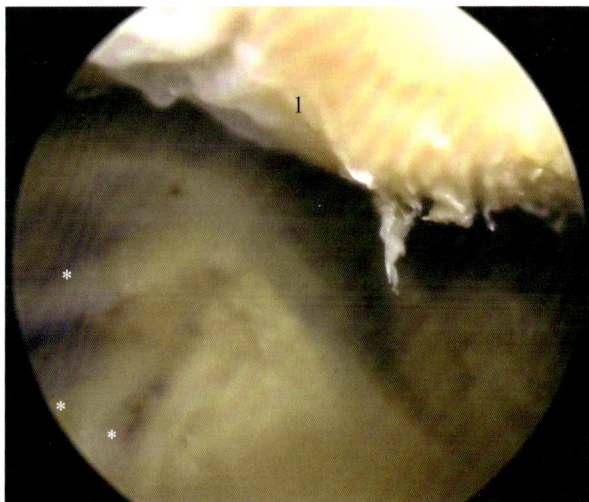

▲ 图 2-75　内镜由三叉神经上方观察中颅底、海绵窦（二）

1. 颞叶底部；*. 海绵窦外侧壁神经切迹

广角视野；无头面部伤口，不影响美观；无须开颅，脑组织零牵拉；尤其重要的是，颅底肿瘤往往将重要神经血管结构向后外上方挤压，而内镜经鼻入路可从前下内侧通道直达病变，无须跨神经操作，从而最大限度地减少对重要神经血管操作，从而实现微创目的。

标准内镜经鼻入路多为单鼻孔操作，仅需将中鼻甲外移，磨除部分蝶窦前壁，主要显露蝶鞍区域，由于其显露范围较小，操作活动度受限，与显微镜经鼻入路比较，耗时较长，且对鼻腔结构破坏较大，并不能充分发挥内镜在处理颅底病变的优势。内镜

经鼻扩大入路去除一侧中鼻甲，另一侧中鼻甲外移，去除鼻中隔后份骨质，建立双鼻孔操作通道，充分磨除蝶窦前壁，再根据不同显露需求去除鼻腔及鼻旁结构，从而充分显露病变，增加操作自由度，极大地发挥内镜抵近观察、广角视野的优势。内镜经鼻扩大入路可分为中线入路及旁中线入路。

1. 适应证

（1）中线入路（图 2-76）：经筛板入路可处理鼻筛部恶性肿瘤、嗅沟脑膜瘤、神经鞘瘤、胚胎发育不良性肿瘤；经蝶骨平台 - 鞍结节入路可处理垂体腺瘤、颅咽管瘤、脑膜瘤、大脑前循环动脉瘤及第三

脑室肿瘤；经蝶鞍入路可处理垂体腺瘤、Rathke囊肿、颅咽管瘤及蛛网膜囊肿；经斜坡入路可处理脊索瘤、软骨肉瘤、脑膜瘤及椎基底动脉瘤；经鼻咽齿突入路可处理炎性血管翳、颅底凹陷症、脊索瘤。

(2) 旁中线入路（图2-77）：经鼻筛窦－眶纸板入路可处理Graves眼病、海绵状血管瘤、神经鞘瘤；经上颌窦－翼腭窝－颞下窝入路可处理神经鞘瘤、黏液囊腺癌、鼻咽癌；经翼入路可处理侵袭海绵窦的垂体腺瘤、神经鞘瘤，以及累及蝶窦外侧隐窝病变；经岩尖内侧入路可处理脊索瘤、软骨肉瘤、胆固醇肉芽肿；经破裂孔下咽鼓管上入路可处理脊索瘤、软骨肉瘤、胆固醇肉芽肿。

值得注意的是，上述入路并不是仅单独应用，而是根据病变累及部位可以两种甚至多种入路联合应用。上述众多内镜扩大经鼻入路中应用较广的是经蝶骨平台－鞍结节入路、经斜坡入路及经翼入路。

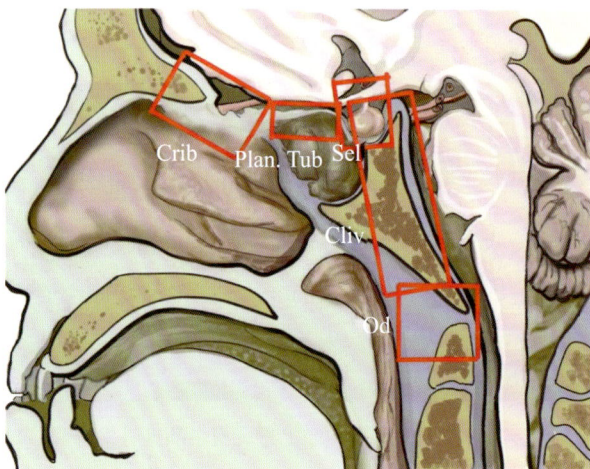

▲ 图2-76　中线入路

Crib. 经筛板；Plan. Tub. 经蝶骨平台鞍结节；Sel. 经蝶鞍；Cliv. 经斜坡；Od. 经齿突

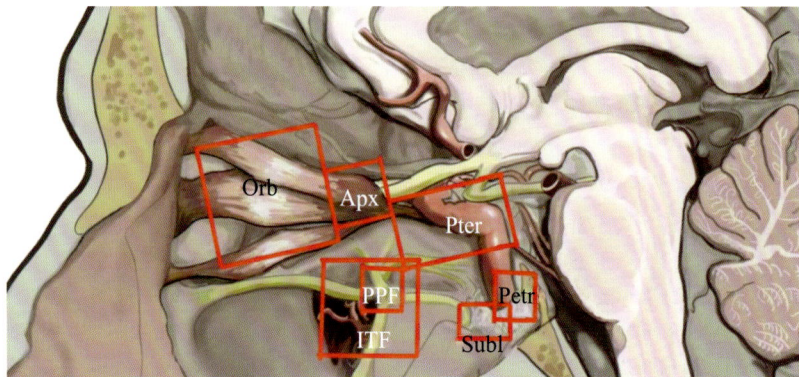

◀ 图2-77　旁中线入路

Orb. 经眶；Apx. 经眶尖；Pter. 经翼；PPF. 经翼腭窝；ITF. 经颞下窝；Petr. 经岩尖；Subl. 经破裂孔下

2. 术前准备及体位　术前行MRI检查了解病变部位、性质及质地，行CTA检查了解病变与颈内动脉关系，行颅底HRCT检查了解蝶窦气化，骨质破坏等情况，通过详细的术前检查制订合适的手术入路，在减少鼻腔结构损伤前提下充分显露病变。手术开始时头向右偏10°～15°，头圈固定，如需术中导航可予头架固定。鼻腔予肾上腺素棉片填塞8～10min收缩鼻腔黏膜。与麻醉医师充分沟通术中需控制血压及二氧化碳分压，从而减少术区渗血保持术野清晰。

3. 入路步骤

(1) 经蝶骨平台－鞍结节入路：首先用鼻甲剪切开右侧中鼻甲的头端并向下推，露出尾端，充分止血后，切断鼻甲并取出，做右侧鼻中隔黏膜瓣并将其置于后鼻孔，磨除鼻中隔后份骨质，反咬钳扩大鼻中隔后份骨窗，仔细电凝鼻中隔黏膜边缘防止后续操作中渗血模糊镜头，将对侧中鼻甲外移，从而建立双鼻孔操作通道，去除双侧上鼻甲及后组筛窦，广泛磨除蝶窦前壁，去除蝶窦内黏膜并磨平蝶窦内间隔，此时可以辨认鞍底重要骨性标志，如双侧颈内动脉隆起、内外侧OCR、视神经管及鞍底，先磨除鞍底及蝶骨平台骨质，再将磨薄的鞍结节骨质从硬膜下分离，海绵上间窦出血予流体明胶止血。充分电凝海绵间窦后可剪开硬脑膜行硬膜下操作，值得注意的是，鞍结节下方是双侧颈内动脉距离最窄区域，此处需严格按中线剪开硬脑膜，避免误伤颈内动脉（图2-78）。

(2) 经斜坡入路：斜坡由双侧翼管连线及咽结节平面分为上中下三个部分，脊索瘤、软骨肉瘤等肿瘤常累及中上斜坡及岩尖，相对于经蝶骨平台－鞍结节入路，经斜坡入路需将犁骨及蝶窦底部骨质全磨除，双侧鼻中隔黏膜显露至翼管，显露上斜坡及鞍背病变时，可将鞍底骨质磨除，于硬膜外将垂体向上移位去除鞍背及后床突骨质，海绵间窦及岩下窦出血可予吸收性明胶海绵或流体明胶压迫止血。向外侧磨除鞍背岩尖骨质时注意勿损伤展神经（图 2-79）。

（3）经翼入路：内侧翼突根部组成蝶窦的前外下侧壁，内镜经翼入路通过磨除内侧翼突可以处理累及颅底旁中线区域病变，如海绵窦、Meckel 腔、颅中窝底前外侧三角及蝶窦外侧隐窝。行该入路时首先将下鼻甲外移、去除同侧中鼻甲扩大操作空间，将对侧中鼻甲外移，做对侧带蒂鼻中隔黏膜瓣，去

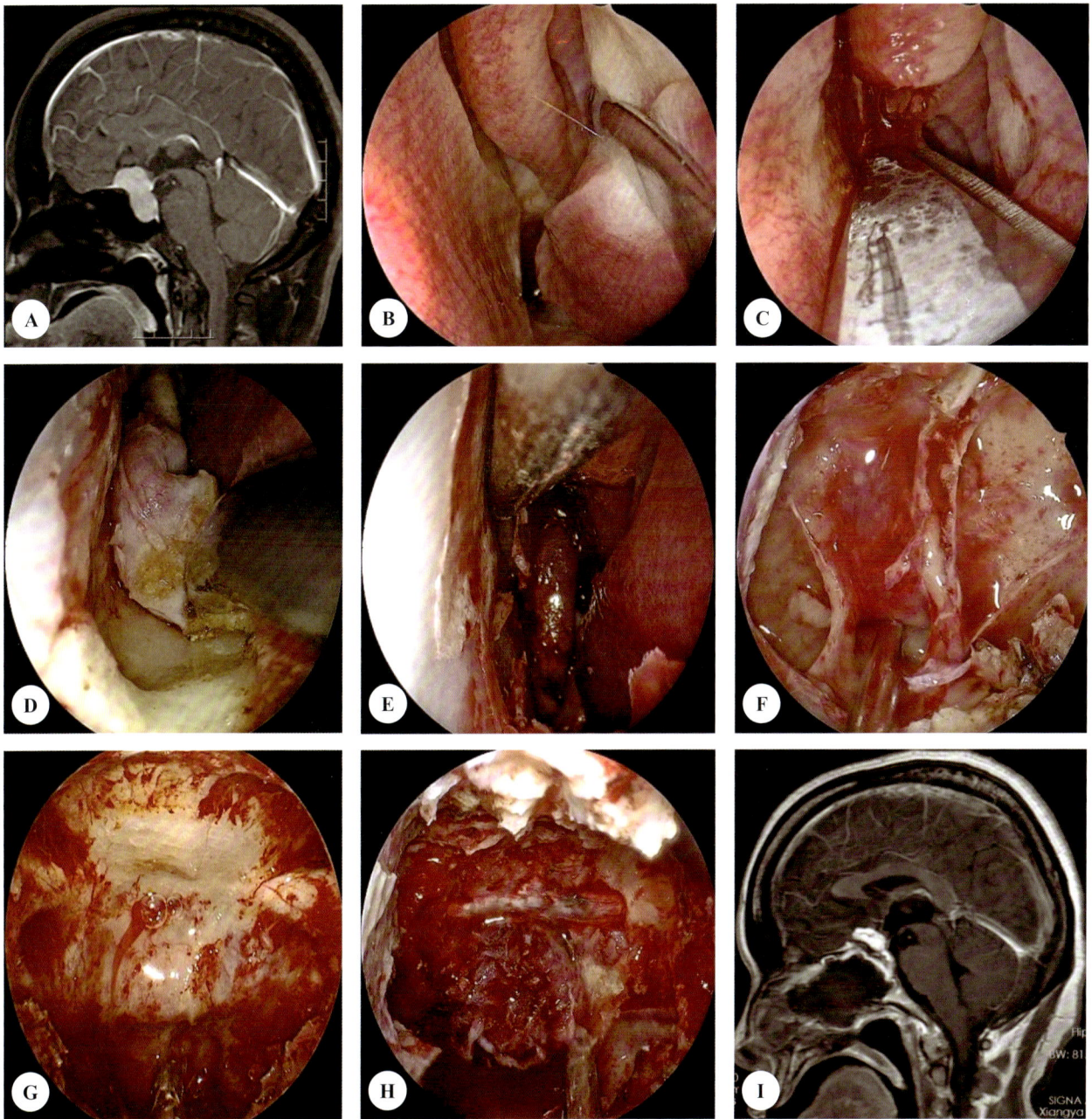

▲ 图 2-78　经蝶骨平台 - 鞍结节入路切除鞍结节脑膜瘤

A. 术前矢状位 MRI T_1 增强相示蝶骨平台、鞍结节及鞍内占位，考虑脑膜瘤；B. 将左侧下鼻甲外移扩大空间；C. 去除中鼻甲进一步扩大操作空间；D. 做左侧鼻中隔黏膜瓣，将其置于后鼻孔；E. 去除鼻中隔后份骨质建立双鼻孔操作通路；F. 扩大磨除蝶窦前壁，见蝶窦内有多个间隔；G. 磨除蝶窦间隔后显示出蝶骨平台、鞍结节及鞍底；H. 蛋壳化磨薄骨质后予 Kerison 咬骨钳咬除骨质，显露出蝶骨平台、鞍结节硬脑膜及鞍内病变；I. 术后复查 MRI 示病变全切除

除鼻中隔后份及后组筛窦，磨除蝶窦前壁，建立双鼻孔操作通道，去除同侧钩突显露上颌窦开口，磨除颚骨垂直板及其蝶突和眶突，去除部分上颌窦后壁，将翼腭窝内容物向外下牵拉，磨除翼突根部，如需向外侧进一步显露而蝶窦气化不良，可将翼管

神经切断，将翼腭窝内容物进一步外移，从而更多地磨除翼突骨质，达到显露需求（图 2-80）。

4. 术后注意事项 因内镜经鼻扩大入路手术时间较长，创面较大，渗出较多，术后建议常规入监护室麻醉复苏，醒麻醉过程中注意镇静镇痛控制血压，

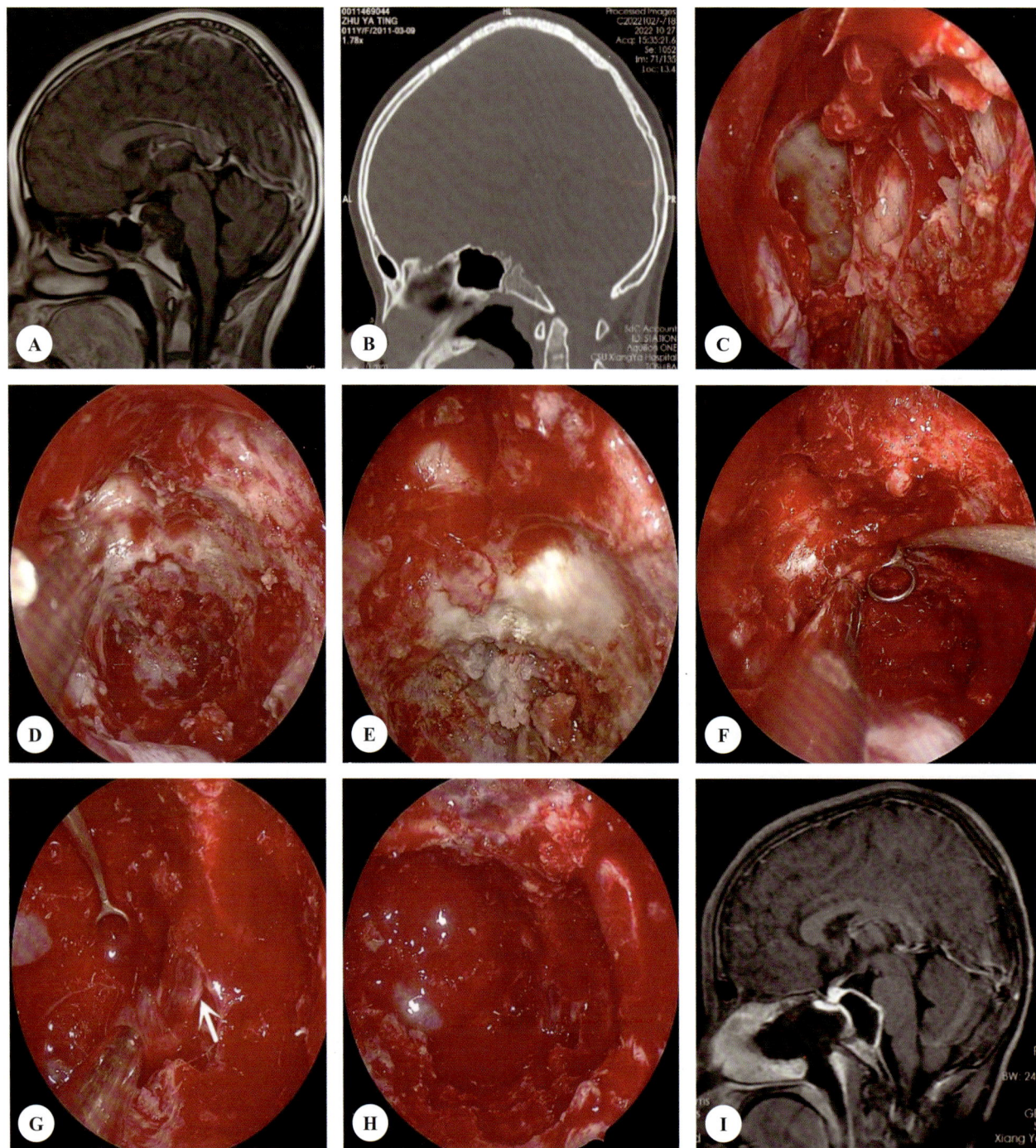

▲ **图 2-79 经斜坡入路切除脊索瘤**

A. 术前矢状位 MRI T₁ 增强相示中上斜坡占位，考虑脊索瘤；B. 颅底矢状位 HRCT 示中上斜坡骨质破坏；C. 去除蝶窦前壁；D. 轮廓化磨除颅底骨质，显露鞍底及斜坡隐窝；E. 显露中斜坡肿瘤；F. 硬膜外垂体上移切除鞍背及上斜坡病变；G. 累及左侧斜坡岩尖病变切除后可见展神经（白箭）；H. 病变全切除；I. 术后复查 MRI

待患者完全清醒后再拔除气管插管。术后应密切观察患者有无脑脊液鼻漏，除非出现脑脊液漏，术后不建议常规行腰大池引流。患者术后因鼻腔填塞碘仿纱条，如为术中高流量瘘口颅底重建患者，可术后 3～4 周再拔除碘仿纱条。纱条拔除后需注意鼻腔护理，可于鼻内镜下再清理 2～3 次，随后患者可自购洗鼻器清洗鼻腔，促进鼻腔黏膜再生及鼻腔功能的恢复。

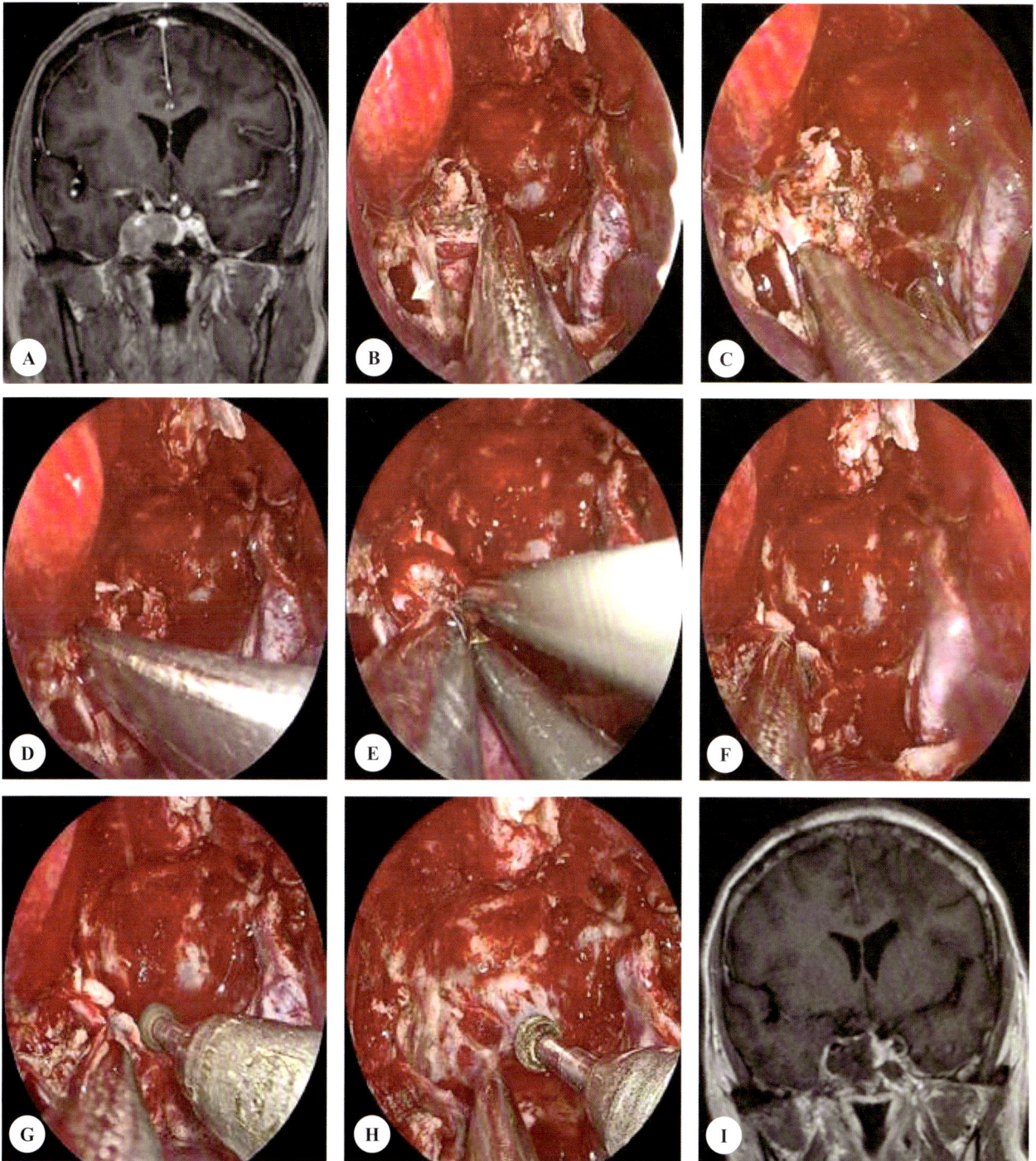

▲ 图 2-80　经翼入路切除 Knosp 4 级垂体腺瘤

A. 术前冠状位 MRI T$_1$ 增强相示垂体腺瘤累及右侧海绵窦前下及外侧间隙，正常垂体位于左侧；B. 去除蝶窦前壁后，为进一步向外侧扩展，打开上颌窦（白箭示上颌窦开口）；C. 咬除腭骨垂直板；D. 咬除眶突；E. 电凝蝶腭动脉；F. 将翼腭窝内容物向外侧推移显露出翼突根部；G. 磨除翼突根部；H. 充分显露鞍底及鞍旁区域；I. 术后复查 MRI 示肿瘤全切除

第3章 颅底脑膜瘤

一、嗅沟脑膜瘤

（张　弛　马鑫宇）

嗅沟脑膜瘤（olfactory groove meningioma，OGM）是颅底脑膜瘤中极具代表性的一种，占颅内脑膜瘤的 8%～13%。OGM 起源于颅前窝中线附近筛板的蛛网膜细胞，与嗅神经密切相关，一般生长缓慢。可累及鸡冠至蝶骨平台的任何区域，并围绕中线对称生长或主要向一侧延伸。自 1938 年 Cushing 和 Eisenhardt 首次对 OGM 做出详细描述以来，目前双侧额底入路及单侧额下入路已成为治疗 OGM 的标准入路，此外，翼点入路、经纵裂入路，以及神经内镜辅助下的眉弓锁孔入路也被用于临床治疗。无论是额底入路还是外侧入路，手术入路的选择除取决于肿瘤的大小之外，更应被仔细审视的是肿瘤基底范围、是否合并颅外肿瘤侵犯筛窦、蝶窦等因素。

（一）临床表现

OGM 生长缓慢，且额叶具有较好顺应性，OGM 经常在达到较大体积并出现症状后才被发现。单侧的嗅觉缺陷一般难以引起患者的注意，而随着肿瘤生长侵入对侧嗅觉区，对额眶区造成更大压迫后，可出现嗅觉障碍、头痛、表情淡漠、易怒等额叶精神症状，并可进一步发展出现颅内压增高相关症状。当肿瘤开始向视神经通路侵袭时，可引起视力障碍和视野缺损。

（二）影像学检查

对于 OGM 的诊断通常基于影像学。MRI 是首选的检查方法，其可以显示肿瘤的硬膜起源。OGM 在 T_1 加权图像上多表现为等信号或低信号，在 T_2 加权图像上多表现为等信号或高信号。此外，同绝大多数脑膜瘤相同，对比剂可有匀称增强，并表现出特征性的边缘硬膜增厚，边缘逐渐变细的脑膜尾征。在 CT 上，OGM 通常表现为清晰的轴外肿块，推挤正常的脑组织，边缘光滑，毗邻硬膜结构，可有钙化或分叶。大约 15% 的病例表现为不典型的坏死、囊肿形成或出血。

（三）治疗

OGM 首选外科手术治疗。对于小型 OGM（直径<1cm），若无手术禁忌，也同样推荐手术治疗，因为 MRI 可能遗漏显示脑膜尾征的关键层面，从而对肿瘤范围的评估造成影响。不仅对于 OGM，所有颅底脑膜瘤手术治疗的核心应该是彻底处理肿瘤基底，术中通过显露肿瘤—处理基底—肿瘤减压的循环，直至肿瘤全部切除。目前对于 OGM 的手术入路主要有单侧额下入路和双侧扩展额底入路。此外，翼点入路、经纵裂入路，以及神经内镜辅助下的眉弓锁孔入路也被用于临床治疗。一些术者倾向于采用翼点入路，其作为神经外科手术最常用的入路被大多数神经外科医生所熟悉。翼点入路等外侧入路的优势在于可避免开放额窦，降低脑脊液漏的发生率，以及可通过早期打开侧裂近端及颅底蛛网膜池确认颈内动脉及视交叉的位置、释放脑脊液降低颅内压力，还有助于显露肿瘤。然而，侧方入路的视野相对额下入路稍显狭窄，对侧嗅沟或较大肿瘤的上半部分处于相对盲区，对于脑组织的牵拉与松解有较高的要求。

单侧额下入路及双额底入路，对于处理 OGM，尤其是向双侧扩展的巨大 OGM 及向蝶窦、筛窦生长的部分颅内外沟通肿瘤具有明显优势，可提供更直接更广阔的视野，能够大面积低角度显露颅前窝底，包括额骨、蝶骨和筛板。这种入路可以在最低限度的额叶牵拉下直接处理肿瘤基底。

单侧额下入路或额外侧入路仅需 keyhole 位置钻孔，无须处理蝶骨嵴，不存在颅骨缺损。而双额底入路，仍推荐双侧 keyhole 钻孔（图 3-1），于眉心与矢状窦上方钻孔，以减少开颅损伤上矢状窦的风险。鼻根眉心位置的骨孔在关颅时可使用钛片遮挡或使用骨水泥等填充，降低对面容的影响。单侧额下入路较双额底入路，避免了对对侧额叶和上矢状窦的影响。然而，因单侧额下入路单边显露，视野较窄，在大型嗅沟脑膜瘤中，双额底入路则可提供更直接的视野，更轻松地显露肿瘤并减少额叶牵拉，有利于探查及处理基底，直至双侧前床突外侧。同时，较大的空间也有利于处理和重建某些患者受侵蚀的筛板及颅前窝底。对于较小的 OGM，单侧额下入路已经历数十年的发展和检验。而额下入路相关的缺点也被提倡翼点入路的术者所强调，翼点入路可提供肿瘤后方神经血管复合体的直接显露与保护分离，相对于额下入路更为清晰。

值得注意的是，向后方生长的 OGM 与部分鞍结节脑膜瘤需要被清楚鉴别。两者起源基底位置的不同使视交叉向不同方向推挤移位。OGM 向下和向后缓慢推挤视交叉，而鞍结节脑膜瘤起源于视交叉前方颅底硬膜，占据视交叉池，位于视交叉前下方，向上外侧方推挤视交叉。另一个差异是 OGM 的血液供应通常来自筛前动脉和筛后动脉，且可能接受来自脑膜中动脉的前支和眼动脉脑膜支的供血，也多见来自前交通动脉小分支供血。理解视交叉的位置及肿瘤血供方式对于手术治疗 OGM 极为重要。

对于突破筛板，向蝶窦或筛窦，甚至眶内生长的肿瘤，一般可通过双额入路并联合耳鼻喉科医师经鼻内镜联合切除。此时，颅前窝底的重建对于预防术后脑脊液漏极为重要。可使用开颅皮瓣骨膜、颞筋膜和纤维蛋白胶、人工硬脑膜等封堵。对于少数存在筛板破坏或骨缺损的颅鼻沟通肿瘤，开颅时应仔细保留完整且足够大小的骨膜，关颅时翻转并与正常颅前窝底硬膜缝合或黏附，可选择留置鼻腔引流管及硬膜下引流管来降低颅内压，以降低脑脊液漏发生率。

（四）典型病例解析

病例 1 患者郭某，男性，36 岁，因"双眼视力下降 1 年，嗅觉障碍 2 个月余"入院。

【查体】双鼻嗅觉减退。左眼视力 0.2，右眼视力 0.1，视野手测无缺损，眼底检查未见明显异常。其余脑神经检查未见明显异常。

【辅助检查】头部 CT 及 CTA 示右侧大脑前动脉优势供血，双侧大脑前动脉受压上抬，瘤体表面可见较多紊乱小血管，双侧后交通动脉未显示，其余脑底动脉环主分支未见明显狭窄、瘤样突起及畸形血管团（图 3-2）。MRI 示颅前窝底见一大小约 $6.0cm \times 5.8cm \times 4.4cm$ 等 T_1 等 T_2 信号均匀类圆形肿物，增强可见明显强化。

【术前诊断】前颅底脑膜瘤。

【手术入路】双侧扩展额底入路。

【手术过程】仰卧位，行双侧额底入路，双额颞冠状切口，切开头皮，骨膜下分离皮瓣并牵开，显露至鼻根部及眶缘，分离颞肌，显露左侧 Keyhole。

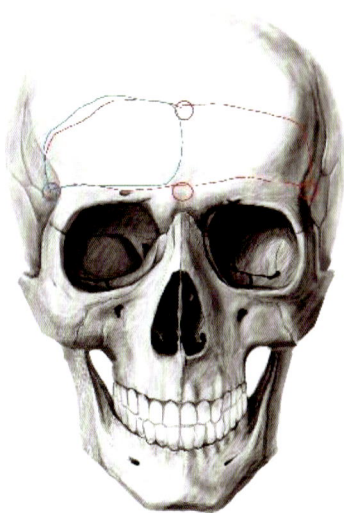

▲ 图 3-1 双侧 keyhole 钻孔

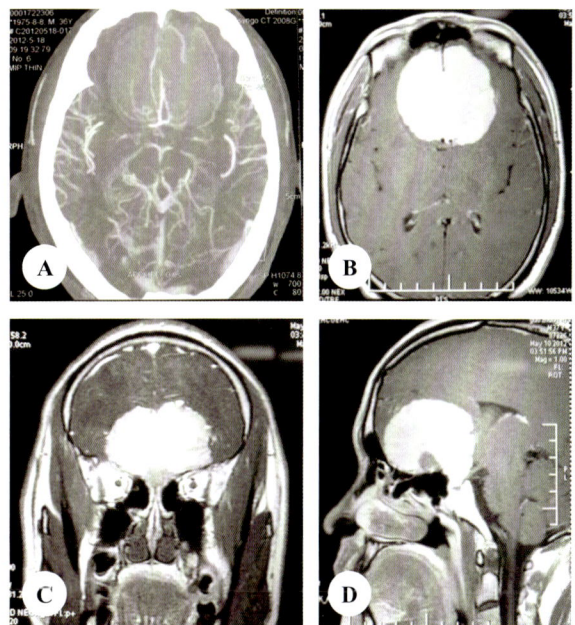

▲ 图 3-2 病例 1 术前辅助检查

颅骨钻 6 孔，用线锯锯开大小约 5cm×8cm 的额骨瓣，平颅前窝底。显微镜下于弧形双额剪开硬膜，缝扎矢状窦并剪断。缓慢抬起额叶，显露肿瘤。见病变位于颅前窝底，实性，质地韧，基底位于嗅沟–蝶骨平台–鞍结节区域，向鞍上、左侧视神经管内和颅中窝底生长，垂体柄受压向后移位，双侧视神经受压向外侧移位，双侧大脑前动脉 A2 段与肿瘤粘连紧密，且发出穿支参与肿瘤供血，肿瘤大小约 4.5cm×5.8cm×5.0cm。先电凝切断肿瘤基底，行瘤内减压，再沿肿瘤周边逐渐分离粘连，切除鞍上、鞍后区、视神经管和颅中窝底肿瘤，再次充分电凝肿瘤基底并切除增生的颅底骨质。取自体股内侧脂肪和人工硬膜修补颅底缺损（图 3-3）。

【术后 MRI】原前颅底脑膜瘤已切除，双额部局部骨质缺失，呈术后改变；双额部及左顶部颅板下见新月形不规则片状长 T_1 长 T_2 信号灶，内尚夹杂斑片状稍短 T_1 长 T_2 信号灶；术区见大片不规则片状长

T_1 长 T_2 信号灶，内尚夹杂斑片状稍短 T_1 长 T_2 信号灶，增强后病灶内可见少许条片状强化；幕上脑室系统不大。蝶鞍稍大，鞍区见长 T_1 长 T_2 脑脊液信号。双侧筛窦、额窦和蝶窦内可见长 T_2 信号（图 3-4）。

【术后神经功能】术后患者未诉特殊不适，一般情况可，神清语利，双侧瞳孔等大等圆，直径 3mm，对光反射灵敏，视力视野同前，口角无歪斜，伸舌居中，切口愈合可，无红、肿、渗出，颈软，四肢肌力、肌张力正常，各生理反射存在，Kernig、Babinski、Brudzinski 征阴性。

【经验体会】此患者为较为典型的嗅沟–蝶骨平台–鞍区脑膜瘤，双侧额底入路可提供更为广阔的手术通道，鼻根处钻孔的恰当位置对于充分暴露额底至关重要，可减少额叶牵拉并有利于充分处理额底肿瘤基底。尽管术前可见肿瘤向鞍内扩展，但视交叉形态仍基本正常，第 I 间隙扩大不明显。术中可见视神经及颈内动脉系统向下受压，这是大型嗅

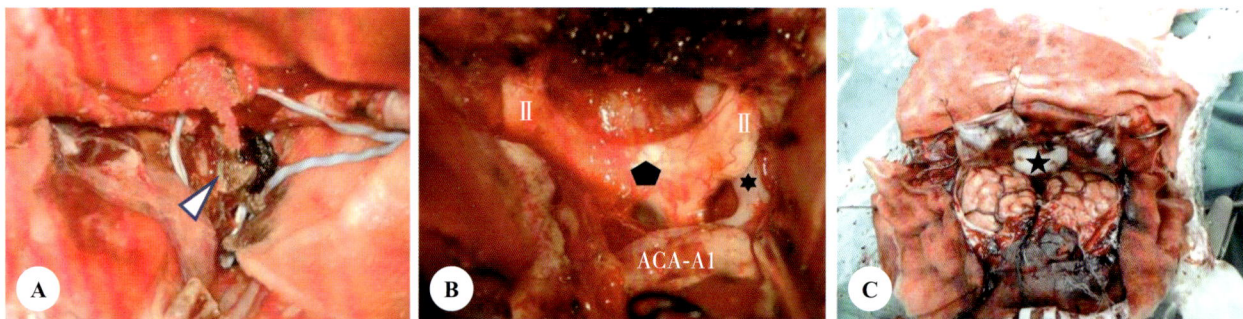

▲ 图 3-3　A. 结扎上矢状窦后牵开额叶，可见肿瘤基底位于嗅沟（白箭头）；B. 肿瘤切除完毕后可见受压变形的视交叉（黑色五边形）、视神经（Ⅱ）及颈内动脉（黑色五角形）与大脑前动脉 A1 段（ACA-A1）；C. 修补颅底缺损后关颅（黑色五角形）

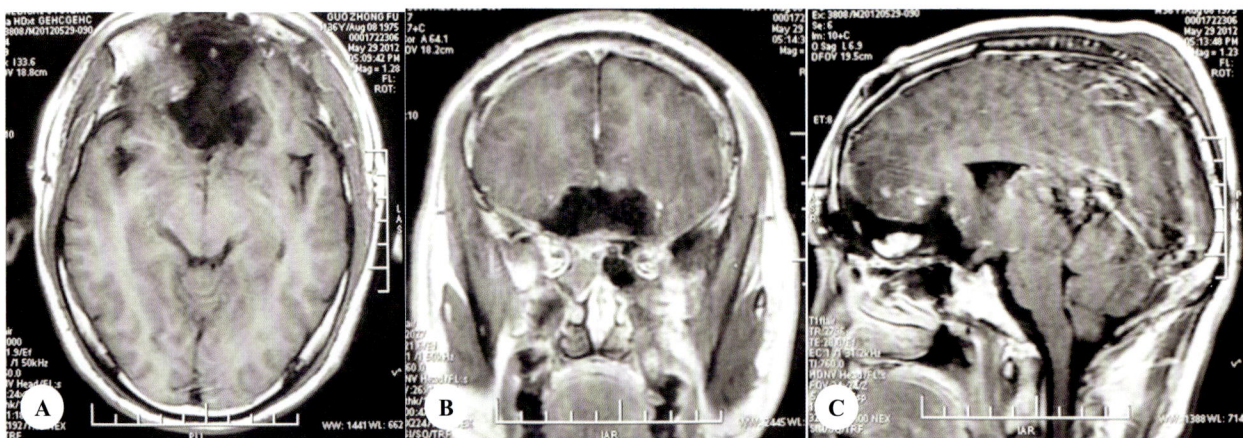

▲ 图 3-4　病例 1 术后 MRI 检查

沟起源脑膜瘤与鞍结节脑膜瘤的显著区别之一。

患者术前鞍区激素检验结果正常，术中可见垂体柄受压明显，悉心分离后垂体柄完整保留，术后鞍区激素水平稳定，无尿崩及水盐电解质紊乱。

病例 2　患者女性，46 岁，因"反复头痛、鼻出血 1 个月余"入院。

【查体】神清。双鼻嗅觉减退。左眼视力 0.5，右眼视力 0.6，视野粗测无缺损，眼底检查未见明显异常。双瞳等大等圆，直径 3mm，光反射灵敏，双眼球活动可。余无明显阳性体征。

【辅助检查】见图 3-5。

【术前诊断】颅前窝底占位：脑膜瘤？

【手术入路】左侧额下入路。

【手术过程】仰卧位，头右偏约 20°，消毒铺单。行左侧额外侧入路，过中线左额颞小冠状切口，切开头皮，骨膜下分离皮瓣并牵开，显露至鼻根部及眶缘，分离颞肌，显露左侧 Keyhole。颅骨钻 1 孔，铣刀铣开大小约 4cm×5cm 的额骨瓣，平颅前窝底。显微镜下弧形剪开硬膜，缓慢抬起额叶，开放颈动脉池和侧裂池近段，释放脑脊液，调整脑压板，进一步抬起额叶，显露肿瘤。见病变基底位于蝶骨平台，向鞍上、鞍结节方向生长，垂体柄受压向后移位，双侧大脑前 A1 被肿瘤夹持，且发出穿支参与肿瘤供血，左侧嗅神经与肿瘤粘连紧密，肿瘤大小约 2.8cm×2.6cm×3.0cm。先电凝切断肿瘤基底，行瘤内减压，再沿肿瘤周边逐渐分离粘连，切除蝶骨平台、鞍上肿瘤，再次充分电凝肿瘤基底。

【术后 MRI】见图 3-6，额部部分骨质信号缺如，呈术后改变，原颅前窝底肿块切除，术区及颅板下可见斑片状、弧形长 T_1 长 T_2 信号，其内可见环状短 T_1 信号，FLAIR 呈高信号，其内可见积气，增强后邻近脑膜可见强化。邻近中线结构右偏。左侧侧脑室前角受压。

【术后神经功能】术后患者未诉特殊不适，一般情况可，神清语利，双侧瞳孔等大等圆，直径 3mm，对光反射灵敏，视力、视野同前，口角无歪斜，伸舌居中，切口愈合可，无红、肿、渗出，颈软，四肢肌力、肌张力正常，各生理反射存在，Kernig、Babinski、Brudzinski 征阴性。

【经验体会】对于较小的嗅沟脑膜瘤，术者可根据自身熟悉程度选择单侧额下及额外侧入路。脑组织的松解，甚至额叶的无牵拉，对于充分显露肿瘤和减少不必要的脑组织损伤至关重要。患者头位稍向后仰有助于额叶的自然下垂，然而此角度不利于观察及处理向鞍内生长的肿瘤。头位居中可帮助术者开颅时确定中线位置，提供更靠近中线的手术路径，但也对额叶的牵拉、松解，以及嗅神经、额极

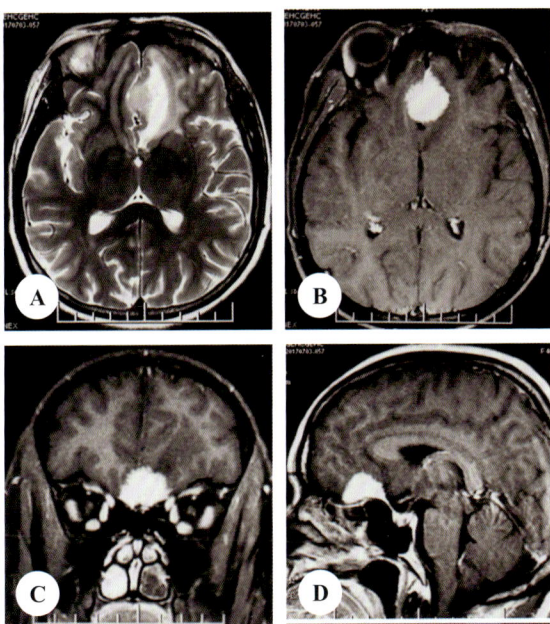

▲ 图 3-5　病例 2 术前 MRI 检查

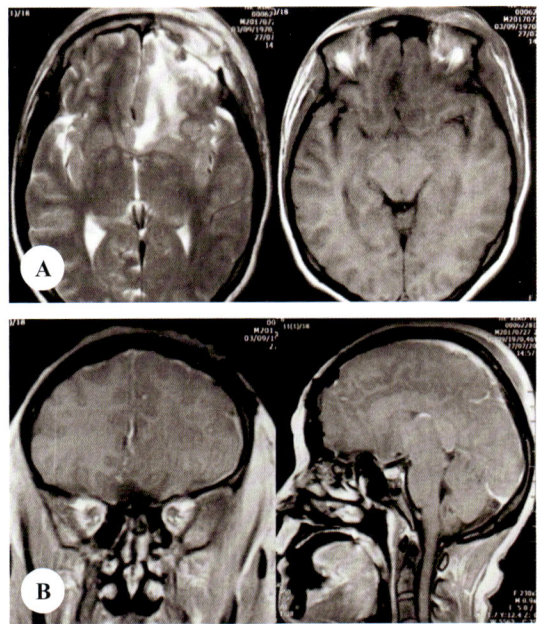

▲ 图 3-6　病例 2 术后 MRI 检查

引流静脉的保护提出了更高要求。此病例头位向对侧偏转约 10°，由额外侧入路切除肿瘤，嗅神经得以完整保留。此病例肿瘤基底似局限于嗅沟，但术中仍见脑膜尾征向鞍结节、鞍内方向延伸，充分处理肿瘤基底是保证肿瘤无复发的关键。

病例 3 患者女性，52 岁，因"头痛、视物模糊1 年余"入院。

【查体】神清语利，双侧瞳孔等大等圆，直径约3mm，双眼球活动正常，颜面部痛、温、触觉无明显异常。

【辅助检查】见图 3-7，左侧额部近大脑镰旁可见一大小约 5.3cm×5.0cm 类圆形肿块灶，呈等 T_1 等 T_2 信号灶，其中央可见多发小斑片状长 T_1 长 T_2 信号灶及血管影，FLAIR 序列呈等稍高信号，增强示明显不均匀强化，肿块内侧缘可见弧形长 T_1 长 T_2 脑脊液样信号灶，邻近脑实质受压改变，周围见大片状长 T_1 长 T_2 水肿信号，脑实质受压、移位，双侧侧脑室前角受压改变，中线结构局限性向右侧移位。蝶鞍稍扩大，其内见长 T_1 长 T_2 信号灶，垂体扁薄位于鞍底。

【术前诊断】左侧颅前窝底占位：脑膜瘤？

【手术入路】左侧额下入路。

【手术过程】仰卧位，前屈 5°。常规消毒铺巾后，取左额冠状皮瓣开颅。分层切开头皮、颞肌，皮瓣翻向前方，骨膜剥离器剥离骨膜。颅骨钻 2 孔，骨瓣大小约 7cm×6cm。弧形剪开硬膜，硬膜翻向颅前窝底。抬起额叶，见肿瘤位于颅前窝底，边界清楚，血运较丰富，质地较硬，肿瘤起自鸡冠处硬膜，大小约 5cm×5.5cm×6cm，边界清楚，血运丰富，先离断肿瘤位于颅前窝底基底，逐步分离肿瘤周边和脑组织粘连，全切肿瘤，电凝烧灼颅前窝底硬膜并切除，彻底止血，取骨膜修补硬膜。

【术后 MRI】见图 3-8，额骨左侧份局部骨质中断呈术后改变，颅板下少许积血、积液。原左侧颅前窝底占位病变已切除，术区未见异常强化灶。左侧额叶大水肿灶，左侧侧脑室受压变小，中线结构向右侧移位。

【术后神经功能】神清语利，双侧瞳孔等大等圆，直径 3mm，对光反射灵敏，视力、视野同前，口角无歪斜，伸舌居中，切口愈合可，无红、肿、渗出，颈软，四肢肌力、肌张力正常，各生理反射存在，Kernig、Babinski、Brudzinski 征阴性。

【经验体会】该患者肿瘤体积大，瘤周水肿明显，占位效应显著。肿瘤向左侧生长，手术选择左侧额

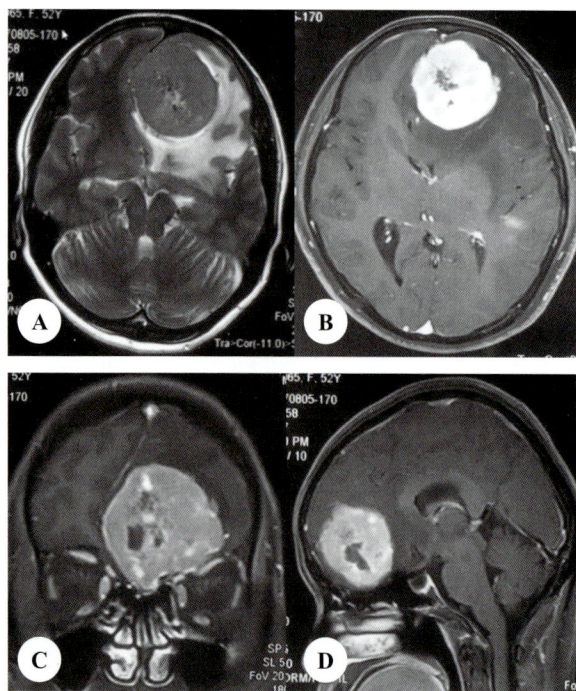

▲ 图 3-7 病例 3 术前 MRI 检查

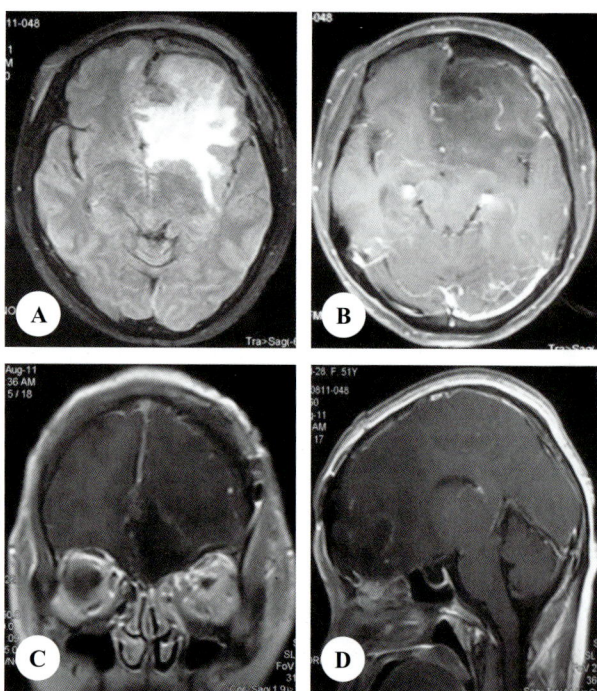

▲ 图 3-8 病例 3 术后 MRI 检查

外侧入路，骨瓣范围不宜过小。牵拉额叶后，见肿瘤起自鸡冠处硬膜。嗅沟脑膜瘤及多数颅前窝底脑膜瘤血供多来源于颅底硬膜的筛前动脉和筛后动脉，也可由大脑前动脉及前交通动脉发出分支供血。先行处理部分肿瘤基底，减少肿瘤血供，部分减压，再将肿瘤向已有空间牵拉，继续完成减压及处理基底，此循环是此类大型脑膜瘤处理的原则。此病例尽管肿瘤体积大，但脑膜尾征范围相对较小，可与病例 2 作为对比。

病例 4 患者女性，65 岁，因"头痛 3 年，视力下降，嗅觉减退，手、脚、面部麻木 2 年，性格改变 1 年，晕厥数次"入院。既往有高血压病史，血压最高 168/100mmHg，未规范服药；急性黄疸性肝炎、腰椎间盘突出、冠心病心绞痛型病史；曾行乳腺纤维瘤切除术，白内障手术。

【查体】神志清楚，双瞳孔等大等圆，直径 3mm，对光反射灵敏，左眼视力 0.1，右眼视力 0.5，视野粗测无缺损，眼球活动可，右侧嗅觉丧失，左侧嗅觉减退，双侧面部感觉未见明显异常，双侧咬肌肌力可，头颅大小及形态正常。鼻腔及外耳道无异常分泌物，余神经系统体查未见明显异常。

【辅助检查】见图 3-9，MRI 示颅前窝底一长 T_1 长 T_2，不均匀强化的巨大占位，考虑脑膜瘤。

【术前诊断】颅前窝占位：脑膜瘤？

【手术入路】双侧扩展额底入路。

【手术过程】仰卧位。行双侧额下入路，双额冠状切口，切开头皮，骨膜下分离皮瓣并牵开，显露至鼻根部及眶缘，颅骨钻 1 孔，骨瓣开颅，大小约 8cm×5cm，平颅前窝底。显微镜下于弧形剪开硬膜，于鸡冠处结扎间断上矢状窦。轻抬额叶，见病变位于颅前窝底，向蝶骨平台鞍结节生长，双侧视神经孔边缘受累，嗅神经粘连肿瘤，约 5.7cm×4.1cm× 4cm，肿瘤质地中等，血供较丰富，实性，与正常脑组织粘连紧密、边界不清。镜下切除肿瘤与硬脑膜基底，进一步分离肿瘤与周围神经血管粘连，肿瘤包裹双侧大脑前动脉，并包裹粘连分支动脉，镜下予以分离并保护血管、分块全切除肿瘤。重建颅底，妥善处理肿瘤基底。

【术后 MRI】4 年后复查仍见邻近脑组织明显水肿，增强扫描术区未见明显强化，双侧脑室前角及双视乳头受压移位。中线结构稍向左偏移（图 3-10）。

【术后神经功能】生活完全自理，无任何神经功能障碍（图 3-11）。

【经验体会】患者有巨大嗅沟脑膜瘤，双侧额叶

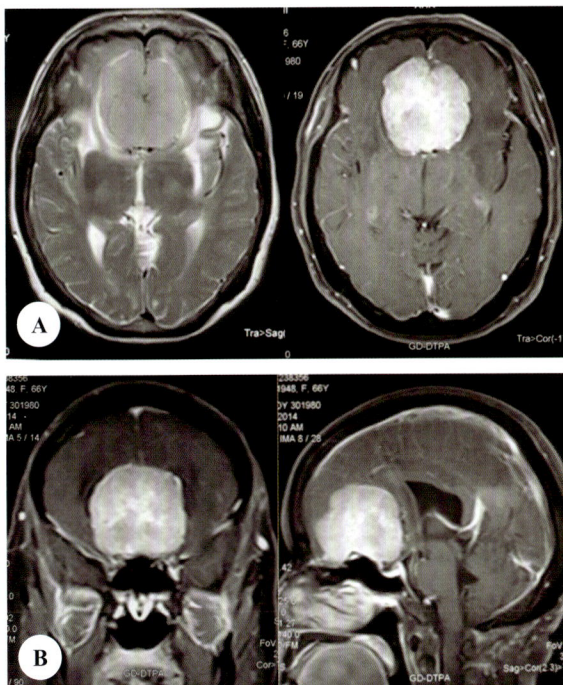

▲ 图 3-9 病例 4 术前 MRI 检查

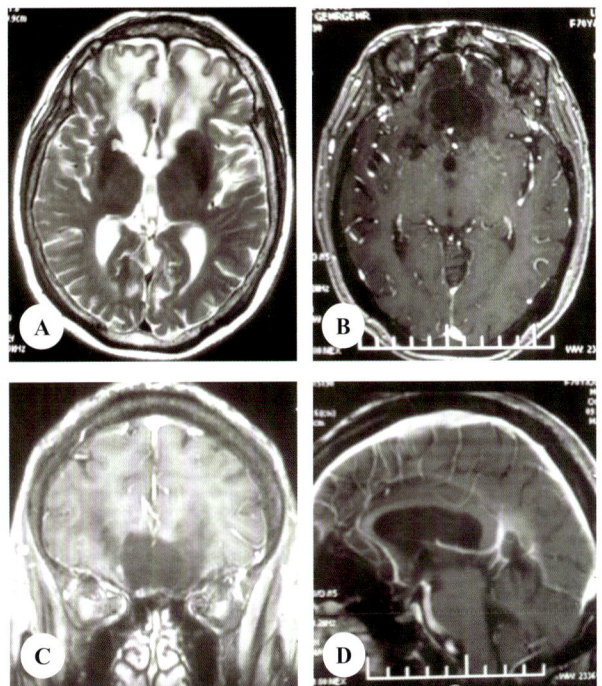

▲ 图 3-10 病例 4 术后 MRI 检查

水肿明显，引起性格改变后就医。巨大嗅沟脑膜瘤手术另一个值得注意的部分在于肿瘤与颅内动脉系统的关系。肿瘤起源于嗅沟，向下推挤视交叉及颈内动脉，向上向后推挤、包裹大脑前动脉及前交通动脉。在充分减压的基础上，寻找肿瘤与正常脑组织的界面，妥善处理肿瘤穿支供血，分离并保护大脑前动脉是手术成败的关键。

病例 5 患者女性，60 岁，因"双上肢麻木检查发现颅内占位 2 个月"入院。既往有 $C_4 \sim C_5$ 椎间盘略膨出，颈椎骨质增生，2022-04-26 第一次就诊，完善术前准备，肺部 CT 示活动性肺结核。经规范化抗结核治疗后 2 个月重新入院。

【查体】神志清楚，双瞳孔等大等圆，直径 3mm 大小，对光反射灵敏，头颅大小及形态正常，鼻腔及外耳道无异常分泌物，嗅觉减退。视力粗侧：左眼视力 1.0；右眼视力 0.9，视野粗侧未见缺损；眼球活动可。余神经系统体查未见明显阳性体征。

【辅助检查】颅前窝底见一类圆形稍长 T_1 稍长

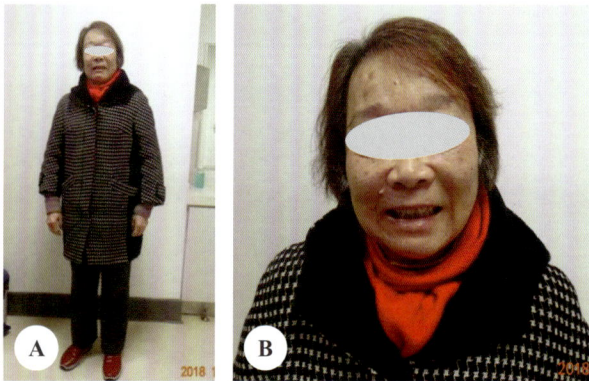

▲ 图 3-11 病例 4 术后 4 年多回访神经功能

T_2 信号灶，大小约 37mm × 35mm，FLAIR 序列呈稍高信号，边界清晰，增强后均匀明显强化，可见脑膜尾征；邻近脑组织受压（图 3-12）。性质待定：脑膜瘤？

【术前诊断】颅前窝占位：脑膜瘤？

【手术入路】双侧扩展额底入路。

【手术过程】仰卧位，头抬高 5°。双额发迹内冠状切口，依次切开头皮和帽状腱膜，帽状腱膜下分离皮瓣并牵开，保留骨膜备用。显露至双侧眶上孔及鼻根。中线颅骨钻 2 孔，铣刀铣下约 7cm × 5cm 大小的骨瓣，骨窗下缘平颅前窝底，双侧额窦开放，予以吸收性明胶海绵封闭。进一步分离硬膜，咬除鸡冠，悬吊硬膜。显微镜下平行上矢状窦前 1/3 剪开硬膜，逐渐抬起额叶，脑组织张力下降。见肿瘤起源于大脑镰及颅前窝底，双侧嗅神经被推挤向外，肿瘤沿着蝶骨平台向双侧前床突、颈内动脉 - 视神经间隙、蝶骨嵴内侧和鞍内等广泛生长，肿瘤质软、色灰红、血供极其丰富，与脑组织间边界尚清，大小约 3.6cm × 2.5cm × 4.0cm。显微镜下结扎并离断受累矢状窦，离断肿瘤基底，分离肿瘤与脑组织间粘连后，将肿瘤整块切除。进一步电凝切除鸡冠周围硬膜。双侧嗅束、大脑前动脉分支等结构保护完好。取备用骨膜覆盖颅前窝底骨质，并以人工硬膜加固，预防脑脊液漏，以剩余的人工硬膜严密修补缝合硬膜。

【术后 MRI】见图 3-13。

【术后神经功能】神清语利，双侧瞳孔等大等圆，直径 3mm 大小，对光反射灵敏，视力、视野基本同前。

【经验体会】较为典型的嗅沟脑膜瘤，使用同前所述的双侧扩展额底入路，可有效减少额叶牵拉并

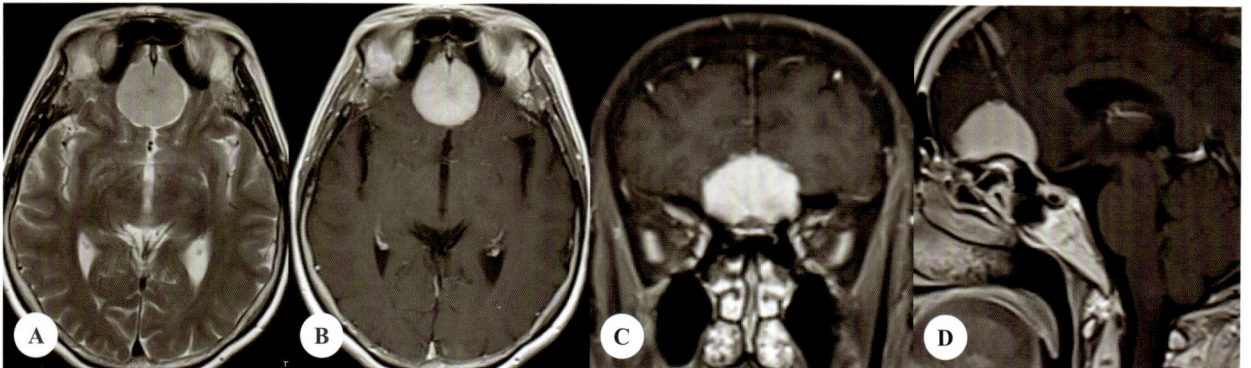

▲ 图 3-12 病例 5 术前辅助检查

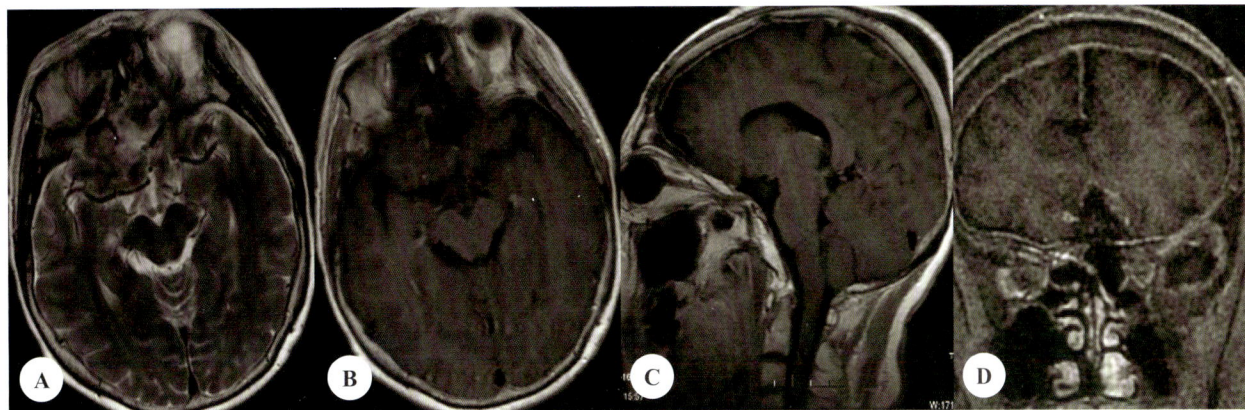

▲ 图 3-13　病例 5 术后 MRI 检查

充分显露肿瘤，对肿瘤基底做完善处理是手术成功的关键。必须仔细探查并确认颅前窝底各间隙角落，如双侧前床突、颈内动脉 - 视神经间隙、蝶骨嵴内侧和鞍内是否存在肿瘤或肿瘤卫星灶，珍惜手术机会，避免肿瘤遗漏。

病例 6　患者女性，58 岁，因"脑膜瘤术后 9 年，右眼视力下降半年"入院。2013 年因前颅底占位于外院行颅前窝底脑膜瘤切除术，术后予以对症处理，术后恢复良好，无癫痫发作，术后规律复查怀疑复发，未予处理，近半年无明显诱因渐起右眼视力下降，左眼视力无明显变化，伴左眼内眦及前额部痒感。既往胆囊切除术。

【查体】神志清楚，双瞳孔等大等圆，直径 3mm 大小，对光反射灵敏，头颅大小及形态正常，鼻腔及外耳道无异常分泌物，嗅觉无明显异常，视力粗侧：左眼视力 0.9；右眼眼前指数、视野粗侧未见缺损；眼球活动可，余神经系统体查未见明显阳性体征。

【辅助检查】见图 3-14，颅前窝底见一不规则等 T_1 稍长 T_2 信号灶，范围约 49mm×48mm×25mm，边界欠清，增强后可见均匀明显强化，颅前窝、双侧蝶骨嵴脑膜可见不均匀增厚；双侧眶尖受累，双侧视神经局部被病灶包绕。"颅前窝底脑膜瘤切除术后"改变，颅前窝底异常信号灶：脑膜瘤复发可能性大。

【术前诊断】颅前窝占位：复发脑膜瘤？

【手术入路】双侧扩展额底入路。

【手术过程】仰卧位。沿原切口行双侧额底入路，双额颞冠状切口，切开头皮，骨膜下分离皮瓣并牵开，显露至鼻根部及眶缘，分离颞肌，显露

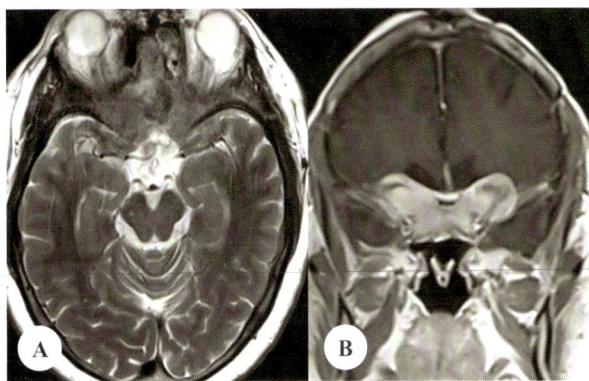

▲ 图 3-14　病例 6 术前辅助检查

双侧 Keyhole。颅骨钻 3 孔，微动力铣刀铣开大小约 10cm×8cm 的双额额骨瓣，平颅前窝底。显微镜下弧形双额剪开硬膜，缝扎失状窦并剪断。缓慢抬起额叶，显露肿瘤。见病变广泛匍匐于颅前窝底，实性，质地韧，基底位于嗅沟 - 蝶骨平台、鞍结节区域，向鞍上、双侧视神经管内和双侧蝶骨嵴及前床突生长，垂体柄受压向后移位，包裹双侧视神经并受压向外侧移位，双侧 A2 与肿瘤粘连紧密，且发出穿支参与肿瘤供血，肿瘤大小约 49cm×48cm×25cm。先电凝切断肿瘤基底，行部分瘤内减压，磨钻沿肿瘤基底广泛磨除受累的颅前窝底骨质，磨除鸡冠，显露嗅沟，磨开双侧眶顶壁、视神经管、前床突及鞍结节，再沿肿瘤周边逐渐分离粘连，切除鞍上、蝶骨平台、嗅沟、视神经管及鞍结节区域全部肿瘤，再次充分电凝肿瘤基底并切除增生的颅底骨质。取自体股内侧脂肪和人工硬脑膜修补颅底缺损并进行颅底重建。

【术后 MRI】见图 3-15。

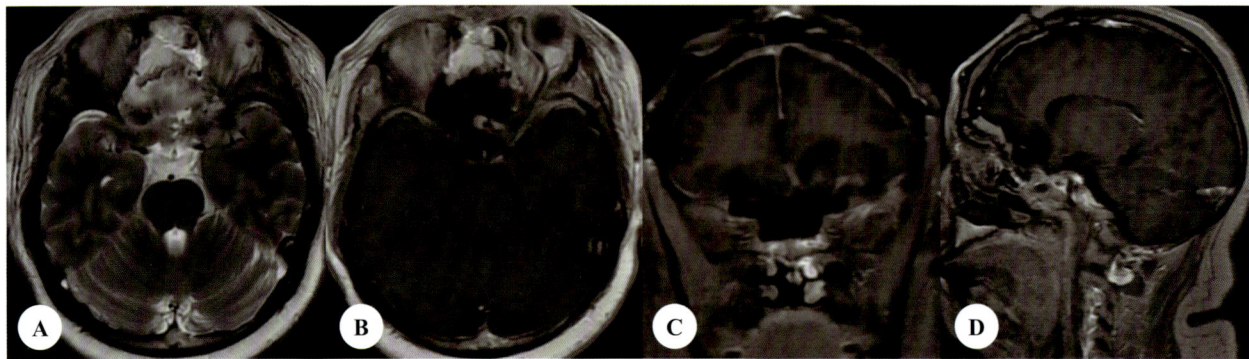

▲ 图 3-15　病例 6 术后 MRI 检查

【术后神经功能】神清语利，双侧瞳孔等大等圆，直径 3mm 大小，对光反射灵敏，视力视野基本同前，口角无歪斜，伸舌居中，切口愈合可，无红、肿、渗出，颈软，四肢肌力、肌张力正常，各生理反射存在，Kernig、Babinski、Brudzinski 征阴性。

【经验体会】患者前次治疗影像学资料缺失。本次肿瘤匍匐状复发，颅前窝底受累，肿瘤向双侧扩展至双侧蝶骨嵴及前床突，并向鞍上、双侧视神经管内生长，术中可见双侧视神经局部被病灶包绕。本次手术的重点为妥善处理肿瘤基底，需要磨除鸡冠，打开双侧眶顶壁及视神经管，探查并切除鞍上、蝶骨平台、嗅沟、视神经管及鞍结节区域全部肿瘤。使用自体脂肪填塞颅前窝底缺损，人工硬脑膜重建眶顶板。对于嗅沟脑膜瘤的首次手术应保持足够重视，强调术中充分处理肿瘤基底，充分电凝，必要时磨除鸡冠与筛板，减少复发风险。

专家点评

嗅沟脑膜瘤以起源于双侧筛板并累及鸡冠到蝶骨平台区域多见，部分可引起局部骨质增生或侵蚀性骨质破坏，少数呈颅鼻沟通性生长。因此，手术入路的选择以双侧额底纵裂入路为主，少数基底偏向于一侧筛板者可选择同侧额颞开颅，但术中应根据需要切开大脑镰、磨除鸡冠，充分探查切除可能蔓延至对侧的肿瘤，对于基底相对局限、影像判断非匍匐样生长且无前交通动脉复合体严重受累者，也可选择内镜经鼻、筛板入路予以切除，尤其颅鼻沟通生长的嗅沟脑膜瘤较为适合。

术中剪开硬膜时应注意保护变异的粗大引流静脉，应高度重视对肿瘤基底及蔓延肿瘤的充分显露和彻底切除，受侵蚀的骨质尽可能一并彻底切除。巨大型嗅沟脑膜瘤可能包绕前交通动脉复合体，且向双侧视神经管、前床突和蝶骨嵴蔓延生长，应保持耐心，在妥善处理肿瘤基底、充分减压前提下循序渐进、逐步切除，必要时需切开镰状韧带或磨除部分前床突骨质打开视神经管。极少数情况肿瘤与前交通动脉后方穿支血管完全无法分离，此种情况不宜强行切除。总之，术中应把握尽可能全切除肿瘤、降低复发率，同时不引起严重并发症或功能障碍的原则。

参考文献

[1] NAKAMURA M, STRUCK M, ROSER F, et al. Olfactory groove meningiomas: clinical outcome and recurrence rates after tumor removal through the frontolateral and bifrontal approach. Neurosurgery, 2007, 60(5):844–852; discussion 844–852.

[2] TURAZZI S, CRISTOFORI L, GAMBIN R, et al. The pterional approach for the microsurgical removal of olfactory groove meningiomas. Neurosurgery, 1999, 45(4):821–825; discussion 825–826.

[3] HASSLER W, ZENTNER J. Pterional approach for surgical treatment of olfactory groove meningiomas. Neurosurgery, 1989, 25(6):942–945; discussion 945–947.

[4] BAKAY L, CARES H L. Olfactory meningiomas. Report on a series of twenty–five cases. Acta Neurochirurgica, 1972, 26(1):1–12.

[5] HENTSCHEL S J, DEMONTE F. Olfactory groove meningiomas. Neurosurgical Focus, 2003, 14(6):e4.

[6] TSIKOUDAS A, MARTIN–HIRSCH D P. Olfactory groove meningiomas. Clinical Otolaryngology and Allied Sciences, 1999, 24(6):507–509.

[7] DEMONTE F. Surgical treatment of anterior basal meningiomas. Journal of Neuro–Oncology, 1996, 29(3):239–248.

二、鞍上脑膜瘤

（张　超）

鞍上脑膜瘤包括鞍结节脑膜瘤、蝶骨平台脑膜瘤和鞍膈脑膜瘤，占颅内脑膜瘤的 5%～10%，发病率低，女性高于男性。肿瘤呈非浸润性生长，绝大多数属于 WHO I 级脑膜瘤。在已报道的文献中，肿瘤的全切率为 58.3%～85.7%。笔者于 2012—2019 年主刀 75 例原发鞍上脑膜瘤手术，全切 70 例，全切率为 92.6%。患者平均年龄（50.90±1.53）岁，中位年龄 51 岁，男女比例为 1∶3。

（一）肿瘤类型及临床表现

鞍上脑膜瘤的分类根据肿瘤的基底决定，以鞍结节脑膜瘤为主。患者的临床症状与肿瘤的大小和位置相关。鞍区解剖结构复杂，因肿瘤累及不同的结构可表现出不同的临床症状。常见的症状为头痛、视力下降和视野缺损，少数患者以癫痫、性格改变或垂体功能障碍为首发症状，极少数患者是在体检中发现。在报道的文献中，多数鞍结节脑膜瘤患者有视神经管受累，但是在术前影像学检查中很少能发现视神经管受累情况。鞍上脑膜瘤向上可挤压视交叉，引起视力减退和视野缺损；向下及向后可挤压垂体及垂体柄，引起垂体功能低下；向前上方可压迫嗅神经，引起嗅觉缺失；向侧方生长，可累及前床突，侵犯海绵窦，包绕颈内动脉。笔者主刀患者肿瘤大小平均（2.47±0.12）cm，累及周围结构情况见表 3-1。

（二）影像学检查

对于有上述临床表现的患者，如考虑有颅内占位可能，则可以早期检查，早期诊断，早期治疗。恰当的影像学检查有助于患者早期诊断，同时也可以指导手术方案及预后。常用的影像学检查包括 MRI、CT 及 CTA 等。该肿瘤的影像学鉴别诊断及鉴别要点见表 3-2。

1. MRI　MRI 是本病的主要检查手段。肿瘤位于鞍区，边界清楚，多呈实性。在 T_1WI 上多呈等信号，T_2WI 上多呈等或略高信号，注射造影剂后肿瘤影像明显强化，且强化较均匀，大部分鞍上脑膜瘤的基底可见硬膜线性强化（脑膜尾征），瘤体内可见血管流空征，少数肿瘤周围有水肿。

2. CT　肿瘤在 CT 上主要表现为基底位于鞍区的圆形或类圆形、密度均匀的占位病变，可为等密度或者高密度，钙化常见，囊性变或坏死少见。增强扫描，肿瘤多均匀强化，有时可见瘤周异常增粗的供血动脉。

3. CTA　可以清楚地显示肿瘤、血管、肿瘤和临近组织的关系，可了解肿瘤的血供情况，有利于选择最佳手术入路，指定治疗方案，提高手术的安全性。

（三）治疗

鞍上脑膜瘤的治疗首选显微手术切除。目前为止，对于鞍上脑膜瘤的手术选择有两大类，分别为传统的开颅手术和新兴的经鼻内镜手术。传统的开

表 3-1　鞍结节脑膜瘤累及周围结构统计

累及结构	基底累及单侧前床突	基底累及双侧前床突	肿瘤嵌压颈内动脉	肿瘤包绕颈内动脉
患者例数	26	7	23	13

表 3-2　鞍区肿瘤的影像学特征

肿　瘤	MRI	CT	CTA
脑膜瘤	均匀强化，极少囊变，匍匐状生长，可见脑膜尾征或血管流空影	肿瘤可合并钙化	
侵袭性垂体大腺瘤	强化不均匀，易合并囊变及卒中，可看到"雪人征"或"8"字征	肿瘤密度不均匀，常合并囊变或出血，钙化少见	
动脉瘤	强化不明显，多为偏心性蝶鞍占位，瘤腔可有血管流空影或不均匀 T_1 信号	圆形或不规则形，边界清晰，周边可有钙化	可见动脉壁囊性突起

颅手术入路包括翼点入路、额下入路和额外侧入路。

目前为止，对于鞍上脑膜瘤手术入路的选择仍存在较大争议。根据已发表的文献报道，内镜扩大经鼻入路容易损伤动脉，术后易导致嗅觉缺失和脑脊液漏；但是对于视神经的减压、早期切断肿瘤血供，以及术后视力的恢复具有优势，见表3-3。

（四）典型病例解析

病例1　患者女性，66岁，因"头晕、视力下降半年"入院。既往患有高血压病20余年，血压最高达170/100mmHg；患冠心病（20余年）、腔隙性脑梗死、1年前发现肺气肿、左肾囊肿和高尿酸血症。

【查体】神志清楚，双侧瞳孔等大等圆，直径3mm，对光反射灵敏，左眼视力0.4，右眼视力0.3，视野未见缺损，眼底检查未见明显异常，余神经系统体查未见明显阳性体征。

【辅助检查】MRI检查（图3-16）：鞍上区近前床突部位可见丘状等 T_1 等 T_2 信号，大小基本同前，大小约为 $1.7cm \times 1.2cm \times 1.5cm$，增强明显均匀强化，可见脑膜尾征，视交叉略受压上抬，情况基本同前。垂体上缘凹陷，其内未见明显局灶性异常信号灶及异常强化灶。双侧额顶叶深部见多发斑点状长 T_1 长 T_2 信号灶，双侧脑室前后角旁见对称性条片状长 T_1 长 T_2 信号灶。

【术前诊断】鞍结节脑膜瘤。

【手术入路】右侧额下入路。

【手术过程】仰卧位，头架固定头部，行右侧额下入路，显露keyhole，骨窗下缘平颅前窝底，悬吊硬膜。显微镜下弧形剪开硬膜，逐渐释放脑脊液，抬起额叶，显露肿瘤。见蝶骨平台及前床突相应区域硬膜明显血管增生，肿瘤位于鞍上，双侧视神经受压向外侧移位，但仍位于颈内动脉内侧，垂体柄

表3-3　经鼻内镜手术与开颅手术的优缺点对比

手术方式	优　点	缺　点
经鼻内镜手术	• 体表无伤口，不影响美观 • 术后恢复较快 • 可以较早切断肿瘤供血动脉 • 脑组织不会受到牵拉 • 易达到辛普森I级切除	• 术后脑脊液漏可能性大 • 术后易嗅觉缺失 • 如果肿瘤累及视神经外上方，很难全切 • 如果肿瘤后极包绕血管则较难处理
开颅手术	• 显露肿瘤较快 • 术中可直视视神经管 • 术后脑脊液漏可能性小 • 手术技术较成熟，趋于标准化	• 额叶易受到牵拉

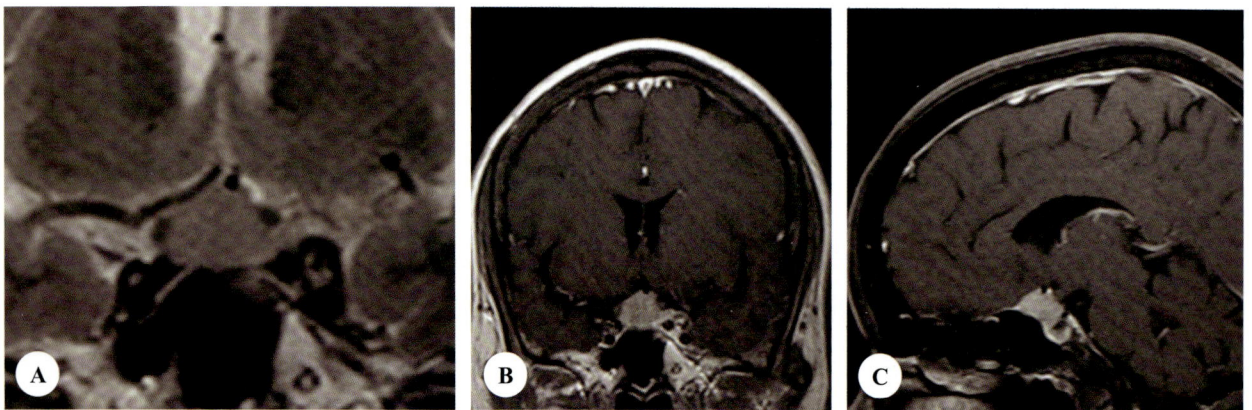

▲ 图3-16　病例1术前MRI检查

受压向后移位，肿瘤与视交叉、前交通动脉复合体粘连紧密。肿瘤质地中等、色灰红、血供丰富、边界清楚。基底主要位于鞍结节，鞍膈被广泛瘤化，部分肿瘤向左侧视神经与颈内动脉间隙生长，肿瘤大小约 1.7cm×1.2cm×1.5cm。显微镜下分块全切除肿瘤，包括鞍内、左侧视神经孔内及左视神经外侧肿瘤。双侧视神经、视交叉、颈内动脉、前交通动脉复合体、垂体柄、垂体及垂体上动脉等结构保护完好。肿瘤基底硬膜亦予充分电凝切除（图 3-17）。

【术后 MRI】原鞍结节占位已切除，增强后术区无明显强化（图 3-18）。

【经验体会】

(1) 此病例为典型鞍结节脑膜瘤，肿瘤真基底位于视交叉沟后方鞍结节骨质，向前方匍匐至蝶骨平台后部，术中沿基底前部向后电凝处理肿瘤基底，

同时积极减压，直至在第Ⅰ间隙后方完全离断鞍结节基底，肿瘤整体也基本完全切除。

(2) 此病例通过术前仔细阅片可基本判断肿瘤向两侧蔓延不多，并未长入视神经管的可能性大，多无须磨开视神经管顶壁，但患者术前有双侧视力下降，故术中仍有探查视神经管指征。

病例 2 患者女性，60 岁。因"头痛 50 余年加重 1 个月"入院。既往有药物过敏史，具体药物不详，有 30 年前乳房纤维瘤切除手术病史，10 年前妇科手术史，39 年前甲型肝炎病史。

【查体】神志清楚，双侧瞳孔等大等圆，直径 3mm，对光反射灵敏，右眼视力 1.0，左眼视力 0.2，头颅大小及形态正常。余神经系统体查未见明显异常。

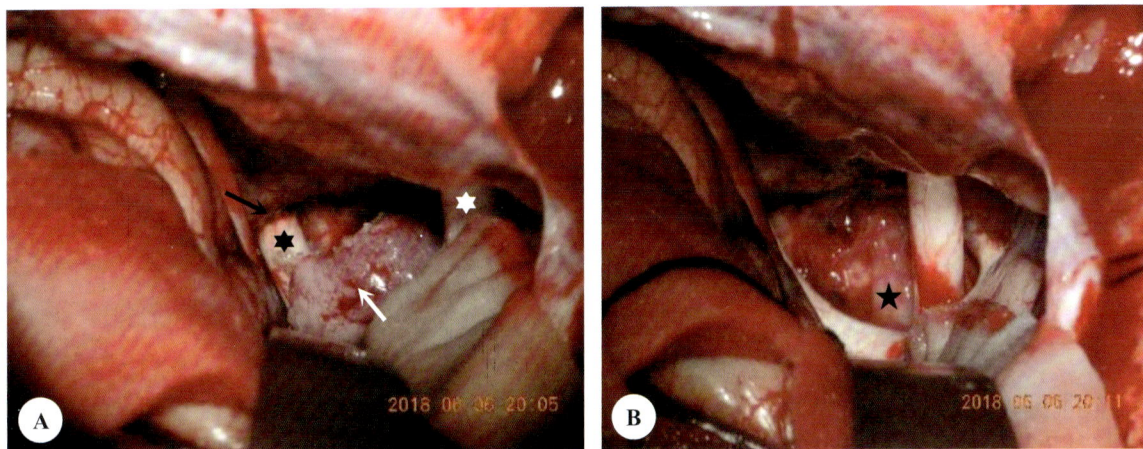

▲ 图 3-17 病例 1 手术过程

A. 离断肿瘤基底并减压后的肿瘤（白箭），左侧视神经（黑色六角形），左侧视神经管（黑箭），右侧视神经（白色六角形）；B. 肿瘤全切后显露垂体柄（黑色五角形）

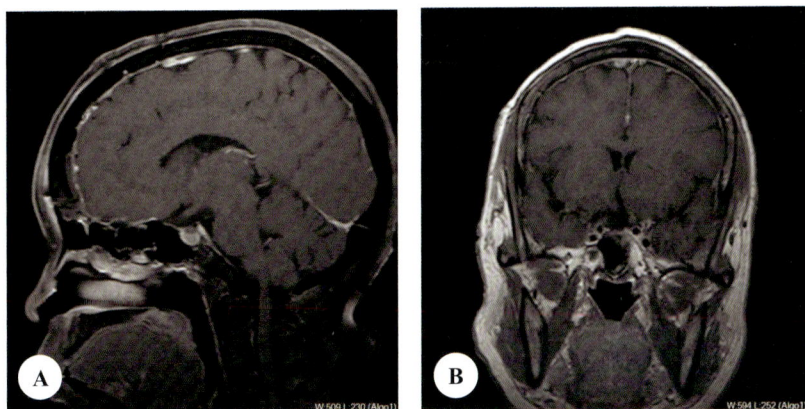

▲ 图 3-18 病例 1 术后 MRI 检查

【辅助检查】MRI 检查（图 3-19）：颅中窝底偏左侧团片状结节灶，大小约 2.3cm×2.1cm，呈稍长 T_1 稍长 T_2 信号灶，增强后可见明显强化，周边脑实质轻度受压、推移，左侧颈内动脉部分被包绕。双侧幕上深部脑白质内可见少许斑点状长 T_1 长 T_2 信号，FLAIR 呈高信号；双侧侧脑室前角、后角处帽状及侧脑室体旁细线样长 T_1 长 T_2 信号灶，FLAIR 呈高信号。

【术前诊断】鞍结节脑膜瘤。

【手术入路】左侧额下入路。

【手术过程】仰卧位，头架固定头部，常规消毒铺单，行左侧额下入路，显露 keyhole，骨窗下缘平颅前窝底，悬吊硬膜。显微镜下弧形剪开硬膜，逐渐释放脑脊液，抬起额叶，显露肿瘤。见病变位于鞍上，偏左实性，肿瘤质地韧，基底位于鞍结节于鞍膈区域，鞍上、双侧大脑前 A1 段被肿瘤推

挤向上，且发出穿支参与肿瘤供血，左侧视神经明显受压变薄向左侧移位，大小约 2.33cm×1.91cm×1.46cm，第 I 间隙扩大。先电凝切断肿瘤基底，行瘤内减压，再沿肿瘤周边逐渐分离粘连，切除鞍上肿瘤，再次充分电凝肿瘤基底，探查双侧视神经管，切开镰状韧带，可见肿瘤侵犯左侧视神经管内，彻底清理及切除（图 3-20）。

【术后 MRI】额骨局部骨质缺损呈术后改变，局部颅板下及相应术区可见积液、积气及少许积血信号灶，增强后边缘线样强化。邻近脑组织受压，中线结构基本居中。额骨右侧局部结节状突起现未显示（图 3-21）。

【经验体会】

（1）鞍结节脑膜瘤的一大技术难点及风险关键在于肿瘤可能包裹前交通动脉复合体，甚至颈内动脉分叉部及大脑中动脉 M1 段，并多造成动脉移位变

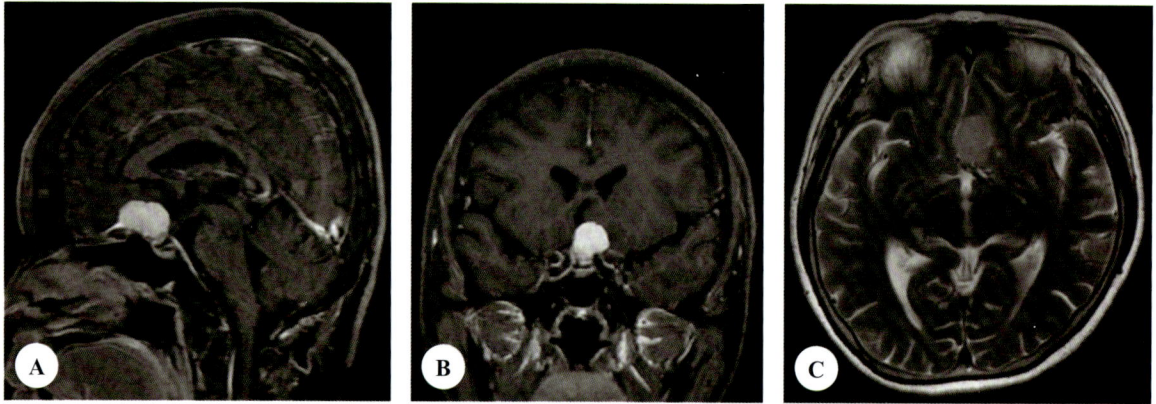

▲ 图 3-19 病例 2 术前 MRI 检查

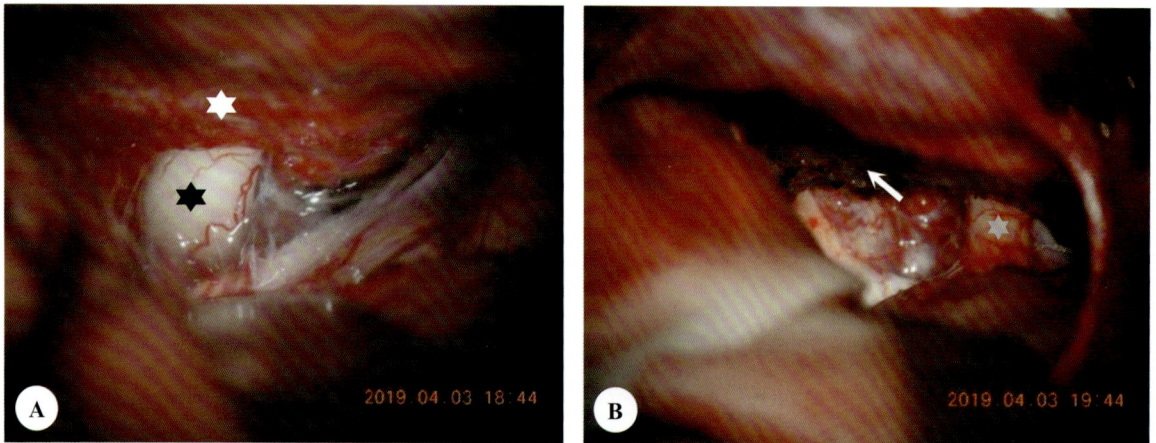

▲ 图 3-20 病例 2 手术过程

A. 左侧视神经（黑色六角形），肿瘤（白色六角形）；B. 右侧视神经（灰色六角形），肿瘤基底 - 鞍结节（箭）

形，在分离过程中需极度谨慎，如肿瘤质地硬韧，分离困难的情况下，在完全离断基底并充分减压后，可姑息性残留部分包裹动脉肿瘤，否则，如前循环动脉破裂将造成灾难性后果。

(2) 此病例肿瘤偏一侧，且一侧视力下降明显，术前评估肿瘤沿鞍结节向左侧视神经管侵犯的可能性大，因此打开镰状韧带、磨开视神经管顶壁，以剥离子轻柔剥出视神经管内肿瘤。

病例 3 患者女性，28 岁。因"左眼视力下降伴视野缺损 7 个月余"入院。既往头孢类与青霉素过敏，有宫腔粘连手术史，自然流产 4 次，2 次为试管婴儿后流产。

【查体】神志清楚，慢性病容，检查合作，自动体位。左眼视力 0.6，右眼视力 1.2，左眼鼻侧视野缺损，右眼颞侧视野缺损，双侧瞳孔等大等圆，直径 3mm，对光反射灵敏，双侧眼球活动正常。

【辅助检查】MRI 检查（图 3-22）示鞍区及鞍上池可见不规则团块状稍长 T_1 稍长 T_2 信号灶，增强后强化均匀，邻近左侧颞极脑膜可见强化，病灶与垂体分界尚清，包绕垂体柄及部分包绕左侧颈内动脉及大脑中动脉，视交叉显示欠清，双侧海绵窦及右侧颈内动脉未见受累，肿瘤部分压迫第三脑室，中线结构局部向右侧移位，病灶较大层面约 3.5cm×3.0cm×2.7cm。

【术前诊断】鞍结节脑膜瘤。

【手术入路】右侧额下入路。

【手术过程】全麻气管插管后，患者取仰卧位，头架固定头部，常规消毒铺单，行左侧额下入路，显露 keyhole，骨窗下缘平颅前窝底，悬吊硬膜，显微镜下弧形剪开硬膜，逐渐释放脑脊液，抬起额叶，显露肿瘤，见肿瘤位于鞍上鞍后，实性，肿瘤质地中等，基底位于左侧后床突，累及左侧前床突，向鞍上鞍后方向生长，左侧视神经明显受压变薄，向外侧移位，左侧大脑后动脉 P1 段局部管腔变窄，左侧后交通动脉被包绕，管腔变细，左侧颈内动脉颅内段不完全包绕并向前移位，局部管腔轻度变窄，右侧颈内动脉床突段 - 交通段受压变窄，肿瘤上级达第三脑室底，大小约 4.0cm×3.1cm×3.7cm，第 I 间隙扩大。分块全切肿瘤，充分电凝肿瘤基底。彻底止血，缝合硬膜，回纳骨瓣，缝合肌肉皮肤（图 3-23）。

【术后 MRI】原鞍上占位已切除，增强后术区无强化，中线结构居中，余同前（图 3-24）。

【经验体会】

(1) 此病例仅从术前影像学检查难以准确判断肿瘤真基底，易被诊断为鞍结节脑膜瘤，然而肿瘤向蝶骨平台蔓延有限，但向后方跨越鞍背向斜坡生长，且对左侧大脑后动脉 P1 段严重包裹以致管腔狭窄，这些表现在鞍结节脑膜瘤病例中并不常见，这在术中得以证实：经第 I 间隙探查到鞍结节硬膜时见硬膜血管增生，并非肿瘤真基底，继续沿受累鞍膈向后方电凝颅底硬膜，见肿瘤起源于左侧后床突硬膜，故此病例为后床突脑膜瘤。

(2) Willis 环结构被肿瘤包裹而呈现狭窄征象，这一表现需术者提高警惕，因狭窄血管外膜多被肿瘤侵蚀，在分离过程中血管撕裂风险高，如肿瘤质硬

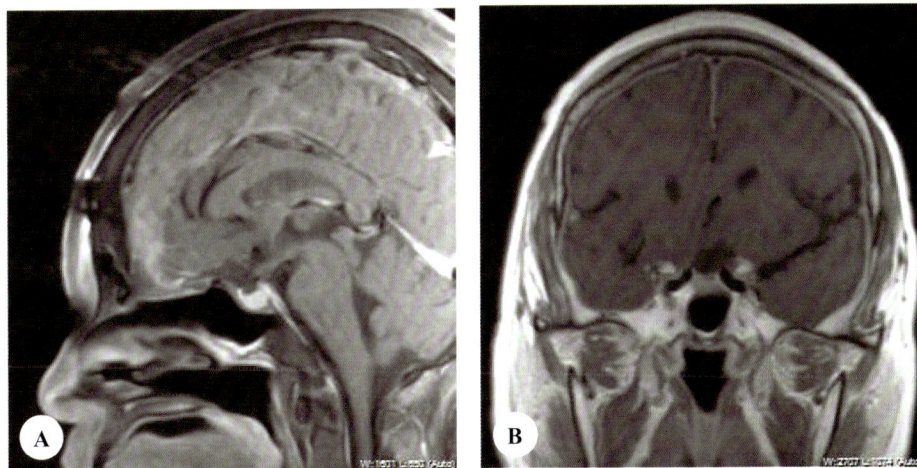

▲ 图 3-21 病例 2 术后 MRI 检查

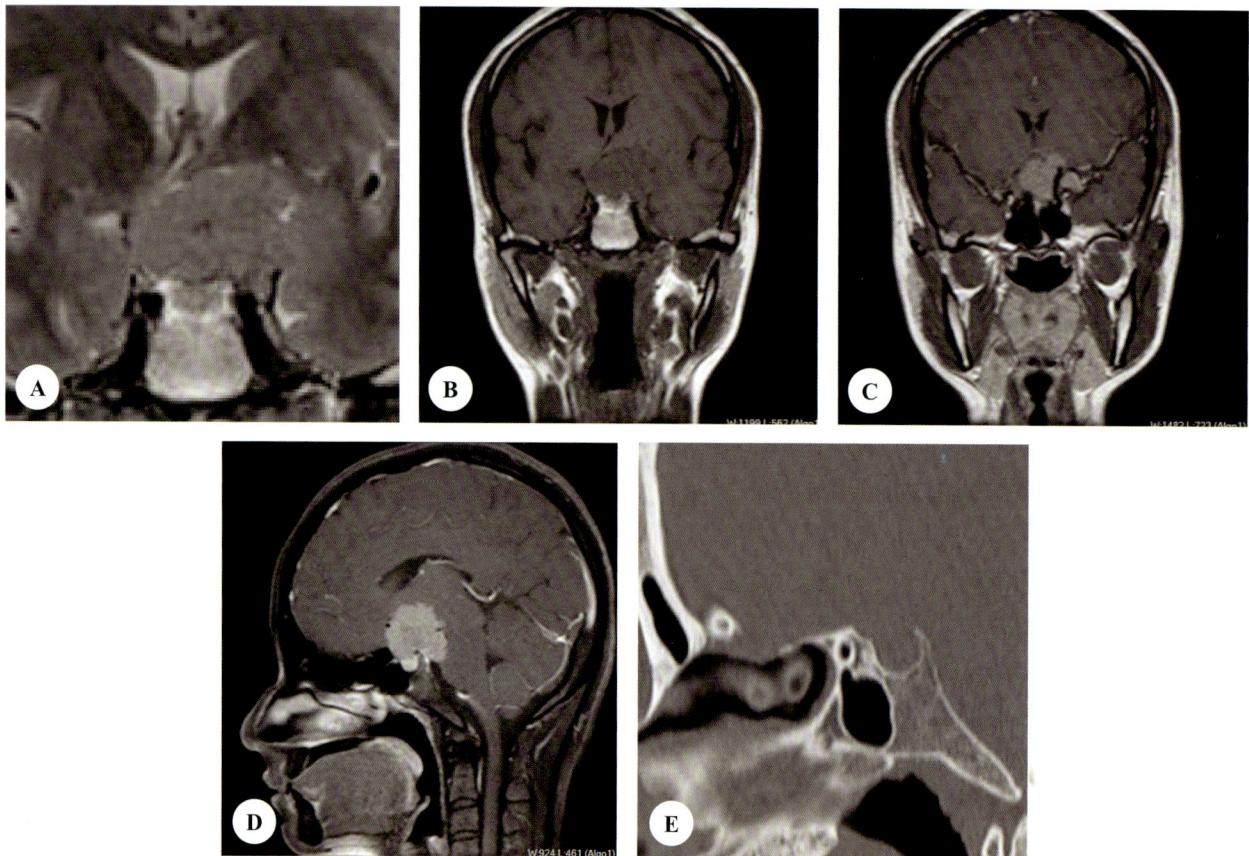

▲ 图 3-22 病例 3 术前 MRI 检查

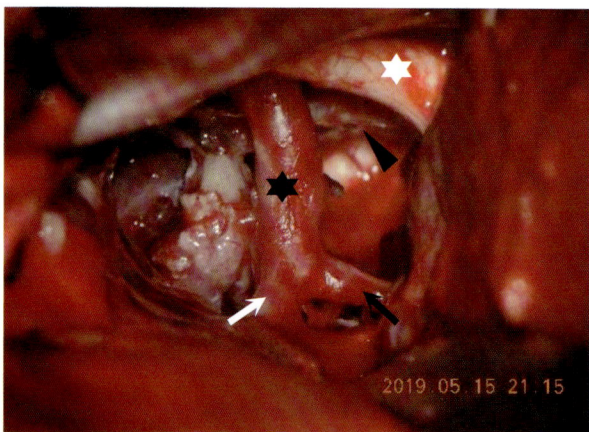

▲ 图 3-23 左侧颈内动脉（黑色六角形）、大脑中动脉（黑箭）、大脑前动脉（白箭）、肿瘤基底 – 左侧后床突（黑箭头）、左侧视神经（白色六角形）

可酌情遗留部分肿瘤，否则患者可能付出巨大代价。

病例 4 患者女性，51 岁。因"小便频繁 20 余年，双眼视力下降 1 年余"入院。

【查体】神志清楚，慢性病容，检查合作，自动体位。左眼视力 0.1，右眼视力 0.2，双侧瞳孔等大等

圆，直径 3mm，对光反射灵敏，双侧眼球活动正常。

【辅助检查】见图 3-25。

MRI：颅前窝底可见团块状稍长 T_1 稍长 T_2 信号灶，FLAIR 呈高信号，增强后强化均匀，病灶较大层面约 3.7cm×4.5cm，局部中线结构稍右移。

CTA：左侧大脑中动脉 M1 稍受压变窄，双侧大脑前动脉受压向外侧移位，左侧大脑前动脉 A1 段纤细，部分管腔被病灶包绕，右侧颈内动脉交通段小动脉瘤（2 个）。

CTV：未见异常。

【术前诊断】1. 鞍结节脑膜瘤；2. 颅内多发脑动脉瘤。

【手术入路】右侧额下入路。

【手术过程】仰卧位，头架固定头部，常规消毒铺单，行右侧额下入路，显露 keyhole 及眶上孔，骨窗下缘平颅前窝底，悬吊硬膜，显微镜下弧形剪开硬膜，逐渐释放脑脊液，抬起额叶，显露肿瘤，见蝶骨平台及前床突相应区域硬膜明显血管增生，肿瘤位于鞍上，双侧视神经受压，垂体柄受压向后移位，肿瘤

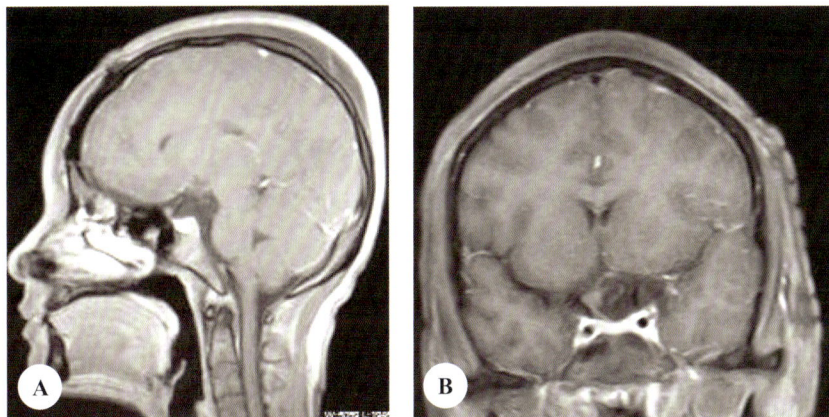

◀ 图 3-24　病例 3 术后 MRI 检查

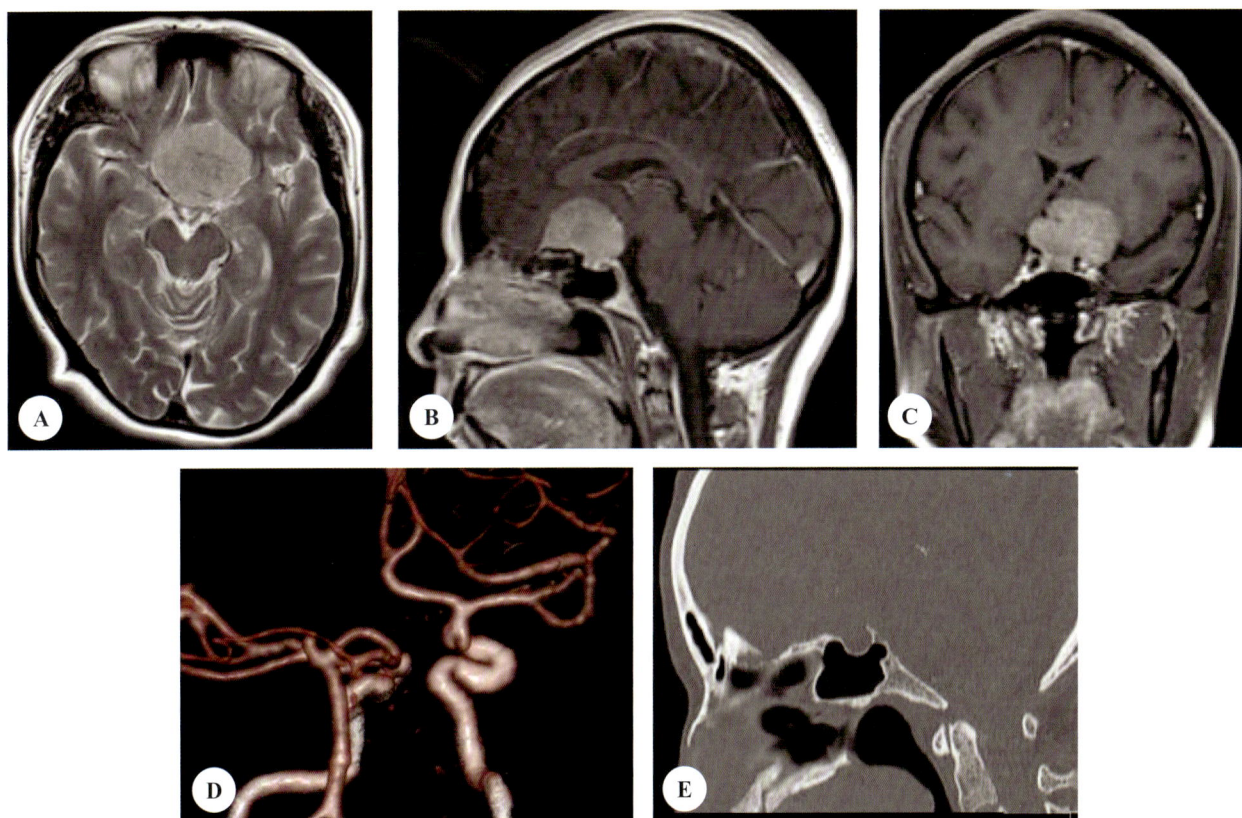

▲ 图 3-25　病例 4 术前辅助检查

与视交叉、前交通动脉复合体粘连紧密，肿瘤质地中等，色灰红边界清楚，基底主要位于鞍结节、鞍膈，大小约 3.5cm×3.5cm×2.6cm，分块全切肿瘤，基底予以电凝切除（图 3-26）。分离右侧近端外侧裂，探查见右侧颈内动脉后交通段见 2 个动脉瘤，大小分别为 2.9mm×3.0mm，瘤颈 2.46mm；2.25mm×2.39mm，瘤颈约 2.1mm。显露瘤颈后予以动脉瘤夹夹闭［图 3-26，▶视频 3-1　显微镜下鞍上脑膜瘤切除术（额下入路）］。

【术后辅助检查】

MRI：原颅前窝底占位已切除，术区边缘可见斑片状长 T_1 长 T_2 信号灶，FLAIR 序列呈高信号，增强后术区边缘可见斑片状强化。

CTA：原右侧颈内动脉交通段管腔 2 个小锥形突出影已夹闭，可见金属夹影（图 3-27）。

【经验体会】

（1）此病例合并动脉瘤右侧颈内动脉多发动脉瘤，且右侧颈内动脉系统狭窄，右侧大脑前动脉 A1 段因肿瘤包绕压迫而极度狭窄，动脉瘤夹闭过程应尽力减轻对颈内动脉的侵扰，夹闭应严格规范，否则术后极易发生一侧颈内动脉闭塞而导致大面积脑梗死。

(2) 主体位于中线的脑膜瘤与偏向一侧、位置较深的颈内动脉交通段动脉瘤需兼顾一并处理，额下入路可处理大部分肿瘤，而开放右侧外侧裂可获得处理动脉瘤满意的视野及操作空间，予以妥善夹闭。

病例 5 患者女性，71 岁。因"视力下降 5 年，发现颅内占位 3 个月"入院，既往高血压病史 11 年。

【查体】神志清楚，慢性病容，检查合作，自动体位。双侧均为光感视力，视野无法测试，双侧瞳孔等大等圆，直径 3mm，对光反射灵敏，双侧眼球活动正常，鼓腮示齿可，伸舌居中，咽反射正常，颈软，左侧小腿肌肉萎缩，肌力 IV 级，余肢体

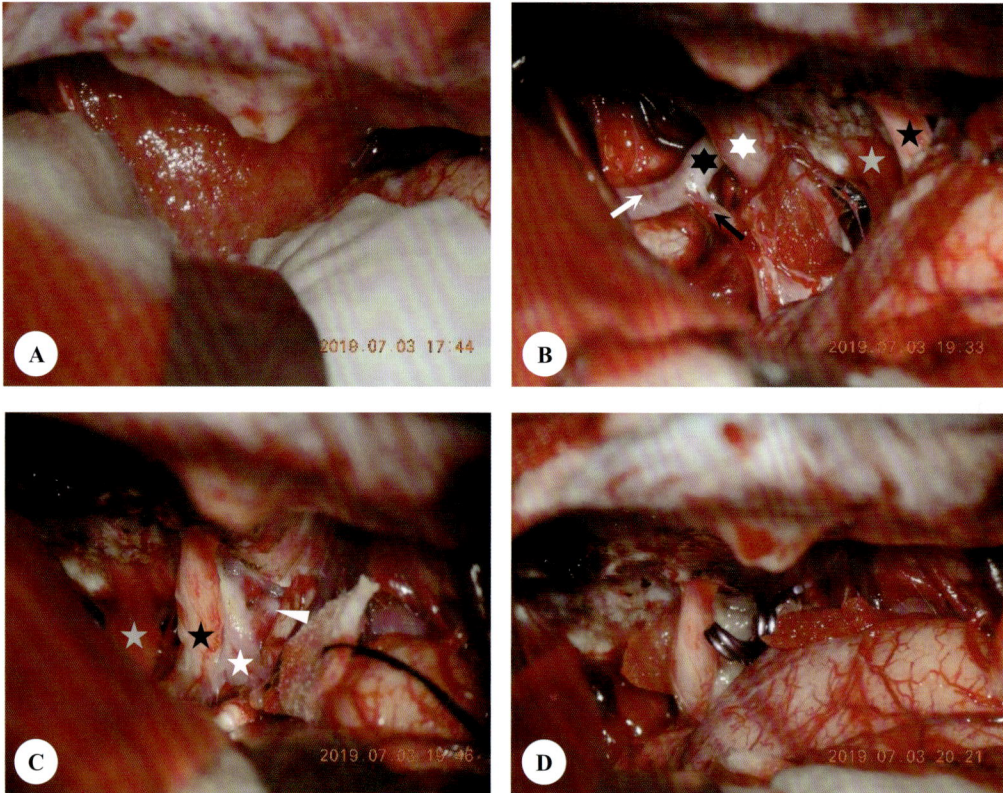

▲ 图 3-26 病例 4 手术过程

A. 左侧颈内动脉（黑色六角形）、大脑中动脉（白箭）、大脑前动脉（黑箭），左侧视神经（白色六角形）；C. 右侧颈内动脉（灰色五角形），右侧视神经被肿瘤推挤至颈内动脉外侧（黑色五角星），右侧颈内动脉交通段动脉瘤（白箭头）

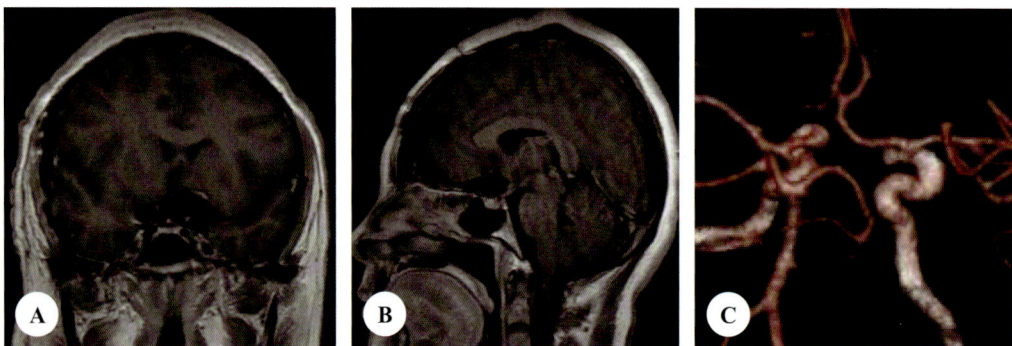

▲ 图 3-27 病例 4 术后辅助检查

活动可，肌力、肌张力正常，Kernig、Brudzinski、Babinski 征阴性。

【辅助检查】MRI 检查（图 3-28）：颅前窝底可见长 T_1 长 T_2，大小约 $5.7cm \times 4.5cm \times 2.8cm$ 信号灶，内可见些许短 T_1 信号，FLAIR 序列呈稍高信号，增强后强化均匀，可见脑膜尾征，肿瘤包块完整，包绕双侧颈内动脉及垂体柄，垂体受压，双侧额叶脑实质受压，中线结构居中。

【术前诊断】鞍结节脑膜瘤。

【手术入路】右侧额下入路。

【手术过程】仰卧位，头架固定头部，行右侧额下入路，显露 keyhole，骨窗下缘平颅前窝底，悬吊硬膜。显微镜下弧形剪开硬膜，逐渐释放脑脊液，抬起额叶，显露肿瘤。见蝶骨平台及前床突、海绵窦相应区域硬膜明显血管增生，肿瘤苔藓样生长，实体性肿瘤位于鞍内、鞍上，双侧视神经受压向外侧移位至颈内动脉外侧，垂体柄受压向后方移位，肿瘤推挤双侧颈内动脉和动眼神经，并向双侧视神经管内生长，与视交叉、前交通动脉复合体粘连紧密。肿瘤质地一般，色灰红，血供丰富，边界清楚，鞍膈广泛瘤化，实体部分肿瘤大小约

$2.5cm \times 2cm \times 1.5cm$。充分电灼切除苔藓样生长的肿瘤及血管增生的硬脑膜，显微镜下分块全切除肿瘤，包括鞍内、左侧视神经孔内、左视神经外侧肿瘤。双侧视神经、视交叉、颈内动脉、前交通动脉复合体、垂体柄、垂体及垂体上动脉等结构保护完好。肿瘤基底硬膜亦予充分电凝切除（图 3-29）。

【术后 MRI】原鞍结节占位已切除，增强后术区无强化，中线结构居中，余同前（图 3-30）。

【经验体会】

(1) 本病例肿瘤术中证实为鞍膈脑膜瘤，基底呈苔藓状布满鞍膈，伴明显血管增生，但一般不突破鞍膈进入硬膜外，因此在处理鞍膈时需注意，尤其近鞍膈孔处需警惕过度使用双极电凝，否则易损伤垂体柄，同时造成鞍膈大面积缺损而致脑脊液漏。

(2) 本病例在后方进入脚间池区域，推挤 Liliquist 膜，向后方推挤基底动脉尖端，术中沿蛛网膜界面仔细分离，可妥善保护后循环动脉系统，肿瘤切除后见基底动脉、大脑脚、下丘脑结构未受任何影响。

病例 6　患者女性，44 岁。因"视物模糊 4 年，加重 1 个月"入院，既往无特殊。

【查体】神志清楚，双侧瞳孔等大等圆，直径

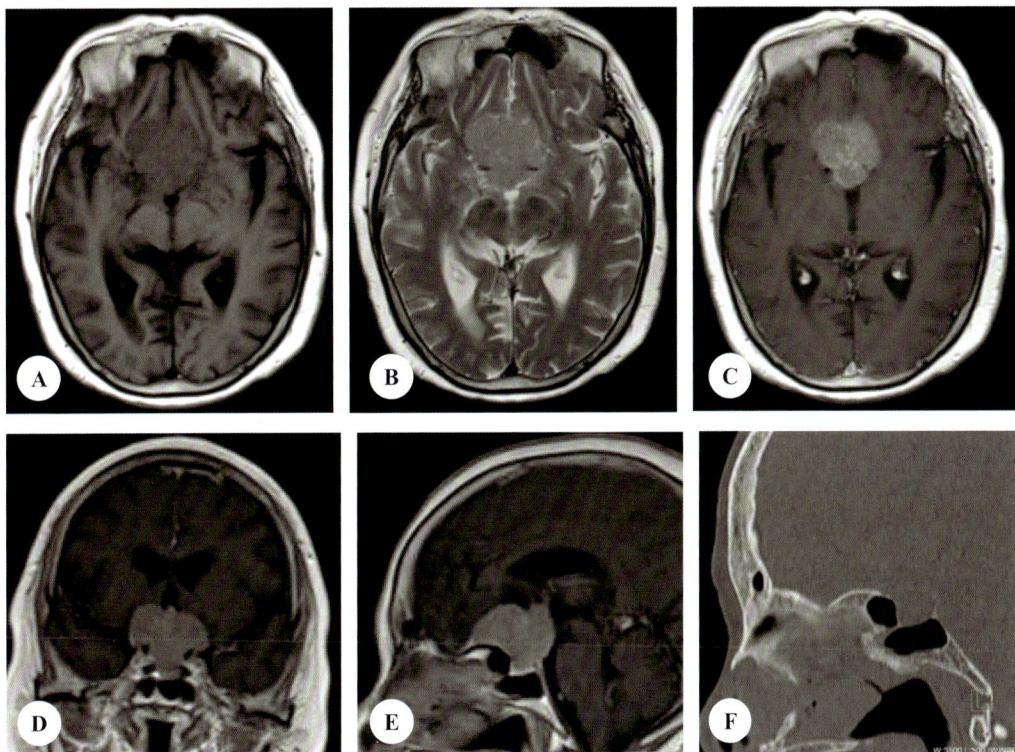

▲ 图 3-28　病例 5 术前辅助检查

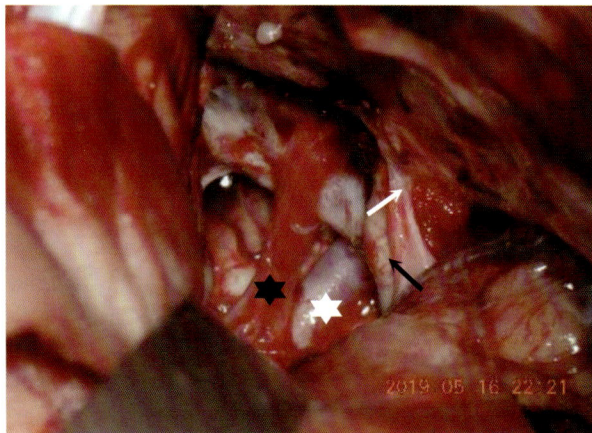

▲ 图 3-29 垂体柄（黑色六角形），基底动脉（白色六角形），被肿瘤推向外侧的右侧颈内动脉（黑箭）及被推向颈内动脉外侧的视神经（白箭）

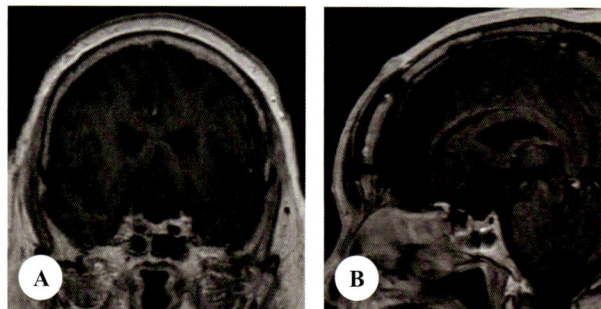

▲ 图 3-30 病例 5 术后 MRI 检查

3mm 大小，对光反射灵敏，右眼视力 0.5，左眼仅有眼前光感，双颞侧视野偏盲。余神经系统体检未见阳性体征。

【辅助检查】MRI 检查见图 3-31：前颅中窝底交界区见团块状等 T_1 稍长 T_2 信号灶，FLAIR 呈高信号，最大层面约 3.6cm × 3.0cm × 4.0cm，增强后明显均匀强化，蝶鞍扩大，鞍底下陷。双侧海绵窦受累。

【术前诊断】鞍结节脑膜瘤。

【手术入路】右侧额下入路。

【手术过程】仰卧位，头架固定头部，行右侧额下入路，显露 keyhole，骨窗下缘平颅前窝底，悬吊硬膜。显微镜下弧形剪开硬膜，逐渐释放脑脊液，抬起额叶，显露肿瘤。见病变位于颅前窝底、鞍上、鞍内及鞍旁，实性，肿瘤质地韧，色灰红，血供较丰富，边界清楚，基底位于鞍结节、鞍膈区域，双侧视神经受压向外侧移位至颈内动脉外侧，垂体柄受压向后移位，肿瘤包裹左侧颈内动脉，并向左侧视神经管内生长，左侧视神经明显受压上抬变性，与视交叉、双侧视神经、颈内动脉粘连紧密且发出穿支参与肿瘤供血。显微镜下先电凝切断肿瘤基底，行瘤内减压，再沿肿瘤周边逐渐分离粘连，磨除部分鞍结节，经第 I 间隙切除鞍上及鞍内肿瘤，再次充分电凝肿瘤基底。切开镰状韧带，打开视神经管，经第 II、III 间隙电灼切除视神经管内及颈内动脉周围肿瘤（图 3-32）。

【术后 MRI】额骨、左侧颞顶骨局部骨质信号缺失，原前颅中窝底交界区占位已切除呈术后改变。

双侧侧脑室旁见线样长 T_1 长 T_2 信号灶，FLAIR 呈高信号。增强后未见明显异常强化灶。中线结构基本居中，脑沟裂正常（图 3-33）。

【经验体会】

(1) 对于鞍内基底较多的鞍结节脑膜瘤，因蝶鞍骨质结构复杂，多存死角，为避免肿瘤残留可在充分探查、排除重要神经血管结构的前提下使用带角度的 L 形双极电凝，充分灼烧基底，减少复发概率。

(2) 处理肿瘤上级时需悉心保护前交通动脉复合体及大脑前动脉 A2 段，如肿瘤质地过硬且超过 180° 包裹血管时需"知止"，否则可能会出现严重后果。

病例 7 患者男性，57 岁，因"头痛 5 年余，加重 20 天，视力下降 3 年余"入院。既往 4 年前行左侧经皮肾镜取石术，有高血压病史 8 年余。

【查体】神志清楚，双侧瞳孔等大等圆，直径 3mm，对光反射灵敏，左眼视力 0.1，右眼视力 0.5，视野粗测右眼颞侧缺损，眼底检查未见明显异常，余神经系统未见明显阳性体征。

【辅助检查】MRI 检查（图 3-34）颅前窝、颅中窝底可见一不规则肿块灶，呈浅分叶状，呈等 T_1 稍长 T_2 信号，FLAIR 呈高信号，增强后明显强化且强化不均匀；病灶累及鞍区，压迫周围脑实质，垂体、垂体柄及视交叉显示不清，双侧颈内动脉床突段-交通段稍外上移位，双侧大脑前动脉 A1 段向外稍前上移位，双侧后交通动脉向外移位，基底动脉及双侧大脑后动脉向后移位。病灶局部包绕双侧颈内动脉交通段。双侧额顶叶见少许斑点状稍长 T_1 稍长 T_2 信号灶。

【术前诊断】蝶骨平台脑膜瘤。

【手术入路】左侧额下入路。

【手术过程】仰卧位，头架固定头部，行左侧额

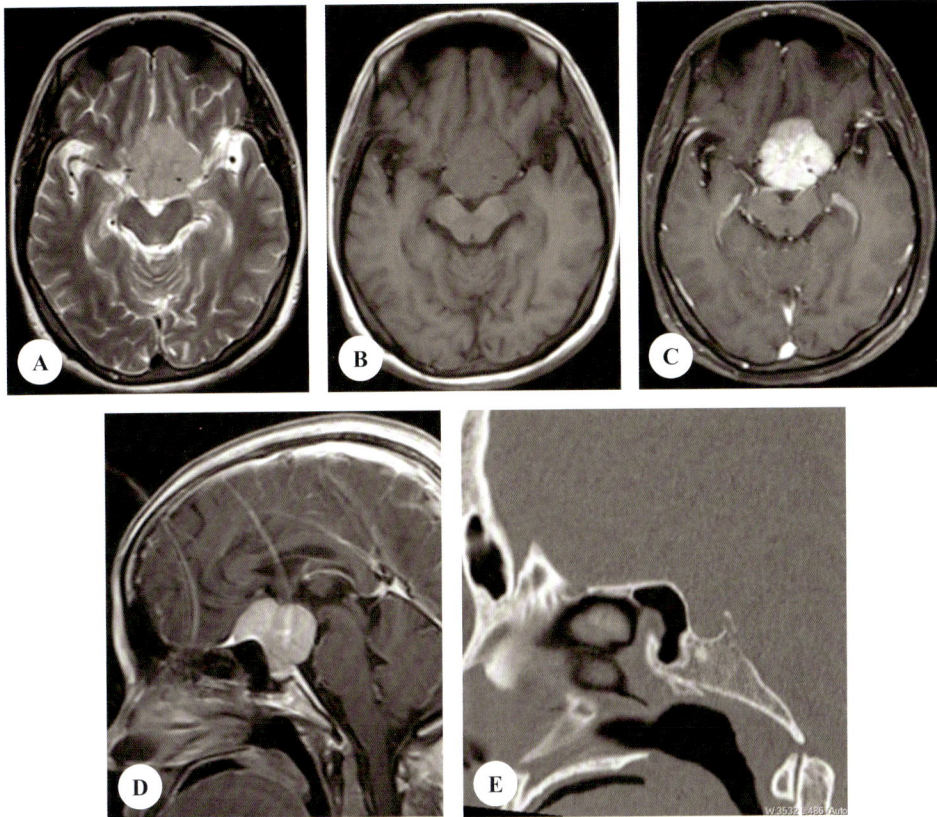

▲ 图 3-31　病例 6 术前 MRI 检查

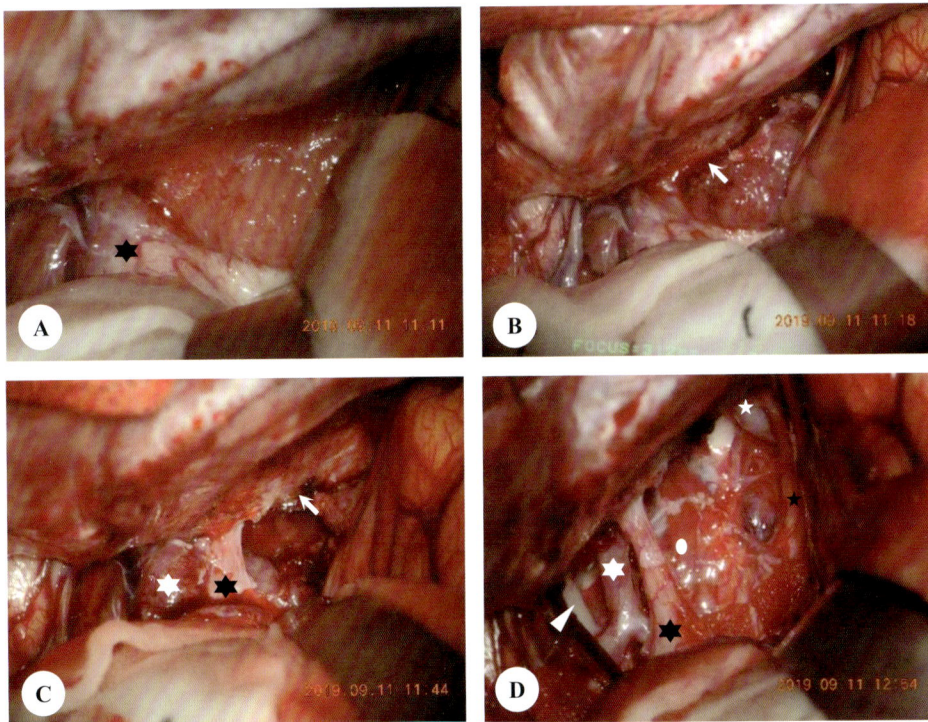

▲ 3-32　病例 6 手术过程

左侧视神经（黑色六角形），肿瘤基底 - 鞍结节（白箭），左侧颈内动脉（白色六角星），左侧动眼神经（白箭头），右侧视神经（黑色五角形），右侧颈内动脉（白色五角形）被肿瘤推挤向颈内动脉外侧

下入路，显露 keyhole，骨窗下缘平颅前窝底，悬吊硬膜。显微镜下弧形剪开硬膜，逐渐释放脑脊液、抬起额叶，显露肿瘤。见病变位于鞍上、鞍后，实性，肿瘤质地软，向鞍上、鞍背生长，垂体柄受压轻度右偏，大小约 1.5cm×2.0cm×1.8cm，肿瘤基底位于蝶骨平台，鞍结节、鞍膈受累。离断电凝肿瘤基底后，经第Ⅰ间隙切除部分肿瘤，行瘤内减压，再沿肿瘤周边逐渐分离粘连，悉心分离肿瘤与双侧大脑前、后交通、大脑后、基底动脉粘连，保留穿支血管，

切除鞍上、鞍后区肿瘤（图 3-35）。

【术后 MRI】原占位已切除，增强后术区无明显强化（图 3-36）。

【经验体会】

（1）此病例术中证实为蝶骨平台脑膜瘤，肿瘤真基底位于蝶骨平台区域，极富血供，前达嗅沟、后跨越鞍背达上斜坡，肿瘤前后径狭长，呈"舟状"，需处理基底的范围广，因此在处理前方基底时需仔细辨别嗅神经，尽可能保护神经功能，离断肿瘤真

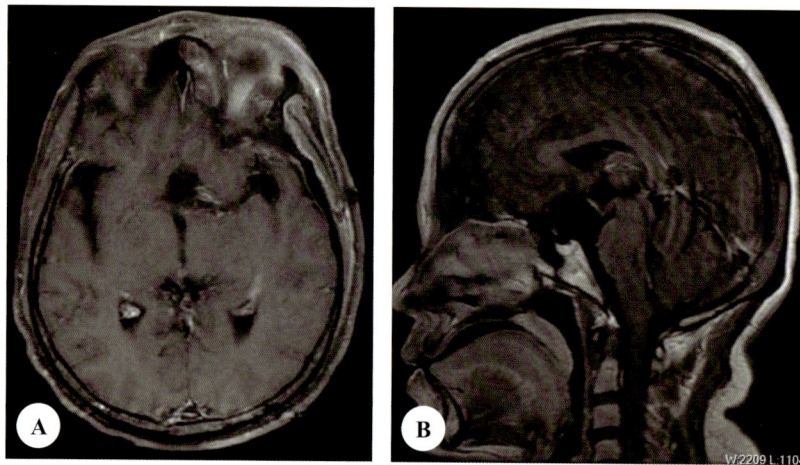

▲ 图 3-33 病例 6 术后 MRI 检查

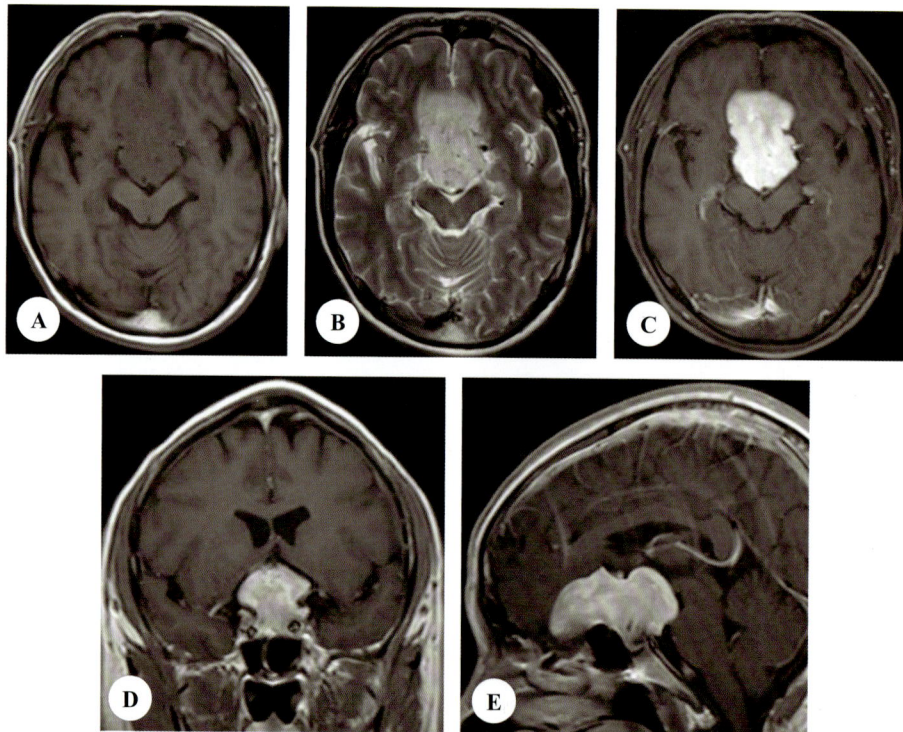

▲ 图 3-34 病例 7 术前 MRI 检查

基底后，减压分块切除肿瘤。

(2) 肿瘤整体基本居中，向外推挤两侧颈内动脉分叉部及大脑前 A1、大脑中 M1 段，在分离过程中需秉持"对抗性牵拉"理念，尽力维持肿瘤与血管间蛛网膜界面，悉心保护动脉。

病例 8　患者男性，55 岁，因"右侧视力下降 4 年，左侧视力下降 1 年"入院。

【查体】双侧瞳孔等大等圆，3mm，光反射灵敏，右眼视力眼前指动，左眼视力 0.2，眼球活动无障碍。右眼视野无法配合测试，左眼视野明显缩窄。余神经系统体查未见明显阳性体征。

【MRI 检查】术前 MRI 显示鞍上占位性病变，累及鞍结节、蝶骨平台及鞍膈，包绕颈内动脉（图 3-37）。

【术前诊断】鞍区占位：脑膜瘤？

【手术入路】右侧额下入路。

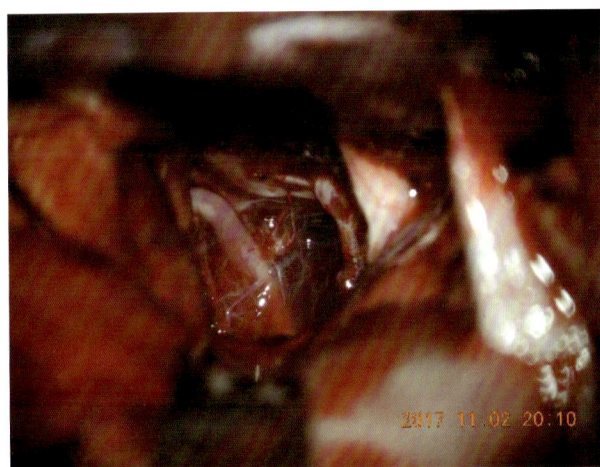

▲ 图 3-35　病例 7 手术过程

【手术过程】见图 3-38，▶ **视频 3-2　显微镜下鞍结节脑膜瘤切除术（额下入路）**，术中取右额颞小冠状切口，见病变位于蝶骨平台、鞍上、鞍内、鞍后，部分嵌入脚尖池，实性，质地中等，血供丰富，真基底位于鞍结节，累及前床突、鞍背及后床突，并向对侧生长，垂体柄受压向后移位，右侧视神经明显受压变薄向外侧移位，并包裹视神经沿视神经管向视神经管内生长，左侧肿瘤未长入视神经管。于第 I 间隙先电凝切断肿瘤基底，行瘤内减压，再沿肿瘤周边逐渐分离粘连，切除蝶骨平台、鞍上、鞍结节及对侧区域肿瘤，切开镰状韧带，磨除右侧视神经管内侧壁及顶壁，切除视神经管内肿瘤，继而切除鞍膈区域肿瘤，进而切开部分鞍膈切除鞍膈下方及垂体周围肿瘤，再探查鞍背及后床突并切除相应区域肿瘤，最后探查第 II 间隙、第 III 间隙，最后充分电凝肿瘤基底。全切肿瘤。

【术后 MRI】原占位已切除，增强后术区无明显强化（图 3-39）。

【经验体会】

(1) 鞍结节脑膜瘤起源于鞍结节的硬脑膜，位于垂体窝的前界，视交叉沟后缘骨嵴，双侧视神经管之间。常见的首发症状为头痛、视力下降、视野缺损，少数癫痫、性格改变或垂体功能障碍起病。脑膜瘤一个重要的特征即为沿着硬脑膜葡匐生长，因而我们实际病例中鞍结节脑膜瘤的基底往往不仅仅局限于鞍结节处，肿瘤向前侵犯蝶骨平台，向后延伸至鞍膈甚至通过鞍膈孔进入鞍内，外侧扩展则达到前床突。值得注意的是，大多数鞍结节脑膜瘤生长过程中会翻过镰状韧带侵犯单侧或双侧视神经管。

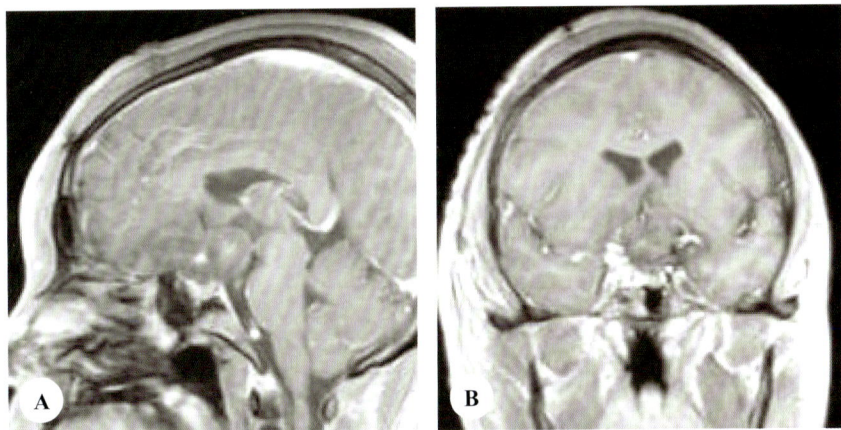

▲ 图 3-36　病例 7 术后 MRI 检查

为全切肿瘤，必要时需要磨除周边骨质以暴露解剖死角，从而方便直视下彻底处理病变。切开镰状韧带，开放视神经管方能处理该部分肿瘤，避免可能的肿瘤残留，并以期视神经减压。当蝶骨平台与垂

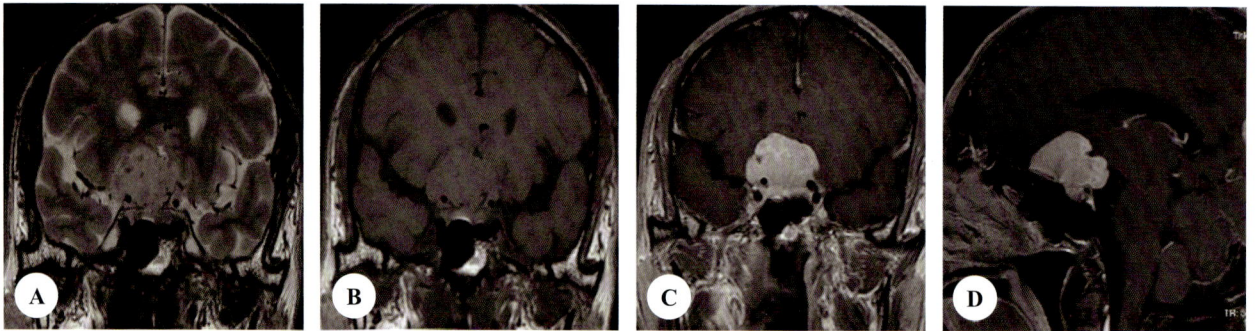

▲ 图 3-37　病例 8 术前 MRI 检查

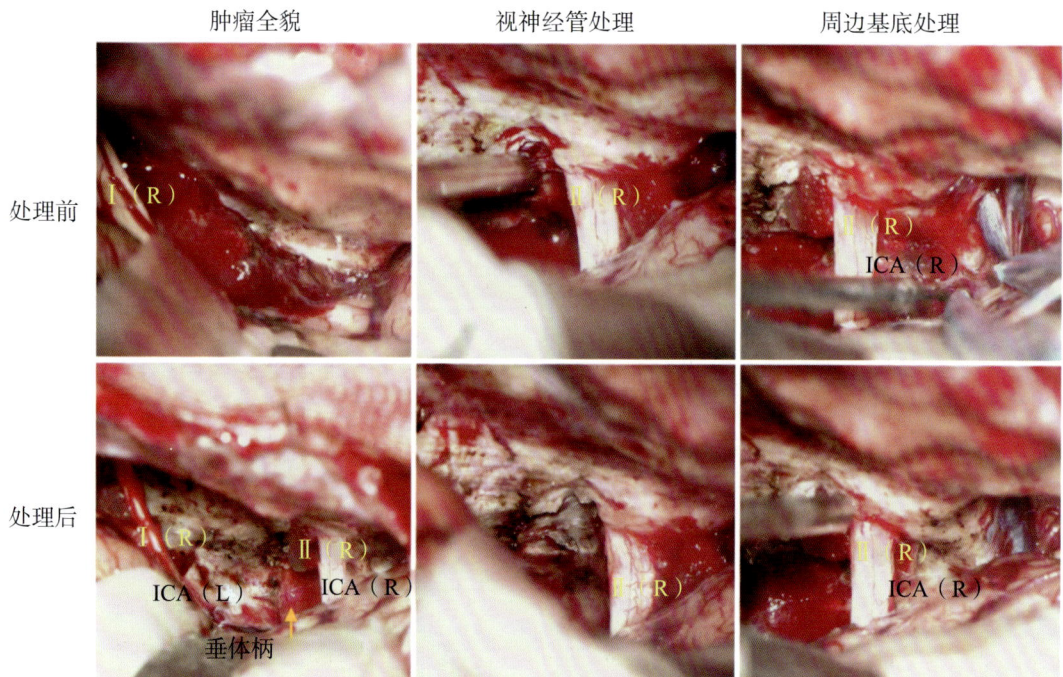

▲ 图 3-38　手术过程所视

L. 左；R. 右；Ⅰ. 嗅神经；Ⅱ. 视神经；ICA. 颈内动脉

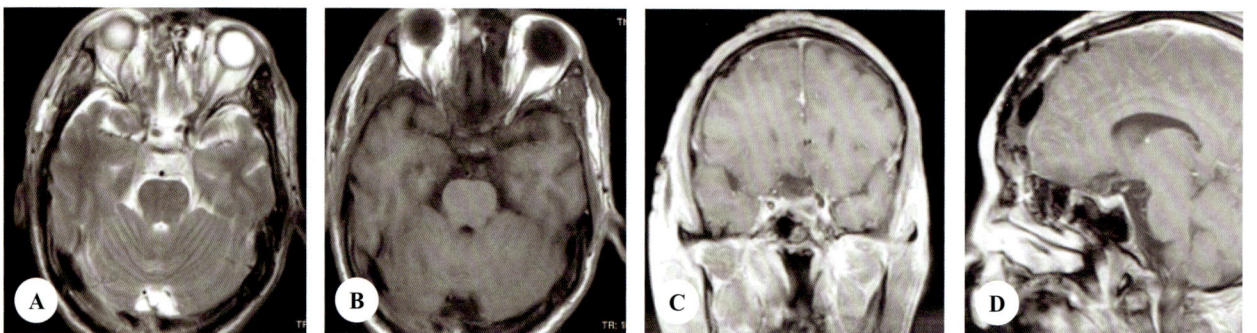

▲ 图 3-39　病例 8 术后 MRI 检查

体窝之间的骨性角度比较陡峭时，适当磨除鞍结节能更好地处理鞍膈或垂体窝内基底。

(2) 该病例中，我团队单侧额下入路仅耗时 35min 完成鞍结节肿瘤的全切，主要经过第 I 间隙切除肿瘤主体，同时利用第 II、第 III 间隙处理与颈内动脉关系紧密部分肿瘤。肿瘤基底处理的难点在于视神经管的开放，侥幸的心理不仅达不到视神经减压的目的，同时导致肿瘤的残留。经内镜还是显微镜手术处理鞍结节脑膜瘤的优劣往往是讨论的焦点。本例病例，肿瘤基底广泛，单纯使用神经内镜可能对前床突和颈内动脉外侧匍匐状生长肿瘤显露困难，肿瘤难以达到 Simpson I～II 级切除，容易残留进而复发。显微镜下我团队通过视神经管的开放避免肿瘤残留，全切肿瘤同时彻底处理肿瘤基底。因而如何更好结合显微镜与神经内镜各自优势，扬长避短，以期更好地服务于患者。

病例 9　患者男性，55 岁，因"右眼视力下降 10 余天"入院，既往无特殊。

【查体】神清语利，思维、定向、理解、计算力正常。双侧瞳孔等大等圆，直径 3mm，对光反射灵敏，眼球运动自如，左眼视力 1.2，右眼视力 0.02，右眼颞侧偏盲。其余神经系统体检未见明显阳性体征。

【辅助检查】头部 MRI 见图 3-40。

【术前诊断】鞍区占位：脑膜瘤？

【手术入路】右侧额下入路。

【手术过程】见图 3-41。术中取右额颞小冠状切口，见病变位于蝶骨平台、鞍上、鞍内、鞍后，实性，肿瘤质地中等，血供较丰富，基底位于鞍结节、鞍膈、右侧视神经管等区域，累及前床突、鞍背及后床

突，并向对侧生长，垂体柄受压向后移位，右侧视神经明显受压变薄向外侧移位，并包裹视神经沿视神经管向视神经管内生长，大小约 3.5cm × 2.8cm × 2.0cm，第 I 间隙扩大（图 3-41）。于第 I 间隙先电凝切断肿瘤基底，行瘤内减压，再沿肿瘤周边逐渐分离粘连，切除蝶骨平台、鞍上、鞍结节及对侧区域肿瘤，磨除右侧部分视神经管，切除视神经管内肿瘤，继而切除鞍膈区域肿瘤，进而切开部分鞍膈切除鞍膈下方及垂体周围肿瘤，再探查鞍背及后床突并切除相应区域肿瘤，最后探查第 II 间隙、第 III 间隙，最后充分电凝肿瘤基底。全切肿瘤。

【术后 MRI】原病灶已手术切除，余况同前（图 3-42）。

【经验体会】

(1) 本病例虽肿瘤体积中等，但术前已有明显右侧视力下降、颞侧视野缺损，提示右侧视神经、视交叉受累严重，故视神经减压十分关键，术中见肿瘤挤压右侧视神经，视神经被压成薄片状，轻柔分离肿瘤与其粘连的同时尽力保护供应视神经的细小穿支，同时充分开放视神经管，切除其内部肿瘤是挽救视力的关键。

(2) 对于占位效应不是非常明显鞍区脑膜瘤，需熟稔鞍区解剖，绝不可贸然电凝垂体上动脉，否则可导致垂体功能异常，影响术后患者生活质量。

病例 10　患者钟某，男性，46 岁，因"右眼视力下降 1 年"入院，既往有痛风病史，目前未服药治疗，余无特殊。

【查体】神志清楚，双侧瞳孔等大等圆，直径 3mm，对光反射灵敏，眼球活动正常，左眼视力 0.6，右眼视力 0.02。头颅大小及形态正常，鼻腔及外耳

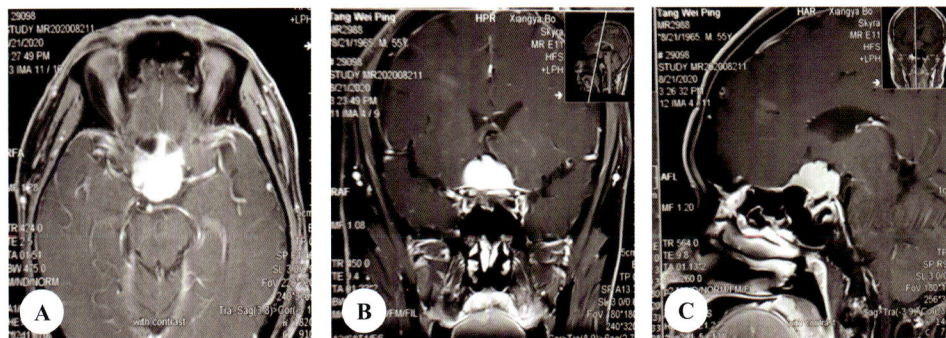

▲ 图 3-40　病例 9 术前 MRI 检查

道无异常分泌物，口角无歪斜，双侧鼻唇沟无变浅，鼓腮示齿可，伸舌居中，咽反射正常，颈软，四肢活动可，肌力、肌张力正常，Kernig、Brudzinski、Babinski 征阴性。

【辅助检查】头部 MRI（图 3-43）：右额部见等 T_1 等 T_2 信号灶，边界尚清，最大层面大小约为 34mm×28mm，增强后肿块明显强化，并可见脑膜

尾征，邻近脑实质见不规则长 T_2 水肿带，双侧脑室前角及胼胝体膝部受压，中线结构局部左移。余脑实质未见异常信号灶，脑沟裂未见增宽。

【术前诊断】蝶骨平台 - 前床突，脑膜瘤？

【手术入路】右侧额下入路。

【手术过程】术中取右额颞发迹内切口，见肿瘤基底位于蝶骨平台及前床突，周边硬膜明显血管

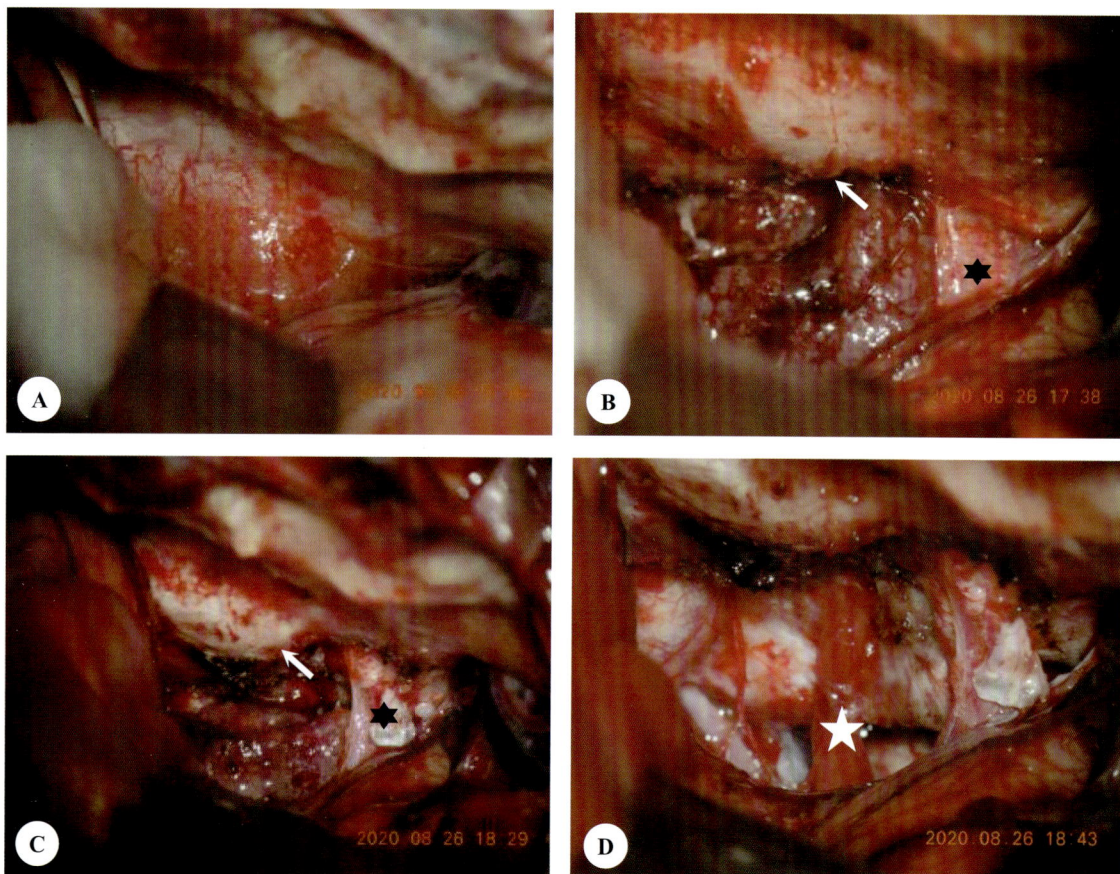

▲ 图 3-41　肿瘤基底 - 鞍结节（白箭），右侧视神经（黑色六角形），垂体柄（白色五角形）

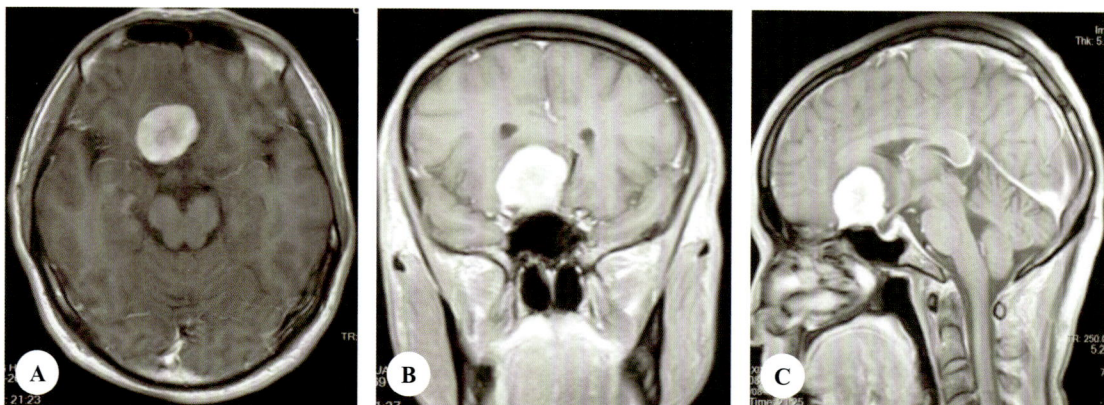

▲ 图 3-42　病例 9 术后 MRI 检查

增生，肿瘤与前交通动脉复合体粘连紧密。肿瘤质地中等、色灰红、血供丰富，边界清楚。部分肿瘤突入视神经管，肿瘤大小约 34mm×28mm。显微镜下分离肿瘤与周边脑组织及前交通动脉复合体粘连，分块全切除肿瘤。电凝肿瘤基底并切除蝶骨平台硬脑膜，显微磨钻打开视神经管，探查并切除突入视神经管内的肿瘤。

【术后 MRI】原病灶已手术切除。余况基本同前（图 3-44）。

【经验体会】

(1) 本病例为典型蝶骨平台脑膜瘤，肿瘤主体位于蝶鞍前方颅前窝底，偏向右侧，基底向后方蔓延至视交叉沟及右侧视神经管，自前向后扫除肿瘤基底后可切断肿瘤大部分血供，使后续操作术野清晰洁净，规避残留。

(2) 蝶骨平台脑膜瘤长入视神经管的生长模式与鞍结节或鞍膈脑膜瘤具有细微差别，多自前床突根部内侧，自视神经管外侧顶壁蔓延进入，因此可能需磨除部分前床突根部，需仔细辨认眼动脉，眼上静脉并加以保护。

病例 11　患者男性，65 岁，因"鞍结节脑膜瘤术后 6 年，视力下降 2 个月余"入院。

【查体】神志清楚，双瞳孔等大等圆直径 3mm 大小，对光反射灵敏，头颅大小及形态正常，鼻腔及外耳道无异常分泌物；嗅觉正常；视力粗测：左 HM；右眼视力 0.1。左眼视野无法查，右眼视野粗测未见缺损；眼球活动可，四肢感觉、活动可，肢体肌力、肌张力正常，余神经系统体查未见明显异常。

【辅助检查】见图 3-45。

MRI 平扫 + 增强：鞍内左侧可见一大小约 14mm×13mm×9mm 的等 - 稍长 T_1、稍 短 - 长 T_2 信号灶，增强后可见不均匀强化，强化程度低于正常垂体组织，病灶包绕左侧颈内动脉海绵窦段 - 床突

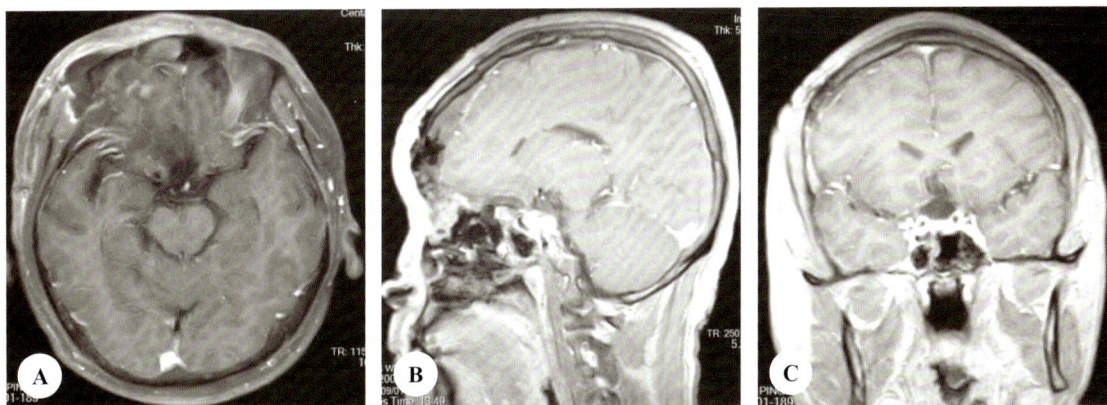

▲ 图 3-43　病例 10 术前 MRI 检查

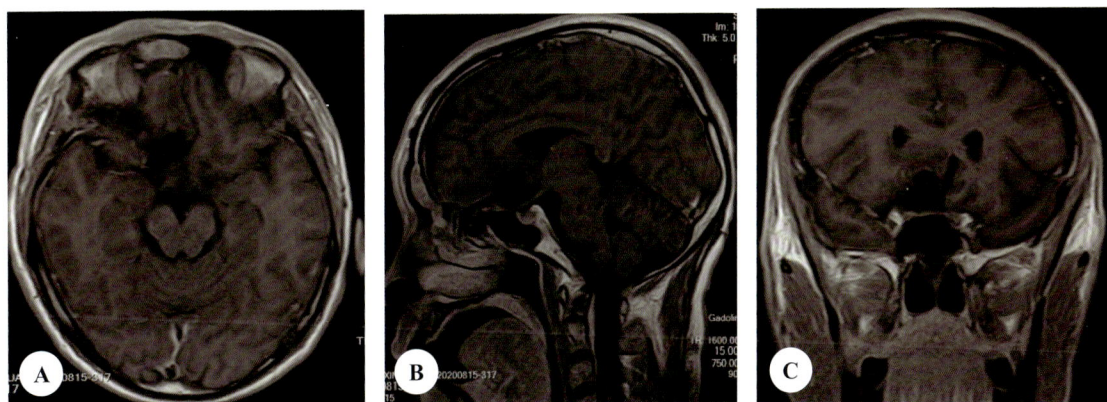

▲ 图 3-44　病例 10 术后 MRI 检查

段，由鞍内向鞍上、鞍旁生长，蝶鞍稍扩大，垂体柄向右移位，视交叉稍受压、移位，鞍底局限性下陷。

CT 颅底 HRCT 平扫三维成像：右额颞骨部分骨质缺损呈术后改变，鞍内左侧份可见一大小约 17mm×10mm 稍高密度结节，CT 值约 39HU，鞍底下陷，邻近鞍底骨质吸收变薄。余脑实质内未见异常密度灶，脑室系统无扩大，中线结构居中。

颅脑 CTA+CTV：鞍区病灶与左侧颈内动脉海绵窦段－床突段关系密切，相应管腔稍向外推压移位；前交通动脉稍膨大，约 3mm；双侧颈内动脉颅内段、基底动脉、椎动脉颅内段、双侧大脑前、中、后动脉显示良好，未见明显异常狭窄及瘤样扩张，未见明显畸形血管影。左侧横窦及乙状窦较对侧细小，上矢状窦、下矢状窦、直窦、窦汇、横窦及乙状窦管径通畅，未见明显狭窄、扩张及畸形血管团。

【术前诊断】鞍区占位：垂体瘤？脑膜瘤复发？

【手术入路】经单鼻孔入路经鼻蝶入路。

【手术过程】见图 3-46。患者取仰卧位，全麻插管，头后平位。常规消毒铺单，内镜下逐步以肾上腺素（1mg：20ml）棉片湿敷鼻甲。先从右侧鼻腔进入，辨认中鼻甲后予以切除，向下方沿中鼻道往后方探查。辨认鼻后孔后，向上即见鞍底。做右侧黏

膜瓣，等离子刀处理黏膜渗血。扩大磨除蝶窦前壁，磨钻修整蝶窦间隔，清除蝶窦内黏膜。仔细辨认双侧颈内动脉隆突、视神经管等结构后，蛋壳化磨薄鞍底、蝶骨平台及视神经管骨质，再予 Kerison 咬骨钳咬除其骨质。流体明胶填塞海绵间窦止血。钩刀切开鞍底硬膜，见鞍内病变。病变灰红色，质韧，大小约 14mm×13mm×9mm，病灶包绕左侧颈内动脉海绵窦段－床突段，由鞍内向鞍上、鞍旁生长并累及双侧视神经管。剥离子逐步分离病变，先切除鞍内病变，再切除鞍上肿瘤，最后仔细分离肿瘤与双侧视神经粘连后予近全切除。正常垂体组织位于右侧，予以保留。取右大腿阔筋膜及脂肪填充脑脊液瘘口，人工硬脑膜重建鞍底硬脑膜，以碘仿纱条 2 根填塞鼻腔。

【术后 MRI】见图 3-47。蝶窦壁局部部分骨质缺损，双侧上颌窦、额窦及蝶窦内可见长 T_2 信号灶。原鞍区肿瘤呈术后改变，现术区可见等－短 T_1 等－长 T_2 混杂信号，增强后未见明显强化。垂体柄及视交叉受压显示欠清同前。中线结构大致居中。余况基本同前。

【术后神经功能】患者未诉特殊不适，神清语利，双侧瞳孔等大等圆，直径约 2mm，对光反射灵

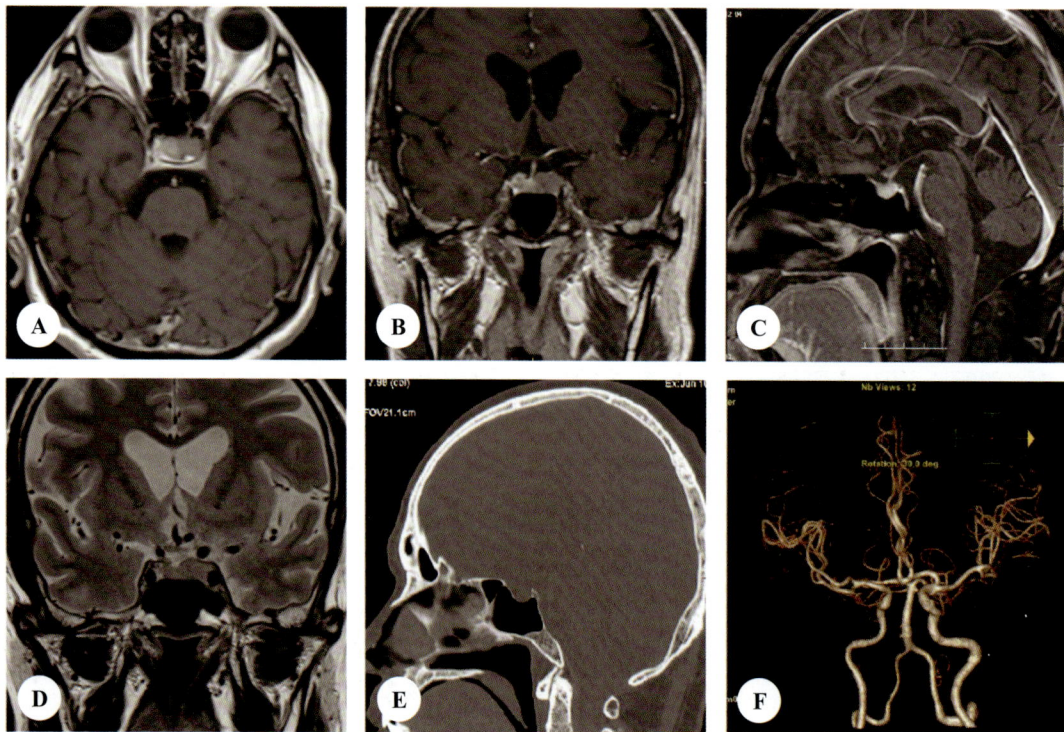

▲ 图 3-45　病例 11 术前辅助检查

敏，视力视野基本同术前。口角无歪斜，伸舌居中，余脑神经体查无异常，双侧鼻腔未见明显渗血渗液，四肢肌力、肌张力正常，各生理反射存在，Kernig、Babinski、Brudzinski 征阴性。患者游离三碘甲状腺原氨酸 FT3 及促甲状腺素 TSH、睾酮 TESTO 稍下降，余激素检查正常。

【经验体会】

(1) 对于侵犯鞍结节及鞍内的复发型脑膜瘤的手术治疗，经鼻蝶内镜入路与传统单侧额下入路相比，可较好的显露鞍内及鞍上肿瘤。

(2) 复发型脑膜瘤二次手术或者肿瘤恶性程度高时，肿瘤与脑神经、血管之间的界面消失时，需注意对垂体上动脉、视神经功供血动脉、大脑前动脉等穿支动脉的保护，最大程度减少术中出血，避免神经功能障碍。

(3) 当脑膜瘤广泛侵犯鞍内、鞍上及鞍旁骨质时，在辨认颈内动脉后可以磨除异常骨质，术后采用自体筋膜填充、人工硬脑膜覆盖等方法减少术后脑脊液漏风险。

病例 12　患者女性，58 岁，因"左侧蝶骨嵴脑膜瘤术后复发 6 年"入院。

【查体】神志清楚，对答切题，双瞳孔等大等圆直径 3mm 大小，对光反射灵敏，头颅大小及形态正常，鼻腔及外耳道无异常分泌物；嗅觉正常；视力粗侧：左眼视力 0.9；右眼视力 1.2，视野粗测未见缺损；右眼球活动可，左眼睑稍下垂，眼球上视、下视稍受限。

【辅助检查】见图 3-48。

MRI 平扫 + 增强：左侧额颞部骨质部分缺损呈术后改变，左侧鞍旁及蝶窦内软组织信号灶较前增大，增强后不均匀明显强化，现较大层面范围约 30mm × 24mm（复测原约 22mm × 20mm），增强后可见明显强化，邻近脑膜强化。

CT 颅底 HRCT 平扫三维成像：左侧额颞部骨质部分缺损，左侧蝶骨大翼呈切除术后改变。左侧蝶窦、左侧鞍旁、翼颚窝区及左侧颞下窝新见大片状软组织密度灶，平扫 CT 值约 41HU，增强后尚均匀强化，CT 值约 98HU，左侧蝶窦壁、蝶骨、枕骨

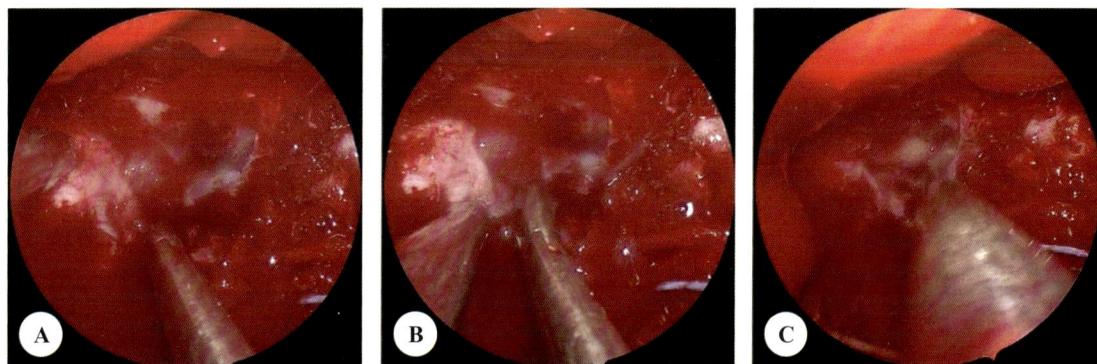

▲ 图 3-46　病例 11 手术过程

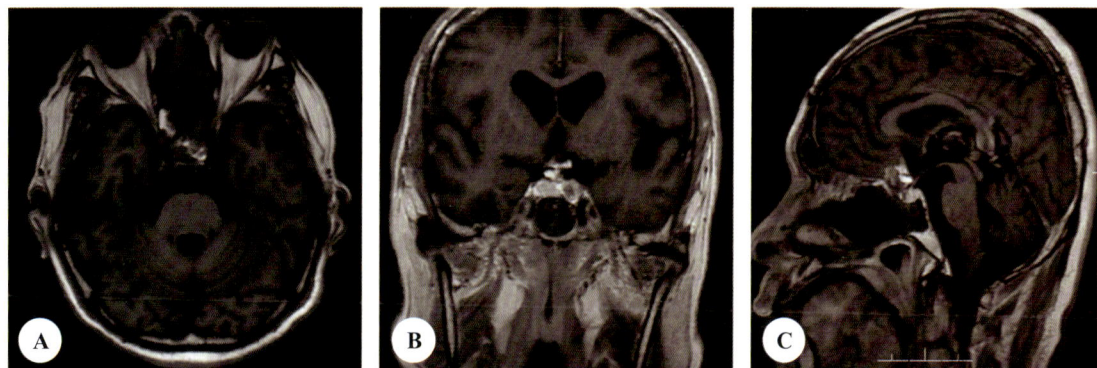

▲ 图 3-47　病例 11 术后 MRI 检查

斜坡呈溶骨性骨质破坏。原相应颅板下及术区积气积血积液较前基本吸收，左额部颅板下少许积气较前基本吸收，术区皮下软组织稍肿胀较前基本好转，引流管影已拔除。

颅脑 CTA+CTV：左侧蝶窦、左侧鞍旁、翼颚窝区及左侧颞下窝新见大片状软组织密度灶，病灶血供丰富，并包绕左侧颈内动脉破裂孔段 – 海绵窦段，相应管腔稍变窄，病灶累及左侧海绵窦。原左侧颈内动脉后交通段小瘤样突起未见明确显示。右侧颈内动脉、双侧大脑前、中、后动脉及分支、双侧椎动脉、基底动脉显示良好，未见明显狭窄及瘤样畸形。双侧颈内静脉、乙状窦、横窦、上矢状窦、直窦显示良好，未见明显狭窄。

【术前诊断】左侧鞍旁 – 蝶窦占位：复发脑膜瘤？

【手术入路】单鼻孔经鼻蝶入路。

【手术过程】见图 3-49，▶视频 3-3 内镜下鞍旁 - 蝶窦复发脑膜瘤切除术（单鼻孔经鼻蝶入路）。患者取仰卧位，全麻插管，头后平位。常规消毒铺单，内镜下逐步以肾上腺素（1mg：20ml) 棉片湿敷鼻甲。先从右侧鼻腔进入，辨认中鼻甲后，向下方沿中鼻道往后方探查。辨认鼻后孔后，向上即见鞍底。做右侧黏膜瓣，等离子刀处理黏膜渗血。去除左侧中

鼻甲，扩大磨除蝶窦前壁，打开左侧上颌窦，磨除上颌窦后壁，将翼腭窝内容物向外推移，磨除翼突根部，清除蝶窦内黏膜，流体明胶填塞止血。见病变位于鞍底蝶窦内，色灰红色，质地一般，累及左侧海绵窦，先予瘤内减压，最后分离肿瘤与海绵窦及颅中窝底硬膜粘连后予全切除。正常垂体组织位于后上方，予以保留。鼻中隔黏膜瓣覆盖鞍底预防术后脑脊液漏与护士清点棉片无误，以碘仿纱条 1 根填塞鼻腔。

【术后 MRI】见图 3-50。鞍底部分骨质缺损呈术后改变，原左侧鞍旁及蝶窦内异常强化灶灶现未见显示，现术区左侧鞍旁及左侧视神经管周围可见不规则斑片状强化灶，邻近脑膜强化。中线结构无移位。余况同前。

【术后病理】（左侧鞍旁）非典型脑膜瘤 WHO Ⅱ级 考虑复发。

【术后神经功能】患者神清语利，双侧瞳孔等大等圆直径 3mm，对光反射灵敏，眼球活动可。鼻腔及外耳道无异常分泌物；嗅觉正常；视力粗侧：左眼视力 0.9；右眼视力 1.2，视野粗测未见明显缺损；右眼球活动可，左眼睑稍下垂，眼球上视、下视稍受限，面部感觉对称，口角无歪斜，双侧鼻唇沟无

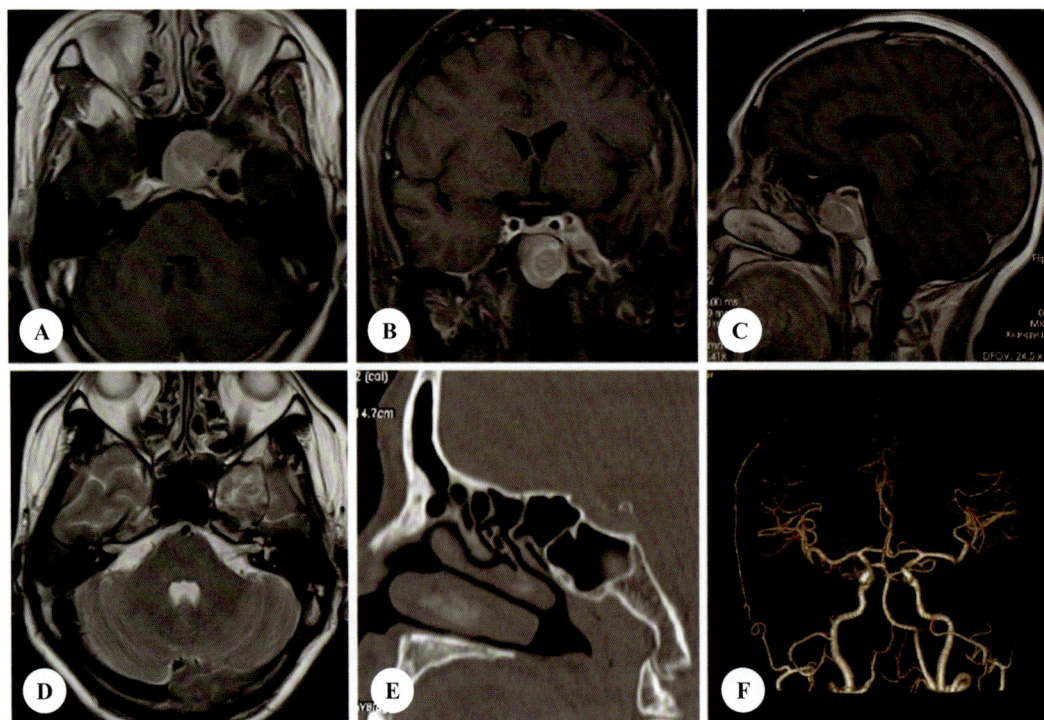

▲ 图 3-48　病例 12 术前辅助检查

变浅，伸舌居中，四肢肌力、肌张力正常，各生理反射存在，Kernig、Babinski、Brudzinski 征阴性。

【经验体会】

(1) 经鼻蝶内镜入路可以显露额外侧入路不能显露的蝶窦、翼突隐窝、视神经颈内动脉隐窝等区域，最大程度切除侵犯上述区域的肿瘤。

(2) 肿瘤侵犯海绵窦、脑神经及颈内动脉分支时，提示肿瘤侵袭性高，术前需采用 MRI、CTA 等评估肿瘤与周围解剖结构的关系。

(3) 术后病理确诊为 WHO Ⅱ级或Ⅲ级的高级别脑膜瘤患者，建议后 3 月随访时开始放疗，减少肿瘤复发概率。

病例 13　患者男性，51 岁，因"检查发现颅内占位 1 个月余入院"。

【查体】神志清楚，对答切题，头颅大小及形态正常，双瞳孔等大等圆直径 3mm 大小，对光反射灵敏，视力视野未见明显异常；鼻腔及外耳道无异常分泌物。

【辅助检查】见图 3-51。

MRI 平扫 + 增强：鞍区可见一大小约 22×18mm 类圆形稍短 T_1 等 T_2 信号灶，增强后明显强化，并似

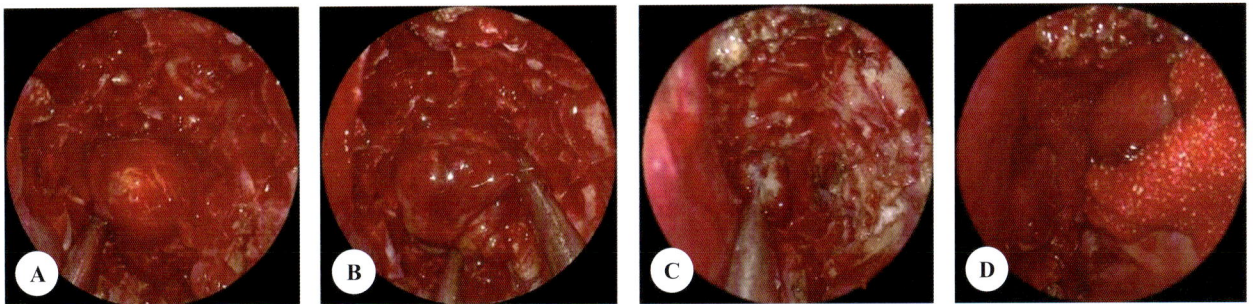

▲ 图 3-49　病例 12 手术过程

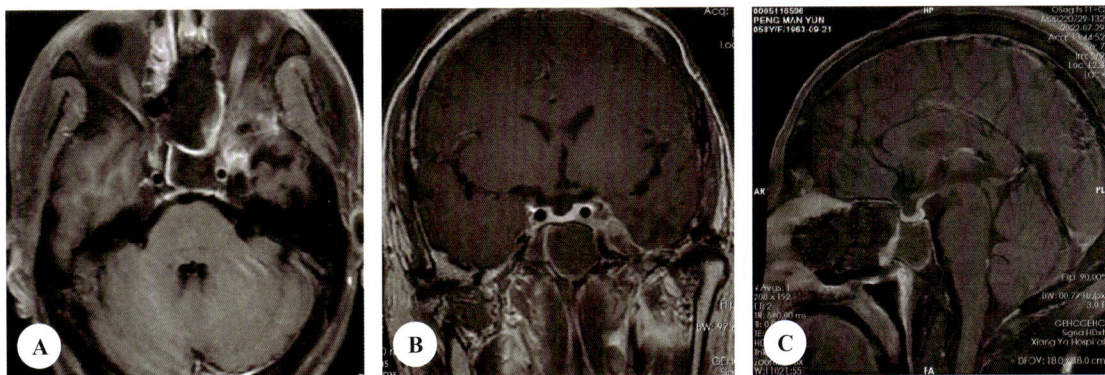

▲ 图 3-50　病例 12 术后 MRI 检查

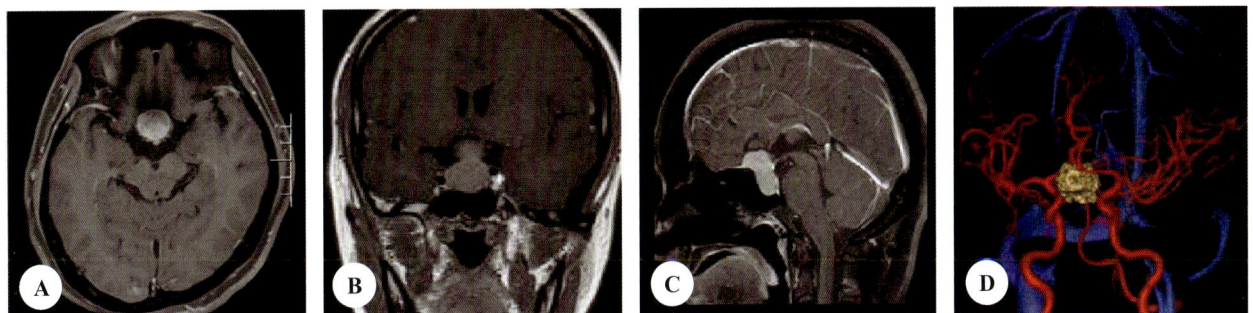

▲ 图 3-51　病例 13 术前辅助检查

可见"脑膜尾征"，病灶向上达鞍上池，第三脑室受压，双侧海绵窦未见明显受累。鞍底稍下陷，骨质未见明显异常信号灶，蝶窦气化良好。垂体显示欠清。

CT 颅底 HRCT 平扫三维成像：蝶鞍增大，内见软组织密度影，大小约 2.6cm×2.2cm，边界尚清，密度均匀，CT 值约 50HU，增强后明显强化，CT 值约 120HU，病灶向上突向鞍上池，第三脑室受压，双侧海绵窦未见明显侵犯。骨窗示鞍底下陷，骨质受压变薄，蝶窦气化良好。

颅脑 CTA+CTV：右侧大脑前动脉 A1 段受压稍上移，双侧颈内动脉颅内段、双侧椎动脉颅内段、基底动脉、前交通动脉及双侧大脑前、中、后动脉及分支显影，形态、分布未见明显异常；未见明显畸形血管及动脉瘤。左侧横窦、乙状窦、颈内静脉上端较对侧细窄，局部显示欠清，上矢状窦、下矢状窦、直窦、窦汇、右侧横窦、乙状窦、颈内静脉上端形态、大小、分布未见异常；未见狭窄、闭塞及充盈缺损灶，未见畸形血管。

【术前诊断】颅内占位性病变（鞍结节：脑膜瘤？）。

【手术入路】经鼻孔入路经鼻蝶鞍结节病灶切除。

【手术过程】见图 3-52，[▶ 视频 3-4 神经内镜鞍结节脑膜瘤切除术（经蝶窦 - 蝶骨平台 - 蝶结节入路）和 ▶ 视频 3-5 鞍结节脑膜瘤切除术（额下入路）]（对比）。患者取仰卧位，全麻插管，头后平位。常规消毒铺单，内镜下逐步以肾上腺素（1mg：20ml）棉片湿敷鼻甲。鼻中隔后份可见缺损，辨认中鼻甲后，向下方沿中鼻道往后方探查。辨认鼻后孔后，向上即见双侧蝶窦开口，切除左侧中鼻甲并做左侧鼻中隔黏膜瓣，等离子刀处理黏膜渗血。扩大磨除蝶窦前壁，磨钻修整蝶窦间隔，清除蝶窦内黏膜，开放后组筛窦，磨除鞍底、鞍结节及蝶骨平台骨质，切

开鞍底硬脑膜既见肿瘤，见肿瘤位于鞍区，累及鞍上及双侧海绵窦，先瘤内减压，再仔细分离肿瘤与周边血管粘连后予全切除。正常垂体组织位于后上方，予以保留，肿瘤全切除后，视交叉、垂体柄等清晰可见。海绵窦出血予流体明胶压迫止血，取大腿内侧脂肪及阔筋膜重建鞍底缺损，再覆盖鼻中隔黏膜瓣。以两根碘仿纱条填塞鼻腔。

【术后 MRI】鼻腔鼻窦 - 鞍底呈术后改变，鞍区占位呈切除术后改变，术区边缘强化；鞍区及鞍上区可见团块状短 T_1 长 T_2 信号灶，FLAIR 呈高信号，垂体柄及视交叉部分显示欠清，术区另可见小片状短 T_1 等 T_2 信号灶，增强后无强化。左侧上颌窦内可见长 T_2 信号灶，可见气液平面。双侧幕上深部脑白质内可见少许点状稍长 T_1 稍长 T_2 信号，FLAIR 呈高信号；双侧侧脑室旁见线样稍长 T_1 稍长 T_2 信号灶，FLAIR 呈高信号（图 3-53）。

【术后病理】（鞍区）脑膜瘤，WHO I 级。

【术后神经功能】神清语利，双侧瞳孔等大等圆直径 3mm 大小，对光反射灵敏，视力视野同术前。口角无歪斜，伸舌居中，左侧大腿切口愈合可，无红、肿、渗出，颈软，四肢肌力、肌张力正常，各生理反射存在，Kernig、Babinski、Brudzinski 征阴性。

【经验体会】

(1) 肿瘤于鞍结节起源，基底向前颅底延伸、向后至鞍内，未见匍匐状 / 广基底生长；鞍内被肿瘤填满，垂体被压向鞍底 - 靠鞍背区域，需注意的是，肿瘤整体形态规则圆润，向鞍旁延伸不多；双侧大脑前 A1 段 - 大脑中 M1 段被肿瘤向上方及两侧推挤；且结合 MRI T_1、T_2 像，见肿瘤质地偏硬。以上特点支持内镜经中线鼻蝶入路全切肿瘤同时完成血管保护。术中充分开放鞍底、磨开前颅底骨质后，探寻

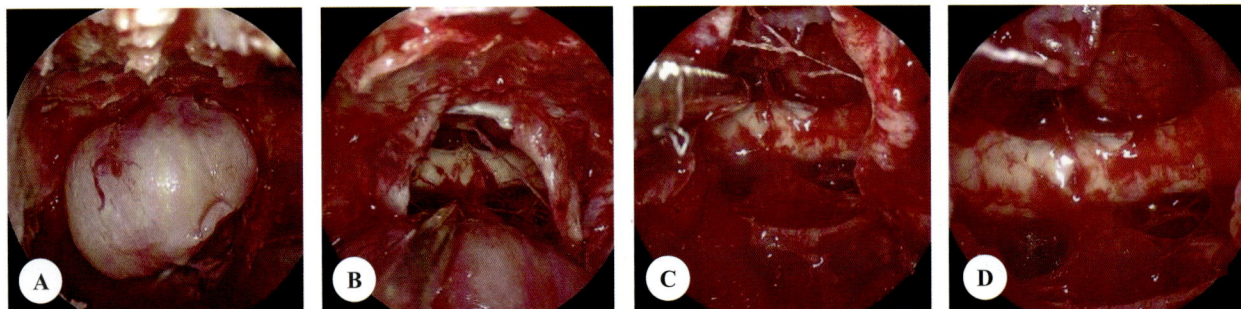

▲ 图 3-52　病例 13 手术过程

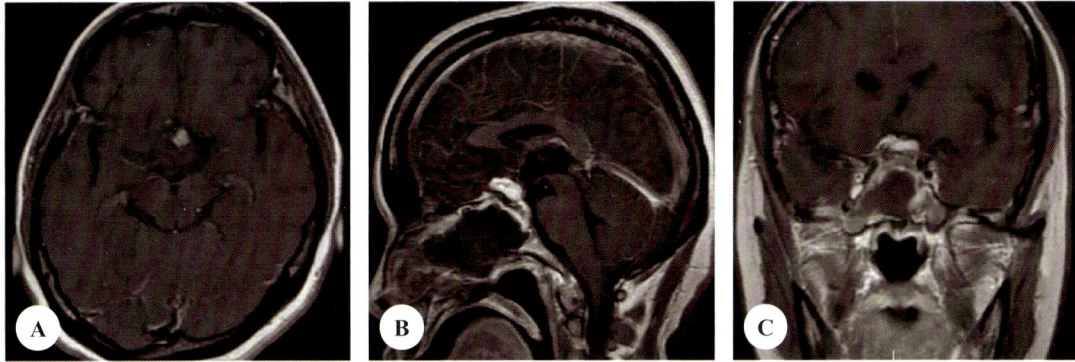

▲ 图 3–53　病例 13 术后 MRI 检查

前颅底肿瘤边界、沿蛛网膜界面分离，在蛛网膜外完整切除前颅底部分肿瘤，前循环动脉清晰可见，保护完好；对于鞍内剩余肿瘤，辨认 OCR、颈内动脉走行后，依旧尽力探查肿瘤边界，于邻近海绵窦内侧壁处悉心分离肿瘤与海绵窦粘连，海绵窦及海绵间窦出血使用吸收性明胶海绵、流体明胶处理可获满意控制；不进行盲目分块减压的情况下整块切除鞍内肿瘤，并保留被压迫至薄层状垂体组织，安全有效、规避残留。

(2) 对于未侵犯海绵窦内的肿瘤，可以沿海绵窦外侧壁分离。当肿瘤侵犯海绵窦内时，悉心分离肿瘤与海绵窦粘连，海绵窦及海绵间窦出血使用吸收性明胶海绵、流体明胶处理可获满意控制。

专家点评

　　尽管在既往文献中鞍上脑膜瘤手术入路的选择有单侧额下入路和翼点入路的不同倾向或争议，但个人认为单侧额下入路完全可以满足显露且具有优势。基本的思想是从手术入路的显露视角轴向考虑，对于起源于颈内动脉床突上段内侧的鞍上脑膜瘤，应优先选择更有利于显露中线区域的单侧额下入路，规避翼点入路对颈内动脉—视神经夹角显露不佳的天然缺点。而对于基底主要位于 ICA 床突上段外侧的前床突脑膜瘤则优先选择显露视角偏外侧的额颞入路。选择视力较差的对侧额下入路更有利于显露对侧颈内动脉与视神经夹角内的肿瘤。经鼻内镜经鞍结节入路应根据肿瘤的大小、质地、蝶骨平台与鞍结节的夹角，肿瘤与颈内动脉、

前交通动脉的关系，尤其是肿瘤基底是否达前床突及蝶骨嵴等因素综合考量，合理选择。

　　术中应尽可能在直视下充分显露肿瘤基底及可能的卫星灶，常规探查双侧前床突及蝶骨嵴，根据需要磨除鞍结节、打开视神经管。较大的鞍结节脑膜瘤生长过程中可能导致颈内动脉和视神经位置的反转，处理肿瘤基底时应避免判断错误损伤颈内动脉。部分情况下肿瘤可向对侧生长包绕颈内动脉，应在减压的前提下尽可能经第Ⅰ间隙"自然"显露切除颈内动脉外侧的肿瘤，尽可能避免对后交通动脉，脉络膜前动脉及其穿支血管和垂体上动脉的损伤。垂体柄的识别和保护绝大多数情况下并不困难。大型鞍膈脑膜瘤肿瘤基底可达鞍背及上斜坡，前交通动脉复合体可能被肿瘤包绕，甚至基底动脉也可能受累，术中精细精准操作，最大限度地保护下丘脑功能是手术成功的关键。

参考文献

[1] DALGIC A, S BOYACI, K AKSOY. Anatomical Study of the Cavernous Sinus Emphasizing Operative Approaches[J]. Turkish Neurosurgery, 2010, 20(2):186–204.

[2] E D DIVITIIS, F ESPOSITO, P CAPPABIANCA, et al. Tuberculum Sellae Meningiomas: High Route or Low Route? A Series of 51 Consecutive Cases[J]. Neurosurgery, 2008, 62(3):556–563.

[3] FAHLBUSCH R, W SCHOTT. Pterional Surgery of Meningiomas of the Tuberculum Sellae and Planum Sphenoidale: Surgical Results with Special Consideration of Ophthalmological and Endocrinological Outcomes[J]. Journal of Neurosurgery, 2002, 96(2):235–243.

[4] HAYHURST C, C TEO. Tuberculum Sella Meningıoma[J]. Otolaryngologic Clinics of North America, 2011, 44(4):953–963, Ⅷ – Ⅸ.

[5] LU V M, A GOYAL, R A ROVIN. Olfactory Groove and Tuberculum

Sellae Meningioma Resection by Endoscopic Endonasal Approach versus Transcranial Approach: A Systematic Review and Meta-Analysis of Comparative Studies[J]. Clinical Neurology and Neurosurgery, 2018, 174:13–20.

[6] LI Y, C ZHANG, J SU, et al. Individualized Surgical Treatment of Giant Tuberculum Sellae Meningioma: Unilateral Subfrontal Approach vs. Endoscopic Transsphenoidal Approach[J]. Frontiers in Surgery, 2022, 9:990646.

三、鞍旁脑膜瘤

（李　洋）

鞍旁包括蝶骨嵴内侧、前床突和海绵窦在内的广泛区域，是颅底中央区的组成部分。鞍旁脑膜瘤主要包括前床突脑膜瘤、蝶骨嵴内侧脑膜瘤和海绵窦脑膜瘤三种类型。肿瘤向前方可侵犯眶内，向后可生延伸至 Meckel 腔、颅后窝，向内侧可累及蝶鞍、垂体，向外侧可侵犯颅中窝底、蝶骨骨质和压迫颞叶，向下经棘孔、卵圆孔至颞下窝。患者常有眼球突出、视力下降、视野缺损、复视、面部疼痛或麻木、癫痫和偏瘫等症状。

2012 年 1 月—2019 年 3 月本组完成了 141 例鞍旁脑膜瘤患者的显微手术治疗，其中前床突脑膜瘤 58 例，海绵窦脑膜瘤 49 例，蝶骨嵴内侧脑膜瘤 39 例。男性 43 例，女性 98 例，男女比例 1：2.279。年龄 17—73 岁，平均（52.2±10.9）岁。病程 0.6～120 个月，平均（61.8±35.5）个月。术后住院时间 6～64 天，平均（12.4±7.7）天。采用 Simpson 分级法，将 Simpson Ⅰ～Ⅱ级切除定义为肿瘤全切除，共 100 例（70.9%）；Simpson Ⅲ～Ⅳ级切除定义为次全切除，共 41 例（29.1%）。随访患者共 136 例，失访 5 例。随访期内，肿瘤全切除（Simpson Ⅰ～Ⅱ级切除）的 95 例患者，肿瘤复发 4 例（4.2%）；肿瘤部分切除（Simpson Ⅲ～Ⅳ级切除）的 41 例患者中，肿瘤进展 12 例（29.3%）（表 3-4）。

（一）肿瘤分类

鞍旁脑膜瘤的定义最早为 Stirling 所提出，他认为鞍旁脑膜瘤是一类起源于鞍结节、蝶骨平台、前床突、蝶骨嵴内侧 1/3 的脑膜瘤。1979 年，Ugrumov 等建议根据鞍旁脑膜瘤的具体起源，将其分为前床突脑膜瘤、蝶骨嵴脑膜瘤和海绵窦脑膜瘤三类。Cushing 和 Eisenhardt 认为鞍旁脑膜瘤主要指蝶骨嵴内侧脑膜瘤，前床突脑膜瘤则是蝶骨嵴脑膜瘤的亚型。

时间来到 21 世纪，随着显微解剖学及颅底外科的不断发展，鞍旁脑膜瘤的定义和分型亦在不断完善。不同于 21 世纪前笼统的定义及分型方法，21 世纪后的学者们更倾向于根据肿瘤起源、累及范围和手术入路将鞍旁脑膜瘤进一步细分为前床突脑膜瘤、海绵窦脑膜瘤和蝶骨嵴内侧型脑膜瘤等类型。Dolenc 通过对鞍旁解剖的研究，将鞍旁间隙及其周围区域分为鞍旁亚区、颅中窝亚区和斜坡旁亚区，并根据肿瘤位置、手术难度、肿瘤对血管神经的侵犯程度将颅底中央区脑膜瘤细分为蝶骨嵴脑膜瘤、前床突脑膜瘤和鞍旁间隙脑膜瘤等 14 类。Risi 等以前床突为中心，将鞍旁脑膜瘤分为前床突型、海绵窦型和颅中窝型。Aziz KM 等根据肿瘤侵犯范围将鞍旁脑膜瘤分为前床突 – 海绵窦型、蝶骨嵴 – 海绵窦型以及蝶骨嵴 – 前床突 – 海绵窦型三类。

显微神经外科发展至今，鞍旁脑膜瘤的定义及分型仍未达成共识。本组采用了 Ugrumov 分类将鞍旁脑膜瘤分为前床突脑膜瘤、蝶骨嵴脑膜瘤和海绵窦脑膜瘤三类，并根据分类制订个体化的显微手术方案，以期最大程度切除肿瘤并保护神经功能，提升患者预后。

（二）临床表现

鞍旁脑膜瘤早期最常见的临床表现包括头痛、头晕、视力下降和视野缺损，其他症状与肿瘤大小及肿瘤累及范围有关。肿瘤累及海绵窦时，会出现眼球运动障碍、眼睑下垂、复视和面部麻木等症状；肿瘤累及颞窝时，可压迫颞极，产生失语、癫痫；肿瘤压迫颈内动脉或脑干，可引起偏瘫；肿瘤向内可累及鞍内、鞍上、嗅沟，引起垂体功能障碍、嗅觉下降等并发症（表 3-5）。

（三）影像学表现

头部 CT 和 MRI 对于鞍旁脑膜瘤的诊断具有重要意义。根据影像学，可对鞍旁脑膜瘤进行分类，评估术后肿瘤切除程度，明确随访期间肿瘤有无复发。

鞍旁脑膜瘤患者术前均完善颅底 HRCT、头部 CTA 或 MRA、头部 MRI 平扫＋增强检查，以明确肿瘤基底、肿瘤累及范围、肿瘤血供、骨质增生、瘤内钙化和前床突气化等情况，并根据 T_2 像初步判断肿瘤质地和瘤周水肿情况。若 MRI 或 CT 提示肿瘤累及颅底颈内动脉及其分支、穿支且血供丰富，需

表 3-4　文献报道的鞍旁脑膜瘤显微手术疗效

作者 / 年代	分　类	病例数（例）	全切率（%）	死亡率（%）	致残率（%）	复发率（%）	进展率（%）	随访时间（个月）
Al-Mefty/1990	前床突	24	89	8	16.7	25	–	57
Risi/1994	前床突	34	59	6	8.8	21	41.6	22.8
Goel/2000	前床突	60	50	5	11.7	1.7	–	26
Lee/2001	前床突	15	86.7	0	20	0	0	37.2
Tomasello/2003	海绵窦	13	77	15.4	15.4	15.4	–	48.3
Abdel/2004	海绵窦	38	58	0	15.8	–	10.5	96
Nakamura/2006	蝶骨嵴内侧	108	42.5	0	26.9	20.3	–	79
Sindou/2007	海绵窦	100	12	5	24	–	13.3	99.6
Russell/2008	蝶骨嵴内侧	35	69	0	18	9	–	153.6
Behari/2008	蝶骨嵴内侧	20	45	0	60	–	–	17.6
Pamir/2008	前床突	43	90.7	0	46.3	9.3	18.6	39
Attaia/2012	前床突	23	30.4	0	31.8	13.6	–	50
Nanda/2016	前床突	36	75	2.8	23.7	11.1	–	89
本组 /2019	鞍旁	141	70.9	0	31.9	4.0	29.3	38.8

表 3-5　141 例鞍旁脑膜瘤患者临床表现

临床表现	术前（平均）	出院时（平均）	随访期（平均）
头痛	74（52.5）	81（57.4）	46（32.6）
头晕	42（29.8）	35（24.8）	18（12.8）
视力下降	65（46.1）	68（48.2）	42（29.8）
视野缺损	39（27.7）	40（28.4）	35（24.8）
复视	24（17.0）	29（20.6）	20（14.2）
眼睑下垂	20（14.2）	26（18.4）	23（16.3）
面部麻木	19（13.5）	25（17.7）	15（10.6）
颞肌萎缩	8（5.7）	8（5.7）	6（4.3）
失语	4（2.8）	5（3.5）	2（1.4）
轻瘫	8（5.7）	11（7.8）	4（2.8）
癫痫	7（5.0）	4（2.8）	2（1.4）
垂体功能障碍	9（6.4）	12（8.5）	7（5.0）
嗅觉下降	4（2.8）	4（2.8）	3（2.1）

行数字减影血管造影（digital subtraction angiography，DSA）进一步判断肿瘤与血管间的关系。

头部 MRI 平扫＋增强可对鞍旁脑膜瘤进行初步分类。前床突脑膜瘤主要表现为肿瘤呈 V 形包绕前床突，肿瘤向前床突尖端突起方向延伸，肿瘤基底位于前床突内侧及外侧；蝶骨嵴内侧脑膜瘤基底主要位于蝶骨嵴内侧 1/3，肿瘤极少累及前床突内侧，肿瘤延伸方向与蝶骨嵴长轴垂直；海绵窦脑膜瘤起源于海绵窦外侧壁间，早期 T₁ 增强轴位表现为海绵窦内梭形高信号，生长方向与海绵窦长轴垂直，主要向海绵窦内侧及外侧生长（图 3-54）。当肿瘤体积大、广泛累及鞍旁区域时，术前影像学就难以明确肿瘤起源，需根据术中情况明确分类。

（四）治疗

21 世纪前，鞍旁脑膜瘤的治疗多倾向于积极的显微手术，以期尽可能切除肿瘤，但往往忽视了术中神经、血管的保护和其他辅助治疗方式的优势。在 21 世纪，随着立体定向放射治疗、分子靶向治疗和多学科治疗的不断进步，鞍旁脑膜瘤的治疗目标逐渐转变为保证患者生活质量及神经功能的前提下最大限度地切除肿瘤，术后予立体定向放射治疗、分子靶向治疗等辅助治疗控制肿瘤生长。

1. 手术治疗　鞍旁脑膜瘤显微手术治疗开展初期，学者们倾向于积极的全切肿瘤，甚至连被肿瘤所侵犯的颈内动脉也一并切除，肿瘤切除完成后再行颈外 – 颈内动脉搭桥术。但该手术方式常伴随着术后颈内动脉痉挛、破裂和鞍旁脑神经损伤等严重的并发症。随着颅底技术的日渐成熟，各种手术入路广泛开展，鞍旁脑膜瘤的手术目标已转变为在保证神经功能和颈内动脉及其分支、穿支动脉完整的前提下，最大程度切除肿瘤；未能全切的肿瘤术后予立体定向放射治疗和靶向治疗等辅助治疗，以最大化切除肿瘤，同时保证术后患者生活质量。

2. 立体定向放射治疗　立体定向放射外科作为一项新兴学科，在治疗鞍旁脑膜瘤中具有显微手术所没有的优势。立体定向治疗是通过神经导航的精确引导，将 γ 射线、X 射线和荷电粒子束聚焦照射到相应的靶区，起到杀伤肿瘤细胞、控制肿瘤生长的目的，具有创伤小、恢复快、操作简单等特点。经立体定向放射治疗的鞍旁脑膜瘤患者残余肿瘤进展率仅 3.2%、脑神经麻痹率仅 25.7%，患者 5 年、10

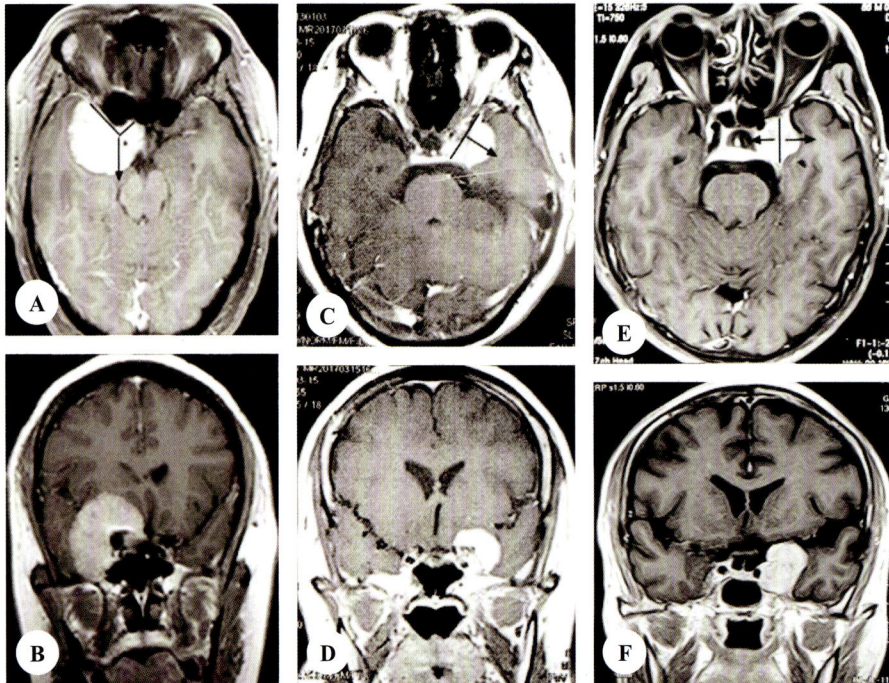

▲ 图 3-54　鞍旁脑膜瘤的影像学特征

A 和 B. 前床突脑膜瘤轴位、冠状位；C 和 D. 蝶骨嵴内侧脑膜瘤轴位、冠状位；E 和 F. 海绵窦脑膜瘤的轴位、冠状位（黑色实线表示肿瘤基底位置，黑箭为肿瘤延伸方向）

年肿瘤无进展生存率可达87%~89%和70%~90%。目前，虽然立体定向放射治疗鞍旁脑膜瘤效果良好，但业界对于立体定向放射治疗的适应证仍存在一定的争议。

3. 多学科治疗 多学科治疗（multi-disciplinary treatment，MDT）已成为胶质瘤、垂体瘤等颅内肿瘤的治疗标准之一，但脑膜瘤，尤其是鞍旁脑膜瘤的MDT治疗体系仍亟待建立。鞍旁脑膜瘤可侵犯垂体导致患者内分泌功能紊乱，术后残余肿瘤需要立体定向放射治疗，但显微手术治疗仍是其他治疗的基础。因此，有学者提出以颅底神经外科为主，内分泌科、放射外科为辅的MDT对于鞍旁脑膜瘤患者必不可少，MDT有助于患者的个体化治疗，能在最大程度切除肿瘤的同时，保护脑神经和内分泌功能，提升患者远期预后。

（五）手术入路及适应证

鞍旁脑膜瘤主要包括前床突脑膜瘤、蝶骨嵴内侧脑膜瘤和海绵窦脑膜瘤三种类型。当肿瘤直径短、体积小时，通过术前影像学、术中情况可以辨别肿瘤起源；但当肿瘤广泛累及前床突、蝶骨嵴、海绵窦甚至是岩斜坡区时，肿瘤起源常难以确定。术者需要根据肿瘤特征采用个体化手术入路，才能充分显露肿瘤，减少脑组织牵拉。

显露鞍旁区域的手术入路主要包括翼点入路、扩大翼点入路、额颞眶颧入路、颞前经海绵窦入路和扩大颅中窝底入路。翼点入路、扩大翼点入路操作便捷、损伤较小、可经硬膜外或硬膜下切除海绵窦内中型肿瘤，被广泛使用。该入路优点在于这些方面：①术者能辨识蝶骨嵴内侧脑膜瘤位于蝶骨嵴的肿瘤基底，将肿瘤所累及的硬膜及骨质一并切除；②对于前床突脑膜瘤，该入路能自硬膜外或硬膜下磨除前床突，在切除包绕脑神经和颈内动脉的肿瘤时更加具有优势；③扩大翼点入路可增加颞部的显露，术者使用该入路可同时切除侵犯颅中窝、海绵窦的肿瘤。额颞眶颧入路显露范围更广，咬除颧弓和眶外侧壁骨质后，能显露眶内、海绵窦、颈内动脉及其分支，入路平面低，可减少牵拉颞叶，能切除累及上斜坡、脚尖窝、颅中窝底的鞍旁脑膜瘤。颞前经海绵窦入路可于硬膜外充分解剖海绵窦外侧壁两层硬膜间隙，同时向鞍内、鞍上、斜坡区域扩

展，操作死角少，尤其对于起源于海绵窦病变具有优势。扩大颅中窝入路通过广泛的磨除颞骨、眶、颧骨、下颌骨、岩尖的骨质，可充分显露海绵窦上壁、外侧壁、Meckel腔和岩斜坡区，但创伤较大，术后并发症多。眶上外侧入路切口及骨瓣小，操作快速便捷，术后恢复快，更适用于中小型蝶骨嵴脑膜瘤及前床突脑膜瘤的手术治疗。

近年来，随着神经内镜的应用日趋广泛，内镜下经鼻蝶入路和经海绵窦入路亦被引入鞍旁脑膜瘤的手术治疗。该入路自中线部分显露前床突、海绵窦，可经海绵窦下方进入海绵窦内，充分切除海绵窦内侧肿瘤，减少术中对脑组织牵拉，减轻对海绵窦外侧壁脑神经的损伤。但经鼻蝶入路的操作空间局限，难以切除侵犯海绵窦外侧壁的肿瘤，亦可能导致颈内动脉损伤和脑脊液漏等并发症，其运用相对局限。

（六）典型病例解析

病例1 患者女性，49岁，因"头痛4年，加重伴左眼失明15天"入院。

【查体】神志清楚，慢性病容，检查合作，自动体位。左眼无光感，右眼视力0.8，双侧瞳孔等大等圆，直径3mm，对光反射灵敏，双侧眼球活动可。面部感觉正常，角膜反射灵敏。双侧额纹对称，鼻唇沟等深，皱额、闭目、鼓腮、示齿、吹哨可。双侧听力正常。咽反射灵敏，悬雍垂居中。深、浅感觉无明显异常，四肢肌力、肌张力正常。病理征阴性，行一字步可，Romberg征阴性，余神经系统检查未见明显异常。

【辅助检查】见图3-55。

MRI平扫+增强：左侧鞍旁区域可见实行长T_1长T_2信号灶，均匀强化，大小约34mm×40mm×46mm。病灶部分累及左侧颈内动脉、大脑中动脉、大脑前动脉，左侧脑干、侧脑室受压移位。

CTA：鞍旁占位病变部分包埋左颈内动脉C1/2段、左大脑中动脉M1段、左侧大脑前动脉A1段，并与左侧海绵窦分界不清。

【术前诊断】左侧前床突脑膜瘤。

【手术入路】左侧扩大翼点入路。

【手术过程】仰卧位，头向右侧偏30°。取左侧扩大翼点入路，左额颞发迹内切口，依次切开头皮

及帽状腱膜，帽状腱膜下分离皮瓣并牵开，筋膜下分离颞肌脂肪垫，骨膜下分离颞肌。以左侧蝶骨嵴为中心，颅骨钻钻 4 孔，铣开约 6cm×4cm 骨瓣，咬除蝶骨嵴外 2/3，悬吊硬脑膜。显微镜下弧形剪开硬膜，打开外侧裂近端，见肿瘤位于左侧鞍旁，基底以前床突为中心，累及同侧海绵窦侧壁及上壁，大小约 3.5cm×4.0cm×4.5cm，色灰红、质韧、血供丰富，蛛网膜不完整，包裹颈内动脉及分叉部，于 M1、A1 间蛛网膜界面消失，视神经受压向内侧移位。镜下电凝切除大部分肿瘤基底后，继续分块切除行瘤内减压，确认颈内动脉与动眼神经，分离肿瘤与颈内动

脉及后交通动脉、脉络膜前动脉、大脑中动脉、大脑前动脉粘连，分块全切除肿瘤，最后电凝肿瘤基底（图 3-56）。

【术后 MRI】 左侧鞍旁病变已切除，左侧基底节及邻近额底、颞叶内可见片状长 T_1、T_2 信号，周边见水肿带，余脑实质内未见异常信号区。脑室系统不大，中线右移位。左侧额颞部呈术后改变，硬膜外见稍长 T_1、T_2 信号灶（图 3-57）。

【术后神经功能】 出院及随访时视力基本同术前，左眼无光感，右眼视力 0.8，双侧瞳孔等大等圆，直径 3mm，对光反射灵敏，双侧眼球活动可。

【经验体会】

(1) 对于包绕颈内动脉、大脑中动脉、大脑前动脉、脉络膜前动脉、后交通动脉及其穿支的前床突脑膜瘤，需采用双向分离法自血管表面切除处理。当肿瘤与颈内动脉之间缺乏蛛网膜界面时，提示肿瘤已侵犯颈内动脉外膜，若不能全切肿瘤，可保留动脉外膜上的薄层肿瘤，避免颈内动脉破裂。

(2) 前床突脑膜瘤常累及海绵窦上壁及外侧壁，但很少侵入海绵窦内，术中对于侵犯海绵窦上壁及侧壁的肿瘤，应尽可能全切。

(3) 当患侧眼球已无光感且时间较长时，术后患者视力多难以恢复，对于包绕或侵犯视神经的肿瘤，可积极切除，不过多考虑神经功能。

病例 2 患者男性，31 岁，因"头痛 5 年，右眼视力下降 5 个月"入院。

【查体】 神志清楚，慢性病容，检查合作，自动体位。左眼 1.0，右眼视力 30cm 指数，双侧瞳孔等大等圆，直径 3mm，对光反射灵敏，双侧眼球活动

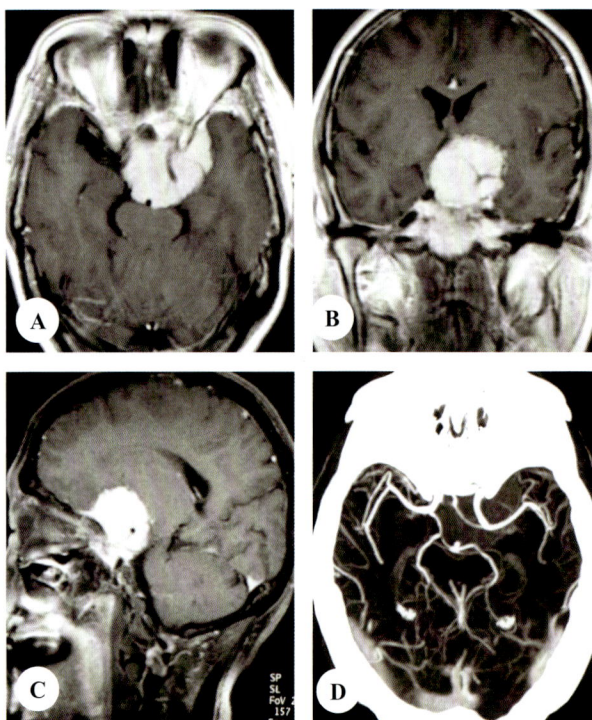

▲ 图 3-55 病例 1 术前辅助检查

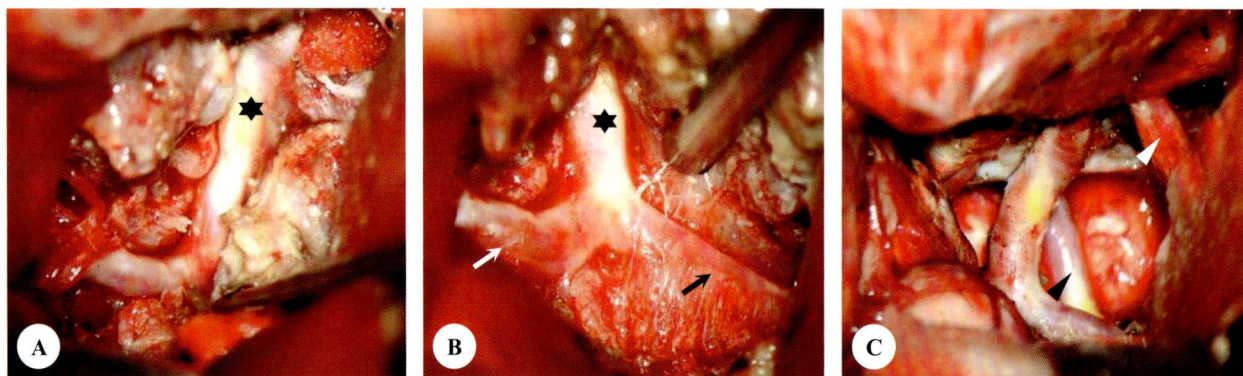

▲ 图 2-56 左侧颈内动脉（黑色六角形）、大脑中动脉（白箭）、大脑前动脉（黑箭）、后交通动脉（黑箭头），左侧被肿瘤包裹萎缩视神经（白箭头）

可。面部感觉正常，角膜反射灵敏。双侧额纹对称，鼻唇沟等深，皱额、闭目、鼓腮、示齿、吹哨可。余神经系统检查未见明显异常。

【辅助检查】见图 3-58。

MRI 平扫＋增强：右侧鞍旁可见大小约 59mm×52mm×53mm 分叶状稍长 T_1 稍长 T_2 信号灶，边缘清楚，增强后病灶呈明显均匀强化，肿瘤内见迂曲的流空血管影，病灶邻近脑膜见线样强化，病灶周围脑组织受压移位，邻近脑沟裂变窄，右侧脑室受压变形，中线结构向左移位。

CTA+HRCT：鞍区右侧颅中窝底可见一巨大团块状等稍高密度病灶，病灶最大层面约 6.9cm×5.1cm，右侧蝶骨嵴内侧骨质吸收。CTA 见左颅中窝病灶内未见异常血管网，病灶包绕右侧颈内动脉及大脑中动脉，右侧大脑前、后动脉受压向内上移位，血管腔未见狭窄、闭塞。

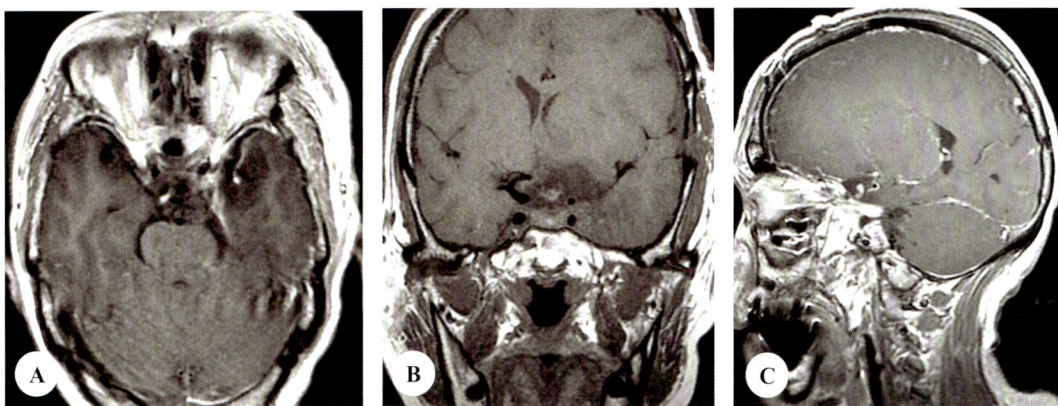

▲ 图 3-57　病例 1 术后 MRI 检查

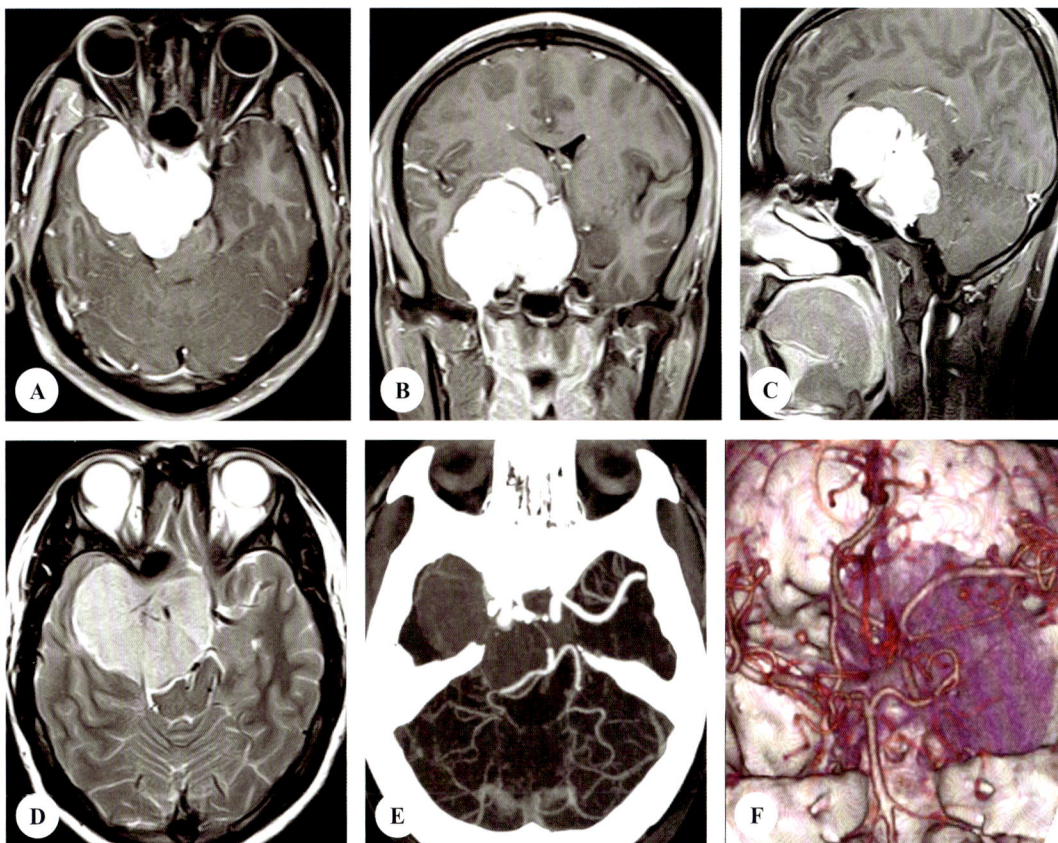

▲ 图 3-58　病例 2 术前辅助检查

【术前诊断】右侧前床突脑膜瘤。

【手术入路】右侧扩大翼点入路。

【手术过程】仰卧位，头向右侧偏45°，常规消毒铺巾。取右侧扩大翼点入路，右额颞发迹内切口，依次切开头皮及帽状腱膜，帽状腱膜下分离皮瓣并牵开，筋膜下分离颞肌脂肪垫，骨膜下分离颞肌。以左侧蝶骨嵴为中心，颅骨钻钻4孔，铣开约8cm×7cm骨瓣，咬除蝶骨嵴外2/3，悬吊硬脑膜。显微镜下弧形剪开硬膜，打开外侧裂近端，见肿瘤位于右侧鞍旁，基底以前床突为中心，累及同侧海绵窦侧壁及上壁，大小约5.9cm×5.2cm×5.3cm，色灰红、质软、血供丰富，蛛网膜不完整，包裹颈内动脉、大脑中动脉、基底动脉、动眼神经，视神经受压向内上移位，垂体柄挤向内侧。镜下先电凝切除大部分肿瘤基底，继续分块切除行瘤内减压，确认颈内动脉、大脑前动脉、大脑中动脉、视神经、动眼神经，分块全切除肿瘤，最后电凝肿瘤基底。

【术后MRI】原右侧鞍旁占位已切除，呈术后改变，右侧额颞叶可见片状稍长 T_1、T_2 信号灶，内间小条状短 T_1 短 T_2 信号灶，增强后蝶骨嵴脑膜可见稍强化，侧脑室受压变窄、中线结构向左移位情况较前改善（图3-59）。

【术后神经功能】出院时视力未见好转，术后随访时患侧视力好转，左眼视力1.0，右眼视力0.2，双侧瞳孔等大等圆，直径3mm，对光反射灵敏，双侧眼球活动可。面部感觉正常，角膜反射灵敏。

【经验体会】

(1) 对于大型前床突脑膜瘤，术前需明确肿瘤血供来源，在切除肿瘤之前离断肿瘤血供，减少术中出血，维持术野清晰。

(2) 当影像学上肿瘤呈分叶状，且瘤内有迂曲血管影时，多提示肿瘤血供丰富且生长迅速，术后极易复发，显微手术时应尽可能彻底全切肿瘤，减少术后复发。

(3) 根据术前头部MRI中 T_2WI 可判断肿瘤质地，此病例虽肿瘤体积大且广泛包裹血管、神经，但质地较软，术中可积极全切。

(4) 对于位于颅底的肿瘤基底附着处硬膜，彻底、广泛切除后极难修补，将大大增加术后脑脊液漏概率，可采用双极或单极彻底灼烧。

(5) 肿瘤造成骨质增生或骨质破坏是肿瘤术后复发的危险因素之一，术中应彻底磨除异常骨质，并在骨质磨除处覆盖自体筋膜或人工硬膜，减少脑脊液漏发生。

病例3 患者女性，53岁。因"右侧视力下降3年余"入院。

【查体】神志清楚，慢性病容，检查合作，自动体位。左眼视力0.7，右眼视力无光感，双侧瞳孔等大等圆，直径3mm，右侧对光反射灵敏，左侧直接、间接对光反射迟钝，双侧眼球活动可。面部感觉正常，角膜反射灵敏。双侧额纹对称，鼻唇沟等深，皱额、闭目、鼓腮、示齿、吹哨可。双侧听力正常。

【辅助检查】见图5-60。

MRI平扫＋增强：前颅中窝底可见一大小约 2.7cm×4.2cm×4.2cm 等 T_1 等 T_2 信号灶，增强后明

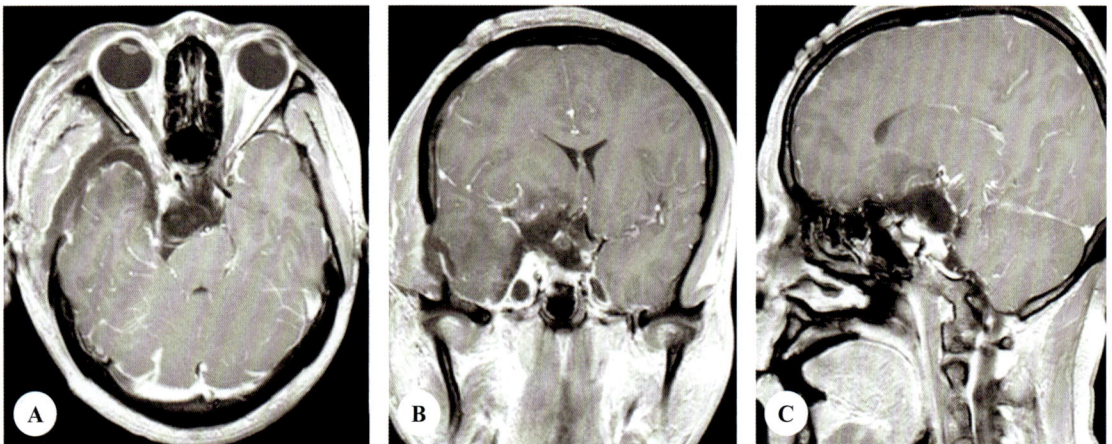

▲ 图3-59　病例2患者术后MRI

显强化，病灶宽基底与硬膜相连，边界清，邻近脑实质受压，灰白质界限清楚，右侧脑室前角受压，中线结构稍向左移位，脑沟裂正常。

CTA+HRCT　右侧前颅中窝底见一混杂密度团块影，紧贴蝶骨嵴，较大层面 49mm × 46mm，内可见多发斑点及环片状钙化灶，周边可见环片状低密度水肿带。右侧脑室受压，左侧脑室增宽。CTA 见右侧颈内动脉虹吸段大部分及部分大脑中动脉被肿块所包绕，右侧大脑前动脉及大脑中动脉紧贴肿块并受压移位，局段管腔稍窄，尚通畅。肿块血供主要为右侧大脑中动脉多根小分支供血，内可见多根小血管分布。

【术前诊断】右侧前床突脑膜瘤。

【手术入路】右侧扩大翼点入路。

【手术过程】仰卧位，头向右侧偏 30°。取右侧扩大翼点入路，右额颞发迹内切口，依次切开头皮及帽状腱膜，帽状腱膜下分离皮瓣并牵开，筋膜下分离颞肌脂肪垫，骨膜下分离颞肌。以右侧蝶骨嵴为中心，颅骨钻钻 3 孔，铣开约 6cm × 5cm 骨瓣，咬除蝶骨嵴外 2/3，悬吊硬脑膜。显微镜下弧形剪开硬膜，打开

外侧裂近端，见肿瘤位于右侧鞍旁，基底以前床突周围硬膜为中心，累及同侧海绵窦侧壁及上壁，大小约 5.5cm × 5.0cm × 3.5cm，色灰红、质韧、血供丰富，周围蛛网膜完整，包裹颈内动脉床突上段、M1 段、A1 段及动眼神经，双侧视神经受压移位，右侧视神经菲薄。镜下先电凝切除大部分肿瘤基底，继续分块切除行瘤内减压，确认颈内动脉、动眼神经。肿瘤经动眼神经门侵入海绵窦内，予分块全切除肿瘤，最后电凝肿瘤基底［图 3-61，▶视频 3-6　显微镜下前床突脑膜瘤切除术（翼点入路）］。

【术后 MRI】右侧额颞部呈术后改变，相应颅板下见长 T_2 积液信号，原右侧前颅中窝底病灶已切除，术区见不规则长 T_1 长 T_2 信号灶，增强后边缘可见线样强化。右侧侧脑室受压较前好转，中线结构稍左偏（图 3-62）。

【术后神经功能】出院时左眼视力 0.7，右眼视力无光感，双侧瞳孔等大等圆，直径 3mm，右侧对光反射灵敏，左侧直接、间接对光反射迟钝，双侧眼球活动可。随访时左眼视力 0.7，右眼视力 0.2，双侧瞳孔等大等圆，直径 3mm，右侧对光反射灵敏，左

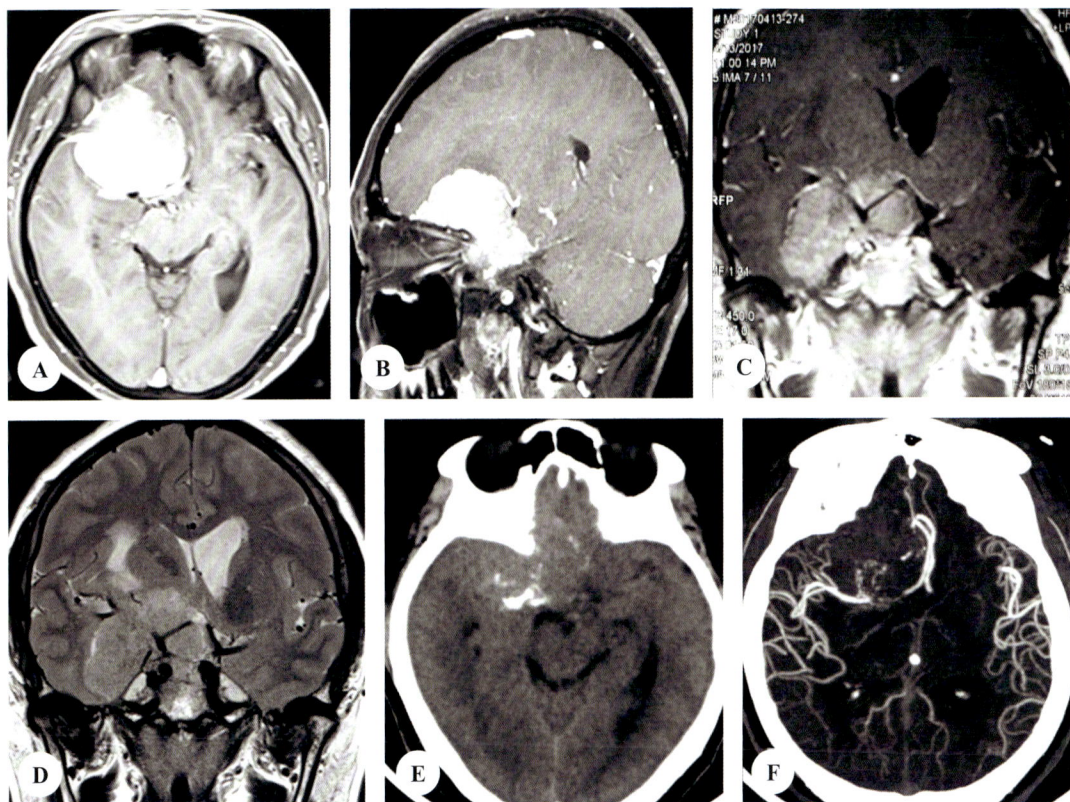

▲ 图 3-60　病例 3 术前辅助检查

侧直接、间接对光反射稍迟钝，双侧眼球活动可。

【经验体会】

(1) 前床突脑膜瘤可见瘤内点状、片状、团块状和瘤周蛋壳样钙化，当钙化包绕颈内动脉、大脑中动脉、大脑前动脉等动脉主干或其穿支时，可造成动脉管腔狭窄、闭塞，增加肿瘤术后复发概率，术中需采用神经剥离子沿残存蛛网膜界面轻柔地剥除钙化肿瘤。

(2) 少量肿瘤经动眼神经门侵入海绵窦内且肿瘤质地坚韧时，可使用盘状镊通过扩大的动眼神经门直接牵出海绵窦内肿瘤，当上述方法难以全切肿瘤时可切开海绵窦上壁 Hakuba 三角进入海绵窦内切除肿瘤。

(3) 患者视力下降常因肿瘤压迫视神经，导致其发生缺血、脱髓鞘等一系列病理变化，即便术中发现视神经菲薄且患者已失明时，仍应尽可能保证视

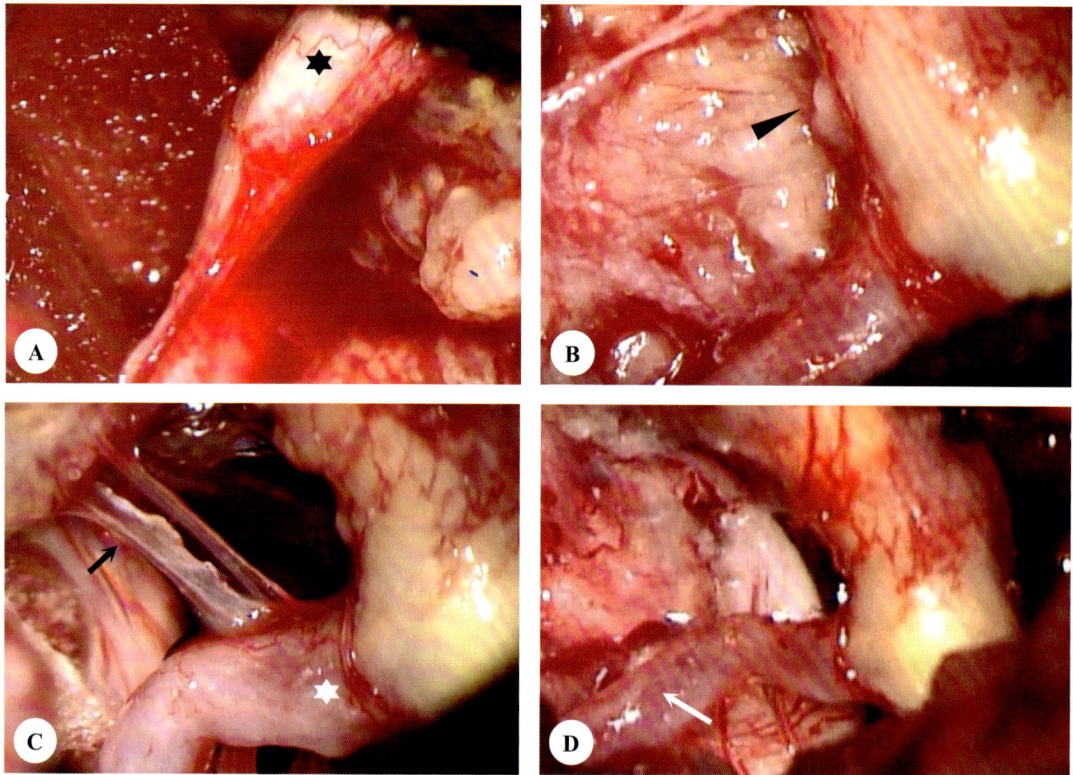

▲ 图 3-61　右侧视神经（黑色六角形），肿瘤与颈内动脉紧密粘连，但仍存在界面（黑箭头），穿支血管保护（黑箭），右侧大脑前动脉（白箭）

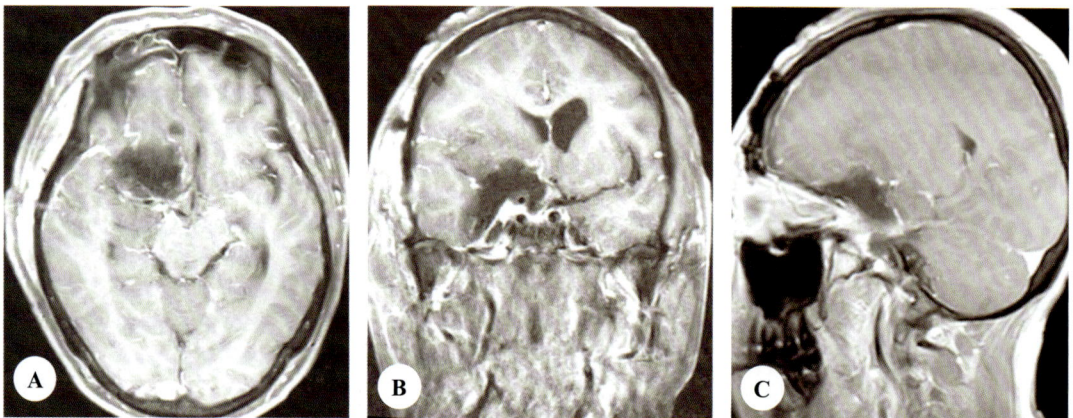

▲ 图 3-62　病例 3 术后 MRI 检查

神经解剖完整性及供血动脉的完好，少数患者术后视力可恢复。

（4）大脑中动脉穿支主要包括发自 M1 段的豆纹动脉，供应基底核及部分内囊纤维，如果损伤可导致患者术后瘫痪，需采用双向分离法，根据适当的蛛网膜界面自肿瘤内分离动脉。

病例 4　患者女性，47 岁，因"头痛 2 年余，双眼视力下降 4 个月"入院。

【查体】神志清楚，慢性病容，检查合作，自主体位。左眼视力 1 米指数，右眼视力 1 米指数，双侧瞳孔等大等圆，直径 3mm，右侧对光反射灵敏，左侧直接、间接对光反射迟钝，双侧眼球活动可，左侧眼睑下垂。面部感觉正常，角膜反射灵敏。余神经系统检查未见明显异常。

【辅助检查】见图 3-63。

MRI 平扫 + 增强：前颅中窝底可见一大小约 6.1cm × 5.7cm × 6.2cm 等 T_1 等 T_2 信号灶，增强后明显强化，病灶宽基底与硬膜相连，边界清，邻近脑实质受压，灰白质界限清楚，右侧脑室前角受压，中线结构稍向左移位，脑沟裂正常。

CTA+HRCT：左侧前颅中窝底可见大小约 6.1cm × 5.7cm 等密度影，增强后病变明显强化，周围可见水肿带，边缘可见点状钙化，局部骨质未见破坏。左侧脑室体部受压，中线结构右移。CTA 示左侧颈内动脉颅内段被病变包绕，自病变内穿出，可见小分支伸入病变。左侧大脑中动脉明显受压上抬，部分包绕病变。双侧大脑前动脉、左侧大脑后动脉及基底动脉明显受压移位。

【术前诊断】左侧前床突脑膜瘤；2 型糖尿病。

【手术入路】左侧扩大翼点入路。

【手术过程】仰卧位，头向右侧偏 30°。取左侧扩大翼点入路，左额颞发迹内切口，依次切开头皮及帽状腱膜，帽状腱膜下分离皮瓣并牵开，筋膜下分离颞肌脂肪垫，骨膜下分离颞肌。以蝶骨嵴为中心，颅骨钻钻 2 孔，铣开约 6cm × 4cm 骨瓣，咬除蝶骨嵴外 2/3，悬吊硬脑膜。显微镜下弧形剪开硬膜，打开外侧裂近端，见肿瘤位于左侧鞍旁，基底以前床突为中心，累及同侧海绵窦侧壁、上壁、天幕，

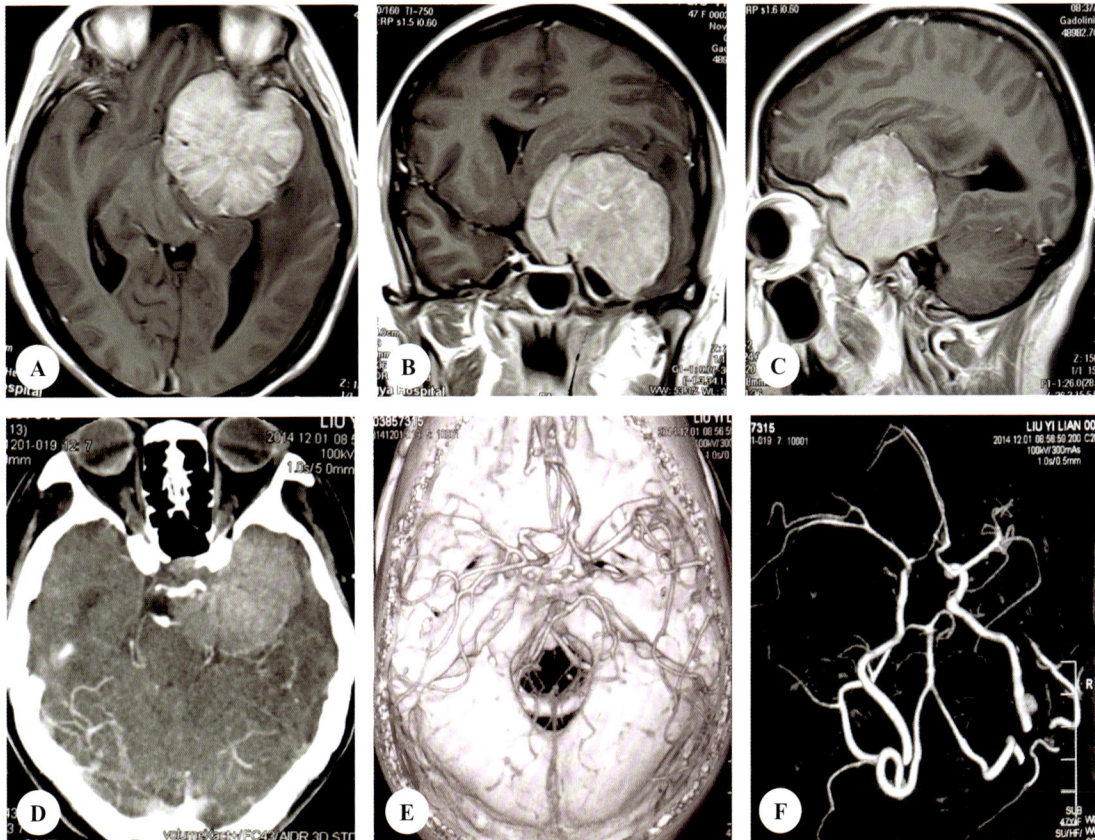

▲ 图 3-63　病例 4 术前辅助检查

侵入海绵窦内，大小约 6.5cm×6.3cm×6.5cm，色灰红、质韧、血供丰富，蛛网膜完整，包裹颈内动脉、大脑中动脉 M1 段、大脑前动脉 A1 段、脉络膜前动脉和后交通动脉，视神经受压向内侧移位，滑车神经被推挤。镜下先电凝切除大部分肿瘤基底，继续分块切除行瘤内减压，确认颈内动脉、大脑前动脉、大脑中动脉、视神经、动眼神经，分块全切除肿瘤，最后电凝肿瘤基底（图 3-64）。

【术后 MRI】原前床突肿块已全切除，术区呈长 T_1 长 T_2 信号，左侧额叶颅板下有少许长 T_2 积液信号，左侧颞叶水肿信号范围增大，左侧侧脑室受压变窄，中线结构向右移位（图 3-65）。

【术后神经功能】出院及随访时患者视神经、动眼神经功能未见明显恢复，左眼视力 1 米指数，右眼视力 1 米指数，双侧瞳孔等大等圆，直径 3mm，右侧对光反射灵敏，左侧直接、间接对光反射迟钝，双侧眼球活动可，左侧眼睑下垂。

【经验体会】

(1) 巨大型前床突脑膜瘤可广泛包绕颈内动脉、大脑中动脉、大脑前动脉、脉络膜前动脉和后交通动脉，压迫大脑后动脉、基底动脉，瘤内减压与肿瘤切除应交替进行，获得足够空间后再双向分离动脉主干、穿支，尤其应注意大脑中动脉、大脑后动脉等处重要穿支血管的保护。

(2) 视神经、动眼神经、滑车神经、外展神经等处的血供常来源于软脑膜或神经外膜上毛细血管，术中应尽量减少损伤，可最大程度保护患者神经功能。

(3) 当肿瘤巨大且广泛包绕动脉、神经，但蛛网膜界面完整时，术者需在切除肿瘤过程中维持清晰的蛛网膜界面，并沿此界面尽可能全切除肿瘤。

(4) 患者合并糖尿病等疾病且肿瘤巨大时，术后需动态复查 CT，及时发现毛细血管破裂或肿瘤切除减压后远隔部位的颅内出血；必要时行开颅探查血肿清除术。

病例 5　患者女性，41 岁，因"头痛 2 年余，加重 1 个月"入院。

【查体】神志清楚，慢性病容，检查合作，自主

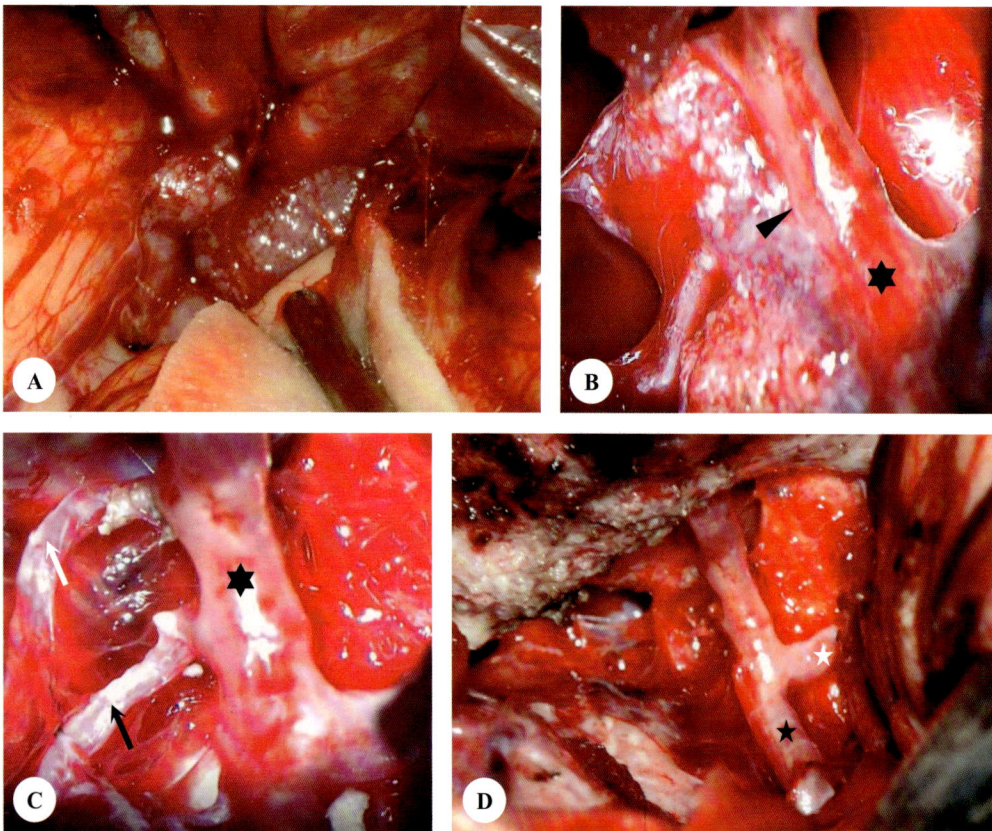

▲ 图 3-64　左侧颈内动脉（黑色六角形），肿瘤包绕颈内动脉及重要分支（黑箭头），左侧后交通动脉（白箭），左侧脉络膜前动脉（黑箭），左侧大脑前 - 中动脉（白色 - 黑色五角形）

体位。左眼视力 0.4，右眼视力 1.0，双侧瞳孔等大等圆，直径 3mm，对光反射灵敏，双侧眼球活动可，眼睑无下垂。面部感觉正常，角膜反射灵敏。余神经系统检查未见明显异常。

【辅助检查】MRI 平扫 + 增强 +MRA（图 3-66）：右侧前颅中窝底可见一大小约 4.5cm × 4.3cm × 4.2cm 等 T_1 等 T_2 信号灶，增强后明显强化，可见脑膜尾征；附近脑实质受压，灰白质界限清楚；余脑实质内未见强化灶。双侧颈内动脉、椎动脉、基底动脉及其分支、双侧前交通动脉，以及双侧大脑前、中、后动脉及其分支均显影良好，形态、大小未见明显异常。

【术前诊断】1. 右侧前床突脑膜瘤；2. 高血压 1 级；3. 2 型糖尿病。

【手术入路】扩大翼点入路。

【手术过程】仰卧位，头向左侧偏 30°。取左侧扩大翼点入路，左额颞发迹内切口，依次切开头皮及帽状腱膜，帽状腱膜下分离皮瓣并牵开，筋膜下分离颞肌脂肪垫，骨膜下分离颞肌。以蝶骨嵴为中心，颅骨钻钻 3 孔，铣开约 6cm × 4cm 的骨瓣，咬除

蝶骨嵴外 2/3，悬吊硬脑膜。显微镜下弧形剪开硬膜，打开外侧裂近端，见肿瘤位于左侧鞍旁，基底以前床突周围硬膜为中心，累及同侧海绵窦侧壁及上壁，大小约 4.5cm × 4.3cm × 4.5cm，色灰红、质韧、血供丰富，周围蛛网膜完整，包裹颈内动脉、大脑中动脉、后交通动脉、脉络膜前动脉、垂体上动脉和动眼神经，视神经受压向内侧移位。镜下先电凝切除大部分肿瘤基底，继续分块切除行瘤内减压，颈内动脉、大脑中动脉、后交通动脉、脉络膜前动脉、垂体上动脉保护完好。肿瘤经切除后电凝肿瘤基底（图 3-67）。

【术后 MRI】原右侧颅中窝病灶已全切除，术区片状等 – 长 T_1、等 – 长 T_2 积液少许及少许积血混杂信号灶，术区邻近脑实质可见片状长 T_1 长 T_2 信号灶，增强后术区边缘可见强化，颅板下可见少许积液、积血（图 3-68）。

【术后神经功能】出院时左眼 0.4，右眼视力 1.0，双侧瞳孔等大等圆，直径约 3mm，对光反射灵敏，双侧眼球活动可。随访时左眼视力 0.6，右眼视力 1.0。四肢肌力、肌张力可。

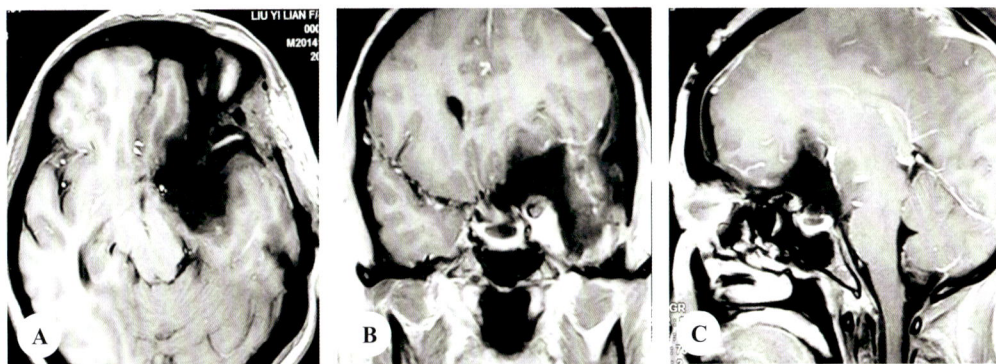

▲ 图 3-65　病例 4 术后 MRI 检查

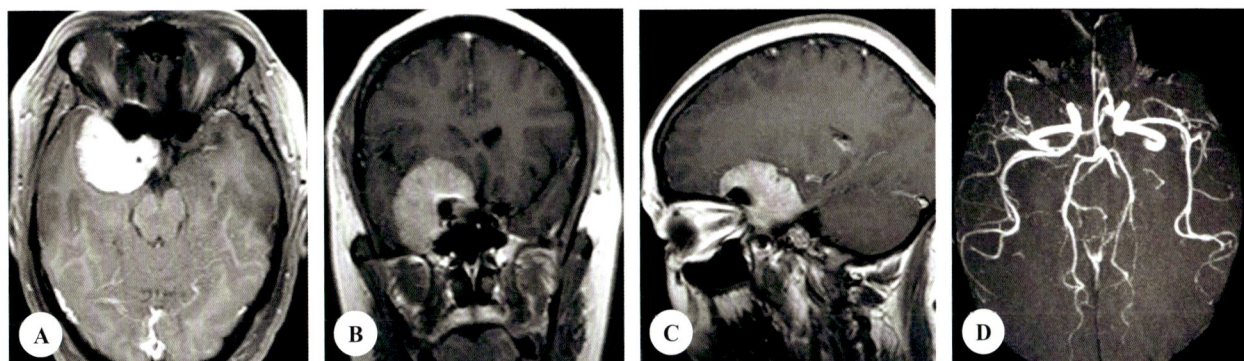

▲ 图 3-66　病例 5 术前辅助检查

【经验体会】

(1) 大型鞍旁脑膜瘤广泛累及侧裂时，肿瘤切除与减压需同时进行；当切除肿瘤扩大操作空间后，再仔细辨认颈内动脉、视神经等重要解剖结构并加以保护。

(2) 鞍旁脑膜瘤可压迫、包裹垂体上动脉，术中需仔细辨别，一旦损伤垂体上动脉，大量出血不仅会导致术野模糊，亦可导致患者术后垂体功能紊乱。

(3) 当细小穿支动脉被肿瘤包裹时，亦需采用双向分离法，双向切除肿瘤，先切除肿瘤主体部分，动脉表面残余肿瘤使用剥离子、显微剪仔细分离。

病例 6 患者女性，45 岁，因"左眼失明 6 年余，右眼视力下降 6 个月余"入院。

【查体】神志清楚，慢性病容，检查合作，自动体位。左眼无光感，右眼视力 0.1，双侧瞳孔等大等圆，直径 3mm，右眼对光反射灵敏，左眼对光反射消失。右侧眼球活动可，左眼外展受限。眼睑无下垂。余神经系统检查未见明显异常。

【辅助检查】见图 3-69。

1. MRI 平扫 + 增强：左侧鞍旁可见一大小约 3.7cm × 3.4cm × 3.0cm 长 T_1 长 T_2 信号灶，增强后明显强化，肿块经左侧视神经管沿视神经生长，左侧视神经孔扩大，左侧视神经增粗，周围可见类似信号包绕，并可见明显强化。肿块累及左侧视神经和视束，包绕同侧颈内动脉。

2. CTA+HRCT：前颅中窝可见一肿块灶，形态规则，边界尚清，大小约 3.7cm × 3.4cm × 3.0cm，累及同侧内直肌及视神经，左侧上直肌增粗，左侧视神经管扩大，眼眶内侧壁向内凹陷。颅底骨质未见明显骨质破坏。CTA 示大脑前动脉弧形受压移位，左侧大脑前动脉 A1 段纤细，局部狭窄，双侧大脑前动脉分支进入颅前窝灶内，左侧眼动脉增粗，与左侧眼眶病灶关系密切，左侧颈内动脉海绵窦段、左侧大脑中动脉起始段及左侧大脑前动脉 A1 段被肿瘤包绕。

【术前诊断】左侧前床突脑膜瘤。

【手术入路】左侧扩大翼点入路。

【手术过程】仰卧位，头向右侧偏 30°。取左侧

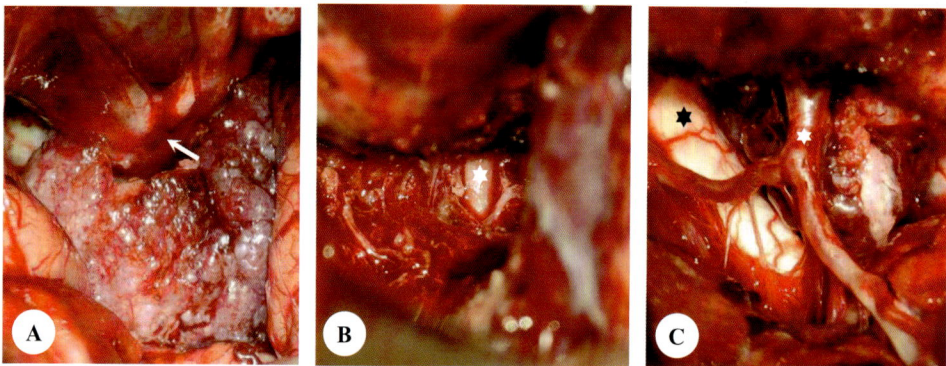

▲ 图 3-67 肿瘤基底 - 右侧前床突（白箭），右侧颈内动脉（白色六角形），右侧视神经（黑色六角形）

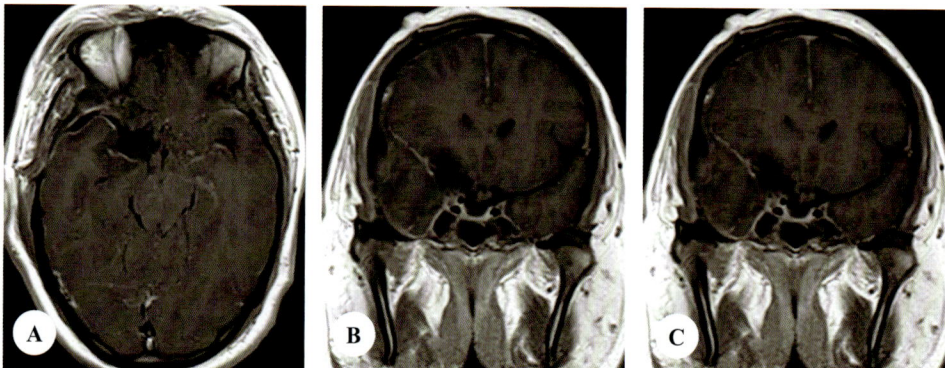

▲ 图 3-68 病例 5 术后 MRI

扩大翼点入路，左额颞发迹内切口，依次切开头皮及帽状腱膜，帽状腱膜下分离皮瓣并牵开，筋膜下分离颞肌脂肪垫，骨膜下分离颞肌。以蝶骨嵴为中心，颅骨钻钻 3 孔，铣开约 6cm×5cm 骨瓣，咬除蝶骨嵴外 2/3。显微镜下弧形剪开硬膜，打开外侧裂近端，见肿瘤位于左侧鞍旁，起源于前床突下方视神经管口，累及同侧海绵窦侧壁、上壁，大小约 3.5cm×3.5cm×3cm，色灰红、质韧，血供丰富，蛛网膜完整，包裹颈内动脉和眼动脉，视神经受压向内侧移位。镜下先电凝切除大部分肿瘤基底，继续分块切除行瘤内减压。分块全切除肿瘤，最后电凝肿瘤基底，确认视神经、颈内动脉完好。显微镜下磨钻磨除视神经管顶壁、外侧壁，尖刀切开眶筋膜，分离眶脂体及眼外肌，分块切除眶内肿瘤（图 3-70）。

【术后 MRI】左侧颅中窝、眼眶术后改变，原左侧鞍旁肿瘤已全切除，左额部颅板下见梭形等 T_1、长 T_2 信号，见少许短 T_1 信号，可另见积气（图 3-71）。

【术后神经功能】出院时左眼失明，右眼视力 0.1，左侧瞳孔直径 6mm，对光反射消失，右侧瞳孔直径 3mm，对光反射灵敏，双侧眼球活动可。随访时左眼视力 0.7。四肢肌力、肌张力可。

【经验体会】

(1) 床突脑膜瘤可经视神经管侵犯眶内，严重影响患者视力。术中应首先自硬膜下切除颅内部分，首先定位视神经颅内段及颈内动脉床突段，再分块切除肿瘤。

(2) 切除颅内肿瘤前，需首先开眶脑膜带，防止操作过程中造成视神经损伤。

(3) 眼动脉起源于颈内动脉床突上段，经视神经下方、眶尖、视神经管进入眶内，常为肿瘤所包裹，术中可根据其颅内起源进行定位，切除肿瘤过程中采用双向分离法剥离其表面肿瘤。

(4) 切除眶内肿瘤时，需磨除视神经管顶壁及侧壁，充分减压。切开眶筋膜后自远端寻找视神经管内段，首先切除视神经上方肿瘤，再切除视神经双侧肿瘤，最后向两侧牵拉视神经，切除视神经下方肿瘤。

(5) 视网膜中央动脉常走行于视神经下方，以疏松结缔组织连接于视神经鞘表面，切除视神经下方肿瘤时需注意保护该动脉。

病例 7 患者男性，25 岁，因"阵发性头痛 1 个

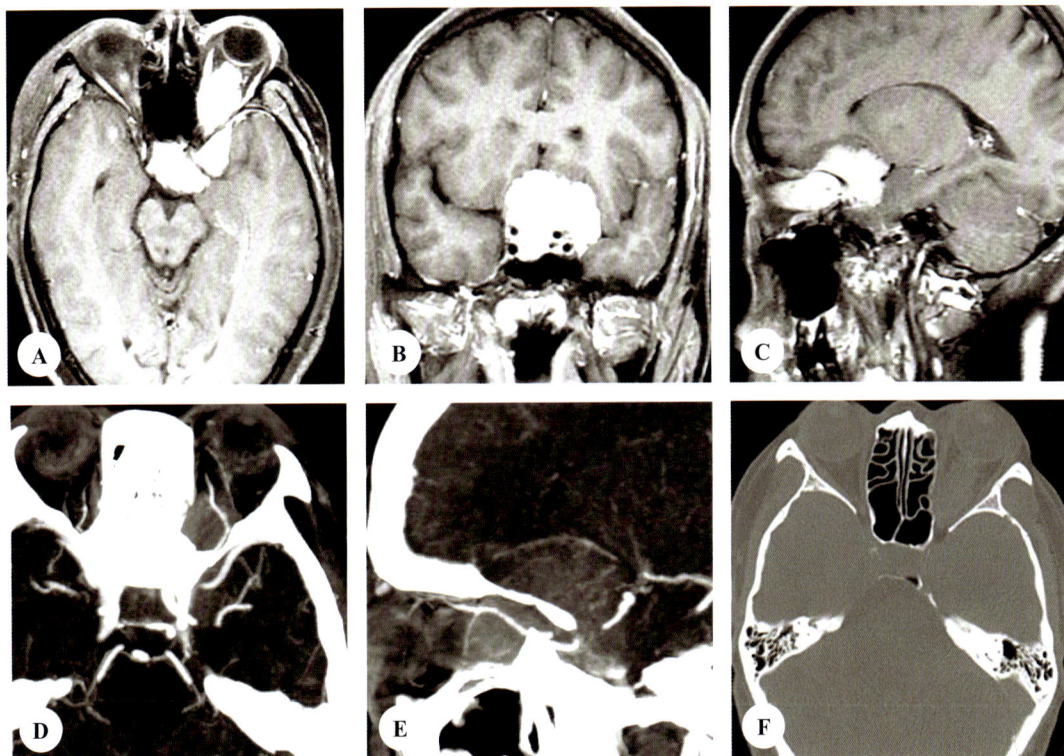

▲ 图 3-69 病例 6 辅助检查

月余"入院。

【查体】神志清楚，慢性病容，检查合作，自动体位。左眼视力 0.8，右眼视力 0.8，双侧瞳孔等大等圆，直径 3mm，对光反射迟钝，双侧眼球活动可。面部感觉正常，角膜反射灵敏。余神经系统检查未见明显异常。

【辅助检查】见图 3-72。

头部 MRI 平扫＋增强：左侧蝶骨嵴内侧、左侧眼眶间肿块状稍长 T_1、T_2 信号灶，边界尚清，大小约 5.0cm×5.1cm×6.4cm，增强后明显强化，邻近脑膜增厚强化，病灶跨越左侧前颅中窝底，邻近脑组织、左侧侧脑室、左眼眼外肌受压移位，中线结构局部右移，周围见大片状长 T_2 水肿带。

CTA＋HRCT：左侧颅中窝－左侧眶上裂－左侧眼眶可见团块状稍高密度灶，大小约 50mm×48mm，增强后明显强化，邻近骨质受压吸收，左侧侧脑室受压变窄，中线结构稍右移。CTA 示病灶与左侧颈内动脉颅内段关系密切，邻近左侧颈内动脉交通段、左侧大脑中动脉受压移位，邻近管腔未见明显狭窄。

【术前诊断】左侧蝶骨嵴内侧脑膜瘤。

【手术入路】左侧扩大翼点入路。

【手术过程】仰卧位，头向右侧偏 30°。取左侧扩大翼点入路，左额颞发迹内切口，依次切开头皮及帽状腱膜，帽状腱膜下分离皮瓣并牵开，筋膜下分离颞肌脂肪垫，骨膜下分离颞肌。以蝶骨嵴为中心，颅骨钻钻 1 孔，铣开约 6cm×4cm 骨瓣，咬除蝶骨嵴外，即见肿瘤，肿瘤位于左侧鞍旁，以蝶骨嵴内侧为中心，累及同侧海绵窦上壁及侧壁，向颅底并突破骨质向眶内生长，大小约 5.5cm×4.3cm×3.5cm，色灰红、质韧，血供丰富，颈内动脉分叉部、大脑中动脉 M1 段、大脑前动脉 A1 段受累，视神经受压向内移位。镜下先电凝切除大部分肿瘤基底，继续分块切除行瘤内减压，确认颈内动脉、动眼神经，最后充分咬除眶外侧壁受累骨质，切除突入眶内肿瘤，电凝肿瘤基底（图 3-73）。

【术后 MRI】左侧蝶骨嵴、颞骨部分缺如，局部皮下软组织肿胀，左侧蝶骨嵴－眼眶区病灶已切除，术区可见长－短 T_1、短－长 T_2 积汽、积液信号影，

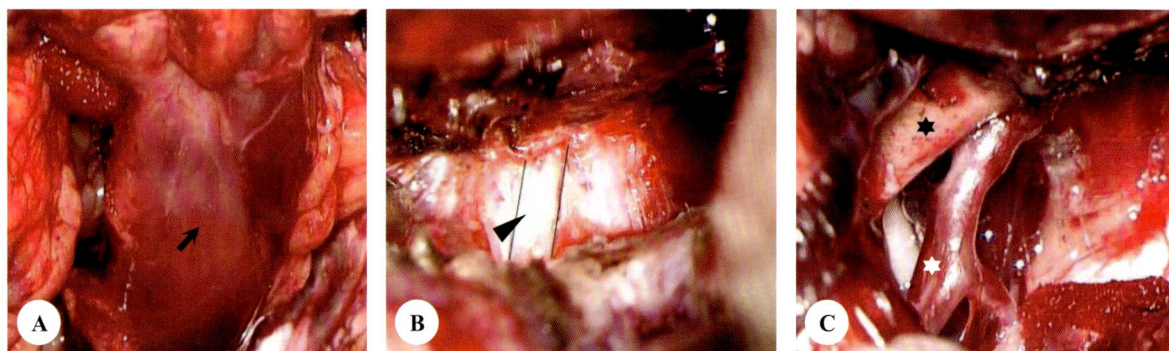

▲ 图 3-70　完整蛛网膜界面（黑箭），肿瘤全程包绕左侧颈内动脉（黑箭头），左侧视神经（黑色六角形），左侧颈内动脉（白色六角形）

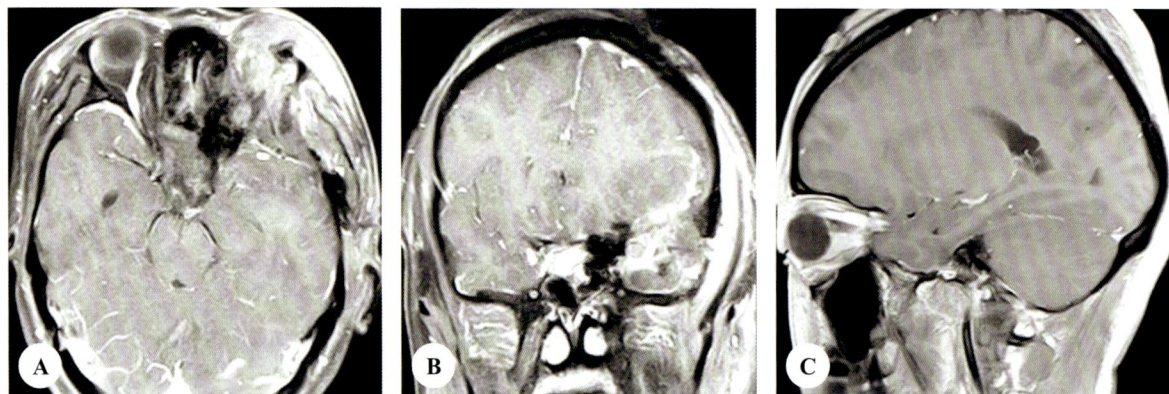

▲ 图 3-71　病例 6 术后 MRI 检查

增强后危机明显强化，邻近脑膜见增厚强化，邻近脑组织、左侧侧脑室、左眼眼外肌受压移位较前减轻，中线结构局部右移较前减轻，周围见大片状长 T_2 水肿带较前减轻（图 3-74）。

【术后神经功能】出院及随访时左眼视力 0.8，右眼视力 0.8，双侧瞳孔等大等圆，直径 3mm，对光反射迟钝，双侧眼球活动可。

【经验体会】

(1) 蝶骨嵴内侧型脑膜瘤可经眶上裂侵入眶内，造成蝶骨嵴、眶顶骨质增生，为了全切肿瘤，减少术后复发，需使用磨钻、咬骨钳去除异常骨质，对眶及视神经充分减压。

(2) 大型蝶骨嵴脑膜瘤可包绕大脑中动脉主干及其穿支，但很少浸润血管壁，术中可采用双向分离法切除包裹大脑中动脉的肿瘤。首先定位颈内动脉，沿颈内动脉至大脑中动脉；同时可分离侧裂，寻找大脑中动脉 M3 段，自侧裂远端逆向切除肿瘤。

(3) 肿瘤包裹大脑中动脉及其穿支时，完整分离、

保留动脉较为困难，可采用尖刀片进行分离，分离方向应平行于大脑中动脉走行。

病例 8　患者女性，37 岁，因"头痛、头晕、乏力 6 个月余"入院。

【查体】神志清楚，慢性病容，检查合作，自动体位。左眼视力 0.9，右眼视力 0.8，双侧瞳孔等大等圆，直径 3mm，对光反射灵敏，双侧眼球活动可。面部感觉正常，角膜反射灵敏。余神经系统检查未见明显异常。

【辅助检查】见图 3-75。

1. 头部 MRI 平扫 + 增强：左侧蝶骨嵴内侧、左侧眼眶间肿块状等 T_1、等 T_2 信号灶，边界尚清，大小约 6.8cm × 5.2cm × 4.2cm，增强后明显强化，邻近脑膜增厚强化，病灶跨越左侧前颅中窝底，邻近脑组织受压移位，中线结构局部右移，周围见大片状长 T_2 水肿带。

2. 头部 CTA+HRCT：左侧颅中窝可见稍高密度肿块，形态欠规整，较大层面大小约 49mm × 70mm，

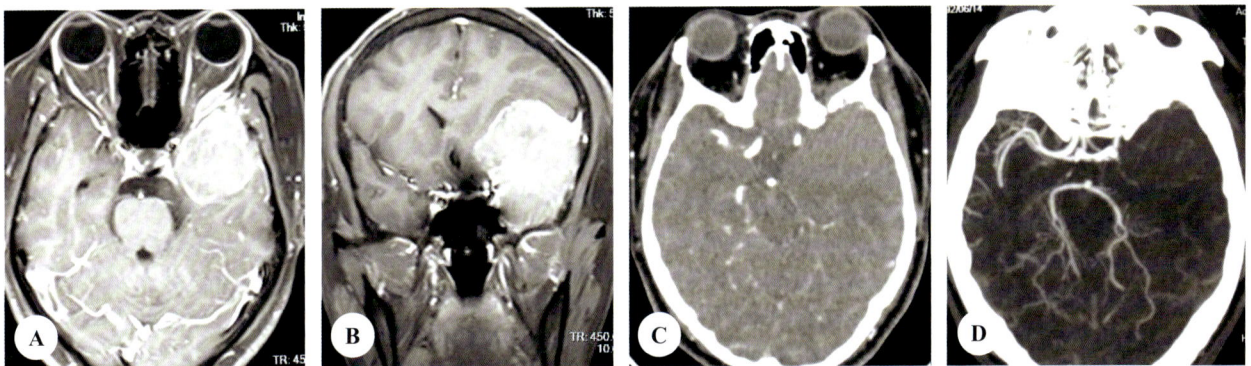

▲ 图 3-72　病例 7 术前辅助检查

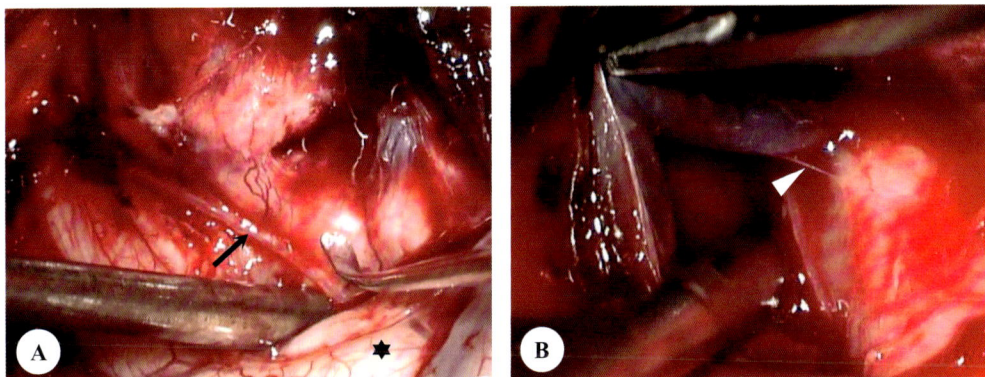

▲ 图 3-73　于第 I 间隙切除肿瘤，保护垂体上动脉（黑箭），左侧视交叉（黑色六角形），肿瘤与血管间存在蛛网膜界面（白箭头）

周围脑实质受压，左侧侧脑室前角受压，左侧蝶骨大翼受压变薄，未见明显骨质破坏，中线结构右偏。CTA 提示病变由左侧脑膜中动脉、左侧大脑中动脉供血，左侧大脑中动脉被病变包绕，位置受压上抬，M1 段管腔稍变窄。左侧颈内动脉、大脑前动脉受压右移，管腔未见明显狭窄。

【术前诊断】左侧蝶骨嵴内侧脑膜瘤。

【手术入路】左侧扩大翼点入路。

【手术过程】仰卧位，头抬高 15°，头向右侧偏 45°。取左侧扩大翼点入路，左额颞发迹内切口，依次切开头皮及帽状腱膜，帽状腱膜下分离皮瓣并牵开，筋膜下分离颞肌脂肪垫，骨膜下分离颞肌。以蝶骨嵴为中心，颅骨钻钻 4 孔，铣开约 5cm×6cm 骨瓣。显微镜下弧形剪开硬膜，开放侧裂近端，逐渐释放脑脊液，见肿瘤位于左侧鞍旁，以蝶骨嵴内侧为中心，累及同侧海绵窦上壁及侧壁，向颅底并突破骨质向眶内生长，大小约 6.8cm×5.2cm×4.2cm，色灰红、质韧，血供丰富，颈内动脉分叉部、大脑中动脉 M1 段、大脑前动脉 A1 段被包绕。显微镜下

先电凝切除大部分肿瘤基底，阻断大部分血供，再逐渐分离肿瘤与脑组织间粘连，分块切除行瘤内减压，最后剥离与颈内动脉、大脑中动脉、大脑前动脉和动眼神经粘连的肿瘤。充分咬除眶外侧壁受累骨质，切除突入眼眶内的肿瘤，电凝肿瘤基底（图 3-76）。

【术后 MRI】左侧额颞骨部分骨质缺如，远左侧蝶骨嵴内侧病灶已全切除，术区颅板下可见少量积液及少许积血，增强后术区边缘可见少许线样强化灶，周围脑实质可见长片状 T_2 水肿带（图 3-77）。

【术后神经功能】左眼视力 0.9，右眼视力 0.8，双侧瞳孔等大等圆，直径 3mm，对光反射灵敏，双侧眼球活动可。

【经验体会】

(1) 蝶骨嵴脑膜瘤较少侵入海绵窦内，常压迫海绵窦外侧壁、上壁，术中可根据蛛网膜界面全切压迫海绵窦的肿瘤。

(2) 蝶骨嵴脑膜瘤引起的蝶骨嵴、前床突、视神经管骨质增生，有学者认为需开颅时自硬膜外磨除前床突、蝶骨嵴、开放视神经管，以减压视神经，

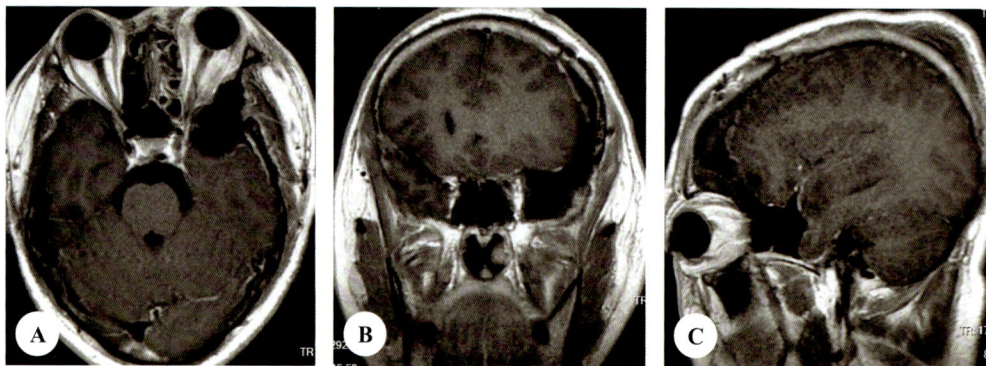

▲ 图 3-74 病例 7 术后 MRI

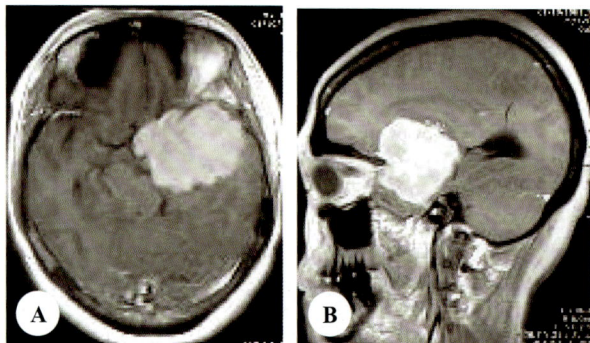

▲ 图 3-75 病例 8 术前辅助检查

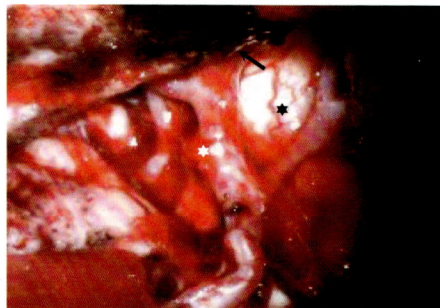

▲ 图 3-76 肿瘤基底-左侧蝶骨嵴内侧（黑箭），左侧视神经（黑色六角形），左侧颈内动脉（白色六角形）

防止硬膜内操作时原来受压的视神经进一步损伤。

(3) 巨大肿瘤向内可侵犯视神经、视交叉，术中不恰当的牵拉可撕裂视神经或损伤其血供，造成患者术后视力下降和失明，因此术中沿恰当的蛛网膜界面分离肿瘤尤为重要，并尽可能全切肿瘤。

(4) 术中对眶重建可防止眼球内陷、眼球搏动和眼外肌纤维化，但不恰当的重建则可能会损伤视神经及其血供，增加眶内压力，眶的重建需根据术者水平和患者要求个体化进行。

病例 9　患者男性，56 岁。因"阵发性黑矇 6 个月余"入院。

【查体】神志清楚，慢性病容，检查合作，自动体位。左眼视力 0.8，右眼视力 0.6，双侧瞳孔等大等圆，直径 3mm，对光反射灵敏，双侧眼球活动可。面部感觉正常，角膜反射灵敏。余神经系统检查未见明显异常。

【辅助检查】见图 3-78。

MRI 平扫 + 增强：左侧颞部可见团块状等 T_1 稍长 T_2 信号灶，最大层面大小约 5.2cm × 3.4cm × 1.3cm，增强后可见明显强化，并可见脑膜尾征，邻近脑实质受压，左侧海绵窦受压，左侧颞叶可见大片长 T_1 长 T_2 信号灶。双侧额叶深部脑白质可见点状、斑点状长 T_1 长 T_2 信号灶，FlAIR 呈高信号。

CTA+CTV：左侧颅中窝底可见大小约 4.5cm × 3.0cm 团块状高密度灶，灶周可见低密度水肿带环绕，局部颅骨可见骨质破坏。CTA 示左侧颅中窝底病灶紧邻左侧颈内动脉海绵窦段 – 眼段，左侧大脑中动脉 M1 段远端受压上移。

【术前诊断】左侧蝶骨嵴内侧脑膜瘤。

【手术入路】扩大翼点入路。

【手术过程】仰卧位，头抬高 15°，头向右侧偏45°。取左侧扩大翼点入路，左额颞发迹内切口，依次切开头皮及帽状腱膜，帽状腱膜下分离皮瓣并牵开，筋膜下分离颞肌脂肪垫，骨膜下分离颞肌。以蝶骨嵴为中心，颅骨钻钻 4 孔，铣开约 5cm × 6cm 骨瓣。显微镜下弧形剪开硬膜，开放侧裂近端，逐渐释放脑脊液，见肿瘤位于左侧鞍旁，以蝶骨嵴内侧为中心，累及同侧海绵窦上壁及侧壁，大小约 5.2cm × 3.4cm × 1.3cm，色灰红、质韧，血供丰富。显微镜下先电凝切除大部分肿瘤基底，切除受累硬

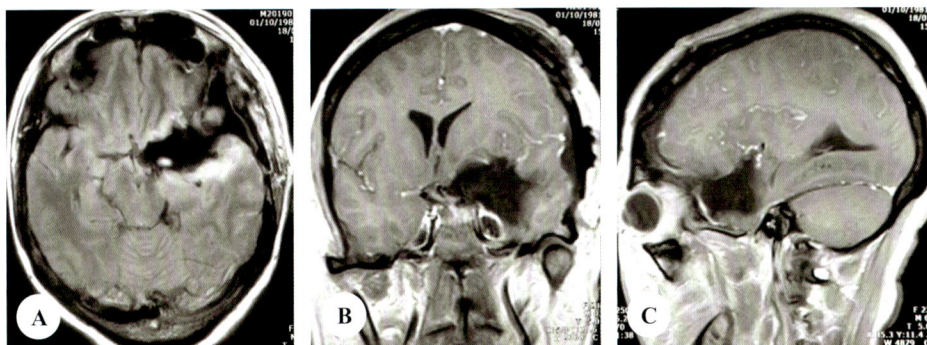

▲ 图 3-77　病例 8 术后 MRI 检查

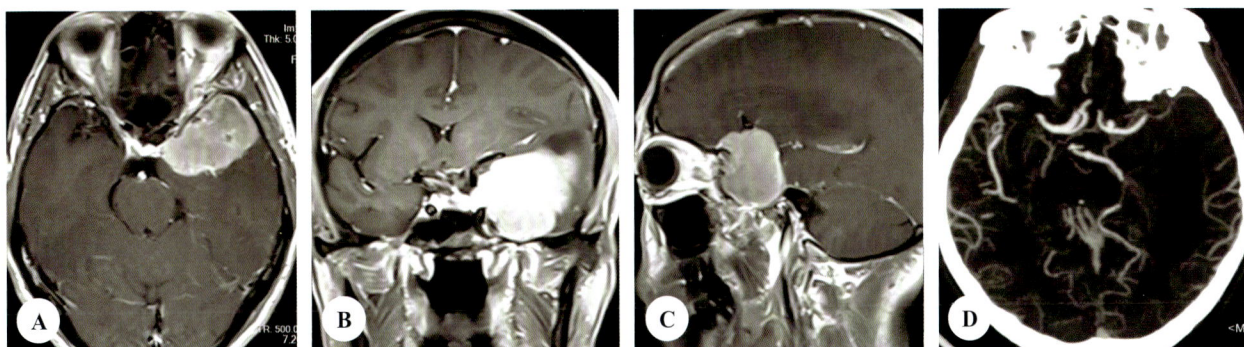

▲ 图 3-78　病例 9 术前辅助检查

膜，阻断大部分血供，再逐渐分离肿瘤与脑组织间粘连，分离肿瘤与大脑中动脉粘连。充分切除受累骨质，电凝肿瘤基底。

【术后MRI】左侧额颞部颅骨呈术后改变，术区头皮软组织肿胀，相应颅板下积气、积液及少许积血信号，原左侧颞部占位病灶已切除，术区见积液及少许充血信号填充，增强后未见明显异常强化（图3-80）。

【术后神经功能】患者出院及随访时左眼视力0.8，右眼视力0.6，双侧瞳孔等大等圆，直径3mm，对光反射灵敏，双侧眼球活动可。

【经验体会】

(1) 匍匐状、扁平状生长的蝶骨嵴内侧脑膜瘤可引其蝶骨嵴脑膜广泛增生，术中离断蝶骨嵴上肿瘤基底时可一并切除受累硬膜，缺损处可采用自体筋膜、人工硬膜修补。

(2) 术后病理回报：非典型脑膜瘤。非典型脑膜

瘤可浸润海绵窦侧壁、上壁并侵入海绵窦内，术前可根据影像学判断海绵窦内有无肿瘤，术中切除肿瘤时将海绵窦外侧壁浅层一并切除，减少术后复发。

(3) 对于非典型脑膜瘤及恶性脑膜瘤，术后建议患者常规行放射治疗，并密切进行影像学随访（图3-79）。

病例10 患者男性，27岁，因"左眼视力下降6个月余"入院。

【查体】神志清楚，慢性病容，检查合作，自动体位。左眼视力0.5，右眼视力1.0，双侧瞳孔等大等圆，直径3mm，对光反射灵敏，双侧眼球活动可。面部感觉正常，角膜反射灵敏。余神经系统检查未见明显异常。

【辅助检查】MRI平扫＋增强（图3-81）：左侧颞部蝶骨嵴可见团块状等T_1等T_2信号灶，最大层面大小约3.9cm×4.1cm×4.5cm，增强后可见明显强化，可见脑膜尾征，邻近脑实质可见片状长T_2水肿

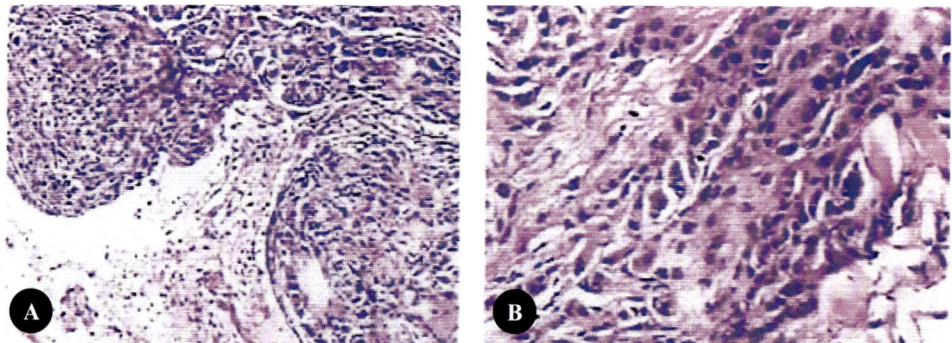

▲ 图3-79 特征图像及病理诊断

病例诊断：左侧蝶骨嵴脑膜瘤，侵犯脑组织，符合非典型脑膜瘤（WHO Ⅱ级）免疫组化结果：EMA（＋），PR（＋），SSTR2A（＋），Ki-67（5%＋），GFAP（＋）

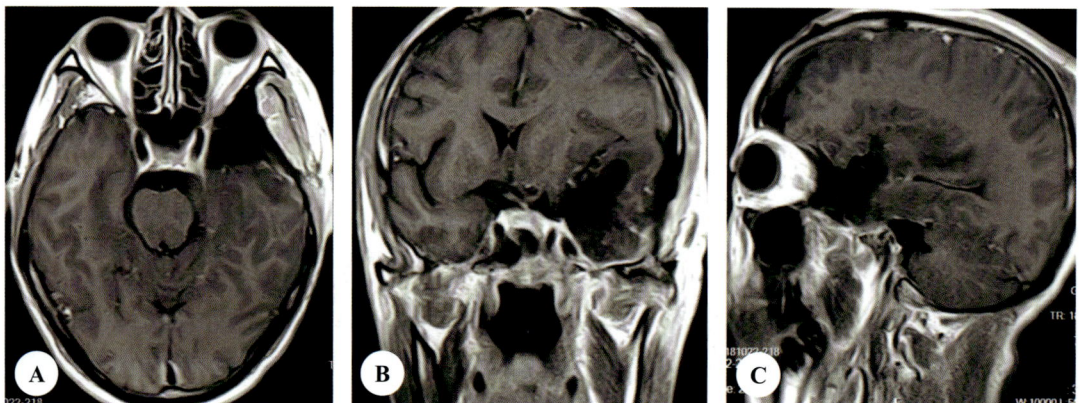

▲ 图3-80 病例9术后MRI检查

信号灶。余脑实质未见明显异常，脑室系统及脑沟裂未见明显异常。

【术前诊断】左侧蝶骨嵴脑膜瘤。

【手术入路】左侧扩大翼点入路。

【手术过程】仰卧位，头抬高 15°，头向右侧偏 45°。取左侧扩大翼点入路，左额颞发迹内切口，依次切开头皮及帽状腱膜，帽状腱膜下分离皮瓣并牵开，筋膜下分离颞肌脂肪垫，骨膜下分离颞肌。以蝶骨嵴为中心，颅骨钻钻 4 孔，铣开约 6cm×4cm 骨瓣，咬除蝶骨嵴至平中颅底。显微镜下自眶上裂处剪开硬膜，沿中颅底自硬膜外探查缓慢抬起颞叶，显露肿瘤，见肿瘤位于左侧蝶骨嵴内侧，累及同侧中颅底、海绵窦上壁及侧壁，大小约 5.0cm×4.5cm×4.5cm，色灰红、质韧、血供丰富。显微镜下先电凝切除蝶骨嵴内侧大部分肿瘤基底，切除受累硬膜，阻断大部分血供，再逐渐分离肿瘤与脑组织间粘连，分离肿瘤与大脑中动脉粘连。充分切除受累骨质，电凝肿瘤基底。

【术后 MRI】左侧额颞部颅骨呈术后改变，原左侧蝶骨嵴内侧占位已切除，术区头皮软组织肿胀，相应颅板下积气、积液及少许积血信号，术区见积液及少许充血信号填充，增强后未见明显异常强化（图 3-82）。

【术后神经功能】左眼视力 0.5，右眼视力 1.0，双侧瞳孔等大等圆，直径 3mm，对光反射灵敏，双侧眼球活动可。

【经验体会】

(1) 大型蝶骨嵴脑膜瘤在肿瘤减压前，可自肿瘤基底推离颅底，在硬膜外及硬膜下同时离断肿瘤供血动脉，必要时可硬膜外切除前床突或蝶骨嵴骨质，以缓解脑组织张力。

(2) 被肿瘤包裹的大脑中动脉及其分支均需进行锐性分离，离断动脉前必须明确是否为过路动脉或供血动脉，避免造成大脑中动脉损伤导致患者术后发生偏瘫等并发症。

(3) 蝶骨嵴脑膜瘤亦可累及海绵窦外侧壁、上壁，但常与海绵窦之间有明确的蛛网膜界面，术中可藉

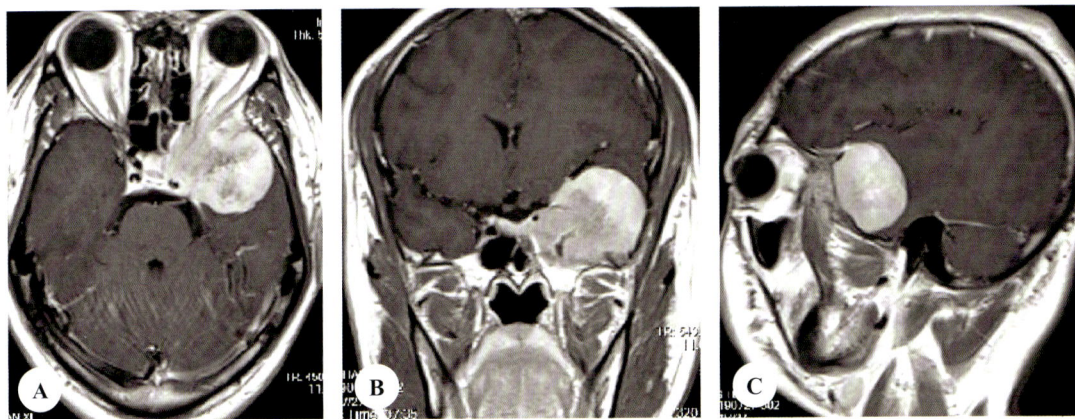

▲ 图 3-81　病例 10 术前 MRI 检查

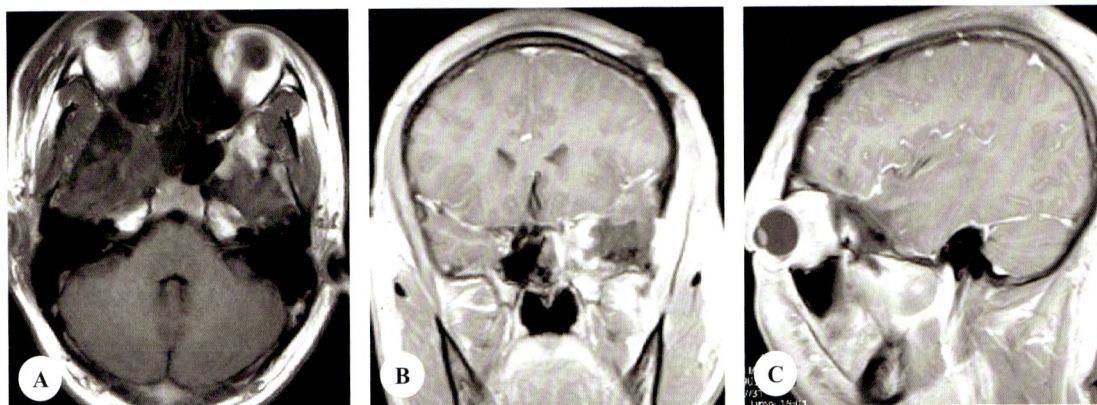

▲ 图 3-82　病例 10 术后 MRI 检查

此界面自海绵窦表面仔细剥离肿瘤。

病例 11 患者女性，46 岁。因"发作性言语欠清1 个月余，右侧眼周麻木 3 天"入院，余无特殊。

【查体】神清语利，思维、定向、理解、计算力正常。双侧瞳孔等大等圆，直径 3mm，对光反射灵敏，眼球运动自如，左眼视力 0.7，右眼视力 0.8，头颅大小及形态正常。余神经系统检查未见明显阳性体征。

【辅助检查】MRI 检查（图 3-83）：右侧鞍旁 - 海绵窦 - 颞部见大小约 69mm×52mm 结节状长 T_1短等低，T_2 混杂信号肿块灶，FLAIR 呈高信号，增强扫描轻度均匀强化，病灶周围少许水肿信号带；右侧侧脑室明显移位，侧脑室后角可见扩张，中线结构左侧移位。灰白质界限清楚，脑沟、脑裂、脑池及脑室稍扩大。

【术前诊断】右侧额颞海绵窦占位：脑膜瘤？

【手术入路】右侧扩大翼点入路。

【手术要点】仰卧位，向左侧偏 30°，常规消毒铺巾。取右侧扩大翼点入路，右额颞发迹内切口，依次切开头皮和帽状腱膜，帽状腱膜下分离皮瓣并牵开，筋膜下分离颞脂肪垫保护面神经额支，骨膜下分离颞肌。以蝶骨嵴为中心，颅骨钻 2 孔，铣刀铣下约 6cm×4cm 大小的骨瓣，咬除蝶骨嵴外 2/3，悬吊硬膜。显微镜下弧形剪开硬膜，打开外侧裂近段，见肿瘤位于左侧鞍旁，基底以前床突周围硬膜为中心，累及同侧海绵窦侧壁及上壁，大小约 2.5cm×3cm×3.5cm，色灰红、质韧，血供丰富，周围蛛网膜尚完整，包裹颈内动脉及动脉神经，颈内动脉分叉部受累，M1、A1 受累，视神经受压向内侧移位。镜下先电凝切除大部分肿瘤基底，继分块切除行瘤内减压，确认颈内动脉和动眼神经，分块全切除肿瘤，最后充分电凝肿瘤基底。

【术后 MRI】右侧额颞部局部骨质不连，原右侧鞍旁 - 海绵窦 - 颞部病灶呈切除术后改变；术区及术区颅板下可见短 - 等 - 长 T_1 短 - 长 T_2 信号混杂信号灶，周围脑实质可见片状长 T_1 长 T_2 信号灶，增强后术区边缘及邻近脑膜见少许条状强化（图 3-84）。

【术后神经保护】出院时神清语利，生命体征平稳，双侧瞳孔等大等圆，直径 3mm，对光反射灵敏，口角无歪斜，伸舌居中，切口愈合可，无红、肿、渗出，颈软，四肢肌力、肌张力正常，各生理反射存在，病理征阴性。

【经验体会】

1. 蝶骨嵴脑膜瘤常起源于蝶骨嵴内侧，常累及海绵窦外侧壁，但较少侵入海绵窦内。对于仅累及海绵窦外侧壁而未侵入海绵窦内的肿瘤，应沿海绵窦外侧壁切除肿瘤，减少海绵窦外侧壁间颅神经的损伤。

2. 当术前 MRI 提示肿瘤至质地坚硬时，术中应轻柔分离被肿瘤包裹的颅神经级动脉，避免过度牵拉造成的术中出血；当肿瘤广泛钙化时，不应过度追求肿瘤全切，保留少许钙化肿瘤组织有助于神经血管保护。

病例 12 患者女性，56 岁。因"左侧蝶骨嵴脑膜瘤术后 4 年"入院。4 年前自觉视物重影、视力下降、左侧眼睑下垂，左侧面部麻木，于 2016 年 5 月 4 日

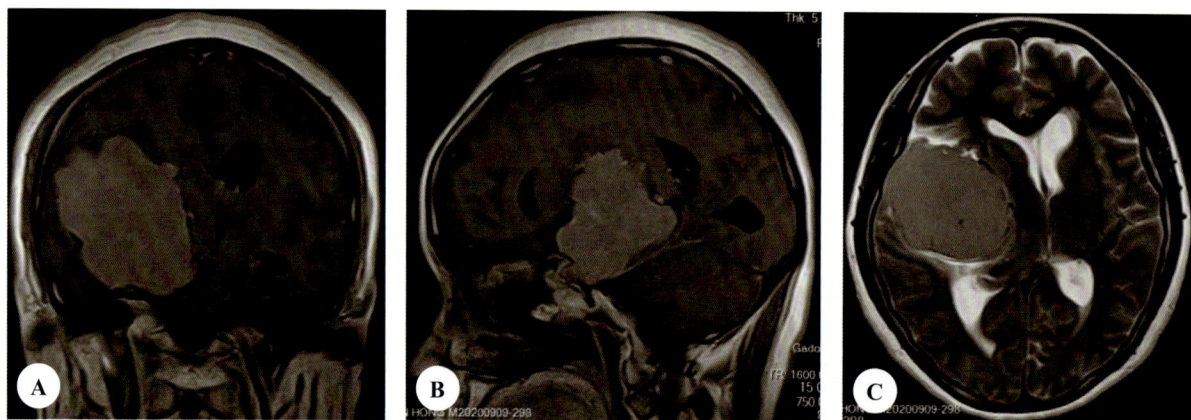

▲ 图 3-83　病例 11 术前 MRI

在我院行开颅探查病灶切除术，术后 MRI 示左侧鞍旁，翼颚窝区左侧颞窝异常强化灶。术后定期随访，分别于 2016 年和 2018 年行伽马刀治疗。

【查体】神清语利。左眼视力 0.5，右眼视力 0.9，视野粗测无缺损，眼底检查未见明显异常。双侧瞳孔等大等圆，直径约 3mm，对光反射灵敏，双眼球活动可，左侧眼睑下垂，无眼球震颤。

【辅助检查】

第一次术后 MRI 检查（第一次术前 MRI 缺失，非本院）：左侧额颞部呈术后改变，局部骨质缺损，术区颅板下见等长 T_1 等长 T_2 积血及积液信号灶，左侧鞍旁、翼颚窝区及左侧颞下窝见不规则斑片状稍长 T_1 稍长 T_2 信号灶，增强后见明显强化，增强后软脑膜及术区邻近硬脑膜见线样强化。左侧颞叶见片状长 T_1 长 T_2 信号水肿信号。双侧额顶叶深部见少许斑点状长 T_1 长 T_2 信号灶，增强后未见明显强化；左侧侧脑室受压变窄，中线结构向右移位。左侧蝶窦内见长 T_2 信号（图 3-85）。

第二次术前 MRI 检查：左侧额颞部骨质部分缺损呈术后改变同前，左侧鞍旁、翼颚窝区及左侧颞下窝团块状强化灶范围大致同前，现较大层面大小约 55mm×36mm（原大小约为 54mm×36mm），增强后较前明显。中线结构无移位（图 3-86）。

CT 检查：左侧额颞部骨质部分缺损呈术后改变同前，左侧鞍旁、翼颚窝区及左侧颞下窝可见稍高密度灶，较大层面大小约 43mm×32mm，CT 值约 42HU，病变经卵圆孔生长，卵圆孔明显扩大，病变压迫左侧鼻窦后壁骨质，并侵犯蝶窦左侧壁，突入左侧蝶窦内，蝶骨大翼可见骨质增生改变。余脑实质未见明显异常密度灶，脑室系统形态大小正常，脑

沟裂池不宽，中线结构居中。CTA 示：左侧颈内动脉海绵窦段 - 眼段受压内移，管腔明显变窄。左侧鞍旁病变主要由脑膜中动脉供血。左侧颈内动脉后交通段可见小瘤样突起，大小约 1.5mm。右侧颈内动脉、双侧大脑前、中、后动脉及分支、双侧椎动脉和基底动脉显示良好，未见明显狭窄及瘤样畸形。CTV 示：左侧海绵窦受压内移变窄，双侧颈内静脉、乙状窦、横窦、上矢状窦、直窦显示良好，未见明显狭窄。

【术前诊断】颅内占位性病变（左侧鞍旁占位：脑膜瘤？）。

【手术入路】左侧颞前硬膜外联合硬膜下入路。

【手术过程】行左侧颞前硬膜外联合硬膜下入路，原左额弧形切口，切开头皮，骨膜下分离皮瓣并牵开，显露左侧 Keyhole。筋膜下分离颞脂肪垫保护面神经额支，骨膜下分离颞肌并牵开，颅骨钻 2 孔，铣刀锯开原大小约 6cm×4cm 的额颞骨瓣，尽可能显露颅中窝底。咬除蝶骨嵴外侧至眶上裂。显微镜下自眶上裂处剪开硬膜，沿颅中窝底自硬膜外探查，缓慢抬起颞叶，显露肿瘤。见病变位于左侧鞍旁海绵窦侧壁内，向颞下窝方向生长，肿瘤大小约 55mm×36mm，质坚韧，血供丰富。分离肿瘤与周边神经血管粘连，分块全切除肿瘤。三叉神经根丝保留完好（图 3-87）。

【术后 MRI】第二次术后 MRI 检查（图 3-88）：左侧额颞部骨质部分缺损呈术后改变，术区见长 - 等 - 短 T_1 长 - 等 - 短 T_2 信号，增强术区边缘及邻近脑膜见条状强化影。中线结构无移位。余况基本同前。

【术后病理】（左侧鞍旁）脑膜瘤（WHO I 级），部分细胞增生活跃。免疫组化结果：SSRR2A（+），

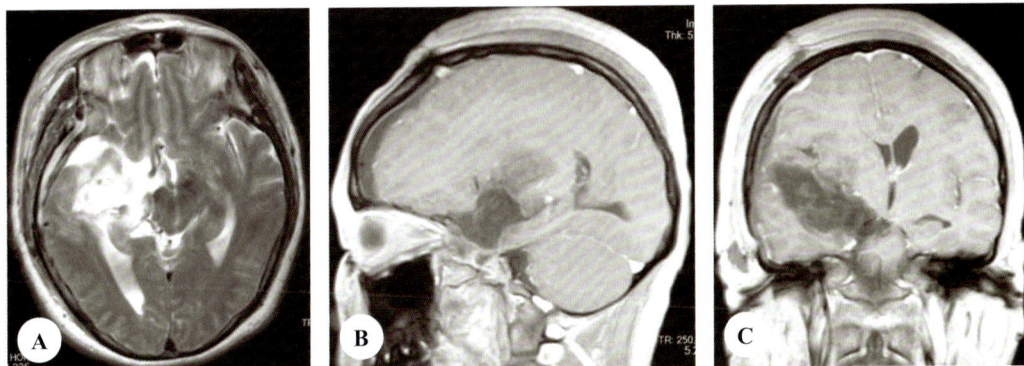

▲ 图 3-84　病例 11 术后 MRI

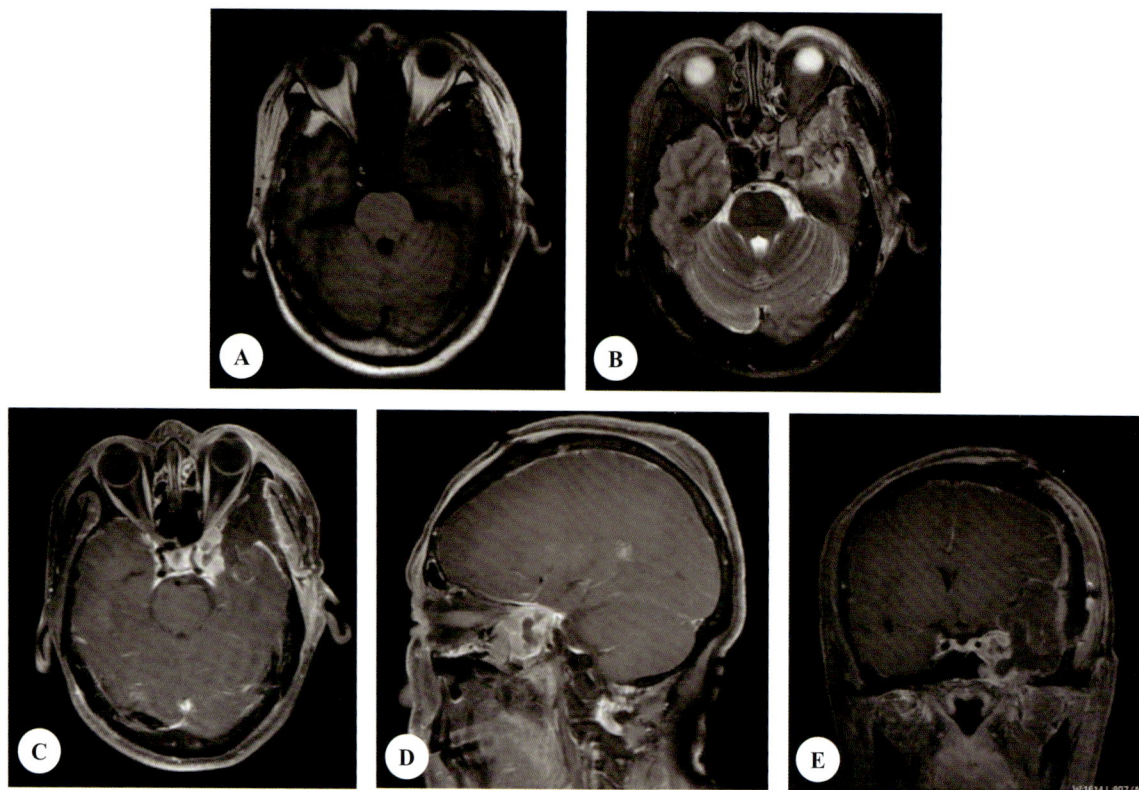

▲ 图 3-85 病例 12 第一次术后 MRI 检查

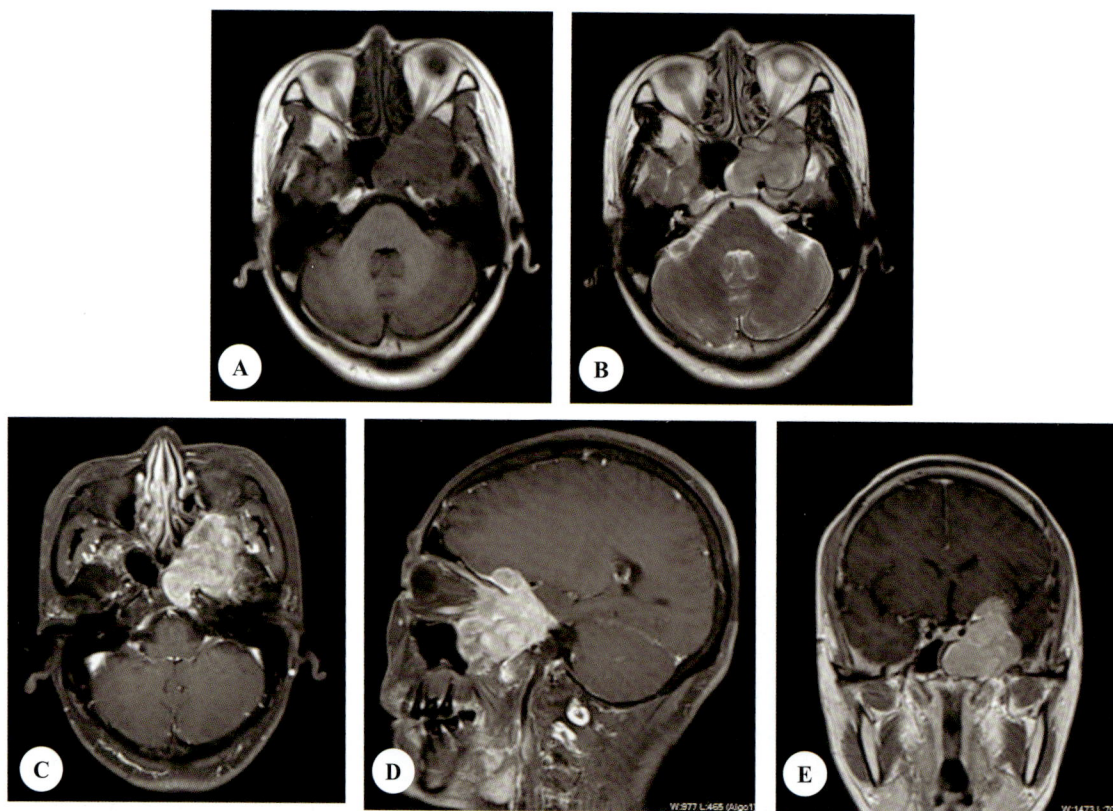

▲ 图 3-86 病例 12 第二次术前 MRI 检查

PR（+）、Ki-67（约 3%）、GFAP（－）。

【术后神经保护】出院时患者一般情况好，生命体征平稳，神清语利，双侧瞳孔等大等圆，直径 3mm，双眼球活动可，左侧眼睑下垂。

【经验体会】

(1) 复发型鞍旁脑膜瘤侵袭性强，可广泛侵犯翼腭窝、颞下窝、蝶窦、鞍内、鞍上等空间内的神经血管组织，应联合应用硬膜外及硬膜下入路，磨除受累骨质，最大程度切除肿瘤，术后予以放疗降低肿瘤复发率。

(2) 对于二次手术的复发型鞍旁脑膜瘤，肿瘤与脑神经、颅内动脉之间缺乏完整的蛛网膜界面，切除肿瘤时应尤其注重对脑神经、颈内动脉的保护，可采用双向分离、锐性分离等技术，尽可能切除肿瘤组织。

(3) 颅底骨质磨除后应使用自体筋膜、人工硬膜等进行颅底重建，降低脑脊液漏及术后感染的发生率。

病例 13　患者女性，58 岁，因"视力下降 1 年余，头痛 2 个月余"入院。既往 2002 年于外院行甲状腺肿物切除术，2010 年行子宫全切术。

【查体】神清语利。左眼视力 0.7，右眼无光感，视野粗测无缺损，眼底检查未见明显异常。双瞳等大等圆，直径 3mm，对光反射灵敏，双眼球活动可，眼睑无下垂，无眼球震颤。

【辅助检查】

MRI 检查（图 3-89）：右侧前颅中窝底可见一较大层面约 66mm×55mm 等 T_1 稍长 T_2 信号灶，边界清晰，增强后病灶明显强化，周围可见斑片状长 T_2 长 T_1 信号，增强后无明显强化，FLAIR 呈高信号，病灶包绕右侧颈内动脉，双侧视神经颅内段显示欠清（右侧为著），邻近脑实质、脑室受压，中线结构局部左偏。双侧侧脑室前、后角、体部旁可见平滑光晕样长 T_1 长 T_2 信号灶，T2FLAIR 呈高信号。双侧幕上深部脑白质可见点状、斑点状 T_1 长 T_2 信号，T_2FLAIR 呈高信号。灰白质界限清楚，脑室系统大小形态正常，中线结构无移位，脑沟裂正常。

2. CT 检查：右侧前颅中窝可见一较大软组织肿块灶，形态不规则，大小约为 60mm×61mm，平扫 CT 值约 32～38HU，其内可见斑片状钙化影，增强

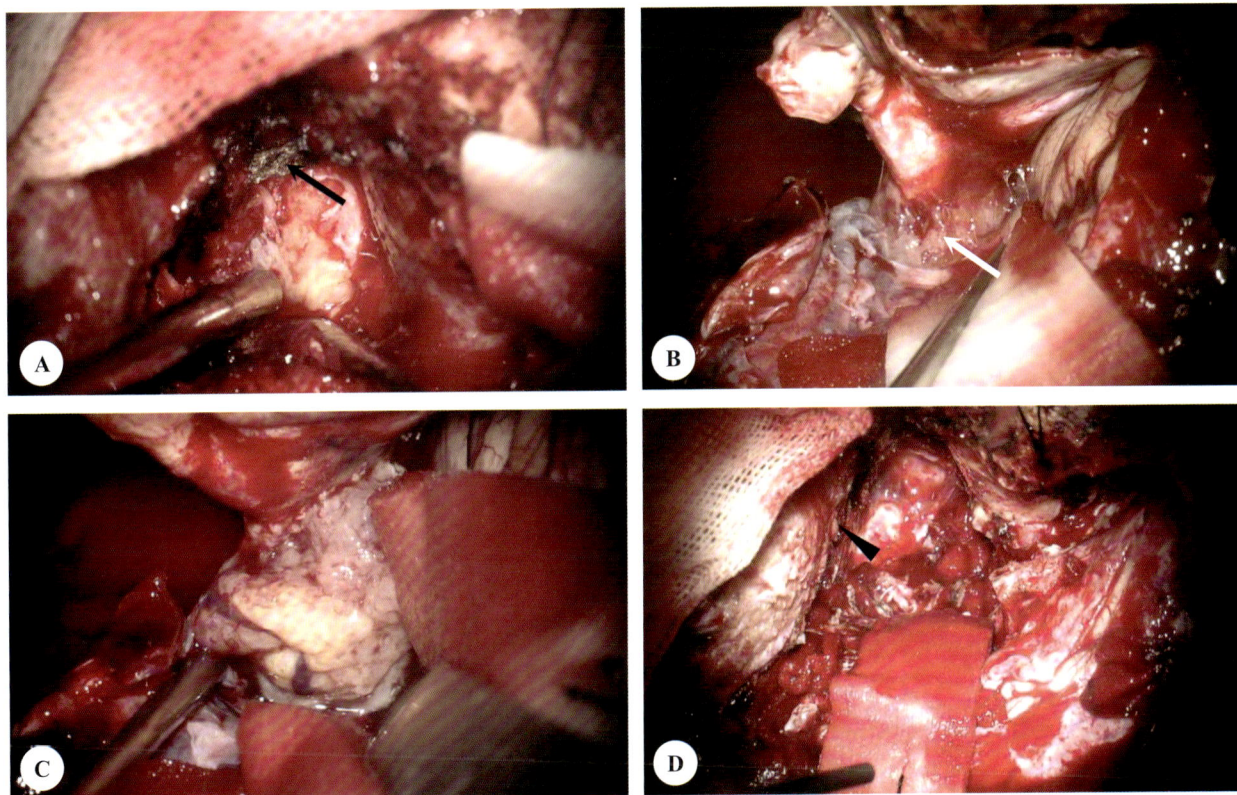

▲ 图 3-87　硬膜外切除肿瘤，离断基底（黑箭），硬膜下进一步切除肿瘤（白箭），肿瘤基底广泛，颞下窝肿瘤全切（黑箭头）

后可见明显较均匀强化，CT值约168～171HU，病变边缘清晰，病灶周围脑实质可见片状低密度水肿带，双侧脑室前角受压，双侧脑室后角扩张，周围

可见片状低密度影，边界不清，中线结构向左侧偏移。脑室系统大小正常。

颅脑CTA：病灶血供丰富，其内可见多发小血

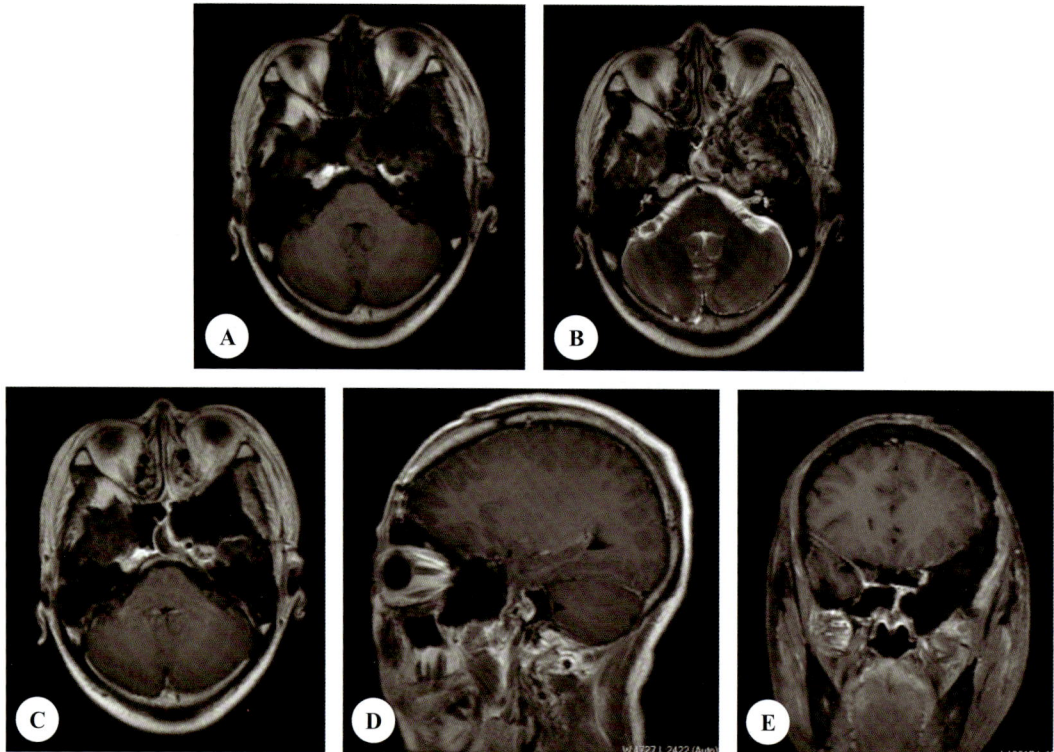

▲ 图 3-88 病例 12 第二次术后 MRI 检查

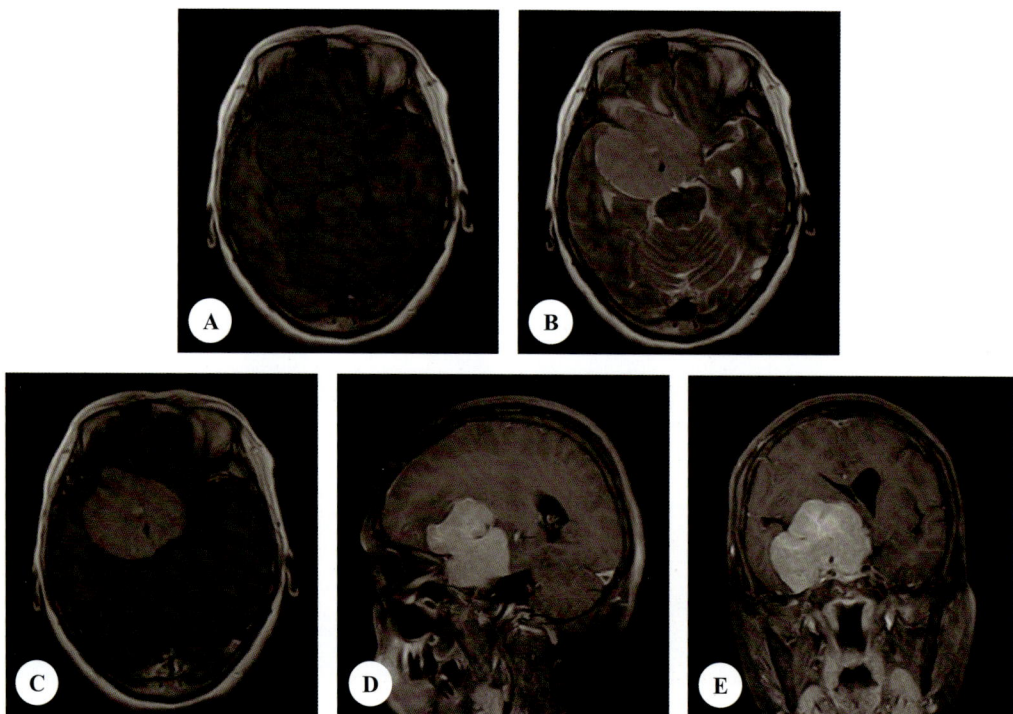

▲ 图 3-89 病例 13 术前 MRI

管影，病变包绕右侧颈内动脉及右侧大脑中动脉，余双侧颈内动脉颅内段、右侧椎动脉颅内段、双侧大脑前、中、后动脉充盈显示良好，管壁光整，管腔通畅、连续，未见明显狭窄和瘤样扩张征象。

颅脑 CTV：右侧颈内静脉上段较对侧细小。余所示上矢状窦、下矢状窦、左侧横窦及乙状窦及其属支显示好，形态、大小、分布未见明显异常。

【术前诊断】颅内占位性病变（右侧前颅中窝占位：前床突脑膜瘤？）。

【手术入路】右侧扩大翼点入路。

【手术过程】取右侧扩大翼点入路，右额颞发迹内切口，依次切开头皮和帽状腱膜，帽状腱膜下分离皮瓣并牵开，筋膜下分离颞脂肪垫保护面神经额支，骨膜下分离颞肌。以蝶骨嵴为中心，颅骨钻 3 孔，铣下约 6cm×10cm 大小的骨瓣，咬除蝶骨嵴外侧 2/3，悬吊硬膜。神经导航定位肿瘤，显微镜下弧形剪开硬膜，打开外侧裂近段，见肿瘤位于左侧鞍旁，基底以前床突周围硬膜为中心，累及同侧海绵窦侧壁及上壁，大小约 6.8cm×6.0cm×5.5cm，色灰红、质韧、血供丰富，与周围蛛网膜边界不清，包裹颈内动脉、大脑中动脉 M1、M2，大脑前动脉 A1 及其附属穿支动脉，视神经及动脉神经，前交通动脉受累，视神经受压向内侧移位。镜下先电凝切除大部分肿瘤基底，继分块切除行瘤内减压，确认以上受累动脉及脑神经，分块全切除肿瘤，最后充分电凝肿瘤基底。

【术后 MRI】见图 3-90。右额颞部颅板部分骨质缺损呈术后改变，相应颅板下术区可见长 - 短 T₁ 长 T₂ 信号灶，增强后边缘可见环形强化，术区周围脑

实质内可见长片状水肿带；邻近脑实质、脑室受压较前缓解，中性结构局部左侧较前稍好转，脑沟裂正常。余情况同前。

【术后病理】（右前颅中窝）脑膜瘤（WHO Ⅰ级），细胞生长活跃。

【术后神经保护】出院时患者一般情况好，生命体征平稳，神清语利，双侧瞳孔直径 3mm，对光反射灵敏，右眼球活外展稍受限，

【经验体会】

(1) 巨型前床突脑膜瘤应采用扩大翼点入路，自硬膜外切断肿瘤血供，磨除蝶骨嵴外侧，硬膜下离断肿瘤的基底、以便减少术中出血，最大程度切除肿瘤。

(2) 前床突脑膜瘤常压迫、包裹甚至侵犯颈内动脉及其分支、穿支动脉。大脑中动脉（MCA）的穿支主要由发自 M1 段的豆纹动脉所构成，供应基底核及部分内囊，损伤后易导致术后偏瘫等并发症。前床突脑膜瘤术中应注意对穿支的保护，术中采用双向分离法分离肿瘤与颈内动脉、MCA 及其穿支，减少术后偏瘫发生。

(3) 对于已失明的前床突脑膜瘤患者，术中应注意对受累视神经及其供血动脉的保护，不可轻易离断脑神经，少数患者术后视力及动眼神经功能仍能恢复。

病例 14　患者女性，64 岁。因"头晕 6 个月余"入院。

【查体】神清语利。记忆力、定向力、智力可。双鼻嗅觉可。左眼视力 0.3，右眼视力 0.4，视野粗测无缺损，眼底检查未见明显异常。双侧瞳孔等大等

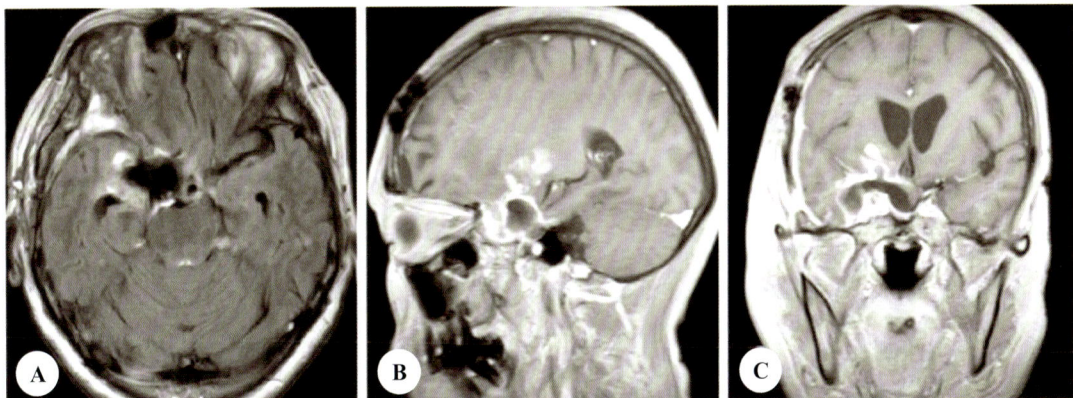

▲ 图 3-90　病例 13 术后 MRI 检查

圆，直径 3mm，对光反射灵敏，双眼球活动可，眼睑无下垂，无眼球震颤。余神经系统检查未见明显异常。

【术前 MRI 检查】左侧海绵窦旁可见一类圆形稍长 T_1 长 T_2 信号灶，较大层面大小约为 3.2cm×3.1cm，FLAIR 呈稍高信号，增强后可见明显强化。病灶累及海绵窦内并包绕左侧颈内动脉床突段及海绵窦段。双侧额叶深部脑白质内可见点状、斑点状、融合的长 T_1 长 T_2 信号灶，FLAIR 呈高信号。双侧侧脑室前角、后角、体部旁不规则片状长 T_1 长 T_2 信号灶，FLAIR 呈高信号，并延伸至深部白质。脑沟、脑裂、脑池未见明显增宽，侧脑室无扩大。中线结构基本居中。

左侧海绵窦旁占位性病变：脑膜瘤可能性大，病灶累及海绵窦内并包绕左侧颈内动脉床突段及海绵窦段（图 3-91）。

【术前诊断】颅内占位性病变（左侧鞍旁 - 海绵窦占位：脑膜瘤？）。

【手术入路】左侧扩大翼点经小脑幕入路。

【手术过程】仰卧位，向右侧偏 30°。取左侧扩大翼点入路，左额颞发迹内切口，依次切开头皮和帽状腱膜，帽状腱膜下分离皮瓣并牵开，筋膜下分离颞脂肪垫保护面神经额支，骨膜下分离颞肌。以蝶骨嵴为中心，颅骨钻 3 孔，铣刀锯下约 6cm×4cm

大小的骨瓣，咬除蝶骨嵴外 2/3，悬吊硬膜。显微镜下弧形剪开硬膜，打开外侧裂近段，见肿瘤位于左侧鞍旁，基底以前床突周围硬膜为中心，累及同侧海绵窦侧壁及上壁，大小约 3.2cm×3.1cm，色灰红、质韧，血供丰富，周围蛛网膜尚完整，包绕左侧颈内动脉床突段及海绵窦段，视神经受压向内侧移位。镜下先电凝切除大部分肿瘤基底，继分块切除行瘤内减压，沿滑车神经走行探查小脑幕缘并切开确认颈内动脉和动眼神经，分块全切除肿瘤，最后充分电凝肿瘤基底。进一步暴露左侧大脑中动脉分叉部，建 M2 段小动脉瘤，指向上方，使用动脉瘤夹予完全夹闭（图 3-92）。

【术后 MRI】左侧额颞部骨质不连续，相应颅板下可见条片状少许积液积血信号影，左侧海绵窦旁原占位已切除，现增强可见小斑片状强化灶，深部白质及侧脑室旁白质异常信号灶同前。脑沟、脑裂、脑池增宽，侧脑室左侧稍受压，中线结构稍右移，余况基本同前（图 3-93）。

【术后神经保护】出院时患者一般情况好，生命体征平稳，神清语利，左侧瞳孔直径 3.5mm，对光反射消失，眼睑上抬不能，眼球固定，左侧面部感觉麻木，口角无歪斜。

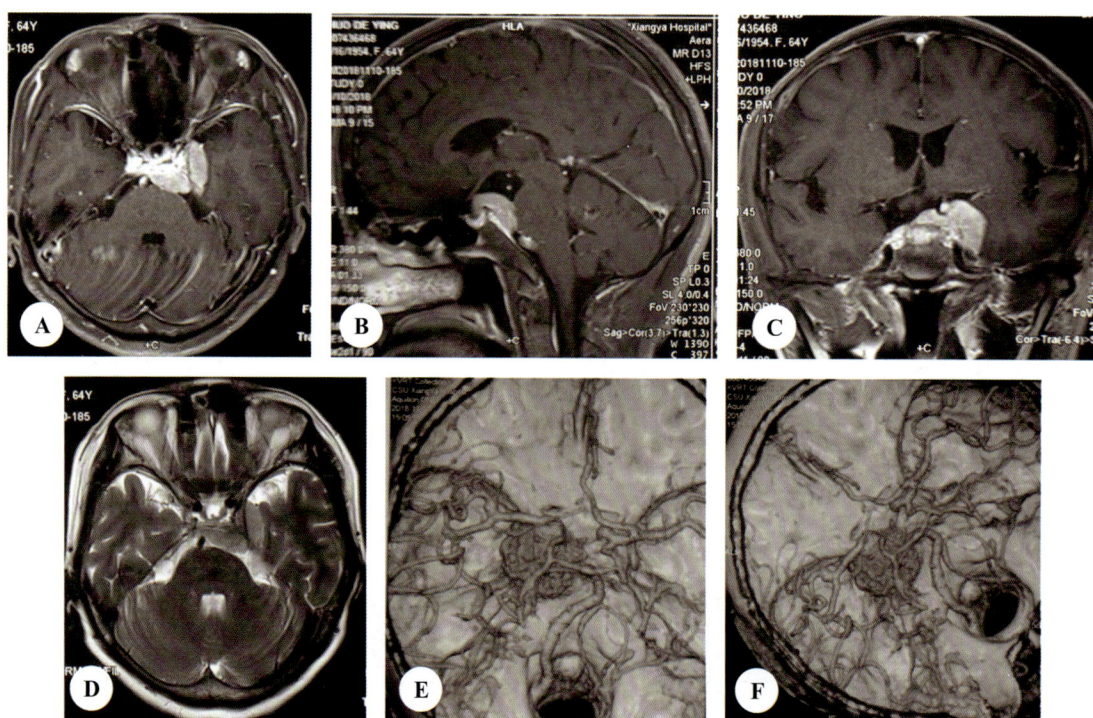

▲ 图 3-91　病例 14 术前 MRI 检查

【经验体会】

(1) 采取扩大翼点经小脑幕入路时，常规扩大翼点开颅，磨除颞骨鳞部骨瓣，与颅中窝底平齐。打开硬膜后，充分分离外侧裂，将额、颞叶分别牵开，即可显露海绵窦、鞍旁等颅中窝结构，向后可显露小脑幕缘。首先切除侵及颅中窝及幕上的肿瘤。然后在滑车神经进入海绵窦处的后方切开小脑幕，并根据幕下肿瘤大小分别向前外、后外切开小脑幕，以显露幕下颅后窝肿瘤并切除。

(2) 当肿瘤累及岩骨后部时，可电凝并切断岩上

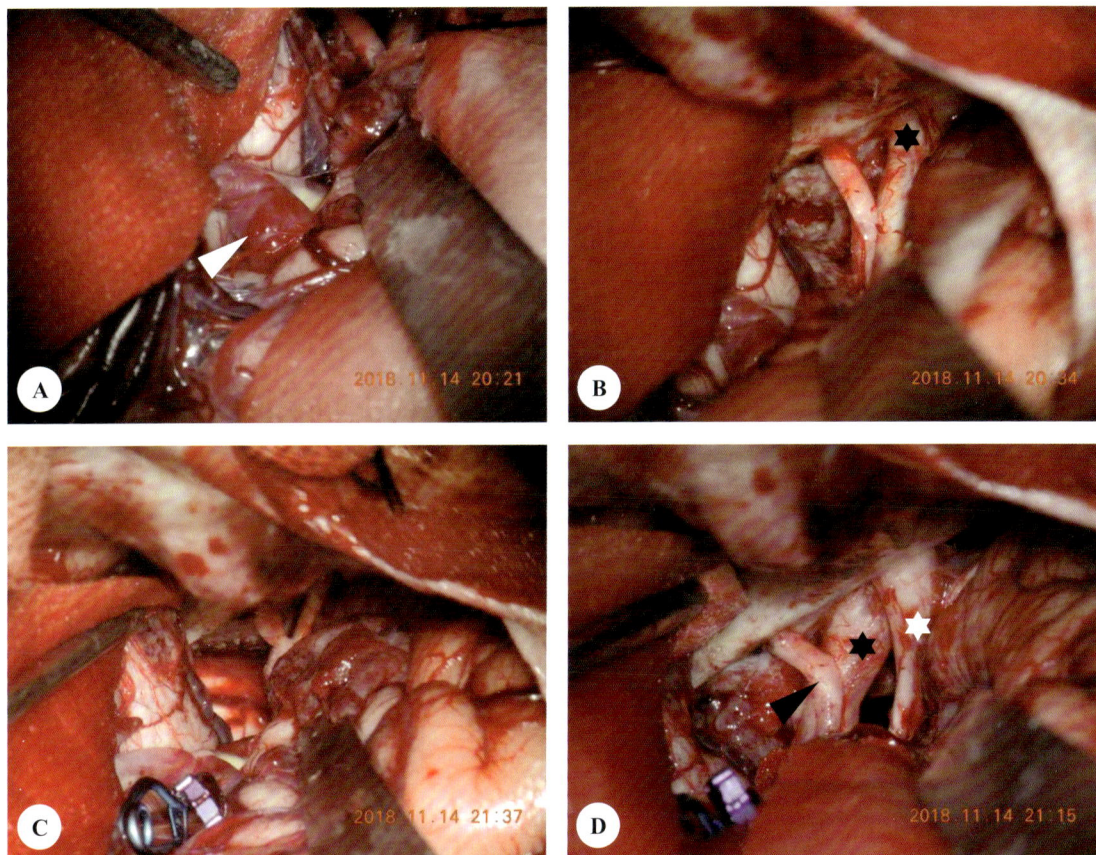

▲ 图 3-92　左侧大脑中动脉 **M2** 段动脉瘤（白箭头），左侧颈内动脉（黑色六角形），左侧视神经（白色六角形），左侧眼动脉（黑箭头）

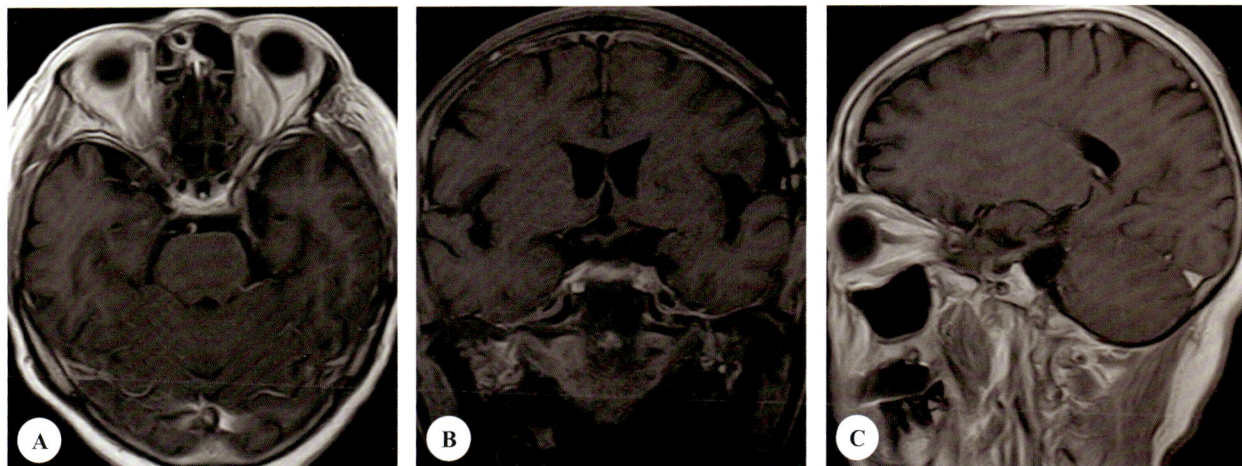

▲ 图 3-93　病例 14 术后 MRI 检查

窦，显露岩尖骨质并予以磨除，磨除范围根据岩骨后部分肿瘤大小而定。岩尖磨除后直视下切除岩骨后残余肿瘤。打开 Meckel 腔，尽可能切除 Meckel 腔及海绵窦内残余肿瘤。该入路可显露视交叉后及脚间窝肿瘤，并可充分显露、分离肿瘤与动眼神经、基底动脉、大脑后动脉和后交通动脉及其穿支。肿瘤多将滑车神经挤向小脑幕，在该神经入海绵窦前其常被肿瘤组织包裹，故术中应注意保护该神经。

病例 15 患者 46 岁，因"左眼失明 20 年，头晕 12 天"入院，既往 20 年前"输卵管结扎"手术史，余无特殊。

【查体】神志清楚，左眼瞳孔直径 3.5mm，对光反射消失，右眼瞳孔直径 3mm，对光反射灵敏，眼球活动正常，左眼无光感，右眼视力 0.2。余神经系统检查无明显阳性体征。

【辅助检查】头部 MRI：左额部见等 T_1 等 T_2 信号灶，边界尚清，最大层面大小约为 34mm×28mm，增强后肿块明显强化，并可见脑膜尾征，邻近脑实质见不规则长 T_2 水肿带，双侧脑室前角及胼胝体膝部受压，中线结构局部左移。余脑实质未见异常信号灶，脑沟裂未见增宽（图 3-94）。

【术前诊断】前床突脑膜瘤。

【手术入路】左侧扩大翼点入路。

【手术过程】取左侧扩大翼点入路，右额颞发迹内切口，依次切开头皮和帽状腱膜，帽状腱膜下分离皮瓣并牵开，筋膜下分离颞脂肪垫保护面神经额支，骨膜下分离颞肌。以蝶骨嵴为中心，颅骨钻 3 孔，铣下约 6cm×10cm 大小的骨瓣，咬除蝶骨嵴外 2/3，悬吊硬膜。神经导航定位肿瘤，显微

镜下弧形剪开硬膜，打开外侧裂近段，见肿瘤位于左侧鞍旁，基底以蝶骨嵴内侧、前窗图周围硬膜为中心，累及同侧海绵窦侧壁及上壁，大小约 6.8cm×6.0cm×5.5cm，色灰红、质韧，血供丰富，与周围蛛网膜边界不清，包裹颈内动脉、大脑中动脉 M1、M2，大脑前动脉 A1 及其附属穿支动脉，视神经及动眼神经，前交通动脉受累，视神经受压向内侧移位。镜下先电凝切除大部分肿瘤基底，继分块切除行瘤内减压，确认以上受累动脉及脑神经，分块全切除肿瘤，最后充分电凝肿瘤基底（图 3-95，▶视频 3-7 显微镜下蝶骨棘巨大脑膜瘤）。

【术后 MRI】颅板下可见积气积液及少量积血信号。原左侧肿块呈切除术后改变，术区可见积气积液及片状积血信号，增强后术区未见异常强化灶。双侧脑室前角受压变窄同前，中线结构局部左移（图 3-96）。

【神经功能】患者出院时神清语利，生命体征平稳。双侧瞳孔等大等圆，直径 3mm，对光反射灵敏，左眼无光感，右眼视力 0.2。

【经验体会】

(1) 巨型前床突脑膜瘤可采用扩大翼点入路，硬膜外结合硬膜下分块切除肿瘤。切开侧裂网膜，释放脑脊液，分离侧裂近端，显露肿瘤。沿蝶骨小翼自外而内离断肿瘤的基底、阻断肿瘤血供，显微镜下沿蝶骨走行寻找前床突，于前床突内侧可定位颈内动脉、视神经。定位肿瘤后行瘤内减压，采用双向分离法沿蛛网膜界面分离被肿瘤所包裹的颈内动脉及其分支、穿支。

(2) 采用双向分离法可尽可能保护颈内动脉及其分支并最大程度切除肿瘤。开颅后弧形打开硬膜，分离侧裂，沿蝶骨嵴自硬膜下离断肿瘤基底并行瘤

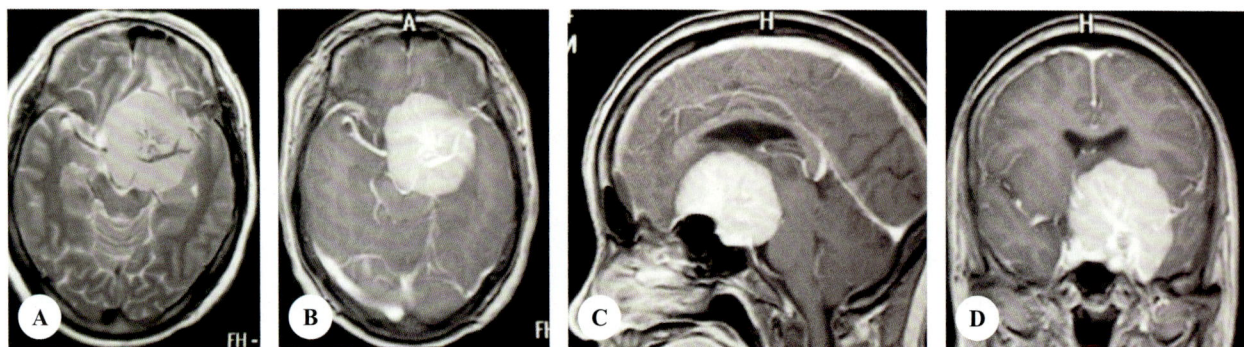

▲ 图 3-94 病例 15 术前 MRI 检查

内减压，寻找颈内动脉床突上段近端或通过视神经间接定位颈内动脉床突上段。助手适当牵拉肿瘤，显露肿瘤与动脉之间的蛛网膜界面，切除包裹颈内动脉床突上段近端的肿瘤主体。再由近及远沿蛛网膜界面，根据颈内动脉的走行切除包裹大脑中动脉（MCA）、大脑前动脉的肿瘤；寻找颈内动脉床突上段近端或通过视神经间接定位颈内动脉床突上当肿瘤侵犯范围广、质地坚韧、侵犯动脉外膜时，自近端难以完全显露动脉或切除肿瘤，可进一步分离侧裂，寻找 MCA M2 段。根据 MCA 的走行，由远及近切除包裹 MCA M1 M2 段的肿瘤，进而寻找颈内动脉。

(3) 当前床突脑膜瘤未侵入视神经管内且未侵袭颅底骨质时，为减少术后脑脊液漏及颅内感染，可在充分灼烧颅底硬膜后保留上述骨质结构。

病例 16　患者女性，47 岁，因"头痛、左眼视力下降 1 年"入院。既往无特殊。

【查体】神志清楚，双瞳孔等大等圆直径 3mm 大小，对光反射灵敏，头颅大小及形态正常，鼻腔及外耳道无异常分泌物；嗅觉下降；视力：左眼视力 0.05；右眼视力 0.5，右眼视野粗侧未见缺损，左侧视野粗侧视野缩小；眼球活动可，面部感觉对称。余神经系统体查未见明显阳性体征。

【MRI 检查】左侧蝶骨嵴区见团块状等 T_1 稍长 T_2 信号，大小约 55mm×53mm，FLAIR 呈高信号稍高信号，边缘可见环形长 T_2 信号，增强后明显强化，可见"脑膜尾"征，左侧大脑中动脉被包绕，邻近脑实质见斑片状水肿信号，脑干及侧脑室受压。双侧前、后角、体部旁见细线样长 T_1 长 T_2 信号灶，FLAIR 呈高信号（图 3-97）。

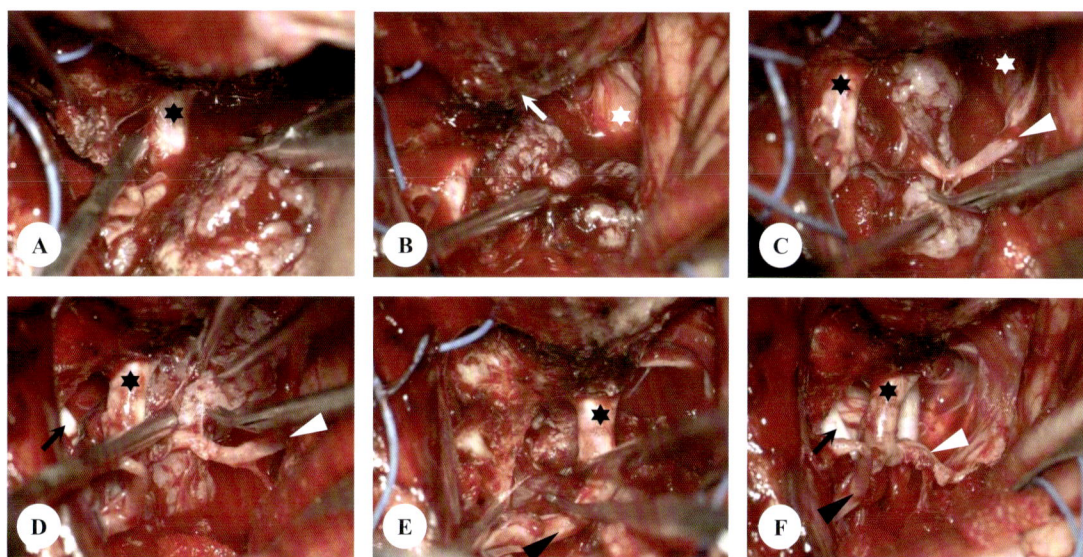

▲ 图 3-95　左侧颈内动脉（黑色六角形），肿瘤基底 - 左侧前床突（白箭），左侧大脑前动脉（白箭头），左侧视神经（白色六角形），左侧动眼神经（黑箭），左侧大脑中动脉（黑箭头）

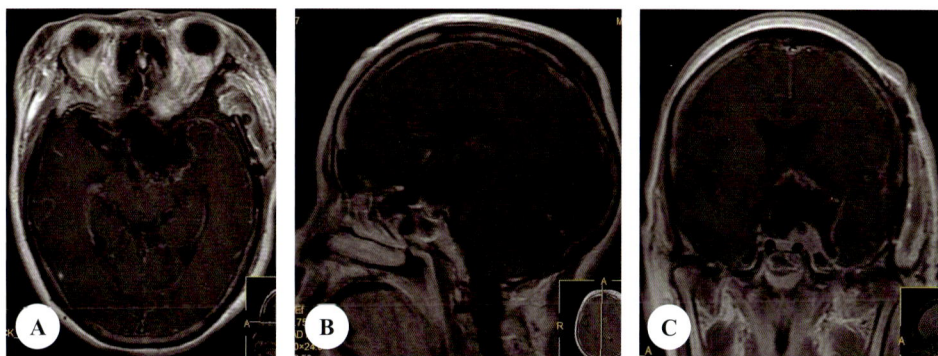

▲ 图 3-96　病例 15 患者术后 MRI

【术前诊断】左侧前床突脑膜瘤。

【手术入路】左侧扩大翼点入路。

【手术过程】左额颞发迹内切口，依次切开头皮和帽状腱膜，帽状腱膜下分离皮瓣并牵开，筋膜下分离颞脂肪垫保护面神经额支，骨膜下分离颞肌，显露至 Keyhole 及眉弓上 0.5cm。以蝶骨嵴为中心，颅骨钻 3 孔，铣刀铣下约 8cm×7cm 大小的骨瓣，悬吊硬膜。显微镜下弧形剪开硬膜，开放侧裂近端，逐渐释放脑脊液，见肿瘤位于左侧前颅中窝底，大小约 6.0cm×5.5cm×4.0cm，基底主要位于以前床突为中心的蝶骨嵴内侧、前床突、鞍结节、蝶骨平台、颅中窝底、岩骨背侧区域，质地韧，血供丰富，色灰红，与周围脑组织边界尚清，颈内动脉、A1 及 M1 近段、后交通动脉及脉络膜前动脉被肿瘤包绕。显微镜下首先电凝切断肿瘤基底，阻断大部分血供，再逐渐分离肿瘤与脑组织间粘连，分块切除肿瘤，最后分离肿瘤与颈内动脉、A1 及 M1、前交通动脉、脉络膜前动脉、动眼神经、视神经粘连，全切除肿瘤。切除肿瘤后，视神经、动眼神经、A1 及 M1、前交通动脉及脉络膜前动脉等结构保护完好（图 3-98）。

【术后 MRI】左侧额颞部部分颅骨骨质不连续，呈术后改变，原左侧蝶骨嵴区占位性病变已切除呈术后改变，术区及颅板下可见短、稍长 - 长 T$_1$ 等 -

长 T$_2$ 信号及无信号区，增强后术区边缘及脑膜可见线条样强化。脑干、侧脑室受压及中线结构右移情况较前稍减轻。双侧前、后角、体部旁见细线样长 T$_1$ 长 T$_2$ 信号灶同前，FLAIR 呈高信号（图 3-99）。

【神经功能】患者左眼视力较前好转，右眼视力同前，一般情况可，神清语利，双侧瞳孔等大等圆直径 3mm 大小，对光反射灵敏。

【经验体会】

(1) 前床突脑膜瘤直接压迫视神经或视神经供血动脉时，可导致视神经萎缩、视神经退变的发生，进而导致患者视力下降甚至失明；术中需首先定位颈内动脉及视神经，再切除包裹其中的肿瘤，最大程度保留视神经血供，术后绝大多数患者视力可得到恢复。

(2) 巨型前床突脑膜瘤可包裹颈内动脉、大脑中动脉、大脑前动脉、脉络膜前动脉、后交通动脉等颅内血管，术前 CTA 及 MRI 有利于鉴别被肿瘤包裹的动脉，以便于更好的术中定位；术中切除包裹动脉的肿瘤时，需首先辨认前床突内侧的颈内动脉近端及视神经，在沿动脉主干走行，由近及远切除肿瘤；当肿瘤质地坚硬或肿瘤侵入动脉内膜时，可打开侧裂，分离包裹大脑中动脉 M2 段的肿瘤，在由远及近切除包裹大脑中动脉主干及颈内动脉的肿瘤。

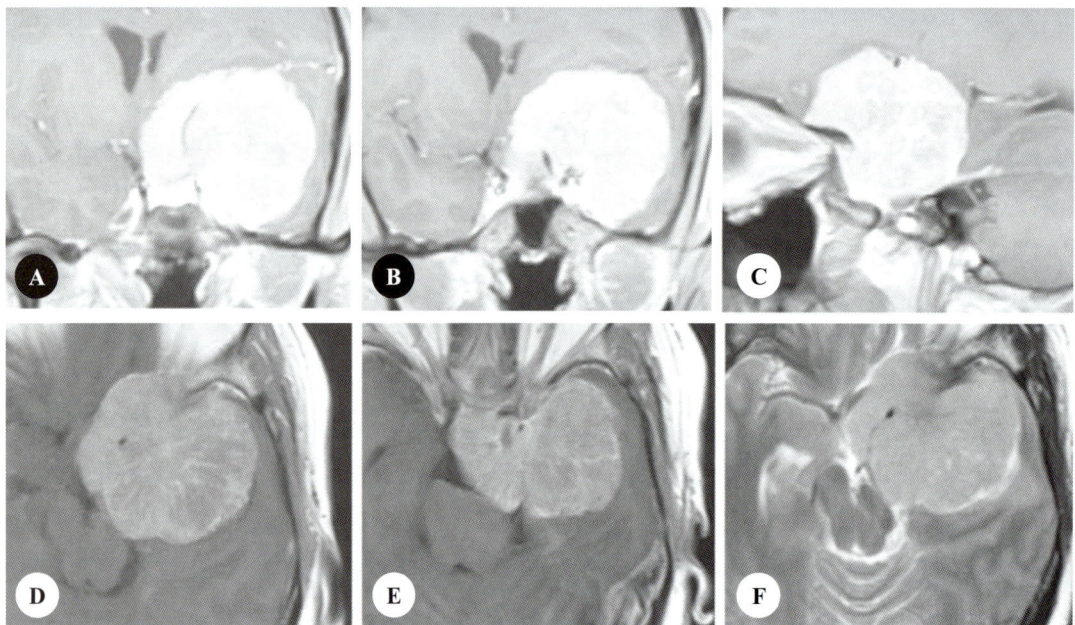

▲ 图 3-97 病例 16 术前 MRI 检查

病例 17　患者女性，40 岁，因"神志不清，左侧肢体抽搐 1 个月余"入院。

【查体】神志清楚，双瞳孔等大等圆直径 3mm 大小，对光反射灵敏，头颅大小及形态正常，鼻腔及外耳道无异常分泌物；嗅觉正常；视力视野粗侧无异常；眼球活动可，面部感觉对称。余神经系统体查未见明显阳性体征。

【辅助检查】左侧蝶骨棘 – 左颞下窝见一直径约 22mm 的圆形等 T_1 长等 – 稍长 T_2 信号肿块灶，境界清楚，左侧蝶骨嵴呈成骨性骨质破坏，病灶包绕左侧大脑中动脉，以宽基底与硬膜相连，增强后病灶显著较均匀性强化，并可见"脑膜尾征"，左侧脑室明显受压变窄，病灶周围可见大片状水肿带，左额颞叶、左侧基底节区、中脑受压，中线结构右移（图 3–100）。

【术前诊断】左侧前床突脑膜瘤。

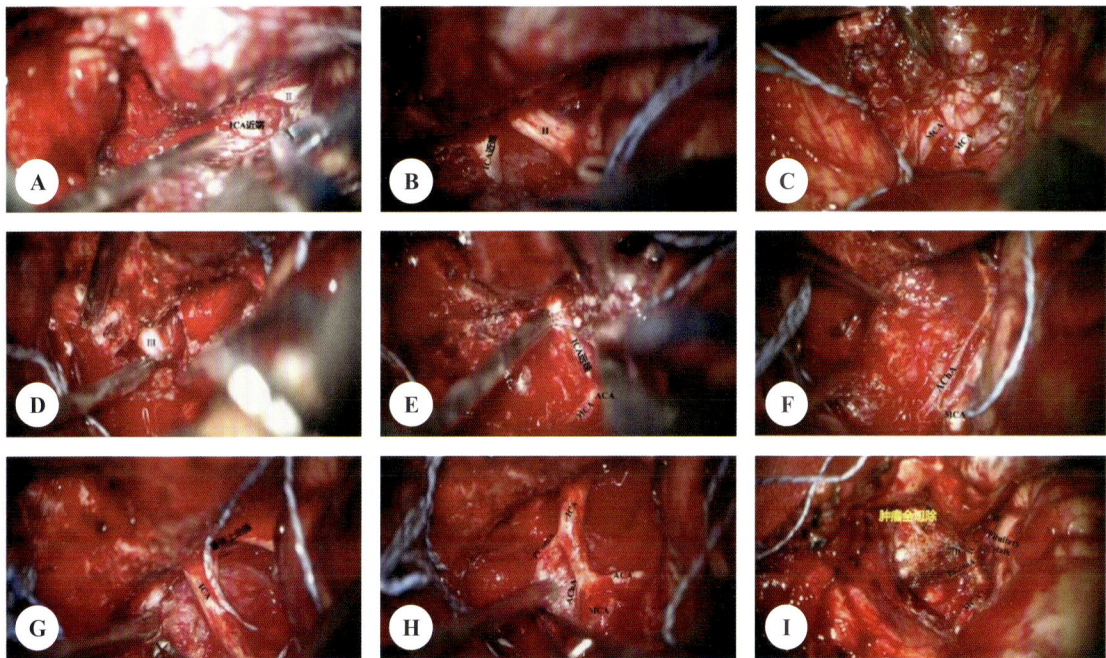

▲ 图 3–98　病例 16 手术过程

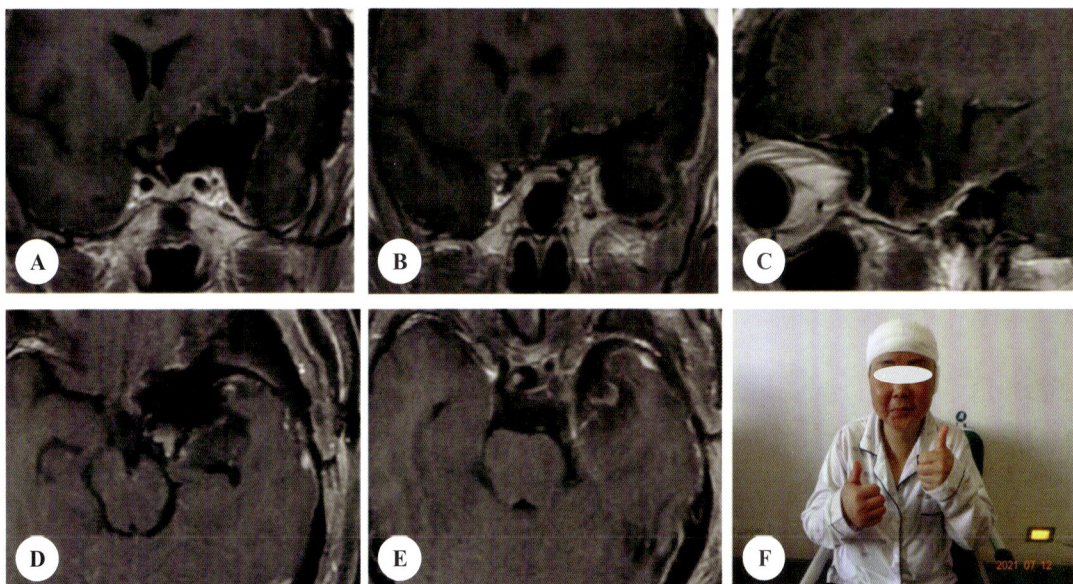

▲ 图 3–99　病例 16 术后 MRI 检查

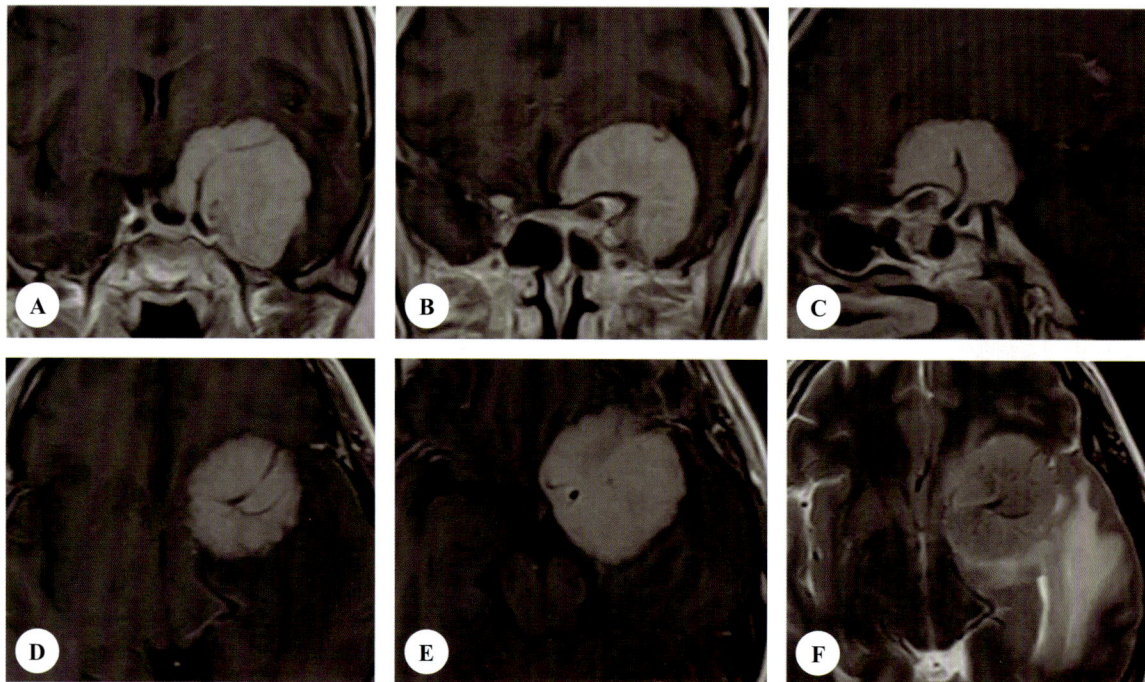

▲ 图 3-100　病例 17 术前辅助检查

【手术入路】左侧扩大翼点入路。

【手术过程】左额颞发迹内切口，依次切开头皮和帽状腱膜，帽状腱膜下分离皮瓣并牵开，筋膜下分离颞脂肪垫保护面神经额支，骨膜下分离颞肌，显露至 Keyhole 及眉弓上 0.5cm。以蝶骨嵴为中心，颅骨钻 3 孔，铣刀铣下约 8cm×7cm 大小的骨瓣，悬吊硬膜。显微镜下弧形剪开硬膜，开放侧裂近端，逐渐释放脑脊液，见肿瘤位于左侧前颅中窝底，大小约 5.3cm×4.6cm×5.2cm，基底主要位于以前床突为中心的蝶骨嵴内侧、前床突、鞍结节、蝶骨平台、颅中窝底，质地韧，血供丰富，色灰红，与周围脑组织边界尚清，颈内动脉、A1 及 M1 近段及其穿支血管被肿瘤包绕。显微镜下首先电凝切断肿瘤基底，阻断大部分血供，再逐渐分离肿瘤与脑组织间粘连，分块切除肿瘤，最后分离肿瘤与颈内动脉、A1 及 M1、前交通动脉、脉络膜前动脉、动眼神经、视神经粘连，全切除肿瘤。切除肿瘤后，视神经、动眼神经、A1 及 M1 及其穿支血管等结构保护完好（图 3-101，▶视频 3-8 前床突脑膜瘤分离技术）。

【术后 MRI】左侧额颞顶部局部颅骨骨质不连续呈术后改变，原左侧蝶骨嵴病灶已切除，术区及相应颅板下见积液、积血及少许积气，术区可见少许条带状强化影，左侧脑室受压变窄同前，病灶周围

可见大片状水肿带同前，左额颞叶、左侧基底节区、中脑受压同前，中线结构右移同前（图 3-102）。

【神经功能】神志清楚，双瞳孔等大等圆直径 3mm 大小，对光反射灵敏，头颅大小及形态正常，鼻腔及外耳道无异常分泌物；嗅觉正常；视力视野同术前；眼球活动可，面部感觉对称。

【经验体会】

(1) 前床突脑膜瘤引起前床突或蝶骨嵴内侧骨质增生时，需自硬膜下或者硬膜外磨除前床突骨质。当肿瘤累及视神经管内时，应切开镰状韧带，切除视神经管降低内肿瘤以降低复发概率。

(2) 若肿瘤与海绵窦内神经、血管无明显界面，提示肿瘤已侵犯海绵窦内动脉外膜及脑神经外膜，此时可保留部分肿瘤，避免过度牵拉或操作导致的动脉或神经损伤。

专家点评

　　鞍旁脑膜瘤包括前床突脑膜瘤、海绵窦脑膜瘤和蝶骨嵴内侧脑膜瘤等。因前床突脑膜瘤多于硬膜下空间生长，少数可向视神经管生长或包绕颈内动脉床突段，故以扩大翼点入路为基础，根据需要结合硬膜外或（和）硬膜下的

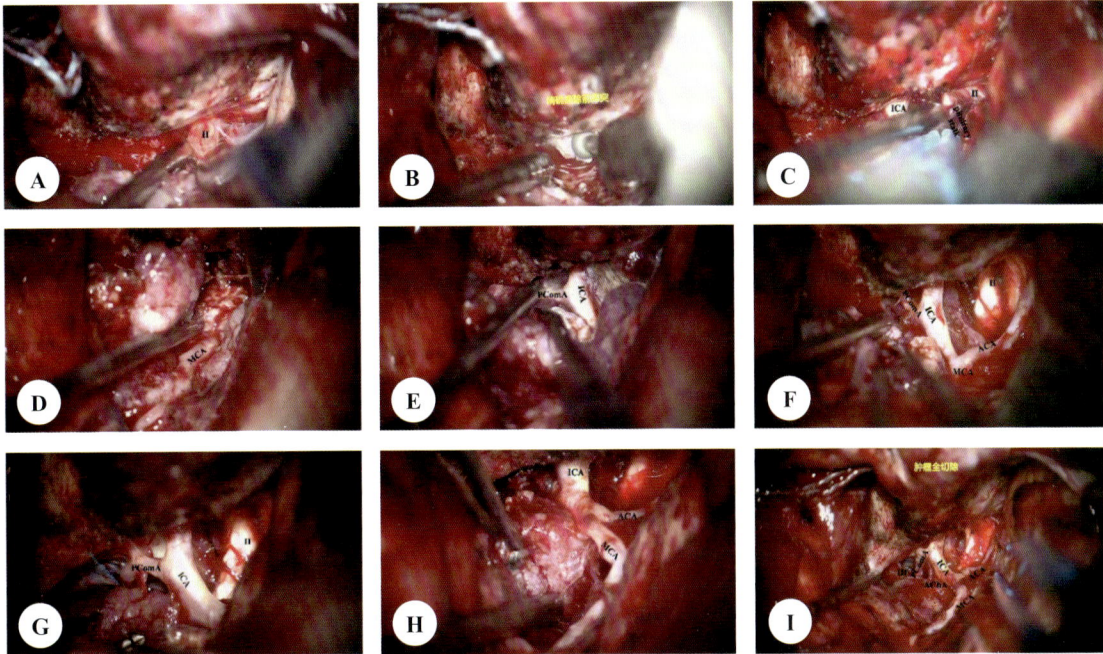

▲ 图 3-101　病例 17 手术过程

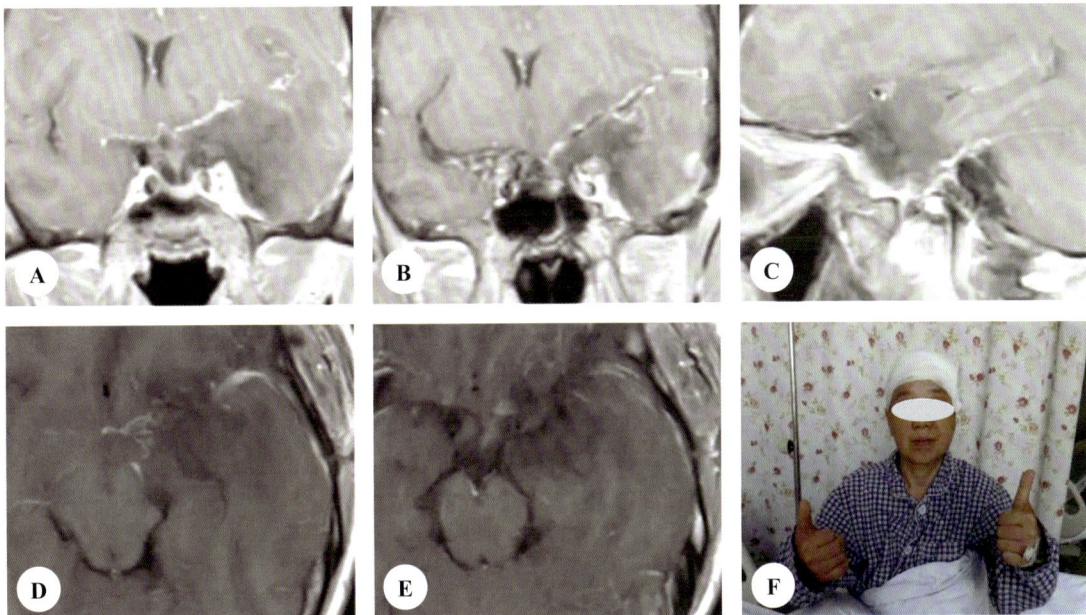

▲ 图 3-102　病例 17 术后检查

前床突磨除和视神经管开放，可满足绝大部分该类肿瘤的有效切除，而不必采用颅—眶—颧入路。对于向海绵窦侵犯的鞍旁脑膜瘤，因优先考虑到颈内动脉近段控制和定位及海绵窦内脑神经确定，从而实现肿瘤安全有效切除的需要，我们多选择颞前经海绵窦入路。对于向颞下窝、翼腭窝广泛侵犯的鞍旁脑膜瘤，方选择颅—眶—颧入路。

对于颈内动脉及其分支被肿瘤包裹的前床突脑膜瘤，定位并解剖分离被包绕的颈内动脉床突上段是手术成功的关键。术中由镰状韧带确定视神经管，再由此并参照前床突可确定被包绕的颈内动脉近端，自侧裂大脑中动脉分支由远及近可确认被包绕的颈内动脉分叉部；结合肿瘤基底的处理、分块减压等技术，用这种双向分离的方法可较快确定被包绕颈内动脉的行程。最难切除的是颈内动脉后下方包绕后交通动脉和脉络膜前动脉的肿瘤，极少数情况，后交通动脉可发出分支供应肿瘤，给分离血管带来困难。术中应遵循"自然"显露、原位切除肿瘤的原则，避免损伤穿支血管，尤其是避免撕裂颈内动脉造成灾难性后果。如术前评估颈内动脉变细、管壁不光滑、术中发现肿瘤侵犯颈内动脉管壁，在无充分血管重建准备的情况下，应避免强行切除肿瘤。

对于侵犯海绵窦的鞍旁脑膜瘤，颞前经海绵窦入路循海绵窦外侧壁和上壁打开海绵窦，有利于实现尽可能保留神经功能的前提下最大限度地切除肿瘤。

参考文献

[1] UGRUMOV V M, IGNATYEVA G E, OLUSHIN V E, et al. Parasellar meningiomas: diagnosis and possibility of surgical treatment according to the place of original growth. Acta Neurochirurgica Supplements (Wien), 1979, 28(2):373–374.

[2] STIRLING, W. Physiology in the French Metropolis. British Medical Journal, 1896, 1(1841):923–924.

[3] CUSHING, H., EISENHARDT, L. Meningiomas. Their Classification, Regional Behaviour, Life History, and Surgical End Results. Springfield, IL: Charles C Thomas, 1938.

[4] RISI, P., USKE, A., DE TRIBOLET, N. Meningiomas involving the anterior clinoid process. British Journal of Neurosurgery, 1994, 8(3):295–305.

[5] AZIZ K M, FROELICH S C, COHEN, P L., et al. The one-piece orbitozygomatic approach: the MacCarty burr hole and the inferior orbital fissure as keys to technique and application. Acta Neurochirurgica (Wien), 2002, 144(1):15–24.

[6] SUGHRUE M E, RUTKOWSKI M J, ARANDA D, et al. Factors affecting outcome following treatment of patients with cavernous sinus meningiomas. Neurosurgery, 2010, 113(5):1087–1092.

[7] LEE J Y, NIRANJAN A, MCINERNEY J, et al. Stereotactic radiosurgery providing long–term tumor control of cavernous sinus meningiomas. Neurosurgery, 2002, 97(1):65–72.

[8] STARKE R M, PRZYBYLOWSKI C J, SUGOTO M, et al. Gamma Knife radiosurgery of large skull base meningiomas. Neurosurgery, 2015, 122(2):363–372.

[9] DAVIDSON L, FISHBACK D, RUSSIN J J, et al. Postoperative Gamma Knife surgery for benign meningiomas of the cranial base. Neurosurgical Focus, 2007, 23(4):E6.

[10] PAMIR M N, KILIÇ T, BAYRAKLI F, et al. Changing treatment strategy of cavernous sinus meningiomas: experience of a single institution. Surgical Neurology, 2005;64 Suppl 2:S58–66.

[11] KLINGER D R, FLORES B C, LEWIS J J, et al. The treatment of cavernous sinus meningiomas: evolution of a modern approach. Neurosurgical Focus, 2013, 35(6):E8.

[12] NANDA A, THAKUR J D, SONIG A, et al. Microsurgical resectability, outcomes, and tumor control in meningiomas occupying the cavernous sinus. Neurosurgery, 2016, 125(2):378–392.

[13] SU J, YUAN X, ZHAO Z, et al. Pretemporal transcavernous approach tailored surgery of cavernous sinus tumors: a consecutive series of 31 cases report. Zhonghua Wai Ke Za Zhi, 2016, 54(5):367–371.

[14] COULDWELL W T, KAN P, LIU J K, et al. Decompression of cavernous sinus meningioma for preservation and improvement of cranial nerve function. Technical note. Neurosurgery, 2006, 105(1):148–152.

[15] PICHIERRI A, SANTORO A, RACO A, et al. Cavernous sinus meningiomas: retrospective analysis and proposal of a treatment algorithm. Neurosurgery, 2009, 64(6):1090–9; discussion 1099–1101.

[16] SINDOU M, WYDH E, JOUANNEAU E, et al. Long–term follow–up of meningiomas of the cavernous sinus after surgical treatment alone. Neurosurgery, 2007, 107(5):937–944.

[17] LI Y, SHI J T, AN Y Z, et al. Sphenoid wing meningioma en plaque: report of 37 cases. Chinese Medical Journal (English), 2009, 122(20):2423–2427.

[18] ATTIA M, UMANSKY F, PALDOR I, et al. Giant anterior clinoidal meningiomas: surgical technique and outcomes. Neurosurgery, 2012, 117(4):654–665.

[19] SINDOU M, NEBBAL M, GUCLU B. Cavernous sinus meningiomas: imaging and surgical strategy. Advances and Technical Standards in Neurosurgery, 2015, 42:103–121.

[20] JASON A H, AL–MEFTY O. Cavernous sinus meningiomas. Neurosurgical Focus, 2003, 14(3):1–9.

[21] ROMANI R, ELSHARKAWY A, LAAKSO A, et al. Tailored anterior clinoidectomy through the lateral supraorbital approach: experience with 82 consecutive patients. World Neurosurgery, 2012, 77(3–4):512–517.

[22] 马翔宇，张鑫，李卫国，等．经眶上外侧入路切除颅前窝底脑膜瘤的临床分析．中华神经外科杂志，2016, 32(1):35–37.

[23] DEMONTE F, SMITH H K, AL–MEFTY O. Outcome of aggressive removal of cavernous sinus meningiomas. Neurosurgery, 1994, 81(2):245–251.

[24] KOUTOUROUSIOU M, VAZ G F F, FERNANDEZ–MIRANDA J C, et al. Endoscopic Endonasal Surgery for Tumors of the Cavernous Sinus: A Series of 234 Patients. World Neurosurgery, 2017, 103:713–732.

[25] LOBO B, ZHANG X, BARKHOUDARIAN G, et al. Endonasal Endoscopic Management of Parasellar and Cavernous Sinus Meningiomas. Neurosurgical Clinics of North America, 2015, 26(3):389–401.

[26] FERNANDEZ–MIRANDA J C, ZWAGERMAN N T, ABHINAV K, et al. Cavernous sinus compartments from the endoscopic endonasal approach: anatomical considerations and surgical relevance to adenoma surgery. Neurosurgery, 2018, 129(2):430–441.

[27] HARDESTY D A, MONTASER A S, CARRAU R L, et al. Limits of endoscopic endonasal transpterygoid approach to cavernous sinus and Meckel's cave. Neurosurgical Science, 2018, 62(3):332–338.

[28] LI Y, ZHANG X, SU J, et al. Individualized Cerebral Artery

Protection Strategies for the Surgical Treatment of Parasellar Meningiomas on the Basis of Preoperative Imaging. Frontiers in Oncology, 2021, 11.

四、小脑幕切迹脑膜瘤

（汪浚泉 秦超影）

小脑幕切迹脑膜瘤（tentorial notch meningiomas，TNM）是小脑幕脑膜瘤的一种较为少见的类型，因肿瘤位置深，与脑神经、动静脉和脑干等重要结构关系紧密，可在幕上下骑跨生长，常累及邻近颅底硬膜等特点，是神经外科治疗的重难点。笔者在2011—2022年主刀小脑幕切迹脑膜瘤64例，全切除51例，次全切除10例，大部切除3例，男女性别比为1∶2.83。

（一）肿瘤的定义和分型

小脑幕中后部的前内侧游离称为小脑幕切迹，其内侧空间称为小脑幕切迹间隙，内有中脑通过。根据小脑幕切迹与中脑的位置关系可将切迹间隙分为前、中、后三部，游离缘前方附着于岩尖和前、后床突，在三者间形成前、后岩床突反折及床突间反折。

小脑幕切迹脑膜瘤的概念最早由 Sammi 明确提出并作为单独的病例组进行报道，在其研究中将小脑幕切迹脑膜瘤描述为累及小脑幕切迹、位于切迹间隙的脑膜瘤；Yaşargi 通过脑膜瘤的起源与位置对脑膜瘤进行分型，其中涉及小脑幕切迹的为内环型的 T_1、T_2、T_3。后续研究和报道小脑幕切迹脑膜瘤概念时多沿用两者的观点。

Sammi 等认为小脑幕切迹脑膜瘤多位于中切迹间隙（脑干侧方）和后切迹间隙（脑干后方），并以此为依据分为两组（侧方组和后内侧组），分别对应中后切迹间隙。Bassiouni 在其报道中，认为在临床实践过程中，尤其是肿瘤体积较大、涉及范围较广时，对于 Yaşargil 分型中部分类型往往难以区分，故而将其合并：内侧 TNM（即 T_1 和 T_2），镰幕交界区脑膜瘤（即 T_3 和 T_8），合并后的小脑幕切迹脑膜瘤的分型与 Samii 等的分型基本一致，此种分型也为较多的学者所沿用（表3-6）。

另有少数学者在报道中将 T_1 和 T_2 型区分开来。Benedicto 等参照 Yasargil 分型，所报道的30例小脑幕脑膜瘤中前切迹型6例，且肿瘤体积均较小（<3cm）均向幕下生长。Xiu 等从制订理想的手术入路角度出发，先按肿瘤主体延伸方向分为幕上、幕下和幕上下型，后将幕上型分为前、中、后三个亚型，幕下型分为内外两亚型。文献报道中被明确描述的 T_1 型肿瘤较少，其原因可能是该处肿瘤或被描述为邻近部位起源的脑膜瘤，或向周围蔓延较广而形成复杂颅底中央脑膜瘤，而依靠目前影像学手段准确辨识是否小脑幕前切迹起源尚存在困难。

后续为满足临床需求，在小脑幕切迹脑膜瘤的分型基础之上，更为细化的分型陆续被提出，有利于更为深入地探讨各个分型亚组的处理细节和要点，更进一步地指导手术。Gokalp 等将内侧型切迹脑膜瘤分为岩尖贴附型、侵及海绵窦型、主体位于幕上或幕下四型，而将镰幕型分为幕上和幕下两型。M.Hashemi 等对起自小脑幕皱襞（即前后岩床突韧带及床突间韧带所形成的硬膜返折）的脑膜瘤进行报道和分型，Ⅰ型指向颅中窝后部生长；Ⅱ型指向颅中窝前部（海绵窦方向）生长；Ⅲ型指同时向上述两个方向生长。Asari 等根据后切迹区脑膜瘤的主体生长方向及在磁共振矢状面上与深静脉系统的位置分为前、下、后、上四型。Bassiouni 对前者提出

表3-6 TNM临床分型

分 型	肿瘤基底主体	主要累及范围
前切迹 T_1	小脑幕前切迹，包括岩尖部天幕、后岩床突反折及床突间反折	主体位于前切迹间隙，可向外侧沿海绵窦外侧壁向颅中窝方向生长，可向前侵入动眼神经三角而侵入海绵窦，可向下侧累及上斜坡区，亦可沿鞍背后床突向中线或向上方发展，常累及动眼、滑车、外展神经和后循环动脉
中切迹 T_2	主要位于小脑幕中切迹	主体位于中切迹间隙和脑桥小脑三角区，可向前累及 Meckel 腔，向幕下累及内听道，亦可幕上下发展同时累及颅中窝和颅后窝
后切迹 T_3	主要位于小脑幕后切迹	主体位于镰幕交界区和后切迹间隙，以累及深静脉系统为主要特点

了改进，根据 MRI 中肿瘤的起源和生长方向分型，Ⅰ型起自大脑镰两层之间，位于大脑大静脉和直窦交汇处的上方，向下推挤大脑大静脉；Ⅱ型起自小脑幕下表面近大脑大静脉与直窦交汇处，向上方推挤大脑大静脉；Ⅲ型肿瘤起自后切迹中线旁，大脑大静脉位于肿瘤内侧；Ⅳ型起自镰幕交界（沿直窦），将大脑大静脉系统推向对侧，该分型兼顾了肿瘤起源部位及与深静脉系统的关系，便于指导临床实践。

本组病例将前切迹型根据肿瘤主体生长方向、范围、基底的起源以及基底的进一步延伸方向等分为中央型、下方型和内侧型。中央型起自前后岩床返折、床突间返折和动眼神经三角内海绵窦顶壁硬膜，肿瘤主体向上生长；后方型起自岩尖附近天幕，主体沿天幕向后延伸；内侧型起自后岩床返折、前切迹缘，主体向内侧向上生长（表 3-7）。中切迹型分为幕上型 T_{2a}、幕下型 T_{2b} 和幕上下型 T_{2c}，幕下型为主体向小脑幕下方生长，可累及部分岩骨背侧硬膜，幕上下型指肿瘤沿小脑幕两侧生长，可同时累及中后颅底硬膜（表 3-8），后切迹 TNM 沿用 Bassiouni 于 2008 年提出分型标准进行（表 3-9）。

（二）临床表现

临床表现的特点往往取决于肿瘤的位置和累及结构。常见的症状有头痛、头晕、恶心、呕吐、步态不稳、复视、视力下降、听力下降、耳鸣、面部疼痛、轻偏瘫、意识障碍和癫痫等。前切迹脑膜瘤向后压迫脑干腹侧锥体束或中切迹向内侧压迫脑干使之移位均可产生轻偏瘫，轻瘫试验往往有阳性表现，严重者可出现锥体束病理反射。位于中切迹的脑膜瘤的幕上部分与颞叶内侧相邻，这部分患者可出现癫痫发作。后切迹脑膜瘤与松果体肿瘤不同的是，出现锥体束征常见，而较少出现上视困难和瞳孔改变。部分患者因肿瘤较小或肿瘤位于后切迹，常无明显临床症状，因体检或其他原因行影像学检查而发现。

（三）影像学检查

CT 多用于确诊前的筛查、钙化情况判断、了解颅底骨质侵犯情况，以及 CT 血管造影。大多数小脑幕脑膜瘤平扫时表现为边界清晰、质地均匀的高密度或稍高密度占位影，强化后一般呈均匀强化。瘤内可有钙化，而坏死囊变较为少见，颅底骨质破坏或反应性增生较为少见。CTA/CTV 在一定程度上可代替血管造影，了解肿瘤与邻近血管的关系，以及较为粗大的供血动脉，在后切迹型脑膜瘤中可帮助了解静脉闭塞以及深静脉系统旁支重建情况，需注意的是部分未闭塞且功能良好的深静脉在术前影像学表现中也可能不显影。

磁共振成像（MRI）在 TNM 的诊治过程中起重要作用。脑膜瘤在 T_1 加权相上常为等或稍低信号，T_2 加权相上常显示为等或稍高型号，信号常均匀。增强时均匀强化并可见脑膜尾征。如肿瘤表面蛛网膜存在，肿瘤与正常脑组织或脑干之间常可见长 T_2 的蛛网膜间隙，在部分肿瘤这一间隙消失，且脑干受压部可见长 T_2 水肿影，多认为肿瘤突破蛛网膜且与脑干粘连较为紧密。同时 T_2 相上由于流空效应的存在，肿瘤与邻近血管的关系、与静脉窦的关系均有所体现。此外，T_2 相的高信号常提示脑膜瘤的质地较软、侵袭性更强，同时也具有更多的血管增生。

（四）治疗方式

多数脑膜瘤全切除可治愈，故手术仍是治疗小脑幕切迹脑膜瘤的首选方式，而根据肿瘤分型指导手术入路的选择是讨论的重点。此外，随着放射治疗的发展，尤其是立体定向放射治疗已成为一种重要的辅助治疗手段。

1. 手术入路的选择　前切迹型（T_1 型）的文献报道中采用翼点入路及颞下入路为主。M.Has hemi 等指出向颅中窝后部生长的前切迹型（Ⅰ型）适用颞下入路，可早期处理颅中窝底硬膜，而向颅中窝前部生长的（Ⅱ型）适用翼点入路，便于对颈内动脉系统的定位和分离。Colli 等采用颞下 – 枕下乙状窦后联合入路。

Sekhar 等指出颞下入路便于早期处理中切迹型基底，且对动脉、肿瘤与脑干界面，以及动眼滑车神经显露较好，适用于中切迹幕上型，需要注意的是轻柔地牵拉和 Labbe 静脉的保护；而枕下乙状窦后入路适用于幕下型，可以更好地显露三叉面听和后组脑神经，同时提出可联合两种入路分期或分步实施以取长补短。Guidetti B 等提出小脑幕幕上方入路如颞枕开颅等有利于早期切开小脑幕、离断脑膜垂体干的硬膜动脉分支以减少肿瘤血运。Gokalp 等为

表 3-7　前切迹分型

前切迹型小脑幕切迹脑膜瘤

| T_{1a} | T_{1b} | T_{1c} |

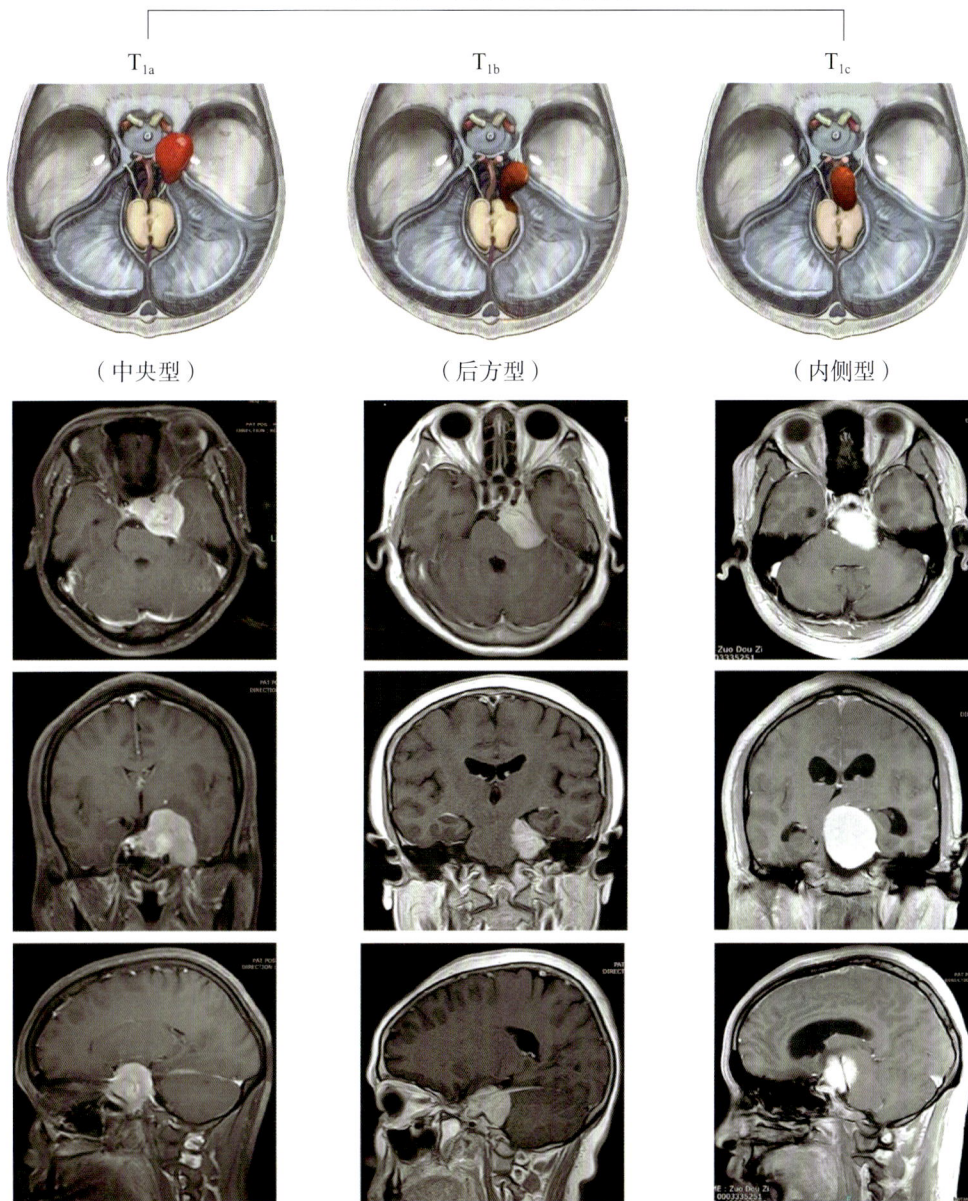

（中央型）　　　　　　　　　　（后方型）　　　　　　　　　　（内侧型）

分　型	肿瘤主体生长方向	累及范围	基底起源	基底延伸方向
中央型 T_{1a}	主体向上生长	常累及海绵窦、上斜坡、颅中窝底、鞍内	前后岩床返折、床突间返折、动眼神经三角内海绵窦顶壁硬膜	广泛，可向后沿天幕延伸，向外侧沿海绵窦外侧壁及颅中窝底，向后沿上斜坡
后方型 T_{1b}	主体位于幕下，沿天幕向后延伸	可伴经 Meckel 腔由后向前侵入颅中窝	岩尖附近天幕	主要沿天幕向后，部分沿岩骨背侧向下，很少向内侧越过基底动脉
内侧型 T_{1c}	主体向内侧向上方生长	常使脑干明显受压并向后移位，基底动脉常被推向对侧	后岩床返折、前切迹缘	常推挤基底动脉、累及对侧上斜坡及鞍背

切除岩尖附近贴附型（内侧型）脑膜瘤所提出的颞下经岩－乙状窦后联合入路，进一步地通过磨除岩尖和乳突骨质达到增加显露的目的，可显露乙状窦

全程，兼顾了窦前窦后的显露路径，增加了视野和操作空间，但无疑损伤较大，且并发症增加。Sammi等认为对于中切迹型可考虑枕下乙状窦后入路，该

表 3-8　中切迹 TNM 分型

中切迹型小脑幕切迹脑膜瘤

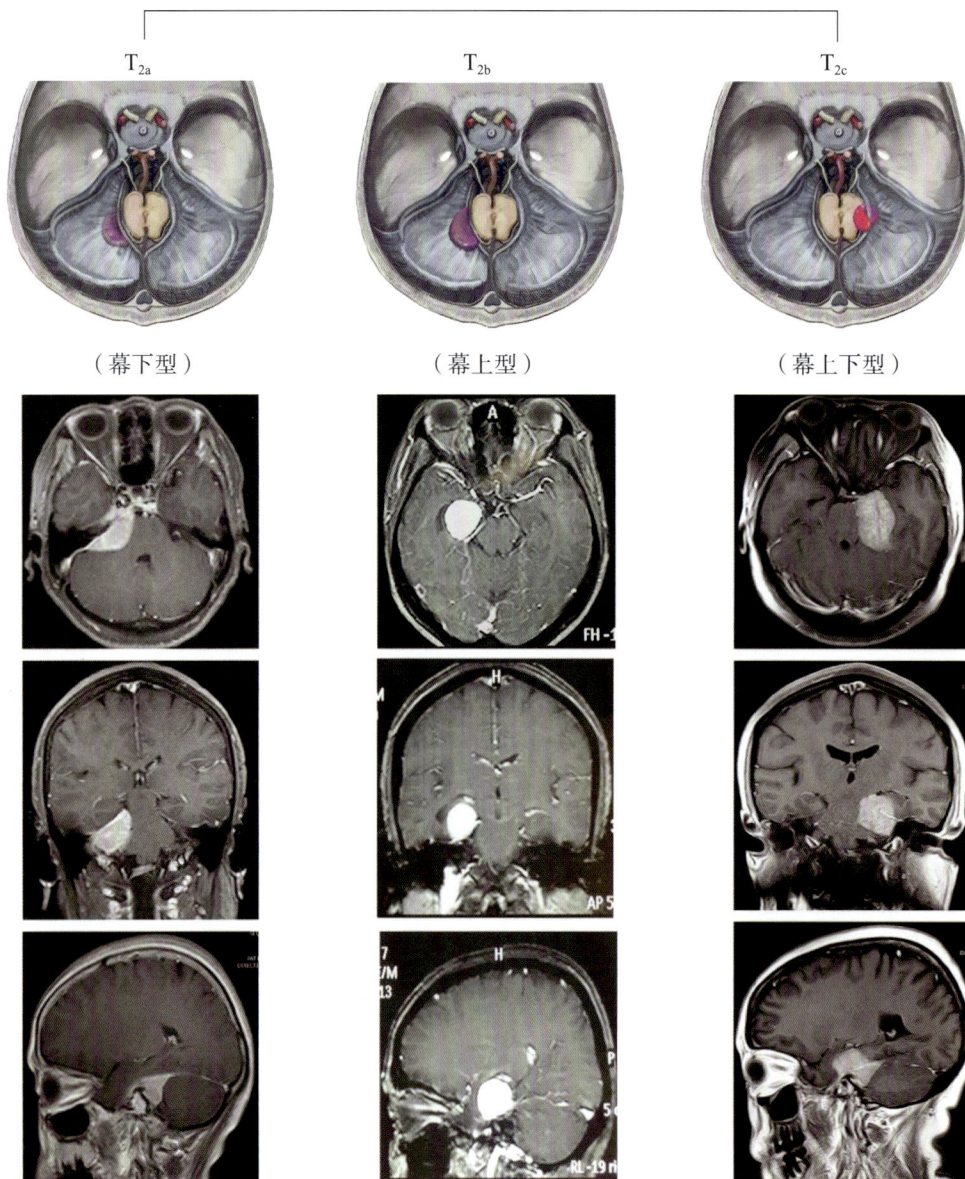

	T_{2a}	T_{2b}	T_{2c}
	（幕下型）	（幕上型）	（幕上下型）

分　型	肿瘤基底	累及范围
幕下型 T_{2a}	小脑幕中切迹	内听道及颅后窝
幕上型 T_{2b}	小脑幕中切迹	伴经 Meckel 腔由后向前侵入颅中窝
幕上下联合型 T_{2c}	小脑幕中切迹	• 内听道及颅后窝 • 伴经 Meckel 腔由后向前侵入颅中窝

入路损伤小、幕下显露充分，可适用于幕下型大多数情况；而向幕上发展为主，少累及 CPA 区的幕上型可考虑颞下入路，必要时可通过岩尖骨质的磨除以增加 CPA 区的显露；对于累及颅中窝和颅后窝、鞍旁区域或桥前区及对侧岩斜区的肿瘤，提倡行颞下 – 乙状窦后联合入路。

表 3-9　后切迹 TNM 分型（参照 Bassiouni 分型）

后切迹型小脑幕切迹脑膜瘤

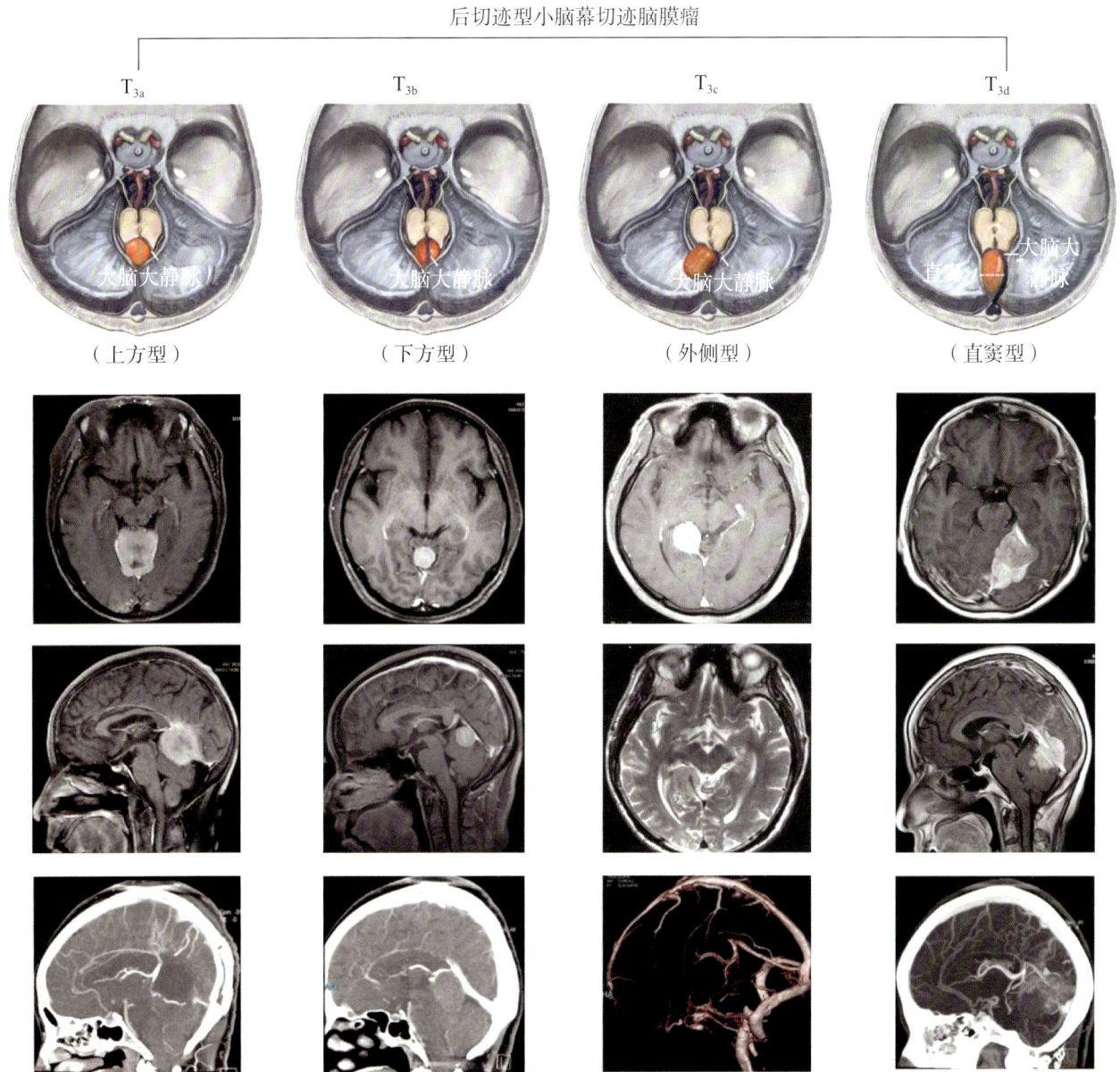

T_{3a}	T_{3b}	T_{3c}	T_{3d}
（上方型）	（下方型）	（外侧型）	（直窦型）

分　型	肿瘤起源及与大脑大静脉的关系
T_{3a}（上方型）	起自大脑镰两层之间，位于大脑大静脉和直窦交汇处的上方，向下推挤大脑大静脉
T_{3b}（下方型）	起自小脑幕下表面近大脑大静脉与直窦交汇处，向上方推挤大脑大静脉
T_{3c}（外侧型）	肿瘤起自后切迹中线旁，大脑大静脉位于肿瘤内侧
T_{3d}（直窦型）	起自镰幕交界（沿直窦），将大脑大静脉系统推向对侧

后切迹区脑膜瘤文献中报道的主要入路包括枕下幕上入路、幕下小脑上入路和经胼胝体入路。Bassiouni 分型中的上方型、直窦型和部分外侧型均推荐枕下幕上入路，下方型采用幕下小脑上入路。枕下幕上入路优势在于路径短，枕极桥静脉较少，且可通过体位优势减少枕叶牵拉，术中术者可根据情况选择枕间纵裂或枕下幕上间隙进行操作，对中线外侧的暴露也大大增加，可切开小脑幕或大脑镰以显露幕下部分和大脑镰对侧的肿瘤，需注意避免切开小脑幕窦造成出血，尤其需要警惕深静脉系统闭塞小脑幕窦形成侧支代偿的情况；术中可沿直窦外侧切开小脑幕并向对侧轻微牵拉深静脉复合体，可直接暴露松果体区结构。缺点在于可能对基底静脉显露不佳，且牵拉枕叶可能同侧视野偏盲，Yaron A 建议行外侧枕下经天幕入路，可减少视野缺损的风险，并增加对深静脉系统下方结构的显露。Ziyal 认为枕下幕上入路适用于肿瘤同时向深静脉复合体上方及下方延伸的患者，而当肿瘤完全向上延伸甚至进入第三脑室后部时应更倾向于使用经胼胝体入路。

本组病例在分型基础上，结合临床实践，总结相关手术入路以供参考（表 3-10）。

2. 立体定向放射治疗 对于患者年龄较大或其他原因不能耐受手术且肿瘤较小、症状不明显的患者，可选择定期观察，术后肿瘤残留或小脑膜瘤患者拒绝手术时，伽马刀等立体定向放射治疗也有一定疗效。Sheehan 于 2015 年报道在 675 例颅后窝脑膜瘤伽马刀治疗 5 年中，肿瘤控制率达 91.2%，但其肿瘤体积较小。多数放射学者均支持体积较大或症状明显仍首选手术治疗这一观点，立体放射治疗适用于体积较小、无明显占位效应，或是肿瘤发现较早、手术风险较大、手术治疗后参与或复发的辅助治疗等情况。

（五）典型病例解析

1. 前切迹型 T_1 组

病例 1 小脑幕前切迹脑膜瘤（中央型 T1a） 患者男性，52 岁，因"左侧肢体肌力下降 2 个月，加重伴行走不稳 1 月余，发现颅内占位 10 天"入院。既往"糖尿病"4 年，使用胰岛素控制血糖，血糖控制不佳。

【查体】神清语利。视力下降，视野粗测无缺损。双瞳直径 2.0mm，等大等圆，直接、间接对光反射灵敏，双眼球活动可，眼睑无下垂，左侧肌力下降，4 级，肌张力可，右侧肌力、肌张力可，无肌肉萎缩。四肢痛觉、振动觉可。病理征阴性。Romberg 征（-），一字步（+）。

【辅助检查】见图 3-103。

【手术入路】扩大翼点入路。

【手术过程】仰俯卧，头左偏约 45°。取额颞切口开颅。分层切开头皮，脂肪垫下分离保护面神经

表 3-10　基于分型的手术入路选择推荐

分　型		入路选择推荐
前切迹型	中央型 T_{1a}	扩大翼点 - 颞前经海绵窦入路
	后方型 T_{1b}	颞下入路或乙状窦后入路
	内侧型 T_{1c}	颞下入路
中切迹型	幕上型 T_{2a}	颞下入路
	幕下型 T_{2b}	颞下入路或乙状窦后入路
	幕上下型 T_{2c}	颞下入路 + 乙状窦后双锁孔入路或乙状窦前幕上联合入路
后切迹型	上方型 T_{3a}	枕下幕上（Poppen）入路
	下方型 T_{3b}	幕下小脑上（Krause）入路或枕下幕上（Poppen）入路
	外侧型 T_{3c}	枕下幕上（Poppen）入路或颞下入路
	直窦型 T_{3d}	枕下幕上（Poppen）入路

额支。分离颞肌后颅骨钻孔，铣刀锯开骨瓣。咬除蝶骨脊及颞骨鳞部骨质。悬吊硬膜后剪开，分离侧裂，见病变基底位于后床突及天幕缘，肿瘤大小约 4cm×4.5cm×4cm，肿瘤质地硬，血运丰富，肿瘤和颈内动脉、大脑中动脉、基底动脉、小脑后动脉关系不清，穿支血管包裹明显。镜下离断肿瘤基底部后分块减压，将鞍背、上斜坡、颅中窝肿瘤予以切除。肿瘤周边和血管粘连紧密，未予以强行切除。烧灼硬膜。

【术后情况】神清语利，右侧瞳孔大小约 4mm，对光反射迟钝，左侧侧瞳孔等大等圆直径 3mm 大小，对光反射灵敏，切口愈合可，无红、肿、渗出，各生理反射存在，Kernig、Babinski、Brudzinski 征阴性。

【经验体会】

(1) 扩大翼点入路可早期处理血供，小脑幕切迹的血供常来自小脑幕缘动脉，常常起自脑膜垂体干，也可直接起自颈内动脉海绵窦段，发出后向上达海绵窦顶壁后再向后向外沿小脑幕缘行走，直至

直窦区域，供应动眼神经和滑车神经穿硬膜段、海绵窦壁、小脑幕内侧 1/3 以及直窦区域的部分大脑镰。

(2) 翼点入路在小脑幕缘处操作空间往往较为狭窄，但在中央型 T_1 肿瘤本身的占位效应，在肿瘤内减压后，操作空间明显增加弥补了入路本身显露范围的不足。

(3) 必要时可磨除岩尖处骨质切除颅后窝部分肿瘤。

(4) 该例患者术前 MRI 提示脑干明显且存在明显的脑干水肿，术中发现断除肿瘤基底部血供后，创面仍有较多量出血，考虑脑干表面参与供血可能，同时发现肿瘤与 BA、MCA、SCA 等粘连且血管条件很差（可能与糖尿病病史相关），沿肿瘤后部尝试分离时发现肿瘤与脑干间蛛网膜界面消失，粘连紧密，未予以强行切除。

病例 2 小脑幕前切迹脑膜瘤（中央型 T_{1a}） 患者女性，58 岁，因"头痛 2 年、头痛加重伴面部麻

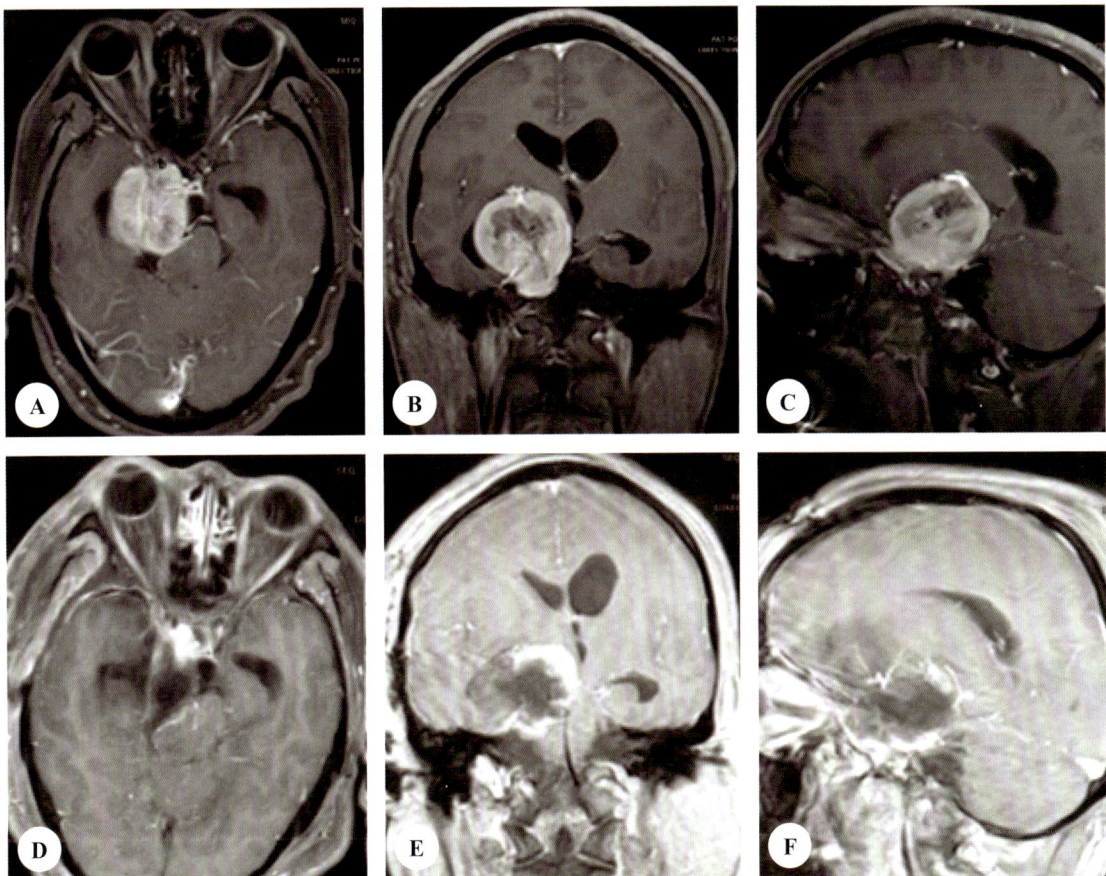

▲ 图 3-103 前切迹型 T_1 组病例 1 术前辅助检查

木 4 个月"入院。既往无特殊。

【查体】神清语利。记忆力、定向力、智力可。双鼻嗅觉可。视力：左眼视力 0.6；右眼视力 0.6，双瞳直径 3mm，等大等圆，光反射灵敏，双眼球活动可，眼睑无下垂，无眼球震颤。右侧面部痛觉、振动觉减退，咀嚼有力，张口下颌无偏移。余神经系统体查未见明显异常。

【辅助检查】见图 3-104。

头部 MRI：右侧岩蝶斜区跨颅中窝和颅后窝见一团片状等 T_1 稍长 T_2 信号，增强后见明显均匀强化，邻近可见线样脑膜强化，大小约 36.6mm × 22.0mm，病变部分包绕右侧颈内动脉海绵窦段，邻近右侧脑干明显受压；双额叶见点状长 T_1 长 T_2 信号，FLAIR 呈高信号；双侧侧脑室前角见帽状长 T_1 长 T_2 信号，FLAIR 呈高信号；灰白质界限清楚，脑沟、脑裂、脑池及脑室大小形态正常，中线结构无移位。

颅脑 CTA：右侧颈内动脉眼段凸起，动脉瘤可能。

【手术入路】右侧扩大翼点 - 颞前经海绵窦入路。

【手术过程】术中额颞弧形切口，显露右侧 Keyhole。见病变位于右侧鞍旁海绵窦侧壁内，以天幕切迹为基底，向颞骨岩部方向并向颅后窝生长，侵袭 Meckel 腔，累及海绵窦多组脑神经，与脑干粘连紧密，肿瘤大小约 3.5cm × 3.5cm × 3.0cm，质地较软，

血供丰富，色灰红。先切开海绵窦外侧壁，行瘤内减压，再分离肿瘤与周边神经血管粘连，分块全切除肿瘤。显露右侧颈内动脉、后交通动脉。见一大小约 2.5mm × 2.2mm 动脉瘤，始于颈内动脉眼段，指向前内后方。自硬膜外磨除右侧前床突，打开视神经管。继于硬膜下剪开镰状韧带，松解左侧视神经。先后自颈内动脉外侧、内侧间隙探查动脉瘤，分离瘤颈，瘤体大小约 2.5mm × 2.2mm × 2.2mm，色黄白，表面有凝血块，瘤颈宽约 2.0mm，充分显露瘤颈后，自颈内动脉内侧间隙用进口动脉瘤夹予以一次完全夹闭［图 3-105，▶ 视频 3-9 右侧天幕切迹脑膜瘤切除 + 右侧眼动脉瘤夹闭（颞海经海绵窦入路）］。

【术后 MRI】现术区可见长 - 短 T_1、长 - 短 T_2 积血积液信号灶，原右侧岩蝶斜区跨颅中窝和颅后窝占位病变已切除，术腔边缘增强后见少许强化。术区周围脑实质见片状水肿信号灶，额部硬膜下见弧形积液。邻近右侧脑干受压较前减轻；双额叶见点状长 T_1 长 T_2 信号，FLAIR 呈高信号（图 3-106）。

【神经功能】出院时神清语利，生命体征平稳。左侧瞳孔 2mm，右侧 3mm，对光反射灵敏，口角无歪斜，伸舌居中，颈软，四肢肌力、肌张力正常，各生理反射存在，Kernig、Babinski、Brudzinski 征阴性。

【经验体会】

(1) 本例为 T_{1a} 型 TNM，肿瘤起源于天幕前切迹 -

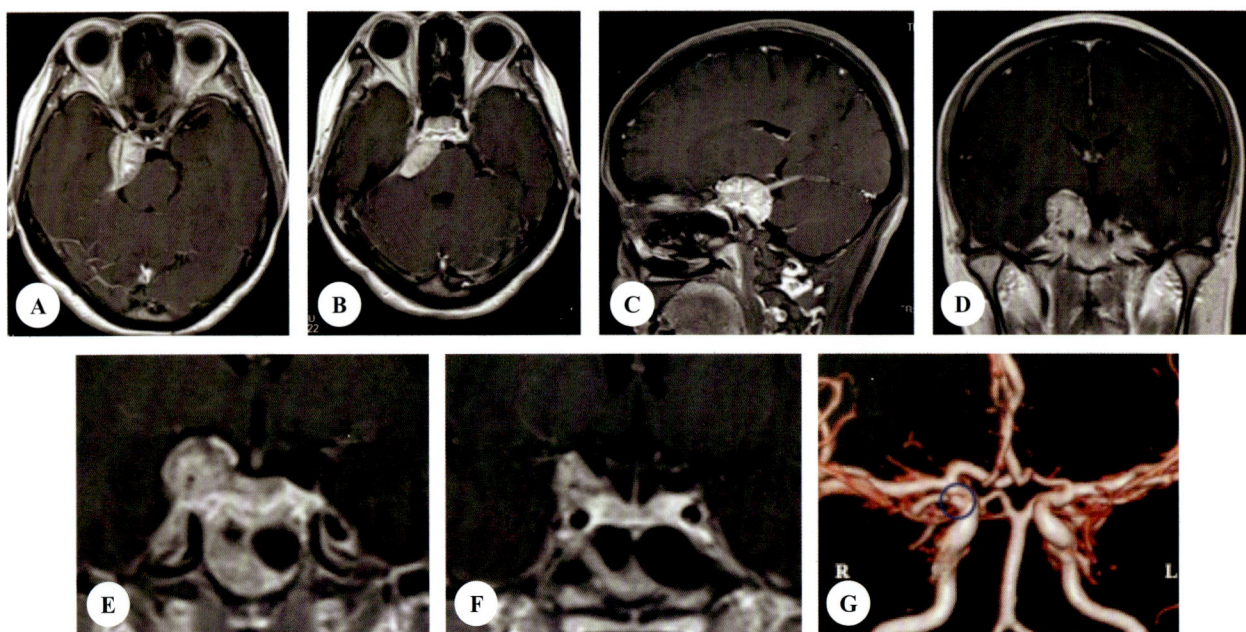

▲ 图 3-104 前切迹型 T_1 组病例 2 术前辅助检查

后岩床硬膜反折近鞍背处，基底沿天幕缘向海绵窦后份侧壁以及 Meckel 腔延伸，采用额颞开颅、颞前经海绵窦入路处理，充分处理蝶骨嵴直至眶上裂外侧，于硬膜外自眶脑膜带解剖海绵窦，处理受侵犯的海绵窦外侧壁，直达肿瘤起源位置处理基底。转入硬膜下探查床突旁动脉瘤，因已于硬膜外处理大部分基底，硬膜下减瘤及寻找边界变得容易。

(2) 对比病例 1，同归为 T_{1a} 型，此例肿瘤瘤体较小，虽向颅底中央区生长，但与血管未产生包绕关系，故优先选择利于处理基底的入路，于手术初期即控制肿瘤血供，同时全程探查处理海绵窦外侧壁，

有效规避残留，一举两得。

病例 3　小脑幕前切迹脑膜瘤（后方型 T_{1b}）　患者女性，49 岁。因"左侧面部麻木 3 年余，检查发现颅内占位 10 余天"入院。

【查体】神清，左侧角膜反射及左侧面部痛觉较右侧减退，张口无歪斜，额纹对称，鼓腮示齿可，双侧听阈 20db，四肢肌力、肌张力正常，轻瘫试验（－），指指、指鼻精确。

【辅助检查】见图 3-107。

【手术入路】枕下乙状窦后入路。

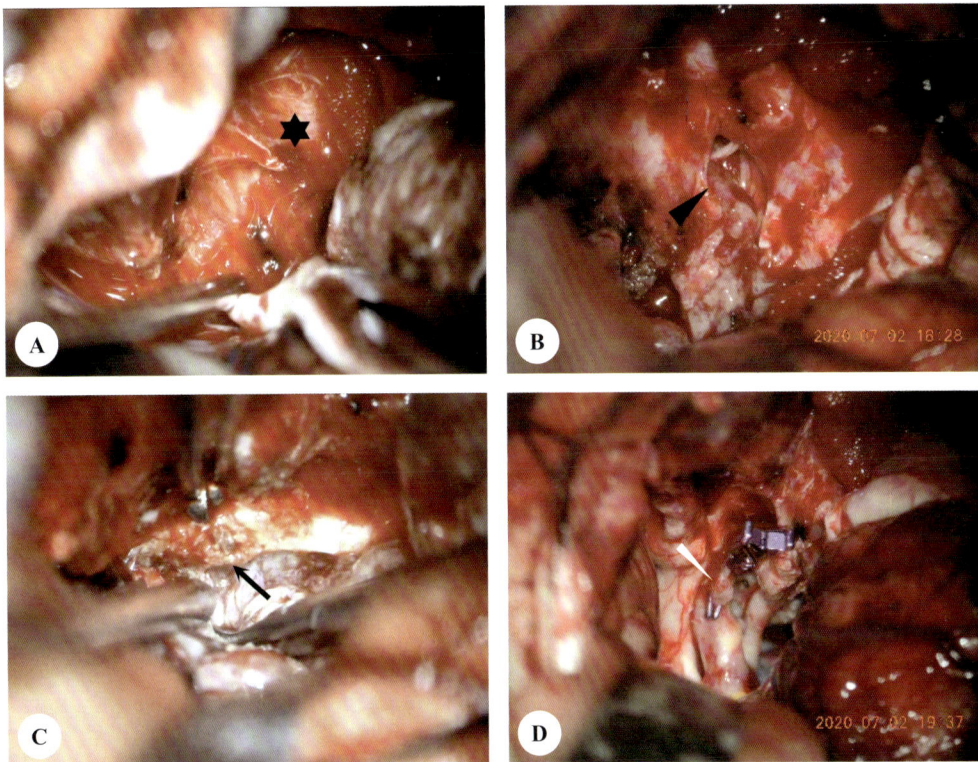

▲ 图 3-105　前切迹型 T_1 组病例 2 手术过程

颞前经硬膜外剥离侵犯海绵窦肿瘤（黑色六角形），打开 meckel 腔切除侵犯入其内的肿瘤（黑箭头），肿瘤基底 - 小脑幕前切迹（黑箭），颈内动脉眼段动脉瘤（白箭头）

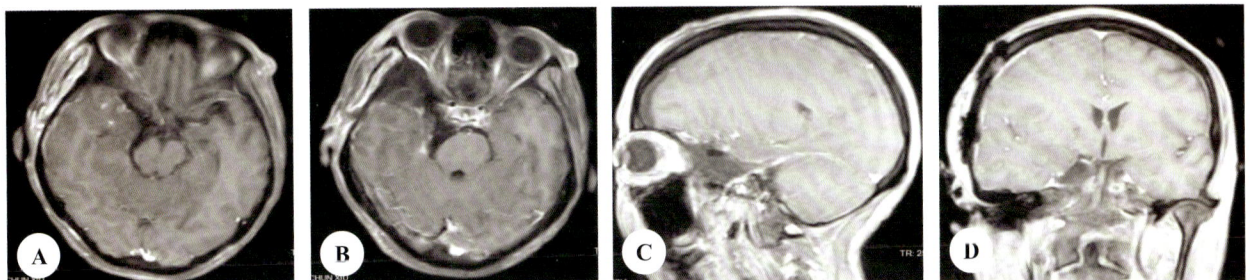

▲ 图 3-106　病例 2 术后 MRI 检查

【手术过程】患者取右侧俯卧位。行左侧枕下乙状窦后入路，耳后倒"L"切口，切开头皮，骨膜下分离皮肌瓣并牵开。颅骨钻2孔，骨瓣开颅，大小约4cm×4cm。显露横窦、乙状窦边缘，下达枕骨大孔。

显微镜下弧形剪开硬膜，小脑延髓外侧池释放脑脊液，缓慢牵开小脑半球，病变位于右岩尖斜坡区，大小约3.5cm×4cm×3.7cm，肿瘤质地中等偏硬，血供丰富，实性，边界清楚，但部分突入脑干且与脑干粘连紧密。岩静脉位于肿瘤表面，面听神经位于肿瘤下极，三叉神经被推挤至肿瘤腹侧下极，滑车神经、动眼神经位于肿瘤上方。分离保护岩静脉、面听神经，先电凝切断部分肿瘤基底，再行瘤内减压，依次沿肿瘤表面蛛网膜界面分离肿瘤下极、上极、内侧面，外展神经进入斜坡处硬膜受累明显，分块全切除肿瘤。最后再次电凝切除受肿瘤侵犯的天幕，充分电凝烧灼岩尖区处的肿瘤基底。全切肿瘤后，三叉神经、面神经、面听神经及后组脑神经及岩静脉保留完好［图3-108，▶视频3-10 内侧型小脑幕切迹脑膜瘤（T、C）切除术（枕下乙状窦后入路）］。

【术后情况】患者诉视物重影，行走不稳。查体：三测正常，神清语利，双侧瞳孔等大等圆，直径3mm大小，对光反射灵敏，左侧眼球外展受限，口角无歪斜，双侧闭眼可，伸舌居中。

【经验体会】

(1) 该例病变真基底位于岩尖处天幕切迹，沿天幕向中切迹匍匐，病变沿小脑幕向后方生长，大部分嵌入颅后窝，故选择后方入路，牵拉小脑幕面寻找间隙，处理基底与减压交替进行，逐步扩大操作空间，直达肿瘤真基底后予以充分烧灼，即可快速完成充分减压。

(2) 缓慢、间断牵拉小脑，注意岩静脉的保护

(3) 电生理检测下早期定位面听神经，神经间隙间操作时避免过度牵拉，避免神经周围电热损伤，充分减压的基础上沿蛛网膜界面分离，有利于保护面听神经。

病例4 小脑幕前切迹脑膜瘤（后方型 T_{1b}） 患者女性，49岁。因头痛1月余入院，既往高血压病史4年。

【查体】神志清楚，双侧瞳孔等大等圆，直径3mm，对光反射灵敏，头颅大小及形态正常，鼻腔及外耳道无异常分泌物；嗅觉稍减退；视力粗侧：左：0.3 右：0.3，视野粗侧未见缺损；眼球活动可，面部感觉对称，口角无歪斜，双侧鼻唇沟无变浅，

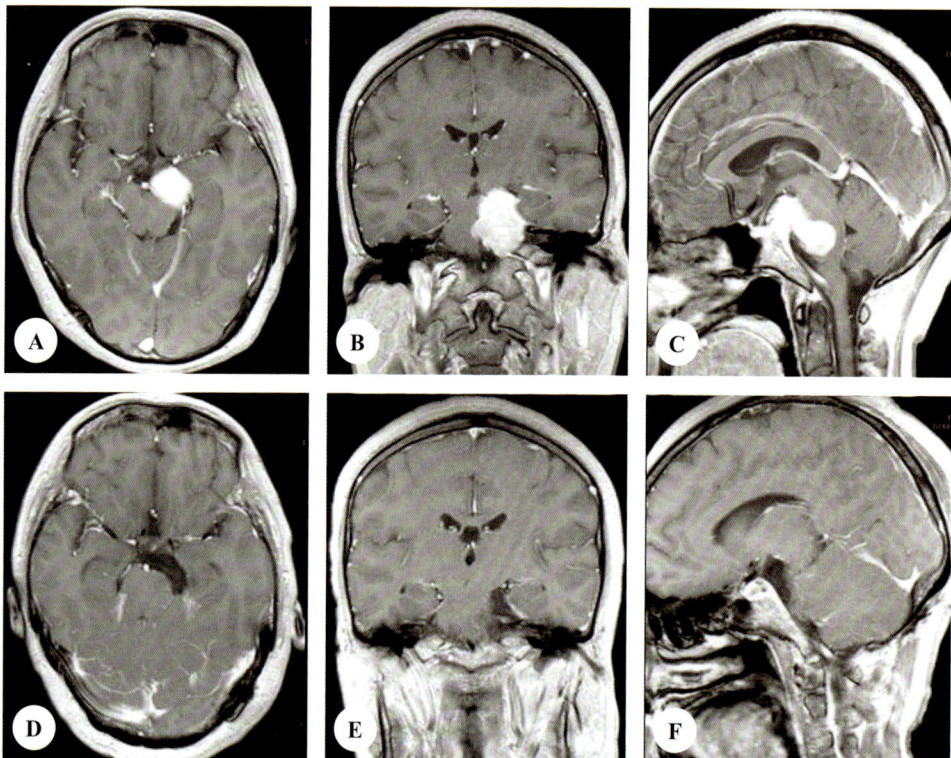

▲ 图3-107 前切迹型 T_1 组病例3术前辅助检查

皱眉、鼓腮、示齿可，听力粗侧未见明显异常；伸舌居中，咽反射正常，耸肩、转头有力。颈软，无抵抗，四肢感觉、活动可，肌力、肌张力正常。闭目难立征（－）。

【辅助检查】头部 MRI：右侧岩尖部见等 T_1 稍长 T_2 信号肿块，FALIR 呈高信号，大小约 35mm×25mm，增强后呈不均匀强化，邻近脑膜见强化，可见脑膜尾征，邻近脑实质受压（图 3-109）。

【术前诊断】右侧岩斜区占位性病变，脑膜瘤可能性大。

【手术入路】右侧颞下经天幕入路。

【手术要点】患者取仰卧位，右肩垫高，头向左偏 80°，头架固定头部，消毒铺单。行右侧颞下入路耳前小问号切口，长约 8cm，切开头皮及颞肌，将皮肌瓣分别向前下 / 后下方向牵拉，下方显露颧弓根部及外耳道上缘，颅骨钻 1 孔，铣刀开颅，骨瓣大小约 4cm×4cm，悬吊硬膜。显微镜下弧形剪开硬膜，缓慢抬起颞叶释放脑脊液，进一步向颅中窝底探查，可见海绵窦外侧壁隆起，尖刀片切开海绵窦外侧壁

外层硬膜后显露肿瘤。肿瘤起源于天幕前切迹 - 海绵窦后壁 - 岩斜区，从颅中窝匍匐生长至中斜坡，与脑干关系紧密，肿瘤质地较硬，色灰红，血运丰富，大小约 2.8cm×2.7cm×3.5cm，与周围硬膜少许粘连，先切开天幕，将天幕连着 Meckel 腔内肿瘤切除，肿瘤包绕右侧滑车神经，神经瘤化，予以离断。然后沿着海绵窦后壁及斜坡，分块切除颅后窝肿瘤。术中未损伤基底动脉及分支、三叉神经、外展神经及动眼神经。

【术后 MRI】原右侧岩尖部病灶已切除，术区少许长 T_1 长 T_2 信号，右侧颞叶脑组织可见片状 FLAIR 高信号，增强后术区边缘、蝶骨斜坡及右侧海绵窦旁可见少许条状强化。右侧乳突可见少许长 T_2 信号。脑桥受压较前减轻。双侧幕上深部脑白质内可见少许点状稍长 T_1 稍长 T_2 信号同前，FLAIR 呈高信号，增强扫描未见强化；双侧侧脑室旁见线样稍长 T_1 稍长 T_2 信号灶同前，FLAIR 呈高信号，增强扫描未见强化（图 3-110）。

【神经功能】神清语利，双侧瞳孔等大等圆，直径 3mm 大小，对光反射灵敏，口角无歪斜，伸舌

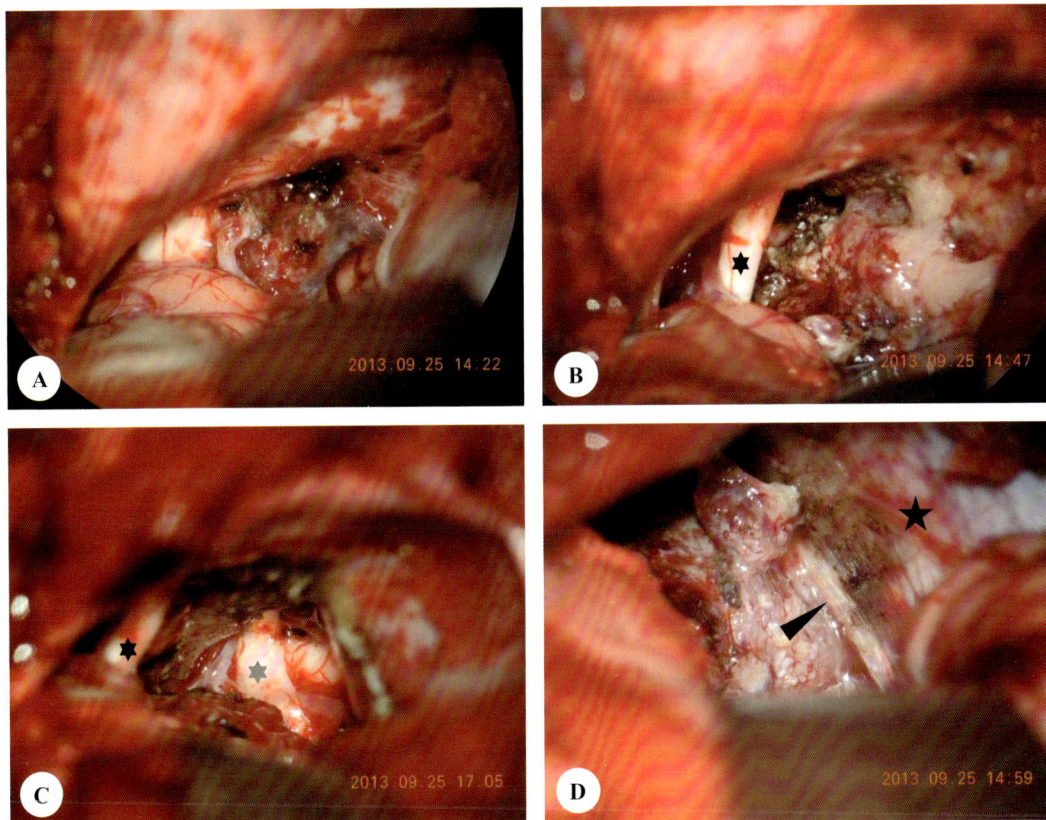

▲ 图 3-108　面听神经（黑色六角形），三叉神经（灰色六角形），小脑幕（黑色五角形），肿瘤基底延伸至天幕中切迹（黑箭头）

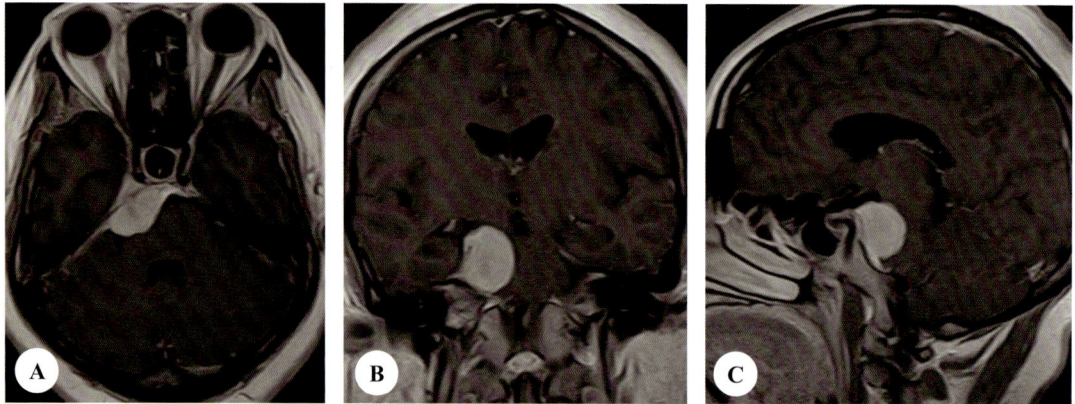

▲ 图 3-109　前切迹型 T_1 组病例 4 术前辅助检查

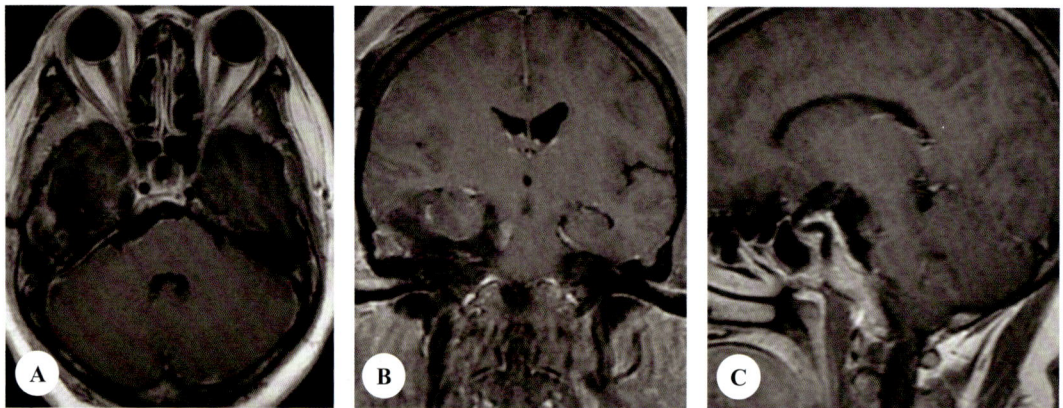

▲ 图 3-110　病例 4 术后 MRI

居中，切口愈合可，无红、肿、渗出，颈软，四肢肌力、肌张力正常，各生理反射存在，Kernig、Babinski、Brudzinski 征阴性。心肺腹查体基本正常。

【经验体会】此例肿瘤基底位于后岩床硬膜反折，沿天幕外侧铺开，主体向颅后窝生长，为 T_{1b} 型。采用侧方颞下经天幕入路处理，可自外侧逐步处理肿瘤基底，充分开放 Meckel 腔处理内部肿瘤，颅后窝部分可在不磨除岩前骨质的情况下沿边界分块切除。

病例 5　小脑幕前切迹脑膜瘤（内侧型 T_{1c}） 患者男性，30 岁，因"头痛 5 年，乏力 3 个月，口齿欠清、饮食饮水呛咳 1 个月"入院。既往无特殊。

【查体】神清，左眼视力 0.5，右眼视力 0.6，视野粗侧无异常；右侧瞳孔直径 3mm，左侧瞳孔直径 4mm，光反射灵敏，眼球运动自如。咽反射减退。四肢肌张力正常，四肢肌力Ⅳ-级，轻瘫试验阳性。病理征（-）。

【辅助检查】见图 3-111。

【手术入路】左侧颞下经天幕入路。

【手术过程】行左侧颞下入路，前起于颧弓中点，后止于乳突尖后 2cm，分层分离皮肤及颞肌，骨瓣开颅。弧形剪开硬膜，抬起颞叶，见病变起源于天幕切迹，包绕动眼神经、滑车神经。肿瘤基底广泛侵犯海绵窦壁，向 Meckel 氏腔生长。先电凝切断部分肿瘤基底，再行瘤内减压，依次沿肿瘤表面蛛网膜界面分离肿瘤下极、上极、内侧面，分块切除肿瘤。分离肿瘤与脑干及基底动脉复合体粘连，电凝肿瘤基底及海绵窦壁。全切肿瘤后，动眼神经、滑车神经、三叉神经、labbe 静脉保留完好。妥善止血，关颅 [图 3-112，▶视频 3-11　内侧型小脑幕切迹脑膜瘤（T_{1C}）切除术（颞下入路）]。

【术后情况】神清语利，左侧眼睑下垂，右侧正常，左侧瞳孔直径约 5mm，直接间接光反射消失，右侧瞳孔直径约 3mm，直接间接光反射灵敏，口角无歪斜，伸舌居中，饮水呛咳较前好转。切口愈合

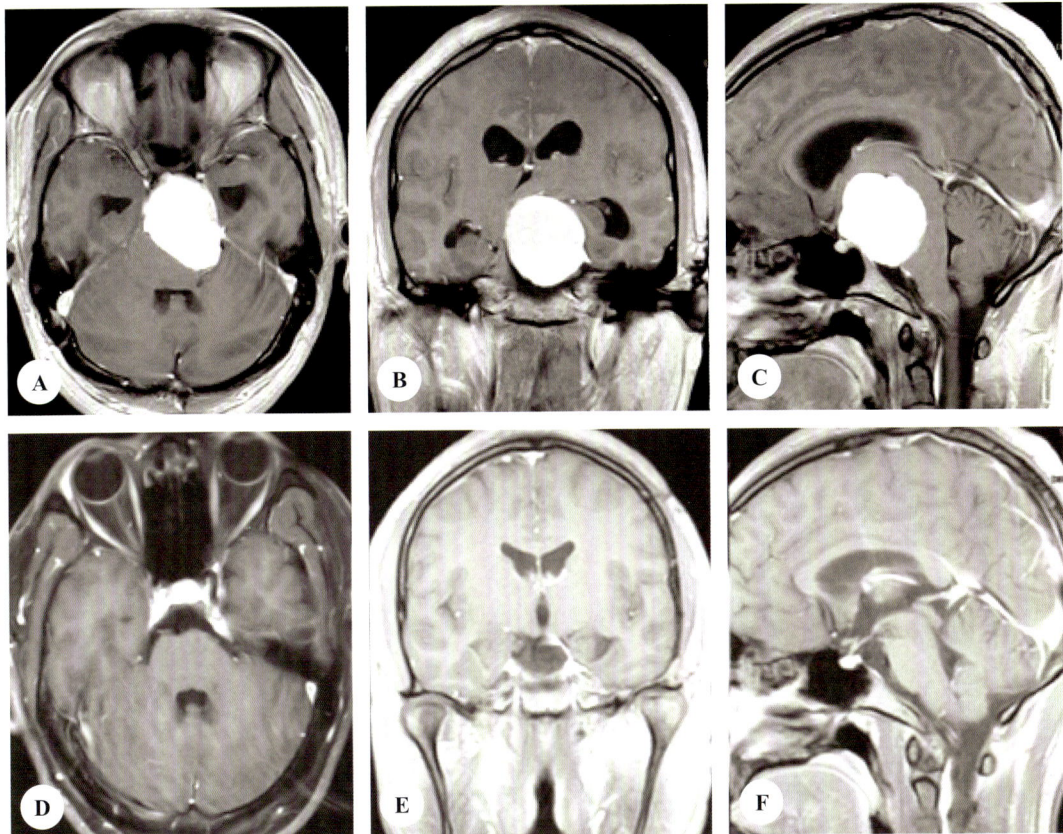

▲ 图 3-111　前切迹型 T_1 组病例 5 术前（A 至 C）及术后（D 至 F）MRI 检查

可，无红、肿、渗出，颈软，四肢肌力、肌张力正常，各生理反射存在，Kernig、Babinski、Brudzinski 征阴性。

【经验体会】

(1) 此病例为典型 T_{1c} 型 TNM，肿瘤起源于床突间硬膜反折后段，主体向内侧延伸，基底动脉被推向对侧，但与脑干及基底动脉复合体之间存在蛛网膜界面，应首先处理基底，在充分减压的基础上沿界面分离。

(2) 此处肿瘤基底可累及动眼神经三角及后岩床间反折内的蝶岩韧带下方的 Dorello 管，故而外展及动眼神经常被肿瘤包绕，需注意保护。本例中患者术后出现一过性动眼神经麻痹，随访过程中恢复。

(3) 幕下部分肿瘤的显露需要切开小脑幕，一般选择平行于岩骨嵴后缘由后向前切开小脑幕，注意小脑幕缘下滑车神经的保护。

2. 中切迹型 T_2 组

病例 1　小脑幕中切迹脑膜瘤（幕上下型 T_{2c}） 患者女性，60 岁。因"头晕 2 个月余"入院。既往 10

余年前因腰椎间盘突出在外院行手术治疗。

【查体】神经系统未见明显阳性体征。

【辅助检查】见图 3-113。

【手术入路】乙状窦前幕上下联合入路。

【手术过程】右侧俯卧，头架固定。取耳后弧形切口开颅，兼顾幕上下。常规消毒铺巾后，切开头皮，皮肌瓣翻向前方，暴露乳突、外耳道上缘及颧弓根部，颅骨钻孔后，铣刀锯开幕上下骨瓣，再分离乙状窦和乳突粘连后锯下乳突暴露乙状窦前方硬膜，镜下磨开乳突暴露后半规管后缘。镜下剪开硬膜，离断岩上窦，见病变位于左侧岩斜蝶部，源自天幕，离断肿瘤基底部后分块切除，逐步剪开天幕将幕上下病变切除。肿瘤内侧包裹滑车神经、小脑上动脉，予以保留。术区彻底止血后关颅。

【术后情况】神志清楚，一般情况可，伤口愈合良好。眼球活动自如，脑膜刺激征（-）。四肢肌力、肌张力可，病理征（-）。

【经验体会】

(1) 乙状窦前入路优点在于显露范围广，可从多

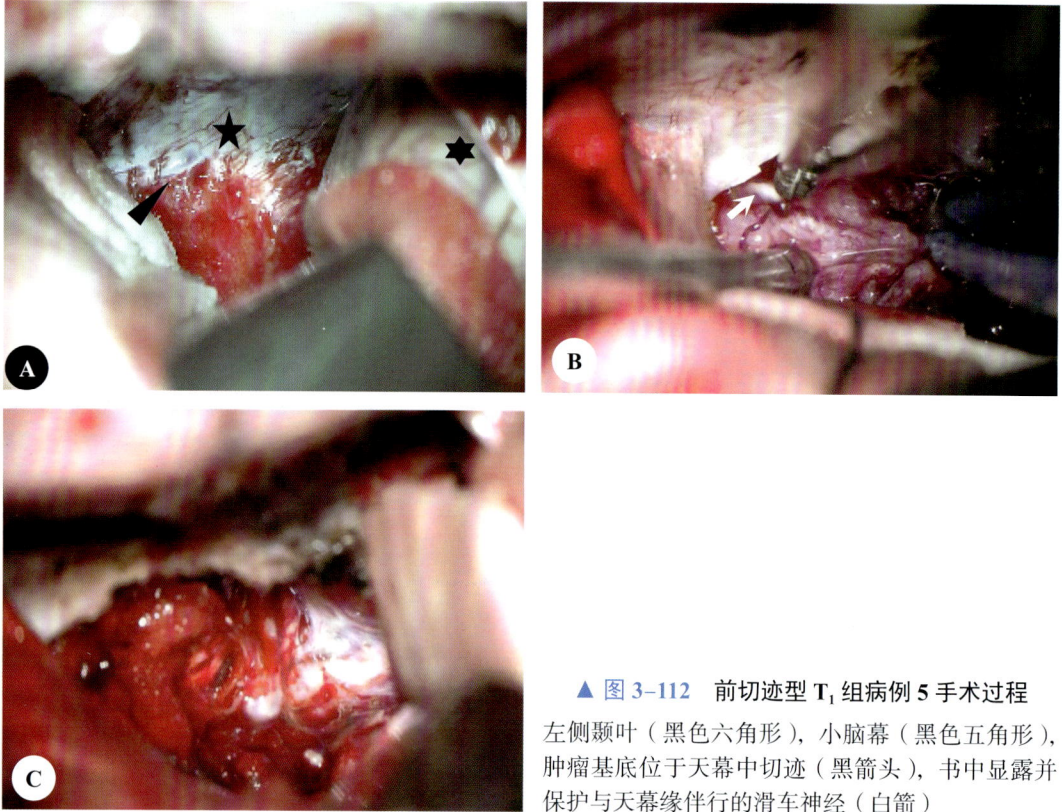

▲ 图 3–112　前切迹型 T₁ 组病例 5 手术过程
左侧颞叶（黑色六角形），小脑幕（黑色五角形），
肿瘤基底位于天幕中切迹（黑箭头），书中显露并
保护与天幕缘伴行的滑车神经（白箭）

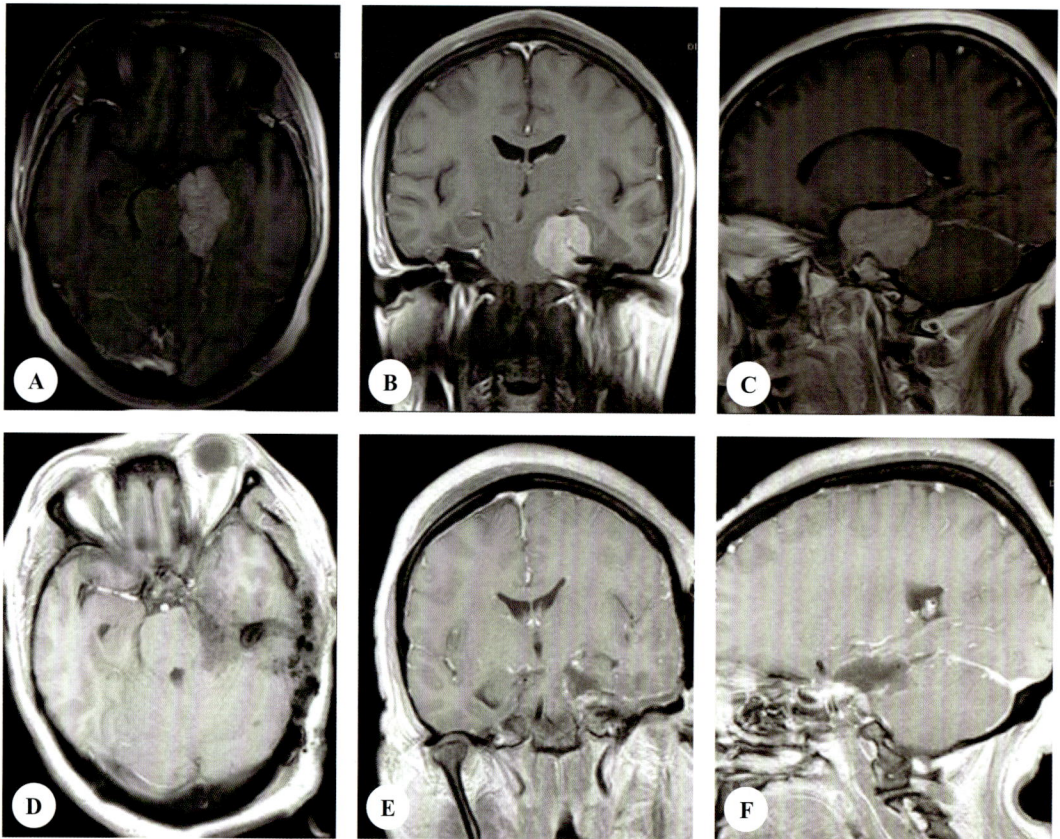

▲ 图 3–113　中切迹型 T₁ 组病例 1 术前（A 至 C）及术后（D 至 F）MRI 检查

个视角方向处理基底，避免死角，缺点在于操作复杂，耗时较长，且磨除岩骨过程中有损伤内部结构的风险；另一例类似病例中我们采用颞下结合乙状窦后双锁孔入路，分别处理从两种路径处理颅中窝、颅后窝肿瘤基底，减少了行乙状窦前入路的损伤和风险。

(2) 肿瘤内侧常与滑车神经粘连，尤其是在手术早期离断病变血供时，需要注意滑车神经的保护。

病例 2　小脑幕中切迹脑膜瘤（幕上下型 T_{2c}）

患者女性，44 岁，因"头痛半年，言语不清 3月，左侧肢体乏力半个月"入院。既往无特殊。

【查体】神志清醒，左侧面部感觉减退，口角歪斜，左侧鼻唇沟变浅，皱眉可、鼓腮漏气、示齿左侧差，左耳听力丧失。伸舌左偏，咽反射减退，饮水呛咳。左侧肢体肌力Ⅳ- 级，左上肢肌张力增高，左下肢肌张力正常，余肢体肌力、肌张力正常，左侧角膜反射迟钝。

【辅助检查】左侧天幕 - 岩尖 - 脑桥小脑三角区见一不规则等 T_1 等 T_2 信号灶，增强后明显均匀强化，病灶与左侧小脑幕宽基底相连，局部沿天幕裂孔向幕上生长，脑干、第四脑室、小脑半球及左侧基底节区受压变形（图 3-114）。

【手术入路】乙状窦前幕上下联合入路。

【手术过程】患者取侧卧位，头稍下垂，以岩骨为中心，将岩骨基底部位于手术视野最高点。切口呈马蹄状弧形自颧弓绕外耳郭至乳突后 1cm，上界应根据肿瘤越过幕上高度而定，切口应超过肿瘤上界。按切口设计切开头皮，骨膜下剥离皮肌瓣，将耳郭前后皮肌瓣分别向前下及后下方牵引，充分暴露乳突根部及颧弓根，分别从星点上下方、横窦上

下方、颧弓根上方、外耳道上缘上方钻孔（或简化为两孔，星点和横窦），用枪式咬骨钳从两孔中分别向幕上下咬开，跨过横窦及乙状窦）。铣开 1 镰刀型骨瓣（约 7cm×5cm），再铣开乳突皮质小骨瓣（约 2cm×1cm），充分显露横窦及乙状窦。显微镜下用磨钻充分磨除 Trautman 三角岩骨骨质，谨防误伤面神经和半规管，直至颅中窝和颅后窝平整。显微镜下弧形剪开颞部及乙状窦前硬膜，结扎岩上窦。病变位于左侧岩斜 - 天幕 -Mechkel' 腔，骑跨岩骨嵴，颅中窝肿块质地较韧，颅后窝肿块稍软，色灰红，血供丰富，匍匐性生长。肿瘤切除后椎动脉及其分支、动眼神经、滑车神经、三叉神经、展神经、面听神经、岩静脉等保留完好。开放的乳突气房用骨蜡封闭，颅底硬膜尽可能严密缝合，缺损硬膜以人工硬膜或阔筋膜予以修补，切除的乳突腔取大腿外侧脂肪充填，以纤维蛋白胶进行封闭，然后将颞肌翻转覆盖缺损处，复位骨瓣和乳突皮质骨，置硬膜外引流管一根，逐层缝合软组织（图 3-115）。

【术后情况】见图 3-116。患者术后肌力、肌张力基本正常，饮水呛咳较前好转，余体查基本同术前，术后第 9 天出院。

【经验体会】

(1) 相比颞下或乙状窦后入路，乙状窦前入路有其独特优势和固有不足。优势：①减轻小脑和颞叶牵拉；②到达斜坡的手术距离显著缩短；③视野直达病变及脑干腹外侧；④以岩骨为中心术中早期即可阻断绝大部分肿瘤血供；⑤根据颅中窝和颅后窝肿瘤大小可通过增加岩骨骨质磨除获得更多手术操作空间（尤其适用于肿瘤巨大，术前已存在严重面瘫及听力丧失患者）；⑥可从多方位和神经间隙内

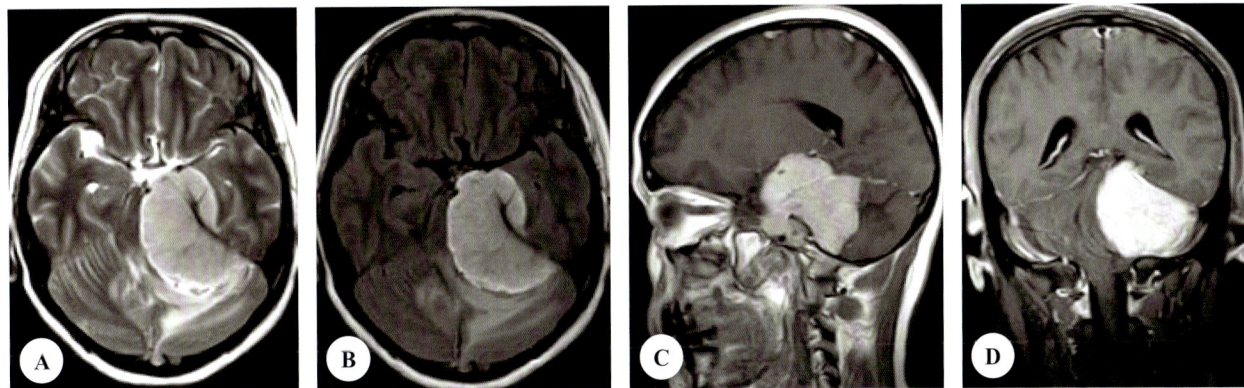

▲ 图 3-114　中切迹型 T_2 组病例 2 术前辅助检查

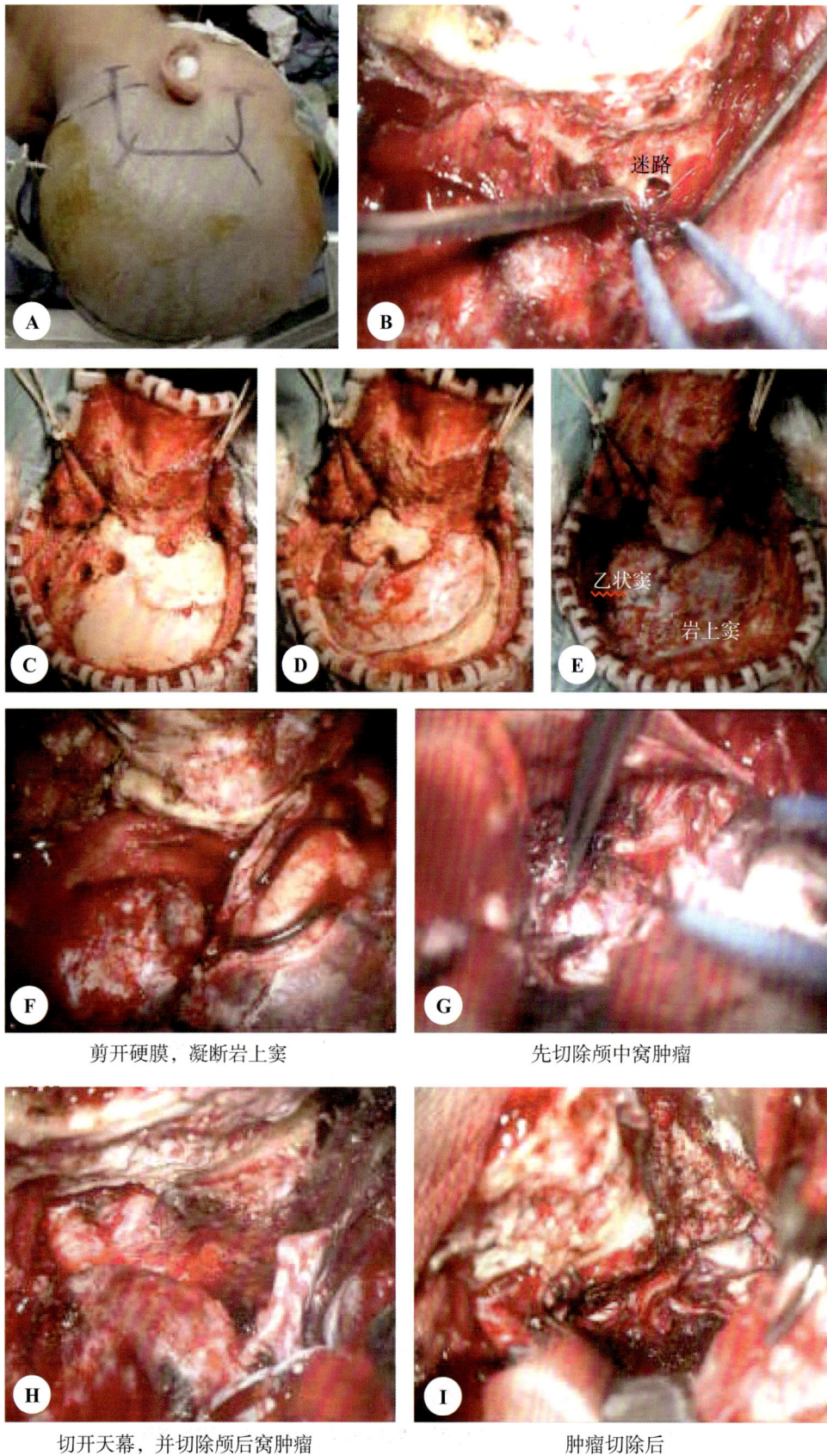

剪开硬膜，凝断岩上窦　　　　　　　先切除颅中窝肿瘤

切开天幕，并切除颅后窝肿瘤　　　　肿瘤切除后

▲ 图 3-115　中切迹型 T_2 组病例 2 手术过程

分离切除肿瘤，易于保护神经血管。不足之处在于：①开关颅工作量大，手术耗时长，手术创伤较大；②容易导致开关颅相关并发症，如面神经及半规管损伤、静脉窦撕裂大失血、术后颞叶静脉性出血、脑脊液漏、颅内感染等。

(2) 随着医疗技术的发展，微创精准的个体化手术已成为神经外科的主旋律。简便、单一、创伤小的手术入路逐步替代复杂、联合及创伤大的手术入路。如曾经风靡一时的颅 - 眶 - 颧入路已逐步被颞前经海绵窦入路和其他简化入路所代替。有观点认为单一的颞下岩前入路和乙状窦后拓展入路（或两者双锁孔入路）可以取代乙状窦前入路。我们认为不尽然，乙状窦前入路仍存在其绝对适应证。诚然，利用上述单一入路或双锁孔入路也可能将上述复杂天幕切迹脑膜瘤大部切除。然而，不同入路对肿瘤基底的显露程度和范围是不同的，而且开关颅的简便靠增加损伤诸多神经血管的风险和过度牵拉脑叶来获得，我们认为并不可取。同时，此患者偏年轻，海绵窦外的肿瘤基底若不能尽数铲除，后期极可能向肿瘤外围多方位复发，甚至可能失去第二次手术机会，无论是放疗抑或伽马刀均略显乏力。微创的理念不应取决于切口大小，更应体现在术中对重要脑组织、神经血管的保护和术后患者高质量生活的长短。

病例 3　小脑幕中切迹脑膜瘤（幕下型 T_{2a}） 患者男性，55 岁，以"行走不稳 2 年，吞咽困难，饮水呛咳 1 年，讲话吐词不清、双侧听力下降半年"入院。既往 1996 年因车祸致头部外伤，保守治疗后治愈。2009 年从二楼摔落致左脚踝伤，保守治疗。有高血压病史 1 年，收缩压最高为 150mmHg，未口服药物治疗。

【查体】神清语利。记忆力、定向力、智力可。双鼻嗅觉可。视力：左眼视力 0.8；右眼视力 0.9，视野粗测无缺损，眼底检查未见明显异常。双瞳直径 2mm，等大等圆，光反射灵敏，双眼球活动可，双侧面部痛觉、振动觉可，咀嚼有力，张口下颌无偏移。双侧额纹对称，鼻唇沟对称，皱额、闭目、鼓腮、示齿、吹哨可，右侧舌前 2/3 味觉减退。双耳听力粗测正常。悬雍垂右偏，声音嘶哑，饮水呛咳，咽反射减弱，吞咽反射减退，咳嗽反射可。转颈耸肩有力。伸舌居中，舌肌无萎缩，无肌颤，舌肌活动可。一字步征阳性。余神经系统体查未见明显阳性体征。

【辅助检查】见图 3-117。

【手术入路】枕下乙状窦后入路。

【手术过程】左侧俯卧位，头架固定头部，消毒铺单。行右侧枕下乙状窦后入路，耳后倒 L 形切口，切开头皮，骨膜下分离皮肌瓣并牵开。颅骨钻 3 孔，骨瓣开颅，大小约 4cm×4cm。显露横窦、乙状窦边缘，下达枕骨大孔。显微镜下弧形剪开硬膜，小脑延髓外侧池释放脑脊液，缓慢牵开小脑半球，见病变位于右岩尖斜坡区，约 3.5cm×3.5cm×4.2cm 大小，肿瘤质地中韧，色灰红，血供丰富，实性，边界清楚，但与脑干及神经粘连紧密。岩静脉位于肿瘤表面，面听神经位于肿瘤背下极，三叉神经、展神经被推挤至肿瘤腹侧下极，薄如纸状，滑车神经、动眼神经位于肿瘤上方。小脑前下动脉与肿瘤粘连紧密并发出分支参与供血，分离保护岩静脉、面听

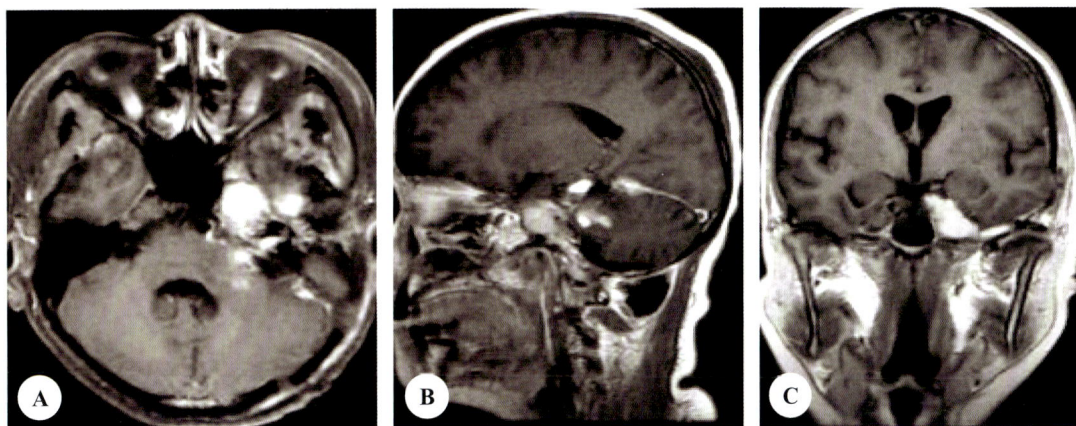

▲ 图 3-116　中切迹型 T_2 组病例 2 术后检查

神经，先电凝切断部分肿瘤基底，再行瘤内减压，依次沿肿瘤表面蛛网膜界面分离肿瘤下极、上极、内侧面，分块全切除肿瘤。最后再次电凝切除位于天幕和岩尖区处的肿瘤基底。全切肿瘤后，三叉神经、面神经、面听神经、展神经及后组脑神经及岩静脉保留完好。

【术后 MRI】枕骨呈术后改变，原小脑幕下占位性病灶呈切除术后改变，术区及邻近颅板下积液及少许积血信号，术区邻近脑实质内可见斑片状长 T_1 长 T_2 信号灶，T_2 LFAIR 呈高信号；小脑幕见强化，小脑扁桃体轻度下移，双侧脑室较前稍大，中线居中（图 3-118）。

【术后情况】患者未诉特殊不适，一般情况可。体查："三测"（体温、脉搏、呼吸）正常，神志清楚，双瞳孔等大等圆，2mm 大小，双侧对光反射灵敏。右眼球外展受限。右侧鼻唇沟变浅，示齿右偏，右侧面神经功能 3 级。右侧口角稍歪斜，伸舌居中，切口愈合可，无红、肿、渗出，颈软，右下肢肌力Ⅳ级，右下肢痛温触觉减退，各生理反射存在，

Kernig、Babinski、Brudzinski 征阴性。

【经验体会】

(1) 小脑幕脑膜瘤的血供来源不仅限于滋养小脑幕的动脉，也可有大脑后动脉、小脑上动脉等发出分支供血，甚至基底动脉系统参与供血可能。

(2) 由于病变起自小脑幕，与起自岩斜区的脑膜瘤不同的是，解剖位置较高的脑神经（如三叉神经等）常被推挤向下、内侧移位，需要在充分减压的基础上予以分离。

病例 4 **小脑幕中切迹脑膜瘤（幕下型 T_{2a}）** 患者女性，37 岁，以"头晕头痛 1 个月"入院。既往无特殊。

【查体】神清语利。记忆力、定向力、智力可。双鼻嗅觉可。视力：左眼视力 1.2；右眼视力 0.9，视野粗测无缺损，眼底检查未见明显异常。双瞳直径 2mm，等大等圆，光反射灵敏，双眼球活动可，双侧面部痛觉、振动觉可，咀嚼有力，张口下颌无偏移。双侧额纹对称，鼻唇沟对称，皱额、闭目、鼓腮、示齿、吹哨可，余神经系统体查未见明显异常。

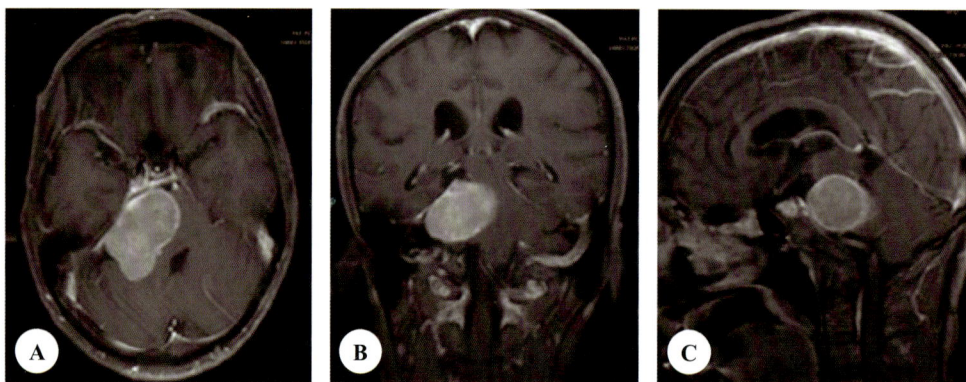

▲ 图 3-117 中切迹型 T_2 组病例 3 术前辅助检查

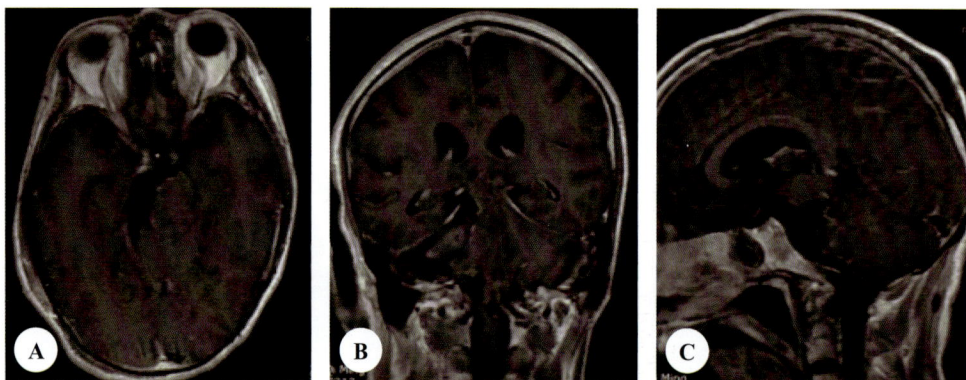

▲ 图 3-118 中切迹型 T_2 组病例 3 术后 MRI 检查

【辅助检查】见图 3-119。

【手术入路】枕下乙状窦后入路。

【手术过程】左侧俯卧位，头架固定头部，消毒铺单。行右侧枕下乙状窦后入路，耳后倒 L 切口，切开头皮，骨膜下分离皮肌瓣并牵开。颅骨钻 2 孔，骨瓣开颅，大小约 4cm×4cm。显露横窦、乙状窦边缘，下达枕骨大孔。显微镜下弧形剪开硬膜，小脑延髓外侧池释放脑脊液，缓慢牵开小脑半球，见病变位于右岩尖斜坡区，肿瘤质地中韧，色灰红，血供丰富，实性，边界清楚。岩静脉位于肿瘤上极表面，面听神经位于肿瘤腹下极，三叉神经、展神经被推挤至肿瘤腹侧，滑车神经、动眼神经位于肿瘤上方。分离保护岩静脉、面听神经，沿岩静脉走行探查天幕见肿瘤基底广泛匍匐于天幕幕下面，天幕中切迹处血供丰富，予以电凝离断，再行瘤内减压，依次沿肿瘤表面蛛网膜界面分离肿瘤下极、上极、内侧面，分块全切除肿瘤。最后再次电凝切除位于天幕中切迹和岩尖区处的肿瘤基底。全切肿瘤后，三叉神经、面神经、听神经、展神经及后组脑神经及岩静脉保留完好（ ▶ **视频 3-12　显微镜下天幕切迹**

脑膜瘤（T_{2a}）（乙状窦后入路）]。

【术后情况】患者未诉特殊不适，一般情况可。体查未见脑神经阳性症状（图 3-120）。

【经验体会】

(1) 此病例在术前阅片时如足够仔细，即可于局部冠状位确认明显强化的肿瘤真基底，即环池外侧的天幕缘，从而制订合理决策，术中辨认肿瘤上极重要结构并予以分离后直奔主题，自幕下向天幕缘、岩尖方向电凝肿瘤基底，控制血供，在清晰术野下减压分离，逐步显露滑车神经、三叉神经，最后透过蛛网膜显露动眼神经，安全高效。

(2) 岩静脉的悉心保护对术后的快速康复、减轻术后反应至关重要。

病例 5　小脑幕中切迹脑膜瘤（幕上型 T_{2b}）　患者女性，65 岁，以"右侧肢体乏力 10 个月余，视物重影 3 个月余"入院。既往未诉特殊。

【查体】神清语利。记忆力、定向力、智力可。双鼻嗅觉可。视力：左眼视力 0.7；右眼视力 1.0，视野粗测无缺损，眼底检查未见明显异常。双瞳直径 2mm，等大等圆，光反射灵敏，双眼球活动可，双

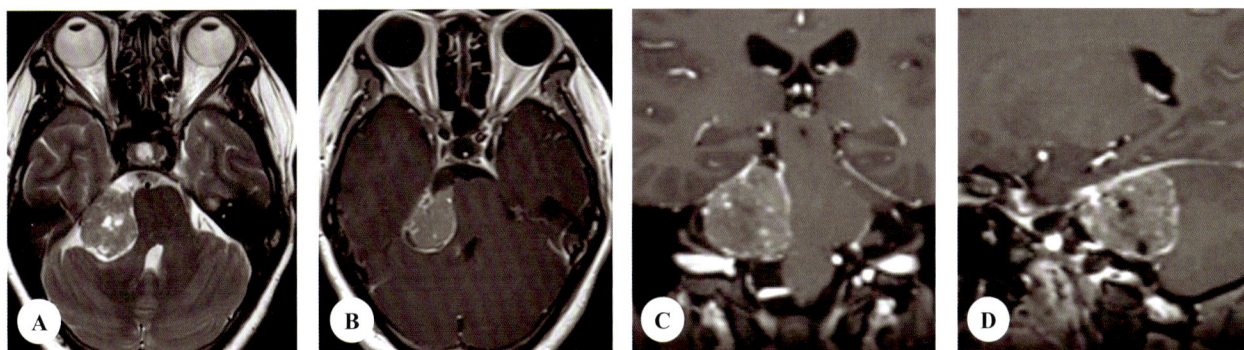

▲ 图 3-119　中切迹型 T_2 组病例 4 术前辅助检查

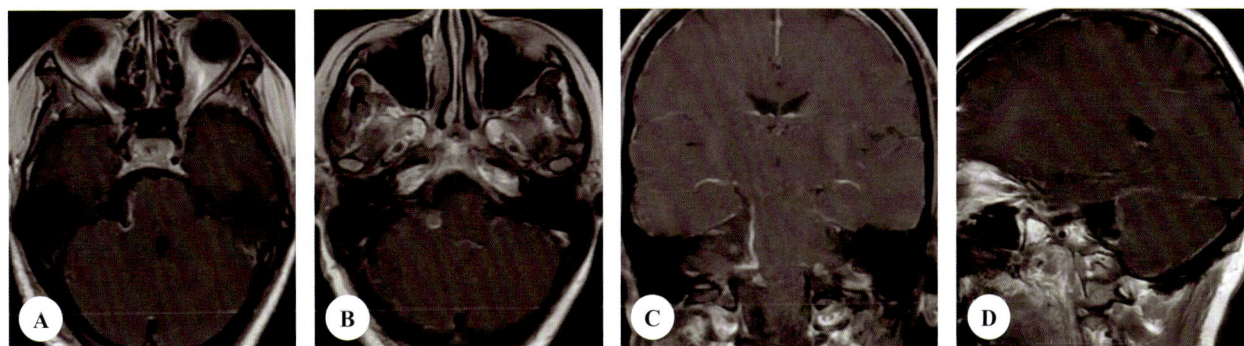

▲ 图 3-120　中切迹型 T_2 组病例 4 术后检查

侧面部痛觉、振动觉可，咀嚼有力，张口下颌无偏移。双侧额纹对称，鼻唇沟对称，皱额、闭目、鼓腮、示齿、吹哨可。双耳听力粗测正常。余神经系统体查未见阳性体征。

【辅助检查】见图3-121。

【手术入路】颞下经天幕入路。

【手术过程】行左侧颞下入路，前起于颧弓中点，后止于乳突尖后2cm，分层分离皮肤及颞肌，骨瓣开颅。弧形剪开硬膜，抬起颞叶，见病变起源于中脑被盖外侧天幕中切迹，挤压环池，向对侧推挤中脑被盖及大脑后动脉P3段、基底静脉，包绕滑车神经。肿瘤基底向后沿天幕缘扩展，未向Meckel腔内部侵袭。先电凝切断部分肿瘤基底，再行瘤内减压，依次沿肿瘤表面蛛网膜界面分离肿瘤下极、上极、内侧面，分块切除肿瘤。分离肿瘤与脑干及后循环血管复合体粘连。全切肿瘤后，动眼神经、滑车神经、三叉神经、labbe静脉保留完好。

【术后MRI】见图3-122。

【术后情况】神志清楚，双瞳孔等大等圆，2mm大小，双侧对光反射灵敏。右眼球外展受限。右侧

鼻唇沟变浅，示齿右偏，右侧面神经功能3级。右侧口角稍歪斜，伸舌居中，切口愈合可，无红、肿、渗出，颈软，右下肢肌力Ⅳ级，右下肢痛温触觉减退，各生理反射存在，Kernig、Babinski、Brudzinski征阴性。

【经验体会】

(1) 此例肿瘤为典型的幕上型 T_{2a} 型 TNM，术前影像即可明确判断肿瘤核心基底位置，采用最短路径，直接自侧方铲除肿瘤基底，自蛛网膜界面分离肿瘤与丘脑、颞叶后，在接近天幕缘处需放缓进度，探查与幕缘平行走行、被肿瘤包裹的滑车神经，小心解剖出神经走行后再进一步向内侧寻找肿瘤边界，分离肿瘤与后循环血管的粘连肿瘤与颅神经及脑干丘脑粘连紧密，无蛛网膜界面，虽全切但遗留功能障碍。

(2) 左侧病变，牵拉颞叶仍要警惕Labbe静脉的损伤。

3. 后切迹型 T_3 组

病例1　左侧小脑幕后切迹脑膜瘤（直窦型 T_{3d}）　患者女性，62岁，以"头痛2年余"入院，既往2011年阑尾切除术。

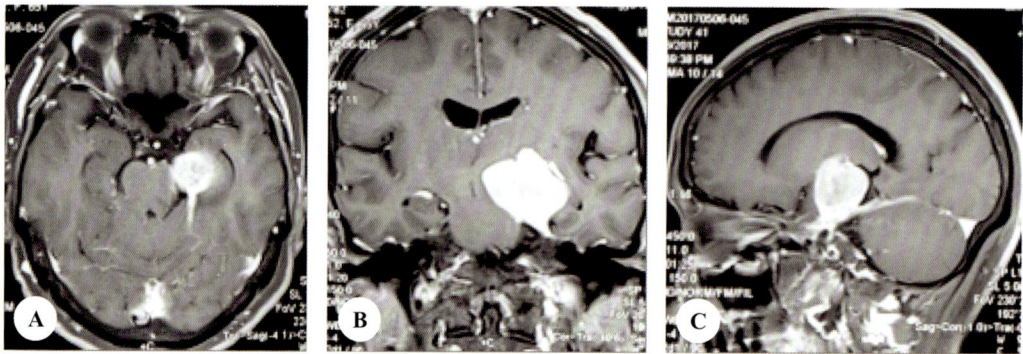

▲ 图3-121　中切迹型 T_2 组病例5术前辅助检查

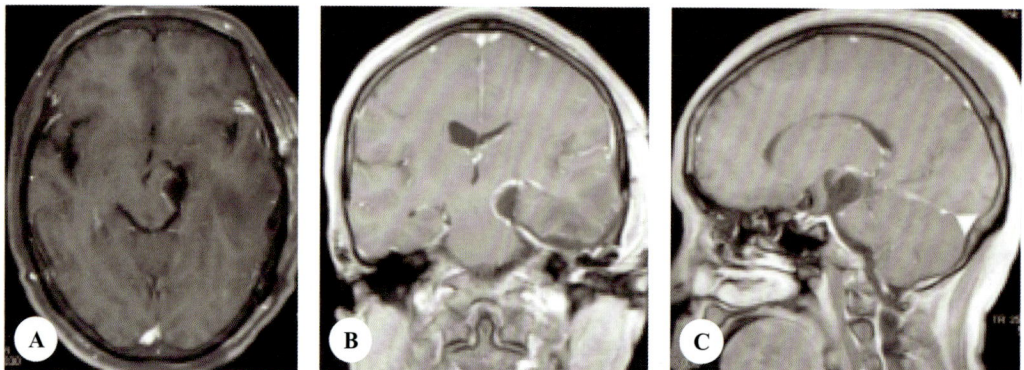

▲ 图3-122　中切迹型 T_2 组病例5术后MRI检查

【查体】左侧视力 0.05，右侧视力 0.2，视野粗测无缺损，一字步不稳。余未见明显异常。

【辅助检查】见图 3-123。

【手术入路】枕下幕上入路。

【手术过程】取右侧俯卧位，左侧枕部 L 形头皮切口，颅骨钻孔，线锯锯下大小约 7cm×8cm 的骨瓣，骨瓣显露左侧横窦、窦汇及矢状窦。

悬吊硬膜，显微镜下 X 形剪开硬膜，沿大脑镰轻牵开枕叶，见肿瘤起源于大脑镰、天幕，肿瘤大小约 4.8cm×3.5cm×3.8cm，质中等，色灰红，血供丰富，边界清楚，肿瘤侵犯直窦，包裹大脑后动脉分支。沿大脑镰、天幕切断肿瘤基底，先行瘤内充分减压，再沿肿瘤周边逐渐分离并切除未累及静脉窦部分肿瘤。天幕裂孔处肿瘤长入幕下，予以切除部分天幕并全切除肿瘤，横窦、窦汇通畅。

【术后情况】术后恢复可，无明显视野缺损（图 3-123）。

【经验体会】

(1) 经枕经天幕入路为后切迹型脑膜瘤常用入路，可以通过枕下和后纵裂两种路径进行操作，对外侧的显露更为充分，也便于从不同视角分离肿瘤与大脑大静脉复合体的粘连。

(2) 较厚的四叠体池蛛网膜可提供很好的界面将脑膜瘤与松果体区结构分离。

(3) 可切开小脑幕或大脑镰以切除幕下部分和大脑镰对侧的肿瘤，需注意避免切开天幕窦造成出血，当直窦闭塞、天幕窦形成深静脉系统侧支回流时尤其需警惕。

(4) 牵拉枕叶可能造成视野缺损，可通过体位使枕叶向侧方下垂减少牵拉。

病例 2　小脑幕后切迹脑膜瘤（直窦型 T_{3d}） 患者女性，52 岁，因"头晕头痛 5 年余，视力下降 1 年余"入院。既往体健。

【查体】神清，语言流利，思维、定向、理解、计算力正常。颈软，Kernig、Brudzinski 征（－）。嗅觉正常，瞳孔直径 3mm，光反射灵敏，眼球运动自如，左眼视力：0.5 右眼视力：0.3，视野粗侧无异常。

【辅助检查】颅脑 MRI：小脑幕下见 36mm×28mm×41mm 占位，呈等 - 稍长 T_2 信号，FLAIR 呈

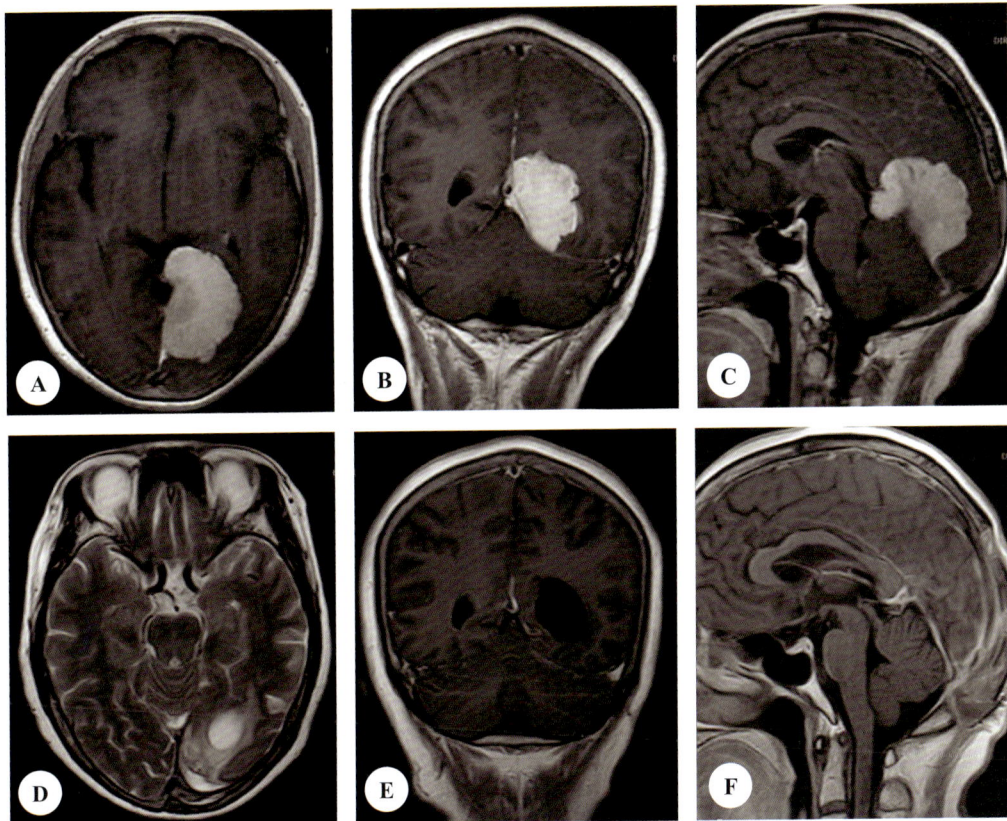

▲ 图 3-123　后切迹型 T_3 组病例 1 术前（A 至 C）及术后（D 至 F）MRI 检查

混杂信号，增强后明显强化，邻近脑膜强化。小脑受压。脑室系统无扩张，中线居中。双侧幕上深部脑白质可见点状、斑点状长 T_1 长 T_2 信号，T_2 FLAIR 呈高信号。

颅脑 CTA：左侧大脑后动脉 P2 段近端可见开窗畸形。右侧大脑后动脉、双侧大脑前中动脉、双侧颈内动脉及椎动脉颅内段、基底动脉显影好，形态、大小、分布未见异常，未见异常血管及畸形血管影。

颅脑 CTV：上矢状窦、下矢状窦、直窦、窦汇、双侧横窦、双侧乙状窦显影好，形态、大小、分布未见异常，未见异常血管及畸形血管影（图 3-124）。

【手术入路】幕下小脑上入路。

【手术过程】右侧俯卧位，枕骨隆突上 5cm 至颈 1 后正中直切口。严格沿中线分离双侧枕下肌肉，显露枕骨约 10cm×6cm，颅骨钻四孔，线锯锯下大小约 8cm×6cm 的跨横窦骨瓣，并打开枕骨大孔约 1.5cm。见肿瘤侵犯枕骨并骨质增生，局部硬膜被侵蚀破坏，脑膜后动脉明显增粗，参与肿瘤供血，予以电凝切断。肿瘤大小约 5.0cm×4.2cm×3.8cm，质中等，色灰红，血供丰富，边界与周围脑组织欠清，肿瘤侵犯直窦、双侧横窦及窦汇，并突破天幕向幕上生长，沿肿瘤周边扩大剪开硬脑膜，先行瘤内充

分减压，再沿肿瘤周边逐渐分离并切除未累及静脉窦部分肿瘤，术中见直窦、双侧横窦部分闭塞，深部静脉通过扩张的天幕静脉代偿引流入右侧横窦及窦汇，窦汇部分受累，遂全切幕下和幕上肿瘤及附着硬脑膜。

【术后情况】三测正常，神清语利，双侧瞳孔等大等圆，直径 3mm，对光反射灵敏，口角无歪斜，伸舌居中，切口愈合可，无红、肿、渗出，颈软，四肢肌力、肌张力正常，各生理反射存在，Kernig、Babinski、Brudzinski 征阴性。

【经验体会】

(1) 此例 TNM 起源于镰幕交界硬膜，沿直窦全程匍匐生长至窦汇，向两侧侵犯汇入窦汇处横窦，且直窦未完全闭塞，手术难度大，全切肿瘤需切除受累窦壁并切除窦内肿瘤，术中面临汹涌出血，采用临时阻断静脉窦进行，术中见深部静脉通过扩张的天幕静脉代偿引流入右侧横窦及窦汇，此为安全结扎直窦的重要依据，术后患者恢复情况也可佐证。

(2) 首先，肿瘤主体位于幕下；而且，小脑天幕面、即小脑方小叶走行较为平坦；同时，天幕桥静脉也多位于幕上，结合以上三点，幕下入路切除肿瘤主体，切开天幕根除受累天幕及幕上部分肿瘤为合理选择。

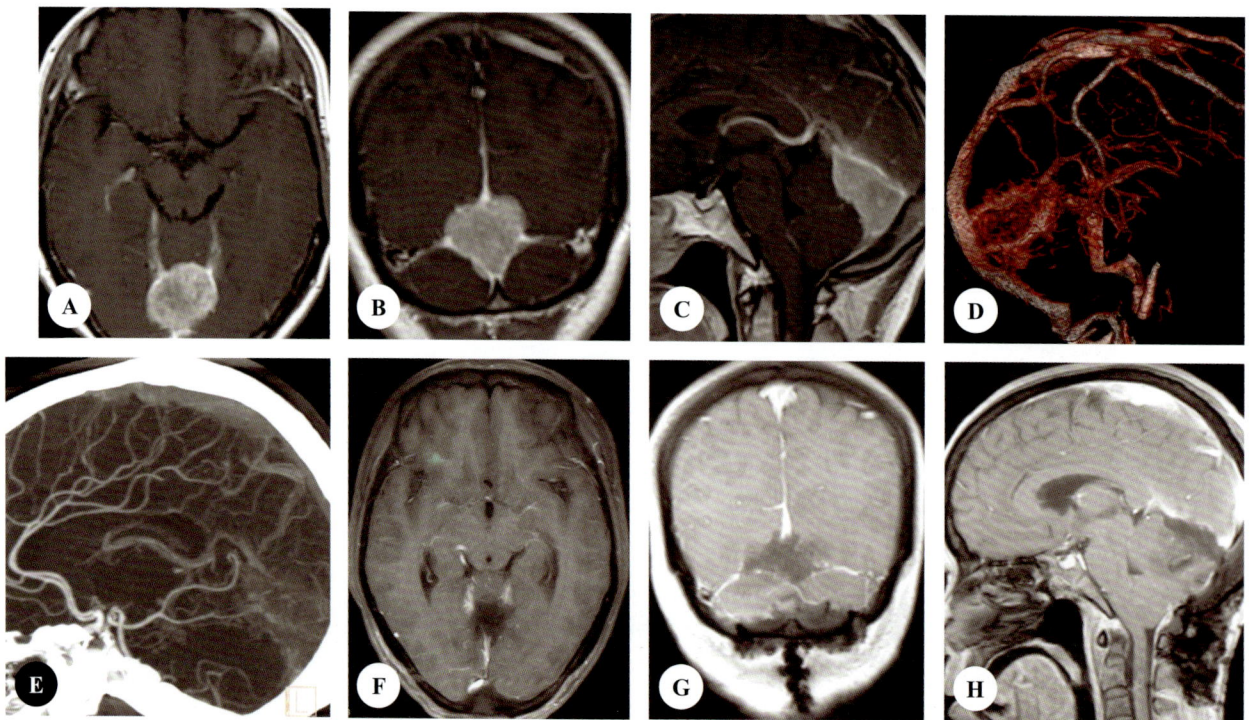

▲ 图 3-124 后切迹型 T_3 组病例 2 术前（A 至 E）及术后（F 至 H）辅助检查

病例 3　小脑幕后切迹脑膜瘤（上方型 T_{3a}）　患者女性，57 岁，因头晕 2 年余，视物模糊、肢体乏力 1 年余入院，既往有肩周炎、颈椎病病史。

【查体】神清，视力左：0.7，右：0.9，视野粗测无缺损，眼底检查未见明显异常。四肢肌力减弱，约 4 级，肌张力可，病理征阴性，Romberg 征（＋），不可行一字步。

【辅助检查】见图 3-125。

【手术入路】枕下幕上入路。

【手术过程】取左侧俯卧位，左侧枕上马蹄形头皮切口，颅骨钻四孔，锯下大小约 6cm×8cm 的跨横窦骨瓣，下方显露右侧横窦，中间显露矢状窦边缘，显露窦汇。

见脑组织张力高，悬吊硬膜后定位穿刺点行枕角穿刺释放脑脊液，星形剪开硬膜。沿中线纵裂分开显露肿瘤，肿瘤大小约 5.5cm×4.5cm×5.0cm，质中等，色灰红，血供极为丰富，边界清楚，肿瘤侵犯直窦，基底为镰幕交界处硬脑膜。先切断肿瘤基底，减少动脉血供后，分块切除肿瘤减压，周边大量粗大的引流静脉，有静脉血回流倒灌，分离肿瘤

周边切断静脉分流与肿瘤减压交替进行，分块切除肿瘤，最后仔细分离肿瘤与脑干及大脑大静脉粘连，全切除肿瘤，周边静脉完好保留。最后再次处理肿瘤基底［图 3-126，▶视频 3-13 显微镜下天幕后切迹脑膜瘤（T_{3a}）切除术（枕下幕上入路）］。

【术后情况】脑积水较前缓解，左侧肢体及右上肢肌力转为 V 级，右下肢仍 IV 级同术前；无明显视力下降及视野缺损（图 3-125）。

【经验体会】

(1) 合并脑积水或是肿瘤体积较大时难以早期打开四叠体池释放脑脊液，此时可通过侧脑室枕角细针穿刺达到脑松弛的目的。

(2) 术前 CTV 有助于辨明深静脉系统与肿瘤的位置关系，常选择静脉少侧进入行瘤内减压，避免充分减压前对静脉过多骚扰。

(3) 合并脑积水者需打通脑脊液循环，充分去除第三脑室后份游离的蛛网膜结构。

病例 4　小脑幕后切迹脑膜瘤（下方型 T_{3a}）　患者女性，54 岁，因"记忆力下降、右下肢感觉障碍、乏力 2 年，加重并行走不稳、听力下降半年"入院，

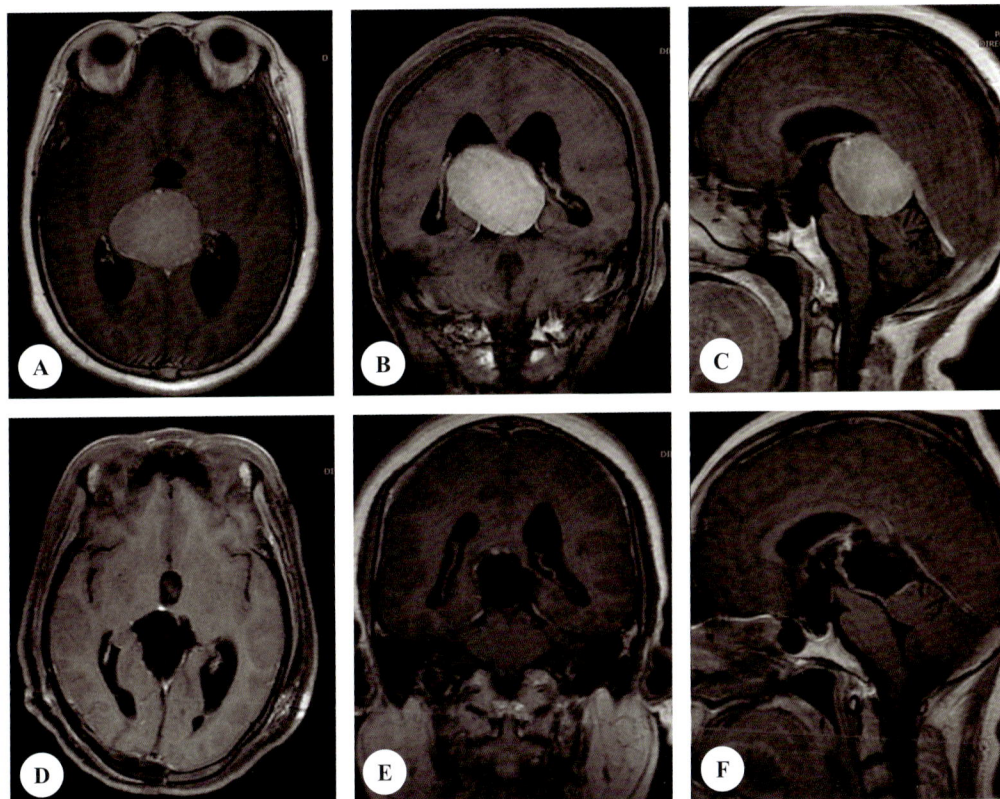

▲ 图 3-125　后切迹型 T_3 组病例 3 术前（A 至 C）及术后（D 至 F）MRI 检查

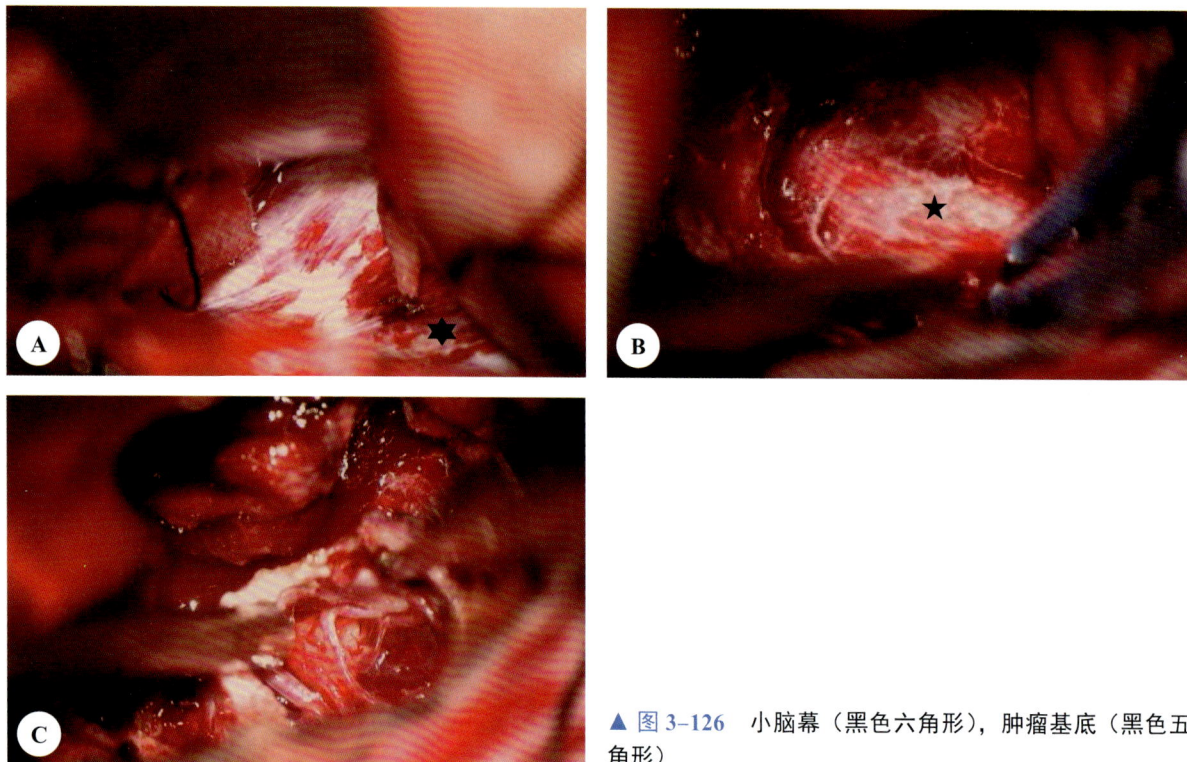

▲ 图 3-126　小脑幕（黑色六角形），肿瘤基底（黑色五角形）

既往有肾结石、左上肢骨折、喉部囊肿、右下肢烧伤病史。

【查体】神清，记忆力减退，定向力、智力可。双鼻嗅觉可。左眼视力 1.0，右眼视力 1.0，视野粗测无缺损。左侧角膜反射减退，右侧正常。双下肢肌力减弱，轻瘫试验阳性，余肌力、肌张力可，无肌肉萎缩。左足背感觉减退，余四肢痛觉、振动觉可。Romberg 征（＋），不可行一字步。

【辅助检查】见图 3-127。

【手术入路】枕下幕上入路。

【手术过程】取右侧俯卧位，左顶枕过中线 U 形切口。常规消毒铺单后，切开头皮，骨膜下分离皮瓣并牵开，颅骨钻 2 孔，锯下大小约 6cm×6cm 的跨矢状窦骨瓣，下显露左侧横窦。穿刺左侧侧脑室枕角，释放脑脊液减压后显微镜下剪开硬膜，沿小脑幕和大脑镰牵开皮层，见肿瘤位于松果体区，基底位于小脑幕和大脑镰交界，下矢状窦和直窦受累，肿瘤大小约 5.5cm×5.5cm×6.5cm，质中等，色灰红，血供极为丰富，小脑幕和大脑后动脉双重供血，边界清楚，肿瘤推挤大脑大静脉（图 3-128）。首先沿小脑幕逐步电凝切断肿瘤基底，再行瘤内充分减压，再沿肿瘤周边逐渐分离并切除肿瘤，最后充分

电凝切除受累小脑幕，侵犯直窦内肿瘤亦予以全切除。全切肿瘤后，大脑大静脉、等深部静脉、脑组织保留完好（图 3-128）。

【术后情况】患者神清语利，双侧瞳孔等大等圆，直径 3mm，对光反射灵敏，口角无歪斜，伸舌居中，切口愈合可，无红、肿、渗出，颈软，四肢肌力、肌张力正常，各生理反射存在，Kernig、Babinski、Brudzinski 征阴性（图 3-127）。

【经验体会】

(1) 除起自小脑幕下面、主体位于小脑幕下的肿瘤需要通过幕下小脑上入路切除（便于处理基底）外，大多数镰幕型脑膜瘤均可通过枕下幕上入路切除。

(2) 侵犯窦内的部分，应尽量予以切除，而后行静脉窦重建；静脉窦术前已闭塞者，可考虑近端结扎后切除。

病例 5　小脑幕后切迹脑膜瘤（上方型 T_{3a}）　患者男性，51 岁，以后切迹脑膜瘤大部切除术后进展 3 个月入院，既往 2 次后切迹脑膜瘤手术史，均未全切。术前、第一次术后、第二次术后 MRI 见图 3-129。

【查体】神清，精神欠佳，定向力、计算力、理解力可，记忆力一般，言语表达及理解一般。双鼻嗅觉可。左眼视力 0.2，右眼视力 0.2，右侧鼻侧及左

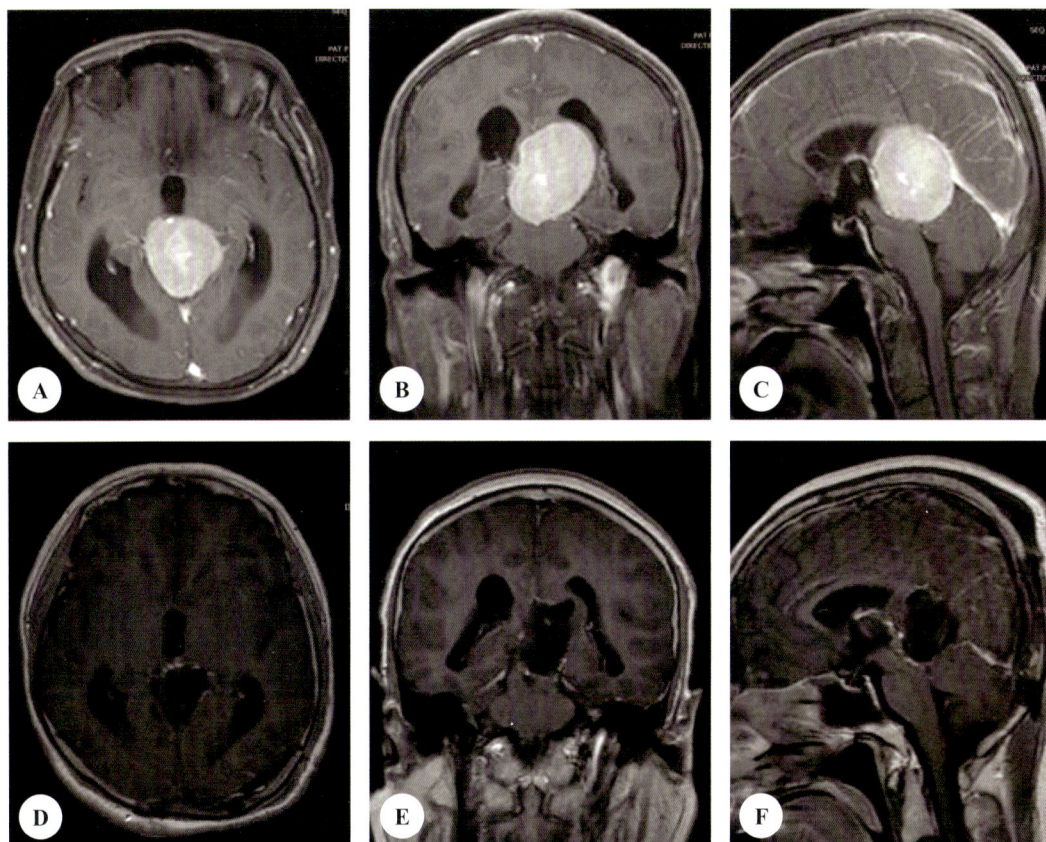

▲ 图 3-127　后切迹型 T_3 组病例 4 术前（A 至 C）及术后（D 至 F）MRI 检查

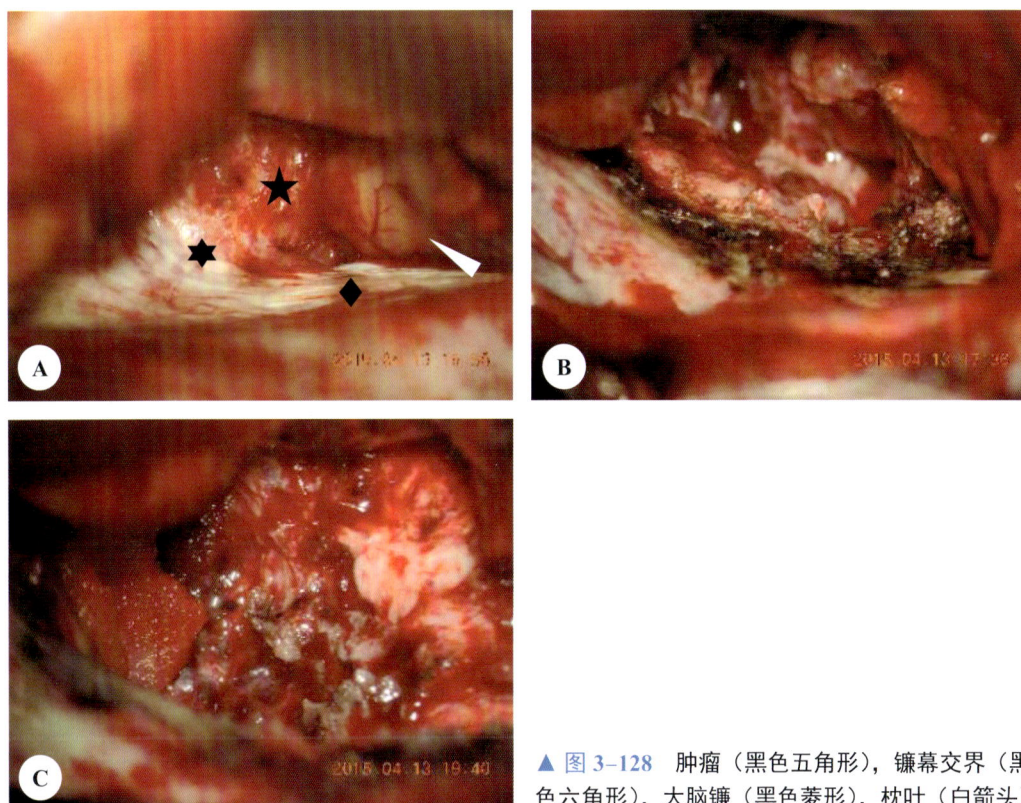

▲ 图 3-128　肿瘤（黑色五角形），镰幕交界（黑色六角形），大脑镰（黑色菱形），枕叶（白箭头）

侧颞侧视野缺损；双瞳直径 3mm，等大等圆，光反射迟钝，双眼球活动可，眼睑无下垂。

【辅助检查】见图 3-130。

【手术入路】枕下幕上入路。

【手术过程】取左侧俯卧位，头架固定头部，取原右顶枕过中线 U 形切口。常规消毒铺单后，切开原有头皮，骨膜下分离皮瓣并牵开，取下原有骨瓣，内侧过上矢状窦 2cm，下达横窦及窦汇。

显微镜下剪开硬膜，脑组织张力高，沿小脑幕和大脑镰牵开皮层，见肿瘤位于枕叶深部，基底位于小脑幕和大脑镰，并侵犯小脑幕向幕下生长，直窦已闭塞，肿瘤大小约 4.5cm×4.0cm×4.5cm，质中

等，色灰红，血供极其丰富，小脑幕、大脑镰和右侧大脑后动脉分支双重供血，部分病灶已突破蛛网膜界面，与周围脑干边界无法分离。首先沿小脑幕及大脑镰逐步电凝切断肿瘤基底，再行瘤内充分减压，再沿肿瘤周边逐渐分离并切除肿瘤，最后充分电凝切除受累小脑幕，大脑镰。全切肿瘤后，大脑大静脉等深部静脉、脑组织保留完好。

【术后情况】患者神志清楚，进食情况可，无发热。查体：三测正常，神志清醒，右侧瞳孔 3mm，左侧瞳孔 3mm，等大等圆，对光反射迟钝，颈软，四肢肌力、肌张力正常，各生理反射存在，Kernig、Babinski、Brudzinski 征阴性（图 3-130）。

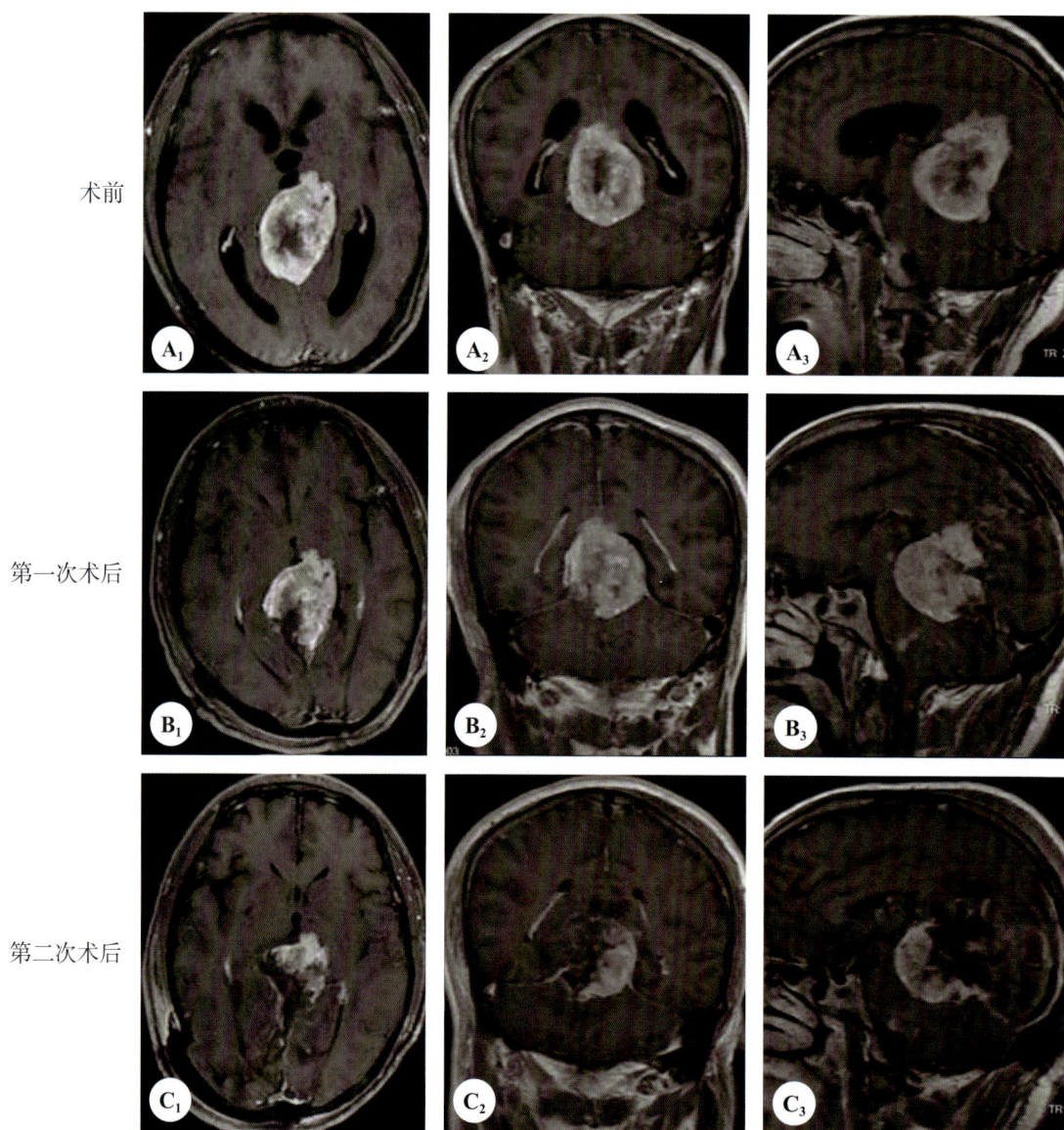

▲ 图 3-129 后切迹型 T_3 组病例 5 术前、第一次术后和第二次术后 MRI 检查

【经验体会】该病例较为特殊，体现在以下几点：多次手术术后、原有结构遭到破坏，肿瘤血供极为丰富，肿瘤侵袭性生长、突破蛛网膜界面，继发幕上脑积水。手术原则仍是在离断血供、充分减压的基础上沿生理界面分离肿瘤。该处血管结构复杂，需注意保持术野的清晰，避免牵拉撕裂损伤；此外，肿瘤切除后需剪除多余蛛网膜结构，打通脑脊液循环通路。

病例 6　**小脑幕后切迹脑膜瘤（外侧型 T_{3c}）**　患者男性，62 岁，因"走路不稳伴呕吐 8 天"入院。既往 30 年前有血吸虫感染病史。

【查体】神清语利。左眼视力 0.3，右眼视力 0.4，视野粗测无缺损。双瞳直径 3mm，等大等圆，光反射灵敏，双眼球活动可。指鼻试验（－），Romberg 征（±），行一字步不稳。

【辅助检查】见图 3-131。

【手术入路】枕下幕上入路。

【手术过程】取左侧俯卧位，右顶枕过中线 U 形切口，头架固定头部。常规消毒铺单后，切开头皮，骨膜下分离皮瓣并牵开，颅骨钻 4 孔，铣刀铣下大小

约 6cm×6cm 的跨矢状窦骨瓣，下达横窦及窦汇。

显微镜下 X 形剪开硬膜，脑组织张力稍高，沿小脑幕和大脑镰牵开皮层，见肿瘤位于枕叶深部，基底位于小脑幕，并侵犯小脑幕向幕下生长，内侧达直窦，肿瘤大小约 3.1cm×2.5cm×2.4cm，质中等，色灰红，血供丰富，小脑幕和大脑后动脉双重供血，边界清楚（图 3-132）。首先沿小脑幕逐步电凝切断肿瘤基底，再电凝切开受累的小脑幕，后行瘤内充分减压，再沿肿瘤周边逐渐分离并全切除肿瘤及受累的天幕。全切肿瘤后，大脑大静脉等深部静脉、脑组织保留完好。

【术后神经功能】神清语利，双侧瞳孔等大等圆，直径 3mm，对光反射灵敏，眼球活动可，口角无歪斜，伸舌居中，颈软，四肢肌力、肌张力正常，各生理反射存在，Kernig、Babinski、Brudzinski 征阴性。

【经验体会】相较于侧方入路如颞下入路，枕下幕上入路可早期显示病变与深静脉系统的关系，便于静脉系统的早期识别并保护；同时，病变向幕上生长较高，如行颞下入路需考虑颞叶抬高受限、显

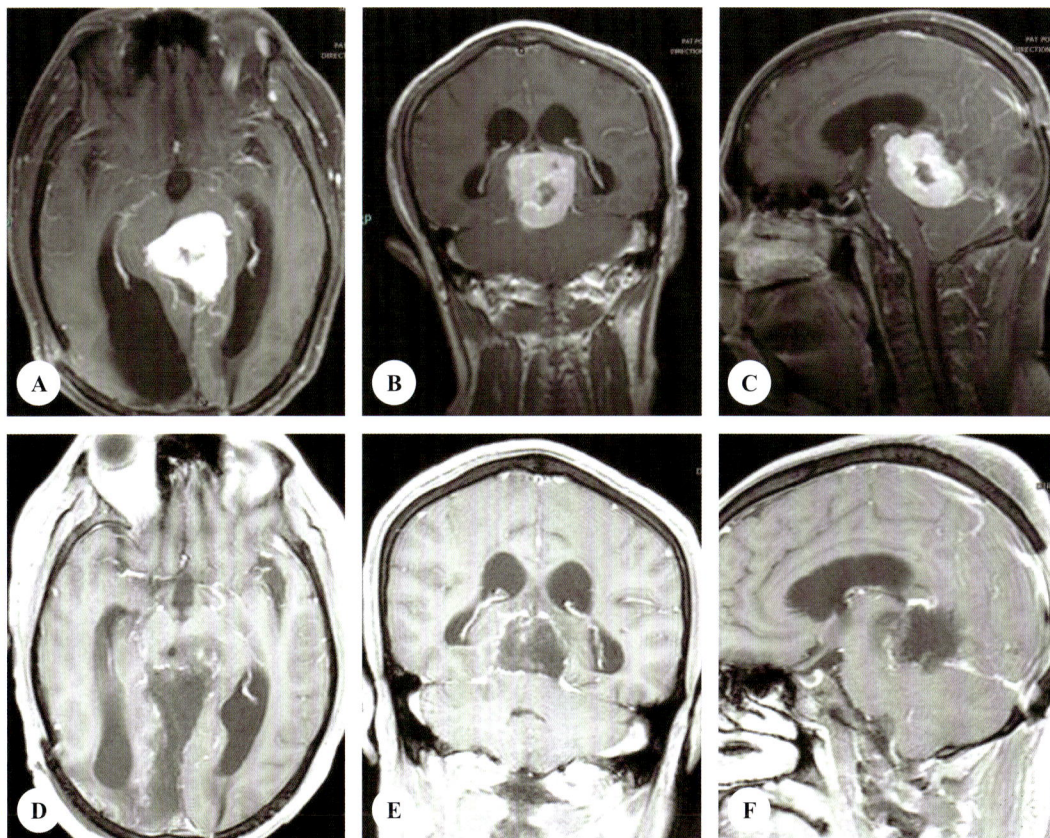

▲ 图 3-130　后切迹型 T_3 组病例 5 术前（A 至 C）及术后（D 至 F）MRI 检查

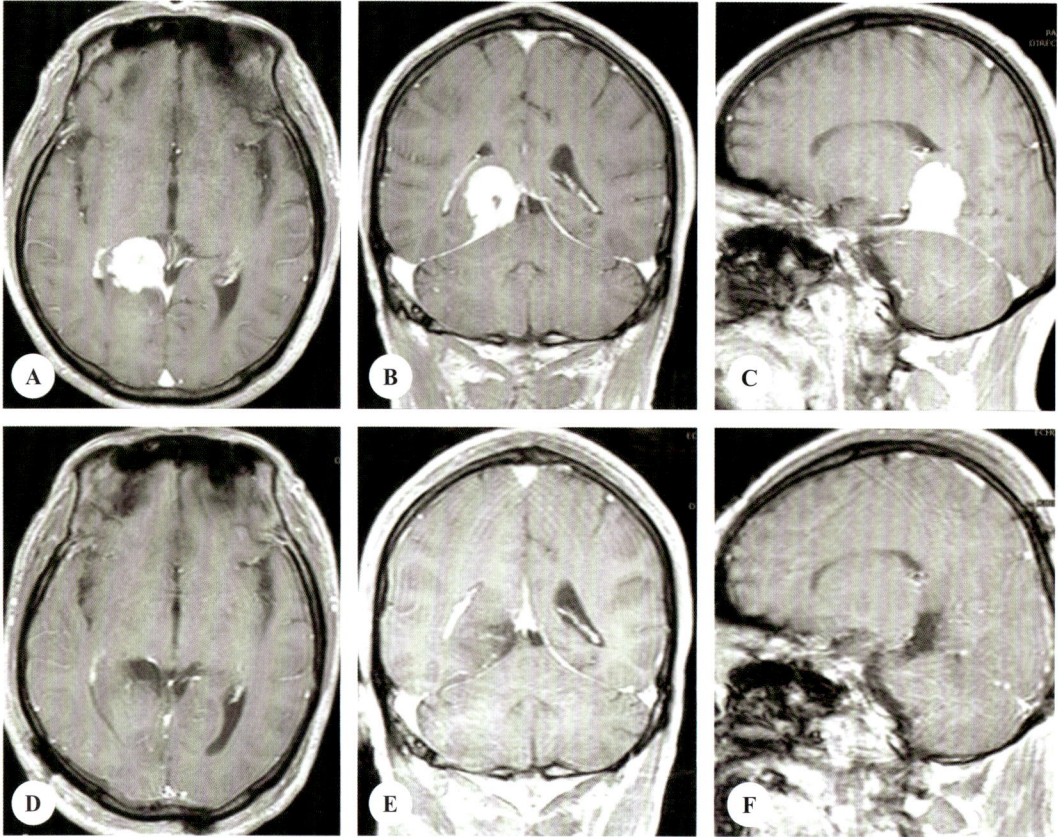

▲ 图 3-131　后切迹型 T_3 组病例 6 术前（A 至 C）及术后（D 至 F）MRI 检查

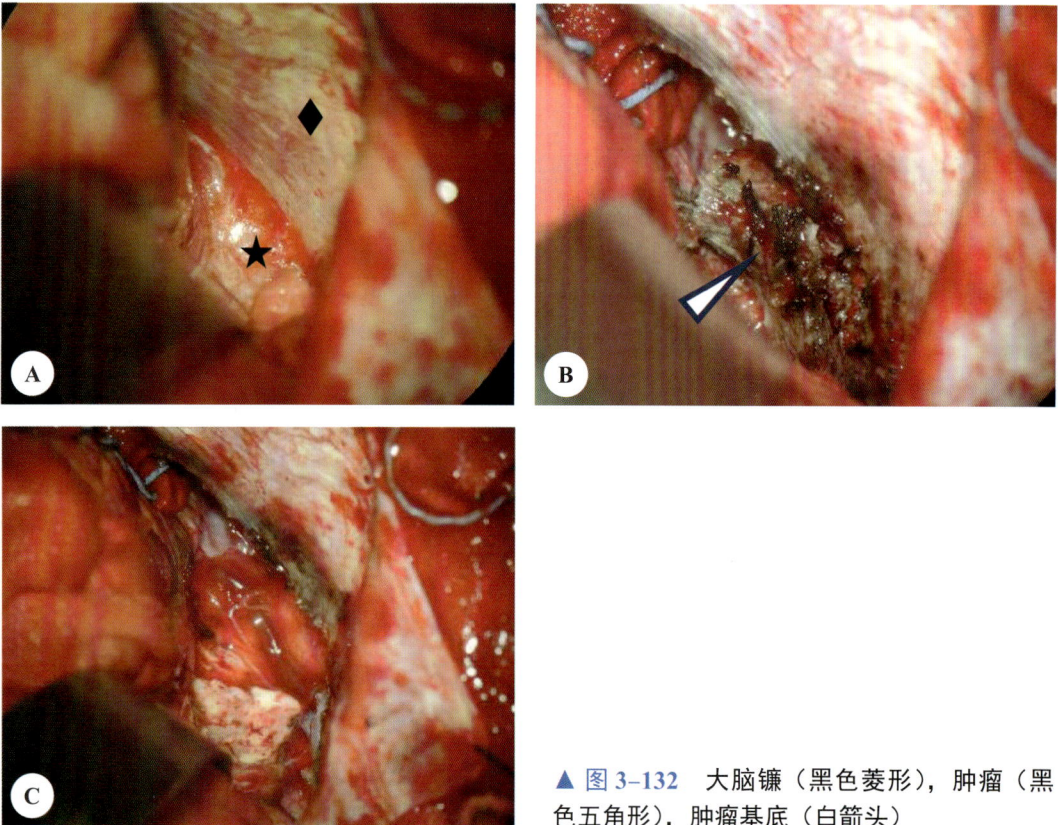

▲ 图 3-132　大脑镰（黑色菱形），肿瘤（黑色五角形），肿瘤基底（白箭头）

露空间不足的情况。

病例7　小脑幕后切迹脑膜瘤（下方型 T_{3b}） 患者女性，59岁，以"发作性头痛2年"入院。既往10年高血压病史。

【查体】神清语利，思维、定向、理解、计算力正常。颈软，Kernig、Brudzinski 征（－）。嗅觉正常，瞳孔直径3mm，光反射灵敏，眼球运动自如，左眼视力0.4，右眼视力0.3，视野粗测无异常。

【辅助检查】颅脑CT三维成像 +CTV 示小脑幕下可见大小约2.4cm×3.0cm的肿块，CT值平扫约42hu，增强后明显强化CT值约85hu。CTV 示大脑大静脉及大脑内静脉受压外移，直窦受压向上推移，上下矢状窦、窦汇、双侧乙状窦及横窦显示清晰。小脑幕脑膜瘤可能性大，大脑大静脉、大脑内静脉受及直窦受压（图3-133）。

【手术入路】幕下小脑上（Krause）入路［▶视频3-14 显微镜下天幕后切迹脑膜瘤（T_{3b}）切除术（幕下小脑入路）］。

【手术过程】患者取右侧俯卧位，枕骨隆突上3cm至颈2后正中直切口。严格沿中线分离双侧枕下肌

肉，显露枕骨，颅骨钻三孔，骨瓣大小约6cm×5cm的跨横窦骨瓣，并打开枕骨大孔约1.5cm。显微镜下Y形剪开硬膜，枕大池释放脑脊液，沿天幕轻牵开小脑蚓部，小脑半球有粗大引流静脉引流至横窦，予以保护。见肿瘤起源于小脑幕后切迹-镰幕交界，肿瘤大小约4cm×3.5cm×3.0cm，质中等，色灰红，血供丰富，边界清楚，肿瘤向上方推挤大脑大静脉复合体。沿天幕切断肿瘤基底，先行瘤内充分减压，再沿肿瘤周边逐渐分离并切除未累及静脉窦部分肿瘤，悉心沿蛛网膜界面分离肿瘤与大脑大静脉复合体粘连（图3-133）。切除肿瘤及附着硬脑膜，深部静脉及静脉窦通畅。妥善止血，反复冲洗术野，取人工硬膜修补硬脑膜缺损，回置骨瓣，置硬膜下引流管一根，分层缝合肌肉、帽状腱膜和头皮。

【术后MRI】枕部颅板部分缺如呈术后改变，小脑天幕中线术区可见囊状长 T_1 长 T_2 信号灶，增强后未见明显强化。余脑实质内未见异常信号灶及强化灶，灰白质界限清楚，脑沟、脑裂、脑池及脑室大小形态正常，中线结构无移位（图3-134）。

【术后神经功能】患者未诉特殊不适。体查："三测"（体温、脉搏、呼吸）正常，神清语利，双侧瞳

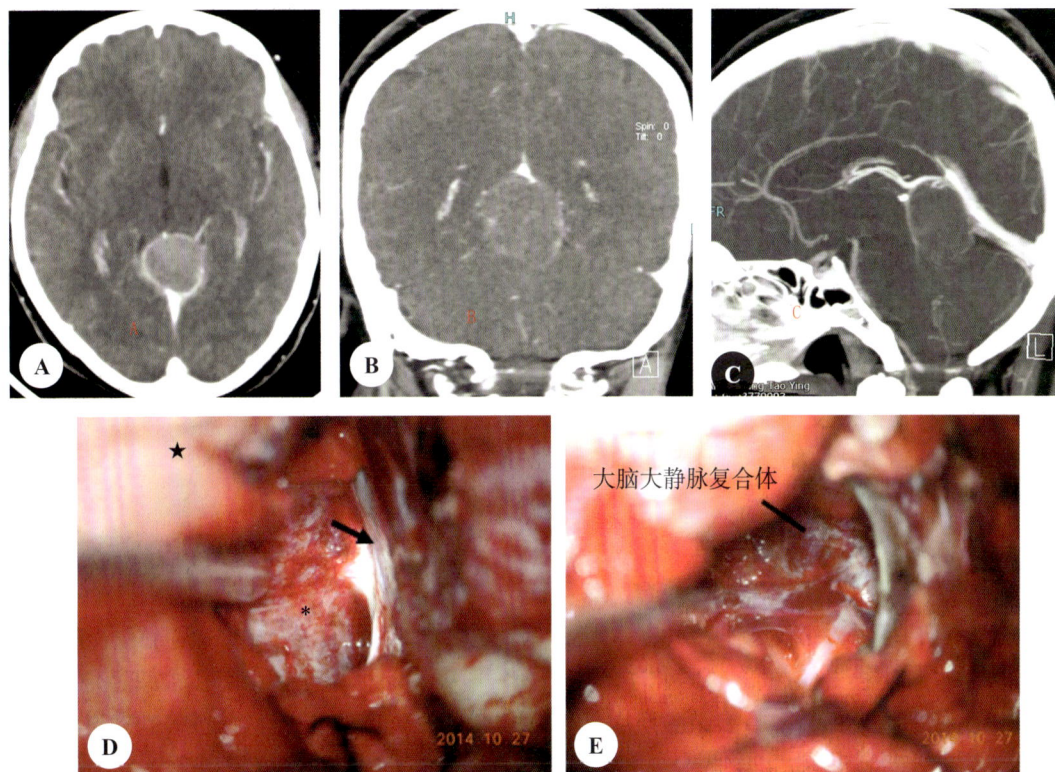

▲ 图3-133　后切迹型 T_3 组病例7术前辅助检查（A 至 C）及手术过程所视（D 和 F）

孔等大等圆直径 3mm 大小，对光反射灵敏，眼球活动可，口角无歪斜，伸舌居中，切口愈合可，无红、肿、渗出，颈软，四肢肌力、肌张力正常，各生理反射存在，Kernig、Babinski、Brudzinski 征阴性。

【经验体会】本病例是典型下方型（T_{3b} 型）TNM，大脑大静脉粗大，直窦异常发达，肿瘤位于深部静脉系统下方，小脑天幕面走行平坦，经旁正中幕下小脑上入路可直视肿瘤基底，不突破肿瘤与四叠体池较坚韧的蛛网膜前提下分离肿瘤边界，对深部静脉系统无骚扰，且回避发达直窦，安全有效。

病例 8 小脑幕后切迹脑膜瘤（下方型 T_{3b}） 患者男性，57 岁，以"头痛 2 个月余"入院。既往 5 年高血压病史。

【查体】神清语利，思维、定向、理解、计算力正常。颈软，Kernig、Brudzinski 征（－）。嗅觉正常，瞳孔直径 3mm，光反射灵敏，眼球运动自如，左眼视力 0.7，右眼视力 0.9，视野粗测无异常。调节、辐辏反射正常。余神经系统体查未见阳性体征。

【辅助检查】见图 3-135。

【手术入路】枕下幕上（Poppen）入路。

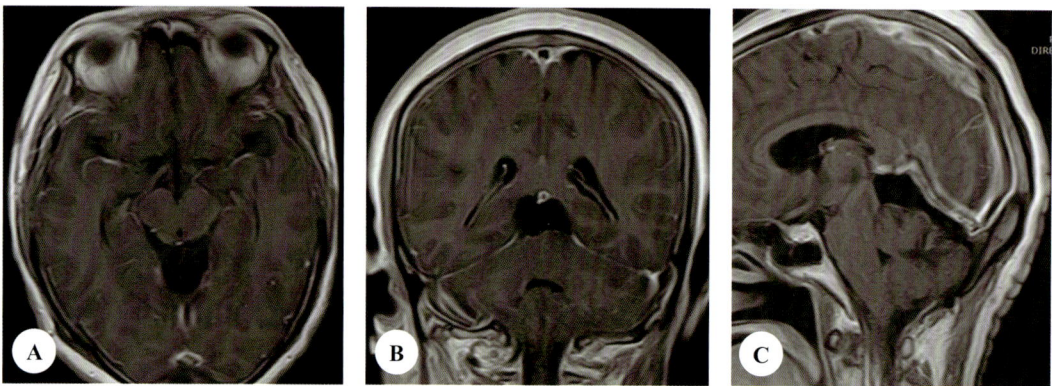

▲ 图 3-134 后切迹型 T_3 组病例 7 术后 MRI 检查

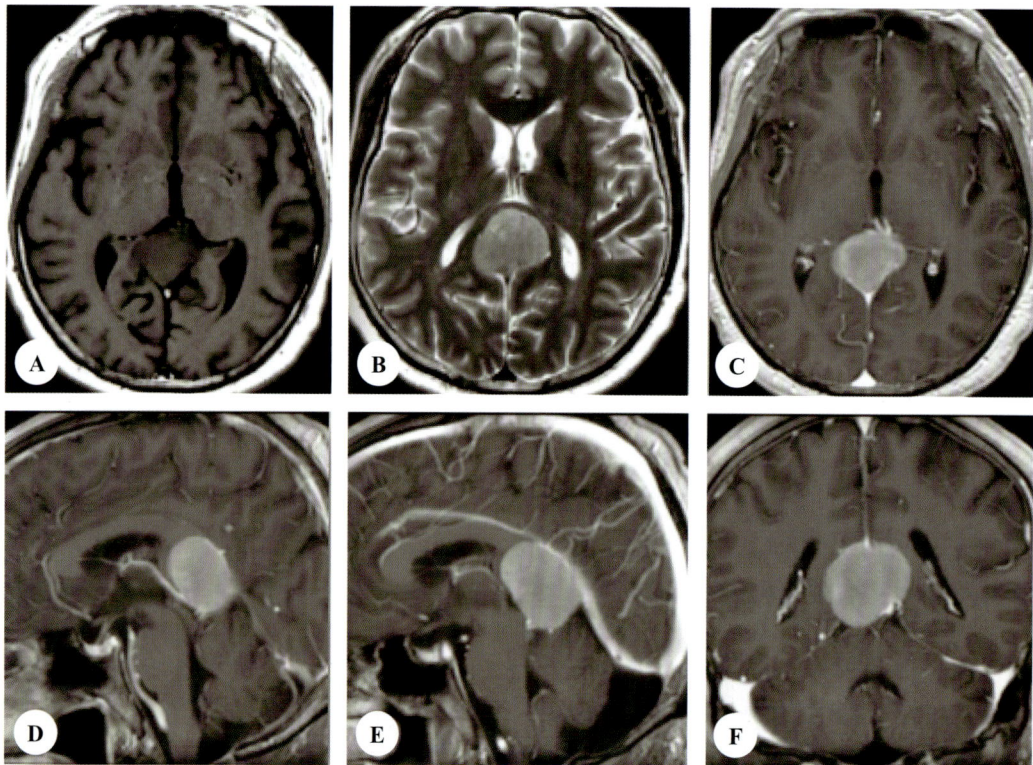

▲ 图 3-135 后切迹型 T_3 组病例 8 术前辅助检查

【手术过程】取左侧俯卧位，右顶枕过中线 U 形切口，头架固定头部。常规消毒铺单后，切开头皮，骨膜下分离皮瓣并牵开，颅骨钻 2 孔，铣刀铣下大小约 6cm×6cm 的跨矢状窦骨瓣，下达横窦及窦汇。显微镜下 T 形剪开硬膜，脑组织张力稍高，沿小脑幕和大脑镰牵开皮层，见肿瘤位于松果体区，基底位于镰幕交界，并侵犯大脑镰向对侧生长，肿瘤大小约 6.1cm×3.5cm×4.4cm，质中等，色灰红，血供丰富，边界清楚。首先沿镰幕交界逐步电凝切断肿瘤主要基底，行瘤内充分减压，分离肿瘤边界，同时电凝同侧大脑镰游离缘基底，切除同侧幕上下肿瘤，垂直天幕方向横行切开大脑镰，直视对侧肿瘤基底，电凝离断后分离对侧肿瘤与对侧胼胝体压部与中脑顶盖粘连，未突破大脑大静脉与肿瘤间蛛网膜界面［图 3-136，▶视频 3-15 镰幕交界脑膜瘤切除术（Popen 入路天幕后切迹）］。全切肿瘤后，大脑大静脉等深部静脉、脑组织保留完好。

【术后 MRI】枕部颅板部分缺如呈术后改变，小脑天幕中线术区可见囊状长 T_1 长 T_2 信号灶，增强后未见明显强化。余脑实质内未见异常信号灶及强化灶，灰白质界限清楚，脑沟、脑裂、脑池及脑室大小形态正常，中线结构无移位（图 3-137）。

【术后神经功能】患者术后第二天即下地行走，未诉特殊不适。神清语利，双侧瞳孔等大等圆直径 3mm 大小，对光反射灵敏，眼球活动可，口角无歪斜，伸舌居中，四肢肌力、肌张力正常，各生理反射存在，Kernig、Babinski、Brudzinski 征阴性。

【经验体会】

(1) 本例 T_{3a} 型 TNM，肿瘤沿大脑镰向两侧蔓延，故采用改良 Poppen 入路，枕叶位于操作空间上方，向前上方牵拉枕叶，便于手术后程切开大脑镰以直视对侧肿瘤基底及瘤体。

(2) 因无重力作用辅助，这种进路方式需要麻醉的平稳与适宜镇静深度，同时需术者在减压过程中不断松解肿瘤边界与四叠体池蛛网膜的粘连，从而源源不断地释放脑脊液，保证术中充裕的操作空间，术中脑组织的肿胀将导致手术被迫中断甚至危险情况发生。

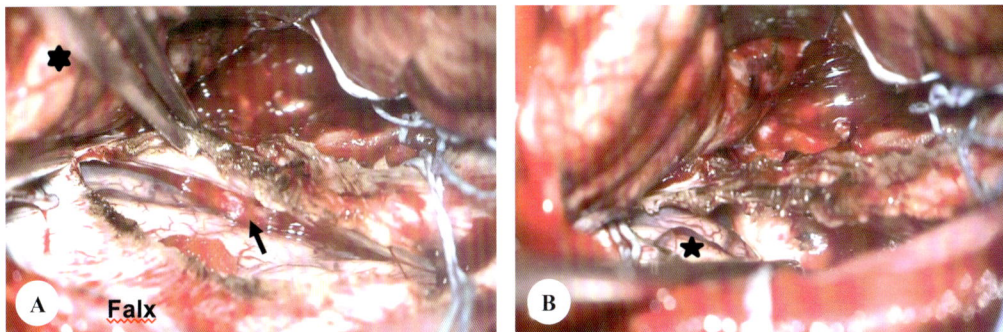

▲ 图 3-136　后切迹型 T_3 组病例 8 手术过程

术侧枕叶（黑色六角形），大脑镰（Falx），对侧肿瘤（黑箭头），对侧枕叶（黑色五角形）

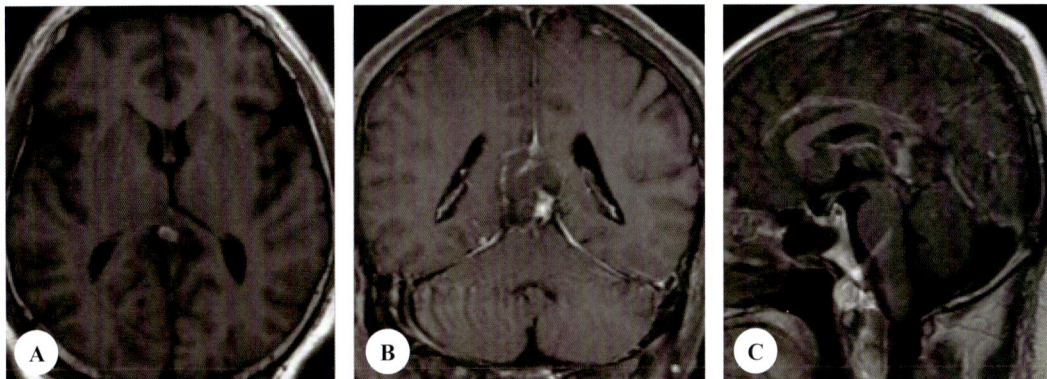

▲ 图 3-137　后切迹型 T_3 组病例 8 术后 MRI 检查

专家点评

小脑幕前切迹型脑膜瘤容易与部分后床突脑膜瘤或岩斜脑膜瘤混淆，沿天幕缘强化的脑膜尾征是其典型影像表现；术中即可发现肿瘤的"真性"基底位于天幕缘，可累及后床突，与"真性"基底位于岩斜裂或斜坡的岩斜脑膜瘤不同，因此，术前计划和术中优先处理肿瘤"真性"基底的策略会有差异。前切迹脑膜瘤因与海绵窦后份、基底动脉尖端关系密切，所以手术有相当的难度。术中应高度警惕动眼神经可能位于肿瘤前上表面并避免损伤。分离被包绕的颈内动脉或（和）基底动脉尖端血管应在优先处理肿瘤基底，肿瘤适当减压，保持术野清晰的前提下尝试耐心实施。

中切迹型脑膜瘤手术难度主要在于部分质地较韧的肿瘤与中脑侧方的大脑后动脉、小脑上动脉及其穿支血管包绕并与脑干紧密粘连。对于高龄、有糖尿病、高血压等基础疾病的患者，不宜勉强切除。

后切迹型脑膜瘤主要与大脑大静脉与直窦的关系密切。其中大脑大静脉和大脑内静脉的处理并不困难，主要困难在于直窦被肿瘤侵犯且部分通畅，往往会影响术者切除累及直窦肿瘤的判断和信心。我们的体会是尽可能避免过多使用双极电凝，在清晰辨认肿瘤和破损静脉窦的基础上选择性切除肿瘤，再根据具体情况用邻近大脑镰或小脑幕返折缝合或人工硬脑膜修补重建直窦主干。另外，尽量避免因过度电凝影响肿瘤周边天幕代偿性开放的静脉窦是防止术后出现大脑深部静脉回流障碍致灾难性后果的关键。Poppen 入路对于对侧小脑幕肿瘤基底显露的局限可通过平行下矢状窦切开大脑镰增加显露解决。对于术前影像评估肿瘤周边尤其是中脑和小脑上蚓部有水肿的肿瘤，如术中发现肿瘤与脑干后方大脑后动脉及小脑上动脉穿支血管粘连紧密，应考虑谨慎切除。

参考文献

[1] CLAUS E B, BONDY M L, SCHILDKRAUT J M, et al. Epidemiology of intracranial meningioma[J]. Neurosurgery, 2005, 57(6):1088–95; discussion 1088–1095.

[2] NAKAMURA H, MAKINO K, YANO S, et al. Epidemiological study of primary intracranial tumors: a regional survey in Kumamoto prefecture in southern Japan--20-year study[J]. International Journal of Clinical Oncology, 2011, 16(4):314–321.

[3] FEUN L G, RAUB W A, LANDY H J, et al. Retrospective epidemiologic analysis of patients diagnosed with intracranial meningioma from 1977 to 1990 at the Jackson Memorial Hospital, Sylvester Comprehensive Cancer Center: the Jackson Memorial Hospital Tumor Registry experience[J]. Cancer Detection and Prevention, 1996, 20(2):166–170.

[4] SEKHAR L N, JANNETTA P J, MAROON J C. Tentorial meningiomas: surgical management and results[J]. Neurosurgery, 1984, 14(3):268–275.

[5] BASSIOUNI H, HUNOLD A, ASGARI S, et al. Tentorial meningiomas: clinical results in 81 patients treated microsurgically [J]. Neurosurgery, 2004, 55(1):108–16; discussion 116–118.

[6] COLLI B O, ASSIRATI J A, DERIGGI D J, et al. Tentorial meningiomas: follow-up review[J]. Neurosurgical Review, 2008, 31(4):421–30; discussion 430.

[7] XIU C, MA S, ZHANG H, et al. Tentorial meningiomas: surgical options, clinical feature and management experience in 43 patients[J]. Clinical Neurology and Neurosurgery, 2015, 130:128–133.

[8] SAMII M, CARVALHO G A, TATAGIBA M, et al. Meningiomas of the tentorial notch: surgical anatomy and management[J]. Journal of Neurosurgery, 1996, 84(3):375–381.

[9] CHEN T C, ZEE C S, MILLER C A, et al. Magnetic resonance imaging and pathological correlates of meningiomas[J]. Neurosurgery, 1992, 31(6):1015–21; discussion 1021–1022.

[10] BASSIOUNI H, ASGARI S, KÖNIG H J, et al. Meningiomas of the falcotentorial junction: selection of the surgical approach according to the tumor type[J]. Surgical Neurology, 2008, 69(4):339–349; discussion 349.

[11] SAMII M, TATAGIBA M, CARVALHO G A. Retrosigmoid intradural suprameatal approach to Meckel's cave and the middle fossa: surgical technique and outcome[J]. Journal of Neurosurgery, 2000, 92(2):235–241.

[12] SIMPSON D. The recurrence of intracranial meningiomas after surgical treatment[J]. Journal of Neurology, Neurosurgery, and Psychiatry, 1957, 20(1):22–39.

[13] KANO H, SHEEHAN J, SNEED P K, et al. Skull base chondrosarcoma radiosurgery: report of the North American Gamma Knife Consortium[J]. Journal of Neurosurgery, 2015, 123(5):1268–1275.

[14] MARTINS C, YASUDA A, CAMPERO A, et al. Microsurgical anatomy of the dural arteries[J]. Neurosurgery, 2005, 56(2 Suppl):211–51; discussion 211–251.

[15] MATSUSHIMA T, SUZUKI S O, FUKUI M, et al. Microsurgical anatomy of the tentorial sinuses[J]. Journal of Neurosurgery, 1989, 71(6):923–928.

[16] KAWASHIMA M, RHOTON A L, MATSUSHIMA T. Comparison of posterior approaches to the posterior incisural space: microsurgical anatomy and proposal of a new method, the occipital bi-transtentorial/falcine approach[J]. Neurosurgery,

2008, 62(6 Suppl 3):1136–1149.

[17] QIN C, WANG W, Long K X, et al. Surgical Management of Tentorial Notch Meningioma Guided by Further Classification: A Consecutive Study of 53 Clinical Cases[J]. Frontiers in Oncology, 2020, 10:609056.

五、岩斜坡区脑膜瘤

（赵子进）

岩骨－斜坡区是蝶骨、颞骨及枕骨结合的区域，是构成颅后窝和颅中窝的重要组成结构，通常简称岩斜坡区。岩斜坡区外侧为内听道口和颈静脉孔，内侧为斜坡中线，上界为鞍背，下界为枕骨大孔上缘，前界为岩骨－斜坡硬膜，后界为脑干。岩斜坡区解剖关系复杂，毗邻许多重要神经血管结构，主要包括脑干、除嗅神经和视神经以外的脑神经、颈内动脉、基底动脉、后交通动脉、大脑后动脉、小脑上动脉、小脑前下及后下动脉等。

1922 年 Cushing 首次提出颅后窝脑膜瘤概念。随着对颅后窝各种类型的脑膜瘤研究和认识的不断深入，对其分类和命名也不断改进。1953 年 Gastellan 和 Ruggiero 首次提出斜坡脑膜瘤概念。1980 年 Yasargil 根据肿瘤基底侵犯部位，将颅后窝脑膜瘤分型并首次提出岩斜坡区脑膜瘤这一概念。目前，通常将岩斜坡区脑膜瘤（petroclival meningioma, PCM）定义为起源于岩上窦与岩下窦之间的岩骨斜坡裂，位于中上 2/3 斜坡和三叉神经内侧的脑膜瘤，而起源于内听道外侧或下斜坡的肿瘤则不属于岩斜坡区脑膜瘤。国内学者指出岩斜坡区脑膜瘤是指位于颅后窝的上 2/3 斜坡和内听道以内岩斜裂的脑膜瘤。

岩斜坡区脑膜瘤具有如下特点：①其位于颅底中央区，位置深在，肿瘤侵袭区域广泛。向上可累及天幕甚至突破天幕向幕上生长；向下可侵及内听道、颈静脉孔甚至枕骨大孔区；向前可累及岩尖、Meckel 腔、鞍旁及海绵窦并向颅中窝发展；向后可累及脑干。②肿瘤可以对瘤周重要颅底血管和脑神经推挤、粘连，甚至包裹，可压迫甚至浸润脑干。③临床表现多不明显且无显著特异性，多数患者表现为非特异性头痛或脑神经症状，如面部麻木、三叉神经痛和听力下降等，但常不引起患者注意，而且症状进展一般较为缓慢，大多到晚期或肿瘤体积较大时才被确诊。④多数脑膜瘤为良性肿瘤，若能将肿瘤彻底全切除，可获根治性治愈，预后良好，

因此手术切除是首选治疗方法。⑤显微手术技术发展之前，岩斜坡区脑膜瘤全切率低，术后并发症多，术后死亡率、致残率及复发率均较高，患者远期生存质量差。因此，岩斜坡区脑膜瘤的手术治疗一直是神经外科的难点和挑战。笔者 2014—2019 年主刀 168 例岩斜坡区脑膜瘤手术，全切 119 例，全切率 70.8%，并结合相关文献，探讨岩斜坡区脑膜瘤的临床特点及相关治疗策略。

（一）流行病学及临床表现

岩斜坡区脑膜瘤发病率相对较低，约占颅内肿瘤的 0.15%，约占颅底脑膜瘤的 12%，占颅后窝脑膜瘤的 50% 左右。女性多于男性，男女性别比约为 1∶2，发病年龄多在中年以上。本组病例中男性 46 例，女性 122 例，男女比例 1∶2.65；发病年龄平均（48.6±11.2）岁，中位年龄 51.6 岁，其中 40—60 岁为发病高峰。岩斜坡区脑膜瘤的临床表现症状常隐匿且无显著特异性。Bricolo 等报道从症状初现到临床确诊，一般需要经历 2.5～4.5 年的时间。本组中病程为 1 周至 360 个月，平均病程（37.6±16.3）个月，中位病程 38.5 个月。症状进展一般较为缓慢，主要与肿瘤体积逐渐增大，压迫或侵袭瘤周结构有关，因此大多到晚期或肿瘤体积较大时才被确诊。本组肿瘤大小平均（44.6±10.7）mm（15～80mm），其中大型、巨大型肿瘤共 162 例（96.4%）。临床表现多以脑神经功能障碍、锥体束征、小脑体征和颅内压增高症等为主，大宗病例报道中主要的症状体征包括面部麻木、步态不稳、轻瘫痪、听力减退、面瘫、头痛头晕、共济失调和饮水呛咳等。本组中患者首发症状主要表现为非特异性头痛、面部麻木、耳鸣、三叉神经痛、听力下降和行走不稳等，与报道基本相符。

（二）岩斜坡区脑膜瘤自然史

岩斜坡区脑膜瘤多为良性肿瘤，生长较为缓慢，这些特性对选择合理的治疗方案和评估预后均有重要参考意义。Van Havenbergh 等随访保守治疗的岩斜坡区脑膜瘤患者，随访期限 48～120 个月，平均 82 个月，76% 的患者发现影像学上的肿瘤增长，63% 的患者因肿瘤增长出现临床症状，同时指出肿瘤直径平均增长约 0.81mm/ 年，体积平均增长约 0.83cm³/ 年；未治疗的肿瘤，其体积越小生长速度越

快（约 1.272mm/ 年）；肿瘤的增长模式具有不可预知性和多变性，随着肿瘤的增长，常导致较为严重的神经功能障碍，最终远期预后不良。有研究指出，肿瘤增长到 2.5～3cm 时可导致出现新并发症或原有症状加重。结合本组资料，临床经验表明虽然岩斜坡区脑膜瘤绝大部分生长缓慢，但对于病程较长的患者，其远期预后不佳。

（三）影像学检查

影像学检查对于包括岩斜坡区脑膜瘤在内的颅底肿瘤都具有重要意义。探讨术前影像学检查对于病变的早期诊断、评估手术风险、选择手术入路、术中定位、术中保护重要结构或防止术后并发症等具有指导意义。目前头部 CT 和 MRI 是诊断和评估岩斜坡区脑膜瘤最有效和便捷的方法。

头部 MRI 是脑膜瘤主要且有效的检查方式。可以有效显示肿瘤的大小、位置、侵袭范围，甚至肿瘤的质地及血供，以及与瘤周神经血管、脑干等重要结构的关系。MRI 平扫显示肿瘤多以广基底与岩尖斜坡相连，在 T_1 加权像上多为等或略长 T_1 信号，部分肿瘤内信号可不均匀；T_2 加权像上多为稍长 T_2 均匀信号，但部分可表现为等信号或稍短信号，T_2 加权像还可提示肿瘤的质地、观察瘤周蛛网膜界面是否存在及瘤周水肿程度等；若肿瘤包裹大血管，可显示血管流空影；注入 Gd-DTPA 后多数肿瘤可明显均匀强化，在岩骨嵴、斜坡及天幕等肿瘤基底附着处硬膜常有明显强化，呈现典型的"脑膜尾征"。

头部 CT 扫描显示肿瘤主体位于岩尖斜坡区，多呈边界清楚的卵圆形或分叶状稍高密度或均匀等密度改变；主体一般位于颅后窝，可同时累及颅中窝；部分肿瘤可见低密度瘤周水肿带，范围和程度不一，少数肿瘤可见散在高密度钙化灶；增强后多数肿瘤表现为明显均匀强化。对于 CT 检查考虑有颅底骨质改变患者，术前进一步行颅底 CT 薄层扫描（HRCT）以评估颅底骨质改变情况，多数颅底骨质改变表现为反应性增生增厚，骨质无明显肿瘤侵蚀；少数骨质改变表现为骨质的破坏吸收，肿瘤直接破坏硬膜，侵蚀颅骨。

DSA 检查可显示颅底大血管和肿瘤供血动脉，对于术前考虑肿瘤与颅内重要血管或静脉窦关系密切时，可行 DSA 检查以供判断，常作为辅助或补充检查手段。

（四）治疗

1. 治疗方案选择　目前，多项报道明确提出由于岩斜坡区脑膜瘤多为良性肿瘤，显微手术切除仍是治疗岩斜坡区脑膜瘤的最主要和最重要治疗方式。本组病例中几乎均首选显微手术治疗岩斜坡区脑膜瘤，而伽马刀等放射治疗仅作为术后的辅助治疗，用于术后残余肿瘤或复发肿瘤的治疗，并长期密切随访。岩斜坡区脑膜瘤手术治疗成功的前提主要包括以下几点：①熟悉岩斜坡区及邻近区域的显微解剖；②术者具备熟悉的手术入路、娴熟的显微手术技术、操作技巧，以及丰富的个人经验积累；③应根据每个具体病例不同的特点，选择合适的手术入路，制订最优的个体化治疗方案。

随着解剖研究，特别是颅底解剖研究的不断深入，关于岩斜坡区的解剖结构、构成和变异等讨论已比较详尽。同时，随着显微外科技术、神经影像技术、术中监测技术和神经麻醉技术的不断发展和进步，显微外科手术技术已比较成熟，许多学者创造了多种新型颅底手术入路及其改良入路，岩斜坡区手术入路技术已日臻完善。但是每种入路对肿瘤的显露和切除仍各有其局限性，而且不同的神经外科医生对入路的选择也各有偏好。虽然目前手术死亡率已降至 10% 以下，肿瘤的全切率有所提升，但目前神经外科医生仍然面临手术入路的选择、肿瘤能否全切除、术后神经功能的保留、并发症的处理、肿瘤复发与进展的处理，以及远期患者生存质量的改善等一系列问题。因此，应结合每个病例不同的特点，在众多入路中做出合理的选择，针对性的制订最优的个体化手术方案，才能实现成功的手术治疗。

2. 岩斜坡区肿瘤手术入路的发展与演化　回顾历史，自 1925 年 Dandy 首先提出应用枕下乙状窦后入路切除脑桥小脑三角区的大部分肿瘤以来，多种手术入路及其改良入路被应用于岩斜坡区肿瘤的切除。Chanda 统计了岩斜坡区常用手术入路达 14 种之多。回顾近一个世纪以来手术治疗岩斜坡区脑膜瘤的发展历程，大致经历了三个阶段：第一阶段是从最早描述岩斜坡区脑膜瘤到 20 世纪 80 年代末期，由于当时影像学资料的不足、手术设备条件的限制、颅底病理解剖认识不够深入和手术技术经验不足，手术入路主要采用传统的入路方式，如额颞经侧裂入路、颞下入路及枕下乙状窦后入路等。由于术中肿瘤暴露不够充分，肿瘤全切率低、而手术死亡率高和术后肿瘤复发率高（＞50%），大部分手术治疗效果并不理想。第二阶段是从 20 世纪 90 年代初开始，随着颅底显微解剖研究的深入及影像学技术的进步，颅底手术入路迅速发展，进入了颅底显微外科的"黄金时期"。岩斜坡区肿瘤的手术入路开始倾向于应用大型而复杂的颅底手术入路，例如，眶颧额颞入路、各种类型的经岩入路（如岩骨前经颞下、经岩乙状窦前入路、经迷路入路、经耳蜗入路和全岩骨入路等）和各种联合入路等，此时的手术理念多为激进的肿瘤全切除。虽然对岩斜坡区的暴露程度显著增加，但手术入路大多操作复杂、显微手术技术要求较高、手术耗时较长、术中易损伤内耳迷路、脑神经及颅底大血管等重要结构，术后并发症较多，患者神经功能损伤较重，远期生存质量较差，预后仍欠佳。第三阶段是进入 21 世纪至今，随着各种手术入路的成熟，以及颅底生理和病理解剖的完善，神经外科医生开始关注手术本身对患者造成创伤的影响，逐步倾向于选择简单实用、肿瘤显露良好而创伤小、术后恢复快的手术入路，复杂的颅底手术入路应用指证更加明确和严格。因此传统的手术入路在熟练的显微手术技术及神经导航、神经内镜等设备的辅助下，再次广泛应用于岩斜坡区肿瘤的切除。

如上所述，岩斜坡区手术入路及其改良入路种类繁多，而且经历了不同的发展阶段，入路的选择也曾是争论的焦点。但每种入路均各有优缺点，没有一种完美的入路能够解决所有岩斜坡区肿瘤的切除问题。Al-Mefty 等认为入路的选择主要取决于肿瘤的大小、部位、侵袭的范围、静脉的解剖、患者术前听力情况、术者的经验和个人习惯等。因此，术者应进行充分的术前评估，尤其是影像学资料的评估，明确影响肿瘤全切除的相关因素，选择解剖结构熟悉、术式相对简单、手术创伤小的手术入路，在最大限度保留患者神经功能和提高肿瘤切除程度中找到平衡点，争取实现肿瘤的全切除，以提高患者的生存质量。总结目前主要应用的手术入路优缺点及适应证见表 3-11。

3. 肿瘤的分型与手术入路的选择　由于岩斜

坡区复杂的解剖结构以及该区域脑膜瘤基底附着部位的差异性，越来越多的学者意识到手术入路的选择与肿瘤的分型有密切关系，特别是术前影像学对肿瘤的分型，手术入路的选择和个体化的治疗提供了依据。Sekhar 等以三叉神经和舌咽神经传出部为界，将斜坡分为上、中、下三部分，并认为对于上斜坡中小型肿瘤应采用眶颧额颞下经侧裂或经海绵窦入路，中斜坡肿瘤采用乙状窦后入路，下斜坡肿瘤则采用枕下远外侧经髁入路。Ichimura 等根据脑膜瘤起源、附着基底和三叉神经移位方向将其分为 4 型，分别为上斜坡型、海绵窦型、小脑幕型和岩尖型，并认为上斜坡型和小脑幕型肿瘤适于采用经岩骨前入路，岩尖型适用于枕下外侧入路或经岩骨前入路。Kawase 等根据 MRI 上肿瘤基底位置将岩斜坡区脑膜瘤分为 5 型，分别为上斜坡型、蝶斜坡型、岩斜型、中斜坡型和颅底中央型，并认为前两型适于采用经岩骨前入路，而岩斜型则宜采用乙状窦前或枕下乙状窦后入路。国内学者陈立华等根据术前影像上肿瘤部位和侵袭的方向不同，将其分为 3 型及 2 个亚型：Ⅰ 型，颅中窝型，肿瘤主体在颅中窝；Ⅱ 型，颅中窝和颅后窝骑跨型；Ⅲ 型，颅后窝型，又分Ⅲa，肿瘤在颅后窝，以及Ⅲb，肿瘤主体在颅后窝，向中颅底或海绵窦侵袭。他认为Ⅰ 型宜采用颞下经天幕入路，Ⅱ 型宜采用颞下经岩骨嵴入路，Ⅲa 型宜采用枕下乙状窦后入路，Ⅲb 型宜采用乙状窦后 - 经内听道上入路。并且指出乙状窦后及其改良入路、颞下经天幕及其改良入路均是岩斜坡区重要的手术入路。吴震等则将岩斜坡区脑膜瘤分为 8 个类型：岩尖型、海绵窦型、蝶岩型、岩斜型、岩斜海绵窦型、CPA 型、斜坡型和广泛型。根据各型的入路和肿瘤切除情况，认为岩尖型首选颞下经岩经天幕入路，若病灶向三叉神经外下方侵犯，则行 Kawase 入路；对于海绵窦型和蝶岩型主要入路为颞下经岩经天幕入路和 Kawase 入路，而部分海绵窦或蝶鞍侵犯较大的肿瘤则需采用颞颧或扩大颅中窝入路；对于岩斜型、岩斜海绵窦型、CPA 型、斜坡型和广泛型，乙状窦前入路为主要入路。

（1）岩斜坡区脑膜瘤分型：本组的理念是基于肿瘤生长方向和手术入路选择对岩斜坡区脑膜瘤分型。根据 MRI 增强像上肿瘤基底位置、累及范围及生长方向将肿瘤分为 4 型及 2 个亚型（图 3-138）。

表 3-11　岩斜区主要手术入路优缺点及适应证

手术入路	优　点	缺　点	适应证
乙状窦后入路	• 颅后窝暴露充分 • 入路简捷，广为熟悉 • 创伤小，手术耗时短 • 早期显露肿瘤及基底 • 并发症少，术后恢复快	• 手术操作空间较小 • 神经损伤风险较高 • 幕上及颅中窝显露较差	• 肿瘤主体位于颅后窝 • 缓解肿瘤对脑干压迫
颞下经天幕入路	• 操作方便，创伤较小 • 手术耗时短 • 肿瘤基底显露较好 • 术后并发症少	• 手术操作较深，视野易受限 • 易损伤颞叶及 Labbe 静脉	• 起源于上斜坡区肿瘤 • 侵袭颅中窝肿瘤
经岩乙状窦前幕上下联合入路	• 手术路径短 • 术区暴露充分，幕上、下暴露良好 • 神经损伤较少 • 肿瘤基底显露良好，有助于早期处理	• 手术技术要求高，创伤大 • 操作复杂，耗时 • 术后并发症多，术后恢复慢 • 中下斜坡显露较差	• 骑跨颅中窝和颅后窝的肿瘤
Kawase 入路	• 直达桥前池和上斜坡区，不需牵拉小脑 • 可同时处理颅中窝和颅后窝病变 • 操作多可在硬膜外完成 • Labbe 静脉损伤较小	• 需要磨除岩骨，操作复杂、耗时 • 肿瘤过大或偏向下斜坡时显露较差	• 侵袭颅中窝的上斜坡肿瘤
额颞 – 经海绵窦入路	• 入路应用广泛 • 有助于显露上斜坡、小脑幕切迹和海绵窦区域	• 操作空间狭小 • 颅后窝显露困难 • 可能损伤血管和脑神经	• 向鞍上、颅中窝、海绵窦及幕上侵袭的上斜坡肿瘤
岩骨全切除入路	• 术区暴露充分	• 手术操作复杂、费时 • 创伤巨大，丧失听力	• 巨大复杂岩斜区脑膜，尤其是听力已丧失患者

• 斜坡型（图 3-138A）：肿瘤基底起源于岩骨 – 斜坡裂硬膜内，主体位于中上斜坡，主要向中线方向发展至对侧生长，向后压迫脑干。

• 岩斜型（图 3-138B）：肿瘤基底同样起源于岩骨 – 斜坡裂，但主要向同侧生长，主体位于中斜坡并向脑桥小脑三角区延伸。

• 岩斜蝶型（图 3-138C）：肿瘤主体主要为从颅后窝向颅中窝，从幕下向幕上方向生长；肿瘤基底起源于中上斜坡硬膜，沿岩骨 – 斜坡裂向外向上跨过岩骨嵴延伸至鞍背、后床突甚至鞍旁，或经 Meckel 腔向达颅中窝发展，甚至侵袭海绵窦后壁。

• 蝶岩斜型：肿瘤主体骑跨岩骨嵴并累及海绵窦，主要生长方向为从颅中窝向颅后窝颅，根据肿瘤起源与海绵窦关系，将其进一步分为以下 2 个亚型。

– 蝶岩斜型 I 型（图 3-138D1）：肿瘤主要起源于海绵窦外侧壁并同时向海绵窦内外生长，因此影像学上海绵窦外侧壁粗糙，与颞叶内侧的硬膜间隙不清；部分肿瘤可以生长至蝶骨 – 斜坡裂，并向外侧延伸至蝶鞍旁、颅中窝、岩骨尖，经小脑幕裂孔向鞍背及颅后窝扩延。

– 蝶岩斜型 II 型（图 3-138D2）：肿瘤起源于海绵窦内并呈膨胀性生长，但未突破海绵窦外侧壁，仅部分肿瘤通过岩尖扩展至颅后窝；影像学上海绵窦外侧壁相对光滑，保留与颞叶内侧的硬膜间隙。

● 颅底中央型（图3-138E）：肿瘤基底起源于一侧的岩骨-斜坡裂，但肿瘤主体沿颅底向双侧生长，可同时广泛累及双侧颅底中央区结构（如脑桥小脑三角区、鞍上、鞍旁、海绵窦等）。

（2）手术入路的选择：斜坡型和岩斜型脑膜瘤：首选枕下乙状窦后入路和乙状窦后经天幕入路，且肿瘤全切率高，本组手术肿瘤全切率分别为76.5%和75.0%。

● 岩斜蝶型脑膜瘤：根据肿瘤的基底起源和主体位置，入路的选择可分为侧后方入路（乙状窦后经天幕入路和乙状窦后经内听道上结节入路）和侧前方入路（颞下经岩前-天幕入路和乙状窦前幕上下联合入路）。

－侧后方入路：如果肿瘤基底起源于中上斜坡且主体位于颅后窝，或肿瘤突破小脑幕切迹骑跨幕上下生长，乙状窦后经天幕入路仍是首选；若肿瘤通过Meckel腔向颅中窝侵犯，则优先选择乙状窦后经内听道上结节入路。

－侧前方入路：满足以下特点的岩斜蝶型肿瘤可优先选择颞下经岩前-天幕入路：①肿瘤基底主要起源于上斜坡区，肿瘤骑跨于岩尖，主体位于颅中窝或向幕上方向生长；②颅后窝部分的肿瘤位于面听神经的内侧且不低于内听道，尤其是影像学上肿瘤基底与斜坡呈锐角生长；③肿瘤累及甚至侵袭入海绵窦后外侧壁；④肿瘤累及Meckel腔并有三叉神经功能障碍。乙状窦前幕上下联合入路作为侧前方入路的次选方案，仅适用于以下特点肿瘤：①肿瘤巨大，呈匍匐样生长，广泛累及颅底解剖结构；②肿瘤扩展至内听道以下及岩骨外侧；③小脑幕被广泛侵袭。随着显微操作技术的进步，此类肿瘤目前逐渐被颞下经岩前-天幕入路/枕下乙状窦后入路的联合锁孔入路所替代。本组岩斜蝶型脑膜瘤的全切率有所下降，为67.2%。

● 蝶岩斜型脑膜瘤：此类肿瘤处理较为棘手，肿瘤全切除较为困难，由于肿瘤多累及海绵窦、窦内颈内动脉及多组脑神经，此类肿瘤全切率降至64.0%。

● 蝶岩斜Ⅰ型：主要采用扩大翼点-经天幕入路，即根据肿瘤的大小及累及周边解剖结构的程度，在扩大翼点入路的基础上适当联合经天幕入路。通过对颞叶充分地分离与牵拉和天幕的切开，该入路可以有效显露前至蝶骨嵴和前床突，后至三叉神经脑干起始部，外侧至三叉神经节，内侧至后床突的广泛区域。该入路尤其适用于以下特点的蝶岩斜Ⅰ型脑膜瘤：①肿瘤生长超过鞍背，侵袭天幕并向幕上方向生长；②肿瘤主体位于颅中窝，侵入海绵窦并破坏海绵窦壁；③颅后窝部分肿瘤不能低于中斜坡区。

● 蝶岩斜Ⅱ型：主要采用颞前经海绵窦-经岩前入路，可以提供由颅中窝向颅后窝、由内侧向外侧，以及由幕上向幕下的手术通道。通过颞前经海绵窦入路可以到达鞍上、脚间窝及上1/3斜坡区域；通过岩骨前入路磨除岩骨尖前方骨质，可以切除内听道内侧的颅后窝部分肿瘤。采用该入路切除蝶岩斜Ⅱ型肿瘤具有以下优势：①眶脑膜动脉作为进入硬膜与海绵窦侧壁间隙的起始部；②硬膜外牵拉颞叶有利于颞叶回流静脉的保留，有效减少术后颞叶水肿的发生；③个体化的显露海绵窦及周边相关结构有利于肿瘤的充分保留、最大化切除及最小化的损伤。

对于颅底中央型脑膜瘤：我们认为手术治疗效果较差。

岩斜坡区脑膜瘤分型与手术入路的选择详见图3-139。

（五）典型病例解析

病例1　斜坡型肿瘤　患者女性，56岁，因"头痛、吞咽困难、呛咳及听力下降6年"入院。术前KPS评分为80分。

【神经体查】神志语利，视力视野无明显异常，双瞳直径3mm，等大等圆，光反射灵敏，双眼球活动可，眼睑无下垂，无眼球震颤。双侧面部痛觉、振动觉可，咀嚼有力，张口下颌无偏移。双侧额纹对称，皱额、闭目、鼓腮、示齿、吹哨可。右侧听力较左侧下降。悬雍垂居中，声音稍嘶哑，饮水稍呛咳，伸舌居中，舌肌无萎缩，无肌颤，舌肌活动可。四肢活动可，肌力、肌张力基本正常，无肌肉萎缩。指指、指鼻试验（+），行一字步不稳，Romberg征（-），病理征（-）。

【辅助检查】见图3-140。

【手术入路及体会】枕下乙状窦后入路，肿瘤

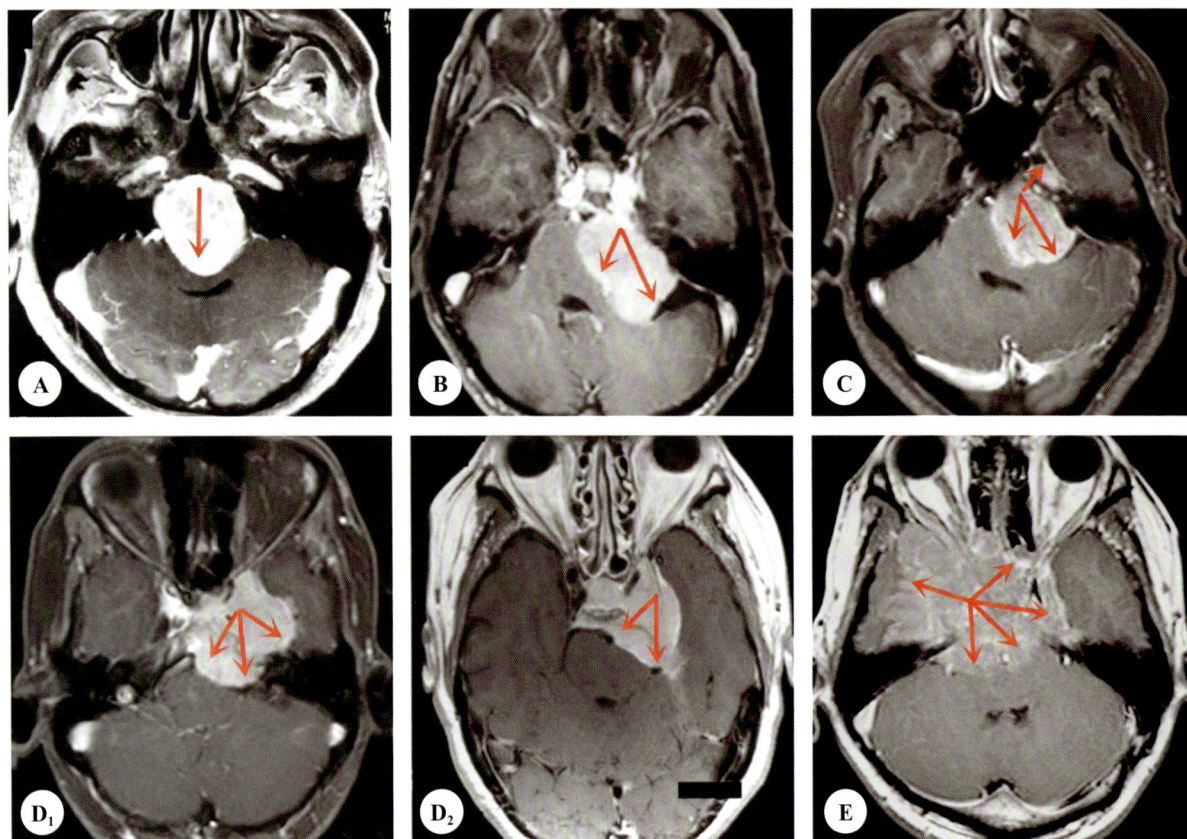

▲ 图 3-138　岩斜坡区脑膜瘤的肿瘤分型

A. 斜坡型：肿瘤基底起源于岩骨 - 斜坡裂硬膜内，主体位于中上斜坡，主要向中线方向发展至对侧生长，向后压迫脑干。B. 岩斜型：肿瘤基底同样起源于岩骨 - 斜坡裂，但主要向同侧生长，主体位于中斜坡并向脑桥小脑三角区延伸。C. 岩斜蝶型：肿瘤主体主要为从颅后窝向颅中窝，从幕下向幕上方向生长；肿瘤基底起源于中上斜坡硬膜，沿岩骨 - 斜坡裂向外向上跨过岩骨嵴延伸至鞍背、后床突甚至鞍旁，或经 Meckel 腔向达颅中窝发展，甚至侵袭海绵窦后壁。D. 蝶岩斜型：肿瘤主体骑跨岩骨嵴并累及海绵窦，主要生长方向为从颅中窝向颅后窝，根据肿瘤起源与海绵窦关系，将其进一步分为 2 个亚型。D_1. 蝶岩斜型 I 型：肿瘤主要起源于海绵窦外侧壁并同时向海绵窦内外生长，因此影像学上海绵窦外侧壁粗糙，与颞叶内侧的硬膜间隙不清；部分肿瘤可以生长至蝶骨 - 斜坡裂，并向外侧延伸至蝶鞍旁、颅中窝和岩骨尖，经小脑幕裂孔向鞍背及颅后窝扩延。D_2. 蝶岩斜型 II 型：肿瘤起源于海绵窦内并呈膨胀性生长，但未突破海绵窦外侧壁，仅部分肿瘤通过岩尖扩展至颅后窝；影像学上海绵窦外侧壁相对光滑，保留与颞叶内侧的硬膜间隙。E. 颅底中央型：肿瘤基底起源于一侧的岩骨 - 斜坡裂，但肿瘤主体沿颅底向双侧生长，可同时广泛累及双侧颅底中央区结构（如脑桥小脑三角区、鞍上、鞍旁和海绵窦等）

全切除。乙状窦后切除岩斜坡区脑膜瘤，关键在于首先寻找并处理肿瘤的基底，有利于早期切断肿瘤供血，不但可以减少术中出血，保证术野的清晰，而且有利于早期肿瘤体积的回缩。枕下乙状窦后入路可在术中早期、全程显露肿瘤基底，再行瘤内减压，肿瘤体积进一步显著缩小，降低了瘤周重要神经血管的张力以及与脑干的挤压程度，从而减小了神经血管和脑干等结构损伤的风险，手术视野的显露也会更加充分。若肿瘤基底不能一次性完全离断，可采取离断基底和瘤内切除减压交替进行的方法，逐步缩小肿瘤体积。沿蛛网膜界面将脑神经、岩静脉与瘤壁分离并妥加保护，术中不应主动电凝切断岩静脉，若术中影响手术操作，尽可能保留较粗大的分支。然后根据肿瘤生长情况，再分别通过天幕与三叉神经间隙、三叉神经与岩静脉间隙、三叉神经与面听神经间隙、面听神经与后组脑神经间隙，以及后组脑神经与枕骨大孔间隙等多个间隙由外向内依次沿肿瘤表面蛛网膜界面分离肿瘤，逐步分块切除肿瘤。肿瘤体积的逐渐缩减，手术操作空间的逐渐增大，减少了对重要神经血管的牵拉，瘤

岩斜坡区脑膜瘤分型

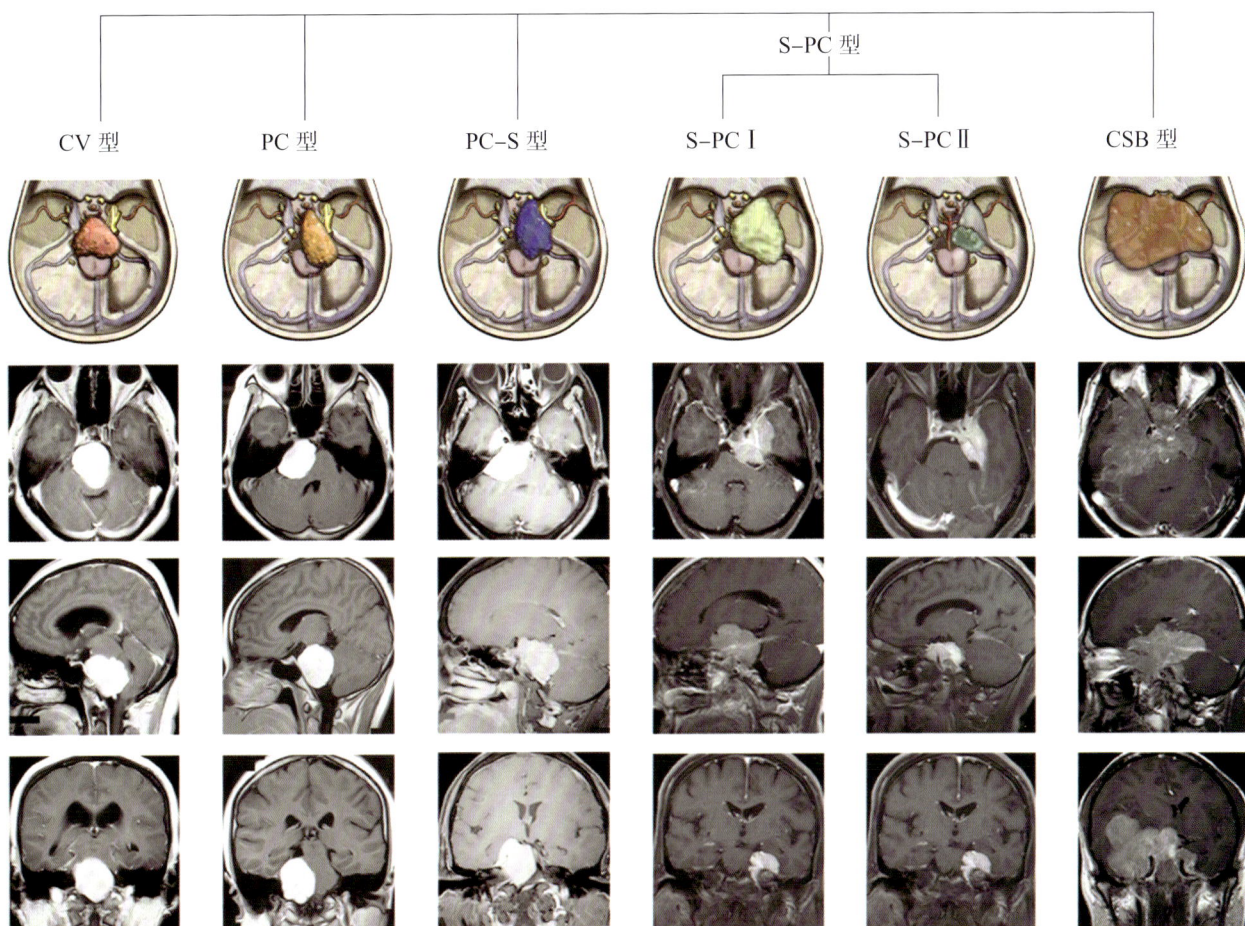

▲ 图 3-138（续）　岩斜坡区脑膜瘤的肿瘤分型

壁与脑干的分离也相对容易，提高了肿瘤的切除程度。最后再次反复电凝肿瘤的基底及移行处，以最大程度降低肿瘤复发的可能。对于质地较硬的肿瘤，可采用超声刀吸除，但操作应严格控制在瘤内操作，将肿瘤均匀吸除，切不能盲目突破瘤壁而伤及瘤周正常组织。若是肿瘤体积过大，与周围神经血管结构粘连紧密，甚至包裹部分神经血管，应先在蛛网膜层面内选择较大的神经间隙切开肿瘤，行瘤内减压，始终保持肿瘤与重要神经血管结构尤其是与脑干间的蛛网膜界面完整。充分减压后，瘤壁与瘤周神经血管结构的粘连多可自然松解，再处理肿瘤基底，切断血供，然后依次沿肿瘤表面蛛网膜界面锐性或钝性分离，分块切除肿瘤。肿瘤与基底动脉粘连时，应注意保护基底动脉的"过路"穿支血管。

【术后情况】术后 KPS 评分 60 分，术后自觉术侧面部麻木，面神经功能 2 级，余未见新发脑神经功能障碍。

【随访情况】随访周期 75 个月，无复发，随访 KPS 评分 90 分，术后新发脑神经功能症状基本消失，后组脑神经功能障碍较术前好转。

病例 2　岩斜型肿瘤　患者女性，47 岁，因"头痛、听力下降及走路不稳 3 年"入院。术前 KPS 评分为 60 分。

【神经体查】神志语利，视力视野无明显异常，双瞳直径 2.5mm，等大等圆，光反射灵敏，双眼球活动可，眼睑无下垂，无眼球震颤。双侧面部痛觉、振动觉可，咀嚼有力，张口下颌无偏移。双侧额纹对称，皱额、闭目、鼓腮、示齿、吹哨可。右侧听力较左侧下降。悬雍垂居中，声音无嘶哑，饮水无呛咳，伸舌居中，舌肌无萎缩，无肌颤，舌肌

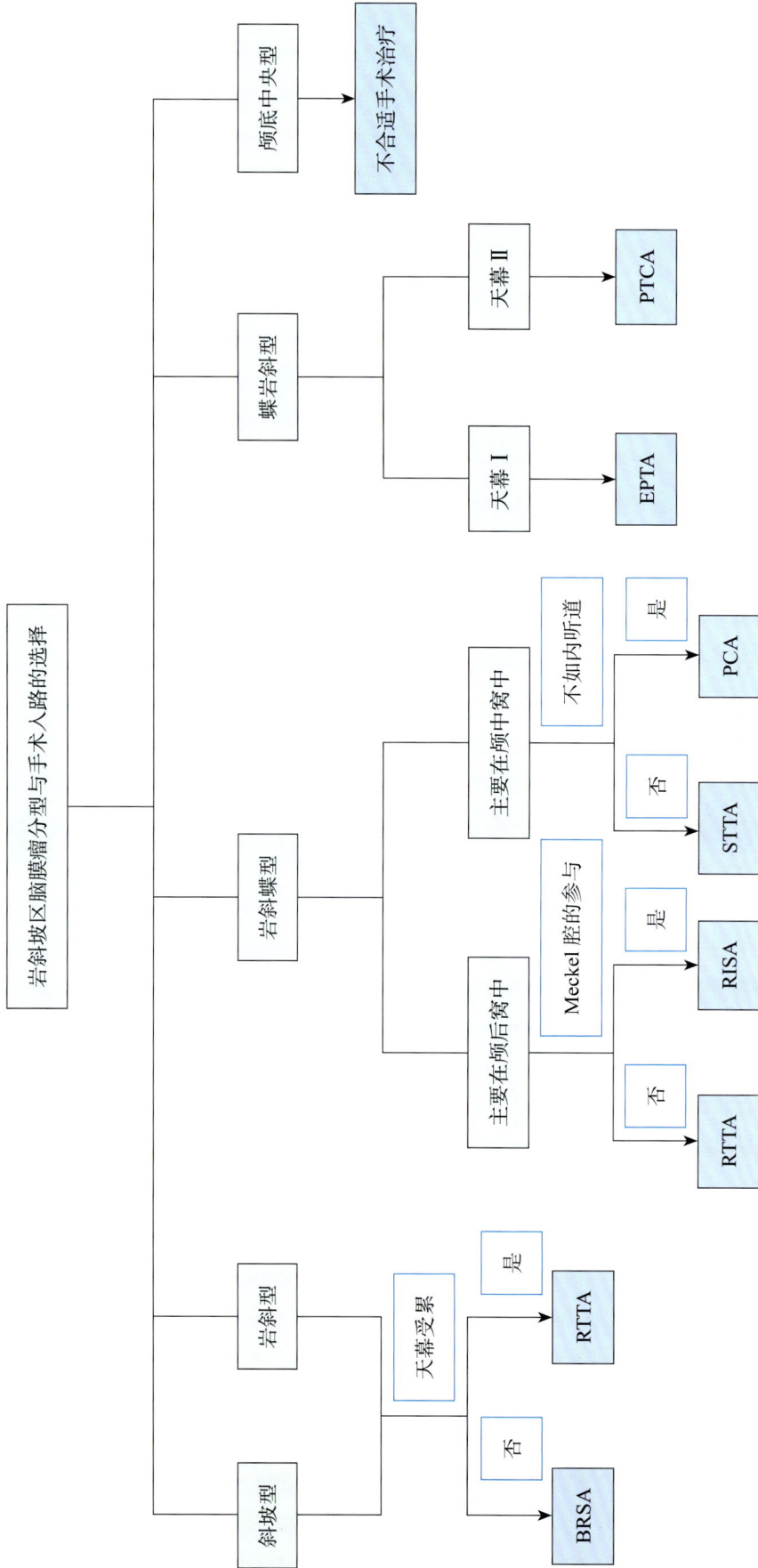

▲ 图 3-139　岩斜坡脑膜瘤分型与手术入路选择示意

Clivus: 斜坡型; Petroclival: 岩斜型; Petroclivosphenoidal: 岩斜蝶型; Sphenopetroclival: 蝶岩斜型; Central: 颅底中央型; IAM: 内听道; PCF: 颅后窝; MCF: 颅中窝; OR: 手术治疗; BRSA: 基础乙状窦后入路; RTTA: 乙状窦后经天幕入路; RISA: 乙状窦后经海绵窦; RTTA: 乙状窦后经内听道上结节入路; STTA: 颞下经岩前-天幕入路; PCA: 乙状窦前幕上下联合入路; EPTA: 扩大翼点-经天幕入路; PTCA: 颞前经海绵窦-经岩前入路

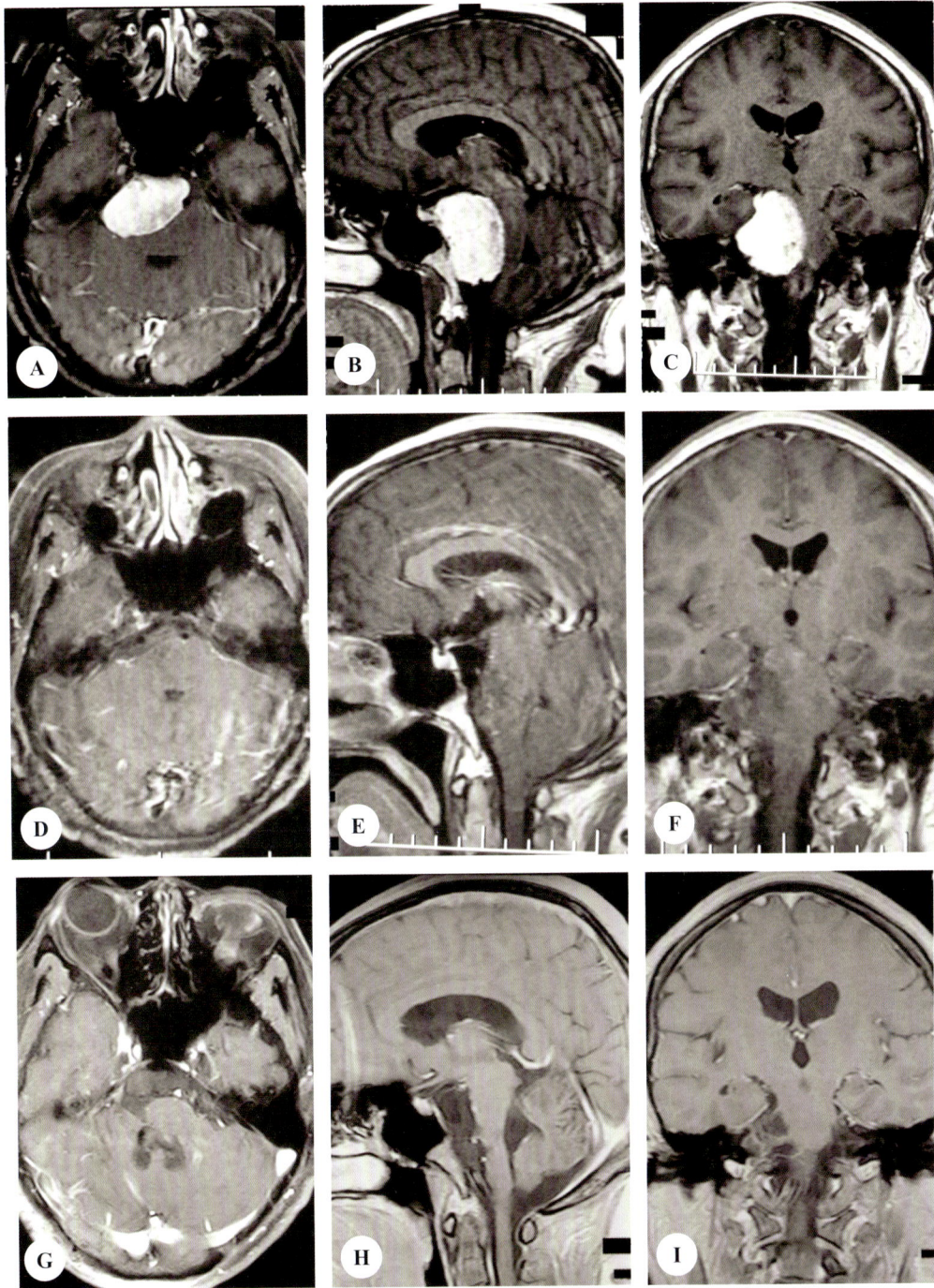

▲ 图 3-140　斜坡型肿瘤

A 至 C. 术前 MRI T₁ 增强相轴位、矢状位及冠状位图像；D 至 F. 术后 MRI T₁ 增强相轴位、矢状位及冠状位图像；G 至 I. 末次随访时 MRI T₁ 增强相轴位、矢状位及冠状位图像

活动可。四肢活动可，肌力、肌张力基本正常，无肌肉萎缩。指指、指鼻试验（＋），行一字步不稳，Romberg 征（＋），病理征（－）。

【辅助检查】见图 3-141。

【手术入路及体会】枕下乙状窦后经天幕入路，肿瘤全切除。乙状窦后经天幕入路［图 3-142，▶视频 3-16　显微镜下岩斜区脑膜瘤（乙状窦后经天幕入路）和 ▶视频 3-17　显微镜下岩斜脑膜瘤切除术（枕下乙状窦后经内听道上结节入路）］是在传统乙状窦后入路的基础上，结合天幕的切开，进而完成幕上肿瘤的切除。对于主体位于颅后窝，通过天幕裂孔向幕上生长或通过 Meckel 腔向颅中窝侵犯的肿瘤，可以根据肿瘤的生长情况，沿岩骨嵴部分或完全切开天幕至游离缘，行经天幕入路。为避免滑车神经的损伤，天幕切开目前较常用的方法是平行岩骨嵴后方约 10mm 切开天幕至游离缘。有学者研究指出，滑车神经穿天幕处位于后床突后外方（13.7±3.8）mm，因此建议应在距后床突后外方 10mm 之内或远距后床突 16mm 处切开天幕。宫剑等通过解剖学研究发现，滑车神经汇入天缘的位置距岩骨嵴的垂直距离为（4.79±0.97）mm，若切开天幕距离岩骨嵴后方过远（＞10mm），则岩骨嵴后方残留的天幕会对幕上肿瘤及正常解剖结构造成遮挡。因此，他

认为切开天幕应贴近岩骨嵴，尽量避免幕上结构的显露存在死角，而且岩上窦、三叉神经后根多可在直视下加以保护，切开天幕时，多不会造成损伤。在向内切开天幕接近幕缘时弧形向后，在滑车神经颅内段移行为幕潜行段位置点的后方切断游离缘，从而既最大范围暴露幕上结构，又保护了滑车神经。

【术后情况】术后 KPS 评分 50 分，术后术侧面部麻木，面神经功能 2～3 级，术侧眼球外展活动受限，余未见新发脑神经功能障碍。

【随访情况】随访周期 24 个月，无复发，随访 KPS 评分 80 分，术侧眼球外展较术后好转，余术后新发脑神经功能症状基本消失。

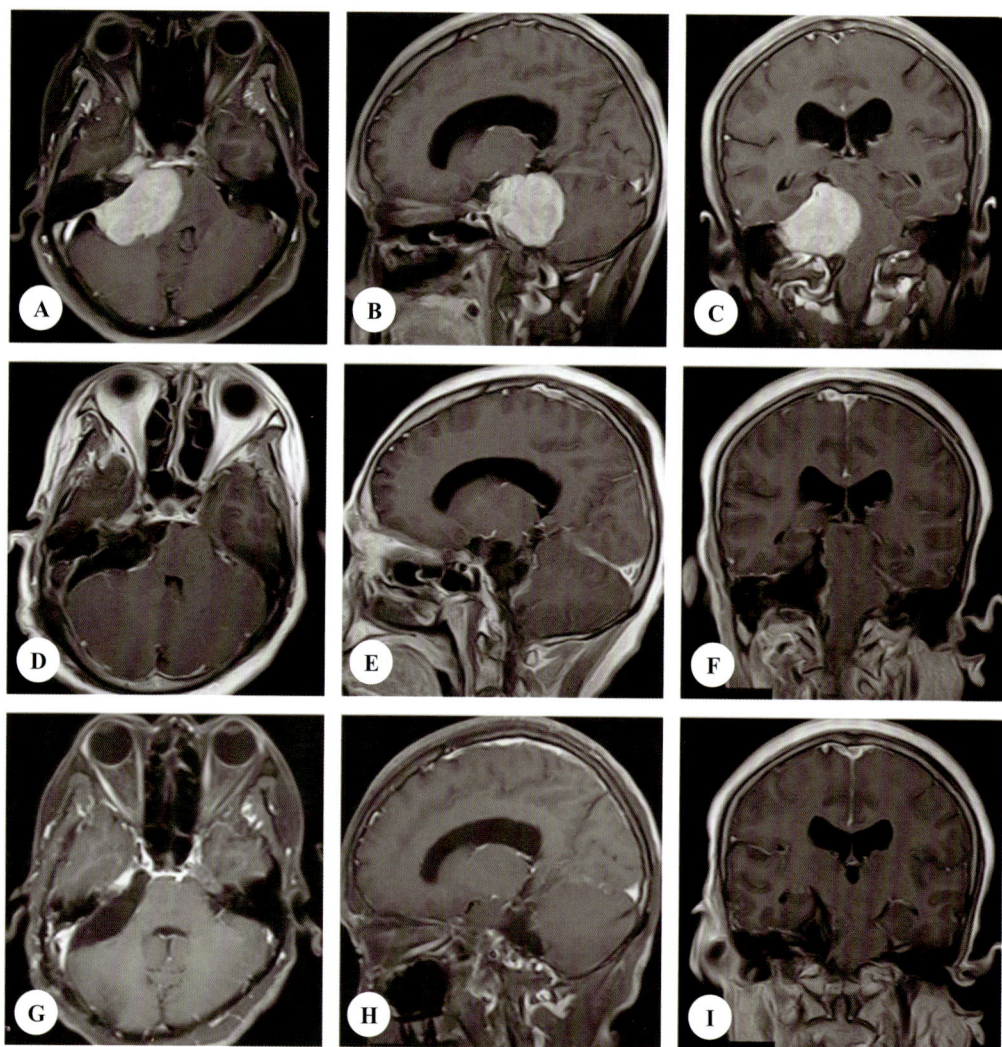

▲ 图 3–141　岩斜型肿瘤

A 至 C. 术前 MRI T_1 增强相轴位、矢状位及冠状位图像；D 至 F. 术后 MRI T_1 增强相轴位、矢状位及冠状位图像；G 至 I. 末次随访时 MRI T_1 增强相轴位、矢状位及冠状位图像

病例 3　岩斜蝶型肿瘤病例 A　患者女性，40 岁，因"头痛、三叉神经痛 5 年"入院。术前 KPS 评分为 70 分。

【神经体查】神志语利，视力视野无明显异常，双瞳直径 2.5mm，等大等圆，光反射灵敏，双眼球活动可，眼睑无下垂，无眼球震颤。双侧面部痛觉、振动觉可，咀嚼有力，张口下颌无偏移。双侧额纹对称，皱额、闭目、鼓腮、示齿、吹哨可。右侧听力较左侧下降。悬雍垂居中，声音无嘶哑，饮水无呛咳，伸舌居中，舌肌无萎缩，无肌颤，舌肌活动可。四肢活动可，肌力、肌张力基本正常，无肌肉萎缩。指指、指鼻试验（+），行一字步不稳，Romberg 征（+），病理征（−）。

【影像学】见图 3-143。

【手术入路及体会】枕下乙状窦后经内听道上结节入路，肿瘤全切除。虽然乙状窦后入路手术操作的空间相对狭小，但可以充分利用肿瘤（尤其是大型、巨大型肿瘤）自身占位的空间及通过改变显微镜的投照方向，从不同的角度显露和切除肿瘤，尽可能减少肿瘤的残留。该入路主要通过神经血管间隙完成肿瘤的切除，增加了神经血管结构医源性损伤的风险。本组术后主要神经功能障碍包括Ⅲ～Ⅷ脑神经功能障碍。因此，该入路切除肿瘤对术者的显微操作技术要求较高，需要较为丰富娴熟的显微外科经验和一定的手术技巧。显微操作尽可能在间隙内完成，尽量避免显微器械对岩静脉和脑神经的"干

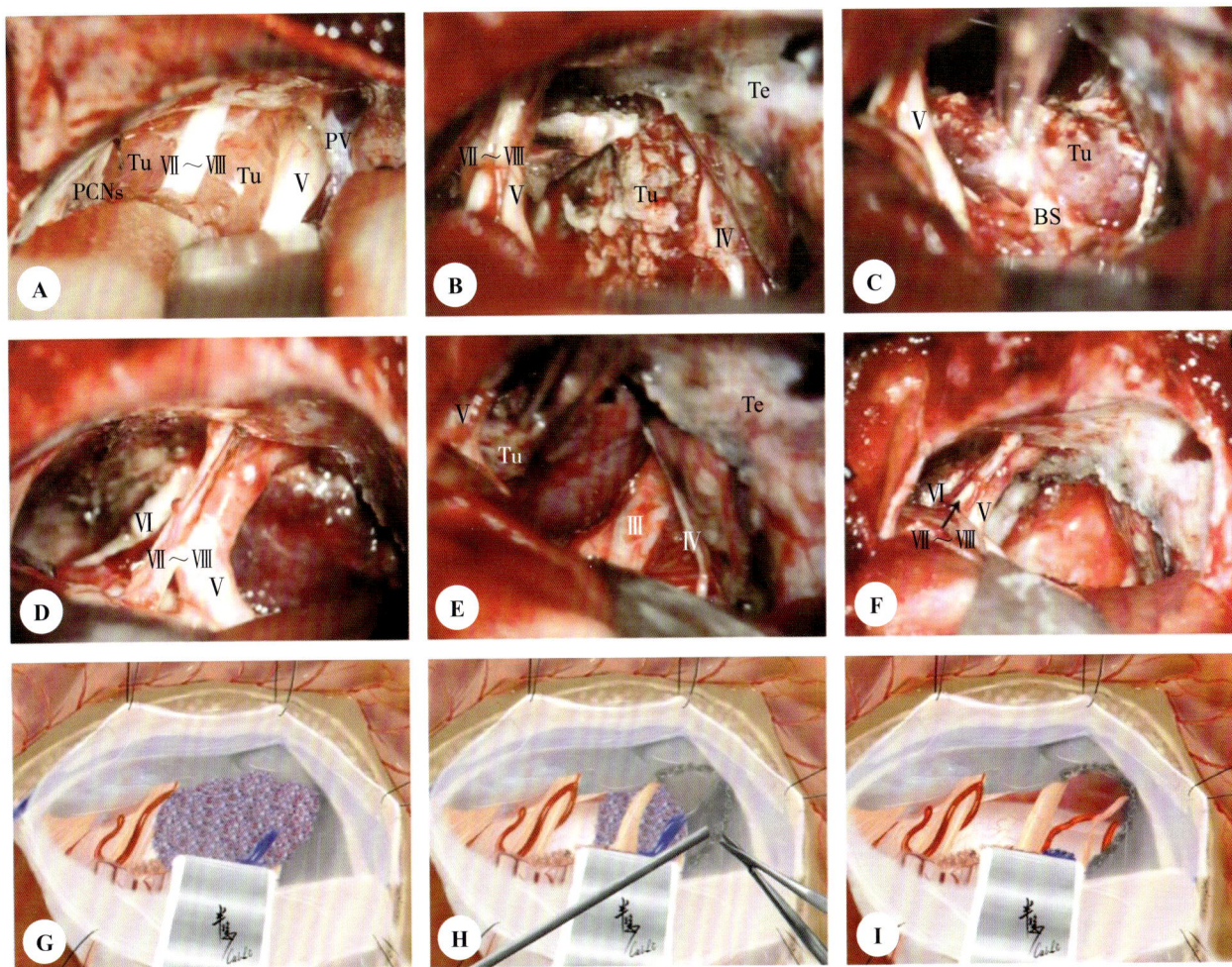

▲ 图 3-142　乙状窦后经天幕入路切除岩斜型脑膜瘤术中主要步骤

A. 经乙状窦后入路牵开小脑半球，显露中上斜坡部分肿瘤；B. 电凝灼烧肿瘤基底，行瘤内减压，切除幕下部分的肿瘤后行天幕切开；C. 分离肿瘤与脑干粘连；D. 通过切开的天幕分块切除幕上部分的肿瘤；E. 分离幕上肿瘤与动眼神经的粘连；F. 全切除肿瘤并神经血管结构保留完整；G 至 I. 乙状窦后经天幕入路相应主要步骤示意图。Tu. 肿瘤；PCNs. 后组脑神经；PV. 岩静脉；Te. 天幕；BS. 脑干

扰"和牵拉。完成瘤内减压后，将残余肿瘤组织逐渐推向腔内再予以切除。在分离肿瘤与脑干、脑神经和血管的粘连时，应从正常组织结构到异常组织结构，采用锐性分离与钝性分离相结合的方式，沿脑神经和血管纵轴方向分离。术中早期锐性分离肿瘤与包裹脑神经的蛛网膜，并高度注意保护好该蛛网膜界面及脑神经的滋养血管，在蛛网膜界面内完成肿瘤的切除。术中可以用小棉片覆盖在神经表面，以免在电凝或切开天幕缘时受到损伤。因此，术者应不断提升自身的显微操作技术水平，尽可能避免术中神经血管结构的损伤，降低术后致残率。

【术后情况】术后 KPS 评分 70 分，术后未见新

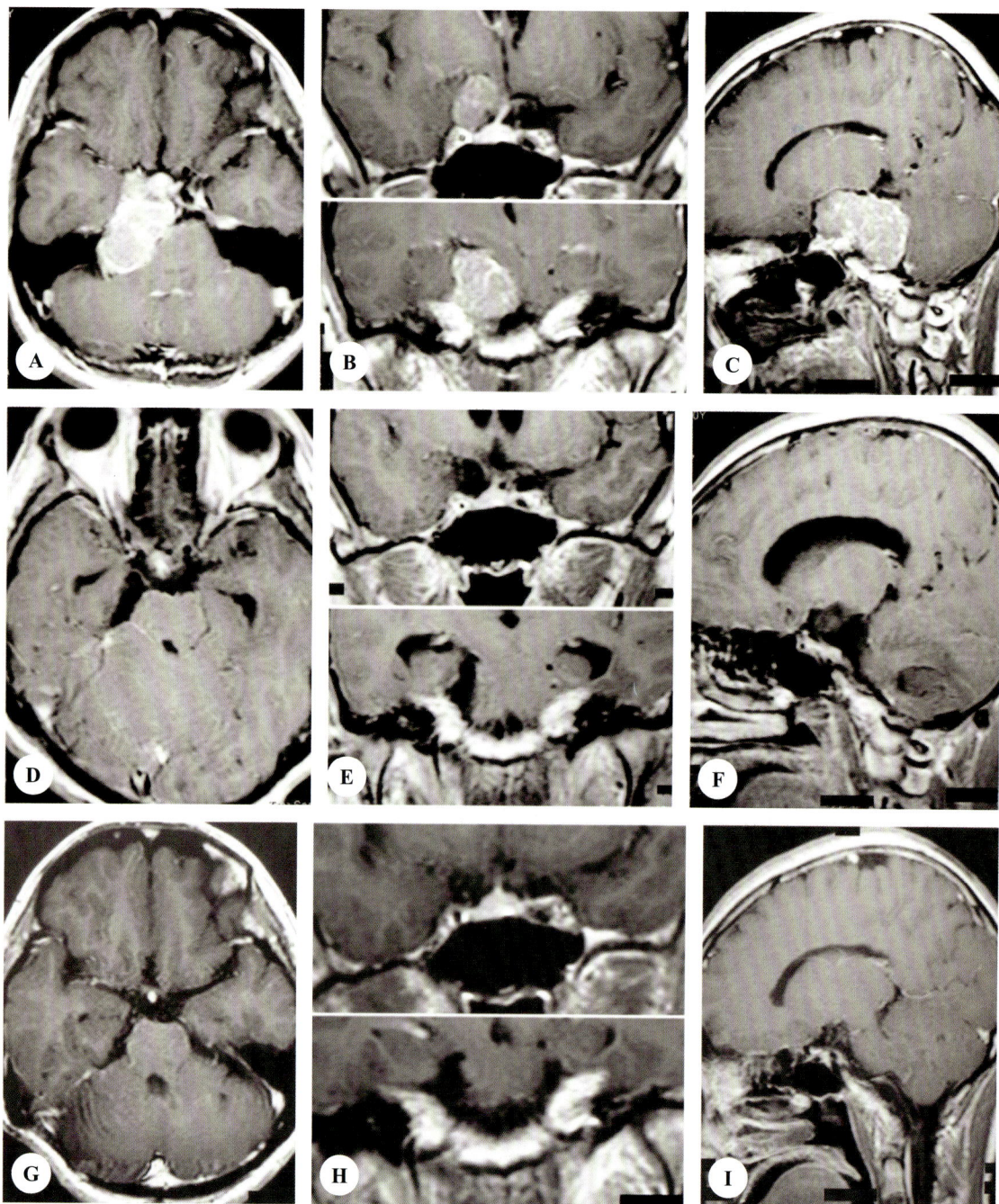

▲ 图 3-143　岩斜蝶型肿瘤病例 A

A 至 C. 术前 MRI T₁ 增强相轴位、矢状位及冠状位图像；D 至 F. 术后 MRI T₁ 增强相轴位、矢状位及冠状位图像；G 至 I. 末次随访时 MRI T₁ 增强相轴位、矢状位及冠状位图像

发脑神经功能障碍。

【随访情况】随访周期 108 个月，无复发，随访 KPS 评分 90 分，脑神经功能症状基本消失。

病例 4　岩斜蝶型肿瘤　患者女性，54 岁，因"走路不稳、左侧面部麻木 3 年"入院。术前 KPS 评分为 80 分。

【神经体查】神志语利，视力视野无明显异常，双瞳直径 2.5mm，等大等圆，光反射灵敏，双眼球活动可，眼睑无下垂，无眼球震颤。左侧面部痛觉、振动觉减退，咀嚼有力，张口下颌无偏移。双侧额纹对称，皱额、闭目、鼓腮、示齿、吹哨可。左侧听力较右侧下降。悬雍垂居中，声音无嘶哑，饮水无呛咳，伸舌居中，舌肌无萎缩，无肌颤，舌肌活动可。四肢活动可，肌力、肌张力基本正常，无肌肉萎缩。指指、指鼻试验（＋），行一字步不稳，Romberg 征（＋），病理征（－）。

【辅助检查】术前检查见图 3-144，术后检查见图 3-145。

【手术入路及体会】枕下乙状窦后经内听道上结节入路，肿瘤全切除。根据患者术前存在三叉神经症状及影像学资料提示，肿瘤属岩斜蝶型脑膜瘤，且肿瘤为经 Meckel 腔从颅后窝向颅中窝生长，此类型肿瘤可考虑选用乙状窦后经内听道上结节入路。首先于乙状窦后入路完成颅后窝绝大部分肿瘤的切除，继而磨除内听道上结节以显露 Meckel 腔周围结构。骨质磨除范围为三叉神经后根外缘与内听道外缘之间的内听道上方的骨质。骨质的磨除由后外侧向前内上方进行，以显露 Meckel 腔的后外下方。内听道上区骨质磨除后可扩大对颅中窝和岩斜裂区肿瘤的显露。若肿瘤同时骑跨天幕缘向幕上方向生长，可同时切开天幕，进而实现经天幕入路，也可增加对颅中窝空间的显露。磨除内听道上结节后进一步打开 Meckel 腔，分离并切除腔内肿瘤，进而牵拉移位三叉神经，沿着三叉神经间隙分离并分块岩尖区及向颅中窝生长的肿瘤 [▶视频 3-17　显微镜下岩斜脑膜瘤切除术（枕下乙状窦后经内听道上结节入路）]。

【术后情况】术后 KPS 评分 70 分，术后未见新发脑神经功能障碍。

【随访情况】随访周期 48 个月，无复发，随访 KPS 评分 90 分，脑神经功能症状基本消失。

病例 5　岩斜蝶型肿瘤　患者女性，58 岁，因"头痛、走路不稳 8 个月"入院。术前 KPS 评分为 80 分。

【神经体查】神清语利，视力视野无明显异常，双瞳直径 3mm，等大等圆，光反射灵敏，双眼球活

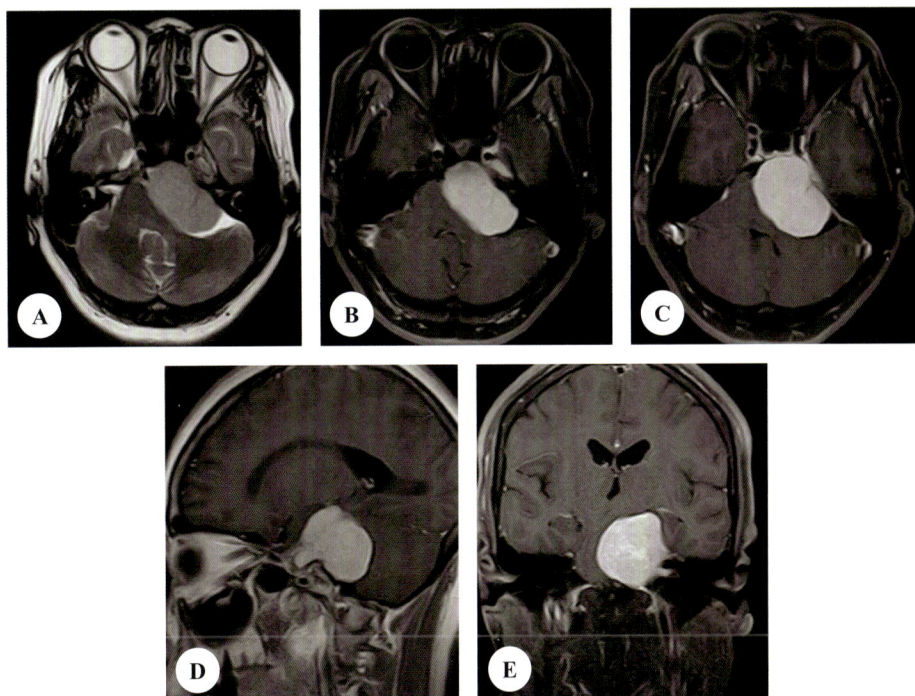

▲ 图 3-144　病例 4 术前检查

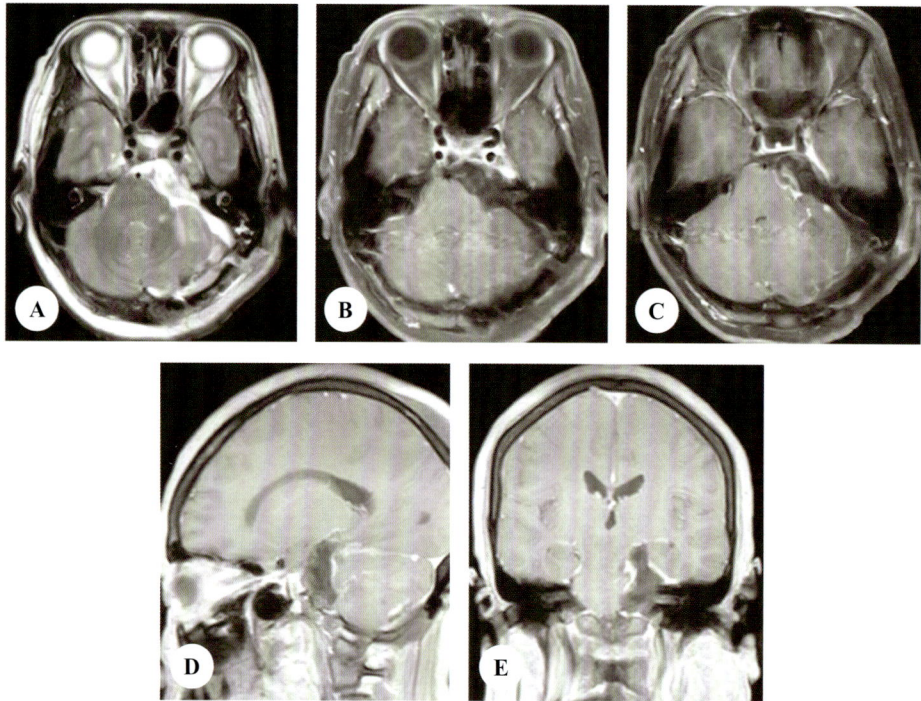

▲ 图 3-145　病例 4 术后检查

动可，眼睑无下垂，无眼球震颤。双侧面部痛觉、振动觉可，咀嚼有力，张口下颌无偏移。双侧额纹对称，皱额、闭目、鼓腮、示齿、吹哨可。听力无明显下降。悬雍垂居中，声音无嘶哑，饮水无呛咳，伸舌居中，舌肌无萎缩，无肌颤，舌肌活动可。四肢活动可，肌力、肌张力基本正常，无肌肉萎缩。指指、指鼻试验(＋)，行一字步不稳，Romberg 征(＋)，病理征（－）。

【辅助检查】见图 3-146。

【术后情况】术后 KPS 评分 70 分，术后术侧眼球外展受限，面部麻木，未见新发脑神经功能障碍。

【随访情况】随访周期 24 个月，无复发，随访 KPS 评分 80 分，脑神经功能症状较术后明显好转。

病例 6　岩斜蝶型肿瘤　患者男性，44 岁，因"头痛、面部麻木 6 个月"入院。术前 KPS 评分为 80 分。

【神经体查】神志语利，视力视野无明显异常，双瞳直径 3mm，等大等圆，光反射灵敏，双眼球活动可，眼睑无下垂，无眼球震颤。右侧侧面部痛觉、振动觉较左侧减退，咀嚼有力，张口下颌无偏移。双侧额纹对称，皱额、闭目、鼓腮、示齿、吹哨可。听力无明显下降。悬雍垂居中，声音无嘶哑，饮水无呛咳，伸舌居中，舌肌无萎缩，无肌颤，舌肌活

动可。余神经系统检查未见明显阳性体征。

【辅助检查】见图 3-147。

【术后情况】术后 KPS 评分 60 分，术后术侧眼球外展受限，面部麻木未加重，余未见新发脑神经功能障碍。

【随访情况】随访周期 10 个月，无复发，随访 KPS 评分 80 分，面部麻木较术前缓解，余脑神经功能症状较术后明显好转。

病例 7　岩斜蝶型肿瘤　患者女性，52 岁，因"头晕、走路不稳 10 个月"入院。术前 KPS 评分为 90 分。

【神经体查】神清语利，视力视野无明显异常，双瞳直径 2mm，等大等圆，光反射灵敏，双眼球活动可，眼睑无下垂，无眼球震颤。双侧面部痛觉、振动觉无异常，咀嚼有力，张口下颌无偏移。双侧额纹对称，皱额、闭目、鼓腮、示齿、吹哨可。听力无明显下降。悬雍垂居中，声音无嘶哑，饮水无呛咳，伸舌居中，舌肌无萎缩，无肌颤，舌肌活动可。余神经系统检查未见明显阳性特征。

【辅助检查】见图 3-148。

【术后情况】术后 KPS 评分 70 分，术后术侧眼球外展受限，余未见新发脑神经功能障碍。

【随访情况】随访周期 33 个月，无复发，随访

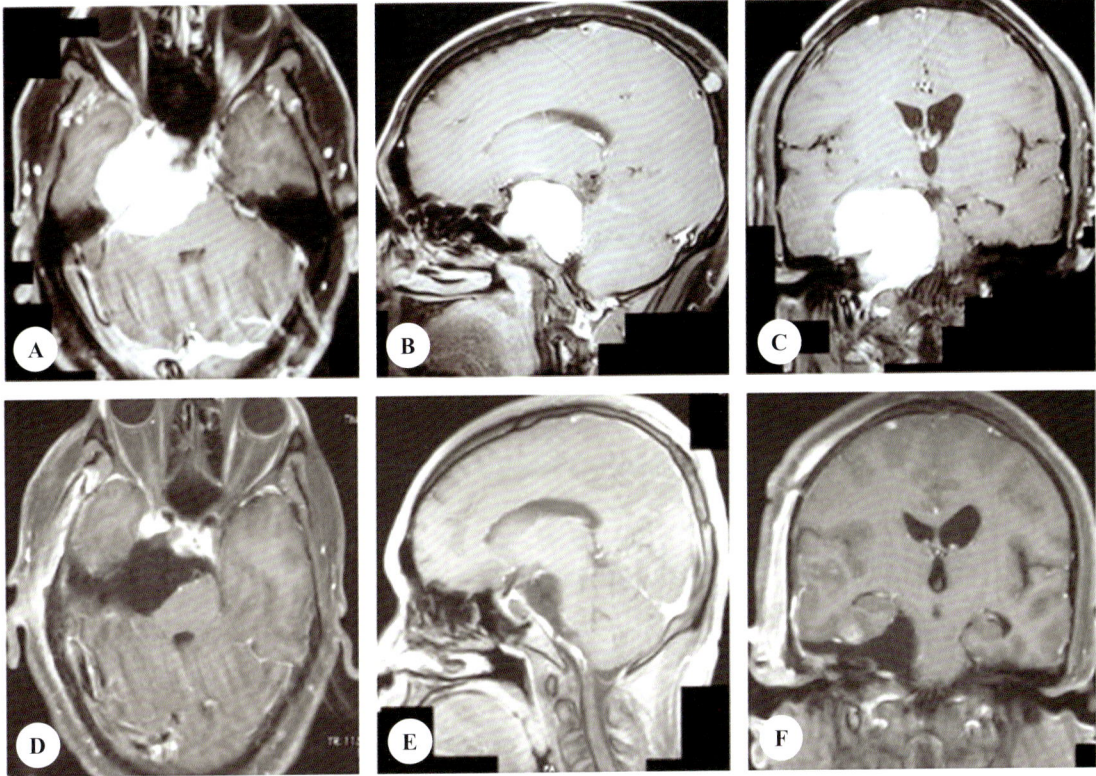

▲ 图 3-146 病例 5 辅助检查

A 至 C. 术前 MRI T₁ 增强相轴位、矢状位及冠状位图像；D 至 F. 术后 MRI T₁ 增强相轴位、矢状位及冠状位图像

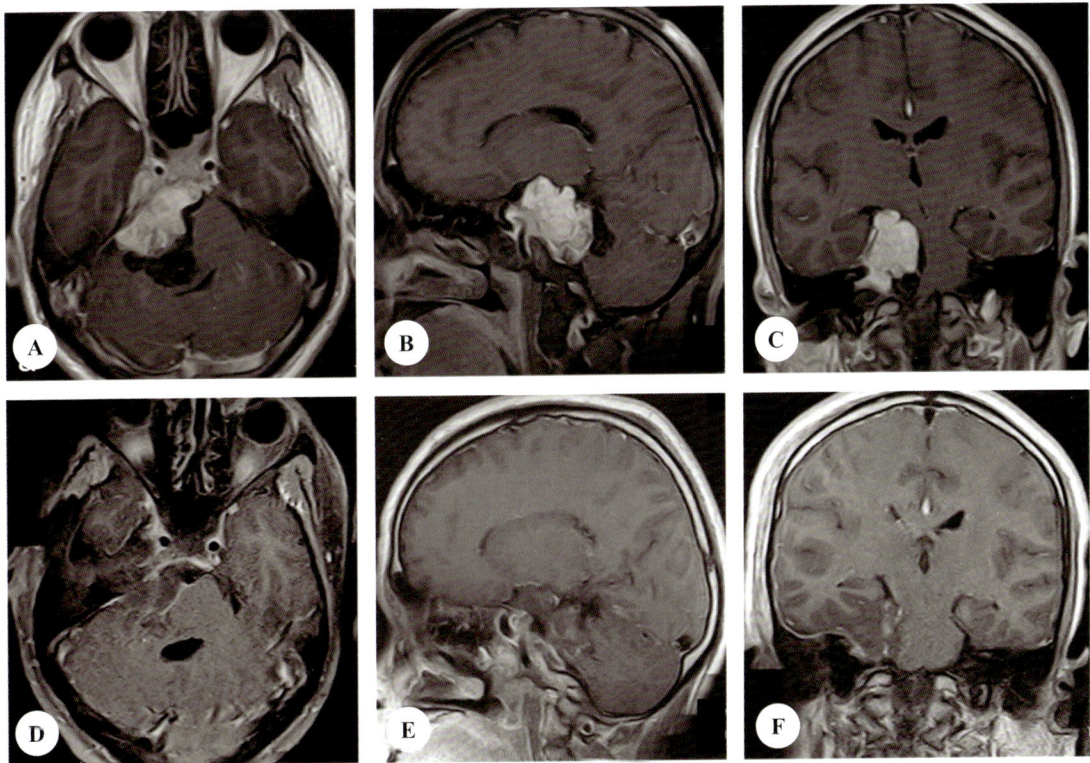

▲ 图 3-147 病例 6 辅助检查

A 至 C. 术前 MRI T₁ 增强相轴位、矢状位及冠状位图像；D 至 F. 术后 MRI T₁ 增强相轴位、矢状位及冠状位图像

KPS 评分 80 分，行走不稳较术前好转，余脑神经功能症状较术后明显好转。

【手术入路及体会】以上三种岩斜蝶型肿瘤病例（病例 5、病例 6 和病例 7）均采用颞下经岩前 - 天幕入路 [图 3-149，▶视频 3-18 显微镜下岩斜脑膜瘤切除术（颞下经天幕入路）、▶视频 3-19 显微镜下岩斜脑膜瘤切除术（颞下经岩骨 -Mackel 腔入路）]，肿瘤全切除。天幕切开：骨窗形成尽量平颅中窝底，沿颅中窝底弧形切开幕上硬脑膜，逐渐释放脑脊液、缓慢抬起颞叶、显露颅中窝鞍旁和鞍后肿瘤，再沿岩嵴自内向外逐渐切开小脑幕，切开的位置应在滑车神经进入小脑幕缘的后部，避免损伤滑车神经。岩骨嵴磨除：岩骨嵴的磨除程度主要取决于颅后窝肿瘤的侵及范围，如果肿瘤位于上斜坡或内听道水平以上，一般不需要刻意磨除岩骨嵴；若肿瘤累及下斜坡，向对侧或脑桥小脑三角方向生长较多，甚至肿瘤下极接近内听道附近，则视情况需磨除岩骨嵴内侧部、中间部甚至外侧部。切除岩骨嵴内侧部以弓状隆起和岩浅大神经沟为标志，在弓状隆起的前下方确定膝状神经节，以膝状神经节和弓状隆起定

位内听道，颈内动脉岩骨水平段位于 Glasscock 三角内。肿瘤切除：一般先沿岩骨嵴切断肿瘤基底，阻断血供，再切除鞍旁、海绵窦旁等颅中窝部分肿瘤，最后切除颅后窝部分肿瘤。切除肿瘤上极时应注意避免损伤动眼神经和滑车神经。三义神经一般位于肿瘤的外上方，面听神经位于肿瘤的后外侧，处理肿瘤时均应注意避免损伤。充分的瘤内减压、沿蛛网膜界面解剖分离对避免损伤瘤周重要神经血管结构十分关键。分离肿瘤与脑干的粘连时应注意保护脑干的穿支动脉及其表面的回流静脉。部分肿瘤与脑干间蛛网膜界面已消失，脑干受压水肿，甚至有脑干的供血管动脉分支供血肿瘤，如果肿瘤难以分离，不要勉强全切除，可以考虑适当残留肿瘤包膜，避免术后脑干梗死和加重脑干损伤，以保证患者的生活质量。侵及 Meckel 腔、海绵窦后部的肿瘤需沿肿瘤侵袭方向切开海绵窦，切除肿瘤。

病例 8　复发岩斜蝶型肿瘤　患者女性，45 岁，因"脑膜瘤术后 3 年、右侧肢体麻木、行走不稳 1 月"入院。术前 KPS 评分为 60 分。

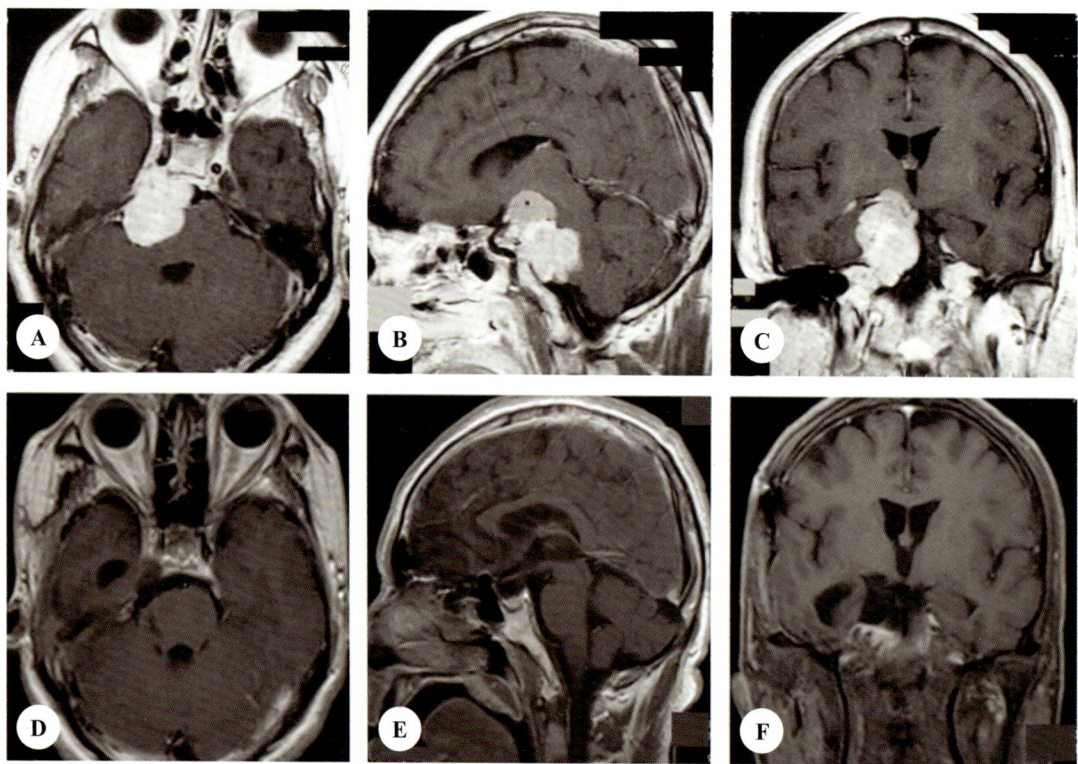

▲ 图 3-148　病例 7 辅助检查

A 至 C. 术前 MRI T_1 增强相轴位、矢状位及冠状位图像；D 至 F. 术后 MRI T_1 增强相轴位、矢状位及冠状位图像

【神经体查】神清语利，视力无明显异常，左侧颞部视野偏盲，双瞳直径 2mm，等大等圆，光反射灵敏，左眼外展受限，眼睑无下垂，无眼球震颤。左侧面部痛觉、振动觉较右侧下降，咀嚼有力，张口下颌无偏移。双侧额纹对称，嘴角向左侧歪斜。听力无明显下降。悬雍垂居中，声音无嘶哑，饮水无呛咳，伸舌居中，舌肌无萎缩，无肌颤，舌肌活动可。四肢活动可，肌力、肌张力基本正常，无肌肉萎缩。指指、指鼻试验（＋），行一字步不稳，Romberg 征（＋），病理征（－）。

【辅助检查】见图 3-150。

【手术入路及体会】结合患者既往病史、目前的临床症状及影像学检查资料，属于岩斜蝶型脑膜瘤复发。患者 3 年前首次手术采用了枕下乙状窦后入路，肿瘤次全切除，后未予以伽马刀等辅助治疗。现肿瘤复发且存在较为明显的瘤周水肿，尤其是脑干受压明显并伴有水肿。本次肿瘤复发位置整体较高，且位于颅中窝的肿瘤体积较大，因此仍选择颞下经岩前 - 天幕经麦开腔入路，且实现了肿瘤的全切除。术中发现肿瘤向 Meckel 腔内生长，因此需打开 Meckel 腔，完成经 Meckel 腔入路。于颅中窝确认三叉神经半月节位置，在其上方沿天幕缘方向切

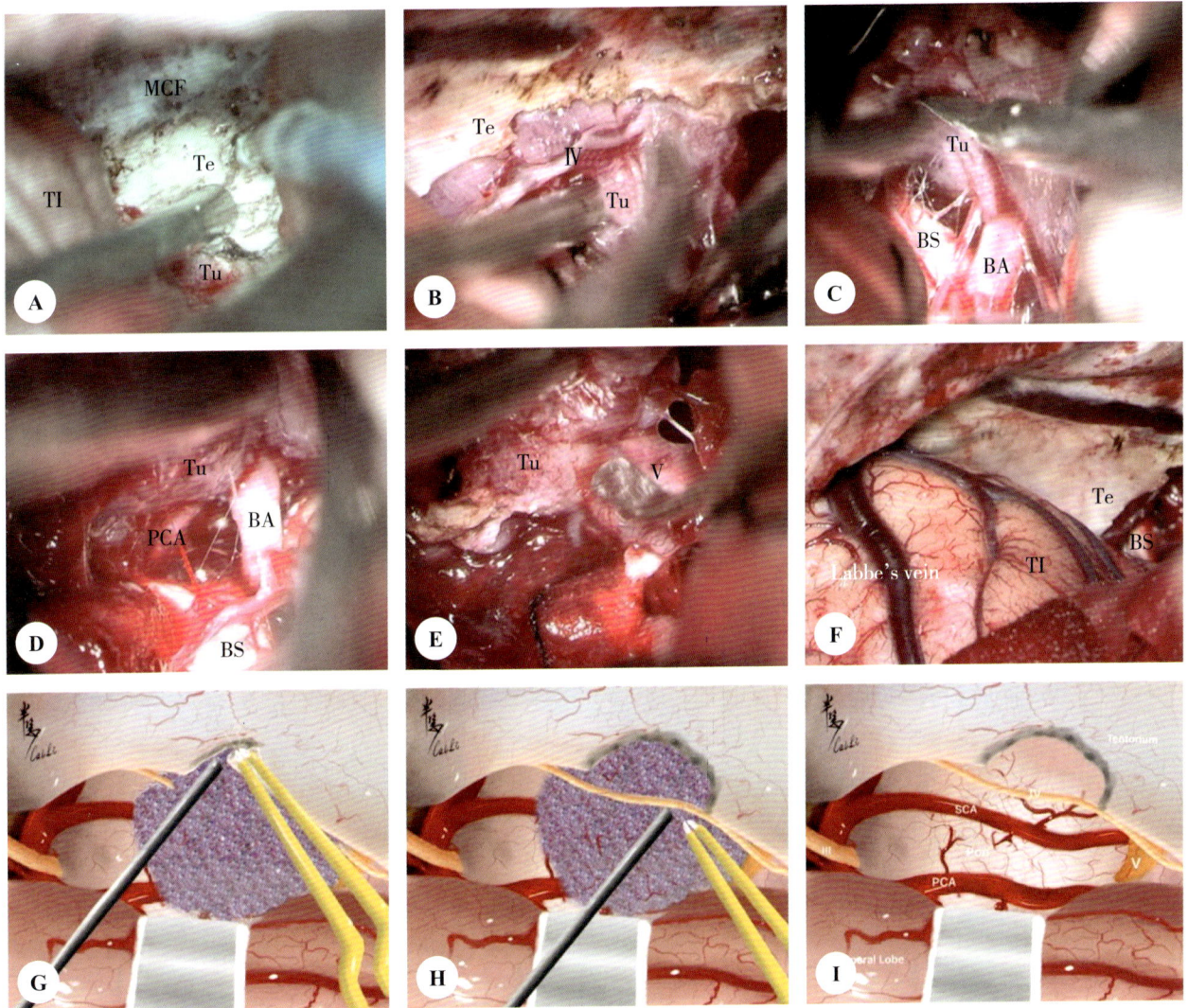

▲ 图 3-149　颞下经岩前 - 天幕入路切除岩斜蝶型脑膜瘤术中主要步骤

A. 切开硬膜并牵开颞叶，露幕上部分的肿瘤及小脑幕；B. 进一步切开小脑幕并注意保护滑车神经；C. 锐性分离肿瘤与脑干的粘连并注意保护好脑干及基底动脉，D. 分离肿瘤与脑干的粘连；E. 锐性分离肿瘤与三叉神经的粘连；F. 完整保留 Labbe 静脉及颞叶；G 至 I. 颞下经岩前 - 天幕入路相应主要步骤示意图。MCF. 颅中窝；Tl. 颞叶；PCA. 大脑后动脉；BA. 基底动脉

开 Meckel 腔的外壁硬膜，继而打开 Meckel 腔，进一步磨除 Meckel 腔周围骨质，进而移位三叉神经，显露并切除 Meckel 腔内肿瘤。Meckel 腔内肿瘤切除后，进而沿肿瘤电凝并切开天幕，可进一步增加显露从颅中窝到颅后窝的空间及范围，以及增加岩尖骨质的磨除范围，进而增加内听道外侧及 Dorello 管内侧范围的显露，完成颅后窝肿瘤的切除。术前影像学提示脑干水肿，且术中发现肿瘤与脑干面确实粘连较为紧密，但大部分蛛网膜界面仍存在，在肿瘤充分减压的前提下，仍然能够实现肿瘤与脑干的安全、有效分离，从而实现了肿瘤的全切除。因此，对于复发的岩斜区脑膜瘤处理，根据肿瘤的正确分型及复发根源，前期治疗史，患者的术前状态等情况，选择合适的手术入路，仍要做到尽最大限度切除，甚至全切除。

【术后情况】术后 KPS 评分 60 分，术后术侧眼球外展受限，余未见新发脑神经功能障碍。

【随访情况】随访周期 6 个月，无复发，随访 KPS 评分 80 分，行走不稳较术前好转，余脑神经功能症状较术后明显好转。

病例 9　岩斜蝶型肿瘤　患者男性，52 岁，因"头痛、面部麻木及走路不稳 1 年半"入院。术前 KPS 评分为 70 分。

【神经体查】神清语利，视力视野无明显异常，双瞳直径 3mm，等大等圆，光反射灵敏，双眼球活动可，眼睑无下垂，无眼球震颤。右侧面部痛觉、振动觉较左侧减退，咀嚼有力，张口下颌无偏移。双侧额纹对称，皱额、闭目、鼓腮、示齿、吹哨可。右侧听力较左侧明显下降。悬雍垂居中，声音无嘶哑，饮水无呛咳，伸舌居中，舌肌无萎缩，无肌颤，舌肌活动可。四肢活动可，肌力、肌张力基本正常，无肌肉萎缩。指指、指鼻试验（＋），行一字步不稳，Romberg 征（＋），病理征（－）。

【辅助检查】图 3-151。

【术后情况】肿瘤近全切除，术后 KPS 评分 60 分，术后术侧眼球外展活动受限，余未见新发脑神经功能障碍。

【随访情况】随访周期 6 个月，无进展，随访 KPS 评分 70 分，脑神经功能症状较术后好转。

病例 10　岩斜蝶型肿瘤　患者女性，56 岁，因"右侧面部麻木、耳鸣伴走路不稳 8 月余"入院。术前 KPS 评分为 70 分。

【神经体查】神清语利，视力视野无明显异常，双瞳直径 3mm，等大等圆，光反射灵敏，双眼球活动可，眼睑无下垂，无眼球震颤。右侧面部痛觉、振动觉较左侧减退，咀嚼有力，张口下颌无偏移。双侧额纹对称，皱额、闭目、鼓腮、示齿、吹哨可。听力无明显下降。悬雍垂居中，声音无嘶哑，饮水无呛咳，伸舌居中，舌肌无萎缩，无肌颤，舌肌活动可。四肢活动可，肌力、肌张力基本正常，

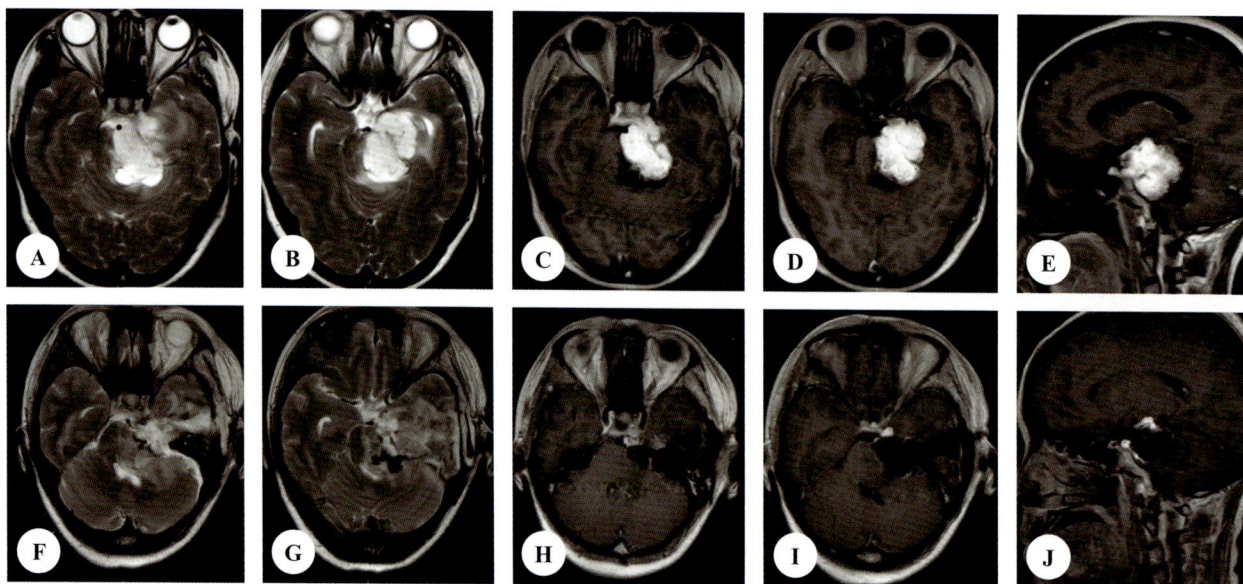

▲ 图 3-150　病例 8 术前及术后辅助检查

无肌肉萎缩。指指、指鼻试验（＋），行一字步不稳，Romberg 征（＋），病理征（－）。

【辅助检查】见图 3-152。

【术后情况】肿瘤次全切除，术后 KPS 评分 60 分，术后术侧面部麻木未加重，眼球外展活动受限，余未见新发脑神经功能障碍。

【随访情况】随访周期 12 个月，未复发，随访 KPS 评分 80 分，脑神经功能症状较术后明显好转。

病例 11　岩斜蝶型肿瘤　患者男性，44 岁，因"头痛、三叉神经痛及走路不稳 1 年半"入院。术前 KPS 评分为 70 分。

【神经体查】神清语利，视力视野无明显异常，双瞳直径 3mm，等大等圆，光反射灵敏，双眼球活动可，眼睑无下垂，无眼球震颤。双侧面部痛觉、振动觉可，咀嚼有力，张口下颌无偏移。双侧额纹对称，皱额、闭目、鼓腮、示齿、吹哨可。听力无明显下降。悬雍垂居中，声音无嘶哑，饮水无呛咳，伸舌居中，舌肌无萎缩，无肌颤，舌肌活动可。四肢活动可，肌力肌张力基本正常，无肌肉萎缩。指指、指鼻试验（＋），余神经系统体查未见明显阳性体征。

【影像学】见图 3-153。

【术后情况】肿瘤次全切除，术后 KPS 评分 60

分，术后术侧面部麻木，面神经功能 2 级，余未见新发颅神经功能障碍。术后 1 个月接受伽玛刀放射治疗，见图 3-153。

【随访情况】随访周期 36 个月，无进展，随访 KPS 评分 80 分，颅神经功能症状较术后明显好转。

病例 12　岩斜蝶型肿瘤　女性，48 岁，因"发作性头痛 1 年余"入院。术前 KPS 评分为 75 分。

【神经体查】神清语利，视力视野无明显异常，双瞳直径 3mm，等大等圆，光反射灵敏，双眼球活动可，眼睑无下垂，无眼球震颤。双侧面部痛觉、振动觉可，咀嚼有力，张口下颌无偏移。双侧额纹对称，皱额、闭目、鼓腮、示齿、吹哨可。听力无明显下降。悬雍垂居中，声音无嘶哑，饮水无呛咳，伸舌居中，舌肌无萎缩，无肌颤，舌肌活动可。余神经系统体查未见明显阳性体征。

【辅助检查】见图 3-154。

【术后情况】肿瘤全切除，术后 KPS 评分 65 分，术后术侧无面部麻木，面神经功能 2 级，余未见新发脑神经功能障碍。

【手术入路及体会】以上四种岩斜蝶型肿瘤病例（病例 9 至病例 12）均采用乙状窦前 - 幕上下联合入路［图 3-154J 至 L，▶**视频 3-20　显微镜下岩斜脑膜瘤切除术（乙状窦前 - 幕上下联合入路）**］，两

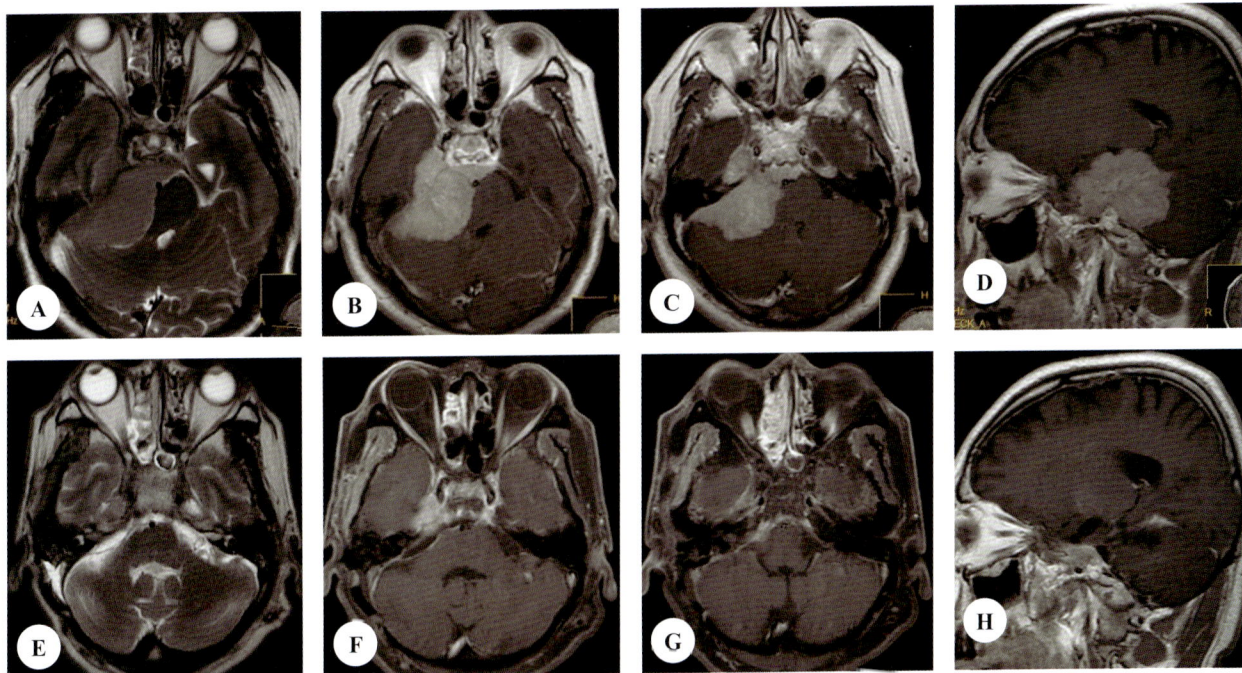

▲ 图 3-151　病例 9 术前及术后辅助检查

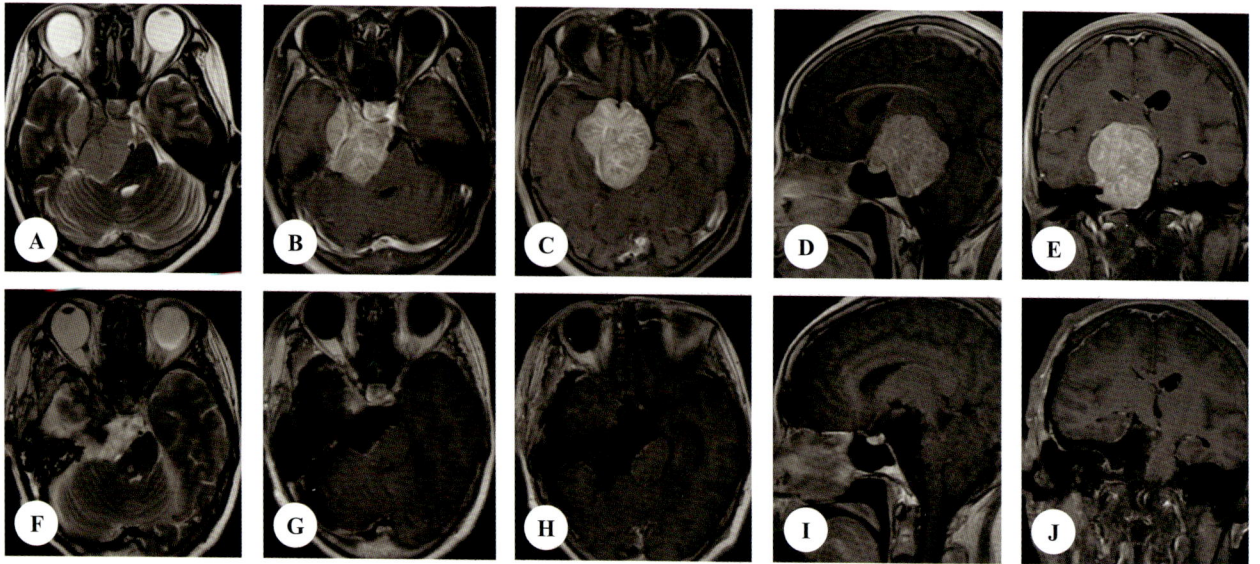

▲ 图 3-152　病例 10 术前及术后辅助检查

例肿瘤次全切除（病例 10 和病例 11），两例肿瘤全切除（病例 8 和病例 12）。硬脑膜切开：幕上部分的硬膜沿颞底部弧形剪开，幕下颅后窝部分的硬膜在乙状窦前切开，向上与幕上硬膜切口相连，向下达颈静脉球上方，结扎并切断岩上窦，尽量避免 Labbe 静脉损伤，最后平行岩骨嵴电灼岩上窦，切开小脑幕，此时应注意辨认并保护滑车神经。硬膜打开后，缓慢释放脑脊液，逐渐显露脑桥小脑三角池、海绵窦外侧和鞍上池、脚间池、脑干侧方的相关解剖结构、重要神经血管及肿瘤的主体。脑压板分别牵开颞叶和小脑，Trautmann 三角区域是肿瘤显露和切除的主要操作空间。肿瘤切除：由于肿瘤体积巨大，瘤周脑神经常被肿瘤推挤受压变形、与肿瘤粘连甚至被肿瘤包裹，难以辨认和分离。此时仍应首先采取瘤内减压策略，在肿瘤外侧确认无重要神经处切开肿瘤行瘤内减压，并尽可能保证蛛网膜界面下操作，维持肿瘤与重要神经血管结构，尤其是脑干之间的蛛网膜界面。随着瘤内减压、肿瘤体积的逐步缩小，以及瘤壁与周围神经血管结构间压力降低，粘连多可自然松解，再通过锐性或钝性分离肿瘤。后组脑神经多被肿瘤推挤至下极，在充分游离肿瘤与瘤周神经血管之间的粘连前，应避免盲目牵拉肿瘤致后组脑神经损伤或小脑后下动脉及其分支破裂出血。基底动脉主干常被肿瘤推挤向对侧，但在处理肿瘤与基底动脉的粘连时应注意保护基底

动脉的非肿瘤供血穿支血管。肿瘤基底处理：肿瘤主体切除完成后，应充分反复电灼肿瘤附着的基底和增厚的硬膜，必要时用磨钻彻底磨除增生的颅底骨质，但仍应注意保护肿瘤周围的重要神经血管结构。

病例 13　蝶岩斜 I 型肿瘤　患者女性，41 岁，因"癫痫反复发作 7 个月"入院。术前 KPS 评分为 70 分。

【神经体查】神清语利，视力视野无明显异常，双瞳直径 2mm，等大等圆，光反射灵敏，双眼球活动可，眼睑无下垂，无眼球震颤。记忆力、计算力下降。双侧面部痛觉、振动觉可，咀嚼有力，张口下颌无偏移。双侧额纹对称，皱额、闭目、鼓腮、示齿、吹哨可。听力无明显下降。悬雍垂居中，声音无嘶哑，饮水无呛咳，伸舌居中，舌肌无萎缩，无肌颤，舌肌活动可。四肢活动可，肌力、肌张力基本正常，无肌肉萎缩。指指、指鼻试验（＋），行一字步不稳，Romberg 征（＋），病理征（－）。

【影像学】见图 3-155。

【手术入路及体会】扩大翼点 - 经小脑幕入路（图 3-156），肿瘤全切除。常规扩大翼点开颅，磨除颞骨鳞部骨瓣，与颅中窝底平齐。打开硬膜后，充分分离外侧裂，将额、颞叶分别牵开，即可显露海绵窦、鞍旁等颅中窝结构，向后可显露小脑幕缘。必要时切断蝶顶窦，可进一步降低脑组织张力，有利于充分抬起颞叶前外侧部，提供从前外侧向后内侧

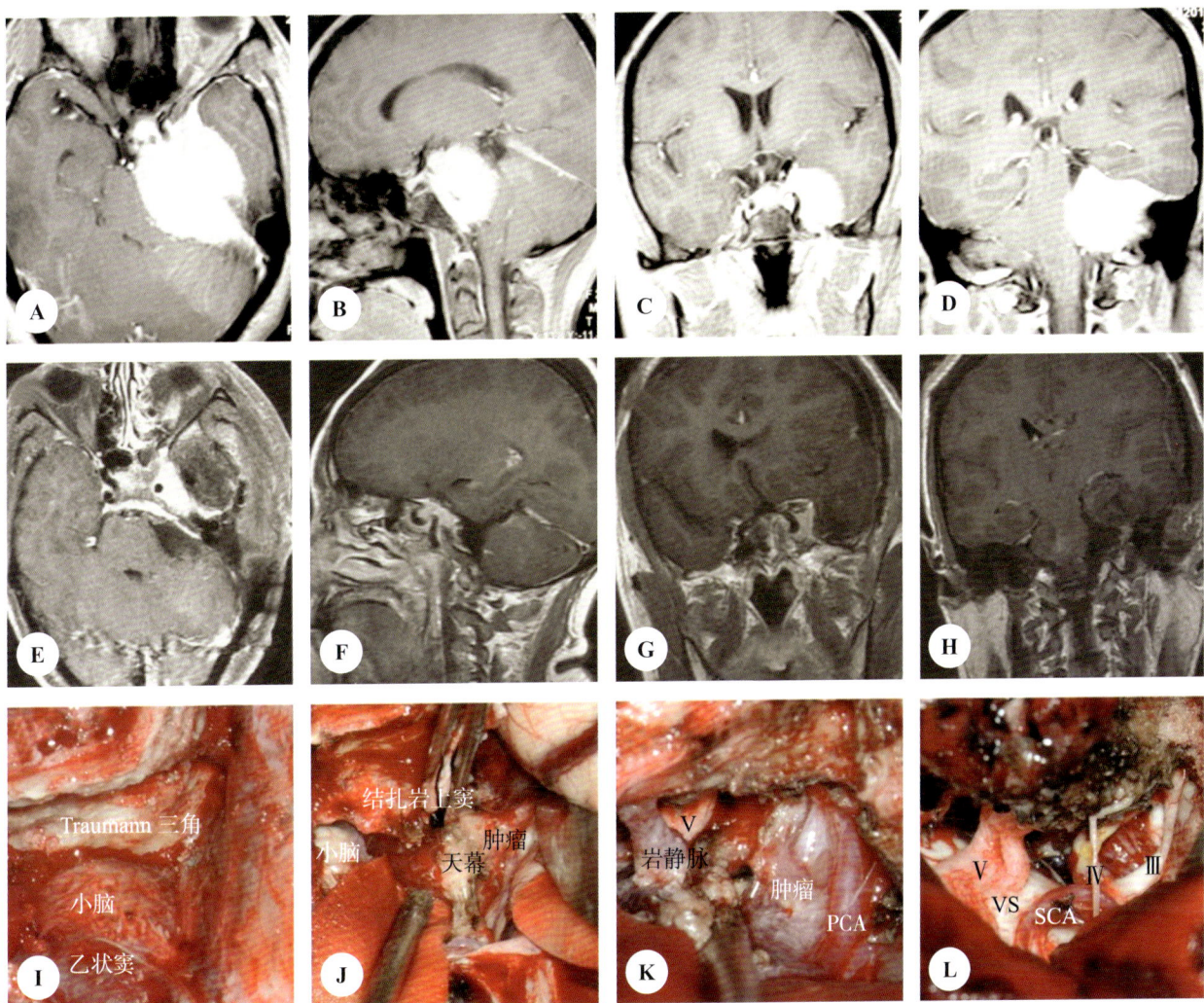

▲ 图 3-153　病例 11 岩斜蝶型肿瘤

A 至 D. 术前 MRI T_1 增强相轴位、矢状位及冠状位图像；E 至 H. 术后 MRI T_1 增强相轴位、矢状位及冠状位图像；I 至 L. 乙状窦前幕上下联合入路切除岩斜蝶型脑膜瘤术中主要步骤。I. 显露 Traumann 三角、小脑半球、乙状窦及横窦。J. 结扎岩上窦并切开小脑幕，显露幕上下肿瘤及相关解剖结构。K. 在诸神经血管结构间隙内分块切除肿瘤。L. 次全切除肿瘤并保留脑干及其他神经血管结构完整。PCA. 大脑后动脉；SCA. 小脑上动脉；Ⅲ. 动眼神经；Ⅳ. 滑车神经；Ⅴ. 三叉神经

视角。首先切除侵及颅中窝及幕上的肿瘤。然后在滑车神经进入海绵窦处的后方切开小脑幕，并根据幕下肿瘤大小分别向前外、后外切开小脑幕，以显露幕下颅后窝肿瘤并切除。如在岩骨后有肿瘤，可电凝并切断岩上窦，显露岩尖骨质并予以磨除，磨除范围根据岩骨后部分肿瘤大小而定。岩尖磨除后直视下切除岩骨后残余肿瘤。打开 Meckel 腔，尽可能地切除 Meckel 腔及海绵窦内残余肿瘤。该入路可显露视交叉后及脚间窝肿瘤，并可充分显露、分离肿瘤与动眼神经、基底动脉、大脑后动脉和后交通动脉及其穿支。肿瘤多将滑车神经挤向小脑幕，在

该神经入海绵窦前常被瘤组织包裹，故术中应注意保护该神经。

【术后情况】术后 KPS 评分 60 分，术后术侧眼球外展活动受限，余未见新发脑神经功能障碍。

【随访情况】随访周期 30 个月，无复发，随访 KPS 评分 90 分，脑神经功能症状较术后基本恢复。

病例 14　蝶岩斜Ⅱ型肿瘤　患者女性，40 岁，因"面部麻木、外展受限及听力下降 4 年"入院。术前 KPS 评分为 90 分。

【神经体查】神清语利，视力视野无明显异常，

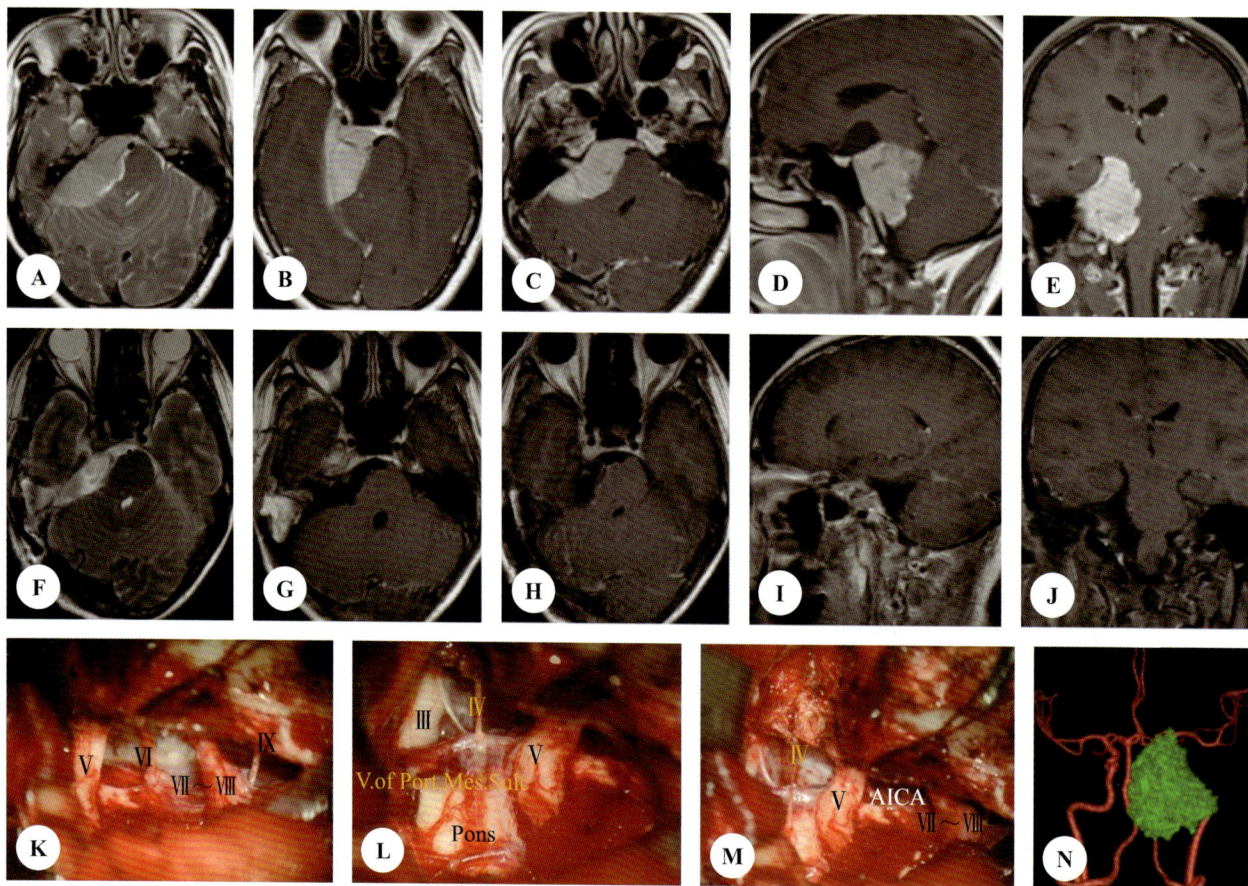

▲ 图 3-154　病例 12 辅助检查

A 至 E. 术前 MRI T₂，T₁ 增强相轴位、矢状位及冠状位图像；F 至 J. 术后 MRI T₂，T₁ 增强相轴位、矢状位及冠状位图像；K 至 M. 乙状窦前幕上下联合入路切除岩斜蝶型脑膜瘤术中图像；N. 肿瘤与周围动脉关系重建图。Ⅳ. 滑车神经；Ⅴ. 三叉神经；Ⅵ. 外展神经；Ⅶ～Ⅷ. 面听神经；Ⅸ. 舌咽神经；Pons. 桥脑；V. Of.Pon.Mes.Sulc: 桥脑中脑裂静脉

双瞳直径 3mm，等大等圆，光反射灵敏，右眼球外展活动受限，眼睑无下垂，无眼球震颤。右侧面部麻木，咀嚼有力，张口下颌无偏移。双侧额纹对称，皱额、闭目、鼓腮、示齿、吹哨可。右侧听力较左侧下降。悬雍垂居中，声音无嘶哑，饮水无呛咳，伸舌居中，舌肌无萎缩，无肌颤，舌肌活动可。四肢活动可，肌力、肌张力基本正常，无肌肉萎缩。指指、指鼻试验（－），行一字步可，Romberg 征（－），病理征（－）。

【辅助检查】见图 3-157。

【手术入路及体会】颞前经海绵窦－经岩前入路，肿瘤全切除。硬膜外打开海绵窦外侧壁和磨除前床突：在磨除蝶骨嵴外 2/3 骨质至眶上裂外缘的过程中，可见眶脑膜动脉，以此为起点逐步掀开海绵窦外侧壁的浅层（或脑膜固有层），进入海绵窦外侧壁的硬膜间腔，在视神经管上方磨除前床突。扩大颈内动脉－动眼神经三角：分离外侧裂，显露颈内动脉及其分支，游离动眼神经，再将颞叶向后外侧牵拉，显露床突段颈内动脉，磨除视神经管上壁，打开颈内动脉远环和近环，即可移动颈内动脉，再沿着动眼神经内侧切开海绵窦顶壁的后分，进一步向后磨除部分后床突，并切开其后部硬膜，即可实现对脚间窝和桥前池区域的显露。

【术后情况】术后 KPS 评分 60 分，术后未见新发脑神经功能障碍。

【随访情况】随访周期 45 个月，无复发，随访KPS 评分 90 分，脑神经功能症状较术前明显缓解。

（六）展望

岩斜坡区脑膜瘤位置深在，毗邻重要的血管神经结构，解剖关系复杂。确诊时往往肿瘤体积较大，

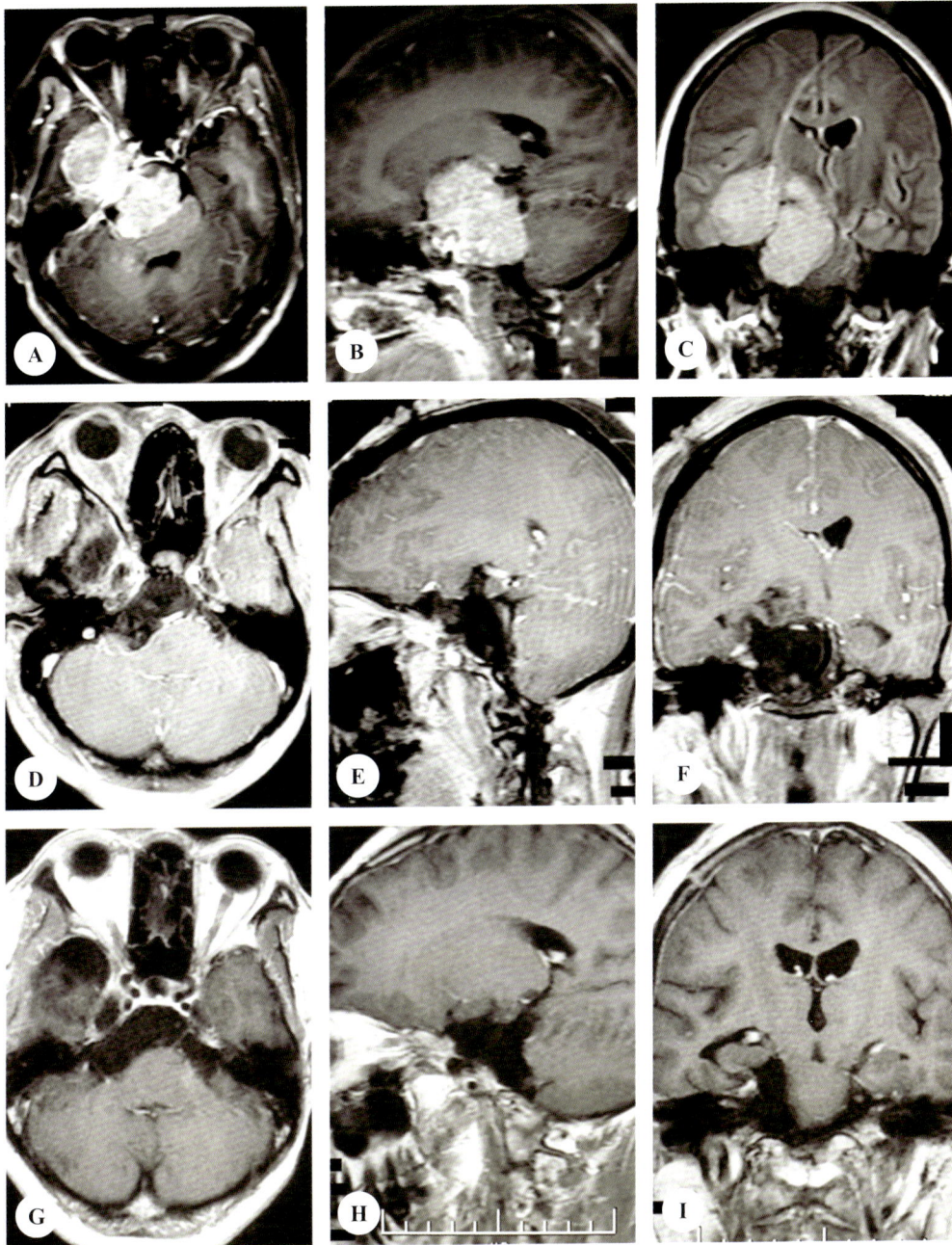

▲ 图 3-155 蝶岩斜 I 型肿瘤病例

A 至 C. 术前 MRI T₁ 增强相轴位、矢状位及冠状位图像；D 至 F. 术后 MRI T₁ 增强相轴位、矢状位及冠状位图像；G 至 I. 末次随访时 MRI T₁ 增强相轴位、矢状位及冠状位图像

会给手术治疗带来较大困难，同时因为术后并发症多、致残率高、远期生存质量较差，仍是神经外科医师的巨大挑战。岩斜坡区脑膜瘤应采取显微手术治疗为首选、术后伽马刀放射治疗为辅的综合治疗。合理的手术策略才能使患者达到最佳的术后生活质量。肿瘤全切除的患者可获得较好的预后，术后生存质量明显改善，但不能片面地追求肿瘤全切率而牺牲患者的预后。因此，充分的术前评估，尤其是影像学资料的评估，明确影响肿瘤全切除的相关因素，进而选择正确合理的手术入路，制订个体化和最优化的治疗方案，早期诊断、早期手术治疗，才能提高肿瘤的全切率和治愈率。同时，术者应努力提高显微外科技术水平，通过本人熟悉的手术入路，在最大限度保留患者神经功能和提高肿瘤切除程度

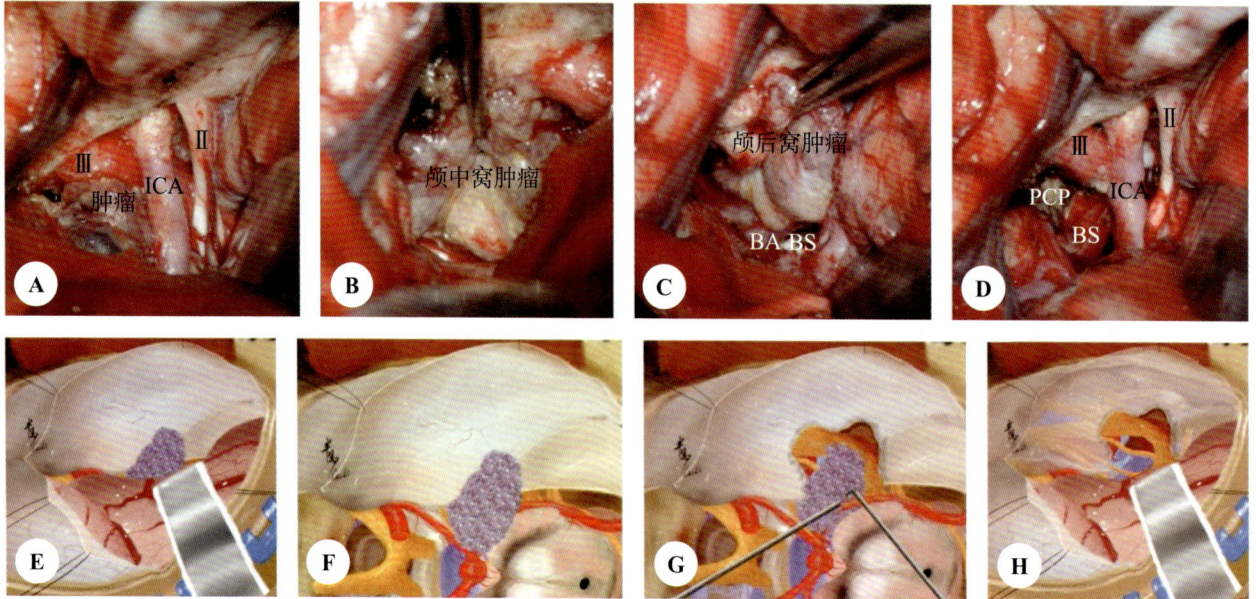

▲ 图 3-156　扩大翼点 - 经小脑幕入路切除蝶岩斜 II 型脑膜瘤术中主要步骤

A. 常规翼点入路牵开颞叶，显露第 II 和第 III 间隙及部分肿瘤；B. 切除颅中窝部分的肿瘤；C. 切开小脑幕，切除颅后窝部分的肿瘤；D. 注意保护动眼神经，全切除肿瘤并保留脑干及其他神经血管结构完整；E 至 H. 扩大翼点 - 经小脑幕入路相应主要步骤示意图。BA. 基底动脉；BS. 脑干；ICA. 颈内动脉；PCP. 后床突

找到平衡点，争取实现肿瘤的全切除，降低致残率，提高患者的生存质量。

专家点评

岩斜坡区脑膜瘤起源、生长方式、质地及其与周围脑干神经血管等结构关系的复杂性决定了其手术入路选择的复杂性和多争议特点。试图用单一手术入路去处理所有类型的复杂岩斜坡区脑膜瘤，为追求最理想的治疗效果计，是值得认真斟酌的。但近 20 年的整体趋势是，颞下入路及其经小脑幕及岩前的扩展和枕下乙状窦后入路及其经小脑幕及内听道上结节的扩展应用，取代了大部分乙状窦前幕上下联合入路。但乙状窦前幕上下联合入路对于一些巨大的幕上下骑跨型岩斜蝶脑膜瘤仍然具有不可替代的优势。只有完全熟悉各手术入路的操作要点显露范围、显露视角、真正优缺点，才能在选择手术入路时游刃有余、恰到好处。不过度显露引起不必要的创伤，亦不因入路选择不合适影响肿瘤的切除，是应遵循的基本原则。

术中应尽可能做到肿瘤基底处理—有效瘤内减压—分离肿瘤边界的有机结合，避免过度牵拉引起神经、静脉或脑组织损伤，高度警惕被包绕的后循环血管及穿支，避免错误电凝或撕裂。部分情况存在肿瘤与脑干表面严重粘连，且肿瘤质地较韧，则不建议强行切除。

参考文献

[1] YASARGIL M G, MORTARA R W, CURCIC M M.Meningiomas of the basal posterior cranial fossa. In: KRAYENBHUL H Advances and Technical Standards in Neurosurgery. New York: Springer-Verlag, 1980, 73-115.

[2] SAMII M, AMMIRATI M, MAHRAN A, et al. Surgery of petroclival meningiomas: report of 24 cases. Neurosurgery, 1989, 24(1):12-17.

[3] AL-MEFTY O, FOX J L, SMITH R R.Petrosal approach for petroclival meningiomas. Neurosurgery, 1988, 22(3):510-517.

[4] CHANDA A, NANDA A.Partial labyrinthectomy petrous apicectomy approach to the petroclival region: an anatomic and technical study. Neurosurgery, 2002, 51(1):147-159; discussion 159-160.

[5] ABRAHAM J, CHANDY J.Meningiomas of the posterior fossa without dural attachment: a case report. Journal of Neurosurgery, 1963, 20:177-179.

[6] CASTELLANO F, RUGGIERO G.Meningiomas of the posterior fossa. Acta Radiologica Supplementum, 1953, 104:1-177.

[7] GRAND W, BAKAY L.Posterior fossa meningiomas. A report of

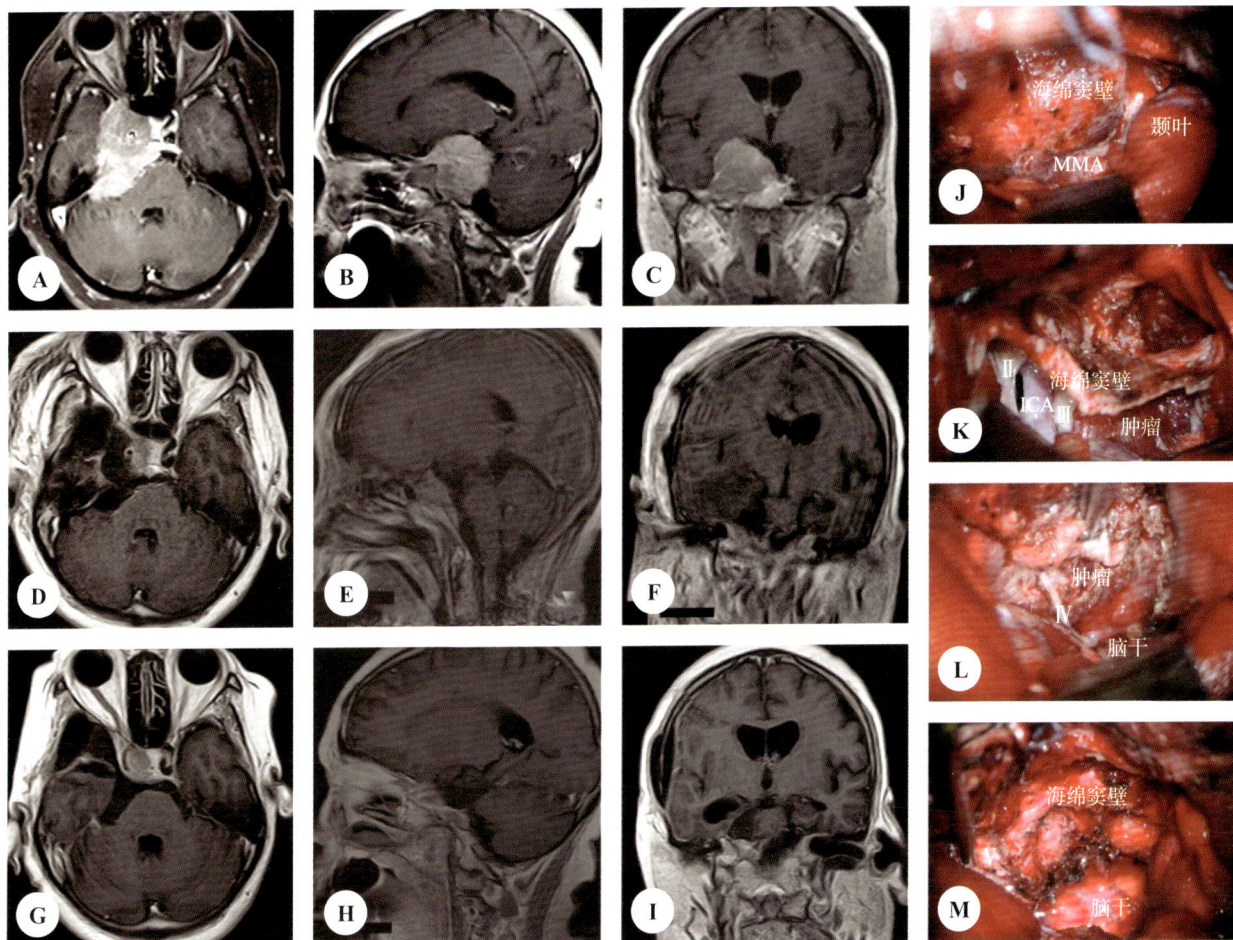

▲ 图 3-157　蝶岩斜 Ⅱ 型肿瘤

A 至 C. 术前 MRI T₁ 增强相轴位、矢状位及冠状位图像；D 至 F. 术后 MRI T₁ 增强相轴位、矢状位及冠状位图像；G 至 I. 末次随访时 MRI T₁ 增强相轴位、矢状位及冠状位图像；J 至 M. 颞前经海绵窦 – 经岩前入路切除蝶岩斜 Ⅰ 型脑膜瘤术中主要步骤；J. 硬膜外抬离颞叶并切开海绵窦外侧壁，显露窦内部分的肿瘤及脑膜中动脉；K. 电凝脑膜中动脉并进一步切开海绵窦壁，切除窦内部分的肿瘤，切开硬膜显露硬膜下肿瘤及相关结构；I. 在诸神经血管结构间隙内分块切除硬膜下肿瘤；M. 肿瘤全切除并保留脑干及其他神经血管结构完整。MMA. 脑膜中动脉；ICA. 颈内动脉；Ⅱ. 视神经；Ⅲ. 动眼神经；Ⅳ. 滑车神经

30 cases. Acta Neurochirurgica (Wien), 1975, 32(3-4):219-233.

[8]　HIRSH L F, MANCALL E L.Giant meningiomas of the posterior fossa. JAMA, 1978, 240(15):1626-1627.

[9]　HUBSCHMANN O R, KRIEGER A J.Posterior fossa meningiomas. New Jersey Medicine, 1987, 84(3):185-189.

[10]　MCCORMICK P C, BELLO J A, POST K D.Trigeminal schwannoma. Surgical series of 14 cases with review of the literature. Journal of Neurosurgery, 1988, 69(6):850-860.

[11]　BRICOLO A P, TURAZZI S, TALACCHI A, et al. Microsurgical removal of petroclival meningiomas: a report of 33 patients. Neurosurgery, 1992, 31(5):813-828; discussion 828.

[12]　CANTORE G, DELFINI R, CIAPPETTA P.Surgical treatment of petroclival meningiomas: experience with 16 cases. Surgical Neurology, 1994, 42(2):105-111.

[13]　COULDWELL W T, FUKUSHIMA T, GIANOTTA S L, et al. Petroclival meningiomas: surgical experience in 109 cases. Journal of Neurosurgery, 1996, 84(1):20-28.

[14]　HITSELBERGER W E, HORN K L, HANKINSON H, et al. The middle fossa transpetrous approach for petroclival meningiomas. Skull Base Surgery, 1993, 3(3):130-135.

[15]　KAWASE T, SHIOBARA R, TOYA S. Middle fossa transpetrosal-transtentorial approaches for petroclival meningiomas. Selective pyramid resection and radicality. Acta Neurochirurgica (Wien), 1994, 129(3-4):113-120.

[16]　MEGARIAN C A, CHIOCCA E A, MCKENNA M J, et al. The subtemporal-transpetrous approach for excision of petroclival tumors. American Journal of Otolaryngology, 1996, 17(5):773-779.

[17]　PENSAK M L, VAN LOVEREN H, TEW J M Jr, et al. Transpetrosal access to meningiomas juxtaposing the temporal bone. The Laryngoscope, 1994, 104(7):814-820.

[18]　SAMII M, AMMIRATI M.The combined supra-infratentorial pre-sigmoid sinus avenue to the petro-clival region. Surgical technique and clinical applications. Acta Neurochirurgica (Wien), 1988, 95(1-2):6-12.

[19]　SEIFERT V, RAABE A, ZIMMERMANN M.Conservative

(labyrinth-preserving) transpetrosal approach to the clivus and petroclival region--indications, complications, results and lessons learned. Acta Neurochirurgica (Wien), 2003, 145(8):631–642; discussion 642.

[20] HAKUBA A, LIU S, NISHIMURA S.The orbitozygomatic infratemporal approach: a new surgical technique. Surgical Neurology, 1986, 26(3):271–276.

[21] DAY J D, FUKUSHIMA T, GIANOTTA S L, et al. Microanatomical study of the extradural middle fossa approach to the petroclival and posterior cavernous sinus region: description of the rhomboid construct. Neurosurgery, 1994, 34(6):1009–1016; discussion 1016.

[22] ARRIAGA M A, BRACKMANN D E, HITSELBERGER W E.Extended middle fossa resection of petroclival and cavernous sinus neoplasms. The Laryngoscope, 1993, 103(6):693–698.

[23] SAMII M, TATAGIBA M.Experience with 36 surgical cases of petroclival meningiomas. Acta Neurochirurgica (Wien), 1992, 118(1–2):27–32.

[24] JAVED T, SEKHAR L N.Surgical management of clival meningiomas. Acta Neurochirurgica Supplementum (Wien), 1991, 53:171–182.

[25] KAWASE T, SHIOBARA R, TOYA S.Anterior transpetrosal-transtentorial approach for sphenopetroclival meningiomas: surgical method and results in 10 patients. Neurosurgery, 1991, 28(6):869–875; discussion 875–876.

[26] CHEUNG S W, JACKLER R K, PITTS L H, et al. Interconnecting the posterior and middle cranial fossae for tumors that traverse Meckel's cave. American Journal of Otolaryngology, 1995, 16(2):200–208.

[27] ROBERTI F, SEKHAR L N, KALAVAKONDA C, et al. Posterior fossa meningiomas: surgical experience in 161 cases. Surgical Neurology, 2001, 56(1):8–20; discussion 20–21.

[28] SPETZLER R F, DASPIT C P, PAPPAS C T.The combined supra- and infratentorial approach for lesions of the petrous and clival regions: experience with 46 cases. Journal of Neurosurgery, 1992, 76(4):588–599.

[29] EUSTACCHIO S, TRUMMER M, FUCHS I, et al. Preservation of cranial nerve function following Gamma Knife radiosurgery for benign skull base meningiomas: experience in 121 patients with follow-up of 5 to 9.8 years. Acta Neurochirurgica Supplementum, 2002, 84:71–76.

[30] ROCHE P H, PELLET W, FUENTES S, et al. Gamma knife radiosurgical management of petroclival meningiomas results and indications. Acta Neurochirurgica (Wien), 2003, 145(10):883–888; discussion 888.

[31] IWAI Y, YAMANAKA K, ISHIGURO T.Gamma knife radiosurgery for the treatment of cavernous sinus meningiomas. Neurosurgery, 2003, 52(3):517–524; discussion 523–524.

[32] PARK C K, JUNG H W, KIM J E, et al. The selection of the optimal therapeutic strategy for petroclival meningiomas. Surgical Neurology, 2006, 66(2):160–165; discussion 165–166.

[33] NATARAJAN S K, SEKHAR L N, SCHEESSEL D, et al. Petroclival meningiomas: multimodality treatment and outcomes at long-term follow-up. Neurosurgery, 2007, 60(6):965–979; discussion 979–981.

[34] BAMBAKIDIS N C, KAKARLA U K, KIM L J, et al. Evolution of surgical approaches in the treatment of petroclival meningiomas: a retrospective review. Neurosurgery, 2008, 62(6 Suppl 3):1182–1191.

[35] GOEL A, MUZUMDAR D.Conventional posterior fossa approach for surgery on petroclival meningiomas: a report on an experience with 28 cases. Surgical Neurology, 2004, 62(4):332–338; discussion 338–340.

[36] GONG J, YU C, GUAN S, et al. Anatomical study of the modified petrous apex approach. Chinese Journal of Minimally Invasive Neurosurgery, 2005, 1(1):26–29.

[37] KAWASE T.Advantages and disadvantages of surgical approaches to petroclival lesions. World Neurosurgery, 2011, 75(3–4):421.

[38] KAWASE T, YOSHIDA K, UCHIDA K.Petroclival and upper clival meningiomas II: Anterior transpetrosal approach. In: MENINGIOMAS. London: Springer, 2009:415–423.

[39] ICHIMURA S, KAWASE T, ONOZUKA S, et al. Four subtypes of petroclival meningiomas: differences in symptoms and operative findings using the anterior transpetrosal approach. Acta Neurochirurgica (Wien), 2008, 150(7):637–645.

[40] SEKHAR L N, SAMII M.Petroclival and medial tentorial meningiomas. In: SCHEUNEMANN H S, HELMS J Tumors of the Cranial Base: Diagnosis and Treatment. Mount Kisco: Futura Publishing Co, 1987:623–640.

[41] CHEN L, CHEN L, ZHANG Q, et al. Selection of surgical approaches for tumors in the petroclival region. Chinese Journal of Neurosurgical Diseases Research, 2011, 4(4):306–310.

[42] WU Z, LI D, HAO S, et al. Classification of petroclival meningiomas and selection of surgical approaches. Chinese Journal of Neurosurgery, 2012, 28(8).

[43] TANG J, ZHANG J, WU Z, et al. Modified temporal base intradural transpetrosal approach to the petroclival region: an appraisal of anatomy, operative technique, and clinical experience. British Journal of Neurosurgery, 2011, 25(6):714–722.

[44] YANG J, MA S C, FANG T, et al. Subtemporal transpetrosal apex approach: study on its use in large and giant petroclival meningiomas. Chinese Medical Journal, 2011, 124(1):49–55.

[45] TANG J, ZHANG J, WU Z, et al. Improved temporal base direct incision and infratentorial transcranial approach to the petroclival region and brainstem lesions. Chinese Journal of Minimally Invasive Neurosurgery, 2013, 18(8):345–347.

[46] HAKUBA A, NISHIMURA S, TANAKA K, et al. Clivus meningioma: six cases of total removal. Neurological Medicine and Chirurgery (Tokyo), 1977, 17(1 Pt 1):63–77.

[47] ZHANG Y.Microsurgical anatomy study of the modified transpetrosal internal labyrinth approach. Suzhou: Soochow University, 2003.

[48] WANG Y, FEI Z, ZHONG C, et al. Improved microsurgical approach and efficacy of petroclival meningioma. Journal of Shanghai Second Medical University, 2004, (S1):61–63.

[49] JIA G, WU Z, ZHANG J, et al. Application of the two-bone flap craniotomy for the transpetrosal-presigmoid approach to petroclival lesions: technical note. Neurosurgical Review, 2010, 33(1):121–126.

[50] ZHOU H, SHI H, LI A, et al. Application of double bone flap shaping in transpetrosal presigmoid approach for brain tumor resection (with 14 case reports). Chinese Journal of Minimally Invasive Surgery, 2008, (04):364–367.

[51] SAMII M, TATAGIBA M, CARVALHO G A.Retrosigmoid intradural suprameatal approach to Meckel's cave and the middle fossa: surgical technique and outcome. Journal of Neurosurgery, 2000, 92(2):235–241.

[52] WATANABE T, KATAYAMA Y, FUKUSHIMA T, et al.

Lateral supracerebellar transtentorial approach for petroclival meningiomas: operative technique and outcome. Journal of Neurosurgery, 2011, 115(1):49–54.

[53] RAZA S M, QUINONES–HINOJOSA A.The extended retrosigmoid approach for neoplastic lesions in the posterior fossa: technique modification. Neurosurgical Review, 2011, 34(1):123–129.

[54] DE NOTARIS M, CAVALLO L M, PRATS–GALINO A, et al. Endoscopic endonasal transclival approach and retrosigmoid approach to the clival and petroclival regions. Neurosurgery, 2009, 65(6 Suppl):42–50; discussion 50–52.

[55] SAMII M, GERGANOV V, GIORDANO M, et al. Two–step approach for surgical removal of petroclival meningiomas with large supratentorial extension. Neurosurgical Review, 2010, 34(2):173–179.

[56] ZHU W, MAO Y.Combined supratentorial and infratentorial approaches for removal of petroclival meningiomas. World Neurosurgery, 2011, 75(3–4):422–423.

[57] KUSUMI M, FUKUSHIMA T, MEHTA A I, et al. Tentorial detachment technique in the combined petrosal approach for petroclival meningiomas. Journal of Neurosurgery, 2012, 116(3):566–573.

[58] ZENTNER J, MEYER B, VIEWEG U, et al. Petroclival meningiomas: is radical resection always the best option? Journal of Neurology, Neurosurgery, and Psychiatry, 1997, 62(4):341–345.

[59] CARVALHO G A, MATTHIES C, TATAGIBA M, et al. Impact of computed tomographic and magnetic resonance imaging findings on surgical outcome in petroclival meningiomas. Neurosurgery, 2000, 47(6):1287–1294; discussion 1294–1295.

[60] LITTLE K M, FRIEDMAN A H, SAMPSON J H, et al. Surgical management of petroclival meningiomas: defining resection goals based on risk of neurological morbidity and tumor recurrence rates in 137 patients. Neurosurgery, 2005, 56(3):546–559; discussion 546–559.

[61] LI P L, MAO Y, ZHU W, et al. Surgical strategies for petroclival meningioma in 57 patients. Chinese Medical Journal, 2010, 123(20):2865–2873.

[62] JAVED T, SEKHAR L N.Surgical excision of meningiomas involving the clivus: preoperative and intraoperative features as predictors of postoperative functional deterioration. Journal of Neurosurgery, 1994, 81(6):860–868.

[63] LI P, MAO Y, ZHU W, et al. Surgical strategies for petroclival meningioma in 57 patients. Chinese Medical Journal, 2010, 123(20):2865–2873.

[64] CHEUNG S W, JACKLER R K, PITTS L H, et al. Interconnecting the posterior and middle cranial fossae for tumors that traverse Meckel's cave. American Journal of Otolaryngology, 1995, 16(2):200–208.

[65] ROBERTI F, SEKHAR L N, KALAVAKONDA C, et al. Posterior fossa meningiomas: surgical experience in 161 cases. Surgical Neurology, 2001, 56(1):8–20; discussion 20–21.

[66] SPETZLER R F, DASPIT C P, PAPPAS C T.The combined supra– and infratentorial approach for lesions of the petrous and clival regions: experience with 46 cases. Journal of Neurosurgery, 1992, 76(4):588–599.

[67] EUSTACCHIO S, TRUMMER M, FUCHS I, et al. Preservation of cranial nerve function following Gamma Knife radiosurgery for benign skull base meningiomas: experience in 121 patients with follow–up of 5 to 9.8 years. Acta Neurochirurgica Supplementum, 2002, 84:71–76.

[68] ROCHE P H, PELLET W, FUENTES S, et al. Gamma knife radiosurgical management of petroclival meningiomas results and indications. Acta Neurochirurgica (Wien), 2003, 145(10):883–888; discussion 888.

[69] IWAI Y, YAMANAKA K, ISHIGURO T.Gamma knife radiosurge ry for the treatment of cavernous sinus meningiomas. Neurosurgery, 2003, 52(3):517–524.

六、枕骨大孔脑膜瘤

（凌　敏　潘奕旻）

枕骨大孔区脑膜瘤（meningioma of foramen magnum）简称枕骨大孔脑膜瘤，指发生于枕骨大孔四周的脑膜瘤，其多发生于枕骨大孔前缘，可向颅内生长，亦可向颈椎管内生长，常造成延髓的压迫，是临床常见的一种肿瘤。

（一）肿瘤分型

Cushing 和 Eisenhardt 将枕骨大孔区的肿瘤分为起自枕大孔上方向下朝枕大孔生长的颅脊髓组；和起自枕大孔下方向上朝枕大孔生长的脊髓颅组。此区的硬膜下髓外肿瘤通常为良性，以脑膜瘤和神经鞘瘤最常见。髓内肿瘤主要为星形细胞瘤和室管膜瘤。小脑肿瘤尤其是起自第四脑室和小脑蚓部或半球下部的肿瘤，可长入枕大孔内，或经枕大孔长入椎管上部。脊索瘤和转移瘤为最常见的硬膜外肿瘤，脊索瘤通常起自斜坡水平，可向尾侧长入枕大孔。Bruneau 等按涉及的硬脑膜腔隙分为硬膜下型、硬膜外型和硬膜内外沟通型；按肿瘤基底的位置分为腹侧型、腹外侧型和脊侧型；按肿瘤与椎动脉的关系分为椎动脉上型、椎动脉下型和骑跨椎动脉型。通过分类，术者在设计手术方案时除了根据肿瘤的大小及与肿瘤基底位置关系之外，更需注意辨别肿瘤与椎动脉的关系，在术中采取相应的策略规避风险。

（二）解剖结构

枕骨大孔区是指硬膜附着于斜坡下 1/3，即桥延沟以下至 $C_1 \sim C_2$ 段区域。枕骨大孔区的解剖特点为延髓、颈髓续于枕骨大孔，硬脑膜与硬脊膜各自终于枕骨大孔上下缘骨质，脑蛛网膜、软脑膜与脊蛛网膜、软脊膜相续，枕骨大孔与近侧圆形寰椎相衔接，周围有坚硬韧带固定，维持其稳定。枕骨大孔后方是较宽大的枕大池和上颈髓的蛛网膜下腔，前方是基底池，两侧借蛛网膜下腔相连。枕骨大孔区脑膜瘤以腹侧多见，占枕骨大孔区脑膜瘤的68%～98%。根据解剖特点，该区脑膜瘤有横跨颅腔和椎管两个部位生长的趋势。

（三）临床表现

和其他部位脑膜瘤一样，枕骨大孔区脑膜瘤亦多属良性病变，病程长，进展缓慢，在中青年女性中多见。早期可无明显症状，因所在部位不同以及跨颅腔和椎管生长的特点，易造成延髓、颈髓受压及梗阻性脑积水，所以又具有与其他部位脑膜瘤不同的临床特征。如颈枕部疼痛或伴有上肢麻木，易被误诊为颈椎病；当病变累及后组脑神经和小脑时，症状又常与枕骨大孔区畸形相似；有时亦可因体位的变化使症状自行缓解，故有漏诊的可能。主要临床表现可归纳为四大症状：颈部疼痛、呼吸困难、饮水呛咳、肢体活动障碍；三大体征：肢体瘫痪、后组脑神经麻痹、眼底水肿或小脑体征。枕骨大孔脑膜瘤临床进展过程较缓慢，需与高位脊髓空洞症、寰枕畸形、颈椎病、多发硬化、高位颈髓髓内肿瘤等疾病相鉴别。

（四）影像学检查

枕骨大孔区肿瘤的影像学诊断多依赖颅颈部 MRI 检查可清楚的显示肿瘤的位置、大小、质地及与周围脑组织和血管的毗邻关系。根据影像学特点判断肿瘤的性质，枕骨大孔区的脑（脊）膜瘤多位于枕骨大孔腹侧，其次为侧方，北侧最少，为单发，边界清，呈类圆形，肿瘤广基底与脑膜相连，MRI T_1WI 等信号，T_2WI 信号多变，增强后肿瘤明显强化，常有脑膜尾征。颅脑 CT 骨窗有时可见枕骨大孔区骨质破坏。

（五）枕骨大孔脑膜瘤的手术入路选择

枕骨大孔区肿瘤手术入路的选择需根据肿瘤的位置及肿瘤与脑干及周围神经血管的位置关系来确定，常用的手术入路包括枕下后正中入路、枕下远外侧入路和经口咽入路。正确的手术入路要能充分暴露肿瘤，避免术中损伤后组脑神经及血管，降低手术后并发症。

(1) 枕下后正中入路：此类入路能切除大多数的枕骨大孔区的肿瘤，临床上应用比较广泛，适合肿瘤位于枕骨大孔后正中及后外侧者，能直视肿瘤的背侧、侧方和重要的神经血管，利于肿瘤的全部切除。

(2) 枕下远外侧入路：此入路直对胸锁乳突肌和椎动脉的后方，在枕骨、枕髁及寰枕关节的内侧。适合肿瘤位于枕骨大孔前方或前外侧者，此入路距离肿瘤近，能控制椎动脉近端、远端及其分支和避免对脑干和神经血管的过度牵拉。

(3) 经口咽入路：又被称为颊咽入路，是最常用的前方入路。基本的经口入路可以加以改进，包括经腭入路，需要将软腭或同时将软腭和硬腭切开；唇下颌入路或唇舌下颌入路，需将唇、下颌、还可能包括舌和口底打开，以增加暴露。其他类型的前方入路包括：经颈部入路沿胸锁乳突肌的前缘指向下颌下区；经颅–经颅底入路切除蝶窦和筛窦后经双额开颅到达斜坡；扩大经额入路采用双额开颅联合眶缘的截骨术；经蝶入路指向唇的下方并沿鼻中隔经蝶窦至上斜坡。

（六）并发症的处理

若发生椎动脉损伤，应立即用吸收性明胶海绵、棉片、止血纱布等行局部压迫止血。快速扩容补充血容量的同时将患者头部恢复到中立位，保证对侧椎动脉血流的通畅，防止造成椎基底动脉供血不足，从而导致脑缺血进而形成脑梗死。待患者血压稳定后视椎动脉血管损伤程度进行局部填塞、修补或结扎等处理。处理原则为控制局部出血的同时防止椎基底动脉急性缺血和脑血管的栓塞。

后组脑神经损伤可致吞咽困难、误咽呛咳、声音嘶哑和呼吸困难等并发症，术后处理包括常规留置鼻胃管，经鼻胃管注入易消化吸收的营养物质，鼓励患者尽早少量多次进食，及时清除口鼻腔内的分泌物，鼓励患者咳出痰液，使用敏感抗生素，必要时早期行气管切开，可避免形成严重的肺部感染；脑脊液切口漏可导致颅内及椎管内感染，术中应严密缝合硬膜，枕后肌肉及筋膜，若有硬膜缺损时可用人工硬膜进行修补。笔者团队经验是，术前行经鼻气管插管，可使患者相对耐受以便术后拔管，可减少镇静药物使用，降低卧床时间，这样可降低肺部感染概率，又便于术后严密观察，评估后组脑神经动能，防止误吸，待后组脑神经功能恢复后安全拔除气管插管。

（七）典型病例分析

病例 1　患者老年女性，因"头痛 2 年余，左侧肢体疼痛，活动障碍 1 年余，指端麻木 9 个月余"入院。

【查体】双侧指鼻实验(＋)，双侧跟膝腱实验(＋)，行走不稳，易向左侧倾斜，Romberg 征（－）。踝痉挛、膝痉挛（－），左侧手指精细触觉较右侧减退。

【辅助检查】延髓前方见大小约 20mm×17mm 的丘形长 T_1 长 T_2 信号灶，增强后明显强化，可见脑膜尾征，延髓受压。双侧额顶叶实质内可见散在斑点状稍长 T_1 长 T_2 信号灶，FLAIR 序列呈高信号。（图 3-158）。

【术前诊断】枕骨大孔－斜坡占位：脑膜瘤？

【手术入路】左侧枕下远外侧入路。

【手术过程】患者取右侧俯卧位，行左侧枕下远外侧入路，耳后至中线倒 U 形切口切开头皮，骨膜下分离皮瓣至枕骨大孔并牵开，保护椎动脉周围静脉丛，沿寰椎后弓骨膜下剥离至横突。颅骨钻 1 孔，骨瓣开颅，大小约 4cm×5cm，进一步向下打开枕骨大孔至枕髁后缘，咬除寰椎后弓，保护椎动脉。显微镜下弧形剪开硬膜至颈 1 水平，显露小脑延髓侧池释放脑脊液，缓慢牵开小脑半球，见肿瘤位于左侧枕骨大孔腹侧，约 3cm×3.5cm×3cm 大小，肿瘤质地坚韧，血供丰富，实性，边界清楚，基地位于椎动脉入路处内侧颈静脉孔至颈 1 水平斜坡，舌下神经、后组脑神经及颈 1 神经根散布于肿瘤表面，椎动脉及其分支位于肿瘤表面并与之粘连。显微镜下先电凝切断部分肿瘤基底，再行瘤内减压，依次分离肿瘤下极、上极和内侧面，分离肿瘤与神经、脑干及椎动脉粘连，分块全切除肿瘤。继续反复电凝

肿瘤基底周边硬膜及骨质。切除肿瘤后，小脑半球、面听神经、后组脑神经、舌下神经及脑干等结构保护良好（▶**视频 3-21 枕骨大孔脑膜瘤切除术**）。

【术后 MRI】原枕骨大孔腹侧脑膜瘤切除、枕部部分骨质连续性中断呈术后改变。现术区可见斑片状长 T_1 长 T_2 信号灶，增强扫描未见明显异常强化灶。原延髓受压已解除，形态恢复正常（图 3-159）。

【术后 6 个月 MRI 复查】见图 3-160。

【经验体会】硬膜外段椎动脉常被椎静脉丛包绕，在分离、暴露椎动脉的过程中，尽量将椎动脉及椎静脉丛一起分离，以减少静脉出血和损伤椎动脉的机会。若椎静脉丛较发达，暴露椎动脉困难，可仅暴露椎动脉至入硬膜前约 1cm（尤其是经枕髁后入路时），并尽量减少对椎动脉的牵拉，以防止椎动脉移位引起椎静脉丛出血。

病例 2　患者老年男性，因"头痛 7 年，右耳听力下降 1 年，眩晕 3 个月"入院。

【查体】神志清楚，语言流利，双侧瞳孔等大等圆，直径 3mm 大小，对光反射灵敏，口角无歪斜，右侧听力粗侧下降，伸舌右偏，颈软，四肢肌力、肌张力正常，各生理反射存在，Kernig、Babinski、Brudzinski 征阴性。

【术前检查】延髓右下方可见等 T_1 稍长 T_2 信号灶，大小约 3.3cm×1.9cm，增强后可见明显均匀强化，病变以宽基底与硬膜相连，可见明显脑膜尾征，邻近延髓呈受压改变，但分界清（图 3-161）。

【术前诊断】枕骨大孔占位：脑膜瘤可能。

【手术入路】右侧枕下远外侧入路。

【手术过程】左侧俯卧位。行右侧枕下远外侧入路，耳后至中线倒 U 形切口切开头皮，骨膜下分离

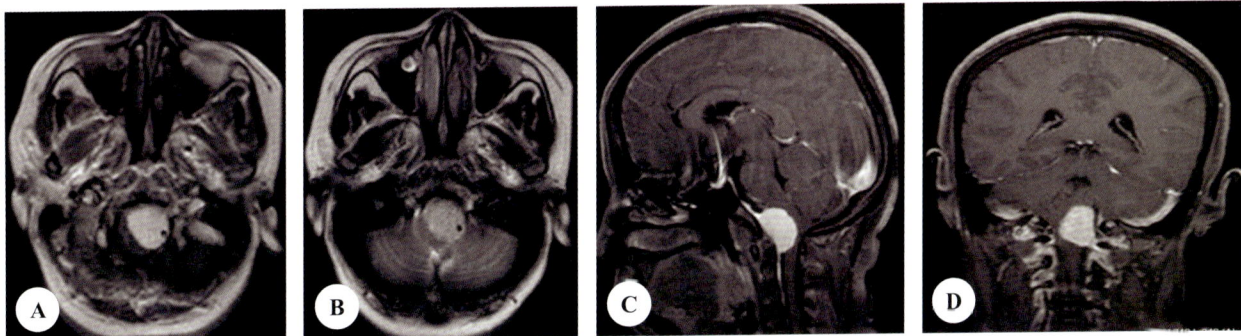

▲ 图 3-158　病例 1 术前辅助检查

皮肌瓣至枕骨大孔并牵开，保护椎动脉周围静脉丛，沿寰椎后弓骨膜下拨离至横突。颅骨钻 4 孔，骨瓣开颅，大小约 4cm×3cm，进一步向下打开枕骨大孔至枕髁后缘，咬除寰椎后弓，保护椎动脉。显微镜下弧形剪开硬膜至颈 1 水平，显露小脑延髓侧池释放脑脊液，缓慢牵开小脑半球，见肿瘤位于右侧枕骨大孔腹侧区，约 3cm×3.5cm×3cm，肿瘤质地坚韧，血供丰富，实性，边界清楚，基底位于椎动脉入颅处至舌下神经管处硬膜，脑膜尾征广泛，舌下神经被肿瘤完全包裹、后组脑神经及颈 1 神经根散布于肿瘤表面。显微镜下先电凝切断部分肿瘤基底，再行瘤内减压，依次分离肿瘤下极、上极、内侧面，分离肿瘤与神经、脑干及椎动脉粘连，分块全切除肿瘤。继续反复电凝肿瘤基底周边硬膜及骨质。切除肿瘤后，小脑半球、面听神经、后组脑神经、舌下神经及脑干等结构保护良好（图 3-162）。

【术后 MRI】原枕骨大孔区病灶已切除，枕骨部分骨质缺损呈术后改变；术区可见片状长 T_1 长 T_2 信号灶，增强后未见异常强化灶，邻近延髓及右侧小脑半球仍呈受压改变（图 3-163）。

【经验体会】远外侧入路切除骨质的范围应在尽量保持寰枕关节稳定的原则下采取个体化设计。一般来说，腹外侧脑膜瘤会挤压脑干向侧后方移位，肿瘤形成的自然间隙已足够用于切除肿瘤，故术中骨质切除的范围可较小，一般只需包括寰椎后弓，寰椎侧块和枕骨髁多可保留。

病例 3 患者中年男性，因"阵发言语障碍 3 年，头痛半个月"入院。

【查体】神志清楚，语言流利，双侧瞳孔等大等圆，直径 3mm 大小，对光反射灵敏，口角无歪斜，伸舌居中，颈软，四肢肌力、肌张力正常，各生理反射存在，Kernig、Babinski、Brudzinski 征阴性。

【术前检查】枕骨大孔区前份见一宽基底等 T_1 稍长 T_2 信号灶，病灶境界清晰，大小约 35mm×9mm（矢状位），增强扫描呈不均匀明显强化，病灶内见一点片状无强化区，病灶与脑膜关系密切，邻近延髓及脑桥显示受压变扁改变（图 3-164）。

【术前诊断】枕骨大孔区占位：脑膜瘤？

【手术入路】枕下后正中入路。

【手术过程】右侧俯卧位。头架固定后取枕下

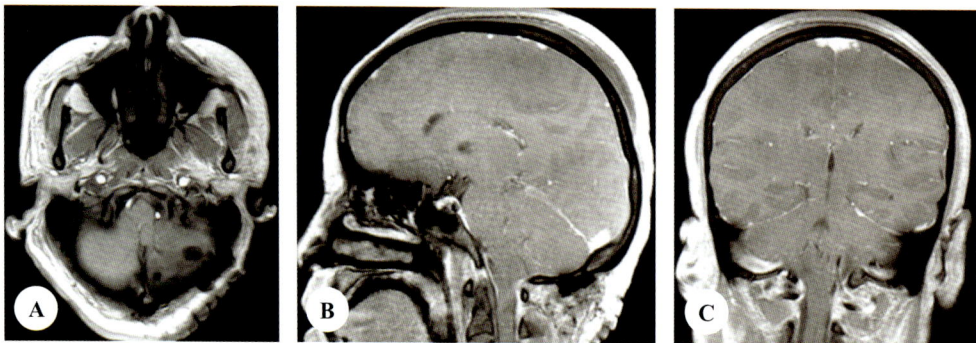

▲ 图 3-159 病例 1 术后 MRI 检查

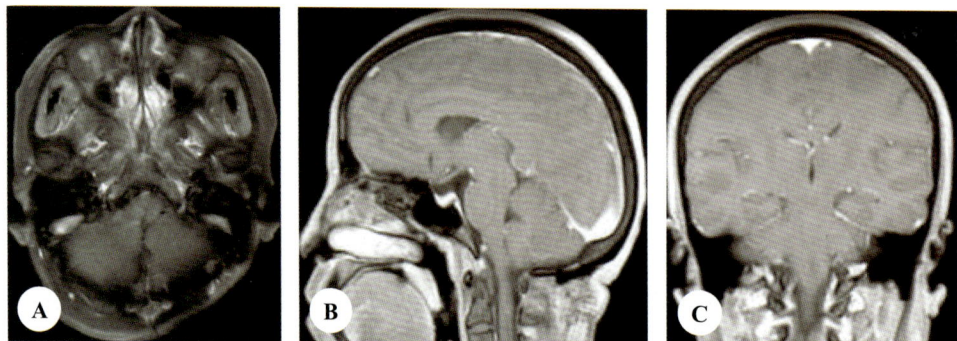

▲ 图 3-160 病例 1 术后 6 个月 MRI 检查

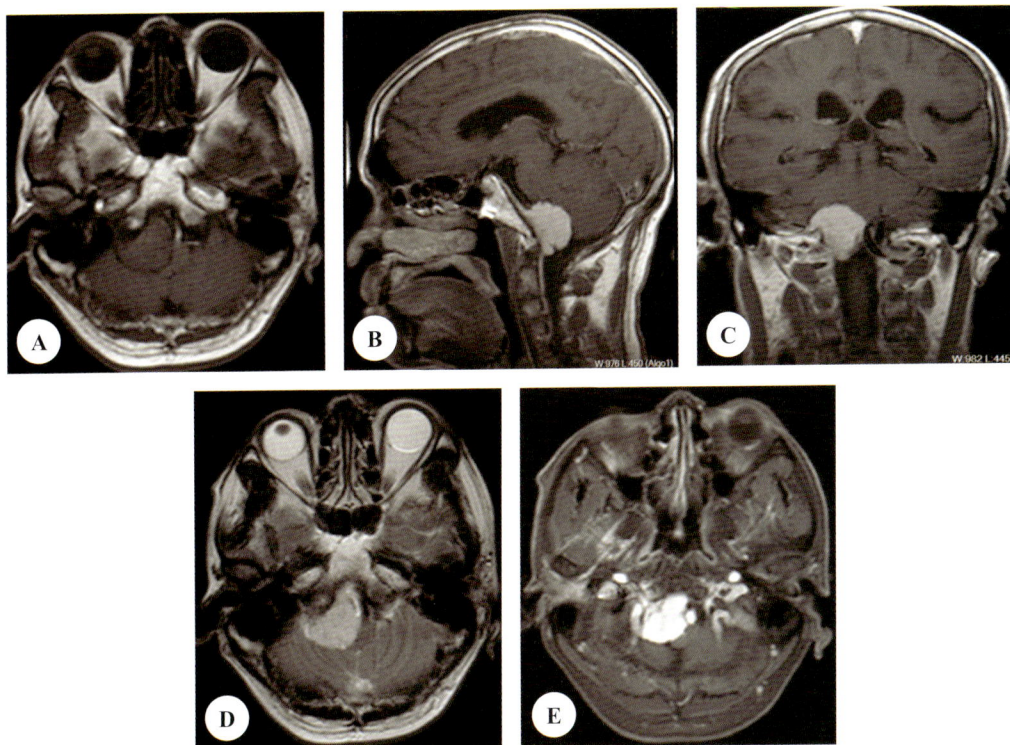

▲ 图 3-161　病例 2 术前影像检查

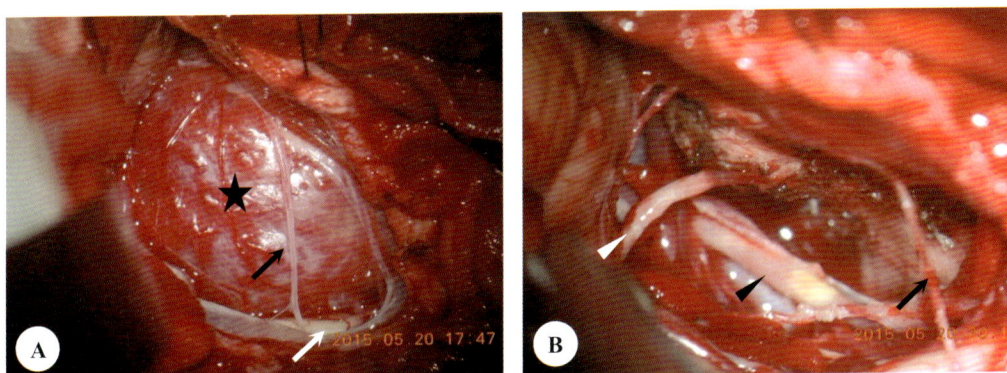

▲ 图 3-162　肿瘤（黑色五角形），颈 1 神经（黑箭），颈髓（白箭），舌下神经（白箭头），椎动脉（黑箭头）

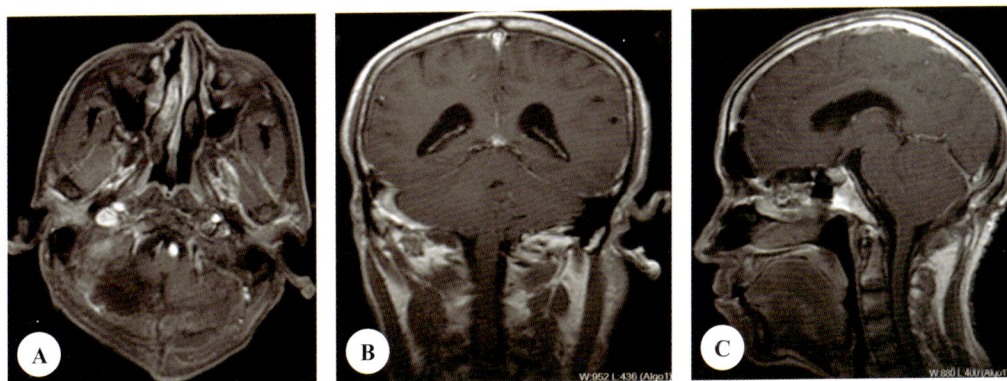

▲ 图 3-163　病例 2 术后 MRI

后正中直切口。分层切开头皮，严格沿中线分离枕部肌肉至 C_2 棘突，显露寰枕筋膜及右侧枕髁。颅骨钻孔后铣刀锯开大小 5cm×4cm 骨瓣。咬开枕骨大孔至右侧髁突。镜下弧形剪开硬膜翻向外侧，见肿瘤起自右侧枕骨大孔向斜坡生长，椎动脉位于肿瘤后方，副神经脊髓根及 C_1 被肿瘤包裹并推向后方，基底动脉起始部受肿瘤包裹。脑干受推挤向内侧移位。肿瘤质硬，血运一般，边界清楚，大小约 5cm×2cm×2cm。镜下瘤内减压后分离肿瘤和脑干及椎动脉粘连，磨钻磨除钙化部分肿瘤。最后将肿瘤基底部完整切除。斜坡硬膜予以反复烧灼，椎动脉保留完整。

【术后 MRI】枕骨左侧份骨质不连续，枕骨大孔区未见明显肿块显示呈术后改变，相应颅骨内板下可见条片状长 T_1 长 T_2 信号灶影。左侧小脑半球可见斑片状长 T_1 长 T_2 信号灶，增强扫描未见明显异常强化（图 3-165）。

【术后 6 个月 MRI 复查】见图 3-166。

【术后 1 年 MRI 复查】见图 3-167。

【经验体会】此病例基底位于下斜坡至右侧枕髁

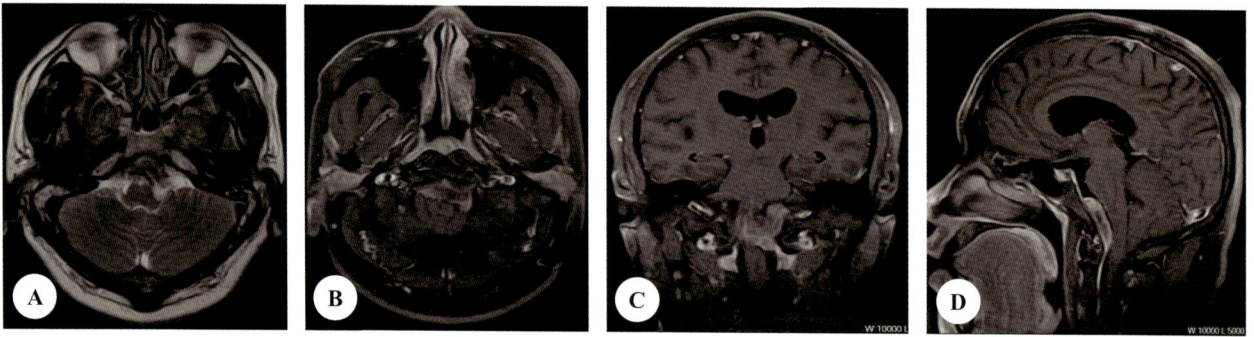

▲ 图 3-164　病例 3 术前检查

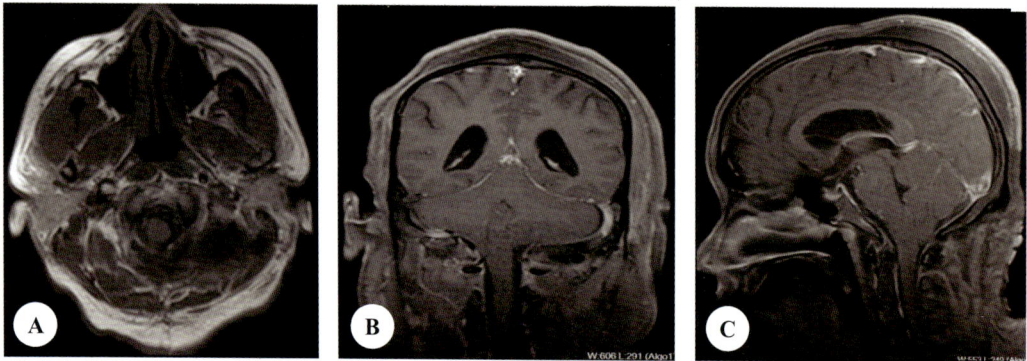

▲ 图 3-165　病例 3 术后 MRI 检查

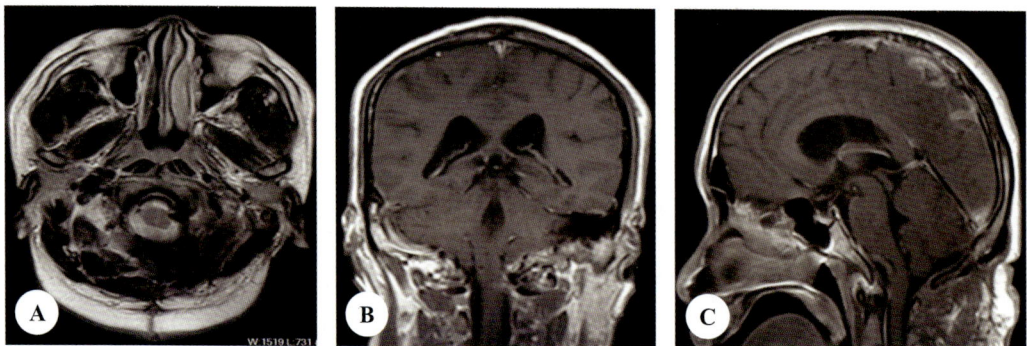

▲ 图 3-166　病例 3 术后 6 个月 MRI 检查

前下部，肿瘤主体附着于下斜坡偏右侧，瘤体占位效应并不明显，采用后正中入路，向右侧更多显露，可穿过神经血管间隙直视肿瘤基底，相较于远外侧入路，向腹侧方显露相对受限，但针对本病例瘤体相对扁平、基底位置低且偏向一侧的特点，个体化处理，开颅时间短，肌肉骨质创伤小。

病例 4　患者中年女性，因"头痛 3 年余，手脚麻木、行走不稳 10 个月余"入院。

【查体】三测正常，神志清楚，语言流利，双侧瞳孔等大等圆，直径 3mm 大小，对光反射灵敏，咽反射左侧明显减弱，右侧正常，咳嗽反射可。口角无歪斜，伸舌居中，颈软，四肢肌力、肌张力正常，各生理反射存在，Kernig、Babinski、Brudzinski 征阴性。

【术前检查】颅后窝延髓左侧占位病灶范围、信号大致同前，增强扫描可见明显强化，其外侧缘局部紧贴左侧乙状窦，延髓明显受压、右移（图 3-168）。

【术前诊断】枕骨大孔区占位：脑膜瘤？

【手术入路】左侧远外侧入路。

【手术过程】右侧俯卧位。行左侧枕下远外侧入路，耳后至中线倒 U 形切口切开头皮，骨膜下分离皮瓣至枕骨大孔并牵开，保护椎动脉周围静脉丛，沿寰椎后弓骨膜下剥离至横突。骨瓣开颅，大小约 4cm×3cm，进一步向下打开枕骨大孔至枕髁后缘，咬除寰椎后弓，保护椎动脉。显微镜下弧形剪开硬膜至 C₁ 水平，显露小脑延髓侧池释放脑脊液，缓慢牵开小脑半球，见肿瘤位于左侧枕骨大孔腹侧，约 3cm×3.5cm×3cm，肿瘤质地坚韧，血供丰富，实性、边界清楚，基底位于椎动脉入颅处下斜坡硬膜，舌下神经、后组脑神经及 C₁ 神经根散布于肿瘤表面，椎动脉及其分支位于肿瘤表面并与之粘连。显微镜下先电凝切断部分肿瘤基底，再行瘤内减压，依次分离肿瘤下极、上极、内侧面，分离肿瘤与神经、脑干及椎动脉粘连，分块全切除肿瘤。继续反复电凝肿瘤基底周边硬膜及骨质。切除肿瘤后，小脑半球、面听神经、后组脑神经、舌下神经及脑干等结构保护良好（图 3-169，▶视频 3-22　枕骨大孔区）。

【术后 MRI】原斜坡左侧团块状强化灶已切除，局部延髓受压及移位程度较前明显减轻，术区见片状稍长 T₁ 长 T₂ 信号灶，增强后无强化；余脑实质未见明确异常信号灶及强化灶（图 3-170）。

【术后 6 个月 MRI 复查】见图 3-171。

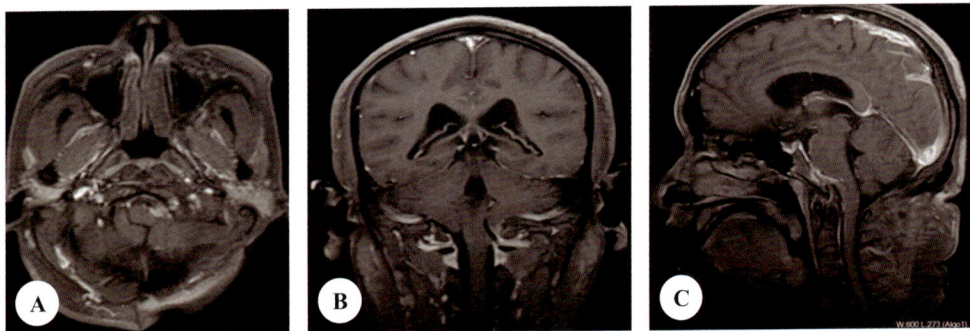

▲ 图 3-167　病例 3 术后 1 年 MRI 检查

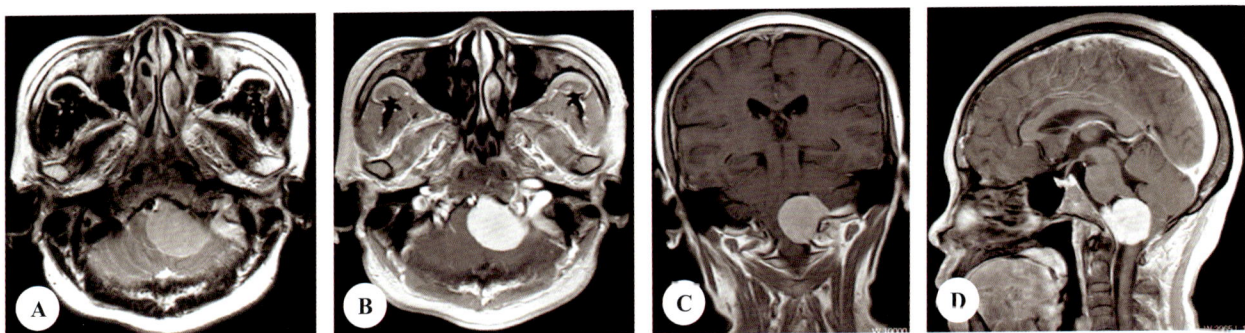

▲ 图 3-168　病例 4 术前 MRI 检查

【经验体会】

(1) 离断 C₁ 后弓可拓宽自外侧向腹侧，尤其是向腹侧上方的斜行操作空间，对于肿瘤基底位置较高，瘤体占位效应明显的病例适用。

(2) 先切断肿瘤基底以断除血供。术中可见肿瘤基底并不宽广，电凝基底后肿瘤血供迅速干涸，瘤体基本无血供，色苍白，此时可大胆分块减压，随着减压的进行制造操作空间，逐步分离肿瘤边界，沿蛛网膜界面与周围结构分块游离。

病例 5 患者女性，27 岁，因"四肢无力 2 月余，头痛 1 个月余"入院。

【查体】神志清楚，双侧瞳孔等大等圆，直径 3mm 大小，对光反射灵敏，头颅大小及形态正常，鼻腔及外耳道无异常分泌物。嗅觉未见明显异常，视力左 / 右 = 0.4/0.3，视野粗测未见缺损。伸舌居中，咽反射正常。颈软，下肢轻瘫试验阳性，肌力Ⅳ级，肌张力正常；上肢轻瘫试验阴性，肌力Ⅴ级，肌张力正常。Kernig、Brudzinski、Babinski 征阴性。双手轮替实验：双手对称性减慢，指鼻、指指试验欠准，行走不稳，跟膝胫试验：左腿阳性，右腿正常。余神经系统体查未见明显异常。

【术前检查】头部 MRI：脑干 - 颈髓前方不规则稍长 T₁ 等 T₂ 信号灶，边界欠清，大小约 3.1cm × 4.9cm × 6.2cm，双侧椎动脉及基底动脉被包绕，局部与脑干分界不清，延髓及颈髓受压变形后移，第四脑室受压变形，幕上脑室稍扩张，鞍上池及环池变窄，局部中线结构稍向右移位（图 3-172）。

术前 CTA+CTV：双侧椎动脉颅内段及基底动脉被肿块包绕（图 3-173）。

【术前诊断】颅颈交界区占位：脑膜瘤？

【手术入路】左侧远外侧入路。

【手术过程】右侧俯卧位，行左侧枕下远外侧入路，耳后至中线倒 U 形切口切开头皮，骨膜下分离皮瓣至枕骨大孔并牵开，保护椎动脉周围静脉丛，沿寰椎后弓骨膜下剥离至横突。骨瓣开颅，大小约 3.1cm × 4.9cm × 6.2cm，进一步向下打开枕骨大孔至枕髁后缘，咬除寰椎后弓，保护椎动脉。显微镜下弧形剪开硬膜至 C₃ 水平，显露小脑延髓侧池释放脑脊液，缓慢牵开小脑半球，见肿瘤位于左侧枕骨大孔腹侧，肿瘤质地坚韧，血供丰富，实性，边界清楚，基底位于椎动脉入颅处颈静脉孔斜坡硬膜，舌下神经、后组脑神经及脊神经根散布于肿瘤表面，椎动脉及其分支位于肿瘤表面并与之粘连。显微镜下先电凝切断部分肿瘤基底，再行瘤内减压，依次

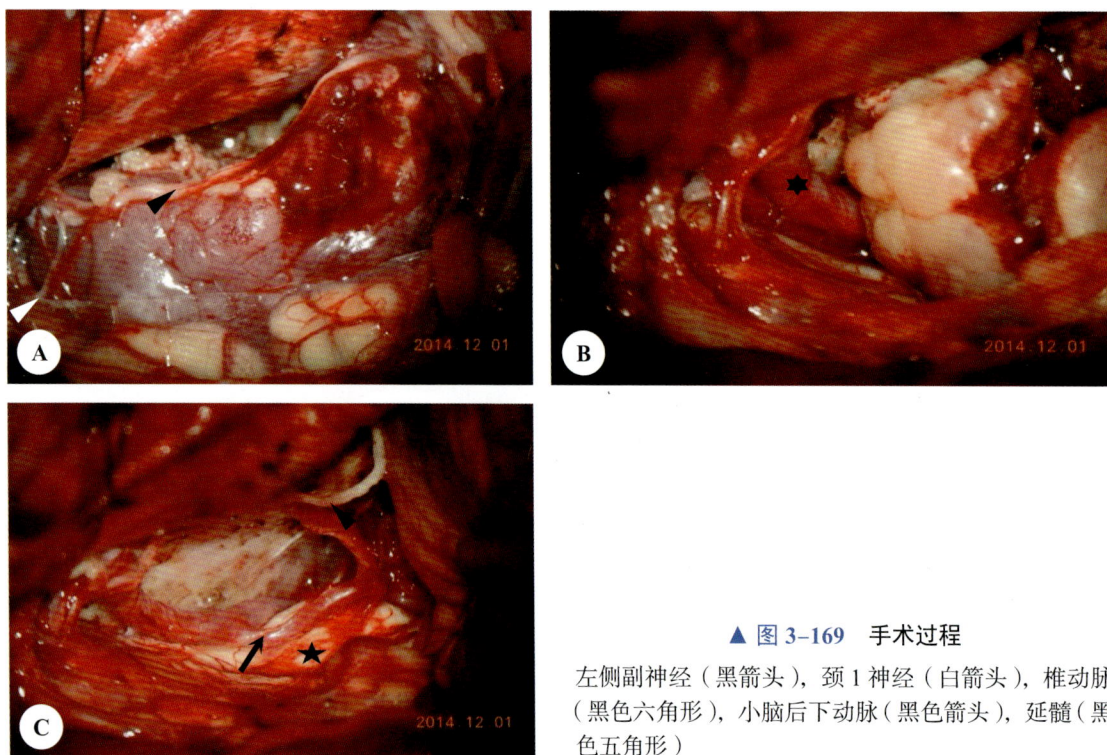

▲ **图 3-169** 手术过程

左侧副神经（黑箭头），颈 1 神经（白箭头），椎动脉（黑色六角形），小脑后下动脉（黑色箭头），延髓（黑色五角形）

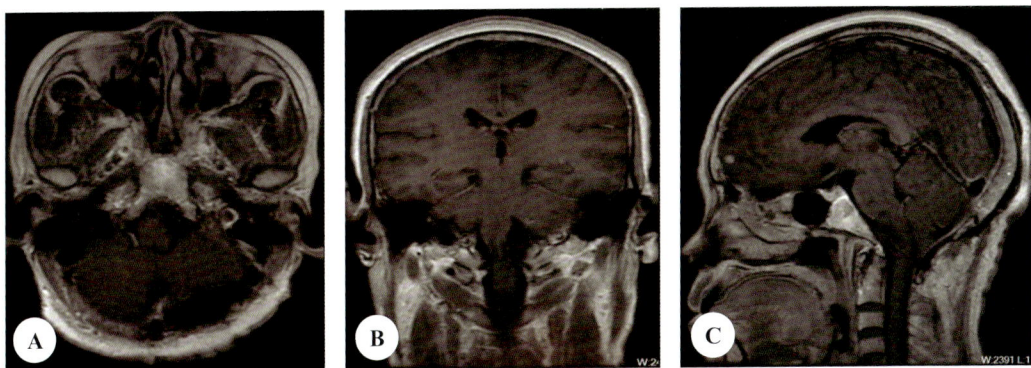

▲ 图 3-170　病例 4 术后 MRI 检查

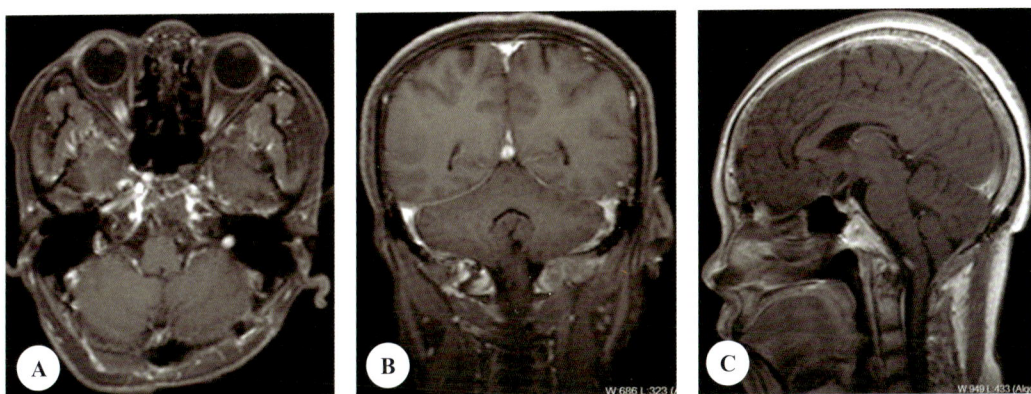

▲ 图 3-171　病例 4 术后 6 个月 MRI 检查

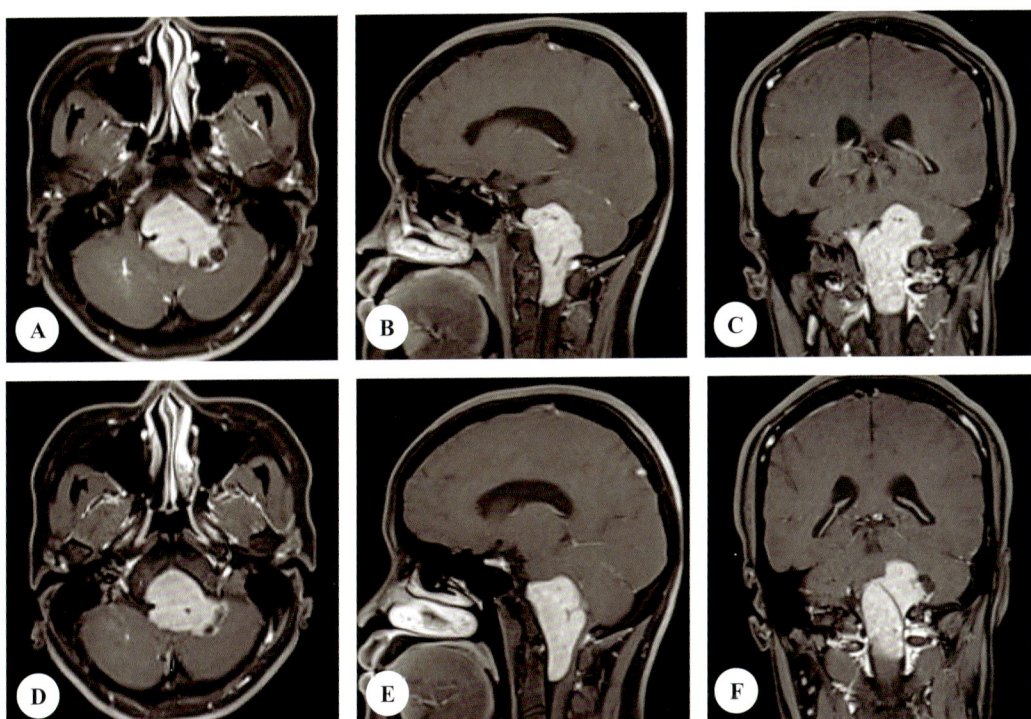

▲ 图 3-172　病例 5 术前 MRI 检查

分离肿瘤下极、上极和内侧面，分离肿瘤与神经、脑干及椎动脉粘连，分块全切除肿瘤。继续反复电凝肿瘤基底周边硬膜及骨质。切除肿瘤后，小脑半球、面听神经、后组脑神经、舌下神经及脑干等结构保护良好（图 3-174）。

【术后 MRI】原脑干 - 颈髓前方占位已全切（图 3-175）。

【术后神经功能】术后第一天，患者保留气管插管，脱机，自主呼吸，生命体征平稳，血气结果未见明显异常，但咳嗽反射欠佳，安全起见暂时保留气管插管。第二天顺利拔除气管插管，为防止误吸等情况予留置胃管鼻饲。术后第六天拔除胃管，患者已能顺利经口正常进食。未见其他新发神经功能障碍。

【经验体会】

(1) 在本病例中，根据术前 MRI，可见肿瘤位于延髓颈髓腹侧，延髓颈髓受压变形后移，四脑室受压变形，鞍上池及环池变窄。肿瘤巨大，仔细阅片可发现双侧椎动脉及基底动脉均被肿瘤包绕。秉承微创理念和个体化治疗原则，拟采用左侧远外侧入路，行左枕"曲棍球"切口，上自枕外粗隆，中线下达 C₃ 棘突水平，外侧至乳突尖水平。远外侧入路可以提供一个更好的由下至上的角度，增加了脑干腹侧肿瘤的显露，术中磨除枕髁可增加对于下斜坡肿瘤的显露。

(2) 在该患者手术中，采用远外侧入路，行左侧

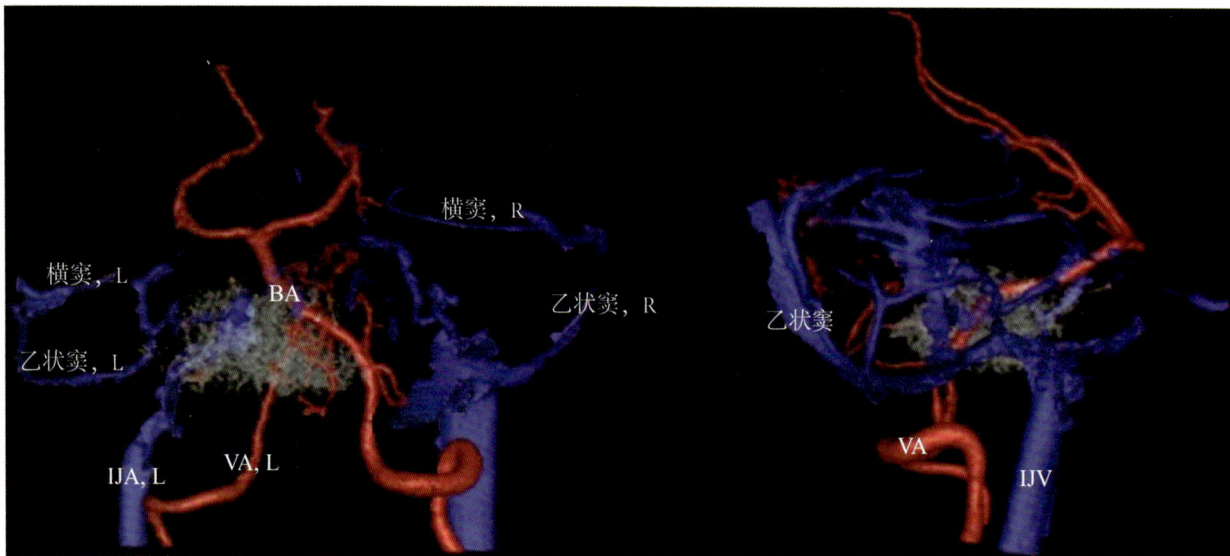

▲ 图 3-173　病例 5 术前 CTA+CTV
BA. 基底动脉；IJA. 颈内静脉；L. 左侧；R. 右侧；VA. 椎动脉

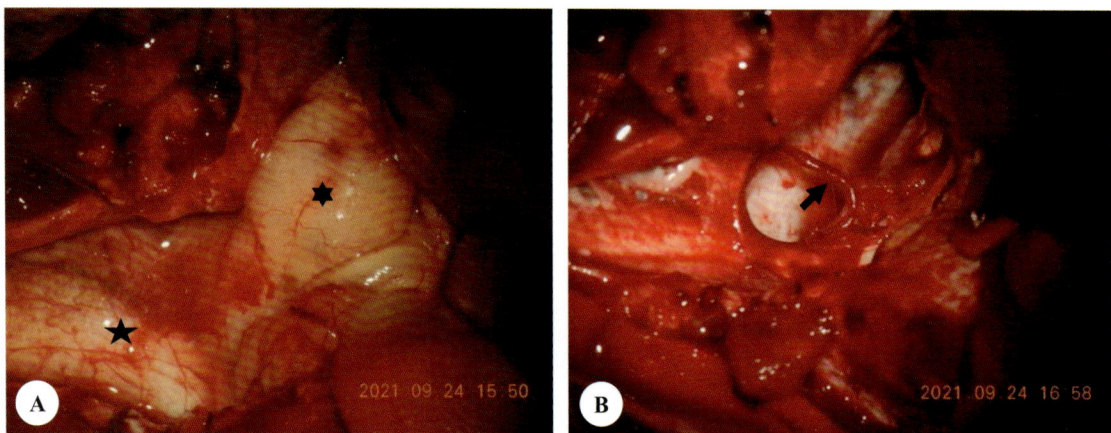

▲ 图 3-174　肿瘤（黑色六角形）小脑后下动脉（黑箭），延髓（黑色五角形）

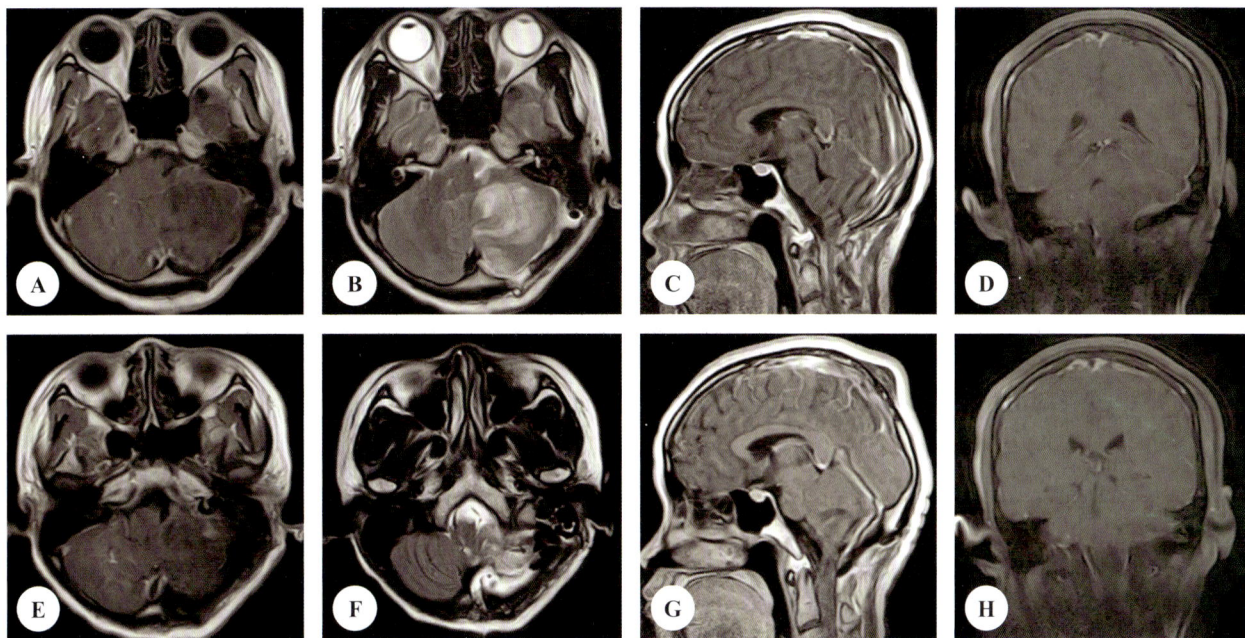

▲ 图 3-175　病例 5 术后检查

曲棍球切口，保留左侧椎动脉、椎静脉丛、髁导静脉，去除枕骨大孔至枕髁后方骨质，可见肿瘤位于延髓颈髓腹侧，沿合适的神经间隙瘤内减压，包绕血管的分离，探查肿瘤基底，直至延髓颈髓与肿瘤的分离，达到全切。脑干周围肿瘤在保障最小程度的脑干功能和神经影响下，尽可能多的切除肿瘤和基底"铲除"，是患者术后生活质量的保证。

专家点评

　　枕骨大孔脑膜瘤尤其是枕骨大孔腹侧脑膜瘤手术的主要难度体现在对延颈髓和后组脑神经功能的保护。术中应尽可能抵近显露肿瘤基底，减轻对脑干的牵拉。因经后组脑神经间隙显露切除肿瘤，术中应有足够的耐心，首先选择较宽的神经间隙尝试处理肿瘤基底，再通过逐步减压、循序渐进"创造"手术空间，随着手术的进展自然会柳暗花明。如椎动脉入颅处被肿瘤严重包绕，应预先显露并结合齿状韧带仔细辨认分离、避免损伤。另一个主要的手术要点是务必保留脑干表面的网状细小血管穿支，这是减少术后严重并发症的关键。

参考文献

[1] 王忠诚 . 神经外科学 [M]. 武汉：湖北科技出版社，1998，456-485.

[2] 王亮，张俊廷，吴震 . 枕大孔区肿瘤 . 中华神经外科杂志，2006，22（7）：447-448.

[3] 郭尔安，王小平，张俊廷 . 枕大孔区肿瘤的显微外科治疗 . 中华神经外科杂志，2006，22（6）：355-357.

[4] GEORGE B, LOT G, BOISSONNET H. Meningioma of foramen magnum: a series of 40 cases. Surg Neurol, 1997, 47: 371-379.

[5] ARNAULTOVIC K L, AL-MEFTY O, HUSAIN M. Ventral foramen magnum meningiomas[J]. Surgneurol, 2002, 92(Sup): 71-80.

[6] BRUNEAU M, GEORGE B. Classification system of foramen magnum meningiomas[J]. Craniovertebr Junction Spine, 2010, 1（1）：10-17.

[7] 张俊廷，王忠诚，吴震，等 . 枕骨大孔区脑膜瘤显微外科手术治疗 [J]. 中华神经外科杂志，2000，16（3）：159-161.

[8] 李松凯，倪斌 . 颈椎手术中椎动脉损伤的处理及预防 [J]. 中国脊柱脊髓杂志，2009，19（7）：554-556.

[9] 潘杰，邹乐，谭军 . 医源性椎动脉损伤的研究进展 [J]. 中国矫形外科杂志，2009，17（22）：1710-1713.

七、颈静脉孔区脑膜瘤

（王祥宇　何　毅　朱永烨）

　　颈静脉孔区脑膜瘤（jugular foramen meningioma, JFM）可分为直接起源于颈静脉孔的原发颈静脉孔脑膜瘤和肿瘤主体位于颅后窝，经生长累及颈静脉孔的继发颈静脉孔脑膜瘤。其中，原发颈静脉孔脑膜瘤起源于颈静脉内蛛网膜袖套细胞（arachnoid lining cell），仅占颅后窝脑膜瘤的 0.7%～4%，肿瘤可向颅内生长累及桥小脑角（CPA），向颅外生长累及咽旁间隙，继而向前生长累及颞下窝。继发颈静脉孔脑膜瘤，多来源于脑桥小脑三角，颈静脉结节。笔者自 2011—2019 年主刀 16 例原发或继发颈静脉孔脑膜瘤，全切 14 例，全切率为 92.31%。

（一）肿瘤分型

根据肿瘤累及范围（累及颅内、颅外、中耳），Bakar 于 2010 年将颈静脉孔脑膜瘤分为七个亚型。贾旺于 2016 年将上述分型简化至四个亚型。具体分型见表 3-12。

（二）临床表现

根据肿瘤的大小及累及的结构，患者可出现不同的症状。常见的症状有：头痛、听力下降、耳鸣及后组脑神经功能障碍。随着肿瘤体积增大，可导致锥体束受损，出现肌力下降；肿瘤进一步增大，可影响脑脊液循环，导致颅内压增高，患者可出现头痛、呕吐和视力下降等颅高压表现，查体可见双侧视乳头水肿。

（三）影像学检查

对出现上述临床表现的患者，若能考虑到颈静脉孔区脑膜瘤的可能而早期检查，则可早期诊断，使患者尽早得到恰当的治疗。详细的影像学检查有助于早期诊断，亦可指导后续治疗。常用的影像学检查方法如下。

1. MRI：MRI 是本病主要的检查方法。肿瘤呈匍匐状生长，向颅内生长可累及颈静脉结节、舌下神经管、枕骨髁和斜坡；向颅外生长可累及颈内动脉及鼻咽部，并可长入中耳内。

一般而言，颈静脉孔区脑膜瘤在 T_1，T_2 加权上均为等信号，注射造影剂后肿瘤显著均匀强化，并可见脑膜尾征，无血管流空影。Shimono 发现，哑铃状肿瘤的颅内外部分在 MRI 上可呈现不同的信号：颅外肿瘤在 T_1、T_2 及 T_1 增强上均呈现较高信号，可能与脑膜瘤细胞及胶原的含量不同有关。另外，不同组织病理亚型的肿瘤在 MRI 中可呈现不同的信号。

2. CT：肿瘤在 CT 平扫上与脑组织 CT 值相近，可见肿瘤钙化，注射造影剂后肿瘤明显强化。HRCT 可用于观察肿瘤对周围骨质造成的影响，骨质破坏罕见，可见周边骨质增生，此特点可用于颈静脉孔脑膜瘤的鉴别诊断。CTV 可用于观察乙状窦和颈内静脉的充盈情况。

3. DSA：术前 DSA 及血管栓塞对颈静脉孔区脑膜瘤不是必要的，若行血管造影，可见肿瘤轻微染色，静脉期显影延长。

（四）治疗

1. 治疗方案选择　因颈静脉孔脑膜瘤发病率低，且存在不同的病理类型，尚缺乏统一的治疗方案。目前，显微手术切除仍是颈静脉孔脑膜瘤的首选治疗，然而，顾及患者术后的后组脑神经功能，全切肿瘤存在一定难度。近年来，立体定向外科逐渐用于残留肿瘤或无法耐受手术患者的治疗。但是，放射治疗存在损伤正常结构、影响认知功能，导致肿瘤恶变等潜在风险。同时，由于多数脑膜瘤生长较

表 3-12　颈静脉孔脑膜瘤临床分型

分　型	Bakar	贾　旺
I	局限于颈静脉孔	局限于颈静脉孔
II	累及 CPA/颅内	累及桥小脑角/颅内
IIa	累及 CPA/颅内及中耳	
III	累及颈部/颅外	累及颈部/颅外
IIIa	累及颈部/颅外及中耳	
IV	同时累及颈部、颈静脉孔（哑铃状）	同时累及颈部、颈静脉孔（哑铃状）
IVa	同时累及颈部、颈静脉孔（哑铃状）及中耳	

为缓慢，对于小型肿瘤或残余肿瘤，通常采取观察随访的方式。立体定向放射外科，亦或是再次手术治疗，仍缺乏足够的临床证据。因而，如何合理地选择治疗方案仍需进一步探讨。Sanna 及贾旺分别于 2006 年和 2016 年提出了其病例组的治疗方案选择，见图 3-176。

笔者团队对于能耐受手术的患者选择手术切除肿瘤，旨在一期全切肿瘤。所有患者均进行终身复查。对于肿瘤未能全切的患者，若病理检查为良性脑膜瘤，则予以随访观察，若肿瘤进展，则予以放射外科，如伽马刀治疗；若病理提示为肿瘤增生活跃的非典型性脑膜瘤，则于术后待切口充分愈合后，予以局部放射治疗。

2. 手术入路的选择　脑膜瘤基底广泛，手术不应满足于切除肿瘤主体，亦需要尽可能地处理肿瘤基底。因而，理想的手术入路应在较少的脑组织牵拉，较低的神经功能损伤的前提下，尽可能多地对肿瘤进行显露。因手术瘢痕将致再次手术变得更加困难，故因尝试一期全切肿瘤。

颅底外科医生提出了多种手术入路用于切除 JFM。Rhoton 将到达颈静脉孔的手术入路分为外侧组（髁周入路，耳后经颞入路）；后组（乙状窦后入路，各型远外侧入路）；前组（耳前 - 颞下窝入路）。Matsushima 进一步将入路分为五组：①后组（乙状

窦后入路）；②后外侧组（经颈 - 经髁入路）；③上外侧组（迷路下入路）；④下外侧入路（颈侧入路）；⑤联合入路。虽然利用内镜经前方到达颈静脉孔多尚处于解剖研究阶段，随内镜外科的不断发展，经鼻内镜切除颈静脉孔区肿瘤亦存在可能。

手术入路的选择取决于术者对疾病的认识、对各入路的熟悉程度及仪器设备的支持。合理的手术入路应便于肿瘤切除、降低脑神经损伤风险及减少入路相关并发症。Al-mefty 根据肿瘤与颈静脉球的关系及术前颈静脉球是否充盈选择手术入路。当颈静脉球充盈时，若肿瘤向颈静脉球前方生长，采用颈静脉球上入路；若肿瘤向后生长，则采用乙状窦后入路。若术前患侧颈静脉球闭塞，则采用经颈静脉入路。Molony 采用 Fisch 颞下窝入路 A 型或经迷路 - 经颈静脉突入路 [▶视频 3-23　显微镜下颈静脉孔脑膜瘤切除术（乙状窦后经颈静脉突入路）] 切除肿瘤。Ramina 利用多学科合作，采取颅 - 颈入路（即联合颈部解剖，乙状窦结扎，颅后窝开颅）切除肿瘤。Oghalai 采用经颈静脉入路，乙状窦后入路，乙状窦后入路联合经迷路切除肿瘤。Gilbert 采用乙状窦后经髁入路或 A 型颞下窝入路联合经耳蜗，或联合经迷路入路切除肿瘤。由于 Fisch A 型颞下窝入路存在因结扎外耳道导致的传导性耳聋及面神经移位导致面神经功能受损的入路相关并发症，对于非优

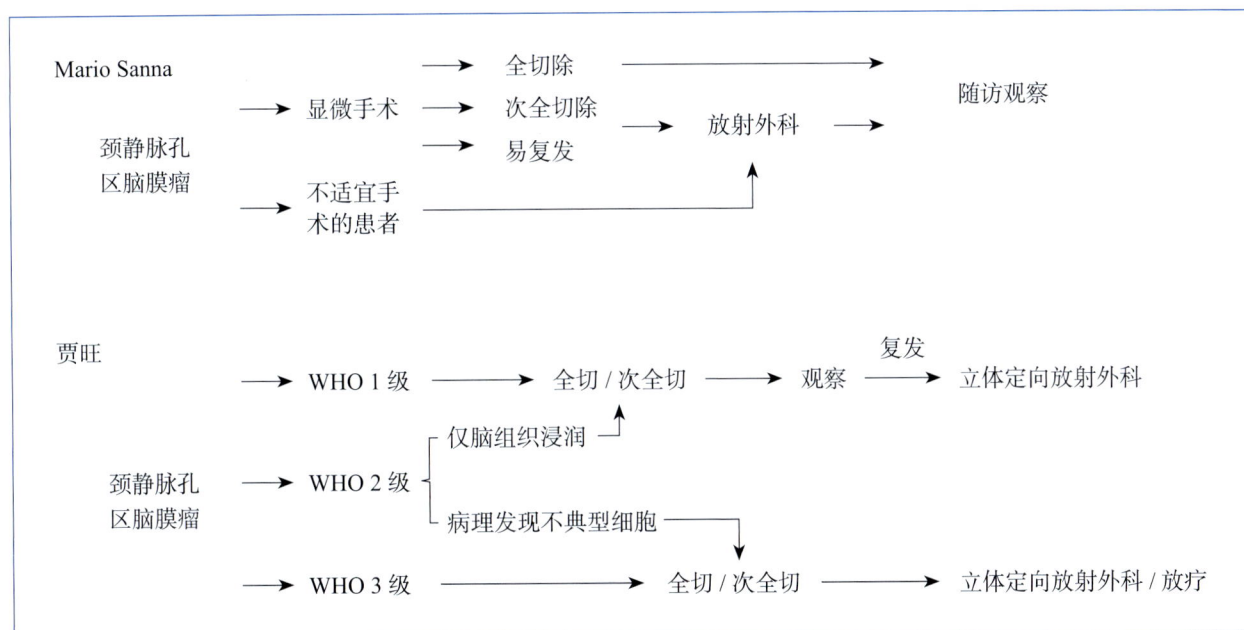

▲ 图 3-176　病例组的治疗方案选择

势侧颈内静脉或术前颈内静脉已闭塞的患者，Sanna于 2007 年提出利用岩枕经乙状窦入路（POTS）切除颅内部分不大于 2cm 的肿瘤；若颅内肿瘤大于 2cm，则需联合乙状窦后入路；若肿瘤向上颈部生长，则联合 Fisch A 型颞下窝入路。若为优势侧颈内静脉，则采用扩大的经迷路入路（ETLA）切除肿瘤。若肿瘤颅内部分较大，且生长累及中耳，包裹颈内动脉垂直段和水平段。则采用改良的经耳蜗入路（MTCA），向后移位面神经来增加对肿瘤的显露及对血管的控制。贾旺采用后方入路，如乙状窦后入路切除 I 型、II 型肿瘤，若肿瘤累及枕骨大孔，则改用远外侧入路；对于 III、IV 型肿瘤，则采用髁周入路或远外侧入路联合部分乳突切除及颈部分离，分别从后方和外侧显露颈静脉孔区。

当代颅底外科强调微创理念，其意义不在于切口大小，而在于如何根据肿瘤病理类型、肿瘤累及范围和患者术前神经功能等因素个体化地选择"足够大，尽量小"的手术入路。就 JFM 而言，"足够大"意在充分显露肿瘤主体，尽可能地显露受累骨质；若肿瘤包饶颈内动脉，则须显露受累颈内动脉及其近端，便于肿瘤切除及风险控制。"尽量小"则要求入路应避免不必要的显露，避免传导性耳聋、面神经瘫痪等入路相关并发症。笔者根据肿瘤累及范围选择不同手术入路切除 JFM，入路选择见表 3-13。

（五）典型病例解析

病例 1 患者周某，男性，16 岁，因"声音嘶哑 10 余年，吞咽困难 8 年，右枕部疼痛 4 年"入院。

【查体】神志清楚，自主体位，检查合作。视力左：1.5，右：1.5，视野手测无缺损。双瞳直径 3mm，等大等圆，光反射灵敏，双眼球活动可。双侧面部痛觉、振动觉可，咀嚼有力，张口下颌无偏移。双侧额纹对称，鼻唇沟对称，皱额、闭目、鼓腮、示齿、吹哨可，味觉正常。双耳听力粗测正常；悬雍垂居中，声音嘶哑，饮水无呛咳，右侧咽反射消失，吞咽困难，咳嗽反射可。转颈耸肩有力。伸舌稍右偏，右侧舌肌萎缩。四肢肌力、肌张力可。

【辅助检查】见图 3-177。

1. MRI：右侧脑桥小脑三角区可见不规则软组织肿块，经颈静脉孔出颅沿颈动脉鞘向下生长，累及右侧口咽鼻咽咽旁间隙。病灶呈等 T_1 不匀长 T_2 信号灶，增强明显强化。

2. CT：HRCT 示右侧颈静脉孔及脑桥小脑三角区见异常密度影，其内可见钙化影，邻近斜坡骨质见骨质硬化，右侧内听道未见确切显示，左侧内听道骨质未见明显异常。双侧上颌窦及筛窦粘膜增厚，窦壁骨质未见明显异常。右侧颈静脉孔及脑桥小脑三角区异常密度灶及邻近骨质改变，符合右侧颈静脉孔区占位改变：软骨类肿瘤?，双侧筛窦及上颌窦炎。

【术前诊断】右侧颈静脉孔颅内外交通性占位：脑膜瘤?

【手术入路】右侧枕下 - 髁旁 - 入路。

【手术过程】左侧俯卧位。行右侧枕下 - 髁旁 - 颈外侧入路，耳后倒 L 形切口向颈部延伸，切开头皮，骨膜下分离皮肌瓣并牵开，沿 Henry 脂肪间隙达寰椎横突，分离二腹肌后腹下翻，磨除髁旁及枕骨颈静脉突骨质，可见颈静脉孔区肿瘤。颅骨钻 3 孔，骨窗开颅，大小约 5cm×4cm。显露横窦、乙状窦边缘，下达枕骨大孔。显微镜下弧形剪开硬膜，显露小脑延髓外侧池，释放脑脊液，缓慢牵开小

表 3-13　手术入路选择

肿瘤累及范围	手术入路
局限于颈静脉孔	枕下经颈静脉突入路
颅后窝 + 颈静脉孔	乙状窦后入路 + 经颈静脉突入路
颈静脉孔 + 咽旁间隙	Fisch 颞下窝入路；耳前颞下 - 颞下窝入路
颅后窝 + 颈静脉孔 + 咽旁间隙	枕下 - 髁旁 - 颈外侧入路；联合入路 枕下 - 髁旁 - 颈外侧入路 + 内镜辅助颈侧入路，颞下窝入路）

脑半球，见颅内部分病变位于右侧颈静脉孔区，约 4.7cm×4.1cm×4cm 大小，肿瘤质地韧，血供丰富，实性，边界清楚，椎动脉及小脑后下动脉被肿瘤包裹，面听神经位于肿瘤上方，肿瘤通过颈静脉孔向咽旁间隙生长，部分包绕颈内动脉。面神经肌电图监测下探查面神经，先分离颈内动脉与肿瘤粘连，近全切除切除咽旁间隙肿瘤。继显露颅内部分肿瘤，先行瘤内减压，再依次分离肿瘤下极、上极和内侧面，分离肿瘤与神经、脑干粘连及椎动脉，分块全切除颅内及颈静脉孔肿瘤。切除肿瘤后，小脑半球、面听神经、外展神经及脑干等结构保护良好。

【术后 MRI】右侧脑桥小脑三角区长 T_1 长 T_2 信号灶，原肿块影切除。增强未见明确强化，右侧枕骨呈术后改变，软组织稍肿胀（图 3-178）。

【术后神经功能】双侧瞳孔等大等圆，直径 3mm 大小，对光反射灵敏，悬雍垂居中，声音嘶哑，饮水无呛咳，右侧咽反射消失，吞咽困难，咳嗽反射可。伸舌稍右偏，右侧舌肌萎缩，切口愈合可，无红、肿、渗出，颈软，四肢肌力、肌张力正常，各生理反射存在，Kernig、Babinski、Brudzinski 征阴性

【经验体会】颅底脑膜瘤区别于神经鞘瘤，其呈匍匐状生长，并可累及骨质。因此，开颅应便于处理全部肿瘤基底，目的在于达到 Simpson Ⅱ 级切除，减缓肿瘤复发。

病例 2　患者廖某，女性，30 岁，因"声音嘶哑 4 年余，检查发现左侧颈静脉孔区占位 20 余天入院"。既往于 2013 年行剖宫产手术。

【病史】患者既往于 2013 年行剖宫产手术。

【查体】神志清楚，视力左：0.2，右：0.5，视野粗测无缺损，眼底检查未见明显异常。双瞳直径 4mm，等大等圆，光反射灵敏，双眼球活动可，眼睑无下垂，无眼球震颤。双侧面部痛觉、振动觉可，咀嚼有力，张口下颌无偏移。双侧额纹对称，鼻唇沟对称，皱额、闭目、鼓腮、示齿、吹哨可，味觉正常。左侧听力粗侧较右侧明显下降，悬雍垂居中，声音嘶哑，饮水无呛咳，咽反射可，吞咽反射可，咳嗽反射可。转颈耸肩有力。伸舌向左偏，舌肌无萎缩。四肢肌力、肌张力可，无肌肉萎缩。

【辅助检查】见图 3-179。

1. MRI：左侧岩锥后下部及其邻近颅后窝、颈静脉球窝及颈动脉鞘区不规则软组织肿块，并涉及鼓室和内耳道区，伴周围脑膜增厚强化（脑膜尾征），结合 CT 相应区骨质弥漫性硬化稀疏，考虑为侵袭性

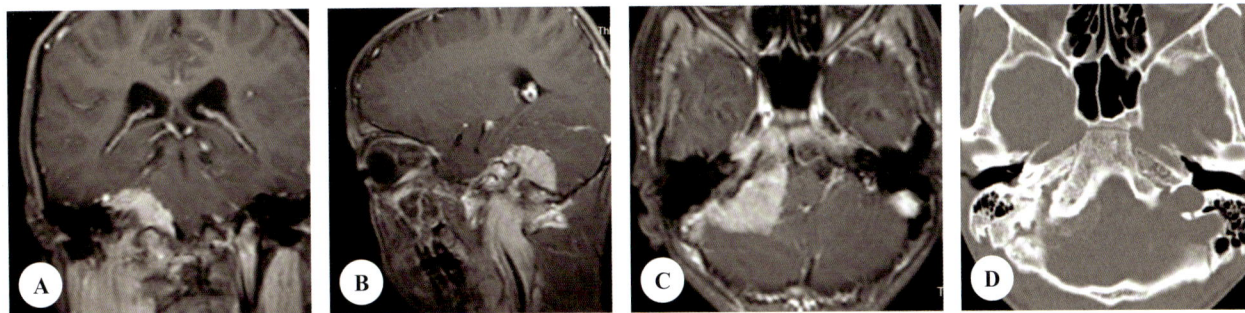

▲ 图 3-177　病例 1 术前辅助检查

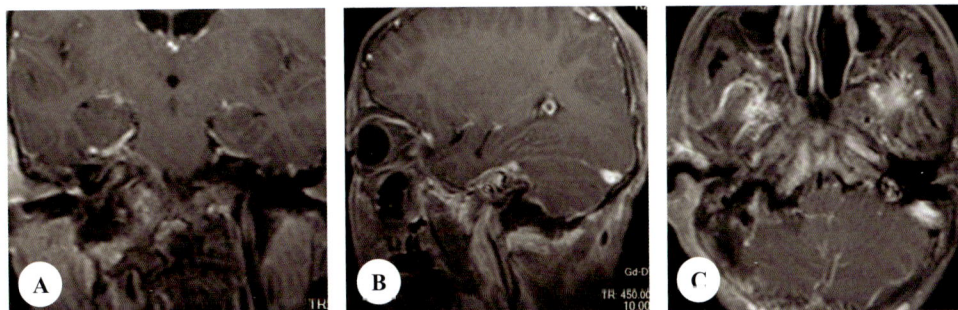

▲ 图 3-178　病例 1 术后 MRI

脑膜瘤可能，伴左侧中耳乳突炎。

2. CT：左侧颈静脉区可见片状高密度影，较大层面大小约 4.4cm×3.3cm，沿枕骨大孔出颅至 C_1～C_2 椎体左侧前方，边界清楚，平扫 CT 值约 41HU，增强后病灶明显强化；左侧小脑半球、脑桥受压，脑室大小形态正常。余脑实质内未见明显异常密度灶，中线结构居中。颅脑 CTA：左侧颈内动脉颈段部分被肿块包绕，管腔未见明显变窄，肿块周围可见多条迂曲增粗小动脉影；病灶亦紧邻左侧颈外动脉；左侧颈内动脉床突段稍膨大；余脑内大动脉未见明显狭窄及畸形血管团。颅脑 CTV：左侧乙状窦、颈内静脉近段未见明显显影；上矢状窦、下矢状窦、大脑内静脉、大脑大静脉、直窦、窦汇、横窦、右侧乙状窦显示清晰，形态正常，内未见明显充盈缺损征象。

【术前诊断】左侧颈静脉区占位：脑膜瘤？

【手术入路】左侧经颈静脉突入路 + 左颈侧进路鼻内镜侧颅底肿瘤切除术。

【手术过程】右侧俯卧。枕后弧形切口开颅．下端至下颌角水平。常规消毒铺巾，分层切开头皮，分离枕部肌肉，将胸锁乳突肌从乳突处离断，逐渐向下暴露颈静脉孔后缘，可见骨质增生，颅骨钻孔后铣刀锯开 3cm×2cm 骨瓣，咬骨钳咬除受累骨质，包括颈静脉孔周边及乳突下部骨质。镜下弧形剪开硬膜翻向外侧，见肿瘤起自左侧枕颈静脉孔处硬膜，肿瘤长入乙状窦内并向颈静脉生长，脑干被推挤向内侧移位，后组脑神经位于肿瘤腹侧。镜下瘤内减压后分离肿瘤和脑干及椎动脉粘连，最后将肿瘤基底部完整切除，颈静脉孔神经部保留完好。肿瘤基底较广，累计上颈段硬膜，予以广泛烧灼。人工硬膜修补，骨瓣回纳，钛板固定。分层缝合肌肉及头皮。

颅内部分手术结束后，患者转仰卧位，垫肩仰头，左肩尤其垫高。再让患者向右转颈。于患者左颈做上自乳突前缘，沿胸锁乳突肌前缘，下至舌骨水平的弧形切口，切口中份与原切口相连。之后切开皮肤、皮下、颈阔肌，向前翻起腮腺，结扎切断颈外静脉，剔除 2A 区淋巴结及软组织，游离胸锁乳突肌前缘并向后牵开，探查保护副神经，再暴露切开颈鞘。探查保护舌下神经、舌咽神经及迷走神经，再将颈内动脉拉向后方，暴露被肿瘤栓塞的颈内静脉，缝扎静脉近心端，再将远心端与肿瘤一同吊线向颅外牵拉，鼻内镜辅助下，以等离子刀游离瘤体分块拖出，形成隧道并逐渐向上追溯至颈静脉孔内，直至探查到颅内手术中填入颅底的吸收性明胶海绵。彻底消融邻近软组织及残余病变，妥善止血，最后以人工硬脑膜填入颈静脉孔区修补颅底，再将部分脂肪及残留人工硬脑膜填入肿瘤切除后的颈鞘死腔中。

【术后 MRI】枕骨左侧份局部骨质不连呈术后改变，左侧颈静脉孔术区呈等 - 长 T_1 长 T_2 信号，T_2FLAIR 呈混杂信号，增强后左侧颈静脉孔区可见一环状明显强化灶；术区颅板下可见少许积液、积血。余脑实质未见异常信号灶及异常强化灶，灰白质界限清楚，脑室系统大小形态正常，中线结构无移位。左侧乳突内可见等 - 短 T_1 长 T_2 信号（图 3-180）。

【术后神经功能】双侧瞳孔等大等圆，直径 3mm 大小，对光反射灵敏，口角无歪斜，声音嘶哑，咳嗽、吞咽反射可，伸舌居中，切口愈合可，无红、肿、渗出，颈软，四肢肌力、肌张力正常，各生理反射存在，Kernig、Babinski、Brudzinski 征阴性。

【经验体会】该病例肿瘤同时累及颅内及颅外，

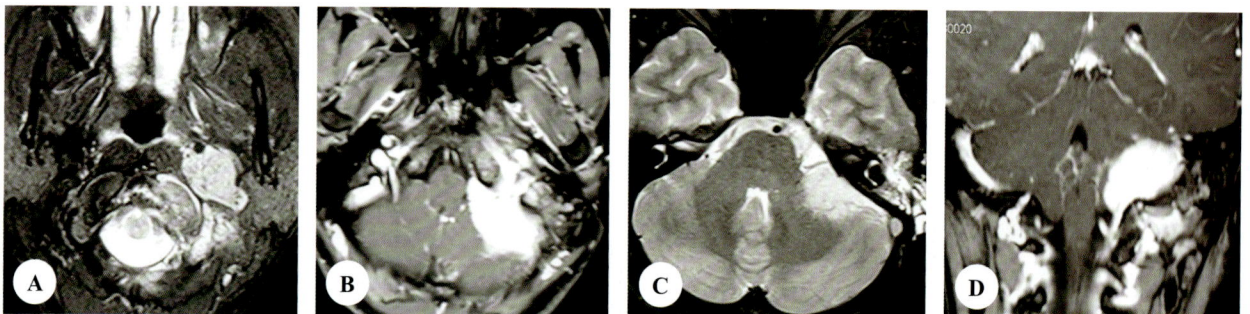

▲ 图 3-179　病例 2 术前辅助检查

且部分包裹颈内动脉。故采用神经外科和耳鼻喉科联合手术，以期一期全切肿瘤。颅内肿瘤切除的要点在于结合术前阅片，充分处理所有肿瘤基底。该病例中，肿瘤基底自枕骨大孔延伸至高位颈段，故开颅需达到充分处理该部分基底的要求。颅外肿瘤向前部分包饶颈内动脉，故应充分暴露颈部血管，切开颈鞘，为颈内动静脉提供良好显露。

病例3 患者吴某，女性，42岁，因"右侧耳鸣、耳周疼痛半年余"入院。

【查体】神志清楚，双侧瞳孔等大等圆，直径3mm，对光反应灵敏。眼球运动正常。余脑神经检查未见明显异常。肌力、肌张力正常，深浅感觉正常，生理反射正常，病理反射未引出。Romberg征及一字步未见明显异常。

【辅助检查】见图3-181。

1. MRI：右侧颅后窝脑桥小脑三角区可见不规则等 T_1 等 T_2 信号灶，最大层面范围约3.5cm×3.0cm，FLAIR序列呈高信号，增强后明显均匀强化，可见脑膜尾征，周围可见少许长 T_2 水肿信号灶包绕；脑沟、脑裂、脑池及脑室大小形态正常，中线结构无移位。

2. CT：HRCT示右侧岩尖部可见丘状稍高密度灶，较大层面大小约8mm×16mm，CT值约40HU，

邻近脑实质稍受压，颅底诸构成骨未见明显骨质破坏征象。双侧内听道基本对称，未见明显扩大。

【术前诊断】右侧颈静脉孔区占位：脑膜瘤？

【手术入路】右侧枕下-髁旁-颈外侧入路。

【手术过程】左侧俯卧位。耳后C形切口，切开头皮，骨膜下分离皮肌瓣并牵开，沿Henry脂肪间隙分离，定位寰椎横突，咬除乳突尖，显露颈静脉突。颅骨钻2孔，骨瓣开颅，大小约4cm×4cm。显露横窦、乙状窦边缘，下达枕骨大孔。显微镜下磨除颈静脉突及髁旁、迷路下骨质，见肿瘤位于右侧颈静脉孔区，约3.5cm×3.1cm×3cm大小，颅内外沟通性生长，沿颈静脉孔向颅外生长，肿瘤质地韧，血供异常丰富，实性，红色，边界清楚。电凝肿瘤周边，分块部分切除肿瘤，面神经及后组脑神经予以保留。

【术后MRI】右枕骨局部骨质缺损呈术后改变，相应颅板下及术区可见片状稍长 T_1 长 T_2 信号灶；右侧乳突内见稍长 T_1 长 T_2 信号灶，增强未见明显异常强化（图3-182）。

【术后神经功能】神志清楚，语言流利，双侧瞳孔等大等圆，直径2mm大小，对光反射灵敏，右侧听力减退、口角无歪斜，伸舌居中，声音无嘶哑，

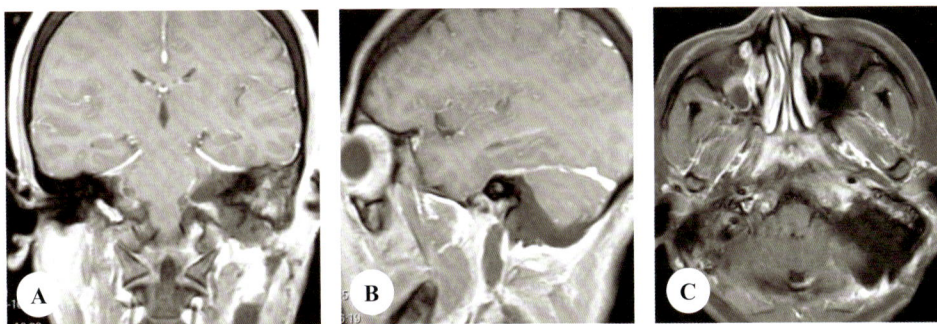

▲ 图3-180 病例2术后MRI检查

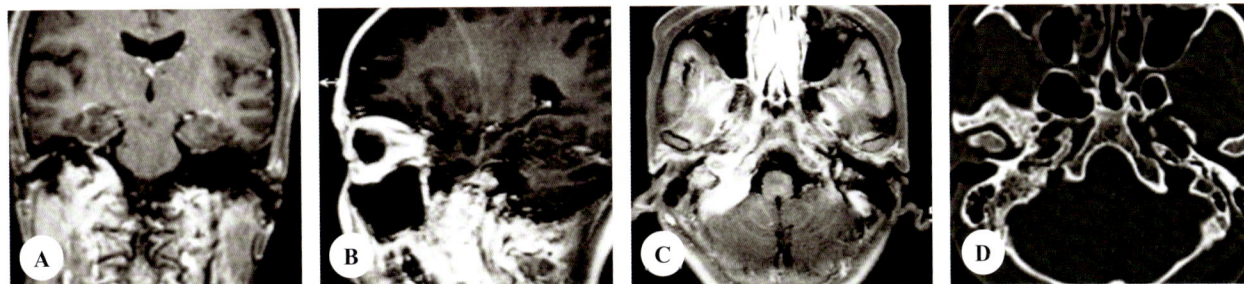

▲ 图3-181 病例3术前辅助检查

饮水无呛咳，四肢肌力、肌张力正常，各生理反射存在，Kernig、Babinski、Brudzinski 征阴性。

【经验体会】该肿瘤主体位于颅内，且颅外部分未累及颈内动脉。单独应用枕下–髁旁–颈外侧入路即可同时处理颅内外肿瘤及其基底，无须行颈侧切开，暴露颈鞘等操作。

病例 4 患者段某，女性，58 岁，因"耳鸣、听力下降 2 年余，行走不稳 1 个月"入院。

【查体】神志清楚，双鼻嗅觉可。双瞳直径3mm，等大等圆，光反射灵敏，双眼球活动可，眼睑无下垂，无眼球震颤。双侧面部痛觉、振动觉可，咀嚼有力，张口下颌无偏移。双侧额纹对称，鼻唇沟对称，皱额、闭目、鼓腮、示齿、吹哨可，味觉正常。左侧听力明显下降。悬雍垂居中，声音无嘶哑，饮水无呛咳，咽反射可，吞咽反射可，咳嗽反射可。转颈耸肩有力。伸舌居中，舌肌无萎缩。四肢肌力、肌张力可，无肌肉萎缩。

【辅助检查】见图 3-183。

1. MRI：左侧脑桥小脑三角区见小丘状等 T_1、稍长 T_2 信号灶，边界清楚，增强可见明显均匀强化。病灶与邻近脑膜呈宽基底相连，左侧小脑半球及脑干受压，四脑室稍变窄。脑实质内未见明显异常信

号灶，脑中线结构居中，幕上脑室系统不大。左侧上颌窦内见长 T_1、长 T_2 信号灶。左侧乳突可见长 T_2 信号灶。

2. CT：蝶鞍大小、形态正常范围，蝶鞍及颅底诸骨骨密度未见异常，骨小梁清晰，未见骨质增生、硬化或破坏征象；双侧额窦、筛窦、上颌窦和蝶窦发育正常，气化良好，各窦腔内未见异常密度影，各窦壁骨未见异常骨质改变。左侧脑桥小脑三角区见不规则片状稍低密度灶，其内未见明显钙化影，邻近骨质未见明显异常改变。

【术前诊断】左侧颈静脉孔区占位：脑膜瘤？

【手术入路】左侧枕下乙状窦后—经颈静脉突入路。

【手术过程】患者取右侧俯卧位，头架固定头部，消毒铺单。行左侧枕下乙状窦后入路向下延伸，耳后倒 L 形切口，切开头皮，骨膜下分离皮肌瓣并牵开。颅骨钻 2 孔，骨瓣开颅，大小约 5cm×4cm，显露横窦、乙状窦边缘。显微镜下弧形剪开硬膜，显露小脑延髓外侧池，释放脑脊液，缓慢牵开小脑半球，见肿瘤位于右侧 CPA 区及颈静脉孔区，沿颈静脉孔向颅外生长，肿瘤约 4cm×3.1cm×3cm 大小，肿瘤质地韧，血供丰富，实性，边界清楚，基底从岩尖延伸至枕骨大孔周围硬膜，颈静脉结节、斜坡

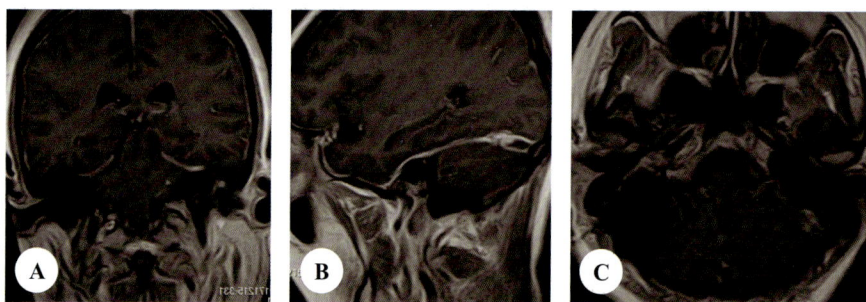

▲ 图 3-182 病例 3 术后 MRI 检查

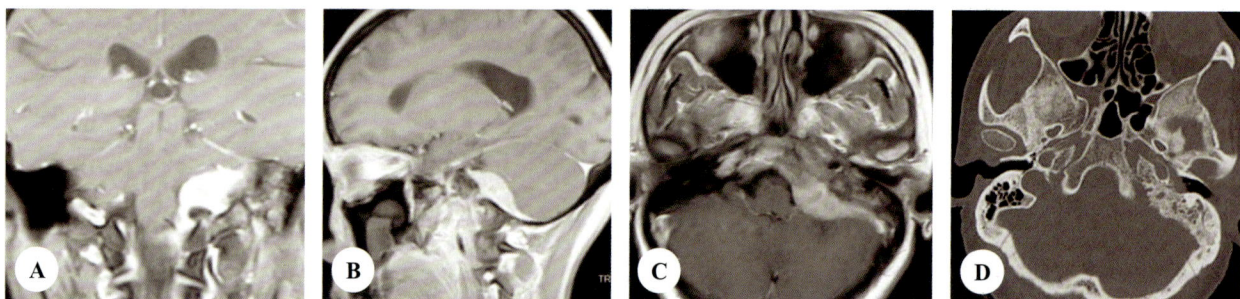

▲ 图 3-183 病例 4 术前辅助检查

及舌下神经管周围骨质被破坏，小脑后下动脉发出穿支参与肿瘤血供，椎动脉自入颅后至基底动脉与肿瘤粘连。显微镜下先电凝切断肿瘤基底，再依次分离肿瘤下极、上极和内侧面，分离肿瘤与神经、脑干及椎动脉粘连，分块全切除颅内肿瘤，并反复电凝肿瘤基底周边硬膜及骨质。切除肿瘤后，小脑半球、面听神经、外展神经及脑干等结构保护良好。

【术后 MRI】左枕骨局部缺如，呈术后改变，左侧脑桥小脑三角区病灶已切除，术区可见片状长 T_1、长 T_2 积液灶；邻近脑组织内见片状长 T_1、长 T_2 水肿信号，原左侧脑干及小脑半球受压已解除。左侧中耳乳突内见长 T_2 信号灶。脑实质内未见明显异常信号灶，脑中线结构居中，幕上脑室系统稍扩大。左侧上颌窦内见长 T_1、长 T_2 信号灶（图 3–184）。

【术后神经功能】神清语利，双侧瞳孔等大等圆，直径 3mm 大小，对光反射灵敏，口角无歪斜，伸舌居中，四肢肌力、肌张力正常，Kernig、Babinski、Brudzinski 征阴性。

【经验体会】该病例中，肿瘤并非直接起源于颈静脉孔，而是自桥小脑三角长入颈静脉孔内，仅小部分累及颈静脉孔。因此，采用常规乙状窦后入路，联合颈静脉突磨除打开颈静脉孔后缘即可达到显露要求。

病例 5　患者廖某，女性，41 岁，因"右侧听力下降、耳鸣 4 个月余"入院。

【查体】神志清楚，嗅觉正常，双眼视力、视野粗侧无异常。瞳孔直径 3mm，双侧直接、间接光反射灵敏，眼球运动自如，右耳听力粗测丧失，左耳听力粗侧无明显异常。

【辅助检查】

MRI 检查：右侧颅后窝脑桥小脑三角区可见不规则等 T_1 等 T_2 信号灶，最大层面范围约 4.5cm×4.0cm，增强后明显均匀强化，可见脑膜尾征；脑沟、脑裂、脑池及脑室大小形态正常，中线结构无移位（图 3–185）。

【术前诊断】CPA– 颈静脉孔区占位、脑膜瘤？

【手术入路】右侧枕下乙状窦后入路 + 经颈静脉突入路。

【手术过程】取左侧俯卧位，取右耳后倒"L"形切口开颅，皮肌瓣翻向中线，取骨瓣 5cm×4cm，上方及外侧显露横窦下缘及乙状窦后缘，骨瓣下方达枕骨大孔后外缘及颈静脉孔后缘，镜下星形剪开

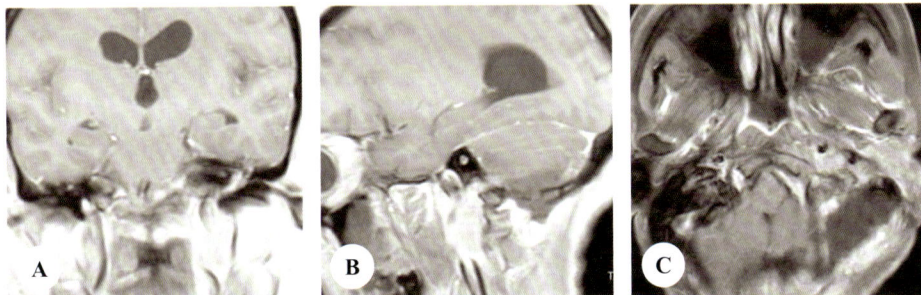

▲ 图 3–184　病例 4 术后 MRI 检查

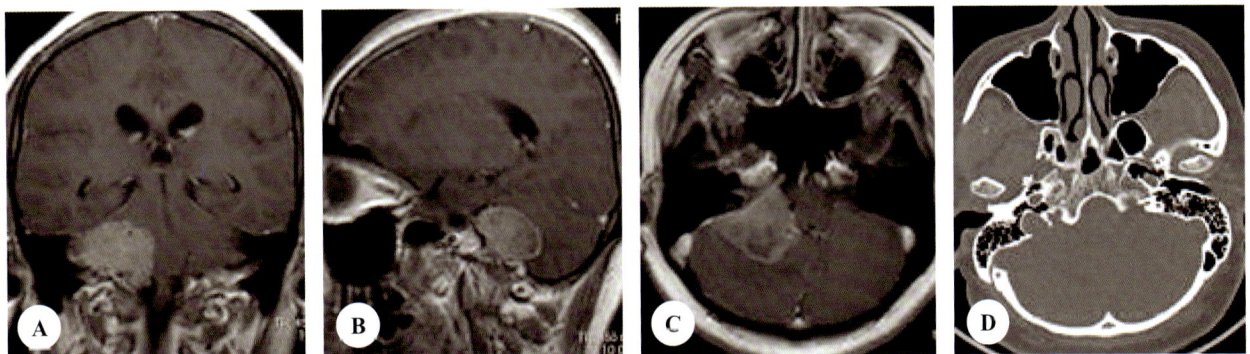

▲ 图 3–185　病例 5 术前 MRI 检查

硬脑膜，予自动脑压板拉钩前开小脑，开放脑桥小脑三角池及枕大池，释放脑脊液，于脑桥小脑三角探查见灰红色肿瘤，质软，血运丰富，肿瘤和小脑间蛛网膜界限不清。肿瘤起源于内耳门和颈静脉孔之间的岩骨面硬膜，大小约5cm×4cm×3cm。先电凝肿瘤基底部后瘤内减压，后组脑神经、小脑后下动脉受肿瘤包绕，镜下予以细心分离，完整保留。在神经监测下探明面听神经及三叉神经被肿瘤推向前方，将脑桥小脑三角肿瘤分块切除。

【术后MRI】原右侧脑桥小脑三角区占位性病变已经切除；右侧脑桥小脑三角区可见片状长T_1长T_2信号灶，增强后未见异常强化灶，余况同前（图3-186）。

【术后神经功能】语言流利，双侧瞳孔等大、等圆，对光反应灵敏，口角无明显歪斜，闭目、鼓腮可，饮水不呛，咳嗽可。四肢肌力、肌张力正常，病理征（—）。

【经验体会】另一例继发颈静脉孔脑膜瘤，早期找到并充分电凝肿瘤基底可明显减轻脑膜瘤血供，可为后续手术操作提供清晰的视野，利于肿瘤全切除及神经功能的保护。

病例6 患者龙某，女性，49岁，因"视物模糊，偶发黑矇3月余，行走不稳1个月余"入院。

【查体】神志清楚，视力左：0.9，右：1.0，视野粗测无缺损，眼底检查未见明显异常。双瞳直径3mm，等大等圆，光反射灵敏，双眼球活动可，眼睑无下垂，无眼球震颤。悬雍垂左偏，声音无嘶哑，饮水无呛咳，咽反射减退，吞咽反射可，咳嗽反射可。转颈耸肩有力。伸舌居中，舌肌无萎缩。四肢肌力、肌张力可，无肌肉萎缩。四肢痛觉、振动觉可。生理反射存在，病理反射未引出。

【辅助检查】见图3-187。

1. MRI：右侧颅后窝脑桥小脑三角区可见类圆形等T_1等T_2信号灶，以宽基底与小脑幕相连，并向椎管内延伸，最大层面范围约2.6cm×2.2cm，FLAIR序列呈高信号，增强后明显不均匀强化，可见脑膜尾征，周围可见少许长T_2水肿信号灶包绕；邻近小脑半球、延髓受压。

2. CT：右侧颅后窝可见一肿块影，延伸至右侧颈静脉孔，大小约3.2cm×2.5cm×2.8cm，平均CT

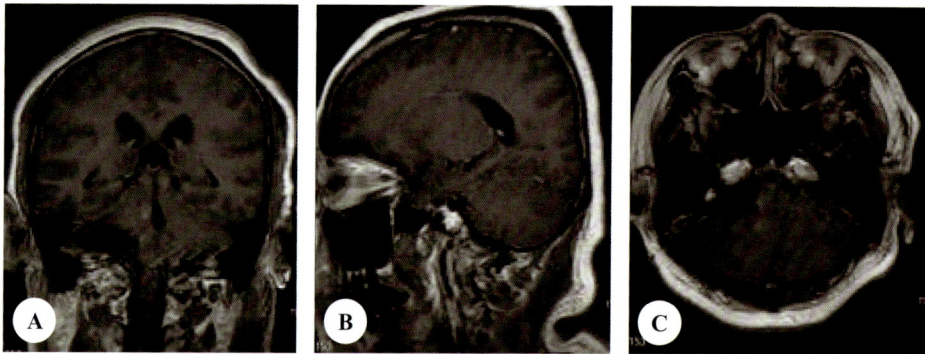

▲ 图3-186 病例5术后MRI检查

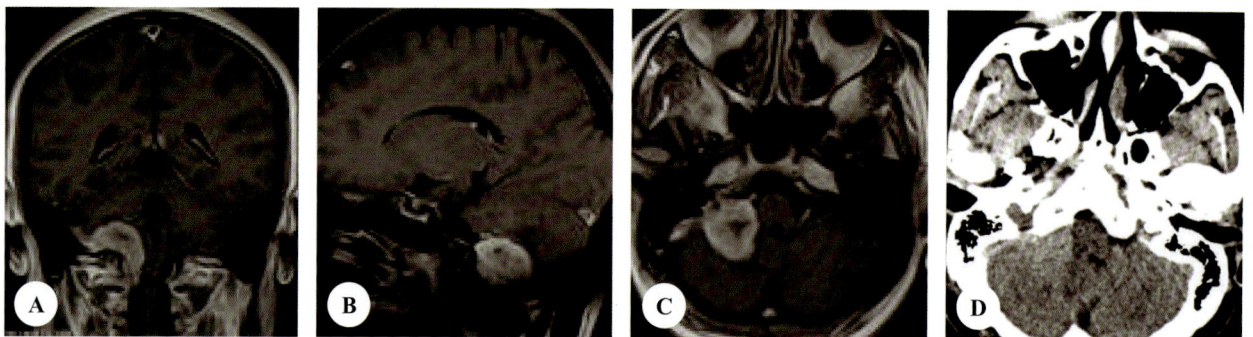

▲ 图3-187 病例6术前辅助检查

值约 53HU，增强后明显强化。邻近脑实质周围可见水肿带，余脑实质内未见明显异常密度灶，脑室系统稍大，脑沟、脑裂及脑池未见异常，中线结构无移位。

颅脑 CTV：右侧颅后窝病灶，延伸至右侧颈静脉孔，邻近右侧颈内静脉变细，内未见充盈缺损。左侧横窦可见局限性狭窄。上矢状窦、大脑内静脉、大脑大静脉、直窦、窦汇、右侧横窦、双侧乙状窦及左侧颈内静脉上段显示清晰，形态正常，内未见明显充盈缺损征象。

【术前诊断】右侧颈静脉孔区占位性病变：脑膜瘤？

【手术入路】右侧枕下乙状窦后入路 + 经颈静脉突入路。

【手术过程】左侧俯卧位。行右侧枕下乙状窦后入路向下延伸，耳后倒 L 切口，切开头皮，骨膜下分离皮肌瓣并牵开。颅骨钻 3 孔，骨瓣开颅，大小约 4cm×4cm，显露横窦、乙状窦边缘。显微镜下弧形剪开硬膜，显露小脑延髓外侧池，释放脑脊液，缓慢牵开小脑半球，见肿瘤位于右侧颈静脉孔区，约 2.6cm×2.2cm 大小，肿瘤质地韧，血供丰富，实性，边界清楚，基底位于舌下神经管周围硬膜，小脑后下动脉发出穿支参与肿瘤血供，椎动脉自入颅后至基底动脉与肿瘤粘连。颈静脉孔及后组脑神经位于肿瘤上方，舌下神经根丝与肿瘤无法分离。显微镜下先电凝切断肿瘤基底，再依次分离肿瘤下极、上极和内侧面，分离肿瘤与神经、脑干及椎动脉粘连，分块全切除颅内部分肿瘤。继续电凝切除颅外部分肿瘤，并反复电凝肿瘤基底周边硬膜及骨质（图 3-188）。

【术后 MRI】右侧枕部局部骨质中断，原颅后窝右侧颈静脉孔区占位性病变呈切除术后改变，术区邻近脑实质可见片状长 T_1 长 T_2 信号灶，颅板下及术区可见积气、积液及少量积血，增强后未见异常强化灶。邻近脑实质及第四脑室受压较前好转。右侧乳突小房内可见长 T_2 信号灶（图 3-189）。

【术后神经功能】神清语利，双侧瞳孔等大等圆，直径 3mm 大小，对光反射灵敏，口角无歪斜，伸舌稍右偏，切口愈合可，无红、肿、渗出，颈软，四肢肌力、肌张力正常，各生理反射存在，Kernig、Babinski、Brudzinski 征阴性。

【经验体会】大多数脑膜瘤供血仅来自颈外动脉系统，少数颅底脑膜瘤可接受来自颈外动脉、颈内动脉系统的双重血供。因此，若在电凝肿瘤基地后，肿瘤血供未明显减少，则需考虑存在双重血供的可能。例如，该肿瘤即有内动脉系统的小脑后下动脉参与供血。

病例 7　患者李某，女性，47 岁，因"头痛、头

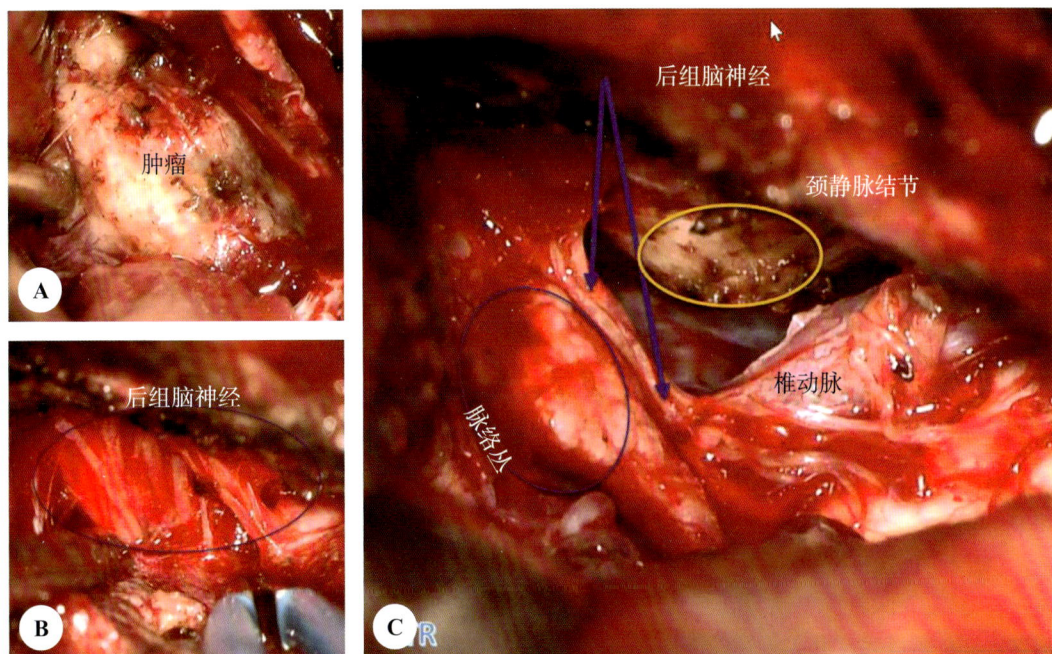

▲ 图 3-188　病例 6 手术过程

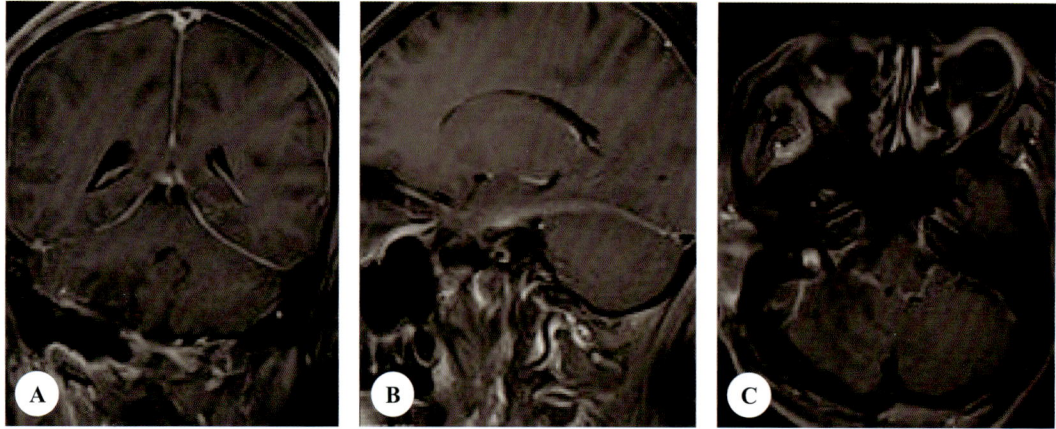

▲ 图3-189　病例6术后MRI检查

晕伴右侧耳鸣2年余"入院。

【查体】神清语利。视力左：0.8，右：0.9，视野粗测无缺损，眼底检查未见明显异常。双瞳直径3mm，等大等圆，光反射灵敏，双眼球活动可，眼睑无下垂，无眼球震颤。悬雍垂居中，声音无嘶哑，饮水无呛咳，咽反射可，吞咽反射可，咳嗽反射可。转颈耸肩有力。伸舌居中，舌肌无萎缩，无肌颤，舌肌活动可。四肢肌力、肌张力可，无肌肉萎缩。四肢痛觉、振动觉可。

【辅助检查】

1. MRI：右侧脑桥小脑三角区 - 颈静脉孔区可见团块状等 T_1 稍长 T_2 信号灶，大小约为28mm×28mm×25mm（左右径×前后径×上下径），增强后可见明显强化，病灶右侧静脉孔区延伸，邻近脑实质受压，邻近硬脑膜可见强化。邻近斜坡及寰椎右侧份可见斑片状强化；双侧颈部未见明显增大淋巴；双侧椎动脉、基底动脉、所示双侧颈内动脉管壁光整，其内未见明显异常信号灶，增强后未见明显强化灶。未见动脉瘤及畸形血管。

2. CT：右侧颈静脉孔 - 脑桥小脑三角区可见不规则软组织密度影，边界尚清，平均CT值约51HU，邻近骨质吸收、破坏，右侧颈静脉孔扩大。右侧鼓室壁、乳突气房及听骨可见薄层软组织灶环绕。双侧内听道对称，未见明显扩大。

颅脑CTA：颅底动脉环、双侧椎动脉颅内段、基底动脉及双侧大脑前、中、后动脉及其分支形态、大小、分布未见异常，未见明显动脉瘤及畸形血管。

颅脑CTV：右侧横窦、乙状窦显示不清。上矢状窦、直窦、窦汇、左侧横窦、乙状窦走行正常，

未见明显瘤样扩张及畸形血管团（图3-190）。

【术前诊断】右侧脑桥小脑三角 - 颈静脉孔区占位性病变：脑膜瘤？

【手术入路】右侧枕下髁旁 - 颈外侧入路。

【手术过程】左侧俯卧位，行右侧枕下髁旁入路，耳后倒C形切口，切开头皮，骨膜下分离皮肌瓣并牵开。颅骨钻3孔，骨瓣开颅，大小约5cm×7cm，进一步向下打开颈静脉孔至枕髁后缘。显露横窦、乙状窦边缘，下达枕骨大孔。于颈静脉孔外侧打开颈内静脉鞘，见颅外段肿瘤与颈内静脉伴行，并伴行沿颈内静脉 - 乙状窦 - 横窦生长，质韧，色灰黄，血供一般，边界清，呈圆柱状，直径约1cm，最长约10cm，整块切除颅外段肿瘤，结扎颈内静脉及横窦，切除长入颈内静脉及乙状窦内肿瘤。显微镜下弧形剪开硬膜，显露小脑延髓外侧池，释放脑脊液，缓慢牵开小脑半球，见颅内段肿瘤位于右侧颈静脉孔区，约4cm×3.5cm×3cm大小，肿瘤质地韧，血供丰富，实性，边界清楚，呈匍匐样生长，基底位于舌下神经管周围硬膜，颈静脉结节、斜坡及舌下神经管均受累，包裹后组脑神经，并侵入内听道，面听神经受压，小脑后下动脉发出穿支参与肿瘤血供，椎动脉自入颅后至基底动脉与肿瘤粘连。颈静脉孔及后组脑神经位于肿瘤上方，舌下神经根丝与肿瘤无法分离。显微镜下先电凝切断肿瘤基底，再依次分离肿瘤下极、上极、内侧面，分离肿瘤与神经、脑干及椎动脉粘连，而后分离内听道内肿瘤及与面听神经粘连，分块全切除颅内部分肿瘤。继续电凝切除颅外部分肿瘤，并反复电凝肿瘤基底周边硬膜及骨质。切除肿瘤后，小脑半

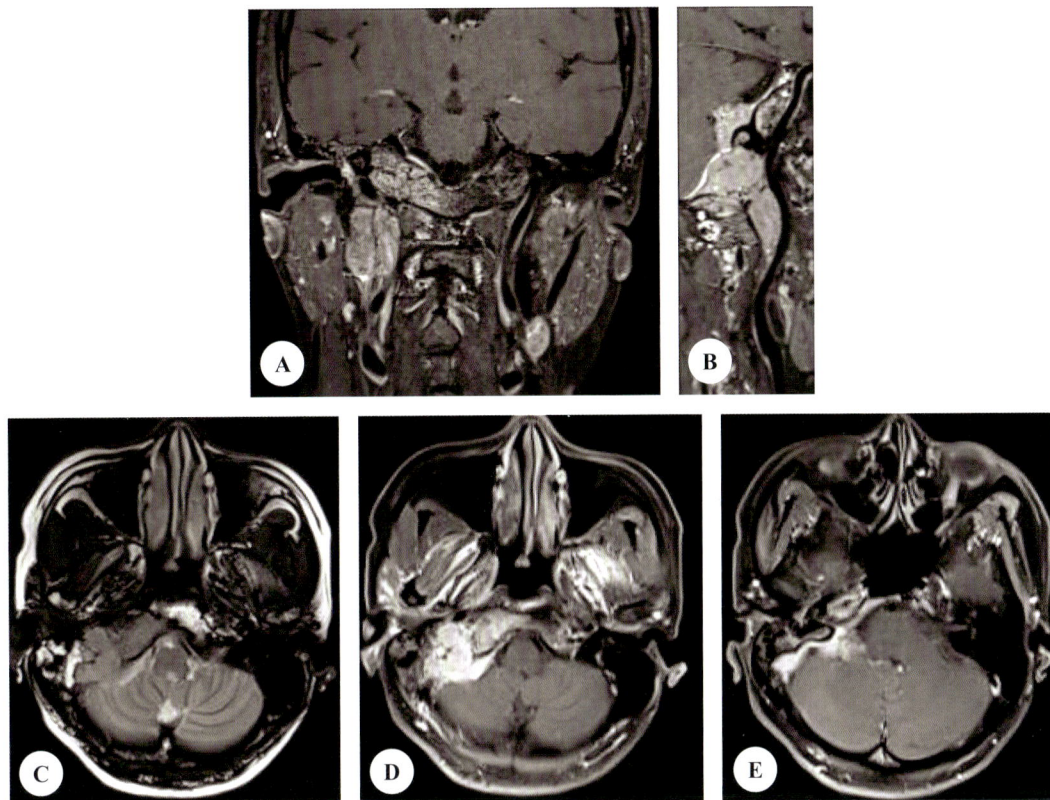

▲ 图 3-190 病例 7 术前辅助检查

球、面听神经、后组脑神经及脑干等结构保护良好（图 3-191）。

【术后 MRI】见图 3-192。

【术后神经功能】神清语利，双侧瞳孔等大等圆，直径 3mm 大小，对光反射灵敏，口角无歪斜，饮水呛咳，切口愈合可，无红、肿、渗出，颈软，四肢肌力、肌张力正常，各生理反射存在，Kernig、Babinski、Brudzinski 征阴性。心肺腹查体基本正常。

【经验体会】本例脑膜瘤完全长入颈内静脉及乙状窦内，术中纵行切开颈内静脉壁及乙状窦壁，全切侵犯到静脉腔内的肿瘤。

病例 8 患者李某，女性，51 岁，因"行走不稳伴左侧面部麻木、右侧肌力下降近 1 年"入院。

【查体】神志清楚，双侧瞳孔等大等圆，直径 3mm 大小，对光反射灵敏，头颅大小及形态正常，鼻腔及外耳道无异常分泌物；嗅觉无明显异常；视力粗侧：左眼视力 1.5，右眼视力 0.9，视野粗侧未见缺损；眼球活动可，四肢感觉、活动可，四肢肌张力正常，左侧肌力正常，右侧肌力Ⅳ级。双侧角膜反射灵敏。Kernig、Brudzinski、Babinski 征阴性。行

一字步不稳，闭目难立征（－），双手轮替试验（－），指鼻、指指试验（－）。

【辅助检查】

MRI：左侧脑桥小脑三角区 – 延髓左侧旁可见不规则稍长 T_1 稍长 – 短 T_2 混杂信号，FLAIR 呈稍高信号，大小约 41mm×30mm×25mm，增强后可见明显不均匀强化，可见脑膜尾征，邻近脑桥、延髓受压移位，邻近左侧小脑半球稍受压。脑沟、脑裂、脑池及脑室大小形态正常，中线结构无移位（图 3-193）。

颅脑 CTA：双侧颈内动脉颅内段、双侧椎动脉颅内段、基底动脉、双侧大脑前、中、后动脉充盈显示良好，管壁光整，管腔通畅、连续，未见明显狭窄和瘤样扩张征象（图 3-194）。

颅脑 CTV：左侧岩上窦、岩下窦显示欠清。上下矢状窦、直窦、窦汇、双侧横窦、乙状窦走行正常，未见明显瘤样扩张及畸形血管团（图 3-194）。

【术前诊断】左侧枕大孔 – 颈静脉结节占位性病变：脑膜瘤？

【手术入路】远外侧入路。

【手术过程】右侧俯卧位，行左侧远外侧入路，

左枕曲棍球切口，上自枕外粗隆，中线下达 C$_2$ 棘突水平，外侧至乳突尖水平。切开头皮，严格沿后正中白线分离分离枕下各层肌肉，并骨膜下分离皮肌瓣并牵开。显露 C$_2$ 棘突、乳突后方、枕髁及寰椎后弓，自中线向外侧骨膜下分离寰椎后弓至横突。椎动脉、椎静脉丛、髁导静脉予悉心保留。颅骨钻孔，骨窗开颅，大小约 5cm×4cm。显露乙状

窦边缘，打开枕骨大孔至枕髁后方。显微镜下剪开硬膜，即见病变位于左侧枕骨大孔腹外侧，约 3.3cm×4.8cm×2.6cm 大小，上达颈静脉孔水平，下达颈 1，延颈髓明显受压变形移位。释放脑脊液，缓慢牵开小脑半球，探查处理肿瘤基底，主要位于颈静脉结节下方，然后减压与分离交替进行，最后逐渐分离肿瘤与延颈髓间粘连，分块全切除肿瘤。肿

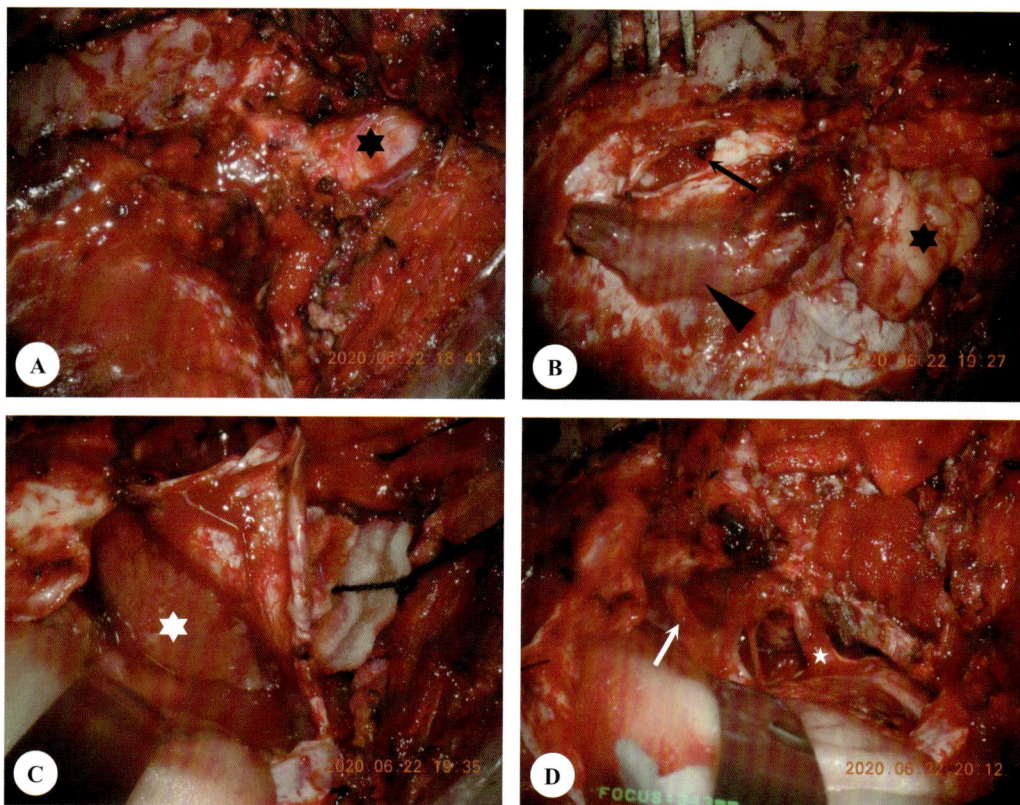

▲ 图 3-191 硬膜外肿瘤（黑色六角形），右侧颈内静脉 – 乙状窦（黑箭），侵犯进入颈内静脉 – 乙状窦内的肿瘤（黑箭头），硬膜下肿瘤（白色六角形），椎动脉（白色五角形），面听神经（白箭）

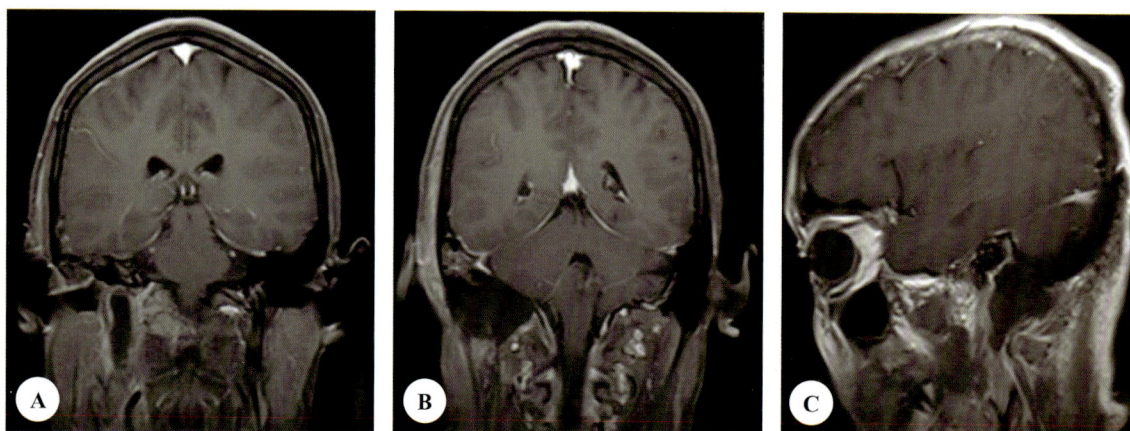

▲ 图 3-192 病例 7 术后 MRI 检查

瘤质地中等，血供丰富，色灰白，边界清楚，与脑干间蛛网膜界面尚存。

【术后 MRI】枕骨左侧呈术后改变，脑桥小脑三角 – 延髓左侧肿块已切除，术区见少许长 T$_2$ 信号灶，邻近脑桥、延髓右侧移位较前稍减轻。脑沟、脑裂、脑池及脑室大小形态正常，中线结构无移位。余况基本同前（图 3-195）。

【术后神经功能】现患者未诉特殊不适，一般情况可。神清语利，双侧瞳孔等大等圆，直径 3mm 大小，对光反射灵敏，口角无歪斜，伸舌居中，切口愈合可，无红、肿、渗出，颈软，四肢肌力、肌张力正常，各生理反射存在，Kernig、Babinski、Brudzinski 征阴性。心肺腹查体基本正常。

【经验体会】本例脑膜瘤起自颈静脉结节，向中

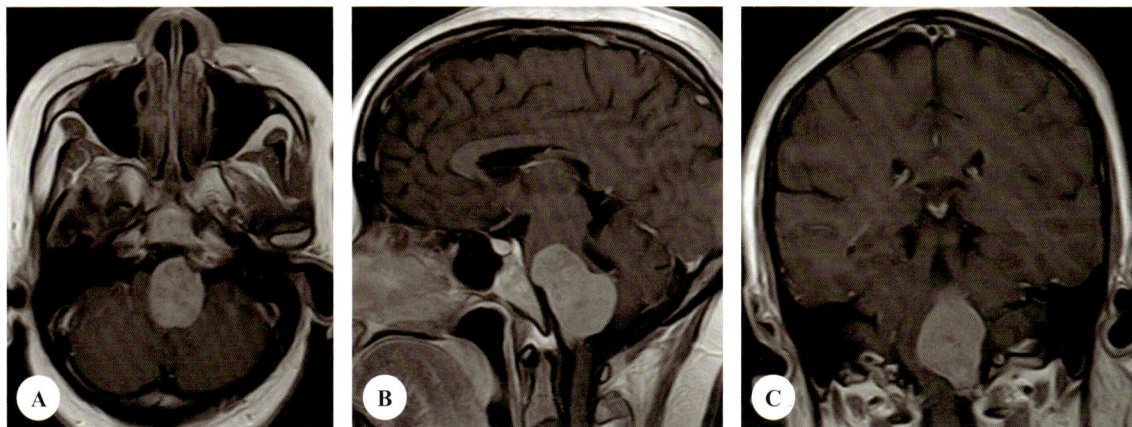

▲ 图 3-193　病例 8 术前 MRI 检查

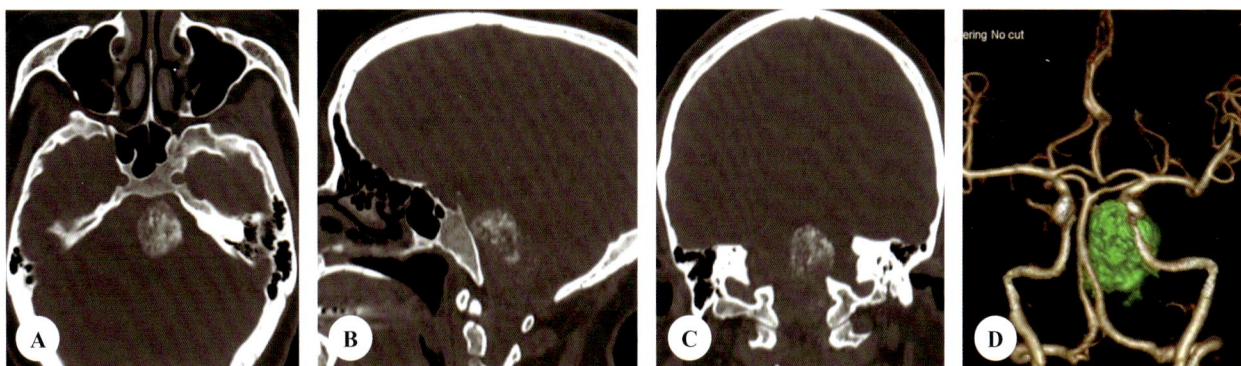

▲ 图 3-194　病例 8 术前 CTA+CTV 检查

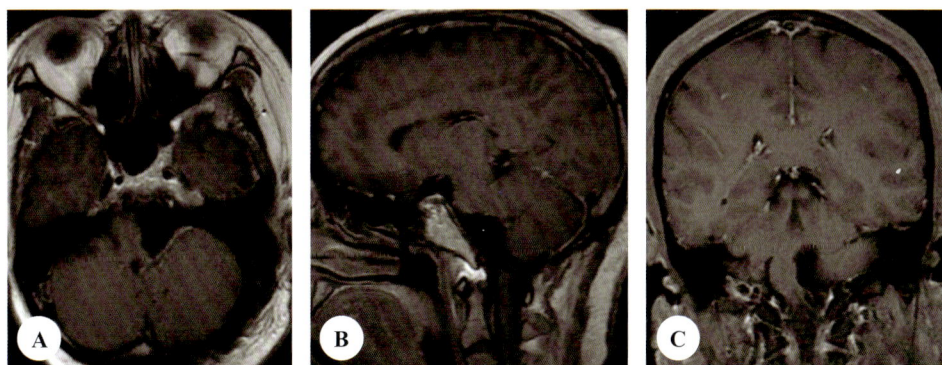

▲ 图 3-195　病例 8 术后 MRI 检查

线枕骨大孔区域生长。因此，采用远外侧入路，自中线打开硬脑膜，显露靠外侧的颈静脉结节，优先处理此处的肿瘤基底。肿瘤血供阻断后，仔细分离肿瘤与脑干及后循环血管，最终全切肿瘤。

专家点评

　　根据术中观察，推测肿瘤可能的起源及生长方向，颈静脉孔区脑膜瘤可分为颈静脉结节脑膜瘤、颈静脉孔脑膜瘤和乙状窦脑膜瘤。颈静脉结节脑膜瘤起源于颈静脉孔结节区域，后组脑神经位于肿瘤表面，肿瘤可向斜坡、枕骨大孔腹侧生长；颈静脉孔脑膜瘤多起源于颈静脉孔神经部，包绕孔内后组脑神经，也可引起临近骨质增生改变、沿神经走行向颅外咽旁间隙区域沟通性生长；乙状窦脑膜瘤则起源于颈静脉孔外侧颅底硬膜，神经多位于肿瘤内侧，也可被肿瘤严重累及，但可见肿瘤沿乙状窦和颈静脉球—颈内静脉两个方向颅内外沟通性生长中应根据肿瘤的具体累及范围和生长方向合理选择手术入路，兼顾颅内外沟通性肿瘤及受累骨质的充分显露和尽可能根治性切除。当然，对于后组脑神经受累较轻的颈静脉结节和乙状窦脑膜瘤应最大限度地保留神经功能。

参考文献

[1] ARNAUTOVIC K I, AL-MEFTY O. Primary meningiomas of the jugular fossa. J Neurosurg, 2002, 97: 12-20.

[2] BAKAR B. Jugular foramen meningiomas: review of the major surgical series. Neurol Med Chir (Tokyo), 2010, 50: 89-96; discussion 96-87.

[3] MOLONY T B, BRACKMANN D E, LO WW. Meningiomas of the jugular foramen. Otolaryngol Head Neck Surg, 1992, 106: 128-136.

[4] OGHALAI J S, LEUNG M K, JACKLER R K, MCDERMOTT MW. Transjugular craniotomy for the management of jugular foramen tumors with intracranial extension. Otol Neurotol, 2004, 25: 570-579; discussion 579.

[5] RAMINA R, NETO M C, FERNANDES Y B, AGUIAR PH, DE MENESES MS, TORRES LF. Meningiomas of the jugular foramen. Neurosurg Rev, 2006, 29: 55-60.

[6] RHOTON A L Jr. Jugular foramen. Neurosurgery, 2000, 47: S267-285.

[7] SANNA M, BACCIU A, FALCIONI M, TAIBAH A, PIAZZA P. Surgical management of jugular foramen meningiomas: a series of 13 cases and review of the literature. Laryngoscope, 2007, 117: 1710-1719.

[8] SHIMONO T, AKAI F, YAMAMOTO A, KANAGAKI M, FUSHIMI Y, MAEDA M, et al. Different signal intensities between intra- and extracranial components in jugular foramen meningioma: an enigma. AJNR Am J Neuroradiol, 2005, 26: 1122-1127.

[9] TANG J, ZHANG L, ZHANG J, WU Z, XIAO X, ZHOU D, et al. Microsurgical management of primary jugular foramen meningiomas: a series of 22 cases and review of the literature. Neurosurg Rev, 2016, 39: 671-683.

八、海绵窦脑膜瘤

（李昊昱　苏　君　李　洋）

　　海绵窦脑膜瘤（cavernous sinus meningioma，CSM）是指原发于海绵窦内或者原发于海绵窦邻近部位侵犯至海绵窦的脑膜瘤，如前床突脑膜瘤、岩斜区脑膜瘤等。海绵窦脑膜瘤的发病率估计为 0.5/100 000，约占颅内肿瘤的 1.8%，海绵窦肿瘤的 41%，是海绵窦区最常见的肿瘤。虽然海绵窦脑膜瘤多为良性肿瘤，但是肿瘤位置深在，常累及行经海绵窦的脑神经及颈内动脉，手术切除难度大、手术风险高，其手术对神经外科医生仍具挑战。文献报道的肿瘤全切率为 61%～76%，肿瘤复发率为 8.7%～24.5%。关于手术相关脑神经损伤率的报道存在较大差异，激进的手术切除常伴有较多的神经损伤，CN Ⅲ 的损伤可高达 50%～79%。近几十年来，神经外科医生对海绵窦脑膜瘤的手术策略发生了转变，由激进转为保守，更加注重神经功能的保护及患者术后的生活质量。随着放射外科的发展，海绵窦脑膜瘤的放射治疗已经取得了不错的结果，肿瘤的短期、长期控制率良好，脑神经损伤率相对较低，已经成为海绵窦脑膜瘤的术后辅助甚至首选治疗。著者 2012—2022 年主刀 83 例海绵窦脑膜瘤手术全切率为 62%。患者平均年龄 46.3 岁（12—73 岁），男女比例为 1∶2.33（15∶35）。

（一）临床表现

　　海绵窦脑膜瘤患者的临床症状主要是由肿瘤压迫海绵窦内或者海绵窦旁解剖结构导致，主要的临床表现包括第Ⅲ～Ⅵ对脑神经功能障碍，如眼球运动障碍、重影、斜视、面部感觉减退、面部麻木和疼痛等；若肿瘤压迫或包绕视神经、视交叉，可出现视力下降和视野缺损等症状；若肿瘤同时累及颅后窝，可表现脑干、面听神经及后组脑神经受压的症状，如肌力减退、偏瘫、耳鸣、听力障碍、面瘫、饮水呛咳和吞咽困难等。也有部分患者表现出内分泌功能异常的症状。颈内动脉受压所致的缺血性症状并不常见。海绵窦脑膜瘤患者也可表现出头痛、癫痫等非特异性症状。

（二）影像学检查

影像学检查在海绵窦脑膜瘤的术前诊断，评估病变的累及范围和肿瘤与颅内重要血管的关系中发挥着重要作用。常用的影像学检查包括核磁共振（MRI）、计算机断层扫描（CT）、CTA 或 MRA，脑血管造影（DSA）目前使用较少。

1. CT 可见海绵窦区占位性病变，稍高密度，边界清楚，增强扫描可见均一性强化，肿瘤基底广与脑膜或颅骨相连。此外 CT 还可以显示任何相关的骨质增生和钙化等。

2. MRI 肿瘤表现为等 T_1，多变 T_2，强化明显且均一，肿瘤以海绵窦壁硬膜为基底，可见脑膜尾征。此外，MRI 上颈内动脉多表现为流空影，利于判断颈内动脉与肿瘤之间的关系，如包绕或压迫移位，以及颈内动脉管径有无狭窄等。冠状位可以观察到海绵窦外侧壁的硬膜结构。

3. CTA/MRA/DSA 如需要进一步评估肿瘤对颈动脉或颅内血管情况的影响，CTA/MRA 及 DSA 等检查能够提供更为详细的信息。与传统的血管造影相比，MRA 风险更低，并能够显示颈动脉的管径。

（三）肿瘤分级与分型

海绵窦脑膜瘤根据肿瘤的起源可以分为原发性和继发性海绵窦脑膜瘤。原发性海绵窦内的脑膜瘤可以向 Meckel 腔、蝶鞍、眶或颞下窝等区域扩展；继发性脑膜瘤主要是指肿瘤起源于海绵窦外并侵犯至海绵窦的肿瘤，如前床突脑膜瘤、蝶骨嵴内侧型脑膜瘤和岩斜脑膜瘤等。Sekhar 根据肿瘤对海绵窦侵犯的程度和海绵窦段颈内动脉受累的情况提出了海绵窦脑膜瘤分级。根据 Sekhar 分级，海绵窦脑膜瘤被分为五级：Ⅰ级，肿瘤仅侵及海绵窦四个区域之一且不累及颈内动脉；Ⅱ级，侵及海绵窦多个区域，推挤颈内动脉；Ⅲ级，肿瘤包绕颈内动脉，但血管无狭窄；Ⅳ级，肿瘤包绕并使颈内动脉海绵窦段狭窄；Ⅴ级，肿瘤侵及双侧海绵窦同时包绕颈内动脉。Pichierri 将海绵窦脑膜瘤分为三种类型：①起源于海绵窦内，未侵犯海绵窦外的脑膜瘤；②起源于海绵窦内，侵犯海绵窦外的脑膜瘤；③起源于海绵窦外，侵犯海绵窦外侧的脑膜瘤。

（四）治疗

海绵窦脑膜瘤的治疗方式主要包括保守治疗、显微外科手术治疗和立体定向放射外科治疗。治疗方式的选择应遵循以下原则。

1. 保守治疗 随着对 CSM 认识的不断加深，学者们发现其自然史不同于凸面脑膜瘤。CSM 生长速度缓慢，每年最大径增速 1.9～4mm，每年体积增速 0.796～2.62cm³，远低于凸面脑膜瘤。据此，有学者提出对于无症状 CSM 可首选观察，若肿瘤进展再采用放疗。Walsh 等发现约 2/3 的 CSM 会停止生长或生长极慢，他认为对于无症状 CSM 患者可首选观察，初诊后 4 个月复查头部 MRI 明确肿瘤有无进展；若 4 个月后复查时肿瘤无明显进展，可间隔 1 年再次复查头部 MRI。

2. 显微手术治疗 自 Parkinson 首次报道海绵窦的直接手术治疗案例后，海绵窦区不再是 "no man's land"。随着对海绵窦解剖结构的研究和神经外科设备及影像技术的发展，海绵窦手术得到了较大的发展。绝大多数的海绵窦脑膜瘤是良性肿瘤，全切肿瘤可以实现治愈。早期神经外科医生也多采取激进的手术策略，追求肿瘤全切。但是术后并发症多，术后脑神经损伤率高。近些年随着放射外科的发展，海绵窦脑膜瘤放射外科治疗取得了不错的结果，具有较高的肿瘤控制率、较低的脑神经损伤率及并发症，再加上对海绵窦脑膜瘤研究的深入，神经外科医生对海绵窦脑膜瘤的手术策略发生了转变，由激进转为保守，更加注重神经功能的保护及患者术后的生活质量。若不能实现肿瘤全切，残留的肿瘤可根据情况采取观察或者辅助术后放射治疗，达到控制肿瘤进展的目的。海绵窦脑膜瘤的显微手术治疗应该把握恰当时机，遵循相应的手术指征。Larson 提出 CSM 的手术指征为：①脑神经麻痹进行性加重；②肿瘤生长；③预期可获得肿瘤全切。Heth 和 Al-Mefty 认为当 CSM 符合下列条件时首选手术治疗：①肿瘤侵犯海绵窦外，明显压迫脑神经；②肿瘤压迫视神经、视交叉、视路；③肿瘤最大径＞3cm。

3. 放射外科治疗 21 世纪，立体定向放射外科治疗（stereotactic radiosurgery，SRS）不断发展和完善，现已成为部分 CSM 的首选治疗及术后辅助治疗。

SRS 主要包括 c 刀、γ 刀、射波刀，具有三维、小野、集束、分次和大剂量等特征。较显微外科手术相比，SRS 术后并发症状少、肿瘤控制率高、适用范围更广泛。SRS 治疗后肿瘤进展率为 3.2%、术后脑神经麻痹发生率为 25.7%，5 年无进展生存率为 87%～89%，10 年无进展生存率为 70%～90%。有学者提出，应将 SRS 作为显微手术术后残余肿瘤的辅助治疗；也有学者认为，术前使用 SRS 治疗的患者可能导致肿瘤与脑组织间的正常蛛网膜界面模糊不清，若 SRS 治疗无效，再行手术治疗造成脑神经损伤的风险更高。Walsh 等提出立体定向放射治疗的指征为：①显微外科手术无法全切的残余肿瘤患者；②随访期间证实肿瘤进展或新发脑神经损害未手术患者；③术后肿瘤复发的患者；④患者高龄或合并严重基础疾病，不能耐受外科手术。Amelot 等认为需最大限度切除海绵窦外肿瘤，减少肿瘤体积，海绵窦内肿瘤予以 SRS 治疗。此外，若 CSM 体积较大，即便是大剂量的 SRS 治疗，对肿瘤控制效果亦欠佳；若加大照射剂量，又可能损伤被肿瘤压迫、包裹的视神经和动眼神经等脑神经，脑神经损伤概率可高达 21%。虽然 SRS 在 CSM 的治疗中具有重要地位，但仍存在一定的局限性。Couldwell 等认为与显微外科手术相比，SRS 对于患者症状的改善疗效更差。Sughrue 等提出由于放射治疗不能获取肿瘤病理，可能对某些恶性肿瘤治疗效果欠佳。SRS 治疗对于肿瘤体积较大或肿瘤压迫、侵犯重要神经，以及血管的 CSM 患者治疗亦有所局限。因此，术者需根据患者肿瘤的个体化特征，合理地选择 SRS 治疗方式。

（五）海绵窦的手术入路

随着解剖研究的深入，海绵窦被证实为硬膜外结构。海绵窦手术入路，根据其与硬脑膜的关系，可以分为硬膜下入路、硬膜下 - 硬膜外联合入路和硬膜外入路。自硬膜外入路被提出以来，其逐渐被神经外科医生接受并广泛应用于海绵窦的手术中。海绵窦手术入路，根据打开海绵窦壁位置的不同，又可以分为上方入路、侧方入路、下方入路和内侧入路。其中上方与侧方入路应用相对较多。常用的开颅包括额颞开颅、颞下开颅和额颞眶颧开颅等。

1. 硬膜下入路　传统硬膜下入路主要包括翼点 / 扩大翼点入路和颞下入路。翼点硬膜下入路主要通过分离侧裂池，直接牵开额颞叶，硬膜下显露海绵窦上壁 / 侧壁，通过打开海绵窦上壁或经 Parkinson 三角打开海绵窦外侧壁显露海绵窦内的病变。颞下入路，通过颅中窝底抬起颞叶底面，从侧面显露并打开海绵窦外侧壁。由于海绵窦位置深在，翼点入路及颞下入路显露病变基本靠直接牵拉脑组织，显露范围有限，术中可能会牺牲一些重要的引流静脉甚至切除部分脑组织。颅眶颧入路，通过移除眶骨质及颧弓，解除颅底骨质及颞肌对脑组织的阻挡，降低了术中对脑组织的牵拉，提供多个手术视角，能够更充分地显露海绵窦。但是，硬膜下入路不利于辨别脑神经，再加上病变本身会造成神经血管移位，解剖结构改变，解剖标志不易掌握，常导致神经血管损伤。此外，过多的骨质移除会导致相关手术并发症，如颞下颌关节损伤和眼球凹陷等。

2. 硬膜外入路　硬膜外入路最早由 Dolenc 在切除三叉神经鞘瘤中提出。在此入路的基础上，一些改良入路及衍生入路被提出。常用的入路包括眶颧入路和扩大中颅底入路等。硬膜外将海绵窦外侧壁两层硬膜分离，早期显露及辨别海绵窦外侧壁内层的脑神经，控制颈内动脉的远近端，自硬膜外牵开脑组织，牵拉损伤小，硬膜外显露海绵窦利于控制海绵窦出血。亦可早期从硬膜外阻断肿瘤血供，减少术中出血及术后肿瘤复发。但是，海绵窦脑膜瘤并非完全局限于海绵窦或硬膜外。对于同时累及海绵窦及硬膜下的脑膜瘤，单纯的硬膜外入路不利于肿瘤的全切。而且，硬膜外入路对显露海绵窦的后份及内侧相对困难且不充分。

3. 颞前经海绵窦入路　该入路将颞前开颅与经海绵窦入路相结合，为本组病例所采用的主要手术入路。相比颅眶颧入路，颞前入路可以保留眶缘及颧弓，通过适当的牵拉颞肌及皮瓣，咬除蝶骨大翼及颞骨鳞部平中颅底，从而充分显露颞极。采用经海绵窦入路的方式翻开海绵窦外侧壁的浅层硬膜，实现硬膜外入路对海绵窦的显露。根据病变的需要，还可进一步剪开硬膜，进入硬膜下实现对鞍内、鞍上及桥前区的显露，联合前方经岩骨入路实现对岩斜区的显露。若病变同时累及眶内，通过移除眶外侧壁及眶顶壁暴露眶内病变。该入路对累及颞下窝的病变也有一定的显露能力。因此，该入路可根据病变的情况实现个体化操作［▶视频 3-24　**显微镜下海绵脑膜瘤切除术（颞**

前经海绵窦入路）]。

4.其他入路 继发性海绵窦脑膜瘤，应根据肿瘤的起源及累及的范围选择合适的手术入路，如乙状窦后经内听道上结节入路、乙状窦前入路、以及经鼻蝶入路等。

（六）典型病例解析

病例 1 起源并局限于海绵窦内 患者女性，48 岁，因"向上视物重影半年，加重 1 个月"入院。既往子宫切除术史。

【查体】神清语利，双侧瞳孔等大等圆，直径 3mm，对光反射灵敏，眼球活动基本可到位，双眼向上视物重影，双侧颜面部感觉正常、对称，颞肌、咬肌无萎缩，咀嚼有力，张口无歪斜，双侧额纹等深，双侧鼻唇沟无变浅，鼓腮示齿可，口角无歪斜，伸舌居中，咽反射正常，颈软，四肢活动可，肌力、肌张力正常，Kernig、Brudzinski、Babinski 征阴性。余神经系统检查未见明显阳性体征。

【辅助检查】MRI 检查：左侧海绵窦旁可见等 T_2 等 T_1 结节，横断位较大层面约 2.9cm×2.3cm，FLAIR 呈等信号，增强后均匀强化（图 3-196）。

【术前诊断】左侧海绵窦占位，考虑脑膜瘤。

【手术入路】左侧颞前经海绵窦入路。

【手术过程】仰卧位。行颞前开颅，左额颞弧形切口，切开头皮，骨膜下分离皮瓣并牵开，显露右侧 Keyhole。筋膜下分离颞脂肪垫保护面神经额支，骨膜下分离颞肌并牵开，分别于 Keyhole 及颞骨鳞部钻孔，铣刀铣下大小约 6cm×4cm 的额颞骨瓣，咬除蝶骨大翼及颞骨鳞部使骨窗尽可能显露颅中窝底水平。咬除眶外侧壁骨质至眶上裂外缘。显微镜下用显微剪剪开眶脑膜带并进入海绵窦外侧壁的两层硬膜间的潜在间隙，开始剥离海绵窦外侧壁的浅层硬膜，并逐步向后分离，于硬膜外缓慢抬起颞叶，显露海绵窦内肿瘤。肿瘤质稍软，血供丰富，膨胀性生长，并在海绵窦上壁突破硬膜向鞍内生长。进一步沿外侧裂剪开硬膜，释放脑脊液，探查并切除硬膜下部分肿瘤。然后于神经间隙间行瘤内减压，再分离肿瘤与周边神经血管粘连，分块全切除肿瘤。动眼神经、滑车神经、外展神经及三叉神经根丝保留完好（图 3-197）。

【术后 MRI】左侧额颞骨部分骨质缺损，呈术后改变，左侧海绵窦病灶切除呈术后改变，相应术区及左侧额颞部颅板下及右侧额部颅板下见积液、积气及积血影，增强后术区边缘明显强化（图 3-198）。

【术后神经功能】见图 3-199。

【经验体会】

(1) 该病例肿瘤起源于海绵窦外侧壁双层硬膜间，并突破海绵窦外侧壁深层进入海绵窦腔，同时突破海绵窦的顶壁向鞍上区域生长。通过 T_2 像可见肿瘤与颞叶内侧面之间的硬膜结构（短 T_2 信号），并可见颞叶内侧面的脑脊液信号，表明肿瘤并未突破海绵窦外侧的浅层。冠状位 MRI 显示垂体柄右偏，垂体受推挤，肿瘤于海绵窦段颈内动脉上方进入海绵窦腔，海绵窦段 ICA 管腔未见明显狭窄。

(2) 病变进入硬膜下区，为实现肿瘤全切，剪开硬膜进入硬膜下是必需的。因此，我们在切除海绵窦肿瘤前，先打开硬膜。打开硬膜后有利于释放脑脊液，更利于牵开颞叶。我们采取先切除硬膜下肿瘤，

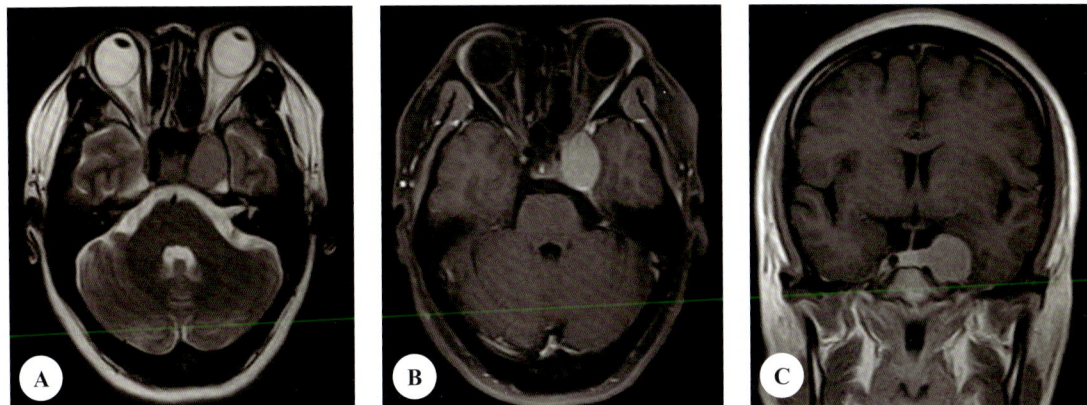

▲ 图 3-196 病例 1 术前 MRI 检查

肿瘤切除后，利于在动眼神经门处辨别动眼神经的走行，显露床突上段颈内动脉，利于判断颈内动脉的位置及走行。

(3) 肿瘤往往会导致神经血管的位置发生改变，因此，不能刻板地在特定的海绵窦三角进行肿瘤切

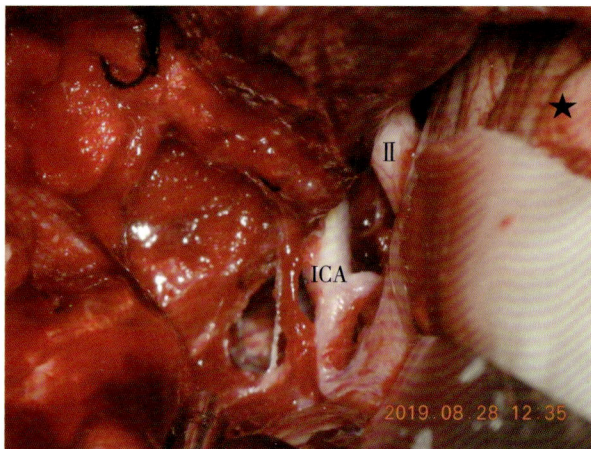

除，而应在神经之间的间隙进行操作。

病例 2　起源于海绵窦内，并向眶内侵犯　患者女性，50 岁，因"右眼视力下降 1 个月"入院。既往无特殊。

【查体】神清语利，双侧瞳孔等大等圆，直径 3mm，对光反射灵敏，右眼视力较左侧差，眼球活动可，口角无歪斜，双侧鼻唇沟无变浅，鼓腮示齿可，伸舌居中，咽反射正常，颈软，四肢活动可，肌力、肌张力正常，Kernig、Brudzinski、Babinski 征阴性。

【辅助检查】右侧鞍旁可见大小约 2.6cm×3.5cm×2.3cm（左右径 × 前后径 × 上下径）不规则形等 T_1 等 T_2 信号灶，病灶边界尚清晰，矢状位示其与邻近硬脑膜以宽基底相连，增强后明显不均匀强化，并可见脑膜尾征；部分病灶突入右侧眶尖，病灶包绕右侧颈内动脉、海绵窦，右侧颞叶受压（图 3-200）。

【术前诊断】右侧颅中窝海绵窦区占位，考虑脑膜瘤。

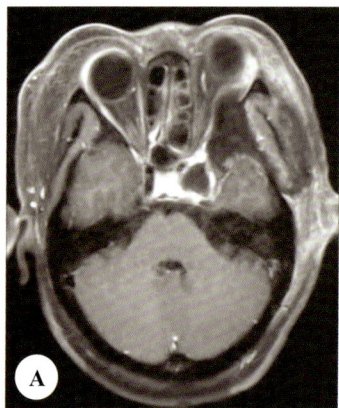

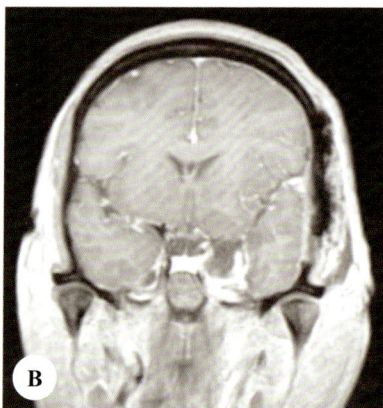

▲ 图 3-197　左侧颞叶（黑色五角形），左侧颈内动脉（ICA），左侧视神经（Ⅱ）

◀ 图 3-198　病例 1 术后 MRI 检查

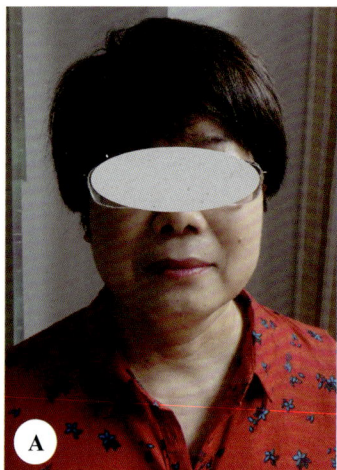

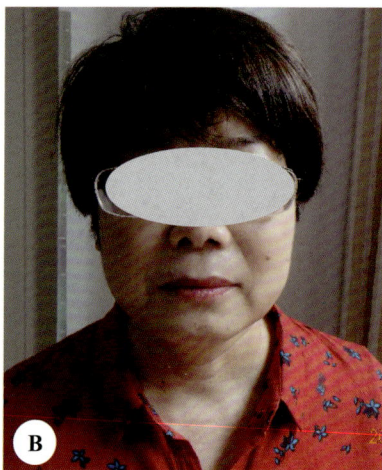

▲ 图 3-199　病例 1 术后随访照

【手术入路】右侧颞前经海绵窦入路。

【手术过程】仰卧位。行右侧颞前经海绵窦入路，右额颞弧形切口，切开头皮，骨膜下分离皮瓣并牵开，显露右侧 Keyhole。筋膜下分离颞脂肪垫保护面神经额支，骨膜下分离颞肌并牵开，颅骨钻 2 孔，铣刀铣下额颞骨瓣，咬除颞骨鳞部及蝶骨大翼，使骨窗尽可能平颅中窝底。咬除蝶骨小翼外侧至眶上裂外缘。显微镜下自眶上裂处剪开眶 - 脑膜韧带，逐渐剥离海绵窦外侧壁浅层，磨除前床突显露 Dolenc 三角。进一步剥离海绵窦外侧壁浅层硬膜及中颅底硬膜，于硬膜外缓慢抬起颞叶，显露肿瘤。见病变位于右侧鞍旁海绵窦及侧壁内，通过视神经管及眶上裂向眶内生长，肿瘤大小约 3cm×3.5cm×2.3cm，质坚韧，血供丰富。先切对海绵窦内肿瘤行减压，然后剪开硬膜，镜下分离肿瘤与周边神经血管（右侧颈内动脉、动眼神经、滑车神经等）粘连，硬膜外结合硬膜下分块次全切除肿瘤。动眼神经、滑车神经、

外展神经及三叉神经根丝保留完好（图 3-201）。

【术后 MRI】右侧颅中窝病灶呈部分切除术后改变，右侧额颞骨局部骨质中断、缺损；相应颅板下及术区积液及少许积气、积血信号，增强后术区仍可见不规则条片状强化（图 3-202）。

【术后神经功能】神清语利，外展稍受限，无其他新增神经功能障碍。

【经验体会】

(1) 在本病例中，我们磨除前床突，主要基于以下几点考虑：①肿瘤包绕颈内动脉海绵窦段，并导致颈内动脉管径狭窄，磨除前床突显露床突段颈内动脉，利于控制颈内动脉远端以及判断颈内动脉走行。②肿瘤包绕眼动脉，通过视神经管及眶上裂内侧部向眶内生长，磨除前床突才能显露眼动脉，打开视神经管，利于切除眶内肿瘤。

(2) 该病例中肿瘤实现了次全切除，残留颈内动脉内侧及包绕颈内动脉的部分肿瘤。肿瘤残留的原

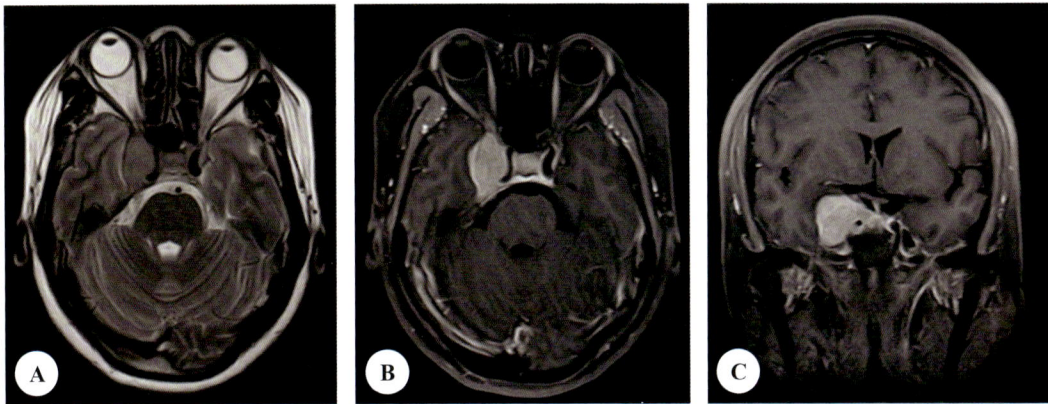

▲ 图 3-200　病例 2 术前 MRI 检查

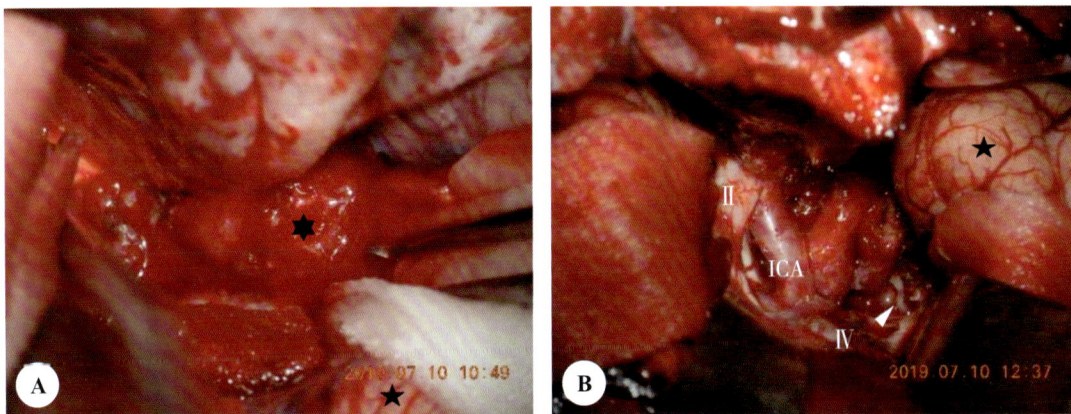

▲ 图 3-201　海绵窦外侧壁内肿瘤（黑色六角形），右侧颞叶（黑色五角形），右侧视神经（Ⅱ），右侧颈内动脉（ICA），右侧滑车神经（Ⅳ）

因主要有以下几个方面：首先，该肿瘤包绕颈内动脉并导致管径狭窄，肿瘤已经侵袭血管外膜，强行切除容易导致血管损伤；其次，由于外展神经行走于 ICA 海绵窦段外侧，海绵窦腔内，肿瘤将外展神经包裹难以辨认，激进切除容易导致外展神经损伤；最后，近些年放射外科得到了发展，残留的少量肿瘤可以通过放射外科治疗来控制肿瘤进展。

病例 3　起源于海绵窦内，并侵犯视神经管　患者男性，42 岁，因"左侧眼部胀痛 54 天"入院。既往无特殊。

【查体】神清语利，嗅觉正常，瞳孔直径 3mm，光反射灵敏，眼球运动自如，双侧视力 1.5，视野粗侧无异常。调节、辐辏反射正常。余神经系统检查未见明显阳性体征。

【辅助检查】双侧额叶深部见少许斑点状长 T_1 长 T_2 信号灶，FLAIR 序列呈高信号；左侧海绵窦旁见团片状等 T_1 等 T_2 信号，FLAIR 呈等信号，增强后明显均匀强化，左侧颈内动脉海绵窦段被包绕，左侧视神经受压右偏（图 3-203）。

【术前诊断】左侧海绵窦病变，考虑脑膜瘤。

【手术入路】左侧颞前经海绵窦入路。

【手术过程】患者取仰卧位，头架固定头部，消毒铺单。行左侧颞前经海绵窦入路，左额颞弧形切口，切开头皮，骨膜下分离皮瓣并牵开，显露左侧 Keyhole。筋膜下分离颞脂肪垫保护面神经额支，骨膜下分离颞肌并牵开，颅骨钻 2 孔，铣刀铣开大小约 6cm×7cm 的额颞骨瓣，咬除颞骨鳞部及蝶骨大翼，使骨窗尽可能平颅中窝底。咬除蝶骨嵴外侧至眶上裂外缘，显微镜下剪开眶-脑膜韧带，逐渐剥离海绵窦外侧壁浅层，于硬膜外显露并磨除前床突及视柱。进一步剥离海绵窦外侧壁及中颅底硬膜，于硬膜外缓慢抬起颞叶，显露肿瘤。见病变位于左侧鞍旁海绵窦内并累及左侧视神经管，肿瘤大小约 4.0cm×2.6cm×2.9cm，质坚韧，血供丰富。于肿瘤表面无神经处切开肿瘤并行瘤内减压，再分离肿瘤与视神经，并切除视神经管内肿瘤。肿瘤将动眼神经及海绵窦段颈内动脉包绕且粘连，分离困难。三

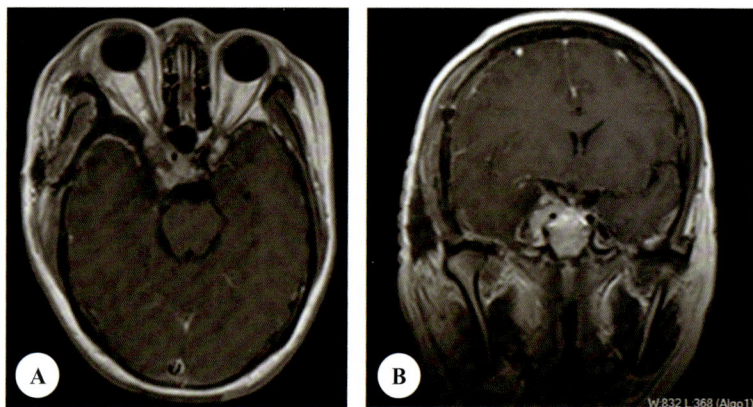

◀ 图 3-202　病例 2 术后 MRI 检查

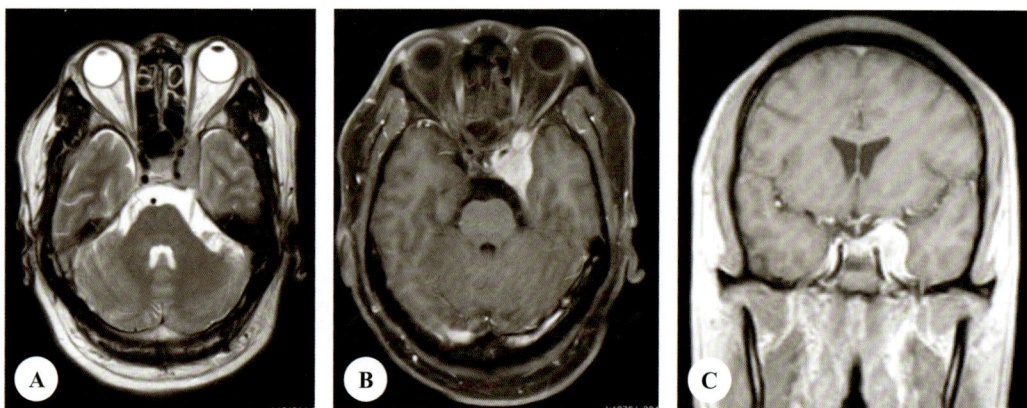

▲ 图 3-203　病例 3 术前 MRI 检查

叉神经分支与肿瘤之间因界面不清，分离时心率波动极大，肿瘤未能全切。最后切除受累颅中窝底硬脑膜（图 3-204）。

【术后 MRI】左侧海绵窦旁见团片灶部分切除呈术后改变，左侧额部邻近骨质局部缺损呈术后改变，左侧额叶可见片状长 T_1 长 T_2 信号，增强后原病灶较前缩小，强化基本同前，术区边缘及邻近脑膜可见线样强化，左侧颈内动脉海绵窦段被包绕，左侧视神经受压右偏（图 3-205）。

【术后神经功能】见图 3-206。

【经验体会】

（1）相对硬膜下而言，硬膜外磨除前床突解剖标志更明显，操作更安全。在磨前床突之前，我们先剥离部分海绵窦外侧壁浅层硬膜，充分暴露前床突根部及尖端，再用磨钻进行磨除。剥离外侧壁浅层硬膜后，前床突暴露更充分，磨除更安全；硬膜外操作保留了视神经的硬膜结构，不易造成神经损伤。

（2）由于该病例的肿瘤长入视神经管并推挤视神

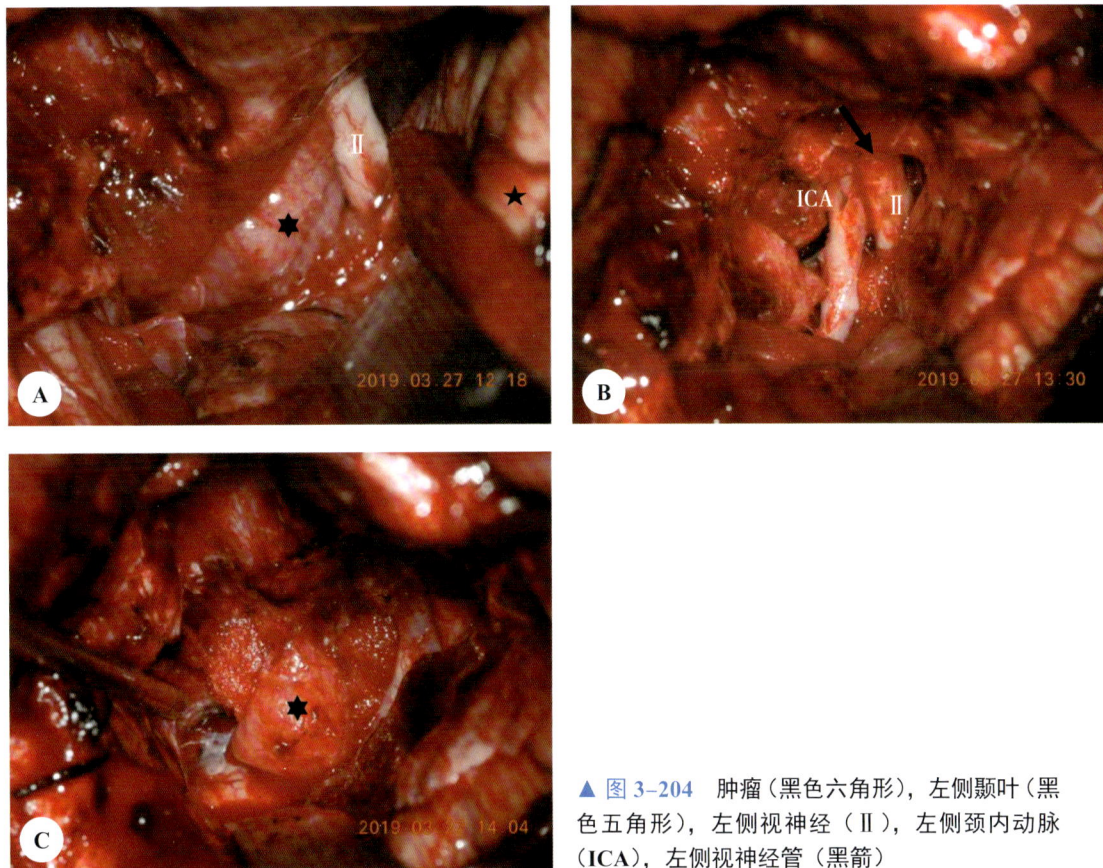

▲ 图 3-204 肿瘤（黑色六角形），左侧颞叶（黑色五角形），左侧视神经（Ⅱ），左侧颈内动脉（ICA），左侧视神经管（黑箭）

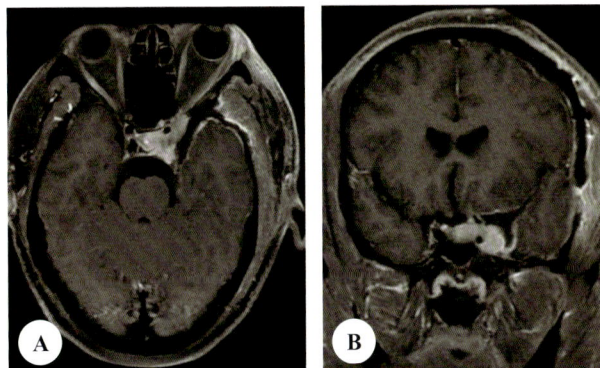

▲ 图 3-205 病例 3 术后 MRI 检查

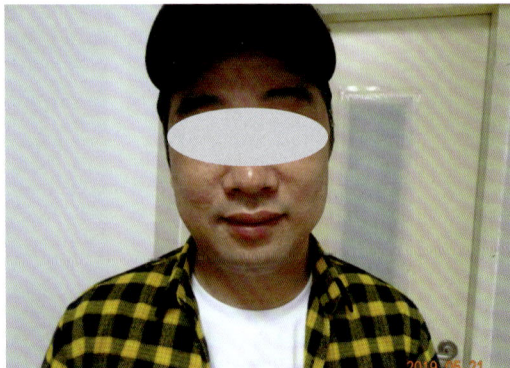

▲ 图 3-206 病例 3 术后随访

经，肿瘤与视神经距离很近，直接放射外科治疗存在禁忌，容易造成神经损伤。因此，对于此病例采取开颅手术治疗，并切除了视神经管内的肿瘤。由于肿瘤于神经血管粘连紧密难以分离。在分离肿瘤于三叉神经及其分支时，患者出现较大的心率波动，肿瘤未能实现全切。术前影像学显示海绵窦饱满，外侧壁向颞侧隆起，表明海绵窦内张力较高，经过手术切除部分肿瘤后，缓解了肿瘤对神经的牵扯，达到了减压的目的，术后患者并未出现明显的神经功能损伤。

(3) 残留的肿瘤予以放射外科治疗并定期行影像学检查随访。

病例 4　起源于海绵窦内，并侵犯视神经管　患者女性，33 岁，因"右眼视力下降、眼球突出、畏光 1 年余"入院。

【查体】神志清楚，慢性病容，检查合作，自动体位。左眼视力 1.5，右眼视视力 0.04，左侧瞳孔直径 3mm，对光反射灵敏，右侧瞳孔直径 4mm，对光反射迟钝。双侧眼球活动可，右侧眼球突出，眼睑无下垂。双侧面部感觉正常，角膜反射灵敏。颞肌、咬肌肌张力正常，张口居中。余神经系统检查未见明显异常。

【辅助检查】见图 3-207。

头部 MRI 平扫 + 增强：右侧鞍旁可见一不规则稍长 T_1 稍长 T_2 信号肿块，大小约 28mm×18mm，肿块局部与右侧颈内动脉海绵窦段分界不清，向外延伸至颅中窝，邻近颞叶受压，向前累及右侧眶尖，向后延伸至小脑幕缘；增强后明显强化，邻近脑膜增厚。

CTA+HRCT：右侧鞍旁可见一不规则稍高密度灶，大小约 30mm×15mm，边缘见点片状钙化，肿块局部与右侧颈内动脉海绵窦段分界不清，向外延伸至颅中窝。CTA 示肿块包绕右侧颈内动脉 C1～C5 段及右侧大脑中动脉 M1 段，右侧颈内动脉 C3 段狭窄，余所述颅内动脉及大分支未见明显异常。

【术前诊断】右侧海绵窦脑膜瘤。

【手术入路】颞前经海绵窦入路。

【手术过程】仰卧位，头向左侧偏 60°。行右侧颞前经海绵窦入路，右额颞发迹内切口，依次切开头皮及帽状腱膜，帽状腱膜下分离皮瓣并牵开，筋膜下分离颞肌脂肪垫，骨膜下分离颞肌。颅骨钻钻 2 孔，铣开约 4cm×7cm 骨瓣，咬除蝶骨嵴外侧至眶上裂，骨窗尽可能平颅中窝底水平。悬吊硬膜后，沿蝶骨嵴剥离硬膜，电凝眶脑膜动脉，切开眶脑膜韧带进入海绵窦外侧壁间，沿此界面将海绵窦外侧

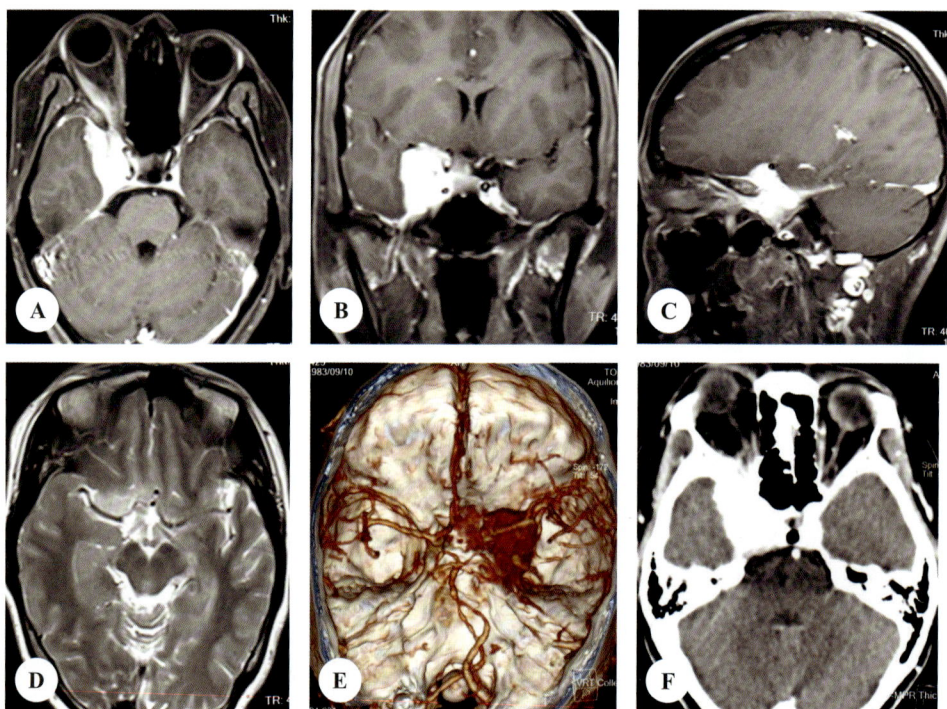

▲ 图 3-207　病例 4 术前辅助检查

壁向后剥离，见肿瘤累及海绵窦并突破海绵窦向颅底生长。病变主体位于右侧海绵窦内，包绕颈内动脉、动眼神经和右侧视神经，并沿眶上裂向眶内延伸。镜下分别切除硬膜外及硬膜内肿瘤，灼烧基底，海绵窦内肿瘤予部分切除，硬膜下病变完整切除，瘤腔彻底止血。显微镜下磨钻磨除视神经管顶壁、外侧壁，尖刀切开眶筋膜，分离眶脂体及眼外肌，分块切除眶外侧肿瘤。

【术后 MRI】右侧颞部眶上壁、外侧壁部分颅骨骨质信号缺失，周围软组织肿胀。原右侧鞍旁肿块灶较前明显缩小呈大部分切除术后改变，残留病变位于右侧海绵窦区，增强后明显强化。术区颅内板下可见少量积液（图 3-208）。

【术后神经功能】患者出院时，视力：左眼视力 1.5，右眼视力 1 米指数。左侧瞳孔直径 3mm，对光反射灵敏，右侧瞳孔直径 4mm，对光反射稍迟钝。双侧眼球活动可，右侧眼睑稍下垂。双侧面部浅可，角膜反射灵敏。双侧颞肌、咬肌肌力正常（图 3-209）。

【术后随访】见图 3-210。

【经验体会】

(1) 海绵窦脑膜瘤可经眶上裂侵犯眶内，切除硬膜外及硬膜下肿瘤后，需磨除眶外侧壁、眶上壁，充分切除眶内肿瘤，减压视神经。

(2) 海绵窦脑膜瘤可穿透硬膜，侵犯硬膜内动脉、脑神经，需采用硬膜外-硬膜内相结合的方式切除肿瘤。

(3) 肿瘤切除前，可先切开外侧裂池释放脑脊液，降低颅内压，同时获取足够的操作空间。

(4) 切除眶内肿瘤时，需注意对视神经、动眼神经、滑车神经和外展神经的保护。肿瘤切除后，严

密缝合眶筋膜。

病例 5　起源于海绵窦内，突破海绵窦外侧壁侵犯颅中窝　患者男性，27 岁，因"头痛 1 年，加重 8 天，左侧视力下降半年"入院，既往无特殊。

【查体】神清语利，双侧瞳孔等大等圆，直径 3mm，对光反射灵敏，左侧视力较右侧差，眼球活动可，口角无歪斜，双侧鼻唇沟无变浅，鼓腮示齿可，伸舌居中，咽反射正常，颈软，四肢活动可，肌力、肌张力正常，Kernig、Brudzinski、Babinski 征阴性。余神经系统检查未见明显阳性体征。

【辅助检查】MRI 检查：左颞部蝶骨嵴见结节状等 T_1 等-短 T_2 信号灶，最大层面范围约 3.9cm×4.1cm×4.5cm，FLAIR 序列呈中间低周围稍高信号，增强后明显强化；可见脑膜尾征，邻近脑实质可见片状长 T_2 水肿信号灶（图 3-211）。

【术前诊断】左侧颅中窝海绵窦占位，考虑脑膜瘤。

【手术入路】左侧颞前经海绵窦入路。

【手术过程】仰卧位。行左侧颞前经海绵窦入路，左额颞弧形切口，切开头皮，骨膜下分离皮瓣并牵开，显露右侧 Keyhole。筋膜下分离颞脂肪垫保护面神经额支，骨膜下分离颞肌并牵开，颅骨钻 2 孔，铣刀铣开大小约 6cm×4cm 的额颞骨瓣，骨窗尽可能显露颅中窝底。咬除蝶骨嵴外侧至眶上裂，磨除眶外侧壁。沿眶上裂下方往颅中窝底方向自硬膜外探查，于眶上裂外侧缘剪开硬膜即可见肿瘤，再弧 T 形剪开硬脑膜，见病变位于左侧鞍旁，颅中窝底及海绵窦侧壁内，肿瘤大小约 5.0cm×4.5cm×4.5cm，质坚韧，血供丰富。先于硬膜下切除颞叶内侧、硬膜下的肿瘤，再于硬膜外缓慢剥离海绵窦外侧壁硬膜结

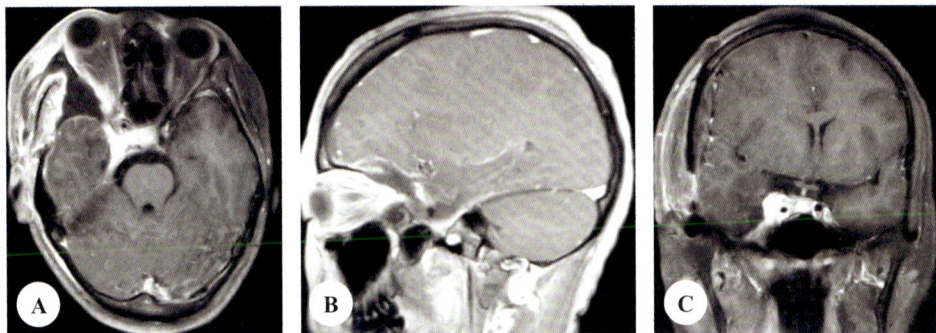

▲ 图 3-208　病例 4 术后 MRI 检查

构，在肿瘤突破硬膜处对海绵窦腔内肿瘤行内减压，再分离肿瘤与周边神经血管粘连，分块次全切除肿瘤（图 3-212）。动眼神经、滑车神经、外展神经及三叉神经根丝保留完好。

【术后 MRI】左侧额顶颞部局部骨质中断呈术后改变，原左颞部占位已切除，术区头皮软组织肿胀，颅板下及术区可见积气、积液及少量积血，增强后术区边缘轻度强化（图 3-213）。

【术后神经功能】见图 3-214。

【经验体会】

(1) 该肿瘤同时累及海绵窦及硬膜下，通过影像检查可见肿瘤突破海绵窦外侧壁。硬膜下部分肿瘤体积大，外缘已经超过眶上裂外缘，直接显露及剪开眶 - 脑膜韧带比较困难。因此，我们先行中颅底硬膜外探查，阻断部分肿瘤基底阻断部分肿瘤血管。再剪开硬膜，减压切除突破海绵窦外侧壁硬膜下的肿瘤再转硬膜外处理海绵窦壁间肿瘤。

(2) 肿瘤突破海绵窦外侧壁硬膜结构，因此，在剥离海绵窦外侧壁浅层硬膜后，沿着肿瘤突破硬膜处探查海绵窦腔内的肿瘤，予以分块切除，术中注意保护神经血管结构。

(3) 海绵窦出血的处理，主要予以吸收性明胶海绵填塞行压迫止血，也可以注射生物胶予以止血。

病例 6 起源于海绵窦外（天幕前切迹），侵犯到海绵窦内 患者女性，58 岁，因"头痛、头晕 3 年余"入院。

【查体】神志清楚，慢性病容，检查合作，自动体位。左眼视力 0.9，右眼视视力 1.0，双侧瞳孔等大等圆，直径 3mm，对光反射灵敏，双侧眼球活动可，

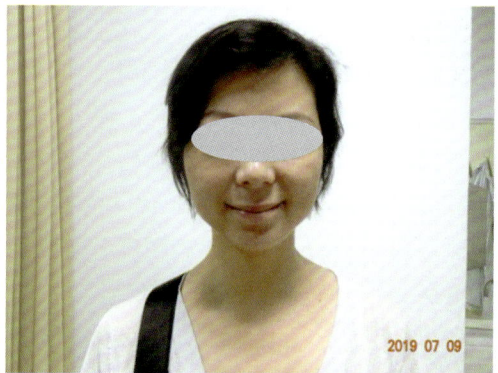

▲ 图 3-209 病例 4 术后随访

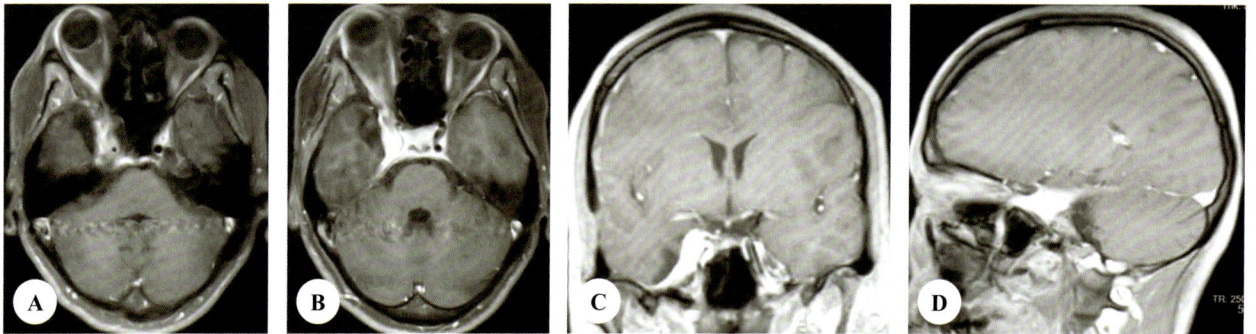

▲ 图 3-210 病例 4 术后 3 年随访影像检查

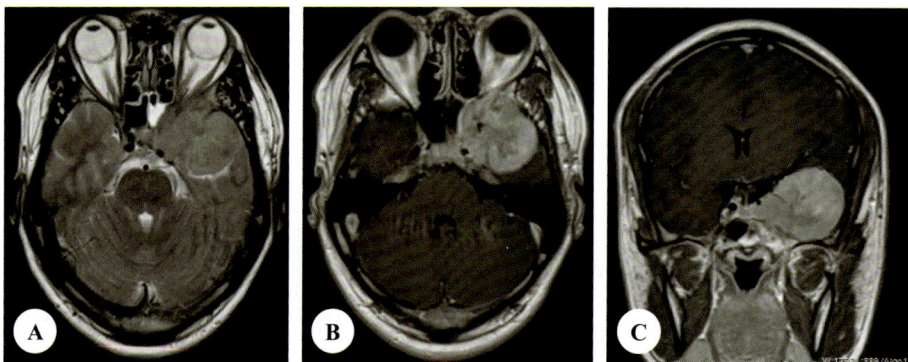

▲ 图 3-211 病例 5 术前 MRI 检查

眼睑无下垂。面部感觉正常，角膜反射灵敏。余神经系统检查未见明显异常。

【辅助检查】右侧鞍旁可见一类圆形等 T_1 等 T_2 信号灶，FLAIR 呈高 - 等信号灶，增强后可见明显均匀强化，最大层面大小约 3.5cm×2.6cm，周围可见大片长 T_2 信号灶，邻近右侧侧脑室受压变窄，局部中线结构左偏（图 3-215）。

【术前诊断】右侧海绵窦脑膜瘤。

【手术入路】右侧颞前经海绵窦入路。

【手术过程】仰卧位，头向右侧偏 30°。行右侧颞前经海绵窦入路，向后外侧牵拉颞叶，进一步剥离海绵窦外侧壁，见病变主体位于右侧海绵窦内，大小约 3.3cm×3.9cm×2.4cm，色灰红，质韧，血供丰富，蛛网膜界面完整，病变包裹并侵犯颈内动

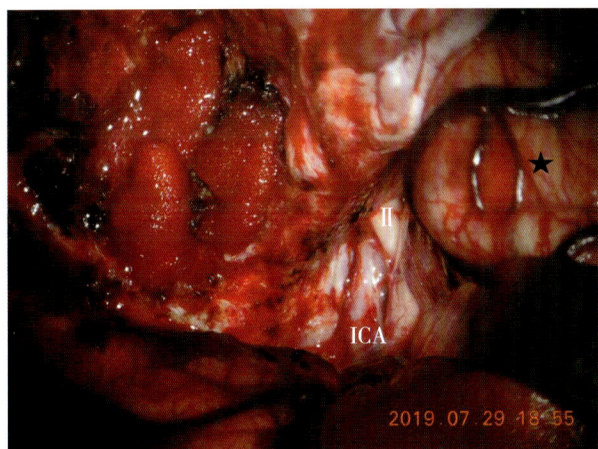

▲ 图 3-212　左侧颞叶（黑色五角形），左侧视神经（Ⅱ），左侧颈内动脉（ICA）

脉海绵窦段、动眼神经和滑车神经。显微镜下先电凝并切断肿瘤位于海绵窦外侧壁处的基底，行瘤内减压，最后剥离颈内动脉、动眼神经表面肿瘤。切开侧裂近端，见海绵窦内肿瘤穿透硬膜累及蝶骨嵴内侧，前床突，硬膜下切除肿瘤。术毕见颈内动脉、动眼神经、滑车神经、外展神经保护完好。连续缝合硬膜，回纳骨瓣，原位缝合颞肌，依次缝合头皮。

【术后 MRI】右侧额颞骨部分缺如，呈术后改变，术区硬膜下见少许积液积血灶，邻近头皮软组织肿胀。右侧海绵窦区病灶已切除，呈术后改变，术区未见明显异常强化；邻近侧脑室受压变窄，脑中线结构左偏同前（图 3-216）。

【术后神经功能】患者出院及随访时视力视野同术前，无新发动眼神经、滑车神经、外展神经、三叉神经麻痹。

【经验体会】

(1) 海绵窦脑膜瘤一方面，可穿透硬膜累及硬膜下区域，采用经海绵窦入路剥离海绵窦外侧壁硬膜浅层，利于寻找行经海绵窦的神经，降低神经损伤。另一方面，可以阻断部分肿瘤血管，使硬膜下肿瘤更容易切除。肿瘤累及硬膜下，为彻底切除肿瘤，必须联合硬膜下入路。本入路可以联合经侧裂入路，显露鞍内、鞍上及前颅中窝等区域。

(2) 该病变累及海绵窦顶壁全程，尽早打开硬膜进入硬膜下，更容易辨别动眼神经。

(3) 海绵窦脑膜瘤呈指状并造成周围脑组织水肿时，多提示肿瘤生长迅速（本病例为血管瘤型

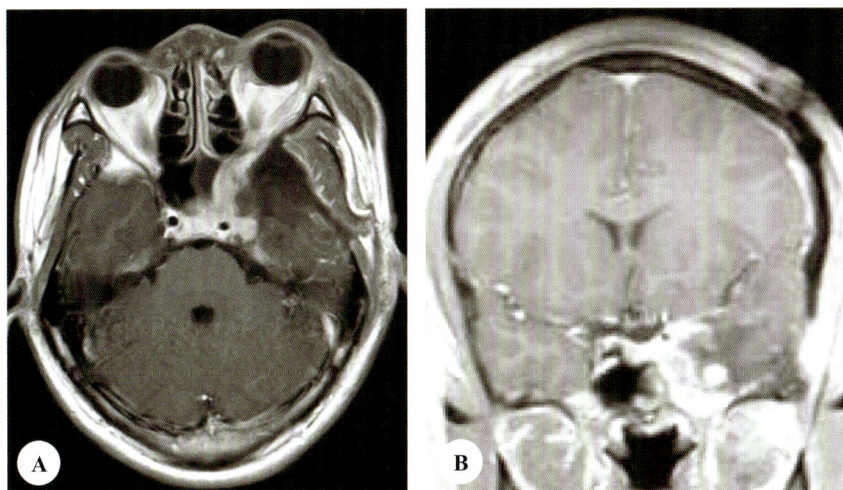

▲ 图 3-213　病例 5 术后 MRI 检查

脑膜瘤），需与海绵窦转移瘤、血管周细胞瘤进行鉴别。

病例7 蝶岩斜脑膜瘤 患者女性，52岁，因"右眼活动障碍2年，晕倒1月余"入院。既往1955年行黄体破裂手术。

【查体】神清语利，双侧瞳孔等大等圆，直径

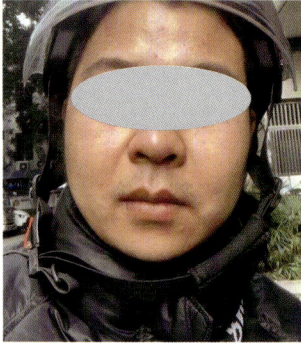

▲ 图 3-214 病例 5 术后随访

3mm，左侧对光反射灵敏，右侧对光反射较左边稍差，左侧视力 0.4，右侧视力 0.1，右侧眼球除外展运动之外，其余活动均受限，口角无歪斜，双侧鼻唇沟无变浅，鼓腮示齿可。余神经系统检查未见明显阳性体征。

【辅助检查】见图 3-217。MRI 检查：右侧岩尖部 – 海绵窦右侧份可见一大小约 4.3cm × 4.0cm × 3.1cm 等 T_1 等 T_2 团块样信号灶，FLAIR 序列呈稍高信号，邻近右颞叶受压，邻近脑组织可见长 T_1 长 T_2 水肿信号，增强扫描病变明显均匀性强化，病灶包绕右侧颈内动脉海绵窦段，床突段、眼段及交通段受压前移；垂体柄受压左移。

【术前诊断】右侧岩尖海绵窦占位，考虑脑膜瘤。

【手术入路】右侧颞前经海绵窦入路。

【手术过程】仰卧位。行右侧颞前经海绵窦入路。咬除蝶骨嵴外侧至眶上裂。显微镜下自眶上裂处剪开眶脑膜韧带，逐步剥离海绵窦外侧壁浅层硬膜，

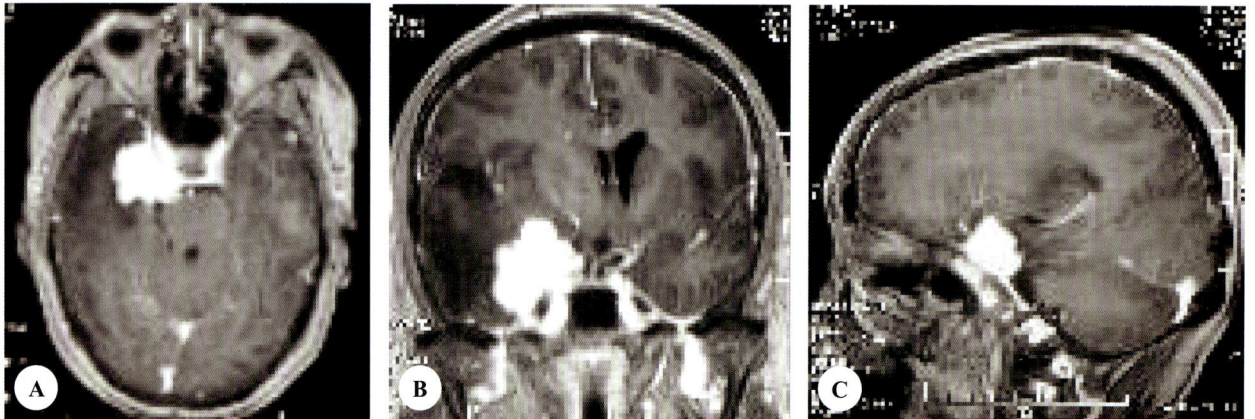

▲ 图 3-215 病例 6 术前 MRI 检查

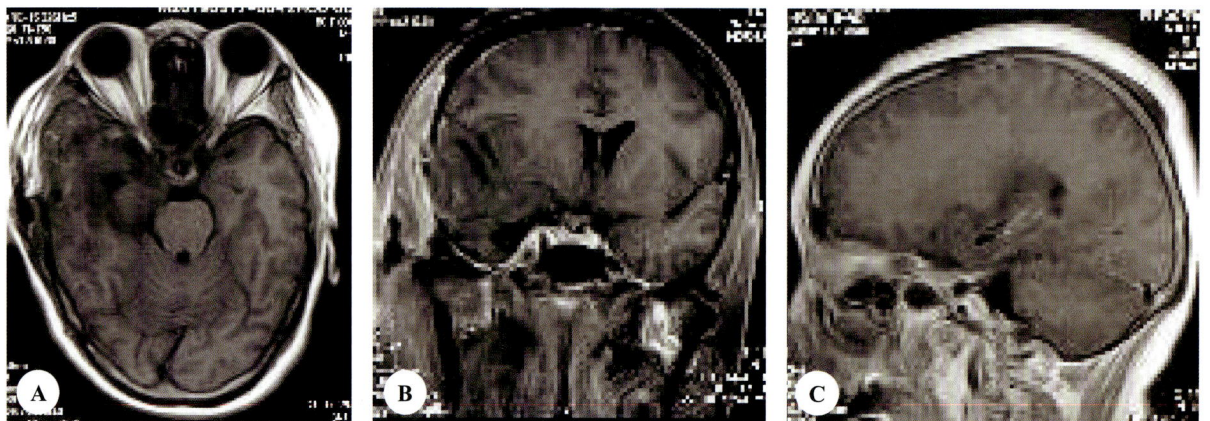

▲ 图 3-216 病例 6 术后 MRI 检查

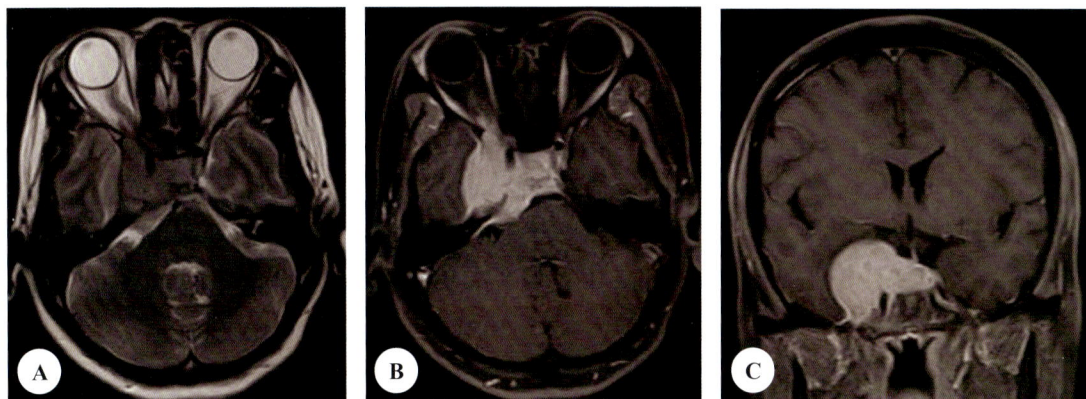

▲ 图 3-217　病例 7 术前 MRI 检查

再往颅中窝底方向探查，缓慢抬起颞叶，显露肿瘤。见病变位于右侧鞍旁海绵窦侧壁内，向鞍内、岩斜坡方向生长，突破海绵窦外侧壁进入硬膜下，肿瘤大小约 4.2cm×3.1cm×3.0cm，质坚韧，血供丰富。弧 T 形剪开硬脑膜，切除颞叶内侧硬膜下肿瘤，进一步剥离海绵窦外侧壁浅层硬膜，并将其与颞叶一起牵开，在神经间隙间行瘤内减压，再分离肿瘤与周边神经血管粘连，分块切除海绵窦肿瘤。动眼神经、滑车神经、外展神经及三叉神经根丝保留完好。

【术后 MRI】右额顶部局部骨质缺损呈术后改变，相应颅板下及术区可见长 – 短 T_1、长 – 短 T_2 积血积液信号灶及少许积气，原右侧岩尖部 – 海绵窦右侧份占位病变呈部分切除术后改变，术腔边缘及周围脑实质增强后见少许强化。术区周围脑实质见片状水肿信号灶。邻近右颞叶受压较前缓解，增强扫描残留病变明显均匀性强化，剩余病灶包绕右侧颈内动脉海绵窦段，床突段、眼段及交通段受压前移；垂体柄受压左移同前（图 3-218）。

【术后神经功能】患者出院及随访时视力视野同术前，无新发动眼神经、滑车神经、外展神经和三叉神经麻痹。

【经验体会】

(1) 术前影像学提示该病变突破海绵窦壁侵犯硬膜下，因此，打开硬膜不可避免，可在剥离海绵窦外侧壁浅层后，即剪开硬脑膜。硬膜剪开后可以经侧裂池释放脑脊液，一方面可以降低颅内压，另一方面也便于牵拉颞叶，更利于充分暴露术区。

(2) 肿瘤包绕颈内动脉海绵窦段，强行全切肿瘤较为困难，且会增加神经血管损伤，因此酌情残留

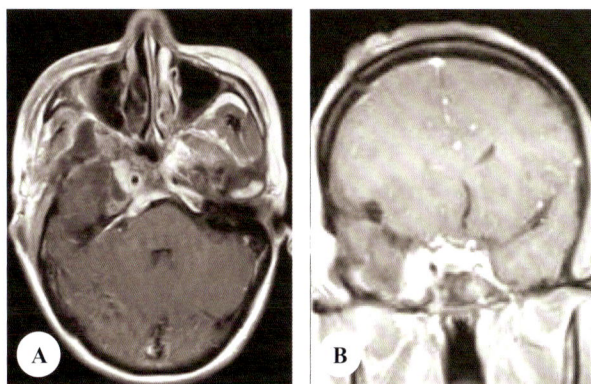

▲ 图 3-218　病例 7 术后 MRI 检查

包裹血管的少量肿瘤，术后可定期复查 MRI 或行伽马刀治疗。

(3) 对于延伸至天幕下方的肿瘤，术中于硬膜下用脑压板将脑组织向外上方牵开，显露并切开天幕即可暴露天幕下的病灶，予以分块切除，并用双极灼烧肿瘤附着的硬膜。该入路由前方显露颅后窝，显露范围有限，颅后窝病灶较大或肿瘤基底较广，如有必要可考虑分期手术。

病例 8　蝶岩斜脑膜瘤　患者女性，51 岁，因"右侧眼球活动受限、右侧面部麻木 1 个月，加重 1 个月"入院。既往剖腹产、子宫肌瘤，声带息肉及分泌性中耳炎等多次手术治疗史。

【查体】神清语利，双侧瞳孔等大等圆，直径 3mm，对光反射灵敏；右侧眼球外展活动受限，右侧面部麻木、痛觉迟钝；口角无歪斜，双侧鼻唇沟无变浅，鼓腮示齿可，伸舌居中，咽反射正常；颈软，四肢活动可，肌力、肌张力正常，Kernig、Brudzinski、Babinski 征阴性。余神经系统检查未见

明显阳性体征。

【辅助检查】MRI检查：右侧岩蝶斜区–脑桥小脑三角区见一肿块灶，呈稍长T_1稍长T_2信号，其内夹杂少许稍短T_1信号，增强后明显强化，大小约$2.7cm \times 3.8cm \times 2.2cm$，周围见长$T_2$脑脊液信号环，周围脑实质见斑片状长$T_2$水肿带（图3-219）。

【术前诊断】右侧岩尖海绵窦占位，考虑脑膜瘤。

【手术入路】右侧颞前经海绵窦入路。

【手术过程】仰卧位。行右侧颞前经海绵窦入路。见病变位于右侧鞍旁海绵窦侧壁内，经Meckel腔向颅后窝生长，并突破海绵窦外侧壁进入硬膜下，肿瘤大小约$4.0cm \times 3.0cm \times 3.2cm$，质地一般，血供丰富。于肿瘤表面无神经处行瘤内减压，再分离肿瘤与周边神经血管粘连，分块切除海绵窦及Meckel腔肿瘤。弧T形剪开硬膜，牵开颞叶，切除硬膜下肿瘤，再于动眼神经门外侧打开海绵窦顶壁，进一步牵开海绵窦外侧壁浅层硬膜与颞叶，充分显露并切除海绵窦后份及Meckel腔内病变，再联合经天幕入路切除颅后窝肿瘤，肿瘤全切。动眼神经、滑车神经、外展神经及三叉神经根丝保留完好。

【术后MRI】右侧额顶颞骨局部部分骨质缺损呈术后改变；相应颅板下及术区局部可见片状积液、积气及少许积血影，术区见小片状强化灶（图3-220）。

【术后神经功能】见图3-221。

【经验体会】

(1) 该肿瘤主体位于海绵窦后部经Meckel腔向颅后窝扩张，突破海绵窦外侧壁向硬膜下生长，属于蝶岩型脑膜瘤。对于海绵窦后份的病变，单纯的硬膜外入路显露较为困难，可通过硬膜下打开海绵窦顶壁，充分剥离海绵窦外侧壁浅层予以充分显露。

(2) 对于岩尖区颅后窝的病灶，可以联合经天幕–经岩骨入路，切开岩尖天幕的附着处予以显露并切除肿瘤。若肿瘤下极较低，可以考虑联合经岩骨入路，磨除Kawase三角以增加对颅后窝肿瘤的显露。该入路对颅后窝肿瘤显露有限，不能直视颅后窝的肿瘤基底，切除肿瘤后，可以使用双极对周围安全范围内的肿瘤基底予以灼烧。

病例9　蝶岩斜脑膜瘤　患者男性，53岁，因"头痛、右侧颜面部麻木6个月余"入院。

【查体】神志清楚，慢性病容，检查合作，自动体位。左眼视力0.9，右眼视力0.04，左侧瞳孔直径3mm，对光反射灵敏，右侧瞳孔直径4mm，对光反射迟钝。双侧眼球活动可，眼睑无下垂。右侧面部浅感觉减退，左侧面部感觉正常，角膜反射灵敏。右侧颞肌萎缩，咬肌力较左侧差，张口右偏。余神经系统检查未见明显异常。

【辅助检查】见图3-222。

头部MRI平扫+增强：右侧鞍旁可见一不规则等T_1稍长T_2信号灶，较大层面约$4.5cm \times 2.6cm$，增强后病灶明显强化，可见脑膜尾征，病灶包绕右侧颈内动脉及部分大脑中动脉M1段，周围脑实质可见不规则长T_2水肿灶，右侧侧脑室受压稍变窄，中线结构居中。

CTA+HRCT：右侧鞍旁可见一类圆形肿块影，边界清晰，大小约$2.9cm \times 3.2cm$，右侧颞叶见指状水肿，骨质未见明显破坏。CTA提示右侧鞍旁病灶包绕颈内动脉海绵窦段，管腔变窄。

【术前诊断】右侧海绵窦脑膜瘤。

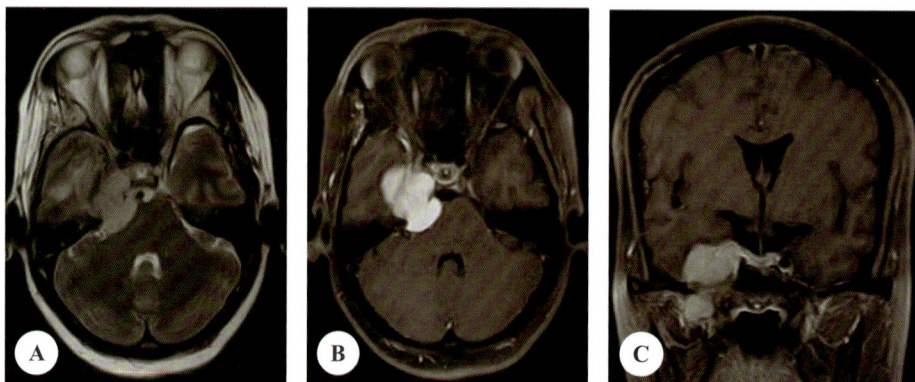

▲ 图3-219　病例8术前MRI检查

【手术入路】右侧颞前经海绵窦入路。

【手术过程】仰卧位，头向右侧偏 30°。行右侧颞前经海绵窦入路。牵拉颞叶，进一步剥离海绵窦外侧壁，见病变主体位于右侧海绵窦内，大小约 2.1cm×2.2cm×2.0cm，色灰红，质韧，血供丰富，蛛网膜界面欠清楚，病变包裹并侵犯颈内动脉海绵窦段和动眼神经（图 3-223）。显微镜下先电凝并切断肿瘤位于海绵窦外侧壁处的基底，行瘤内减压，分块切除海绵窦内肿瘤。分离深部侧裂池，牵开颞叶切除颅中窝硬膜下肿瘤；联合经天幕入路切除颅后窝岩尖部肿瘤。术毕见颈内动脉、动眼神经、滑车神经、外展神经保护完好。

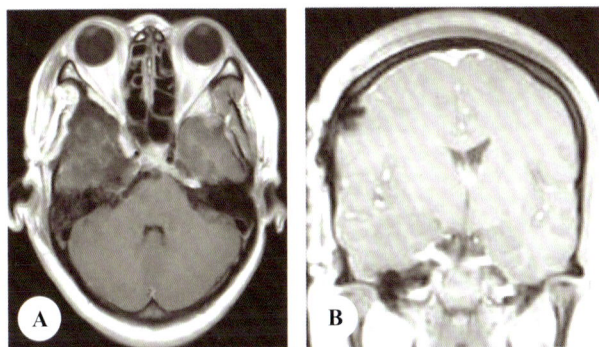

▲ 图 3-220　病例 8 术后 MRI 检查

【术后 MRI】右侧鞍旁病灶已大部分切除，海绵窦区仍可见不规则片片状长 T_1 长 T_2 信号灶，包绕右侧颈内动脉及部分大脑中动脉 M1 段，增强后均匀强化周围脑组织可见不规则长 T_2 水肿带，右侧脑室稍受压变窄。术区脑组织肿胀，蝶骨、颞骨部分骨质不连续，中线结构基本居中（图 3-224）。

【术后神经功能】患者出院时左眼视力 0.9，右眼视视力 0.04，左侧瞳孔直径 3mm，对光反射灵敏，右侧瞳孔直径 4mm，对光反射迟钝。双侧眼球活动可，右侧眼睑稍下垂。右侧面部浅感觉减退，左侧面部感觉正常，角膜反射灵敏。右侧颞肌萎缩，咬肌力较左侧差，张口右偏。随访时左眼视力 0.9，右眼视视力 0.4，左侧瞳孔直径 3mm，对光反射灵敏，右侧瞳孔直径 4mm，对光反射迟钝。双侧眼球活动可，双侧眼睑无下垂。右侧面部感觉减退较前明显好转。

【经验体会】

(1) 术前影像学证实海绵窦脑膜瘤造成颈内动脉管腔狭窄时，多提示肿瘤已侵犯动脉外膜，需在保

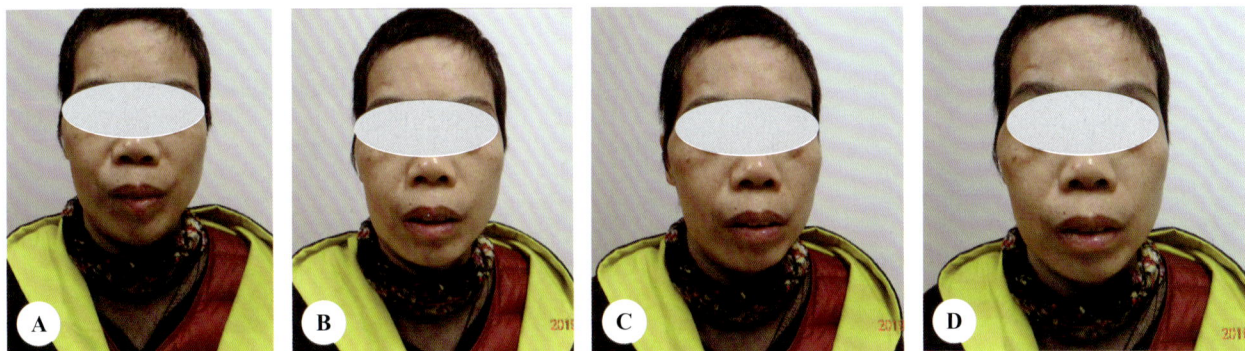

▲ 图 3-221　病例 8 术后随访照

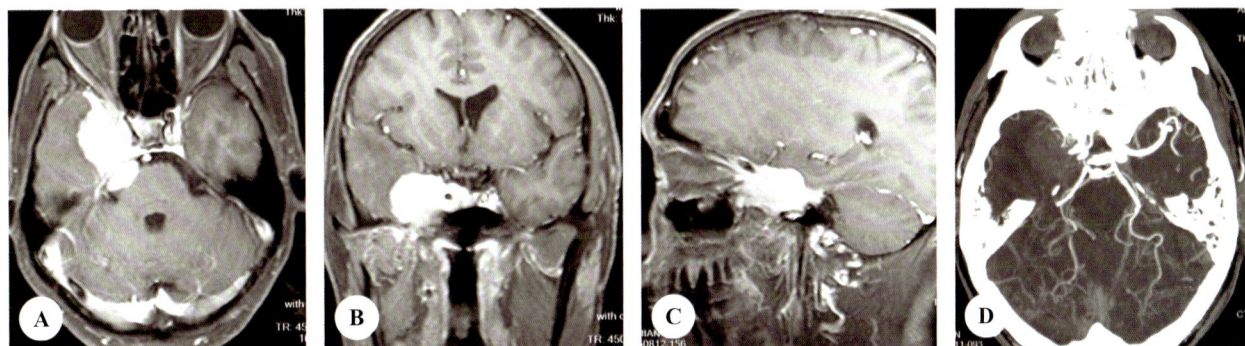

▲ 图 3-222　病例 9 术前辅助检查

证颈内动脉完整的前提下适度切除肿瘤，术后予立体定向放射治疗。

(2) 立体定向放射治疗对海绵窦脑膜瘤疗效良好，患者 5 年无进展生存率可达 87%～89%，10 年无进展生存率可达 70%～90%；术后残余肿瘤可行放射外科治疗，控制肿瘤生长。

(3) 海绵窦脑膜瘤累及 Meckel 腔、岩斜坡区和颅后窝时，可切开岩尖前表面硬膜，进入硬膜下；切开三叉神经前外侧硬膜，显露三叉神经节内侧角，分离三叉神经节周围肿瘤，向后侧方牵拉三叉神经，进一步切除 Meckel 腔和岩尖部硬膜下的肿瘤；必要时磨除岩尖进入颅后窝切除肿瘤。

(4) 切除海绵窦脑膜瘤时极易损伤动眼神经，术中需仔细辨别动眼神经的硬膜内、外部分。硬膜内动眼神经常为肿瘤所包裹，可经动眼神经三角顺行或经动眼神经硬膜外段逆行辨别海绵窦内动眼神经，切除动眼神经周围肿瘤时注意对其血供的保留。

病例 10　蝶岩斜脑膜瘤　患者男性，52 岁，因"左眼进行性视力下降 1 年"入院。既往糖尿病病史，予以胰岛素治疗。

【查体】神志清楚，双侧瞳孔等大等圆，对光反射灵敏，直径约 3mm，双侧眼球活动可，右视力视野粗测正常，左眼数指 30cm，鼻侧偏盲，视物重影，余神经系统体查未见明显阳性体征。

【辅助检查】患者左侧海绵窦区占位性病变，脑膜瘤可能性大，肿瘤侵犯蝶窦壁骨质、鞍背骨质，且有向蝶窦内进展性生长，不除外侵袭性脑膜瘤或者恶性脑膜瘤（图 3-225）。

【术前诊断】左侧鞍旁后颅窝占位，海绵窦脑膜瘤？

【手术入路】颞前经海绵窦入路。

【手术过程】左侧扩大翼点切口，逐层切开头皮、皮下及颞肌，显露左侧额颞顶部颅骨，钻 1 孔，铣刀铣约 8cm×10cm 大小骨瓣，下至颅中窝底，骨窗缘悬吊硬膜后，首先以蝶骨嵴为中心弧形剪开硬膜，解剖侧裂，见肿瘤位于左侧鞍旁、鞍上及鞍内，大小约 3cm×2cm×4cm，肿瘤边界较清，血运丰富，质地较韧，显微镜下分块切除鞍上、鞍旁肿瘤组织，见肿瘤侵犯左侧海绵窦、筛窦及蝶窦、左侧岩尖部、

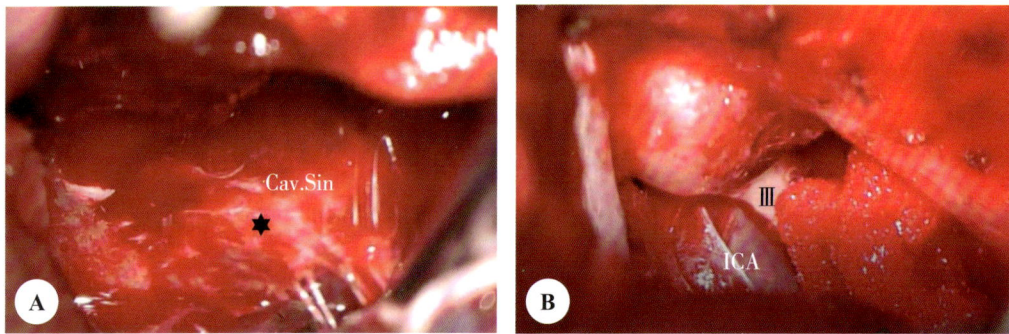

▲ 图 3-223　A. 未突破海绵窦外侧壁肿瘤（黑色六角形），右侧海绵窦（Cav.Sin）；B. 右侧颈内动脉海绵窦段（ICA），右侧动眼神经（Ⅲ）

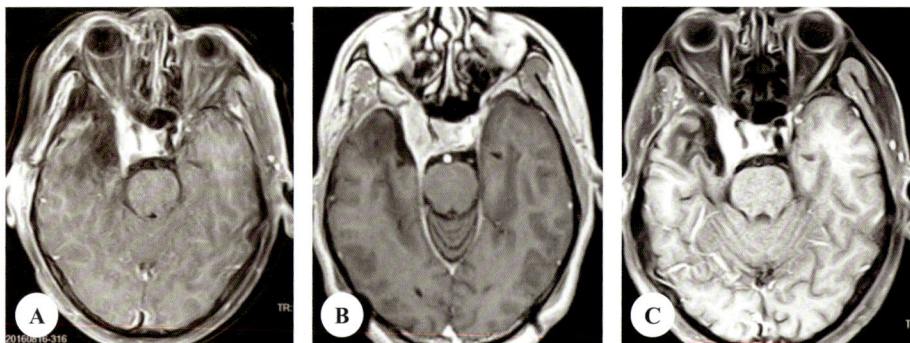

▲ 图 3-224　病例 9 术后 MRI 检查

然后于硬膜外间隙进入左侧海绵窦小心切除左侧海绵窦内肿瘤组织，并磨除前床突、部分眶板，切除筛窦、蝶窦内肿瘤组织，并取肌肉组织重建颅前窝底，剪开硬膜至颅底，硬膜内外沟通，从颅中窝底进入切除岩尖部分肿瘤组织（图3-226）。

【术后MRI】见图3-227。

【术后神经功能】患者出院时左眼视力30cm指数，右眼视视力0.8，左侧瞳孔直径3.5mm，对光反射迟钝，右侧瞳孔直径2mm，对光反射灵敏。双侧

眼球活动可，左侧眼睑稍下垂。左侧侧面部浅感觉减退，右侧面部感觉正常，角膜反射灵敏。右左侧咬肌力较左侧差，张口无左偏。

【经验体会】

（1）术前影像学提示肿瘤已突破海绵窦外侧壁浅层及海绵窦顶壁长入硬膜下，在硬膜外分离海绵窦外侧壁深浅两层，切除海绵窦前中份外侧壁浅层肿瘤，需对海绵窦外侧壁间第Ⅴ1、Ⅴ2、Ⅲ、Ⅳ脑神经的局部解剖走行有深刻认识，并想象肿瘤膨胀性

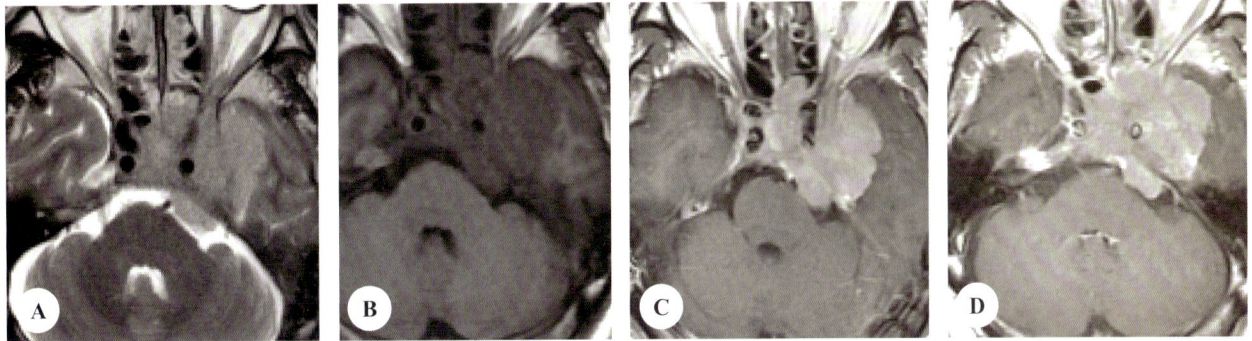

▲ 图3-225 病例10术前辅助检查

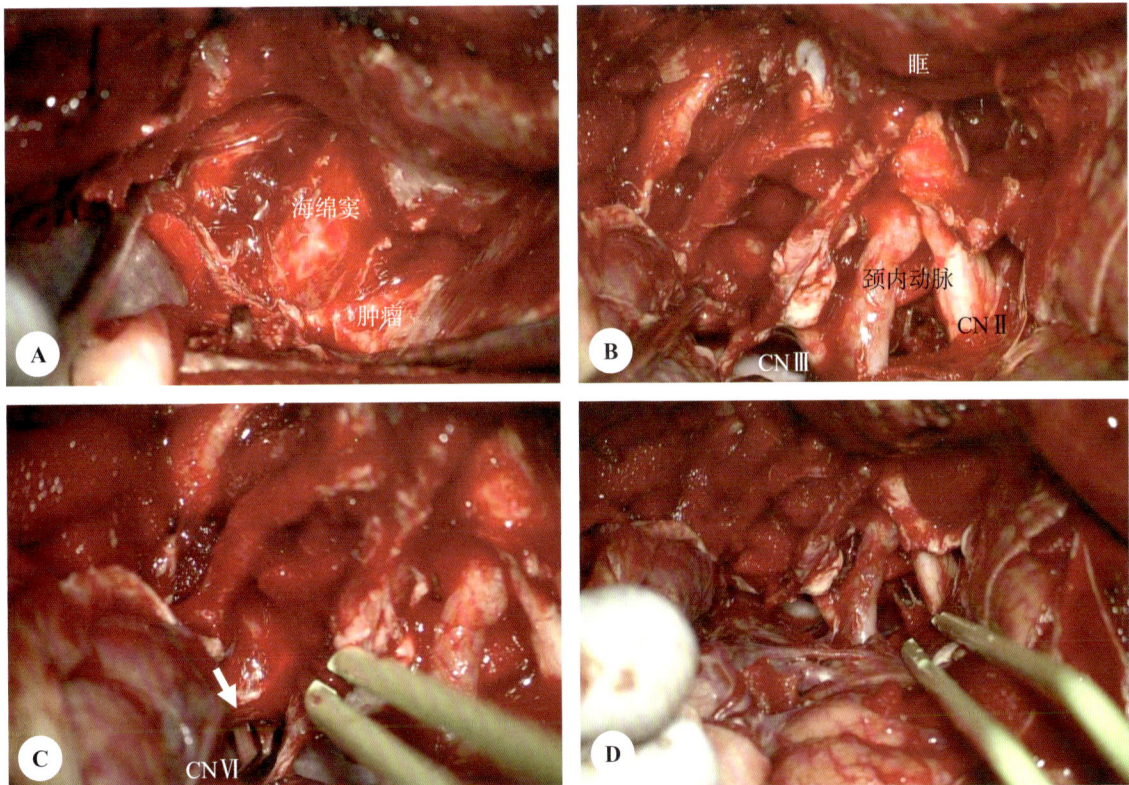

▲ 图3-226 病例10手术过程

CN Ⅱ. 视神经；CN Ⅲ. 动眼神经；CN Ⅵ. 外展神经

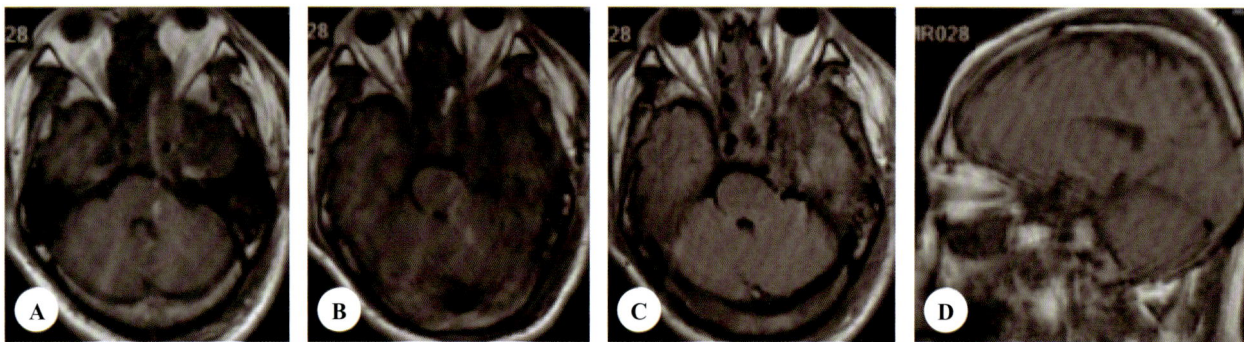

▲ 图 3-227　病例 10 术后 MRI 检查

生长可能造成的神经位置病理性改变，于脑中勾画其行程，通过在神经间隙间切除肿瘤，以解剖出神经在海绵窦间的完整走行为目标。对于自侧方及上方长入硬膜下的肿瘤，可通过早期剪开硬膜行硬膜下切除，但需注意其与脑池段神经与颈内动脉分支血管的解剖关系。

（2）病变突破海绵窦外侧壁深层进入海绵窦静脉间隙，包绕海绵窦段颈内动脉及在其外侧下方伴行的展神经，并进一步向内侧侵犯海绵窦内侧壁进入蝶鞍、蝶窦、筛窦直至对侧海绵窦内侧。从海绵窦内侧进入其内侧蝶鞍，下方的蝶窦，前下方的后组筛窦切除肿瘤，即颞前经海绵窦入路的内侧扩展。

（3）肿瘤进一步沿海绵窦后份经硬膜匍匐，累及 Meckel 腔，跨越岩嵴侵犯颅后窝，可确认三叉神经半月节位置后在其后方近岩尖位置切开硬膜，根除 Meckel 腔内肿瘤，并进一步循天幕缘清扫肿瘤基底，确认滑车神经走行后起开天幕，因颅后窝肿瘤体量较小，基底不广，通过减压分离，轻柔拖出颅后窝肿瘤。

专家点评

　　原发于海绵窦的脑膜瘤手术切除相当困难。主要是因为肿瘤往往质地坚韧，对海绵窦内脑神经浸润包绕，且可能 360° 包绕海绵窦段颈内动脉并致其变细等因素所致。因此，术前应进行充分的影像评估和功能评估，结合具体的患者预期权衡手术的风险和收益。

　　我们的经验，颞前经海绵窦入路可以满足自眶内到眶尖经海绵窦向岩斜区生长的脑膜瘤显露切除的需要，如肿瘤广泛累及颞下窝和翼腭窝，则考虑选择颅眶颧入路。术中可用硬膜外—硬膜下相结合的方法磨除前床突，显露颈内动脉，并逐渐打开海绵窦侧壁和上壁，循小脑幕缘打开 Meckel 氏腔、切开小脑幕达岩斜区。Meckel 氏腔内部分肿瘤往往切除相对容易。个人认为，术前动眼神经功能尚正常的患者，术中应优先考虑尽可能保留神经功能。

参考文献

[1] RADHAKRISHNAN K, MOKRI B, PARISI J E, et al. The trends in incidence of primary brain tumors in the population of Rochester, Minnesota. Ann Neurol, 1995, 37(1): 67–73. DOI: 10.1002/ana.410370113.

[2] NANDA A, THAKUR J D, SONIG A, MISSIOS S. Microsurgical resectability, outcomes, and tumor control in meningiomas occupying the cavernous sinus. Journal of Neurosurgery, Aug 2016; 125(2): 378–392.

[3] DE JESUS O, SEKHAR L N, PARIKH H K, et al. Long-term follow-up of patients with meningiomas involving the cavernous sinus: recurrence, progression, and quality of life. Neurosurgery, Nov 1996; 39(5): 915–919; discussion 919–920.

[4] GOZAL Y M, ALZHRANI G, ABOU-AL-SHAAR H, et al. Outcomes of decompressive surgery for cavernous sinus meningiomas: long-term follow-up in 50 patients. Journal of Neurosurgery, Feb 15 2019: 1–8.

[5] CUSIMANO M D, SEKHAR L N, SEN C N, et al. The results of surgery for benign tumors of the cavernous sinus. Neurosurgery, Jul 1995; 37(1): 1–9; discussion 9–10.

[6] PICHIERRI A, SANTORO A, RACO A, et al. Cavernous sinus meningiomas: retrospective analysis and proposal of a treatment algorithm. Neurosurgery, 2009, 64(6): 1090–1101. DOI: 10.1227/01.NEU.0000346023.52541.0A.

[7] HETH J A, ALMEFTY O. Cavernous sinus meningiomas. Neurochirurgia, 2010, 113(5): 1085.

[8] CHOTAI S, LIU Y, QI S. Review of surgical anatomy of the tumors involving cavernous sinus. Asian Journal of Neurosurgery, 2018, 13(1): 1–8. DOI: 10.4103/ajns.AJNS_26_16.

[9] YANO S, KURATSU J. Indications for surgery in patients with asymptomatic meningiomas based on an extensive experience.

Journal of Neurosurgery, 2006, 105(4): 538–543. DOI: 10.3171/jns.2006.105.4.538.

[10] HERSCOVICI Z, RAPPAPORT Z, SULKES J, et al. Natural history of conservatively treated meningiomas. Neurology, 2004, 63(6): 1133–1134.

[11] NAKAMURA M, ROSER F, MICHEL J, et al. The natural history of incidental meningiomas. Neurosurgery, 2003, 53(1): 62–71.

[12] HASHIMOTO N, RABO C S, OKITA Y, et al. Slower growth of skull base meningiomas compared with non–skull base meningiomas based on volumetric and biological studies. Journal of Neurosurgery, 2012, 116(3): 574–580. DOI: 10.3171/2011.11.JNS11999.

[13] FARISELLI L, BIROLI A, SIGNORELLI A, et al. The cavernous sinus meningiomas' dilemma: Surgery or stereotactic radiosurgery? Reports of Practical Oncology and Radiotherapy, 2016, 21(4): 379–385. DOI: 10.1016/j.rpor.2015.05.002.

[14] WALSH M T, COULDWELL W T. Management options for cavernous sinus meningiomas. Journal of Neuro–Oncology, 2009, 92(3): 307–316. DOI: 10.1007/s11060–009–9824–5.

[15] AMELOT A, VAN EFFENTERRE R, KALAMARIDES M, et al. Natural history of cavernous sinus meningiomas. Journal of Neurosurgery, 2018: 1–8. DOI: 10.3171/2017.7.JNS17662.

[16] JI Y, RANKIN C, GRUNBERG S, et al. Double–blind phase III randomized trial of the antiprogestin agent mifepristone in the treatment of unresectable meningioma: SWOG S9005. Journal of Clinical Oncology, 2015, 33(34): 4093–4098. DOI: 10.1200/JCO.2015.61.6490.

[17] LARSON J J, VAN LOVEREN H R, BALKO M G, et al. Evidence of meningioma infiltration into cranial nerves: clinical implications for cavernous sinus meningiomas. Journal of Neurosurgery, 1995, 83(4): 596–599. DOI: 10.3171/jns.1995.83.4.0596.

[18] COULDWELL W T, KAN P, LIU J K, et al. Decompression of cavernous sinus meningioma for preservation and improvement of cranial nerve function. Technical note. Journal of Neurosurgery, 2006, 105(1): 148–152. DOI: 10.3171/jns.2006.105.1.148.

[19] SINDOU M, WYDH E, JOUANNEAU E, et al. Long–term follow–up of meningiomas of the cavernous sinus after surgical treatment alone. Journal of Neurosurgery, 2007, 107(5): 937–944. DOI: 10.3171/JNS–07/11/0937.

[20] SUGHRUE M E, RUTKOWSKI M J, ARANDA D, et al. Factors affecting outcome following treatment of patients with cavernous sinus meningiomas. Journal of Neurosurgery, 2010, 113(5): 1087–1092. DOI: 10.3171/2010.3.JNS091807.

[21] LEE JY, NIRANJAN A, MCINERNEY J, et al. Stereotactic radiosurgery providing long–term tumor control of cavernous sinus meningiomas. Journal of Neurosurgery, 2002, 97(1): 65–72. DOI: 10.3171/jns.2002.97.1.0065.

[22] STARKE R M, PRZYBYLOWSKI C J, SUGOTO M, et al. Gamma Knife radiosurgery of large skull base meningiomas. Journal of Neurosurgery, 2015, 122(2): 363–372. DOI: 10.3171/2014.10.JNS14198.

[23] DAVIDSON L, FISHBACK D, RUSSIN J J, et al. Postoperative Gamma Knife surgery for benign meningiomas of the cranial base. Neurosurgical Focus, 2007, 23(4): E6. DOI: 10.3171/FOC–07/10/E6.

[24] PARK K J, KANO H, IYER A, et al. Gamma Knife stereotactic radiosurgery for cavernous sinus meningioma: long–term follow–up in 200 patients. Journal of Neurosurgery, 2018: 1–10. DOI: 10.3171/2018.2.JNS172361.

[25] KANO H, PARK K J, KONDZIOLKA D, et al. Does prior microsurgery improve or worsen the outcomes of stereotactic radiosurgery for cavernous sinus meningiomas? Neurosurgery, 2013, 73(3): 401–410. DOI: 10.1227/01.neu.0000431471.64289.3d.

[26] NICOLATO A, FORONI R, ALESSANDRINI F, et al. Radiosurgical treatment of cavernous sinus meningiomas: experience with 122 treated patients. Neurosurgery, 2002, 51(5): 1153–1161.

[27] SEKHAR L N, LEVINE Z T, SARMA S. Grading of meningiomas. Journal of Clinical Neuroscience, 2001, 8(4): 1–7.

[28] COULDWELL W T, COLE C D, AL–MEFTY O. Patterns of skull base meningioma progression after failed radiosurgery. Journal of Neurosurgery, 2007, 106(1): 30–35. DOI: 10.3171/jns.2007.106.1.30.

[29] DOS S M A, DE SALCEDO J B, GUTIÉRREZ D J A, et al. Long–term outcomes of stereotactic radiosurgery for treatment of cavernous sinus meningiomas. International Journal of Radiation Oncology, Biology, Physics, 2011, 81(5): 1436–1441. DOI: 10.1016/j.ijrobp.2010.07.2002.

[30] HUANG, M., J. SU, Q. XIAO, Q. MA, W. LONG, and Q. LIU. Pretemporal Transcavernous Approach for Resection of Non–meningeal Tumors of the Cavernous Sinus: Single Center Experience. Frontiers in Surgery, 2022, 9: 810606.

九、脑桥小脑三角脑膜瘤

（谭　军　黄伟诚）

脑桥小脑三角脑膜瘤（cerebellopontine angle meningiomas，CPAM）是指起源于颞骨岩部外侧至三叉神经之间区域的脑膜，但肿瘤主体位于脑桥小脑三角区的脑膜瘤，为脑桥小脑三角区第二（10%～15%）好发的肿瘤类型，仅次于听神经瘤。由于肿瘤起源及其生长方向的差异，使得不同患者脑桥小脑三角区脑膜瘤的临床表现可能会有较大的不同，手术的复杂程度及风险也不一。著者在2011—2022年主刀87例脑桥小脑三角脑膜瘤手术，其中全切85例，次全切1例，全切率98.5%，患者平均年龄53.84岁（26—75岁），男女比例为9∶58。

（一）临床表现

CPAM患者的临床表现主要包括一般症状及神经系统临床表现。一般症状主要包括头痛和头晕。神经系统症状为CPAM的另一重要临床表现，其与肿瘤起源、生长方向及机体代偿功能有较为密切的关系，主要包括脑神经症状、小脑及脑干功能障碍。随着肿瘤的继续长大，会导致导水管或第四脑室的受压，进而出现梗阻性脑积水，导致出现颅高压症状。以内听道为分界，内听道前型脑膜瘤主要以脑神经症状为主，主要表现为三叉神经和面听神经受累症状，部分肿瘤累及后组脑神经。其中听神经损害表现为听力减退或耳鸣；面神经功能障碍主要表现为患侧的面瘫或面肌痉挛；三叉神经受累症状主要表现为患侧的面部麻木、感觉减退、角膜反射迟钝或消失；后组脑神经受累表现为饮水呛咳、吞咽困难和声音嘶哑等症状。而内听道后型则以小脑性共济失调为主，主要表现为走路不稳及患侧肢体共济失调。肿瘤压迫脑干可能会出现肢体肌力下降。

（二）影像学检查

对出现上述临床表现的患者，详细的影像学检查有助于早期诊断，亦可指导后续治疗。常用的影像学检查包括 CT、MRI 等。

1. CT 大部分脑膜瘤表现为高密度，少部分表现为等密度。部分肿瘤中可见钙化，还可见低密度的囊性成分或出血。肿瘤侵袭内听道者可伴内听道扩大，部分患者伴有岩骨骨质增生或破坏。增强后影像呈明显均匀增强。

2. 颅底 HRCT 肿瘤长入内听道时可见患侧内听道扩大，HRCT 能为术中磨除内听道后壁范围提供指导。

3. 颅脑 CTV 颅脑静脉窦成像可对术前评估肿瘤与乙状窦及横窦的关系提供重要信息。

4. MRI MRI 表现为 T_1 等或稍高信号，T_2 表现为等或稍高信号，瘤内囊性成分或瘤周水肿为高信号。增强扫描表现为强化明显，有时会伴有脑膜尾征表现。

（三）肿瘤分型

CPAM 的分型对指导手术治疗具有一定的意义，目前对 CPAM 的分型主要以内听道为标志进行分型，最早由 Yasargil 提出 CPAM 应该分为内听道前的岩骨斜坡区脑膜瘤及内听道后的脑桥小脑三角脑膜瘤，随后 Desgeorges、Voss 和 Bassiouni 等提出了新的分类方法，见表 3-14。

（四）治疗

CPAM 的处理方式包括观察、手术及放疗等。患者的年龄、预期、全身和神经系统的状态及肿瘤的大小与扩展都应作为患者治疗方式决策的考虑因素。Al-Mefty 等建议对肿瘤较小、临床症状不突出且进展缓慢、年龄较大和对手术不耐受的患者以观察保守治疗为主。在不以造成神经功能缺失或严重的生活质量损失为代价的前提下，手术完整切除肿瘤是最佳的治疗方式。对于 WHO II 级和 III 级脑膜瘤，手术后辅以放疗能显著延长肿瘤无进展时间。近来，针对脑膜瘤的分子靶向治疗与免疫治疗也有报道，但效果仍待进一步观察。

手术治疗仍是治疗 CPAM 的主要方式，手术入路的选择主要有乙状窦后入路，以及乙状窦后入路基础上的乙状窦后内听道上入路。乙状窦后内听道上入路主要针对 CPAM 的肿瘤向岩斜区及 Meckel 腔拓展的肿瘤。本组 67 例 CPAM 都采用枕下乙状窦后入路进行手术切除，其中 66 例全切除，1 例次全切除。

（五）典型病例解析

病例 1 患者女性，11 岁，因"右侧听力下降 3 年余，加重伴眩晕 2 年余，走路不稳 2 个月余"入院。

【查体】 神清语利。双瞳直径 3mm，等大等圆，光反射灵敏。神清语利。记忆力、定向力、智力可。双鼻嗅觉可。视力左：0.6，右：0.2，视野粗测无缺

表 3-14 肿瘤分型

名 称	内 容
Yasargil 分型	内听道前的岩骨斜坡区脑膜瘤；内听道后的脑桥小脑三角脑膜瘤
Desgeorges 分型	将岩骨后面的影像线分为大致相等的 A（前），M（中央区），P（后区）。A 区指岩骨尖到内听道口前缘，M 区指内听道口前缘到通过迷路后的水平线，P 区指从上述水平线到乙状窦。如果肿瘤超过上述分界线，则称为 AM、MP、AMP 脑膜瘤
Voss 分型 / Bassiouni 分型	以内听道为中心分为：内听道前、内听道后、内听道上、内听道下及内听道内五型

本组共有 67 例病例，按 Desgeorges 分型统计：A 型 4 例，AM 型 33 例，MP 型 8 例，P 型 3 例，AMP 型 16 例

损，眼底检查未见明显异常。双瞳直径 3mm，等大等圆，光反射灵敏，双眼球活动可，眼睑无下垂，双眼球水平震颤。双侧面部痛觉、振动觉可，咀嚼有力，张口下颌无偏移。双侧额纹对称，鼻唇沟对称，皱额、闭目、鼓腮、示齿、吹哨可，右侧舌体前 2/3 味觉减退，余舌体味觉正常。双耳听力粗测：右侧听力消失，左侧可；Rine 试验双侧：气导大于骨导；Weber 试验：居中；冷热水试验双侧：正常。悬雍垂居中，声音无嘶哑，饮水无呛咳，咽反射右侧较左侧微差，吞咽反射可，咳嗽反射可。转颈耸肩有力。伸舌居中，舌肌无萎缩，无肌颤，舌肌活动可。四肢肌力、肌张力可，无肌肉萎缩。四肢痛觉、振动觉可。跟膝胫试验（±），指鼻试验（±），双手动作轮替试验（－），Romberg 征（＋），行一字步不能。

【辅助检查】见图 3-228。

颅脑 MRI：右侧脑桥小脑三角区可见一 6cm × 3.7cm 的稍长 T_1 稍长 T_2 信号灶，见一窄蒂伸入内听道内，右侧内听道稍扩大，FLAIR 序列呈低信号，边缘较光整。注入 Gd-DTPA 增强后病变明显强化。四脑室受压。幕上脑室稍扩大，中线结构居中。

颅底 HRCT：右侧脑桥小脑三角区见高密度块影，内口区见局限性骨质破坏吸收，耳蜗、听小骨链显示可。中耳鼓室及乳突小房清晰。左侧内听道未见明显扩张及骨质破坏。

【术前诊断】右侧脑桥小脑三角区占位：脑膜瘤可能性大。

【手术入路】右侧枕下乙状窦后入路。

【手术过程】左侧俯卧位。行右侧枕下乙状窦后入路，耳后倒 L 形切口，切开头皮，骨膜下分

离皮肌瓣并牵开。颅骨钻 2 孔，骨瓣开颅，大小约 4cm × 4cm。显露横窦和乙状窦边缘，下达枕骨大孔。显微镜下弧形剪开硬膜，小脑延髓外侧池释放脑脊液困难，遂缓慢牵开小脑半球，见病变位于右侧脑桥小脑三角，大小约 6.1cm × 4cm × 3.7cm，肿瘤质地软，血供较丰富，实性，边界清楚，以岩骨背面为基底（图 3-229）。先电凝切断肿瘤基底，再行瘤内减压，最后处理内听道，在神经电生理监测下，刮除出侵入内听道的肿瘤，并保留面听神经的完整性，后依次沿肿瘤表面蛛网膜界面分离肿瘤下极、上极、内侧面，分块全切除肿瘤。最后再次电凝切除位于乙状窦与颈静脉球移行处的肿瘤基底，并切除受累的天幕缘。全切肿瘤后见脑桥小脑三角池蛛网膜完整，三叉神经、面神经、蜗神经、滑车神经、外展神经及后组脑神经及岩静脉保留完好。

【术后 MRI】原右侧脑桥小脑三角区稍长 T_1 稍长 T_2 信号灶已消失，右侧脑桥小脑三角区可见大小约 2.4cm × 2.6cm 团片状等 T_1 稍长 T_2 信号，其周围可见不规则环条状长 T_1 极长 T_2 信号，注入 Gd-DTPA 后术区边缘可见条状强化信号。邻近小脑半球受压情况同前，右侧枕部颅骨、软组织和头皮呈术后改变（图 3-230）。

【术后神经功能】神清语利，双侧瞳孔等大等圆，直径 3mm 大小，对光反射灵敏，口角无歪斜，伸舌居中，切口愈合可，无红、肿、渗出，颈软，四肢肌力、肌张力正常，各生理反射存在，Kernig、Babinski、Brudzinski 征阴性，各组脑神经功能正常。病理结果回报为脑膜瘤。

【经验体会】

(1) 此患者肿瘤占据整个岩骨背侧，开颅时硬膜

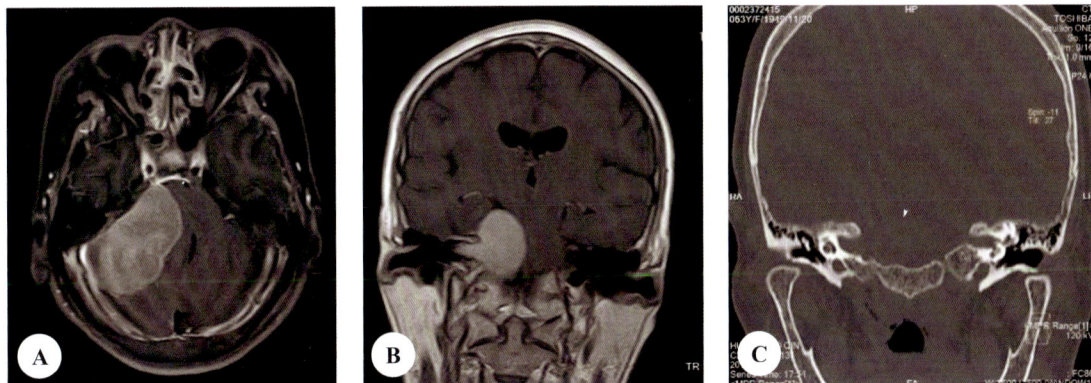

▲ 图 3-228　病例 1 术前辅助检查

与骨瓣粘连紧密，铣骨瓣时需注意保护横窦及乙状窦，避免其因粘连紧密而铣破。

(2) 本病例的三叉神经及面听神经肿瘤压迫至肿瘤腹侧，处理肿瘤基底时注意避免损伤三叉神经及面听神经。

(3) 肿瘤侵犯内听道，患侧内听道有扩大，需仔细清除侵犯内听道的肿瘤，避免复发。

病例 2 患者男性，64 岁，因"右侧耳鸣、听力下降，反应迟钝 1 年，行走不稳 1 个月"入院。

【查体】神志清楚，检查合作，自主体位，检查合作。全身皮肤巩膜无黄染，浅表淋巴结未触及。语言欠流利，思维、定向、理解力正常，计算力下降。头颅外观无畸形。左眼视力 0.7，右眼视力 0.7，右侧视野向心性缩小。瞳孔直径 3mm，双侧直接、间接光反射灵敏，眼球运动自如，有复视，调节、辐辏反射正常。颜面部感觉无明显异常，张口居中，颞肌、咬肌肌力无明显异常，双侧角膜反射

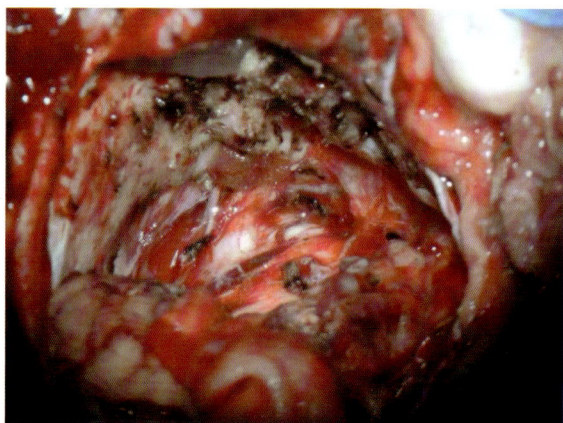

▲ 图 3-229 病例 1 术中照片

灵敏。右侧额纹变浅，鼻唇沟等深，露齿时口角稍向右歪斜，闭目、鼓腮、吹口哨动作无明显异常。眼球无震颤，听力粗侧右耳明显减退。味觉正常。无明显声音嘶哑，悬雍垂居中，舌腭弓、咽腭弓运动自如，咽反射迟钝。耸肩、转颈动作无明显异常。舌肌无萎缩，伸舌居中。颈软，Kernig、Brudzinski 征阴性。全身深浅感觉无明显异常，四肢无明显肌萎缩，肌力、肌张力正常，腹壁反射对称，双膝反射（++），Babinski 征（−）。步态不稳，一字步不能。Romberg 征（+），指指、指鼻试验不准，跟膝胫试验正常。

【辅助检查】见图 3-231。

颅脑 MRI：右侧脑桥小脑三角区、右侧桥前池可见一团块状稍长 − 长 T_1 稍长 − 长 T_2 混杂信号灶，累及右侧海绵窦旁，跨越颅中窝和颅后窝，病灶形态欠规则，边界较清，大小约 41mm × 45mm × 54mm，增强后明显不均匀强化，脑干、右侧小脑半球及四脑室明显受压、变形和向左侧移位；幕上脑室系统扩大，双侧脑室前角旁可见对称条片状稍长 T_2 信号。双侧内听道未见明显扩大，右侧内听道似见小片状强化灶，中线结构未见明显移位。

颅底 HRCT：右侧颞骨岩部及蝶骨体骨质破坏，并累及右侧破裂孔，双侧内听道未见明显扩大，其余颅底骨质形态正常。

【术前诊断】右侧桥小脑三角区、右侧桥前池占位性病灶，性质待定：三叉神经鞘瘤？脑膜瘤？其他待排查。幕上脑积水并间质性水肿。

【手术入路】右侧枕下乙状窦后入路。

【手术过程】左侧俯卧。右侧乙状窦后入路开颅。分层切开头皮，分离枕部肌肉。颅骨钻孔后铣

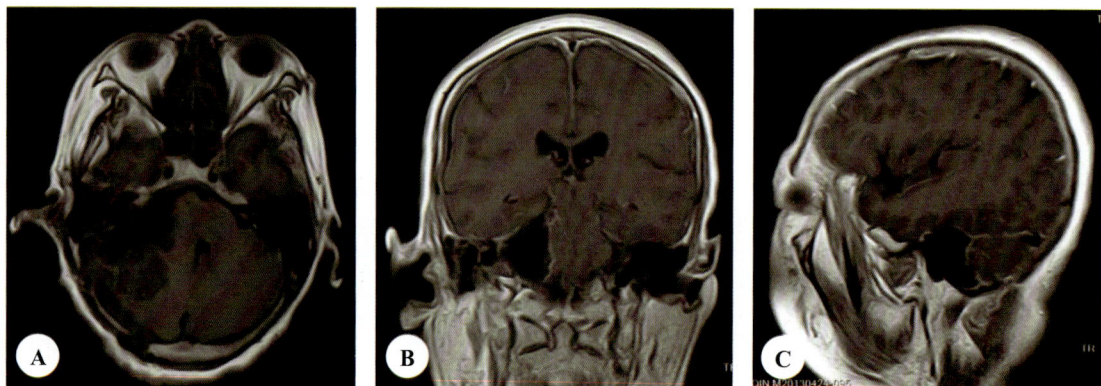

▲ 图 3-230 病例 1 术后 MRI 检查

刀锯开颅骨。咬除部分乳突，暴露横窦及乙状窦。悬吊硬膜后弧形剪开，释放脑脊液后张力下降。牵开小脑，见病变位于右侧脑桥小脑三角，大小约 4.5cm×4cm×4.5cm，边界清楚，血运丰富，质地软。病灶源自天幕及岩尖，其将面神经、三叉神经推向大脑后下方，向内推挤小脑上动脉。电神经监测明确面神经位于下方。镜下先离断肿瘤基底部后分块减压，将受包裹血管神经完整分离并保留。肿瘤和脑干粘连紧密，予以悉心分离，切开天幕，并磨除岩尖骨质，切除累及颅中窝肿瘤。

【术后 MRI】见图 3-232。

【术后神经功能】神清语利，双侧瞳孔等大等圆，直径 3mm 大小，对光反射灵敏，口角无歪斜，伸舌居中，切口愈合可，无红、肿、渗出，颈软，四肢肌力、肌张力正常，各生理反射存在，Kernig、Babinski、Brudzinski 征阴性，各组脑神经功能正常。病理结果回报为脑膜瘤。

【经验体会】本例患者肿瘤将面听神经及三叉神经压向后下方，在分离肿瘤下极时需仔细分离神经。此病例的另外一个特点是肿瘤经 Meckel 腔长入颅中窝，在分块切除颅后窝的病变后，需小心磨除岩尖后再处理累及 Meckel 腔的肿瘤。

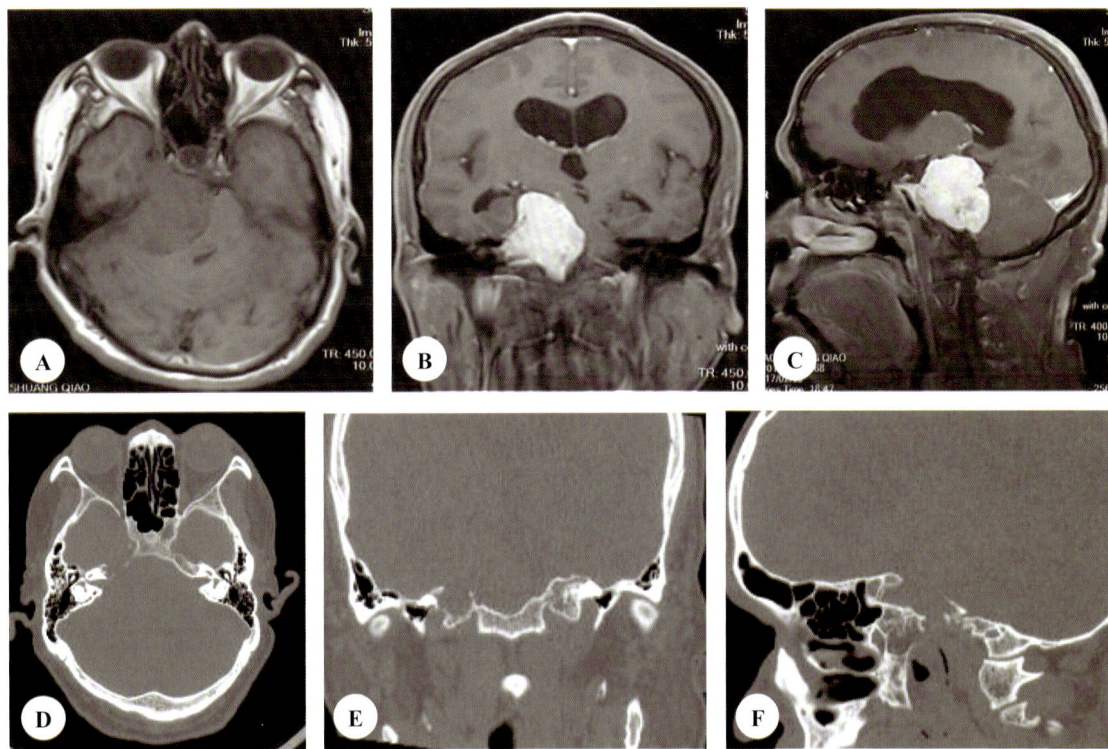

▲ 图 3-231　病例 2 术前辅助检查

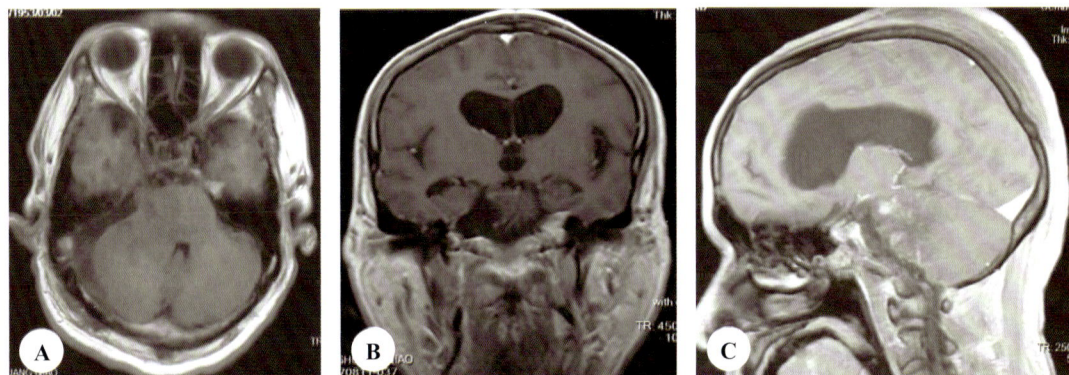

▲ 图 2-232　病例 2 术后 MRI 检查

病例 3 患者女性，52 岁，因"右侧听力下降10 年，间断头晕 15 天"入院。

【查体】神志清楚，视力左：0.9，右：0.6，视野粗测无缺损，眼底检查未见明显异常。双瞳直径 3mm，等大等圆，光反射灵敏，双眼球活动可，眼睑无下垂，无眼球震颤。双侧面部痛觉、振动觉可，咀嚼有力，张口下颌无偏移。双侧额纹对称，鼻唇沟对称，皱额、闭目、鼓腮、示齿、吹哨可，味觉正常。双耳听力粗测右侧听力下降，Rine 试验左侧：气导大于骨导，右侧：气导大于骨导；Weber 试验：居中；冷热水试验左侧：正常，右侧：正常。悬雍垂居中，声音无嘶哑，饮水无呛咳，咽反射可，吞咽反射可，咳嗽反射可。转颈耸肩有力。伸舌居中，舌肌无萎缩，无肌颤，舌肌活动可。四肢肌力、肌张力可，无肌肉萎缩。

【辅助检查】见图 3-233。

颅脑磁共振：右侧脑桥小脑三角区可见一类圆形等 - 稍长 T_1 等 - 稍长 T_2 肿块灶，大小约为 2.2cm×2.3cm，增强后呈环形强化，邻近脑实质受压，第四脑室稍受压变窄，幕上脑室未见明显积水扩张。双侧额顶叶深部见多发斑点状长 T_1 长 T_2 信号灶，FLAIR 序列呈高信号。双侧脑室后角旁见对称性条片状长 T_1 长 T_2 信号灶，FLAIR 序列呈高信号。灰白质界限清楚，脑室系统正常，中线结构无移位，脑沟裂正常。

颅底 HRCT：双侧内听道对称，右侧未见明显扩大。

【术前诊断】右侧脑桥小脑角区占位：脑膜瘤？神经鞘瘤？

【手术入路】右侧枕下乙状窦后入路。

【手术过程】取左侧俯卧位，头架固定头部，消毒铺单。行右侧枕下乙状窦后入路，耳后倒 L 形切口，切开头皮，骨膜下分离皮肌瓣并牵开。颅骨钻 3 孔，骨瓣开颅，大小约 4cm×4cm。显露横窦、乙状窦边缘，下达枕骨大孔。显微镜下弧形剪开硬膜，小脑延髓外侧池释放脑脊液，缓慢牵开小脑半球，见病变位于右侧脑桥小脑三角，大小约 2.2cm×2.3cm，肿瘤质地中等，血供较丰富，实性，无囊变，边界清楚，面听神经位于肿瘤表面。先电凝切断肿瘤基底，再行瘤内减压，依次沿肿瘤表面

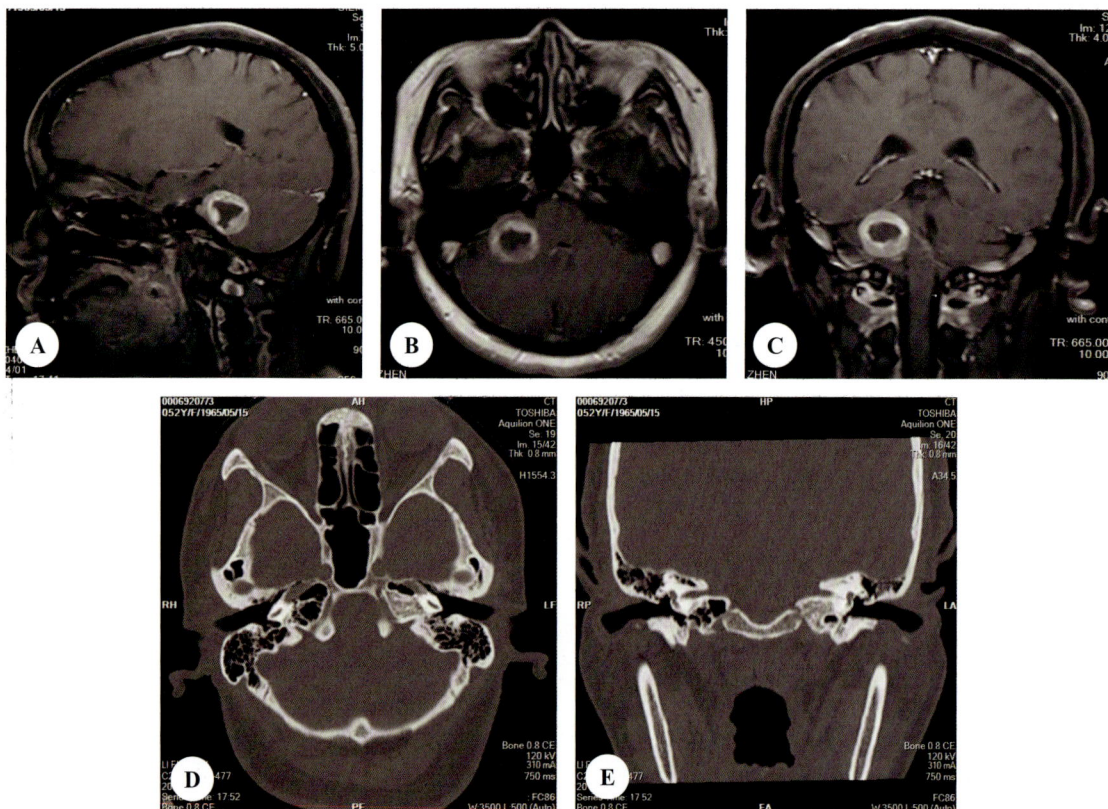

▲ 图 3-233　病例 3 术前辅助检查

蛛网膜界面游离面听神经，分离肿瘤下极、上极、内侧面，分块全切除肿瘤。最后再电凝切除位于岩静脉旁的肿瘤基底。全切肿瘤后见脑桥小脑三角池蛛网膜完整，三叉神经、面神经、蜗神经及后组脑神经及岩静脉保留完好。

【术后 MRI】见图 3-234。

【术后神经功能】神清语利，双侧瞳孔等大等圆，直径 3mm 大小，对光反射灵敏，口角无歪斜，伸舌居中，切口愈合可，无红、肿、渗出，颈软，四肢肌力、肌张力正常，各生理反射存在，Kernig、Babinski、Brudzinski 征阴性，各组脑神经功能正常。病理结果回报为脑膜瘤。

【经验体会】

(1) 术前完善颅底 HRCT 及颅脑 CTV，枕下乙状窦后入路开颅前应注意乙状窦和乳突导静脉位置，开颅时避免因撕扯乳突导静脉导致乙状窦损伤。

(2) 内听道后型脑桥小脑三角脑膜瘤的面听神经位于肿瘤腹侧，离断肿瘤基底时需注意仔细识别内听道后壁，避免面听神经损伤。

(3) 内听道型脑桥小脑三角脑膜瘤的面听神经与肿瘤关系多变，神经电生理监测下分辨面听神经走行，对面听神经的保护具有重要作用。对于累及内听道的肿瘤，磨除内听道后壁才能全切肿瘤。此外，磨除内听道后壁后需要注意预防脑脊液漏。

病例 4　患者女性，51 岁，因"右侧听力下降 6 个月余，发现颅内占位 20 余天"入院。既往"原发性血小板减少性紫癜"病史 20 余年，余无特殊。

【查体】神清语利。左眼视力 0.7，右眼视力 0.6，视野粗测无缺损，眼底检查未见明显异常。双瞳直

径 3mm，等大等圆，光反射灵敏，双眼球活动可，眼睑无下垂，无眼球震颤。双侧面部痛觉、振动觉可，右侧咀嚼力下降。双侧额纹对称，鼻唇沟对称，皱额、闭目、鼓腮、示齿、吹哨可，味觉正常。右耳听力粗测下降。声音无嘶哑，饮水无呛咳，咽反射可，吞咽反射可，咳嗽反射可。伸舌居中，舌肌无萎缩，无肌颤，舌肌活动可。四肢肌力、肌张力可。跟膝胫试验（−），指鼻试验（−），双手动作轮替试验（−），Romberg 征（−），行一字步可。

【辅助检查】

MRI 检查：右侧脑桥小脑三角区见一约 45mm×23mm×36mm 半圆形不均匀长 T_1 长 T_2 异常信号，增强后病灶较均匀强化，边缘清晰，可见脑膜尾征，右侧鞍旁似可见相似信号病变。脑干及小脑稍受压，第四脑室稍受压变小，幕上脑室稍扩大。双侧额、颞、枕、顶叶深部、基底节区可见多个小斑点状长 T_1、长 T_2 信号，边界模糊，FLAIR 序列大部分病灶呈高信号，增强后无明显强化。中线结构无移位（图 3-235）。

【术前诊断】右侧脑桥小脑三角区占位：脑膜瘤？

【手术入路】右侧枕下乙状窦后入路。

【手术要点】行右侧枕下乙状窦后入路，耳后倒 L 形切口，切开头皮，骨膜下分离皮肌瓣并牵开。颅骨钻 3 孔，骨瓣开颅，大小约 4cm×4cm。显露横窦、乙状窦边缘，下达枕骨大孔。显微镜下弧形剪开硬膜，缓慢牵开小脑半球，见病变位于右侧脑桥小脑三角，大小约 45mm×23mm×36mm，肿瘤质地中等，血供较丰富，实性，无囊变，边界清楚（图

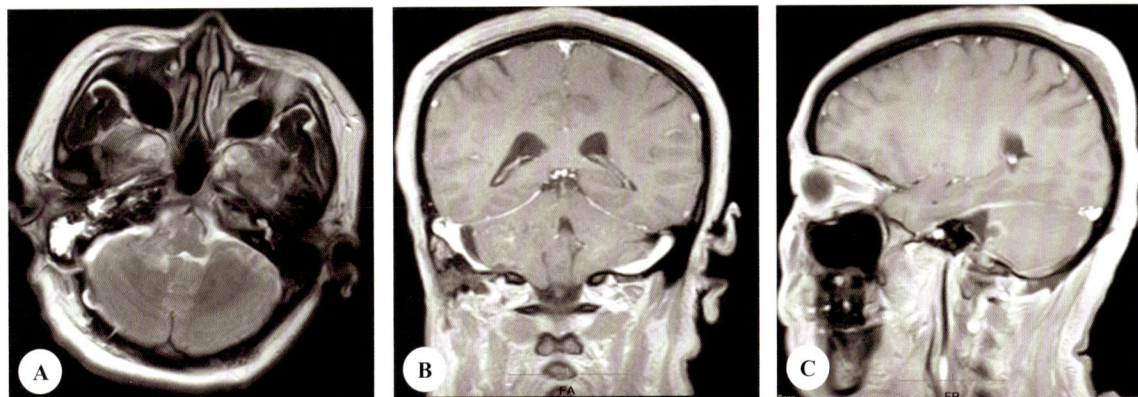

▲ 图 3-234　病例 3 术后 MRI 检查

3-236）。先行瘤内减压，依次沿肿瘤表面蛛网膜界面分离肿瘤下极、上极、内侧面，分块切除肿瘤。最后再次电凝切除位于内听道前壁处的肿瘤基底。使用神经内镜探查内听道，切除内听道内肿瘤。全切肿瘤后见脑桥小脑三角池蛛网膜完整，三叉神经、面神经、蜗神经及后组脑神经及岩静脉保留完好。

【术后MRI】枕骨右侧骨质部分缺损，右侧乳突长 T_1 长 T_2 信号灶，原右侧脑桥小脑三角区肿块呈切除术后改变，术区及相应颅板下见少许积液及积血信号。术区未见明显异常强化灶。脑桥及四脑室受压变窄较前减轻；新见右侧桥臂及右侧小脑半球水肿信号，余脑实质内未见异常信号灶及强化灶。左侧乳突长 T_1 长 T_2 信号灶较前增多，余基本同前（图3-237）。

【术后病理】（右侧CPA区）脑膜瘤，WHO I 级。

【术后神经功能】患者出院时一般情况好，生命体征平稳，神清语利，双侧瞳孔等大等圆，直径3mm大小，对光反射灵敏，口角无歪斜，伸舌居中，切口愈合可，无红、肿、渗出，颈软，四肢肌力、肌张力正常，各生理反射存在，Kernig、Babinski、Brudzinski 征阴性。

【经验体会】本例患者肿瘤位于面听神经的内上方，处理靠近面神经及三叉神经附近的肿瘤基底时需格外小心。在分离附着在神经上的肿瘤时，沿着肿瘤的边界进行锐性分离，以减少对神经的骚扰。

病例5 患者女性，44岁，因"听力下降1年余，头痛伴走路不稳1个月，面部麻木2周"入院。

【查体】神志清楚，双瞳孔等大等圆直径3mm大小，对光反射灵敏，头颅大小及形态正常，鼻腔及外耳道无异常分泌物；嗅觉可；视力粗侧未见明显异常，视野粗测未见缺损；眼球活动可，右侧面部感觉减退，左侧无明显异常，口角无歪斜，双侧鼻

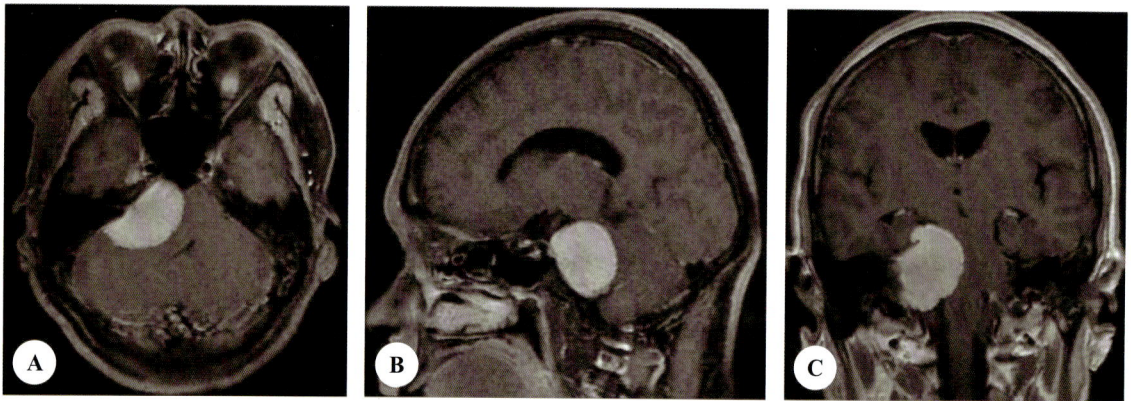

▲ 图 3-235 病例 4 术前 MRI 检查

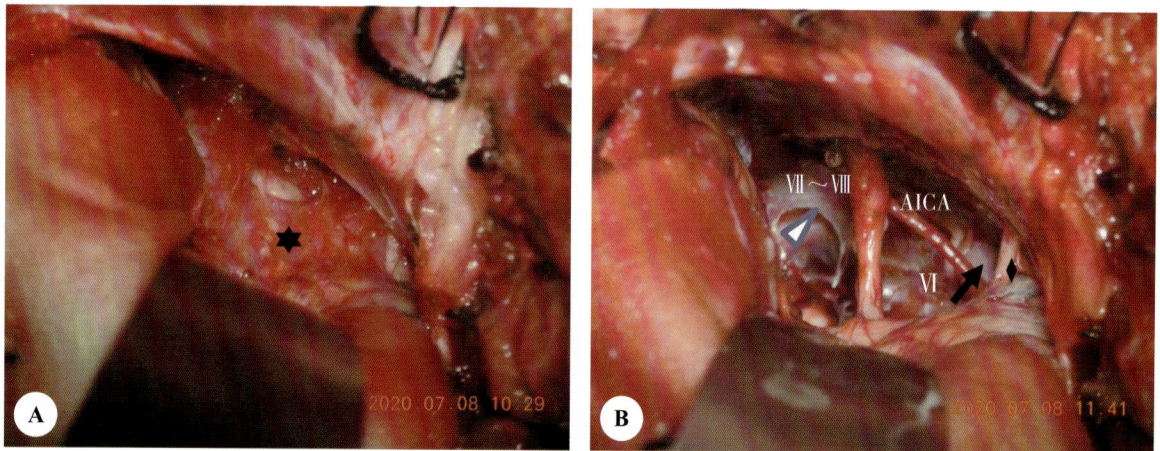

▲ 图 3-236 肿瘤（黑色六角形），小脑前下动脉（AICA），第 Ⅵ～Ⅷ 对脑神经（Ⅵ～Ⅷ），CPA 池蛛网膜（白箭头），椎动脉（黑箭），后组脑神经（黑色菱形）

唇沟无变浅，皱眉、鼓腮、示齿可，听力粗测：左侧听力下降，右侧无明显异常，伸舌居中，咽反射正常，耸肩、转头有力。颈软，无抵抗，四肢感觉、活动可，肌力、肌张力正常，右侧角膜反射减退，左侧正常。Kernig、Brudzinski、Babinski 征阴性。行一字步不稳，闭目难立征（－），双手轮替试验（－）。

【辅助检查】

颅脑 MRI：左侧脑桥小脑三角区见一约 45mm×23mm×36mm 半圆形不均匀短 T_1 长 T_2 异常信号，增强后病灶较均匀强化，边缘清晰，可见脑膜尾征。脑干及小脑稍受压，第四脑室稍受压变小，幕上脑室稍扩大。双侧额、颞、枕、顶叶深部、基底节区可见多个小斑点状长 T_1、长 T_2 信号，边界模糊，FLAIR 序列大部分病灶呈高信号，增强后无明显强化（图 3-238）。

CT：颅底诸骨未见明显骨折及骨质破坏，左侧脑桥小脑三角区见一半圆形等密度灶，大小约 53mm×29mm，以宽基底与颅底枕骨相连，平扫 CT 值约 55HU，动脉期 CT 值约 102HU，静脉期 CT 值约 164HU，增强见明显均匀强化，邻近脑干、左侧小脑半球受压，邻近左侧小脑半球见片状低密度灶。第四脑室受压变窄，幕上脑室扩张，双侧侧脑室旁见稍低密度灶（图 3-239）。

【术前诊断】颅内占位性病变，左侧 CPA 区，脑膜瘤？

【手术入路】左侧枕下乙状窦后入路。

【手术入路】在右侧俯卧位。行左侧枕下乙状窦后入路，耳后倒 L 形切口，切开头皮，骨膜下分离皮肌瓣并牵开。颅骨钻 3 孔，微动力铣刀骨瓣开颅，大小约 6cm×5cm。显露横窦、乙状窦边缘，下达枕骨大孔。显微镜下弧形剪开硬膜，小脑延髓外侧池释放脑脊液困难，遂缓慢牵开小脑半球，见病变位于左侧脑桥小脑三角，约 5.8cm×5.5cm×3.5cm 大小，肿瘤质地中等，血供丰富，色灰红，实性，无囊变，边界与脑组织及脑干边界不清，肿瘤包裹面听神经、展神经、三叉神经及后组脑神经，与基底动脉、小脑前下动脉及分支血管粘连静脉，肿瘤基底主要位于左侧岩骨背侧，累及反复广

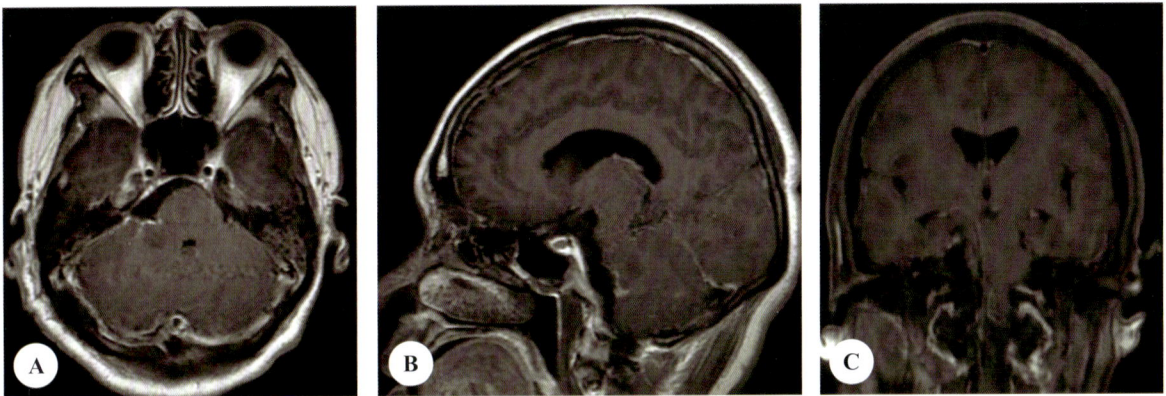

▲ 图 3-237 病例 4 术后 MRI

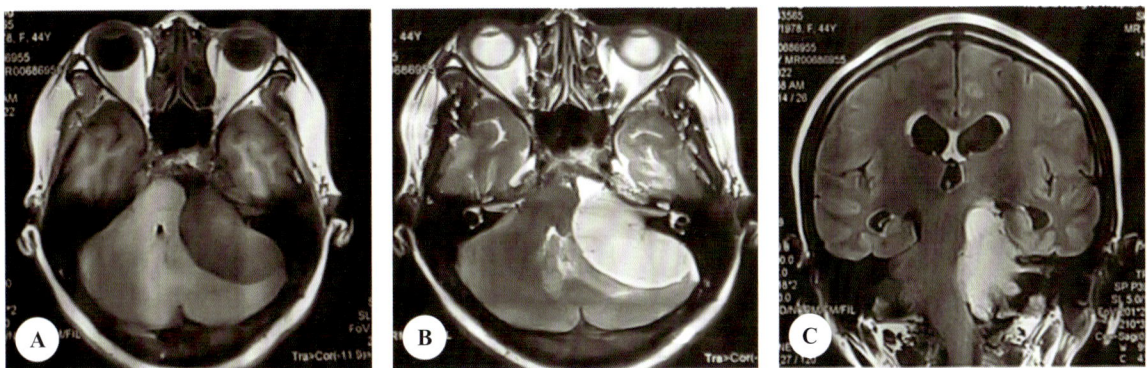

▲ 图 3-238 病例 5 术前 MRI 检查

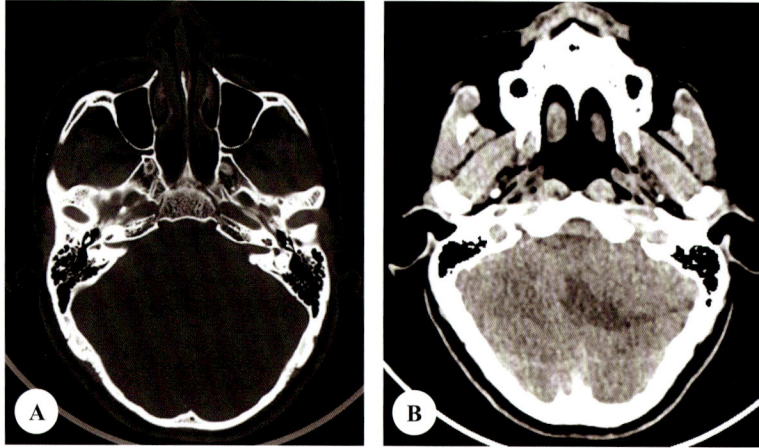

◀ **图 3-239** 病例 5 术前 CT 检查

泛，上至岩尖、鞍背、天幕等区域，下达颈静脉孔区。先电凝切断肿瘤基底，再行瘤内减压，依次沿肿瘤表面蛛网膜界面分离肿瘤下极、上极、内侧面，分块全切除肿瘤，继磨开内听道后壁，分离切除内听道内肿瘤。最后再次电凝切除肿瘤基底。全切肿瘤后见脑桥小脑三角池蛛网膜完整，三叉神经、面神经、蜗神经及后组脑神经及岩静脉保留完好。

【术后 MRI】枕骨左侧份局部缺损呈术后改变，左侧脑桥小脑三角区见斑片状长 T_1 长 T_2 信号灶，内见少许短 T_2 信号灶，左侧桥臂及左侧小脑半球见稍长 T_1 长 T_2 信号灶，FLAIR 呈高信号，增强后术区边缘见条状强化，脑干及左侧小脑半球、第四脑室仍受压改变。左侧枕叶皮层下见片状长 T_1 长 T_2 信号灶，FLAIR 呈高信号，增强后未见明显强化。幕上脑室稍扩大，双侧侧脑室旁见片状长 T_1 长 T_2 信号灶，FLAIR 呈高信号；脑沟、脑裂、脑池大小形态基本正常，中线结构基本居中。左侧乳突小房内可见长 T_2 信号灶（图 3-240）。

【术后神经功能】出院时患者神志清楚，言语流利，各组脑神经功能正常，四肢活动可，肌力、肌张力正常，无新发嘴角歪斜、眼睑闭合不全、听力下降等神经功能障碍。病理结果回报为脑膜瘤。

【经验体会】此病例病变虽体积较大，但未向颅中窝扩展，局限于脑桥小脑三角区，属于典型脑桥小脑三角脑膜瘤。肿瘤基底主要位于左侧岩骨背侧，累及广泛，上至岩尖、鞍背、天幕等区域，下达颈静脉孔区。术前磁共振虽无明显内听道累及表型，但术中磨开内听道后壁仍可见肿瘤。完全彻底处理肿瘤基底是防止脑膜瘤术后复发的关键手段。

专家点评

脑桥小脑三角区脑膜瘤可依据肿瘤与内耳门的位置关系分为内耳门外侧型和内耳门内侧型和内听道型，部分幕下型小脑幕切迹脑膜瘤容易被误诊为脑桥小脑三角区脑膜瘤。肿瘤质地偏软、匐匐状生长的脑膜瘤可包绕面听神经、后组脑神经及小脑前下动脉复合体等血管，为手术切除和分离带来困难。

术中应耐心处理肿瘤基底，不遗留死角和潜在的卫星灶。如肿瘤向内听道内生长，常需充分打开内听道后壁，直视下切除肿瘤。对于术前有三叉神经痛症状的患者，应仔细评估肿瘤切除后，影响症状完全缓解的风险因素，并选择妥善的处理方案。

参考文献

[1] DESGEORGES M, STERKERS O, PONCET J, et al. Surgery for meningioma of the posterior skull base. 135 cases. Choice of approach and results[J]. Neuro-Chirurgie, 1995,41：265-290; discussion 290-264.

[2] VOSS N F, VRIONIS F D, HEILMAN C B, et al. Meningiomas of the cerebellopontine angle[J]. Surgical Neurology, 2000,53：439-447.

[3] BASSIOUNI H, HUNOLD A, ASGARI S, et al.Meningiomas of the posterior petrous bone: functional outcome after microsurgery[J]. Journal of Neurosurgery, 2004,100：1014-1024.

[4] BUTTRICK S, SHAH A H, KOMOTAR R J, et al. Management of Atypical and Anaplastic Meningiomas[J]. Neurosurgical Clinics of North America, 2016,27：239-247.

[5] PROCTOR D T, RAMACHANDRAN S, LAMA S, et al. Towards

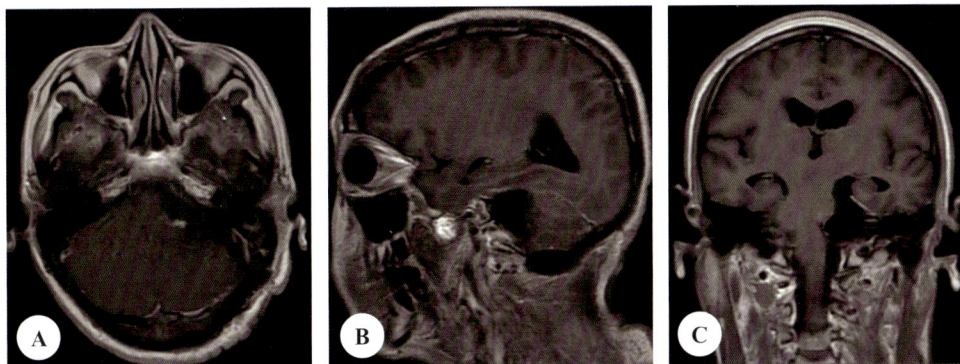

▲ 图 3-240　病例 5 术后 MRI 检查

Molecular Classification of Meningioma: Evolving Treatment and Diagnostic Paradigms[J]. World Neurosurgery, 2018,119：366-373.

[6] SIOKA C, A P. Chemotherapy, hormonal therapy, and immunotherapy for recurrent meningiomas[J]. Journal of Neuro-Oncology, 2009,92：1-6.

十、复发性复杂颅底脑膜瘤

（张　弛　刘春波）

本章主要讨论的复发颅底肿瘤主要包括颅底脑膜瘤及少数神经鞘瘤。脑膜瘤构成原发性脑肿瘤的 15%～20%，而这其中的 20%～30% 在颅底。凸面脑膜瘤通常位置表浅，且与神经和血管结构容易分离（侵犯静脉窦、大脑镰或小脑幕等为特殊类型）。相反，颅底脑膜瘤可能基底广泛，具有一定程度侵袭性，并与脑神经和脑干等结构关系密切。颅内神经鞘瘤多见起源于施万细胞，如位于脑桥小脑三角的听神经瘤、海绵窦与 Meckel 腔的三叉神经鞘瘤，以及向颈静脉孔区和咽旁间隙生长的舌咽神经鞘瘤。考虑到颅底肿瘤位置的解剖学特殊性，手术的目的是在最低程度影响神经功能的前提下进行最大可能的切除。

脑膜瘤是常见的中枢神经系统肿瘤，虽然其被认为是良性肿瘤，但生物学行为差异很大，对于脑膜瘤发生和进展背后的分子机制仍然缺乏了解。目前认为，肿瘤切除的程度与复发率密切相关。即使镜下肿瘤完全切除，肿瘤碎片也可能附着于脑干和血管等重要结构上。脑膜瘤手术所强调的彻底切除或 Simpson 零级切除在凸面脑膜瘤中更容易实现，而在颅底脑膜瘤中，由于肿瘤可能毗邻或推挤／包裹周围重要的神经血管结构，在许多情况下不可能进行这种积极的切除。此外，对于神经功能保留的考虑也使积极切除受到限制。良性脑膜瘤患者的 5 年复发率为 21%，非典型和单型脑膜瘤的复发率为 38% 和 78%。岩斜坡区脑膜瘤作为最复杂的颅底脑膜瘤之一，具有较高复发倾向。同时，肿瘤病理分级、切除程度和肿瘤形状等也可能与高复发率密切相关。部分颅底脑膜瘤侵袭性明显，可能浸润甚至破坏颅骨、肌肉、神经及颈内动脉，这类肿瘤极易复发（详见岩斜坡脑膜瘤章节）。

病例 1　患者叶某，女性，50 岁，因"左侧脑桥小脑三角脑膜瘤术后 14 年，再次开颅术后 8 年，4 次伽马刀后复发"入院。

【查体】神清，瞳孔直径 2.5mm，光反射灵敏，眼球运动自如，左眼视力 0.15，右眼视力 0.15，视野粗侧无异常。调节、辐辏反射正常。左侧颜面部感觉较右侧减退，张口向右侧歪斜，左侧闭目不能，左侧鼻唇沟稍浅，左侧听力基本丧失。

【辅助检查】MRI 示：右侧颞叶、蝶骨脊、鞍旁、小脑幕、斜坡多发占位，考虑脑膜瘤复发（图 3-241）。

【术前诊断】颅内多发占位：脑膜瘤？

【手术入路】左侧枕下乙状窦后入路联合左颞顶枕皮层入路。

【手术过程】右侧俯卧位。行原左侧枕下乙状窦后入路联合左颞顶枕皮层入路，左枕倒 L 形切口并向顶叶延长。切开头皮，骨膜下分离皮肌瓣并牵开。颅骨钻 3 孔，骨瓣开颅，大小约 8cm×6cm。显露左侧横窦，左侧乙状窦，下达枕骨大孔。显微镜下扩大剪开左侧颞枕硬膜，见肿瘤侵犯枕骨并骨质增生，局部硬膜被侵蚀破坏。肿瘤大小约 5.2cm×3.7cm×3.0cm，质中等，色灰红，血供丰富，

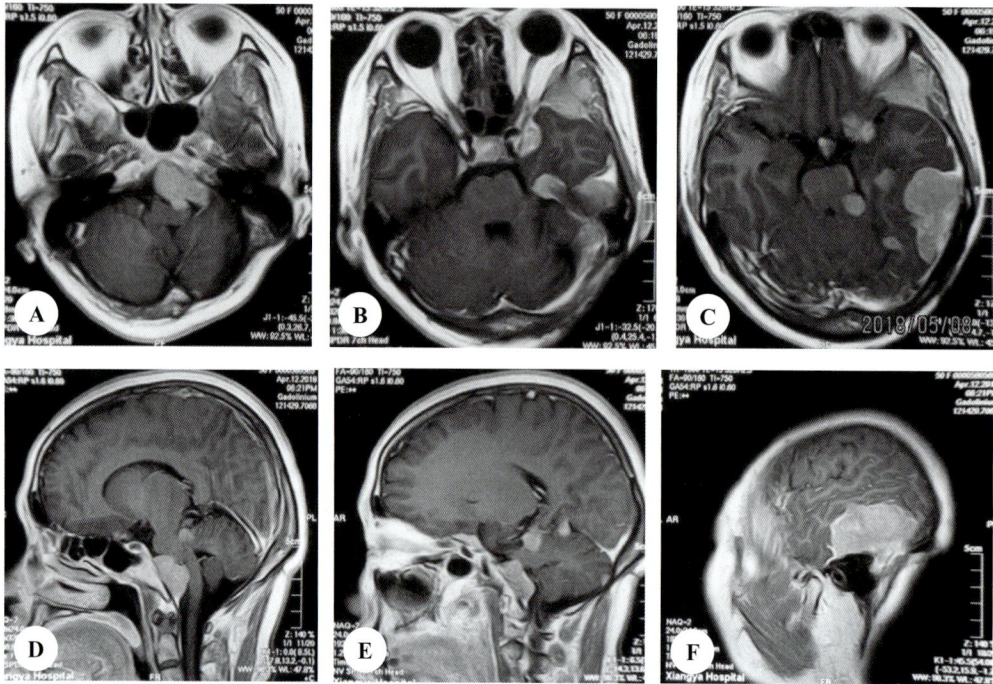

▲ 图 3-241　病例 1 术前 MRI 检查

与正常脑组织边界不清，肿瘤侵犯左侧横窦，沿肿瘤周边逐渐分离肿瘤，全切除肿瘤及附着硬脑膜，连续缝合左侧横窦边缘。继续沿颞底向下探查，见天幕多发肿瘤，其中最大约 1.5cm×1.9cm×1.0cm，予以连同天幕一并切除。打开左侧乙状窦后硬膜，显露脑桥小脑三角池、小脑延髓外侧池，释放脑脊液，缓慢牵开小脑半球，见病变位于左侧斜坡区，约 3.0cm×1.4cm×2.0cm 大小，面听神经、后组脑神经分别位于肿瘤上下极。沿各神经间隙探查切断肿瘤基底，同时行瘤内减压，最后逐渐分离肿瘤与脑干及神经间粘连，分块全切除肿瘤。肿瘤质地中等，血供丰富，色灰白，边界清楚，与脑干间蛛网膜界面尚存。肿瘤基底主要位于斜坡区，予以充分电凝切除。

【术后 MRI】左侧鞍旁病灶较前缩小，现左侧鞍旁病变大小约 14mm×18mm（原 23mm×23mm）；左侧脑桥小脑三角区及小脑幕下结节样强化灶未见显示；余颅内情况基本同前。枕骨左侧局部缺如，呈术后改变，术区周围脑组织内见条带状长 T_1、长 T_2、FLAIR 高信号灶（图 3-242）。

【术后病理】（左侧颞叶）非典型脑膜瘤，WHO Ⅱ 级。

【术后神经功能】现患者未诉特殊不适，一般情况可。查体：三测正常，神清语利，双侧瞳孔等大等圆，直径 3mm 大小，对光反射灵敏，口角无歪斜，伸舌居中，切口愈合可，无红、肿、渗出，颈软，四肢肌力、肌张力正常，各生理反射存在，Kernig、Babinski、Brudzinski 征阴性。

【经验体会】目前，对于非典型脑膜瘤的治疗，除了手术完整切除以外，包括多种抗肿瘤药物的临床试验也在积极开展。非典型脑膜瘤可能具有包括 NF-2 突变等多种基因异常，临床可见肿瘤增生活跃，极易复发于包括颅底硬脑膜在内的硬膜各处。本病例既往行两次开颅手术，肿瘤分别生长于左侧 CPA 区及斜坡，手术切除后 14 年又发现肿瘤新发于颅底各处。故严格意义上，该病例为复发/新发的综合病例。

该病例"小而全"，可分解为翼点入路-蝶骨脊脑膜瘤、经海绵窦入路-鞍旁脑膜瘤、经颞下天幕入路-天幕缘及横窦脑膜瘤、经乙状窦后入路-桥臂、斜坡脑膜瘤。利用原乙状窦后入路 L 形切口并延伸至额颞顶，暴露包括横窦、乙状窦、枕骨大孔和翼点等关键部位，避免了分期手术给患者身心及经济带来的巨大压力。另外，此类非典型脑膜瘤具有好发、多发等特点，术中应仔细观察并适当探察术野及周围颅底硬膜，早期发现并处理可疑硬膜异常可一定程度降低术后再发肿瘤概率。

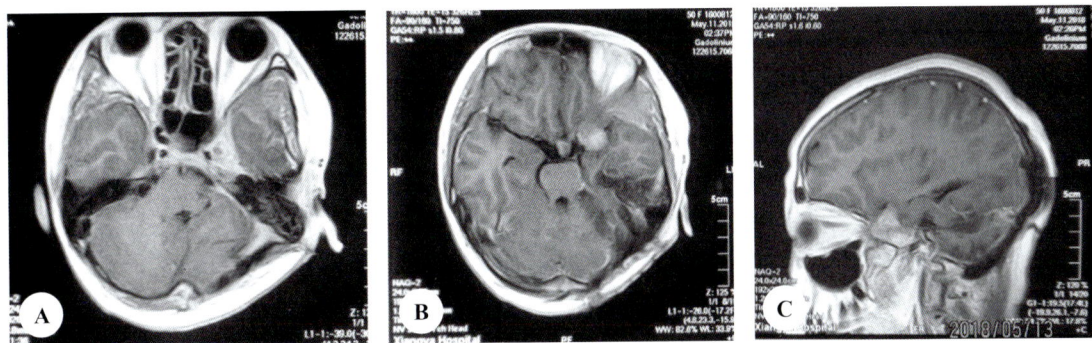

▲ 图 3-242　病例 1 术后 MRI 检查

病例 2　患者女性，62 岁，右侧岩斜区脑膜瘤两次复发手术。第一次手术：天幕脑膜瘤术后 6 年余，头痛 1 年余，右侧面部麻木 4 个月余。

【查体】神清语利。左眼视力 0.9，右眼视力 1.0，视野粗测无缺损，眼底检查未见明显异常。双瞳直径 3mm，等大等圆，光反射灵敏，双眼球活动可，右侧眼睑稍下垂，无眼球震颤。右侧面部痛觉、振动觉减退，左侧面部可，咀嚼有力，张口下颌无偏移。双侧额纹对称，鼻唇沟对称，皱额、闭目、鼓腮、示齿、吹哨可，右侧舌体麻木及味觉消失。

【辅助检查】头部 MRI 示小脑右侧见大片状长 T_1 长 T_2 信号，增强后未见明显强化，考虑术后脑软化灶形成。右侧颞骨岩部见等 T_1 及略长 T_2 信号灶，病灶大小约 2.2cm×2.4cm，注入 Gd-DTPA 后肿瘤显著均匀强化，强化肿瘤边缘似可见脑膜尾征，周围脑实质小片状水肿。脑干受压，脑室系统形态及大小正常，脑沟、脑裂及脑池未见异常，中线结构无移位（图 3-243）。

【术前诊断】右侧岩斜蝶脑膜瘤术后复发。

【手术入路】右侧乙状窦前幕上下联合入路。

【手术过程】全麻插管成功后，患者取左侧俯卧位，头架固定头部，使乳突位于术野最高点，头顶部稍下垂。常规消毒铺单。行右侧乙状窦前入路，沿用原有手术切口，分层分离皮肤及颞肌，显露颧弓根部、外耳道、原有乳突及乳突尖、颅后窝侧方颅骨已被咬除。取下并扩大原有骨瓣。原有乙状窦已闭塞，接下来在显微镜下操作。磨钻磨除岩骨至暴露 Trautman 三角。弧形剪开颞部硬膜至岩上窦附近，同时弧形剪开乙状窦外侧小脑部硬膜至岩上窦附近，烧灼横断横窦及岩上窦。可见肿瘤基底围绕岩骨匍匐生长，累及天幕，病灶在颅后窝突入脑干，

与脑干、三叉神经、面听神经粘连紧密，同时长入内听道。先电凝切断受累天幕，同时保留滑车神经完整。再切除幕下肿瘤，保留三叉神经、面听神经及外展神经完整，同时保留脑干的完整。后断除长入颅中窝底的基底，并切除受累硬膜。全切肿瘤后，再反复烧灼斜坡及海绵窦旁硬膜，滑车神经、三叉神经、面听神经、外展神经及后组脑神经保留完好。取人工硬膜修补硬脑膜，置硬膜外引流管一根，回置骨瓣，可吸收线分层缝合肌肉、帽状腱膜和头皮。术程顺利，术中麻醉满意，出血约 1100ml，输同型红细胞 2U，冰冻血浆 400ml，自体血回输 450ml。

【术后 MRI】现片示：右侧颞骨岩部等 T_1 及略长 T_2 信号灶已清除，注入 Gd-DTPA 后未见明显强化，脑桥小脑三角区信号较前混乱，注入 Gd-DTPA 后亦未见明显强化（图 3-244）。

【术后神经功能】患者神志清楚，双侧瞳孔等大等圆，直径约 3mm 大小，对光反射灵敏。右侧颜面部感觉稍减退，伸舌居中，无吞咽、发声障碍；颈软，四肢肌力、肌张力正常，痛温触觉正常，各腱反射正常，病理征阴性。

第二次手术：天幕脑膜瘤术后 10 年余，右侧岩斜区脑膜瘤术后 3 年余。

【查体】神志清楚，语言欠流利。左眼视力 0.5，右眼视力 0.7，视野粗测无缺损，眼底检查未见明显异常。双瞳直径 3mm，等大等圆，光反射灵敏，双眼球活动可，右侧眼睑下垂，左侧眼睑无下垂，无眼球震颤。双侧面部触觉、痛觉减退，右侧颞肌、咀嚼肌肌力下降，张口下颌无偏移。双侧额纹对称，鼻唇沟对称，皱额、闭目、鼓腮、示齿、吹哨可，口角右偏，右侧舌前 2/3，舌后 1/3 味觉减退，左侧味觉大致正常。双耳听力粗测正常。悬雍垂居

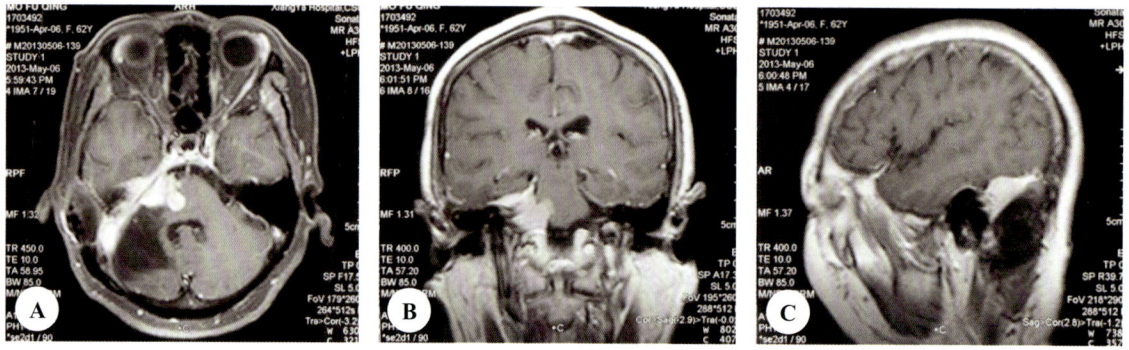

▲ 图 3-243　病例 2 术前 MRI 检查

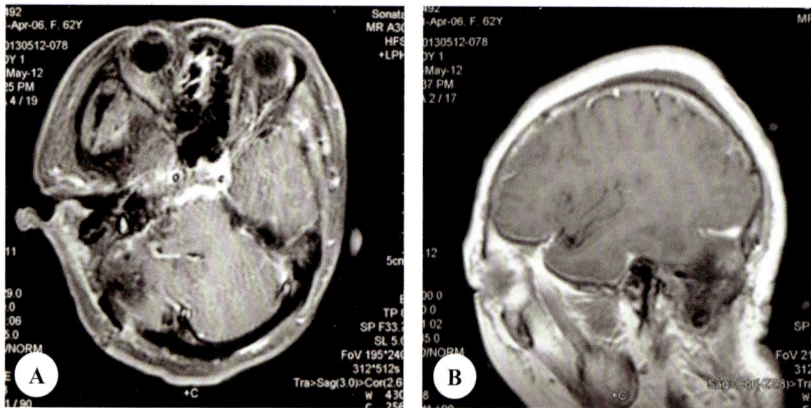

◀ 图 3-244　病例 2 术后 MRI 检查

中，声音嘶哑，饮水呛咳，咽反射减弱，吞咽反射可，咳嗽反射可。转颈耸肩有力。伸舌居中，舌肌无萎缩，无肌颤，舌肌活动可。右侧肌力、肌张力可，左侧肌力稍减弱，无肌肉萎缩。四肢痛觉、振动觉可。角膜反射减退，腹壁反射减退，肱二头肌反射（++），肱三头肌反射（++），桡骨骨膜反射（++），膝反射（++）。Hoffmann 征（-），双侧 Babinski 征（-），双侧 Oppenheim 征（-），双侧 Gordon 征（-）。颈软，Kernig 征（-），Brudzinski 征（-）。跟膝胫试验（-），指鼻试验（+），双手动作轮替试验（-），Romberg 征（+），行一字步不稳。

【辅助检查】头部 MRI 示"颅内脑膜瘤术后"改变，新见右侧鞍旁及岩尖部异常强化灶，考虑复发可能性大（图 3-245）。

【术前诊断】右侧岩斜蝶脑膜瘤术后再次复发。

【手术入路】原右侧乙状窦前入路。

【手术过程】患者后全麻插管后，左侧俯卧，头架固定。常规消毒铺巾后取原耳后弧形切口开颅。分层切开头皮和枕部肌肉，向下充分暴露枕骨髁及 C$_1$。取出原骨瓣，扩大骨窗大小约 4cm × 5cm。悬吊

硬膜后弧形剪开。见肿瘤位于右侧岩尖-斜坡，向颅中窝 meckel 囊生长，病变呈多中心生长，肿瘤包裹动眼、滑车、三叉和椎基底动脉，肿瘤亦突破硬膜向斜坡生长。病变大小约 4.0cm × 3.6cm × 3.5cm，边界清楚，血运丰富，质地硬。脑干被肿瘤推向后方，镜下分块切除肿瘤，完整保留后组脑神经、椎动脉及其分支。最后烧灼肿瘤基底部。

【术后 MRI】见图 3-246。

【术后神经功能】现患者未诉特殊不适，神志较前好转，饮食可，大小失禁。查体：神志清楚，语言欠流利。右侧瞳孔径约 3.5mm，左侧瞳孔约 2.5mm，光反射灵敏，口角有偏，伸舌居中。切口愈合可，无红、肿、渗出。颈软，右侧肌力、肌张力正常，左侧上肢、下肢肌力 I～II 级，各生理反射存在，Kernig、Babinski、Brudzinski 征阴性。

【经验体会】岩斜区脑膜瘤是颅底脑膜瘤中非常特殊的一种，肿瘤可累及上 2/3 斜坡及内听道以内岩斜裂，并可跨过岩尖向颅中窝发展并侵犯海绵窦。根据肿瘤位置，可采用包括扩大翼点入路、乙状窦后及乙状窦后经天幕入路、颞前经海绵窦入路、颞

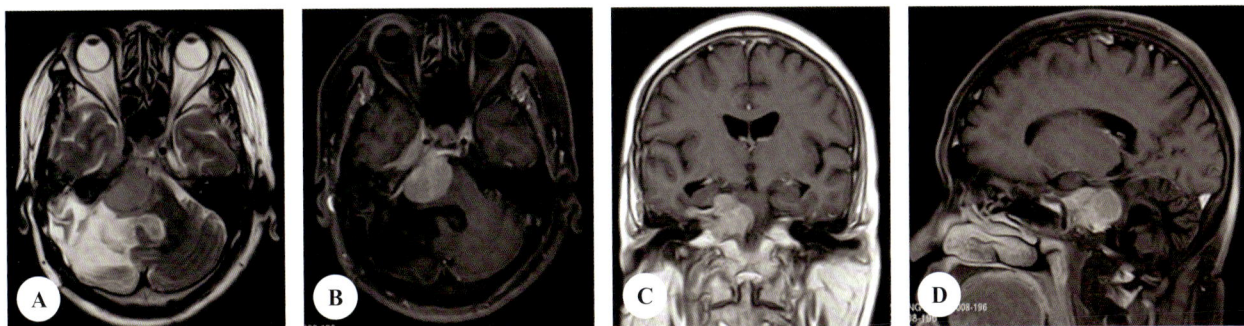

▲ 图 3-245　病例 2 第二次术前 MRI 检查

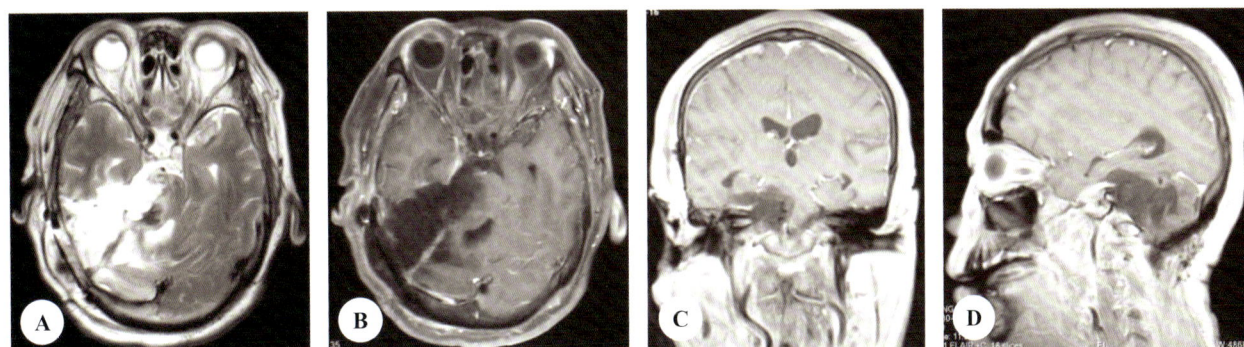

▲ 图 3-246　病例 2 第二次术后 MRI 检查

下经天幕入路和乙状窦前入路等多种方式。乙状窦前入路是经典的颅底手术入路之一，较乙状窦后入路相比，可获得更为充分的脑干腹侧、斜坡的手术显露。然而，乙状窦前入路开颅手术相对复杂，耗时长、手术创伤大。与本病例的类似的累及岩骨、海绵窦后份与天幕的初发病例也可采用颞下 + 乙状窦后的幕上下双直切口以降低开颅风险，并达到满意效果。

本病例两次复发 MRI 影像提示，海绵窦后份 Meckel 腔残留的极少量肿瘤可能是导致肿瘤复发的根源。第一次复发影像提示肿瘤基底主要位于岩骨及天幕，海绵窦内未见明显肿瘤。手术在切除幕下肿瘤后，切开天幕，对海绵窦硬膜壁充分烧灼。至第二次复发后，可见海绵窦内占位，肿瘤沿岩骨匍匐生长，充分处理海绵窦 Meckel 腔内肿瘤后随访 4 年，无复发。

病例 3　患者男性，58 岁，因双眼视力下降 2 年余入院。患者因前颅底脑膜瘤分别于 2009 年外院行开颅手术、2017 年行经鼻蝶病灶切除术。术后复查均未全切肿瘤。半年前出现双眼视力进行性下降，入院时右眼几乎完全失明，无光感，左眼视力 0.3，嗅觉完全丧失。伴头痛头晕。无呕吐、四肢偏瘫、感觉减退、呛咳等。既往：结核病史 2 年，16 年发现，规律服用抗结核药物 1 年。

【查体】神志清楚，嗅觉障碍左侧瞳孔 3mm，对光反射灵敏，左眼视力 0.3，右侧瞳孔 6mm，对光反射消失，无光感，头颅大小及形态正常。鼻腔及外耳道无异常分泌物，口角无歪斜，双侧鼻唇沟无变浅，鼓腮示齿可，伸舌居中，咽反射减退，颈软、余神经系统检查未见明显阳性体征。

【辅助检查】颅内肿瘤开颅术后，右侧前床突占位病变"复查，与老片对比，现片示：前、颅中窝底见 2 个肿块，等 T_1 稍长 T_2 信号灶，FLAIR 呈稍高信号，颅前窝底病灶大小约 3.9cm × 2.7cm（原约 3.8cm × 2.9cm），增强可见脑膜尾征，周围见片状水肿带，邻近脑实质受压，中颅底病灶约 2.8cm（原约 2.2cm），包绕右侧邻近颈内动脉。双侧幕上深部脑白质可见点状、斑点状长 T_1 长 T_2 信号，T_2FLAIR 呈高信号（图 3-247）。

【术前诊断】脑膜瘤（复发前颅底脑膜瘤）；陈旧性肺结核；肺气肿。

【手术入路】双额底扩展入路。

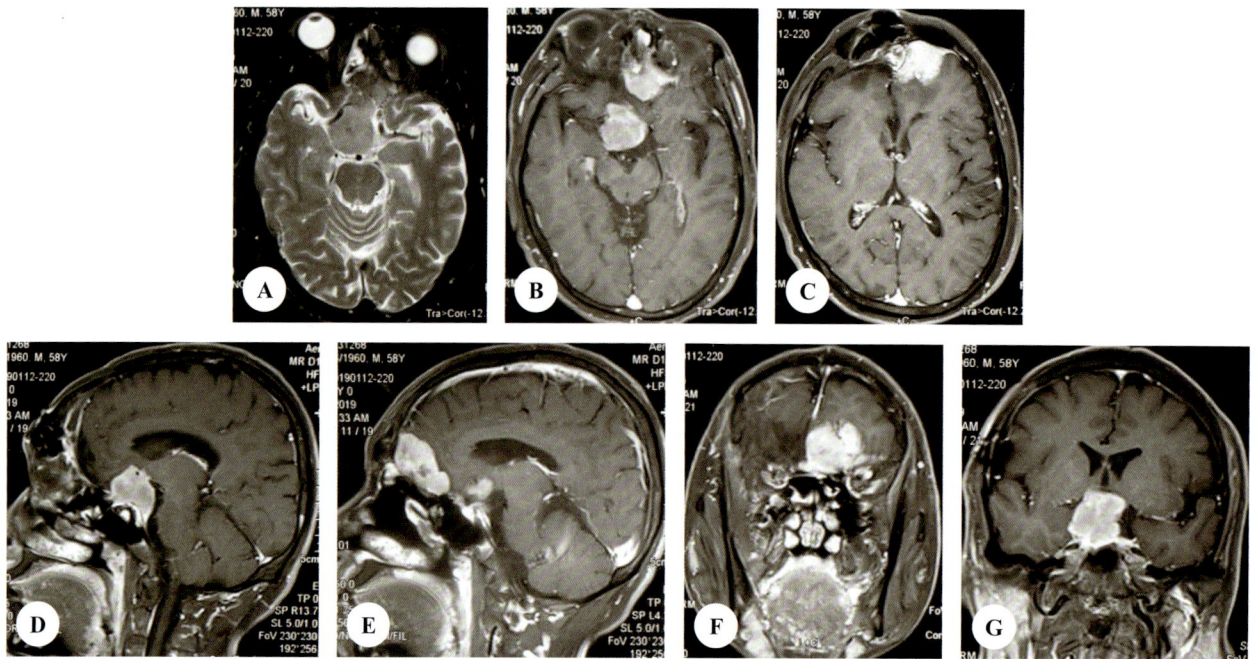

▲ 图 3-247　病例 3 术前辅助检查

【手术要点】仰卧位，头前屈 20°，抬高 5°。双额发迹内冠状切口，依次切开头皮和帽状腱膜，帽状腱膜下分离皮瓣并牵开，显露至 Keyhole 及眶上孔。先打开右侧额颞骨瓣（前次手术骨瓣），而后于左侧 keyhole 及蝶骨嵴上钻 2 孔，做连接右侧骨窗的额颞骨瓣。双侧额窦气房开放，络合碘洗清，用吸收性明胶海绵填塞。显微镜下弧形剪开左侧硬膜，逐渐释放脑脊液、抬起左侧额叶，脑组织张力随之下降。见前份肿瘤起源于左侧颅前窝底，肿瘤质中等、色灰红、血供丰富，与脑组织间边界尚清，大小约 3.9cm×2.7cm×2.6cm。显微镜下离断肿瘤基底，分离肿瘤与脑组织间粘连后，将前份肿瘤连同受累脑膜整块切除。而后向鞍内鞍上探查后份肿瘤，肿瘤直径约 2.8cm，见肿瘤包绕右侧大脑前动脉、脉络膜前动脉、垂体柄等（图 3-248），并向后翻至鞍背、斜坡，肿瘤质中等、色灰红、血供丰富，予小心分离，并分块全切。进一步电凝切除周围硬膜。双侧嗅束、大脑前动脉分支等结构保护完好。

【术后 MRI】原颅内病灶切除，术区信号混杂，并可见积液积气积血，呈术后改变，术区周围可见水肿，增强后可见线状强化。双侧幕上深部脑白质可见点状、斑点状长 T_1 长 T_2 信号，T_2FLAIR 呈高信号同前。余况基本同前（图 3-249）。

【术后病理】（左侧颅前窝及右侧海绵窦）非典型脑膜瘤，WHO Ⅱ 级。免疫组化结果：EMA（－），PR（－），SSTR2A（＋），Ki-67（约 15%＋），GFAP（－）。

【术后神经保护】神清语利，右侧眼睑下垂，瞳孔直径约 5mm，无光感，对光反射消失。左侧瞳孔直径 3mm，对光反射灵敏，口角无歪斜，伸舌居中，颈软，四肢肌力、肌张力正常，各生理反射存在，Kernig、Babinski、Brudzinski 征阴性。

【经验体会】患者 2009 年于外院行开颅手术、2017 年行经鼻蝶病灶切除术，两次手术后可见肿瘤复发于前、颅中窝底，患者外院资料缺失，结合患者前次开颅手术骨瓣为右侧额颞骨瓣，猜测患者首次脑膜瘤可能为嗅沟或蝶骨平台脑膜瘤，并经单侧翼点入路由侧方处理。然而，侧方入路的视野相对额下入路或双侧扩展额下入颅稍显狭窄，难以处理对侧溴沟或蝶骨平台远端，可能造成肿瘤残留或基底处理不充分。患者第二次手术为经鼻蝶病灶切除术，经鼻蝶处理颅前窝底脑膜瘤仍受制于视野，缺少向肿瘤四周探查并充分处理肿瘤基底及卫星灶的能力，需严格把控手术指证。本次使用双额扩展入路，首先处理颅前窝底肿瘤，继而直视下松解鞍上区肿瘤与大脑前动脉、脉络膜前动脉等血管包绕，充分处理鞍背、斜坡处肿瘤。对于肿瘤基底的充分

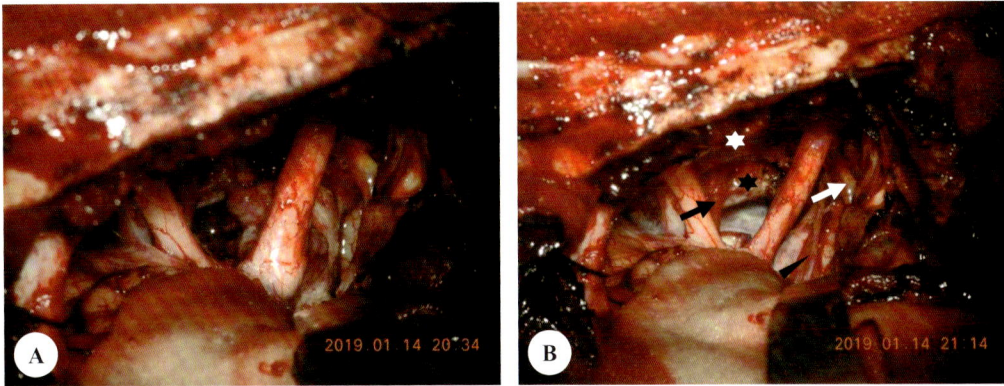

▲ 图 3-248　术中所见垂体柄（黑箭），鞍背（黑色六角形），蝶骨平台（白色六角形），右侧颈内动脉（白箭），右侧脉络膜前动脉（黑箭头）

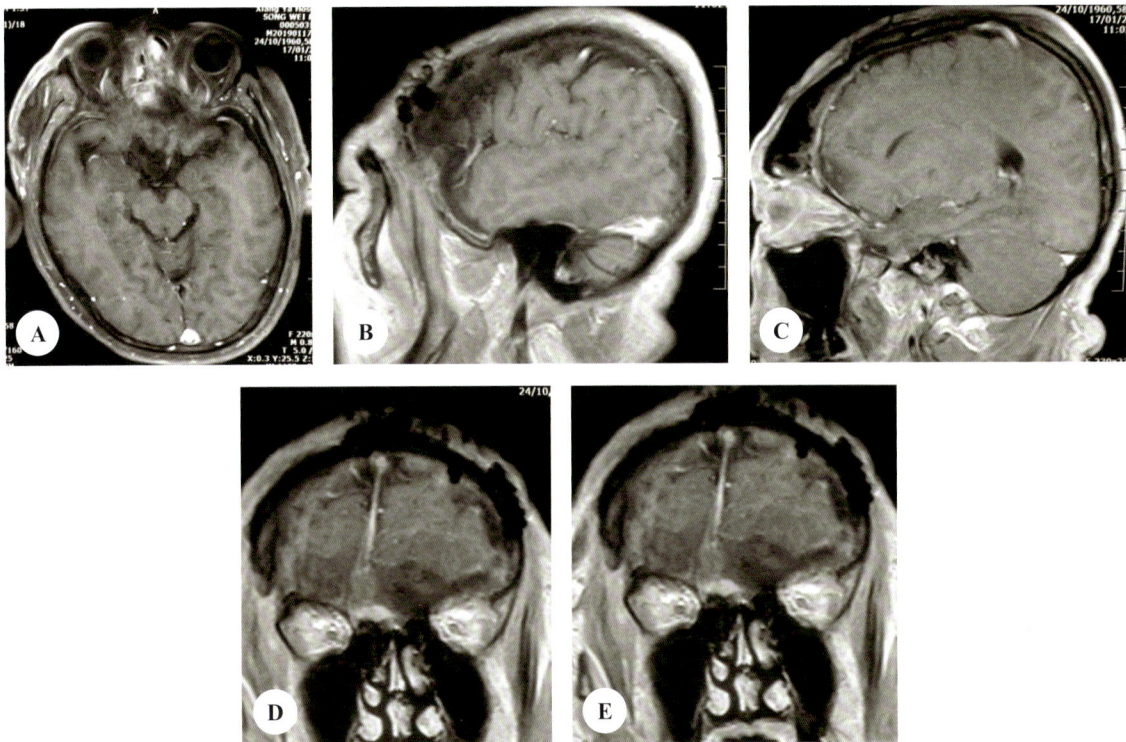

▲ 图 3-249　病例 3 术后 MRI

处理仍是脑膜瘤手术的核心。

病例 4　患者女性，40 岁，因"脑膜瘤术后 12 年，复发 7 个月"入院。

患者 2009 年 7 月因"大小便失禁、脑积水"于我院行"脑膜瘤切除术"，术中全切肿瘤，术后病理结果：脑膜瘤。术后恢复可，有重影、视物模糊，右耳听力丧失嘴角左侧歪斜，右侧示齿不能。定期复查至 2013 年，未见肿瘤明显复发征象，后自行停止复查。2021 年 4 月因"右耳流脓"于当地医院耳鼻喉就诊，发现"鼻息肉"，遂行手术治疗，取耳道及鼻腔肿物送病理检查，2021 年 8 月病理结果示，疑似脑膜瘤复发。遂 2021 年 11 月至我院耳鼻喉科就诊，行鼻腔鼻窦磁共振平扫 + 增强；右侧颅中、后窝底 - 颅内外沟通占位，考虑脑膜瘤复发。现患者自诉有头痛伴紧箍感，走路向右侧偏斜，伴记忆力下降，偶伴幻嗅，无恶心、呕吐，无意识丧失。

【查体】神志清楚，记忆力下降，双瞳孔等大等圆直径 3mm 大小，对光反射灵敏，头颅大小及形态正常，鼻腔及外耳道无异常分泌物；嗅觉异常，偶伴幻嗅；视力粗侧；左眼视力 1.2；右眼视力 0.9，视野粗侧未见缺损；眼球活动可，右侧面部眼角上方至嘴角上方感觉消失，额部及嘴角以下感觉减退，左侧感觉正常。口角左侧歪斜，右侧鼻唇沟无变浅，皱眉右侧不能、鼓腮漏气、右侧示齿不能，听力粗侧：右侧听力丧失，左侧听力左侧，伸舌稍偏左，咽反射正常，耸肩、转头有力。颈软，无抵抗，四肢感觉、活动可，肌力、肌张力正常，左侧角膜反射消失。Kernig、Brudzinski、Babinski 征阴性。行一字步不稳，闭目难立征（＋），双手轮替试验（右侧＋），指鼻、指指试验（－）。

【辅助检查】右侧脑桥小脑三角区、垂体窝、蝶鞍、蝶骨斜坡、双侧蝶窦、右侧颞骨岩部可见不规则稍长 T_1 稍长 T_2 灶，较大层面大小约 84mm×57mm×65mm，边界清晰，增强后均匀明显强化；邻近脑膜、右侧小脑幕增厚，可见脑膜尾征；病灶累及右侧内听道、右侧海绵窦、右侧颈内动脉、右侧椎动脉部分被包绕。右侧颈内静脉受累。脑桥、延髓、右侧小脑半球受压，枕大池右侧份可见扩张积液。幕上脑室未见明显扩大。右侧中耳乳突、右侧蝶窦可见片状长 T_1 长 T_2 信号。累及右侧颞骨岩部、右侧内听道、右侧海绵窦、颈内静脉；右侧颈内动

脉、右侧椎动脉部分被包绕（图 3-250）。

【术前诊断】颅内占位性病变（右侧颅中、后窝 - 颅内外沟通占位：复发脑膜瘤）；右侧中耳乳突炎；右侧蝶窦积液。

【手术入路】右侧乙状窦前 - 幕上下联合入路。

【手术过程】左侧俯卧位，使乳突位于术野最高点，头顶部稍下垂。行右侧乙状窦前入路，沿原左侧耳后 U 形切口中部围结外耳道向额颞部弧形切口，分层分离皮肤及颞肌，显露颧弓根部，颞窝，乳突，乳突尖，颞骨岩部的弓状隆起，颅后窝侧方颅骨部分缺如。分别在颞骨鳞部，顶骨前、后，星点，星点内侧 3cm 横窦上及弓状隆起上钻六孔，并用吸收性明胶海绵塞入骨洞分离硬膜与颅骨的粘连，铣刀铣下幕上下骨瓣，全程显露横窦。用吸收性明胶海绵彻底剥离窦脑膜角硬膜及乙状窦与颅骨的粘连，用铣刀铣下乳突，乳突尖，充分显露乙状窦。接下来在显微镜下操作。磨钻磨除岩骨至暴露 Trautman 三角。弧形剪开颞部硬膜至岩上窦附近，同时弧形剪开乙状窦外侧小脑部硬膜至岩上窦附近，用 4-0 幕丝线结扎岩上窦，并剪开，同时剪开小脑幕，见病变位于右侧岩斜蝶区，大小约 8.5cm×7.5cm×6.5cm，肿瘤质地中韧，色灰红，血

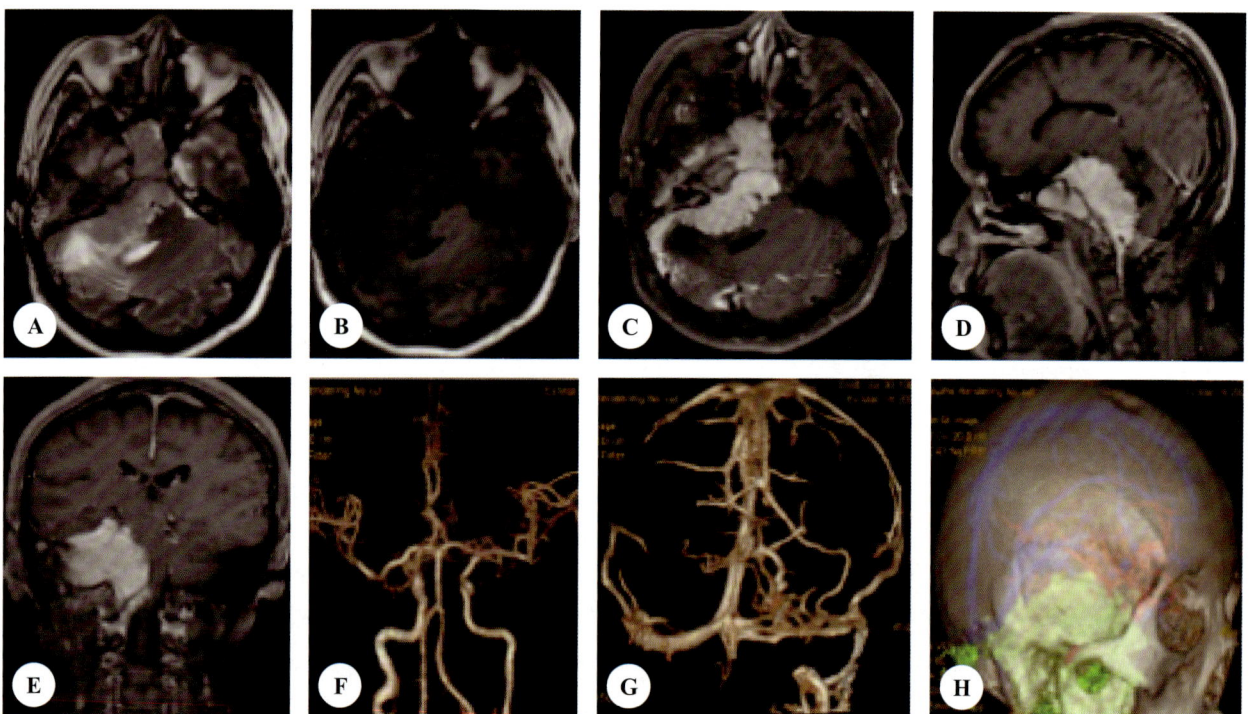

▲ 图 3-250　病例 4 术前辅助检查

供丰富，实性，边界欠清楚，与脑干及多对脑神经粘连紧密，并包绕动眼神经、滑车神经，展神经、三叉神经、面听神经及后组脑神经。肿瘤基底广泛，位于岩骨背面、小脑幕、鞍旁、海绵窦及鞍上区，并向内听道和 Meckel 氏腔及横窦内生长。分离保护岩静脉、面听神经，先电凝切断部分肿瘤基底，再行瘤内减压，依次沿肿瘤表面蛛网膜界面分离肿瘤下极、上极、内侧面，分块切除肿瘤。分离肿瘤与脑干及基底动脉复合体粘连，右侧海绵窦内肿瘤未能切除。继而结扎术侧横窦并切除横窦内肿瘤。最后再次电凝肿瘤基底及海绵窦壁（图 3-251）。

【术后 MRI】右侧颞部局部骨质呈术后改变，周围软组织肿胀，术区及术区颅板下见积液、积气及积血，增强后术区边缘轻度强化，蝶窦内团块状强化，大小约 26mm×26mm×37mm；脑桥、延髓、右侧小脑半球受压较前好转（图 3-252）。

【术后病理】（右侧颅中、后窝）脑膜瘤，WHO Ⅰ级（图 3-253）。

【术后神经保护】患者术后病情稳定，伤口愈合良好，肢体肌力、肌张力正常，无面部麻木、吞咽困难、饮水呛咳，走路不稳等症状，一般情况可，术后 14 天出院。

【经验体会】

手术计划：患者 12 年前因"大小便失禁、脑积水"行"脑膜瘤切除术"，采用枕下曲棍球型切口，术中肿瘤全切，术后右耳听力丧失，嘴角向左侧歪

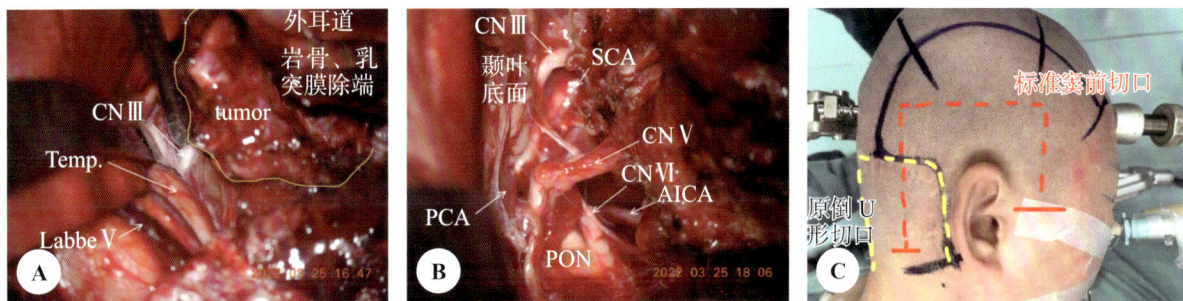

▲ 图 3-251　病例 4 手术过程

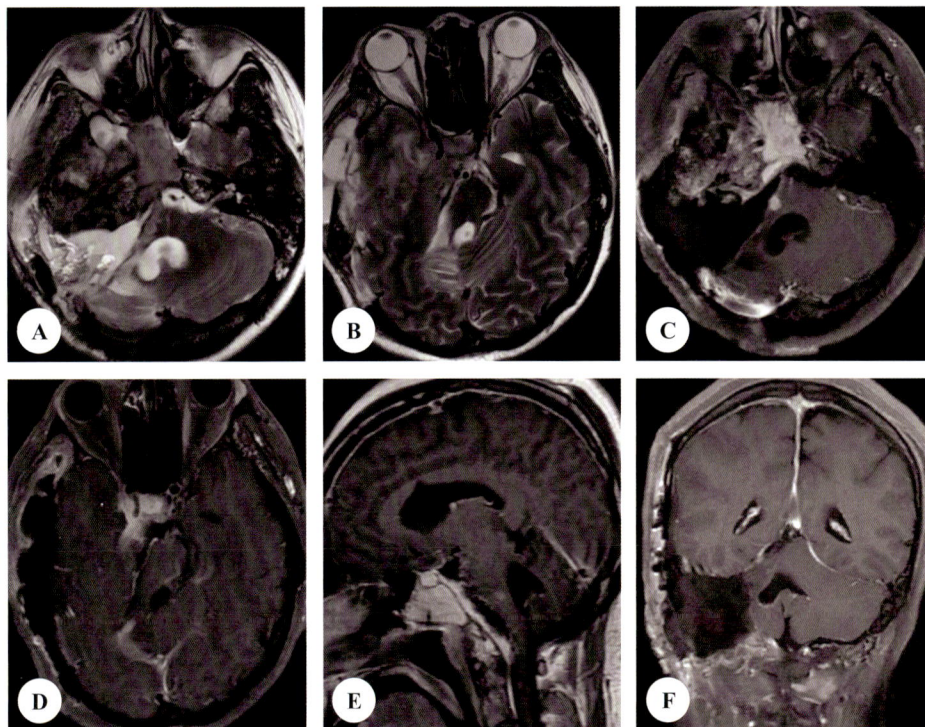

▲ 图 3-252　病例 4 术后 MRI 检查

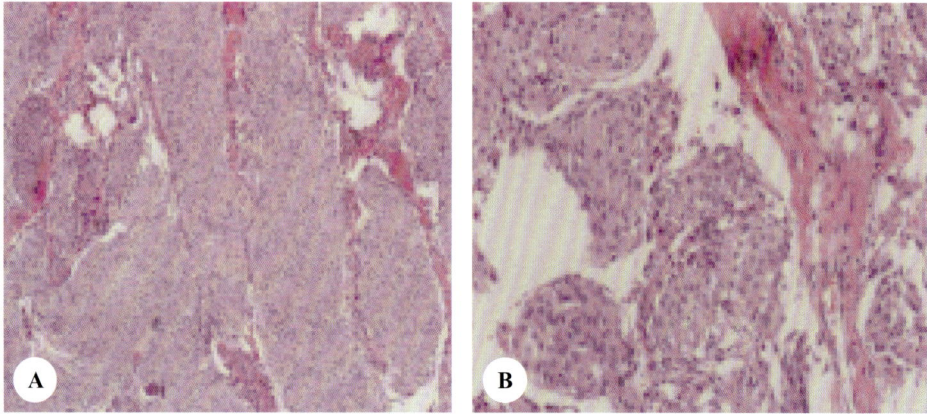

▲ 图 3-253　病例 4 术后病理

斜，右侧示齿不能，术后未规律复查头部 MRI。根据患者磁共振，患者颅内占位范围极其广泛，前至垂体窝、蝶窦，后至枕骨大孔及颈 1，上至脚间窝，下至咽旁间隙，累及横窦和乙状窦。手术全切难度极大，故考虑分期手术切除肿瘤。

一期手术：采用乙状窦前联合窦后入路，切除海绵窦外颅内肿瘤；

二期手术：经鼻内镜处理蝶窦鞍内和咽旁间隙肿瘤。

手术切口选择：患者第一次手术为枕下曲棍球型入路，考虑到需利用乙状窦前幕上下和乙状窦后空间，故手术切口窦后部分沿用原切口，窦前部分采用大弧形切口（前方需能充分暴露颧弓根），同时兼顾皮瓣血运，切开皮瓣后骨瓣同窦前入路，患者初次手术窦后骨瓣已去除。

（1）此患者初次手术后定期复查 2 年后未发现肿瘤复发征象，遂未予重视，自行停止复查。此次因肿瘤广泛生长至鼻腔，行"鼻息肉切除术"，术后病理发现脑膜瘤复发。这一病例提示即使良性脑膜瘤，

手术全切，术后仍需长期随访，出院时需充分告知复查的必要性，尽量做到早发现早治疗，以免错失最佳治疗时机。

（2）如此具有侵袭性、侵犯周边组织、生长迅猛的脑膜瘤术后病理仍为 WHO Ⅰ级，说明现有组织病理学对脑膜瘤的认识与分类、分级十分有限，脑膜瘤的分子分型仍需突破性进展，从而真实区分具有恶性生物学行为的恶性脑膜瘤，使患者在首次手术后科学地接受辅助治疗，使患者最大受益。

专家点评

脑膜瘤的反复复发和多次不同方式的治疗往往伴随着其生物学行为的改变。因此，首次手术非常重要，应强调对脑膜瘤基底的优先显露和尽可能直视下妥善处理。

对于尚有机会切除的复发复杂颅底脑膜瘤应充分评估后积极手术。术中尽可能在保留神经功能的前提下彻底切除肿瘤。

第4章　眶及颅眶沟通肿瘤

（谢　博　王祥宇）

眶及颅眶沟通肿瘤（Cranio-orbital tumor，Cot）为各类型颅内/眶内占位病变通过自然孔道或侵袭骨质蔓延至眶内/颅内所形成的跨越式生长肿瘤，即同时位于颅内及眶内的一系列占位的统称，通常累及眶深部、额骨底部、蝶骨大小翼及海绵窦。颅眶沟通肿瘤发病率较低。大多数颅眶沟通肿瘤为良性肿瘤，其中以脑膜瘤及神经鞘瘤为主，少数为恶性肿瘤。

（一）肿瘤分型

根据肿瘤病理可分为：良性肿瘤，如脑膜瘤、神经鞘瘤、海绵状血管瘤、朗格汉斯细胞瘤。

增生症、炎性假瘤、骨纤维瘤、视神经胶质瘤等；恶性肿瘤，如淋巴瘤、横纹肌瘤、恶性脑膜瘤、恶性视神经胶质瘤、腺样囊性癌、转移癌等。

根据肿瘤来源可分为：颅源型、眶源型、骨源型、转移型。根据颅眶沟通的方式可分为：眶上裂型，常见于脑膜瘤、神经鞘瘤、泪腺腺样囊性癌等；视神经管型，视神经脑膜瘤、视神经胶质瘤；骨质破坏型，常见于原发于颅内脑膜瘤及部分恶性肿瘤。对于解剖结构的了解，有助于术前评估，手术入路选择及手术并发症的预防。因此，现简要介绍颅眶沟通区域的解剖（图4-1）。

眶上裂：上缘为蝶骨小翼，内侧为视柱、下缘为蝶骨大翼，后方借上颌柱与圆孔相隔，内侧借视柱与视神经管相隔。其沟通颅中窝和眶内，海绵窦和眶尖区域。眶上裂呈内宽外窄的三角形，其内侧沟通包括海绵窦在内的鞍旁区域，故Ⅲ、Ⅳ、V1、Ⅵ脑神经经眶上裂内侧入眶。眶上裂外侧仅有眶脑膜动脉及引流静脉通过，其由颅中窝硬膜反折封闭，形成眶脑膜韧带，其是颞前经海绵窦入路的重要解剖标志，切开韧带方可进入硬膜间到达海绵窦外侧壁间腔。眶上裂内侧，视柱下方的视下结节（optic tubercle）是总腱环的起始。

总腱环及肌锥：总腱环是四条眼直肌肉的起点，有学者研究发现总腱环可分为上方的，附着于视神经孔上缘的Lockwood腱；以及附着于视下结节的zinn腱。亦有学者认为，总腱环还附着于眶上裂外侧的外直肌嵴，其由眼上静脉压迹形成。总的来说，自总腱环发出的四条眼直肌构成了肌锥，将眶内空间分为了肌锥内和肌锥外。肌锥有两个后方开口，即上内开口和上外开口。视神经及眼动脉经上内环形口进入肌锥内；动眼神经、鼻睫神经（眼神经分支）及展神经经上外开口进入肌锥内。肌锥内，上述神经自上而下的分布为动眼神经上支、鼻睫神经、动眼神经下支、展神经、视神经。而滑车神经、泪腺神经则位于由脂肪和静脉丛填充的锥外间隙中。

眶尖与海绵窦：眶尖指眼眶四个壁向颅内汇合附近的区域，包括眶上裂和视神经管。其解剖腔隙可分为肌锥内外及视神经管内。眼上静脉通过眶上裂将眶内血汇入海绵窦前部，同时多对脑神经经海绵窦、眶上裂入眶。因此，有学者提出鞍旁眼眶连接区域的概念，用来描述借眶上裂连接，包括海绵窦、眶尖在内的鞍旁区域。

无论是基于何种肿瘤分型，其目的皆是指导治疗，包括治疗方式、手术入路选择等。笔者认为基于解剖间隙的分型能更好地指导手术入路的选择，详见本章手术入路选择部分。

（二）临床表现

患者临床表现多由肿瘤肿瘤起源及肿瘤大小所决定，原发于眶内及视神经的Cot，尤其靠近眶尖部位，早期便可出现视器相关症状，例如，视神经鞘脑膜瘤、视神经胶质瘤通常表现等。但是单纯眼眶神经脑膜瘤在其向眶尖及颅内生长或生长巨大前，很少导致眼外运动或视力缺陷，通常以无痛性突眼为主要症状。而原发于颅内的Cot早期仅出现轻微头痛，待肿瘤压迫视神经或侵及眶内或眶尖，才出现视器症状。颅眶沟通肿瘤症状可分为：颅内症状，

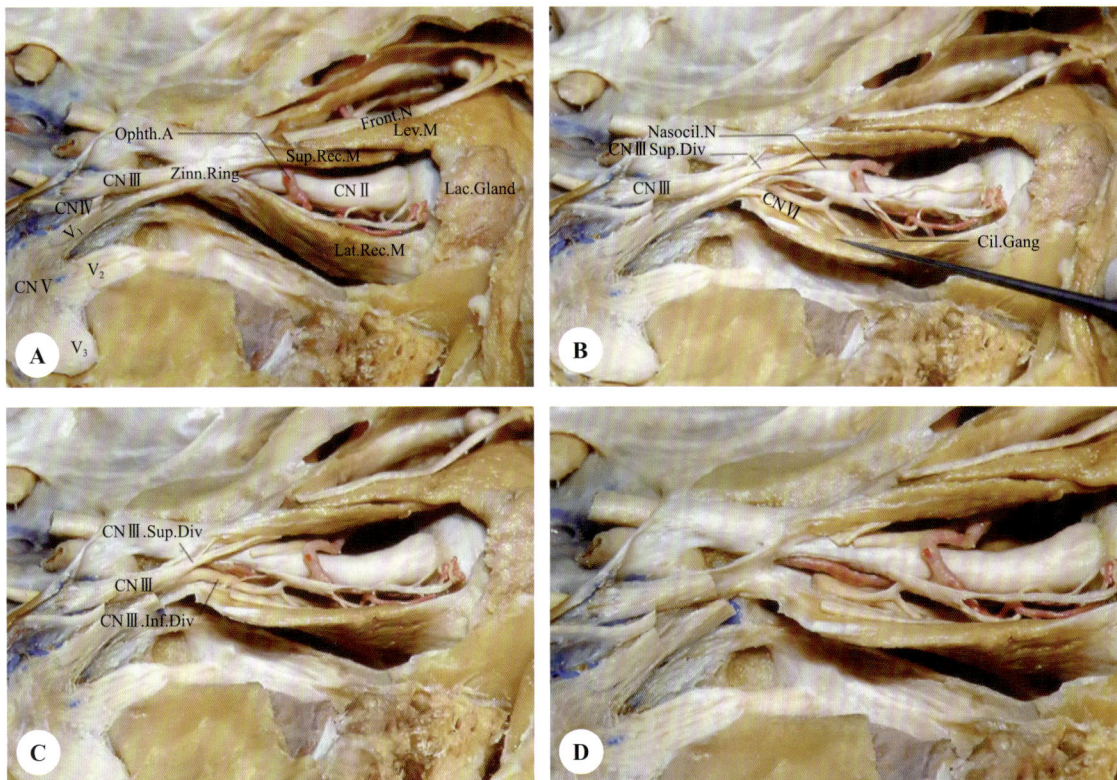

▲ 图 4-1　颅眶交界解剖

Front. 额部的；Lac. 泪腺的；Lat. 外侧的；Lev. 提肌；Inf. 下方的；Nasocil. 鼻睫的；Ophth. 眼睛的；Rec. 直的；Sup. 上方的；Div, 分支

如头痛、头晕、癫痫发作、记忆力下降等神经功能障碍；视器相关症状，如突眼、视力下降、视野缺损、眼球活动障碍、眶区疼痛、球结膜水肿等；突眼为颅眶沟通肿瘤最为常见症状，且为患者主要就诊原因，多由眶内肿瘤占位及眶内静脉回流受阻导致；其他症状，如面部麻木、额部肿块，少数于鼻腔沟通肿瘤可导致嗅觉减退（表 4-1）。

（三）影像学表现

当患者出现上述症状，且排除其余视器疾病时，建议行影像学检查，有助于疾病早期诊断及治疗方案与手术入路的选择，MRI 为首要的诊断方式，不仅能初步评估肿瘤性质，也能精细了解软组织结构侵犯程度；CT 扫描也是重要检查之一，尤其颅底 HRCT 能详细了解骨质破坏或增生情况及肿瘤沟通间隙（图 4-2 和图 4-3）。

◆ 原发性视神经鞘脑膜瘤

起源于视神经眶内段或管内段硬脑膜鞘内的蛛

表 4-1　颅眶沟通肿瘤类型及症状

病理类型	主要症状
海绵状血管瘤	无痛性突眼
视神经胶质瘤	无痛性、进行性视力下降
视神经鞘脑膜瘤	无痛、慢性进行性视力丧失
炎性假瘤	弥漫型、分区性眼眶疼痛，伴视力下降、眼球运动障碍等

网膜帽状细胞，可分为管状生长、球状生长、梭形生长三种方式，围绕视神经生长，可向四周扩散生长，通常经视神经管沟通颅眶。

1. MRI　在 T_1WI 上通常表现为等信号或低信号；在 T_2WI 上通常为高信号，少数也可为低信号，增强像可见视神经鞘明显增强。

2. CT　通常可见肿瘤周围眶壁骨质增生，视神经管口扩大，肿瘤可见明显强化的视神经鞘膜围绕视神经形成特征性"电车轨道"征象。

◆ **脑膜瘤**

表现为哑铃状或不规则形状，通常通过视神经管或眶上裂形成颅眶沟通，部分恶性或不典型脑膜瘤通过破坏骨质形成颅眶沟通。

1. MRI　在 T_1WI 表现为等或略低信号，T_2WI 表现为等或高信号，增强可见明显强化，分为均匀强化或不均匀强化。约半数病人可见脑膜尾征。

2. CT　WHO Ⅰ 级脑膜瘤通常表现为周围骨质增生，可包括：前床突、眶上裂、视神经管和蝶窦或筛窦，非典型脑膜瘤可见周围骨质破坏。

◆ **神经鞘瘤**

神经鞘瘤可分为眼眶神经鞘瘤和颅内的三叉神经鞘瘤，都通过眶上裂形成颅眶沟通。眼眶神经鞘瘤通常起源于感觉神经，最常见于眶上神经和滑车神经；三叉神经鞘瘤通常起源于第一支。

1 MRI　呈 T_1WI 等或低混杂信号、T_2WI 高信号，增强可见病灶不均匀强化，三叉神经鞘瘤常可累及

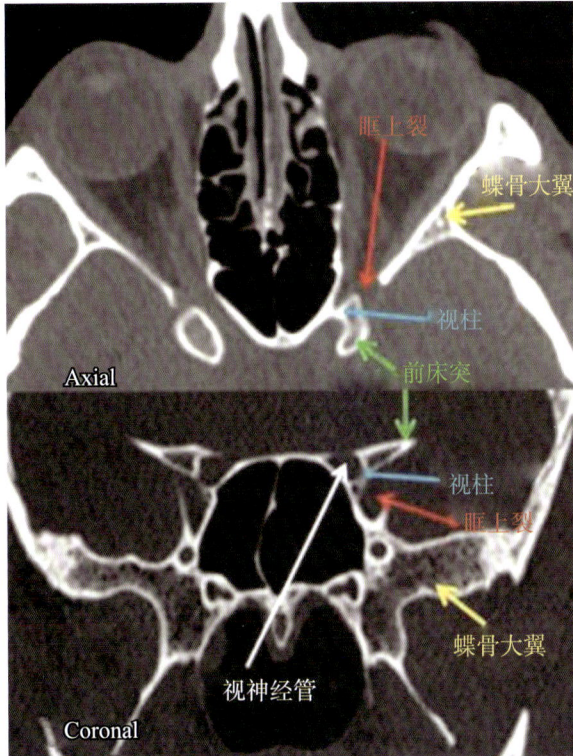

▲ 图 4-2　轴位及冠状位 CT 眶尖解剖

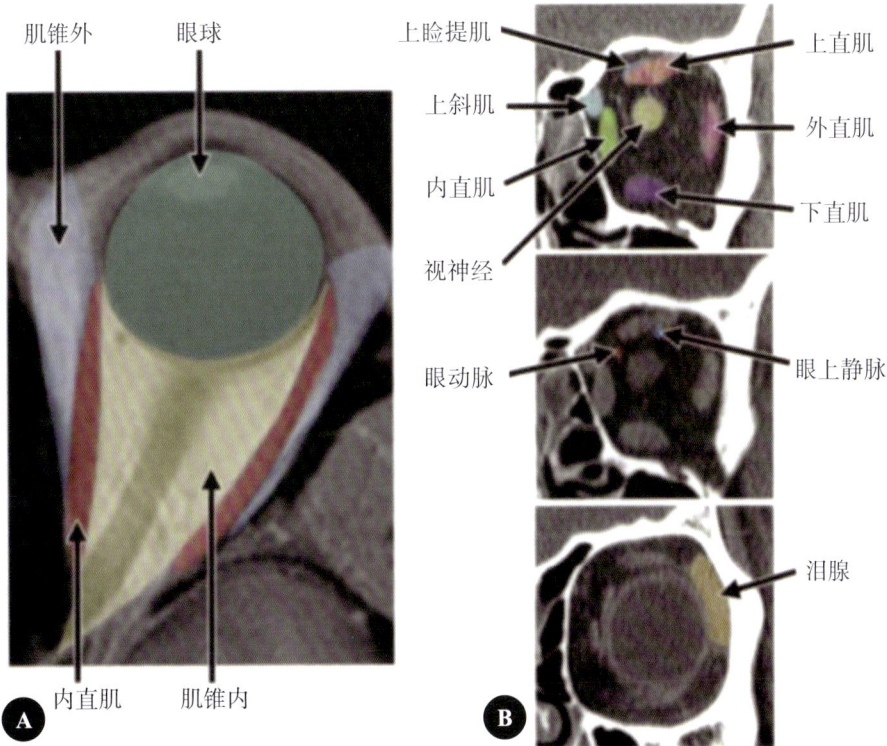

▲ 图 4-3　磁共振和 CT 检查

A. 磁共振冠状位左眼，黄色区域：肌锥内；蓝色区域：肌锥外，红色：内外直肌。B. CT 冠状位左眼，palpebrae：眼睑；superior：上；Lateral：外；Medial：内；Inferior：下；Ophthalmic 眼的；Lacrimal gland：泪腺

同侧海绵窦。

2. CT 呈等或低密度，边界清晰，呈"哑铃状"，可见均匀强化，骨窗可见眶上裂骨质吸收、间隙扩大。

◆ 视神经胶质瘤

可分为良性视神经胶质瘤和恶性视神经胶质瘤，部分与 1 型神经纤维瘤病相关，常见于儿童及青少年，通常为毛细胞型星形胶质瘤，通过视神经管形成颅眶沟通，通常表现为视神经的纤维状肿大、扭结和弯曲，并伴有视神经管的增大。

1. MRI 呈梭形肿块，包裹视神经，T_1WI 等或低信号，T_2WI 轻度高信号，T_2/FLAIR 变化有助于确定胶质瘤的侵袭程度，并确定哪些周围结构可能受到影响，视神经胶质瘤的增强与更具攻击性的行为有关，而非增强性病变通常表现出更良性的病程。DTI 和弥散张量纤维束成像（DTT）能够显示白质纤维束的方向和空间关系，尤其是在外科手术中具有临床指导意义。

2. CT 通常表现为于视神经等密度的梭形肿胀，部分病例可见钙化，可见视神经管侵蚀或扩大。

◆ 海绵状血管瘤

本质为低流量非扩张性静脉畸形而非肿瘤，是成人眼眶最常见的良性病变，优先累计左眼眶，最常见位于眶外侧，其次为眶下外侧、眶上外侧和眶上内侧间隙，55.8% 为卵形，27.3% 为圆形，16.9% 为分叶状，边界清晰，通常通过破坏外侧眶壁骨质的方式与颅内沟通。

1. MRI T_1WI 呈等信号，T_2WI 呈高信号或等信号，增强早期可表示不均匀或异质性增强，增强晚期肿瘤为均匀增强。

2. CT 平扫呈高密度影，增强扫描有不同程度的斑点状、片状强化或均匀强化，动态增强扫描，部分显示"渐进性强化"征象。

（四）治疗

◆ 治疗方案

由于颅眶沟通性肿瘤是由各种不同性质肿瘤类型，通过不同方式形成颅 - 眶沟通。不同于单纯颅内或眶内肿瘤，目前暂无统一的治疗方案和决策。当患者就诊时通常已有不同程度的颅内或视器症状，

此类患者通常予以手术为首要治疗方案，但因该区域手术后可能出现视力恶化甚至失明等严重影响生活并发症，部分患者会拒绝手术治疗。除手术治疗以外还有下列治疗方式。

观察：定期复查头部 MRI 及 CT 以及眼科相关检查，适用于无症状患者，如散发性和 NF1 相关的视神经胶质瘤、海绵状血管瘤、视神经鞘脑膜瘤等。

放疗：由于放疗对视觉、神经认知和下丘脑功能的不良影响，现放射治疗已成为最后的手段，通常适用于老年患者和没有不能化疗的视神经胶质瘤患者、部分恶性肿瘤。

立体定向放射治疗：适用于拒绝手术治疗的海绵状血管瘤、视神经鞘脑膜瘤以及侵入海绵窦部分的脑膜瘤。

经皮硬化治疗：病变内注射博来霉素 A5 于低流量眼眶血管病变中，其可导致血管内皮细胞凋亡，进而导致管腔狭窄，能减少病变体积，缓解患者局部肿胀、疼痛、突起等症状。适用于对于不愿意接受手术或病变位于眼眶深处难以切除的，且手术可能导致眼外肌、运动神经、感觉神经、视神经损伤的海绵状血管瘤。

化疗：是视神经胶质瘤的一线治疗，长春新碱＋卡铂为最常见的一线治疗方案，适用于首次就诊有症状者及定期复查肿瘤有进展视神经胶质瘤。

分子靶向治疗：丝裂原活化蛋白激酶途径抑制剂和贝伐单抗对于难治性视神经胶质瘤具有良好前景。

◆ 手术入路

对于拟接受手术治疗的患者，个体化合理选择手术入路对于患者预后至关重要。鉴于累及颅眶区域的肿瘤的多样性，笔者认为手术入路的选择应该综合考虑以下四个要素，即肿瘤的病理性质、肿瘤累及的解剖间隙、颅眶沟通的方式，以及主客观条件。其中，前三个要素之间又存在一定的关联，如视神经胶质瘤通过视神经管进行颅眶沟通。主客观条件包括主刀手术经验，医院的多学科合作能力，以及是否具有内镜等设备支持（图 4-4）。

既往文献常根据手术入路到达眶内的方向对手术入路进行分类，具体可分为前方入路、侧方入路和下方入路（图 4-5）。

1. 前方入路（眶 - 颅入路） 该组入路通过对眶

前不同位置地切开，到达眶内，可用于切除局限于眶内肌锥内外的肿瘤，难以处理对于视神经管内、累及颅内的肿瘤。该组入路多为眼科医生所用，又可细分为眶上、下、外、内入路。

其中，眶外侧壁入路可为神经外科医师所用，Altay 等描述了通过该入路切除累及海绵窦的颅眶沟通肿瘤。该入路通过对眶外侧缘、眶上裂与眶下裂之间的蝶骨大翼切除经眶到达鞍旁。该入路可较好的显露眶上裂周围病变，亦可用于活检 / 切除累及海绵窦前份的小型颅眶沟通肿瘤。

2. 侧方入路（颅 - 眶入路） 该组入路为颅眶沟通病变最常用，亦是为神经外科医师熟知的手术入路，又可进一步细分为标准翼点、扩大翼点入路、小翼点入路、眶上入路、颅眶颧入路等。进一步地，根据具体情况，又可分为硬膜外入路、硬膜下入路

及联合入路。上述入路首先到达颅腔，然后通过对蝶骨小翼、大翼、前床突等结构的磨除显露眶上裂、视神经管等，以达到切除颅眶沟通肿瘤的目的。其中标准翼点入路、扩大翼点入路、颅眶颧入路已在手术入路章节详细介绍。

（1）小翼点入路：该入路首先由 Figueiredo 等人描述，是基于标准翼点入路的更为微创的入路。该入路对于眶内的显露不亚于传统翼点入路，但是对于颅内肿瘤的显露存在一定的限制。是应对颅内肿瘤不大的颅眶沟通肿瘤的待选入路之一。该入路的骨窗开于 stephanion（冠状缝与颞上线交点）前方，颞上线下方，直径约 3cm。通过由外向内磨除蝶骨小翼和部分蝶骨大翼，以到达眶上裂外侧。根据病变累及范围，可进一步地进行前床突磨除，显露前床突下内侧，视神经周围的病变。该入路提供了自外

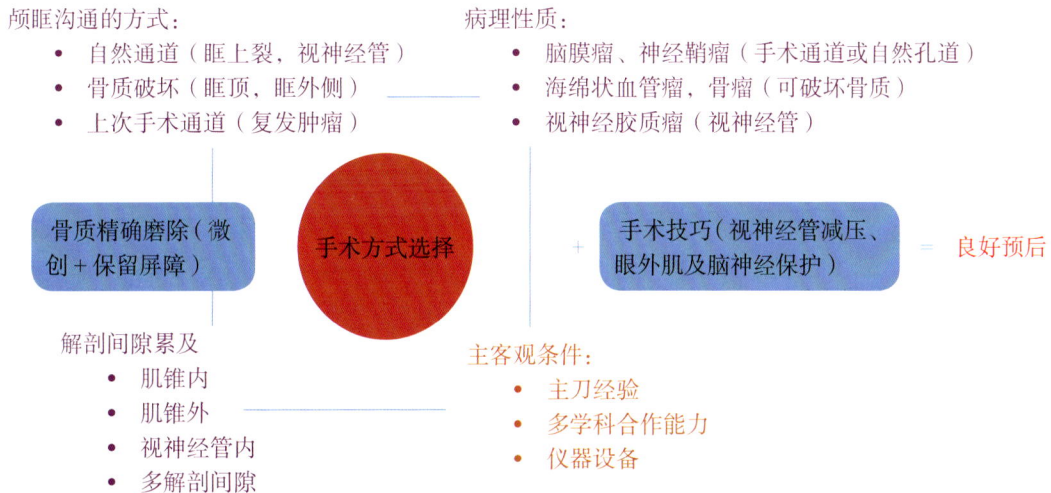

▲ 图 4-4　颅眶沟通病变手术方式需考虑的因素

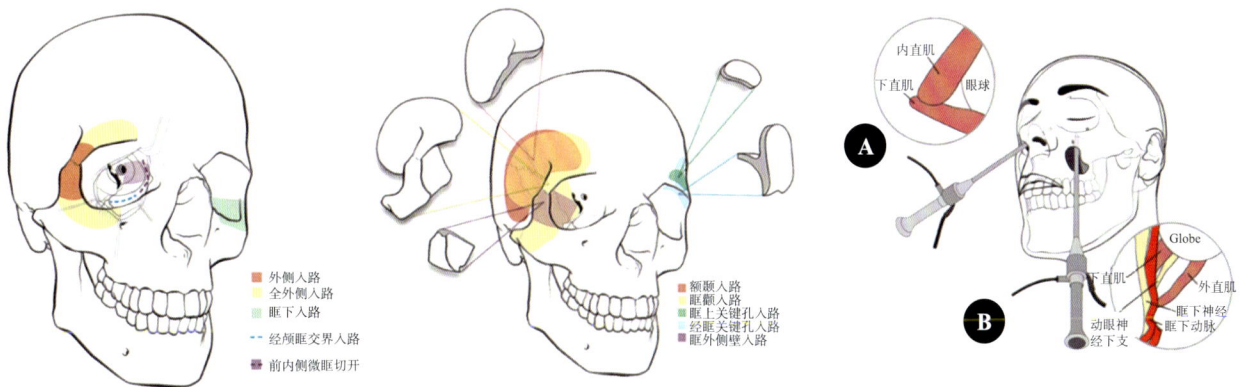

▲ 图 4-5　根据到达眶内方向的手术入路分类

引自 ABOU AL SHAAR H, et al. Front Surg, 2020,7: 1

向内的手术通道，最适于用于经眶上裂外侧进行颅眶沟通的，颅内部分不大的肿瘤，如神经鞘瘤、脑膜瘤、海绵状血管瘤。

(2) 眶上入路及其扩展：以 Lindert 等提出的眶上锁孔入路为基本入路。该入路常采用眉弓内切口或双冠状，于 McCarty keyhole 钻一孔，骨瓣平眶顶。单纯的眶上锁孔入路常用于处理嗅沟、蝶骨平台、鞍结节脑膜瘤及部分前交通动脉瘤和眼动脉瘤。可结合眶上缘切除，到达眶内，同时可以为术者提供自下而上的视角，便于更好地处理颅内病变。若进一步扩展，可打开眶顶壁到达眶内，磨除蝶骨小翼到达眶上裂，磨除前床突到达神经管。可处理包括视神经胶质瘤、视神经鞘脑膜瘤在内的多种颅眶沟通的病变。

3. 下方入路（鼻 / 上颌窦 – 眶入路） 得益于内镜技术的进步，使得外科医生可从下方，以更为微创的方式到达眶及眶尖区域（图 4–6）。根据具体通道的差异，该组入路又分为经筛、经蝶、经上颌窦入路。其中经筛、经蝶入路可到达眶内侧、眶尖区域；经上颌窦入路可到达眶下外侧区域。

经筛入路通过打开筛骨纸样板，借用内直肌和下直肌之间的间隙，可达视神经的下方和内侧。若结合经蝶，则可进一步到达眶尖区域，打开视神经管，可进行视神经减压及处理视神经管周围病变。经上颌窦入路则是通过上颌窦这一解剖腔隙直接达到眶底，利用下直肌和外直肌之间的空间处理眶内病变。内镜入路相较于传统的经眶入路，能更微创地处理眶内病

变；相较于经颅入路，能更微创地处理局限于眶尖和颅前窝底的病变。内镜技术存在一些限制，例如操作空间受到个体差异，如筛窦、蝶窦、前床突气化影响，缺乏双眼视觉，以及脑脊液漏的风险。

笔者通过临床实践，认为基于肿瘤累及的解剖间隙，如肌锥内外及是否累及海绵窦、视神经管的因素来选择手术入路更具有临床指导意义。同时，"足够大、尽量小"的入路选择更符合当代微创理念，利于患者康复。基于病变累及解剖腔隙的手术入路选择见表 4–2。

（五）典型病例解析

病例 1　A 型（眶上裂外侧）　患者男性，54 岁，因"左眼视物模糊 7 个月，加重 5 个月"入院。既往：30 年前在当地医院行"胃穿孔修补术"术后常规复查，预后良好；有血栓通服用史，已停药 20 天，余无特殊病史。

【查体】神清语利。记忆力、定向力、智力可。双鼻嗅觉可。双眼视力：右眼视力 0.5，左眼视力 HM/30cm。双瞳孔等大等圆，直径 3mm 大小，对光反射灵敏，头颅大小及形态正常。双眼球活动可，眼睑无下垂，无眼球震颤。双侧面部痛觉、振动觉可，咀嚼有力，张口下颌无偏移，角膜反射（+）。

【辅助检查】

MRI：左侧中颅窝底至眶尖可见一肿块灶，呈等 T 稍长 T_2 信号，大小约 29cm × 22cm，增强后明显强

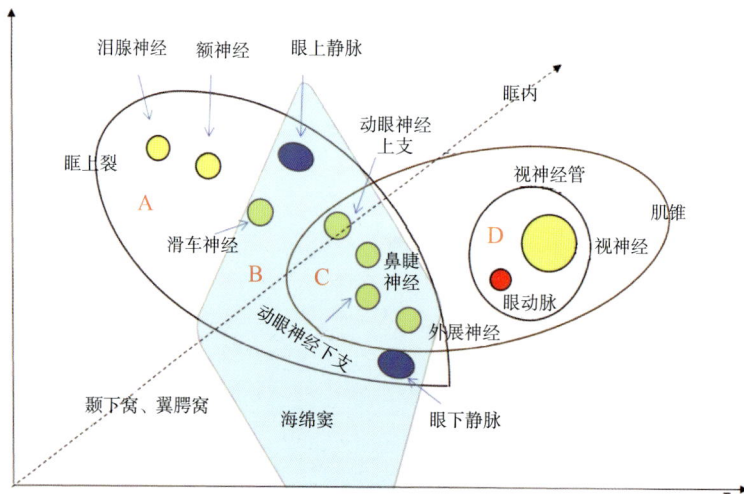

▲ 图 4–6　眶尖解剖空间投影示意

化，左侧颞叶稍受压（图 4-7）。

CT：左侧中颅窝及邻近眶尖见团块状稍高密度灶，边界清，大小约 32mm×22mm，增强后较明显强化，病灶与邻近颅板广泛相贴，HRCT 上未见明显骨质破坏，病灶累及左侧外直肌及上直肌、左侧视神经；邻近脑实质稍受压（图 4-8）。

【术前诊断】颅内占位性病变（左侧颅眶沟通占位性病变），脑膜瘤？手术后状态（胃穿孔修补术）。

【手术入路】左侧扩大翼点入路＋眶外侧壁移除。

【手术过程】仰卧位，头右偏 45°，稍屈曲，头

架固定头部。行左侧扩大翼点入路，左侧额颞弧形切口，切开头皮，骨膜下分离皮瓣并牵开，筋膜下分离颞脂肪垫保护面神经额支，骨膜下分离颞肌并牵开，显露左侧 Keyhole，颅骨钻 3 孔，铣刀铣下大小约 6cm×4cm 的额颞骨瓣，尽可能显露中颅窝底。充分咬除蝶骨嵴外侧至眶上裂，磨钻沿眶上缘磨开颅骨，显露眶骨膜、眶脑膜韧带。显微镜下自眶上裂处剪开硬膜，见病变起源于颞极部硬膜，跨过视神经管向眶内生长，大小约 3.2cm×2.5cm×2.0cm，色灰红，质地较硬，形状不规则，血供一般，与周围脑组织关系欠清，与眶脂体、眼外肌、视神经等粘连密切。分离病变与硬膜粘连，分块全切除颅内肿瘤及眶内肿瘤，颅底硬膜裂口予以严密缝合修补。

【术后 MRI】左侧额颞骨部分骨质缺损，呈术后改变，左侧中颅窝底至眶尖病灶切除呈术后改变，相应术区及左侧额颞部颅板下见积液、少量积气及积血信号影，增强后术区边缘脑膜线见条样强化。左侧额叶脑实质受压，中线结构局限性稍右移（图 4-9）。

【病理结果】非典型脑膜瘤，WHO Ⅱ 级，破坏骨质。

【随访】术后 3 个月（图 4-10），术后 1 年 MRI（图 4-11）。

【神经功能】出院时左眼眶周麻木，双侧瞳孔等大等圆直径 3mm 大小，对光反射灵敏，眼球活动可，

表 4-2　基于病变累及的解剖空间采用的手术入路

病变累及的解剖空间	需采用的手术入路
A（眶上裂外侧）	翼点入路＋眶外侧壁移除
B（肌锥外＋海绵窦）	颞前经海绵窦入路
C（肌锥内＋海绵窦）	颞前经海绵窦入路＋眶外侧壁移除
D（视神经管内）	额下入路＋眶顶壁移除
颞下窝、翼腭窝	颅眶颧入路
单纯眶内	经眶入路、内镜经鼻/经上颌窦入路
累及多个解剖腔隙	联合入路

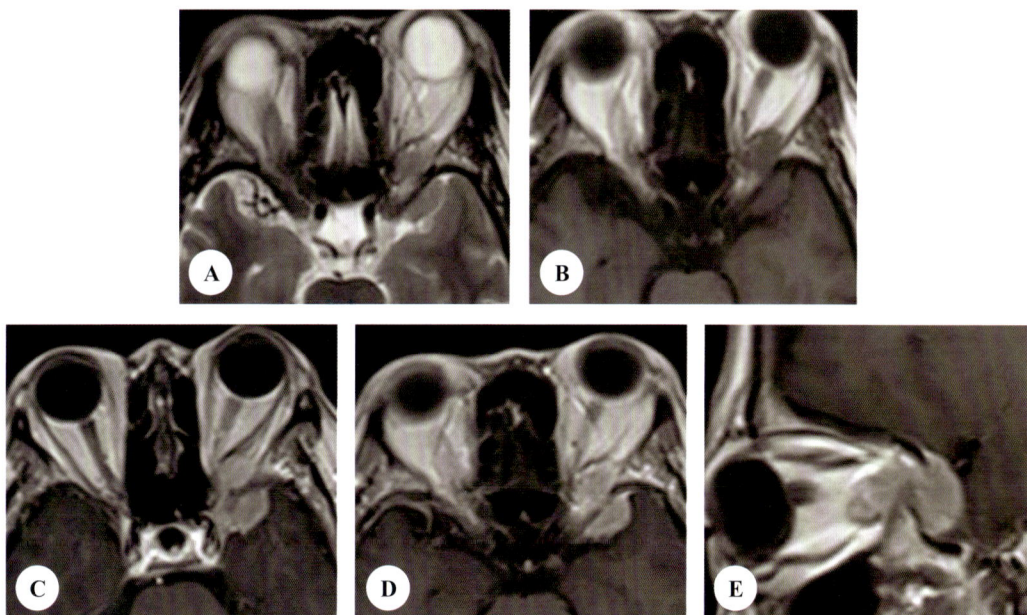

▲ 图 4-7　病例 1 术前 MRI 检查

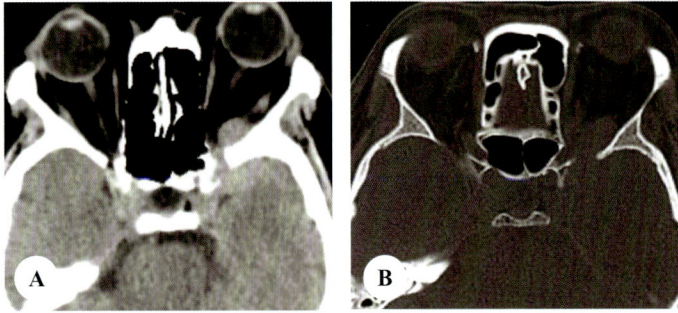

◀ 图 4-8　病例 1 术前 CT 检查

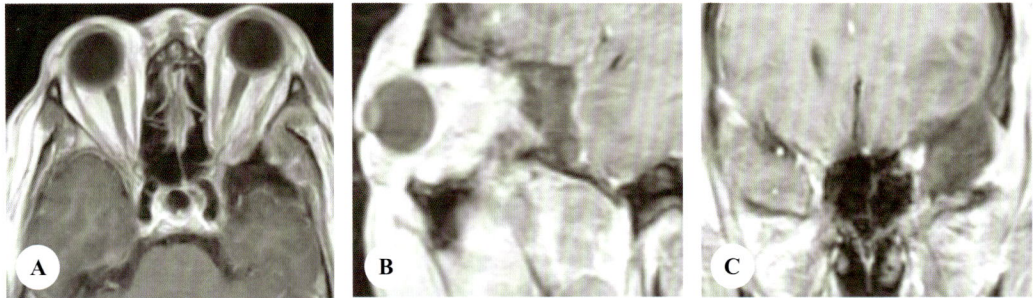

▲ 图 4-9　病例 1 术后 MRI 检查

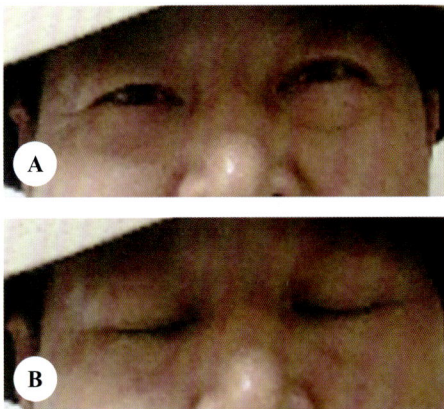

▲ 图 4-10　病例 1 术后 3 个月随访

视力较入院稍好转，术后继发性癫痫。

【经验体会】本例病例为起源于眶上裂外侧缘硬膜间隙的肿瘤。其颅内部分累及颞窝，并经眶上裂累及肌锥外。因此，采用翼点入路并打开眶外侧壁即可全切肿瘤及处理肿瘤基底。

病例 2　A 型（眶上裂外侧）　患者女性，10 岁，因"头晕 1 个月"入院，既往体健，无特殊病史。

【查体】神志清楚，双瞳孔等大等圆直径 3mm 大小，对光反射灵敏，头颅大小及形态正常。鼻腔及外耳道无异常分泌物，双侧面部痛觉、振动觉可，咀嚼有力，张口下颌无偏移，角膜反射（＋）。

【辅助检查】

MRI：左眼眶外侧壁处可见团片状长 T_1 长 T_2 信号灶，大小约 3.1cm × 1.8cm × 3cm，增强后明显强化，邻近颧骨、眶上壁及蝶骨大翼受累，左侧颞肌及翼外肌似可见小片状强化灶，左侧外直肌及视神经受压移位，右侧眼眶未见明显异常信号灶（图 4-12）。

CT：左眼眶外侧壁处可见团片状稍高密度灶，大小约 4.1cm × 2.3cm × 2.3cm，邻近颧骨、眶上壁及蝶骨大翼受累，左侧外直肌及视神经受压移位，右侧眼眶未见明显异常密度灶。左侧眶外侧壁骨质吸收溶解（图 4-13）。

【术前诊断】左侧颅眶沟通性占位：脑膜瘤？

【手术入路】左侧翼点入路＋眶外侧壁移除

【手术过程】仰卧位，向右侧偏转 45°，头架固定头部。左额颞发迹内切口，依次切开头皮和帽状腱膜，帽状腱膜下分离皮瓣并牵开，显露至 Keyhole 及眶上孔。见肿瘤侵蚀并突破眶外侧壁，予以扩大咬除受累骨质。肿瘤质中等、色灰红、血供丰富，大小约 4.1cm × 2.3cm × 2.3cm，未突破眶筋膜及硬脑膜。显微镜下分块全切除肿瘤，彻底止血，与护士清点棉片无误，钛板塑型修补颅骨缺损，复位颞肌，分层缝合头皮。

【术中快速病检】朗格汉斯细胞组织细胞增生症。

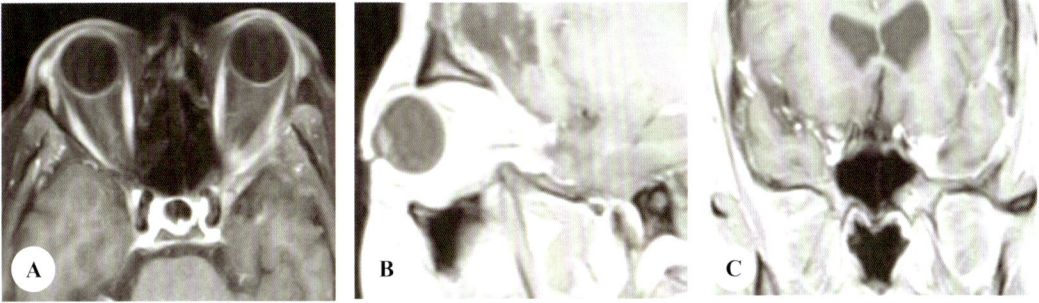

▲ 图 4-11　病例 1 术后 1 年随访检查

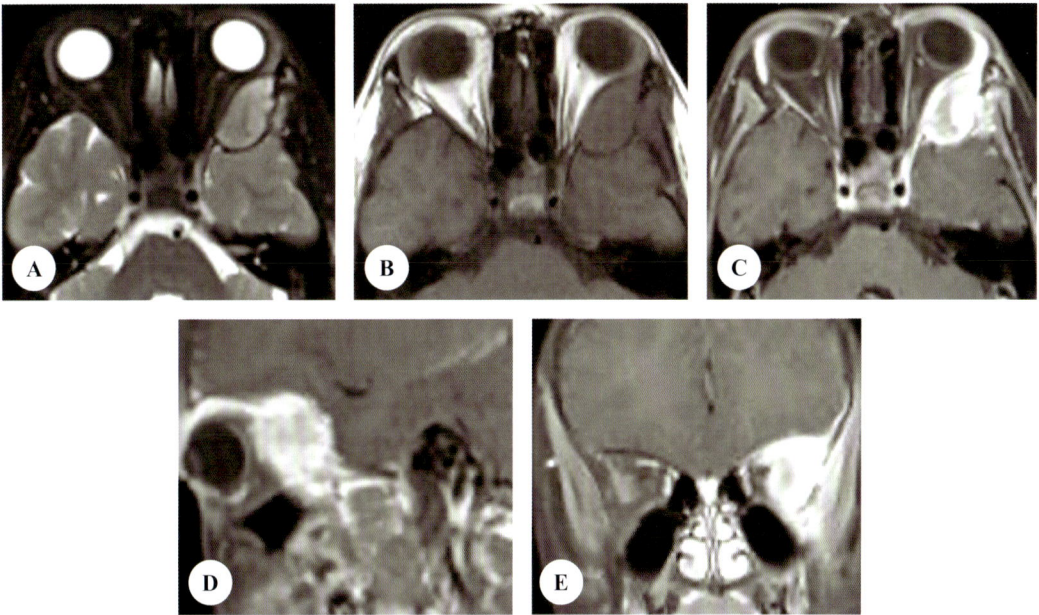

▲ 图 4-12　病例 2 术前 MRI 检查

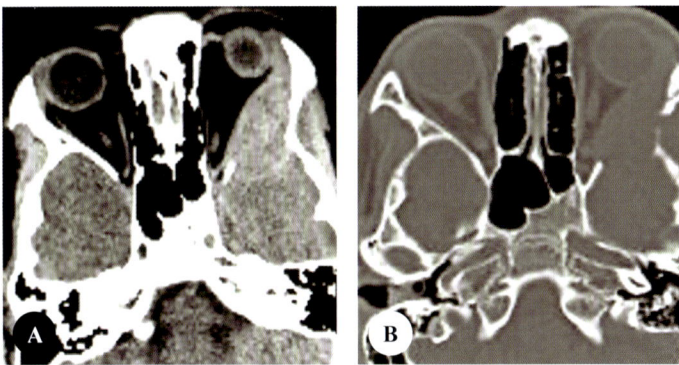

◀ 图 4-13　病例 2 术前 CT 检查

【术后 MRI】左侧额、颞骨骨质部分缺失，呈术后改变；邻近头皮软组织稍肿胀，见少许长 T_1 长 T_2 积液信号。原左眼眶外侧壁处可见团片状长 T_1 长 T_2 信号灶呈切术后改变，术区见少许积液信号，边缘见条状强化灶；左侧外直肌及视神经受压移位较前稍减轻（图 4-14）。

【病理结果】朗格汉斯细胞组织细胞增生症。免疫组化:CD1a（＋）,S100（＋）,CD68（－）,Ki-67（约 40%＋）, Langerin（＋）, CD21（－）。

【随访】术后 3 个月 MRI（图 4-15），术后 8 个月（图 4-16），术后 3 年 MRI（图 4-17）。

【神经功能】出院时双侧瞳孔等大等圆直径 3mm

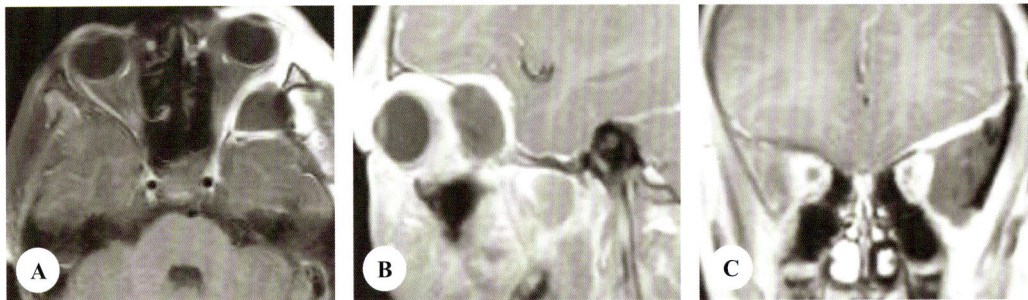

▲ 图 4-14 病例 2 术后 MRI 检查

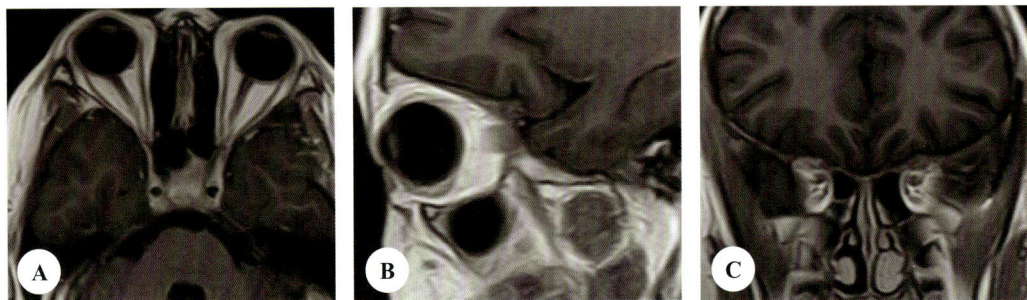

▲ 图 4-15 病例 2 术后 3 个月 MRI 检查

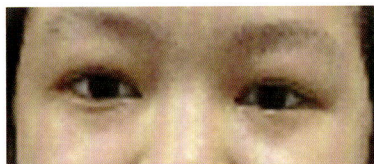

▲ 图 4-16 病例 2 术后 8 个月随访

大小，对光反射灵敏，无视力下降、眼睑下垂、眼球活动障碍等新发神经功能症状。

【经验体会】该病例为朗格汉斯细胞增生症，病变通过破坏眶外侧壁累及颞窝和眶内，且眶内部分未突破眶筋膜，故采用翼点入路即可完成对肿瘤的全切除。

病例 3 A 型（眼眶内占位，视神经外侧） 患者女性，65 岁，因"右眼胀痛伴流泪 1 周"入院，既往无特殊。

【查体】神志清楚，双瞳孔等大等圆直径 3mm 大小，对光反射灵敏，头颅大小及形态正常，鼻腔及外耳道无异常分泌物；嗅觉可；视野粗侧未见缺损；眼球活动可，右眼突出，双侧面部痛觉、振动觉可，咀嚼有力，张口下颌无偏移，角膜反射（＋）。

【辅助检查】

MRI：右侧眼眶肌锥内可见一类圆形病灶，呈稍长 T₂，中度均匀强化，右侧外直肌受压，右眶外侧骨质稍变薄，右侧眼球较左侧突出（图 4-18）。

CT：未见眶周存在明显骨未见眶周存在明显骨质破坏或增厚，眶上裂基本对称（图 4-19）。

【术前诊断】右眼眶内占位性病变。

【手术入路】右侧额外侧入路。

【手术过程】仰卧位，头架固定头部。切口起自颧弓中点上缘，紧贴发际内缘弧向前达正中线旁切开，依次分层切开头皮，头皮夹止血，单极电刀切开颞肌，骨膜下剥离，皮肌瓣翻转朝额底，显露右侧额颞部颅骨，额骨颧突处磨钻钻孔 1 个，铣开骨瓣，游离骨瓣形成约 3cm×5cm 小骨窗，骨缘钻孔，缝吊骨窗周围硬脑膜，剥离前颅窝底硬脑膜，充分显露前颅窝底，磨除部分蝶骨嵴，磨除额骨眶板骨质约 2cm×3cm，分离眼眶内上直肌、外直肌及脂肪组织，显露肿瘤，可见肿瘤呈类圆形桑葚状，暗红色，边界清楚，见 2 支供血动脉，双极电凝断离供血动脉，手术给予全切除肿瘤，大小约 2cm×2cm，严格止血，显露被挤压变形视神经，无损伤。

【术后 MRI】原右眼眶内病变已切除，眶外侧可见少许积液、积气（图 4-20）。

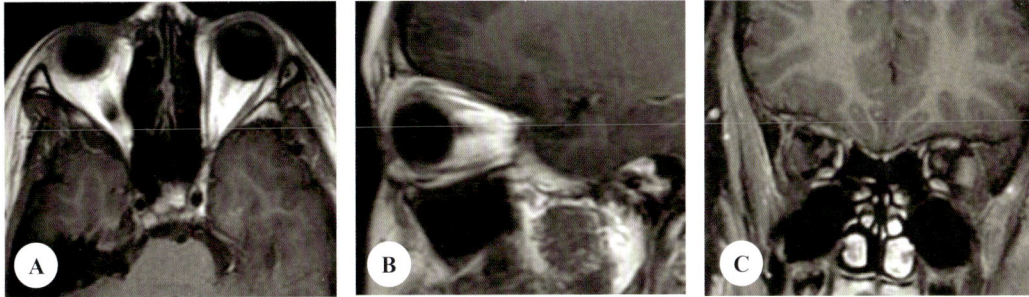

▲ 图 4-17　病例 2 术后 3 年 MRI 检查

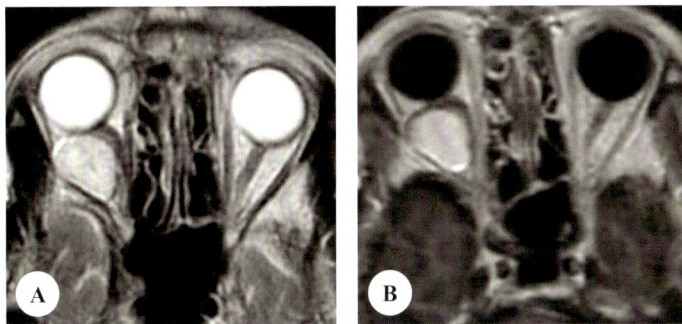

◀ 图 4-18　病例 3 术前 MRI 检查

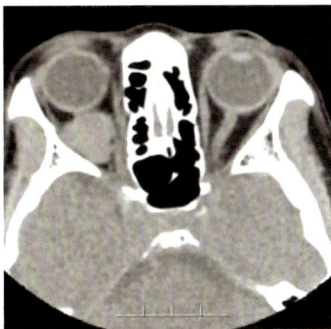

▲ 图 4-19　病例 3 术前 CT 检查

【病理结果】海绵状血管瘤。

【神经功能】出院时患者右眼胀痛、流泪基本改善，无明显突眼表现，无面部麻木、眼睑下垂等新发神经功能障碍。

【经验体会】此病例为局限眶内海绵状血管瘤，病灶位于视神经外侧偏上，采用额外侧入路，磨除眶顶及部分眶外侧壁骨质可获得满意上外侧视野及操作空间，于上直肌、外直肌间隙分离病灶边界，识别供血动脉并电凝后以神经剥离子轻柔分离病灶与视神经粘连，整块切除，对眶内肌肉、神经、血管无创。

开放眶后，眶骨膜应尽量避免过多撕裂，可保障术后眼球的复位固定。

病例 4　A 型（肌锥外 + 眶上裂内外侧）　患者男性，51 岁，因 "左眼视力下降伴左眼胀痛 4 个月" 入院，既往体健无特殊。

【查体】神清语利。记忆力、定向力、智力可。双鼻嗅觉可。视力左眼视力 0.7，右眼视力 1.5，双眼球活动正常，双眼巩膜充血，左侧眼球突出，左眼眼底见视盘水肿。左眼颞侧视野缺损，双瞳直径 3mm，等大等圆，光反射灵敏，眼睑无下垂，无眼球震颤。双侧面部痛觉、振动觉可，咀嚼有力，张口下颌无偏移。

【辅助检查】

MRI：左侧眼眶外侧壁见等 T_1 等长 T_2 信号，明显强化，病变突向前颅窝，左侧视神经、视神经管受压（图 4-21）。

CT：左侧眶内球后外侧软组织密度灶大致同前，大小约 33mm×11mm，密度均匀，平扫 CT 值约 54HU，增强后 CT 值约 108HU，病灶与外直肌分界不清，周围脂肪间隙稍模糊，视神经受压内移，未见明显增粗及萎缩，眶上裂及视神经管扩大，病灶向后突入颅内，邻近脑实质受压移位改变。邻近骨质未见明显异常，左眼球明显前突，未见异常密度影，眼环完整（图 4-22）。

【术前诊断】左侧颅眶沟通占位，脑膜瘤？

【手术入路】左侧翼点入路。

【手术过程】仰卧位，头右偏50°，头架固定头部。左额颞切口，切开头皮。左额颞骨瓣开颅，咬开左蝶骨嵴、左眶外侧壁及顶壁。剪开硬膜及眶筋膜，见左眶外侧及上方见病变，质韧，边界不清，血运少，与周围组织粘连紧密，大小约4cm×3cm×1.3cm。抬起额叶，见左额底部硬膜下有肿块，大小约1.5cm×1.5cm×1cm 及 1.5cm×1.8cm×1cm，质韧，血运少，边界基本清楚，与额叶底部硬膜粘连紧密，向上挤压额叶，周围脑组织水肿。在显微镜下仔细分离，分块切除，术中快速病理报告未见肿瘤细胞，见大量炎性细胞浸润，术中考虑炎性假瘤。全切左额硬膜下肿块，大部分切除左眶内肿块。

【术后MRI】左侧额颞骨部分缺如、左侧眼眶呈术后改变，原病变较前切除，术区可见长 T_1 长 T_2 信号灶，增强后未见明显强化，左侧眼外肌仍增粗（图4-23）。

【病理结果】炎性假瘤。

【神经功能】出院时双侧瞳孔等大等圆直径3mm大小，对光反射灵敏，左侧眼球突出，无眼睑下垂，眼球活动障碍等新发神经功能症状。

【经验体会】该病例内肿瘤位于肌锥外，与外直肌界限不清，可见外直肌增粗。结合术中病理报告，考虑炎性假瘤可能性大，故次全切除外直肌周围肿瘤，保留外直肌功能，术后患者眼球活动无异常。

病例5 A型（肌锥外＋眶上裂内外侧＋突入颞下窝） 患者女性，59岁，因"左眼视物模糊1个月余"入院。既往：十多年前行"卵巢囊肿手术"，余无特殊病史。

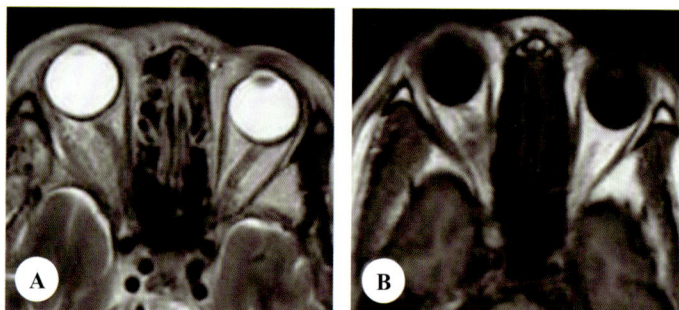

◀ 图4-20 病例3术后MRI检查

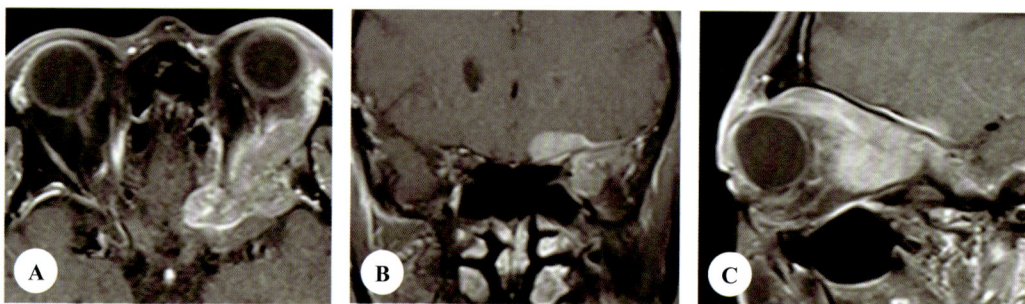

▲ 图4-21 病例4术前MRI检查

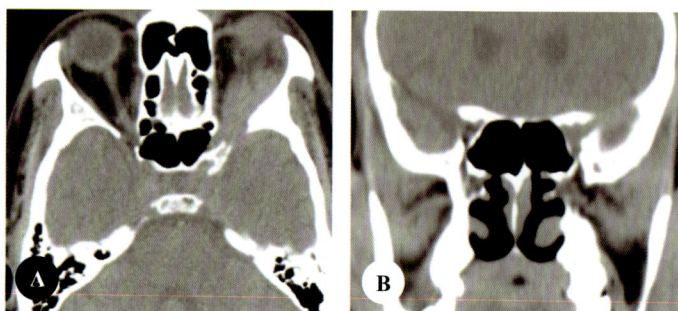

◀ 图4-22 病例4术前CT检查

【查体】神志清楚，双瞳孔等大等圆直径 3mm 大小，对光反射灵敏，角膜反射灵敏，头颅大小及形态正常，鼻腔及外耳道无异常分泌物，双侧面部感觉对称，粗查未见明显异常，咀嚼有力，张口下颌无偏移，角膜反射（＋）。

【辅助检查】

MRI：左侧眼眶－中颅窝可见一沟通性的"葫芦形"肿块灶，呈等－长 T_1 等－稍长 T_2 混杂信号灶，截面大小约 65mm×45mm，FLAIR 呈中间低信号周围等高信号，病灶部分向左侧眼眶突入、部分向下突入颞下窝，增强后周边明显均匀强化，中央不均匀强化，病灶基底部与左颞部脑膜相连，相邻脑膜稍增厚，周围可见斑片状长 T_2 高信号水肿灶，邻近脑实质、左侧侧脑室旁前角及左侧视神经受压（图 4-24）。

CT：左侧眼眶－中颅窝可见一沟通性的"葫芦形"肿块灶，呈稍高密度灶，截面大小约 65mm×45mm，CT 值约 52HU，病灶部分向左侧眼眶突入、部分向下突入颞下窝，增强后周边明显均匀强化，邻近脑实质、左侧侧脑室旁前角及左侧视神经受压；病变周围左侧蝶骨骨质吸收（图 4-25）。

【术前诊断】左侧眼眶－中颅窝占位，脑膜瘤？

【手术入路】左侧扩大翼点入路。

【手术过程】仰卧位，头右侧偏 45°。取左额颞发迹内切口，依次切开头皮和帽状腱膜，帽状腱膜下分离皮瓣并牵开，筋膜下分离颞脂肪垫保护面神经额支，骨膜下分离颞肌。以蝶骨嵴为中心，颅骨钻 3 孔，铣刀锯下约 10cm×8cm 大小的骨瓣，见脑膜中动脉异常增粗，参与肿瘤血供，随电凝切断脑膜中脉，进一步咬除眶外侧壁及中颅窝底骨

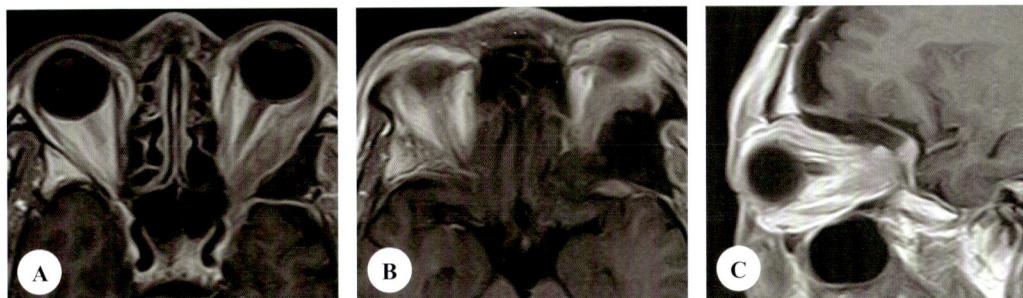

▲ 图 4-23　病例 4 术后 MRI 检查

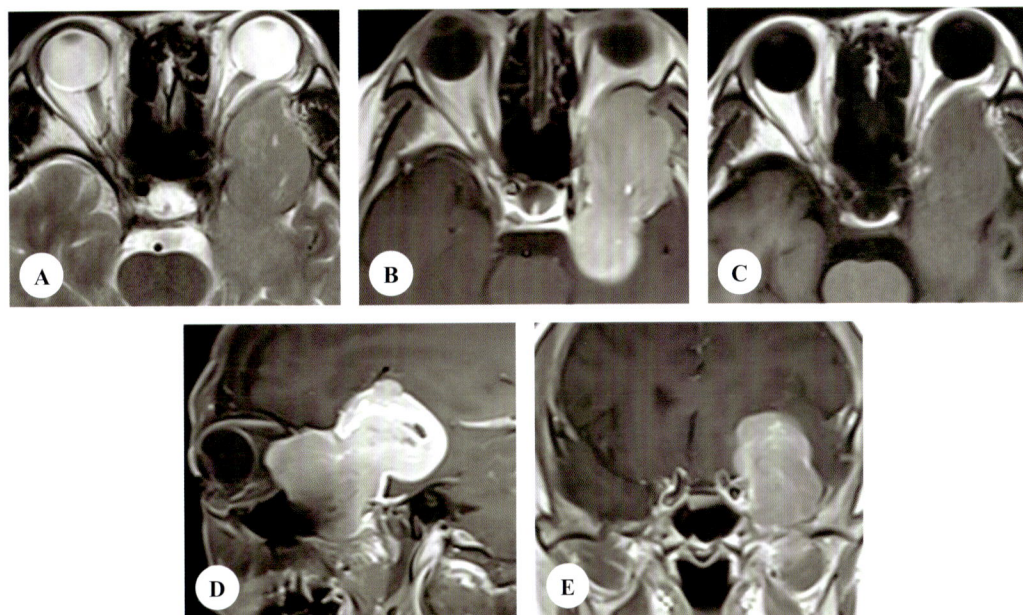

▲ 图 4-24　病例 5 术前 MRI 检查

质，显露颞下窝内肿瘤，悬吊硬膜。显微镜下见肿瘤位于左侧额颞部，累及左侧眶外侧壁及中颅窝底，向颞下窝生长，邻近组织明显受压移位，大小约6.5cm×4.5cm，质一般，血供异常丰富，灰红色，与周围脑组织及神经结构边界尚清。镜下先沿肿瘤与肌肉之间的间隙分块切除颞下窝及眶外侧肿瘤。再在显微镜下弧形剪开硬膜，经侧裂电凝切断主要供血动脉，继沿肿瘤周边探查电凝切断引流静脉，分块全切除肿瘤。

【术后 MRI】左侧颞骨局部骨质缺损，呈术后改变，原眼眶 - 中颅窝病变已切除，左颞叶可见团片状长 T_1 长 T_2 信号灶范围较前缩小，内现未见明显短 T_1 信号灶，周围可见短 T_2 信号环，增强后术区边缘及邻近脑膜见线样强化（图 4-26）。

【随访 MRI】术后 2 年（图 4-27）。

【病理结果】血管周细胞瘤（WHO Ⅱ 级）。免疫组化：CD34（+），SSTR2A（－），Ki-67（约 10%+），S100（－），PR（－），E-cadherin（部分 +），D2-40（－），Bcl-2（+），CD99（+），STAT6（+）。

【神经功能】出院时左眼视物模糊较前好转，无视力下降、眼球运动障碍等新发神经功能障碍，术后 20 个月随访，患者双眼视力正常，无视物模糊。

【经验体会】血管周细胞瘤（hemangiopericytoma）为颅内罕见的一种恶性肿瘤，占颅内原发肿瘤的比例<1%。肿瘤强化比脑膜瘤更明显，这也能够证明肿瘤的血运较丰富，与血管有着密切关系。手术切除 + 术后放疗是目前治疗该肿瘤的标准治疗。

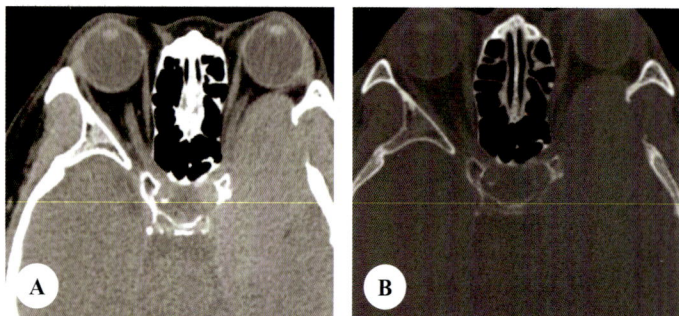

◀ 图 4-25　病例 5 术前 CT 检查

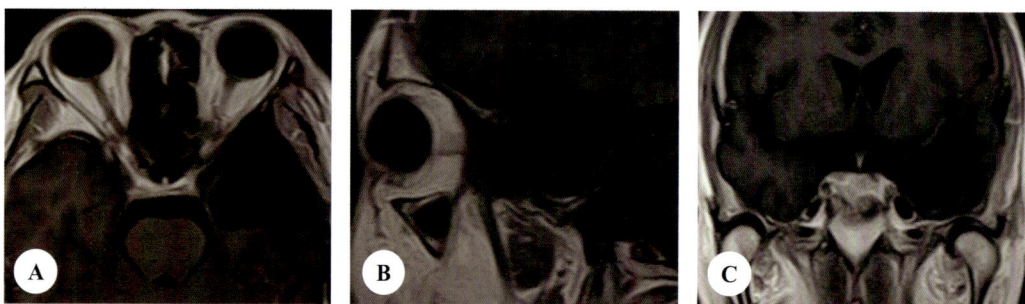

▲ 图 4-26　病例 5 术后 MRI 检查

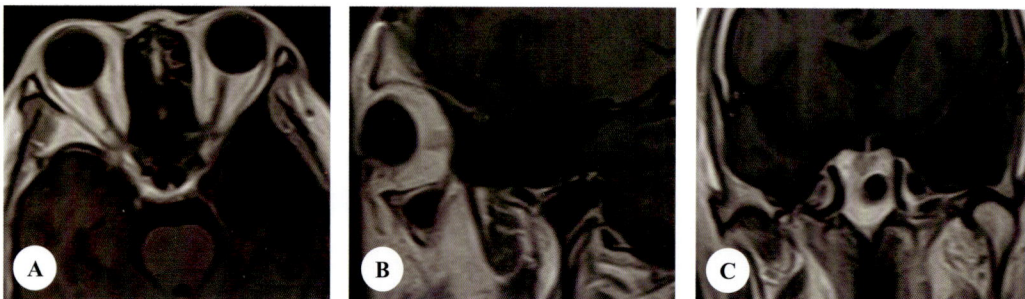

▲ 图 4-27　病例 5 术后 2 年 MRI 检查

病例 6 B 型（肌锥外＋眶上裂内侧＋海绵窦） 患者女性，33 岁，因"右眼视力下降、眼球突出、畏光 1 年余"入院，既往有慢性乙型肝炎和剖宫产手术史。

【查体】神清语利。记忆力、定向力、智力可。双鼻嗅觉可。左眼视力 1.5，右眼视力 0.04，视野粗测无缺损，眼底检查未见明显异常。双瞳直径 3mm，等大等圆，左侧光反射灵敏，右侧光反射迟钝，双眼球活动可，右侧眼球突出，眼睑无下垂，无眼球震颤。双侧面部痛觉、振动觉可，咀嚼有力，张口下颌无偏移。角膜反射（＋）。

【辅助检查】

MRI：右侧鞍旁可见一不规则稍长 T_1、稍长 - 长 T_2 信号肿块，大小约 28mm×18mm，肿块局部与右侧颈内动脉海绵窦分界不清，向外延伸至颅中窝，邻近颞叶略受压，向前累及右侧眶尖区，向后延伸至小脑幕缘；增强后明显强化，邻近脑膜稍增厚（图 4-28）。

CT：右侧鞍旁可见一不规则稍高密度灶，大小约 30mm×15mm，平扫 CT 值约 40Hu，边缘见点片状钙化灶，肿块局部与右侧颈内动脉海绵窦分界不清，向外延伸至颅中窝，向上达鞍上池，邻近额颞叶略受压，向前累及右侧眶尖区；增强后肿块明显强化，CT 值约 69Hu。右侧眶外侧壁及蝶骨可见骨质增厚（图 4-29）。

【术前诊断】右鞍旁占位：脑膜瘤？慢性乙肝；手术后状态（剖宫产）。

【手术入路】右侧扩大翼点入路＋经海绵窦入路。

【手术过程】仰卧位，头左偏约 60°。头架固定。取右侧扩大翼点入路开颅。分层切开头皮，脂肪垫下分离保护面神经额支。骨膜下分离颞肌，充分暴露额骨颧突。颅骨钻孔后，铣刀锯开一 4cm×3cm 大小骨瓣。充分咬除蝶骨脊外侧及颞骨鳞部骨质。蝶骨脊和眶外侧壁骨质增厚，予以磨除。悬吊硬膜后，沿蝶骨脊剥离硬膜，凝断眶脑膜动脉后显微镜下切开眶脑膜反折，将海绵窦外侧壁向后剥离，见肿瘤累及海绵窦并突破海绵窦向颅底生长，病变呈多中心性，前、中颅窝底可见多个结节样病灶，基底广泛。病变主体位于右侧海绵窦，包绕颈内动脉、动眼神经及右侧视神经，并向鞍结节方向生长。镜下分别在硬膜外及硬膜下切除肿瘤，烧灼基底，海绵窦内肿瘤予以部分切除。硬膜下病变予以完整切除。瘤腔彻底止血。人工硬膜修补缺损。

【术后 MRI】右侧额颞部右侧眶上壁部分颅骨骨质信号缺失，周围软组织肿胀，呈术后改变。原右侧鞍旁肿块灶较前明显缩小呈大部分部分切除术后改变，残留病变位于右侧海绵窦区，增强后明显强化（图 4-30）。

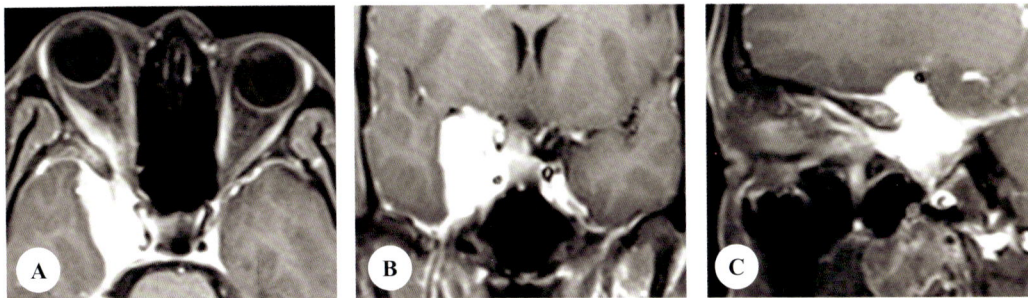

▲ 图 4-28 病例 6 术前 MRI 检查

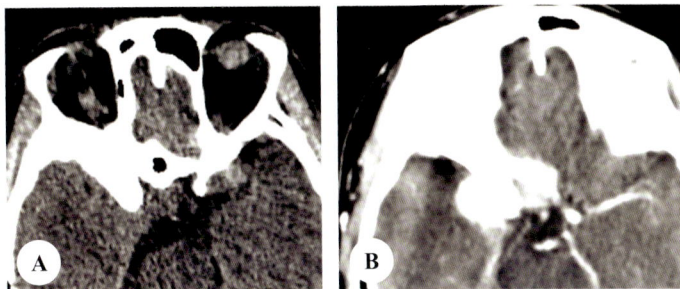

◀ 图 4-29 病例 6 术前 CT 检查

【病理结果】脑膜瘤，部分细胞增生活跃（属WHO Ⅰ级），免疫组化：D34（血管＋），Ki-67（2%＋），STAT6（胞浆＋），E-cadherin（＋）EMA（＋），ER（－），PR（＋）。

【随访】术后 3 个月 MRI（图 4-31），术后 5 年MRI（图 4-32），术后 30 个月（图 4-33）。

【神经功能】出院时右眼眶周麻木，左侧瞳孔约 2mm，光反射灵敏，右侧眼球突出，光反射迟钝，直径约 3mm，无视野缺损，眼球活动障碍等神经功能症状。3 个月后随访复查，突眼较前好转，术后 36个月无明显眼球前突。

【经验体会】本例为起源于海绵窦内的脑膜瘤，向眶上裂方向、向中线生长累及眶内和眶尖结构。

采取扩大翼点入路能更为广泛的除了肿瘤基底，结合经海绵窦入路可更多地切除海绵窦内肿瘤。因肿瘤呈 360° 包绕颈内动脉，故选择次全切除，后续通过伽马刀治疗控制残余肿瘤生长。

病例 7 B 型（肌锥外＋眶上裂内侧＋海绵窦） 患者戴某，男性，49 岁，因"左侧视力减退 1年"入院，既往：2009 年因"左侧蝶骨嵴脑膜瘤"在我院神经外科行"脑膜瘤切除术"，余无特殊病史。

【查体】神志清楚，语言流利，思维、定向、理解、计算力正常。嗅觉正常，双侧瞳孔直径 3mm，光反射灵敏，眼球运动自如，视野粗侧无异常，左眼视力 0.1，右眼视力 1.5。调节、辐辏反射正常。双侧面部痛觉、振动觉可，咀嚼有力，张口下颌无偏

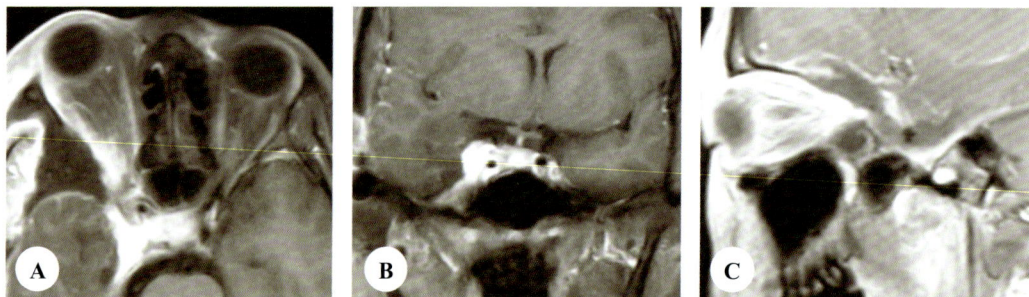

▲ 图 4-30 病例 6 术后 MRI 检查

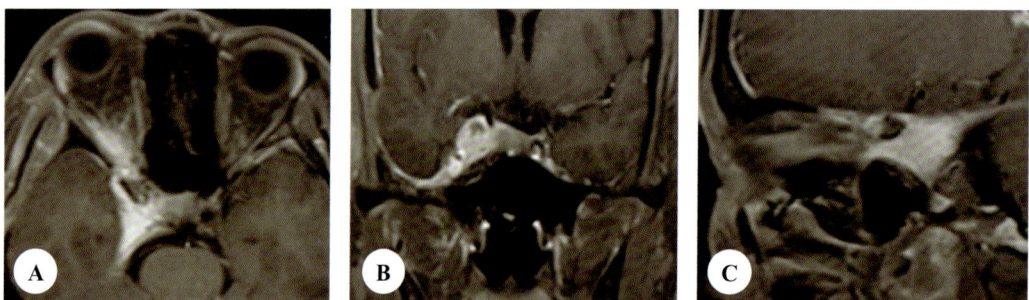

▲ 图 4-31 病例 6 术后 3 个月 MRI 检查

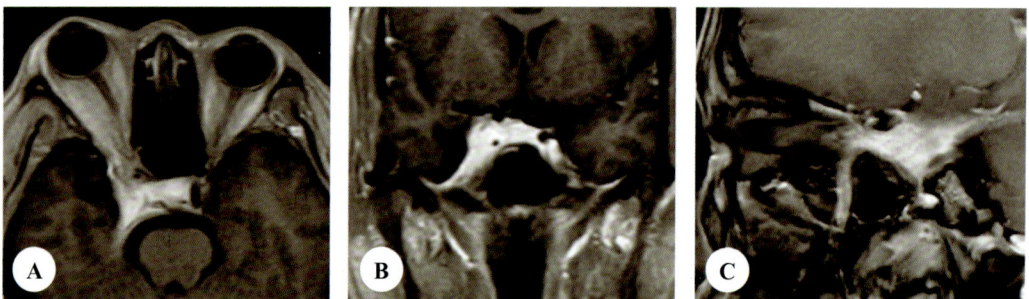

▲ 图 4-32 病例 6 术后 5 年 MRI 检查

移，角膜反射（＋）。

【辅助检查】

MRI：左侧颞部局部颅骨呈术后改变，左侧中颅窝见片状长 T_2 信号灶，临近脑实质见条片状水肿带。左侧鞍旁见团块状等 T_1 等 T_2 信号灶，FLAIR 呈等信号，最大层面范围约 3.5cm×2.3cm，增强后明显均匀强化，见脑膜尾征。左侧颈内动脉海绵窦段受压向内侧推移（图 4-34）。

CT：左侧鞍旁可见不规则软组织密度影，病灶包绕左侧颈内动脉海绵窦段；眶上裂骨质吸收、扩大（图 4-35）。

【手术入路】左侧翼点入路＋前床突磨除。

【手术过程】仰卧位，头右侧偏 30°。取左侧翼点入路，沿原左额颞发迹内切口，依次切开头皮和帽状腱膜，帽状腱膜下分离皮瓣并牵开，筋膜下分离颞脂肪垫保护面神经额支，骨膜下分离颞肌。以蝶骨嵴为中心，颅骨钻 5 孔，线锯锯下约 6cm×4cm 大小的骨瓣，平前颅卧底，咬除蝶骨嵴外 2/3，悬吊硬膜。于硬膜外磨钻磨除眶外侧壁，蝶骨嵴及前

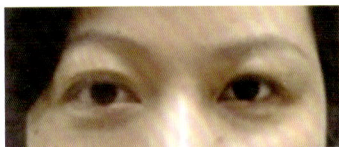

▲ 图 4-33　病例 6 术后 30 个月随访

床突。见肿瘤位于眶外侧壁、眶尖及海绵窦内并包绕三叉神经、动眼神经及滑车神经，镜下先电凝切除大部分肿瘤基底，继分块切除行瘤内减压，确认颈内动脉和及脑神经，分块全切除颅内肿瘤，最后充分电凝肿瘤基底。取人工硬膜修补颅底硬膜缺损，置硬膜外引流管一根（图 4-36）。

【术后 MRI】左侧鞍旁肿块现未见显示，术区及相应颅板下见积液及少许积血，增强后术区边缘见线样强化灶，术区邻近左侧颞叶实质受压并见小片状水肿。左侧颈内动脉海绵窦段仍见受压、向内侧推移（图 4-37）。

【病理结果】脑膜瘤，WHO I 级。

【随访】术后 10 个月（图 4-38）。

【神经功能】出院时右侧瞳孔等大等圆约 2mm，对光反射灵敏，左侧瞳孔散大，直径约 5mm，对光反射消失，右侧眼球活动及视力视野正常，左侧眼上睑下垂，左眼球固定无活动，球结膜少许肿胀，左侧视力差，辨指距离 30cm。左眼周麻木，术后 36 个月随访，仍有左侧眼睑下垂，眼球活动好转，但长期伴有左侧眼周麻木瘙痒感。

【经验体会】本例病例为复发脑膜瘤，肿瘤主体位于眶尖区域并向前累及肌锥外，向后累及海绵窦外侧壁。故肿瘤与视神经、动眼神经、滑车神经及三叉神经第一支关系紧密，术中见部分肿瘤长入视

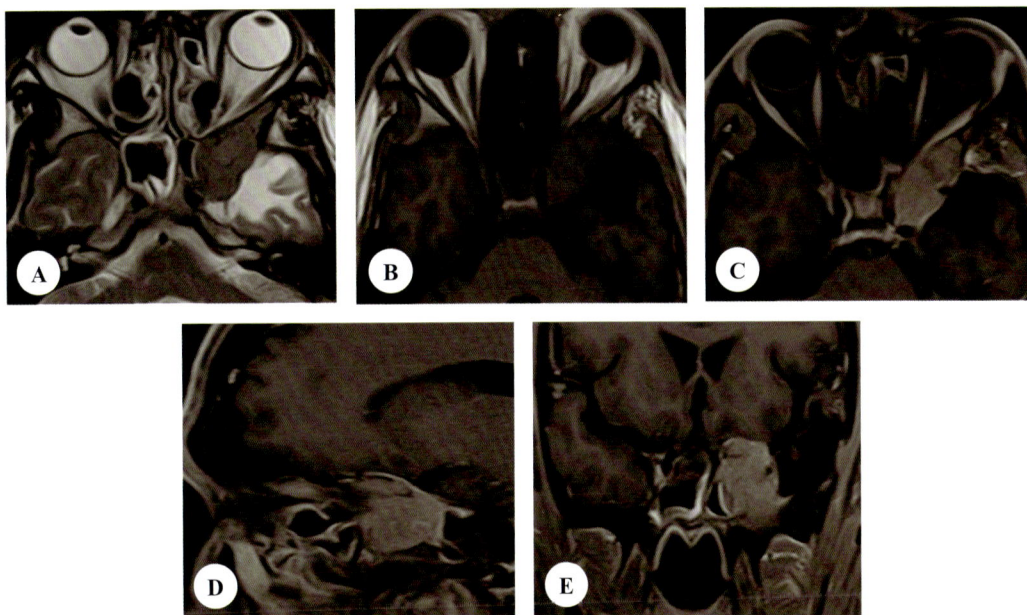

▲ 图 4-34　病例 7 术前 MRI 检查

神经管内。因此，经翼点入路结合前床突部分磨除增加眶尖、视神经管的显露以更彻底、更安全的切除肿瘤，并尽可能保护神经功能。

病例8　B型（肌锥外+眶上裂内侧+海绵窦）　患者男性，43岁，因"左眼眶肿物切除术后13年，再次左眼突出半年"入院。既往史：1995年因"左下睑下垂"行左上眼睑异体巩膜悬吊术。

【查体】神志清楚，双瞳孔等大等圆直径3mm大小，对光反射灵敏，头颅大小及形态正常，鼻腔及外耳道无异常分泌物；嗅觉正常；视力粗侧：左眼视力0.8，右眼视力0.6，视野粗测未见缺损；左眼突出，眼球活动可，面部感觉对称，咀嚼有力，张口下颌无偏移，角膜反射（+）。

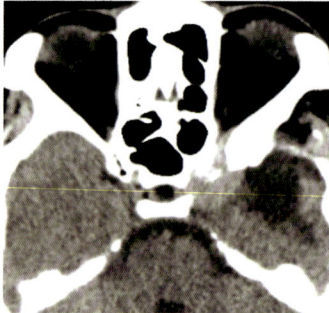

▲ 图 4-35　病例 7 术前 CT 检查

【辅助检查】

MRI：左侧肌锥外间隙上部见一肿块，边界清晰，较大截面大小约43mm×27mm，呈长 T_1 长 T_2 信号，增强后边缘可见结节状强化，病灶内部可见少许絮状强化灶，病灶沿视神经孔向颅中窝生长、沿翼腭窝向下生长，左侧海绵窦受累，左侧颈内动脉海绵窦段被包绕，左侧眼球受压突出、左侧上直肌受压推移。右侧眼球及眼眶内未见明显异常信号及异常强化灶。双侧乳突内可见长 T_2 信号灶（图4-39）。

CT：左侧眼球、左侧上直肌受压，左侧眼球明显突出，眶上裂明显扩大（图4-40）。

【术前诊断】颅眶沟通占位（左侧），手术后状态（左侧眼眶）。

【手术入路】左侧颞前经海绵窦入路。

【手术过程】仰卧位，头架固定头部。行左侧颞膜下分离皮瓣并牵开，显露左侧 Keyhole。筋膜下分离颞脂肪垫保护面神经额支，骨膜下分离颞肌并牵开，颅骨钻2孔，铣刀铣下大小约8cm×6cm的额颞骨瓣，尽可能显露中颅窝底。咬除眶顶壁和外侧壁，蝶骨嵴外侧至眶上裂。显微镜下自眶上裂处剪开硬膜，沿中颅窝底自硬膜外探查，缓慢抬起颞叶，显露肿瘤。见病变位于左侧眶内、鞍旁海绵窦

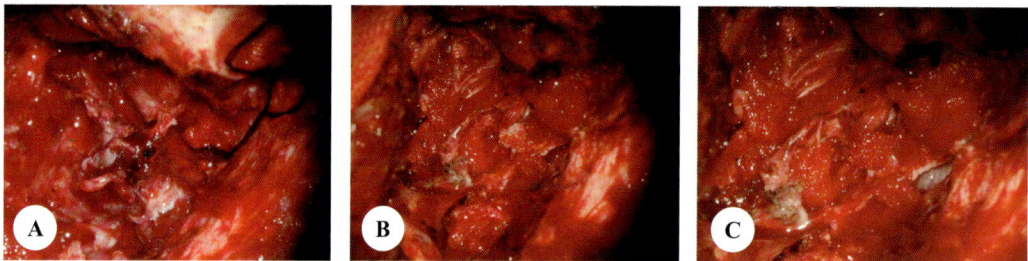

▲ 图 4-36　病例 7 手术过程

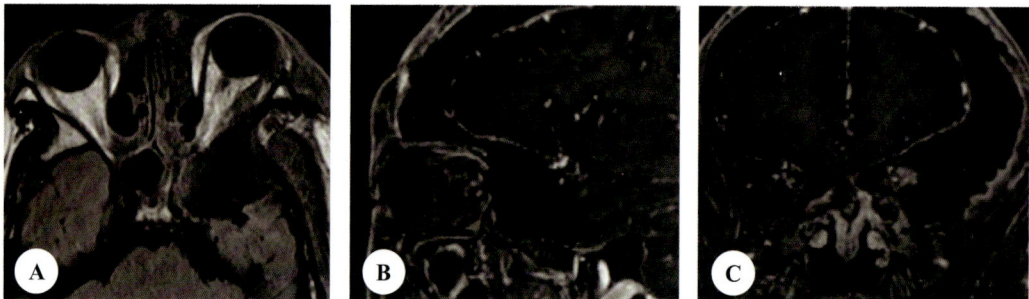

▲ 图 4-37　病例 7 术后 MRI 检查

侧壁内，向颞下窝和颞骨岩部方向生长，肿瘤大小约 43mm×27mm×35mm，质坚韧，血供丰富，起源于三叉神经。先切开眶筋膜，分离肿瘤与周边眶内神经血管粘。进一步剪开总键环，扒开海绵窦外侧壁，连着颞下窝、海绵窦内和 Meckel 腔内肿瘤分块全切除肿瘤。三叉神经多根神经根丝瘤化予以离断。动眼神经、滑车神经、外展神经保留完好。额窦极其发达，开放的额窦予以明胶海绵填塞并以颅骨膜封闭防止脑脊液漏。

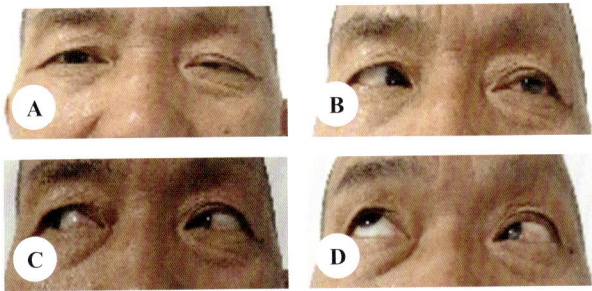

▲ 图 4-38　病例 7 术后 10 个月随访

【术后 MRI】左颞骨、左眶外侧壁部骨质缺如，左侧肌锥外间隙肿块已切除呈术后改变，术区见短 - 长 T_1 短 - 长 T_2，增强扫描术区周边见条索状高信号，周围软组织肿胀。脑室系统形态、大小正常，脑沟、裂尚清晰，中线结构无移位（图 4-41）。

【病理结果】梭形细胞肿瘤，结合免疫组化，考虑神经纤维瘤病。

【神经功能】出院时左侧眼球凸出较前好转，双侧瞳孔等大等圆直径 3mm 大小，对光反射灵敏，无眼球活动障碍，无面部麻木等新发神经功能障碍。

【经验体会】本病例肿瘤沿三叉神经分支生长，肿瘤主体累及海绵窦外侧壁、肌锥内外、Meckel 腔，部分肿瘤经扩大的圆孔伸入颞下窝内。术前考虑肿瘤为神经鞘瘤，伸入颞下窝的少部分肿瘤可依靠牵拉进行切除，故未采用颅眶颧入路以增加对颞下窝的显露，而是采用了颞前海绵窦入路，结合眶顶、眶侧壁打开。

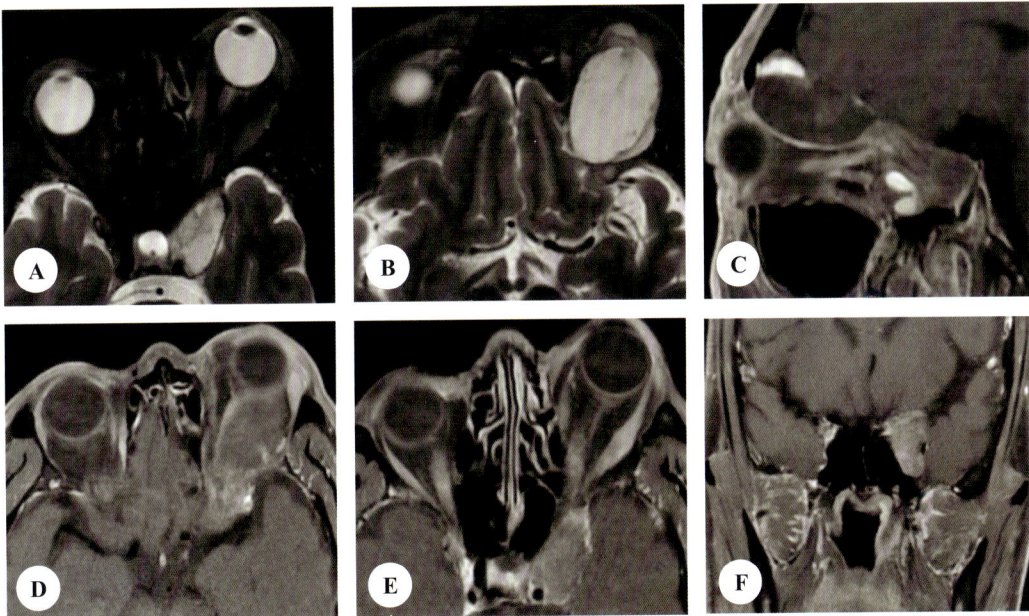

▲ 图 4-39　病例 8 术前 MRI 检查

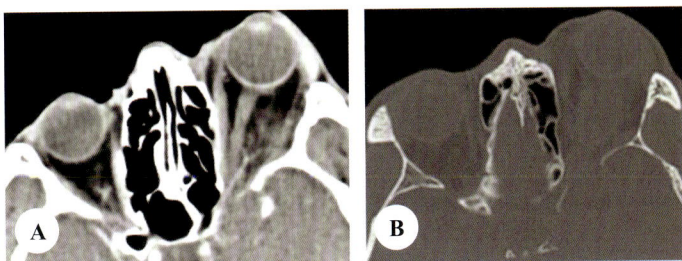

◀ 图 4-40　病例 8 术前 CT 检查

病例9 C型（肌锥内+眶上裂内侧+海绵窦） 患者女性，29岁，因"右眼突出5个月"入院，既往体健无特殊。

【查体】神志清楚，双瞳孔等大等圆直径3mm大小，对光反射灵敏，右眼突出，眼球活动可，头颅大小及形态正常。鼻腔及外耳道无异常分泌物。双侧面部痛觉、振动觉可，咀嚼有力，张口下颌无偏移，角膜反射（+）。

【辅助检查】MRI检查示右眼肌锥间隙、右侧中颅窝海绵窦旁可见肿块灶，形态不规则，边界不清，较大层面大小约为 $4.6cm \times 1.5cm$，呈稍长 T_1 长 T_2 信号，增强后不均匀强化，其内可见无强化坏死区，DWI呈等-低信号，视神经明显受压内移，分界尚清，病变与右侧颈内动脉关系密切（图4-42）。

【术前诊断】右侧颅眶沟通性肿物；神经鞘瘤？

【手术入路】右侧颞前硬膜外经海绵窦入路。

【手术过程】仰卧位，左偏45°，头架固定头部。行右侧额颞入路，右侧额颞冠状切口，切开头皮，骨膜下分离皮瓣并牵开，显露至鼻根部及眶缘，分离颞肌，显露右侧Keyhole。颅骨钻2孔，铣刀锯开大小约 $5cm \times 4cm$ 的额颞骨瓣，咬除蝶骨嵴及眶外侧壁至眶筋膜，完全显露病变。见病变起源于眶内，位于右眼肌锥间隙、累及中颅窝旁海绵窦，与眼内肌及动眼神经关系密切，边界不清，形状不规则，血供一般。分离病变与眼肌及动眼神经粘连，分块全切除眶内及颅内肿瘤。重建颅底，妥善止血，连续严密缝合眶筋膜及硬脑膜，钛片固定颅骨，置硬膜外引流管一根，分层缝合肌肉、覆盖Keyhole及眶外侧壁骨质缺损，缝合帽状腱膜和头皮。

【术后MRI】原右眼肌锥间隙、右侧中颅窝海绵窦旁肿块已切除，术区周围可见条形强化（图4-43）。

【病理结果】送检少量梭形细胞肿瘤，倾向神经

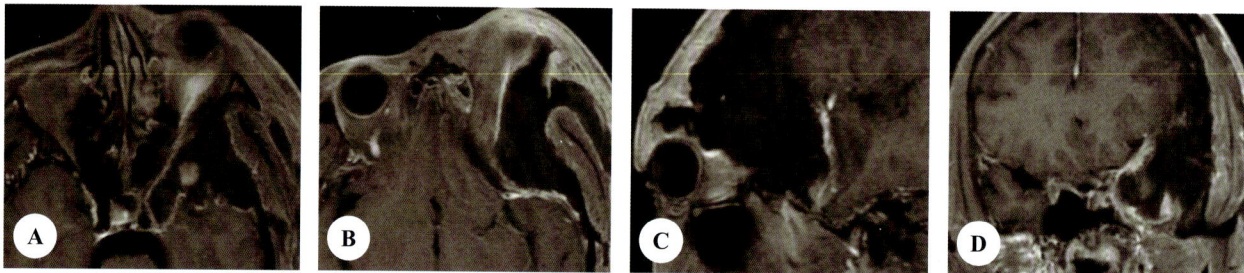

▲ 图4-41 病例8术后MRI检查

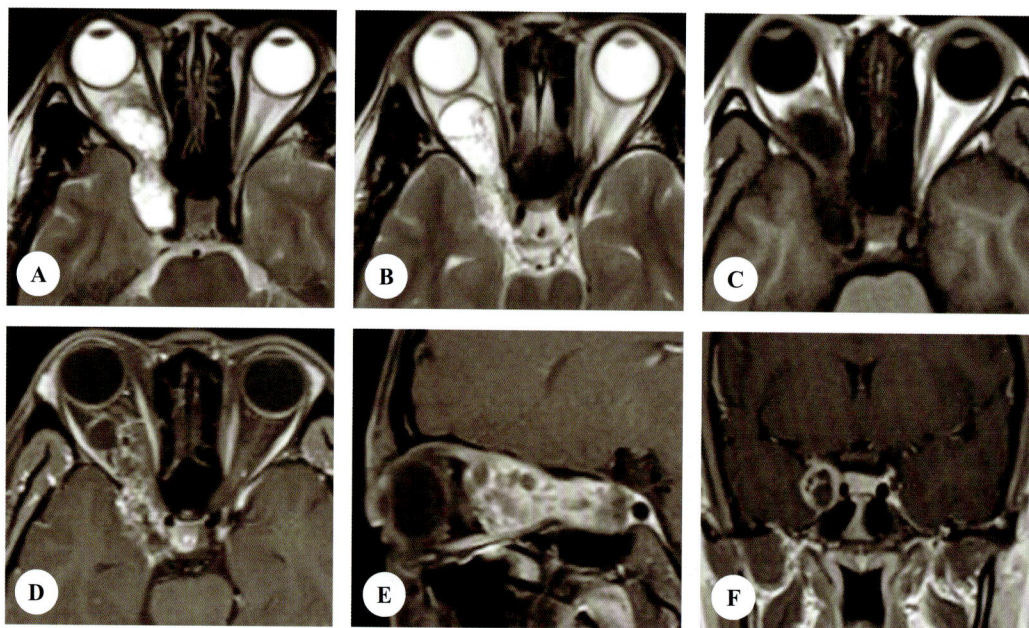

▲ 图4-42 病例9术前MRI检查

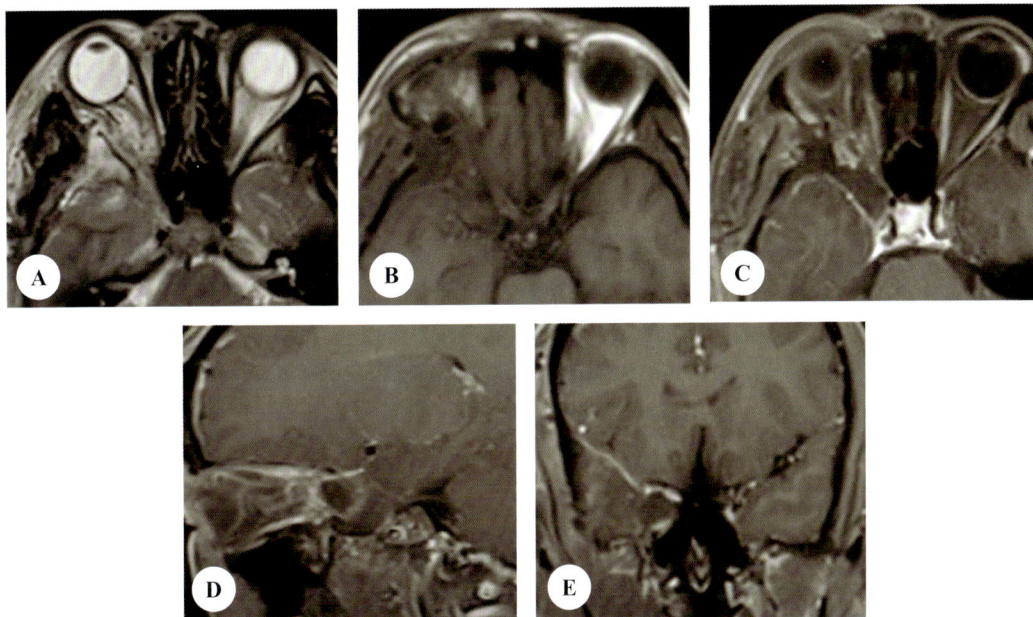

▲ 图 4-43　病例 9 术后 MRI 检查

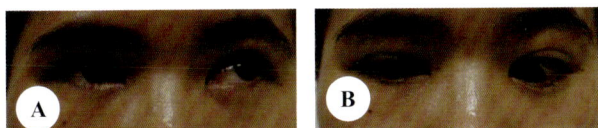

▲ 图 4-44　病例 9 术后 3 个月随访

鞘瘤。

【随访】术后 3 个月随访（图 4-44），术后 1 年 MRI（图 4-45）。

【神经功能】出院时右眼睑下垂，无视野缺损、眼球活动障碍等神经功能障碍；术后 1 月复查，右眼睑下垂恢复。

【经验体会】颞前经海绵窦入路关键在于切开眶 - 脑膜韧带，该韧带恰好位于眶上裂外侧。因此，该入路特别适用于沿海绵窦外侧壁，经眶上裂长入眶内的病变。通过该入路，可充分显露海绵窦外侧壁及肌锥内外，尤其适用于累及同时累及该区域的神经鞘瘤的切除。

病例 10　C 型（肌锥内＋眶上裂内侧＋海绵窦）　患者男性，54 岁，因 "右眼视物较暗 5 年余，加重伴右眼眼胀、头痛 1 年余" 入院。既往体健，无特殊。

【查体】神志清楚，双瞳孔等大等圆直径 3mm 大小，对光反射灵敏，头颅大小及形态正常，鼻腔及外耳道无异常分泌物；嗅觉可；视力粗侧：左眼视力 0.9，右眼视力 0.8，视野粗侧未见缺损；眼球活动可，双侧面部痛觉、振动觉可，咀嚼有力，张口下颌无偏移，角膜反射（＋）。

【辅助检查】

MRI：右侧眶尖区可见一椭圆形结节灶，边界清晰，较大层面约 27mm×16mm，呈稍长 T_1 稍长 T_2，增强后呈明显不均匀强化，邻近骨质吸收变薄，右侧内外直肌近段受累，右侧视神经局部明显受压，右眼球较左侧突出，病灶局部与右侧颈内动脉海绵窦段紧贴（图 4-46）。

CT：右侧眶尖见一大小约 25mm×16mm 稍高密度灶，平扫 CT 值约 54HU，邻近眼眶外侧壁及右侧前床突骨质吸收变薄，边缘硬化，病灶与邻近视神经、内外直肌及上直肌分界不清，右眼球较左侧突出（图 4-47）。

【术前诊断】眶尖占位，血管瘤？神经鞘瘤？

【手术入路】右侧翼点入路＋眶外侧壁移除（硬膜外）。

【手术过程】仰卧位，头架固定头部。行右侧扩大翼点硬膜外入路，右额颞弧形切口，切开头皮，骨膜下分离皮瓣并牵开，显露右侧 Keyhole。筋膜下分离颞脂肪垫保护面神经额支，骨膜下分离颞肌并牵开，颅骨钻 5 孔，微动力铣刀铣开大小约 6cm×4cm 的额颞骨瓣，尽可能显露中颅窝底。咬除

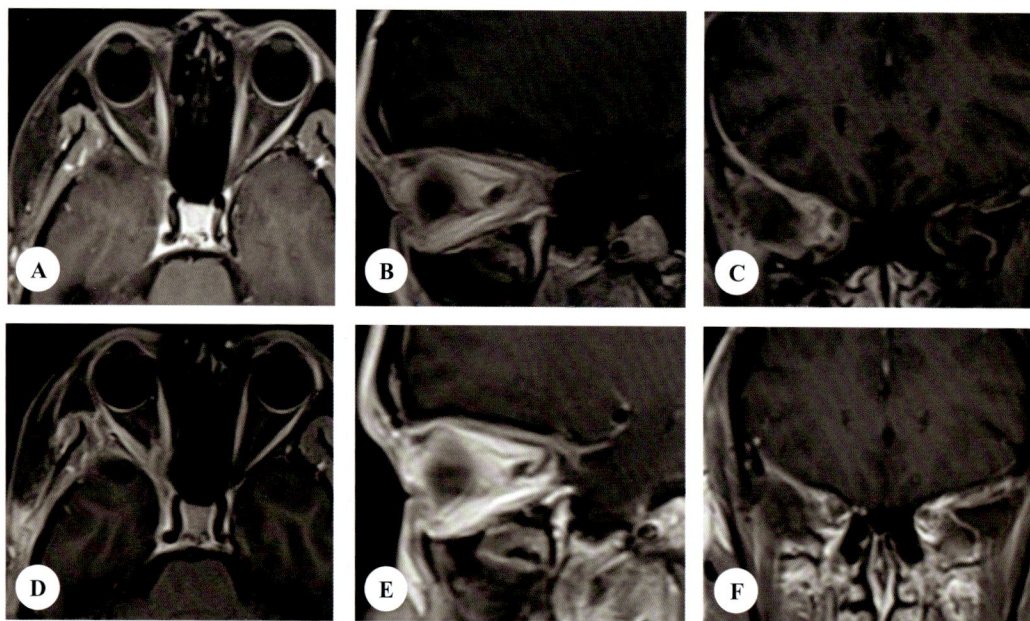

▲ 图 4-45　病例 9 术后 1 年 MRI 检查

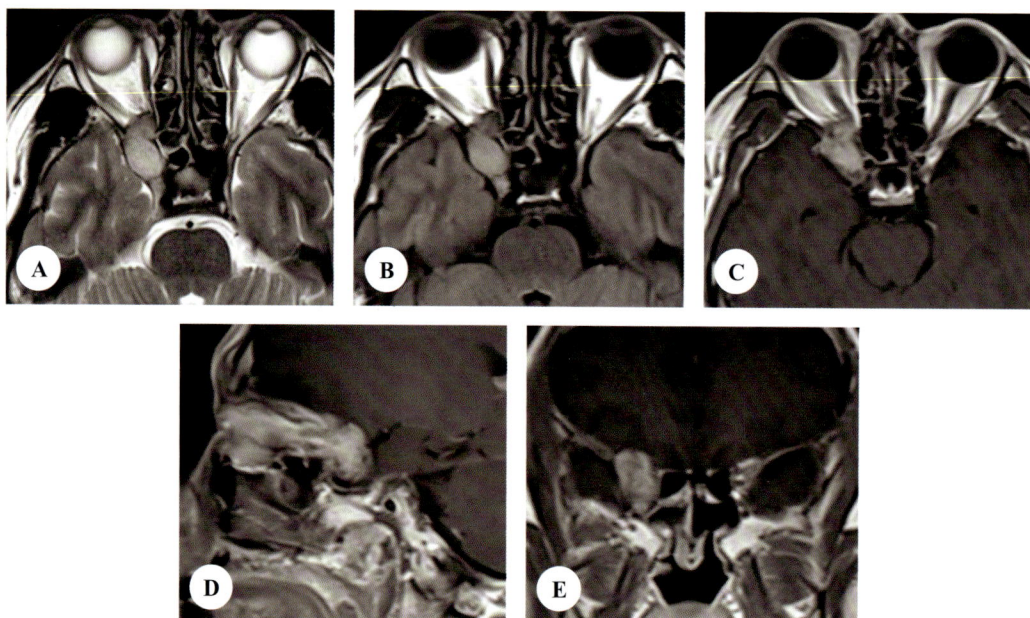

▲ 图 4-46　病例 10 术前 MRI 检查

蝶骨嵴外侧至眶上裂，进一步咬除眶顶壁和眶外侧壁骨质。显微镜下打开眶脑膜韧带，切开眼眶筋膜，见病变位于眶尖 - 海绵窦旁，与上直肌、上斜肌及外直肌粘连紧密，质地较软，色灰红，血供丰富，边界欠清，显微镜下逐步分离肿瘤与诸肌肉及海绵窦前外侧壁粘连，整块全切肿瘤。

【术后 MRI】右侧额颞骨、蝶骨右侧份局部骨质缺损，原右侧眶尖区占位性病变已切除，呈术后改变，邻近右侧额颞叶局部脑回水肿，呈稍长 T_1 稍长 T_2 信号，T_2FLAIR 呈高信号。增强后右侧额颞部硬脑膜可见强化（图 4-48）。

【病理结果】海绵状血管瘤。

【神经功能】出院时患者视物较术前好转，左侧眼球仍有突出，右眼周麻木，余无眼球活动障碍、眼睑下垂等新发神经功能障碍，术后 6 个月随访患者左眼无明显突出，仍有眼周麻木。

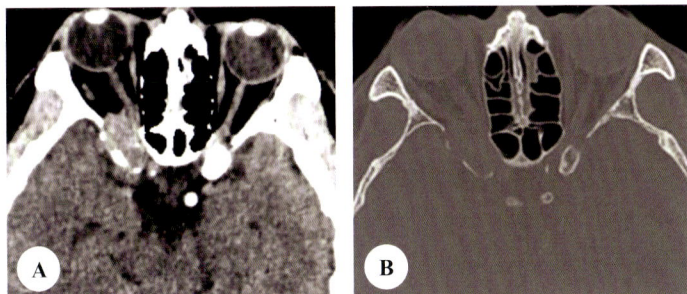

◀ 图 4-47　病例 10 术前 CT 检查

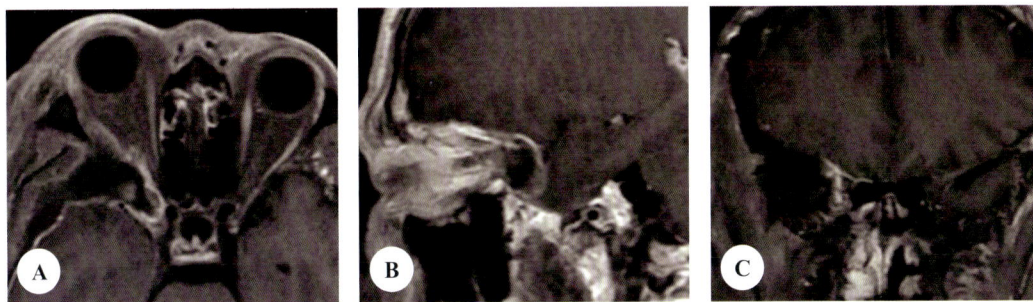

▲ 图 4-48　病例 10 术后 MRI 检查

【经验体会】本病例术前 MRI 及 CT 提示病变主要位于眶内，且术前视力、眼球活动等神经功能正常。故在开颅过程中未打开硬膜，于硬膜将肿瘤全切除。不进入硬膜下，可减少血性脑脊液刺激导致的术后并发症，加快患者康复。

病例 11　C 型（肌锥内＋眶上裂内侧＋海绵窦）　患者男性，69 岁，因"眶内神经鞘瘤术后 25 年，检查发现颅眶沟通性占位 1 个月余"入院，既往：25 年前行眶内肿物切除术，20 余年前行痔疮手术，患"高血压病"20 余年，现口服硝苯地平控释片，1 片/日，血压控制可；余无特殊病史。

【查体】神志清楚，双瞳孔等大等圆直径 3mm 大小，对光反射灵敏，矫正视力左眼视力 0.2，右眼视力 0.3，视野粗测无明显缺损，右侧眼球较左侧突出，眼球活动自如，面部感觉对称。

【辅助检查】

MRI：右侧眼眶肌椎内 - 右侧中颅窝可见一沟通性等稍长 T_1 等稍长 T_2 信号灶，较大层面大小约 3.0cm×3.6cm×3.6cm，增强后呈较均匀明显强化。病灶与右侧海绵窦关系密切，左侧视神经受压，内见长条形长 T_2 信号。增强后左侧基底节区、左侧颞部似见结节状强化灶。双侧额顶叶深部见多个斑点状长 T_1 长 T_2 信号灶，Flair 序列呈高信号；双侧侧脑

室后角旁见对称性斑片状长 T_1 长 T_2 信号灶，Flair 序列呈高信号（图 4-49）。

CT：右侧眼眶肌锥 - 中颅窝可见一沟通性软组织密度灶，较大层面大小约 30mm×37mm，较均匀强化，右侧视神经受压下移，右侧眼上肌受压上外移位，与右侧海绵窦关系密切，右侧眼动脉位于病变下方，右侧视神经管外侧壁及上壁受压骨质吸收变薄，右侧眼球稍向前突出；右侧视神经管外侧壁及上壁受压骨质吸收变薄（图 4-50）。

【术前诊断】右侧颅眶沟通性占位：脑膜瘤？高血压，手术后状态（痔疮手术）。

【手术入路】右侧颞前硬膜外。

【手术过程】仰卧位，头架固定头部。行左侧扩大翼点硬膜外经海绵窦入路，左额颞弧形切口，切开头皮，骨膜下分离皮瓣并牵开，显露左侧 Keyhole。筋膜下分离颞脂肪垫保护面神经额支，骨膜下分离颞肌并牵开，颅骨钻 3 孔，铣刀锯开大小约 6cm×5cm 的额颞骨瓣，尽可能显露前中颅窝底，并打开眶外侧壁。咬除蝶骨嵴外侧至眶上裂，充分咬除眶外侧壁及眶上壁外侧骨质，松解前床突周围硬膜粘连并取出前床突骨质。显微镜下自眶上裂处剪开硬膜，见肿瘤位于硬膜间，向眶内及左侧海绵窦内生长，大小约 3.2cm×3cm×3.2cm，质坚韧，血供丰富。先沿硬膜间间隙逐步分离位于眶内部分肿瘤，

见肿瘤与三叉神经眼支关系密切，妥善保留眼外肌。再沿颞前自硬膜外探查，缓慢抬起颞叶，显露海绵窦外侧壁内肿瘤。行瘤内减压，再分离肿瘤与周边神经血管粘连，分块全切除肿瘤。动眼神经、滑车神经、外展神经及部分三叉神经根丝保留完好。

【术后 MRI】右侧眼眶肌椎内 – 右侧中颅窝可见一沟通性肿块已切除，术区见片状长 T_1 稍长 T_2 信号灶，增强后术区边缘线样强化，局部中线结构稍扭曲，邻近颞部面颊明显增厚肿胀，余况同前（图 4-51）。

【随访 MRI】术后 10 个月视诊（图 4-52）和 MRI（图 4-53）。

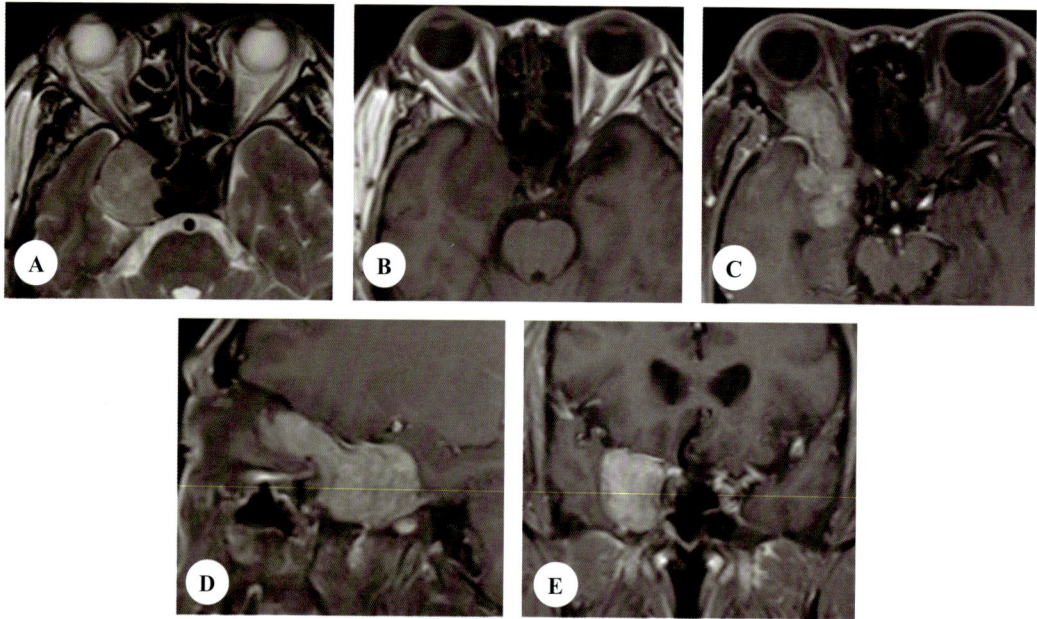

▲ 图 4-49　病例 11 术前 MRI 检查

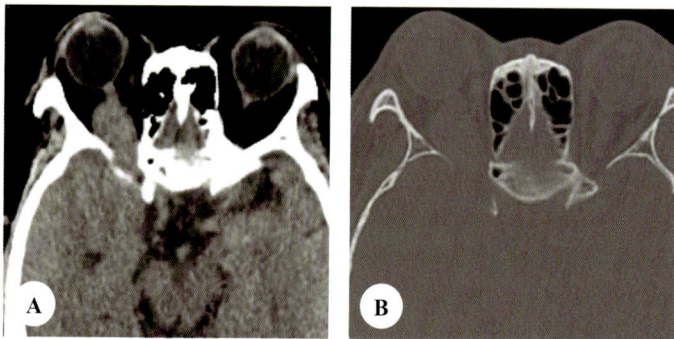

◀ 图 4-50　病例 11 术前 CT 检查

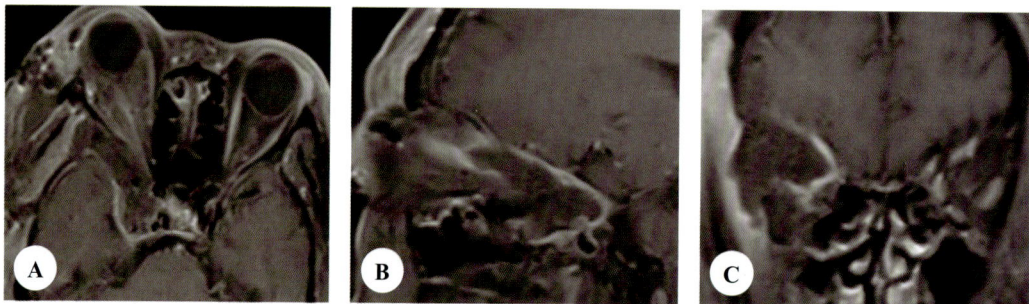

▲ 图 4-51　病例 11 术后 MRI 检查

【病理结果】神经鞘瘤。

【神经功能】出院时神志清楚，语言流利，双侧瞳孔等大等圆直径 3mm 大小，对光反射灵敏，无眼球活动障碍，面部麻木，眼睑下垂等新发神经功能障碍。

病例 12 D 型（肌锥内 + 视神经管） 患者女性，56 岁，因"左侧视力下降 6 年余，左眼失明 1 年，左额颞不适感 9 个月"入院。既往体健，无特殊病史。

【查体】神志清楚，双瞳孔等大等圆直径 3mm 大小，左侧直接对光反射消失，间接对光反射灵敏，右侧对光反射灵敏，头颅大小及形态正常，鼻腔及外耳道无异常分泌物；嗅觉可；视力粗侧：左眼无光感，右眼视力 1.0，视野粗测未见缺损；眼球活动可，双侧面部痛觉、振动觉可，咀嚼有力，张口下颌无偏移，角膜反射（＋）。

【辅助检查】

MRI：左侧眼眶肌锥内间隙视神经旁及左侧鞍结节可见团片状等 T_1 等 T_2 信号灶，两者似沿视神经向延续，边界清楚，增强后呈明显较均匀强化，较大层面大小分别约 17mm×11mm、16mm×14mm，左侧视神经部分被包绕并受压向左侧推移，视神经未见明显强化呈双轨征（图 4-54）。

CT：左侧鞍结节 - 左侧眼眶肌锥内间隙颅眶沟通可见一等 - 稍高密度灶，平扫 CT 值约 57HU，增强可见较明显强化，CT 值约 191HU，病灶边界清

晰，较大层面大小约 17mm×16mm，左侧视神经受压外移，内直肌受压内移，左侧眶尖骨质稍吸收变薄，左侧视神经管未见扩大，未见明显骨质异常（图 4-55）。

【术前诊断】左侧颅眶沟通占位：鞍上 - 眶内，视神经鞘脑膜瘤？

【手术入路】左侧小翼点入路。

【手术过程】仰卧位，头抬高 15°，向右侧偏转约 10°，前屈 15°，头架固定头部。左额颞发迹内切口，依次切开头皮和帽状腱膜，帽状腱膜下分离皮瓣并牵开，筋膜下分离颞脂肪垫保护面神经额支，骨膜下分离颞肌，显露至 Keyhole 及眉弓上 0.5cm。以蝶骨嵴为中心，颅骨钻 2 孔，铣刀铣下约 5cm×6cm 大小的骨瓣，悬吊硬膜。将蝶骨嵴、眶顶壁和外侧壁充分咬除，深部至眶上裂，前床突和鞍结节。显微镜下切开眶筋膜，分离眶脂肪，将眼外肌和神经拨开，见眶内病变色灰红，大小约 17mm×11mm×15mm，质地硬韧，起源于视神经鞘膜，与视神经粘连极其紧密，逐渐分离肿瘤与周边粘连，分块全切除眶内肿瘤。进一步弧形剪开额部硬膜，逐渐释放脑脊液，抬起额叶见肿瘤位于左侧视神经周围，并向鞍结节和蝶骨平台生长，大小约 16m×14m×12mm，质地软，血供丰富，色灰红，与周围脑组织边界尚清，血供主要来自颈内动脉系统的筛前动脉，垂体上动脉等。显微镜下首先电凝切断肿瘤基底，阻断大部分血供，再逐渐分离肿瘤与脑组织间粘连，分块切除颅内肿瘤，再磨除前床突及视神经顶壁，剪开视神经鞘和总键环，肿瘤 360° 包绕视神经，仔细分离神经与肿瘤粘连，全切除肿瘤。并进一步探查视神经管、鞍结节等，探查充分电凝切除肿瘤基底。缝合额部硬膜和眶筋膜，额窦予以明胶海绵烟卷填塞并用骨蜡封闭。

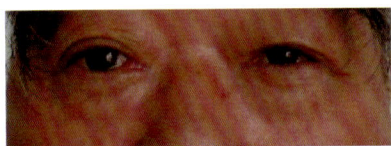

▲ 图 4-52 病例 11 术后 10 个月视诊

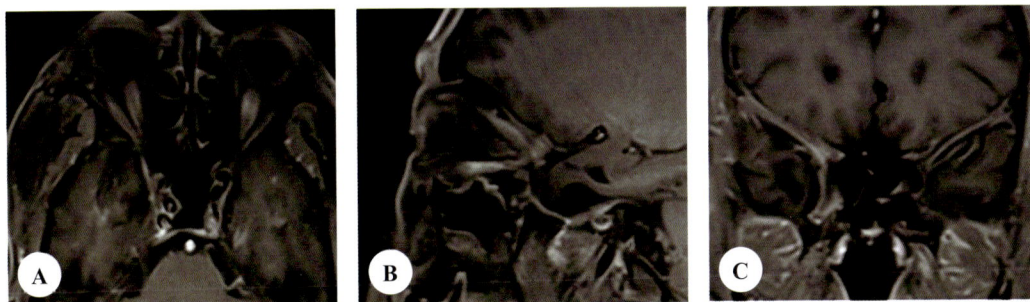

▲ 图 4-53 病例 11 术后 10 个月 MRI 检查

【术后 MRI】额骨局部骨质缺损，左侧鞍结节 – 左侧眼眶肌锥内间隙颅眶沟通占位性病变已切除呈术后改变，术区及稍长颅板下见斑片状短 – 长 T_1、长 T_2 信号灶，颅内见散在积气信号。增强扫描术区边缘见少许线样强化。左侧视神经受压外移较前好转（图 4–56）。

【病理结果】脑膜瘤（组织学：WHO I 级），灶性侵犯神经及肌肉组织，肿瘤边界不清，请结合临床综合分析。免疫组化结果：EMA（＋），Vimentin（－），S100（－），Ki-67（1%＋），PR（＋），SSTR2A（＋），H3K27Me3（＋），CK–Pan（－），P40（－）。

【神经功能】出院时患者双侧瞳孔不等大等圆，左侧 3.5mm，对光反射消失，右侧 2.5mm，对光反射灵敏，左眼睑下垂（睁眼不全），无眼球活动障碍、面部麻木等神经功能。

【经验体会】本病例术前考虑为肌锥内病变，拟采用经颅入路便于对周围结构进行分离和保护。通过小翼点开颅＋眶外侧壁、眶顶壁移除，自外上方充分显露肌锥。继而通过肌锥上外方开口到达肌锥内，完成对病变的切除。

病例 13 D 型（肌锥内＋视神经管） 患者女性，7 岁，因"左眼眼球突出 3 个月余"入院。既往体健，无特殊。

【查体】视力：右眼视力 1.2，左眼视力 0.06。右眼外观未见异常，左眼眼球突出。双眼结膜无充血，角膜透明，前房深浅可，双侧瞳孔等圆不等大，直径约 3mm，右眼对光反射灵敏，左眼瞳孔直径约 4mm，右侧对光反射灵敏，左侧间接对光反射灵敏，直接对光反射迟钝，眼球活动可。双侧面部痛觉、振动觉可，咀嚼有力，张口下颌无偏移，角膜反射（＋）。

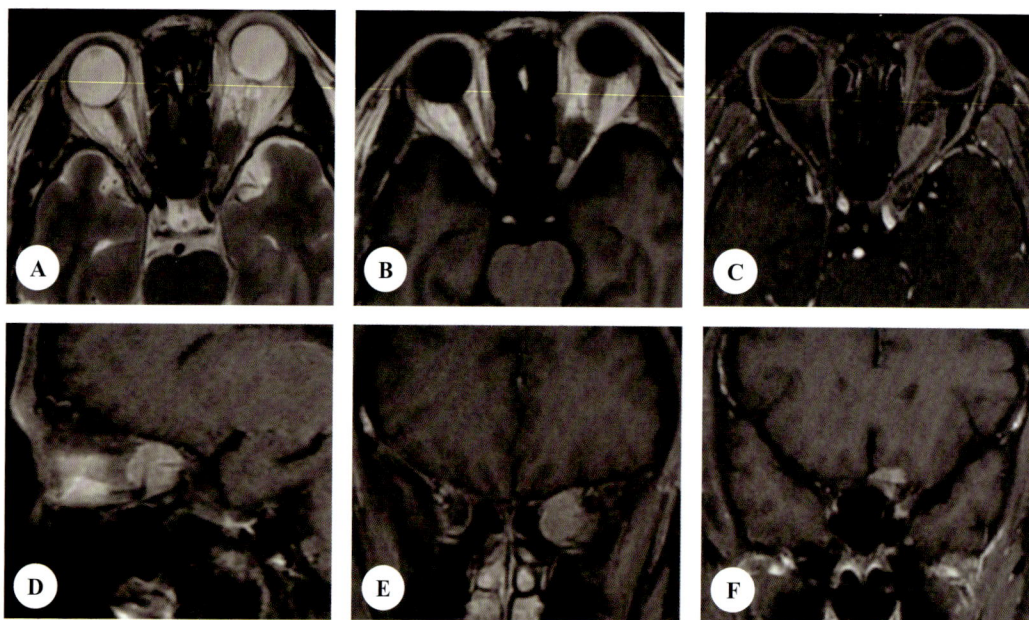

▲ 图 4–54　病例 12 术前 MRI 检查

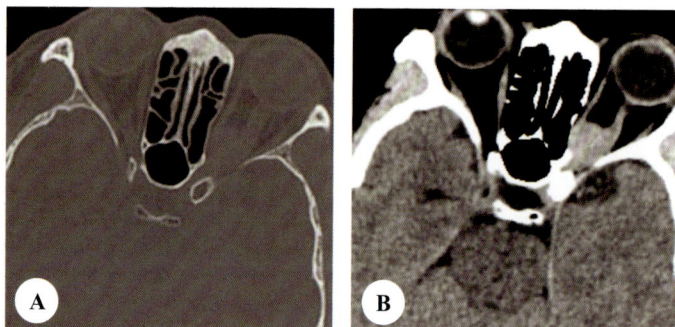

◀ 图 4–55　病例 12 术前 CT 检查

【辅助检查】

MRI：左侧眼眶内球后肌圆锥内可见一约 3.29cm×1.53cm×1.62cm 类圆形占位性病变，边界清楚，T_1WI 为等信号，T_2WI 为高信号，信号尚均匀，增强后后病灶强化明显，视神经受压增粗、包绕，眼外肌亦受压移位，左眼稍向前突。眼眶未见明显破坏（图 4-57）。

CT：可见左侧视神经管扩大（图 4-58）。

【术前诊断】颅眶沟通性肿物（左性质待查）视神经胶质瘤？脑膜瘤？眼眶神经鞘瘤？

【手术入路】左侧额下入路。

【手术过程】仰卧位，头架固定头部，取左侧额颞弧形皮瓣，分层切开头皮，分离颞肌，颅骨钻孔，铣刀铣下大小约 5cm×5cm 骨瓣，打开眶顶板及视神经管，可见眶内张力高，先打开硬膜，释放视神经池及颈动脉池的脑脊液，待脑组织张力下降后，牵开左侧额叶，显露视神经，可见左侧视神经到视交叉处呈均匀增粗，发白，表面有异常血管，打开终板，从颅外操作。打开眶后筋膜，牵开眶脂及肌肉，可见病灶，从球后视神经长出，与视神经无边界，通过总健环与颅内沟通。先取标本送病检，考虑为神经纤维瘤病 2 型诱发的病灶，因病灶与视神经无边界，遂断除球后异常的视神经，游离病灶与总建环的粘连。牵开硬膜，可见视神经颅内段病灶均匀膨大，与正常视神经无边界，遂断除颅内异常视神经，挑开视神经管硬膜，从眶内将病灶完整分离拖出。

【术后 MRI】原左侧球后肿块已切除（图 4-59）。

【病理结果】低级别胶质瘤，倾向毛细胞型星形细胞瘤（WHO I 级）。免疫组化结果：GFAP（+），Ki-67（－），P53（－），IDH1（－），H3 K27M（－），

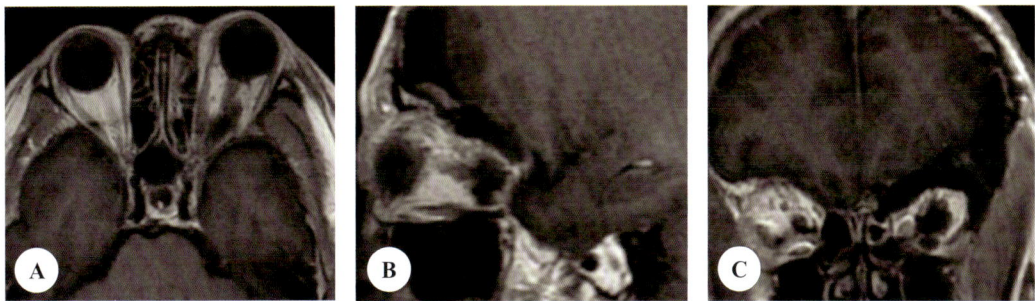

▲ 图 4-56　病例 12 术后 MRI 检查

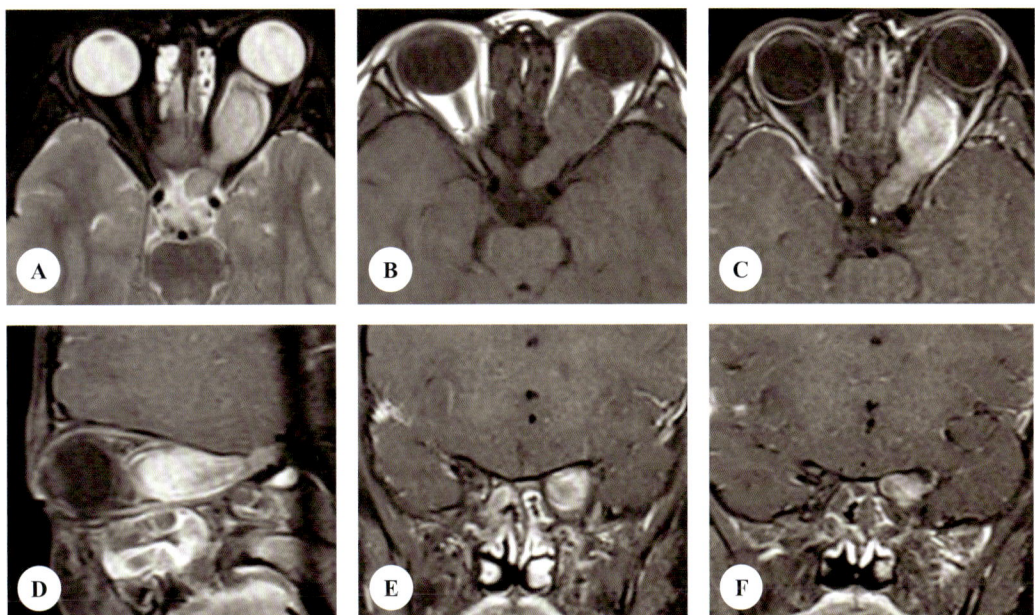

▲ 图 4-57　病例 13 术前 MRI 检查

Olig2（＋），SSTR2A（－），PR（－），EMA（－），SOX10（＋），S100（＋），CD34（部分弱＋），NeuN（－）。分子：BRAF V600E 无突变，MGMT 非甲基化 IDH1、IDH2 野生型 1p36 和 19q13 染色体 FISH 检测结果：未见缺失。

【神经功能】出院时，床旁视力：右眼视力 1.2，左眼无光感。双眼眼睑肿胀，左眼为重，右眼瞳孔圆，直径 3mm，对光反射灵敏，左眼颞侧结膜稍水肿，瞳孔圆，4mm，直接光反射消失，间接对光反射存。双眼位正，各方位运动可，左眼睑下垂。术后半年左眼睑轻度下垂（较前好转），仍有突出。

【经验体会】根据术前影像，本病例术前考虑为是神经胶质瘤，病变累眶内及视交叉前鞍上池的视神经。因此，采用额下入路结合眶顶壁移除，显露脑池段及眶内段视神经。

病例 14 E 型（广泛累及颞下窝） 患者男性，61 岁，因"面部瘙痒 1 年，右侧视力下降睁眼困难 4 个月余，右侧鼻塞 2 个月余"入院，既往体健，无特殊病史。

【查体】神清语利。记忆力、定向力、智力可。右侧鼻嗅觉消失左侧鼻嗅觉可。视力左眼视力 0.8，右眼仅有光感，左侧视野粗测无缺损，右侧视野无

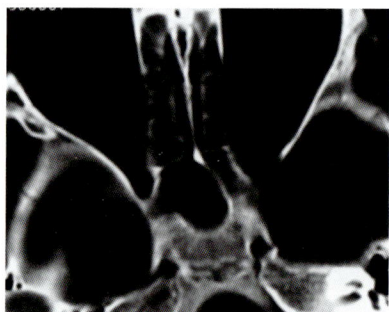

▲ 图 4-58 病例 13 术前 CT 检查

法测。左侧瞳直径 3mm，右侧瞳孔直径 4mm，左侧直接光反射灵敏，间接光反射消失，右侧直接间接光反射均消失，双眼球活动可，右侧眼睑下垂，常态为闭眼，左侧眼睑无下垂，无眼球震颤。右侧面部痛觉、温度觉较左侧迟钝，左侧咀嚼较右侧有力，张口下颌无偏移。

【辅助检查】

MRI：右侧中颅窝底及眼眶内可见长 T2 短 T1 不规则病变，病变累及右侧眼眶、筛窦、上颌窦、蝶窦、斜坡及海绵窦，增强后可见中度不均匀强化，边界欠清晰，右侧颞叶挤压移位（图 4-60）。

颅底 HRCT：右侧中颅窝底部可见一软组织肿块灶，边界不清，形态不规则，病变以右侧蝶骨大翼为中心向前向后生长。病变累及右侧眼眶内外侧壁，视神经管、右侧筛窦、上颌窦、蝶窦、翼腭窝、斜坡及海绵窦，相应可见骨质破坏。右侧眼球突出。双侧内听道结构清晰，对称，未见明显扩大（图 4-61）。

【术前诊断】颅底肿物（前颅窝底眶鼻沟通性占位：脑膜瘤？）

【手术入路】右侧颅眶颧入路。

【手术过程】仰卧位，头架固定头部。行扩大右侧去眶颧额颞入路，过中线弧形切口，切开头皮，骨膜下分离皮瓣并牵开，显露至鼻根部及眶缘，全程显露颧弓，分离颞肌，显露右侧 Keyhole。颅骨钻孔，线锯并用铣刀锯开额骨颧突、眶上壁磨钻沿眶上缘磨开颅骨，分离颞肌后取下大小约 6cm × 5cm 的额颞颧弓瓣，显露病变。见病变起源于颅底，向眶内、颞下窝、上颌窦、海绵窦、筛窦内生长，肿瘤质硬、韧，鱼肉状，与周边组织紧密粘连，难以清楚分离，形状不规则，血供丰富。先切除眶内、眶上裂、眶尖部肿瘤，再分离切除颞下窝部肿瘤，最

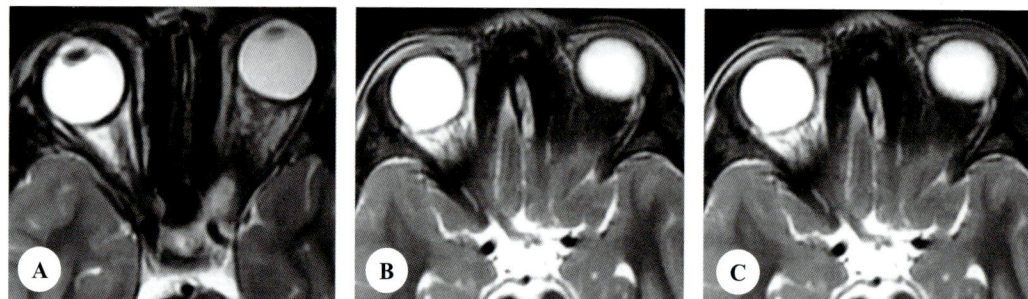

▲ 图 4-59 病例 13 术后 MRI 检查

后切开颅底硬膜，切除颅内部分肿瘤，海绵窦内肿瘤未予强行切除，最后充分处理肿瘤附着缘。考虑肿瘤为恶性肿瘤，切除困难，故耳鼻喉科未上台清除筛窦内及上颌窦内肿瘤。颅底硬膜裂口予以人工硬膜修补，取颞肌修补重建颅底。

【术后 MRI】右额、眶、鼻窦呈术后改变，原前颅窝底眶鼻沟通占位较前基本切除，术区可见积液、积气信号，右额部颅板下可见积气、积血信号，增强后未见明显异常强化灶，术区周围软组织肿胀（图 4-62）。

【病理结果】腺样囊性癌。

【神经功能】出院时神志清楚，双眼活动可，余情况基本同术前，无新发神经功能障碍。

【经验体会】本病例不仅累及眶、颅内、颞下窝，还累及筛窦、上颌窦内。为了更大程度地切除肿瘤，既要照顾中颅窝、颞下窝显露，还要照顾前颅窝底显露。因此，在常规古瓣基础上，有目的地扩大额

部骨瓣是必要的。颅底重建过程中，除了用人工硬脑膜，还需取部分颞肌进行加固以防脑脊液漏。

病例 15　E 型（广泛累及颞下窝）　患者男性，53 岁，因"头晕伴进行性右眼突出、视力下降半年，右侧失明 2 个月"入院。既往：有"多发性骨髓瘤"病史（具体治疗不详），余无特殊病史。

【查体】神志清楚，双瞳孔等大等圆直径 2mm 大小，对光反射灵敏，右眼球明显突出，结膜充血，右眼失明，头颅大小及形态正常，鼻腔及外耳道无异常分泌物，面部感觉对称；右下肢活动稍受限，肌力 5- 级，双上肢及左下肢肌力正常，四肢肌张力正常，Kernig、Brudzinski、Babinski 征阴性。

【辅助检查】

MRI：右侧额颞部、眼眶外侧份及鞍上右侧份可见不规则稍短 T_1、短 - 稍长 T_2 信号灶，病灶大小约 5.2cm × 7.8cm × 6.3cm，病灶呈分叶状，增强后可见

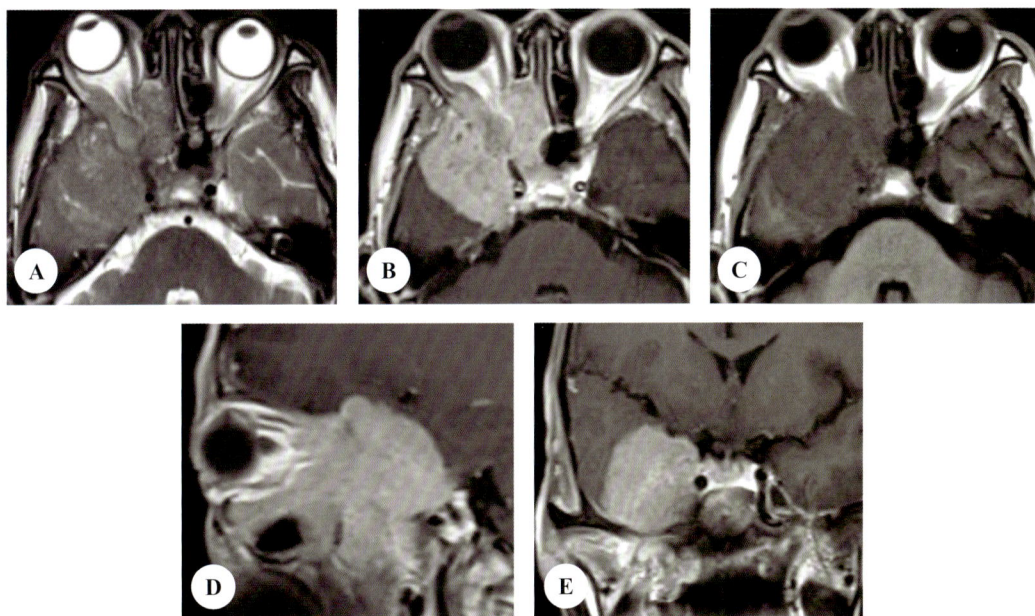

▲ 图 4-60　病例 14 术前 MRI 检查

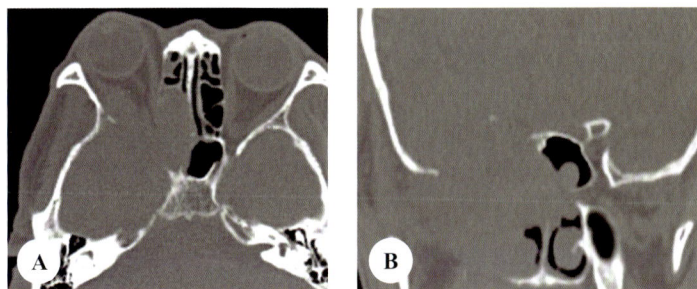

◀ 图 4-61　病例 14 颅底 HRCT 检查
HRCT. 高分辨率 CT

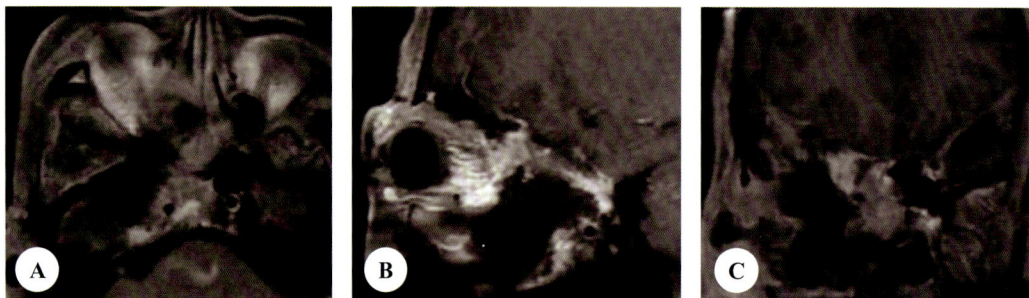

▲ 图 4-62　病例 14 术后 MRI 检查

均匀轻中度强化，病灶边界模糊，邻近骨质信号不连续，邻近右侧额叶及颞叶脑实质受压移位，中线结构稍左偏，右眼外直肌受压向内向前移位，右侧眼球受压突出。双侧额顶叶深部及基底节区可见少许斑点状长 T_1 长 T_2 信号灶，FLAIR 序列呈高信号。双侧脑室旁见少许稍长 T_1 稍长 T_2 信号灶（图 4-63）。

CT：右侧额颞部、眼眶、颅中窝、颞上下窝可见不规则稍高密度灶，CT 值约 54HU，边界尚清，大小约 5.3cm×8.8cm，相应区域骨质虫蚀状骨质破坏，圆孔、卵圆孔、棘孔、视神经管、眶上裂、翼管受破坏。顶骨可见不规则骨质破坏，内可见软组织密度灶（图 4-64）。

【术前诊断】右侧颅眶沟通肿瘤，多发性骨髓瘤。

【手术入路】右侧颅眶颧入路。

【手术过程】患者取仰卧位，头架固定头部。行扩大右侧颞下眶颧入路，右额颞发迹内切口，依次切开头皮和帽状腱膜，帽状腱膜下分离皮瓣并牵开，筋膜下分离颞脂肪垫保护面神经额支，骨膜下分离颞肌，显露至颧弓下缘 2cm 及眶缘，分离颞肌。离断颧弓，将颞肌进一步牵拉向下方，颅骨钻 3 孔，铣刀铣下额颞骨瓣，大小约 6cm×8cm，线锯锯下悬吊硬膜，进一步咬除眶外侧壁及中颅窝底骨质，显露颞下窝内及眶内肿瘤，大小约 5.2cm×7.8cm×6.3cm，显微镜下于沿肿瘤与肌肉之间的间隙分块切除肿瘤。

【术后 MRI】右侧额骨骨质部分缺如，呈术后改变，原右侧额颞部、眼眶外侧份及鞍上右侧份肿块已基本切除，双侧额部及右侧术区可见不规则片状长 T_2 积液及少许短 T_1 积血信号。术区边缘及右侧眼眶内外侧可见多发条片状不规则强化灶，邻近右侧额叶及颞叶脑实质受压较前减轻，中线结构稍左偏，右眼外直肌受压向内向前移位，右侧眼球受压突出较前减轻。双侧额部硬膜下新见积液信号，右侧上颌窦黏膜增厚，新见长 T_2 积液信号（图 4-65）。

【病理结果】考虑浆细胞瘤。免疫组化：CD56（＋），MUM1（＋），CD38（＋），CD138（＋），CD20（－）CD79a（－），PAX-5（－），Bcl-2（－），Bcl-6（－），Ki-67（约 20%＋）CD10（－），Lamda（－），Kappa（＋）。

【神经功能】出院时神志清楚，双瞳孔等大等圆直径 2mm 大小，对光反射灵敏，右眼球突出好转，右眼视力明显恢复，四肢活动可，肌张力正常，病理征未引出。无眼睑下垂、眼球活动障碍等新发神经功能障碍。

【经验体会】本病例为广泛累及颞下窝、眶的颅内外沟通脑膜瘤，这类肿瘤是颅眶颧入路的最佳适应证。该入路能够更好地显露肿瘤，减少脑组织的牵拉。对于脑膜瘤而言，还可以更早地处理肿瘤血供，为手术提供清晰视野及减少出血。同时，还可以彻底地处理肿瘤基底，降低肿瘤复发风险。

病例 16（肌锥内＋眶上裂＋眶下裂＋翼颚窝）　患者女性，59 岁，因"左眼视力下降 2 年，左眼视力丧失 1 年"入院。既往 20 余年前右侧臀部行"脂肪瘤切除术"，有"乙肝"病史，具体时间不详，4 年前检查发现"肝硬化"，规律服用"恩替卡韦"抗病毒。余无特殊病史。

【查体】神志清楚，双瞳孔不等大，左侧 3.5mm，直接对光反射迟钝，间接对光反射灵敏，右侧瞳孔 2.5mm，对光反射灵敏，头颅大小及形态正常，鼻腔及外耳道无异常分泌物；嗅觉可；视力粗侧：左眼有光感，右眼视力 0.5，视野粗侧未见缺损；眼球活动可，面部感觉对称，咀嚼有力，张口下颌无偏移，角膜反射（＋）。

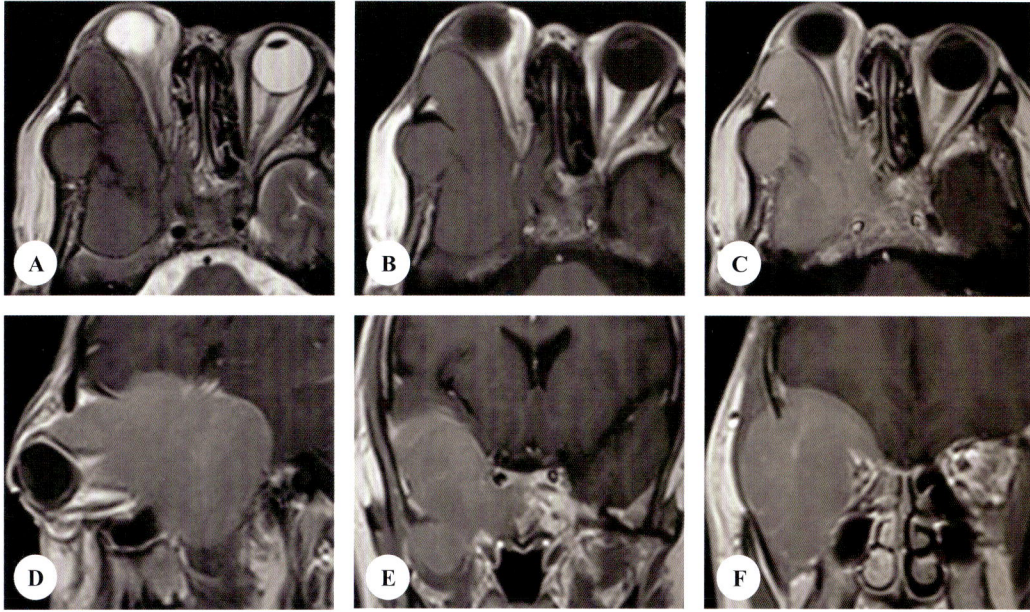

▲ 图 4-63　病例 15 术前 MRI 检查

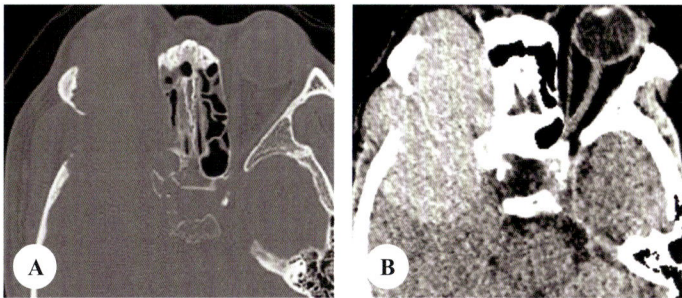

◀ 图 4-64　病例 15 术前 CT 检查

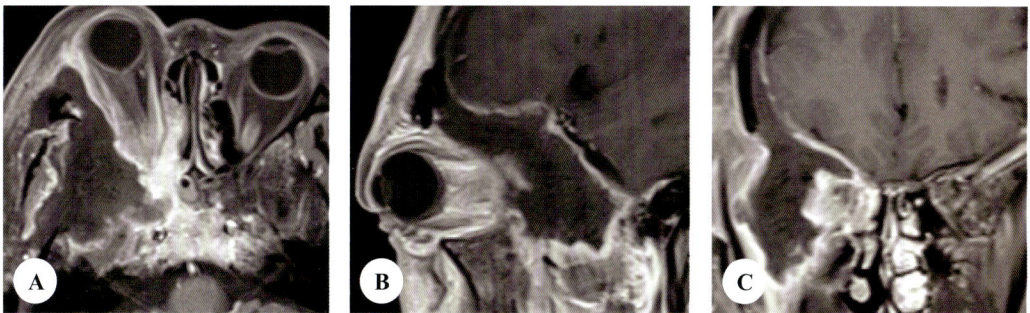

▲ 图 4-65　病例 15 术后 MRI 检查

【辅助检查】

MRI：左侧翼腭窝 – 眶尖可见一大小约 31mm×21mm 等 – 长 T_1 等 – 稍长 T_2 混杂信号灶，增强后明显强化，肿块局部向上颌窦内生长（图 4-66）。

CT：左侧翼腭窝 – 眶尖见一大小约 32mm×18mm 卵圆形等密度灶，CT 值约 31HU，增强后不均匀明显强化，CT 值约 196HU，病灶累及左侧视神经管，左侧视神经受压稍向右移位，邻近骨质吸收变薄；病灶向上向左侧上颌窦内生长（图 4-67）。

【术前诊断】颅内占位性病变：左侧翼腭窝、眶尖区占位（脑膜瘤？神经源性肿瘤？），肝炎肝硬化，胆囊结石，手术后状态（右臀部脂肪瘤术后）。

【手术入路】神经内镜经鼻入路。

【手术过程】仰卧位，头后平位。内镜下逐步以肾上腺素（1mg：20ml）棉片湿敷鼻甲。从右侧鼻腔进入。辨认中鼻甲后，向下方沿中鼻道往后方探查。辨认鼻后孔后，向上即见蝶窦开口。切除左侧中鼻甲及右侧部分中鼻甲，等离子刀处理黏膜渗血，做右侧鼻中隔黏膜瓣。扩大磨除蝶窦前壁，磨钻修整蝶窦间隔，清除蝶窦内黏膜，显露鞍底、双侧视神经管、颈内动脉隆突。再去除左侧钩突及筛泡，进而磨除上颌窦后壁、眶纸板等结构即显露肿瘤，见病变位于左侧上颌窦、翼腭窝及眶尖，色黄，质软，血供一般，与视神经及三叉神经关系密切，累及左侧海绵窦。先予瘤内减压，再仔细分离肿瘤与神经粘连后予全切除，海绵窦内出血予流体明胶及可吸收止血纱压迫止血。最后磨除左侧视神经管周边骨质，行 270° 减压。前颅底视神经管内侧有少许脑脊液瘘，取大腿内侧脂肪、人工硬膜及阔筋膜修补脑脊液漏。

【术后 MRI】部分筛窦壁、上颌窦壁、蝶窦壁、鼻中隔、部分蝶骨、眼眶壁骨质部分缺损呈术后改变，原左侧上颌窦 – 翼腭窝 – 眶尖占位性病变已切除，术区可见长 T_1 短 – 长 T_2 信号灶呈术后改变，边缘可见少许线状强化。左眼内直肌稍迂曲（图 4-68）。

【病理结果】梭形细胞肿瘤，考虑神经鞘瘤。

【随访】术后 3 个月 MRI（图 4-69），术后 1 年 MRI（图 4-70）。

【神经功能】出院时神志清楚，语言流利，双瞳孔不等大，左侧 3.5mm，直接对光反射消失，间接对光反射灵敏，右侧瞳孔 2.5mm，对光反射灵敏，左眼无光感，右眼大致同入院。

【经验体会】该病变起源于翼颚窝，病变经眶上裂累及眶内肌锥外及同侧海绵窦前缘。因此，选用

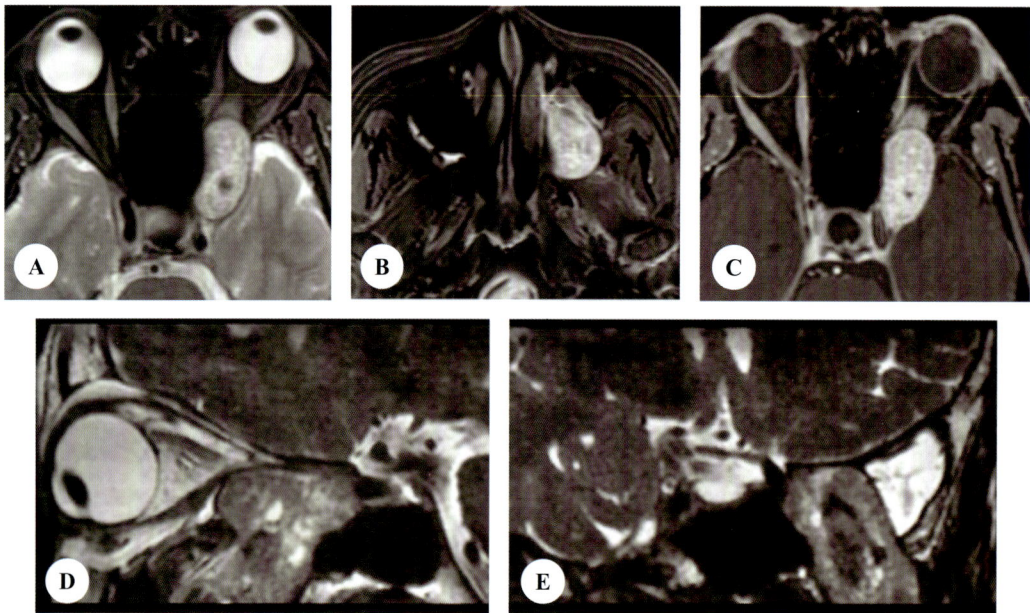

▲ 图 4-66 病例 16 术前 MRI 检查

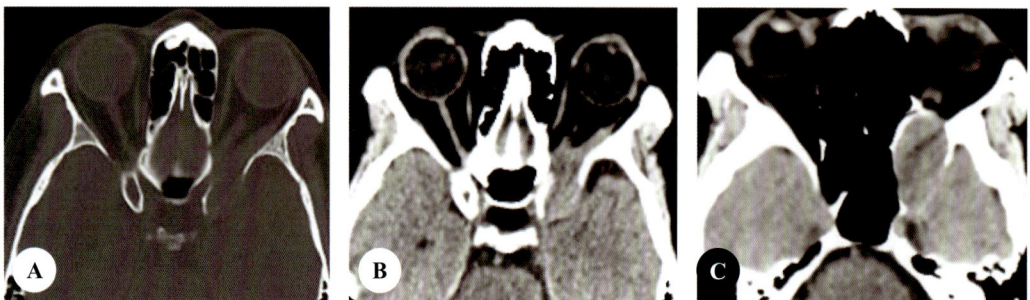

▲ 图 4-67 病例 16 术前 CT 检查

经鼻内镜，通过上颌窦后壁到达翼颚窝，结合纸样板切除到达眶内。随后，沿着肿瘤生长形成的通道全切肿瘤。

病例 17 （肌锥内＋眶上裂内侧＋视神经管＋未累及海绵窦） 患者男性，52 岁，因"左侧眶内脑膜瘤术后 14 年，发现复发 3 个月"入院。既往：2017 年 7 月有一次癫痫发作，具体不详，自行好转，2018 年于我院行两次伽马刀治疗，余无特殊病史。

【查体】神志清楚，左侧额纹消失，右侧正常，左侧眼睑下垂，右侧正常，左侧视力丧失，右侧正常，右侧瞳孔直径 3mm 大小，直接对光反射灵敏，间接对光反射消失，左侧瞳孔直径 7mm，对光反射消失，右侧眼球活动正常，左侧眼球固定，不能活动，左侧额部痛温觉减退，右侧正常，左侧角膜反射减退，右侧正常。

【辅助检查】

MRI：左侧眼眶后部 – 视神经管区不规则形不均质强化肿块灶，大小约 36mm×30mm，边界较清，内可见斑片状无明显强化区同前，视神经管明显扩张同前，视神经受压内移，左眼球稍突出。左侧额颞叶可见斑片状无明显强化低信号灶，呈长 T_1 长 T_2 信号。双侧幕上深部脑白质内可见少许斑点状长 T_1 长 T_2 信号，FLAIR 呈高信号；双侧侧脑室前角、后角处帽状及侧脑室体旁细线样长 T_1 长 T_2 信号灶，FLAIR 呈高信号。脑中线结构居中，双侧脑室及部分脑沟裂稍增宽、加深。双侧上颌窦、筛窦、蝶窦、额窦黏膜增厚，呈长 T_2 信号（图 4–71）。

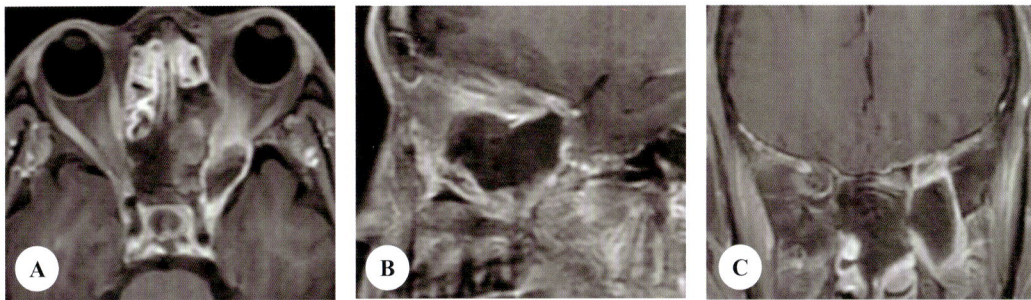

▲ 图 4–68　病例 16 术后 MRI 检查

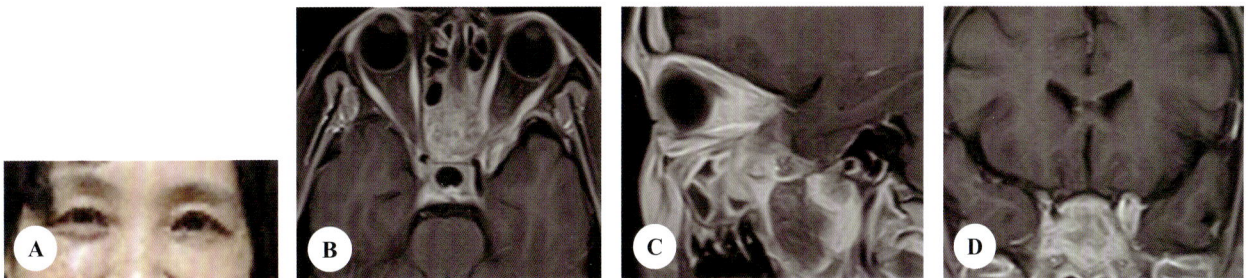

▲ 图 4–69　病例 16 术后 3 个月视诊和 MRI 检查

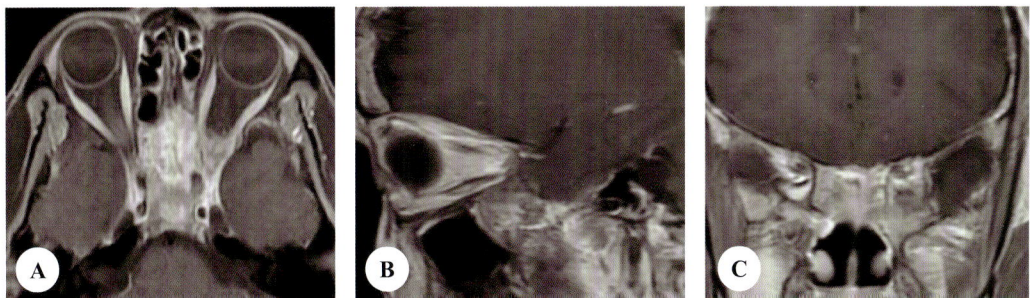

▲ 图 4–70　病例 16 术后 1 年 MRI 检查

CT：左侧额颞部局部骨质不连呈术后改变，左侧额颞叶可见片状低密度灶，边界清晰，相应脑回萎缩，邻近脑沟增宽，邻近左侧侧脑室前角、颞角较对侧扩大。左眼眶内可见一类椭圆形的软组织密度灶，较大横截面约 37mm×26mm，其内密度不均匀，邻近左眼外直肌受压向下外方移位，左眼上直肌显示不清；左眼眶外侧壁及蝶骨大小翼骨质受压吸收，左眼眶顶壁骨质显示不清，左侧眶上裂、圆孔扩大，病变经左眼眶顶壁 – 眶上裂、圆孔向颅内（左侧前颅窝、中颅窝、鞍旁）生长，邻近左额叶受压（图 4-72）。

【术前诊断】脑膜瘤（左侧眼眶脑膜瘤术后），继发性癫痫，脑膜瘤术后放疗（伽马刀治疗后）。

【手术入路】左侧翼点入路。

【手术过程】仰卧位，头抬高 15°，向右侧偏转约 45°，头架固定头部。沿原左额颞发迹内切口，依

次切开头皮和帽状腱膜，帽状腱膜下分离皮瓣并牵开，筋膜下分离颞脂肪垫保护面神经额支，骨膜下分离颞肌，显露至 Keyhole 及眉弓上 0.5cm。以蝶骨嵴为中心，颅骨钻 3 孔，铣刀铣开约 5cm×6cm 大小的骨瓣，悬吊硬膜。咬除蝶骨嵴至眶上裂，再咬除眶外侧壁及见肿瘤，大小约 36mm×27mm×30mm，肿瘤边界欠清，色灰红血供一般，仔细分离肿瘤与眶内容物及颅底硬膜后予分块全切除。

【术后 MRI】左侧额部颅骨信号中断呈术后改变，原左侧眼球后方肿块灶已切除，相应颅板下及术区可见大片状长 T_1 稍长 – 长 T_2 信号灶，左侧额颞叶可见大片状长 T_1 长 T_2 信号灶，FLAIR 呈中央低信号、周围高信号，增强后未见明显异常强化。双侧幕上深部脑白质内少许斑点状长 T_1 长 T_2 信号及双侧侧脑室旁细线样长 T_1 长 T_2 信号灶同前。脑中线结构居中，双侧脑室及部分脑沟裂稍增宽、加深。双侧

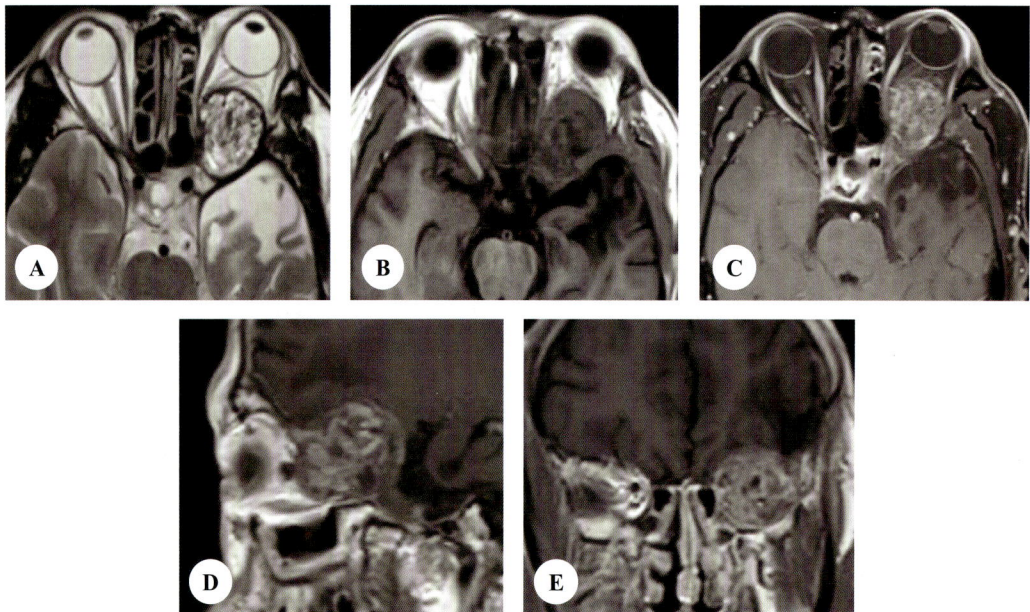

▲ 图 4-71　病例 17 术前 MRI 检查

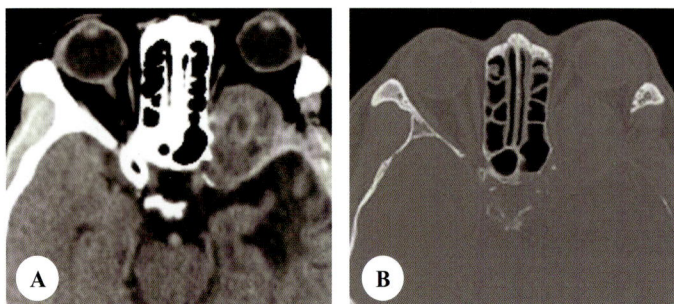

◀ 图 4-72　病例 17 术前 CT 检查

上颌窦、筛窦、蝶窦、额窦黏膜增厚，呈长 T2 信号（图 4-73）。

【病理结果】梭形细胞肿瘤，结合免疫组化结果倾向神经鞘瘤。免疫组化结果：EMA（±），Ki-67（2%），CK-Pan（±），Vimentin（+），PR（−），S100（+），MBP（±）。

【神经功能】出院时神经功能基本同术前。术后 36 个月随访患者无癫痫发作，神经功能障碍同术前。

【经验体会】此病例为复发眶脑膜瘤，复发后有两次伽马刀治疗史，肿瘤有质变、硬韧，但血供相对温和；同时，患者术前患侧视力已丧失，瞳孔散大固定且光反射消失，同时患侧上睑下垂，提示视神经已无功能、第 Ⅲ、Ⅳ、Ⅵ 对脑神经也可能无功能，且肿瘤已基本侵蚀眶外侧壁、前床突、视神经管上壁、蝶骨嵴大部分骨质，扩大翼点入路可不使用磨钻显露肿瘤，全切肿瘤、规避复发为手术核心，而神经保护次之。

病例 18　A+C+D 型（肌锥内＋眶上裂内外侧＋视神经管＋海绵窦）　患者女性，63 岁，因"左眼球突出 30 余年，三叉神经鞘瘤术后 3 年，发现肿瘤复发 2 年"入院，既往无特殊。

【查体】神志清楚，双瞳孔等大等圆直径 3mm 大小，对光反射灵敏，右侧视力 1.0，左侧视力 0.1，双侧视野缩窄，双侧眼球运动可，双侧角膜反射正常，面部感觉正常对称。

【辅助检查】

MRI：左侧颞骨局部骨质缺损呈术后改变，现左前中颅底可见巨大不规则等长 T_1 长 T_2 信号影，较大层面范围约 35mm×82mm，病灶与眼眶相通，左侧视神经受压右移，增强后不均匀强化，病灶包绕左侧海绵窦；另右侧颞部可见类圆形等 T_1 等 T_2 信号影，增强后明显强化，大小约 9mm×11mm，可见脑膜尾征；左侧额叶可见片状强化灶，余脑实质内未见异常信号灶及强化灶，灰白质界限清楚，脑沟、脑裂、脑池及脑室大小形态正常，中线结构无移位（图 4-74）。

CT：额骨骨质部分缺如呈术后改变。左侧额颞叶见片状低密度灶。左侧前颅窝底见等低密度肿块，大小约 7.9cm×74.2cm，肿块通过视神经管向左侧眼眶内生长，左视神经受压内移位，左侧眼外肌增粗（图 4-75）。

【术前诊断】左侧颅眶 - 颅内外沟通性占位，右侧颞部脑膜瘤。

【手术入路】左颞前经海绵窦入路。

【手术过程】全麻插管后，患者仰卧，头右偏约 60°，头架固定。取原左额颞皮瓣开颅。常规消毒后分层切开头皮，分离颞肌，铣刀锯开原骨瓣，充分咬除眶外侧壁、顶壁、中颅窝底骨质。镜下见肿瘤位于硬膜外，边界清楚，血运一般，质地较软，色灰黄。肿瘤自中颅窝向前累及眶内，向后累及后颅窝并包绕颈内动脉岩骨段。向内侵入海绵窦并包绕颈内动脉，向下累及翼颚窝。镜下分块切除肿瘤，完整保留颈内动脉及其分支，海绵窦内肿瘤予以夹除。

【术后 MRI】左额骨及左眼眶骨质部分缺如呈术后改变，颅骨内板下可见少量积液积气。原左侧前颅窝底类圆形等 T_1 等 T_2 信号灶大部分切除，现片示增强后术区后部分仍可见结节状强化灶。右侧颞部可见类圆形等 T_1 等 T_2 信号影，增强后明显强化灶，大小大致同前（图 4-76）。

【病理结果】神经鞘瘤。

【神经功能】出院时神志清楚，语言流利，双

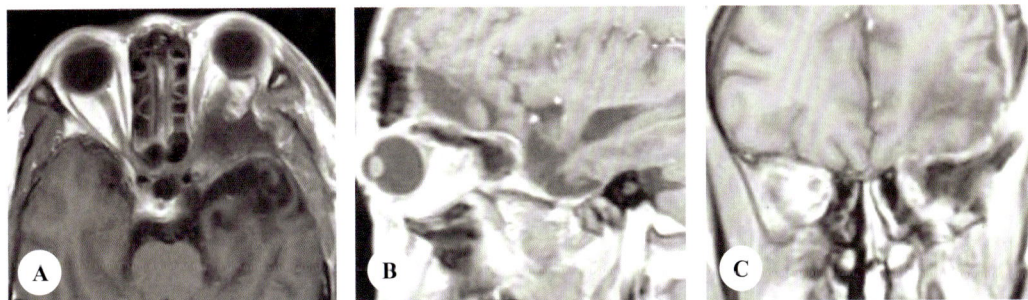

▲ 图 4-73　病例 17 术后 MRI 检查

侧瞳孔等大等圆直径 3mm 大小，对光反射灵敏，视力视野基本同术前。左侧眼球外展稍受限，余眼球活动可，无面部麻木及眼睑下垂等神经功能障碍。

【经验体会】本病例相对复杂且为复发肿瘤，起源自三叉神经 V1 支，沿其走行经翼管向下达翼腭神经节侵犯翼腭窝，沿 V1 分支眶下神经充满眶内，侵犯海绵窦、Meckel 腔，向后经半月结、三叉神经脑池段蔓延至后颅窝，范围广。然考虑到三叉神经鞘瘤质地普遍偏软，难点在于眶的充分开放以及海绵窦内肿瘤的切除。海绵窦内肿瘤并未突破海绵窦外侧壁内层，呈"夹心"状膨胀性填充于海绵窦外侧壁两层硬膜之间，颞前经海绵窦入路自眶脑膜带开放海绵窦外侧壁外层后，需判断第 III～V 脑神经走行，与神经间隙雕刻式分块切除肿瘤，最终骨骼化行于海绵窦外侧壁间的神经。

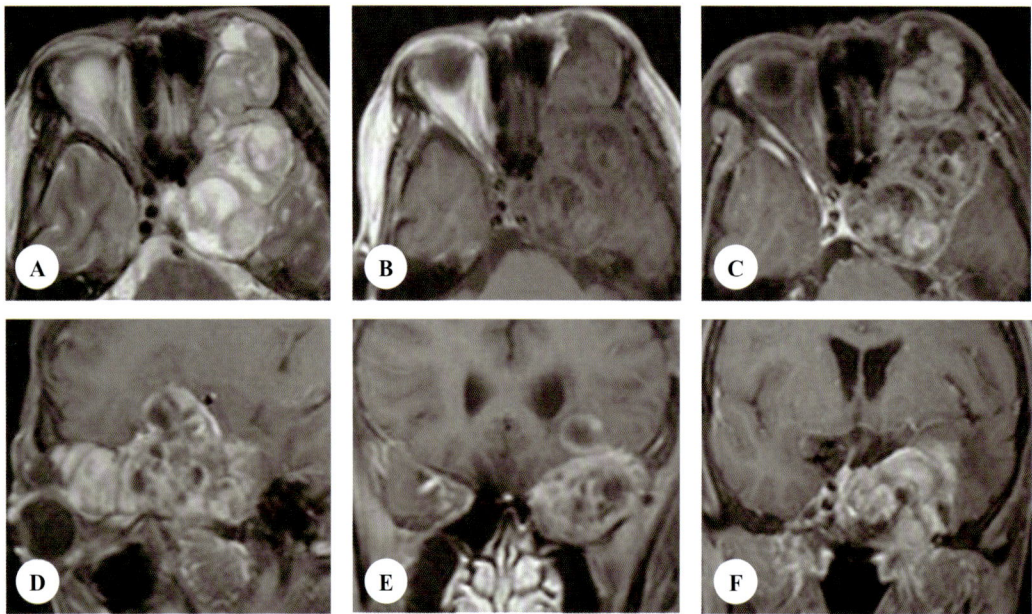

▲ 图 4-74　病例 18 术前 MRI 检查

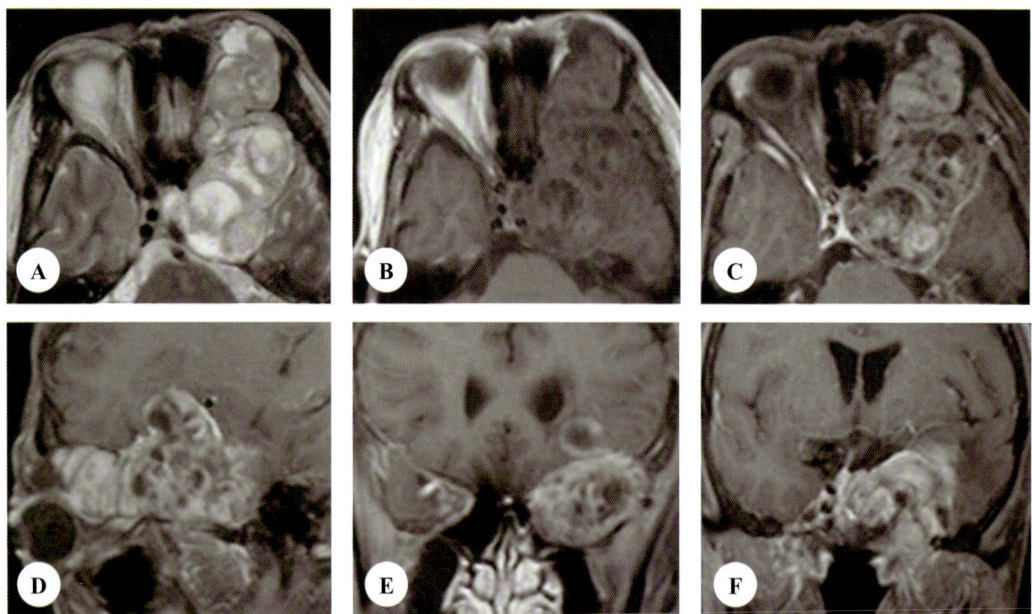

▲ 图 4-75　病例 18 术前 CT 检查

病例 19 （筷子插入伤） 患者女性，5 岁，因"异物插入颅内 10 天"入院。

【查体】神志清楚，双鼻嗅觉可。右眼外突，下眼睑肿胀明显，右眼无光感，左眼视力视野粗测可。右瞳直径 3.5mm，光反射消失，左瞳直径 2.5mm，光反射灵敏，右眼球活动较差，左眼活动自如。

【辅助检查】CT 示右侧眼眶于球后见一条状高密度灶，其经视神经管、右侧鞍旁、右侧岩尖部至后颅窝，其周围见气体影，右侧眼球后方见团块状混杂密度灶，病灶推压右侧眼球向前突出，右侧视神经局部受压变形，且显示欠清，右侧眼球前下方软组织内见两个小片状高密度灶，右侧眼睑增厚，密度增高，最厚处约为 5.0mm，右侧眼球前下方间隙内见混杂密度灶。所示眼眶骨质未见明显异常。桥脑右前部见小片状高密度灶，平扫 CT 值约为 65HU，其前方见气体影（图 4-77）。

【术前诊断】右侧球后 - 中后颅窝异物。

【手术入路】右侧经下眼睑 + 扩大翼点入路。

【手术过程】仰卧位，头托固定头部。先由眼科医生沿右眼下睑切开皮肤进入眶内，见眶内球下及球后炎性肉芽组织增生并积液，清除炎性组织及残留异物碎片，并向深部眶尖方向探查，可见异物断

端，遂以碘仿纱条暂时填塞。行右侧扩大翼点入路开颅，过中线右额颞小冠状切口，切开头皮，骨膜下分离皮瓣并牵开，筋膜下分离颞脂肪垫保护面神经额支，骨膜下分离颞肌并牵开，颅骨钻 4 孔，线锯锯开大小约 5cm×4cm 的额颞骨瓣，咬除蝶骨嵴外侧 2/3。显微镜下弧形剪开硬膜，缓慢抬起额叶，开放侧裂池近段、颈动脉池和视交叉池，释放脑脊液，调整脑压板，进一步抬起额叶，见侧裂池、鞍上池、颈动脉池、脚间池等脑池蛛网膜明显增厚，炎性粘连。颈内动脉内侧间隙探查未见异物，继沿动眼神经外侧向脚间池、桥前池方向探查，可见异物断端自上斜坡海绵窦后壁内侧、大脑后动脉下方刺入脑干，局部炎性粘连明显，海绵窦侧壁未穿透。彻底松解异物周边粘连，尝试自眶内取出异物。取出眶内碘仿纱条，确认异物断端，以止血钳夹持异物，沿异物刺入方向轻轻松动并向外拔出，确认颅内未出血后，完整自眶内取出异物，明胶海绵封闭斜坡缺损（图 4-78）。

【术后情况】CT 示眼眶 - 颅内异物已取出，无明显活动性出血及脑组织损伤（图 4-79）。

【神经功能】出院时右眼炎症消退，右眼外突较前好转，术后 1 年随访，患者右眼神经功能完好。

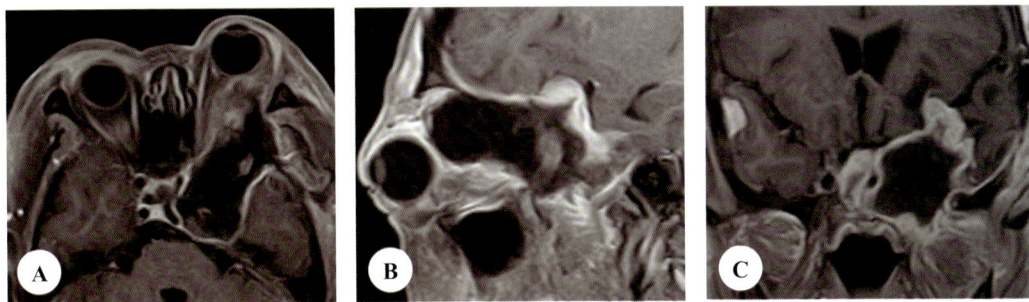

▲ 图 4-76 病例 18 术后 MRI 检查

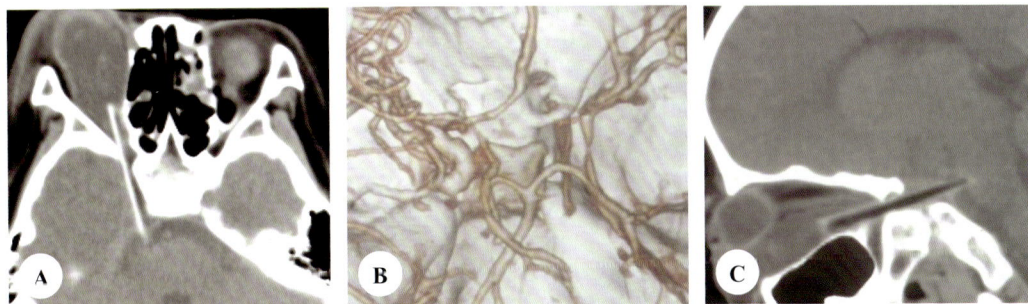

▲ 图 4-77 病例 19 术前 CT 检查

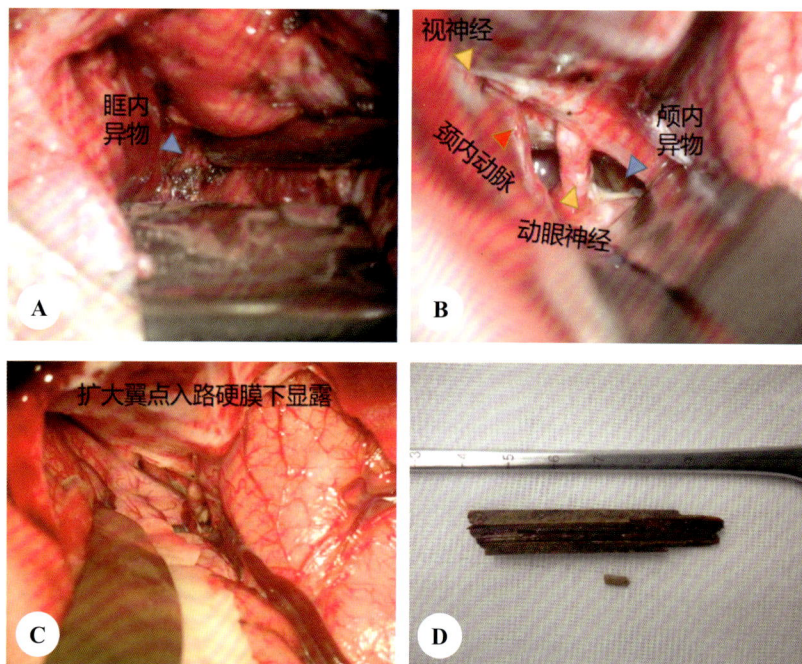

▲ 图 4-78　病例 19 手术过程

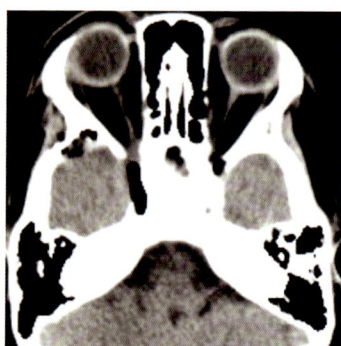

▲ 图 4-79　病例 19 术后 CT 检查

【经验体会】患儿术前影像学提示异物深达桥前池，与 Willis 环关系密切，贸然将异物取出可能造成血管破裂。因此，除了眶内异物显露以外，采用了翼点入路，以在直视下松解异物与周伟组织粘连。

专家点评

　　眼眶内球后肿瘤以神经鞘瘤、海绵状血管瘤和视神经鞘脑膜瘤多见，往往需要经颅开眶手术治疗，有利于保留眼球及相关神经功能。颅眶沟通性肿瘤按来源可分为颅源型和眶源型，眶源型肿瘤首先自眶内起源向颅内生长，以视神经胶质瘤、视神经鞘脑膜瘤和部分神经鞘瘤多见；颅源型肿瘤往往起源于鞍区或海绵窦，向眶内蔓延生长，以脑膜瘤、三叉神经鞘瘤多见。颅眶沟通性肿瘤的沟通通道主要有以下四个：一是眶 – 视神经管 – 颅通道，以脑膜瘤、视神经胶质瘤多见；二是眶 – 眶上裂 – 颅通道，以三叉神经鞘瘤、海绵状血管瘤、脑膜瘤多见；三是眶外侧 – 骨质破坏 – 颅、颞下窝通道，以脑膜瘤、转移癌多见；四是眶 – 眶下裂 – 颅、颞下窝、翼腭窝通道，以三叉神经鞘瘤、脑膜瘤多见。

　　明确手术指征后，个人主张在视力丧失前尽早手术，尽可能挽救视力并保护神经功能。根据肿瘤的具体类型和生长范围个体化地选择额下硬膜外经眶入路、眶 – 翼点入路、颞前经海绵窦入路、颅眶颧入路等。眶海绵窦经眶下裂向翼腭窝和颞下窝生长的肿瘤可采用内镜经翼 – 上颌入路予以切除。切除的顺序依据颅源型或眶源型而定，前者一般先切除颅内鞍区或鞍旁肿瘤，再依沟通通道打开视神经管或眶上裂经外直肌和上直肌间隙切除眶内肿瘤；后者则先切除眶内、眶尖、蝶骨嵴区域肿瘤，再根据具体情况自硬膜外或（和）硬膜下切除鞍区、鞍旁、颞下窝等区域肿瘤。显微镜下严格沿肿瘤表面分离是保留眼外肌和相关神经的关键。对于视神经鞘脑膜瘤可以在术中切开视神经鞘膜尽可能彻底切除肿瘤并保留视神经。对于部分颅眶沟通型脑膜瘤，眶壁减压不充分可致术后眼球突出症状不能完全缓解。

参考文献

[1] ABE T, KAWAMURA N, HOMMA H, et al. MRI of orbital schwannomas[J]. Neuroradiology, 2000, 42(6): 466–468.

[2] DUTTON J J. Optic nerve sheath meningiomas[J]. Survey Ophthalmology, 1992, 37(3): 167–183.

[3] RASOOL N, ODEL J G, KAZIM M. Optic pathway glioma of childhood[J]. Current Opinion in Ophthalmology, 2017, 28(3): 289–295.

[4] DELFINI R, MISSORI P, TARANTINO R, et al. Primary benign tumors of the orbital cavity: comparative data in a series of patients with optic nerve glioma, sheath meningioma, or neurinoma[J]. Surgical Neurology, 1996, 45(2): 147–53; discussion 53–54.

[5] KIM K S, JUNG J W, YOON K C, et al. Schwannoma of the Orbit[J]. Archives of Craniofacial Surgery, 2015, 16(2): 67–72.

[6] DOUGLAS V P, DOUGLAS K A A, CESTARI D M. Optic nerve sheath meningioma[J]. Current Opinion in Ophthalmology, 2020, 31(6): 455–461.

[7] RONEN J A, MALIK F A, WIECHMANN C, et al. More than Meets the Eye: Aspergillus–Related Orbital Apex Syndrome[J]. Cureus, 2020, 12(7): e9352.

[8] TAILOR T D, GUPTA D, DALLEY R W, et al. Orbital neoplasms in adults: clinical, radiologic, and pathologic review[J]. Radiographics, 2013, 33(6): 1739–1758.

[9] TURBIN R E, POKORNY K. Diagnosis and treatment of orbital optic nerve sheath meningioma[J]. Cancer Control, 2004, 11(5): 334–341.

[10] RINGEL F, CEDZICH C, SCHRAMM J. Microsurgical technique and results of a series of 63 spheno–orbital meningiomas[J]. Neurosurgery, 2007, 60(4 Suppl 2): 214–21; discussion 21–22.

[11] CHASKES M B, RABINOWITZ M R. Orbital Schwannoma[J]. Journal of Neurological Surgery Part B: Skull Base, 2020, 81(4): 376–380.

[12] 孙思，康军，赵尚峰，等. 颅眶联合入路切除海绵窦 – 眼眶沟通三叉神经鞘瘤 [J]. 中国现代神经疾病杂志，2020, 20(12): 1092–1098.

[13] BECKER M, MASTERSON K, DELAVELLE J, et al. Imaging of the optic nerve[J]. European Journal of Radiology, 2010, 74(2): 299–313.

[14] LIU G T. Optic gliomas of the anterior visual pathway[J]. Current Opinion in Ophthalmology, 2006, 17(5): 427–431.

[15] HARRIS G J. Orbital vascular malformations: a consensus statement on terminology and its clinical implications. Orbital Society[J]. American Journal of Ophthalmology, 1999, 127(4): 453–455.

[16] YOUNG S M, KIM Y D, LEE J H, et al. Radiological Analysis of Orbital Cavernous Hemangiomas: A Review and Comparison Between Computed Tomography and Magnetic Resonance Imaging[J]. Journal of Craniofacial Surgery, 2018, 29(3): 712–716.

[17] ANSARI S A, MAFEE M F. Orbital cavernous hemangioma: role of imaging[J]. Neuroimaging Clinics of North America, 2005, 15(1): 137–158.

[18] CALANDRIELLO L, GRIMALDI G, PETRONE G, et al. Cavernous venous malformation (cavernous hemangioma) of the orbit: Current concepts and a review of the literature[J]. Survey of Ophthalmology, 2017, 62(4): 393–403.

[19] FARAZDAGHI M K, KATOWITZ W R, AVERY R A. Current treatment of optic nerve gliomas[J]. Current Opinion in Ophthalmology, 2019, 30(5): 356–363.

[20] CHEN H C, HU C J, PAN D H. Stereotactic gamma knife radiosurgery for orbital cavernous hemangioma: clinical outcome and visual function protection[J]. Journal of Neuro–Oncology, 2021, 152(1): 183–193.

[21] TAI A X, SRIVASTAVA A, HERUR–RAMAN A, et al. Progressive Orbitotomy and Graduated Expansion of the Supraorbital Keyhole: A Comparison with Alternative Minimally Invasive Approaches to the Paraclinoid Region[J]. World Neurosurgery, 2021, 146: e1335–e1344.

[22] ABOU–AL–SHAAR H, KRISHT K M, COHEN M A, et al. Cranio–Orbital and Orbitocranial Approaches to Orbital and Intracranial Disease: Eye–Opening Approaches for Neurosurgeons[J]. Frontiers in Surgery, 2020, 7: 1.

[23] ALTAY T, PATEL B C, COULDWELL W T. Lateral orbital wall approach to the cavernous sinus[J]. Journal of Neurosurgery, 2012, 116(4): 755–763.

[24] TAI A X, SACK K D, HERUR–RAMAN A, et al. The Benefits of Limited Orbitotomy on the Supraorbital Approach: An Anatomic and Morphometric Study in Virtual Reality[J]. Operative Neurosurgery (Hagerstown), 2020, 18(5): 542–550.

[25] KONG D S, YOUNG S M, HONG C K, et al. Clinical and ophthalmological outcome of endoscopic transorbital surgery for cranioorbital tumors[J]. Journal of Neurosurgery, 2018, 131(3): 667–675.

[26] MZIMBIRI J M, LI J, XIA Y, et al. Surviving Penetrating Brainstem Injury by Bamboo Sticks: Rare Case Reports and a Brief Review of Literature[J]. Neurosurgery, 2016, 78(5): E753–60.

[27] XIE B, QIN C, ZHANG S, et al. A novel classification for guiding the surgical approach for cranio–orbital lesions: a single institution case series of 45 cases and a literature review[J]. Neurosurgical Reviews, 2024, 47(1): 71.

第5章　神经鞘瘤与神经纤维瘤病

一、三叉神经鞘瘤

（唐国栋　肖　群）

三叉神经鞘瘤（trigeminal schwannomas，TS）起源于三叉神经根、半月神经节及其节后分支的施万细胞，约占颅内肿瘤的 0.2%，颅内神经鞘瘤的 0.8%～8%，是仅次于前庭神经鞘瘤的第二大常见颅内神经鞘瘤。其发病率低，男女发病率无明显差异，发病高峰年龄为 30—40 岁。绝大部分三叉神经鞘瘤为良性，极少数为恶性。因其可以发生于三叉神经颅内外段的任意部分，故其生长模式复杂，可在一个或多个间隙生长，可分别或同时位于硬膜下、硬膜间及颅外。随着显微神经外科、颅底手术入路、神经影像学及术中电生理监测的发展，三叉神经鞘瘤的外科手术全切率及手术疗效得到了显著的提高。著者在 2012—2022 年主刀了 86 例三叉神经鞘瘤手术，其中全切 80 例，全切率为 93.02%。

（一）肿瘤分型

1955 年，Jefferson 首次将三叉神经鞘瘤根据其解剖位置分为 3 型，分别是 A 型：起源于半月神经节，主要位于颅中窝型；B 型：起源于三叉神经根部，主要位于颅后窝型；C 型：横跨颅中窝和颅后窝的"哑铃"或"沙漏"型。学者 Sammi、Day 和 Fukushima 在其基础上增加了 D 型：外周型，其起源于三叉神经分支，主要位于颅外。1999 年，Yoshida 和 Kawase 将三叉神经鞘瘤分为 6 型，M：颅中窝型；P：颅后窝型；MP：颅中后窝型；E：颅外型；ME：颅中窝颅外型；MPE：颅中后窝颅外型。其中 E 型又细分为位于 E1 型：眶内，E2 型：翼腭窝及颞下窝内。为了进一步个体化精确选择手术入路，我们根据海绵窦内鞘瘤是否占据海绵窦前份对 Yashida 分型进行细化，将 M 型肿瘤细分为 M1a、M1b、M2 型。将 MP 型细分为 M1P，M2P 型，其余类型与 Yashida 分型保持一致，见图 5-1、图 5-2 及表 5-1。目前，

各种分型尚存差异，但其目的均是更精确及个体化指导手术入路及手术方式的选择。

（二）临床表现

患者的临床症状主要与肿瘤起源位置、肿瘤生长的方向和范围有关。最常见的临床症状为单侧三叉神经功能障碍，常表现为三叉神经一支或多支支配的面部区域麻木或感觉异常，常伴有角膜反射减退或消失。其次为面部疼痛，疼痛常为不典型的三叉神经痛，少为典型的面部疼痛。肿瘤位置和面部疼痛的发生之间的相关性表明，由半月神经节起源的肿瘤面痛发病率较高，但这在其他系列报道中没有得到证实。也有研究表明，由于半月神经节在岩骨三叉神经节压迹中的位置相对固定，面部持续的疼痛与颅中窝神经鞘瘤有关，面痛多无扳机点，且持续时间较长，多超过 30min，一般药物治疗无效；而间歇性的面部疼痛与压迫三叉神经运动根的颅后窝神经鞘瘤有关，同时伴有三叉神经感觉支和运动

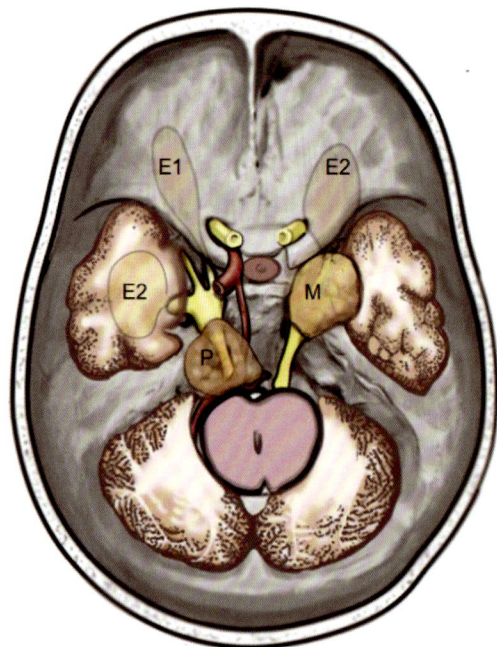

▲ 图 5-1　**Yashida 分型示意**

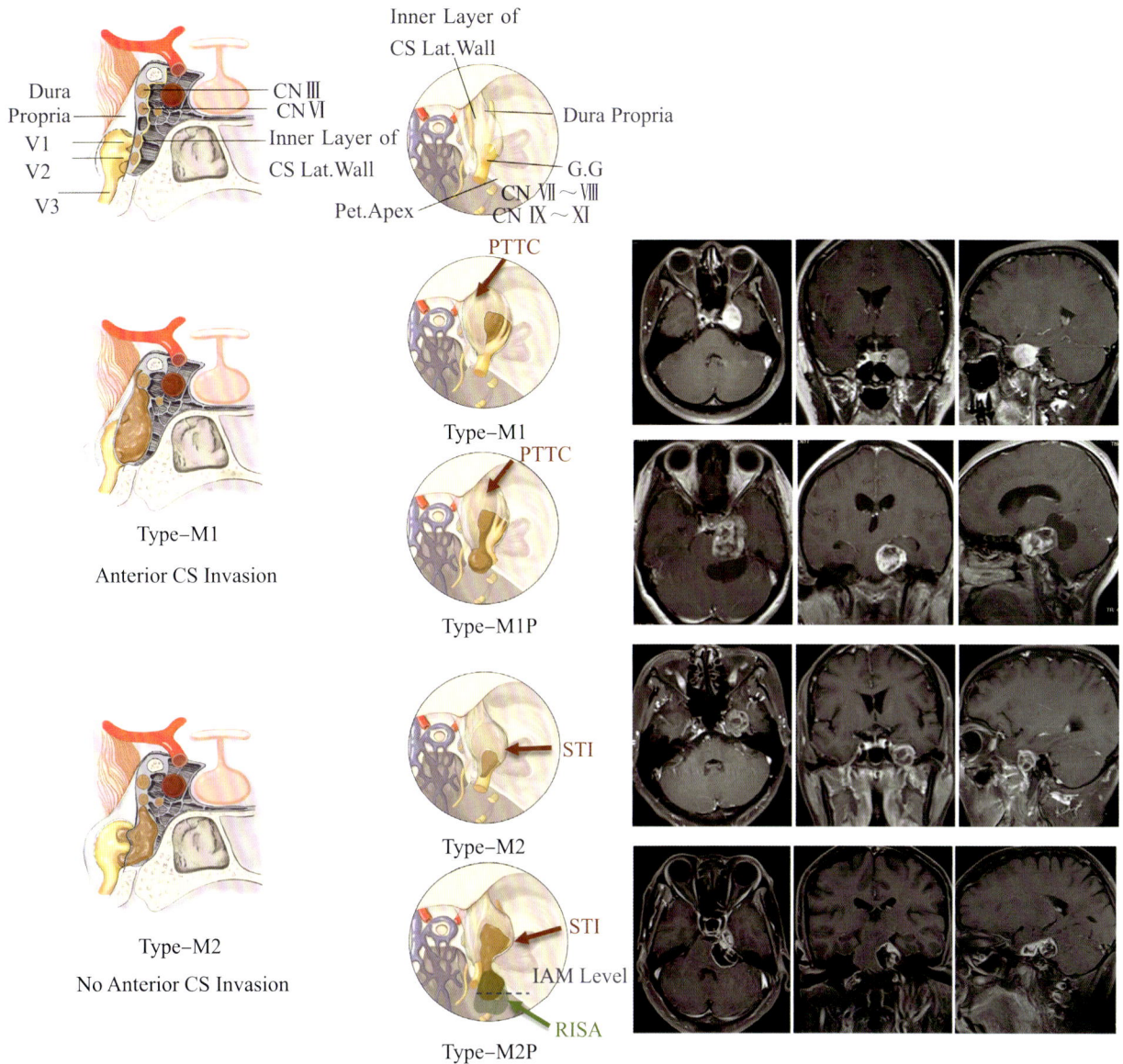

▲ 图 5-2　**Yashida** 进一步分型示意

支功能受损的其他症状，常有助于鉴别原发三叉神经痛。再次为咀嚼肌的无力和萎缩。肿瘤继续增大可出现相邻结构受损的症状和体征，例如，肿瘤向海绵状窦扩张可能会导致其他海绵窦内脑神经功能障碍，复视较为多见，进一步向眶尖扩张会导致突眼和视觉视野障碍。面神经功能障碍可能是继发于直接压迫或对膝状神经节的牵拉。耳鸣、听力下降可继发于前庭蜗神经直接受压、岩骨内耳结构受损或咽鼓管阻塞。既往也有报道单纯外展神经麻痹而无三叉神经症状的三叉神经鞘瘤，可能与肿瘤侵犯 Dorello 管压迫外展神经有关。突发性头痛继发于瘤内出血或蛛网膜下腔出血。其他症状包括局灶性癫痫、步态不稳、共济失调和后组脑神经症状；病理性笑声与内侧颞叶或小脑、脑干受压，以及颅内压增高有关。

（三）影像学检查

对出现上述临床表现的患者，如能考虑到三叉神经鞘瘤的可能而早期检查是必要的，使得患者尽早得到恰当的治疗。详细的影像学检查有助于早期诊断，亦可指导后续治疗。常用的影像学检查如下。

1. MRI　是本病主要的检查方法。肿瘤呈边界清楚的类圆形占位病灶，位于颅中窝底和（或）颅后窝和（或）颅外。T_1 加权图像上较正常脑灰质呈等或较低信号，T_2 加权上为高信号。注射对比剂后肿

表5-1　三叉神经鞘瘤分型

分　型	肿瘤位置	推荐手术入路
M	M1a: 占据海绵窦前份伴或不伴后份海绵窦	M1: 颞前经海绵窦入路
	M1b: 占据海绵窦全份和 Meckel 腔	
	M2: 仅限于 Meckel 腔伴或不伴海绵窦后份	M2: 颞下入路 / 颞下硬膜间入路
P	颅后窝	乙状窦后入路
MP	M1P: 同时占据颅中窝和颅后窝，颅中窝肿瘤占据整份海绵窦	M1P: 颞前经海绵窦入路 / 颅眶颧硬膜外入路
	M2P: 同时占据颅中窝和颅后窝，颅中窝肿瘤局限于 Meckel 腔伴或不伴海绵窦后份	M2P: 颞下入路 / 乙状窦后经内听道上结节入路
ME	同时占据颅中窝和颅外	颞前经海绵窦入路 / 颅眶颧硬膜外入路 / 经神经内镜手术入路
MPE	同时占据颅中窝和颅后窝和颅外	颞前经海绵窦入路 / 颅眶颧硬膜外入路 (必要时联合乙状窦后入路)

瘤呈均匀或不均匀强化。若肿瘤跨三叉神经孔生长或跨圆孔、卵圆孔向颅外生长，则呈哑铃状。肿瘤多数呈实性，少数肿瘤呈囊性。绝大多数肿瘤不长入内听道（IAC）是颅后窝三叉神经与听神经瘤的主要区别。MRI 还可显示肿瘤生长方向，以及与周围重要神经血管的关系，有利于手术入路的选择。

2. CT　肿块在 CT 平扫上呈等或稍低密度，少数表现为低密度、稍高密度或混合密度，注入碘剂后呈均匀或不均匀明显强化。肿瘤囊变时，呈环形强化。HRCT 可见患侧岩尖骨质和颅中窝底的骨质破坏和吸收，圆孔和卵圆孔扩大和破坏，这些可为三叉神经鞘瘤的特征性表现。

3. DSA　术前 DSA 现已较少使用，此检查可提示颈内动脉、基底动脉和小脑后动脉等被肿瘤推挤移位或包裹等。

（四）治疗

1. 治疗方案选择　改善神经症状、保护脑神经功能和减轻 / 解除占位效应是三叉神经鞘瘤治疗的主要目标。多数学者认为显微手术全切除肿瘤是其首选治疗。完全切除肿瘤并保留脑神经功能的显微神经外科及神经内镜手术是理想的治疗选择。但对于不能耐受手术、中小型体积肿瘤、手术残余或复发肿瘤及拒绝开放式治疗的患者可以考虑放射外科治疗。放射外科治疗肿瘤控制率可，治疗相关的神经

功能受损率低，已应用于三叉神经鞘瘤患者手术后的辅助治疗或三叉神经鞘瘤患者的首次治疗。显微外科或内镜手术治疗目的是完全切除肿瘤或者瘤内减压，而良性肿瘤放射外科治疗的目的是控制肿瘤生长。肿瘤生长控制是指肿瘤不再进一步生长，不再出现与肿瘤生长有关的新症状，无须额外的外科治疗。因此，在放射外科手术后，如果患者无出现任何新的症状，影像学也显示无进一步的生长，则认为肿瘤得到了控制。患者可以选择肿瘤切除和肿瘤控制，愿意接受肿瘤控制作为成功结果的患者可选择放射治疗。

著者认为第一次手术是最关键的，前次手术疤痕使得在如此复杂的区域再次手术引起明显的脑神经损害的可能性增大，应尽量一期全切除肿瘤。对于残余肿瘤，可采取立体定向外科治疗，并加以严密观察，若观察到肿瘤持续增大，则需要再次行手术治疗。

2. 三叉神经肿瘤显微手术入路发展与演进

在显微神经外科时代以前，三叉神经鞘瘤的全切率仅为 50%，随着显微神经外科的发展，Sammi 在 1995 年报道过去 15 年的文献三叉神经鞘瘤全切及近全切率达到 70%。颅底手术入路的发展，使得三叉神经鞘瘤手术疗效明显改善。Konovalov 报道了迄今为止最多病例数 111 例患者的文献，其中 28 名患者手术时间为 1962—1977 年，全切率为 68%，死亡

率为 7%。随着显微镜在神经外科手术的应用，59 名患者于 1978—1989 年进行手术，全切率为 78%，死亡率为 1%，1990—1994 年，颅底手术入路的进展并应用，24 名患者得到了 87.5% 的全切率，死亡率为 0%。Zhou 早期使用传统硬膜下手术入路时，哑铃型肿瘤全切率仅为 42%（5/12），术后脑神经功能障碍率 80%；后期随着颅底手术入路的应用，全切率达到了 87%（39/45），脑神经功能障碍率为 41%。近期显微手术治疗三叉神经鞘瘤系列详见表 5-2，现显微手术治疗的目标不仅是全切除肿瘤使患者达到治愈，同时要求保护神经功能（包括三叉神经的功能），提升患者手术后生活质量。

因为肿瘤起源于有限数量的部分三叉神经纤维的施万细胞，正常的三叉神经纤维通常在肿瘤周围受压，且大多数三叉神经鞘瘤与正常的三叉神经纤维界限清楚，所以通常可以从肿瘤包膜外分离出正常的三叉神经纤维，因此保护三叉神经是有可能的。事实上，与听神经瘤中所观察到的面神经相似，正常的三叉神经纤维通常紧密粘连在瘤周。瘤内减压、钝性剥离并尽可能避免电凝可防止正常三叉神经纤维的损伤。

3. 手术入路的选择

（1）颅中窝型三叉神经鞘瘤

颅中窝为主的三叉神经鞘瘤，肿瘤位于硬膜间腔内。切除该型肿瘤的手术入路根据是否进入硬膜下腔可分为硬膜下入路及硬膜外入路两类。

传统手术入路多采用颞下入路和额颞（翼点）入路进入硬膜下腔切除该型肿瘤。Sammi 采用额颞（翼点）开颅经外侧裂入路切除该型肿瘤，开颅过程中通过去除颧弓避免颞叶过度牵拉，充分解剖侧裂池显露并切除肿瘤。

随颅底手术入路的发展，学者 Yasui 和 Hakuba 在 1989 年报道使用颅眶颧入路切除该型肿瘤，此入路可开放内侧通道通向颅底，明显减少颞叶牵拉，较额颞开颅能缩短大约 3cm 的手术操作距离。20 世纪 90 年代，不同学者开始报道使用颅中窝底硬膜外手术入路切除此型三叉神经鞘瘤。颅中窝底硬膜外入路相对于传统手术入路具有对脑组织牵拉小、肿瘤暴露充分、不进入硬膜下腔和患者术后反应轻等优势。较传统颞下入路，无须暴露 Labbe 静脉，不易损伤 Labbe 静脉。Dolenc、Day、Hakuba、Liu 和 Mariniello 主张在额颞（翼点）开颅后，于眶上

表 5-2　三叉神经鞘瘤显微手术切除系列

作　者	年　份	病例数（人）	根治性切除（%）	死亡率（%）	脑神经功能障碍率（%）
McCormick 等	1988	14	6（43%）	0	78
Pollack 等	1989	16	12（75%）	0	6
Dolenc	1994	40	40（100%）	0	25
Konovalov 等	1996	111	86（77%）	3	87
Yoshida and Kawase	1999	27	20（74%）	0	74
Goel 等	2003	73	51（70%）	3	7
Al-Mefty	2002	25	25（100%）	0	28
Pamir 等	2007	18	17（94%）	0	28
Wanibuchi 等	2012	105	86（82%）	0	9
Chen 等	2014	55	52（95%）	0	5
Fukaya 等	2010	57	46（81%）	2	68
Samii 等	2014	20	15（75%）	0	4
Jeong 等	2014	49	47（95.9%）	0	18

裂眶脑膜韧带处分离颞叶固有硬膜，进入海绵窦外侧壁内外层之间。此种硬膜分离方式能避免岩浅大神经及膝状神经节的损伤导致的干眼症。眶上裂处支配眼外肌诸神经包裹在硬膜共同鞘内，为避免对神经损伤，Kawase 和 Zhou 提倡在额颞（翼点）开颅后，在圆孔和卵圆孔附近开始分离硬膜，在此处切开颅中窝底硬脑膜骨膜层进入硬膜间腔，往后分离显露 Meckel 腔内三叉神经节、往前分离显露海绵窦外侧壁内层。上述两种方法虽分离硬脑膜起始位置不同，但都需使海绵窦外侧壁脑膜层与海绵窦外侧壁内层神经内膜层分离。然而，海绵窦外侧壁脑膜层硬膜与海绵窦外侧壁内层分离过程中有可能导致滑车神经、外展神经或动眼神经损伤。因此 Goel 和 Wanibuch 主张采用颞下开颅，在卵圆孔或圆孔处切开硬脑膜骨膜层进入硬脑膜间腔，并沿此层面向后分离至 Meckel 腔，显露半月神经节和海绵窦后份。相较 Kawase，Zhou 分离硬膜方式，此分离硬膜方法无须向前将海绵窦外侧壁脑膜层与海绵窦外侧壁神经内膜层分离，可减小眼外肌运动神经损伤发生率，但此类方法只适用于局限于 Meckel 腔和海绵窦后份的肿瘤。若肿瘤向海绵窦前部腔室生长，则需要如之前 Dolenc 等描述的额颞（翼点）开颅，全面分离松解海绵窦外侧壁内外层，才能充分显露和切除肿瘤。由于先前分型不能精确个体化指导 M 型三叉神经鞘瘤手术的选择，著者在 Yashida 分型进一步细化，根据海绵窦肿瘤是否占据海绵窦前份，将 M 型肿瘤细分为 M1a、M1b、M2 型（表格 5-1），若肿瘤占据海绵窦前份则采用颞前硬膜外入路，若肿瘤仅局限于 Meckel 腔、海绵窦后份则采用颞下硬膜间入路或颞下硬膜下入路。

(2) P 型：颅后窝型三叉神经鞘瘤

起源于三叉神经根部，主体位于颅后窝硬膜下腔隙的三叉神经鞘瘤，绝大部分作者采用经典的乙状窦后入路切除此类型肿瘤。该入路通过牵拉小脑，暴露并切除肿瘤。少数学者认为乙状窦后入路切除三叉神经鞘瘤时手术区域深、操作距离长；且此入路面听神经复合体位置较三叉神经表浅，故操作过程中有可能损伤到面听神经。实际上，颅后窝三叉神经鞘瘤常将面听神经复合体往下极移位，从而减少神经复合体受损伤的可能性。若肿瘤向颅中窝

Meckel 腔扩展时，此入路对颅中窝肿瘤显露困难从而难以全切。Sammi 早期使用此入路时通过结扎部分岩上窦及切开小脑幕进入 Meckel 腔切除颅中窝肿瘤，后通过磨除内听道上结节进入颅中窝暴露、切除肿瘤。Gwak 认为对于术前存在听力丧失的患者，经岩骨入路或经耳蜗入路是切除此型肿瘤的最佳选择，此入路提供最短的操作距离和对 Meckel 腔最广角度操作空间。目前有部分学者主张使用岩前入路，通过磨除 Kawase 三角从颅中窝获得颅后窝的视野，暴露并切除肿瘤。此入路可在无小脑牵拉情况下直接观察脑干的前外侧，若肿瘤侵犯 Meckel 腔，可通过切开 Meckel 腔外侧壁切除肿瘤，可在手术早期阻断肿瘤血供。如颞下经天幕入路一样，岩前入路存在对内听道平面下方的肿瘤不能充分显露，且需对颞叶进行一定程度的牵拉，即使颞叶有硬脑膜固有层的保护，但若手术时间较长，颞叶可能会存在一定程度的损伤。著者处理颅后窝为主且下缘超过内听道平面的采用乙状窦后入路，若肿瘤向颅中窝发展局限于 Meckel 腔、海绵窦后份，则采用乙状窦后入路通过剪开小脑幕或磨除内听道上结节切除颅中窝肿瘤。且可在内镜辅助下直视下切除颅中窝肿瘤，减少颅中窝肿瘤残余的可能性。

(3) MP 型：颅中后窝型三叉神经鞘瘤

横跨颅中窝和颅后窝的三叉神经鞘瘤占颅内三叉神经鞘瘤的 20%～40%，单独采用乙状窦后入路或颞下入路时，全切除肿瘤较为困难。长期以来，此型肿瘤被认为是通过单次手术最困难做到全切除的三叉神经鞘瘤。分阶段采用乙状窦后入路和颞下入路两次手术分别切除中、颅后窝肿瘤被认为是最简单的手术方式。随着神经外科发展，之后多数作者提倡采用单次手术原则切除此型三叉神经鞘瘤。早期绝大部分术者采用颞下经小脑幕入路切除此型肿瘤。虽然此入路可以充分暴露颅中窝，并可以通过切开小脑幕获得颅后窝视野，但需要广泛的牵拉颞叶和牺牲 Labbe 静脉，若肿瘤侵犯上脑干腹侧及内听道层面以下部分，则此入路不能提供满意暴露。

随着颅底手术入路发展，包括额颞硬膜外经前岩入路、颞下硬膜外经前岩入路、乙状窦前入路，以及岩前 - 岩后联合入路来处理此类哑铃型肿瘤。Sammi、Yasui 和 Hakuba 报道使用乙状窦前迷路后入路切除此型肿瘤。该入路可充分暴露颅后窝和脑桥

小脑三角区，但对于颅中窝的暴露此入路有时受到 Labbe 静脉位置的严重限制。Day 和 Fukushima 采用岩前 - 岩后联合入路切除此型肿瘤，通过 Kawase 三角和迷路后骨质磨除，同时拥有岩前和岩后手术轴向，颅中窝、脑干腹侧和脑干腹外侧充分显露。岩前入路通常是在三叉神经下方至面听神经上方操作，而联合入路向下可延伸至后组脑神经。Sammi 建议使用乙状窦后经内听道上结节入路处理颅中窝部分局限于海绵窦后份的哑铃型肿瘤，如果颅中窝肿瘤超越海绵窦后份，有必要的情况下则联合颞下硬膜外入路处理颅中窝肿瘤，其认为岩前入路存在对颞叶及颞叶引流静脉损伤的可能性，岩尖骨质的磨除过程中可能损伤到面神经及岩浅大神经。此入路的主要缺点为其不能在直视下观察颅中窝鞍旁区域的结构，但可通过适当的神经内镜的辅助使用克服此缺点。除此之外，与经典的乙状窦后入路相比，磨除内听道上结节后，三叉神经活动能力的增强进一步增强了暴露，可更好地观察内侧岩尖区域和斜坡区，这也减少由于三叉神经回缩而引起的损伤的风险。笔者在 Yashida 分型的基础上进一步将 MP 型细化，根据颅中窝海绵窦肿瘤是否占据海绵窦前份，将 MP 型肿瘤细分为 M1P 型和 M2P 型（表 5-1），处理 M1P 分型肿瘤采用额颞开颅颞前经海绵窦入路，此入路可以解决绝大部分 M1P 类型肿瘤，如颅后窝肿瘤较大，肿瘤下缘位于内听道平面以下且质地较硬的情况下，则采用颞前经海绵窦联合乙状窦后入路。对于 M2P 分型肿瘤，如颅后窝肿瘤不大，则采取颞下入路，该入路可同时提供颅中窝和颅后窝的良好视野，若肿瘤主体位于颅后窝，则采用乙状窦后经内听道上结节入路，因颅中窝肿瘤局限于海绵窦后份，在神经内镜的辅助下，可全切颅中窝肿瘤。若肿瘤继续向颅外生长。若向颞下窝及翼腭窝发展，颞前经海绵窦入路伴去除颧弓是最佳的手术方法。如若肿瘤向眶内生长，在颞前经海绵窦入路的基础上磨除眶顶壁及眶外侧壁即能很好地处理此类肿瘤。

(4) ME 型：颅外型三叉神经鞘瘤

起源于三叉神经节后分支眼支（V_1）的三叉神经鞘瘤可通过眶上裂往眶内生长，起源于上颌支（V_2）和下颌支（V_3）的三叉神经鞘瘤可通过圆孔和卵圆孔向翼腭窝及颞下窝生长。

对于从颅中窝向眶内生长的三叉神经鞘瘤，只须在额颞开颅的基础上增加眶外侧壁及顶壁的骨质的磨除即能切除眶内肿瘤。侵犯颅中窝底骨质向翼腭窝、颞下窝生长的肿瘤可以使用颅眶颧硬膜外入路切除此类肿瘤，通过磨除颧弓获得颞下窝视野。颅眶颧入路能提供了足够的颅底和颞下窝上部的暴露。然而，在肿瘤向颅外扩展广泛并向咽旁间隙延伸的情况下，此入路对咽旁间隙肿瘤的充分暴露并切除是困难的。在这些病例中，眶颧入路联合经颈 / 下颌入路被认为是肿瘤切除的最佳方法。

（五）典型病例解析

病例 1　患者女性，48 岁，左眼视力下降半年，左侧面部麻木 4 个月。既往高血压病史 2 年，未规律服药治疗。

【查体】神志清楚，慢性病容。头颅五官无畸形，双侧瞳孔等大等圆，直径 3mm 大小，对光反射灵敏，眼球活动自如。记忆力、定向力、计算力正常。听力正常，无眼睑下垂，左侧面部感觉减退，鼓腮、示齿口角无歪斜，无饮水呛咳，吞咽困难。余神经系统检查无明显阳性体征。

【辅助检查】头部 MRI：左侧颅中窝肿块呈等 - 长 T_1、等 - 长 T_2 信号灶，增强后可见明显不均匀强化，垂体显示不清，邻近脑实质受压，左侧视神经管受累，左侧颈内动脉被包绕（图 5-3）。

【术前诊断】海绵窦占位：M1b 型三叉神经鞘瘤。

【手术入路】颞前经海绵窦入路。

【手术过程】行左侧扩大翼点入路，左额颞弧形切口，咬除眶外侧壁及眶顶板骨质，自硬膜外探查可见病变位于硬膜外间腔，海绵窦内，突破海绵窦向鞍内、鞍上、颅中窝底，岩尖方向生长，肿瘤起源于三叉神经眼支，病变大小约 4.5cm × 3.8cm × 3.5cm 大小，血运丰富，与三叉神经上颌支、下颌支、动眼神经、外展神经关系密切。术中分块全切肿瘤，全切肿瘤后可见三叉神经上颌支、下颌支、动眼神经、外展神经保留完好［图 5-4，▶视频 5-1 显微镜下三叉神经鞘瘤切除术（颞前经海绵窦入路）］。

【术后 MRI】左侧额颞骨部分信号缺损呈术后改变，原左侧颅中窝肿瘤已切除，邻近脑实质受压情况较前明显好转，术区见片状长 T_1 长 T_2 信号及少量积气，颅板下见少量积液及大量积气。增强后术区边缘见线条状及结节样强化灶。中线结构无移位（图 5-5）。

【术后神经功能】出院时患者患侧外展麻痹，余脑神经基本同术前。

【随访 MRI】术后 3 个月随访，外展神经功能恢复，面部麻木较前好转（图 5-6）。

【经验体会】

(1) 海绵窦内三叉神经鞘瘤位于海绵窦外侧壁内，鲜有突破海绵窦外侧壁内层，进入海绵窦静脉丛及包绕海绵窦段颈内动脉。突破海绵窦外侧壁内既往也有报道。

(2) 本例肿瘤包绕海绵窦段颈内动脉需仔细分离，尽力控制海绵窦出血的情况分离肿瘤与海绵窦段颈内动脉的粘连。此入路为颞前经海绵窦入路，硬膜外切除肿瘤，此入路对海绵窦内暴露充分，无须过度牵拉颞叶，患者术后反应轻。

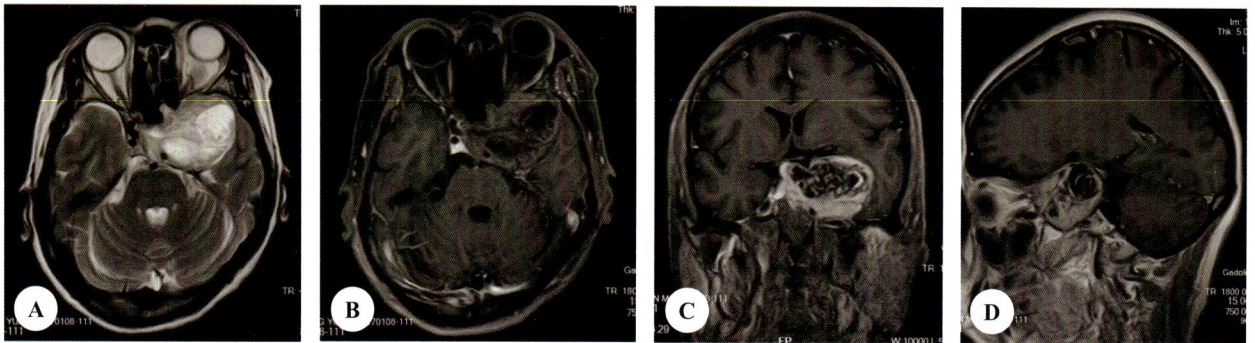

▲ 图 5-3　病例 1 术前颅底 HRCT 检查

HRCT. 高分辨率 CT

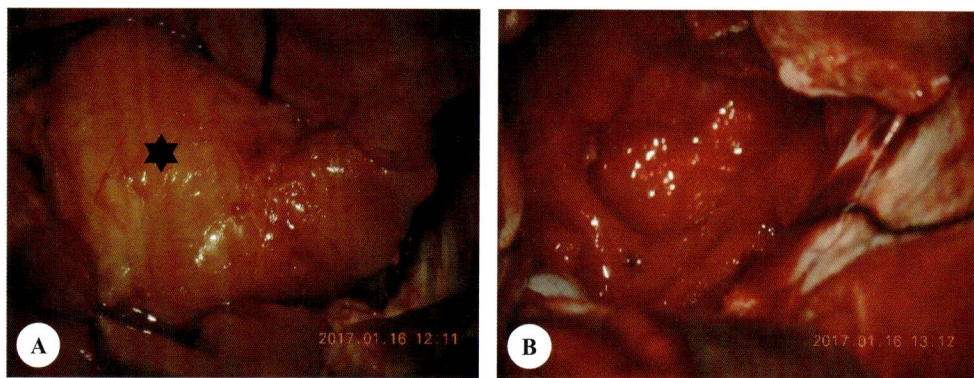

▲ 图 5-4　肿瘤（黑色六角形）

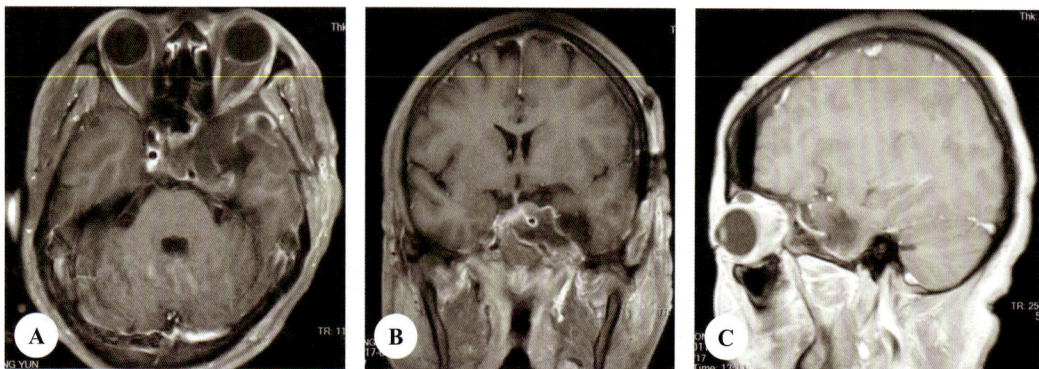

▲ 图 5-5　病例 1 术后 MRI

病例2 患者女性，69岁，因"左侧面部发作性麻木1次，头晕6个月余"入院。

【查体】神清语利。记忆力、定向力、智力可。双瞳直径3mm，等大等圆，光反射灵敏，双眼球活动可，眼睑无下垂，无眼球震颤。双侧面部痛觉、振动觉可，咀嚼有力，张口下颌无偏移。双侧额纹对称，鼻唇沟对称，皱额、闭目、鼓腮、示齿、吹哨可，味觉正常，脑神经未见明显异常，病理征未引出，行一字步可。

【辅助检查】见图5-7。

头部MRI：左侧颞骨岩部及颅中窝肿块，考虑神经鞘瘤。

颅底HRCT：鞍上左旁似可见团块状软组织影，邻近斜坡左份及颞骨岩部骨质受压变薄，余所示颅底骨骨质完整、骨皮质光滑、连续，骨小梁清晰，未见骨质增生、硬化或破坏及骨折征象；双侧内听道左右对称，未见扩大及骨质破坏征象。

【术前诊断】左侧颅中窝占位：M2型三叉神经鞘瘤。

【手术入路】颞下入路。

【手术过程】显微镜下弧形剪开硬膜，缓慢牵开左侧颞叶并向深部探查，见病变位于左侧鞍旁，起源于三叉神经半月节，约2.0cm×2.2cm×2.1cm大小，电凝并切开海绵窦外侧壁，见肿瘤灰黄色，血供较丰富，质地中等，边界清楚。三叉神经根丝位于肿瘤内侧面，瘤内减压后，依次分离肿瘤各边界，动眼神经、滑车神经、展神经、面听神经及部分三叉神经根丝保留完好。

【术后MRI】"鞍旁占位术后"复查，原左侧鞍旁类圆形异常强化灶全切除，左颞部颅板缺损呈术后改变，邻近脑实质可见片状长 T_1 长 T_2 信号水肿带，术区邻近颅板下弧形长 T_1 长 T_2 信号灶，余况同前（图5-8）。

【神经功能】术后神经功能基本同术前，双侧面部痛觉、振动觉可，咀嚼有力，张口下颌无偏移。双侧额纹对称，鼻唇沟对称，皱额、闭目、鼓腮、示齿、吹哨可，味觉正常，脑神经未见明显异常。

【经验体会】

(1) 当肿瘤主体位于海绵窦后份和Meckel腔，体

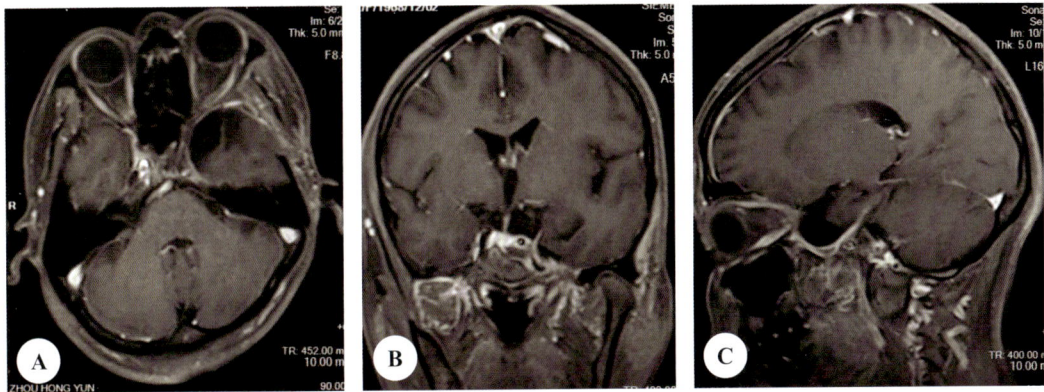

▲ 图5-6 病例1术后随访MRI

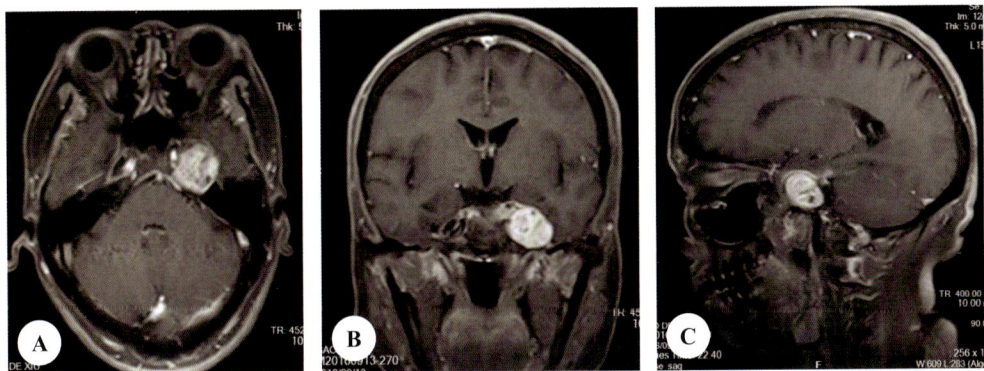

▲ 图5-7 病例2术前辅助检查

积较大，选择颞下入路进行处理，确认滑车神经在天幕缘走行后可十字剪开 Meckel 腔在腔内进行充分瘤内减压，尽量分离出肿瘤表面的神经鞘膜后进行鞘膜下分离，寻找肿瘤边界。

(2) 颞下入路需对颞叶进行牵拉，操作应轻柔，避免有可能的脑挫裂伤，如 Labbe 静脉损伤可能造成术后严重脑水肿，如优势半球侧可能出现语言功能障碍。

病例 3 患者女性，16 岁，因"左侧听力下降、耳鸣 2 年，右侧视力下降 1 年"入院。

【查体】神志清楚，双侧瞳孔等大等圆，直径 3mm 大小，对光反射灵敏，头颅大小及形态正常。鼻腔及外耳道无异常分泌物，口角无歪斜，右侧视野粗粗中心性缺损伴颞侧缺损，左侧角膜反射迟钝，左侧听力丧失，悬雍垂偏向右侧，左侧咽反射迟钝，右侧舌前 2/3 味觉消失，颈软，四肢活动可，肌力、肌张力正常，Kernig、Brudzinski、Babinski 征阴性。

【辅助检查】头部 MRI：左侧颅中后窝占位，均匀强化考虑三叉神经鞘瘤（图 5-9）。

【术前诊断】左侧颅中后窝占位：M_1P 型三叉神经鞘瘤？

【手术入路】颞前经海绵窦 – 经岩前入路。

【手术过程】行左侧扩大翼点硬膜外入路，左额颞弧形切口，显微镜下沿颅中窝底自硬膜外探查，显露肿瘤。见病变位于左侧鞍旁海绵窦侧壁内，向岩尖、斜坡颅后窝生长，先切开海绵窦外侧壁，在三叉神经 V_2 与 V_3 支之间切开肿瘤，行瘤内减压，再分离肿瘤与周边神经血管粘连，分块全切除肿瘤。动眼神经、滑车神经、外展神经、面听神经及部分三叉神经根丝保留完好［图 5-10，▶视频 5-2 **显微镜下三叉神经鞘瘤切除术（颞前经海绵窦入路）**］。

【术后 MRI】左侧颅中后窝占位病变切除术后复查，现片示：原左侧颅中后窝肿块全切除，邻近脑实质及脑干呈受压情况较前缓解；余脑实质未见明显异常强化灶；中线结构居中（图 5-11）。

【术后神经功能】左侧颜面部、牙龈、舌缘稍麻

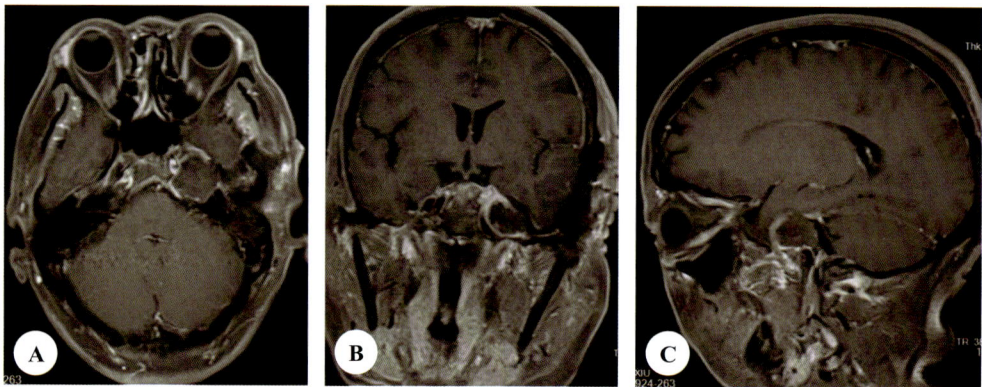

▲ 图 5-8 病例 2 术后 MRI 检查

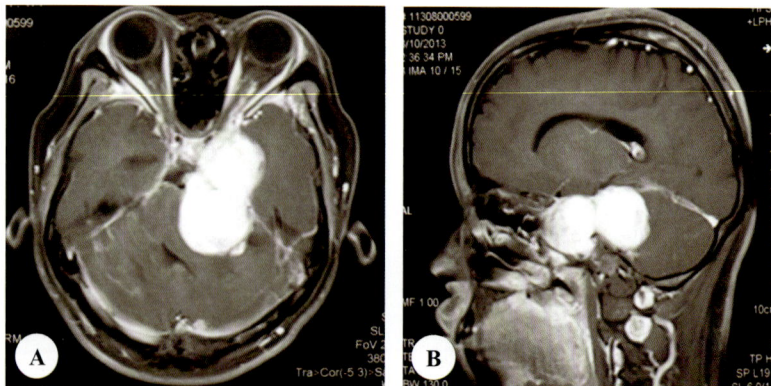

▲ 图 5-9 病例 3 术前 MRI

木，张口向左偏，左侧听力丧失，面神经功能 1 级。

【经验体会】本例为典型哑铃形的巨大 MP 型三叉神经鞘瘤，从影像学表现看，颅后窝肿瘤体积大于颅中窝部分，但海绵窦内肿瘤膨隆，外侧达前床突外侧，采用颞前经海绵窦 – 经岩前入路，可完美显露并切除海绵窦内、Meckel 腔内肿瘤，磨除 Kawase 三角骨质，经岩前空间可切除骑跨岩骨嵴蔓延进入颅后窝肿瘤，创伤小且高效。

病例 4 患者女性，32 岁，因"右侧面部麻木 2 年，右侧视力下降、右侧听力减退 2 个月余"入院。

【查体】神清，语言可，思维、定向、理解、计算力正常。颈软，Kernig、Brudzinski 征（－）。嗅觉正常，瞳孔直径 3mm，光反射灵敏，眼球运动自如，视力粗测左眼 0.8，右眼 0.4，视野粗侧无异常。调节、辐辏反射正常。右侧颜面部感觉减弱，右侧颞肌、咬肌肌力较左侧减弱，右侧角膜反射减弱，张口向右侧歪斜。额纹、鼻唇沟右侧略浅，口角略向左歪斜。右侧听力较左侧为差。悬雍垂居中，咽反射减退。舌肌无萎缩，伸舌居中，味觉正常。耸肩、转颈动作无异常。全身深浅感觉无明显异常，四肢肌力、肌张力

可，腹壁反射对称，病理征（－）。行走向右侧歪斜，一字步不稳。

【辅助检查】头部 MRI：右侧脑桥小脑三角区 – 颅中窝占位性病变，考虑神经鞘瘤可能（图 5-12）。

【术前诊断】右侧颅中后窝占位：考虑 M_2P 型三叉神经鞘瘤。

【手术入路】乙状窦后经内听道上结节入路。

【手术过程】行右侧枕下乙状窦后入路，缓慢牵开小脑半球，见病变位于右侧脑桥小脑三角，约 4.5cm×3.6cm×2.7cm 大小，肿瘤质地中等，血供较丰富，囊性变，边界清楚。三叉神经受压变薄位于肿瘤表面，面、听神经位于肿瘤下极，肿瘤经 Meckel 腔向鞍旁海绵窦区生长，颅中窝部分大小约 2.3cm×1.3cm。先分离三叉神经和面听神经与肿瘤粘连，沿肿瘤表面蛛网膜界面分离肿瘤，行瘤内减压，依次分离肿瘤下极、上极、内侧面，分离肿瘤与脑干粘连，分块切除颅后窝肿瘤，继磨开内听道上结节骨质，分离切除颅中窝鞍旁肿瘤，全切除肿瘤。可见肿瘤起自三叉神经节，全切肿瘤，保留部分神经根丝。全切肿瘤后见三叉神经、面神经、蜗神经

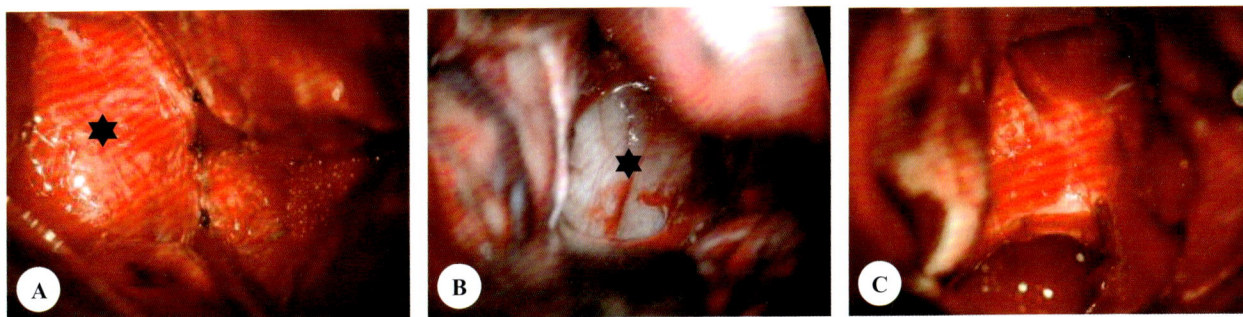

▲ 图 5-10 肿瘤（黑色六角星）

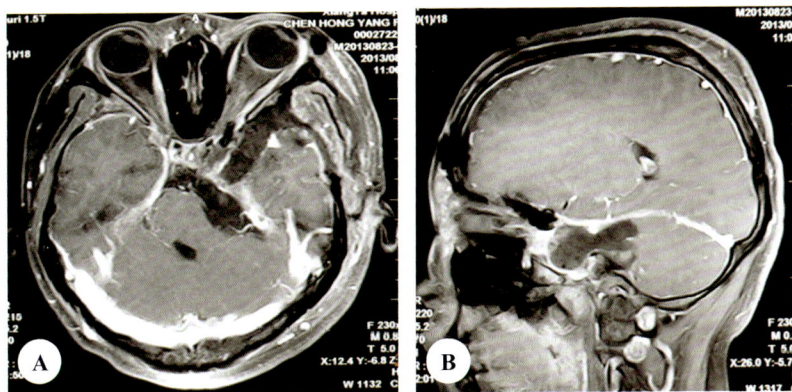

▲ 图 5-11 病例 3 术后 MRI

及展神经及岩静脉保留完好。

【术后MRI】右侧脑桥小脑三角区病变已切除，术区呈长 T_1 长 T_2 信号，增强后未见明显异常强化。余况同前（图5-13）。

【神经功能】术后出现暂时性的右侧眼球外展受限，张口右偏。术后3个月随访，外展神经功能恢复。张口右偏较前好转。

【经验体会】乙状窦后经内听道上结节入路适合主要以颅后窝为主，颅中窝肿瘤局限在 Meckel 腔和海绵窦后份的三叉神经鞘瘤。

病例5 患者男性，61岁，右耳听力下降1年余。

【查体】神志清楚，双瞳孔等大等圆直径3mm大小，对光反射灵敏，头颅大小及形态正常，鼻腔及外耳道无异常分泌物；嗅觉正常；视力粗侧：左眼视力0.9，右眼视力0.7，视野粗测未见缺损；眼球活动可，面部感觉对称，口角无歪斜，双侧鼻唇沟无变浅，皱眉、鼓腮、示齿可，听力粗测：右侧听力明显下降，伸舌居中，咽反射正常，耸肩、转头有力。颈软，无抵抗，四肢感觉、活动可，肌力、肌张力正常，角膜反射、腹壁反射，肱二头肌、肱

三头肌反射、膝跳反射、跟腱反射正常。Kernig、Brudzinski、Babinski 征阴性。行一字步不稳，余神经体查未见明显异常。

【辅助检查】右侧颅中后窝可见一不规则大片长 T_1 长 T_2 信号灶，FLAIR 呈稍高信号。较大截面大小约 73mm × 52mm × 56mm，增强明显不均匀强化。相应右侧脑室颞角、第三脑室、第四脑室、延髓、右侧小脑半球、脑干受压。幕上脑室系统扩大（图5-14）。

【术前诊断】右侧颅中后窝占位：M_2P 型三叉神经鞘瘤。

【手术入路】乙状窦前-幕上下联合入路。

【手术过程】头架固定头部，使乳突位于术野最高点，头顶部稍下垂。常规消毒铺单。行右侧乙状窦前入路，围绕外耳道做不对称马蹄形切口，前起于颧弓中点，后止于乳突尖后2cm，分层分离皮肤及颞肌，显露颧弓根部，颞窝，乳突，乳突尖，颞骨岩部的弓状隆起和颅后窝侧方颅骨。分别在颞骨鳞部，星点，星点内侧3cm横窦上及弓状隆起上钻4孔，并用吸收性明胶海绵塞入骨洞分离硬膜与颅骨的粘连，铣刀铣下幕上下骨瓣，全程显露横窦。用

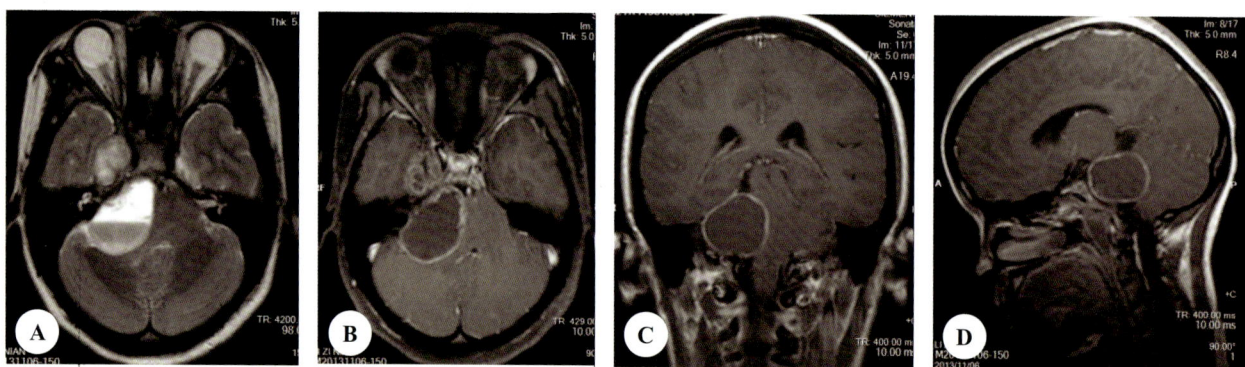

▲ 图5-12 病例4术前 MRI 检查

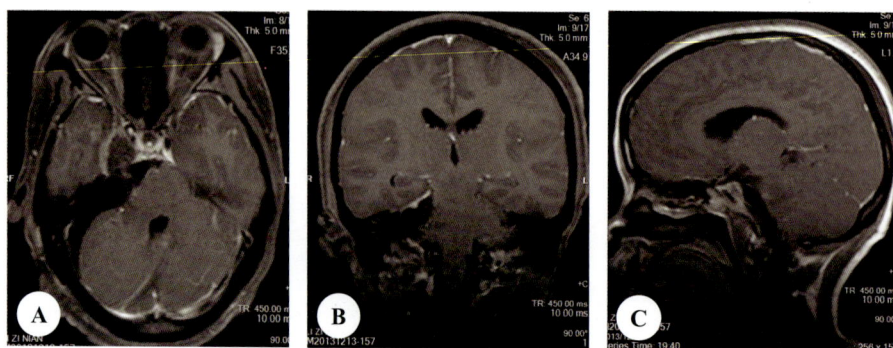

▲ 图5-13 病例4术后 MRI 检查

吸收性明胶海绵彻底剥离窦膜角硬膜及乙状窦与颅骨的粘连，用铣刀铣下乳突皮质，充分显露乙状窦。转显微镜下操作。磨钻磨除岩骨至暴露 Trautman 三角。弧形剪开颞部硬膜至岩上窦附近，同时弧形剪开乙状窦外侧小脑部硬膜至岩上窦附近，用 4-0 慕丝线结扎岩上窦，并剪开，同时剪开小脑幕，见病变位于右侧颅中后窝，大小约 73m×52mm×56mm，肿瘤质地偏软，色灰黄，血供丰富，囊实性，边界清楚，但与脑干及神经粘连紧密，并包绕滑车神经、外展神经、三叉神经、面听神经及后组脑神经。并向内听道和 Meckel 腔及海绵窦生长，切开天幕，切除 Meckel 腔内及侵犯至海绵窦后份肿瘤。分离保护岩静脉、面听神经，打开底，再行瘤内减压，依次沿肿瘤表面蛛网膜界面分离肿瘤下极、上极、内侧面，分块切除肿瘤。分离肿瘤与脑干及基底动脉复合体紧密粘连。最后分离切除桥前池、大脑脚池、脚间池肿瘤，显露三脑室底。切肿瘤后，滑车神经、三叉神经、面神经、面听神经、外展神经及后组脑神经及岩静脉保留完好（图 5-15）。

【术后 MRI】右颞枕部骨质局部骨质不连呈术后改变，右侧颅中后窝占位性病变呈切除术后改变。术区及相应颅板下可见片状长 - 短 T_1 长 T_2 信号灶及无信号气体，增强后术区边缘可见线状强化（图 5-16）。

【术后神经功能】出院时患者神志清楚，语言流利，双侧瞳孔等大等圆直径 3mm 大小，对光反射灵敏，复视，右眼外展受限，口角无歪斜，伸舌居中，切口愈合可。

【经验体会】

1. 本例为罕见巨大型 M2P 三叉神经鞘瘤，上达海绵窦后份、下达颈静脉孔，采用常用颅底单一入路

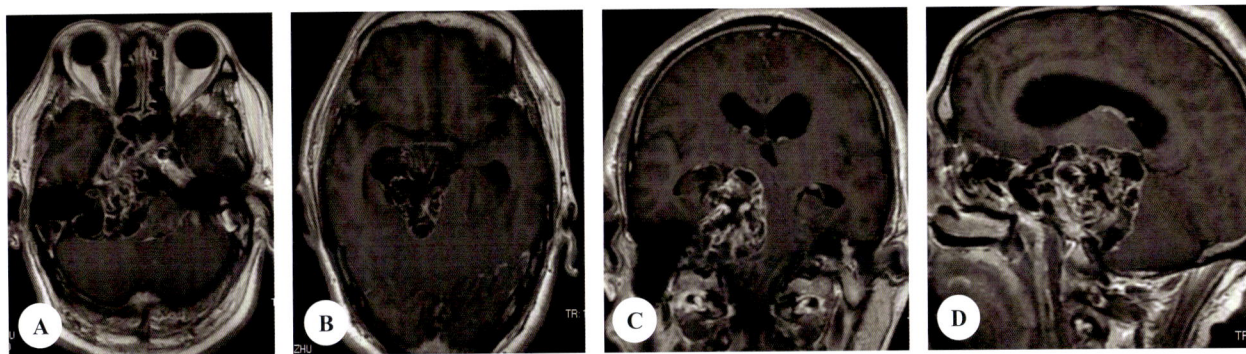

▲ 图 5-14　病例 5 术前辅助检查

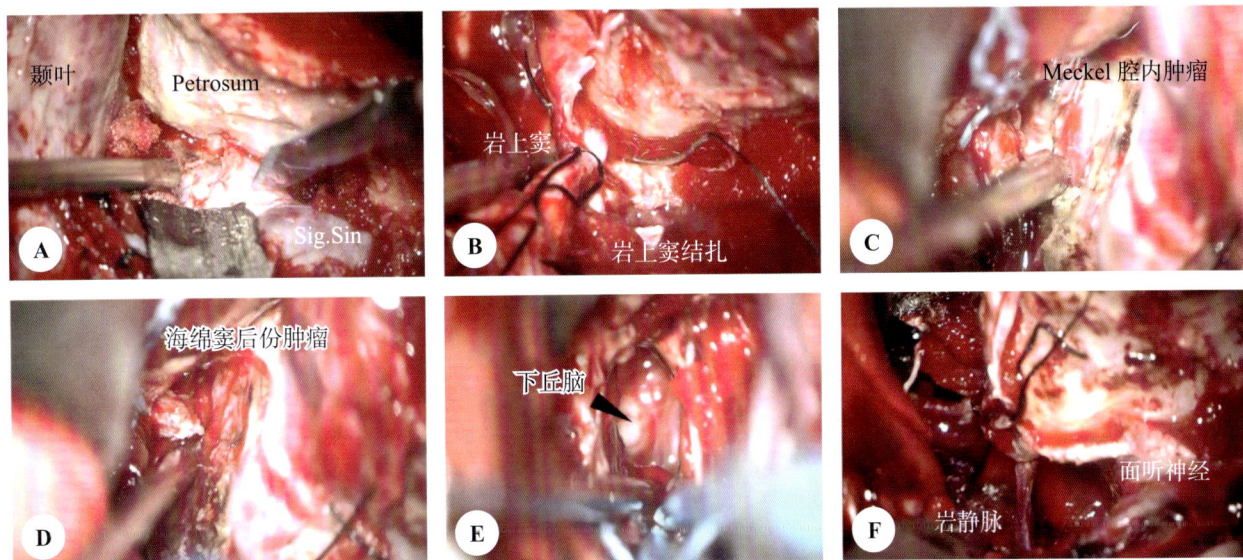

▲ 图 5-15　病例 5 手术过程

难以做到一期切除，故采用乙状窦前入路处理，打开天幕后幕上下联合切除，最终汇合于中央脑底区域，轻柔分离肿瘤包膜与下丘脑粘连后安全全切肿瘤。

2.在熟悉乙状窦前入路开颅技术的前提下，此入路对部分病例仍具有绝对适应证，悉心保护乙状窦，磨除而后迷路下骨质显露 Trautman 三角，对肿瘤充分减压之后在颅底 - 脑底间隙内可有广阔操作空间，但关颅过程中自体脂肪阔筋膜的修补是必要的，可有效预防脑脊液漏及骨质缺损带来的容貌缺陷。

病例 6 患者男性，68 岁，因"发作性眩晕一次，检查发现颅内占位 1 个月"入院。既往患高血压病 4 年。

【查体】神志清楚，双侧瞳孔等大等圆，直径 3mm 大小，对光反射灵敏，头颅大小及形态正常。鼻腔及外耳道无异常分泌物，口角无歪斜，双侧鼻唇沟无变浅，鼓腮示齿可，伸舌居中，咽反射正常，颈软，四肢活动可，肌力、肌张力正常，Kernig、Brudzinski、Babinski 征阴性。

【辅助检查】头部 MRI：蝶鞍左侧见团状稍长 - 等 T_1 混杂信号灶，T_2WI 呈低信号，其内混杂有小点片状高信号，FLAIR 呈稍高信号，病灶边缘光滑，基底部较宽，向外压迫左侧颞叶深部；增强后病灶明显强化，左侧颈内动脉稍狭窄。余脑实质内未见明显异常信号及强化灶，脑室系统形态、大小正常，中线结构居中，脑沟裂不宽（图 5-17）。

【术前诊断】颅中后窝占位：M_2P 型三叉神经鞘瘤。

【手术入路】颞下经天幕。

【手术过程】经左侧耳前直切口行左颞部开颅颞下入路，见病变位于左侧鞍旁，海绵窦外侧壁内，并向颅后窝方向生长，约 $4.0cm \times 3.6cm \times 3.1cm$ 大小。切开海绵窦外侧壁见病变黄白色，血供丰富，边界清楚。三叉神经根丝广泛受累，瘤内减压后，仔细辨认肿瘤边界，沿边界从前往后逐步分离肿瘤与海绵窦壁及三叉神经根丝粘连。至海绵窦后方时见 Meckel 腔受肿瘤挤压明显扩大，肿瘤向斜坡方向生长。电凝并剪开海绵窦后方纤维环后，将颅后窝肿瘤完整拖出。切除肿瘤后见海绵窦外侧壁完整，动眼神经、滑车神经及三叉神经部分根丝保留完好。

【术后 MRI】术后复查，现片示：左颞顶骨部分中断呈术后改变，左颞顶部软组织肿胀明显，鞍旁

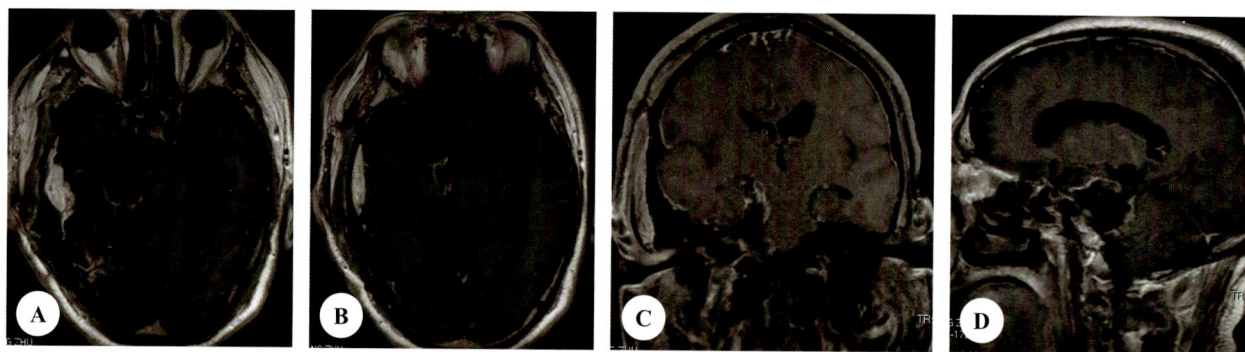

▲ 图 5-16 病例 5 术后 MRI 检查

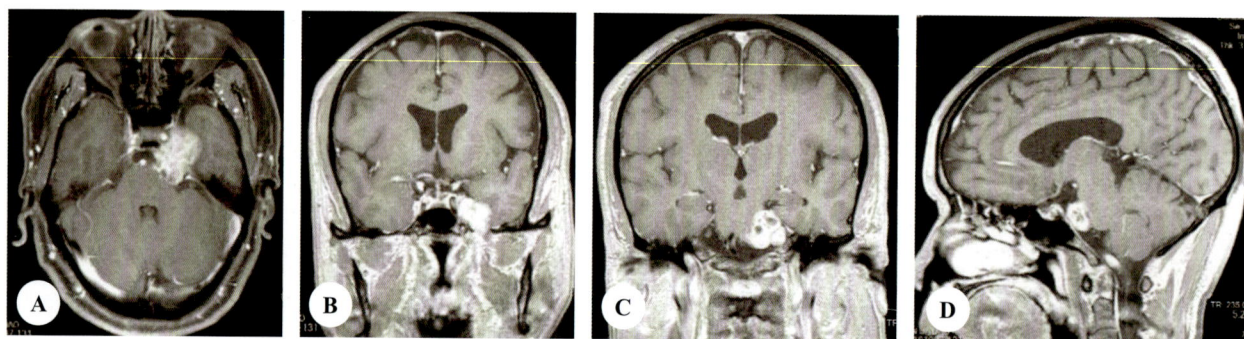

▲ 图 5-17 病例 6 术前辅助检查

区占位性病灶已切除，术区见片状长 T_1 长 T_2 信号灶，其内有小片状类圆形低信号，增强后边缘可见条状强化信号（图 5–18）。

【术后神经功能】术后神经功能基本同术前。

【随访 MRI】见图 5–19。

【经验体会】

(1) 此病例为 M2P 型，肿瘤起源主要位于三叉神经半月节，向前填充 Meckel 腔及海绵窦后份，向后跨岩嵴至颅后窝，颞下经天幕入路可做到首尾兼顾，处理肿瘤前后极均游刃有余位于肿瘤，可直视、切开 Meckel 腔充分处理硬膜袖套内肿瘤并向海绵窦后份探查。

(2) 颅后窝肿瘤未超越内听道层面，体积不大，只需沿切迹切开天幕，无须磨除岩尖骨质即可切除。

病例 7　患者女性，48 岁，因"头痛、头晕 2 年余"入院。

【查体】神清语利，记忆力、定向力、智力可。头颅五官无畸形。颈软，Kernig 征（－），Brudzinski 征（－）。双瞳直径 3mm，等大等圆，光反射灵敏，双眼球活动可，眼睑无下垂，无眼球震颤。双侧面部痛觉、触觉粗侧无异常，咀嚼有力，张口下颌无偏移。双侧额纹对称，鼻唇沟对称，皱额、闭目、鼓腮、示齿、吹哨可，味觉正常。双耳听力粗测未见明显异常。发音无嘶哑，未见吞咽困难及饮水呛咳，悬雍垂稍偏左，腭弓两侧对称，双侧咽反射消失，发"啊"音时双侧抬腭运动好。转头耸肩有力。伸舌居中，舌肌无萎缩，无肌颤，舌肌活动可。四肢肌力、肌张力无明显异常，无肌肉萎缩。体表痛觉、触觉对称存在。振动觉可，双侧指鼻试验（－），双侧跟膝胫试验（±），双手轮替试验（－），Romberg 征（－），行一字不稳。

【辅助检查】头部 MRI：环池 – 桥前池右侧份 – 脑桥小脑三角区和右颅中窝可见一囊实性肿块，呈哑铃状，较大层面大小约 4.6cm×2.6cm，信号明显不均匀，呈等长 T_1、短长 T_2 信号灶，增强后实性部分可见不均匀强化，邻近脑实质及脑干呈受压改变（图 5–20）。

【术前诊断】右侧颅中后窝占位：M2P 型三叉神经鞘瘤合并蛛网膜囊肿。

【手术入路】乙状窦后入路。

【手术过程】行右侧枕下乙状窦后入路，见病变

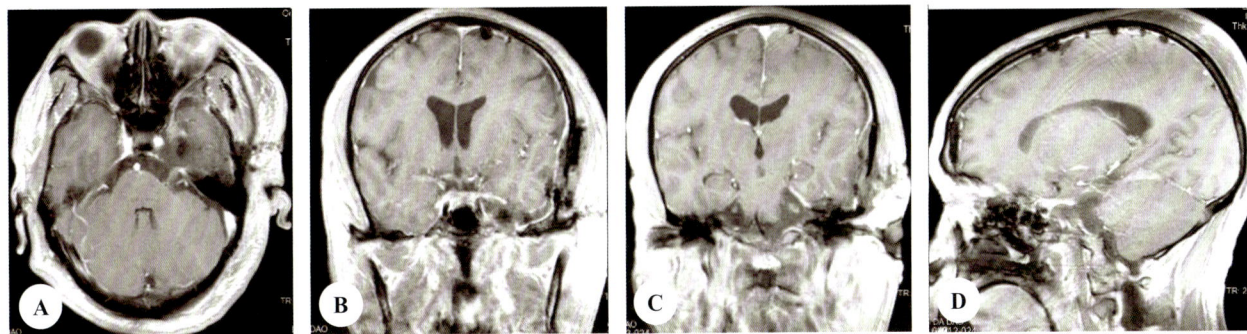

▲ 图 5–18　病例 6 术后 MRI 检查

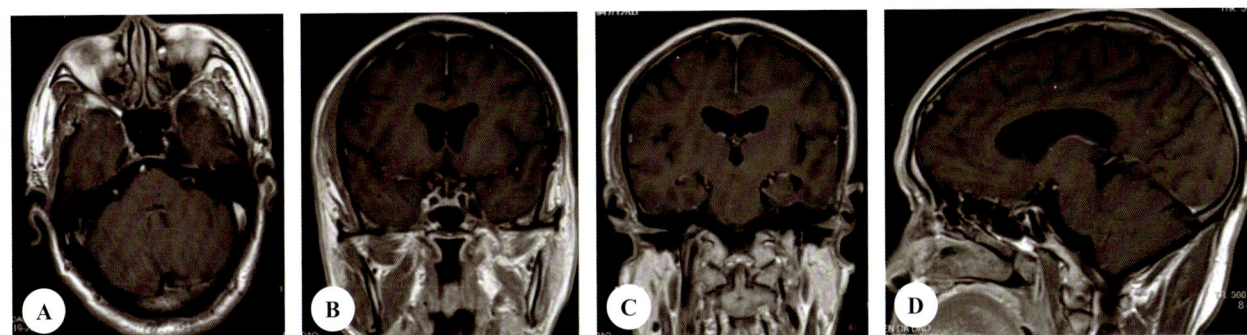

▲ 图 5–19　病例 6 随访 MRI 检查

位于右侧脑桥小脑三角，约 4.2cm×3.2cm×2.7cm 大小，肿瘤质地偏软，血供较丰富，伴幕上蛛网膜囊肿，边界清楚。三叉神经受压变薄位于肿瘤表面，面听神经位于肿瘤外侧，后组脑神经位于肿瘤下极，肿瘤经 Meckel 腔向鞍旁海绵窦区生长，颅中窝部分大小约 1.8cm×1.3cm。先分离三叉神经和面听神经与肿瘤粘连，沿肿瘤表面蛛网膜界面分离肿瘤，依次分离肿瘤下极、上极、内侧面，分离肿瘤与脑干粘连，分块切除颅后窝肿瘤，于右侧岩尖经扩大的 Meckel 腔分离刮除颅中窝鞍旁肿瘤，全切除肿瘤。可见肿瘤起自三叉神经节，全切肿瘤，保留部分神经根丝。全切肿瘤后见面神经、蜗神经及展神经及后组脑神经、岩静脉及小脑前下动脉保留完好。

【术后 MRI】跨右侧颅中后窝区占位病变切除术后复查，现片示：枕部部分骨质缺失呈术后改变，右侧小脑半球可见片状水肿灶，环池 - 桥前池右侧份 - 脑桥小脑三角区肿块全切除，邻近脑实质及脑干呈受压情况较前缓解；余脑实质未见明显异常强化灶；中线结构居中（图 5-21）。

【神经功能】右侧颜面部感觉较左侧稍差，右侧咀嚼力量较术前减退，余基本同术前。

【随访 MRI】术后半年复查 MRI 示脑实质未见明显新发异常信号灶，增强后未见明显异常强化，余况基本同前，右侧颜面部感觉麻木较前好转（图 5-22）。

【经验体会】

(1) 本病例为 M2P 型，肿瘤主实性体位于颅后窝，幕上蛛网膜囊肿占位效应明显，采用侧后方乙状窦后入路处理，辨认 CPA 内各脑神经后充分、均匀减压，分离边界可满意切除主体。

(2) 因颅中窝肿瘤未突破 Meckel 腔及海绵窦，经 Meckel 腔即可切除，不需切开天幕进入幕上硬膜下。

病例 8 患者男性，63 岁，左侧面部麻木 2 年余，左侧听力下降 1 年余，步态不稳 2 个月。

【查体】神清语利。记忆力、定向力、智力可。双鼻嗅觉可。双瞳直径 3mm，等大等圆，光反射灵敏，双眼球活动可，眼睑无下垂，无眼球震颤。左侧面部痛觉、振动觉较右侧减退，咀嚼有力，张口下颌无偏移。双侧额纹对称，鼻唇沟对称，皱额、闭目、鼓腮、示齿、吹哨可，味觉正常。左侧听力较右侧下降，悬雍垂居中，声音无嘶哑，饮水无呛咳，咽反射可，吞咽反射可，咳嗽反射可。转颈耸

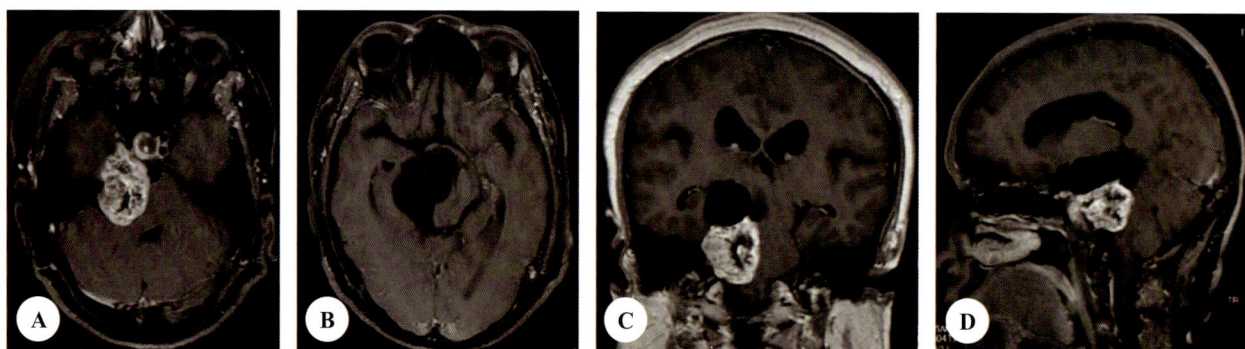
▲ 图 5-20 病例 7 术前 MRI 检查

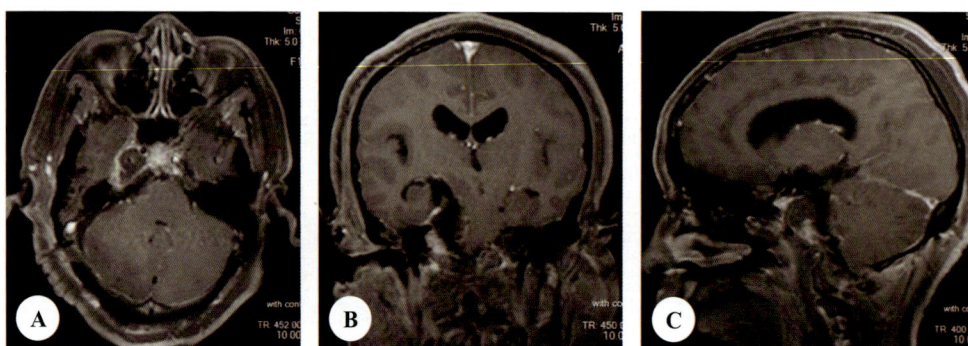
▲ 图 5-21 病例 7 术后 MRI 检查

肩有力。伸舌居中，舌肌无萎缩，无肌颤，舌肌活动可。四肢肌力、肌张力可，无肌肉萎缩。四肢痛觉、振动觉可。右侧角膜反射（＋），左侧减退，行一字步可。

【辅助检查】头部 MRI：左侧脑桥小脑三角区 - 颅中窝占位性病变，考虑神经鞘瘤可能（图 5-23）。

【术前诊断】颅中后窝占位：考虑 M2P 型三叉神经鞘瘤。

【手术入路】乙状窦后经内听道上结节入路。

【手术过程】行左侧枕下乙状窦后入路，病变位于左侧脑桥小脑三角，约 3.5cm×4.0cm×3.8cm 大小，肿瘤质地中等，血供较丰富，囊实性，边界清楚。三叉神经受压变薄位于肿瘤表面，面、听神经位于肿瘤外侧，肿瘤经 Meckel 腔向鞍旁海绵窦区生长，颅中窝部分大小约 1.8cm×1.5cm。先分离三叉神经和面听神经与肿瘤粘连，沿肿瘤表面蛛网膜界面分离肿瘤，电凝主要供血动脉。行瘤内减压，依次分离肿瘤下极、上极、内侧面，分离肿瘤与脑干粘连，分块切除颅后窝肿瘤，继续磨开内听道上结节骨质，分离切除颅中窝鞍旁肿瘤，全切除肿瘤。可见肿瘤起自三叉神经节，全切肿瘤，三叉神经保留完好。全切肿瘤后见三叉神经、面神经、蜗神经、展神经及岩静脉保留完好（图 5-24）。

【术后 MRI】头部 MRI：左侧颅中后窝三叉神经鞘瘤术后复查，现片示：枕骨左侧份骨质缺如，呈术后改变，相应颅板下可见积液、少许积血，原左侧颅中后窝占位性病变已切除，术区可见大片状长 T_1 长 T_2 信号灶，增强后左侧海绵窦区可见环形强化，脑干及第四脑室受压较前缓解（图 5-25）。

【神经功能】术后出现暂时性的左侧眼睑闭合不全，术后 3 个月复查左侧眼睑闭合完全，左侧面部麻木较术前稍减轻。

【经验体会】乙状窦后经内听道上结节入路的主要缺点是不能在完全直视下观察颅中窝鞍旁区域的结构，但可以通过神经内镜的辅助使用下克服。除此之外，与经典的乙状窦后入路相比，磨除内听道上结节后，三叉神经活动能力的增强进一步改善了暴露，使得能更好地观察内侧岩尖区域和斜坡区。同时也可减少由于三叉神经回缩而引起的损伤的风险。

病例 9　患者男性，32 岁，因"右侧耳鸣、听力

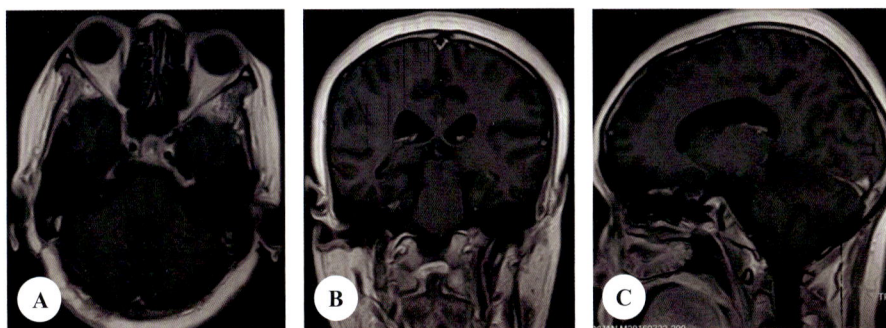

▲ 图 5-22　病例 7 随访 MRI 检查

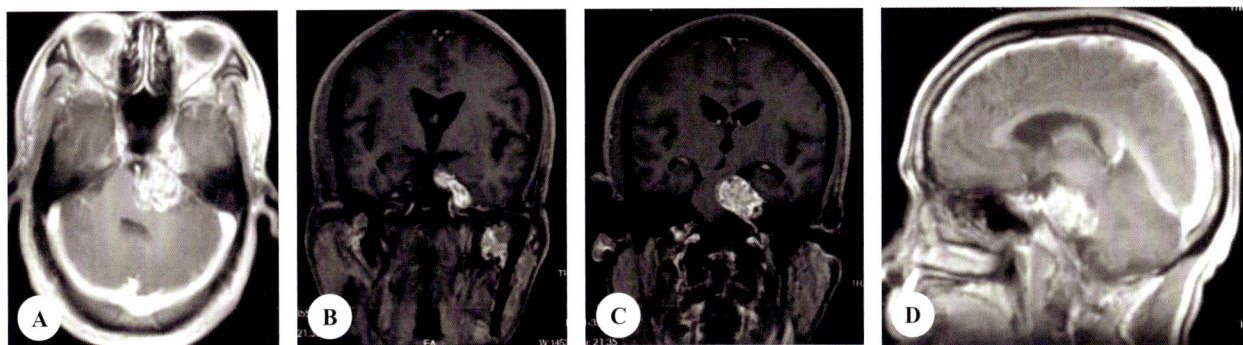

▲ 图 5-23　病例 8 术前 MRI 检查

下降 2 年，间歇性头痛 1 个月余"。

【查体】神志清楚，双侧瞳孔等大等圆，直径 3mm，对光反射灵敏，双侧面部痛觉、振动觉可，咀嚼有力，张口下颌稍右偏。双侧额纹对称，鼻唇沟对称，皱额、闭目、鼓腮、示齿、吹哨可，味觉正常。右耳粗测听力稍下降，能听见搓指音，但较左侧弱。左耳听力粗测正常，余脑神经未见明显异常。

【辅助检查】右侧鞍旁类圆形等 - 长 T_1 等长 T_2 信号灶大小约为 3.5cm×3cm×4.2cm，增强后均匀强化，可见往颞下窝生长，垂体未见异常信号灶及强化灶，垂体柄居中，视交叉未见明显上抬、移位，灰白质界限清楚，脑室系统正常，中线结构无移位，脑沟裂正常（图 5-26）。

【术前诊断】右侧鞍旁颞下窝占位：ME 型三叉神经鞘瘤。

【手术入路】颞前经海绵窦 - 经颞下窝入路。

【手术过程】行右侧扩大翼点硬膜外入路，开放侧裂池释放脑脊液，显微镜下沿颅中窝底自硬膜外探查，见病变位于右侧鞍旁海绵窦侧壁内，向颞下窝方向生长，先行瘤内减压，再分离肿瘤与周边神经血管粘连，分块全切除肿瘤。动眼神经、滑车神经、展神经、面听神经及部分三叉神经根丝保留完好。

【术后 MRI】右颞顶局部骨质缺失、呈术后改变，垂体未见异常信号灶及强化灶，垂体柄居中，视交叉未见明显上抬、移位，灰白质界限清楚，脑室系统正常，中线结构稍移位，脑沟裂正常（图 5-27）。

【术后神经功能】出院时患者，耳鸣较术前好转，患侧听力基本同术前，双侧面部痛觉、振动觉可，咀嚼有力，张口下颌稍右偏，基本同术前。

【随访 MRI】脑实质未见明显新发异常信号灶，增强后未见明显异常强化，余况基本同前（图 5-28）。

【经验体会】

(1) 此例三叉神经鞘瘤为 ME 型，起源于下颌神经（V3），突破卵圆孔蔓延至颞下窝，适用颞前经海

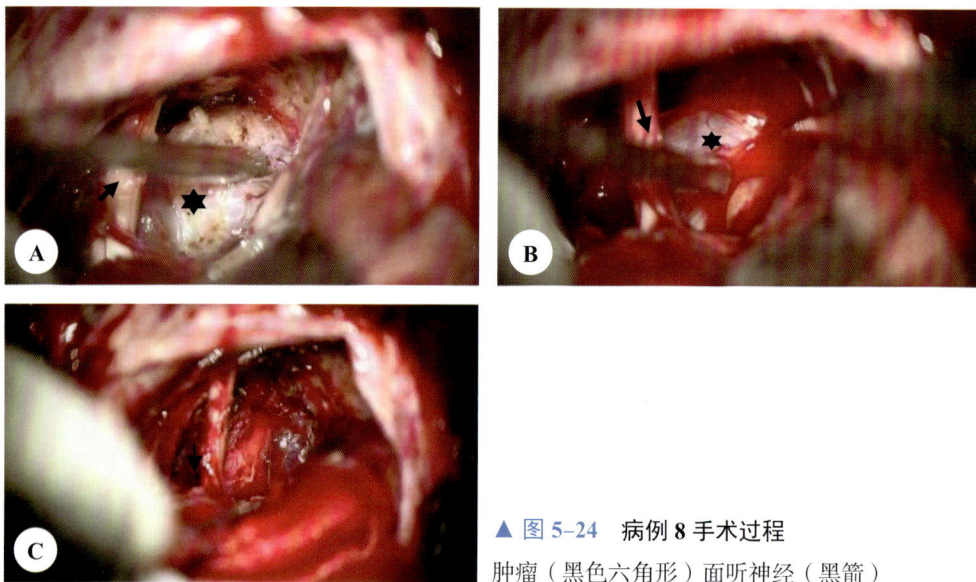

▲ 图 5-24 病例 8 手术过程

肿瘤（黑色六角形）面听神经（黑箭）

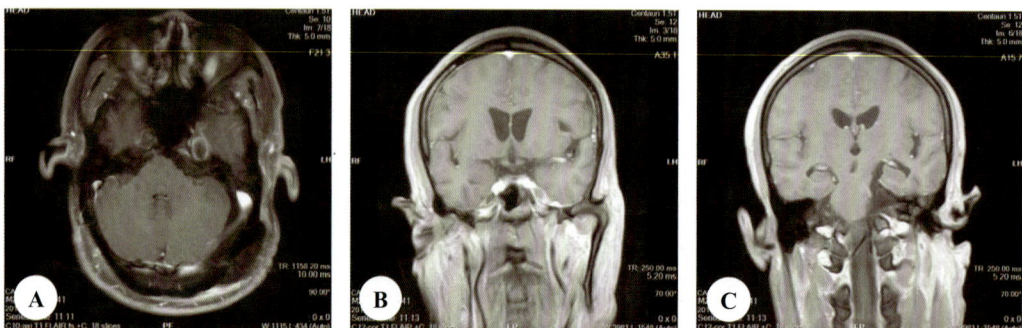

▲ 图 5-25 病例 8 术后 MRI 检查

绵窦入路处理，再经扩大的卵圆孔向硬膜外切除颞下窝肿瘤可全程于硬膜外切除肿瘤。

(2) 海绵窦外侧壁双侧硬膜间隙切除颅内部分，循已被肿瘤侵蚀扩大的卵圆孔沿边界整块剥离出颞下窝肿瘤。如卵圆孔扩大不明显，可适当用磨钻扩大，避免残留。

病例 10　患者男性，69 岁，眶内神经鞘瘤术后 25 年，检查发现颅眶沟通性占位 1 个月余。25 年前行眶内肿物切除术，患高血压病 20 余年。

【查体】体温：37℃，脉搏：80/min，呼吸频率：20/min，血压：123/67mmHg。发育正常，营养中等，查体合作，自主体位。神清语利。记忆力、定向力、智力可。左眼视力 0.2，右眼视力 1.2，双瞳直径 3mm，等大等圆，光反射灵敏，双眼球活动可，无眼球震颤。双侧面部痛觉、振动觉可，咀嚼有力，张口下颌无偏移。双侧额纹对称，鼻唇沟对称，皱额、闭目、鼓腮、示齿、吹哨可，味觉正常。双耳听力粗测正常，悬雍垂居中，声音无嘶哑，饮水无

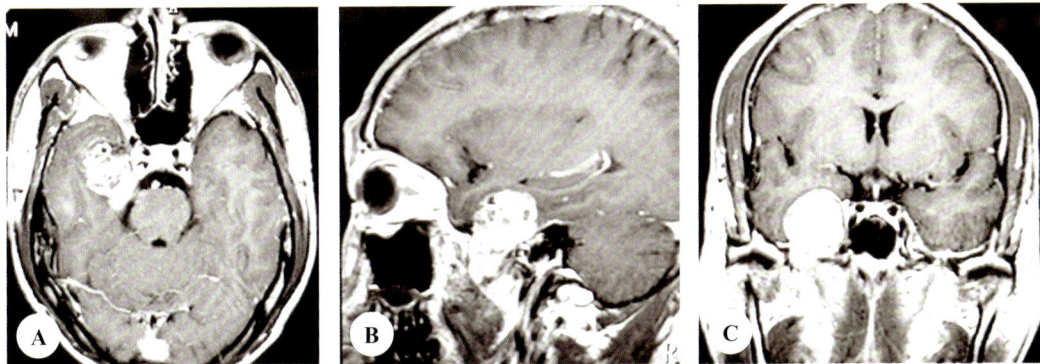

▲ 图 5–26　病例 9 术前 MRI 检查

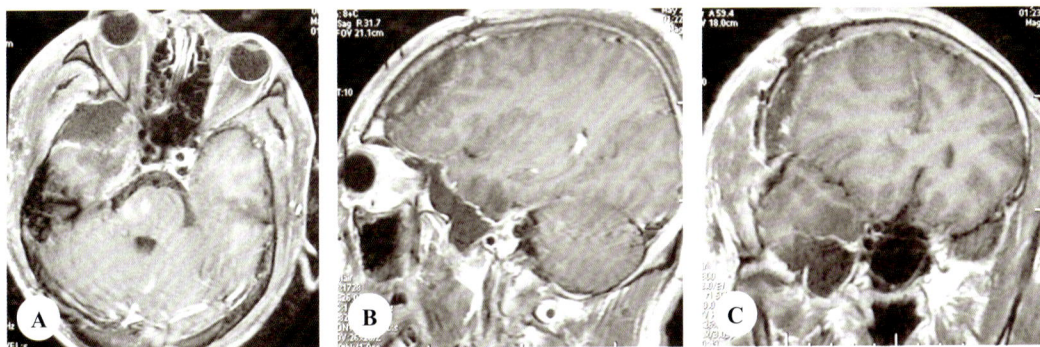

▲ 图 5–27　病例 9 术后 MRI 检查

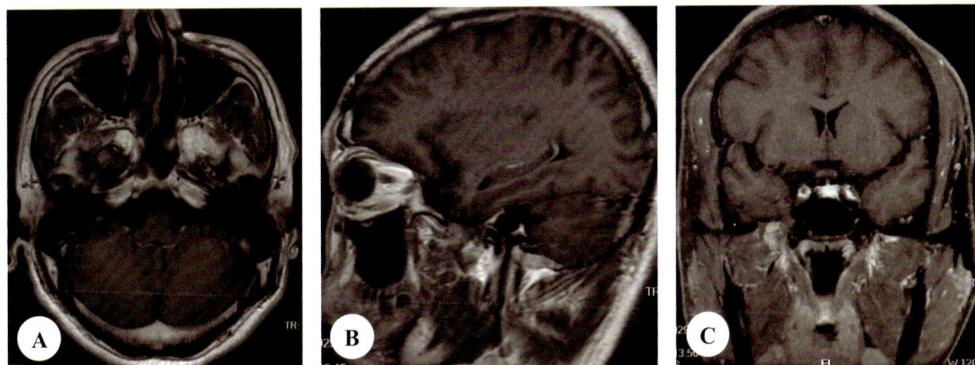

▲ 图 5–28　病例 9 随访 MRI 检查

呛咳，咽反射可，吞咽反射可，咳嗽反射可。转颈耸肩有力。伸舌偏右，右侧舌肌萎缩，无肌颤，舌肌活动可。四肢肌力、肌张力可，无肌肉萎缩。四肢痛觉、振动觉可。跟膝胫试验（－），指鼻试验（－），双手动作轮替试验（－），Romberg 征（－），行一字步可。

【辅助检查】头部 MRI：右侧眼眶肌椎内 – 右侧颅中窝可见一沟通性等稍长 T_1 等稍长 T_2 信号灶，较大层面大小约 3.0cm×3.6cm×3.6cm，增强后呈较均匀明显强化。病灶与右侧海绵窦关系密切，左侧视神经受压，余脑实质内未见明显异常信号灶及强化灶（图 5-29）。

【术前诊断】海绵窦眼眶沟通占位：ME 型三叉神经鞘瘤。

【手术入路】颞前经海绵窦 – 经眶入路。

【手术过程】行左侧扩大翼点硬膜外经海绵窦入路，显微镜下自眶上裂处剪开硬膜，见肿瘤位于硬膜间，向眶内及左侧海绵窦内生长，大小约 3.2cm×3cm×3.2cm，质坚韧，血供丰富。先沿硬膜间间隙逐步分离位于眶内部分肿瘤，见肿瘤与三叉神经眼支关系密切，妥善保留眼外肌。再沿颞前自硬膜外探查，缓慢抬起颞叶，显露海绵窦外侧壁内肿瘤。行瘤内减压，再分离肿瘤与周边神经血管粘连，分块全切除肿瘤。动眼神经、滑车神经、外展神经及部分三叉神经根丝保留完好。

【术后 MRI】眶海绵窦占位切除术后，右侧眼眶肌椎内 – 右侧颅中窝可见一沟通性肿块已切除，术区见片状长 T_1 稍长 T_2 信号灶，局部中线结构稍扭曲，邻近颞部面颊明显增厚肿胀（图 5-30）。

【术后神经功能】神经功能基本同术前。

【经验体会】

（1）本病例为 ME 型三叉神经鞘瘤，颅外部分位于眶内，起源于三叉神经眼支（V1），视神经被推挤向内侧移位，采用颞前经海绵窦 – 经眶入路处理，开颅过程中在处理蝶骨嵴时需硬膜外咬除前床突，进而磨开眶外侧壁，显露总腱环及眶内容物，肿瘤沿 V1 神经向前蔓延，夹在外直肌与其他神经血管结构之间。

（2）分离肿瘤内侧边界是需在眶脂肪间隙中仔细辨认眼动脉及眼上静脉走行，尽力保留患侧现有视力。

病例 11 患者女性，43 岁，头晕 1 年余。既往

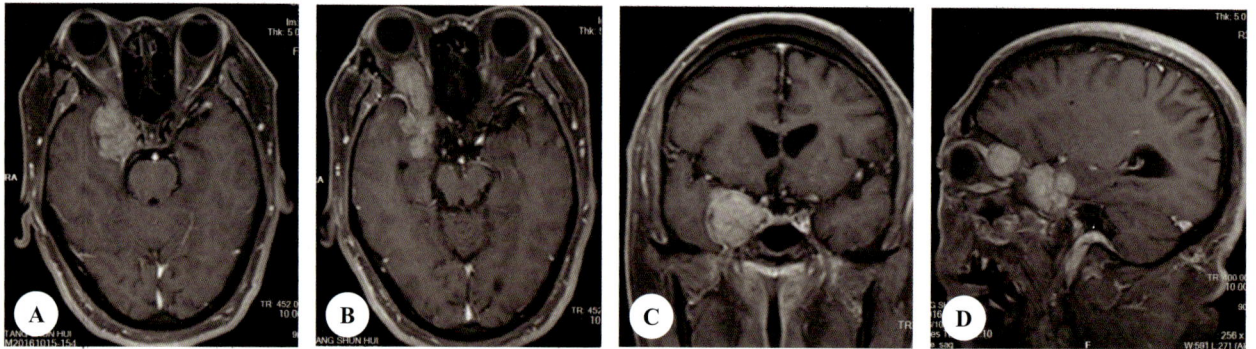

▲ 图 5-29 病例 10 术前辅助检查

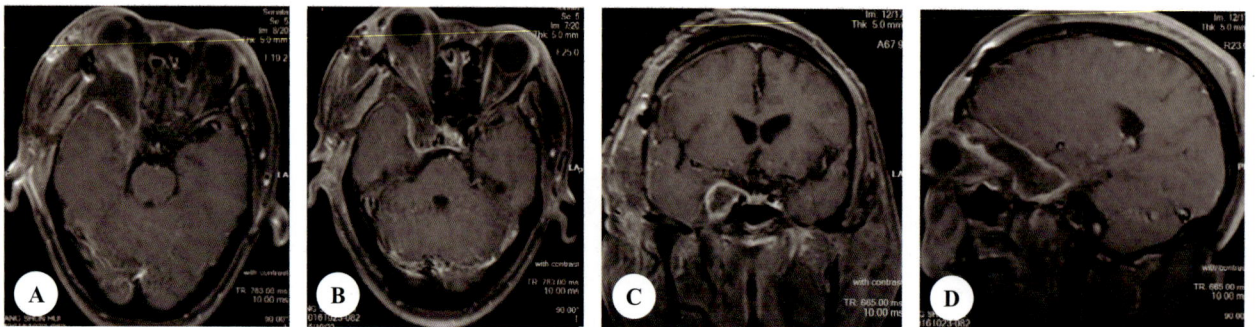

▲ 图 5-30 病例 10 术后 MRI 检查

子宫癌病史，行子宫全切术。

【查体】神清语利。记忆力、定向力、智力可。双瞳直径 3mm，等大等圆，光反射灵敏，双眼球活动可，眼睑无下垂，无眼球震颤。双侧面部痛觉、振动觉可，咀嚼有力，张口下颌无偏移。双侧额纹对称，鼻唇沟对称，皱额、闭目、鼓腮、示齿、吹哨可，味觉正常。双耳听力粗测正常，余脑神经未见明显异常，四肢肌力、肌张力可，行一字步可。

【辅助检查】头部 MRI：右侧鞍旁见一类圆形结节状稍长 T_1 等 – 稍长 T_2 信号灶，FLAIR 呈稍高信号，增强扫描呈明显较均匀强化，大小约 4.3cm×2.5cm×2.4cm，下缘抵达鼻咽部右侧咽旁间隙上缘，周围骨质吸收，病灶邻近血管受推移，部分被包绕。脑室系统大小形态正常，脑沟裂未见异常，中线结构居中（图 5-31）。

【术前诊断】颅中窝翼腭窝沟通性占位：三叉神经鞘瘤 ME 型。

【手术入路】颅眶颧硬膜外入路。

【手术过程】取右额颞皮瓣开颅。离断颧弓及眶上缘。充分咬除颅中窝底、蝶骨脊及眶顶板骨质，暴露眶上裂外侧缘。硬膜外分沿颅中窝底分离海绵窦外侧壁硬膜，见肿瘤位于右侧颅中窝及海绵窦，质地硬，血运丰富，从扩大的圆孔进入翼腭窝颞下窝，三叉神经上颌支、眼支受累明显，肿瘤与神经边界欠清，粘连紧密（图 5-32）。镜下先分块切除位于颅中窝及海绵窦肿瘤，肿瘤减压后，沿周边逐步分离肿瘤和硬膜、神经的粘连，肿瘤与颈内动脉水平段关系密切，悉心分离，全切肿瘤。

【术后 MRI】右侧鞍旁占位术后复查，右侧额骨、颞骨骨质部分缺失，右侧颞叶见片状长 T_1 长 T_2 信号，余脑实质内未见异常信号区及强化灶；中线结构居中。蝶窦黏膜增厚，余况基本同前（图 5-33）。

【神经功能】眼球活动正常，两侧面部感觉痛温觉正常。

【经验体会】

（1）此病例较复杂，ME 型，三叉神经两支（V1，V2）起源，颅内局限于海绵窦，颅外沿 V1 侵犯眶尖，沿 V2 出卵圆孔进入翼腭窝、颞下窝，是颅眶颧硬膜外入路的良好适应证，显露满意，操作游刃有余。

（2）同为 ME 型向下方颅外生长侵犯颞下窝肿瘤，

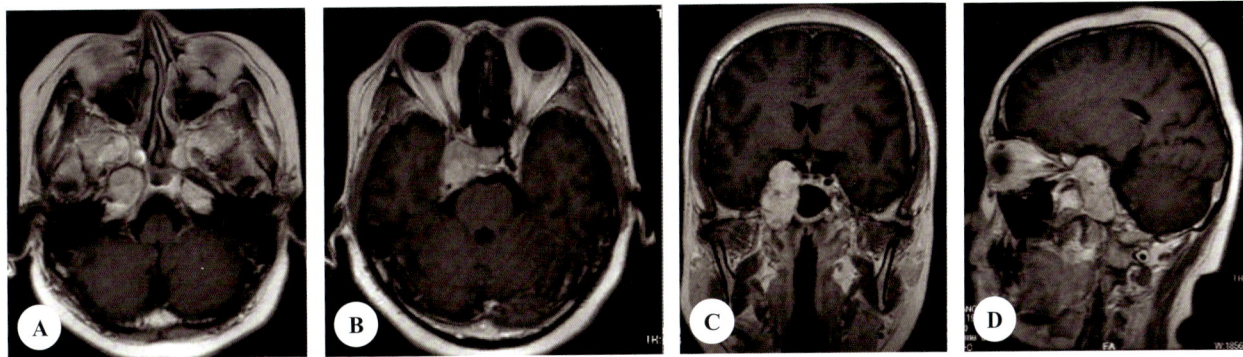

▲ 图 5-31　病例 11 术前 MRI 检查

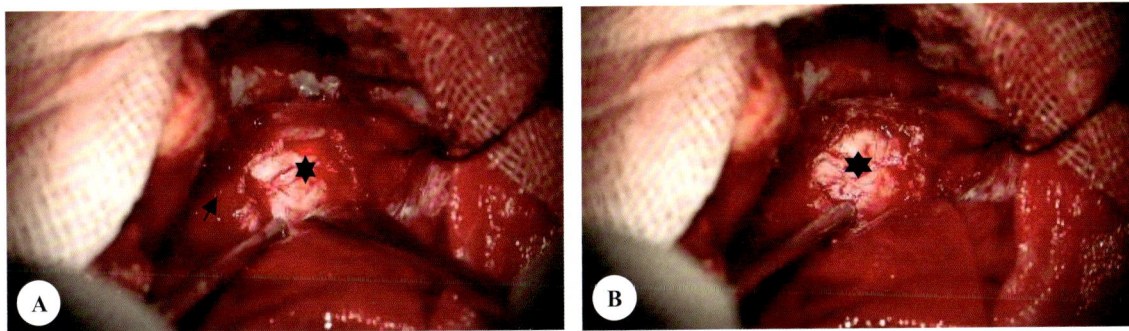

▲ 图 5-32　病例 11 手术过程

肿瘤（黑色六角形）海绵窦外侧壁（黑箭）

此例不同于病例四，经圆孔蔓延至颅外，此例自颅底内侧面切除较困难，离断颧弓后自侧方切除更加高效安全。

病例 12 患者女性，69 岁，因"发作性肢体抽搐 40 余年"入院。

【查体】神清语利。记忆力、定向力、智力可。双瞳直径 3mm，等大等圆，光反射灵敏，双眼球活动可，眼睑无下垂，无眼球震颤。双侧面部痛觉、振动觉可，咀嚼有力，张口下颌无偏移。双侧额纹对称，鼻唇沟对称，皱额、闭目、鼓腮、示齿、吹哨可，味觉正常。双耳听力粗测正常，余脑神经未见明显异常，四肢肌力、肌张力可，行一字步可。

【辅助检查】头部 MRI：右侧鞍旁见一类圆形结节状稍长 T_1 等 – 稍长 T_2 信号灶，增强扫描呈明显较均匀强化，大小约 4cm × 3cm × 3.5cm，周围骨质吸收，病灶邻近血管受推移（图 5–34）。

【术前诊断】颅中窝底沟通性占位：三叉神经鞘瘤 ME 型。

【手术入路】颞前经海绵窦入路。

【手术过程】取右额颞皮瓣开颅。充分咬除颅

中窝底、蝶骨脊及眶顶板骨质，硬膜外分沿颅中窝底分离海绵窦外侧壁硬膜，见肿瘤位于右侧颅中窝及海绵窦，从扩大的圆孔进入翼腭窝与颞下窝，三叉神经受累明显，肿瘤与神经边界欠清，粘连紧密。镜下先分块切除位于颅中窝及海绵窦肿瘤，肿瘤减压后，沿周边逐步分离肿瘤和硬膜、神经的粘连，全切肿瘤。

【术后 MRI】右侧鞍旁占位术后复查，左侧额骨、颞骨骨质部分缺失，右侧颞叶见片状长 T_1 长 T_2 信号，余脑实质内未见异常信号区及强化灶；中线结构居中，余基本同前（图 5–35）。

【神经功能】基本同术前。

【经验体会】切除翼腭窝、颞下窝肿瘤过程中应在先充分瘤内减压前提下，再分离瘤壁与周围组织的界面。充分的减压可降低肿瘤张力，有利于界面的显露与分离。

病例 13 患者女性，30 岁，左侧额面部麻木 5 年余，再发加重 5 个月余。

【查体】神清语利，记忆力、定向力、智力可。头颅五官无畸形。颈软，Kernig 征（ — ），Brudzinski

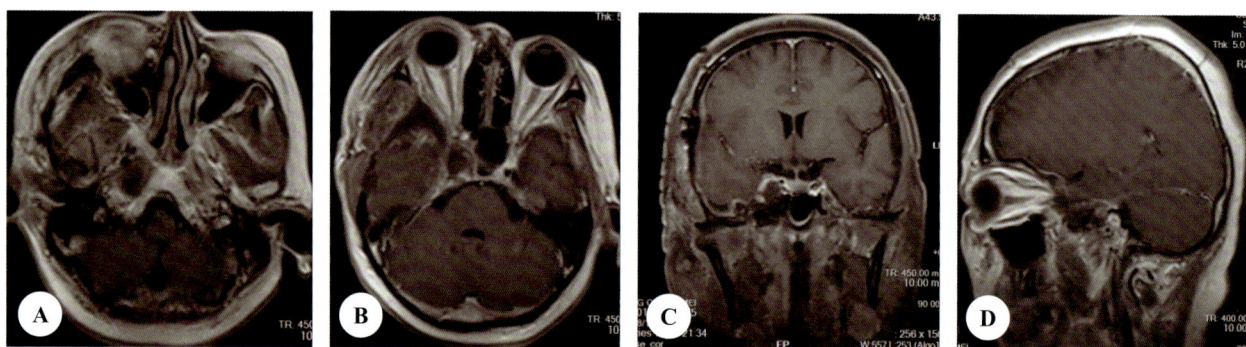

▲ 图 5–33　病例 11 术后 MRI 检查

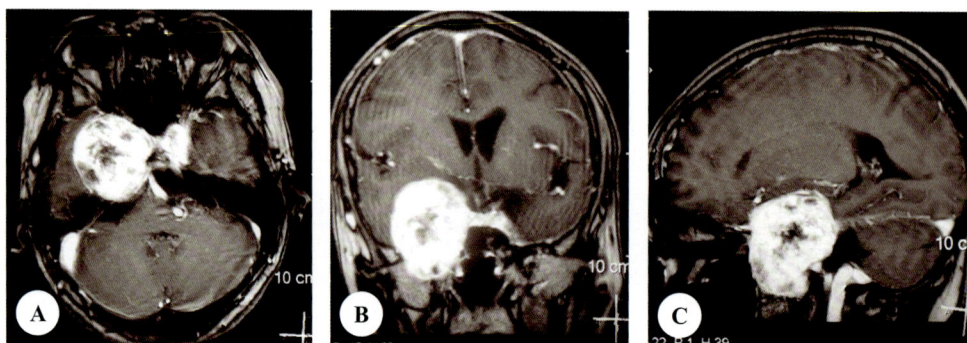

▲ 图 5–34　病例 12 术前 MRI 检查

征（－）。双鼻嗅觉可。双瞳直径 3mm，等大等圆，光反射灵敏，双眼球活动可，眼睑无下垂，无眼球震颤。左侧面部痛觉、触觉粗侧减退，以额部及颧突部为主，右侧无明显异常，咀嚼有力，张口下颌稍向左侧偏移。双侧额纹对称，鼻唇沟对称，皱额、闭目、鼓腮、示齿、吹哨可，味觉正常。双耳听力粗测左侧听力稍减退，右侧基本正常，余脑神经未见明显异常，行一字步可。

【辅助检查】MRI 检查：左侧中、颅后窝及颞下窝可见不规则长 T_1 长 – 短 T_2 混杂信号灶，较大层面大小约 4.1cm×3.0cm（颅中窝）、3.9cm×3.7cm（颞

下窝），边缘清楚，增强后明显不均匀强化；左侧颞叶、脑桥受压推移，脑桥小脑三角池受压变窄，余脑池、脑沟、脑裂形态正常，脑室系统大小正常，中线结构无偏移。双侧上颌窦及筛窦部分小房可见长 T_2 信号。左侧乳突可见长 T_2 信号灶（图 5–36）。

【术前诊断】颅中后窝颞下窝占位：MPE 型三叉神经鞘瘤。

【手术入路】颅眶颧硬膜外入路。

【手术过程】左侧经眶颧额颞下入路，铣刀结合线锯锯开大小约 6cm×7cm 的额颞 – 眶外侧壁 – 颧弓骨瓣，并咬除蝶骨大翼至中颅底扩大的卵圆

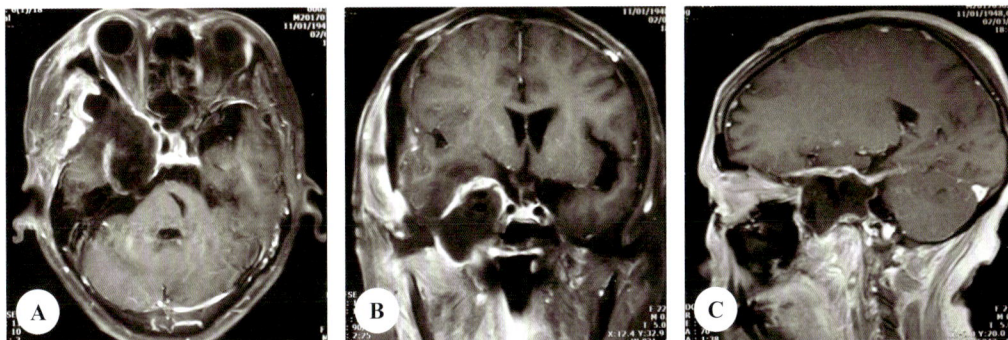

▲ 图 5–35　病例 12 术后 MRI 检查

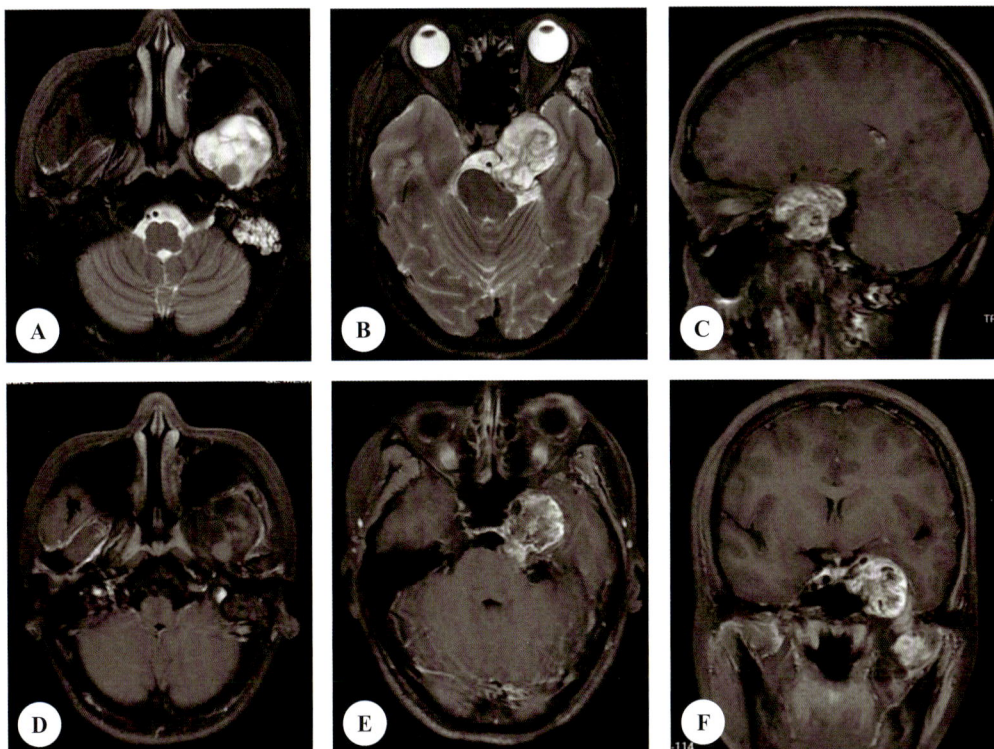

▲ 图 5–36　病例 13 术前 MRI 检查

孔处。咬除蝶骨嵴外侧至眶上裂。显微镜下自眶上裂处剪开硬膜，于颞前自硬膜外探查，缓慢抬起颞叶，显露肿瘤。见病变位于左侧鞍旁海绵窦侧壁内，向颞下窝和颞骨岩部方向生长，肿瘤颅内大小约 3.5cm×3cm×3.2cm，质韧，血供丰富。先切开海绵窦外侧壁，行瘤内减压，再分离肿瘤与周边神经血管粘连，分块次全切除颅内肿瘤后，再向颞下窝探查。逐步分离肿瘤周边后，全切肿瘤。动眼神经、滑车神经、外展神经及三叉神经根丝保留完好。

【术后 MRI】左侧颅中后窝及颞下窝占位性病变术后患者复查，现片示：原左侧颅中后窝及颞下窝占位性病变基本切除呈术后改变，术前呈长 T_1 长 T_2 信号灶，增厚未见明显强化，脑桥左侧份受压情况改善，余脑实质未见异常信号灶及异常强化灶，灰白质界限清楚，脑室系统大小形态正常，中线结构稍向右侧移位，脑沟裂正常。余况同前（图 5-37）。

【术后神经功能】出院时左侧面部痛觉、触觉粗测较对侧减退，张口下颌稍向左侧，四肢肌力、肌张力正常，指指、指鼻试验阴性，行一字步可。

【经验体会】本病例是单纯显微镜手术方式下颅眶颧入路的绝对适应证，虽三叉神经多分支受累，但全程硬膜外操作即可切除颞下窝、眶内、海绵窦、Meckel 腔肿瘤，并可通过拖拽完整剥离颅后窝肿瘤，开颅皮瓣与骨瓣创伤相对较大，但同时获得轻微的术后神经系统反应。

病例 14 患者女性，44 岁，左侧面部麻木 8 年。

【查体】神清语利。记忆力、定向力、智力可。双鼻嗅觉可。视力左：0.1，右：0.6，双瞳直径 3mm，等大等圆，光反射灵敏，双眼球活动可，眼睑无下垂，无眼球震颤。左侧面部痛觉、温、触觉减退，左侧咀嚼乏力，张口下颌向左偏移，左侧角膜反射消失。双侧额纹减少，鼻唇沟对称，示齿时口角偏向左侧，皱额、闭目、鼓腮、吹哨可，味觉正常。左侧听力减退。悬雍垂居中，声音无嘶哑，饮水无呛咳，咽反射可，吞咽反射可，咳嗽反射可。转颈耸肩有力。左舌味觉减退，伸舌居中，舌肌无萎缩，无肌颤，舌肌活动可。四肢肌力、肌张力可，无肌肉萎缩。四肢痛觉、振动觉可，Romberg 征(－)，行一字步可。

【辅助检查】MRI 检查：左侧颅中后窝－颞下窝颅内外沟通性占位，考虑神经鞘瘤（图 5-38）。

【术前诊断】颅中后窝颞下窝占位：MPE 型三叉神经鞘瘤？

【手术入路】颅眶颧硬膜外入路。

【手术过程】取左额颞皮瓣开颅，锯开眉弓－颧弓－颧骨骨瓣。充分咬除颅中窝底、蝶骨脊及眶顶板骨质，暴露眼眶外侧及颅中窝底肿瘤。肿瘤质地硬，边界清楚，血运一般，大小约 5.5cm×6cm×4.5cm，镜下先将颅外肿瘤予以分块减压切除，再分离颅中窝底硬膜，沿肿瘤周边将颅中窝底及突入颅后窝的病变予以分块切除。

【术后 MRI】左侧颅中后窝－颞下窝颅内外沟通性占位病变术后复查。现片示：左侧额颞部骨板不连及颅中窝骨质部分缺如呈术改变，原肿块已切除，术区可见长 T_1 长 T_2 信号区，增强后术区边缘强化。左侧脑室受压。中线结构稍右移。左侧乳突可见长 T_2 信号同前（图 5-39）。

【术后神经功能】出院时患者左侧咀嚼乏力，张口下颌向左偏较术前加重，四肢肌力、肌张力正常，指指指鼻试验阴性，行一字步可。

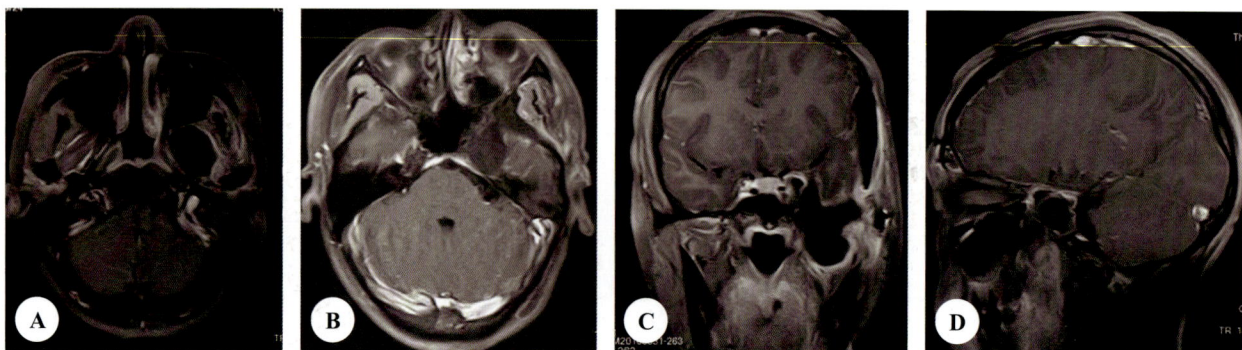

▲ 图 5-37 病例 13 术后 MRI 检查

【随访 MRI】随访 MRI 未见明显复发灶（图 5–40）。

【经验体会】

(1) 切除颞下窝肿瘤过程中应在先充分瘤内减压前提下，再分离瘤壁与周围组织的界面。充分的减压可降低肿瘤张力，利于界面分离。

(2) 开颅过程中，去除颧弓 / 眶外侧壁骨质后，有利于颞下窝窝肿瘤显露及切除。

病例 15　患者女性，63 岁，左侧眼球突出 30 年，三叉神经鞘瘤术后 3 年，发现肿瘤复发 2 年。

【查体】神清，语利，记忆力、定向力、智力可。头颅五官无畸形。颈软，Kernig 征（－），Brudzinski 征（－）。右侧视力 1.0，左侧视力 0.1。双侧视野缩窄，左侧角膜反射消失。双瞳直径 3mm，等大等圆，光反射灵敏，双眼球活动可，眼睑无下垂，无眼球震颤，余脑神经未见明显异常。

【辅助检查】头部 MRI：左侧眶内、颅中窝底和颞下窝可见强化灶考虑复发三叉神经鞘瘤（图 5–41）。

【术前诊断】左侧眶内 - 颅中窝 - 颞下窝占位：考虑复发 MPE 型三叉神经鞘瘤。

【手术入路】颅眶颧硬膜外入路。

【手术过程】取左额颞皮瓣开颅。锯开眉弓 - 颧弓 - 颞骨骨瓣。充分咬除颅中窝底、蝶骨脊及眶顶板骨质，暴露眼眶外侧及颅中窝底肿瘤。肿瘤质地硬，边界清楚，血运一般，镜下先将颅外肿瘤予以分块减压切除，再分离颅中窝底硬膜，沿肿瘤周边将颅中窝底及突入颅后窝的病变予以分块切除。术

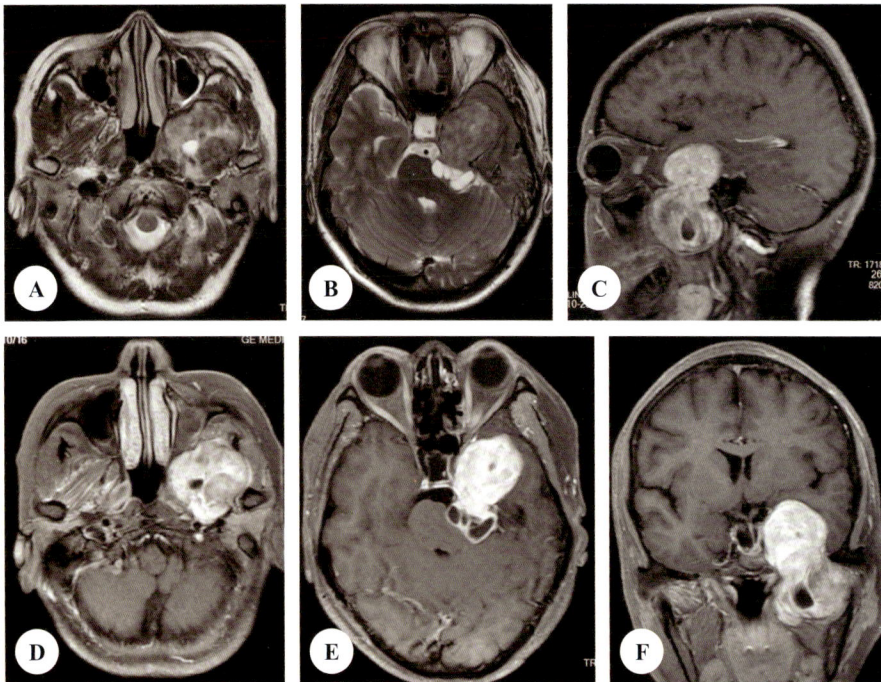

▲ 图 5–38　病例 14 术前 MRI 检查

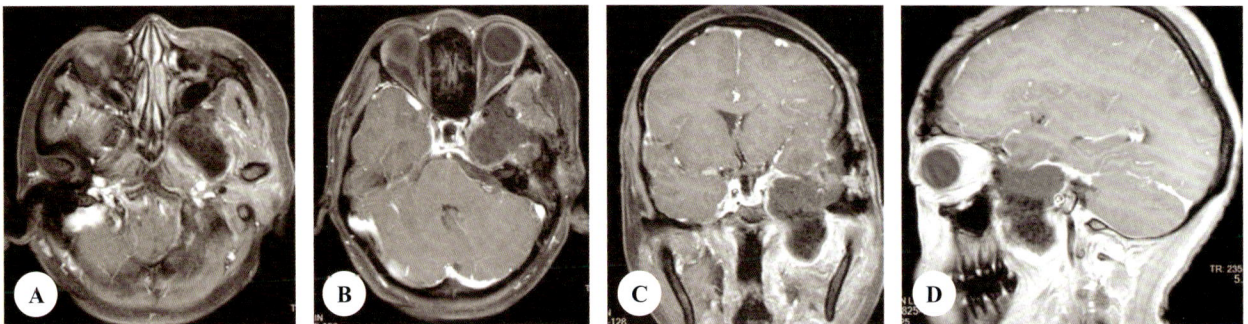

▲ 图 5–39　病例 14 术后 MRI 检查

区彻底止血，反复冲洗清亮。

【术后MRI】占位病变切除术后复查。现片示：原左侧眶内 - 颅底 - 颞下窝肿块全切除，邻近脑实质及脑干呈受压情况较前缓解；余脑实质未见明显异常强化灶；中线结构居中（图5-42）。

【术后神经功能】术后出现左侧眼球外展受限，余基本同术前。

【经验体会】

1. 此病例为MPE型，但后颅窝仅有极少部分肿瘤跨越岩嵴，眶内部分体积大且狭长，占位效应明显以致突眼，且与下方颅外肿瘤连为一体，是处理

难点。颅眶颧入路方有全切机会。

2. 此例打开眼眶需大于270°，去除眶顶板及眶外侧壁骨质，内侧需达筛板，后方充分处理前床突显露总腱环，方可满意显露眶内肿瘤，在切除过程中实现神经血管保护。

病例16 患者女性，31岁，左眼视力下降5年，嗅觉异常1年。

【查体】神志清楚，左侧嗅觉减退，双侧瞳孔等大等圆，直径3mm大小，对光反射灵敏，左眼视力10cm指数，右眼视力0.9，左眼鼻侧视野缺

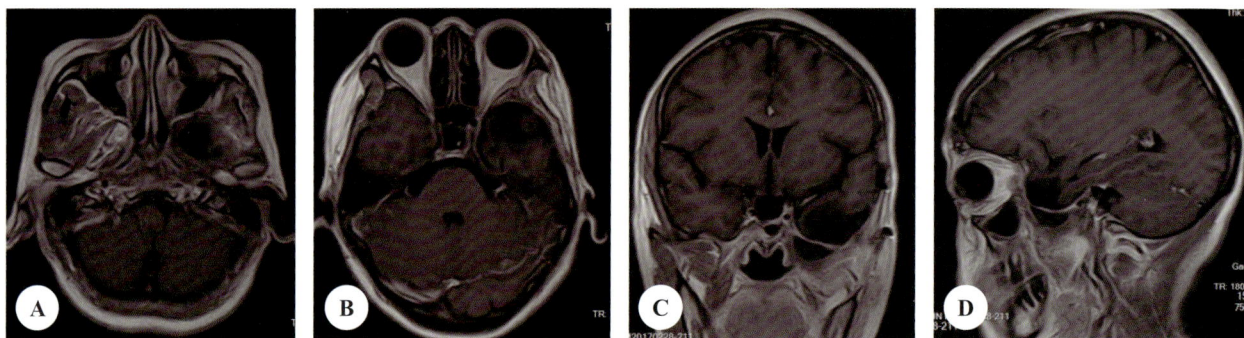

▲ 图5-40 病例14随访MRI检查

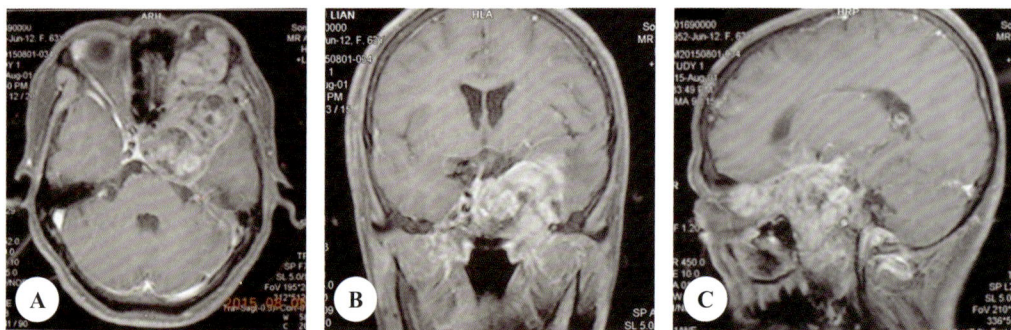

▲ 图5-41 病例15术前MRI检查

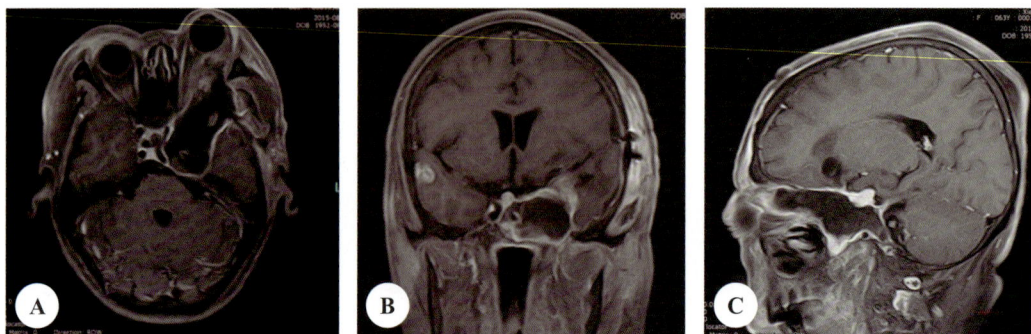

▲ 图5-42 病例15术后MRI检查

损，头颅大小及形态正常。鼻腔及外耳道无异常分泌物，口角无歪斜，双侧鼻唇沟无变浅，鼓腮示齿可，伸舌居中，双侧听力无明显改变，咽反射正常，颈软，四肢活动可，肌力、肌张力正常；Kernig、Brudzinski、Babinski 征阴性。

【辅助检查】头部 MRI：左侧颅中后窝底，颞下窝可见均匀强化灶考虑三叉神经鞘瘤（图 5-43）。

【术前诊断】左侧颅底占位：MPE 型三叉神经鞘瘤？

【手术入路】颞前经海绵窦入路。

【手术过程】行左侧扩大翼点硬膜外入路，左额颞弧形切口，显微镜下沿颅中窝底自硬膜外探查，显露肿瘤。见病变位于左侧鞍旁海绵窦侧壁内，向颞下窝方向、岩尖、斜坡生长，肿瘤大小约 7.8cm×5.2cm×5cm。先切开海绵窦外侧壁，在三叉神经 V2 与 V3 支之间切开肿瘤，行瘤内减压，再分离肿瘤与周边神经血管粘连，分块全切除肿瘤。动眼神经、滑车神经、外展神经、面听神经及部分三叉神经根丝保留完好（图 5-44）。

【术后 MRI】左侧颅底占位病变切除术后复查。现片示：原左侧颅中后窝 - 颞下窝肿块全切除，邻近脑实质及脑干呈受压情况较前缓解；余脑实质未

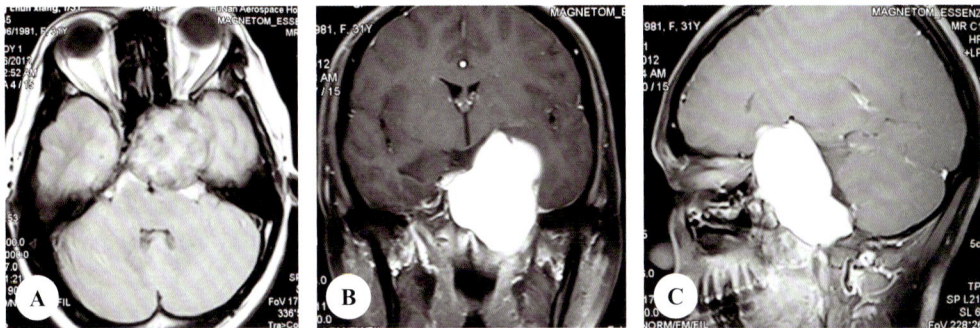

▲ 图 5-43　病例 15 术前 MRI 检查

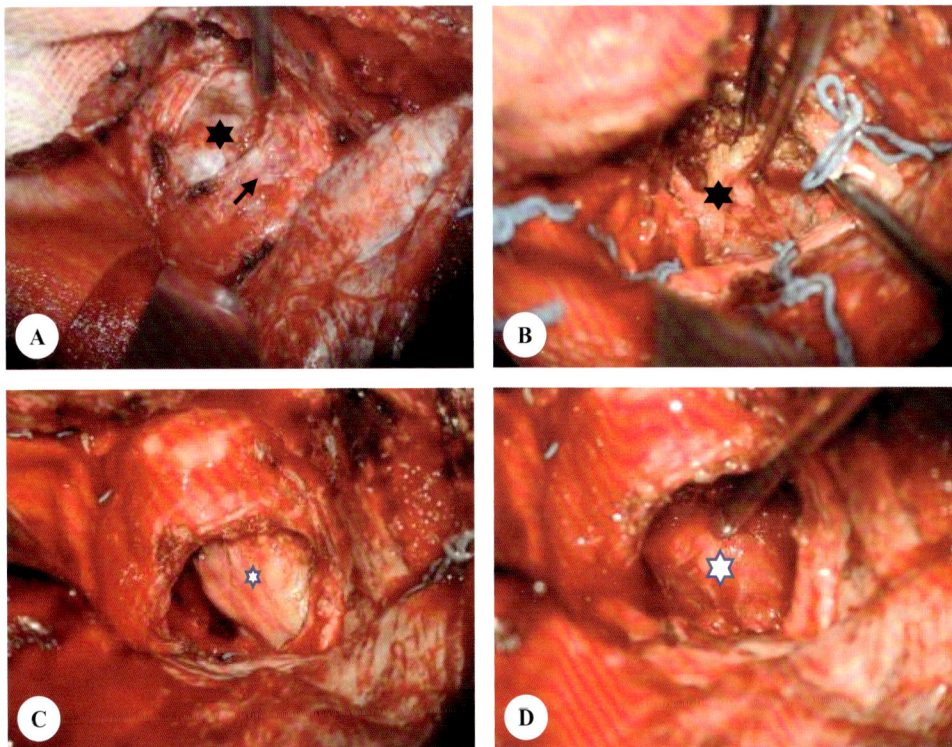

▲ 图 5-44　病例 16 手术过程

颅中窝肿瘤（黑色六角形）海绵窦外侧壁（黑箭）颞下窝肿瘤（白色六角形）

见明显异常强化灶；中线结构居中（图 5-45）。

【神经功能】术后出现左侧眼球结膜充血，余基本同术前。

【经验体会】此例三叉神经鞘瘤为 MPE 型，颅内肿瘤突破卵圆孔蔓延至颞下窝，海绵窦外侧壁硬膜间隙切除颅内部分肿瘤，循已被肿瘤侵蚀扩大的卵圆孔沿边界整块剥离出颞下窝肿瘤。如卵圆孔扩大不明显，可适当用磨钻扩大，避免残留。颅后窝肿瘤可经扩大的 Meckel 腔切除，此适用颞前经海绵窦入路处理，可全程于硬膜外切除肿瘤。

病例 17 患者女性，46 岁，右侧口角歪斜 1 年，步态不稳 2 个月。

【查体】神清语利，思维、定向、理解力正常。头颅外观无畸形。嗅觉下降，左眼视力 0.5，右眼视力 1.0，视野粗侧无异常。瞳孔直径 3mm，双侧直接、间接光反射灵敏，眼球运动自如，无复视，调节、辐辏反射正常。颜面部感觉无明显异常，张口居中，颞肌、咬肌肌力无明显异常，双侧角膜反射灵敏。额纹对称，左侧鼻唇沟变浅，露齿时口角偏向右侧，闭目、鼓腮、吹口哨动作无明显异常。眼球无震颤，听力粗侧无明显异常。味觉正常。无明显声音嘶哑，悬雍垂居中，舌腭弓、咽腭弓运动自如，咽反射灵敏。耸肩、转颈动作无明显异常。舌肌无萎缩，伸舌居中，舌尖可见咬伤痕迹。颈软，Kernig、Brudzinski 征阴性。全身深浅感觉无明显异常，四肢无明显肌萎缩，肌力、肌张力正常，腹壁反射对称，双膝反射（++），巴氏征（－），一字步不稳。Romberg 征（+），指指、指鼻试验无明显异常，跟膝胫试验正常。

【辅助检查】MRI 检查：左侧颅中后窝翼腭窝见一不规则形长 T_1，长 T_2 混杂信号灶，增强后均匀强化，考虑神经鞘瘤。

【术前诊断】右侧颅中后窝颞下窝占位：MPE 型三叉神经鞘瘤（图 5-46）。

【手术入路】乙状窦后联合额颞硬膜外入路。

【手术过程】先行右侧枕下乙状窦后入路，缓慢牵开小脑半球，见病变位于右侧脑桥小脑三角，约 4.5cm × 3.5cm × 4.2cm 大小，肿瘤质地中等，血供较丰富，囊性变，边界清楚。三叉神经受压变薄位于肿瘤表面，面、听神经位于肿瘤下极，肿瘤经 Meckel 腔向鞍旁海绵窦区生长。瘤内减压后分离三叉神经和面听神经与肿瘤粘连，沿肿瘤表面蛛网膜界面分离肿瘤，电凝主要供血动脉，分离肿瘤与脑干粘连，分块切除颅后窝肿瘤，术区止血，缝合硬膜，回纳骨瓣，钛板固定。分层缝合枕部肌肉和头皮。再改仰卧，头架固定。取右侧翼点入路开颅。分层切开头皮，分离肌肉，取颅骨瓣约 5cm × 5cm，见病变位于颅中窝底，大小约 4cm × 2cm × 3cm，边界清楚，血运丰富，累及颞下窝。瘤内减压后分离肿瘤周边粘连，全切除颅中窝肿瘤。

【术后 MRI】颅底肿物切除术后复查，现片示：右侧颅骨见局部骨质缺损，右侧颅骨内板下见长 T_1 短 T_2 信号灶，邻近脑膜肿胀并可见强化，原右侧颅中后窝病灶已切除，现术区见长 T_1 长 T_2 信号，增强扫描未见异常强化，邻近脑实质、右侧小脑半球、脑干及第 4 脑室受压较前明显改善。右侧基底段节区长 T_1 长 T_2 信号灶同前；左侧上额窦内见极长 T_2 信号灶基本同前（图 5-47）。

【术后神经功能】出院时患者面神经功能 2 级，饮

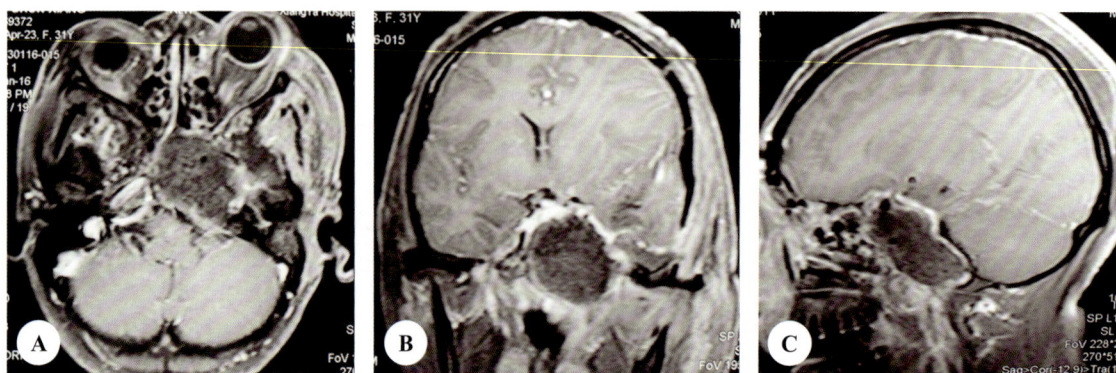

▲ 图 5-45 病例 16 术后 MRI 检查

水吞咽可，无声音嘶哑，伸舌居中，颞肌萎缩，四肢肌力、肌张力正常，指指、指鼻试验阴性，行一字步可。

【经验体会】对于此类三叉神经鞘瘤，行单一入路无法达到全切；从前方和外侧方进入无法处理颅后窝内听道层面以下的神经鞘瘤；行后方如乙状窦后入路，则无法切除海绵窦前份及翼腭窝肿瘤。

病例 18　患者女性，59 岁，左眼视力下降 2 年。

【查体】神清语利，双侧瞳孔等大等圆直径约 3mm，眼球活动自如，左眼直接对光反射消失，间接对光反射灵敏，视力：右眼视力 0.5；左眼无光感。

【辅助检查】见图 5-48。

头部 MRI：左侧翼腭窝 – 眶尖可见一大小约 31mm×21mm 等 – 长 T_1 等 – 稍长 T_2 混杂信号灶，增强后明显强化，肿块局部向上颌窦内生长。

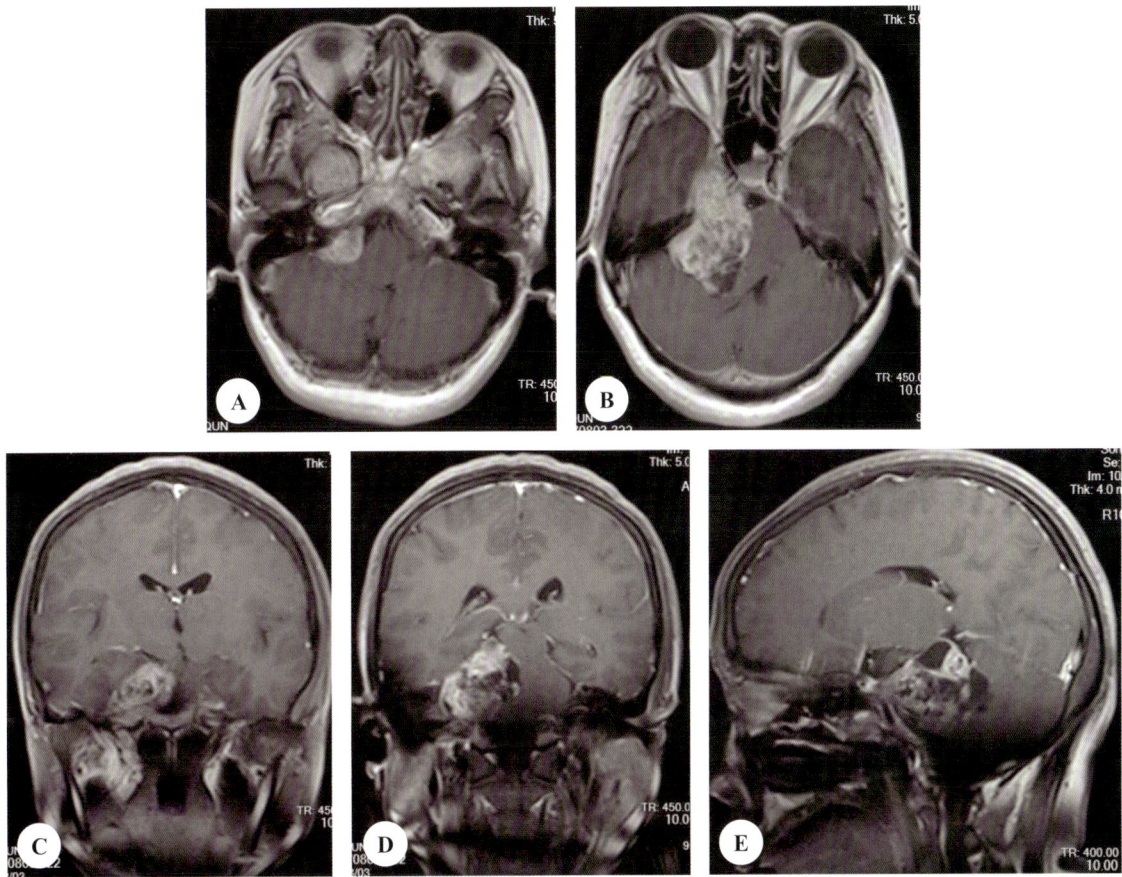

▲ 图 5-46　病例 17 术前 MRI 检查

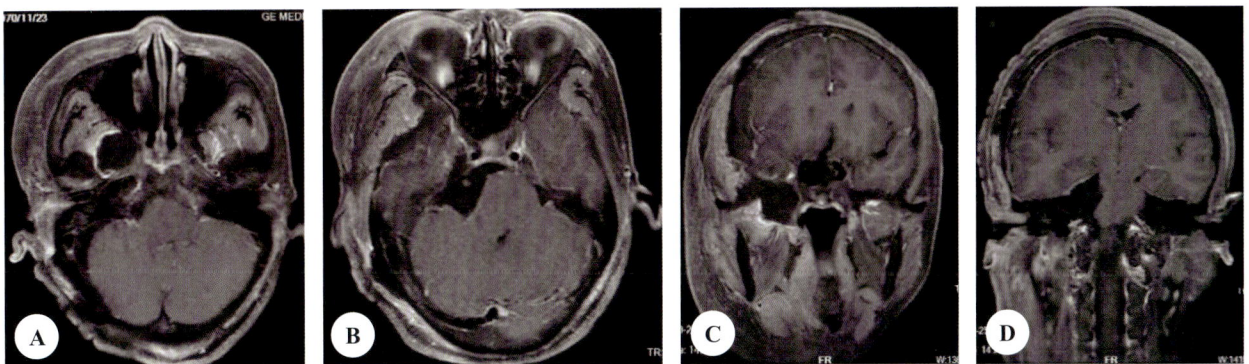

▲ 图 5-47　病例 17 术后 MRI

颅底 HRCT：左侧翼腭窝 – 眶尖见一大小约 32mm×18mm 卵圆形等密度灶，增强后不均匀明显强化，病灶累及左侧视神经管，左侧视神经受压稍向右移位，邻近骨质吸收变薄；病灶向上向左侧上颌窦内生长。

【术前诊断】左侧翼腭窝 – 眶尖占位：ME 型三叉神经鞘瘤。

【手术入路】神经内镜下经筛翼蝶（EPS）入路。

【手术过程】患者取仰卧位，内镜下逐步以肾上腺素（1mg：20ml) 棉片湿敷鼻甲。从右侧鼻腔进入。辨认中鼻甲后，向下方沿中鼻道往后方探查。辨认鼻后孔后，向上即见蝶窦开口。切除左侧中鼻甲及右侧部分中鼻甲，等离子刀处理黏膜渗血，做右侧鼻中隔黏膜瓣。扩大磨除蝶窦前壁，磨钻修整蝶窦间隔，清除蝶窦内黏膜，显露鞍底、双侧视神经管、颈内动脉隆突。再去除左侧钩突及筛泡，进而磨除上颌窦后壁、眶纸板等结构即显露肿瘤，见病变位于左侧上颌窦、翼腭窝及眶尖，色黄，质软，血供一般，与视神经及三叉神经关系密切，累及左侧海绵窦。先予瘤内减压，再仔细分离肿瘤与神经粘连后予全切除，海绵窦内出血予流体明胶及可吸收止血纱压迫止血。最后磨除左侧视神经管周边骨质，

行 270° 减压。前颅底视神经管内侧有少许脑脊液瘘，取大腿内侧脂肪、人工硬脑膜及阔筋膜修补脑脊液漏［图 5-49 至图 5-51，▶视频 5-3 神经内镜下三叉神经鞘瘤切除术（经鼻 - 翼腭窝入路）］。

【术后 MRI】部分筛窦壁、上颌窦壁、蝶窦壁、鼻中隔、部分蝶骨、眼眶壁骨质部分缺损呈术后改变，原左侧上颌窦 – 翼腭窝 – 眶尖占位性病变已切除，术区可见长 T_1 短 – 长 T_2 信号灶呈术后改变，边缘可见少许线状强化。左眼内直肌稍迂曲。脑实质未见明显异常信号及异常强化灶，脑室系统大小形态正常，中线结构无移位，脑沟、脑裂及脑池未见明显异常。双侧上颌窦、筛窦、蝶窦、额窦黏膜增厚。双侧中耳乳突见长 T_2 信号灶（图 5-52）。

【术后神经功能】神志清楚，语言流利，双瞳孔不等大，左侧 3.5mm，直接对光反射消失，间接对光反射灵敏，右侧瞳孔 2.5mm，对光反射灵敏，左眼有光感，右眼大致同入院。

【经验体会】

(1) 患者肿瘤累及左侧眶尖、翼腭窝及上颌窦，在神经内镜下经筛翼蝶（EPS）入路从前、下、内方向充分显露病变并将其全切除，并将左侧视神经管骨质进行 270° 磨除，从而实现左侧视神经充分减压，

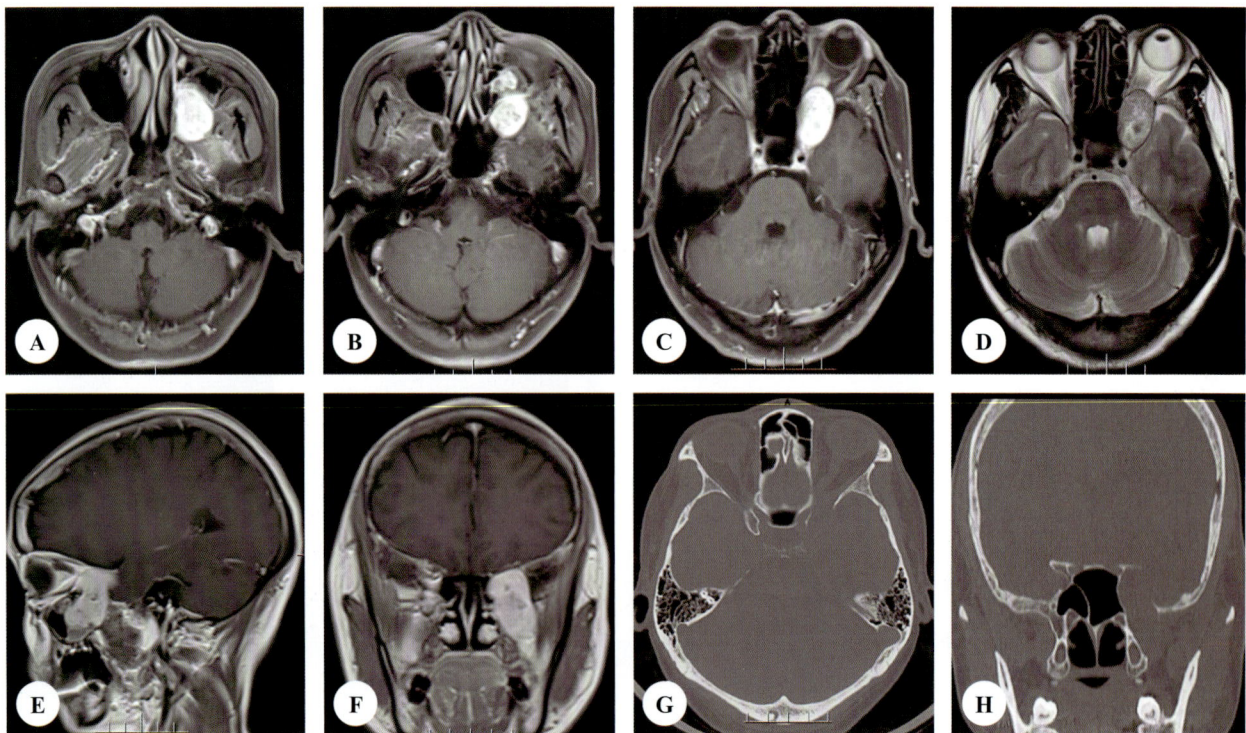

▲ 图 5-48 病例 18 术前辅助检查

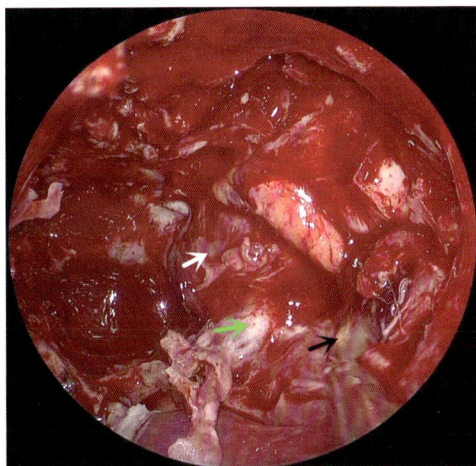

▲ 图 5-49　病例 18 手术过程

左侧眶尖（白箭）、翼腭窝（绿箭）及上颌窦（黑箭）内肿瘤

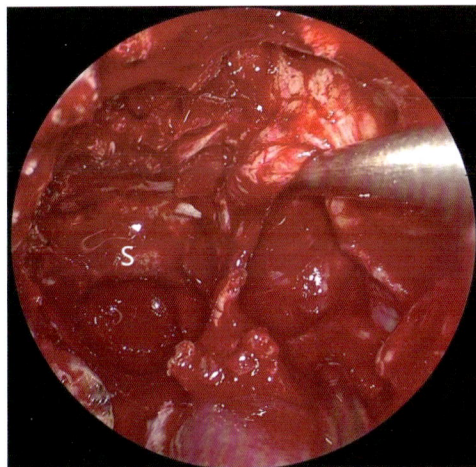

▲ 图 5-50　病例 18 肿瘤全切除

术后患者诉左眼有光感，为其后续视力进一步恢复提供了可能。

（2）该患者肿瘤已累及左侧上颌窦前下外侧部分，EPS 入路在处理该部分肿瘤时因下鼻甲及上颌窦额突的阻碍，器械活动度受限，术者通过充分的瘤内减压，再分离肿瘤包膜与周边组织粘连后将上颌窦内肿瘤予以全切除，从而无须向前下方向扩大切除上颌窦内侧壁，避免了下鼻甲及鼻泪管等结构的损伤，最大限度地保留了患者的鼻腔结构及功能。

病例 19　患者男性，40 岁，因"体检发现颅内占位 2 个月余"入院。

【查体】神志清楚，双瞳孔等大等圆直径 3mm 大小，对光反射灵敏，头颅大小及形态正常，鼻腔

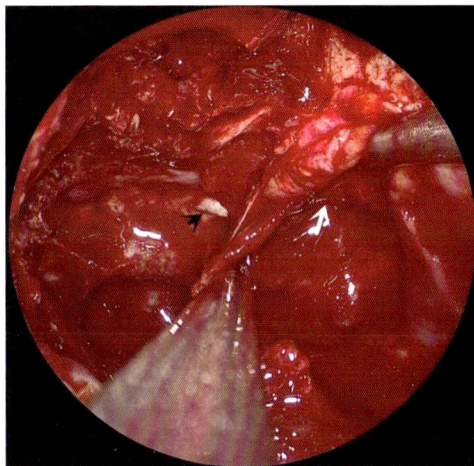

▲ 图 5-51　病例 18 ON 视神经管段（黑箭），ON 眶内段（白箭）

及外耳道无异常分泌物；嗅觉可；视力粗侧（矫正）：左眼视力 1.2；右眼视力 1.0，视野粗侧未见缺损；眼球活动可，面部感觉对称，口角无歪斜，双侧鼻唇沟无变浅，皱眉、鼓腮、示齿可，听力粗侧：双侧无明显异常，伸舌居中，咽反射正常，耸肩、转头有力。

【辅助检查】左侧岩骨尖区及左侧鞍旁可见不规则形等 T_1、短 – 长 T_2 信号灶，大小约为 49mm × 32mm × 28mm，FLAIR 呈稍高信号灶，实性部分明显强化，邻近脑实质及脑桥受压。脑室系统大小形态正常，中线结构无移位，脑沟裂正常（图 5-53）。

【术前诊断】左侧颞下窝、翼腭窝及鞍旁占位：ME 型三叉神经鞘瘤。

【手术入路】神经内镜下经翼突入路。

【手术过程】患者取仰卧位，全麻插管，头后平位。常规消毒铺单，内镜下逐步以肾上腺素（1mg∶20ml）棉片湿敷鼻甲。先从左侧鼻腔进入，辨认中鼻甲后，向下方沿中鼻道往后方探查。辨认鼻后孔后，向上即见鞍底。切除左侧中鼻甲，做左侧鼻中隔黏膜瓣，切除右侧后上部份鼻中隔黏膜。扩大磨除蝶窦前壁，磨钻修整蝶窦间隔，清除蝶窦内黏膜，仔细辨认颈内动脉隆突后。再去除左侧钩突筛泡，等离子刀及流体明胶处理黏膜渗血，磨除左侧腭骨垂直板及上颌窦后壁，将鼻中隔黏膜瓣连同翼腭窝内容物推向外侧，磨除翼突根部即见鞍旁病变，色黄，质韧，边界尚清，大小约 50mm ×

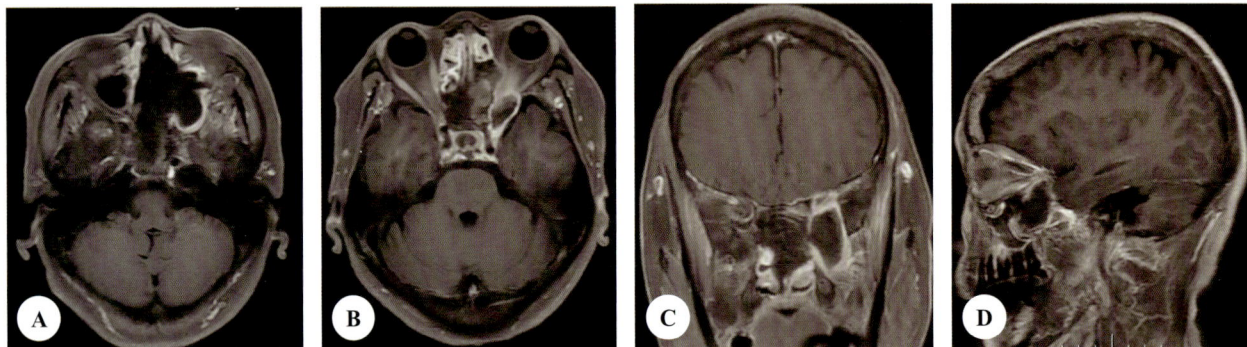

▲ 图 5-52　病例 18 术后 MRI 检查

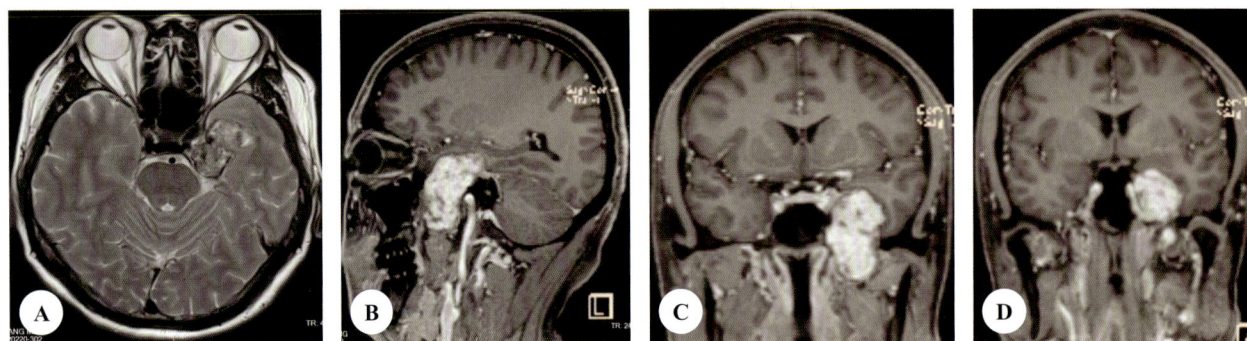

▲ 图 5-53　病例 19 术前头部 MRI 检查

34mm×32mm，先瘤内减压，再分离肿瘤与周边粘连后予全切除。人工硬脑膜修补颅底硬脑膜缺损，并鼻中隔黏膜瓣覆盖（图 5-54、图 5-55）。

【术后 MRI】

左侧颞下窝翼腭窝 Meckel 腔处病变全切除，左侧鞍旁海绵窦少许残留（图 5-56）。

【神经功能】神志清楚，语言流利，双侧瞳孔等大等圆直径 3mm 大小，对光反射灵敏，左侧面部麻木，感觉减退，左侧角膜反射减弱，口角无歪斜，伸舌居中，切口愈合可，无红、肿、渗出，颈软，四肢肌力、肌张力正常，各生理反射存在，Kernig、Babinski、Brudzinski 征阴性。心肺腹查体基本正常。

【经验体会】患者肿瘤累及左侧颞下窝、翼腭窝及鞍旁海绵窦、Meckel 腔，左侧经翼突入路可以充分显露病变，同时结合经鼻中隔双鼻腔入路可以大大增加操作活动度。由于肿瘤质地极韧，鞍旁海绵窦少许残留，因此肿瘤质地也是肿瘤能是否全切除的重要影响因素。

病例 20　患者女性，56 岁，因"右眼视力下降半年，加重 3 个月"入院。

【查体】神志清楚，左眼瞳孔 3mm 大小，光反射灵敏，头颅大小及形态正常，鼻腔及外耳道无异常分泌物；嗅觉正常；视力粗侧：左眼视力 0.1；右侧无光感，右侧直接对光反射消失，间接对光反射灵敏；余神经体查未见明显异常。

【辅助检查】见图 5-57。

头部 MRI：鞍区可见约 50mm×38mm×40mm 不规则等 – 稍长 T_1 等 – 稍长 T_2 信号肿块，内可见斑片短 T_2 信号灶；增强后病灶呈不均匀明显强化；病灶由鞍内向鞍上、鞍旁生长，双侧海绵窦受累，右侧为著，右侧颈内动脉被向外上推移，垂体柄左移，视交叉受压上抬，邻近骨质吸收、破坏。

颅底 HRCT：鞍区可见不规则肿块，大小约 52mm×31mm，CT 值 29～44HU，病灶呈膨胀性生长，邻近鞍底骨质吸收、变薄，蝶窦、双侧海绵窦受累。右侧颞叶受压。脑室系统未见扩大，脑沟、脑裂无增宽、加深，中线结构居中。左侧上颌窦见类圆形高密度灶。

【术前诊断】鞍内、鞍上、鞍旁占位：MPE 型三叉神经鞘瘤。

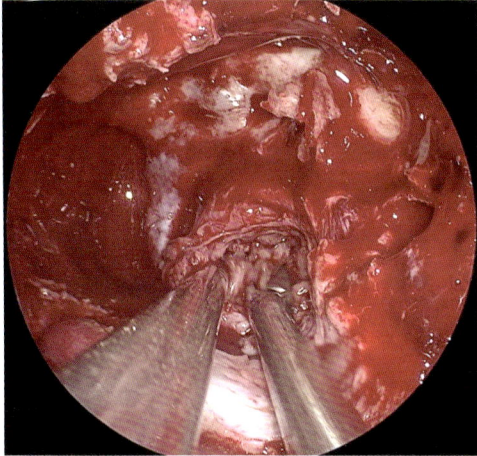

▲ 图 5-54 病例 19 术中切除肿瘤图像

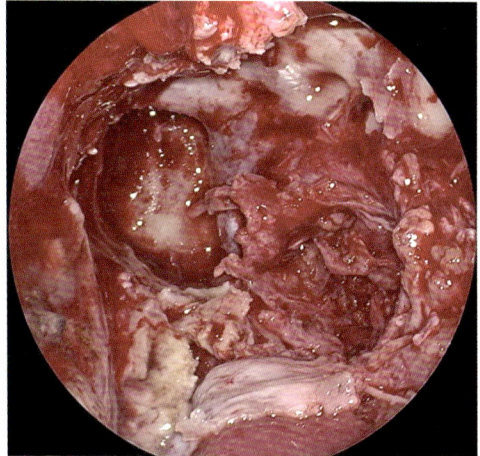

▲ 图 5-55 病例 19 术中肿瘤切除后图像

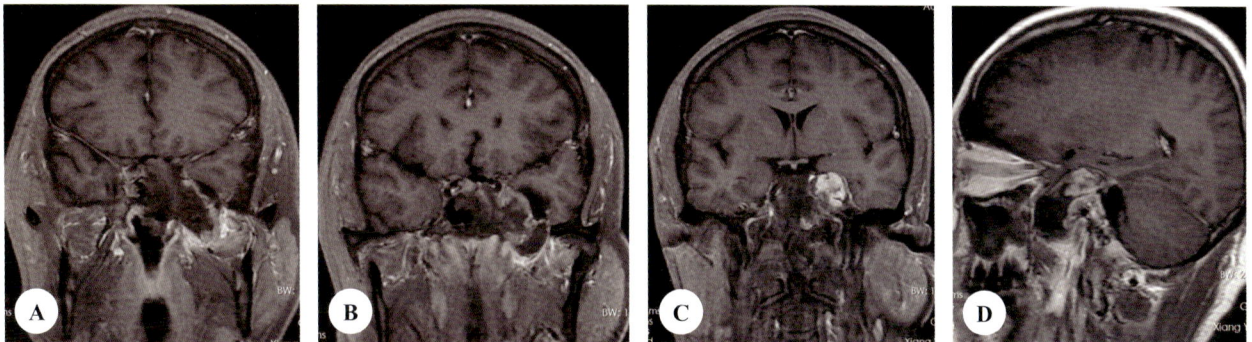

▲ 图 5-56 病例 19 术后 MRI 检查

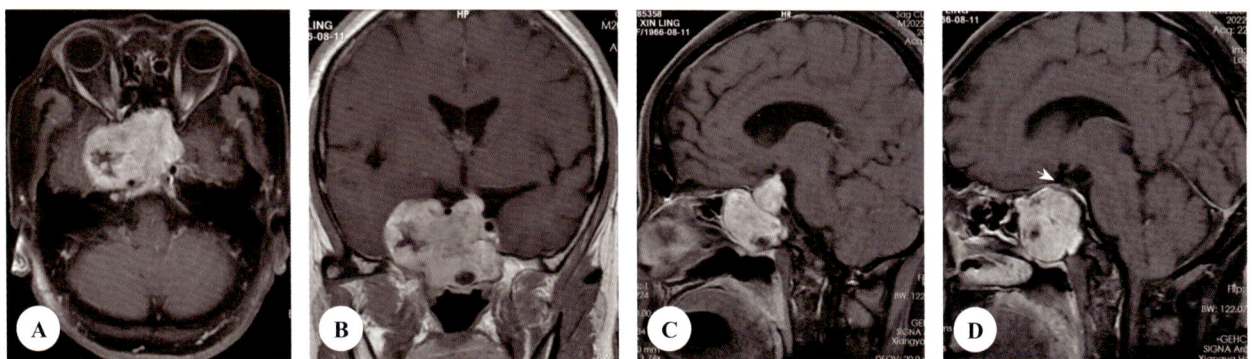

▲ 图 5-57 病例 20 术前辅助检查

箭示颈内动脉

【手术入路】神经内镜下经筛翼蝶（EPS）入路。

【手术过程】患者取仰卧位，全麻插管，头后平位。常规消毒铺单，内镜下逐步以肾上腺素（1mg：20ml）棉片湿敷鼻甲。先从左侧鼻腔进入。辨认中鼻甲后，向下方沿中鼻道往后方探查。辨认鼻后孔后，向上即见鞍底。做左侧黏膜瓣，等离子刀处理黏膜渗血。扩大磨除蝶窦前壁，打开右侧上颌窦，磨除上颌窦后壁，将翼腭窝内容物向外推移，磨除翼突根部，见病变位于蝶窦内，累及鞍区及右侧颅中窝底。剥离子逐步分离病变，分块减压后，分离其与垂体、右侧颈内动脉及神经粘连后予全切除。正常垂体组织位于左后上方，予以保留。重建鞍底及颅中窝底硬脑膜预防术后脑脊液漏，并予鼻中隔黏膜瓣覆盖，以碘仿纱条 1 根填塞鼻腔（图 5-58、图 5-59、图 5-60）。

【术后 MRI】鼻腔 - 蝶窦 - 鞍区局部骨质缺损呈术后改变，原鞍区病变呈切除术后改变，术区可见长 T_1 长 T_2 信号灶，增强后边缘强化，术区及相应颅板下积液积气及少许积血。垂体柄左偏较前好转，视交叉未见移位。左侧上颌窦见类圆形长 T_1 长 T_2 信号灶同前。余况基本同前（图 5-61）。

【术后神经功能】神志清楚，语言流利，左眼瞳孔 3mm 大小，光反射灵敏，右眼失明，光反射消失，口角无歪斜，伸舌居中，切口愈合可，无红、肿、渗出，颈软，四肢肌力、肌张力正常，各生理反射存在，Kernig、Babinski、Brudzinski 征阴性。

【经验体会】此患者肿瘤体积巨大，广泛累及蝶窦、鞍内及右侧 Meckel 腔、海绵窦及颅中窝底，通过经筛翼蝶入路可充分显露病变。从术前磁共振可见肿瘤严重推挤右侧颈内动脉，因此需在充分减压的前提下仔细分离肿瘤与颈内动脉壁粘连，术后需予带血管鼻中隔黏膜瓣覆盖裸露颈内动脉。

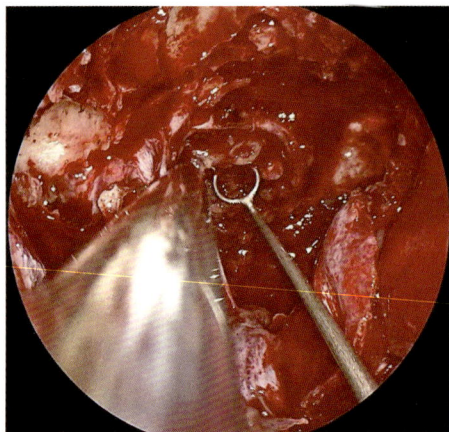

▲ 图 5-59　病例 20 鞍内肿瘤

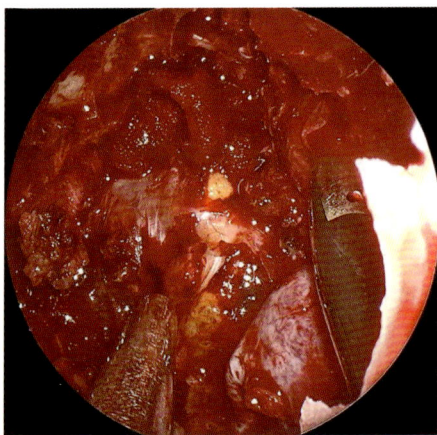

▲ 图 5-60　病例 20 颈内动脉（黑箭）

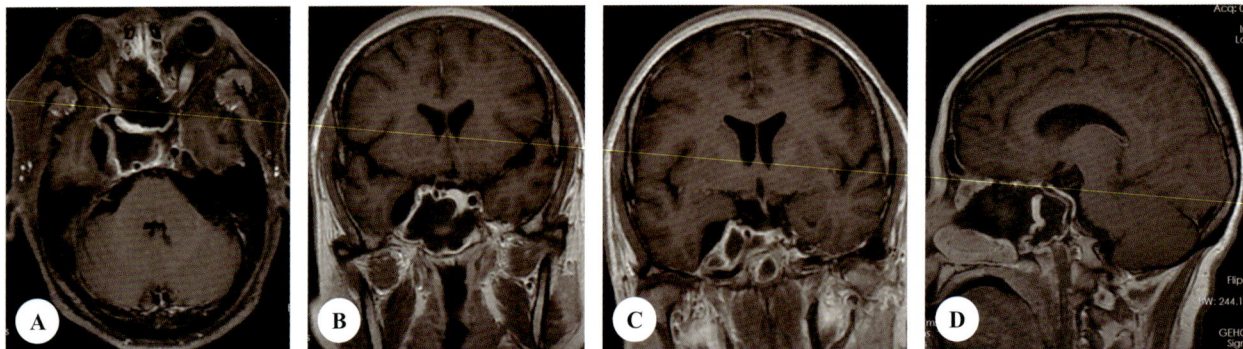

▲ 图 5-58　病例 20 肿瘤全貌

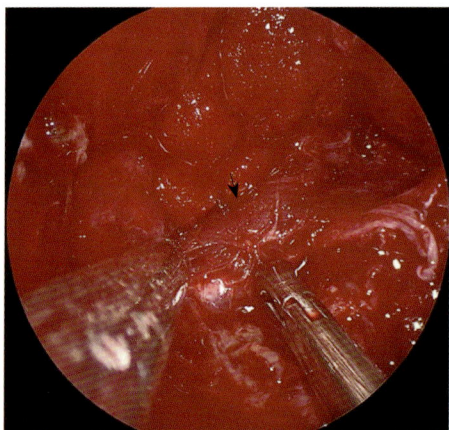

▲ 图 5-61　病例 20 术后 MRI 检查

专家点评

依据肿瘤起源和生长方向的肿瘤分型，有利于指导三叉神经鞘瘤的手术入路选择。随着颅底外科技术的成熟，简单手术入路的扩展应用逐渐取代了复杂的颅底手术入路。颞前经海绵窦经岩骨前入路可以满足自眶到海绵窦到颅后窝的不同类型三叉神经鞘瘤的显露。对于以 Meckel 腔为中心颅中后窝骑跨型生长三叉神经鞘瘤，颞下经岩前入路也是不错的选择。乙状窦后及其经内听道上结节的扩展应用可以解决颅后窝型及以颅后窝为主向海绵窦生长的三叉神经鞘瘤。我们仅在颞下窝肿瘤较多时才需用到颅眶颧入路。内镜扩大入路为三叉神经鞘瘤的手术提供了更多选择。

术中应辨别肿瘤的可能起源，分析不同类型和大小的三叉神经鞘瘤的血供特点，优先处理血供可便于在保证术野清晰前提下保留有功能的三叉神经根丝或纤维束。在处理海绵窦内部分肿瘤时，在减压前提下分离肿瘤界面，尽可能保持肿瘤周边海绵窦静脉丛的完整或直视下及时以吸收性明胶海绵止血，可有效减少海绵窦出血和盲目操作造成的神经功能受损。

二、前庭神经鞘瘤

（袁 建 秦超影 张丰启 张星树）

前庭神经鞘瘤（vestibular schwannoma，VS），是一类病理学良性，且大多数情况下缓慢生长的肿瘤。肿瘤通常起源于前庭神经中枢与外周髓鞘的移行区域。该区域在大体解剖上，多位于内听道开口附近。因为该类患者多以听力障碍及耳鸣起病，而负责传导听觉刺激的蜗神经又与前庭神经共同组成第Ⅷ对脑神经，所以习惯上又把前庭神经鞘瘤称为听神经瘤（acoustic neurinoma，AN）。

听神经瘤作为颅底肿瘤的代表病种之一，其所处位置较深，且与面神经、蜗神经、三叉神经、后组脑神经及小脑前下动脉、岩静脉，以及脑桥、延髓等结构关系密切。全切肿瘤并完整保留神经功能与否，是评判该肿瘤治疗效果最重要的标准。

（一）临床表现

听神经瘤的临床表现与其大小、生长方向和形态密切相关。在听神经瘤进展过程的早期，肿瘤局限于内听道口或部分填充内听道，导致绝大多数患者（约 85%）出现进行性、非对称性的听力下降，患侧持续性耳鸣也是早期的典型表现之一。若详细询问病史，部分患者能回忆起短暂头晕或平衡障碍的经历，提示一侧前庭神经功能受损，在后期，此功能可由对侧神经部分代偿。

随着肿瘤体积逐渐生长，瘤体伸入脑桥小脑三角区，听力受损进行性加重。若肿瘤主体向上方生长，可逐渐压迫三叉神经并出现患侧面部感觉异常或感觉减退。部分患者可出现三叉神经痛，这可以来源于肿瘤对三叉神经的直接刺激，也可以归咎于肿瘤逐渐推挤小脑前下动脉，并导致后者刺激三叉神经。肿瘤主体若向后下方进展，可压迫并刺激后组脑神经，导致声音嘶哑、吞咽困难及饮水呛咳等相关症状。若肿瘤进一步生长，向内侧推挤并压迫脑桥与延髓，可以引起对侧锥体束受损表现。大范围挤压小脑引起平衡功能障碍及共济失调。严重者可因肿瘤压迫小脑后阻塞脑脊液循环通路，导致脑积水及颅高压。听神经瘤与面神经解剖关系的密切程度仅次于蜗神经，患者在自然病程中却极少出现明显的同侧面瘫（常以 House-Brackmann 面神经功能分级系统评估见表 5-3）。细致的体格检查能发现部分患者出现同侧舌前 2/3 的味觉减退，外耳道感觉异常及眼轮匝肌轻微肌力下降。

大多数听神经瘤生长缓慢，平均每年生长 0.4~2.2mm。但囊变现象在中大型听神经瘤中相对常见，其与肿瘤卒中相关。部分患者肿瘤卒中会导致病变体积迅速增大，临床症状进展明显。

（二）辅助检查

1. CT CT 平扫表现为以内听道口为中心的脑桥小脑三角区等密度占位，囊变者也可为混杂密度，局部高密度提示肿瘤卒中。常规加做颅底高分辨薄层扫描 HRCT，多见内听道开口呈喇叭口样扩大，岩骨的骨皮质变薄、但延续性通常完整。肿瘤较大时，内听道开口与同侧颈静脉孔可融合。HRCT 还用于判断乳突气化程度，以及指导手术过程中对预防脑脊液漏的处理。常规做颅脑动静脉成像 CTA+CTV，可

表 5-3 House-Brackmann 面神经功能分级系统

分 级	描 述		特 征
I	正常		正常面部功能
II	轻度	整体	靠近可发现轻微乏力，轻度连带运动
		静息时	张力正常且对称
		运动时	额部：中等程度的活动 眼裂：稍用力即可完全闭合 口唇：轻度不对称
III	中度	整体	有明显不对称，但不至于毁容，连带运动不严重
		静息时	张力正常且对称
		运动时	额部：轻度的活动 眼裂：需要用力才可完全闭合 口唇：努力维持仍有轻度无力
IV	中重度	整体	已达到毁容程度的不对称面容，与/或明显的面肌无力
		静息时	张力正常且对称
		运动时	额部：无活动 眼裂：不可完全闭合 口唇：用尽全力，仍不对称
V	重度	整体	几乎没有可察觉的肌肉活动
		静息时	不对称
		运动时	额部：中等程度的活动 眼裂：不可完全闭合 口唇：仅可见运动轨迹
VI	完全		无面肌运动

明确肿瘤与小脑前下动脉、椎动脉和基底动脉的关系，以及乙状窦、颈静脉球和岩静脉的发育情况。

2. MRI 是本病主要的检查方法。T_1 像常见内听道内或脑桥小脑三角区等信号病变，可明显强化。典型的听神经瘤呈现出主体位于脑桥小脑三角内，部分伸入内听道的"冰淇淋"样，是诊断该病的特征性影像学表现。T_2 像中的听神经瘤根据其组织含水量不同，表现出不同信号强度，可提示肿瘤的质地软硬。以内听道平面为中心的薄层 MRI 可提供更可靠的信息以揭示肿瘤在内听道内的爬行深度，对术中磨除岩骨背侧内听道后壁的范围有重要指导价值。

3. 纯音电测听、语言分辨率和脑干听觉诱发电位 纯音电测听检查通常能准确发现听神经瘤患者患侧高频听力阈值增高。多频段听阈高于 50dB 且语言分辨率小于 50% 时，提示患侧已无有效听力。此结果对患者术后蜗神经功能的保留与否，有一定程度的预示作用。

脑干听觉诱发电位是目前诊断听觉传导通路损伤最为敏感的手段。具体内容在相关章节详细阐述（见第 1 章）。

（三）肿瘤分型

听神经瘤主要根据其大小或形态分型。根据肿瘤的最大直径，可将其分为小型（<1cm）、中型

（1～2.5cm）、大型（2.5～4cm）和巨大型（>4cm）。该分类简便直观，应用广泛。

国际神经科学中心（International Neuroscience Institute，INI）依据肿瘤对脑桥小脑三角区的侵犯程度，将听神经瘤分为 5 型。其中 T_1 型肿瘤仅限于内听道内；T_2 型肿瘤部分位于内听道口；已进入脑桥小脑三角池的 T_3 型又根据其是否接触到脑干而分为 T_{3a} 和 T_{3b}；已挤压脑干的 T_4 型也细分为单纯挤压脑干的 T_{4a} 和导致四脑室变形的 T_{4b}；还有将脑干挤压过中线的 T_5 型。

（四）治疗

作为颅内常见良性肿瘤的听神经瘤，目前对其治疗的方法主要包括电生理监测下的显微手术切除、立体定向放射治疗和保守观察。得益于近 30 年来人民生活水平的逐步提高，以及影像学技术的飞速发展，听神经瘤患者就诊时的肿瘤平均体积也逐年减小。

本研究团队参与国际大宗病例的听神经瘤临床治疗及随访研究。通过对近 20 年内患者随访资料及相关文献的分析，我们认为听神经瘤治疗方式的选择需要考虑个体化因素。治疗均应追求肿瘤组织的去除与神经功能保护的高度统一。

1. 手术治疗　对于任何体积的听神经瘤，在能耐受全身麻醉及开颅手术的前提下，均有手术治疗指征。肿瘤体积越大，术后面听神经功能的恢复率相对越低。

常用的听神经瘤手术入路包括：乙状窦后入路、颅中窝入路和经迷路入路。其中，乙状窦后入路作为神经外科最常用的手术入路之一，适用于处理各种大小及形态的听神经瘤。更由于其不以牺牲迷路结构创造手术通道为前提的特点，理论上为患者术后恢复听力保留了可能性。乙状窦后入路可在有限的皮肤肌肉切口下，结合对显微镜观察角度的调整，完整显露鞍背至枕骨大孔的全部颅后窝颅底及脑干腹外侧结构。本组所有听神经瘤手术均采取乙状窦后入路完成。

耳后倒 L 形切口几乎适合所有类型的患者。但对于皮下脂肪与肌肉不发达，且肿瘤向内听道生长较少的患者，直切口也能充分满足显露要求，并因其创伤更小，可加速患者恢复，符合 ERAS（enhanced recovery after surgery）理念。乙状窦后入路的手术要

点详见相关章节。

手术的终极目标是兼顾肿瘤的全切除以及神经功能的完整保留。对于绝大部分病例而言，面神经和蜗神经均位于肿瘤腹侧。但在释放颅后窝脑脊液并显露肿瘤主体后，仍应先用电生理探针在肿瘤表面探查面神经及蜗神经走行，避免造成神经结构的误伤。

(1)"减压"与"分离"。切除肿瘤的核心原则是"减压"与"分离"。

(2) 充分、均匀减压原则。"减压"秉持两个重要原则，即"均匀减压"与"充分减压"，在肿瘤内部均匀、分块、立体式减瘤，可安全有效地减轻其对周围组织的挤压。在肿瘤体积不断缩小并对周围挤压缓解后，辨认其与神经血管结构间的界面，进而实现分离。在不断缩小肿瘤体积并进行分离的过程中，注意对可疑组织进行诱发电位神经监测，避免误伤。肿瘤减压至一定程度时，通常可于面神经最常被推挤移位处——肿瘤腹侧头端，辨认面神经脑干端（面神经解剖移位模式多样，将在后文典型病例解析中另作详细讨论）。以面神经脑干端及小脑绒球、四脑室侧孔脉络丛及内耳门作为定位标志，持续向内耳门方向减压并分离肿瘤，直至减压充分，可在最大程度安全的前提下，分离内听道口处肿瘤与面神经粘连。

(3) 神经束膜下分离原则。在均匀、充分减压的基础上，可以实现最小牵拉下显示肿瘤与面、蜗神经界面，在脑桥小脑三角池内走行的脑池段面、蜗神经与前庭神经起源的肿瘤间有时存在菲薄的蛛网膜，此界面有时因肿瘤病理特征消失，因此沿蛛网膜下分离极易损伤面、蜗神经。然而经组织病理学研究发现，前庭神经鞘瘤表面有一层由神经束膜与前庭神经纤维组成的包膜。我们主张，分离肿瘤界面时应严格遵循神经束膜下分离的原则，尤其在肿瘤与面、蜗神经粘连处，于神经束膜与前庭神经纤维间进行分离，可做到不损伤面、蜗神经的前提下安全地切除肿瘤［图 5-62，▶**视频 5-4　右侧巨大听瘤切除术（枕下乙状窦后入路）**］。

(4) 双向分离原则。辨认并分离出面、蜗神经脑干端并悉心遵束膜下分离脑池段神经至按近内耳门处，即遇到另一难题 - 内耳门处肿瘤与面神经粘连。根据术前影像学结果对内听道内肿瘤体积与形态的评估，充分磨除内听道后壁。由内听道底端和面神

经脑干端面对面双向分离肿瘤，汇合于内听道口处，此处面神经与肿瘤粘连往往异常紧密，面神经甚至受压变薄呈扇形，极易造成神经损伤。双向分离和轻柔显微操作，有利于此处面神经结构的完整保留，实现肿瘤全切除。术中在剥离肿瘤与面神经粘连时，以不造成严重自发肌电反应，并可诱发出完整肌电波形为手术理想状态（图5-63）。

(5) 清晰术野的维持——病理血管与正常引流静脉的识别保护。清晰的术野是进行安全有效操作前提，其赖于对肿瘤病理供血动脉及引流静脉的识别与早期离断，从而可控制术中出血。首先术者需具有对肿瘤血供及引流分布的理解。中-大型听神经瘤的血供主要来源于上方的小脑上动脉（SCA）分支及下方的小脑前下动脉（AICA）分支，小脑后下动脉（PICA）亦有分支向肿瘤供血。另外，内听道周围的硬膜血供丰富，供血动脉也会发出分支，滋养肿瘤外侧部。而供给听神经瘤的血液主要汇入内侧的脑桥延髓裂静脉及上方的岩静脉属支。其中，肿瘤表面常伴行粗大的病理性引流静脉，因后循环多重供血而呈异常暗红色泽，在果断识别并离断肿瘤血供之后，可见病理性引流静脉颜色恢复至与正常静脉相似的深蓝色泽，进一步辨别其与岩静脉、脑桥外侧静脉等重要正常引流静脉从而放心烧灼，避免造成术中及术后小脑出血水肿（图5-64）。

(6) 钝-锐结合的特殊分离技巧。关于锐性、钝性分离的优势，是学界存有争议的问题。我们强调减少钝性分离，但绝对锐性分离在听神经瘤手术中是难以实现的。在实践中，我们很少使用显微剪刀进行锐性分离，而是利用如图5-65所示的神经剥离子进行分离，此类型剥离子前端相对圆钝，向后逐步缩窄，以增加接触面。同时，前端足够薄，以保证进行精细分离，使得分离操作看似钝性，实际有锐性成分。这种分离技术一般行之有效，但很少数肿瘤确实与面神经粘连很紧、且肿瘤质地硬，尤其是有一些做过伽马刀的病例，面神经与肿瘤的粘连如同被焊接在一起，给分离造成困难。

(7) 正确认识"无牵拉"。2005年前后著者于美国跟随Ali Krisht教授学习期间已经形成较清晰的理

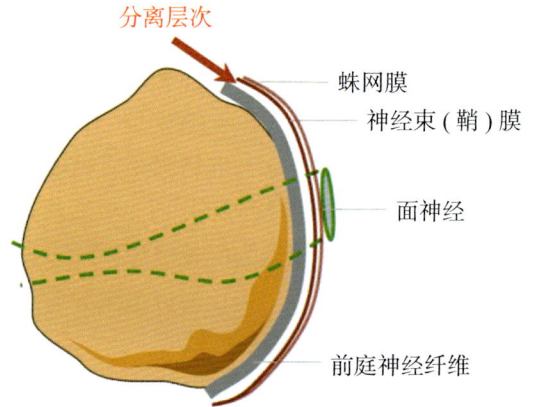

▲ 图5-62　神经束膜下分离原则

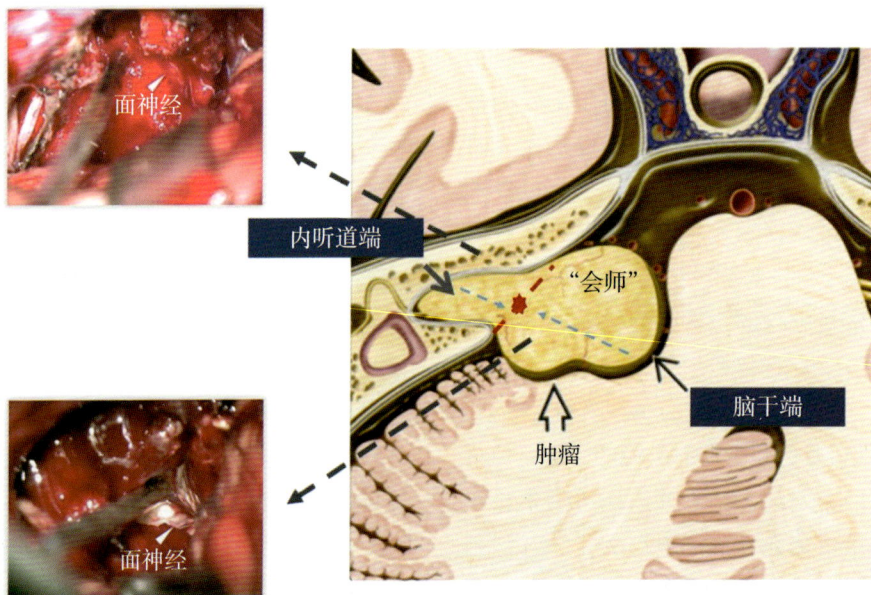

▲ 图5-63　双向分离原则

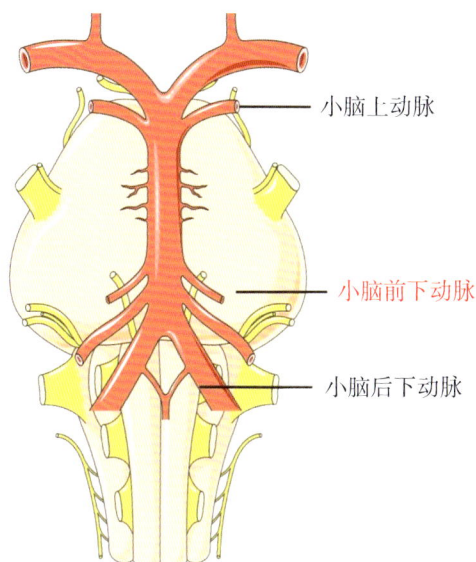

▲ 图 5-64 中 – 大型听神经瘤的血供

小脑上动脉
小脑前下动脉
小脑后下动脉

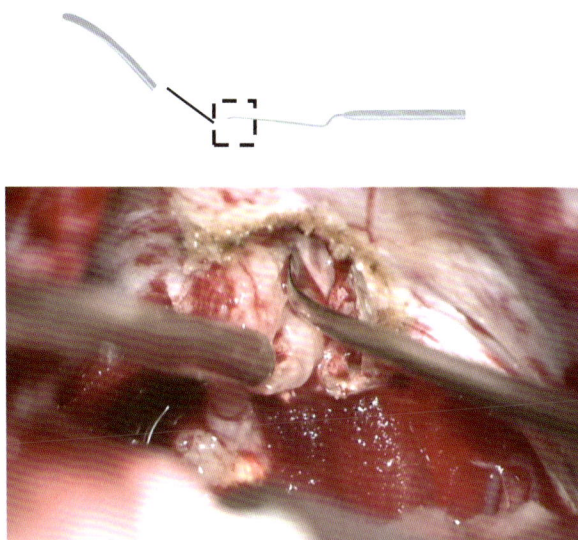

▲ 图 5-65 钝 – 锐结合的特殊分离技巧

念，Ali Krisht 行床突旁动脉瘤、大脑中动脉动脉瘤、基底动脉尖端动脉瘤手术时，均强调"无牵拉"的技术，后逐渐应用于颅底肿瘤手术。我们追求无牵拉，但不过度强调，更追求无创。听神经瘤手术要实现无牵拉、无创，麻醉为先决条件，过度通气、镇静镇痛深度控制，都可让脑充分松弛，同时，术中脑脊液充分的释放是实现无牵拉的前提。然而，并不是每台手术都能达到理想的状态。手术体位也至关重要，体位如果后仰，脑组织可随重力自然下垂，这有利于无牵拉，但又会给处理内听道带来不便。相反，体位尽量侧俯有利于内听道处理，但不牵拉脑组织会影响手术空间及视野。所以，围手术管理非常重要。我们判断"无牵拉"的标准是临近术毕观察小脑表面结构是否清晰、有无挫伤，血液供应是否正常，这是我们追求的目标。在肿瘤显露时，尽量避免反复调整脑压板，每多一次的牵拉都可能造成新的脑损伤。所以，我们不过分强调无牵拉，而更关注无损伤。

(8) 内听道后壁磨除时机。此问题争议较大。对于小型、多局限内听道内、脑桥小脑三角池生长不多的听神经瘤，笔者主张先磨内听道，将内听道内肿瘤切除，再向脑池方向进行。因为局限内听道内型的肿瘤与神经粘连相对较轻，但要警惕少数内听道扩大明显、内听道内的神经被挤压严重、喇叭口样扩大的情况。当将内听道内肿瘤拨开之后，可清晰显露面、蜗神经并加以保护。对于大型听神经瘤，

情况更加复杂，我们不主张先磨内听道。著者个人认为听神经瘤跟面和蜗神经之间的关系类似于一个吊床两端系在内听道和脑干端的模型，肿瘤横躺在这个吊床上，而内听道口附近的神经可能扇形或梭形的展开，此时，若内听道内肿瘤不是很多，而提前将内听道给磨除，实际上就松解了内听道端对肿瘤的牵拉力，在后续操作当中牵拉肿瘤，有可能在进入横嵴和 Bili 嵴的位置对神经造成应力性损伤。尽管术毕看到 CPA 池段神经是完整的，但损伤可能已经造成。所以，我们主张从优先处理血供的角度出发，优先在内耳门周边电凝硬膜，但是不剥离内听道内肿瘤。首先确认脑肿瘤减压充分，之后确认脑干端，并向内耳门方向分离，再后结合均匀、充分减压，直到内耳门口粘连最紧形态异常而容易损伤之时，再开放内耳门处理内听道内肿瘤，如果有时肿瘤与神经粘连特别紧密，就在不断减压削薄肿瘤的情况下，从神经上一点一点把残留的肿瘤摘除，来达到神经保护的最佳状态（图 5-66）。

(9) 对抗性牵拉技术与神经、脑干 – 肿瘤原位分离的理念。在"充分减压、均匀减压"，"膜下分离、双向分离"原则指导下，可实现神经 – 肿瘤原位分离的理念：在充分且均匀的瘤内减压后，肿瘤仅存由肿瘤外层组织、少量前庭神经纤维、前庭神经束膜构成的薄层混合结构，此时，在分离过程中应最大程度避免面、蜗神经的大幅度牵拉，保持神经原有解剖位置固定，这需要主刀左手吸引器或助手器

械辅助，反向对抗主刀右手牵拉肿瘤的力量，即对抗性牵拉技术，将薄层肿瘤组织沿束膜下自面、蜗神经剥离，可降低面、蜗神经损伤，即"神经-肿瘤原位切除"。同时，尽可能减少双极电凝等热力效应止血手段，有利于避免术区高温对神经结构的损伤。

2. 立体定向放射治疗 听神经瘤的立体定向反射治疗包括单次和分次立体定向放射治疗。治疗设备主要包括 Leksell 伽马刀、Cyberknife 和直线加速器等，尤以伽马刀应用广泛。立体定向放射治疗对中小型听神经瘤的整体控制率与面神经功能的保留率对比显微外科手术，没有明显优势。且对于肿瘤控制效果不佳者，由于瘢痕形成，明显增了再次手术的难度。另外，经放射治疗后的神经鞘瘤，恶变风险可能显著增加。故本研究团队认为，对于无法耐受手术风险的患者，立体定向放射治疗可作为部分听神经瘤的替代治疗方案。

3. 观察 对于肿瘤体积较小、尚未引起症状或症状轻微的患者，可采取保守观察的措施。但须严格定期随访。观察期间若症状加重或病变生长，应积极手术治疗。

（五）典型病例解析

病例 1　小型听瘤 患者女性，因"间断耳鸣、头晕 1 个月"入院。既往 2009 年、2016 年行剖宫产手术，2015 年行胆囊结石手术。

【查体】神志清楚，双瞳孔等大等圆直径 3mm 大小，对光反射灵敏，头颅大小及形态正常。鼻腔及外耳道无异常分泌物，口角无歪斜，双侧鼻唇沟无变浅，鼓腮示齿可，伸舌居中，咽反射正常，颈软，四肢活动可，肌力、肌张力正常，Kernig、Brudzinski、Babinski 征阴性。

【辅助检查】术前 MRI：内听道扩大，可见结节状稍长 T_2 等 T_1 信号，较大层面约 1.5cm×0.8cm，边界清，增强后轻度强化。

【术前诊断】左侧内听道区占位（图 5-67）。

【手术入路】左侧枕下乙状窦后入路。

【手术过程】右侧俯卧位，行左侧枕下乙状窦后入路，耳后倒 L 切口，骨瓣开颅，大小约 5cm×4cm。显露横窦、乙状窦边缘，下达枕骨大孔。显微镜下弧形剪开硬膜，显露小脑延髓外侧

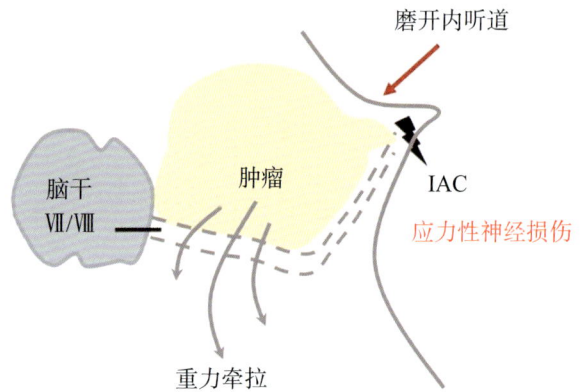

▲ 图 5-66　内听道后壁磨除时机

Ⅶ/Ⅷ. 面神经 / 听神经；IAC. 内听道

池，释放脑脊液，缓慢牵开小脑半球，见病变主要位于内听道内，部分位于左侧脑桥小脑三角，约 1.55cm×0.8cm×0.5cm 大小，肿瘤质地中等，血供较丰富，实性，边界清楚。面神经肌电图监测下探查面神经，并确认面神经脑干端，蜗神经位于肿瘤下极，前庭神经瘤化，位于肿瘤腹侧。磨开内听道后壁，分离切除内听道内肿瘤，并逆向分离肿瘤与面神经粘连，全切除肿瘤。全切肿瘤后见三叉神经、面神经、蜗神经及后组脑神经及岩静脉保留完好，电刺激面神经脑干端见面神经波形完好（图 5-68）。

【术后 MRI】枕骨左侧份部分骨质呈术后改变，原左侧桥小脑区病灶呈切除术后改变，术区及相应颅板下可见积气、积液及少许积血信号，增强后邻近脑膜见轻度线样强化。中线结构基本居中。左侧内耳乳突内见长 T_2 信号（图 5-69）。

【术后神经功能】神志清楚，双瞳孔等大等圆直径 3mm 大小，对光反射灵敏，头颅大小及形态正常。鼻腔及外耳道无异常分泌物，口角无歪斜，双侧鼻唇沟无变浅，鼓腮示齿可，伸舌居中，反射正常，颈软，四肢活动可，肌力、肌张力正常，Kernig、Brudzinski、Babinski 征阴性。术后病理报告示：（左脑桥小脑三角）神经鞘瘤。

【经验体会】

(1) 本患者因枕下肌群饱满，皮下脂肪丰富，且肿瘤大部分位于内听道内，预计术中需要于内听道后壁磨除较多骨质。直切口结合乳突牵开器显露术野会增加操作距离，故采用耳后倒 L 形切口，便于术中对内听道外侧肿瘤的显露。

(2) 年轻患者的小型听神经瘤一般与面神经粘连

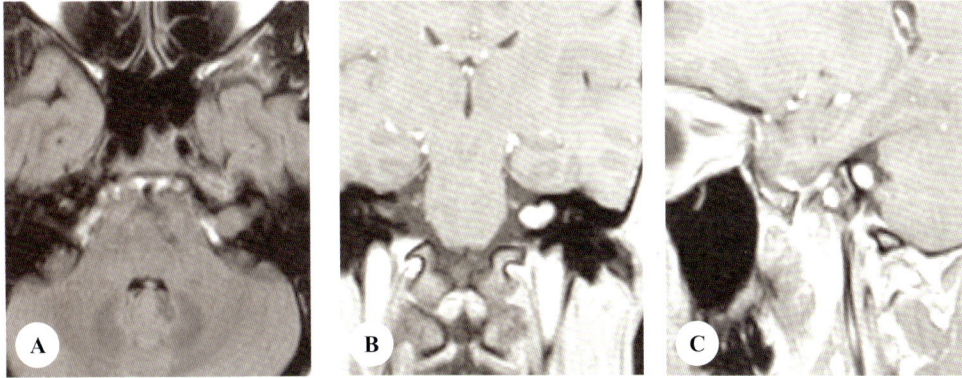

▲ 图 5-67　病例 1 术前 MRI 检查

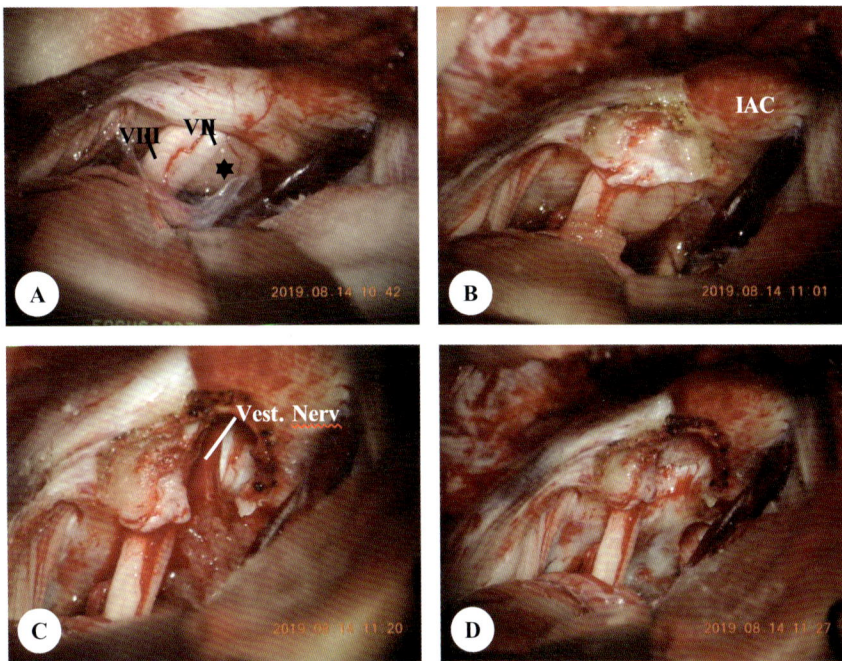

▲ 图 5-68　病例 1 面神经（Ⅶ），蜗神经 (Ⅷ)，内听道（IAC），前庭神经（Vest. Nerv）

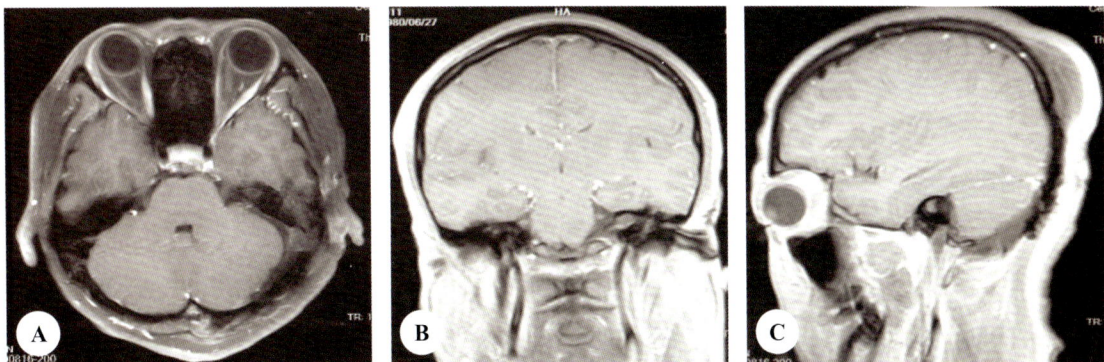

▲ 图 5-69　病例 1 术后 MRI 检查

不太紧密，仔细分离肿瘤，精细磨开内听道后壁骨质，采用神经剥离子在内听道内操作，可完整剥出肿瘤向内听道底延伸的头端，可取得良好效果。

病例 2　中型 – 实性　患者罗某，女性，因"右侧听力下降 4 年余，右侧面部疼痛 1 个月余"入院。既往于儿童时期有小儿麻痹症病史。

【查体】神清语利，思维、定向、理解、计算力正常。颈软，Kernig、Brudzinski 征（－）。嗅觉正常，瞳孔直径 3mm，光反射灵敏，眼球运动自如，视力、视野粗侧无异常。调节、辐辏反射正常。右侧颜面部感觉较左侧明显减退，张口无歪斜，右侧颞肌、咬肌肌力肌力正常，双侧角膜反射正常。额纹正常，鼻唇沟等深，口角无明显歪斜。右侧听力较左侧为差。悬雍垂左偏，咽反射灵敏。舌肌无萎缩，伸舌居中，味觉正常。耸肩、转颈动作无异常。全身深浅感觉无明显异常，四肢肌力、肌张力正常，腹壁反射对称，双膝反射（＋＋），病理征（－）。行走向右侧歪斜，一字步不稳。Romberg 征（－），指鼻试验精确，跟膝胫试验正常。

【辅助检查】术前 MRI：右侧脑桥小脑三角区可见一长 T_1 长 T_2 信号灶，内信号不均匀，FLAIR 呈高信号，右侧内听道扩大，并伸入内听道生长，大小约 24mm×18mm，增强可见明显强化，邻近脑桥及右侧小脑半球稍受压（图 5–70）。

【术前诊断】右侧桥小脑区占位，三叉神经根部受压；听神经瘤？

【手术入路】右侧枕下乙状窦后入路。

【手术过程】左侧俯卧位，头架固定，行右侧枕下入路，切开、分离皮瓣，钻孔，骨瓣开颅，大小约 6cm×7cm。显露横窦、乙状窦，剪开硬膜，显露小脑延髓外侧池，释放脑脊液，向内侧牵拉小脑，显微镜下见病灶起源于右侧脑桥小脑三角池，约 2.61cm×1.99cm×1.45cm，将面神经推挤向腹上侧，变薄，蜗神经瘤化，位于肿瘤下极，三叉神经被推向腹侧。先行瘤内减压，再依次分离肿瘤下极、上极内侧面，最后将内听道内肿瘤切除。全切肿瘤后见三叉神经、面神经、蜗神经及后组脑神经及岩静脉保留完好，电刺激面神经脑干端见面神经波形完好 [▶视频 5–5　显微镜下听神经瘤切除术（枕下乙状窦后入路）]。

【术后 MRI】右枕骨局部骨质缺损呈术后改变，右侧脑桥小脑三角区病变已切除，相应颅板下及术区可见积气积液及少许积血影，增强后术区边缘见

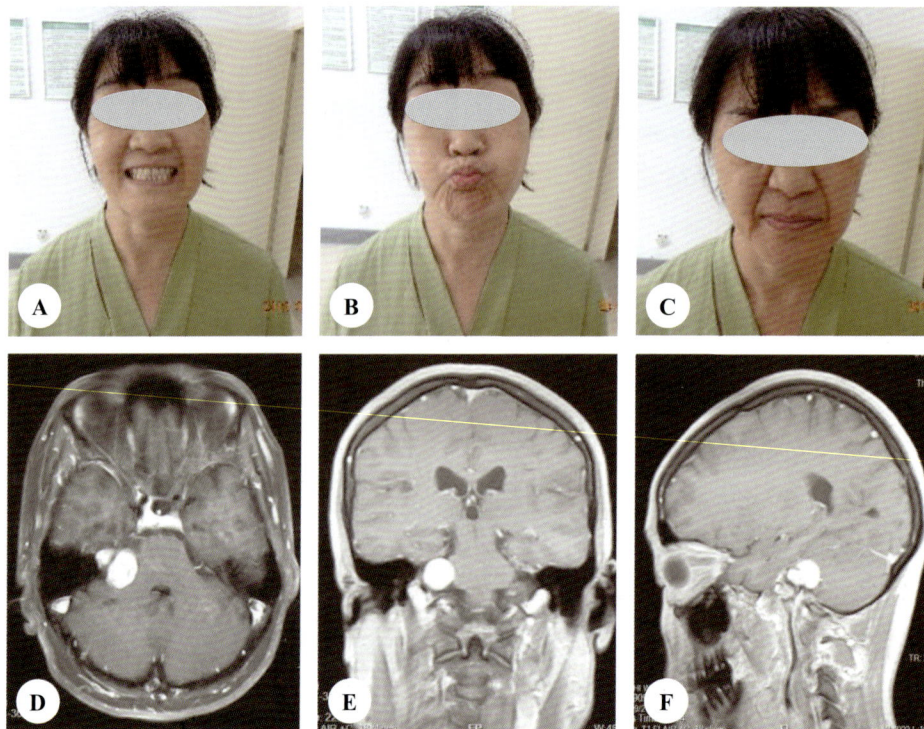

▲ 图 5–70　病例 2 术前检查

少许线样强化；右侧乳突见少许长 T_2 信号灶（图 5-71）。

【术后神经功能】神志清楚，语言流利，双侧瞳孔等大等圆，直径 3mm 大小，对光反射灵敏，口角无歪斜，伸舌居中，切口愈合可，无红、肿、渗出，颈软，四肢肌力、肌张力正常，各生理反射存在，Kernig、Babinski、Brudzinski 征阴性。术后病理报告：（右侧脑桥小脑三角）神经鞘瘤。

【经验体会】对于中等大小的实质性听神经瘤，释放脑脊液并牵开小脑后，即可于小脑绒球、四脑室侧孔脉络丛间辨认面神经脑干端。在远离神经的肿瘤表面切开病变并行瘤内减压，能很快缩小肿瘤体积，进一步显露面神经行程。待肿瘤充分减压后，再磨开内听道。由于内耳门已明显扩张，且内听道内肿瘤体积不大，容易探查到内听道端的面神经，并根据解剖平面整块切除残余肿瘤。

病例 3 中型 - 囊性 患者周某，女性，因"右侧耳鸣、听力下降 2 年余，右侧面部麻木 2 个月余"入院，既往体检。

【查体】神清语利，思维、定向、理解、计算力正常。颈软，Kernig、Brudzinski 征（−）。嗅觉正常，瞳孔直径 3mm，光反射灵敏，眼球运动自如，视力、视野粗侧无异常。调节、辐辏反射正常。右侧颜面部感觉较左侧明显减退，张口向右侧歪斜，颞肌、咬肌肌力正常，右角膜反射稍减退，左侧灵敏。额纹对称，鼻唇沟等深，口角稍向右侧歪斜。右侧听力较左侧为差。悬雍垂居中，咽反射灵敏。舌肌无萎缩，伸舌居中，味觉正常。耸肩、转颈动作无异常。全身深浅感觉无明显异常，四肢肌力、肌张力正常，腹壁反射对称，双膝反射（++），病理征（−）。行走无歪斜，一字步正常。Romberg 征（−），指指、指鼻试验精确，跟膝胫试验正常。

【辅助检查】术前 MRI：右侧脑桥小脑三角区见一约 2.0cm×2.6cm 不均匀稍长 - 长 T_1 稍长 - 长 T_2 囊实性病变，FLAIR 呈稍高 - 等信号，增强后实性成分可见明显强化，边缘清晰，略呈分叶状改变，右侧内听道扩大，右侧听神经明显增粗及明显强化。脑桥及小脑稍受压，第四脑室稍受压变小，幕上脑室不大，中线结构无移位（图 5-72）。

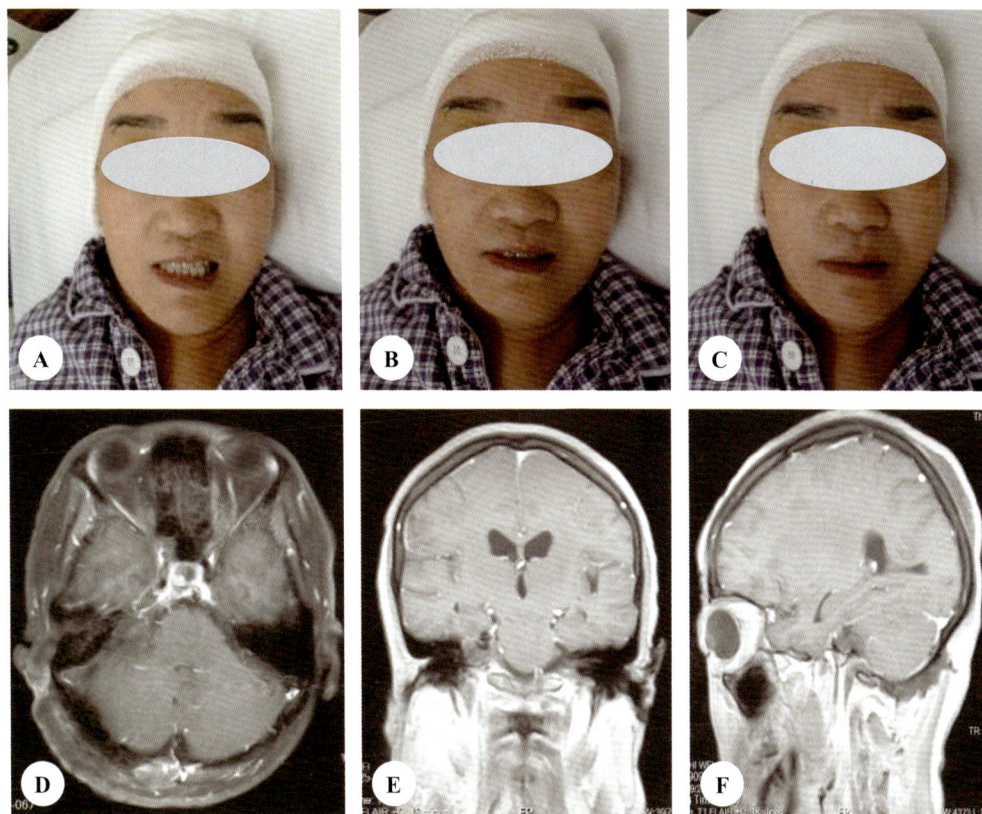

▲ 图 5-71 病例 2 术后检查

【术前诊断】右脑桥小脑三角区囊实性占位病变，考虑听神经瘤可能性大。

【手术入路】右侧枕下乙状窦后入路。

【手术过程】左侧俯卧位，头架固定，行右侧枕下入路，切开、分离皮瓣，钻孔，骨瓣开颅，大小约 6cm×7cm。显露横窦、乙状窦，剪开硬膜，显露小脑延髓外侧池，释放脑脊液，向内侧牵拉小脑，显微镜下见病灶起源于右侧脑桥小脑三角池，约 2.3cm×2.3cm×2.3cm，部分囊变，将面神经推挤向腹上侧，变薄，蜗神经瘤化，位于肿瘤下极，三叉神经被推向腹侧。先行瘤内减压，再依次分离肿瘤下极、上极内侧面，最后将内听道内肿瘤切除。全切肿瘤后见三叉神经、面神经、蜗神经及后组脑神经及岩静脉保留完好，电刺激面神经脑干端见面神经波形完好 [▶视频 5-6 右侧中型-囊实性听神经瘤切除术（枕下乙状窦后入路）]。

【术后 MRI】枕骨右份呈术后改变，原右侧脑桥小脑三角区占位已切除，术区见积血、积液及少许积血，增强扫描术区周围脑膜线样强化。脑桥及小脑稍受压较前缓解，第四脑室稍受压变小较前缓解，幕上脑室不大，中线结构无移位。双侧乳突见长 T_2 信号灶（图 5-73）。

【术前诊断】左侧 CPA 区占位，听神经瘤。

【手术入路】左侧枕下乙状窦后入路。

【术后神经功能】神志清楚，语言流利，双侧瞳孔等大等圆，直径 3mm 大小，对光反射灵敏，口角无歪斜，伸舌居中，切口愈合可，无红、肿、渗出，颈软，四肢肌力、肌张力正常，各生理反射存在，Kernig、Babinski、Brudzinski 征阴性。术后病理报告：（右侧 CPA 区）神经鞘瘤。

【经验体会】本例听神经瘤呈囊实性、中型，重要的是其并未伸入内听道内，在切除脑桥小脑三角池内肿瘤时，能明确观察到内听道端的面神经。故不需要磨开内听道后壁，有利于面神经保护此种情况少见。

病例 4 中型–不规则形 患者李某，女性，因偶发饮水呛咳 2 年，左侧耳鸣、听力下降 1 年余入院，既往于 2012 年行输卵管结扎术，2016 年患者行输卵管再通术。

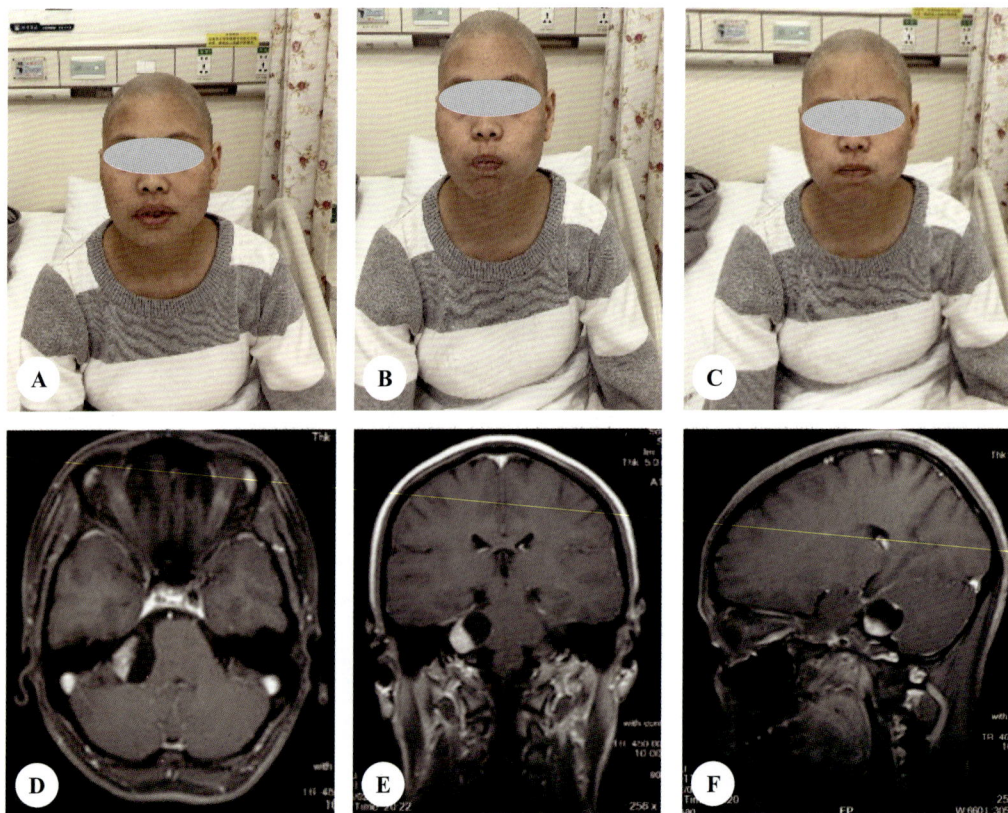

▲ 图 5-72 病例 3 术前检查

【查体】神清语利。记忆力、定向力、智力可。双鼻嗅觉可。视力左：0.8，右：0.6，视野粗测无缺损，眼底检查未见明显异常。双瞳直径 3mm，等大等圆，光反射灵敏，双眼球活动可，眼睑无下垂，无眼球震颤。双侧面部痛觉、振动觉可，咀嚼有力，张口下颌无偏移。双侧额纹、鼻唇沟变浅，皱额、闭目、鼓腮、示齿、吹哨可，味觉正常。双耳听力粗测正常，Rine 试验左侧：气导大于骨导，右侧：气导大于骨导；Weber 试验：居中；冷热水试验左侧：正常，右侧：正常。悬雍垂居中，声音无嘶哑，饮水偶有呛咳，咽反射可，吞咽反射可，咳嗽反射可。转颈耸肩有力。伸舌居中，舌肌无萎缩，无肌颤，舌肌活动可。四肢肌力、肌张力可，无肌肉萎缩。四肢痛觉、振动觉可。跟膝胫试验（－），指鼻试验（－），双手动作轮替试验（－），Romberg 征（－），行一字步可。

【辅助检查】术前 MRI：磁共振听神经成像＋平扫增强 3D 左侧脑桥小脑三角区可见长 T_1 长 T_2 信号灶，其内见多发小囊变，左侧听神经增粗，相应内听道稍扩大，增强后可见不均匀分隔样强化，大小约 3.0cm×2.9cm，病变与左侧面神经、听神经及三叉神经分界欠清；右侧小脑前上动脉压迫面神经，面神经未见位移、变形／萎缩（图 5-74）。

【术前诊断】左侧 CPA 区占位，听神经瘤。

【手术入路】左侧枕下乙状窦后入路。

【手术过程】右侧俯卧位，头架固定头部。行左侧枕下乙状窦后入路，耳后倒 L 切口，切开头皮，骨膜下分离皮肌瓣并牵开。颅骨钻 2 孔，骨瓣开颅，大小约 5cm×4cm。显露横窦、乙状窦边缘，下达枕骨大孔。显微镜下弧形剪开硬膜，显露小脑延髓外侧池，释放脑脊液，缓慢牵开小脑半球，见病变位于左侧脑桥小脑三角，约 3.1cm×3.0cm×2.1cm 大小，面神经肌电图监测下探查面神经，蜗神经位于肿瘤下极，面神经被推挤至肿瘤腹上侧，薄如纸状，与肿瘤粘连紧密。肿瘤质地中等，血供较丰富，伴囊变，边界清楚。先行瘤内减压，再确认面神经脑干端，依次分离肿瘤下极、上极、内侧面，分离肿瘤与面听神经粘连，磨开内听道，最后将内听道内肿瘤切除。全切肿瘤后见三叉神经、面神经、蜗神经及后组脑神经及岩静脉

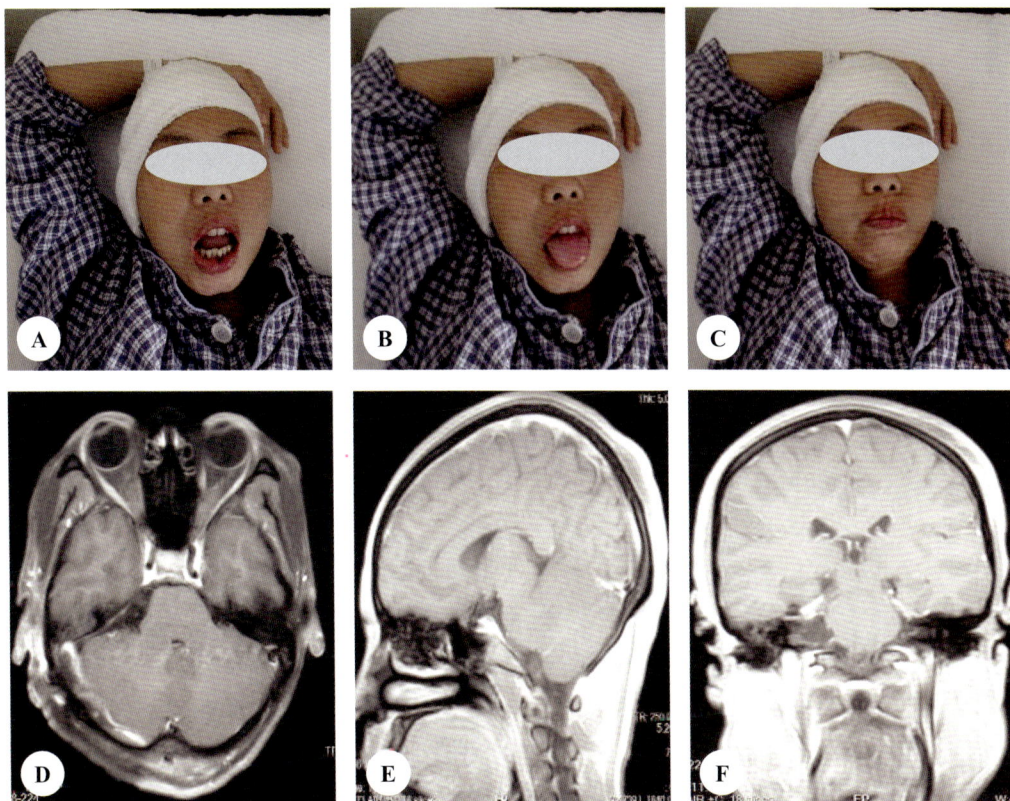

▲ 图 5-73 病例 3 术后检查

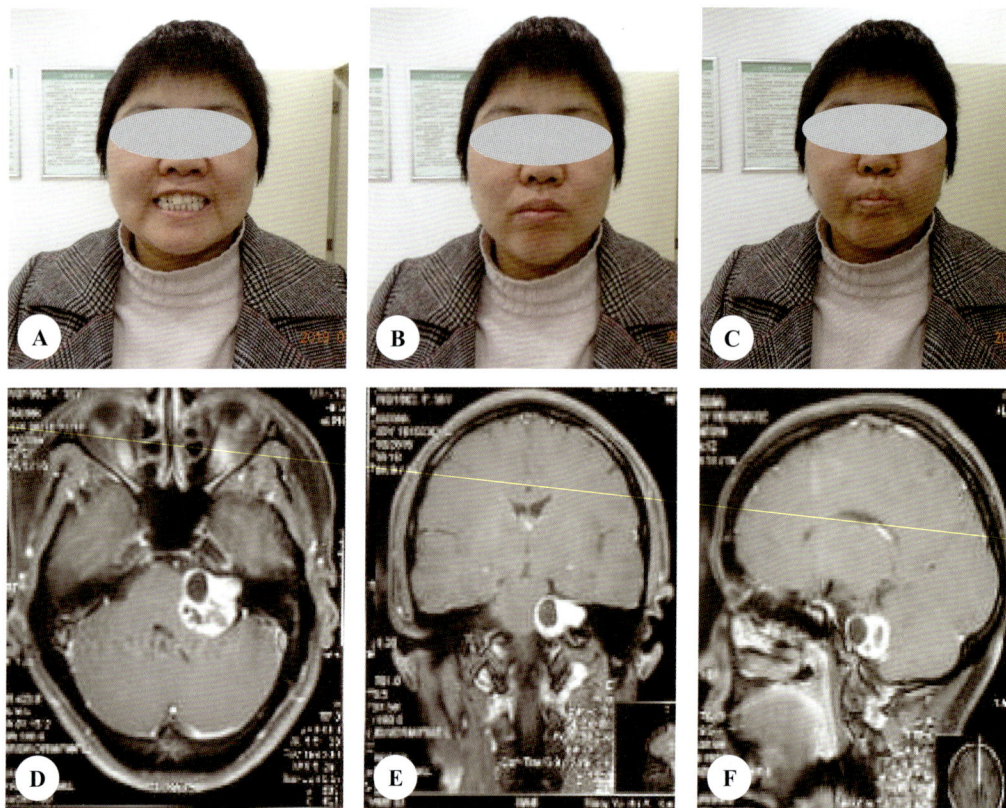

▲ 图 5-74　病例 4 术前检查

保留完好，电刺激面神经脑干端见面神经波形完好（图 5-75）。

【术后 MRI】左侧脑桥小脑三角区肿块灶已切除，左侧脑桥小脑三角池稍扩大，其内见短－长 T_1、长 T_2 信号灶，左侧小脑半球内见片样稍长 T_1、长 T_2、FLAIR 高信号水肿区，增强示左侧脑膜呈明显线样强化（图 5-76）。

【术后神经功能】神志清楚，语言流利，双侧瞳孔等大等圆，直径 3mm 大小，对光反射灵敏，口角无歪斜，伸舌居中，切口愈合可，无红、肿、渗出，颈软，四肢肌力、肌张力正常，各生理反射存在，Kernig、Babinski、Brudzinski 征阴性。

【经验体会】

(1) 此例听神经瘤呈囊实性、形态不规则，提示术者做好困难准备。术中果见肿瘤血供极丰富，面神经全程被肿瘤压迫呈菲薄透明状，且与肿瘤粘连紧密。故采用严格束膜下分离技术，尽管界面寻找与维持具有难度，但保证了面神经的完整性与连续性，得以实现术后面神经功能 I 级。

(2) 此病例内听道扩大明显，但肿瘤向内听道底

延伸的深度适中。内听道后壁磨除不需过深，可通过神经剥离子与显微刮匙结合使用，分离出圆润的肿瘤内听道头端，有效规避内听道内肿瘤残留。

病例 5　巨大型－不规则形　患者古某，男性，因"左侧听力丧失 2 年余，偶发饮水呛咳 1 年，面瘫 6 个月"入院。既往无特殊。

【查体】神清语利，思维、定向、理解、计算力正常。颈软，Kernig、Brudzinski 征（－）。嗅觉正常，瞳孔直径 3mm，光反射灵敏，眼球运动自如，左眼视力 0.8，右眼视力 0.7，视野粗侧无异常。调节、辐辏反射正常。右侧颜面部感觉较左侧明显减退，张口无明显歪斜，右侧颞肌、咬肌肌力较左侧减弱，右角膜反射消失，左侧灵敏。双侧额纹对称，鼻唇沟等深，口角无明显歪斜。右侧听力较左侧为差。悬雍垂居中，咽反射灵敏。舌肌无萎缩，伸舌居中，右侧舌前 2/3 味觉消失，余部分味觉正常。耸肩、转颈动作无异常。全身深浅感觉无明显异常，四肢肌力、肌张力正常，腹壁反射对称，双膝反射（＋＋），病理征（－）。行走向右侧歪斜，一字步不稳。

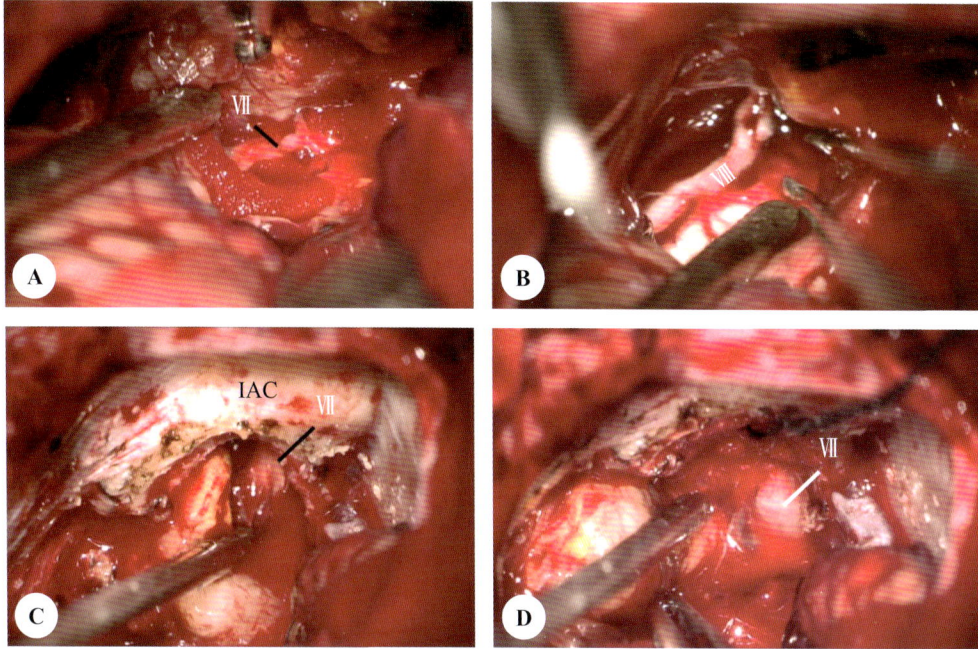

▲ 图 5-75　病例 4 面神经（Ⅶ），蜗神经（Ⅷ），内听道（IAC）

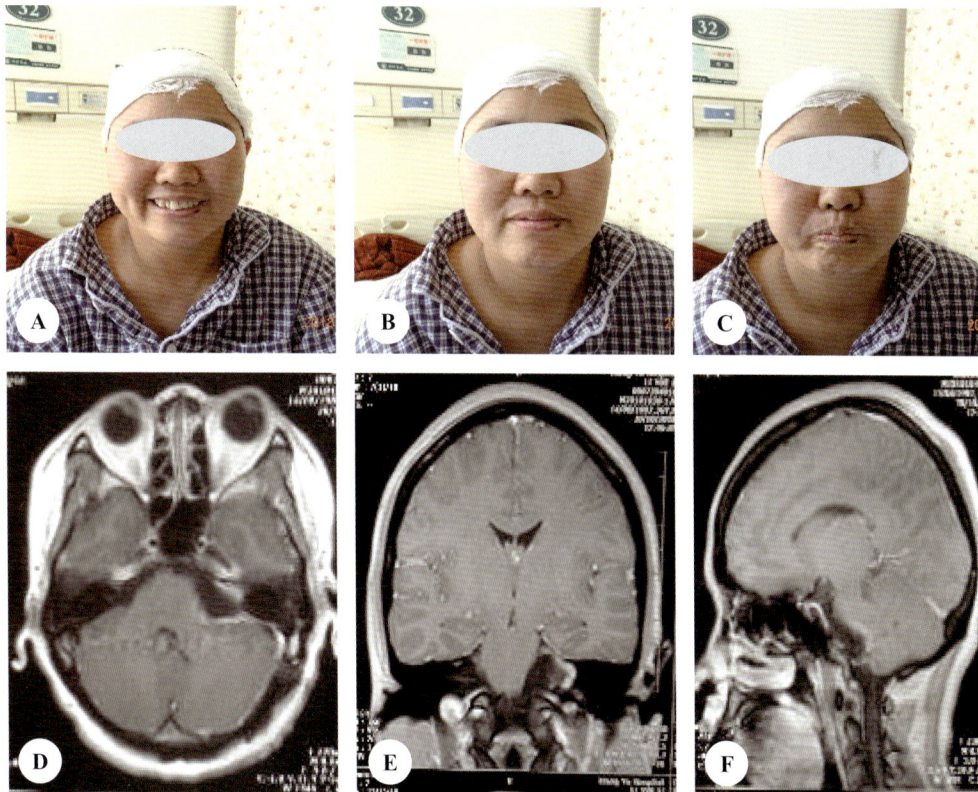

▲ 图 5-76　病例 4 术后检查

Romberg 征（—），指指、指鼻试验精确，跟膝胫试验正常。

【辅助检查】术前 MRI：左侧桥小脑桥角区可见大小约 6.2cm×3.5cm×4.9cm（前后径 × 左右径 × 上下径）囊实性肿块，呈等 – 长 T_1、等 – 长 T_2 信号改变，以囊性成分为主，内可见多个大小不等囊腔，增强后实性成分及囊壁明显强化；左侧内听道扩大，可见病变局部呈"冰淇淋"样伸入；肿块邻近脑干、小脑实质及四脑室受压，幕上脑室系统扩张积水，双侧脑室前后角旁可见对称性晕状长 T_2 信号影。双侧额顶颞叶见多发斑点状长 T_1 长 T_2 信号灶，FLAIR 序列呈高信号。灰白质界限清楚，脑沟、脑裂未见明显增宽。部分筛窦黏膜增厚，呈长 T_2 信号改变（图 5–77）。

【术前诊断】左侧 CPA 区占位，听神经瘤（？）。

【手术入路】左侧枕下乙状窦后入路。

【手术过程】右侧俯卧位，头架固定头部。行左侧枕下乙状窦后入路，耳后倒 L 形切口，切开头皮，骨膜下分离皮肌瓣并牵开。颅骨钻 2 孔，骨瓣开颅，大小约 5cm×4cm。显露横窦、乙状窦边缘，下达枕骨大孔。显微镜下弧形剪开硬膜，显露小脑延髓外侧池，释放脑脊液，缓慢牵开小脑半球，见病变位于左侧脑桥小脑三角，约 6.2cm×3.5cm×4.9cm 大小，面神经肌电图监测下探查面神经，蜗神经位于肿瘤表面，面神经被推挤至肿瘤腹上侧，薄如纸状，位于肿瘤腹侧上极，与肿瘤粘连紧密，前庭神经瘤化，后组脑神经位于肿瘤下极。肿瘤质地软，血供较丰富，囊变，边界清楚。先释放囊液，瘤内减压，再确认面神经脑干端，依次分离肿瘤下极、上极、内侧面，分离肿瘤与面听神经粘连，最后将内听道内肿瘤切除。全切肿瘤后见三叉神经、面神经、蜗神经及后组脑神经及岩静脉保留完好，电刺激面神经脑干端见面神经波形完好。

【术后 MRI】左侧脑桥小脑三角区占位性病变术后复查。与老片对比，现片示：左枕部局部骨质信号缺失呈术后改变，相应颅板下可见少许积气积液信号；原左侧脑桥小脑三角区占位性病变已切除，

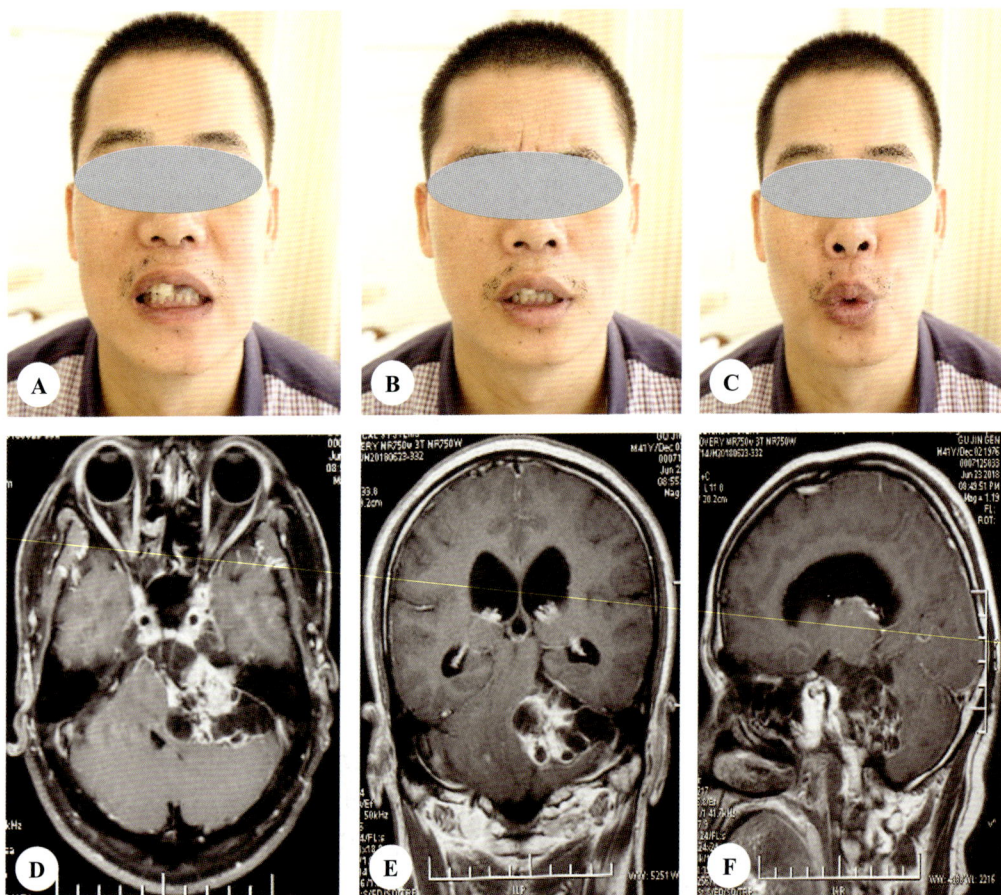

▲ 图 5–77 病例 5 术前检查

术区见积液及积血信号填充，增强后未见明显异常强化灶，周围脑组织可见片状水肿带，第四脑室及脑桥仍可见受压，局部较前稍缓解（图 5-78）。

【术后神经功能】神志清楚，语言流利，双侧瞳孔等大等圆，直径 3mm 大小，对光反射灵敏，左侧面瘫有所好转，面神经功能 2 级，切口愈合可，无红、肿、渗出，颈软，四肢肌力、肌张力正常，各生理反射存在，Kernig、Babinski、Brudzinski 征阴性。术后病理报告：（左侧 CPA 区）神经鞘瘤。

【经验体会】

(1) 本例巨大型听神经瘤呈囊实行，且多囊，形状不规则，脑桥小脑三角池已被完全填充，肿瘤切除前的颅后窝张力高。在去除骨瓣后，适当向下外侧方增加骨质的去除。咬除部分颈静脉突骨质有助于剪开硬膜后对枕骨大孔方向病变的显露，也便于释放脑脊液。

(2) 多囊肿瘤在减压时，容易迷失方向，突破瘤壁，有误伤神经的风险。术中需要朝各方向均匀减压，实时判断肿瘤边界。

病例 6　巨大型 – 实性听神经瘤，面神经全程显露　患者男性，18 岁，因"左侧听力下降、耳鸣 5 月，步态不稳 1 月"入院，既往无特殊。

【查体】神清语利。视力：左眼视力 0.5；右眼视力 0.6，视野粗测无缺损，眼底检查未见明显异常。双瞳直径 3mm，等大等圆，光反射灵敏。双侧面部痛觉、振动觉可，咀嚼有力，张口下颌无偏移。双侧额纹对称，左侧鼻唇沟变浅，皱额、闭目、鼓腮、示齿、吹哨可，味觉正常。左耳听力粗测下降。悬雍垂居中，声音无嘶哑，饮水无呛咳，咽反射可，吞咽反射可，咳嗽反射可。四肢痛觉、振动觉可。左侧角膜反射减退，左侧跟膝胫试验阳性，左指鼻试验阳性，左手动作轮替试验阳性，Romberg 征阳性，行一字步困难。余神经系统体查未见明显异常。

【辅助检查】头部 MRI 示左侧脑桥小脑三角区见一约 42mm×45mm×20mm 类圆形不均匀长 T_1 长 T_2 异常信号，增强后病灶呈不均匀强化，边缘清晰，可见一"冰淇淋"样突起伸入内听道内，内听道扩大，脑干及小脑稍受压，第四脑室稍受压变小，幕上脑

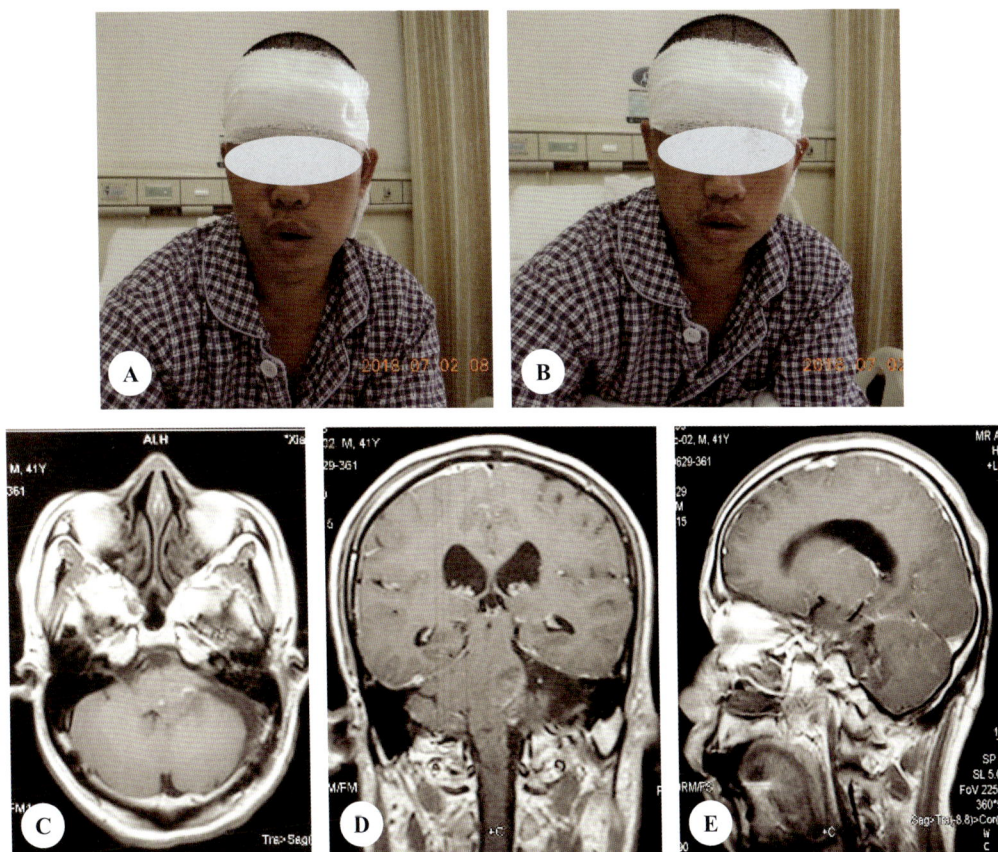

▲ 图 5-78　病例 5 术后检查

室无扩大。右侧上颌窦黏膜下见结节状长 T_2 信号灶（图 5-79）。

【术前诊断】颅内占位性病变（左侧 CPA 占位，听神经瘤？）

【手术入路】左侧枕下乙状窦后入路。

【手术过程】术中见病变位于左侧脑桥小脑三角，约 55mm×50mm×48mm 大小，面神经肌电图监测下探查面神经，面神经被推挤至肿瘤腹上侧，薄如纸状，与肿瘤粘连紧密，前庭神经瘤化，后组脑神经位于肿瘤下极。肿瘤质地中等，血供较丰富，少许囊变，边界清楚。先行瘤内减压，再确认面神经脑干端，依次分离肿瘤下极、上极、内侧面，分离肿瘤与面听神经粘连，最后将内听道内肿瘤切除。全切肿瘤后见三叉神经、面神经、蜗神经及后组脑

神经及岩静脉保留完好，电刺激面神经脑干端见面神经波形完好（图 5-80）。

【术后 MRI】枕骨左份局部骨质不连呈术后改变，邻近头皮肿胀，原左侧脑桥小脑三角区病变切除呈术后改变，术区及相应颅板下可见长 T_2 信号灶，术区局部第四脑室稍受压变小，幕上脑室无扩大。右侧上颌窦黏膜下见结节状长 T_2 信号灶。可见片状短 T_1 信号灶，增强后术区周边可见少许条状强化灶，脑干及小脑仍可见受压，第四脑室稍受压变小，幕上脑室无扩大（图 5-81）。

【术后神经功能】神志清楚，语言流利，双侧瞳孔等大等圆直径 3mm 大小，对光反射灵敏，双侧额纹对称，左侧鼻唇沟变浅，皱额、闭目、鼓腮、示齿、吹哨可，面神经功能 I 级，味觉正常。左耳听

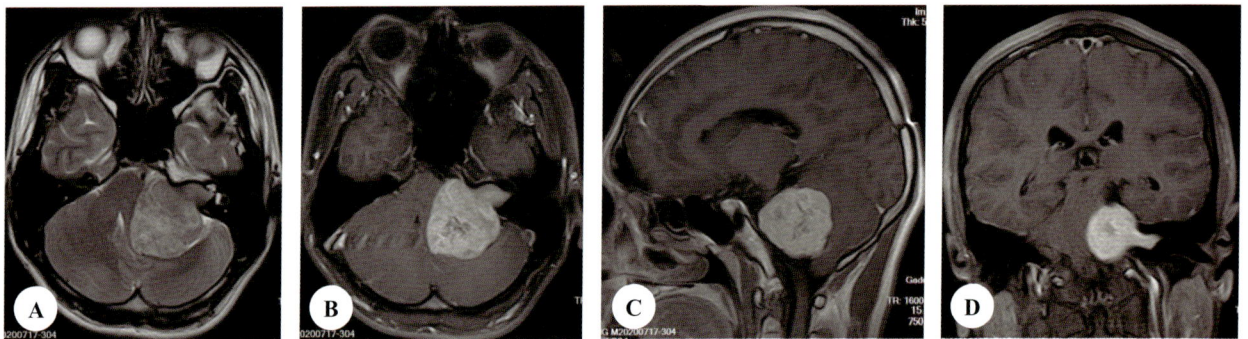

▲ 图 5-79　病例 6 术前 MRI 检查

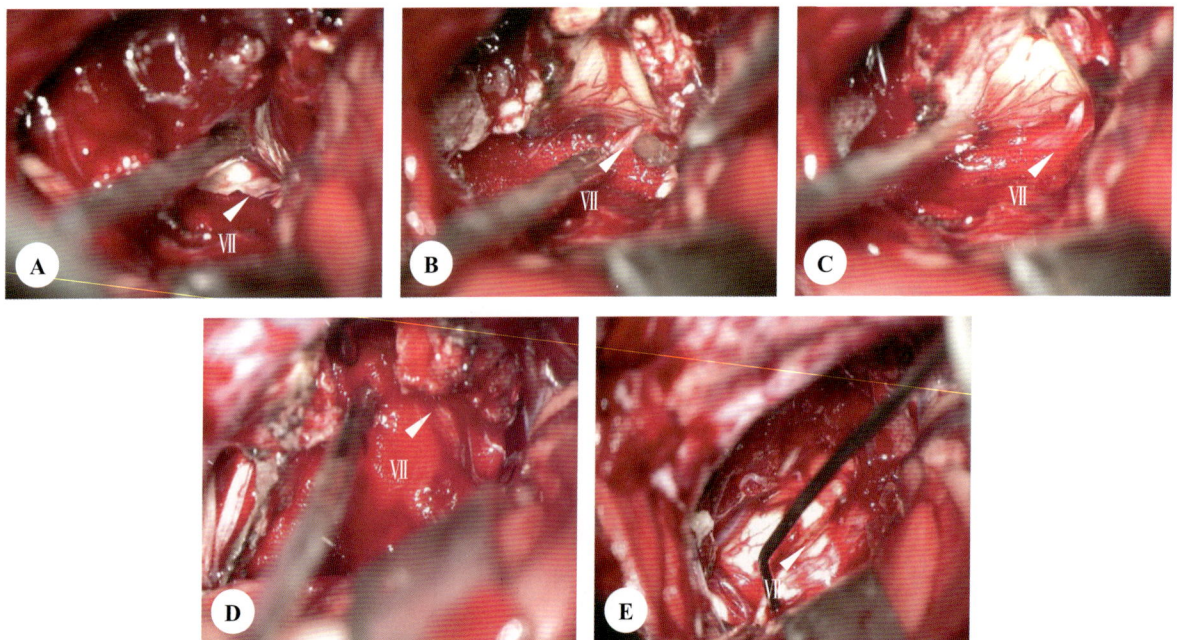

▲ 图 5-80　病例 6 面神经（Ⅶ）

力粗测下降。伸舌居中，切口愈合可，无红、肿、渗出，颈软，四肢肌力、肌张力正常，各生理反射存在，Kernig、Babinski、Brudzinski 征阴性（图 5-82）。

【经验体会】本例年轻患者患巨大实性听神经瘤，较为少见。与中老年巨大听神经瘤在病理表现上具有差异，肿瘤虽血供极其丰富，占位效应明显，将面神经推挤至肿瘤腹侧上级，但面神经营养状况较好，且肿瘤本身鞘膜结构完整，遵循均匀充分减压，进行鞘膜下分离，全程解剖并显露面神经脑干端、脑池、内听道段，基本保持面神经原位、减少对神经的牵拉，患者术后面神经功能 I 级。

病例 7　复发 - 大型听神经瘤　患者女性，56岁，因左侧听神经瘤术后 1 年余复发入院，既往2017 年 7 月行剖宫产术。2017 年 8 月行开颅手术。

【查体】神清语利，思维、定向、理解、计算力正常。颈软，Kernig、Brudzinski 征（ - ）。嗅觉正常，瞳孔直径 3mm，光反射灵敏，眼球运动自如，视野粗侧无异常。调节、辐辏反射正常。左侧上颌部感觉较右侧稍减退，张口向左侧歪斜，两侧咀嚼肌对称，双侧角膜反射正常。左侧额纹变浅，鼻唇沟等深，口角无明显歪斜。左侧听力较右侧微差。悬雍垂居中，咽反射灵敏。舌肌无萎缩，伸舌居中，味觉无明显异常，余部分味觉正常。耸肩、转颈动作无异常。全身深浅感觉无明显异常，四肢肌力、肌张力正常，腹壁反射对称，双膝反射（ - ），病理征（ - ）。Romberg 征（ - ），指指、指鼻试验精确，跟膝胫试验正常。

【辅助检查】枕骨呈术后改变，相应颅板下及术

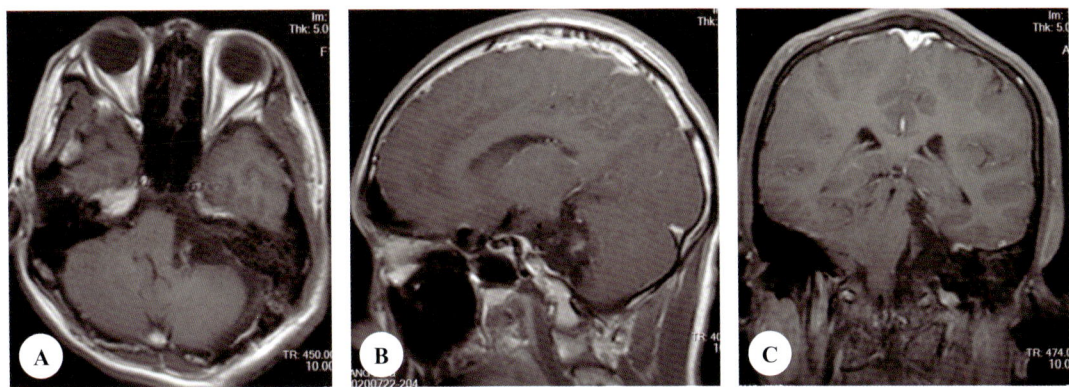

▲ 图 5-81　病例 6 术后 MRI 检查

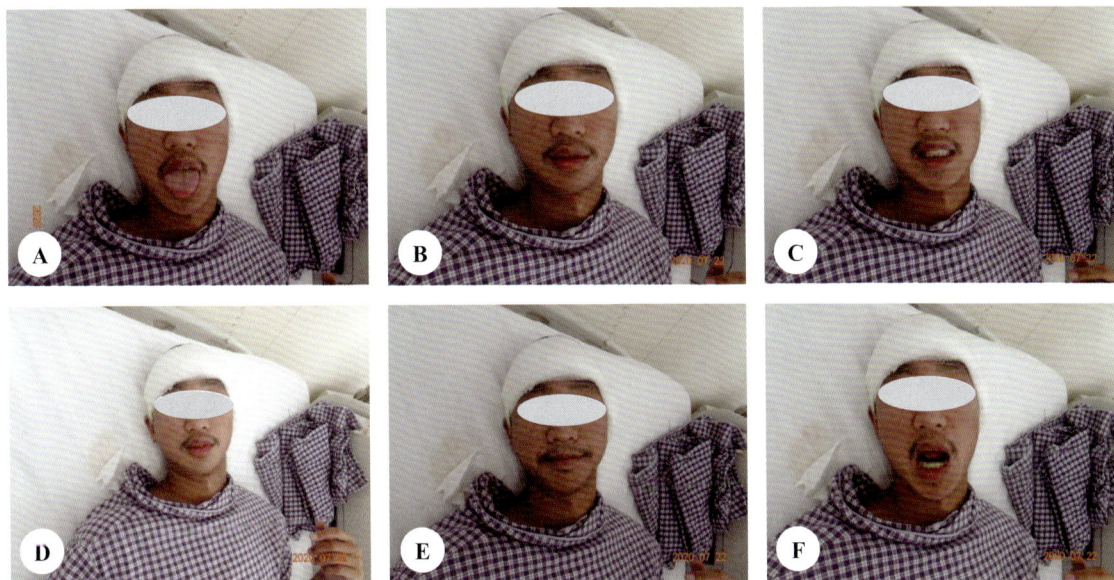

▲ 图 5-82　病例 6 术后神经功能检查

区局部片状积液基本同前。左侧脑桥小脑三角区可见稍长 T_2 短 – 长 T_2 混杂信号肿块灶基本同前，大小约 3.1cm × 3.9cm，增强后明显强化，邻近脑干及小脑左侧半球受压（图 5–83）。

【术前诊断】左侧 CPA 占位：听神经瘤术后复发？

【手术入路】左侧枕下乙状窦后入路。

【手术过程】右侧俯卧位，头架固定头部。行左侧枕下乙状窦后入路，原耳后倒 L 形切口，切开头皮，骨膜下分离皮肌瓣并牵开。见原骨窗约 3cm × 3cm，未见硬膜结构，扩大骨瓣大小至约 5cm × 4cm。显露横窦、乙状窦边缘，下达枕骨大孔。显微镜下扩大剪开硬膜，显露小脑延髓外侧池，释放脑脊液，缓慢牵开小脑半球，见病变位于左侧脑桥小脑三角，约 3.78cm × 3cm × 3.17cm 大小，肿瘤质地中等，血供较丰富，实性，边界清楚。面神经肌电图监测下探查面神经，先行瘤内减压，再确认面神经脑干端，面神经被推挤至肿瘤腹侧上方，薄如纸状，与肿瘤粘连紧密，三叉神经位于肿瘤腹上

侧，蜗神经位于肿瘤下极，受压变薄，后组脑神经位于肿瘤下极，前庭神经瘤化，位于肿瘤腹侧。依次分离肿瘤下极、上极、内侧面，分离肿瘤与面听神经粘连，探查内听道，未见明显肿瘤组织，逆向分离肿瘤与面神经粘连，全切除肿瘤。全切肿瘤后见三叉神经、面神经、蜗神经及后组脑神经及岩静脉保留完好，电刺激面神经脑干端见面神经波形完好。

【术后 MRI】枕骨呈术后改变，原左侧脑桥小脑三角区异常信号灶已切除，相应颅板下及术区新见片状积液、积血信号，增强后术区边缘可见线状强化，邻近脑干及小脑左侧半球仍见受压，幕上脑室稍扩张，中线结构无移位（图 5–84）。

【术后神经功能】神志清楚，语言流利，双侧瞳孔等大等圆，直径 3mm 大小，对光反射灵敏，口角无歪斜，伸舌居中，切口愈合可，无红、肿、渗出，颈软，四肢肌力、肌张力正常，各生理反射存在，Kernig、Babinski、Brudzinski 征阴性。术后病理报告：（左侧 CPA）神经鞘瘤。

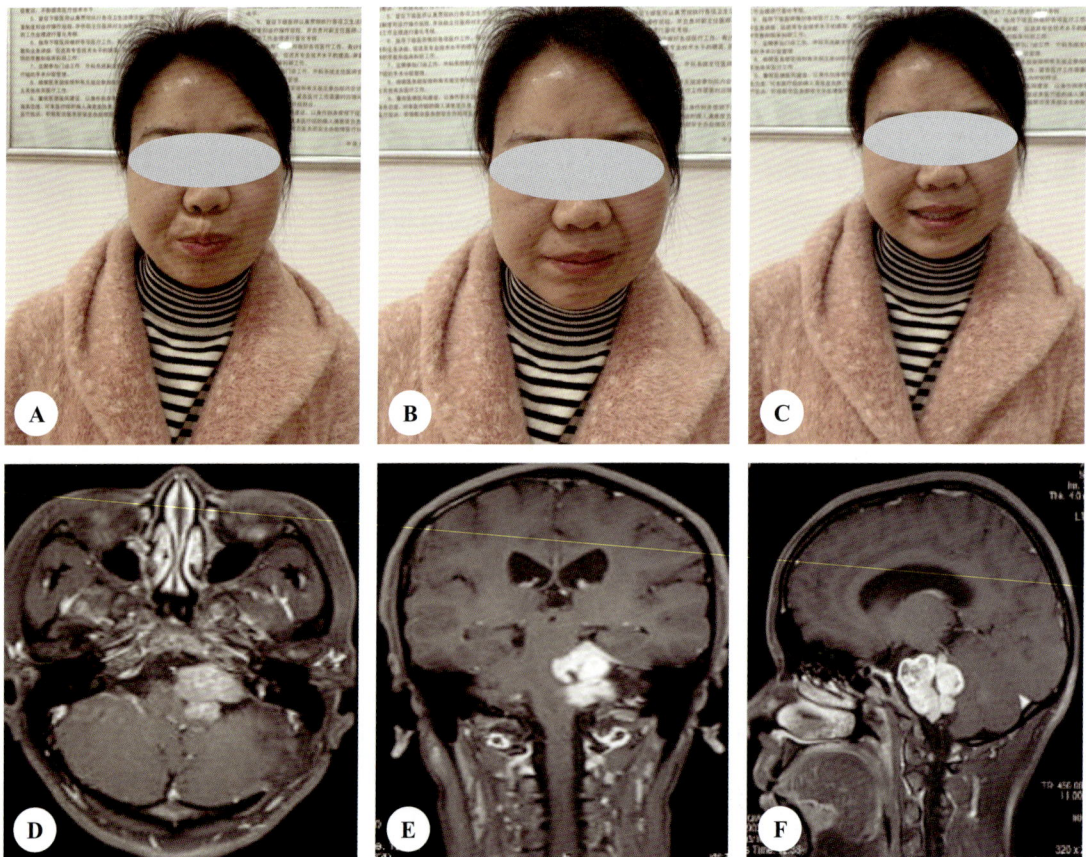

▲ 图 5–83　病例 7 术前检查

【经验体会】此病例首次术后1年复发，术前影像内听道未见明显肿瘤填充，复发肿瘤呈分叶状，甚至呈多个子瘤堆叠状，似彼此独立，推测肿瘤复发源头为残留的带有肿瘤细胞的前庭神经鞘膜，多点复发。术中所见与影像学表现吻合，内听道内未见明显肿瘤复发。因此，鞘膜下分离技术可有效保护面神经，但因肿瘤特性具有个体差异，有些病例前庭神经鞘膜已被肿瘤细胞浸润，残留薄层鞘膜于面神经上有复发风险。

病例 8　复发 - 巨大听神经瘤　患者女性，因左侧听力丧失7年余，手术后共济失调2年，发现复发1年余入院，既往于2018年11月行开颅探查病灶切除术。

【查体】神清语利，思维、定向、理解、计算力正常。颈软，Kernig、Brudzinski 征（－）。嗅觉正常，瞳孔直径3mm，光反射灵敏，眼球运动自如，视力、视野粗侧无异常。调节、辐辏反射正常。两侧颜面部感觉正常，张口向右侧歪斜，双侧颞肌、咬肌肌力正常，角膜反射正常。额纹正常，鼻唇沟等深，口角轻微向右侧歪斜。左侧听力较右侧微差。悬雍垂右偏，咽反射灵敏。舌肌无萎缩，伸舌居中，右侧舌前 2/3 味觉消失，余部分味觉正常。耸肩、转颈动作无异常。全身深浅感觉无明显异常，四肢肌力、肌张力正常，腹壁反射对称，双膝反射（++），病理征（－）。行走向左侧歪斜，一字步不稳。Romberg 征（＋），指指、指鼻试验精确，跟膝胫试验正常。

【辅助检查】术前 MRI：左侧脑桥小脑三角区可见一"冰淇淋"样等 T_1、等 - 稍长 T_2 信号灶伸入左侧内听道内，T_2FLAIR 呈稍高信号，大小约 4.1cm×3.4cm，增强后明显强化，边界清晰，内可见小囊状无强化的极长 T_1 极长 T_2 信号区，周围脑实质受压。左侧小脑半球内可见一大小约 3.7cm×2.2cm 长 T_1 长 T_2 信号灶，其内可见分隔，增强后未见明显强化（图5-85）。

【术前诊断】

1. 颅内占位性病变（左侧 CPA 区占位，听神经瘤？）。

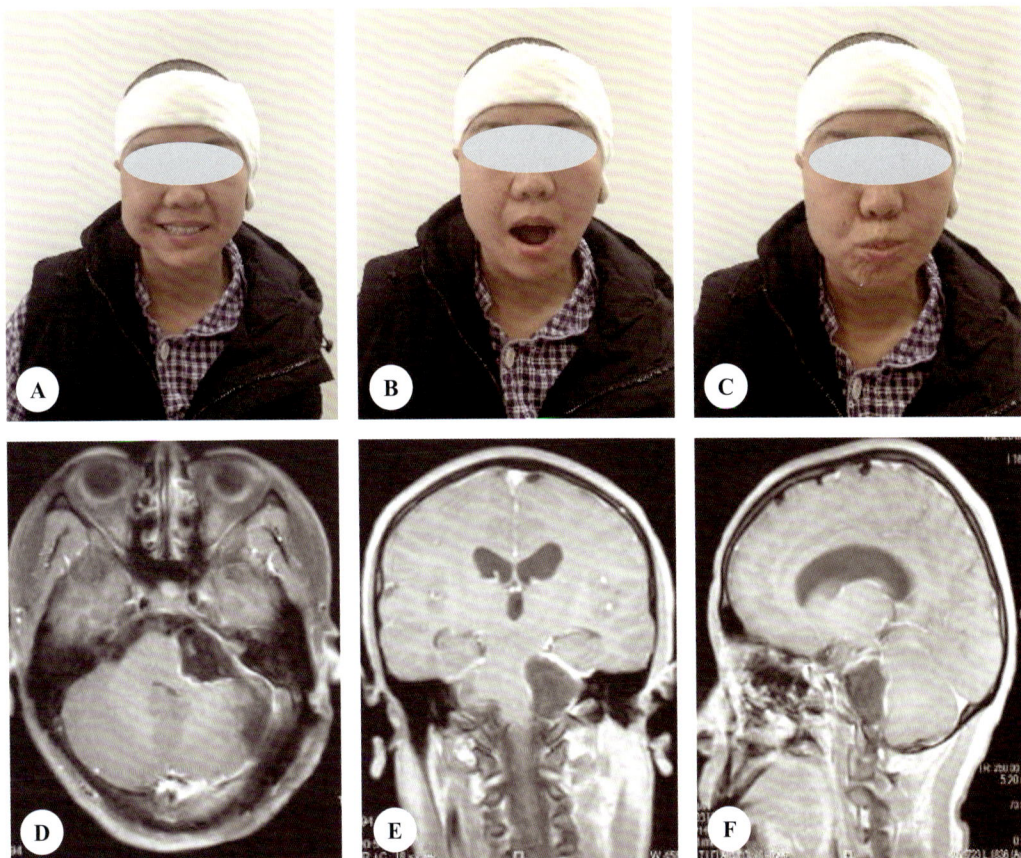

▲ 图 5-84　病例 7 术后检查

2. 手术后状态（开颅探查 CPA 区占位切除术）。

【手术入路】左侧枕下乙状窦后入路。

【手术过程】右侧俯卧位，头架固定，行左侧枕下入路，切开、分离皮瓣，钻孔，骨瓣开颅，大小约 6cm×7cm。显露横窦、乙状窦，剪开硬膜，显露小脑延髓外侧池，释放脑脊液，向内侧牵拉小脑，显微镜下见病灶起源于左侧脑桥小脑三角池，约 3.2cm×2.9cm×3.2cm，将面神经推挤向腹上侧，变薄，蜗神经瘤化，位于肿瘤下极，三叉神经被推向腹侧。先行瘤内减压，再依次分离肿瘤下极、上极内侧面，最后将内听道内肿瘤切除。全切肿瘤后见三叉神经、面神经、外展神经、后组脑神经及岩静脉保留完好，电刺激面神经脑干端见面神经波形完好［图 5-86，▶视频 5-7 巨大型复发前庭神经鞘瘤切除术（枕下乙状窦后入路）］。

【术后 MRI】枕骨左侧份局部骨质缺损，并可见人造骨瓣覆盖，左枕部颅板下及术区局部可见片状积液及少许积血影；原脑桥小脑三角区占位病变呈术后改变，增强后术区可见线样强化灶，脑室系统扩张大致同前，双侧侧脑室后角见少许等 T_1 稍长 T_2 信号灶，增强后未见强化（图 5-87）。

【术后神经功能】神清语利，双侧瞳孔等大等圆，直径 3mm 大小，对光反射灵敏，口角无歪斜，伸舌居中，切口愈合可，无红、肿、渗出，颈软，四肢肌力、肌张力正常，各生理反射存在，Kernig、Babinski、Brudzinski 征阴性。

【经验体会】同为复发听神经瘤，此病例与上例明显不同，前次手术由于术中情况复杂（具体情况不详）并未开放内听道，残留内听道口及内部肿瘤，而内听道口处前庭神经为肿瘤好发部位，即多数听神经瘤起源部位，因此，此类病例，尽管术者认为已离断肿瘤血供，并切除大部分瘤体，但仍有很高的复发风险。

病例 9　保留听力　患者男性，因左侧面部、舌头麻木、左侧听力下降 1 年半，加重 1 个月余入院，既往患乙型病毒性肝炎 15 余年余，未予特殊治疗；患前列腺肥大 3 年余，口服药物治疗，4 月前患急性胆囊炎，在湖南省人民医院全麻下行腹腔镜下胆囊切除手术。

【查体】神志清楚，双侧瞳孔等大等圆，直径 3mm 大小，对光反射灵敏，头颅大小及形态正常。鼻腔及外耳道无异常分泌物，口角无歪斜，双侧鼻唇沟无变浅，鼓腮示齿可，伸舌居中，咽反射正常，左侧面部、舌部麻木，左耳听力较右侧差，

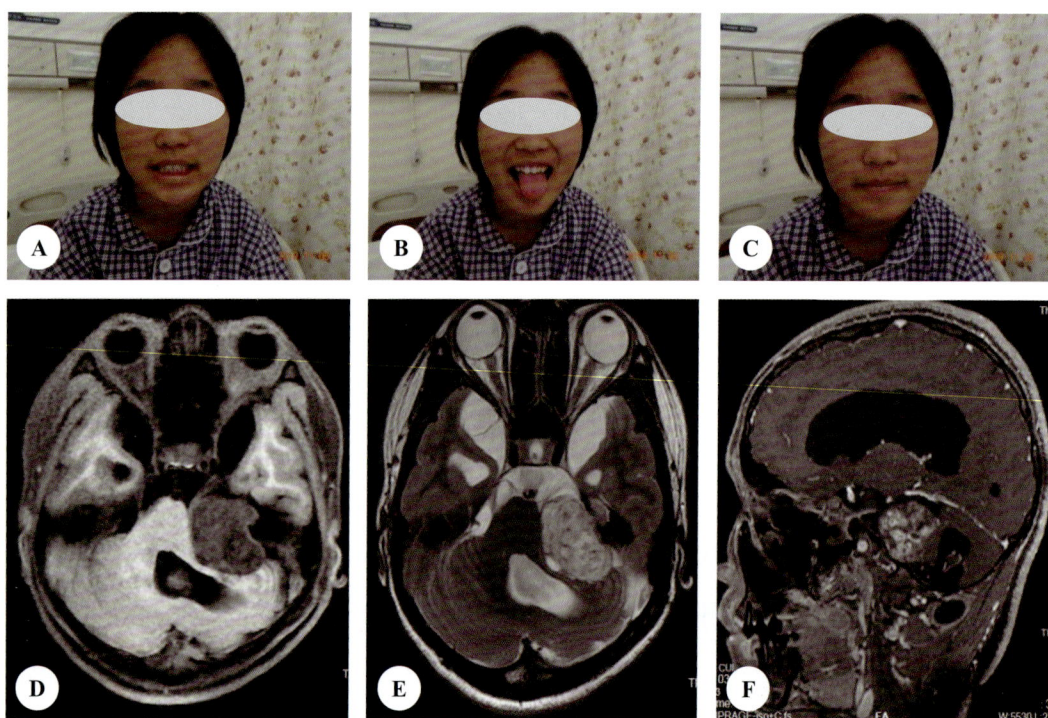

▲ 图 5-85　病例 8 术前检查

颈软，四肢活动可，肌力、肌张力正常，Kernig、Brudzinski、Babinski 征阴性。

【辅助检查】术前 MRI：左侧脑桥小脑三角区可见团块状长 T_1 等 – 长 T_2 信号肿块，大小约 3.4cm×3.9cm，病灶局部伸入内听道，增强后病灶明显不均匀强化，DWI 呈等 – 低信号，SWI 呈等 – 低信号，邻近脑桥

及左侧小脑半球受压推移，四脑室受压变窄。双侧脑室旁可见线样长 T_1 长 T_2 信号灶，FLAIR 序列呈高信号（图 5–88）。

【术前诊断】①颅内占位性病变（左侧脑桥小脑三角区占位，考虑听神经瘤）；②胆囊切除术后；③前列腺增生。

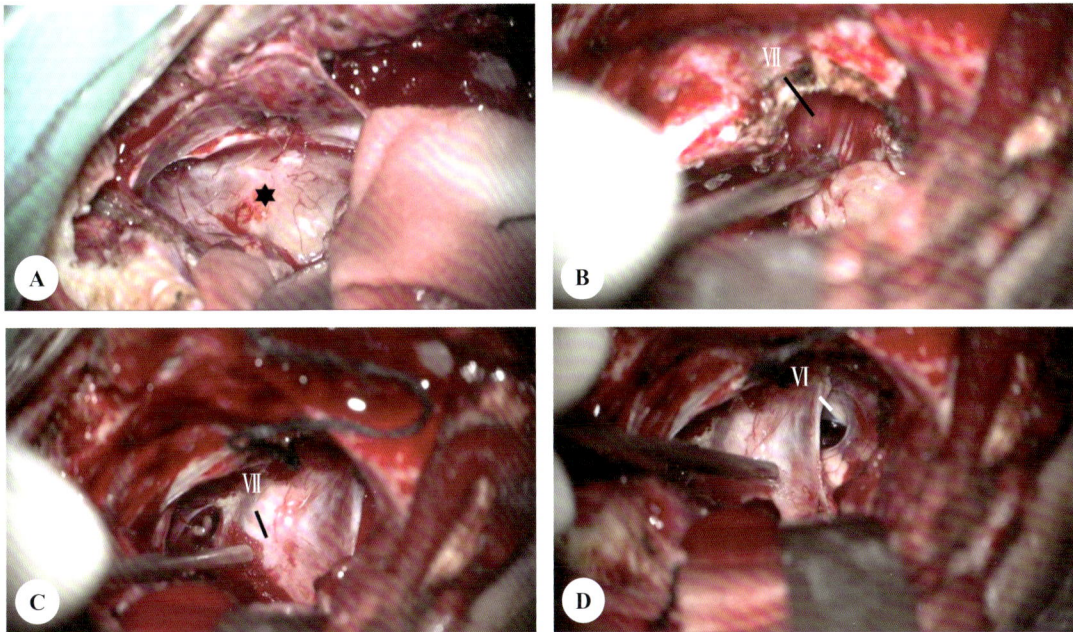

▲ 图 5–86　病例 8 肿瘤（黑色六角形），面神经（Ⅶ），外展神经（Ⅵ）

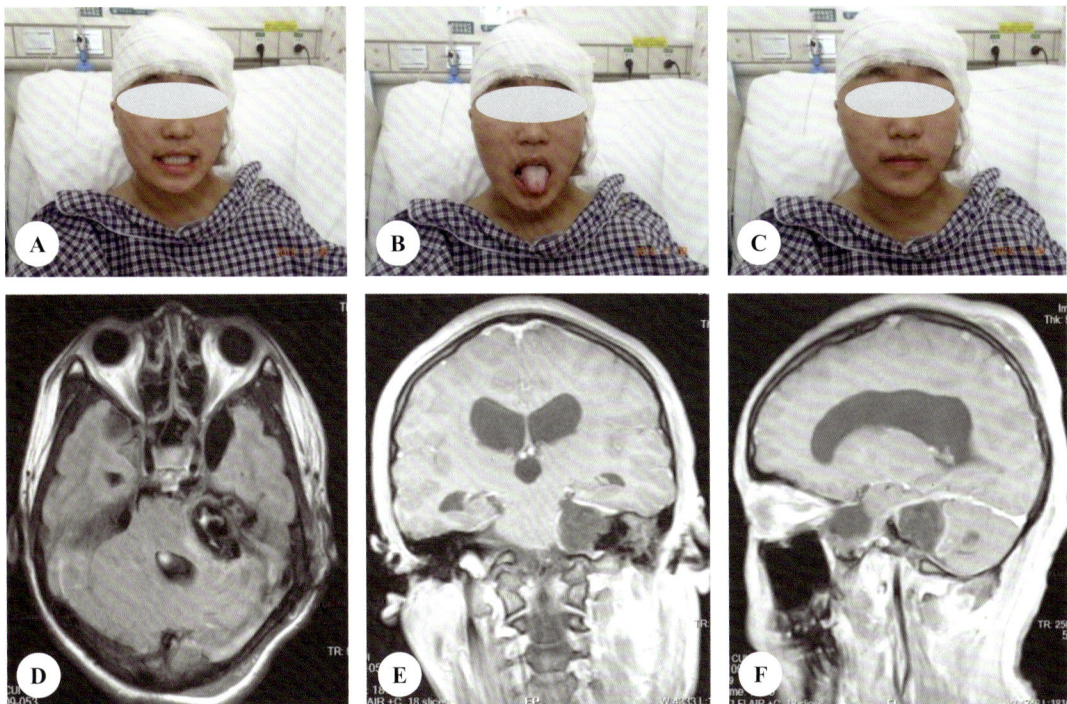

▲ 图 5–87　病例 8 术后检查

【手术入路】左侧枕下乙状窦后入路。

【手术过程】右侧俯卧位，头架固定，消毒铺单，行左侧枕下入路，切开、分离皮瓣，钻孔，骨瓣开颅，大小约 6cm×7cm。显露横窦、乙状窦，剪开硬膜，显露小脑延髓外侧池，释放脑脊液，向内侧牵拉小脑，显微镜下见病灶起源于左侧脑桥小脑三角池，约 4.5cm×3.5cm×2.8cm，部分囊变，将面神经推挤向腹上侧，变薄，蜗神经瘤化，位于肿瘤下极，三叉神经被推向腹侧。先行瘤内减压，再依次分离肿瘤下极、上极内侧面，最后将内听道内肿瘤切除。全切肿瘤后见三叉神经、面神经、蜗神经及后组脑神经及岩静脉保留完好，电刺激面神经脑干端蜗神经脑泄段见面神经波形完好。

【术后 MRI】左侧颞、枕骨局部缺如呈术后改变，左侧脑桥小脑三角区肿块灶切除呈术后改变，术区见多发积气、积血信号，邻近脑桥、小脑及第四脑室受压较前好转，增强后术区未见异常强化灶，中线结构居中（图 5-89）。

【术后神经功能】神志清楚，双侧瞳孔等大等圆，直径 3mm 大小，对光反射灵敏，头颅大小及形态正常。鼻腔及外耳道无异常分泌物，口角无歪斜，双侧鼻唇沟无变浅，鼓腮示齿可，伸舌居中，咽反射

正常，左耳听力较右侧差，颈软，四肢活动可，肌力、肌张力正常，Kernig、Brudzinski、Babinski 征阴性。术后病理报告示：（左 CPA 区）神经鞘瘤。

【经验体会】

(1) 听神经瘤的听力保留已成为神经外科医生的更高追求，相比面神经，蜗神经的完整性、连续性保留更具挑战，因肿瘤本身多起源于前庭神经，蜗神经脑干端的确认更加困难，因此鞘膜下分离可提升蜗神经保留率，蜗神经监测也起到重要辅助作用。

(2) 尽管保蜗患者术后诉耳鸣多见，但经长期随访多数得到缓解，因此，蜗神经保留仍值得付诸努力。

病例 10　罕见型，面神经位于瘤背侧　患者男性，因突发听力丧失 7 年余，左侧头痛 2 年余入院。

【查体】神清语利，思维、定向、理解、计算力正常。颈软，Kernig、Brudzinski 征（-）。嗅觉正常，瞳孔直径 3mm，光反灵敏，眼球运动自如，双侧视力、视野粗侧无异常。调节、辐辏反射正常。双侧颜面部感觉无异常，张口无歪斜，双侧颞肌、咬肌肌力无异常，角膜反射正常。额纹正常，鼻唇沟等深，口角无明显歪斜。左侧听力较右侧为差。悬雍垂左偏，咽反射灵敏。舌肌无萎缩，伸舌居中，右

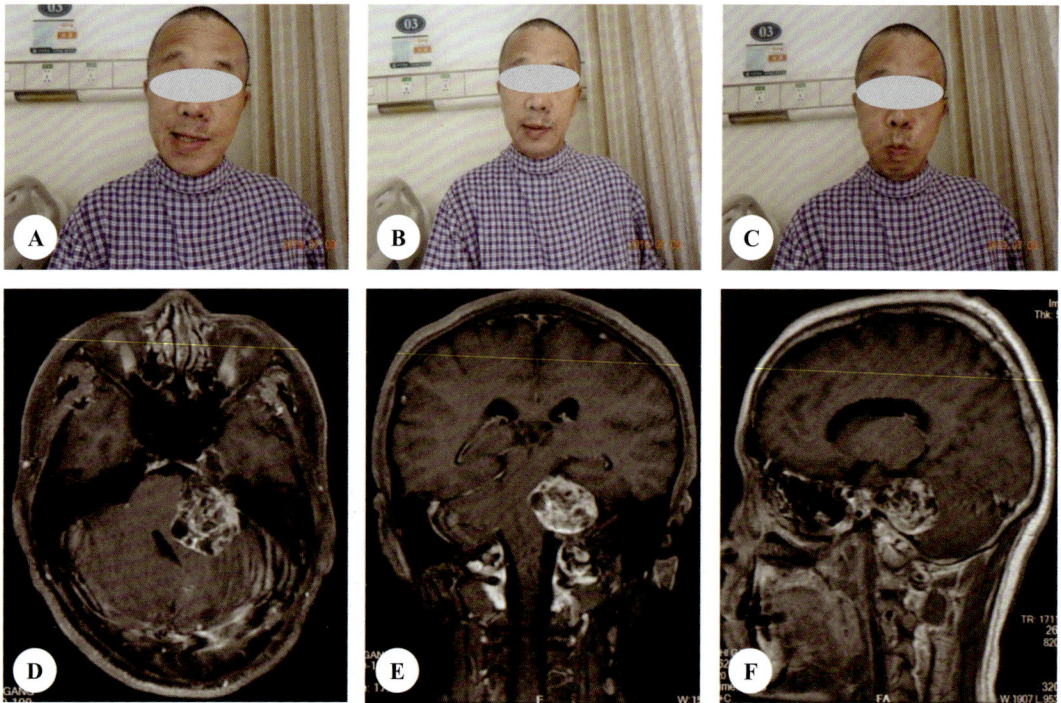

▲ 图 5-88　病例 9 术前检查

侧舌前 2/3 味觉正常。耸肩、转颈动作无异常。全身深浅感觉无明显异常，四肢肌力、肌张力正常，腹壁反射对称，双膝反射（++），病理征（−）。行走无歪斜，一字步正常。Romberg 征（−），指指、指鼻试验精确，跟膝胫试验正常。

【辅助检查】术前 MRI：左侧脑桥小脑三角区可见等 - 长 T_1 等 - 长 T_2 信号灶，大小约 2.9cm × 2.5cm（原约 2.8cm × 2.3cm），基本同前，界清，增强后可见不均匀明显强化，邻近脑桥及左侧小脑半球稍受压。双侧额顶叶可见多发小点状长 T_1 长 T_2 信号灶，FLAIR 序列呈高信号（图 5-90）。

【术前诊断】左侧 CPA 区占位，听神经瘤？

【手术入路】左侧枕下乙状窦后入路。

【手术过程】右侧俯卧位，头架固定头部。行左侧枕下乙状窦后入路，耳后倒 L 形切口，切开头皮，骨膜下分离皮肌瓣并牵开。颅骨钻 2 孔，骨瓣开颅，大小约 5cm × 4cm。显露横窦、乙状窦边缘，下达枕骨大孔。显微镜下弧形剪开硬膜，显露小脑延髓外侧池，释放脑脊液，缓慢牵开小脑半球，见病变位于左侧脑桥小脑三角，约 2.7cm × 2.1cm × 2.4cm 大小，肿瘤质地中等，血供较丰富，实性，右囊变，边界清楚。面神经肌电图监测下探查面神经，面神

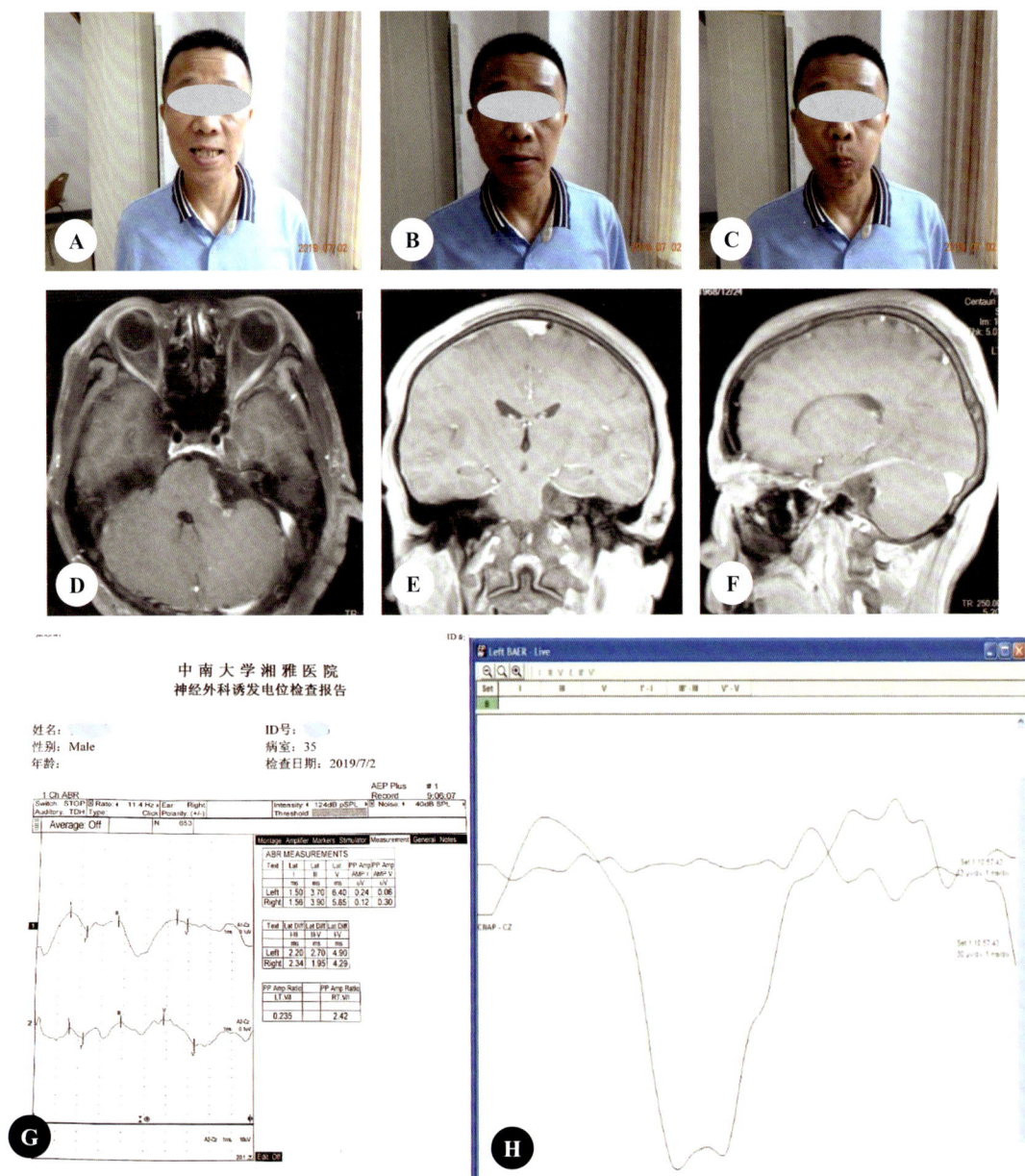

▲ 图 5-89　病例 9 术后检查

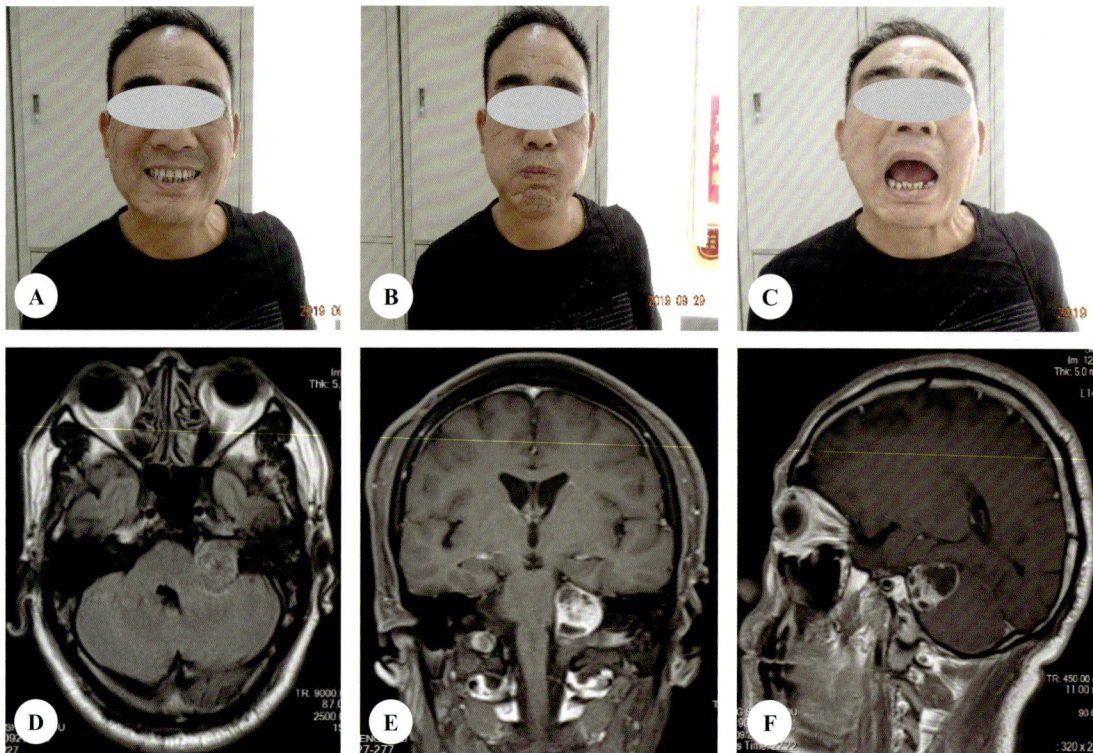

▲ 图 5-90　病例 10 术前检查

经位于肿瘤表面上极，薄如纸状，与肿瘤粘连紧密，三叉神经位于肿瘤腹上侧，肿瘤主体夹持在面神经与三叉神经之间；蜗神经、后组脑神经位于肿瘤下极。先行瘤内减压，再确认面神经脑干端，依次分离肿瘤下极、内侧面，然后分离肿瘤与面听神经粘连，继分离切除内听道内肿瘤，并逆向分离肿瘤与面神经粘连，全切除肿瘤。全切肿瘤后见三叉神经、面神经、蜗神经及后组脑神经及岩静脉保留完好，电刺激面神经脑干端见面神经波形完好。

【术后 MRI】枕骨左侧份局部骨质不连续，左侧脑桥小脑三角区占位切除呈术后改变，术区及相应颅板下可见积液及少许积血，增强后左侧内听道小片状强化灶；术区边缘可见小片状稍长 T_2 信号灶；邻近脑桥及左侧小脑半球受压较前缓解。双侧额顶叶可见多发小点状长 T_1 长 T_2 信号灶，FLAIR 序列呈高信号（图 5-91）。

【术后神经功能】神志清楚，语言流利，双侧瞳孔等大等圆，直径 3mm 大小，对光反射灵敏，口角无歪斜，伸舌居中，面神经功能Ⅲ～Ⅳ级，四肢肌力、肌张力正常，各生理反射存在，Kernig、Babinski、Brudzinski 征阴性。术后病理报告示：（左

侧 CPA 区）神经鞘瘤。

【经验体会】

(1) 本例中大型听神经瘤，面神经位于其背侧上级，走行关系罕见。由于肿瘤体积较大，面神经极其菲薄，牵开小脑后，很难从显微镜下肉眼判断神经走行。因此，在做肿瘤减压前，以刺激器探测肿瘤背侧，能有效降低误伤神经的风险。

(2) 术中完整保留神经结构。但因肿瘤与面神经少见的解剖关系，导致面神经移位受压严重，且患者既往血压控制不佳，小血管条件相对差，术后面神经功能尚需进一步恢复。

病例 11　巨大纯囊性听神经瘤　患者女性，54岁，因左侧面部麻木、听力下降 20 余天入院，既往无特殊。

【查体】神清语利。双眼视力：视力左：0.9，右：0.6，视野粗测无缺损，眼底检查未见明显异常。双瞳直径 3mm，等大等圆，光反射灵敏，双眼球活动可，眼睑无下垂，无眼球震颤。左侧面部痛觉、振动觉减退，咀嚼有力，张口下颌无偏移。左侧额纹及鼻唇沟变浅，皱额、闭目、鼓腮、示齿、吹哨可。左耳听力粗测下降。悬雍垂居中，声音无嘶哑，饮

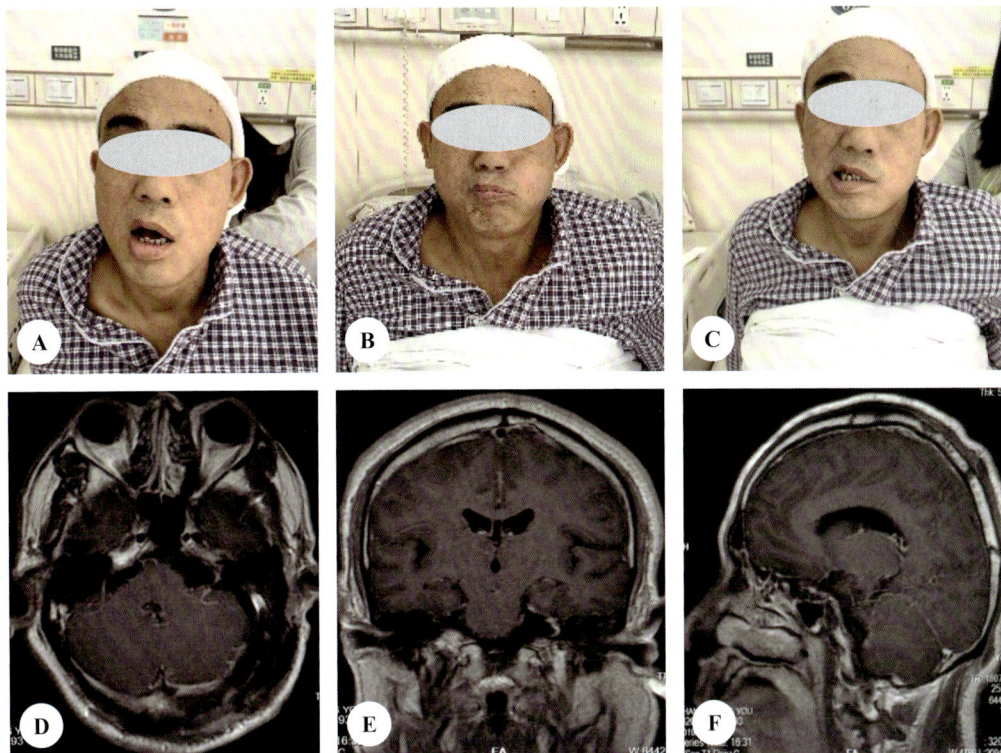

▲ 图 5-91　病例 10 术后检查

水无呛咳，咽反射可，吞咽反射可，咳嗽反射可。转颈耸肩有力。伸舌居中，舌肌无萎缩，无肌颤，舌肌活动可。四肢肌力、肌张力可，无肌肉萎缩。颈软，Kernig 征（－），Brudzinski 征（－）。跟膝胫试验（－），指鼻试验（－），双手动作轮替试验（－），Romberg 征（－），行一字步可。

【辅助检查】MRI 检查示左侧脑桥小脑三角区见一约 41mm×25mm 多房囊状等长 T_1 等长 T_2 异常信号，FLAIR 呈高信号，边缘清晰，内见液液分层，增强后囊壁明显强化，邻近小脑幕可见强化，左侧内听道扩大。脑干及第四脑室受压。幕上脑室无扩大积水（图 5-92）。

【术前诊断】左侧 CPA 区占位：听神经瘤？

【手术入路】左侧枕下乙状窦后入路。

【手术过程】左侧枕下乙状窦后入路，耳后倒 L 形切口，切开头皮，骨膜下分离皮肌瓣并牵开。颅骨钻 3 孔，骨瓣开颅，大小约 5cm×4cm。显露横窦、乙状窦边缘，下达枕骨大孔。显微镜下弧形剪开硬膜，显露小脑延髓外侧池，释放脑脊液，缓慢牵开小脑半球，见病变位于左侧脑桥小脑三角，约 41mm×25mm 大小，面神经肌电图监测下探查面神

经、蜗神经位于肿瘤表面，面神经被推挤至肿瘤腹上侧，薄如纸状，主要分为两束，分别位于肿瘤腹侧上极和正中，与肿瘤粘连紧密，前庭神经瘤化，后组脑神经位于肿瘤下极。肿瘤质地中等，血供较丰富，囊变，边界清楚。先行瘤内减压，再确认面神经脑干端，依次分离肿瘤下极、上极、内侧面，分离肿瘤与面听神经粘连，最后显微磨钻磨开内听道，将内听道内肿瘤切除，使用人工硬膜修补填塞行脑脊液漏修补。全切肿瘤后见三叉神经、面神经、蜗神经及后组脑神经及岩静脉保留完好，电刺激面神经脑干端见面神经波形完好（图 5-93）。

【术后 MRI】左枕骨局部骨质中断，呈术后改变，相应颅板下见少许积液、积气及积血信号，原左侧脑桥小脑三角区病灶切除，术区未见明显异常强化灶，颅内见散在积气，余脑实质未见明显异常信号灶及强化灶（图 5-94）。

【术后神经保护】神志清楚，语言流利，双侧瞳孔等大等圆，直径 3mm 大小，对光反射灵敏，口角无歪斜，伸舌居中，切口愈合可，无红、肿、渗出，颈软，四肢肌力、肌张力正常，各生理反射存在，Kernig、Babinski、Brudzinski 征阴性，面神经功能 I

级，术后病理（左侧 CPA 区）神经瘤。

【经验体会】

此病例 CPA 池内肿瘤主体为纯囊性，体积巨大。此类肿瘤处理原则具有特殊性，难度大，面、蜗神经因巨大肿瘤占位效应被推挤移位，变形严重，在肿瘤囊液释放减压后，瘤壁急剧皱缩，使面、蜗神经行程难以辨认。而且，薄层瘤壁附着于周边神经，

使得鞘膜下分离几乎成为不可能，神经保护具有挑战，需悉心分离，仔细辨认。

病例 12　中型 - 实性脑干端面神经与脑干手行走行，横贴于脑干　患者女性，28 岁，因右侧听力下降 3 年，耳鸣 2 年，面部麻木 5 个月入院，既往无特殊。

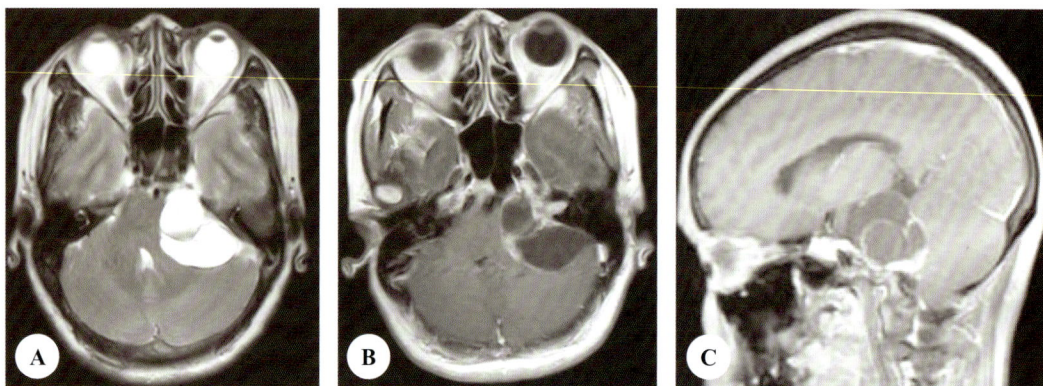

▲ 图 5-92　病例 11 术前 MRI 检查

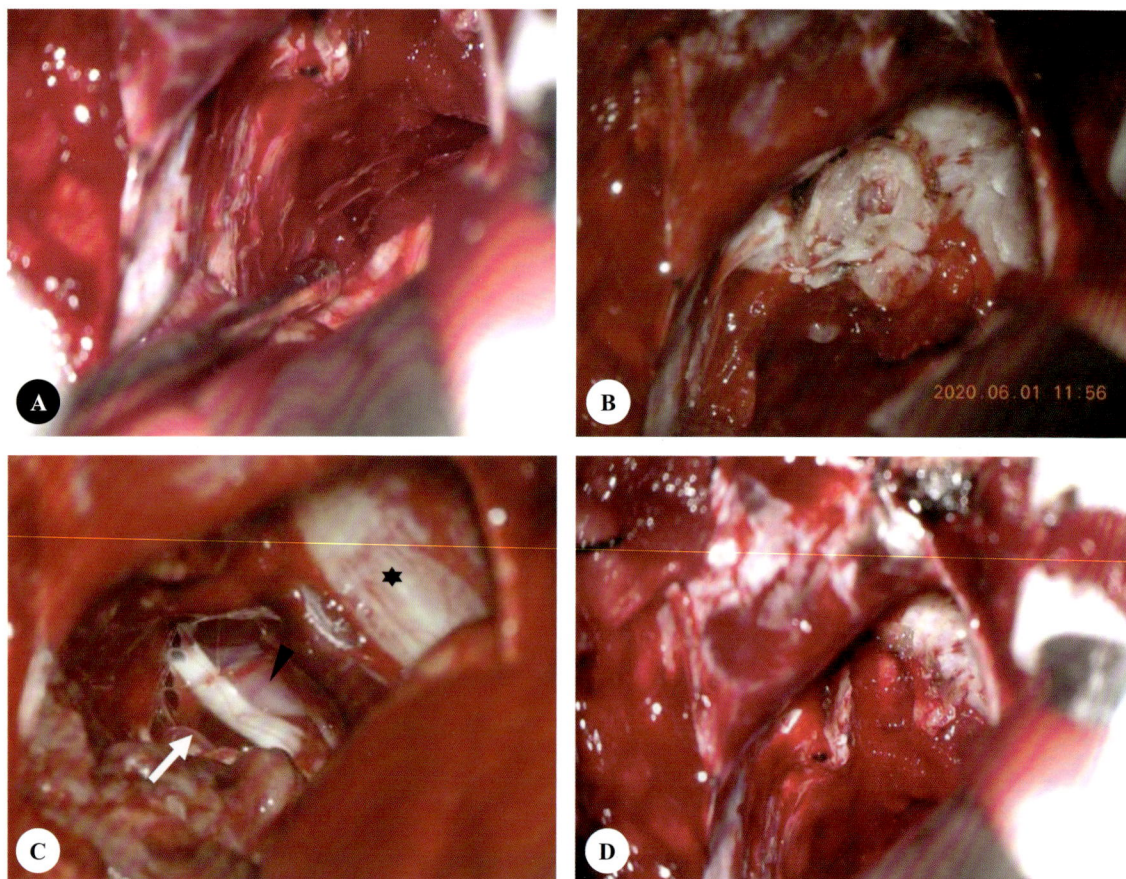

▲ 图 5-93　病例 11 左侧大脑后动脉 P1 段（C，黑箭头），左侧小脑上动脉（C，白箭），小脑幕（C，黑色六角形），动眼神经，面神经

【查体】神清语利。嗅觉正常，瞳孔直径 3mm，光反射灵敏，眼球运动自如，视野粗侧无异常。调节、辐辏反射正常。右侧面颊部感觉较左侧明显减退，张口无明显歪斜，双侧侧颞肌、咬肌肌力可，角膜反射灵敏。右侧额纹变浅，鼻唇沟等深，口角无明显歪斜。右侧听力较左侧稍差。咽反射灵敏。舌肌无萎缩，伸舌居中。耸肩、转颈动作无异常。四肢肌力、肌张力正常，腹壁反射对称，双膝反射（++），病理征（－）。行走无明显歪斜，一字步可。Romberg 征（－），指指、指鼻试验精确，跟膝胫试验正常。

【辅助检查】MRI 检查示右侧脑桥小脑三角区见一大小约为 22mm×24mm×25mm（左右径×前后径×上下径）稍长 T_1、等 – 稍长 T_2 信号灶，增强后病灶可见明显强化，边缘清晰，右侧内听道扩大，可见一"冰淇淋"样突起伸入内听道内。脑干及小脑

稍受压，第四脑室稍受压变小，幕上脑室无扩大积水（图 5-95）。

【术前诊断】右侧 CPA 占位：听神经瘤？

【手术入路】右侧枕下乙状窦后入路。

【手术过程】行右侧枕下乙状窦后入路，切开、分离皮瓣，钻孔，骨瓣开颅，大小约 6cm×7cm。显露横窦、乙状窦，剪开硬膜，显露小脑延髓外侧池，释放脑脊液，向内侧牵拉小脑，显微镜下见病灶位于左侧脑桥小脑三角池，约 22mm×24mm×25mm，实性、血供丰富，将面神经推挤向腹上侧与脑干贴附并与具平行走行，变薄，蜗神经瘤化，位于肿瘤下极，三叉神经被推向腹侧（图 5-96）。先行瘤内减压，再依次分离肿瘤下极、上极内侧面，显微磨钻磨开内听道，最后将内听道内肿瘤切除，人工硬膜修补脑脊液漏。全切肿瘤后见三叉神经、面神经、蜗神经及后组脑神经及岩静脉保留完好，电刺激面

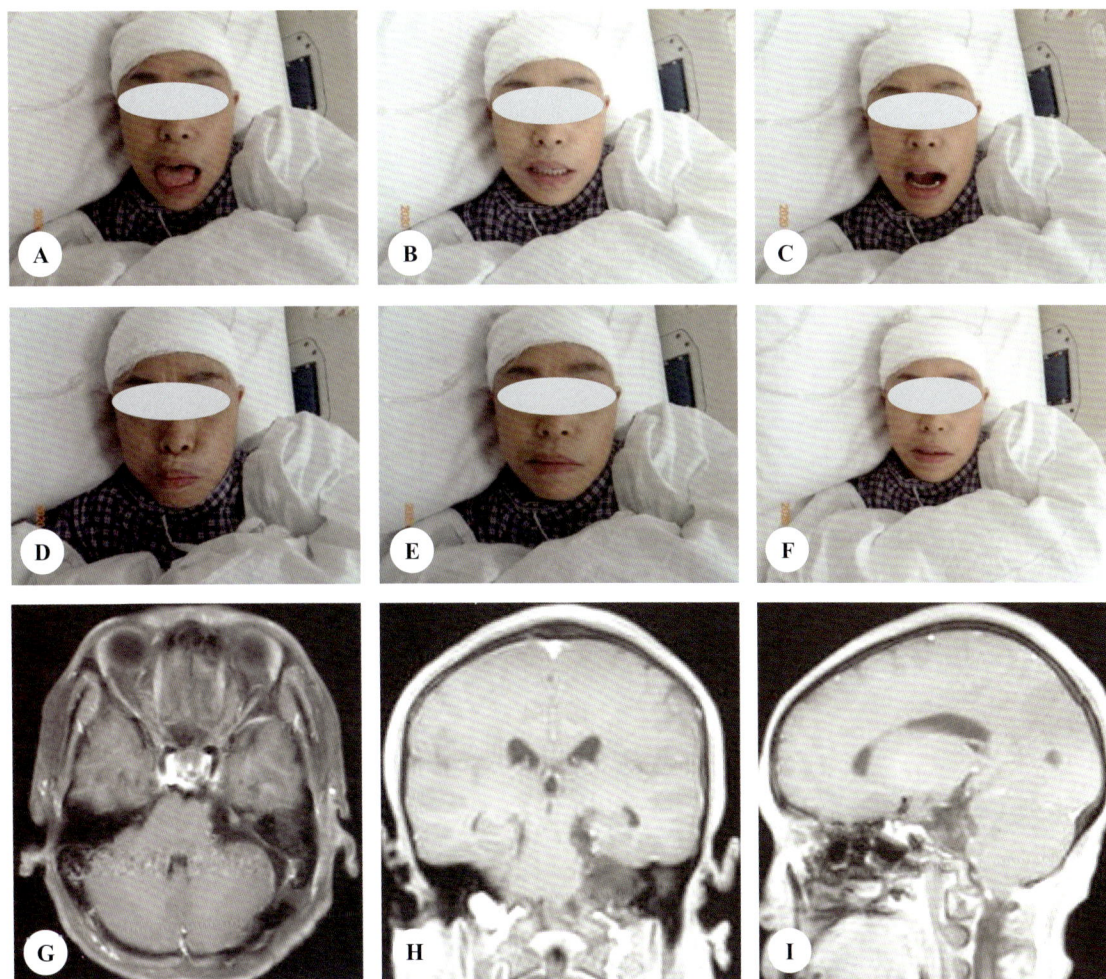

▲ 图 5-94　病例 11 术后检查

神经脑干端见面神经波形完好。

【术后 MRI】右颞枕骨见骨质中断呈术后改变，邻近头皮肿胀，原右侧脑桥小脑三角区肿块灶已切除，术区以长 T_1 长 T_2 信号为主，边缘少许 T_1 信号灶，颅板下见弧形长 T_1 长 T_2 信号灶，混杂少许无信号灶；脑干、小脑、第四脑室受压较前缓解（图 5-97）。

【术后神经保护】患者出院时一般情况好，生命体征平稳，神志清楚，语言流利，双侧瞳孔等大等圆，直径 3mm 大小，对光反射灵敏，右侧面神经功能Ⅱ级，伸舌居中，切口愈合可，无红、肿、渗出，颈软，四肢肌力、肌张力正常，各生理反射存在，Kernig、Babinski、Brudzinski 征阴性。术后病理为右侧 CPA 区神经鞘瘤。

【经验体会】此病例面神经自脑干端即被肿瘤压迫，紧贴脑干横行走行后急转向外侧进入 CPA 池，向内听道口走行。此类情况较罕见，在探查面神经脑干端时易被误导，且在急转入 CPA 池处极易造成面神经损伤，不能过分依赖神经电生理监测，需术

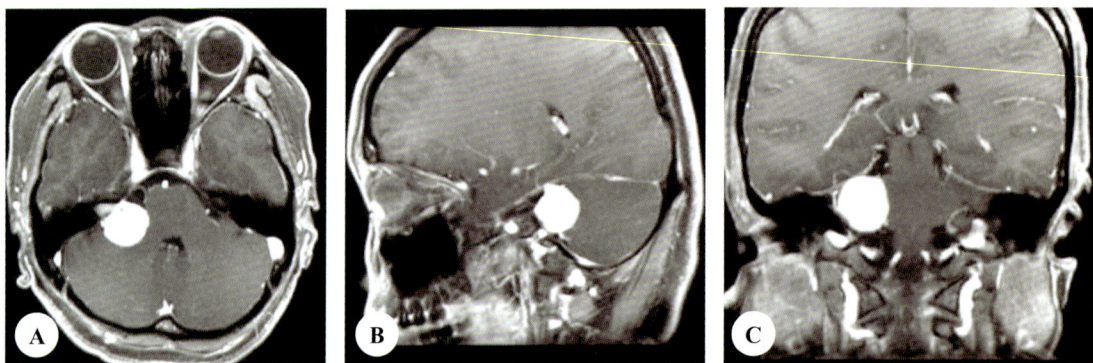

▲ 图 5-95 病例 12 术前 MRI 检查

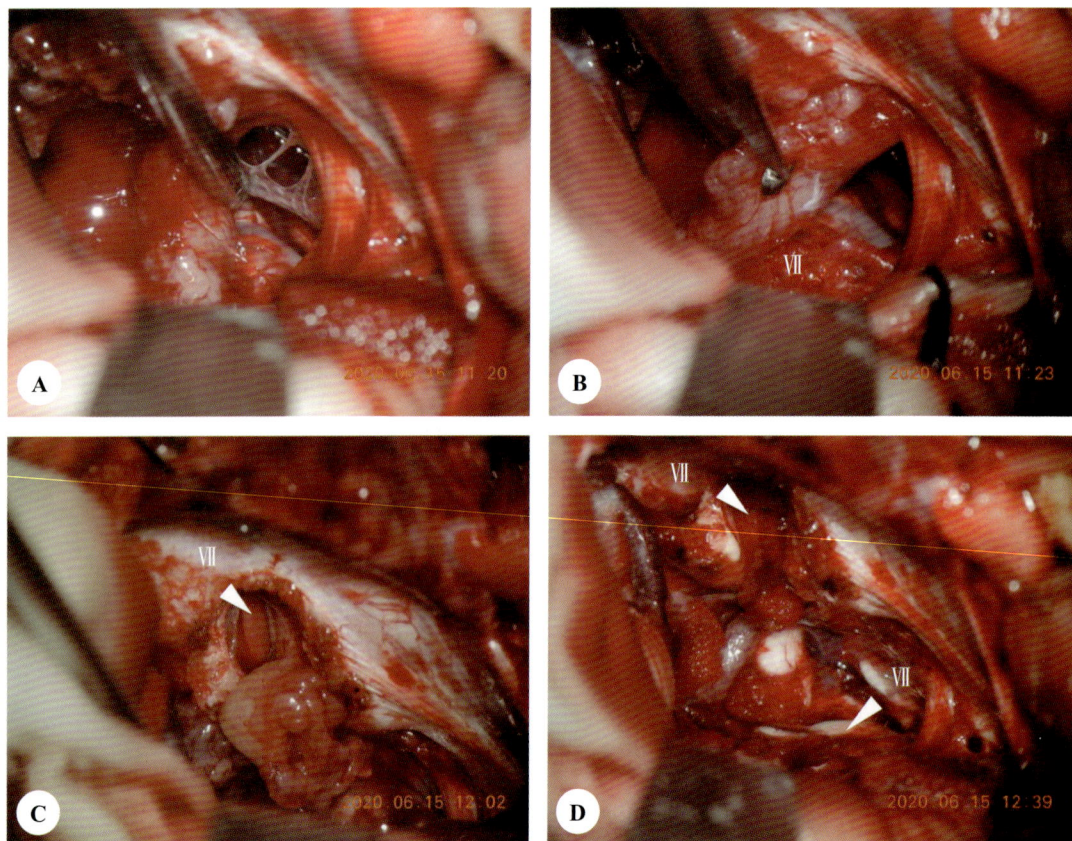

▲ 图 5-96 病例 12 面神经（Ⅶ）

者谨慎判断。

病例 13　内侧型 – 与脑干粘连紧密，内听道延伸不长　患者男性，46 岁，因左侧听力下降 2 个月余，左侧面部疼痛 1 个月余入院。

【入院查体】神清语利，思维、定向、理解、计算力正常。颈软，Kernig、Brudzinski 征（–）。嗅觉正常，瞳孔直径 3mm，光反射灵敏，眼球运动自如，左右视力粗侧正常，视野粗侧无异常。调节、辐辏反射正常。颜面部感觉无明显减退，张口无歪斜，双侧咬肌肌力正常对称，右角膜反射正常，左侧灵敏。双侧额纹对称，鼻唇沟等深，口角无明显歪斜。左侧听力较右侧为差。悬雍垂居中，咽反射灵敏。舌肌无萎缩，伸舌居中，味觉正常。耸肩、转颈动作无异常。全身深浅感觉无明显异常，四肢肌力、肌张力正常，腹壁反射对称，双膝反射（++），病理征（–）。行走无歪斜，一字步稳。Romberg 征（–），指指、指鼻试验精确，跟膝胫试验正常。

【辅助检查】头部 MRI：左侧脑桥小脑三角区见不规则肿块灶，大小约 37mm×43mm，呈短 – 长 T_1

短 – 长 T_2 异常混杂信号，FLAIR 序列呈低 – 高混杂信号，边缘尚清晰，病灶内可见囊变，增强后不均匀明显强化，可见一"冰淇淋"样突起伸入内听道内，左侧内听道稍扩大，周围可见小片状水肿带，邻近脑干及小脑、第四脑室稍受压变窄，幕上脑室稍扩大。蝶鞍扩大，鞍底稍下陷，内见长 T_2 脑脊液信号，垂体腺变薄。小脑扁桃体下移，位于钱氏线以下 5mm（图 5–98）。

【术前诊断】左侧 CPA 占位，听神经瘤。

【手术入路】左侧枕下乙状窦后入路。

【手术过程】右侧俯卧位，头架固定头部。行左侧枕下乙状窦后入路，耳后倒 L 形切口，切开头皮，骨膜下分离皮肌瓣并牵开。颅骨钻 3 孔，骨瓣开颅，大小约 5cm×4cm。显露横窦、乙状窦边缘，下达枕骨大孔。显微镜下弧形剪开硬膜，显露小脑延髓外侧池，释放脑脊液，缓慢牵开小脑半球，见病变位于左侧脑桥小脑三角，约 37mm×43mm 大小，面神经肌电图监测下探查面神经，蜗神经位于肿瘤表面，面神经被推挤至肿瘤腹上侧，薄如纸状，主要分为两束，分别位于肿瘤腹侧上极和正中，与肿瘤粘连

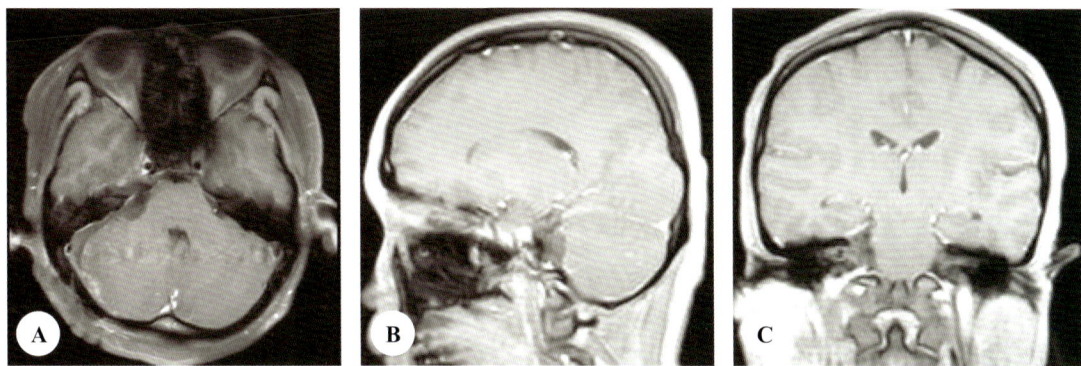

▲ 图 5–97　病例 12（右侧 CPA 区）神经鞘瘤

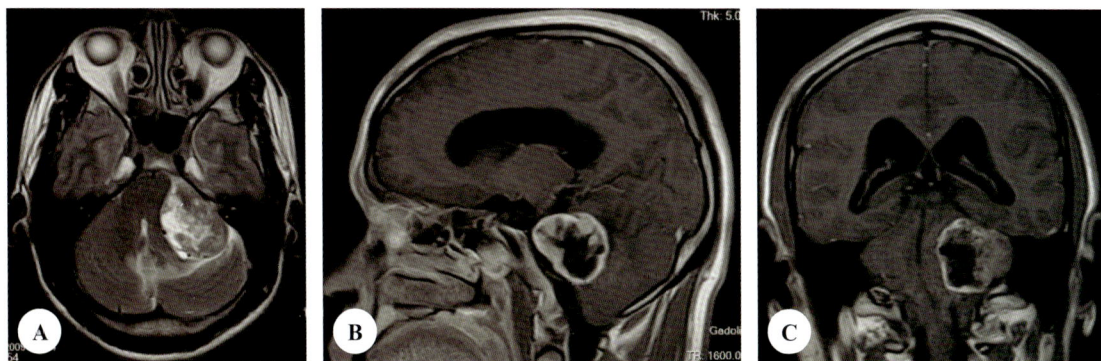

▲ 图 5–98　病例 13 术前 MRI 检查

紧密，前庭神经瘤化，后组脑神经位于肿瘤下极。肿瘤质地中等，血供较丰富，少许囊变，边界清楚。先行瘤内减压，再确认面神经脑干端，依次分离肿瘤下极、上极、内侧面与脑干粘连极具紧密，分离肿瘤与面听神经粘连，显微磨钻磨开内听道，最后将内听道内肿瘤切除。全切肿瘤后见三叉神经、面神经、蜗神经及后组脑神经及岩静脉保留完好，电刺激面神经脑干端见面神经波形完好。

【术后 MRI】左枕部局部颅骨缺损，原左侧脑桥小脑三角区病变切除呈术后改变；术区见片状长 T_1、T_2 信号及无信号区，内可见少许点状短 T_1 信号，周围见斑片状长 T_1、T_2、FLAIR 高信号；邻近第四脑室及脑桥受压较前好转（图 5-99）。

【神经功能】面神经功能 I 级，神志清楚，语言流利，生命体征平稳，双侧瞳孔等大等圆，直径 3mm 大小，对光反射灵敏，口角无歪斜，伸舌居中，切口愈合可，无红、肿、渗出，颈软，四肢肌力、肌张力正常，各生理反射存在，病理征阴性。

【经验体会】此病例被归为内侧型听神经瘤，起源位置通常更靠近脑干端，对脑干、小脑推挤明显，粘连紧密，术前 MRI 瘤周水肿即反映这一特点。相应地，肿瘤在内听道口粘连不紧，且向内听道底延伸不深，内听道磨除不需过深，可通过神经剥离子探到肿瘤游离端，整块轻柔拖出内听道部分瘤体。

病例 14　内听道情况复杂型　患者女性，37 岁，因"左侧听力下降 6 个月余"入院。余无特殊。

【入院查体】神清语利，思维、定向、理解、计算力正常。颈软，Kernig、Brudzinski 征（—）。嗅觉正常，瞳孔直径 3mm，光反射灵敏，眼球运动自如，左右视力粗侧正常，视野粗侧无异常。调节、辐辏

反射正常。颜面部感觉无明显减退，张口无歪斜，双侧咬肌肌力正常对称，右角膜反射正常，左侧灵敏。双侧额纹对称，鼻唇沟等深，口角无明显歪斜。左侧听力较右侧为差。悬雍垂居中，咽反射灵敏。舌肌无萎缩，伸舌居中，味觉正常。耸肩、转颈动作无异常。全身深浅感觉无明显异常，四肢肌力、肌张力正常，腹壁反射对称，双膝反射（++），病理征（—）。行走无歪斜，一字步稳。Romberg 征（—），指指、指鼻试验精确，跟膝胫试验正常。

【辅助检查】头部 MRI 示右侧脑桥小脑三角区见不规则肿块灶，呈长 T_1 短 – 等 T_2 异常混杂信号，边缘尚清晰，病灶内可见囊变，增强后不均匀明显强化，可见一"火炬"样突起伸入内听道内，右侧内听道扩大，周围可见小片状水肿带，邻近脑干及小脑、第四脑室稍受压变窄，幕上脑室稍扩大（图 5-100）。

【术前诊断】右侧 CPA 占位，听神经瘤？

【手术入路】右侧枕下乙状窦后入路。

【手术要点】左侧俯卧位，头架固定头部，消毒铺单。行左侧枕下乙状窦后入路，耳后倒 L 切口，切开头皮，骨膜下分离皮肌瓣并牵开。颅骨钻 3 孔，骨瓣开颅，大小约 5cm × 4cm。显露横窦、乙状窦边缘，下达枕骨大孔。显微镜下弧形剪开硬膜，显露小脑延髓外侧池，释放脑脊液，缓慢牵开小脑半球，见病变位于左侧脑桥小脑三角，约 72mm × 63mm 大小，面神经肌电图监测下探查面神经，蜗神经位于肿瘤表面，面神经被推挤至肿瘤腹上侧，薄如纸状，与肿瘤粘连紧密，前庭神经瘤化，后组脑神经位于肿瘤下极。肿瘤质地中等，血供较丰富，实性，边界清楚。先行瘤内减压，再确认面神经脑干端，依次分离肿瘤下极、上极、内侧面，分离肿瘤与面听

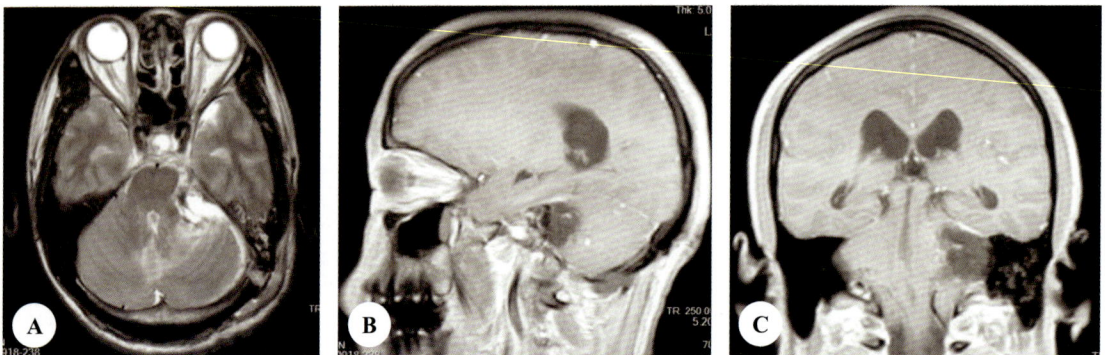

▲ 图 5-99　病例 13 术后 MRI 检查

神经粘连，显微磨钻逐层磨开内听道，最后将内听道内肿瘤切除。全切肿瘤后见三叉神经、面神经、蜗神经及后组脑神经及岩静脉保留完好，电刺激面神经脑干端见面神经波形完好[图 5-101，▶视频 5-8 **显微镜下听神经瘤 - 复杂内听道处理（枕下乙状窦后入路）**]。

【术后 MRI】左枕部局部颅骨缺损，原右侧脑桥小脑三角区病变切除呈术后改变；术区见片状长 T_1 长 T_2 信号及无信号区，内可见少许点状短 T_1 信号，周围见斑片状长 T_1 长 T_2、FLAIR 高信号；邻近第四脑室及脑桥受压较前好转（图 5-102）。

【神经功能】面神经功能 I 级。神志清楚，语言流利，生命体征平稳，双侧瞳孔等大等圆直径 3mm 大小，对光反射灵敏，口角无歪斜，伸舌居中，切口愈合可，无红、肿、渗出，颈软，四肢肌力、肌张力正常，各生理反射存在，病理征阴性。术后病理示神经鞘瘤。

【经验体会】此病例内听道处理极其复杂，肿瘤整体质地偏硬，内听道口粘连紧密，内耳门扩大并不明显，但向内听道底方向逐渐扩大，呈"束颈"状，需要对内听道充分磨除，又需警惕在相对缩窄的内耳门处进行磨骨时损伤骨质，需逐层深入，步步为营向远端及深部进行，最后利用刮勺探查内听道底，确保安全全切。

病例 15　双镜联合切除听神经瘤　患者男性，31 岁，因"步态不稳半月余"入院。余无特殊。

【入院查体】神清，语言流利，思维、定向、理解、计算力正常。颈软，Kernig、Brudzinski 征（—）。颜面部感觉无明显减退，张口无歪斜，双侧咬肌肌

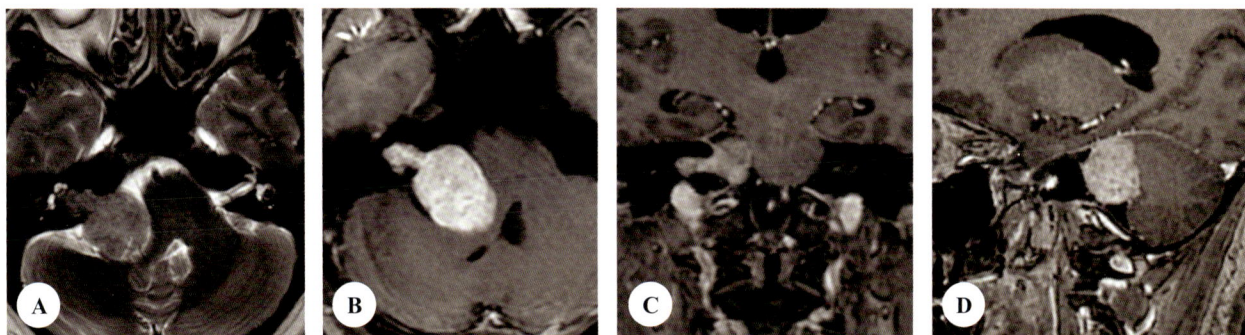

▲ 图 5-100　病例 14 术前 MRI 检查

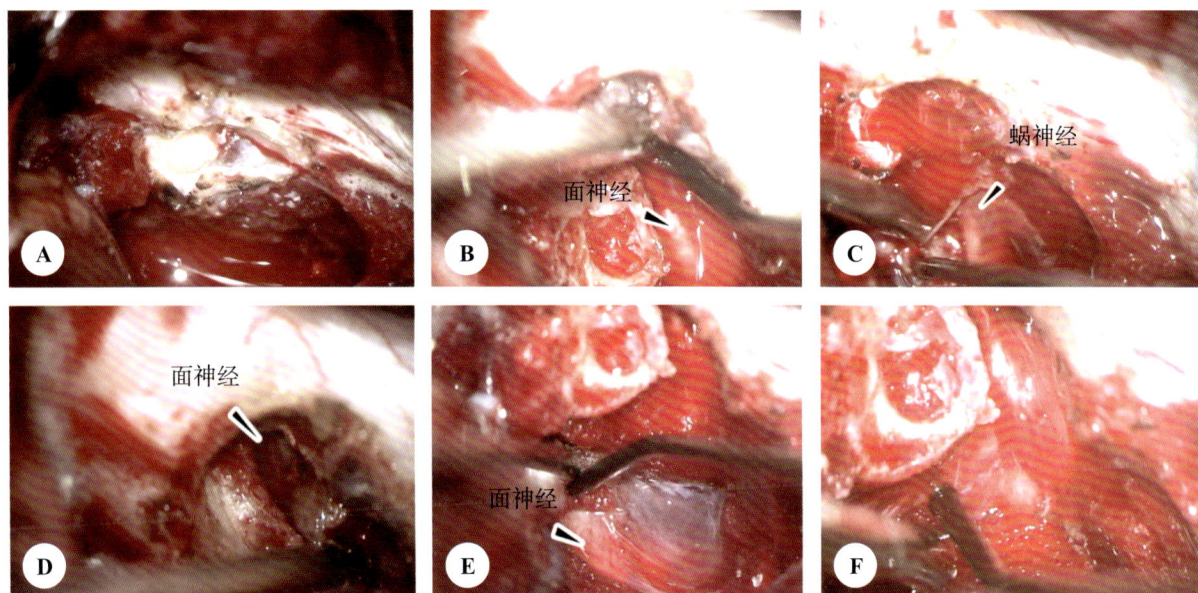

▲ 图 5-101　病例 14 手术过程

力正常对称，右角膜反射正常，左侧灵敏。双侧额纹对称，鼻唇沟等深，口角无明显歪斜。双侧听力粗侧无明显减退。悬雍垂居中，咽反射灵敏。舌肌无萎缩，伸舌居中，味觉正常。耸肩、转颈动作无异常。全身深浅感觉无明显异常，四肢肌力肌张Ⅳ级，肌张力正常，腹壁反射对称，双膝反射（++），病理征（－）。行走无歪斜，一字步稳。Romberg征（－），指指、指鼻试验精确，跟膝胫试验正常。

【辅助检查】右侧脑桥小脑三角区见囊实性不规则肿块灶，呈长 T_1 短－等 T_2 异常混杂信号，边缘不清，增强后不均匀明显强化，内听道内内可见肿瘤，右侧内听道扩大，肿瘤周围可见片状水肿带，邻近脑干及小脑、第四脑室稍受压变窄，幕上脑室稍扩大（图5-103）。

【术前诊断】右侧CPA占位，听神经瘤？

【手术入路】右侧枕下乙状窦后入路－外视镜联合。

【手术要点】左侧俯卧位。行左侧枕下乙状窦后入路。显微镜下弧形剪开硬膜，显露小脑延髓外侧池，释放脑脊液，缓慢牵开小脑半球，见病变位于左侧脑桥小脑三角，约 $72mm \times 63mm$ 大小，面神经肌电图监测下探查面神经，蜗神经位于腹后极，面神经被推挤至肿瘤腹上侧，与肿瘤粘连紧密，前庭神经瘤化，后组脑神经位于肿瘤下极。肿瘤质地较软，血供丰富，囊实性，边界欠清。先行瘤内减压，再确认面神经脑干端，依次分离肿瘤下极、上极、内侧面，分离肿瘤与面听神经粘连，显微磨钻逐层磨开内听道，最后将内听道内肿瘤切除，换外视观察镜深入内听道观察，探至内听道底见面、蜗神经保留完好，无肿瘤残留。全切肿瘤后见三叉神经、面神经、蜗神经及后组脑神经及岩静脉保留完好，电刺激面、蜗神经脑干端见面神经波形完好（图5-104， ▶视频5-9 听神经瘤切除）。

【术后MRI】右枕部局部颅骨缺损，原右侧脑桥小脑三角区病变切除呈术后改变；术区见片状长 T_1 长 T_2 信号及无信号区，内可见少许点状短 T_1 信号，周围见斑片状长 T_1 长 T_2、FLAIR高信号；邻近第四脑室及脑桥受压较前好转（图5-105）。

【神经功能】面神经功能Ⅰ级，右侧有效听力保留。

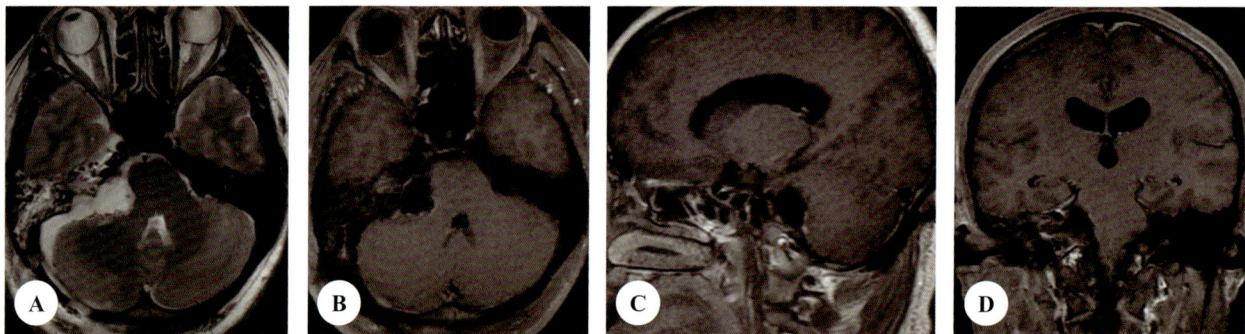

▲ 图5-102　病例14 术后MRI检查

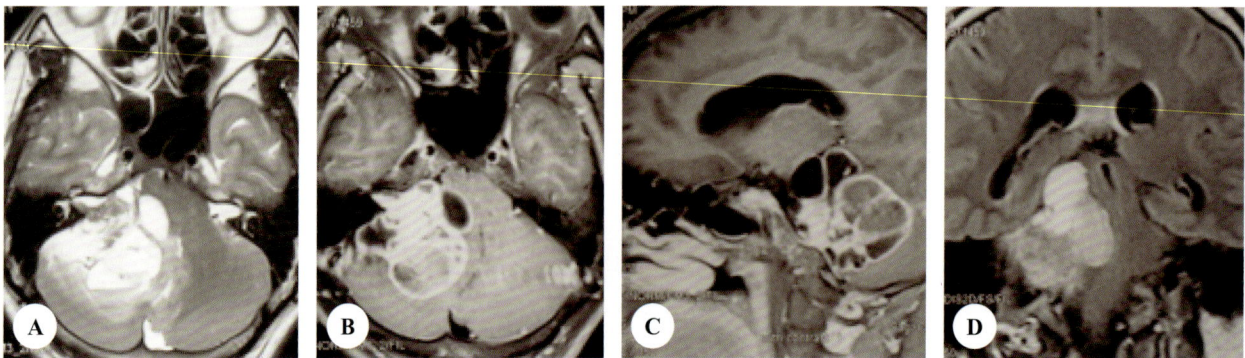

▲ 图5-103　病例15 术前辅助检查

【经验体会】寻找并确认面、蜗神经行程并与肿瘤进行分离是听神经瘤手术的核心，我们强调膜下分离和双向分离。"膜下分离"如果只沿着蛛网膜界面分离，有时候可能面、听神经都会有损伤，这时候要就要了解肿瘤的组织学、认识肿瘤，自前庭神经鞘（束）膜下与少量前庭神经纤维移行处作分离。"双向分离"的概念就是自脑干端减压、分离自接近内听道口处不应再盲目前进，而应自磨开内听道后壁，并结合术前的影像来判断需磨除深度并切除肿瘤，由于面、听神经与肿瘤粘连最紧密处在内听道口，操作中容易牵碎肿瘤而无法完整分离，可在外视观察镜或神经内镜的引导下做进一步探查与切除，可轻松将内听道内肿瘤残余切除，更大程度地避免损伤内听道内的面、听神经。最终双向分离会师于内听道口，双向确认。双镜联合对于听神经瘤手术很有意义，尤其对于内听道内肿瘤蔓延深、膨胀性生长明显，可能对神经挤压严重的病例，如有条件应当作为常规积极开展。

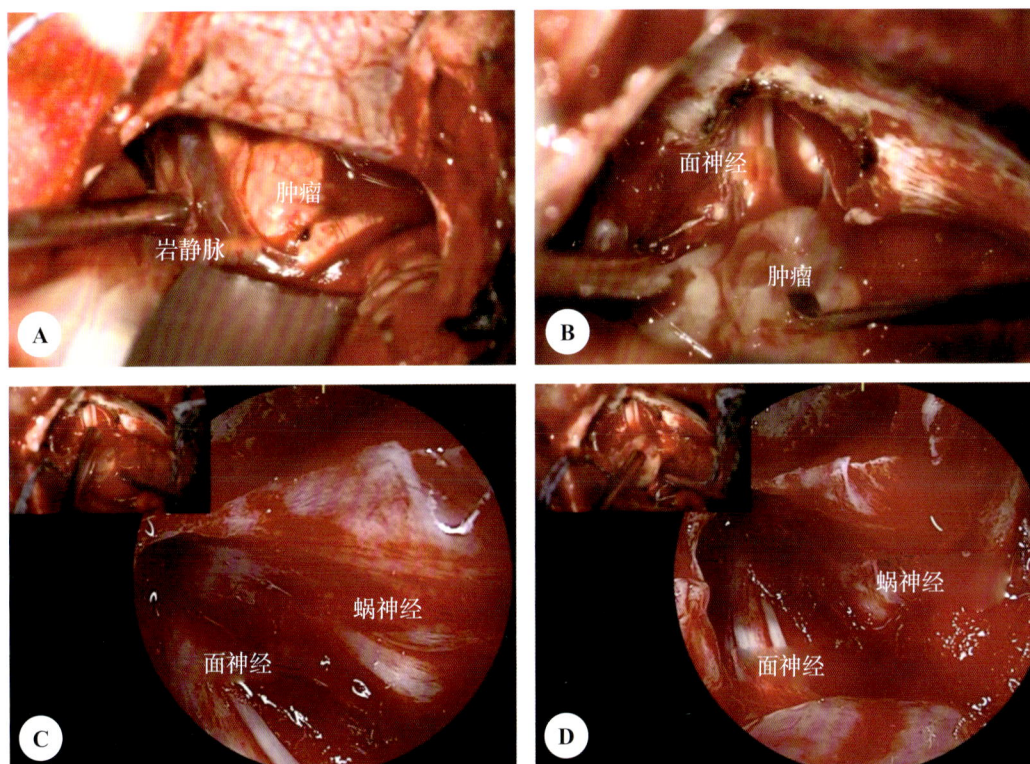

▲ 图 5-104　病例 15 手术过程

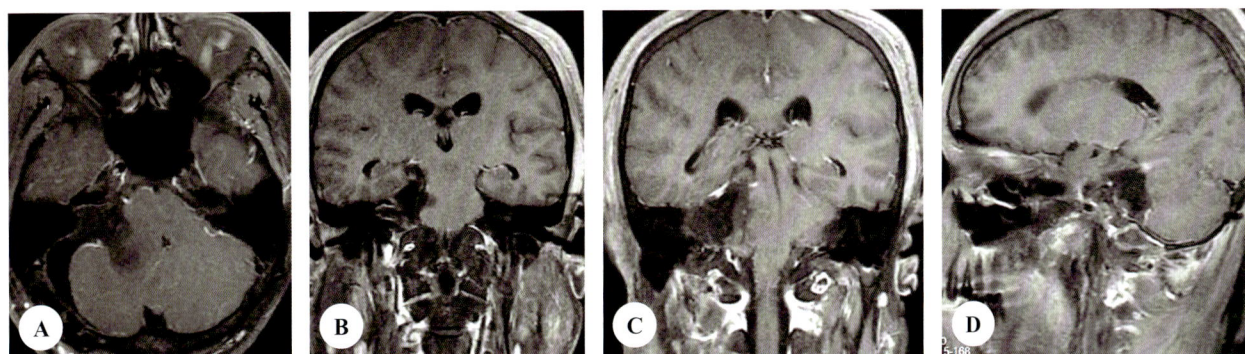

▲ 图 5-105　病例 15 术后 MRI 检查

专家点评

听神经瘤手术的技术核心仍然是面听（蜗）神经功能的保留；面神经走行和形态的不确定为面神经的解剖和功能保留带来了困难和不确定性。因此，尽可能保证面神经（和）/蜗神经的连续性、完整性和血供不受影响贯穿于手术的全过程。乙状窦后经内听道入路可以满足不同类型和大小的听神经瘤手术，对于部分不需要保留听力的听神经瘤可以选择迷路入路，颅中窝入路仅适应用部分内听道内较多的中小型听神经瘤。解剖保留是功能保留的前提，肿瘤囊变出血、与周围蛛网膜和脑组织粘连紧密、内听道扩大明显且不规则、患者有高血压、糖尿病等基础疾病，是面、蜗神经功能恢复不理想的危险因素。

鉴于不同大小听神经瘤均有其相对固定动脉供血来源和静脉引流去向，术中选择性地精确使用双极电凝处理供血动脉和引流静脉是值得提倡的，确切有效的止血有助于减少术后术区出血等并发症的发生。与肿瘤粘连紧密难以分离的面神经往往在内听道口，尤其在神经明显变得极其菲薄，局部肿瘤质地较韧时，勉强的分离神经可能带来"功亏一篑"的遗憾，因此，根据术中情况综合权衡，及时"知止"亦不失为一种明智的选择。

对于听力尚存的听神经瘤，蜗神经的位置往往相对固定且形态更易辨认，因此，术中保留蜗神经并沿蜗神经与肿瘤间层面分离可能有助于面神经的分离保护。不管是面神经、蜗神经或是三叉神经、后组脑神经及脑干，我们提倡在肿瘤充分减压前提下自神经上分离肿瘤，而不赞成在未充分减压状态下自肿瘤表面分离神经。

参考文献

[1] 1.SAMII M, GERGANO V, SAMII A. Improved preservation of hearing and facial nerve function in vestibular schwannoma surgery via the retrosigmoid approach in a series of 200 patients. Journal of Neurosurgery, 2006, 105(4): 527–535.

[2] SAMII M, MATTHIES C. Management of 1000 vestibular schwannomas (acoustic neuromas): surgical management and results with an emphasis on complications and how to avoid them. Neurosurgery, 1997, 40(1): 11–21; discussion 21–23.

[3] SAMII M, MATTHIES C, TATAGIBA M. Management of vestibular schwannomas (acoustic neuromas): auditory and facial nerve function after resection of 120 vestibular schwannomas in patients with neurofibromatosis 2. Neurosurgery, 1997, 40(4): 696–705; discussion 705–706.

[4] LI Y, PENG H, ZHANG S, et al. Preservation of the integrity of facial nerve in vestibular schwannoma microsurgery: A consecutive study of 127 clinical cases focusing on nervus intermedius. Frontiers in Oncology, 2023, 13: 939983.

三、颈静脉孔区神经鞘瘤

（王祥宇 李 玥）

颈静脉孔神经鞘瘤（jugular foramen schwannomas, JFS）源自第Ⅸ、Ⅹ、Ⅺ对脑神经及颈静脉孔内的颈交感神经，占颅内神经鞘瘤的2.9%～4%，发病率低，女性好发，发病高峰年龄为40—60岁。肿瘤呈非浸润性生长，绝大多数肿瘤为良性，极少数为恶性。相关研究表明大多数JFS起源于舌咽、迷走神经，且神经节附近的施万细胞更易发展为肿瘤细胞。肿瘤倾向经低阻力通道呈膨胀性生长，正常解剖结构可构成肿瘤生长的屏障，如岩下窦等。因舌下神经鞘瘤常累及颈静脉孔，故将其与颈静脉孔神经鞘瘤一并列入颈静脉孔区神经鞘瘤范畴进行探讨。在病例数超过20例的文献中，肿瘤全切率为31.0%～95.5%。著者于2011—2022年主刀68例颈静脉孔区神经鞘瘤手术，其中全切64例，全切率为94.9%。患者平均年龄为（44.0±14.4）岁，中位年龄42岁，男女比例为0.94∶1。

（一）肿瘤分型

为方便手术入路的选择，临床上依据肿瘤累及范围将颈静脉孔区肿瘤分型。Kaye于1984年根据肿瘤累及范围将颈静脉孔区神经鞘瘤分为A（主要位于颅内）、B（原发于颈静脉孔向颅内生长）、C（原发于颅外累及颈静脉孔）三型；Samii于1995年在Kaye分型的基础上将同时累及颅内外的哑铃状肿瘤列为D型；其于2015年将B型又分为B_1（局限于颈静脉孔）、B_2（主体位于颈静脉孔并累及小脑延髓池）、B_3（主体位于颈静脉孔并累及颞下窝）三个亚型。现阶段，以Samii 1995年提出的分型最为常用。

（二）临床表现

患者早期临床症状与肿瘤起源相关，晚期症状则取决于肿瘤大小、位置及其占位效应。常见的症状为头痛、听力减退、声音嘶哑及饮水呛咳。出现最多的临床表现依次为后组脑神经麻痹、听力减退、小脑体征、舌肌瘫痪及面肌瘫痪。不同分型肿瘤的临床表现亦不尽相同：A 型肿瘤以听力下降、耳鸣、眩晕及共济失调为主要临床表现；B 型肿瘤以耳鸣、耳聋、后组脑神经及舌下神经功能障碍为主要临床表现；C 型肿瘤以颈部、咽侧壁肿块，颈静脉孔综合征为主要临床表现；D 型肿瘤以颈部肿块，吞咽及发音困难为主要临床表现。虽然临床解剖提示症状的出现有一定的先后顺序，但是由于颈静脉孔区较为狭小，部分神经结构可同时受累，受肿瘤生长速度、个体耐受程度的影响，临床表现差异很大。不少学者根据上述临床症状的常见组合，命名了相应的颈静脉孔区综合征（表 5-4）。

表 5-4　颈静脉孔区综合征

综合征	受累神经
颈静脉孔（Vernet）综合征	Ⅸ、Ⅹ、Ⅺ
后破裂孔髁（Collet-Sicard）综合征	Ⅸ、Ⅹ、Ⅺ、Ⅻ
腮腺后间隙（Villaret）综合征	Ⅸ、Ⅹ、Ⅺ、Ⅻ及颈交感干
Avellis 综合征	Ⅹ及脊髓丘脑束
Schmidt 综合征	Ⅹ、Ⅺ
Tapia 综合征	Ⅹ、Ⅻ
Jackson 综合征	Ⅹ、Ⅺ、Ⅻ

（三）影像学检查

对出现上述临床表现的患者，若能考虑到颈静脉孔区神经鞘瘤的可能而早期检查，则可早期诊断，使得患者尽早得到恰当的治疗。详细的影像学检查有助于早期诊断，亦可指导后续治疗。常用的影像学检查包括 MRI、CT 和 DSA 检查。该区肿瘤影像学上的鉴别要点见表 5-5。

1. MRI　MRI 是本病主要的检查方法。肿瘤呈边界清楚的类圆形或长轴与神经走行平行的椭圆形占位病灶，若肿瘤跨颈静脉孔生长，则呈哑铃状。多数肿瘤呈实性，约 1/5 肿瘤呈囊性。T_1 加权图像为等信号或略低信号，T_2 加权图像为高信号，注射对比剂后肿瘤呈明显强化。

绝大多数肿瘤不长入内听道（internal auditory canal，IAC）是其与听神经瘤的主要区别。少部分肿瘤可通过破坏内听道下壁长入内听道，此时可结合 HRCT 进行鉴别。术前通过 MRA 及 MRV 检查可以了解肿瘤的富血管特性、供血动脉和回流静脉，同时了解颈内动脉及颈内静脉的闭塞情况，有助于手术风险的评估和手术策略的制订。

2. CT　肿块在 CT 平扫上呈等或稍高密度，注入碘剂后呈中度强化。HRCT 除可见患侧颈静脉孔扩大外，其临床应用还有以下几点。①与颈静脉球瘤、颈静脉孔脑膜瘤鉴别：神经鞘瘤导致患侧颈静脉孔扩大，骨缘光环且完整，无骨质浸润；颈静脉球瘤使静脉孔呈虫蚀样改变，有骨质浸润，常可长入中耳腔；脑膜瘤颈静脉孔扩大不明显，边缘骨质增生硬化较不规则、偶可见钙化。②与前庭神经鞘瘤鉴别：前庭神经鞘瘤致内听道成"喇叭口"样扩大，颈静脉孔神经鞘瘤可通过破坏内听道下壁长入内听道，可以此进行鉴别。③评估肿瘤与颈内动脉的关系：神经鞘瘤扩大的颈静脉孔与颈动脉管之间常有骨质分隔，提示肿瘤未浸润血管外膜。④术前识别舌下神经鞘瘤：舌下神经鞘瘤表现为舌下神经管的扩大更为明显，同时，颈静脉结节上缘骨皮质完整亦有助于诊断舌下神经鞘瘤，该骨皮质在颈静脉孔神经鞘瘤早期即可被破坏。CTV 可显示乙状窦及颈内静脉受压情况，亦可结合 HRCT 对高位颈静脉球行鉴别诊断。

3. DSA　术前 DSA 及血管栓塞对颈静脉孔区神经鞘瘤不是必要的，若怀疑为颈静脉球瘤，可行该检查明确诊断并行术前栓塞。

（四）治疗

1. 治疗方案选择　颈静脉孔区神经鞘瘤发病率低，手术难度较高，因而现有临床研究较少，缺少权威的治疗方案。肿瘤可跨颅内外生长，且肿瘤可与后组脑神经粘连紧密，且切除位于深部的肿瘤可能损伤正常解剖结构，因而，如何在全切肿瘤与减少手术并发症取得平衡仍存在争议。

多数学者认为显微手术全切除肿瘤是其首选治疗。部分学者认为近全切除肿瘤可减少手术并发症，同时对肿瘤复发率无明显影响，并指出若肿瘤复发可采取再次手术或放射外科治疗等方式进行补救。

表 5-5　颈静脉孔区肿瘤的影像学特征

肿　瘤	MRI	CT	血管造影
神经鞘瘤	均匀强化，可合并囊变，梭形或哑铃形	颈静脉孔扩大，骨缘光滑	肿瘤染色较少
脑膜瘤	均匀强化，极少囊变，匍匐状生长（肿瘤与岩骨背侧成钝角），可见脑膜尾征	颈静脉孔扩大不明显，边缘骨质可增生。肿瘤可合并钙化	肿瘤轻微染色、静脉期显影延长
颈静脉球瘤	强化明显，可见"椒盐征"	颈静脉孔呈虫蚀样扩大，可见骨质浸润	肿瘤快速染色、静脉早显、充盈缺损

一项多中心研究认为立体定向外科治疗能使新发的或手术残留的小型颈静脉神经鞘瘤获得满意的控制率和神经功能改善，但对于哑铃形或已压迫脑干、造成瘤周水肿的肿瘤仍首选手术治疗。著者认为第一次手术是最关键的，前次手术疤痕使得在如此复杂的区域再次手术引起明显的脑神经损害的可能性增大，应尽量一期全切除肿瘤。仅对于显著浸润脑神经或失去蛛网膜界面的肿瘤行次全切除。对于残余肿瘤，可采取立体定向外科治疗，并加以严密观察，若观察到肿瘤持续增大，则再次行手术治疗。

2. 颈静脉孔区肿瘤手术入路发展与演进　颈静脉孔位置深在，解剖关系复杂，要安全彻底切除此处病变有一定难度。颈静脉孔及其邻近颅底区域手术入路的发展大致分为以下三个阶段。

(1) 早期探索阶段：1949 年 Lundgren 首次提出切除颈静脉球以切除侵犯到颈静脉球腔内的肿瘤。1951 年 Weille 和 Lane 认识到肿瘤可能起源于颈静脉球顶，并建议切除肿瘤周围骨质以显露肿瘤。此后，显露并切除颈静脉球以完全切除肿瘤而减少出血成为手术入路发展的共同目标。1952 年 Capps 首次提出移位面神经、结扎颈内静脉、填塞乙状窦以切除颈静脉球。Neues（1962 年）和 Gejrot（1963 年）采用颈部切开和面神经移位，自颅外控制颅底大血管并改善对颈静脉球的显露。1968 年 House 报道经乳突和扩大面神经隐窝入路切除球体瘤，术中保留骨性外耳道后壁而不移位面神经。同年，Portmann 报告成功切除一例向颅后窝和颞骨生长的大型球体瘤，并建议神经外科和耳科医生共同参与。1974 年，Glasscook 采用联合 House 和 Shapiro 的方法——移位面神经、保留骨性外耳道后壁自扩大的面神经隐窝显露并切除肿瘤。Gardner 于 1977 年报告了切除 10 例球体瘤的经验，强调切除颈静脉孔邻近的侧颅底软组织，广泛

切除乳突和侧颅底的骨质以显露颈静脉球，同时移位面神经，结扎颈内静脉和乙状窦上段，切开乙状窦下段侧壁，在切除肿瘤的同时保护舌咽神经、迷走神经、副神经和舌下神经，成为经颈 - 乳突入路（transcervicomastoid approach）的雏形。然而，所有这些手术入路均不能有效显露延伸到颅内及颈静脉孔前方的肿瘤。Fisch 于 1979 年提出的颞下窝入路则更强调对颞下窝的显露以便于处理累及颈内动脉的肿瘤，并可以向前方扩展处理更广范围的肿瘤。此后，不同学者在此基础上提出了不同的改良或扩展入路以切除颈静脉孔区不同病变。Fisch 颞下窝入路的发展和完善成为临床治疗颈静脉孔区病变的转折点。然而，尽管颞下窝入路及其改进入路提供了颅外神经血管的良好显露，但对颅后窝肿瘤仍然显露有限，且常因切除迷路或耳蜗、移位面神经导致传导性耳聋和面瘫。

(2) 颅底外科兴起阶段：20 世纪 80 年代后，颅底外科有了长足发展。Kaye 于 1984 年首次将颈静脉孔神经鞘瘤分为 A、B、C 三型，并根据肿瘤的不同类型选择枕下入路、迷路下入路、经迷路经耳蜗入路或联合入路，以达到一期或分期全切除肿瘤。1985 年 Lambert 报道采用迷路下入路切除围绕颞骨基底部的迷路下区肿瘤，基本步骤是乳突切开、向前移位面神经、颈部切开、切除颞骨鼓部、显露颈静脉孔和颞骨内颈内动脉，但仍无法显露延伸至颅内的肿瘤。同年，Horn 采用经乳突扩大面神经隐窝入路、经迷路入路、迷路后入路、颞下窝 / 颈入路或联合入路，对 7 例颈静脉孔神经鞘瘤实现一期全切除，并强调应根据病变的位置和术前患者面、听神经的功能状态，个体化的选择手术入路。1987 年 Sekhar 为避免颞下窝 B 型入路术后造成的传导性耳聋和暂时性面瘫，设计了颞下耳前颞下窝入路切除 22 例侧颅底和颅后窝肿瘤，显露范围可达颞骨岩部内侧半、

海绵窦、颅中窝、颞下窝、咽旁和咽后间隙、筛窦、蝶窦、上颌窦和硬膜下斜坡枕骨大孔区域。1988 年，Pellet 将 House 和 Hitselberger 的经耳蜗入路和 Fisch 的颞下窝入路联合，提出用扩大经耳蜗入路，通过选择性的切除颞骨岩部，一期切除同时累及颅后窝、颞骨岩部和颞下窝的巨大颈静脉孔区肿瘤，但需移位面神经、切除内耳结构、移位颞下颌关节并辅以颈部切开。Franklin 于 1989 年再次强调应根据病变的精确位置及是否累及颈内动脉、向颅内延伸的情况等因素选择合适的手术入路，并将颈静脉孔区神经鞘瘤分成 A、B、$C_1 \sim C_4$、De、$Di_1 \sim Di_2$。几个亚型，对于 C、D 型肿瘤采用 Fisch A 型颞下窝入路一期全切除。这些手术入路，名称虽异，但均以侧方乳突切除为基础，经枕下、迷路下、迷路后或切除迷路、耳蜗，显露颈静脉孔后上方；或者辅以颞下窝入路，做颈部切口，解剖监控颈内动脉、颈外动脉、颈内静脉和后组脑神经，沿颈动脉鞘自下而上达颅底，切除颈静脉孔区肿瘤；再或者进一步向前切除或移位颞下颌关节，显露颈内动脉岩段。但对监控颈内动脉颅底段，在可能的范围内保留面神经及听功能有时则难以兼顾，且对延伸至颅内的肿瘤显露不充分。

Tan 于 1990 年报道采用枕下入路、枕下入路联合颈部切开或幕上下联合开颅切除 13 例颈静脉孔神经鞘瘤，其中 10 例获全切。随着远（极）外侧手术入路技术的成熟，一些学者开始探讨远外侧入路或其扩展入路对显露颈静脉孔区病变的意义。经颈静脉孔入路（transjugular approach）是远外侧经髁入路的亚型，通过枕下开颅、切除枕髁后 1/3、颈静脉突和枕大孔后壁，自后下方显露颈静脉孔。1994 年 Patel 报告采用联合经颞下一颞下窝和枕下入路切除 12 例复杂性颈静脉球瘤，但有 2 例须二期行经髁入路切除延伸至枕骨大孔和颈 1 水平的颅内部分肿瘤。Seyfried 通过解剖学研究，比较了远外侧经髁入路与枕下入路、Fisch A 型颞下窝入路和扩大经耳蜗入路对颈静脉孔区的显露程度，认为远外侧经髁入路有利于面神经功能和听力的保护，且能对下外侧颅底和颞下窝提供较充分的显露，有助于一期切除颈静脉孔区颅内外沟通性肿瘤，但须进行枕髁、颈静脉结节切除和椎动脉移位。此后，Georgeo 于 1995 年报告了经髁旁入路切除颈静脉孔区肿瘤，通过切除寰椎横突、移位椎动脉、

切除部分枕髁及髁旁、髁上骨质、颈静脉结节等实现自后下方显露颈静脉孔；同时指出经髁旁入路与经典颞下窝入路互为补充，可与有限的颞下窝入路联合以增加对颞下窝区的显露。该入路的主要优点是无须移位面神经，对乳突的切除也非常有限，同时提供了对颈静脉孔和颅后窝的良好显露。至此，经过不同学科学者的艰苦探索和长期实践，基本形成了通过乳突的侧方入路、通过颅后窝的后方入路、通过颞骨鼓部的前方入路、通过颅中窝的上方入路和通过颈部的下方入路五组到达颈静脉孔区的手术入路。但是，不同方向手术入路的联合往往需要分期手术来完成。

（3）微创理念普及阶段：随着颅底外科微创理念的发展、颅底外科医生对疾病认识的提高以及内镜等工具的临床应用，颈静脉孔区神经鞘瘤的手术理念逐渐由广泛显露颅底结构向精确磨除颅底结构转变，并强调根据肿瘤性质及分型选择手术入路。

Samii 于 1995 年采用乙状窦后入路切除 A 型肿瘤，采用经颈入路联合改良的迷路下乳突切除术切除 B、C、D 型肿瘤，改良的迷路下入路不移位面神经，而是通过将乙状窦、颈静脉球向内侧移位以扩大对颅后窝的显露，同时其提出磨除枕髁后部，从后外侧打开颈静脉孔。1997 年 Mazzoni 报告岩枕经乙状窦入路切除颈静脉孔颅内外沟通型神经鞘瘤，并指出延伸到颈部的肿瘤可通过向上牵拉予以切除，而无须过多的切开颈部软组织。AL-Mefty 在 2004 年采用经颈入路联合颈静脉球上入路切除 D 型肿瘤，该入路利用颈静脉球及迷路之间的空间切除硬膜内肿瘤，无须移位面神经、乙状窦及颈静脉球。Sanna 于 2006 年采用岩枕经乙状窦入路（POTS）切除 A 型肿瘤，该入路将迷路下入路向后扩展，切除迷路后骨质结扎并切断乙状窦，增加对颅后窝的显露；利用 Fisch A 型颞下窝入路切除 C 型肿瘤，利用岩枕经乙状窦联合经颈、经迷路入路切除 D 型肿瘤。朱权在 2006 年提出枕下经颈静脉突入路适用于主体在颈静脉孔和向颅内发展的颈静脉孔的肿瘤切除，认为磨除颈静脉突是打开颈静脉孔后壁的关键。Chibbaro 于 2009 年采用经颈入路联合髁周入路切除 D 型肿瘤。该入路提出磨除枕髁外侧骨质可打开颈静脉孔后壁，并认为磨除髁上骨质及颈静脉结节能更有效地显露颈静脉孔；该入路仍常规切除 C_1 横突，显露或向内移位椎动脉。Sutiono 于 2011 年采用乙状窦后入路切

除 A、B 型肿瘤，利用 Fisch A 型颞下窝入路联合枕下开颅切除 C、D 型肿瘤，颞下窝入路与枕下入路联合，弥补了其对颅后窝显露不足的局限，然而仍存在听力丧失及面神经损伤等入路并发症。Spetzler 于 2011 年采用乙状窦后入路切除 A 型肿瘤，主要采用远外侧入路切除其他类型肿瘤，提出不常规行枕髁磨除，而应根据肿瘤累及范围个体化磨除枕髁。Wan JH 于 2012 年采用颅颈经乙状窦入路，即岩枕经乙状窦入路联合经颈入路，通过多学科合作切除 D 型肿瘤。Samii 在 2015 年采用内镜辅助切除颈静脉孔区肿瘤，其采用乙状窦后入路切除 A 型肿瘤；采用内镜辅助迷路下入路切除 B_1、B_2 型肿瘤，采用内镜辅助经颈入路切除 B_3 型肿瘤；采用经颈入路切除 C 型肿瘤；采用经颈入路联合内镜辅助迷路下入路切除 D 型肿瘤。Zeng XJ 在 2016 年主要采用远外侧经髁入路切除 A 型肿瘤，利用远外侧髁上、髁旁入路切除 B 型肿瘤，采用髁旁、髁上入路结合乙状窦后入路切除 D 型肿瘤。著者于 2017 年采用枕下 - 髁旁 - 颈外侧入路切除 B、C、D 型肿瘤。该入路对远外侧入路进行改良，通过精确地磨除髁旁骨质，于后外下方打开颈静脉孔；同时，该入路通过寰椎与下颌支之间的自然间隙显露茎突后区的肿瘤，无须切开茎突隔膜。该入路利用肿瘤膨胀生长所形成的自然间隙找到肿瘤边界，无须磨除迷路、结扎乙状窦，不常规显露椎动脉，不常规磨除枕髁，仅当肿瘤累及舌下神经管及枕骨大孔腹侧时按需磨除枕髁（表 5-6）。

3. 手术入路的选择 手术入路的选择取决于术者对疾病的认识、对各入路的熟悉程度及仪器设备的支持。合理的手术入路应便于肿瘤切除、降低脑神经损伤风险及减少入路相关并发症。个体化地选择手术入路既是当代颅底外科的必然要求，亦是全切除肿瘤、保护脑神经功能的关键。Cevizci R 认为肿瘤占位导致的慢性蛛网膜炎症是导致颈静脉孔区肿瘤听力下降的原因，去除占位可改善听力。Al-Meflty 及 Samii 认为肿瘤切除后患者听力将得到改善，不建议使用牺牲听力的手术入路，如 Fisch 颞下窝入路、经迷路入路。著者主刀的患者中，无一例术后出现听力下降，同时，16 例术前有耳鸣或听力下降症状者，随访时 13 例得到改善，好转率达 81.3%。著者认为在解除了肿瘤对静脉窦的压迫之后，静脉窦能恢复通畅，不推荐对乙状窦、颈内静脉进行结扎。

内镜作为辅助工具可提升消除视野死角，提高手术安全性，减少手术创伤。鲍遇海于 2012 采用单纯内镜经口入路切除 9 例颈静脉孔区神经鞘瘤取得了良好的效果，然而现缺乏其他单纯内镜手术的大宗病例报道。神经鞘瘤极少浸润骨质及血管外膜，术中可通过肿瘤生长的自然通道显露并切除肿瘤，无须过多显露咽旁间隙内神经血管，以减少创伤及入路相关并发症。近年来，强调根据肿瘤分型选择手术入路，现将常用手术入路列举见表 5-7。

(1) A 型肿瘤：病变主要位于颅内，仅生长至颈静脉孔内口附近，采用乙状窦后入路（RS）切除该型肿瘤已成学界共识。该入路通过牵拉小脑，可充分显露脑桥延髓池、脑脑桥小脑三角池及颈静脉孔内口。

(2) B 型肿瘤：病变主要位于颈静脉孔内，神经外科医生常采用远外侧（髁旁）入路或枕下经颈静脉突入路切除该类型肿瘤。该组入路的关键为通过磨除枕骨颈静脉突打开颈静脉孔后壁。耳鼻喉科医生多通过磨除迷路下骨质，从侧方到达颈静脉孔，代表入路为迷路下入路。迷路下入路不破坏迷路，可根据需要移位面神经，减少了入路相关并发症，但对颅后窝显露受限。

(3) C 型肿瘤：病变主要位于颈部咽旁间隙，多采用经颈入路及其各类联合入路切除肿瘤。经颈入路于胸锁乳突肌前缘，切开茎突隔膜到达茎突后区。该入路可充分显露颈部神经和血管，便于术中脑神经的辨认及颈内动静脉的保护。若结合内镜辅助，该入路可处理累及舌下神经管、颈静脉孔深部的肿瘤。

(4) D 型肿瘤：病变呈哑铃状同时累及颅内外，单一入路的局限促使颅底外科医生采用联合入路、多学科合作来切除这类棘手的肿瘤。其中，岩枕经乙状窦入路（POTS）在迷路下入路基础上进行迷路后乳突磨除、枕下开颅、结扎并切断乙状窦，扩大了对颅后窝的显露。同时，各类入路均可与经颈入路结合，便于处理累及咽旁间隙的肿瘤。

著者团队将远外侧入路进行改良，采用枕下 - 髁旁 - 颈外侧入路切除 D 型肿瘤。该入路以颈静脉孔为中心，利用肿瘤生长所形成的自然间隙显露肿瘤，无须过多磨除骨质以显露颈内动静脉，可一期切除累及颅后窝及咽旁间隙茎突后区的颈静脉孔神经鞘瘤。

表 5-6　切除颈静脉孔区神经鞘瘤常用手术入路

入路分类	手术入路	作者	年份	肿瘤类型				入路要素					
				A	B	C	D	联合经颈入路	面神经移位	外耳道结扎	静脉结扎	枕髁磨除	椎动脉显露或移位
侧方入路	Fisch A	Fisch	1978					+	+	+	+	−	−
		Sanna	2006			+		+	+	+	+	−	−
	IL	Kaye	1984		+	+		+	+	+	−	−	−
		Samii	1995		+	+	+	+	−	−	−	−	−
		Al-Mefty	2004				+	+	−	−	−	−	−
	IL+EA	Samii	2015		B$_1$、B$_2$			−	−	−	−	−	−
后方入路	RS	Kaye	1984	+				−	−	−	−	−	−
		Samii	1955	+				−	−	−	−	−	−
		Sutiono	2011	+	+			−	−	−	−	−	−
		Spetzler	2011	+				−	−	−	−	−	−
		Samii	2015	+				−	−	−	−	−	−
		著者	2017	+				−	−	−	−	−	−
	FL	Wilson	2005		+	+		−	−	−	−	+	+
		Spetzler	2011		+	+	+	+	−	−	−	+/−	+
		张俊廷	2016	+				+	−	−	−	+/−	+
	髁周入路	Chibbaro	2009			+		+	−	−	−	+	+
	髁上 / 髁旁入路	张俊廷	2016		+			+	−	−	−	−	+/−
	枕下 - 髁旁 - 颈外侧入路	著者	2017		+	+	+	−	−	−	−	+/−	−
前方入路	耳颞下 - 颞下窝入路	Sekhar	1987										
下方入路	TC	Samii	2015			+		−	−	−	−	−	−
	TC+EA	Samii	2015		B$_3$			+	−	−	−	−	−
联合入路	POTS	Sanna	2006	+				+	−	−	+	−	−
	POTS	万经海	2012				+	+	−	−	+	−	−
	POTS+TL	Sanna	2006				+	+	−	−	+	−	−
	ModifiedFischA +RS	Sutiono	2011			+	+	+	−	+	+	−	−
	IL+TC+EA	Samii	2015				+	+	−	−	−	−	−
	RS+ 髁上 / 髁旁入路	张俊廷	2016			+	+	+	−	−	−	−	+/−

IF. 迷路下入路；EA. 内镜辅助；RS. 乙状窦后入路；FL. 远外侧入路；TC. 经颈入路；POTS. 岩枕经乙状窦入路

表 5-7　手术入路选择

肿瘤分型	手术入路
A	乙状窦后入路
B	远外侧 - 髁旁入路；枕下经颈静脉突入路；迷路下入路
C	经颈入路（必要时结合内镜）；枕下 - 髁旁 - 颈外侧入路
D	联合入路；枕下 - 髁旁 - 颈外侧入路

4. 打开颈静脉孔的方式　Rhoton 依据打开颈静脉孔的方式将颈静脉孔区手术入路分为三组，即外侧组入路、后组入路及前组入路。

(1) 外侧组入路主要通过乳突切除到达术区，代表入路为迷路下入路。该入路通过磨除迷路下方乳突骨质，打开茎乳孔，向前移位面神经，从外侧打开颈静脉孔。该入路还可向前切除外耳道及中耳结构，向内侧磨除迷路、耳蜗以扩大术野，即为 Fisch 颞下窝入路。该组入路常无须牵拉脑组织，然而其对延伸至颅内的肿瘤显露不充分，必要时须联合枕下开颅，通过乙状窦后或经乙状窦入路扩大对颅后窝的显露。避免面神经损伤是外侧入路的关键点。

(2) 后组入路主要通过横窦下方、乙状窦后方的枕骨切除到达术区，代表入路为乙状窦后入路、远外侧入路及其改良入路。传统乙状窦后入路仅提供脑桥小脑三角和颈静脉孔颅内端的显露，对累及颈静脉孔深部及颅外肿瘤的显露不足。基础远外侧入路常用于切除枕骨大孔腹侧硬膜下病变，有椎动脉损伤的风险。磨除枕髁无法增加对颈静脉孔的显露，并可能导致舌下神经损伤及寰枕关节不稳定。著者通过解剖研究认为磨除枕髁外侧的枕骨颈静脉突是扩大对颈静脉孔显露的关键。

(3) 前组入路：Sekhar 提出的耳前颞下 - 颞下窝入路为该组最主要的手术入路，颈内动脉前移后可显露颈静脉孔的前缘，进一步磨除 Kawase 三角可显露中上斜坡。该组入路无须结扎外耳道，显露范围可达颞骨岩部内侧半、颞下窝、咽旁和咽后间隙、筛窦、蝶窦、上颌窦和硬膜下斜坡枕骨大孔区域，但对脑桥小脑三角和延髓小脑角的显露却极为有限。

综上所述，磨除枕骨颈静脉突可到达颈静脉孔后部；迷路下乳突切除可到达颈静脉孔侧方及颈静

脉球顶部；耳前入路可达到颈静脉孔及颈静脉球前缘。另外，经颈入路可归为下方入路，该便于处理咽旁间隙的肿瘤，若结合内镜辅助，可用于处理累及颈静脉孔深部的肿瘤。单纯内镜经口、经鼻入路切除颈静脉孔区肿瘤现缺乏大宗病例报道。

5. 咽旁间隙肿瘤的显露　解剖研究表明，咽旁间隙由茎突隔膜分为茎突前区和茎突后区，且后组脑神经及颈内动静脉均位于茎突后区。颈静脉区神经鞘瘤累及咽旁间隙的模式可分为两类，即原发于咽旁间隙或自颈静脉孔长入咽旁间隙，不管是何种生长模式，肿瘤主体均位于茎突后区。

现多数学者采用经颈入路切除累及咽旁间隙的肿瘤。该入路于胸锁乳突肌前缘切开颈部皮肤，继而通过切开茎突隔膜达茎突后区。切开茎突隔膜不会出现明显的吞咽困难，同时术中可直接显露颈内静脉、颈内动脉和第Ⅸ、Ⅹ、Ⅺ、Ⅻ对脑神经，便于根据病情处理或保护相关神经血管。然而，此举破坏了正常解剖结构，有因此损伤面神经的风险。著者采用枕下 - 髁旁 - 颈外侧入路切除颈静脉孔区神经鞘瘤，该入路通过 Henry 脂肪间隙，经寰椎与下颌支之间的自然间隙，直接到达茎突后区，无须切开茎突隔膜，有别于传统经颈入路。同时，该入路可循肿瘤生长形成的自然通道切除肿瘤，极大地减轻了对正常结构的损伤。

6. 肿瘤切除与重要脑神经功能的保护　肿瘤切除术后导致的第Ⅸ～Ⅹ对脑神经功能障碍是最常见的，对患者生存质量影响最大的手术并发症。回顾病例数 >20 的既往文献，术后吞咽困难的发生率（加重或新发）为 30.8%～90.9%。其中 Sedney C 报道的 81 例病例组中，以全切为目的的 53 例病例组，肿瘤全切率为 90.6%，第Ⅸ～Ⅹ对脑神经功能障碍发生率为 26.4%；而以保留神经功能为主要目的 28 例病例组中，肿瘤全切率为 21.4%，第Ⅸ～Ⅹ对脑神经功能障碍发生率为 7.1%。著者 68 例患者中，术后吞咽困难加重发生率为 36.4%。于颅底外科医生而言，手术的真正挑战在于如何在根治性切除肿瘤的同时保留神经功能。

肿瘤的切除顺序对神经功能的保护至关重要。Samii 认为对于 B_1、B_2 型肿瘤，应采用"自内向外"技术，即先切除颅后窝内，再处理颈静脉孔内肿瘤；而对于 B_3 型肿瘤，则应采取"自外向内"技术，即

先切除茎突后区肿瘤，再处理颈静脉孔内肿瘤；对于 D 型肿瘤，应将两种技术结合，即最后处理颈静脉孔内的肿瘤。著者认为对于 D 型肿瘤，应优先切除茎突后区肿瘤、继而切除颈静脉孔内肿瘤，此操作可阻断大部分肿瘤血供，为切除颅内肿瘤提供清晰术野，便于神经功能保护。同时，最后切除颅后窝肿瘤时，肿瘤与面听神经及脑干之间粘连常可自然松解，能更好地保护重要神经功能。

对于实体性神经鞘瘤可利用显微外科技术首先进行瘤内减压、轻轻牵拉瘤壁、分离肿瘤表面的蛛网膜以保护肿瘤周围的神经血管结构。但囊性神经鞘瘤（尤其是单囊性神经鞘瘤）与周围神经血管结构粘连紧密，要全切瘤壁，宜用显微剪刀锐性分离瘤壁与脑干和神经的粘连，并悉心保护肿瘤与周围结构间的蛛网膜界面；而不宜首先放出大量囊液，增加分离瘤壁与脑干和神经粘连的难度。同时，因神经鞘瘤多不侵犯其他脑神经，均匀、充分减压后肿瘤与周边神经可自然松解，沿组织界面或蛛网膜界面切除肿瘤可保护神经功能。总而言之，在神经功能的保护方面，解剖是其基础，减压是前提，术野清晰是保障。同时，术中神经电生理监测有助于保护神经并预测术后神经功能。

（五）典型病例解析

病例 1　A 型　患者女性，21 岁，因"饮水呛咳 8 年，听力下降 4 年，头痛伴呕吐、视力下降 1 个月"入院。既往有剖宫产术史。

【查体】神志清楚，慢性病容，检查合作，自动体位。左眼视力 20cm 指数，右眼视力 10cm 指数，双侧瞳孔等大等圆，直径 3mm，对光反射灵敏，双侧眼球外展受限，左侧直接角膜反射减退，左侧嘴角上抬受限，左侧舌前 2/3 味觉减退，左侧听阈 50db，右侧听阈 20db，左侧咽反射迟钝，悬雍垂居中，伸舌居中，舌肌无萎缩，右侧肢体肌力 IV 级，左侧肢体肌力 V 级，右侧指指、指鼻试验（+），右侧跟膝胫试验（+），Romberg 征无法查，余神经系统查体未见明显异常。

【辅助检查】

1. MRI 检查左侧脑桥小脑三角区见囊实性长 T_1 长 T_2 信号灶，均匀强化，大小约为 82mm × 77mm × 50mm。病变部分累及颈静脉孔，脑干、四脑室及小脑明显受压移位，左侧小脑半球可见大片状低密度水肿。幕上脑室稍扩大（图 5-106）。

2. CT 扫描左侧颈静脉孔区扩大，颈静脉孔区可见骨质破坏。经肘静脉注入 60% 非离子型碘对比剂（300mg I/ml）100ml 行颅脑 CTV 三维成像显示：左侧横窦及乙状窦变细，左侧横窦局限性狭窄，未见中断征象，双侧颈内静脉、上矢状窦、下矢状窦、直窦、右侧横窦及乙状窦及其属支显示好，形态、大小、分布未见异常；未见狭窄、闭塞及充盈缺损影，未见畸形血管影（图 5-106）。

【术前诊断】①左侧颈静脉孔区神经鞘瘤（临床分型 A 型）；②剖宫产术后。

【手术入路】左侧枕下乙状窦后入路。

【手术过程】取右侧俯卧位，头架固定头部，行左侧枕下乙状窦后入路，耳后倒 L 形切口，骨窗上方显露横窦下缘，前方显露乙状窦后缘，下方咬开枕骨大孔外侧部。自脑桥延髓池充分释放脑脊液后，牵开小脑半球，见病变位于颈静脉孔区，大小约 8.2cm × 7.7cm × 5.0cm。肿瘤色灰黄，质地稍硬，囊实性，边界清楚。面神经电生理监测下探查面神经，行瘤内减压后见面神经被推挤至肿瘤腹侧上极，后组脑神经部分根丝为肿瘤起源，其余根丝位于肿瘤上、下极，外展神经位于肿瘤腹侧下极，依次分离肿瘤下极、上极、内侧面，分离肿瘤与脑神经、椎动脉、基底动脉及分支的粘连，全切肿瘤及瘤化脑神经根丝。全切肿瘤后见三叉神经、面听神经、部分后组脑神经及岩静脉保留完好，电刺激面神经脑干端见面神经肌电波形完好。

【术后 MRI】左侧颈静脉孔 - 颅后窝区占位性病变已经切除，术区呈不规则形的片状长 T_1、长 T_2 信号，颈静脉孔内见等短 T_1 信号灶，注入 Gd-DTPA 后颈静脉孔内见线样强化。原肿瘤占位效应较前明显缓解，原幕上脑室扩大情况较前好转。左侧枕部颅骨内板下可见弧形长 T_2 信号灶；相邻脑实质稍受压。余情况基本同前（图 5-107）。

【术后神经功能】出院时患者视力较前好转，双侧眼球运动自如，面神经功能 I 级，听力较前好转，饮水仍呛咳，伸舌居中，四肢肌力、肌张力正常。

【经验体会】

(1) 面神经、蜗神经常位于肿瘤的腹侧上极，神经与肿瘤之间有较为明显的蛛网膜界面，沿该界面分离可完整保留面听神经功能。

(2) 瘤内减压后，肿瘤张力减低，肿瘤与神经血管的界面更易识别、分离，有利于手术安全及神经功能的保护。

(3) 手术过程中应尽量避免过度填塞吸收性明胶海绵、棉片，目的是保持脑脊液不断涌出，使得脑组织自然塌陷。此举可保证充足的手术视野，亦可避免过度牵拉小脑导致脑内血肿。

(4) 枕下乙状窦后入路能显露脑桥小脑三角、脑桥延髓池及颈静脉孔入口，适用于切除 A 型颈静脉孔神经鞘瘤。

病例 2　A 型　患者女性，54 岁，因"头痛 1 年半，右耳听力下降伴耳鸣半年"入院。既往有高血压病史，规律服用氨氯地平片控制血压。

【查体】神志清楚，左眼视力 1.5，右眼视力 1.5，视野粗测无缺损。双瞳直径 3mm，等大等圆，光反射灵敏，双眼球活动可，眼睑无下垂，无眼球震颤。双侧面部痛觉、振动觉可，咀嚼有力，张口下颌无偏移。双侧额纹对称，鼻唇沟对称，皱额、闭目、鼓腮、示齿、吹哨可，味觉正常。粗侧右耳听力减

退。悬雍垂左偏，声音无嘶哑，饮水无呛咳，右侧咽反射、吞咽反射、咳嗽反射稍迟钝。转颈耸肩有力。伸舌左偏，舌肌无萎缩，无肌颤，舌肌活动可。四肢肌力、肌张力可，无肌肉萎缩。右侧指指指鼻试验（＋），右侧跟膝胫试验（＋），Romberg 征（＋），行一字步不稳。余神经系统查体未见明显异常。

【辅助检查】

头部 MRI：右侧脑桥小脑三角区见囊实性长 T_1 长 T_2 信号灶，实性部分均匀强化，大小约为 30mm×30mm×28mm。轴位可见病变部分累及颈静脉孔，脑干受压向左侧移位（图 5-108）。

颅底 HRCT：右侧内听道未见扩大，双侧颅底骨质未见明显骨质破坏（图 5-108）。

【术前诊断】①右侧颈静脉孔区占位：神经鞘瘤？②高血压病。

【手术入路】右侧枕下乙状窦后入路。

【手术过程】左侧俯卧位，头架固定头部，行右侧枕下乙状窦后入路，耳后倒 L 型切口，骨窗上方显露横窦下缘，前方显露乙状窦后缘，下方咬开枕骨大孔外侧部。自脑桥延髓池充分释放脑脊液后，牵开小脑半球，见病变位于右侧颈静脉孔区，起源

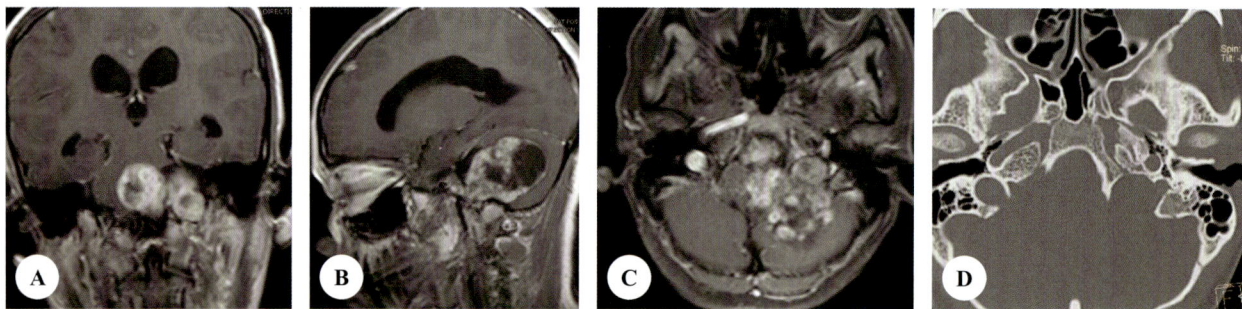

▲ 图 5-106　病例 1 术前 MRI 检查

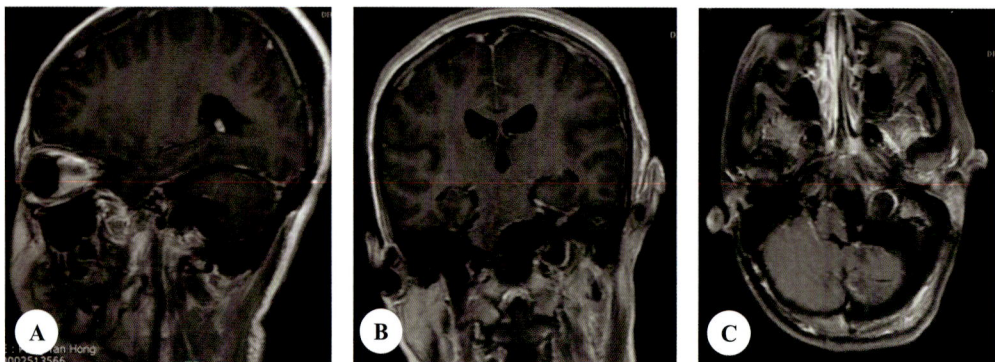

▲ 图 5-107　病例 1 术后 MRI 检查

于舌咽神经，大小约 3.0cm×3.0cm×2.8cm。肿瘤色灰黄，实性，边界清楚。椎动脉及小脑后下动脉被肿瘤包裹，面听神经位于肿瘤上方。面神经肌电图监测下探查面神经，先行瘤内减压，再依次分离肿瘤下极、上极、内侧面，分离肿瘤与脑神经、脑干间的粘连。全切肿瘤后见、面听神经、部分后组脑神经保留完好，电刺激面神经脑干端见面神经肌电波形完好（图 5-109）。

【术后 MRI】右枕骨局部骨质缺损呈术后改变，相应颅板下及术区可见少许稍长短 T_1、长 T_2 积液灶，邻近小脑半球内见小片状长 T_1、长 T_2 水肿信号，增强无明显强化（图 5-110）。

【神经功能】面神经功能 I 级，听力粗测较术前无明显减退，悬雍垂左偏，右侧咽反射稍差，吞咽困难，饮水呛咳，伸舌左偏，四肢肌力、肌张力正常。右侧指指指鼻试验（＋），右侧跟膝胫试验（＋），Romberg 征（＋），行一字步不稳。

【经验体会】手术入路的选择因遵循"足够大，尽量小"的原则。对于主体位于颅后窝，仅部分肿瘤长入颈静脉孔内的神经鞘瘤，常规的乙状窦后入路即可在全切肿瘤的同时，实现对后组脑神经的保护。

病例 3　B 型　患者男性，42 岁，因"声音嘶哑、饮水呛咳 1 年，听力下降 1 周"入院。既往因阑尾炎行阑尾切除术。

【查体】神志清楚，左眼视力 1.0，右眼视力 1.0，双侧瞳孔等大等圆，直径 3mm，对光反射灵敏，粗测右侧听力较左侧差，声音嘶哑。饮水呛咳，右侧咽反射迟钝，悬雍垂居中，伸舌居中，舌肌无萎缩，四肢肌力、肌张力正常，Romberg 征（＋），余神经系统查体未见明显异常。

【辅助检查】

头部 MRI：右侧颈静脉孔区见类哑铃状长 T_1 极长 T_2 信号灶，最大层面大小约 2.3cm×4.0cm，其近静脉孔区可见条状等 T_1 等 T_2 信号灶，增强后条状信

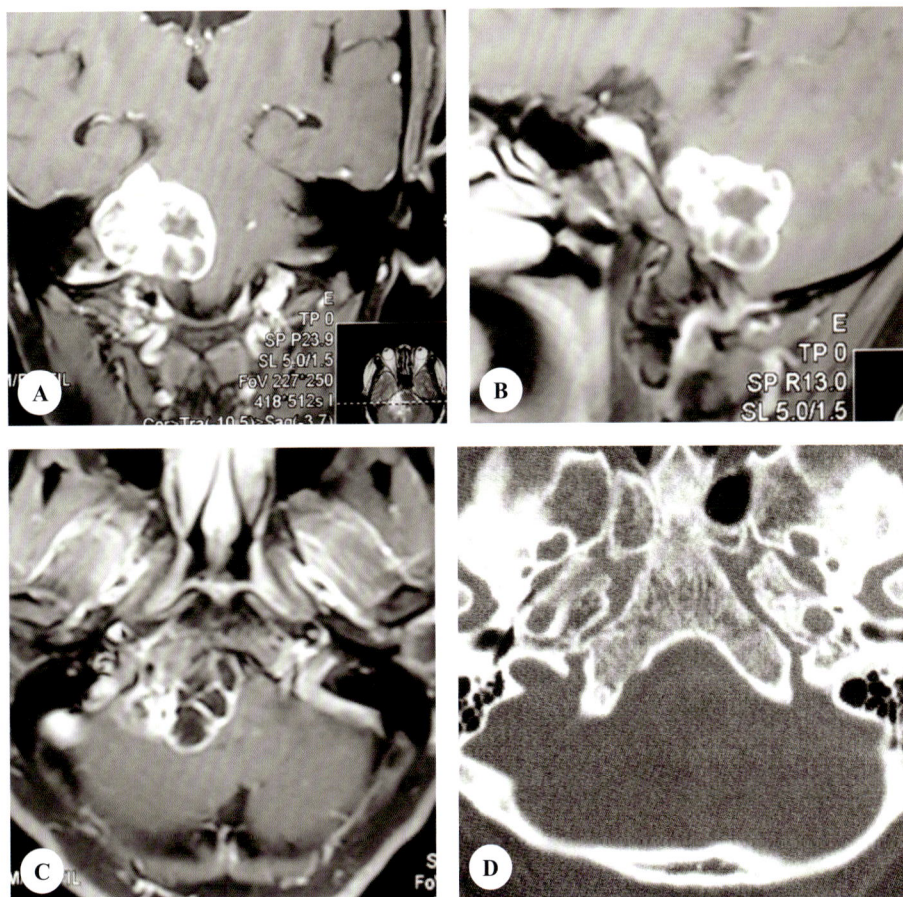

▲ 图 5-108　病例 2 术前辅助检查

号灶及病变边缘可见强化；右侧小脑半球及脑桥受压向左偏移；余脑实质内未见明显异常信号灶及强化灶，脑沟脑裂脑池未见明显增宽，中线结构居中。透明隔稍增宽，内见极长 T_2 信号，邻近脑实质未见受压征象，幕上脑室无扩张（图 5-111）。

颅底 HRCT：右侧颈静脉孔扩大，其内可见不规则低密度灶沿其生长，脑桥受压，周围骨质变薄吸收，余颅底及蝶鞍骨质未见明显破坏（图 5-111）。

【术前诊断】①右侧颈静脉孔神经鞘瘤（B型）；②阑尾切除术后。

【手术入路】右侧枕下乙状窦后经颈静脉突入路。

【手术过程】患者取左侧俯卧位，头架固定头部，行右侧枕下乙状窦后经颈静脉突入路，耳后倒

L 型切口向颈部延伸，沿 Henry 脂肪间隙向下分离肌肉至寰椎横突水平，将二腹肌后腹翻向前下，咬除乳突尖，使用高速磨钻磨除枕髁外侧颈静脉突骨质，可见颈静脉孔内肿瘤。枕下开颅显露横窦下缘，乙状窦后缘，枕骨大孔外侧部。剪开硬膜显露硬膜内肿瘤，肿瘤大小约 4.0cm×2.0cm×2.3cm，色黄，实性，部分囊变，血供丰富。椎动脉及小脑后下动脉位于肿瘤后下，面神经位于肿瘤上方。电生理监测探查面神经行程后，行瘤内减压，依次分离肿瘤下极、上极、内侧面。分块切除颅内肿瘤及颈静脉孔硬膜环内外的肿瘤。

【术后 MRI】右侧枕部颅骨信号欠连续，右侧颈静脉孔术区及右侧乳突可见不规则等-长 T_1、等-

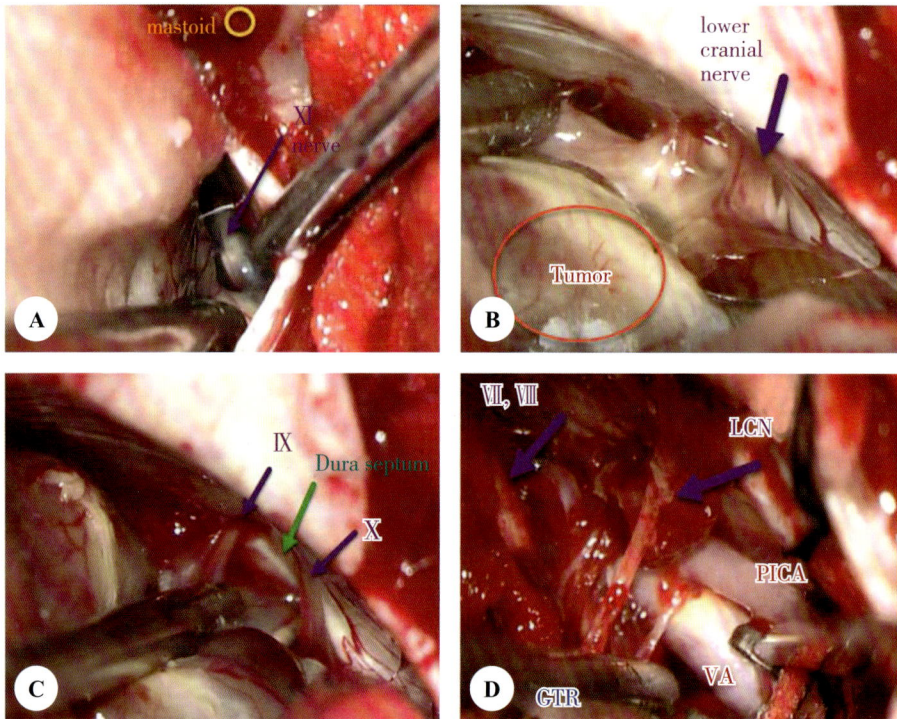

▲ 图 5-109 病例 2 手术过程

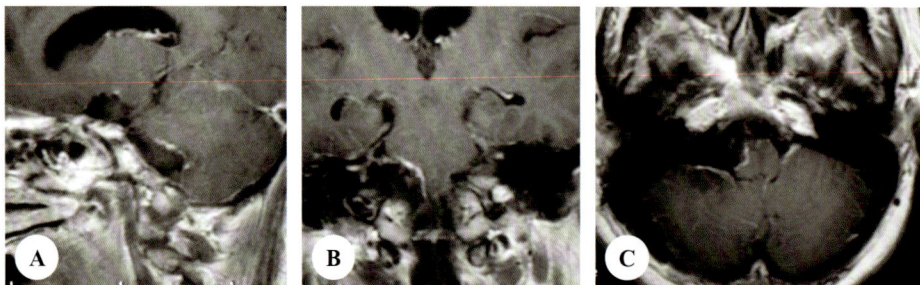

▲ 图 5-110 病例 2 术后 MRI 检查

长 T$_2$ 信号灶，增强后术区未见异常强化灶；右侧小脑半球及脑桥受压向左偏移征象较前改善；余脑实质内未见明显异常信号灶及强化灶，脑沟脑裂脑池未见明显增宽，中线结构居中。透明隔稍增宽同前，幕上脑室无扩张（图 5-112）。

【术后神经功能】出院时吞咽困难、饮水呛咳、声音嘶哑情况同术前，听力较术前好转，无新发神经功能障碍。术后 5 个月复查时患者吞咽、饮水功能较前改善，声音嘶哑情况同术前，听力恢复至正常水平。术后 54 个月复查时未见肿瘤复发。

【经验体会】

(1) 打开颈静脉孔后壁是处理颈静脉孔内肿瘤的关键，其方法为：①在二腹肌后腹后下方的 Henry 脂肪间隙中触及寰椎横突（transverse process of atlas，TPA），并辨认连于 TPA 及枕骨颈静脉突之间的头侧直肌；②将二腹肌后腹牵向前下以显露其深面的头侧直肌，分离过程中应避免损伤面神经；③将头侧直肌从颈静脉孔后缘分离并牵向下方以完成对颈静脉孔后缘及髁旁骨质的显露；④用高速磨钻磨除头侧直肌附着的枕骨颈静脉突及髁旁骨质，从后方打开颈静脉孔。

(2) 开颅过程中面神经保留的经验为：二腹肌后

腹前缘的筋膜向前与茎乳孔处面神经周围的结缔组织相延续，因此可将二腹肌后腹（或二腹肌沟）作为确定面神经颅外段起始部的标志。在实际操作中：①向前下分离二腹肌后腹时可通过触及茎突估计茎乳孔位置，必要时结合电生理探针，探明茎乳孔处面神经的位置。②后续操作应严格在二腹肌后腹后方操作。

(3) 优先处理颈静脉孔内的肿瘤可阻断肿瘤的大部分血供，减少术中出血，为手术提供了清晰的术野，减少了误伤神经的概率。

(4) 熟悉颈静脉孔内神经、血管的生理解剖及病理解剖，有助于神经功能的保护：颈静脉孔分为两个静脉部和一个神经部。静脉部包括位于后外侧的较大的乙状窦部和位于前内方的岩下窦部。神经部位于两个静脉部之间，内有舌咽神经、迷走神经及副神经通过。舌咽神经于蜗导水管下方进入由硬膜反折围成的舌咽神经道内，先转向前，继而向下行走于颈内脊的内侧缘。副神经加入迷走神经一并进入由硬膜反折围成的，位于舌咽神经道稍下方的迷走神经道内，其由颈静脉孔内的硬膜反折与舌咽神经道分离开。

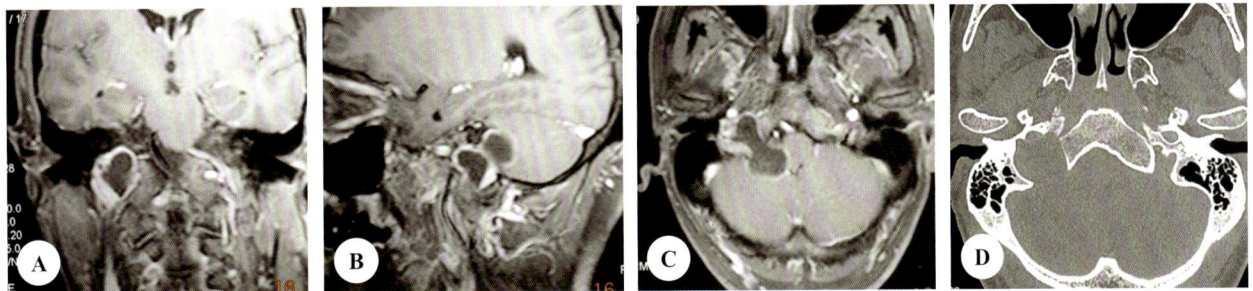

▲ 图 5-111　病例 3 术前辅助检查

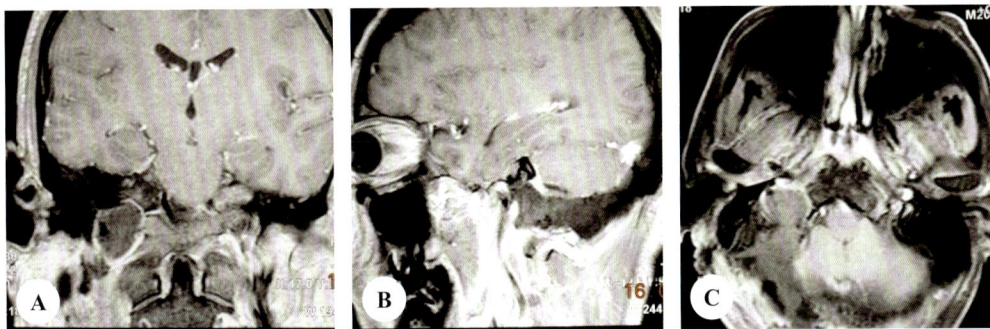

▲ 图 5-112　病例 3 术后 MRI 检查

病例 4 B 型 患者男性43岁，因"吐词不清、舌肌运动障碍半年余"入院，既往体健。

【查体】神清语利。记忆力、定向力、智力可。左眼视力0.2，右眼1.2，双瞳直径3mm，等大等圆，光反射灵敏，双眼球活动可，无眼球震颤。双侧面部痛觉、振动觉可，咀嚼有力，张口下颌无偏移。双侧额纹对称，鼻唇沟对称，皱额、闭目、鼓腮、示齿、吹哨可，味觉正常。双耳听力粗测正常，悬雍垂居中，声音无嘶哑，饮水无呛咳，咽反射可，吞咽反射可，咳嗽反射可。转颈耸肩有力。伸舌偏右，右侧舌肌萎缩，无肌颤，舌肌活动可。四肢肌力、肌张力可，无肌肉萎缩。四肢痛觉、振动觉可。跟膝胫试验（-），指鼻试验（-），双手动作轮替试验（-），Romberg征（-），行一字步可。

【辅助检查】

头部MRI：右侧颈静脉孔内见一不规则长T_1长T_2信号灶，略呈分叶状改变，边界清晰，FLAIR序列呈高信号，边缘清晰，大小约2.8cm×2.1cm，邻近脑干及小脑未见明显受压。余脑实质未见异常信号灶及异常强化灶，灰白质界限清楚，脑室系统大小形态正常，中线结构无移位，脑沟裂正常。

颅底HRCT：右侧颈静脉孔区可见等密度肿块，较大层面大小约为19mm×23mm，CT值23~50Hu，邻近右侧斜坡、颞骨岩段、颈静脉孔区见骨质吸收破坏，邻近右侧中耳乳突见骨质增生硬化。增强后病灶内见明显强化（图5-113）。

【术前诊断】右侧颈静脉孔区占位：神经鞘瘤？（临床分型B型）。

【手术入路】右侧枕下乙状窦后经颈静脉突入路。

【手术过程】患者取左侧俯卧位，头架固定头部，消毒铺单，行右侧枕下乙状窦后经颈静脉突入路，耳后倒L型切口，切开头皮，骨膜下分离皮肌瓣并牵开。颅骨钻1孔，咬开大小约4cm×4cm大小的骨瓣，下方至枕骨大孔及枕髁后缘，显露乙状窦。显微镜下磨除颈静脉突骨质，显露肿瘤。肿瘤大小约2.8cm×2.6cm×3.0cm，质韧，实性，血供丰富，起源于后组脑神经，与周围结构边界清楚。术中见颈静脉结节，斜坡骨质被破坏。显微镜下先行瘤内减压，切断肿瘤起源的神经根丝，整块全切除肿瘤。颈静脉孔区硬膜部分撕裂，予以人工硬膜贴附（图5-114）。

【术后MRI】右侧枕骨部分骨质信号缺失呈术后改变，原右颈静脉孔区肿块已切除，术区见片状长

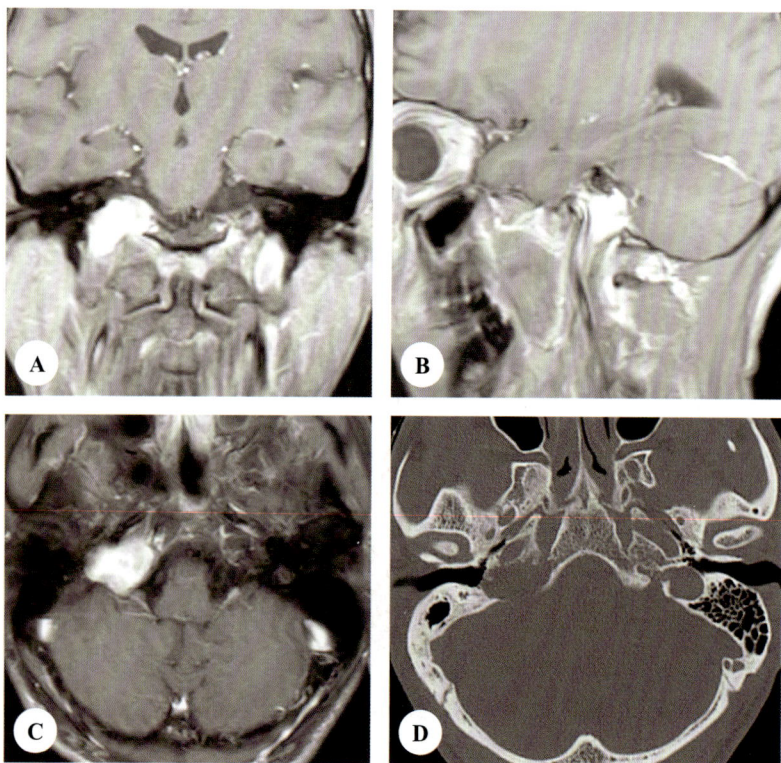

图 5-113 病例4 术前辅助检查

T_1 长 T_2 信号，夹杂少许短 T_1 出血灶，颅脑室系统无扩张，中线结构居中。左侧蝶窦内见类圆形等 T_2 稍短 T_1 信号灶，增强后无强化（图 5-115）。

【神经功能】面神经功能 I 级，双侧听力同术前，声音较前嘶哑，吞咽功能较前好转，四肢肌力、肌张力正常。右侧指指、指鼻试验（-），右侧跟膝胫试验（-），Romberg 征（-），行一字步可。

【经验体会】

(1) 根据术前影像学资料，确定肿瘤界限，便于术中判断肿瘤是否被全部切除。该病例术前影像学资料提示肿瘤前界达下斜坡，因此须处理至显露下斜坡骨质，才可认为已达肿瘤前界。

(2) 肿瘤生长可压缩，甚至破坏骨质，进而使硬脑膜、骨膜形成肿瘤"假包膜"，术中应注意区分。保留正常的硬脑膜和骨膜结构可明显降低术后脑脊液漏和颅内感染的概率。

病例 5　复发 C 型　患者女性，73 岁，因"吞咽困难，左侧听力下降左下肢无力伴视物旋转 1 年，饮水呛咳、步态不稳 6 个月"入院。既往史：11 年行开颅探查左侧 CPA 区占位切除术，术后病检报神经鞘瘤。患风湿病 20 余年，口服药物治疗，具体药物不详；患高血压 10 余年，现服用非洛地平片，1 片 / 天，现血压 160/91mmHg。

【查体】神志清楚，慢性病容，双侧瞳孔等大等圆，直径 3mm，对光反射灵敏，眼球运动自如，左侧面部痛觉较右侧减退，双侧面神经功能 I 级，左侧听力较右侧减退，左侧咽反射迟钝，左侧软腭下垂，悬雍发"啊"时向右侧偏斜，左侧舌后 1/3 味觉减退，伸舌向左偏斜，左侧舌肌萎缩，左侧下肢肌力 IV 级，左侧指指、指鼻试验（+），左侧跟膝胫试验（+），Romberg 征（+），行一字步向左侧偏斜。

【辅助检查】见图 5-116。

头部 MRI：左侧颈静脉孔内及咽旁间隙见囊实性长 T_1 长 T_2 信号灶，注入对比剂后病灶强化，下缘大第三颈椎水平。

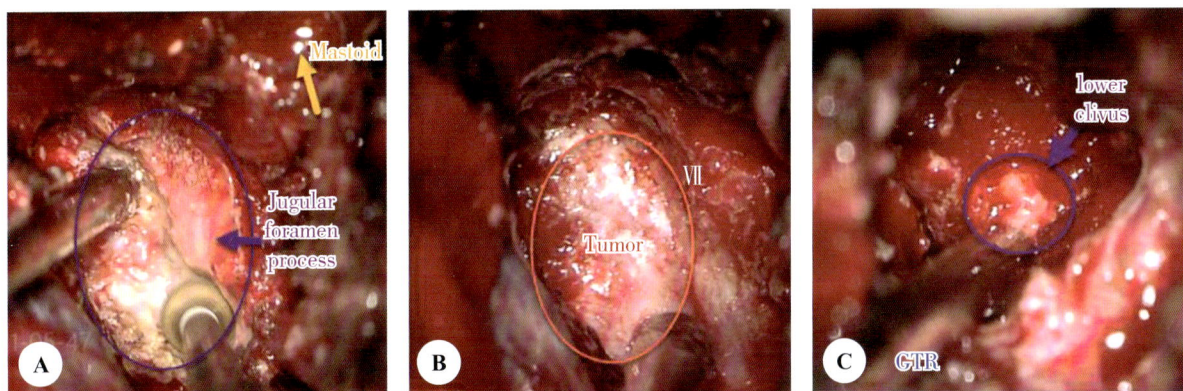

▲ 图 5-114　病例 4 手术过程

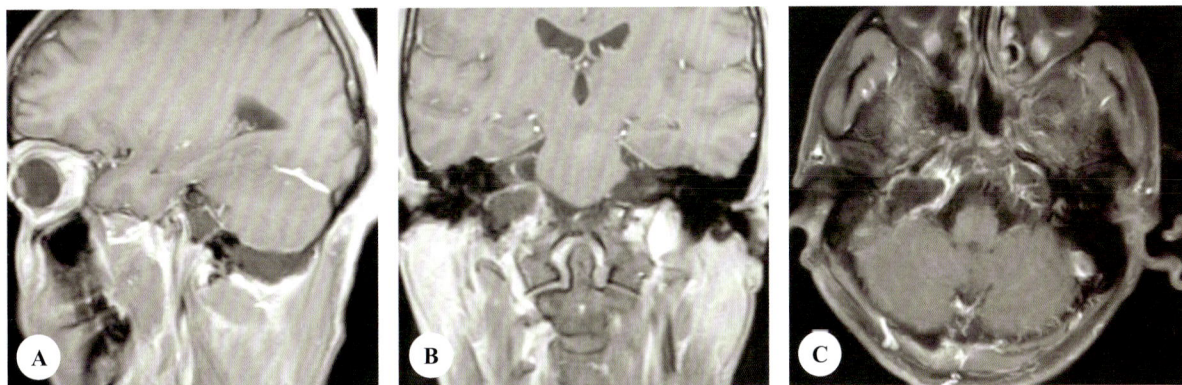

▲ 图 5-115　病例 4 术后 MRI 检查

颅底 HRCT：左侧枕骨呈术后改变，左侧桥小脑区见大小约 33mm×24mm 的囊性低密度灶，CT 值约 27HU，左侧乳突壁、蝶骨可见骨质破坏，左侧颈静脉孔扩大，可见骨质破坏，边缘骨质硬化。病变向左侧咽旁间隙生长，累及头长肌，腭帆提肌及腭帆张肌。

【术前诊断】①左侧颈静脉孔复发神经鞘瘤；②高血压病。

【手术入路】左侧枕下 - 髁旁 - 颈外侧入路。

【手术过程】右侧俯卧位，头架固定头部，头位需充分显露下颌支和寰椎横突之间的空间。沿耳后倒 L 形原切口向颈部延伸，沿 Henry 脂肪间隙向下分离肌肉至寰椎横突水平，将二腹肌后腹翻向前下，磨除乳突尖、髁旁及迷路下骨质达茎突根。探查咽旁间隙茎突后区，见肿瘤色黄，质地韧，下缘达第三颈椎水平，将肿瘤减压后，沿肿瘤边界切除肿瘤，过程中可见部分后组脑神经瘤化，予以一并切除。枕下开颅显露脑桥延髓池，见颅内部分病变位于左侧颈静脉孔区，大小约 2.7cm×2.1cm×2cm，分块切除肿瘤（图 5-117）。

【术后 MRI】左侧颈静脉孔区颅内外沟通性占位术后患者复查，无老片对比，现片示：枕部左侧份部分骨质连续性中断呈术后改变。术区可见长 - 等 T_1 等 - 稍长 T_2 混杂信号灶，增强后未见明显强化。左侧小脑半球可见斑片状、片状长 T_1 长 T_2 信号灶。额颞部枕部可见低信号气体影。右侧颞部及左侧顶枕部头皮肿胀、积液（图 5-118）。

【神经功能】出院时吞咽功能较术前加重，新发声音嘶哑，伸舌偏斜情况较术前好转，仍有舌肌萎缩，无其他新发神经功能障碍。术后 3 个月随访时吞咽功能较术前好转，仍有声音嘶哑，听力、肌力恢复至正常，伸舌居中。术后 26 个月复查时未见肿瘤复发。

【经验体会】

(1) 切除咽旁间隙肿瘤过程中应在充分瘤内减压前提下，再分离瘤壁与周围组织的界面。充分的减压可降低肿瘤张力，利于界面分离。

(2) 牵拉瘤壁应轻柔，避免瘤壁断裂，失去组织界面。

(3) 部分肿瘤无须剪开硬膜，可完全自硬膜外切除。

病例 6　C 型　患者男性，37 岁，因"口齿不清 10 年余，舌体歪斜 4 年，左侧面部麻木半年"入院。既往史：发现高血压 5 年余，最高达 160/120mmHg，规律服用氨氯地平控制血压；2 年前因"心肌梗死"行冠脉支架置入，1 个月前已停用抗凝药物。

【查体】神志清楚，语言流利，思维、定向、理解、计算力正常。颈软，Kernig、Brudzinski 征（−）。嗅觉正常，瞳孔直径 3mm，光反射灵敏，眼球运动自如，左眼视力：0.8，右眼视力：1.0，视野粗测无异常。调节、辐辏反射正常。左侧颜面部有麻木感，痛温触觉较右侧减退，V2、V3 支支配区域尤为明显，张口无明显歪斜，双侧颞肌、咬肌肌力对称正常，角膜反射灵敏。双侧额纹，鼻唇沟等深，口角无明显歪斜。听力粗测正常。静息时悬雍垂偏右，发"啊"时悬雍垂偏左，右侧咽反射消失，软腭不能上抬，右侧舌体及咽后壁浅感觉减退。右侧舌肌明显萎缩，伸舌向右偏斜，右侧舌头后 1/3 味觉减退。耸肩、转颈动作无明显异常。全身深浅感觉无明显异常，四肢肌力、肌张力正常，腹壁反射对称，

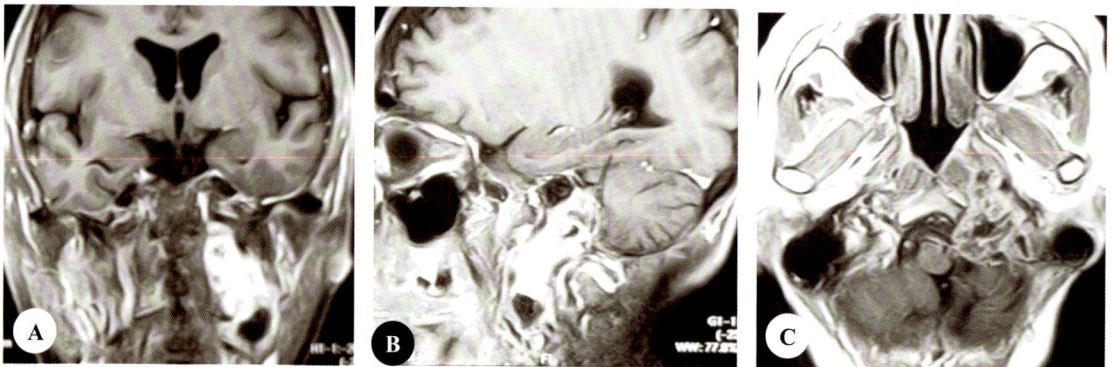

▲ 图 5-116　病例 5 术前辅助检查

双膝反射（++），病理征（－）。行走向无歪斜，一字步不稳。Romberg 征（－），指指、指鼻试验精确，跟膝胫试验正常。

【辅助检查】见图 5-119。

头部 MRI：右侧颈静脉孔区见一不规则占位性病变，边界较清，呈长 T_1 及等、长 T_2 混杂信号，其内可见液化坏死，约 29mm×21mm×25mm 大小，注入 Gd-DTPA 病灶不均匀显著强化。左侧 Meckel 腔附近可见长 T_1 长 T_2，均匀强化病灶，大小约 10mm×5mm×5mm。

颅底 HRCT：右侧颈静脉窝扩大，周围骨质见不规则破坏吸收，累及颈内动脉管后壁、鼓室后壁。

双侧内耳道对称，无扩大变形及骨质破坏。双侧听小骨及鼓室、乳突小房清晰。

【术前诊断】①右侧颈静脉孔区占位：舌下神经鞘瘤？（临床分型 C 型）；②左侧岩尖占位：脑膜瘤？③高血压病；④心脏冠脉支架置入术后。

【治疗方案】①右侧颈静脉孔内占位拟行手术治疗，手术入路为枕下－髁旁－颈外侧入路；②左侧岩尖占位拟行伽马刀治疗。

【手术过程】左侧俯卧位，头架固定头部。行右侧髁旁－枕下－入路，耳后 C 形切口，切开头皮，骨膜下分离皮肌瓣并牵开，沿 Henry 脂肪间隙分离，定位寰椎横突，咬除乳突尖，显露颈静脉突。

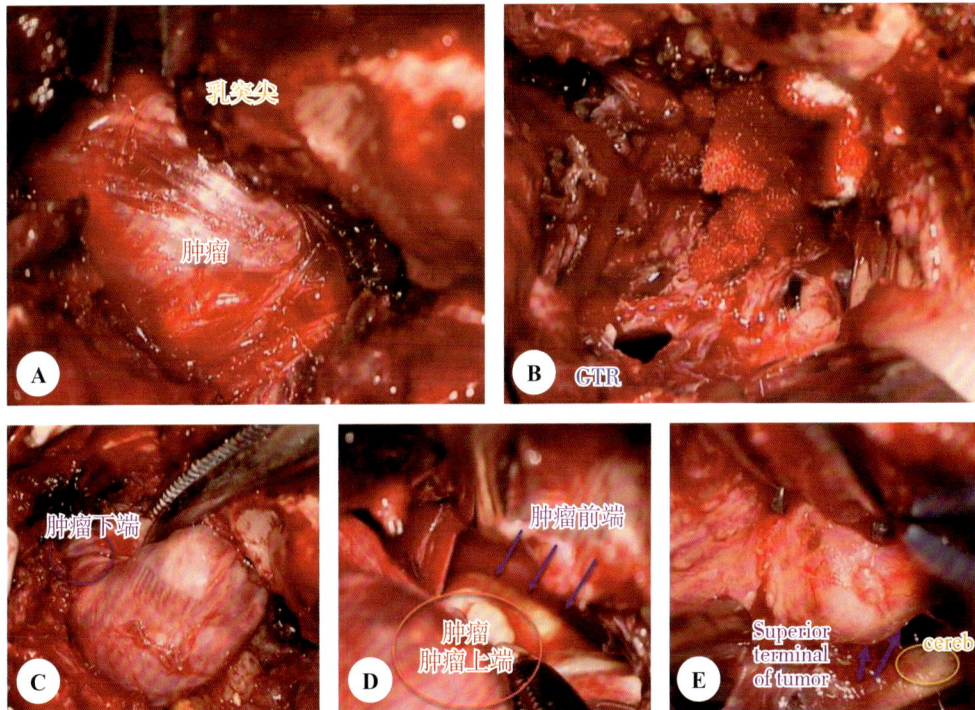

▲ 图 5-117　病例 5 手术过程

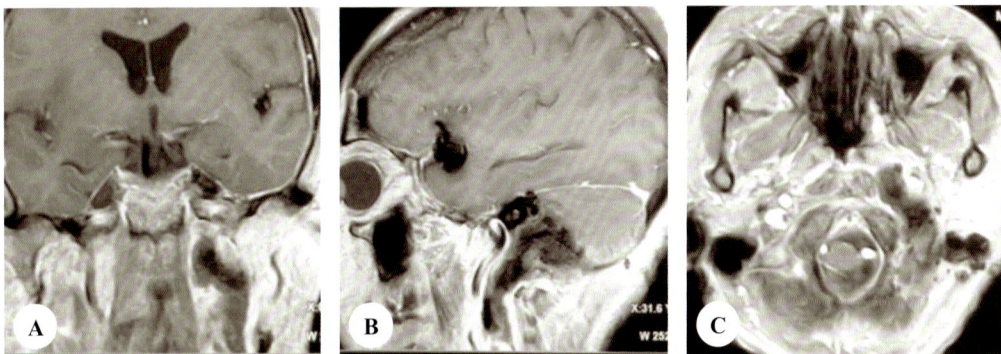

▲ 图 5-118　病例 5 术后 MRI 检查

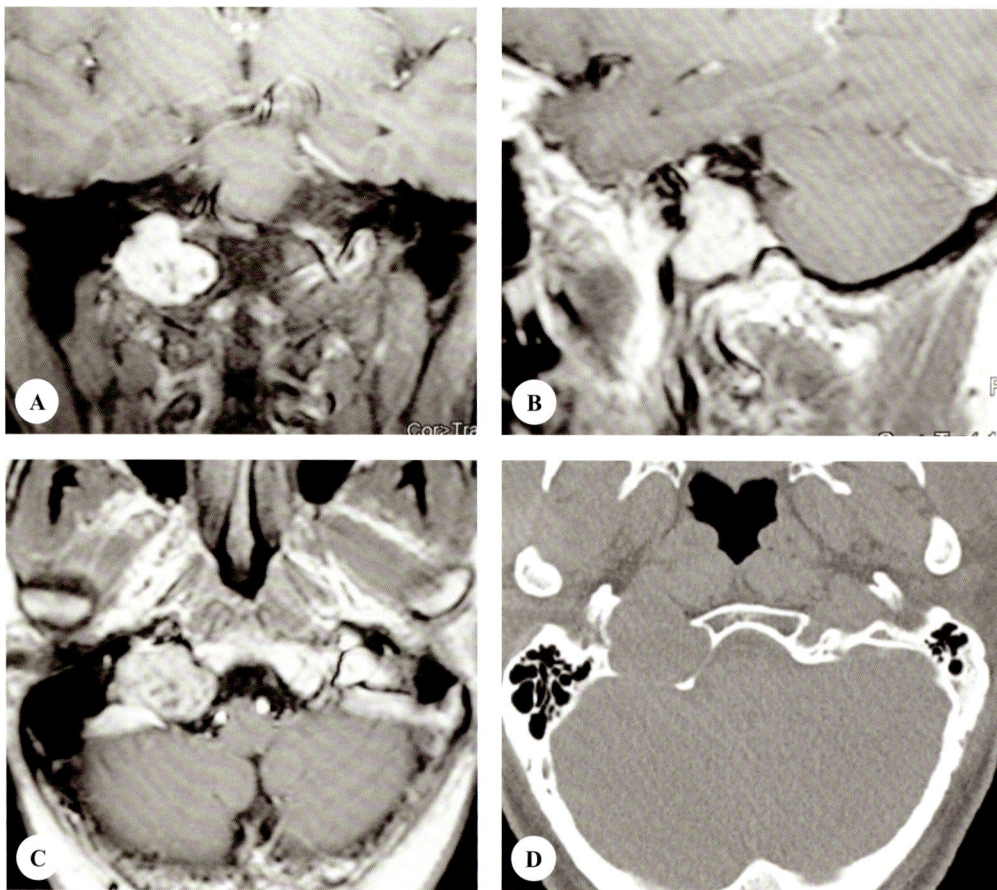

▲ 图 5-119　病例 6 术前辅助检查

颅骨钻 3 孔，骨瓣开颅，大小约 4cm×4cm。显露横窦、乙状窦边缘，下达枕骨大孔。显微镜下磨除颈静脉突及髁旁，见肿瘤位于右侧颈静脉孔区，约 2.5cm×3.1cm×3.0cm 大小，颅内外沟通性生长，肿瘤质地韧，血供异常丰富，实性，红色，边界清楚。侵蚀周围骨质和神经血管组织。电凝肿瘤周边，分块部分切除肿瘤，面神经及后组脑神经予以保留（图 5-120）。

【术后 MRI】开颅探查右侧颈静脉孔区病变切除术后复查，与术前老片对比，现片示：右颞、枕部颅板呈术后改变，原右侧颈静脉孔区不规则占位性病变已切除，术区呈片状等、长 T_1 及等、长 T_2 混杂信号，注入 Gd-DTPA 病灶未见异常强化。脑室系统形态及大小正常，脑沟、脑裂及脑池未见异常，中线结构无移位（图 5-121）。

【神经功能】神志清楚，面神经功能 Ⅰ 级，双侧听力同术前，声音无嘶哑、饮水无呛咳，舌体活动较术前好转，余神经系统查体基本同入院。

【经验体会】

(1) 手术过程中，可因肿瘤的压迫作用解除而导致静脉丛出血。该病例在切除舌下神经管内肿瘤过程中，舌下神经管内静脉丛出血较多，遇此情况可使用吸收性明胶海绵，配合棉片进行压迫止血。

(2) 肿瘤为舌下神经鞘瘤，可适当磨除枕髁，打开舌下神经管，方便切除肿瘤。

病例 7　D 型　患者女性，53 岁，因"右侧听力下降、耳鸣 3 年，头痛、头晕 2 年，走路不稳 1 个月"入院。既往有高血压病病史，未规律服药。

【查体】神志清楚，视力左：0.9，右：0.9，视野粗测无缺损，眼底检查双侧视盘不清。双瞳直径 3mm，等大等圆，光反射灵敏，双眼球活动自如。双侧面部痛觉、振动觉可，咀嚼有力，张口下颌无偏移。双侧面神经功能 Ⅰ 级，双侧味觉正常。右耳听力较左侧减退。悬雍垂居中，声音无嘶哑，饮水无呛咳，咽反射可，吞咽反射可，咳嗽反射可。转颈耸肩有力。伸舌居中，舌肌无萎缩，无肌颤，舌肌活

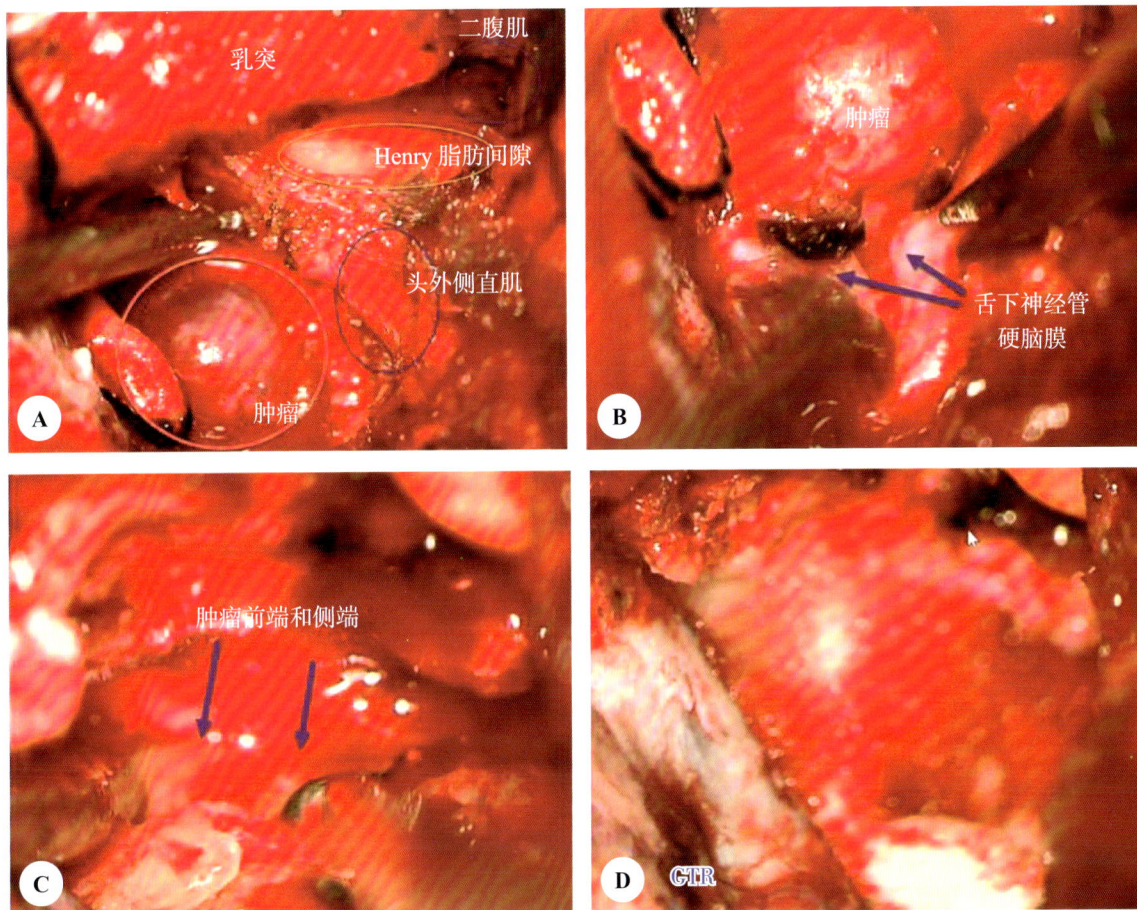

▲ 图 5-120　病例 6 手术过程

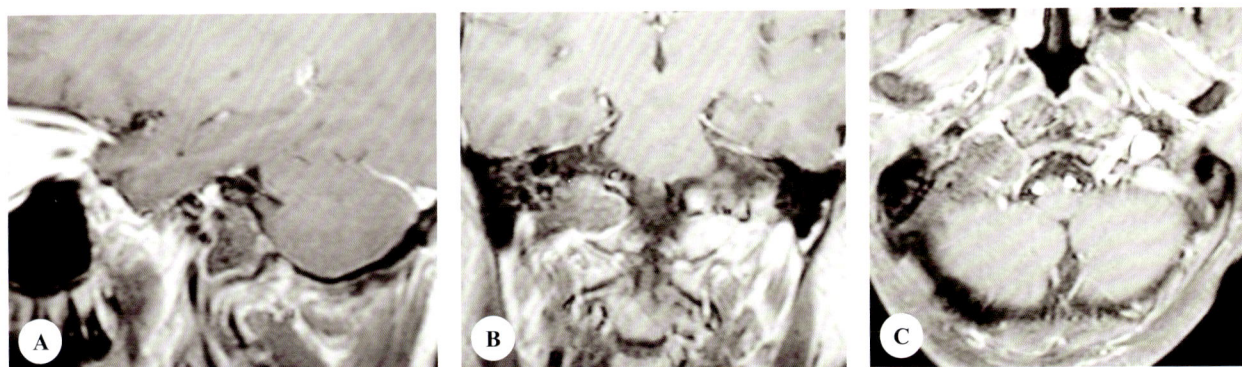

▲ 图 5-121　病例 6 术后 MRI 检查

动可。四肢肌力、肌张力可，无肌肉萎缩。跟膝胫试验（－），指鼻试验（－），Romberg 征（＋），行一字步可。

【辅助检查】见图 5-122。

头部 MRI：左侧脑桥小脑三角、颈静脉孔内及咽旁间隙见囊实性长 T_1 长 T_2 信号灶，注入对比剂后病灶强化。颅内部分大小为 37cm×26cm×26cm，颅

外部分大小为 21cm×21cm×27cm，病灶下缘大第二颈椎水平。第四脑室受压，幕上脑室扩大。

颅底 HRCT：右侧颈静脉孔明显扩大，其内及右侧脑桥小脑三角池区可见一团块状软组织灶，病灶最大层面约 33mm×55mm，第四脑室受压，幕上脑室明显扩大。蝶鞍内见类圆形边界清晰液样密度灶。右侧岩尖骨质无骨质破坏；余颅底骨质未见明显异

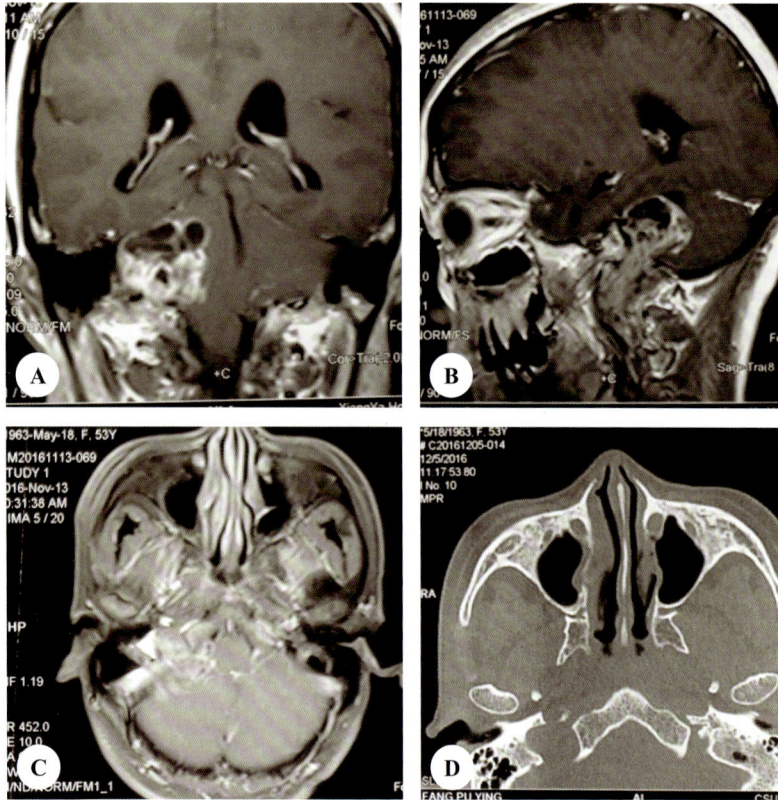

◀ 图 5-122　病例 7 术前辅助检查

常，双侧内听道无扩大。

【术前诊断】①右侧颈静脉孔神经鞘瘤临床分型D型；②高血压病。

【手术入路】右侧枕下 – 髁旁 – 颈外侧入路。

【手术过程】全麻气管插管后，患者取左侧俯卧位，头架固定头部，头位需充分显露下颌支和寰椎横突之间的空间。取右侧枕下 C 形皮瓣开颅，沿Henry 脂肪间隙向下分离肌肉至寰椎横突水平，将二腹肌后腹翻向前下，磨除乳突尖、髁旁及迷路下骨质。探查咽旁间隙茎突后区，见肿瘤色黄，质地韧，下缘达第二颈椎水平，将肿瘤减压后，沿肿瘤边界切除肿瘤。枕下开颅显露脑桥延髓池、脑脑桥小脑三角，见颅内部分病变位于左侧颈静脉孔区，大小约 37cm × 26cm × 26cm 分块切除肿瘤，妥善止血，分层关颅。

【术后 MRI】头部 MRI：右侧颞骨及枕骨右侧局部骨质不连续，邻近头皮软组织肿胀、积气，右侧颈静脉孔区呈术后改变，术区见残腔形成，边界不清，术区及右侧颞枕部颅板下、右侧小脑半球、脑桥可见片状积液及少许积血灶，颅内见散在积气灶。注入 Gd-DTPA 病灶未见异常强化。幕上脑室无扩张。

中线结构居中（图 5-123）。

【神经功能】术后复查 MRI 示肿瘤全切除。出院时吞新发吞咽困难、声音嘶哑，伸舌偏斜。右耳听力较前好转，无其他新发神经功能障碍。术后 3 个月随访时后组脑神经功能较术后好转，能自主进食物。术后 12 个月复查时未见肿瘤复发。

【经验体会】

(1) 枕下 – 髁旁 – 颈外侧入路可通过三个间隙显露跨颅内外生长的颈静脉孔神经鞘瘤：①枕下开颅开显露脑桥小脑池及小脑延髓池；②磨除枕骨颈静脉突及髁旁骨质打开颈静脉孔后壁，显露颈静脉孔内结构；③通过 Henry 脂肪间隙（颈外侧）显露咽旁间隙茎突后区。

(2) 优先处理咽旁间隙茎突后区的肿瘤（即颅外部分），再处理颈静脉孔区肿瘤，最后处理硬膜下的肿瘤。按此顺序切除可减少术中出血，为手术提供较为清晰的视野。肿瘤切除过程中先沿肿瘤包膜确定肿瘤边界，再行充分瘤内减压，最后沿组织界面（颅外部分）或蛛网膜界面（颅内部分）将肿瘤切除。

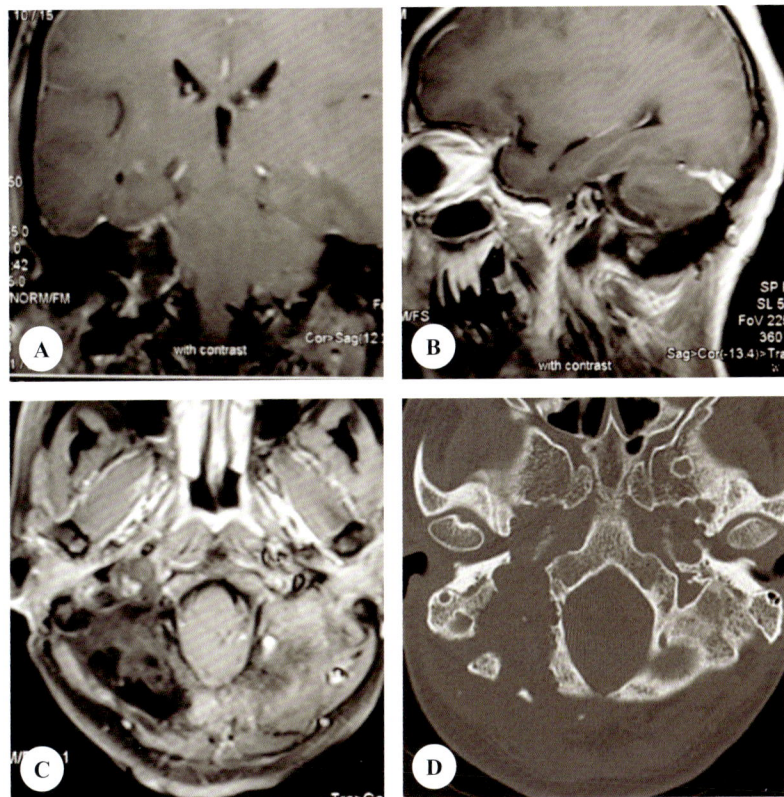

▲ 图 5-123　病例 7 术后 MRI 检查

病例 8　D 型　患者男性，36 岁，因"声音嘶哑 2 年，听力下降、吞咽困难半个月余"入院。既往患乙型肝炎，2 年前喉部肿物切除术，病检为炎性组织。

【查体】神清语利，思维、定向、理解、计算力正常。颈软，Kernig、Brudzinski 征（－）。嗅觉正常，瞳孔直径 3mm，光反射灵敏，眼球运动自如，矫正视力左眼视力 1.0，右眼视力 1.0，视野粗侧无异常。调节、辐辏反射正常。双侧颜面部感觉正常，对称，张口向无歪斜，双侧颞肌、咬肌肌力正常对称，角膜灵敏。双侧额纹、鼻唇沟等深，口角无明显歪斜。左侧听力较右侧明显减退。悬雍垂右偏，左侧咽反射消失，右侧咽反射灵敏。左侧舌肌萎缩，伸舌左偏，左侧味觉减退，右侧基本正常。耸肩、转颈动作无异常。全身深浅感觉无明显异常，四肢肌力、肌张力正常，腹壁反射对称，双膝反射（＋＋），病理征（－）。一字步可，闭目难立征阴性。

【辅助检查】见图 5-124。

头部 MRI：左侧脑桥小脑三角、颈静脉孔内及咽旁间隙见囊实性长 T_1 长 T_2 信号灶，近脑干处肿瘤囊变，注入对比剂后病灶强化。颅内部分大小为 37mm×31mm×34mm，颅外部分大小为 30mm×26mm×35mm。

颅底 HRCT：左颈静脉孔明显扩大，局部见不规则囊实性密度灶，平扫 CT 值为 12～38Hu，增强后实性部分较明显强化，囊性部分边缘强化，CT 值为 15～152Hu，病灶向后延伸至桥臂，向前延伸至鼻咽旁间隙内，斜坡左份、左颞骨岩尖部及邻近枕骨受压变薄，边缘硬化。

【术前诊断】①左侧颈静脉孔区占位：神经鞘瘤？②喉部肿物切除术后。

【手术入路】左侧枕下－髁旁－颈外侧入路。

【手术过程】右侧俯卧位，头架固定头部。行左侧枕下远外侧髁旁联合迷路下路，耳后倒 L 切口向颈部延伸，切开头皮，骨膜下分离皮肌瓣并牵开，沿 Henry 脂肪间隙达寰椎横突，分离二腹肌后腹下翻，磨除乳头尖、髁旁及迷路下骨质达茎突根部，可见颈静脉孔区肿瘤。颅骨钻 2 孔，骨窗开颅，大小约 5cm×4cm。显露横窦、乙状窦边缘，下达枕骨大孔。显露肿瘤颅外段，肿瘤沿颈静脉孔向颅外咽旁间隙生长，颅外段部分大小 3cm×2.6cm×3.5cm，质韧，血供丰富，边界尚清楚。沿肿瘤包膜下完整

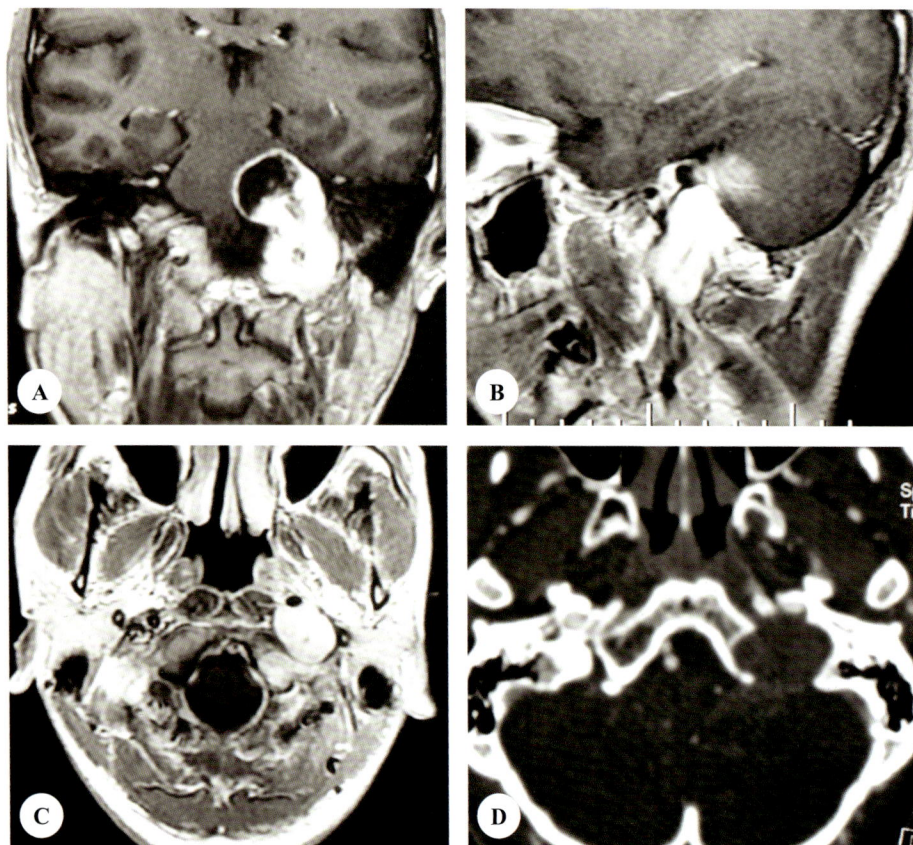

▲图 5-124　病例 8 术前辅助检查

分离切除颅外段肿瘤，显微镜下弧形剪开硬膜，显露小脑延髓外侧池，释放脑脊液，缓慢牵开小脑半球，见颅内部分病变位于左侧颈静脉孔区，约3.7cm×3.1cm×3.4cm 大小，肿瘤少许囊变，边界清楚，椎动脉及小脑后下动脉被肿瘤包裹，面听神经位于肿瘤上方，肿瘤广泛破坏颈静脉孔骨质。先行瘤内减压，再依次分离肿瘤下极、上极、内侧面，分离肿瘤与神经、脑干粘连及椎动脉，分块全切除颅内部分肿瘤。切除肿瘤后，小脑半球、面听神经、外展神经及脑干等结构保护良好（图 5-125）。

【术后 MRI】原左侧脑桥小脑三角区、左侧颈静脉孔区、左侧咽旁间隙内病灶已切除，术区可见长 T_1 长 T_2 信号，增强后未见明显异常强化灶，邻近脑干受压解除（图 5-126）。

【神经功能】面神经功能 I 级，自感左侧听力较前好转，吞咽困难、声音嘶哑较前无加重，伸舌左偏，切口愈合可，无红、肿、渗出，颈软，四肢肌力、肌张力正常，各生理反射存在，Kernig、Babinski、Brudzinski 征阴性，指鼻试验（－），Romberg 征（－），行一字步可。

【经验体会】

（1）颈静脉孔处硬膜缺如，需行颅底重建。我们的做法是采用"三明治"法，即在颅内面贴附一层人工硬脑膜，颈静脉孔内填塞适量吸收性明胶海绵做支撑，颅外再贴附一层人工硬脑膜，同时开颅过程中肌肉的保留，枕动脉的保护以及关颅过程中肌肉的原位缝合有利于肌肉愈合，结合术后对该区域的加压包扎可降低皮下积液概率。

（2）铣下颅后窝骨瓣的目的在于获得小脑延髓池的显露，故骨瓣大小应取决于肿瘤颅内部分的大小。

病例 9　C 型　患者女性，44 岁，因"口齿欠清1 年，伸舌右偏伴舌肌萎缩 2 个月"入院。既往有患子宫肌瘤、肾囊肿、乳腺囊肿、卵巢囊肿病史，均未行手术治疗。

【查体】神志清楚，双侧瞳孔等大等圆，直径3mm 大小，视力左侧：1.5；右侧：1.5，对光反射灵敏，头颅大小及形态正常。鼻腔及外耳道无异常分泌物，口角无歪斜，双侧鼻唇沟无变浅，鼓腮示齿可，咽反射正常，伸舌右偏，右侧舌肌萎缩，颈软，四肢活动可，肌力、肌张力正常，Kernig、

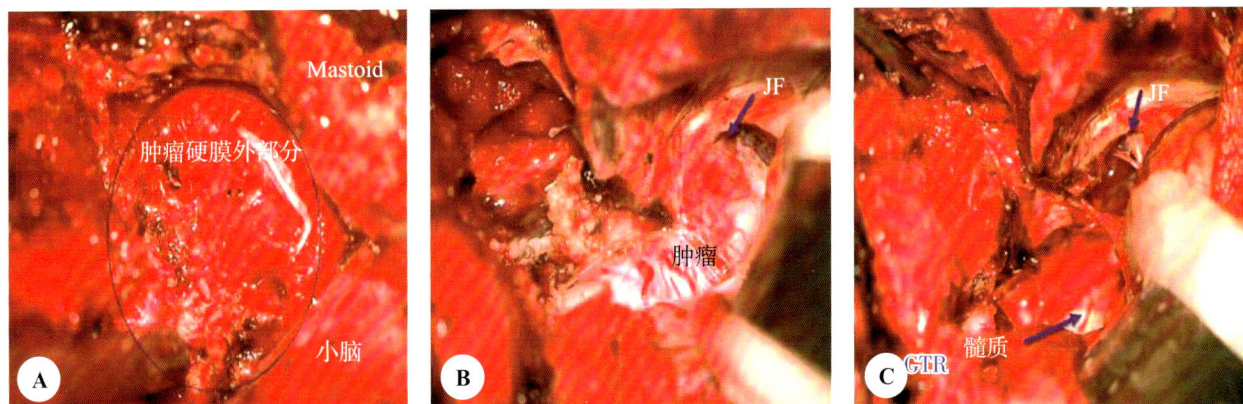

▲ 图 5-125　病例 8 手术过程

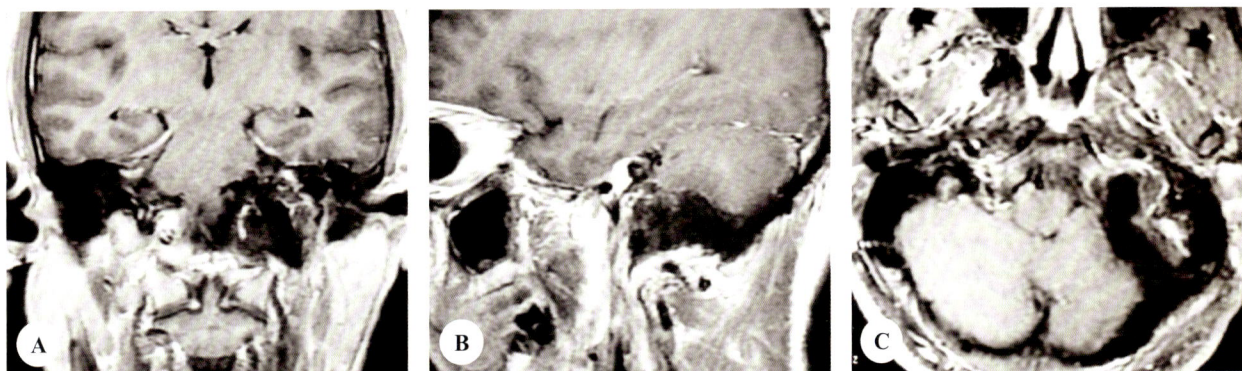

▲ 图 5-126　病例 8 术后 MRI 检查

Brudzinski、Babinski 征阴性，Romberg 征阴性，指指、指鼻试验阴性。

【辅助检查】见图 5-127。

MRI：脑实质内未见异常信号灶及异常强化灶，灰白质界限清楚，脑沟、脑裂、脑池及脑室大小形态正常，中线结构无移位。右侧咽旁间隙内可见大小约 4.0cm×2.7cm 长 T_1 长 T_2 信号灶，增强后可见均匀环形及分隔样强化，邻近颈内静脉被包绕，颈内动脉向前推移。

CT：左侧基底节区及左侧顶枕叶 - 左侧脑室旁可见多发点片状低密度灶，余脑内未见明显异常密度灶，中线结构居中。右侧咽旁间隙内可见大小约 3.9cm×2.4cm 的肿块影。

CTV：上矢状窦、大脑大静脉、直窦、双侧横窦及乙状窦及其属支显示良好，未见明显狭窄、闭塞及充盈缺损影，未见明显畸形血管影。

【术前诊断】①右侧舌下神经鞘瘤；②子宫肌瘤、肾囊肿、乳腺囊肿、卵巢囊肿。

【手术入路】右侧颈侧入路。

【手术过程】仰卧位，右侧肩膀下垫高，头左偏，头圈固定，下颌角尽量打开。消毒铺单后，沿右侧耳后弧形切口，切开皮肤及皮下组织，上至乳突根部后 2cm，下至下颌角后方。向前翻起皮瓣。逐步分离皮下及颈阔肌、颈浅筋膜。作颈阔肌皮瓣，前后达肿块前后缘，于胸锁乳突肌前缘分离，向后方牵拉腮腺，沿二腹肌沟游离二腹肌后腹，仔细辨认茎突及面神经后。发现肿块位于咽旁后间隙，包膜完整，边界较清，大小约 3cm×4cm×2cm，沿包膜外间隙小心地分离肿块并切除，上抵舌下神经管。

【术后 MRI】右侧咽旁间隙内肿块切除，术区呈长 T_1 长 T_2 信号灶，增强后边缘强化，右侧颈静脉孔扩大，增强后可见强化。脑实质内未见异常信号灶及异常强化灶，灰白质界限清楚，脑沟、脑裂、脑池及脑室大小形态正常，中线结构无移位。检查结论：右侧颈静脉孔区病灶残留（？）建议追踪复查（图 5-128）。

【神经功能】出院时患者面神经功能 I 级，诉轻微吞咽困难，能自主进食，右侧舌肌萎缩，伸舌右

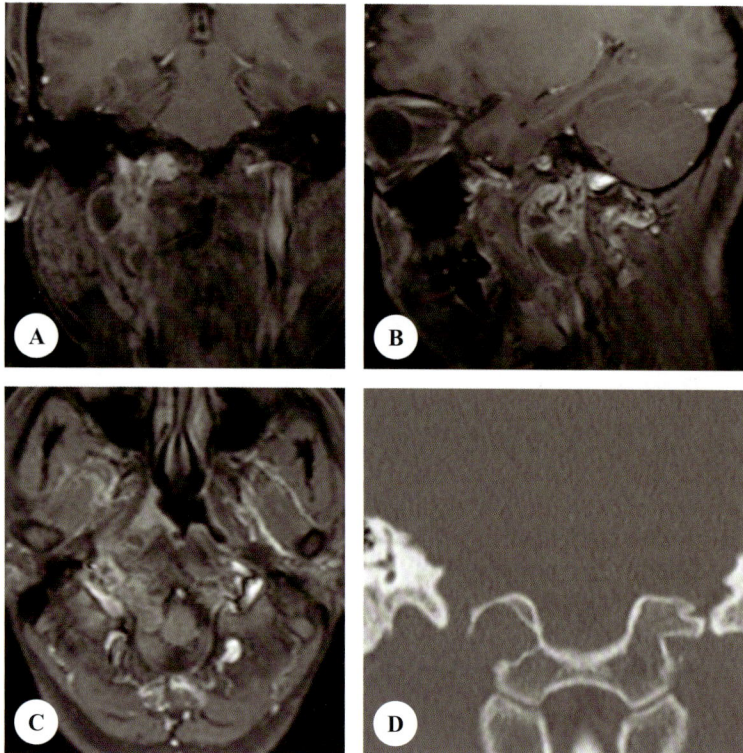

◀ 图 5-127　病例 9 术前辅助检查

偏，四肢肌力、肌张力正常，指指、指鼻试验阴性，行一字步可。

【后续治疗】①术后 3 个月对残余肿瘤行伽马刀治疗（图 5-129）；②伽马刀后 18 个月（图 5-130）；③伽马刀后 27 个月（图 5-131）。

【经验体会】

(1) 舌下神经鞘瘤常以患侧舌肌萎缩、伸舌向患侧偏斜为首发临床表现。

(2) 术前影像学检查亦可在为诊断提供参考：头部 MRI：见肿瘤主要以咽旁间隙占位为主，即按颈静脉孔区肿瘤分型，舌下神经鞘瘤多为 C 型。同时，可见肿瘤颅内外沟通处已舌下神经管为中心，而不是以颈静脉孔为中心。颅底 HRCT：舌下神经鞘瘤表现为舌下神经管的扩大更为明显，同时，颈静脉结节上缘骨皮质完整亦有助于诊断舌下神经鞘瘤，该骨皮质在颈静脉孔神经鞘瘤早期即可被破坏。

(3) 接受伽马刀治疗后 1～2 年间，肿瘤可因组织坏死而呈体积增大，是为一种"假性进展"。此种情况需与肿瘤进展相鉴别，不可贸然行第二次手术，而因行严密的随访观察。外科医生行医过程中应注意"刀下留人"。

病例 10　复杂 D 型　患者女性，48 岁，因"右

耳鸣 10 余年，右耳流脓伴听力下降 1 年"入院。既往无特殊病史。

【查体】神志清楚，双侧瞳孔等大等圆，直径 3mm 大小，视力左侧：1.3；右侧：1.5，对光反射灵敏，头颅大小及形态正常，双侧耳郭对称无畸形，无牵拉痛，右侧外耳道内可见淡红色新生物堵满，表面有少量灰白色脓性分泌物。口角无歪斜，双侧鼻唇沟无变浅，鼓腮示齿可，咽反射正常，伸舌右偏，右侧舌肌萎缩，颈软，四肢活动可，肌力、肌张力正常，Kernig、Brudzinski、Babinski 征阴性。

【辅助检查】

1. MRI：右侧颅底、颞骨岩部异常信号灶，性质待定：骨肿瘤? 右侧中耳乳突炎，左侧筛窦炎（图 5-132）。

2. CT：右侧破裂孔、颈静脉孔、岩尖、蝶骨大翼、枕骨斜坡右侧骨质破坏，局部见软组织密度肿物形成，向外侵及右侧中耳及外耳道。

【术前诊断】右侧岩骨侧颅底颅内外交通性肿块：神经鞘瘤?

【手术入路】右侧耳前颞下 - 颞下窝入路联合内镜辅助。

【手术过程】仰卧位，头左偏。自乳突尖下 2cm 沿胸锁乳突肌前缘切开皮肤，切口长约 10cm，分离

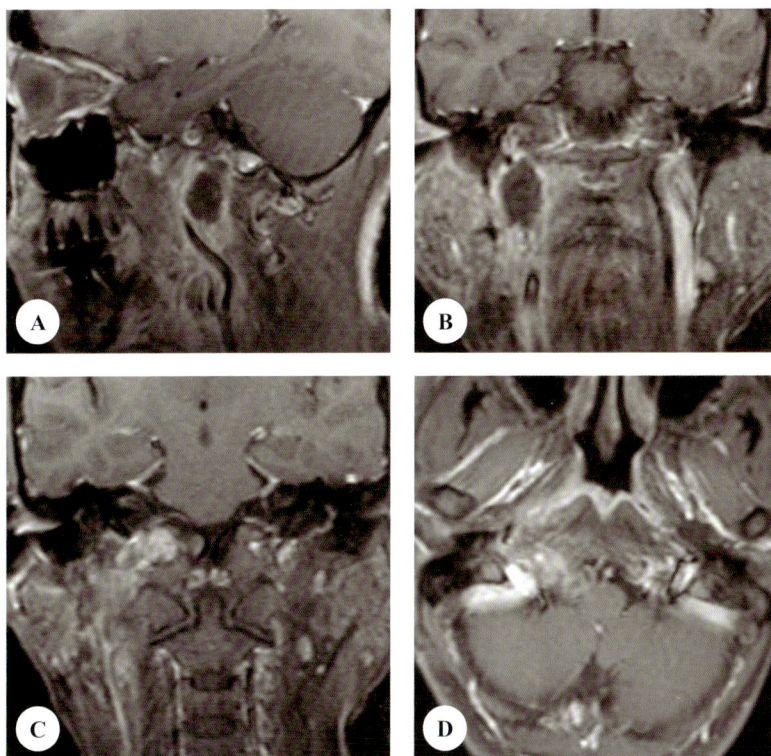

▲ 图 5-128　病例 9 术后 MRI 检查

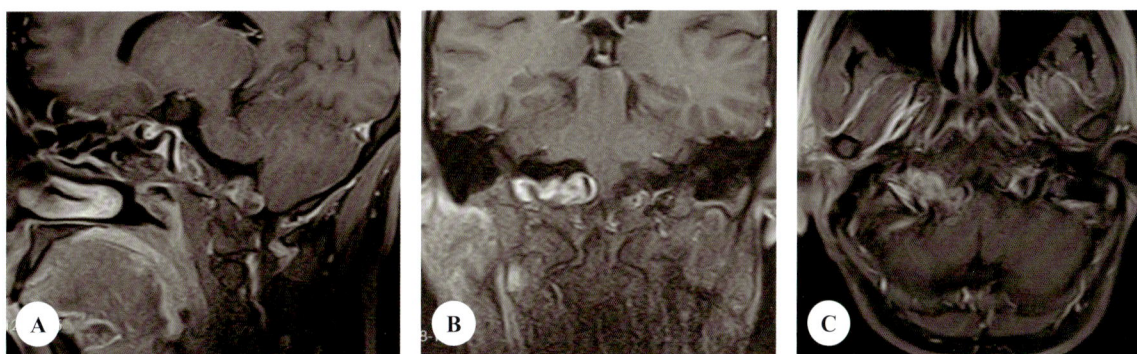

▲ 图 5-129　病例 9 术后 3 个月接受伽马刀治疗之前的 MRI 检查

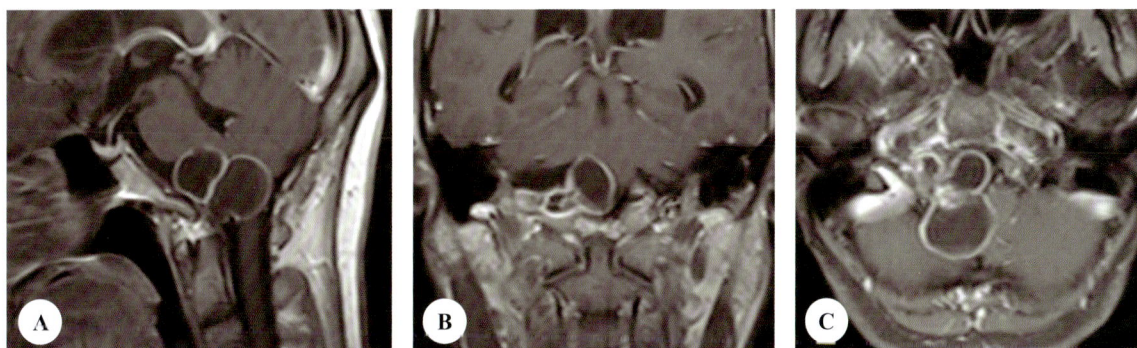

▲ 图 5-130　病例 9 伽马刀后 18 个月的 MRI 检查

皮下及颈阔肌、颈浅筋膜。于胸锁乳突肌表面分离腮腺并向前翻起，于胸锁乳突肌前缘分离，切除角淋巴结，切断胸锁乳突肌乳突附着部前部，切除乳突尖，在二腹肌沟切断二腹肌附着部，切断茎突舌骨肌、茎突舌肌、茎突下颌韧带，于茎突根部切断茎突，显露咽旁间隙肿块，发现部分肿块位于颈内动脉后方，包膜完整，表面光滑，取部分组织送快速。沿颈内动脉向上分离并切除肿块达颅口。以动脉夹夹闭颈外动脉，连续缝合颈部切口。予纱布覆盖。自颞线上缘至右耳前作问号型切口约15cm。分离皮瓣颞肌。两端离断取下颧弓，于颞上窝离断颞肌根部，将颞肌瓣向上翻转。做颞部骨瓣，于颅底硬膜外见肿块，压迫侵犯岩骨，向外突向右外耳道，

未侵犯硬脑膜。用盘状镊逐步剥离肿块。用鼻内镜从颅底向外观察，彻底清除颈内动静脉周围肿块。彻底止血。于腹部右腹直肌外侧缘切开皮肤，取脂肪修补右侧颅底。缝合各层组织，颞骨瓣及颧弓复位，以钛条固定。于硬膜外放置引流条。取下颈外动脉夹，逐层缝合，于颈部切口放置负压引流盒（图5-133）。

【术后MRI】原右侧岩骨侧颅底内外交通性占位病变基本切除，现术区可见大片长、短T_1长T_2信号灶，压脂增强后术区边缘可见线状强化；原右侧脑组织受压较前明显缓解；右侧额颞部颅骨及软组织呈术后改变，右侧额颞部颅板下可见条状长短T_1长T_2信号灶；双侧乳突、筛窦内可见长T_2信号。检查

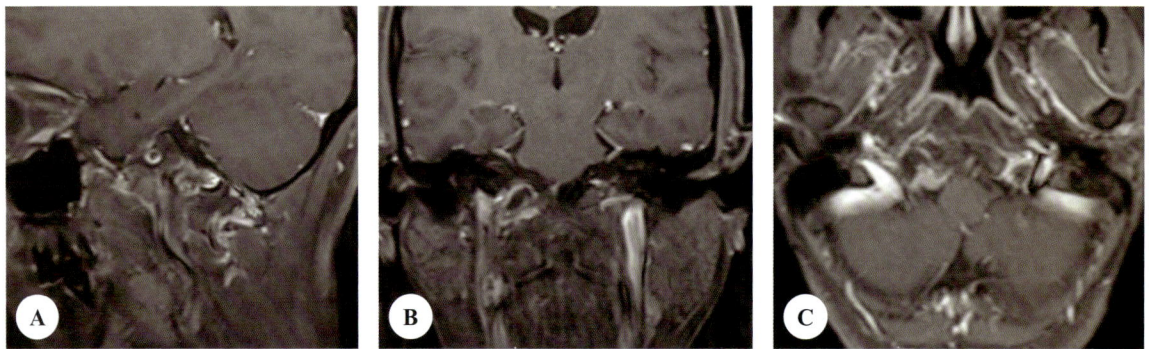

▲ 图5-131　病例9伽马刀后27个月的MRI检查

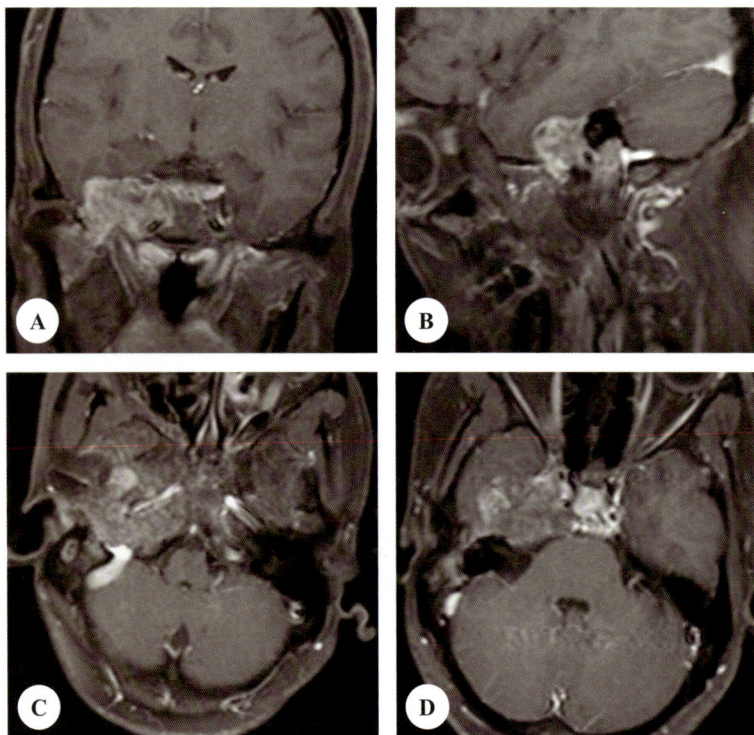

◀ 图5-132　病例10术前MRI检查

结论："右侧颅底颅内外交通性肿块：神经鞘瘤术后"改变（图 5-134）。

【术后神经功能】出院时患者右侧眼睑上抬受限，右侧鼻唇沟变浅。饮水吞咽可，无声音嘶哑，四肢肌力、肌张力正常，指指、指鼻试验阴性，行一字步可。

【经验体会】

(1) 耳前颞下 – 颞下窝入路从前方暴露颈静脉孔，可切除沿颈内动脉岩骨段、经咽鼓管或岩骨尖骨质生长的肿瘤。

(2) 根据病变向下生长程度可联合经颈入路，及于胸锁乳突肌前缘行颈部解剖，切开茎突隔膜。

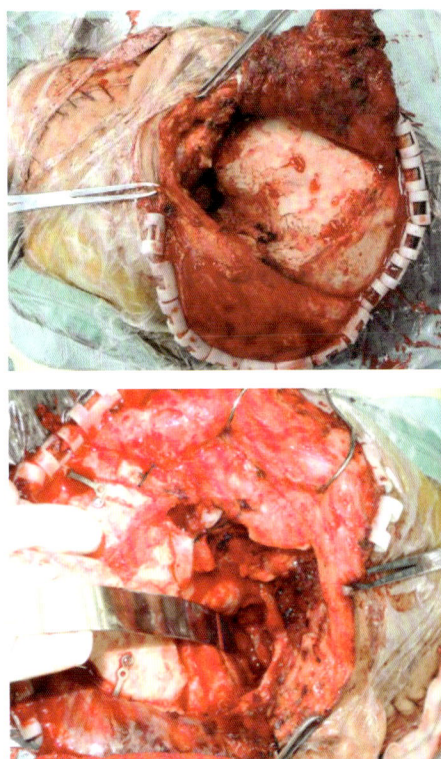

▲ 图 5-133　病例 10 手术展示

(3) 术后患者面神经功能轻微麻痹及一侧眼睑上抬受限与手术过程中面神经受损有关。

(4) 内镜辅助可以消除显微镜的视野死角，观察咽旁间隙解剖结构、探查是否有肿瘤残留，提高了手术的安全性和有效性。

病例 11　复杂 D 型　患者女性，49 岁，因"右侧脑桥小脑三角区占位术后 12 年，右侧面部麻木 3 年"入院。

【查体】神志清楚，检查合作，自动体位。右侧颞枕部可见绕耳郭的长约 20cm 的弧形切口疤痕。神志清楚，双侧瞳孔等大等圆，直径 3mm 大小，视力左眼视力 1.2；右眼视力 1.2，对光反射灵敏，双侧额纹变浅，口角无歪斜，双侧鼻唇沟无变浅，鼓腮示齿可，右侧听力丧失，左侧听力正常。右侧咽反射减退，伸舌居中，颈软，四肢活动可，肌力、肌张力正常，Kernig、Brudzinski、Babinski 征阴性。指指、指鼻试验精确。

【辅助检查】

1. MRI：右侧颅中后窝见一不规则形长 T_1、长 T_2 混杂信号灶，增强后显著不均匀强化，其内可见液化坏死信号，局部脑组织受压，四脑室受压变窄，脑干受压向左移位。右侧颈内动脉岩段部分包绕（图 5-135）。

2. CT：右侧颞骨岩部及枕骨髁、枕骨体部斜坡骨质破坏，右侧椎动脉颅内段未显示。

【术前诊断】右侧颈静脉孔及颅外沟通占位：复发性神经鞘瘤。

【手术入路】右侧枕下 – 髁旁 – 颈外侧入路。

【手术过程】左侧俯卧位，头架固定头部，使乳突位于术野最高点，头顶部稍下垂。常规消毒铺单。取原有围绕外耳道的弧形切口，常规切皮，分离肌肉，显露出原有颞部骨瓣，乳突尖及枕

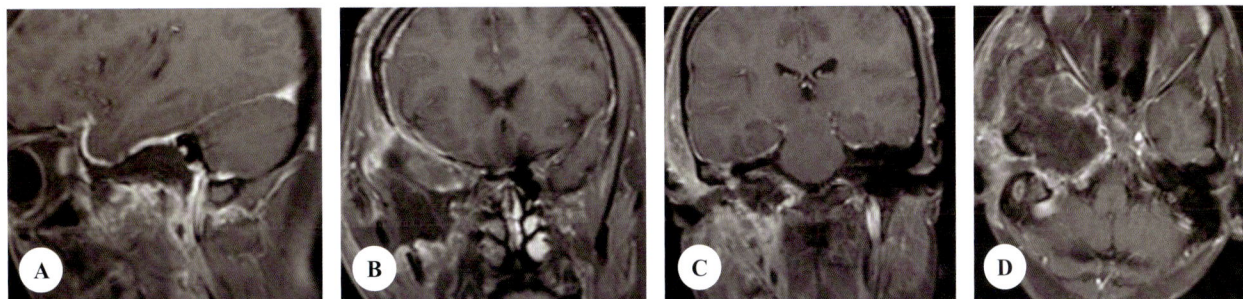

▲ 图 5-134　病例 10 术后 MRI 检查

骨。先取下原有骨瓣，再咬除枕骨，下达枕骨大孔，外侧达乙状窦外侧，咬除乳突尖。可见病灶从颈静脉孔突出颅外，乙状窦已闭塞。在显微镜下弧形剪开硬膜，并翻向乙状窦，可见病灶位于颈静脉孔区硬膜外，向颅外生长。颅外部分大小约 6cm×5cm×4cm，色灰红，质韧，血供丰富，边界清楚，包绕岩骨段颈内动脉，予分块切除，颅内段病灶约 4cm×4cm×3cm，色灰红，质韧，血供丰富，位于硬膜外，予分块全切。置硬膜外引流管一根。

【术后 MRI】右侧枕骨部分缺如呈术后改变，右侧颅中后窝肿块已基本切除，术区见团片状等、极长 T_1 等、极长 T_2 混杂信号灶，增强后可见边缘强化，其内见引流管经右侧枕部出颅；四脑室及脑干受压较术前缓解（图 5-136）。

【术后神经功能】出院时患者面神经功能 I 级，饮水吞咽可，无声音嘶哑，伸舌居中，四肢肌力、肌张力正常，指指、指鼻试验阴性，行一字步可。

【经验体会】枕下-髁旁-颈外侧入路的手术通道是后外侧-前内侧，因此，可以向前处理到斜坡、鞍背的病变。因此，该入路的适应证不受颅内肿瘤体积的限制，可以用以处理颅内部分巨大的颈静脉孔区病变。

病例 12　C 型　患者女性，66 岁，因"头晕伴头痛 9 年，饮水呛咳 2 年，加重伴乏力 1 个月余"入院。

【查体】神志清楚，双瞳孔等大等圆直径 3mm 大小，对光反射灵敏，头颅大小及形态正常，鼻腔及外耳道无异常分泌物；嗅觉可；视力粗侧：左眼视力 0.8；右眼视力 0.5，视野粗测未见缺损；眼球活动可，面部感觉对称，口角无歪斜，双侧鼻唇沟无变浅，皱眉、鼓腮、示齿可，听力粗测：左侧听力较右侧差，伸舌左偏，左侧舌肌萎缩，咽反射正常，耸肩、转头有力。颈软，无抵抗，四肢感觉、活动可，肌力、肌张力正常。Kernig、Brudzinski、Babinski 征阴性。行一字步可，闭目难立征（－），双手轮替试验（－）。

【辅助检查】

1. MRI：左侧脑桥小脑三角区-颈静脉孔区可见团片状长 T_1 等长 T_2 混杂囊实性信号灶，边界清楚，沿左侧咽旁间隙向下延伸，局部呈哑铃状生长，较大层面大小约 42mm×23mm，增强后病灶实性部分呈不均匀明显强化，囊性部分无强化。邻近脑干及

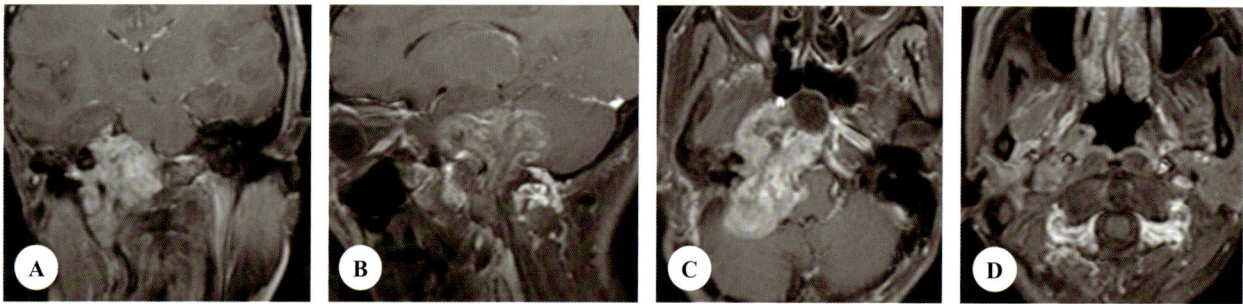

▲ 图 5-135　病例 11 术前 MRI 检查
A. 术前冠状位；B. 术前矢状位；C. 术前轴位；D 术前轴位

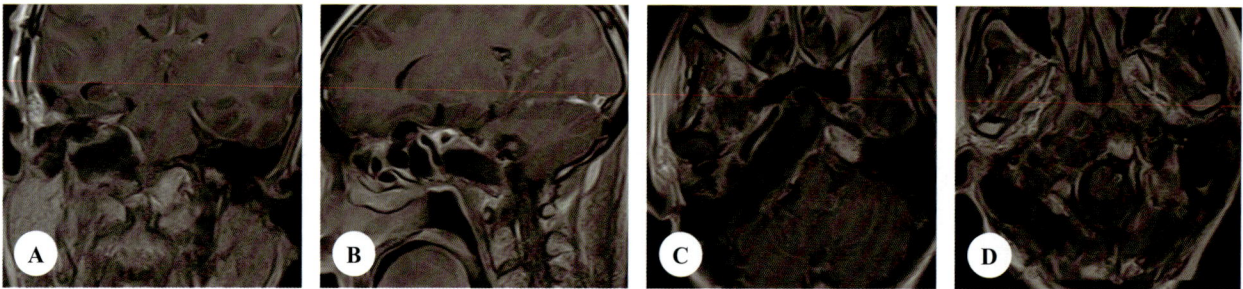

▲ 图 5-136　病例 11 术后 MRI 检查
A. 术后冠状位；B. 术后矢状位；C. 术后轴位；D 术后轴位

左侧小脑半球稍受压（图 5-137）。

2. CT：左侧脑桥小脑三角区 - 颈静脉孔区可见不规则混杂密度肿块，较大层面大小约 44mm×43mm，平扫 CT 值约 15～40HU，病灶边缘可见弧形钙化，延髓受压，枕骨基底部左侧份见骨质破坏。

【术前诊断】左侧颈静脉孔及颅外沟通占位：舌下神经鞘瘤。

【手术入路】左侧枕下 - 髁旁 - 颈外侧入路。

【手术过程】右侧俯卧位，充分打开寰枕关节，头稍下垂，将乳突尖摆至最高点，头架固定头部，消毒铺单。行左侧枕下 - 髁旁 - 颈外侧入路，自第一颈纹环乳突至耳上弧形切口，连着胸锁乳突肌分离皮肌瓣并往前方牵开，进一步沿着二腹肌沟分离枕部肌群并牵向后方，保护枕动脉和椎动脉周围静脉丛。颅骨钻 2 孔，骨瓣开颅，大小约 4cm×4cm，进一步向下咬开枕骨大孔至枕髁后缘，高速磨钻磨除枕髁至舌下神经管、颈静脉突和乳突迷路下骨质，充分显露髁旁及颈静脉孔区域，进一步沿着颈部脂肪间隙向颈外侧分离。见肿瘤位于左侧脑桥小脑三角区 - 颈静脉孔 - 颈外侧区，肿瘤自舌下神经管突入颈静脉孔并长至颈外，色灰黄，大小约 44mm×43mm×45mm，质地软，有囊变，囊液淡黄色，血供丰富，起源于左侧舌下神经，与后组脑神

经粘连极其紧密。显微镜下剪开肿瘤鞘瘤，释放肿瘤囊液并充分瘤内减压，再逐渐分离肿瘤与周边后组脑神经及组织粘连，分块切除颅外肿瘤。进一步剪开硬膜，显露小脑延髓侧池释放脑脊液，缓慢牵开小脑半球，分离颅内部分肿瘤与脑干及椎动脉粘连，分块全切除肿瘤。切除肿瘤后，小脑半球、面听神经、后组脑神经及脑干等结构保护良好。取部分人工贴膜 7.5cm×7.5cm 覆盖颅内颈静脉孔区硬膜缺损，连续缝合硬脑膜，剩余人工硬膜覆盖硬膜外硬膜缺损和瘤腔，预防脑脊液漏，回纳骨瓣并以人工骨修复材料修补骨质缺损，开放气房以骨蜡封闭（图 5-138）。

【术后 MRI】左侧份枕骨局部骨质信号不连续，原左侧脑桥小脑三角区 - 颈静脉孔区肿块灶呈切除术后改变，术区呈不规则片状等 - 长 T_1、等 - 长 T_2 信号灶，边缘强化，邻近脑干稍受压。左侧乳突可见长 T_2 积液信号灶（图 5-139）。

【术后神经功能】神志清楚，语言流利，双侧瞳孔等大等圆直径 3mm 大小，对光反射灵敏，口角无歪斜，吞咽功能正常、无声音嘶哑，伸舌仍左偏。切口愈合可，无红、肿、渗出，颈软，四肢肌力、肌张力正常，各生理反射存在，Kernig、Babinski、Brudzinski 征阴性。

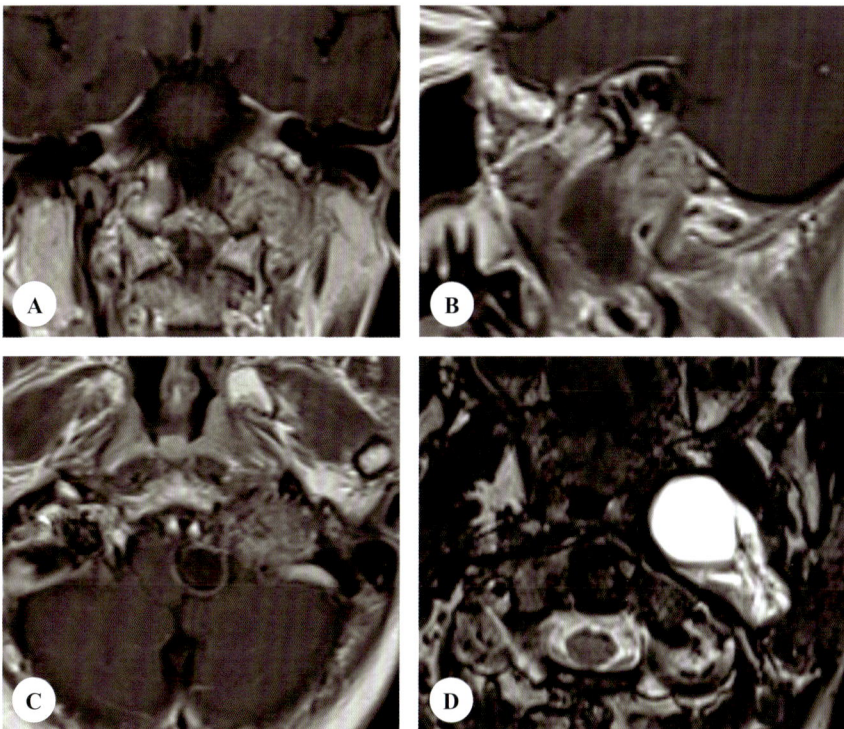

◀ 图 5-137　病例 12 术前辅助检查

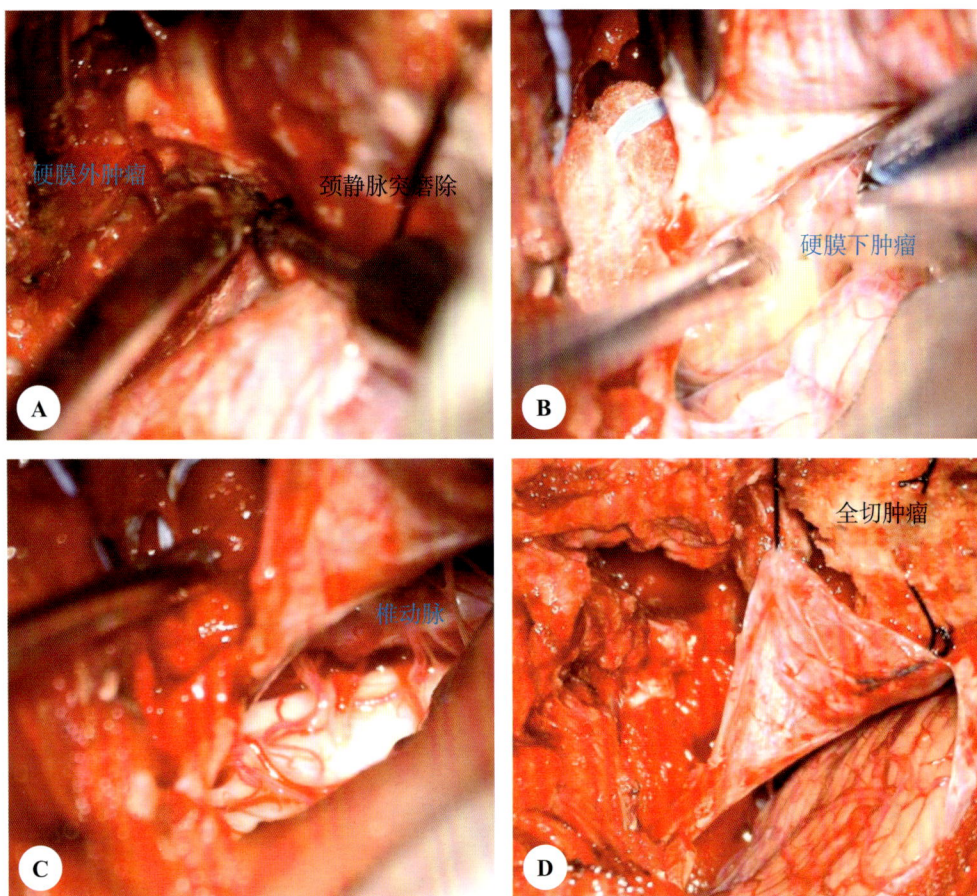

▲ 图 5-138　病例 12 手术过程

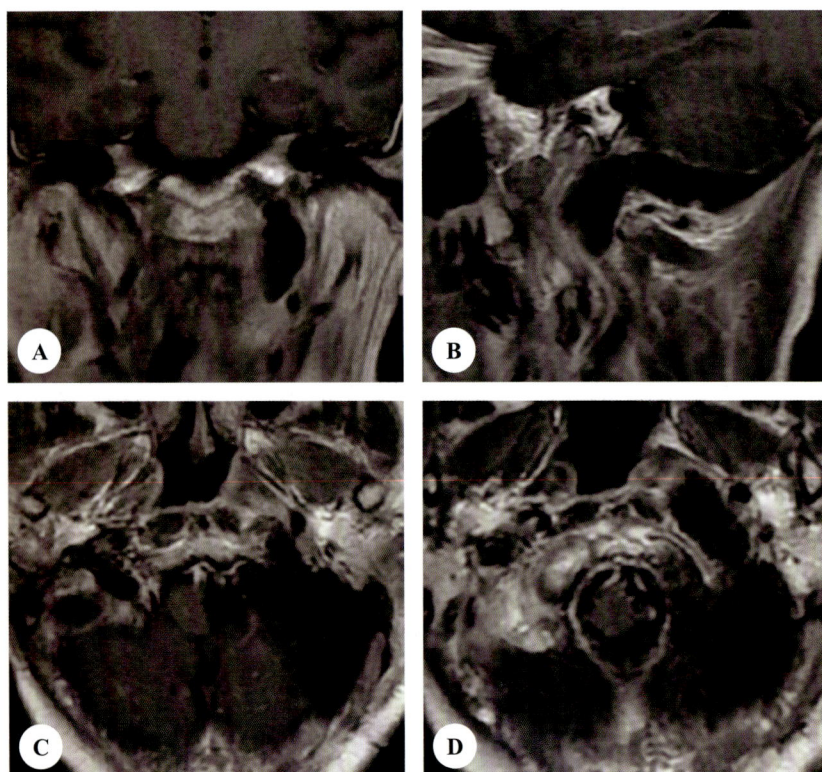

◀ 图 5-139　病例 12 术后 MRI 检查

【经验体会】本例患者肿瘤主体为主体位于咽旁间隙的舌下神经鞘瘤，下极达第二颈椎。因此，手术切口采用 C 形切口，皮瓣向前翻开能获得更大的咽旁间隙显露，利于间隙中肿瘤的切除。

病例 13 A 型 患者女性，56 岁，因"头痛伴呕吐 4 个月余，加重 2 个月"入院。

【查体】神清语利，双侧视力视野未见明显异常，左侧咽反射减弱，饮水呛咳（＋）。耸肩、转颈动作无异常，余脑神经查体（－）。四肢肌力、肌张力正常。闭目难立征及行一字步不能配合，指指、指鼻试验不准确。

【辅助检查】MRI 检查术前 MRI 显示左侧颈静脉孔区肿瘤，主要位于颅内，呈囊实性（图 5-140）。

【术前诊断】左侧颈静脉孔占位：神经鞘瘤？

【手术入路】左侧枕下乙状窦后入路。

【手术过程】右侧俯卧位，头架固定头部，行左侧枕下乙状窦后入路，耳后倒 L 型切口，骨窗上方显露横窦下缘，前方显露乙状窦后缘，下方咬开枕骨大孔外侧部。自脑桥延髓池充分释放脑脊液后，牵开小脑半球，见病变位于颈静脉孔区，大小约

8.2cm×7.7cm×5.0cm。肿瘤色灰黄，质地稍硬，囊实性，边界清楚。面神经电生理监测下探查面神经，行瘤内减压后见面神经被推挤至肿瘤腹侧上极，肿瘤起源于舌咽神经部分根丝，其余根丝位于肿瘤上、下极，展神经位于肿瘤腹侧下极，依次分离肿瘤下极、上极、内侧面，分离肿瘤与脑神经、椎动脉、基底动脉及分支的粘连，全切肿瘤及瘤化脑神经根丝。全切肿瘤后见三叉神经、面听神经、部分后组脑神经及岩静脉保留完好，电刺激面神经脑干端见面神经肌电波形完好（图 5-141）。

【术后 MRI】术后复查 MRI 示原肿瘤已经全切除（图 5-142）。

【术后神经功能】神志清楚，语言流利，双侧瞳孔等大等圆直径 3mm 大小，对光反射灵敏，口角无歪斜，吞咽功能正常、无声音嘶哑、无伸舌偏移。

【经验体会】该病例采用枕下乙状窦后入路一期全切颈静脉孔区肿瘤，术后患者脑神经症状较术前缓解。手术入路的选择，源于术者结合患者症状及影像学资料等综合的考虑，肿瘤位于颈静脉孔颅内段，并未通过相应孔道颅内外沟通。术中精细分离

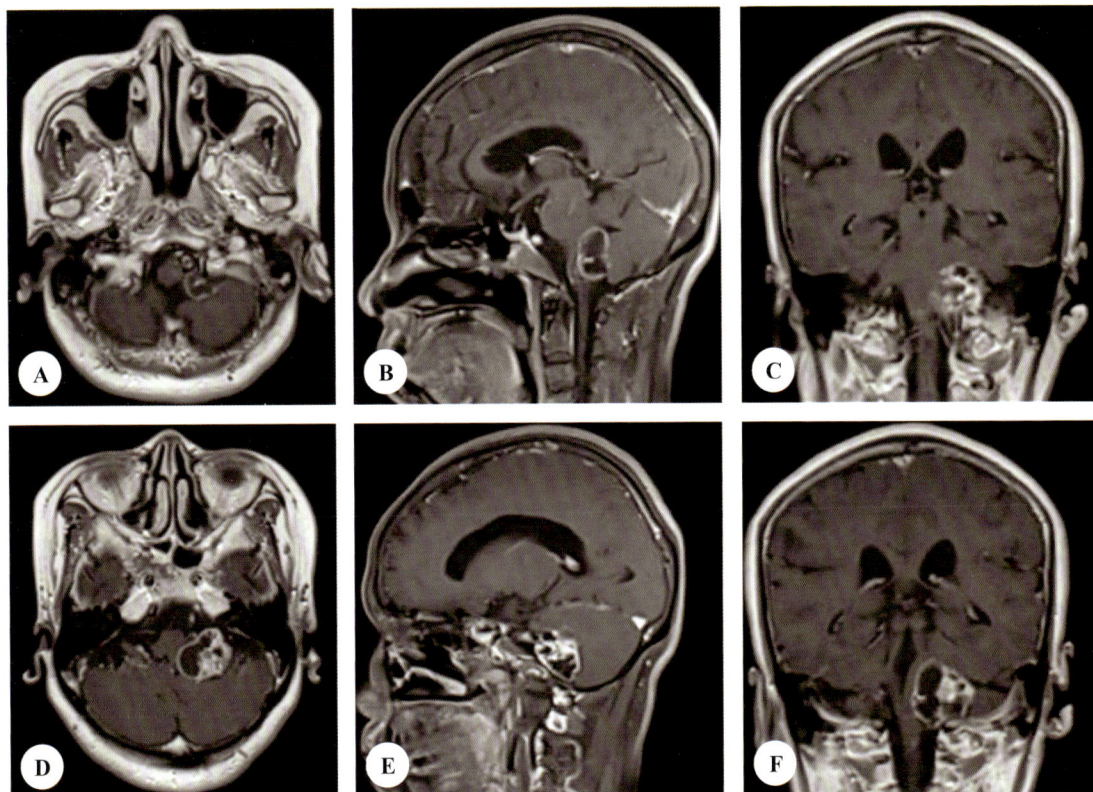

▲ 图 5-140 病例 13 术前 MRI 检查

并辨认肿瘤的起源神经，保护正常周边结构，不仅做到对肿瘤的完全切除，且解剖复位颈静脉孔区神经血管结构，真正从肿瘤的发生上寻根溯源，精准制导，原位除瘤。

专家点评

颈静脉孔区神经鞘瘤包括穿行于颈静脉孔神经部后组脑神经和穿行于舌下神经管的舌下神经的神经源性肿瘤，后者临床上往往有舌肌萎缩的表现，影像学可见舌下神经管扩大和骨质破坏。前者也因起自舌咽神经、迷走神经或副神经的根丝不同而出现不同的临床表现，但多因发现时往往肿瘤体积较大，临床上难以确定肿瘤起源于哪根具体神经根丝。

根据不同的肿瘤类型选择合适的手术入路有助于事半功倍地全切除肿瘤。并最大限度地保留神经功能。对于局限于颅后窝和（或）颈静脉孔的肿瘤，乙状窦后入路结合髁旁尤其是

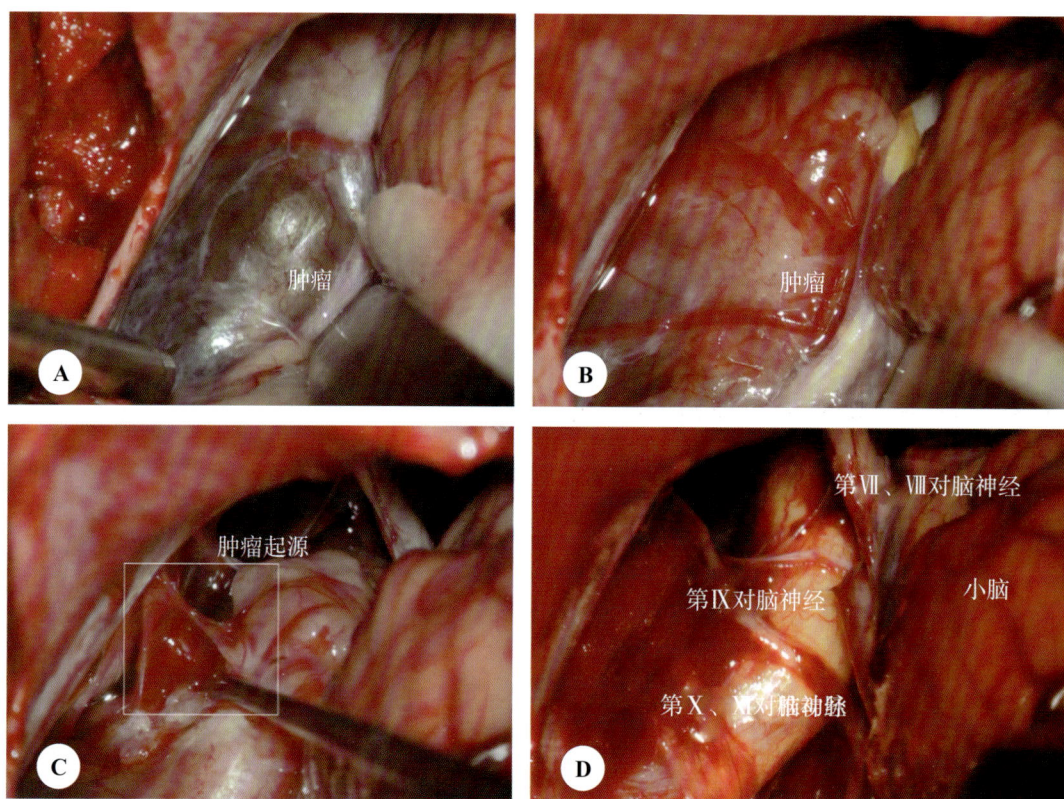

▲ 图 5-141　病例 13 手术过程

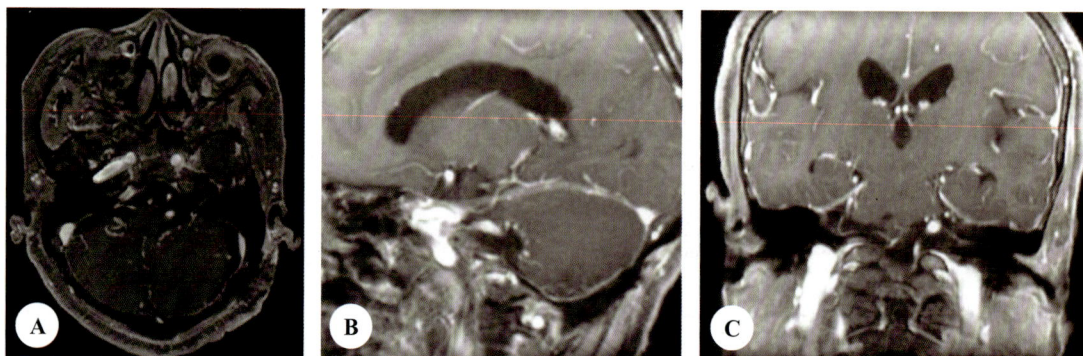

▲ 图 5-142　病例 13 术后 MRI 检查

颈静脉突骨质的充分磨除可满足显露。对于颅后窝经颈静脉孔或舌下神经管向咽旁间隙茎突后区生长的肿瘤，我们提出的枕下—髁旁—颈外侧入路可以理想地满足显露；术中先切除颅外部分肿瘤，再根据需要打开硬膜切除颅后窝硬膜下肿瘤，这种策略最大限度地减少了硬膜下操作，且优先处理了肿瘤血供，因此患者术后反应轻、恢复更快。

对颈静脉孔神经鞘瘤的切除，同样需要遵循先充分减压再膜下分离的原则，最大限度地保留后组脑神经和面听神经及脑干功能，减少术后并发症的发生。内镜的联合应用可增加对可能死角的显露和避免颅外的过度扩大显露，面神经移位和椎动脉的显露绝大多数情况是不必要的。

参考文献

[1] ZENG X J, LI D, HAO S Y, et al. Long-Term Functional and Recurrence Outcomes of Surgically Treated Jugular Foramen Schwannomas: A 20-Year Experience[J]. World Neurosurgery. 2016, 86: 134-146.

[2] SEDNEY C L, NONAKA Y, BULSARA K R, et al. Microsurgical management of jugular foramen schwannomas[J]. Neurosurgery. 2013, 72(1): 42-46; discussion 46.

[3] SUTIONO A B, KAWASE T, TABUSE M, et al. Importance of preserved periosteum around jugular foramen neurinomas for functional outcome of lower cranial nerves: anatomic and clinical studies[J]. Neurosurgery. 2011, 69(2 Suppl Operative): ons230-240; discussion ons240.

[4] SANNA M, BACCIU A, FALCIONI M, et al. Surgical management of jugular foramen schwannomas with hearing and facial nerve function preservation: a series of 23 cases and review of the literature[J]. Laryngoscope. 2006, 116(12): 2191-2204.

[5] RYU S M, LEE J I, PARK K, et al. Optimal treatment of jugular foramen schwannomas: long-term outcome of a multidisciplinary approach for a series of 29 cases in a single institute[J]. Acta Neurochirurgica (Wien). 2017, 159(8): 1517-1527.

[6] KAYE A H, HAHN J F, KINNEY S E, et al. Jugular foramen schwannomas[J]. Journal of Neurosurgery. 1984, 60(5): 1045-1053.

[7] SAMII M, BABU R P, TATAGIBA M, et al. Surgical treatment of jugular foramen schwannomas[J]. Journal of Neurosurgery. 1995, 82(6): 924-932.

[8] KADRI P A, AL-MEFTY O. Surgical treatment of dumbbell-shaped jugular foramen schwannomas[J]. Neurosurgical Focus. 2004, 17(2): E9.

[9] KANO H, MEOLA A, YANG H C, et al. Stereotactic radiosurgery for jugular foramen schwannomas: an international multicenter study[J]. Journal of Neurosurgery. 2017: 1-9.

[10] 朱权, 袁贤瑞, 刘庆, 等. 应用枕下经颈静脉突入路显微手术切除颈静脉孔区肿瘤 [J]. 中华神经外科杂志. 2006.(07): 391-395.

[11] CHIBBARO S, MIRONE G, MAKIESE O, et al. Dumbbell-shaped jugular foramen schwannomas: surgical management, outcome and complications on a series of 16 patients[J]. Neurosurgical Review. 2009, 32(2): 151-9; discussion 159.

[12] CAVALCANTI D D, MARTIROSYAN N L, VERMA K, et al. Surgical management and outcome of schwannomas in the craniocervical region[J]. Journal of Neurosurgery. 2011, 114(5): 1257-1267.

[13] WAN J H, WU Y H, LI Z J, et al. Triple dumbbell-shaped jugular foramen schwannomas[J]. Journal of Craniomaxillofacial Surgery. 2012, 40(4): 354-361.

[14] CEVIZCI R, DILCI A, TEKIN A M, et al. Recovery of Tinnitus and Sensorineural Hearing Loss Due to Lysis of Arachnoid Adhesions in the Posterior Cranial Fossa: Is There a Novel Etiology in Neurotological Disorders[J]. Journal of International Advanced Otology. 2017, 13(2): 295-297.

[15] SAMII M, ALIMOHAMADI M, GERGANOV V. Endoscope-assisted retrosigmoid infralabyrinthine approach to jugular foramen tumors[J]. Journal of Neurosurgery. 2016, 124(4): 1061-1067.

[16] TANIGUCHI M, KATO A, TAKI T, et al. Endoscope assisted removal of jugular foramen schwannoma; report of 3 cases[J]. Minimally Invasive Neurosurgery. 2005, 48(6): 365-368.

[17] 张秋航, 郭宏川, 王振霖, 等. 内镜经口入路颈静脉孔区神经鞘瘤切除术 [J]. 中华耳鼻咽喉头颈外科杂志. 2012. 47(5): 363-367.

[18] 王祥宇, 袁贤瑞, 廖艺玮, 等. 髁旁 – 颈外侧入路切除颈静脉孔神经鞘瘤 15 例疗效分析 [J]. 中华外科杂志.2017. 55(9): 684-689.

[19] FISCH U. Infratemporal fossa approach to tumours of the temporal bone and base of the skull[J]. Journal of Laryngology and Otology. 1978, 92(11): 949-967.

[20] 刘庆, 袁贤瑞, 潘亚文, 等. 颈静脉孔区的显微解剖及定位标志研究 [J]. 中国临床解剖学杂志. 2004.(03): 240-243.

[21] SEKHAR L N, SCHRAMM V L, JONES N F. Subtemporal-preauricular infratemporal fossa approach to large lateral and posterior cranial base neoplasms[J]. Journal of Neurosurgery. 1987, 67(4): 488-499.

[22] BEJJANI G K, SULLIVAN B, SALAS-LOPEZ E, et al. Surgical anatomy of the infratemporal fossa: the styloid diaphragm revisited[J]. Neurosurgery. 1998, 43(4): 842-52; discussion 852-853.

[23] WANG X, LONG W, LIU D,et al. Optimal surgical approaches and treatment outcomes in patients with jugular foramen schwannomas: a single institution series of 31 cases and a literature review. Neurosurgical Review. 2020, 43(5): 1339-1350.

[24] WANG X, YUAN J, LIU D, et al. Efficacy of the Suboccipital Paracondylar-Lateral Cervical Approach: The Series of 64 Jugular Foramen Tumors Along With Follow-Up Data. Frontiers in Oncology. 2021, 11: 660487.

四、面神经瘤

（秦超影）

面神经瘤（facial neuroma，FN），约占所有岩骨内占位性病变的 0.8%。自 1930 年首次报道以来，迄今

已有超过 400 例面神经瘤出现在世界各国的文献中。相较其他颅脑肿瘤导致的继发性面神经受累，面神经原发性神经源性肿瘤相对罕见。面部神经瘤由面神经的施万细胞鞘起源，生长缓慢，多为良性肿瘤，恶性极为罕见。其大多数起源于面神经岩骨段，常见于膝状神经节、面神经迷路及鼓室段，尤以膝状神经节区域起源最多见。多节段面神经受累比单节段受累更常见。肿瘤位置决定了面神经瘤患者主诉的症状，由于缺乏临床表现的均一性及区别于相同解剖位置其他良性肿瘤的影像学特征，面神经瘤的术前诊断具有挑战性。手术切除是治愈面神经瘤的唯一手段，而全切肿瘤经常是以节段性牺牲面神经为代价，术后往往出现长期面瘫。因此，手术时机和手术减压的意义仍然存在争议。著者于 2011—2020 年主刀了 11 例面神经鞘瘤手术，其中全切 10 例，全切率为 91.0%。患者平均年龄（38.0±12.4）岁，中位年龄 41 岁，男女比例为 0.93∶1。

（一）临床表现

面神经瘤起源于神经的感觉及副交感成分。临床症状是由肿瘤对邻近的面神经运动支纤维和其他解剖结构的压迫所引起。最常见的主诉包括面部功能障碍和听力损失。

逐渐发作和缓慢进展的面瘫是面神经瘤的代表性症状。不过，多达 20% 的面部神经瘤患者表现为急性发作的面瘫，类似于"贝尔麻痹"。在急性面瘫患者中，起病 6 个月仍缺乏功能恢复或有证据表明面部运动过度，如面部抽搐或半面痉挛，应侧重考虑面神经瘤的诊断。反复发作的面瘫伴发作间恢复不完全也提示神经肿瘤受累，可能代表功能型神经纤维数量逐渐减少以顺应肿瘤体积的增长。然而，面神经肿瘤也可能无任何面瘫表现，特别是那些起源于桥小脑角（CPA）和内听道（IAC）的面神经瘤。

面神经瘤引起的听力障碍可能是传导性、感音神经性或混合性的。岩骨内肿瘤累及面神经鼓室段从而破坏听骨链完整性，引起传导性听力损害。感音神经听力损失可伴有迷路侵蚀，或者累及 CPA 或 ICA 段的蜗神经。其他不太常见的症状包括头晕、耳鸣、味觉障碍和疼痛等。

（二）影像学检查

影像学检查仍然是诊断面部神经瘤的主要手段。

高分辨率计算断层扫描（HRCT）颞骨扫描通常可清晰地显示岩骨内肿瘤对骨质压迫及破坏的情况。因为肿瘤可能延伸到 CT 检测的敏感区域之外，钆剂增强磁共振成像（MRI）通常有助于提供更准确的影像细节以支持对面神经瘤的进一步评估。对于手术整体策略制订与入路选择具有重要作用。

1. MRI　磁共振成像（MRI）的出现对面神经瘤的诊断和管理产生了显著影响，因为它使早期诊断成为可能，可更准确地描绘肿瘤的范围及周边结构，是本病主要的检查方法。面神经瘤通常涉及面神经的多个节段。与其他部位发生的神经鞘瘤一样，面神经瘤通常是梭状实体瘤，具有完整的平滑边缘。它们通常沿着阻力最小的路径生长。在 T_1 加权图像上与脑实质相比呈等 – 低信号，在 T_2 加权图像上显示为高信号。在弥散加权成像上，通常不表现弥散受限。面神经瘤经对比剂增强成像后通常表现出明显、均匀强化。然而，肿瘤囊变可能导非均匀强化。有些面神经瘤在 T_2 加权图像上显示"靶征"，但是该特征是非特异性的，亦可见于其他良、恶性神经源性肿瘤。

2. HRCT　小型面神经瘤多导致面神经管呈平滑梭形扩张，在 HRCT 成像明显。大型面神经瘤可导致相邻骨迷宫和小骨的压力性侵蚀。由面神经瘤引起的骨侵蚀通常是光滑的，边缘尖锐，符合长期的骨质受压症状，而不是像恶性肿瘤导致的侵袭性破坏。中耳和内耳结构的受累情况也可通过此手段进行可视化。

（三）治疗

1. 治疗方案选择　手术切除仍然是唯一根治面神经瘤的治疗手段。面神经瘤的管理目标包括完全切除肿瘤、保留或恢复面部功能，以及听力保留。学术界一致认为，在影像学检查中偶然检出的、无症状的面神经瘤应该谨慎处理，优先选择规律随访。对于面神经功能完全或接近正常的患者，最优的治疗方案仍存在较大争议。因为手术切除普遍导致术后面瘫，即便有面神经重建手术支持，远期随访数据显示面神经瘤手术后，患者面神经功能水平难以达到 House-Brackmann Ⅲ 级以上。因此，对于此类患者，部分神经外科医生建议推迟手术，直到发展至中度面部功能障碍或颞骨/颅内并发症出现再行手术

治疗。Angeli 与 Brackmann 曾针对面神经功能正常的面神经瘤患者采取替代治疗手段——广泛面神经管减压术。这一治疗策略使肿瘤可以在进展过程中不受面神经管骨质限制，从而延迟神经生理学功能障碍，并较长时间保持正常的面部功能正常。

相反，有专家指出，面神经瘤一经诊断应立即手术切除，无论面神经功能如何。支持这一主张的学者认为，随面神经瘤的进展，面神经核也在发生不可逆的退行性改变，长期面神经功能障碍可能损害神经再生。然而，即使神经纤维退行性变高达50%，面部功能也可表现为正常。专家建议无症状面神经瘤患者定期行电生理检查，当神经电生理监测显示面神经功能变性达 50% 或更多时，尽快手术切除肿瘤。延迟手术可能造成的听力、平衡功能和颅内正常结构损害也是早期干预策略的原因。

面神经瘤的放射治疗，其目标是阻止肿瘤进一步生长并保留面神经功能，避免手术干预。其风险包括无法控制肿瘤生长、导致面神经功能进一步恶化、听力损失，以及肿瘤向恶性转化。然而，因病例罕见，有关面神经瘤的放射治疗的远期效果和副作用评估仍缺少证据支持。有研究表明，对面神经瘤进行立体定向放射外科治疗对短期肿瘤控制有效，但肿瘤进展的长期风险仍然未知，面神经功能恶化的发生率为 10.5%～12.8%。迄今为止，立体定向放疗术后恶性转化病例已很少在神经鞘瘤中报道，但仍不排除此风险。有观点认为，对于面部功能良好的老年患者来说，放疗是一个可行的选择。亦有数据表明，约 1/3 接受立体定向放疗的面神经瘤患者出现听力损失。

2. 手术入路的选择　合理的手术入路应便于肿瘤切除、降低脑神经损伤风险及减少入路相关并发症。个体化地选择手术入路既是当代颅底外科的必然要求，亦是全切除肿瘤、保护脑神经功能的关键。对于面神经瘤，手术入路的选择取决于肿瘤的起源位置和涉及范围，患侧听力情况也是决定入路的重要因素。尽管影像学发展迅速，但肿瘤实际侵犯的范围在术前依然难以精准判定，神经外科医生必须做好万全准备，做好最优入路开颅和（或）腮腺切除术。对于位于膝状神经节远端、岩骨内面神经瘤患者，常采用经乳突入路进行治疗。在听力正常的患者中，内侧延伸至膝神经节的肿瘤需要除了经乳突入路外，

还须结合颅中窝入路。对于患侧无可用听力的患者，经迷路入路和经耳蜗入路有利于全程显露面神经并加以保护。当然，手术入路的选择还依赖于术者对疾病的认识、对各入路的熟悉程度及仪器设备的支持。合理的手术入路应便于肿瘤切除、降低脑神经损伤风险和减少入路相关并发症。

笔者主刀的面神经瘤患者，根据病变特点选择由颞下 - 经颅中窝入路及枕下乙状窦后 - 经岩骨入路及乙状窦前经耳蜗入路进行切除。其中枕下乙状窦后入路适用于起源位置在脑桥小脑三角池段、内听道段近端起源的病例，肿瘤主体位于颅后窝，切除颅后窝肿瘤主体后充分开放内听道，切除岩骨内剩余肿瘤。而对于起源于内听道段远端、迷路段、鼓室段、乳突内段面神经、膝状神经节和岩浅大神经的面神经瘤则采取颞下经颅中窝、乙状窦前经岩骨入路，结合患侧听力情况，决定磨除岩骨的范围。

（四）典型病例解析

病例 1　患者女性，45 岁，因"视力下降半年余，复视 4 个月余"入院。既往"心脏射频消融手术"史。

【查体】

神志清楚，双侧瞳孔等大等圆，直径 3mm 大小，对光反射灵敏，头颅大小及形态正常，鼻腔及外耳道无异常分泌物，嗅觉可。视力粗测左：0.3；右：0.4，视野粗测未见缺损；眼球活动可，面部感觉对称，口角无歪斜，双侧鼻唇沟无变浅，皱眉、鼓腮、示齿可；听力粗测：左耳听力较右耳下降；伸舌居中，咽反射正常，耸肩、转头有力。余神经系统检查未见明显阳性体征。

【辅助检查】

1. MRI：左侧脑桥小脑三角区左侧脑桥小脑三角区等 - 稍长 T_1、等稍长 T_2 明显强化结节灶大致同前，并向内生长伸入内听道内，向上沿颞骨生长，边界尚清，约 18mm×11mm（图 5-143）。

2. CT：左侧脑桥小脑三角区见一不规则稍等密度灶，较大层面范围约 19mm×11mm，平扫 CT 值约 38HU，边界欠清，左侧内听道扩大。脑干及小脑稍受压，幕上脑室系统未见明显扩大，中线结构居中。颅中窝底见骨质破坏征象（图 5-143）。

【术前诊断】 右侧 CPA- 岩骨占位，听神经瘤？面神经瘤？

【手术入路】右侧颞下 – 经颅中窝 – 内听道入路。

【手术过程】右侧俯卧位,常规消毒铺巾。取左侧颞部小问号切口,依次切开头皮和帽状腱膜,骨膜下分离皮肌瓣并牵开。颅骨钻4孔,铣刀铣下约5cm×6cm大小的骨瓣,下平颅中窝底,悬吊硬膜。显微镜下弧形剪开硬膜,轻抬颞叶,向深部探查至天幕缘,切开环池蛛网膜释放脑脊液后,脑组织张力随之下降。随后,于硬膜外沿颅中窝底分离硬脑膜,可见部分肿瘤突破骨质。使用磨钻磨除肿瘤外侧骨质,可见鼓膜张肌。使用刺激器于鼓膜张肌内侧探明面神经位置后分块切除颅中窝肿瘤。随后,使用磨钻磨除岩尖骨质后可见颅后窝肿瘤前缘。磨除弓状隆起至显露小脑幕。切开小脑幕,并向前拨开可完整显露颅后窝肿瘤。切开肿瘤包膜,瘤内减压后分离肿瘤边界可见位于其下缘的面神经脑池段,

以及位于其上缘腹侧的三叉神经。将该部分充分减压后,定位并磨开内听道上壁显露内听道。在电生理监测的辅助下定位面神经后,分块全切颅后窝及内听道内的肿瘤(图5-144)。

【术后MRI】左侧颞骨呈术后改变,左侧脑桥小脑三角区病灶呈术后切除改变,术区颅板下可见短T_1长T_2出血信号,术区可见片状长T_1长T_2信号,颅内积气较前稍减少。增强术区及邻近颞叶可见强化,脑室系统无明显扩大,中线结构无明显偏移。左侧额顶部头皮软组织肿胀(图5-145)。

【术后神经功能】神志清楚,语言流利,双侧瞳孔等大等圆,直径3mm大小,对光反射灵敏,切口愈合可,无红、肿、渗出,颈软,四肢肌力、肌张力正常,面神经功能Ⅱ级。各生理反射存在,Kernig、Babinski、Brudzinski征阴性。

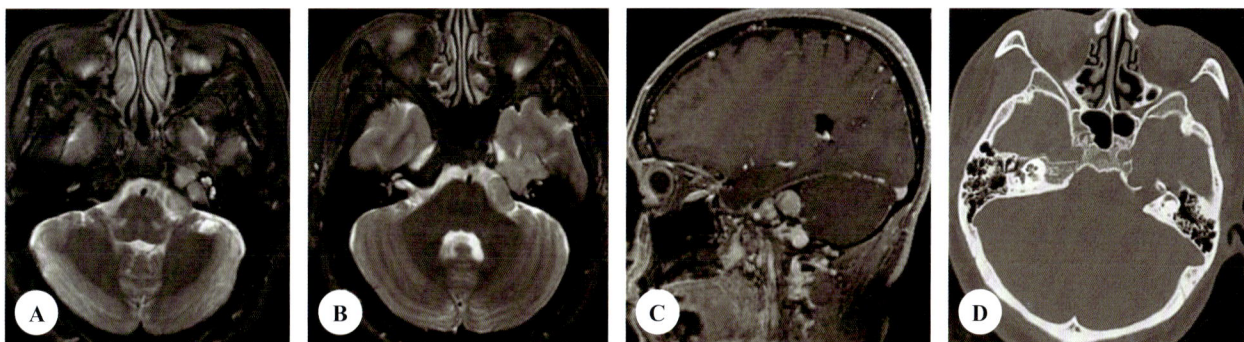

▲ 图5-143 病例1 术前辅助检查

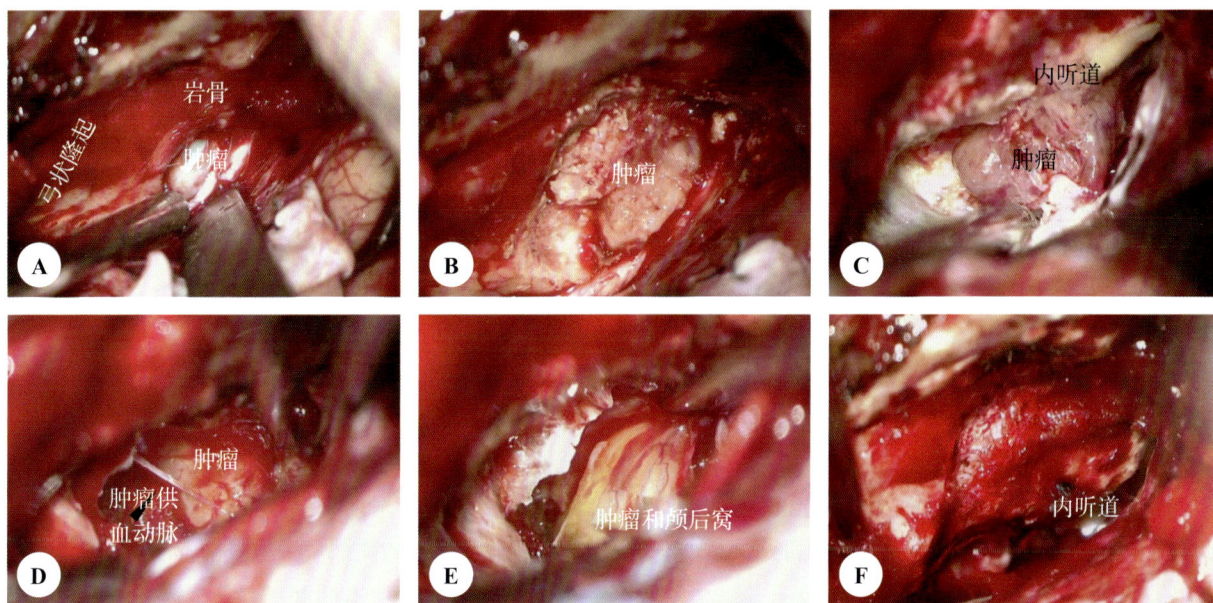

▲ 图5-144 病例1 手术过程

【经验体会】

(1) 硬膜外经颅中窝定位内听道顶需严格遵循解剖标志进行精准定位，定位弓状隆起与岩嵴，进而定位岩浅大神经与膝状神经节，经弓状隆起（下方为前半规管）与岩浅大神经夹角（约 120°）的等分线即为内听道顶。

(2) 颞下 – 经颅中窝入路在硬膜外抬举颞叶时需轻柔，悉心保护 Labbe 静脉，严防其损伤导致的静脉性出血、颞叶水肿。对于左侧病例更需如此。

病例 2　患者男性，45 岁，因"双手指麻木、乏力半个月"入院。

【查体】神清语利，记忆力、定向力、智力可。头颅五官无畸形。颈软，Kernig 征（ － ），Brudzinski 征（ － ）。双鼻嗅觉可。视力：左眼视力 1.5，右眼视力 1.5，视野手测未见明显异常，双瞳直径 3mm，等大等圆，光反射灵敏，双眼球活动可，眼睑无下垂，无眼球震颤。双侧面部痛觉、触觉粗测无异常，咀嚼有力，张口下颌无偏移。双侧额纹对称，鼻唇沟对称，皱额、闭目、鼓腮、示齿、吹哨可，味觉正常。双耳听力粗测右侧未见明显异常，左侧听力减退，Rinne 试验双侧气导大于骨导。余神经系统检查未见明显阳性体征。

【辅助检查】见图 5–146。

头部 MRI：左侧脑桥小脑三角区 – 左侧颞叶可见沟通性不规则混杂等 – 长 T_1 等 – 长 T_2 信号灶，边界尚清，中央可见长 T_1 长 T_2 信号，左侧内听道扩大，较大层面大小约 48mm × 39mm，增强后可见不均匀明显强化。双侧额叶深部脑白质内可见点状、斑点状长 T_1 长 T_2 信号灶，FLAIR 呈高信号，增强后未见明显强化。双侧侧脑室前、后角和侧脑室体旁见铅

笔细线样长 T_1 长 T_2 信号灶，FLAIR 呈高信号，增强后未见明显强化。脑室系统形态大小正常，中线结构居中。左侧乳突内可见长 T_2 信号灶，左侧上颌窦、筛窦、额窦可见长 T_2 信号灶。

颅底 HRCT：内听道扩大，岩骨骨质破坏。

【术前诊断】左侧颅中窝底 – 脑桥小脑三角占位：神经鞘瘤？

【手术入路】左侧颞下 – 经颅中窝 – 内听道入路。

【手术过程】仰卧位。取左侧围绕耳郭 U 形切口，依次切开头皮和帽状腱膜，骨膜下分离皮肌瓣并牵开。颅骨钻 3 孔，铣刀铣出约 5cm × 6cm 大小的骨瓣，下平颅中窝底，悬吊硬膜。显微镜下弧形剪开硬膜，轻抬颞叶，向深部探查至天幕缘，切开环池蛛网膜释放脑脊液后，脑组织张力随之下降。Labbe 静脉汇入横窦中段，缓慢牵开颞叶，见病变骑跨颅中窝和颅后窝，呈哑铃形生长，主体位于位于左侧颅中窝及脑桥小脑三角，分别为约 3.5cm × 2.9cm × 2.3cm 和 2cm × 1.6cm × 1.6cm 大小，肿瘤质地中等，血供较丰富，实性，少许囊变，边界清楚。术中先行瘤内减压，硬膜外切除颅中窝底肿瘤，后见瘤体侵蚀颅底骨质，通过内耳道与脑桥小脑三角区肿瘤相连，继而切开小脑幕，磨钻磨开内听道上壁，暴露鼓室腔及膝状神经节，见肿瘤起源与面神经关系紧密，分离肿瘤与鼓室段及内听道段与面听神经粘连，然后分离面神经脑干端，分块切除颅后窝肿瘤。全切肿瘤后见面神经（肿瘤可能起源面神经中间神经段）、蜗神经及后组脑神经及 Labbe 静脉、岩静脉保留完好。

【术后 MRI】左颞骨局部骨质缺损呈术后改变，相应颅板下及术区可见积气积液及少许积血信号灶，增强后术区边缘可见条状强化灶；左侧硬脑膜稍增

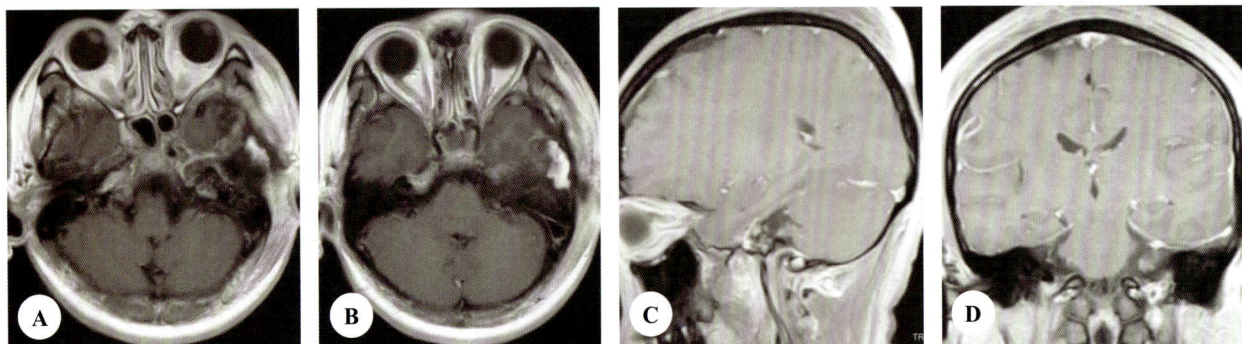

▲ 图 5–145　病例 1 术后 MRI 检查

厚强化，左侧脑室稍窄，中线结构稍右偏，脑沟、脑裂及脑池不宽（图 5-147）。

【神经功能】面神经功能 II 级，听力粗测较术前无明显减退，左侧鼻唇沟变浅。颈软，四肢肌力、肌张力正常，各生理反射存在，Kernig、Babinski、Brudzinski 征阴性。

【经验体会】

(1) 此病例肿瘤起源于面神经感觉、副交感纤维，多节段受累，对应脑池段、内听道段、迷路段面神经感觉纤维、膝状神经节、岩浅大神经均瘤化，脑池段以中间神经载瘤，运动纤维受压移位。因肿瘤侵犯岩骨骨质、突破硬膜，采用硬膜外－硬膜下联合操作，需悉心重建，严防脑脊液漏。

(2) 精准定位内听道位置后，应自内耳门处向内听道底磨开内听道，有助于保护面听神经。因为靠近内听道底处内听道顶骨质菲薄，易突破造成神经损伤。

病例 3 患者女性，37 岁，因"面瘫 10 余年，左侧听力下降伴头痛 1 个月"入院。既往"乙肝病史 20 年"。

【查体】神志清楚，双侧瞳孔等大等圆，直径 3mm 大小，对光反射灵敏，头颅大小及形态正常，鼻腔及外耳道无异常分泌物；嗅觉未见明显异常；视力粗测左：0.05 右：0.06，视野粗测未见缺损；眼球活动可，左侧面部麻木，右侧面部感觉正常，运动状态下口角右侧歪斜，左侧鼻唇沟变浅，皱眉可，左侧面部鼓腮不能，听力粗测：左耳听力粗测较右耳听力稍下降；伸舌右偏，咽反射正常，无饮水呛咳，耸肩、转头有力。余神经系统检查未见明显阳性体征。

【辅助检查】头部 MRI 示左侧脑桥小脑三角区见大小约 29mm × 29mm 类圆形稍长 T_1 等－稍长 T_2 混杂信号灶，FLAIR 呈不均匀等－稍高信号，增强后呈明显不均匀强化，病灶边界光滑，呈分叶状改变，可见一"冰淇淋"样突起伸入内听道内、脑桥左侧份、左侧桥臂及小脑受压，第四脑室受压变形，幕上脑室无扩张积水（图 5-148）。

颅底 HRCT：颞骨骨质破坏。

【术前诊断】左侧 CPA 占位，听神经瘤？

【手术入路】左侧枕下乙状窦后入路。

【手术过程】右侧俯卧位，头架固定头部。行左侧枕下乙状窦后入路，耳后倒 L 切口，切开头皮，骨膜下分离皮肌瓣并牵开。颅骨钻 2 孔，微

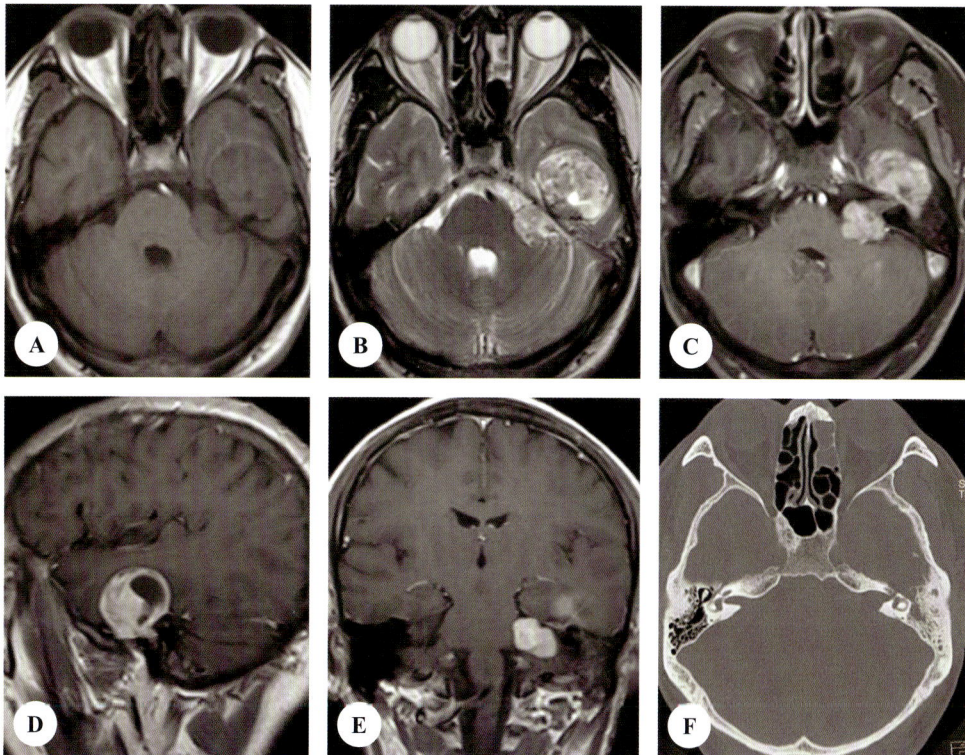

▲ 图 5-146 病例 2 术前辅助检查

动力铣刀骨瓣开颅，大小约 5cm×4cm。显露横窦、乙状窦边缘，下达枕骨大孔。显微镜下弧形剪开硬膜，显露小脑延髓外侧池，释放脑脊液，缓慢牵开小脑半球，见病变位于左侧脑桥小脑三角，约 3.7cm×3.1cm×3cm 大小，肿瘤质地中等，血供丰富，实性，边界欠清楚。面神经肌电图监测下探查面神经，面神经脑泄段被推挤至肿瘤光腹侧，薄如纸状，与肿瘤粘连紧密，部分节段瘤化，三叉神经位于肿瘤腹上侧，后组脑神经位于肿瘤下极。肿瘤与小脑前下动脉及诸神经粘连紧密，与脑干粘连极

其紧密，无明显界面。先行瘤内减压，再确认面神经脑干端，依次分离肿瘤下极、上极、内侧面，周边硬膜及神经结构粘连，遗留瘤化脑池段面神经，可见肿瘤起源于面神经内听口处节段，继而分离切除内听道内肿瘤，使用刮匙切除内听道内肿瘤，无须磨开内听道后壁，全切内听道内肿瘤（图 5-149）。

【术后 MRI】枕骨局部骨质不连呈术后改变，周围软组织稍肿胀。原左侧脑桥小脑三角区不规则肿块灶切除，术区及相应颅板下可见短 – 等 T_1 短 – 长 T_2 信号混杂信号灶；左侧小脑半球可见少许片状长

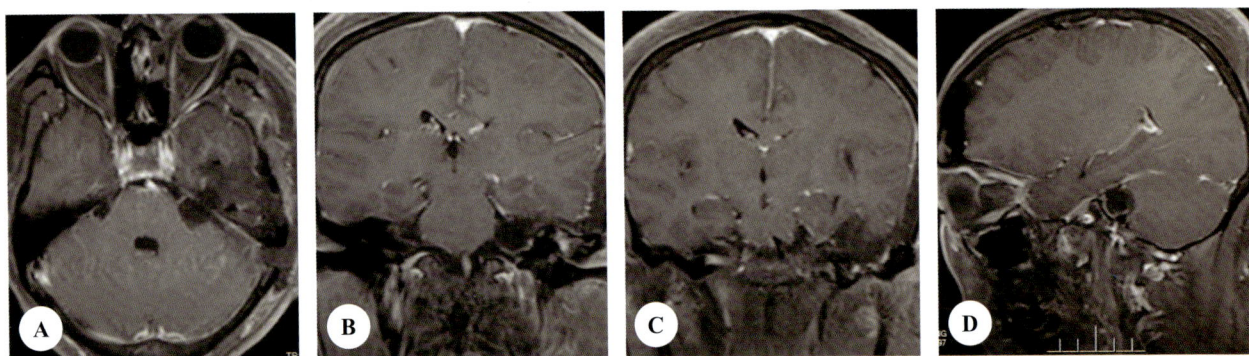

▲ 图 5-147　病例 2 术后 MRI 检查

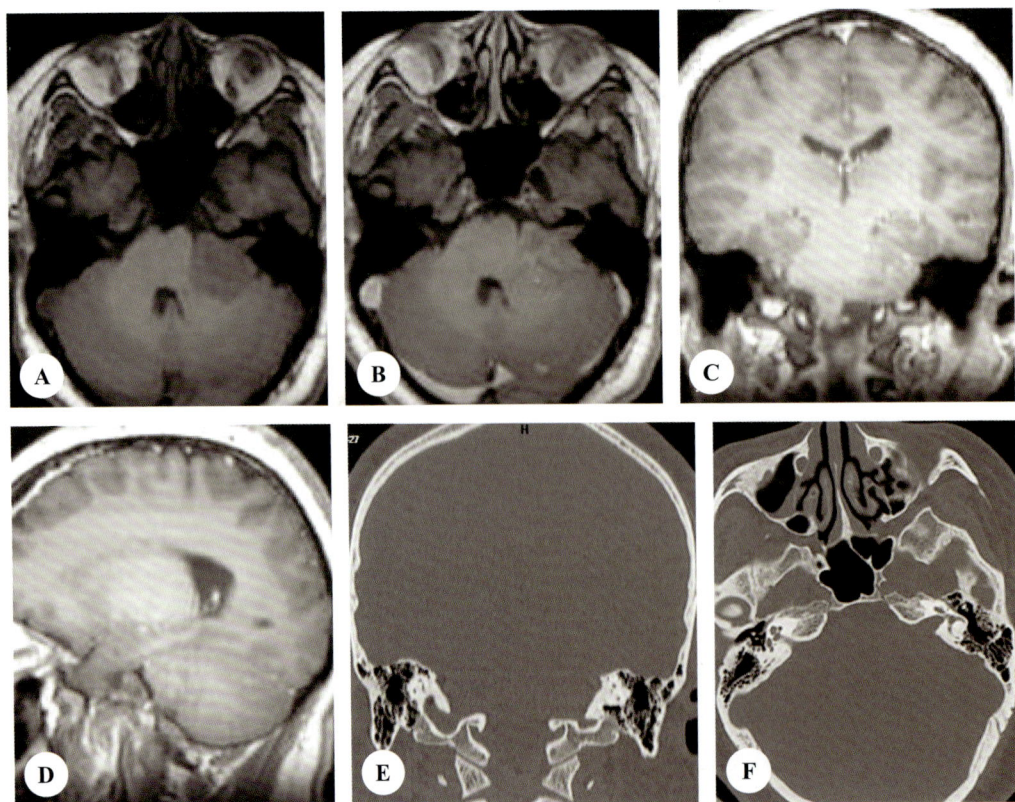

▲ 图 5-148　病例 3 术前 MRI 检查

T_1 长 T_2 信号灶，增强后术区边缘及邻近脑膜见少许线样强化。脑桥左侧份、左侧桥臂及小脑受压较前好转，第四脑室受压变形同前，幕上脑室无扩张积水。左侧乳突可见少许长 T_2 信号灶（图 5-150）。

【神经功能】神志清楚，语言流利，面神经功能Ⅱ级，双侧瞳孔等大等圆，直径 3mm 大小，对光反射灵敏。

【经验体会】

(1) 此病例具有重要鉴别诊断意义，仅观察术前颅脑 MRI 及颅底 HRCT，符合听神经瘤（即前庭神经鞘瘤）表现，然患者主诉周围性面瘫 10 余年，且经保守治疗均未见好转。这一情况与大部分听神经瘤患者常见症状不符，需引起重视，警惕面神经瘤可能。

(2) 术中见面神经运动支脑池段部分瘤化，前庭上、下神经及蜗神经受肿瘤挤压移位，均位于肿瘤背、尾部侧，结构完整，证实此病例确为面神经鞘瘤。因面神经瘤多起源于面神经感觉、副交感纤维，因此，悉心分离后姑息性残留脑池段瘤化的面神经

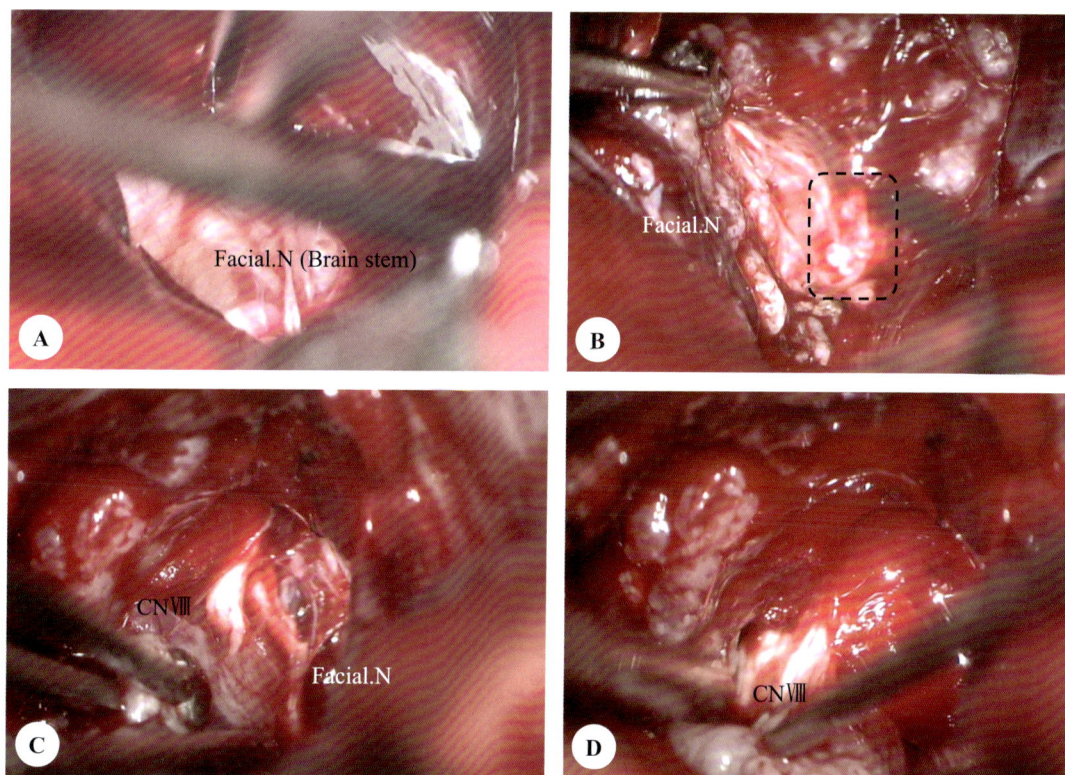

▲ 图 5-149　病例 3 手术过程

面神经（Facial.N），前庭蜗神经（CN Ⅷ），瘤化面神经（虚线框）

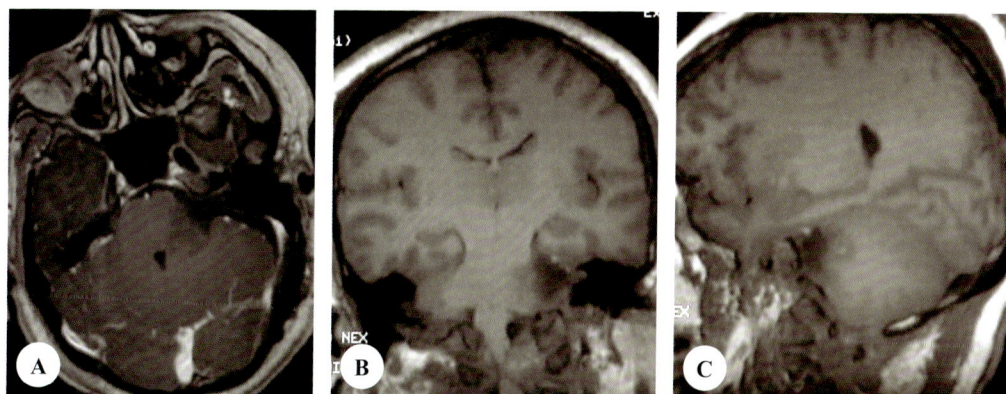

▲ 图 5-150　病例 3 术后 MRI 检查

运动纤维，有机会保留术后面神经运动支功能，此例患者术后面神经功能 II 级可以证实。

病例 4　患者女性，70 岁，因"右侧面部麻木伴听力下降 1 年，味觉减退半年，加重 2 个月"入院。既往高血压病史 5 年。

【查体】神清语利。记忆力、定向力、智力可。嗅觉无异常。视力：左眼视力 0.3，右眼视力 0.2，视野粗测无缺损，眼底检查未见明显异常。双瞳直径 3mm，等大等圆，光反射灵敏，双眼球活动可，右侧眼睑稍下垂，右侧眼裂较左侧稍窄，无眼球震颤。右侧侧面部痛觉、振动觉较左侧减退，右侧咀嚼肌萎缩，张口下颌右侧偏移。右侧额纹消失，右侧鼻唇沟变浅，皱额右侧额纹较左侧浅、右侧闭目不全、鼓腮、吹哨右侧漏气，示齿左侧歪斜，右侧味觉明显减退。右耳听力明显减退，左侧听力粗测正常。悬雍垂居中，声音无嘶哑，饮水无呛咳，咽反射可，吞咽反射可，咳嗽反射可。转颈耸肩有力。伸舌右偏，无舌肌稍萎缩，无肌颤，舌肌活动可。余神经系统检查未见明显阳性体征。

【辅助检查】头部 MRI 见图 5-151。

【术前诊断】右侧 CPA 区占位：神经鞘瘤？

【手术入路】右侧枕下乙状窦后入路。

【手术过程】左侧俯卧位，头架固定头部，神经电生理监测，常规消毒铺单。行右侧枕下乙状窦后入路，耳后倒 L 切口，切开头皮，骨膜下分离皮肌瓣并牵开。颅骨钻 3 孔，骨瓣开颅，铣刀铣下大小约 5cm×4cm。显露横窦、乙状窦边缘，下达枕骨大孔。神经导航定位肿瘤，显微镜下弧形剪开硬膜，显露小脑延髓外侧池，释放脑脊液，缓慢牵开小脑半球，见病变位于右侧脑桥小脑三角，约 4.8cm×3.8cm×2.5cm 大小，面神经肌电图监测下探查面神经，蜗神经位于肿瘤表面，面神经被推挤至肿瘤腹上侧，薄如纸状，神经部分油化，蜗神经及前庭神经与肿瘤粘连紧密，后组脑神经位于肿瘤下极。肿瘤质地中等，呈囊实性，血供较丰富，边界与诸脑神经欠清，面神经水肿较重。先行瘤内减压，再确认面神经脑干端，依次分离肿瘤下极、上极、内侧面，分离肿瘤与脑神经粘连，最后将内听道内肿瘤切除。全切

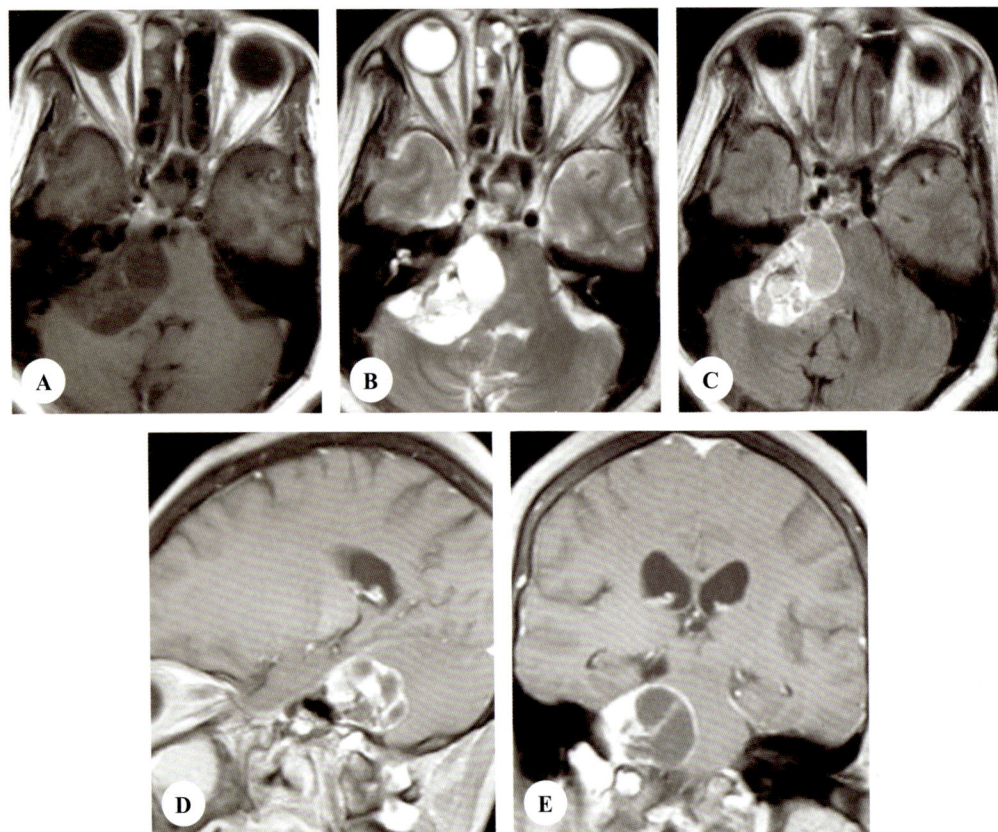

▲ 图 5-151　病例 4 术前 MRI 检查

肿瘤后见三叉神经、面神经、蜗神经和后组脑神经及岩静脉保留完好，电刺激面神经脑干端见面神经波形完好。

【术后MRI】右侧颞枕部骨质信号不连续，右侧脑桥小脑三角区占位已切除，呈术后改变，术区及相应颅板下见少许混杂信号积液、积血及积气影，邻近顶枕部软组织肿胀。颅内见散在积气低信号影。脑实质未见明显新发异常信号（图5-152）。

【神经功能】面神经功能Ⅰ级，双侧听力同术前，四肢肌力、肌张力正常。右侧指指、指鼻试验（－），右侧跟膝胫试验（－），Romberg征（－），行一字步可。

【经验体会】本病例为典型中间神经起源面神经瘤，内听道内并无明显肿瘤延伸，于术中辨认起源神经后遵循鞘膜下分离原则，保护面神经运动纤维及前庭-蜗神经。

病例5 患者男性，57岁，因"面瘫5年、头痛1周"入院。既往无特殊。

【查体】神清语利。记忆力、定向力、智力可。

嗅觉无异常。右侧球结膜充血，右眼睑闭合不全，右侧额纹消失，口角向左侧歪斜，右侧鼻唇沟变浅，鼓腮漏气，露齿不全。右耳听力粗测丧失。跟膝胫试验（－），指鼻试验（－），双手动作轮替试验（－），Romberg征（－），行一字步可。余神经系统体查未见明显阳性体征。

【辅助检查】MRI检查见图5-153。

【术前诊断】右侧CPA-岩骨内占位：神经鞘瘤？

【手术入路】右侧乙状窦前-经耳蜗入路。

【手术过程】左侧俯卧位，头架固定头部，神经电生理监测。行右侧乙状窦前入路，耳后倒C切口，切开头皮，骨膜下分离皮肌瓣并牵开。颅骨钻3孔，骨瓣开颅，电脑微动力系统铣刀铣下大小约6cm×7cm骨瓣。磨除乳突骨质，显露Trautmann三角，显露窦脑膜角附近横窦，全程显露乙状窦，下达颈静脉球，依次磨除迷路进入鼓室、开放内听道，继而磨除耳蜗，进一步向前外侧，沿岩浅大神经走行，显露鼓膜张肌、咽鼓管，直至完整显露水平段颈内动脉，解剖出相应结构并选择性牺牲，全切岩骨内

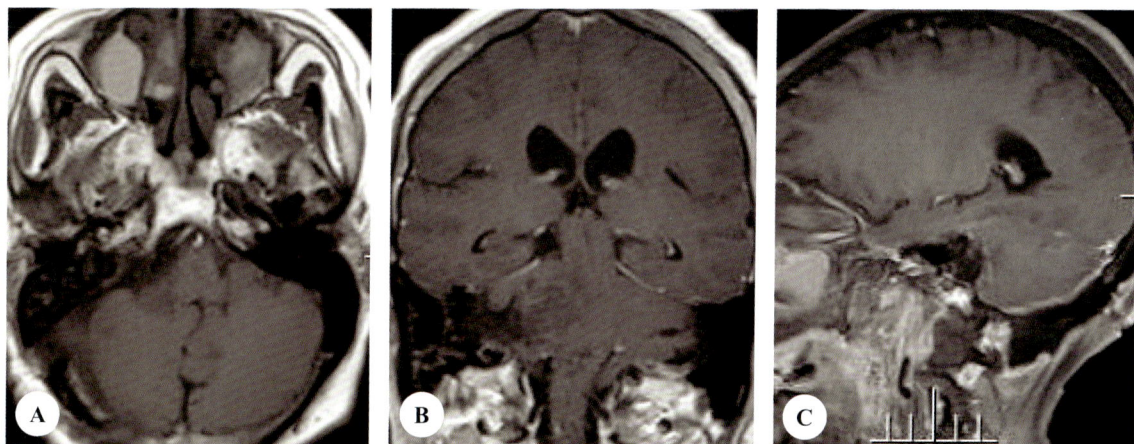

▲ 图 5-152 病例 4 患者术后 MRI 检查

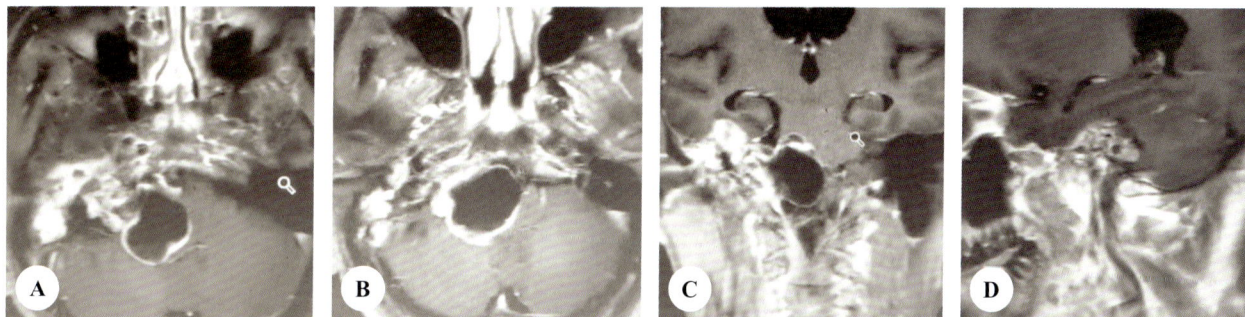

▲ 图 5-153 病例 5 术前 MRI 检查

肿瘤。利用乙状窦前空间，弧形剪开硬膜，于硬膜下切除颅内囊实性肿瘤。全切肿瘤后可见乳突段面神经纤维光滑，未受肿瘤侵蚀［图 5-154，▶视频 5-10 显微镜面神经瘤切除术（乙状窦前 - 经耳蜗入路）］。

【术后 MRI】见图 5-155。

【神经功能】面神经功能Ⅳ级，双侧听力同术前，四肢肌力、肌张力正常。右侧指指指鼻试验（－），右侧跟膝胫试验（－），昂博征（－），行一字步可。

【经验体会】

(1) 本病例较罕见，肿瘤累及面神经多节段，颅内囊实性占位巨大，颅外沿内听道 - 迷路 - 鼓室 - 岩浅大神经匍匐蔓延，充满岩骨。仅单一颅中窝入

路或利用乙状窦前、后空间均难以根除肿瘤，故采用乙状窦前经耳蜗入路，依次磨除乳突骨质、磨除迷路进入鼓室、开放内听道，继而磨除耳蜗，进一步向前外侧，沿岩浅大神经走行，显露鼓膜张肌、咽鼓管，直至完整显露水平段颈内动脉，解剖出相应结构并选择性牺牲，全切岩骨内肿瘤，最后利用乙状窦前空间，于硬膜下切除颅内肿瘤。最后可见乳突段面神经纤维光滑，未受肿瘤侵蚀。

(2) 大面积岩骨切除，颅底重建极为重要，自体脂肪、阔筋膜、人工硬脑膜、纤维蛋白胶的"三明治"型颅底重建经检验较为可靠。

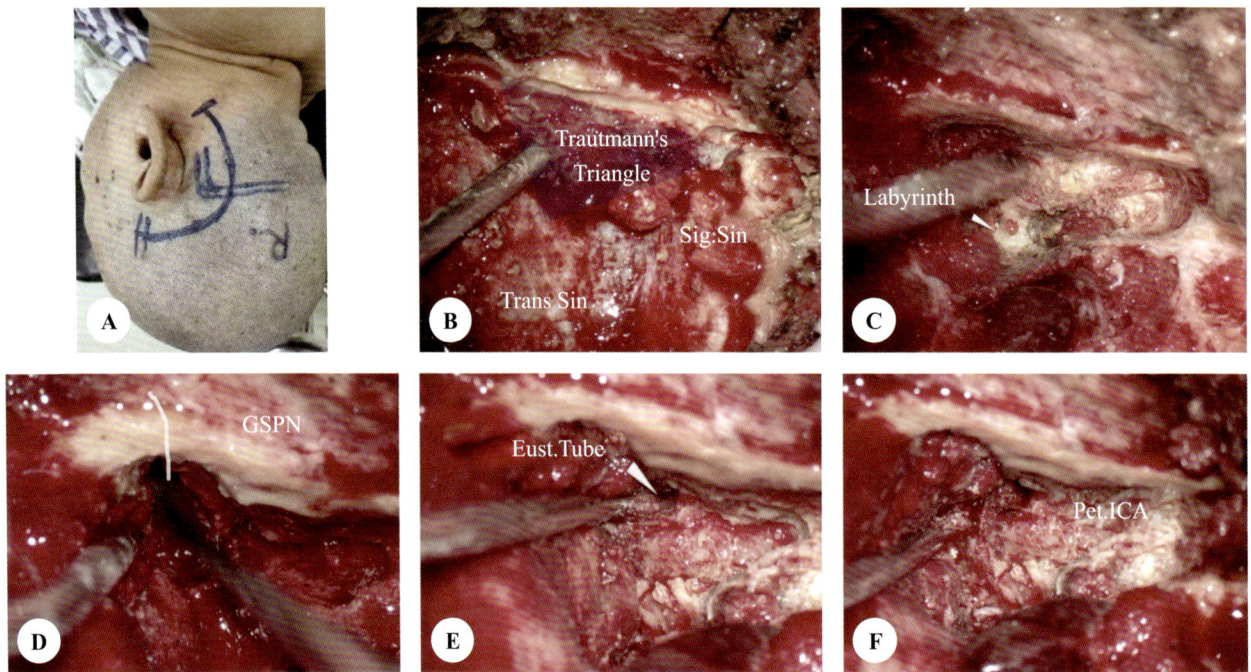

▲ 图 5-154　病例 5 手术过程

Trautmann's Triangle. Trautmann 三角；Sig.Sin. 乙状窦；Trans Sin. 横窦；Labyrinth. 迷路；GSPN. 岩浅大神经；Eust.Tube. 咽鼓管；Pet.ICA. 岩骨段颈内动脉

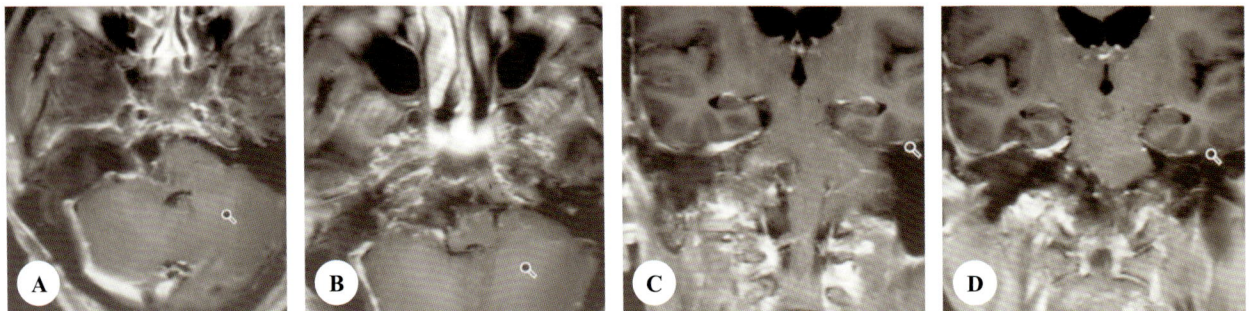

▲ 图 5-155　病例 5 术后 MRI 检查

专家点评

面神经瘤可起源于面神经脑池段到乳突段全程，以起源于膝状神经节向颅中窝—内听道—脑桥小脑三角方向生长者最为典型。多数患者术前有不同程度的面瘫症状。理想的治疗方案是全切除肿瘤并根据术前面神经功能状态和术中面神经保留情况行面神经吻合重建手术。

根据肿瘤的类型和累及范围不同，可选择枕下乙状窦后经内听道入路、颅中窝底经内听道入路、耳后经颞入路等。在神经电生理监测下实现肿瘤全切除并保留残存面神经功能也是可以实现的。

参考文献

[1] KANIA R E, P HERMAN, P TRAN BA HUY. Vestibular-like facial nerve schwannoma[J]. Auris Nasus Larynx. 2004, 31(3): 212-219.

[2] KAUL V, M K COSETTI. Management of Vestibular Schwannoma (Including NF2): Facial Nerve Considerations[J]. Otolaryngologic Clinics of North America. 2018, 51(6): 1193-1212.

[3] QUESNEL A M, F SANTOS. Evaluation and Management of Facial Nerve Schwannoma[J]. Otolaryngologic Clinics of North America. 2018, 51(6): 1179-1192.

五、神经纤维瘤病

（张　森　秦超影）

神经纤维瘤病（Neurofibromatosis）是最常见的神经皮肤性疾病，为常染色体显性遗传性疾病，具有6种不同类型。其中神经纤维瘤病1型（neurofibromatosis type 1，NF1）是最常见的遗传性神经系统疾病，发病率约为1/2500～3000，其突变基因是NF1抑癌基因，位于染色体17（17q11.2），然而在基因型相似的个体之间，症状可能有很大差异，即使家庭内部成员之间，其临床病程也很有可能不同，因此很难预测肿瘤的发展过程，其特征为多发咖啡牛奶斑、擦烂区雀斑、多发皮肤神经纤维瘤、学习障碍、行为异常等。神经纤维瘤病2型（neurofibromatosis type 2，NF2）的发病率约为1/5万，其突变基因是*NF2*抑癌基因，位于染色体22（22q12.2），与NF1不同，突变的类型和性质影响疾病的严重程度、发病年龄和其他表现，平均发病年龄为18至24岁，几乎所有患者在30岁时发展为双侧前庭神经鞘瘤。

（一）临床表现

神经纤维瘤病根据其分型不同，临床表现也不尽相同，以下主要介绍最常见的两种类型神经纤维瘤病的常见临床表现。

NF1是最常见的类型，约占神经纤维瘤病的90%。其特征性临床表现是牛奶咖啡斑，即卵圆形浅棕色的扁平斑疹，通常形成在面部以外的皮肤，至少6个，出生即有，每块斑的直径≥5mm，在0—10岁数量增多、面积增大，至青春期后每块斑的直径≥15mm，可见于99%以上的NF1患者。除此之外，在部分患者的腋窝或擦烂区可见雀斑，部分患者的虹膜可见着色性错构瘤，且随着年龄的增长而增多。有些患者具有骨质异常，如蝶骨翼发育异常、长骨皮质变薄等。通常在10—15岁时神经纤维瘤才比较明显，根据其位置不同，可出现不同部位的疼痛，浅表的神经纤维瘤甚至可以触及肿瘤结节。超过15%的NF1患者会形成毛细胞星形细胞瘤，尤其是在小儿患者中，最常表现为视路胶质瘤（optic pathway glioma，OPG），但仅1/3会表现出视力丧失、视野缺损、眼球突出、性早熟等症状；视路以外的胶质瘤和高级别胶质瘤很少见。OPG约占NF1患者中枢神经系统肿瘤的2/3，所以当在小儿发现OPG时应当警惕NF1。此外，NF1患儿经常出现认知功能障碍，如学习障碍、注意力缺陷和社会感知障碍等。

NF2又称双侧听神经性NF，超过95%的患者会形成双侧前庭神经鞘瘤（vestibular schwannoma，VS），并可能产生耳鸣、听力丧失、平衡障碍等相应症状，而对于具有明确NF2家族史的患者，仅有一侧VS，或有2个NF2相关的其他肿瘤，亦可诊断。NF2具有2种亚型，较常见的类型一般是青年起病，病情较重，听力呈快速进行性下降，且常合并多个NF2相关肿瘤，而另一种类型发病年龄较大，听力下降缓慢，且很少合并其他肿瘤。除此之外，NF2患者亦可见皮肤改变，如皮肤结节、皮肤神经纤维瘤、牛奶咖啡斑等，但远不如NF1常见。虽然命名为神经纤维瘤病2型，但实际上NF2与神经纤维瘤并没有联系，NF2患者的皮肤肿瘤通常是典型的神经鞘瘤，

而非神经纤维瘤。

（二）检查

神经纤维瘤病的表现涉及全身多个系统，因此该疾病诊断的确定、严重程度的评估、诊疗方案的制订以及家庭的基因咨询需要完备的检查。其中，眼科检查包括眼底镜检查、虹膜裂隙灯检查、眼底红外反射成像或光学相干断层扫描、视力评估等；另外，还应进行听力评价，包括听觉脑干诱发反应检查；神经病学检查包括对癫痫、头痛、疼痛的评估等；儿童可进行生长发育测量；有研究表明 NF1 患者与孤独症谱系疾病相关，因此可行精神病学评估患者心理发育情况；除此之外，可行骨科相关评估以检查患者是否有长骨发育不良、蝶翼发育不良、椎体发育不良、脊柱侧凸等病变。下面详细介绍对诊断及治疗具有重要价值的分子基因学检测及影像学检查。

1. 分子基因学检测　如果通过临床表现即可诊断 NF，可进行单基因测试，如 NF1、NF2 基因组 DNA、cDNA 序列分析。如果通过临床表现无法诊断 NF，或很难与其他疾病相鉴别，可进行多基因检测，包括 NF1、SPRED1、AKT1、SMARCB1 等，甚至是综合基因组检测，如染色体微阵列分析，外显子组测序，基因组测序等。

2. 影像学检查　MRI 是检查视路胶质瘤、前庭神经鞘瘤、各个部位神经纤维瘤、以及其他脑肿瘤的首选成像方法，可以评估肿瘤的大小、程度及生长速度，为诊疗计划及手术方式的选择具有重要意义，而且 MRI 在诊断其他颅脑结构性异常、脑血管病变中也有重要价值。

半数以上的 NF1 患儿在 T_2 加权颅脑磁共振可见高信号病灶：不明明亮物（unidentified bright object，UBO）或高信号强度焦点区（focal areas of high signal intensity，FASI），通常发生在视束、基底节、脑干、小脑或皮层等部位，占位效应不明显。典型的 UBO 在 T1 加权 MRI 或 CT 中不可见，7 岁时在数量和体积上达到最大值，然后开始减少、缩小，但也有部分会一直持续到成年。视路胶质瘤是 NF1 患者最常见的表现，可出现在单侧或双侧视交叉、视束，可通过增强 MRI 清楚看到，另外，脂肪饱和序列 MRI 对检查眼眶病变具有一定价值。NF1 相关

星形细胞瘤可出现在幕上或者幕下，通过 MRI 亦可检查患者是否有脑积水，通常由中脑导水管狭窄、中脑被盖胶质瘤引起。NF2 患者颅脑 MRI 可见前庭神经鞘瘤、脑膜瘤、胶质瘤等，通常具有多个病灶，术前需行脊椎 MRI 检查以了解框管内肿瘤生长情况。

相较于 MRI，颅脑 CT 对肿瘤的成像较差，但常可以发现蝶骨翼发育不良等骨异常，通过 CTA 可检查患者是否有血管异常，可表现为颈内动脉或其主要分支狭窄、闭塞或动脉瘤；MRA 亦可用来评估血管病变。除此之外，正电子发射断层扫描（PET）是识别恶性周围神经鞘瘤的有效手段。高分辨率超声检查可用于检查真皮和浅表丛状神经纤维瘤。

（三）治疗

1. NF1 治疗方案选择　NF1 患儿应每年进行综合眼科评估直至青春期，然后每 2 年进行一次，如有神经系统症状再行神经影像学检查以明确病灶。而对于 UBO 或非视路的中枢神经系统肿瘤一般不建议进行常规影像学扫描。但当肿瘤快速生长或病情恶化时，如进行性视力下降、严重的眼球突出和性早熟等，可考虑临床干预，进行病理活检以明确病理分级。如果是低级别肿物，在患儿一般情况允许的条件下应推迟放射治疗时间，而如果是高级别肿物，治疗方案与散发病例相似，即最大程度的安全切除 + 放疗 + 化疗。

NF1 相关视路胶质瘤常为多发，相较于非 NF1 相关视路胶质瘤，预后更好，大多数为非进展性，仅需定期随访，进行眼科学和影像学检查即可，当肿瘤体积较大、形状不规则，且压迫临近组织时，需要手术干预，但手术可能无法改善视神经功能。化学药物治疗是 NF1 的主要治疗方式，包括卡铂 + 长春新碱方案，可以显著推迟 OPG 患儿行放疗的时间，但当视力完全受损失时可考虑手术治疗。

NF1 相关的其他中枢神经系统肿瘤的处理与一般患者相同，对于局灶性可切除的有症状的肿瘤应手术干预，然而 NF1 患者的颅内肿瘤通常无法手术切除，应进行放疗和（或）化疗，在颅内压升高时再进行手术治疗，当怀疑有恶性病变时，可行活检。通常，儿童非视路胶质瘤是良性进程，而成人非视路胶质瘤进展较快，即使进行了手术 +

放疗＋化疗的最大治疗方案，肿瘤依然持续快速进展。

2. NF2 治疗方案选择 NF2 患者的评估包括全面的病史和体格检查、听力检查、眼科检查、颅脑磁共振、颈椎磁共振等。诊断后，应每半年进行听力检查，以明确肿瘤的生长情况和对功能的影响。患者神经功能受影响的程度是决定治疗方案的关键因素。NF2 相关肿瘤的治疗不同于散发病例，手术切除所有肿瘤通常是不可行的，而且在临床上也是不必要的，治疗的主要目的是保护功能和提高生活质量。

NF2 相关 VS 的主要治疗是手术切除，其主要目的是保护听力，其次是保护脑干和小脑脚、避免其他脑神经被侵犯。然而听力丧失可能由多种病理生理过程引起，因此预测听力保留的可能性非常困难。对于患有双侧前庭神经鞘瘤的 NF2 患者，应尽量先切除较小的肿瘤以保留听力，如果术后该耳听力可用，则可考虑切除另一侧较大的肿瘤，如果术后该耳听力丧失，再次手术则可能导致全聋，因此应综合考虑患者一般身体状况、肿瘤的占位效应、颅内压以及患者本人的意愿，行次全切除减压治疗或长期随访。部分切除可以更大可能地保护听力和面神经功能，但具有复发和再次手术的风险。此外，非手术治疗方案也越来越具有可行性，在散发 VS 病例中，行放射治疗可以控制 80% 的肿瘤生长，且几乎没有面神经损害，但有 50% 前庭神经受损的风险。而对于 NF2 相关 VS 的放射治疗仍然存在争议，因为具有引起继发性恶性肿瘤和神经功能障碍的风险。药物治疗方案尚在研究当中。

NF2 相关脑膜瘤的治疗方案与散发病例相似，以外科手术为主。对于无症状的多发脑膜瘤，当肿瘤快速生长或神经功能下降时可行手术治疗，但应谨慎施行放射治疗，因为具有继发性恶性肿瘤和神经功能障碍的风险。NF2 相关脊柱室管膜瘤具有惰性行为，因此一般以观察为主。

（四）典型病例解析

病例 1 患者女性，44 岁，因"右耳听力下降 1 年余，右侧颜面部不适半年"入院。既往有"脊髓神经鞘瘤手术"史，有"黄芪药物过敏"史，余无特殊。

【查体】神清，语利，记忆力、定向力、智力可。

头颅五官无畸形。双鼻嗅觉可。视力：左眼视力 0.8；右眼视力 0.9，视野手测未见明显异常，双瞳直径 3mm，等大等圆，光反射灵敏，双眼球活动可，眼睑无下垂，无眼球震颤。双侧面部痛觉、触觉粗侧无异常，咀嚼有力，张口下颌无偏移。双侧额纹对称，鼻唇沟对称，皱额、闭目、鼓腮、示齿、吹哨可，味觉正常。双耳听力粗测未见明显异常。发音无嘶哑，无吞咽困难及饮水呛咳，悬雍垂居中，腭弓两则对称，双侧咽反射减退，发"啊"音时双侧抬腭运动好。转头耸肩有力。伸舌居中，舌肌无萎缩，无肌颤，舌肌活动可。余神经系统体查未见明显阳性体征。

【辅助检查】头颈部 MRI：右额部大脑镰旁、双侧脑桥小脑三角区、枕骨大孔区可见多发长 T_1 等 - 混杂 T_2 信号灶，较大者位于枕骨大孔区，大小约 4.4cm×2.5cm，FLAIR 示病灶大部分呈稍高信号，增强后病灶均见明显强化，部分可见无强化囊变区，病灶周围脑实质受压，相应延髓及 C_1～C_2 水平脊髓受压，第四脑室受压，幕上脑室无扩张，中线结构居中。左额叶小片状长 T_1 长 T_2 信号灶，FLAIR 序列呈高信号，增强无明显强化同前。蝶鞍增大，其内可见长 T_1 长 T_2 信号灶，垂体呈线状贴于鞍底同前（图 5–156）。

【术前诊断】颅内多发占位（右额部大脑镰旁、双侧脑桥小脑三角区、枕骨大孔区、椎旁及椎管）；神经纤维瘤病 2 型？②肝血管瘤；③腰脊髓神经鞘瘤切除术后。

【手术入路】后正中远外侧入路。

【手术过程】右侧俯卧位，枕骨隆突上 2cm 至颈 7 后正中直切口。严格沿中线分离双侧枕下肌肉，显露枕骨约 5cm×6cm，颅骨钻四孔，锯下大小约 4cm×5cm 骨瓣，并咬除 C_1 后弓，打开枕骨大孔，悬吊硬膜。显微镜下 Y 形剪开硬膜，见肿瘤位于枕骨大孔区，大小约 4.0cm×2.8cm×3.0cm，色灰黄，质地血供一般，与周边脑组织边界尚清，依次分离肿瘤下极、上极、内侧面及与小脑后下动脉、后组脑神经粘连后予分块切除。

【术后 MRI】枕骨局部骨质呈术后改变，原枕骨大孔区病灶呈切除术后改变，术区及相应颅板下可见积血、积液及积气影，增强后术区边缘见少许线样强化，延髓受压较前缓解。右额部大脑镰旁、双

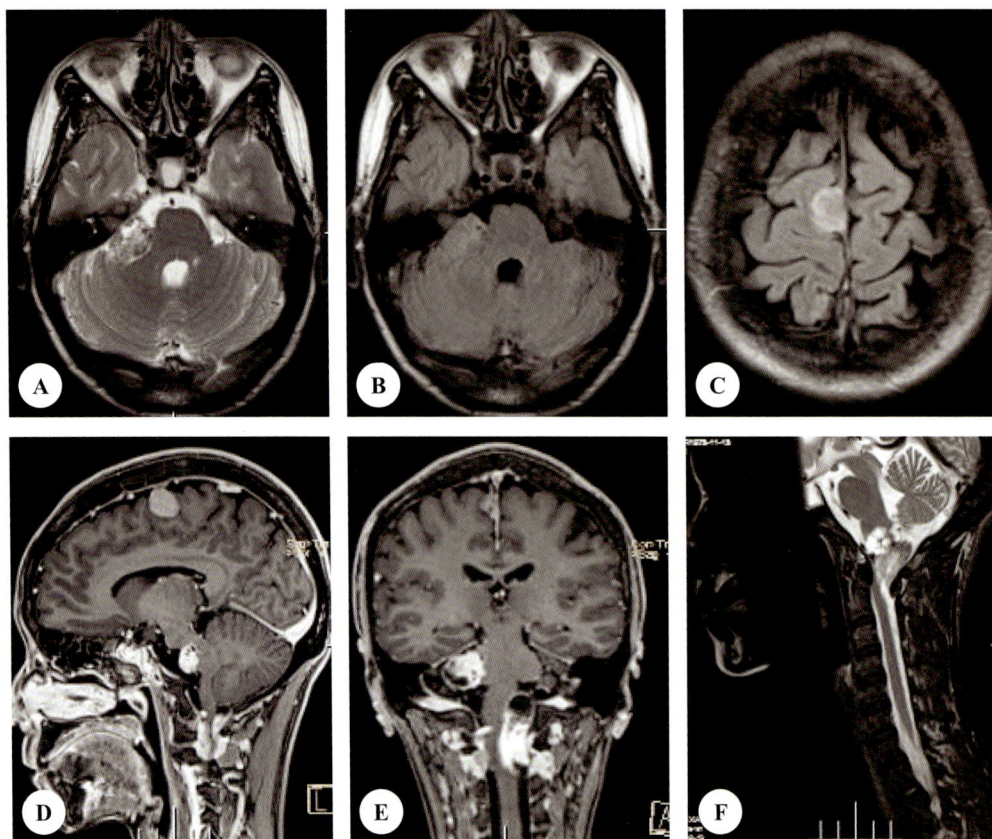

▲ 图 5-156　病例 1 术前头颈部 MRI 检查

侧脑桥小脑三角区异常强化灶基本同前，余况基本同前（图 5-157）。

【术后病理】枕大孔区占位：脑膜瘤。

【神经功能】神志清楚，语言流利，双侧瞳孔等大等圆直径 2mm 大小，对光反射灵敏，口角无歪斜，伸舌居中，四肢肌力、肌张力正常，各生理反射存在，Kernig、Babinski、Brudzinski 征阴性。

【经验体会】

(1) 此例典型 NF-2 患者颅内及椎管多发占位，并肝脏多发占位。椎管占位首先引起症状已手术切除，右额部大脑镰旁神经鞘瘤、双侧脑桥小脑三角区脑膜瘤体积仍较小，未引起严重症状，枕大孔脑膜瘤已造成显著占位效应，延髓及 $C_1 \sim C_2$ 水平脊髓、第四脑室受压移位，有心跳呼吸骤停、幕上梗阻性脑积水风险，故优先处理。

(2) 针对枕大孔区脑膜瘤，基底位于左侧枕大孔腹侧，下斜坡及颈静脉结节，下极达 C_2 水平，故远外侧入路，离断 C_1 后弓，直达肿瘤基底予以处理。

病例 2　患者男性，23 岁，因"双侧听力下降半年"入院。既往有腰段脊髓神经纤维瘤切除手术史，余无特殊。

【查体】神志清楚，双瞳孔等大等圆直径 3mm 大小，对光反射灵敏，左侧光感视力，右侧视力 0.06 头颅大小及形态正常。鼻腔及外耳道无异常分泌物，口角无歪斜，左侧鼻唇沟变浅，鼓腮示齿可，伸舌居中，咽反射正常，双侧听力丧失，闭目难立征阳性。余神经系统体查未见明显阳性体征。

【辅助检查】见图 5-158。

头部及脊髓 MRI：大脑镰旁、第四脑室、双侧鞍旁、脑桥小脑三角区、小脑幕旁及延髓右前方可见多发等、稍长、等 - 长 T_1 等、等 - 长 T_2 异常信号灶，大者位于右侧脑桥小脑三角区，大小约 $5.3cm \times 3.5cm \times 4.1cm$，增强呈不均匀强化，脑干受压移位，四脑室受压变窄；左顶叶可见多发小片状长 T_1 长 T_2 信号灶，FLAIR 部分呈高信号，增强后未见明显强化，双侧侧脑室稍扩张。T_{11} 水平脊髓内、$C_5 \sim T_5$、T_7、$T_{10} \sim L_5$ 椎管内脊髓旁、$S_1 \sim S_2$ 双侧骶管内、

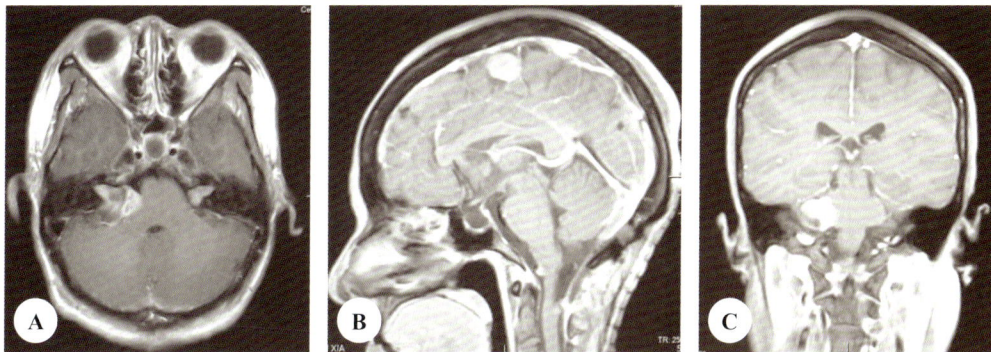

▲ 图 5-157　病例 1 术后 MRI 检查

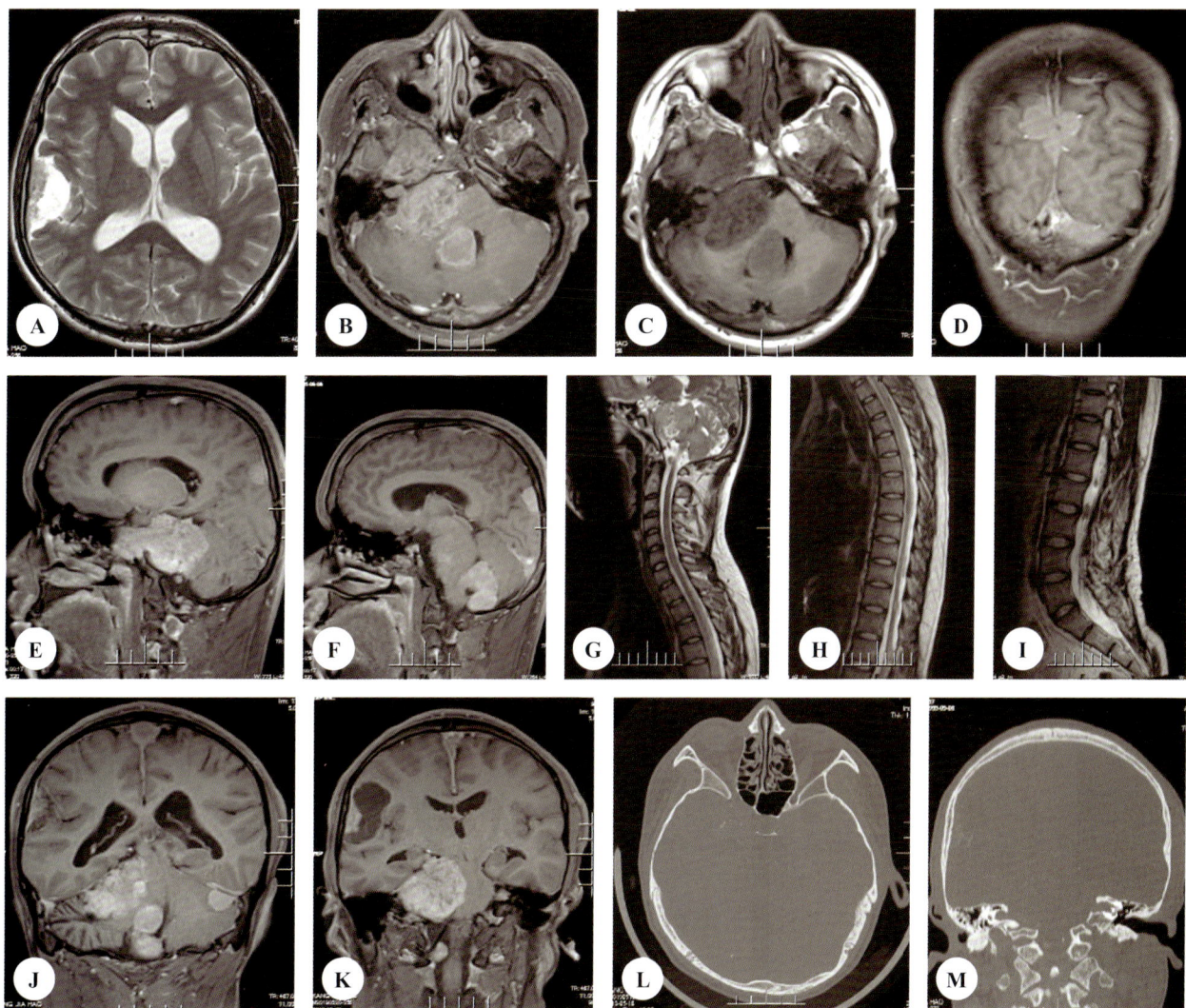

▲ 图 5-158　病例 2 术前检查

L$_3$～S$_2$ 双侧椎旁、L$_5$～S$_2$ 棘突旁软组织内、L$_3$ 水平右侧背部皮下可见多发结节状长 T$_1$ 稍长 T$_2$ 异常信号灶，增强后明显强化，边界清晰，大者位于 S$_1$ 水平棘突左侧软组织内，大小约 2.4cm×1.6cm×1.3cm。颈胸腰骶椎生理曲度存在，椎体序列连续，椎体内未见明显异常信号灶，C$_5$/C$_6$ 椎间盘稍向后突出，相应的硬膜囊前缘见浅弧形压迹，脊髓未见明显受压，黄韧带无增厚。

CT：大脑镰旁，第四脑室，双侧鞍旁及脑桥小脑三角区可见多发稍高密度占位性病变，边缘可见钙化。右侧颞部可见混杂密度灶，病变主体呈低密度，边缘可见条片状钙化灶及稍高密度灶，与右侧颞骨关系密切，邻近骨皮质欠光整，未见密切骨质破坏征象。四脑室受压，脑室系统扩大。中线结构未见明显偏移。

【术前诊断】①颅内多发占位（右侧 CPA 区、右侧颞叶、左侧天幕、延髓右前方、双侧鞍旁、顶部窦镰旁、四脑室占位）：神经纤维瘤病 2 型？②腰段脊髓神经纤维瘤术后；③脑积水；④背部皮下多发结节。

【手术入路】右侧枕下远外侧入路。

【手术过程】左侧俯卧位，头架固定头部。行右侧枕下远外侧入路，耳后至中线倒 L 切口切开头皮，骨膜下分离皮肌瓣至枕骨大孔并牵开，保护椎动脉周围静脉丛，沿寰椎后弓骨膜下拨离至横突。颅骨钻 4 孔，骨瓣开颅，大小约 4cm×3cm，显露横窦、乙状窦边缘，下达枕骨大孔。显微镜下弧形剪开硬膜，显露枕骨大孔池释放脑脊液，于枕骨大孔区见一 2.9cm×2.5cm×4.1cm 大小，肿瘤质地稍韧，血供丰富，实性，边界清楚，基底位于延髓背侧枕大孔骨质，小脑后下动脉分支参与供血，显微镜下先电凝切断部分肿瘤基底，再行瘤内减压，分块全切除肿瘤。再缓慢牵开右侧小脑半球，见一 1.4cm×1.2cm×1.2cm 大小肿瘤，基底位于岩骨背侧硬脑膜，反复电凝肿瘤基底后整块切除肿瘤，再向脑桥小脑三角区探查见一囊实性肿瘤沿 Meckel 氏腔向向鞍旁海绵窦区生长，三叉神经受压变薄位于肿瘤表面，面、听神经位于肿瘤下极，先分离三叉神经和面听神经与肿瘤粘连，沿肿瘤表面蛛网膜界面分离肿瘤，电凝主要供血动脉，行瘤内减压，依次分离肿瘤下极、上极、内侧面，分离肿瘤与脑干粘连，分块切除颅后窝肿瘤，继磨开内听道上结节骨质，分离切除颅中窝鞍旁肿瘤，切除颅中窝、颅后窝占位肿瘤。小脑半球、面听神经、后组脑神经、舌下神经及脑干等结构保护良好。

【术后 MRI】枕骨局部骨质中断，原四脑室区、右侧岩蝶斜区、右侧岩骨背侧结节、肿块灶切除呈术后改变，术区及右枕部颅板下呈斑片状长 T_1 长 T_2 信号，内可见少许等 T_1 混杂 T_2 信号；增强后术区

右侧鞍旁及右侧内听道可见小斑片状强化灶；右侧桥臂受压较前好转。余左枕部颅板下、左内听道区、左侧鞍旁、大脑镰区、小脑幕旁、延髓右前方、右顶颞部颅板下可见多发等、稍长、等－长 T_1 等、等－长 T_2 异常信号灶，情况基本同前。双侧侧脑室稍扩张（图 5-159）。

【术后病理】枕大孔区占位：脑膜瘤；右侧 CPA 占位：脑膜瘤；右侧颅中后窝巨大占位：神经鞘瘤。

【神经功能】神志清楚，语言流利，双瞳孔等大等圆直径 3mm，对光反射灵敏，左侧光感视力，右侧视力 0.06，双侧听力丧失。颈软，四肢肌力、肌张力正常，病理征阴性。

【经验体会】

(1) 此例 NF-2 患者颅内占位分散，包含多个大型、巨大型占位，采用单一入路（右侧枕下远外侧）切除右侧枕大孔、CPA、横跨颅中窝和颅后窝的多个占位，达单一入路之极限，通过合理体位的摆放及术中动态调整，从枕大孔到海绵窦，需要合理的策略与坚定的决心。

(2) 所幸颅中窝和颅后窝巨大占位为三叉神经鞘瘤，质地偏软，在减压过程中不断制造操作空间，方可打开海绵窦外侧壁全切肿瘤。

病例 3　患者女性，20 岁，因"双侧耳鸣、听力下降 1 年，视力下降 1 个月"入院。既往体健无特殊病史。

【查体】神清语利。记忆力、定向力、智力可。双鼻嗅觉可。视力：左眼仅有光感；右眼视力 0.1，视力低视野无法测量，眼底检查未见明显异常。双瞳直径 3mm，等大等圆，对光反射灵敏，双眼球活动可，眼睑无下垂，无眼球震颤。双侧面部痛觉、振动觉可，咀嚼有力，张口下颌无偏移。双侧额纹对称，鼻唇沟对称，皱额、闭目、鼓腮、示齿、吹哨可，味觉正常。听力检查：左右耳主观听阈分别为 78dB，100dB，刺激分贝均为 138dBspl，提示双侧脑干听觉传导通路障碍。悬雍垂居中，声音无嘶哑，饮水无呛咳，咽反射可，吞咽反射可，咳嗽反射可。转颈耸肩有力。伸舌居中，舌肌无萎缩，无肌颤，舌肌活动可。余神经系统体查未见明显阳性体征。

【辅助检查】见图 5-160。

头部及脊柱 MRI：左侧脑桥小脑三角区见一约

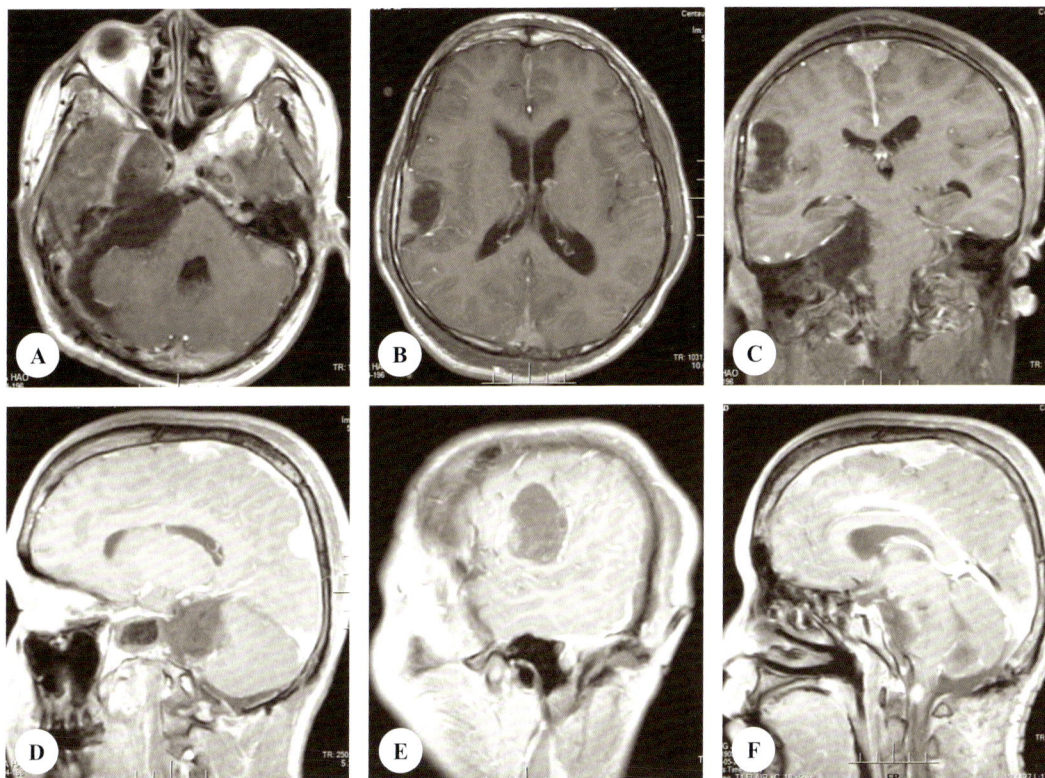

▲ 图 5-159 病例 2 术后 MRI 检查

3.8cm×3.4cm×3.5cm 不规则等 – 长 T_1、等 – 稍低 T_2 异常信号灶，FLAIR 呈等 – 高信号，增强后病灶呈不均匀强化，边缘清晰，略呈分叶状改变，左侧内听道扩大，左侧桥臂及小脑半球稍受压，第四脑室受压变小。另于桥前池、右侧脑桥小脑三角区、延髓旁见数个等 T_1 短 T_2 信号小结节灶，FLAIR 呈等信号，最大者大小约 3.2cm×2.7cm×3.5cm，位于桥前池，边界尚清，增强后均匀强化。右侧脑室后角见一小结节状等 T_1 短 T_2 信号灶，FLAIR 呈等信号，边界尚清，增强后轻度强化。幕上脑室稍扩张。脊柱椎管内髓内及髓外见弥漫分布多发大小不等等 – 长 T_1 等 – 稍长 T_2 信号灶，增强后明显强化，脊柱弥漫多发椎间孔及骶孔内可见类圆形长 T_1 长 T_2 信号灶，增强后环形强化，所示桥前池、右侧脑桥小脑三角区、延髓旁、双侧颈部亦可见多发大小不等明显不均匀强化灶，脊髓内可见长条状及多发大小不等囊状长 T_1 长 T_2 信号灶，增强后未见明显强化。

头部CT：左侧脑桥小脑二角区见一约 3.6cm×3.1cm 低密度肿块灶，边界欠清，邻近脑实质受压、及第四脑室受压变窄；桥前池、右侧脑桥小脑三角区及延髓旁、右侧侧脑室三角区见数个稍高密度灶，较

大者位于桥前池，大小约 3.4cm×2.8cm，边缘较清晰；幕上脑室扩大。

【术前诊断】 颅内多发占位（左侧脑桥小脑三角区占位、桥前池、右侧脑桥小脑三角区、延髓旁、右侧脑室后角），椎管内多发占位：神经纤维瘤病 2 型？

【手术入路】 左侧枕下乙状窦后入路。

【手术过程】 右侧俯卧位，头架固定头部。行左侧枕下乙状窦后入路，耳后倒 L 切口，切开头皮，骨膜下分离皮肌瓣并牵开。颅骨钻 3 孔，骨瓣开颅，大小约 5cm×4cm。显露横窦、乙状窦边缘，下达枕骨大孔。显微镜下弧形剪开硬膜，显露小脑延髓外侧池，释放脑脊液，缓慢牵开小脑半球，见病变多发，主体位于左侧脑桥小脑三角区，约 4.0cm×3.5cm×3.5cm 大小，肿瘤质地中等，血供较丰富，色灰黄，实性，少许囊变，边界清楚。蜗神经瘤化，位于肿瘤下极。面神经肌电图监测下探查面神经，面神经被推挤至肿瘤腹侧正中，薄如纸状，与肿瘤粘连紧密，三叉神经位于肿瘤腹上侧，后组脑神经位于肿瘤下极。先行瘤内减压，再确认面神经脑干端，依次分离肿瘤下极、上极、内侧面，分

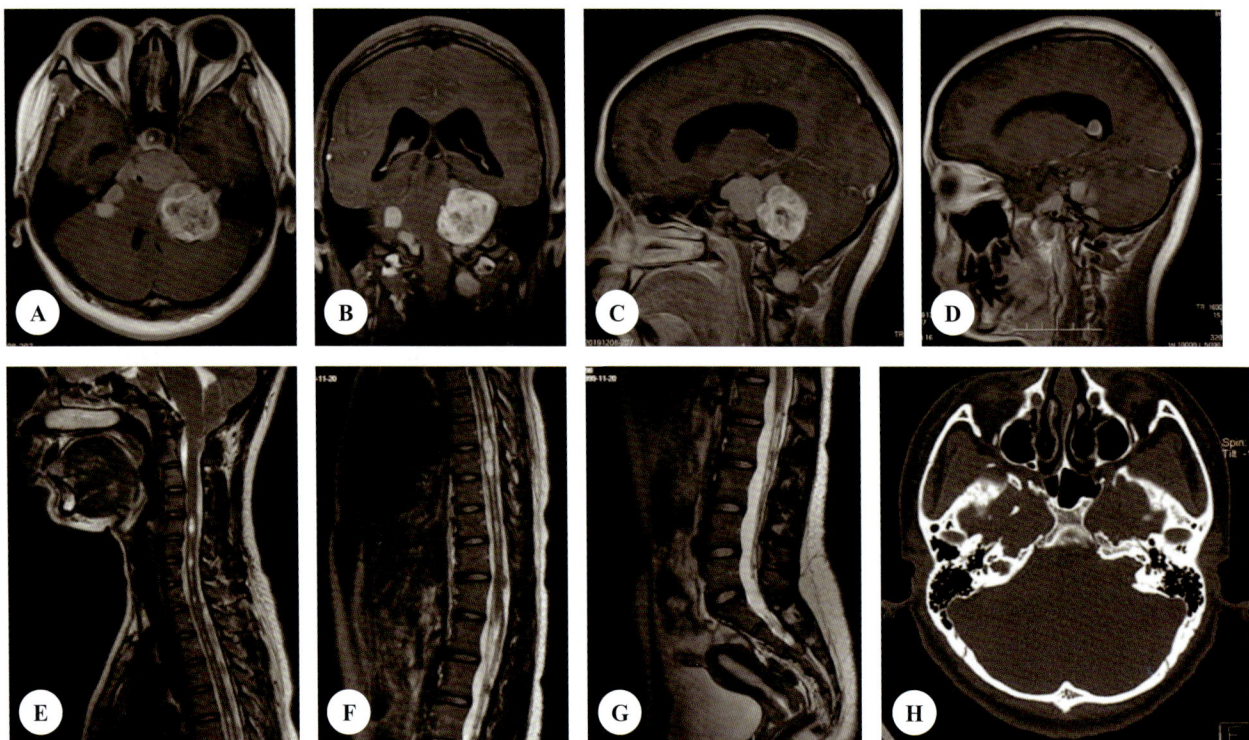

▲ 图 5-160　病例 3 术前辅助检查

离肿瘤与面听神经粘连，继磨开内听道后壁，分离切除内听道内肿瘤，并逆向分离肿瘤与面神经粘连，全切除肿瘤。继而向下探查后组脑神经，见肿瘤呈串珠样生长于后组脑神经丛中，多发生长，最大直径约 0.8cm，质地中等，血供一般，色灰黄，与后组颅神粘连紧密，显微镜下全切肿瘤。继续向上探查同侧三叉神经，见数个肿瘤起源于三叉神经并部分瘤化，最大直径约 1.5cm，质地中等，血供一般，色灰黄，显微镜下全切肿瘤。继续向斜坡方向探查肿瘤，见肿瘤主体位于斜坡，起源于同侧动眼神经并部分瘤化，质地较韧，色灰白，血供一般，与展神经、滑车神经、椎动脉、基底动脉、脑干等粘连紧密，先行瘤内减压，再依次分离肿瘤下极、上极及内侧面，分离肿瘤与各神经血管的粘连，分块切除肿瘤。肿瘤切除后见三叉神经、面神经、滑车神经、展神经及后组脑神经及岩静脉保留完好，电刺激面神经脑干端见面神经波形完好。

【术后 MRI】右枕骨局部骨质缺损呈术后改变，相应颅板下及术区可见长 – 短 T_1、长 – 短 T_2 积血积液信号灶，原左侧脑桥小脑三角区、桥前池占位病变已切除，术腔边缘增强后见少许强化。术区周围脑实质见少许水肿信号灶，周围脑实质受压较前稍

缓解。右侧脑桥小脑三角区、延髓旁见数个等 T_1 短 T_2 信号小结节灶基本同前。右侧脑室后角小结节状等 T_1 短 T_2 信号灶，FLAIR 呈等信号，边界尚清，增强后轻度强化，基本同前。幕上脑室稍扩张基本同前（图 5-161）。

【神经功能】神志清楚，语言流利，右侧瞳孔直径 3mm 大小，对光反射灵敏，左侧瞳孔直径 5mm，对光反射消失。口角无歪斜，伸舌居中，颈软，四肢肌力、肌张力正常，各生理反射存在，Kernig、Babinski、Brudzinski 征阴性。

【经验体会】此例患者在临床中较为少见，第 Ⅲ、Ⅴ、Ⅶ～Ⅷ、Ⅸ～Ⅺ 对脑神经均有独立起源的神经鞘瘤。通过这一病例也展示了乙状窦后入路的极限，下至颈静脉孔，上至脚尖池、鞍背、鞍旁区域，秉持鞘膜下分离、充分均匀减压的原则，切除多个神经鞘瘤的同时维持脑神经的连续性与完整性，最大程度保护神经功能。

病例 4　第一次入院（2017 年）患者女性，27 岁，因"右侧耳鸣 1 年余，饮水呛咳，左侧肢体乏力半年"入院。既往体健无特殊病史。

【查体】神志清楚，双瞳孔等大等圆直径 3mm 大

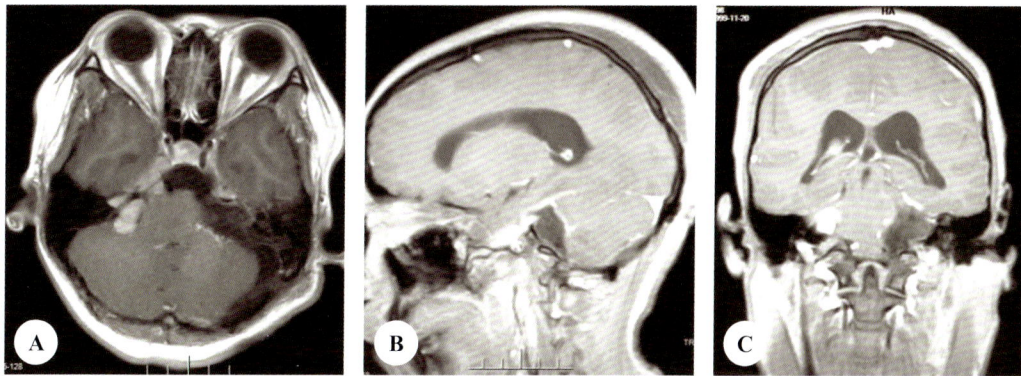

▲ 图 5-161 病例 3 术后 MRI 检查

小，左眼 1.0，右眼 0.6，视野初测无异常，对光反射灵敏，眼球各方向活动正常，面部感觉正常，角膜反射存在，张口下颌无偏，咬肌丰满，右侧无有效听力，左侧听力粗侧减退，面部活动、皱眉、抬额纹、鼓腮、示齿正常，右侧舌前 2/3 及舌后 1/3 味觉减退，左侧味觉正常，伸舌右偏，舌束颤动，咽抬举无力，悬雍垂左偏，咽后壁反射迟钝。转颈右侧无力，耸肩右侧乏力。患者左侧肢体肌力约Ⅳ级，双侧 Hoffman 征阳性，左侧病理征阳性，踝震挛(+)，膝反射（++）。左侧上肢及下肢浅感觉减退，左侧深感觉异常。

【辅助检查】左额部、右顶部、双侧脑桥小脑三角区（累及内听道）、颅 - 颈交界区（C₃- 斜坡水平）见多发结节状、团片状等 - 稍长 T_1 稍短 T_2 信号灶，增强后呈较均匀强化，较大者大小约 4.4cm × 5.7cm × 3.3cm，邻近延髓受压。双侧额顶叶深部见小点状稍长 T_1 稍长 T_2 信号灶，FLAIR 序列呈稍高信号（图 5-162）。

【术前诊断】颅内多发占位（双侧脑桥小脑三角 - 内听道，枕大孔 - 桥前池 - 延髓前池区、颈部、额顶部）：神经纤维瘤病 2 型？

【手术入路】远外侧入路。

【手术过程】左侧俯卧位。行右侧远外侧入路，右枕倒 L 切口，上自枕外粗隆，中线下达 C₃ 棘突水平，外侧至乳突尖水平。切开头皮，严格沿后正中白线分离分离枕下各层肌肉，并骨膜下分离皮肌瓣并牵开。显露 C₂、C₃ 棘突、乳突后方、颈静脉突及寰椎后弓，自中线向外侧骨膜下分离寰椎、枢椎后弓至横突。椎动脉、椎静脉丛、髁导静脉予悉心保留。颅骨钻孔，骨窗开颅，大小约 5cm × 4cm。打开

枕骨大孔至枕髁后方，部分咬除寰椎后弓，线锯锯下 C₂ 后弓。即见病变位于右侧枕骨大孔腹外侧，约 3.3cm × 2.0cm 大小，自上斜坡至右侧 C₃ 水平，延颈髓明显受压变形移位，右侧椎动脉入颅处被包裹，向外上方移位，后组脑神经、舌下神经及颈 1 神经根丝横于肿瘤外侧，部分神经根丝（尤其是舌下神经）被肿瘤包裹。释放脑脊液，缓慢牵开小脑半球，沿各神经间隙先行瘤内减压，在探查切断肿瘤基底，最后逐渐分离肿瘤与延颈髓间粘连，分块全切除肿瘤。肿瘤质地硬，血供丰富，色灰白，边界不清，与脑干间蛛网膜界面尚存。肿瘤基底主要位于斜坡及舌下神经管周围硬膜，予以充分电凝切除。

【术后 MRI】右侧枕骨、C₁～C₃ 颈椎椎体及附件局部骨质信号缺损呈术后改变，原颅 - 颈交界区（C₃- 斜坡水平）团片状异常信号灶现未见明显显示，术区现呈长 T_1 长 T_2 信号改变，增强后术区边缘强化，延髓受压较前缓解，术区邻近软组织肿胀且呈轻度强化。胸腰段椎体序列连续，腰髓圆锥增强后似见片状稍高信号灶，边界欠清，所示胸腰段脊髓内未见明显异常信号灶及异常强化灶（图 5-163）。

【术后病理】（斜坡）脑膜瘤（WHO Ⅰ级）。免疫组化：SSTR2A（+），STAT6（-），NF-Pan（-），D2-40（+），EMA（+），PR（+），E-cadherin（+）（图 5-164）。

【神经功能】神志清楚，生命体征平稳，面神经功能正常，伸舌可，语言、咳嗽反射可，四肢活动自如，伤口愈合可，皮下少量积液。

第二次入院（2021 年）31 岁，因"检查发现颅内多发占位 3 年，乏力半年余"入院。期间于 2018 年 4 月行伽马刀治疗右侧脑桥小脑三角区占位，2018

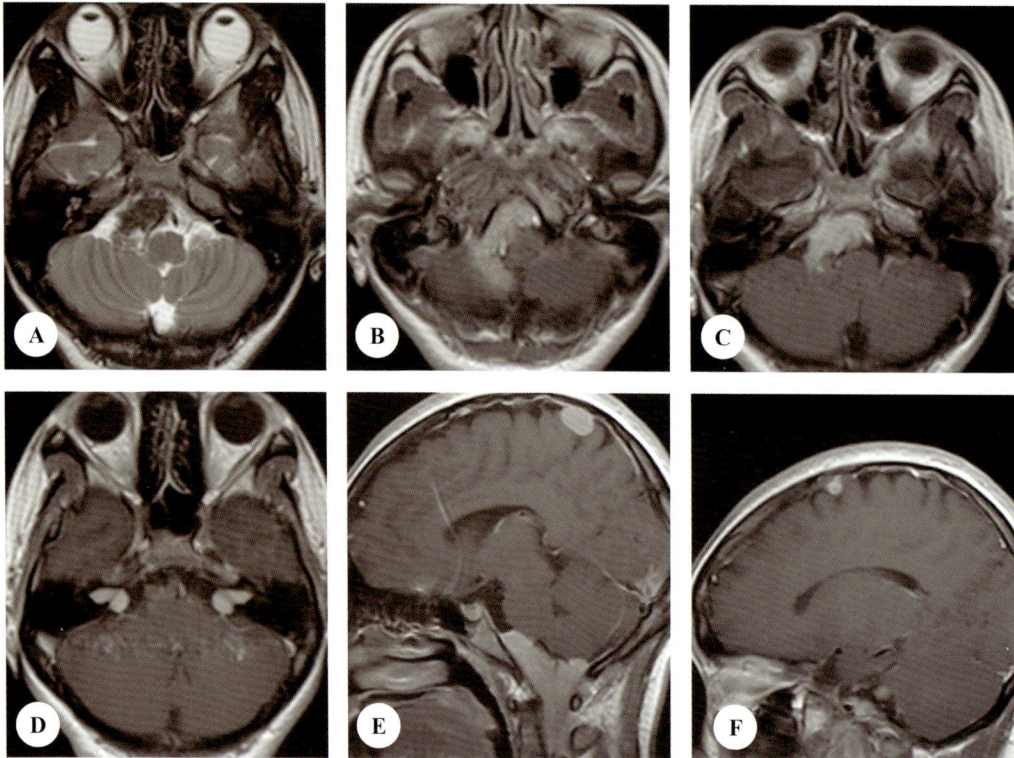

▲ 图 5–162 病例 4 第一次入院术前辅助检查

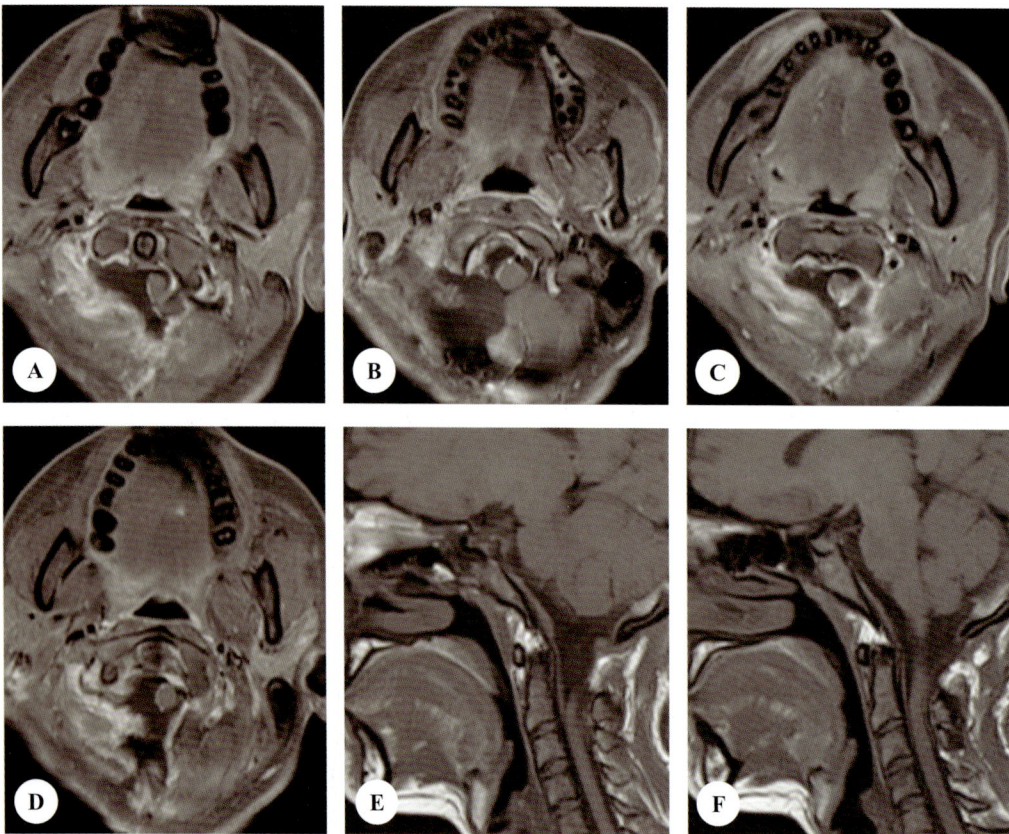

▲ 图 5–163 病例 4 第一次入院术后检查

年9月行伽马刀治疗左额部及右顶部占位，后复查时提示右侧脑桥小脑三角区占位未见明显增大，左额部占位消失，右顶部及左侧脑桥小脑三角区占位较前增大。

【查体】神志清楚，双瞳孔等大等圆直径3mm，对光反射灵敏，头颅大小及形态正常，鼻腔及外耳道无异常分泌物；嗅觉未见明显异常；视力粗侧未见明显异常，视野粗侧未见缺损；眼球活动可，面部感觉对称，口角无歪斜，双侧鼻唇沟无变浅，皱眉、鼓腮、示齿可，听力粗侧：右耳听力丧失，左耳听力粗侧下降。伸舌居中，咽反射减弱，饮水无呛咳，耸肩、转头有力。余神经系统体查未见明显阳性体征。

【辅助检查】右侧顶叶颅板下一结节状明显强化灶，边界清楚，较前稍扩大，现大小约1.8cm×2.0cm（原1.9cm×2.0cm）；双侧脑桥小脑三角区强化灶大小基本同前，双侧内听道扩大情况同前。余脑实质内未见明显异常强化灶，中线结构居中。双侧脑桥小脑三角区各见一结节肿块灶，包绕双侧听神经，紧贴面神经，与面神经之间长T_2脑脊液信号消失，

面神经位移、变形及萎缩，显示不清（图5-165）。

【手术入路】顶部经矢状窦–大脑镰入路。

【手术过程】左侧俯卧位，左额顶部过中线"L"形切口。切开头皮，骨膜下分离皮瓣并牵开，颅骨钻2孔，微动力铣刀铣下大小约6cm×8cm的跨矢状窦骨瓣。显微镜下剪开硬膜，脑组织、桥静脉与硬脑膜粘连紧密，逐渐分离粘连，见病变位于中央沟与枕部桥静脉之间，沿大脑镰向深部额顶部深部生长，矢状窦边缘受累，肿瘤大小约6.8cm×5.5cm×5.3cm，质稍软，色灰黄，血供丰富，与周围脑组织边界不清。首先沿硬膜逐步电凝切断肿瘤基底，再行瘤内充分减压，再沿肿瘤周边逐渐分离并切除肿瘤，最后充分电凝大脑镰，矢状窦边缘予以充分电凝。全切肿瘤后，上矢状窦、桥静脉及瘤周脑组织保留完好。

【术后MRI】右顶骨部分骨质缺损呈术后改变，原右顶部颅内板下病灶已切除，术区及相应颅内板下见少量积液、积血信号灶，增强后术区可见线状强化，邻近脑膜稍增厚、强化，邻近脑实质可见小片状长T_1长T_2水肿带。左侧脑桥小脑三角区强化

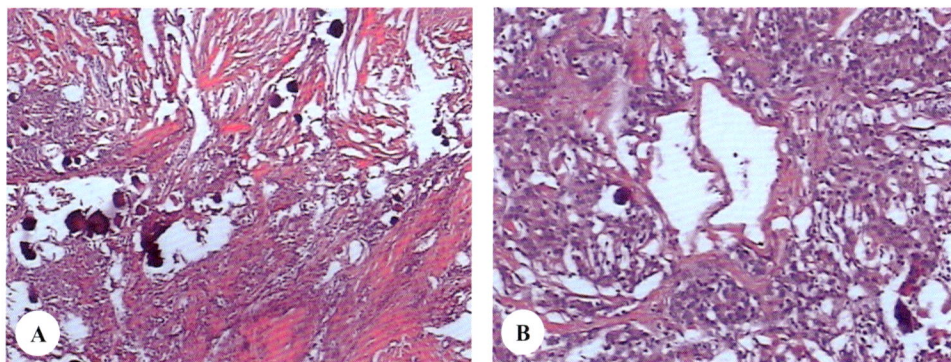

▲ 图5-164 病例4 第一次入院术后病理

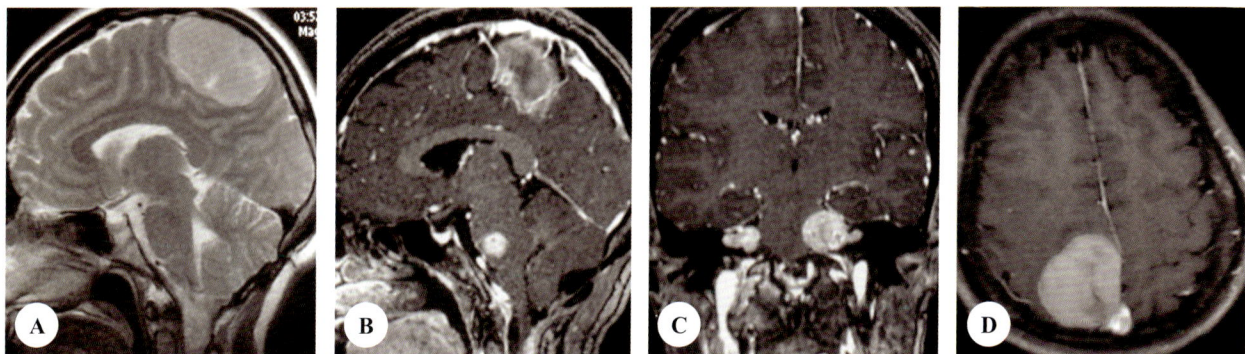

▲ 图5-165 病例4 第二次入院术前辅助检查

灶较前增大，现大小约 29mm×25mm（复测原大小约 20mm×14mm）；右侧脑桥小脑三角区强化灶大小同前，现大小约 21mm×14mm（复测原大小约 21mm×14mm），其信号较前均匀，呈等 T_1 等 T_2 信号，增强呈均匀明显强化；双侧内听道扩大情况基本同前（图 5-166）。

【术后病理】（右顶部）脑膜瘤，WHO Ⅰ 级。免疫组化结果：EMA（+），Vimentin（3+），S100（−），Ki-67（4%+），PR（部分+），SSTR2A（+）（图 5-167）。

【神经功能】与术前对比无明显新增功能障碍，四肢肌力 Ⅴ 级。

第三次入院（2022 年）32 岁，因"检查发现颅内多发占位 3 年余"入院。

【查体】神志清楚，双瞳孔等大等圆直径 3mm，对光反射灵敏，头颅大小及形态正常，鼻腔及外耳道无异常分泌物；嗅觉未见明显异常；视力粗侧未见明显异常，视野粗侧未见缺损；眼球活动可，面部感觉对称，口角无歪斜，双侧鼻唇沟无变浅，皱眉、鼓腮、示齿可，听力粗侧：右耳听力丧失，左耳听力粗侧下降。伸舌居中，咽反射减弱，饮水无呛咳，

耸肩、转头有力。余神经系统体查未见明显异常。

【辅助检查】右顶骨骨质局部缺损呈术后改变，术区边缘可见少许小片状水肿带，左侧脑桥小脑三角区强化灶基本同前，现大小约 32mm×25mm（复测原大小约 29mm×25mm）；右侧脑桥小脑三角区强化灶同前，现大小约 21mm×14mm（复测原大小约 21mm×14mm），呈等 T_1 等 T_2 信号，增强呈均匀明显强化；双侧内听道扩大情况基本同前（图 5-168）。

【手术入路】枕下乙状窦后经天幕入路。

【手术过程】右侧俯卧位，行左侧枕下乙状窦后入路，切开、分离皮瓣，钻 2 孔，骨瓣开颅，大小约 5cm×5cm。显露横窦、乙状窦，剪开硬膜，显露小脑延髓外侧池，释放脑脊液，向内侧牵拉小脑，显微镜下见天幕上肿瘤，色灰黄，大小约 1.1cm×1.0cm×1.5cm，质地软，血供一般，病灶起源于天幕，镜下完整切除并电凝肿瘤基底。进一步探查左侧脑桥小脑三角池，见另一病灶约 30mm×23mm×25mm 大小，色灰红，血供极其丰富，质地软，部分变韧，将面听神经推挤向腹下侧，变薄，前庭神经瘤化，位于肿瘤正中腹侧，三叉神经被推

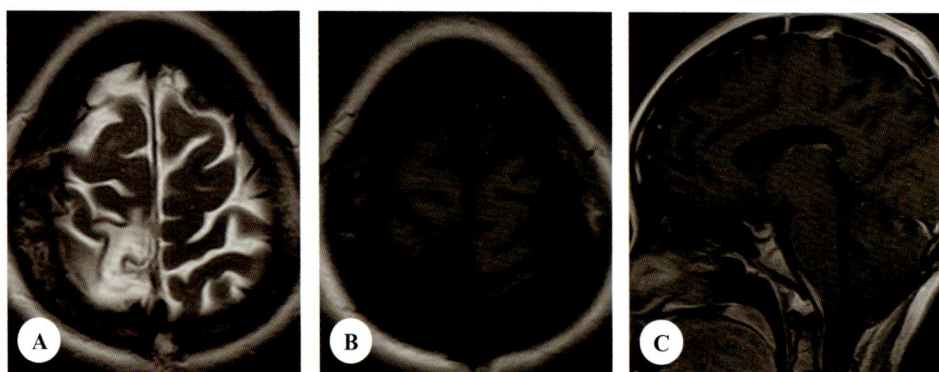

▲ 图 5-166 病例 4 第二次入院术后 MRI 检查

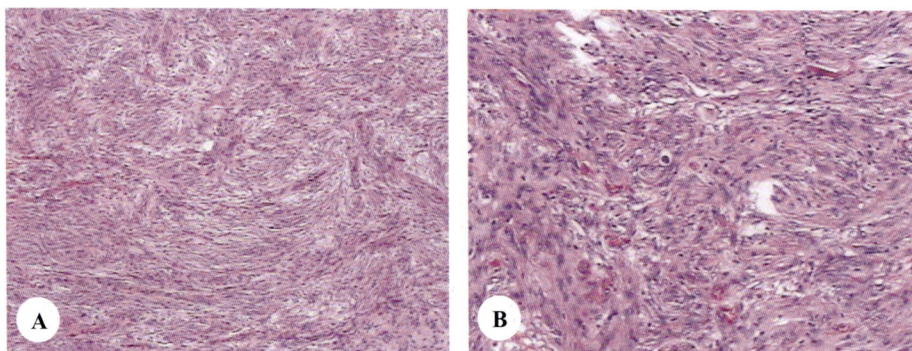

▲ 图 5-167 病例 4 第二次入院术后病理

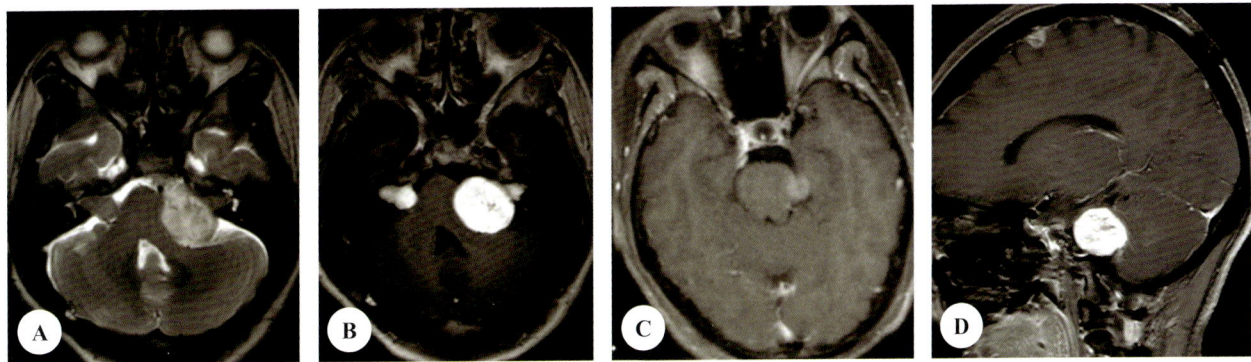

▲ 图 5-168 病例 4 第三次入院术前检查

向上方。先行瘤内减压，再依次分离肿瘤上极内侧面、下极，最后磨除内听道后壁，将内听道内肿瘤切除。全切肿瘤后见三叉神经、面神经、蜗神经及后组脑神经及岩静脉保留完好，电刺激面神经脑干端见面神经波形完好。

【术后 MRI】右顶骨、枕骨左侧份骨质局部缺损呈术后改变，原左侧脑桥小脑三角区占位已切除呈术后改变，脑脑干左侧受压较前减轻，术区边缘可见少许小片状水肿带。右侧脑桥小脑三角区强化灶同前，现大小约 21mm×14mm，呈等 T_1 等 T_2 信号，增强呈均匀明显强化，右侧内听道扩大情况基本同前。左额部硬脑膜下结节强化灶基本同前（图5-169）。

【术后病理】见图 5-170。

(1)（小脑幕上：脑膜瘤？）脑膜瘤，WHO Ⅰ级；免疫组化结果：EMA（－），Vimentin（＋），S100（＋），Ki-67（2%＋），PR（＋），SSTR2A（－），H3K27Me3（＋），SOX10（－），STAT6（±），CD34（血管＋）。

(2)（脑桥小脑三角区）神经鞘瘤；免疫组化结果：SOX10(＋)，S100(＋)，Ki-67(2%＋)，SSTR2A（－），PR（－）。

【神经功能】神志清楚，语言流利，双侧瞳孔等大等圆直径 3mm 大小，对光反射灵敏，口角无歪斜，伸舌居中，切口愈合可，无红肿、渗出，颈软，四肢肌力、肌张力正常，各生理反射存在，Kernig、Babinski、Brudzinski 征阴性。

【最近随访】（2023 年 1 月）检查见图 5-171。

【经验体会】

(1) 本例青年女性患者，NF-2，颅脑膜瘤内多发神经鞘瘤、脑膜瘤，治疗周期至今已逾 5 年，分期切除斜坡－颈部－枕大孔区脑膜瘤、顶部窦旁脑膜瘤、左侧小脑幕脑膜瘤、左侧听神经瘤，多次手术结合伽马刀的综合治疗后患者生活质量未受明显影响，仍自理生活工作，体现了 NF-2 系统治疗的有效性。

(2) 在治疗策略的选择方面，本病例体现了人性化和合理性，对于幕上病变，因额部病灶小且放疗周围神经结构的影响对功能影响相对较轻，且病灶与其他占位位置远、相对孤立，因而尝试伽马刀治疗后肿瘤明显缩小，至今未见进展；而对于双侧听神经瘤的处理，因患者在不到一年期间已行右侧手术切手术创面大，选择优先对右侧小型听瘤进行伽马刀治疗，以期有效控制肿瘤进展，但右侧听力因伽马刀治疗未能保留。为保留现有听力对左侧听神经瘤采取观察备择期手术治疗，不幸肿瘤明显进展而不得已采取再次手术，在巨大压力下实施手术并有效保留蜗神经完整与连续性，术后患者有效听力保留完好，右侧听神经瘤在伽马刀治疗后 4 年余未见明显进展。最大限度的保障了患者的生命安全的同时保证了患者生活质量。

(3) NF-2 至今仍是神经外科治疗领域的一大难题，患者及家庭承受极大的痛苦和绝望，但作为神经外科医生，在患者仍抱有对生活的希冀时，哪怕仍有一丝希望也要尽全部努力，这一患者在青年经历常人难以忍受之病痛，多次手术放疗后仍以阳光微笑待人，我们希望能继续保护她，让她在人生路上不那么艰难地继续走下去。

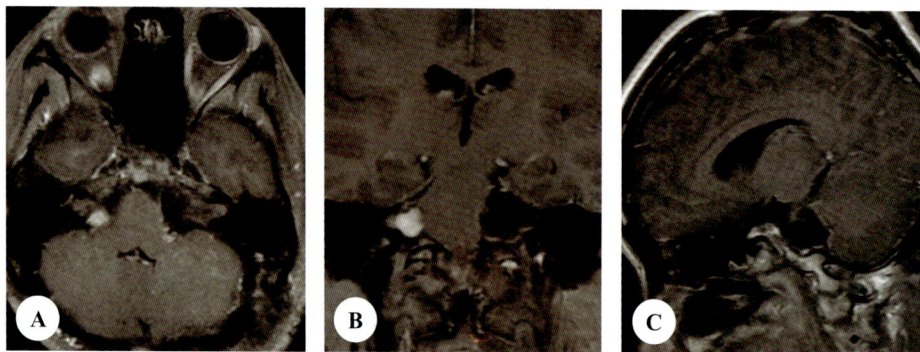

▲ 图 5-169　病例 4 第三次入院术后 MRI 检查

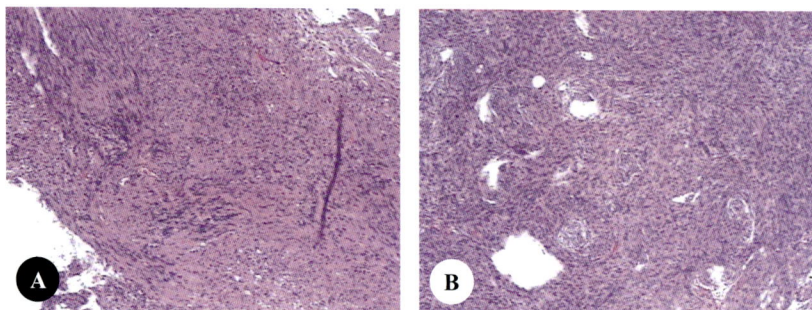

▲ 图 5-170　病例 4 第三次入院术后病理

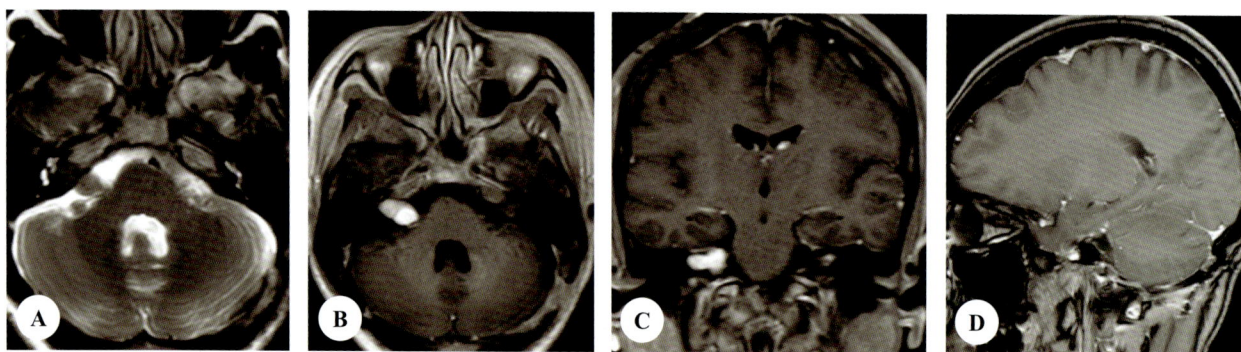

▲ 图 5-171　病例 4 第三次入院术后随访检查

专家点评

　　神经纤维瘤病 2 型（NF-2）常表现为双侧听神经瘤、和（或）合并多脑神经肿瘤，多发脑膜瘤、或脑膜瘤合并多发脑神经肿瘤，随着疾病的发展，伴发脊膜瘤或椎管内神经源性肿瘤亦不少见。NF-2 的临床治疗决策十分困难，应根据肿瘤位置和大小、听力水平、肢体功能、解除脑干或脊髓压迫的必要性、肿瘤的生长速度等制订恰当的手术方案。同时根据患者的年龄、性别、职业、治疗预期等因素综合考虑，把握伽马刀或其他放射外科治疗的指征和最佳时机，最大程度地解除肿瘤占位或压迫的同时，保留神经功能，在延长生存期的同时，保障患者的生活质量。对于表现为双侧 VS 的 NF-2 患者，在尽可能追求保留面神经功能同时应积极鼓励追求保留有效听力的努力。手术过程中应考虑到影像未显示多脑神经肿瘤发生的可能性，对术野可及的三叉神经、后组脑神经、舌下神经等有耐心地分离，有预见性地探查，妥善处理多发肿瘤，最大化保留神经功能。

参 考 文 献

[1] DEBELLA K, SZUDEK J, FRIEDMAN J M. Use of the National Institutes of Health criteria for diagnosis of neurofibromatosis 1 in children. Pediatrics. 2000, 105(3 Pt 1): 608–614.

[2] PATIL S, CHAMBERLAIN R S. Neoplasms associated with germline and somatic NF1 gene mutations. The Oncologist. 2012, 17(1): 101–116.

[3] LISTERNICK R, CHARROW J, GREENWALD M, et al. Natural history of optic pathway tumors in children with neurofibromatosis type 1: a longitudinal study. The Journal of Pediatrics. 1994, 125(1): 63–66.

[4] GUTMANN D H, RASMUSSEN S A, WOLKENSTEIN P, et al. Gliomas presenting after age 10 in individuals with neurofibromatosis type 1 (NF1). Neurology. 2002, 59(5): 759–761.

[5] GUILLAMO J S, CRÉANGE A, KALIFA C, et al. Prognostic factors of CNS tumors in Neurofibromatosis 1 (NF1): a retrospective study of 104 patients. Brain. 2003, 126(Pt 1): 152–160.

[6] ROSENFELD A, LISTERNICK R, CHARROW J, et al. Neurofibromatosis type 1 and high-grade tumors of the central nervous system. Child's Nervous System. 2010, 26(5): 663–667.

[7] HYMAN S L, SHORES A, NORTH K N. The nature and frequency of cognitive deficits in children with neurofibromatosis type 1. Neurology. 2005, 65(7): 1037–1044.

[8] EVANS D G, BOWERS N L, TOBI S, et al. Schwannomatosis: a genetic and epidemiological study. Journal of Neurology, Neurosurgery, and Psychiatry. 2018, 89(11): 1215–1219.

[9] EVANS D G. Neurofibromatosis type 2 (NF2): a clinical and molecular review. Orphanet Journal of Rare Diseases. 2009, 4: 16.

[10] SELLMER L, FARSCHTSCHI S, MARANGONI M, et al. Serial MRIs provide novel insight into the natural history of optic pathway gliomas in patients with neurofibromatosis 1. Orphanet Journal of Rare Diseases. 2018, 13(1): 62.

[11] CALVEZ S, LEVY R, CALVEZ R, et al. Focal areas of high signal intensity in children with neurofibromatosis type 1: expected evolution on MRI. AJNR American Journal of Neuroradiology. 2020, 41(9): 1733–1739.

[12] NISHIDA Y, IKUTA K, ITO S, et al. Limitations and benefits of FDG-PET/CT in NF1 patients with nerve sheath tumors: a cross-sectional/longitudinal study. Cancer Science. 2021, 112(3): 1114–1122.

[13] WINTER N, DOHRN M F, WITTLINGER J, et al. Role of high-resolution ultrasound in the detection and monitoring of peripheral nerve tumor burden in neurofibromatosis in children. Child's Nervous System. 2020, 36(10): 2427–2432.

[14] FERRAZ-FILHO J R, JOSE D R A, MUNIZ M P, et al. Unidentified bright objects in neurofibromatosis type 1: conventional MRI in the follow-up and correlation of microstructural lesions on diffusion tensor images. European Journal of Paediatric Neurology. 2012, 16(1): 42–47.

[15] STROWD R R, RODRIGUEZ F J, MCLENDON R E, et al. Histologically benign, clinically aggressive: Progressive non-optic pathway pilocytic astrocytomas in adults with NF1. American Journal of Medical Genetics Part A. 2016, 170(6): 1455–1461.

[16] GUILLAMO J S, CREANGE A, KALIFA C, et al. Prognostic factors of CNS tumors in Neurofibromatosis 1 (NF1): a retrospective study of 104 patients. Brain. 2003, 126(Pt 1): 152–160.

[17] GOUTAGNY S, BAH A B, HENIN D, et al. Long-term follow-up of 287 meningiomas in neurofibromatosis type 2 patients: clinical, radiological, and molecular features. Neuro-Oncology. 2012, 14(8): 1090–1096.

[18] EVANS D G, BIRCH J M, RAMSDEN R T, et al. Malignant transformation and new primary tumors after therapeutic radiation for benign disease: substantial risks in certain tumor-prone syndromes. Journal of Medical Genetics. 2006, 43(4): 289–294.

[19] AGUILERA D G, MAZEWSKI C, SCHNIEDERJAN M J, et al. Neurofibromatosis-2 and spinal cord ependymomas: report of two cases and review of the literature. Child's Nervous System. 2011, 27(5): 757–764

第6章 垂体腺瘤

（肖　凯　唐国栋　陈　政）

垂体腺瘤起源于垂体前叶组织，是诸多垂体肿瘤中的一类，占中枢神经系统肿瘤的10%～15%，发病率在1/2688～1/865。垂体腺瘤可按内分泌功能分类，亦可按大小分类，分为微腺瘤、大腺瘤及巨大腺瘤。垂体微腺瘤（pituitary microadenoma）是指定垂体病灶直径<10mm的腺瘤，在垂体腺瘤中约占50%。据统计，目前我国患有垂体微腺瘤的患者中男女比例为1∶20。临床所见垂体微腺瘤绝大部分为功能型腺瘤，其中以泌乳素腺瘤最多见。由于垂体微腺瘤病灶微小、临床表现不典型，特别是无功能腺瘤，垂体微腺瘤在临床上易漏诊及误诊，以致造成病情延误或给患者带来不必要的伤害。垂体大腺瘤，是指肿瘤最大径>10mm的垂体腺瘤。相比于垂体微腺瘤，垂体大腺瘤所产生的占位效应可能比微腺瘤更加明显，由此带来的手术治疗难度也随之增加。垂体大腺瘤临床表现更加多样化。除表现为内分泌功能紊乱症状外，还可表现出多种占位症状。本章将从垂体腺瘤的分型、临床表现和诊断治疗及展望等方面进行概述。

（一）肿瘤分型

目前对于垂体腺瘤分型，有按大小、内分泌功能和结合病理学转录因子的分型方式。鉴于部分泌乳素型腺瘤对于口服多巴胺受体激动药治疗有效，垂体腺瘤的正确内分泌分型对于治疗方式的选择具有重要意义。垂体腺瘤，按内分泌功能分型，可分为泌乳素腺瘤、生长激素腺瘤、促皮质激素腺瘤、促性腺激素腺瘤、促甲状腺激素腺瘤、多激素混合腺瘤和无功能腺瘤。根据垂体分化的理论，垂体转录因子决定着腺垂体祖细胞的分化方向。2017年WHO提出依据垂体分化及其激素调节，结合内分泌激素和分化谱系两种元素对垂体腺瘤进行分型。其主要辅助技术手段仍然是免疫组化染色：对垂体激素进行染色分类，即可对垂体腺瘤进行分类。在垂体激素免疫组化染色呈弱阳性、可疑阳性或完全阴性等存在疑问的情况下，可以对垂体转录因子及辅助因子进行染色，这样即可从谱系分化角度，对垂体腺瘤进行明确分类，有利于临床诊疗。基于这种谱系化来源理论，原"分泌××激素的腺瘤"改为"××激素细胞腺瘤"，以强调其细胞分化谱系来源。

另还有一些特殊命名的类型，如难治性腺瘤，但有关明确定义仍语焉不详。有学者将其定义为：用联合手术、放疗及化疗等多种手段，仍不能控制肿瘤生长和（或）激素分泌；增大的肿瘤和（或）高激素水平严重影响患者生活质量甚至危及生命，患者预后较差，但肿瘤尚未出现蛛网膜下腔或远处转移。可见"难治性垂体腺瘤"的定义更多是从临床转归角度出发，对肿瘤进行定义。

2017版新分型，强调了某些亚型垂体腺瘤为临床难以控制的高风险腺瘤，包括：稀疏颗粒生长激素腺瘤、Crook's细胞腺瘤、静止性促肾上腺皮质激素细胞腺瘤，以及新提出的PIT-1阳性多激素腺瘤（以前称为静止Ⅲ型垂体腺瘤）。这些肿瘤具有更高的侵袭能力，临床上更容易复发并难以控制，因此新分型建议应当对此类肿瘤加强随访。最后，2017版WHO垂体腺瘤分型提出4种特殊类型腺瘤：①促性腺激素细胞腺瘤，肿瘤细胞不同程度表达促性腺激素β-LH、β-FSH、α亚基和转录因子SF-1，但是绝大多数肿瘤细胞无内分泌激素的过度分泌；②零细胞腺瘤，垂体激素和转录因子免疫组化染色均为阴性的腺瘤；③静止型腺瘤在临床上无内分泌激素过分泌的表现，即临床上无功能的腺瘤，但免疫组化染色提示肿瘤为分化良好的特定谱系腺瘤；④多激素分泌型垂体腺瘤，除了表达GH与PRL或者β-LH与β-FSH组合的腺瘤之外，表达两种或以上垂体激素的腺瘤。可见结合内分泌激素和垂体细胞分化提出的新分型，更多考虑的是肿瘤发生学水平，有利于指导临床药物治疗和患者预后判断。

垂体微腺瘤和垂体大腺瘤，是从肿瘤大小的角度对肿瘤进行的分类，和外科手术治疗关系密切。

垂体微腺瘤是指定垂体病灶直径小于 10mm 的腺瘤，在垂体腺瘤中约占 50%。据统计，目前我国患有垂体微腺瘤的患者中男女比例为 1∶20。临床所见垂体微腺瘤绝大部分为功能型腺瘤，其中以泌乳素瘤最多见，临床主要表现为闭经、泌乳、不孕。生长激素腺瘤、促皮质激素腺瘤、促性腺激素腺瘤、促甲状腺激素腺瘤及多激素混合腺瘤相对少见。垂体大腺瘤，是指肿瘤最大径＞10mm 的垂体腺瘤。临床常见的垂体大腺瘤多为无功能型腺瘤、泌乳素型腺瘤、生长激素腺瘤，偶尔可见促甲状腺激素腺瘤、促性腺激素腺瘤和促肾上腺皮质激素腺瘤，其中以无功能型腺瘤最为常见。

另外，目前临床上对侵袭性垂体腺瘤的治疗仍十分困难。侵袭性垂体腺瘤的定义，来自于对肿瘤生物学特性的描述，其中又以侵袭海绵窦的垂体腺瘤最为棘手。鉴于神经外科学科特点，本章节将主要从垂体微腺瘤、垂体大腺瘤和侵袭海绵窦的垂体腺瘤三个方面展开。

（二）临床表现

垂体腺瘤是起源于垂体前叶细胞的良性颅内内分泌肿瘤。尽管在任何年龄阶段都可见到垂体腺瘤患者，但在 30—40 岁和 60—70 岁可见两个明显的发病高峰。垂体前叶细胞通过下丘脑 – 垂体 – 门脉系统接受来自下丘脑的促激素释放激素的作用，产生垂体促激素，促进激素产生。垂体微腺瘤临床症状以内分泌功能紊乱症状多见，占位症状相对少见。垂体大腺瘤的临床症状主要有颅内占位神经功能障碍及内分泌功能紊乱两方面。其中内分泌功能紊乱症状包括各型分泌性腺瘤分泌过多激素产生的内分泌亢进症状；也包括肿瘤压迫及破坏垂体前叶细胞或者肿瘤卒中，造成促激素减少及相应靶细胞功能减退，临床产生内分泌功能减退症状。不同内分泌功能类型的腺瘤，其临床表现亦有差异。

1. 内分泌功能紊乱症状

(1) 泌乳素细胞腺瘤：据许多文献报道，泌乳素瘤约占所有垂体腺瘤的 50%，并且在 20 岁的女性中最常出现。催乳素的分泌通常受到来自下丘脑的神经递质多巴胺的抑制，因此下丘脑或垂体柄病变可能导致这种抑制作用减弱和催乳素水平升高。多种药物也可抑制多巴胺受体，也可引起催乳素升高。

其他一些特殊情况也会使催乳素水平升高，如妊娠、甲状腺机能减退和肾功能不全等。因此，在临床上要注意分析泌乳素升高的原因，避免误诊。因泌乳素水平升高抑制下丘脑促性腺激素释放激素的分泌，使雌激素水平下降，FSH、LH 分泌正常或降低。也有学者认为高泌乳素血症影响正常雌激素的负反馈作用及孕酮的合成。临床表现为闭经 – 泌乳 – 不孕三联症（称 Forbis-Albright 综合征），亦有少数不完全具备以上三联症者。女性患者由最初的月经过少、延期或有月经但不排卵，随着泌乳素水平升高，逐渐发展为闭经，多同时伴有挤压乳房时溢乳，也有少部分患者不伴泌乳。男性患者泌乳素水平升高可导致血睾酮生成及代谢障碍，血睾酮降低，表现为性欲减退、阳萎、不育、睾丸缩小，少数有毛发稀少、肥胖、乳房溢乳等。女性患者由于临床症状易自我察觉，多能早期确诊，有 2/3 的患者为鞍内微腺瘤；相反男性患者往往忽视早期症状，因此在诊断时肿瘤体积往往已较大。

(2) 生长激素细胞腺瘤：约 95% 的肢端肥大症是由生长激素细胞腺瘤致病的。生长激素促进生长主要通过肝和其他组织产生的胰岛素样生长因子，作用于含有生长激素受体的各种细胞来实现的。在骨骺未闭之前的患者表现为"巨人症"，身高、体重增长迅速，外生殖器发育似成人，但无性欲，毛发增多，力气极大。晚期出现全身无力、智力减退、毛发脱落、皮肤干燥皱缩、头痛、尿崩等。在成年患者则表现为"肢端肥大症"及一系列的并发症（糖尿病，高血压，关节炎，腕管综合症，睡眠呼吸暂停）及面容改变，如鼻唇肥厚、肢端肥大及颧骨突出和内脏器官病理性增生肥大，如心脏、胃肠、脾、甲状腺、胸腺等。

(3) 促肾上腺皮质激素细胞腺瘤：多见于青壮年，女性为主，瘤体多数较小，不产生神经功能症状。由于肿瘤细胞分泌过量的促肾上腺皮质激素，导致肾上腺皮质增生，产生高皮质醇血症，造成体内多种物质代谢紊乱，呈典型的 Cushing 综合征表现。如脂肪代谢紊乱出现脂肪重新分布导致向心性肥胖（满月脸、水牛背）；蛋白质代谢紊乱过度消耗，皮肤皮下胶原纤维断裂，皮下血管暴露出现皮肤"紫纹"。另外还常有体重增加、糖尿病、高血压、情绪障碍和骨质疏松症等。临床上还有部分其他因素导致高

皮质醇血症，如肾上腺肿瘤、异位 ACTH 腺瘤（肺癌多见，其他还有胸腺、胃、肾、胰、甲状腺、卵巢等处）。

(4) 促性腺激素细胞腺瘤：起病缓慢，症状缺乏特异性，早期诊断困难。主要表现早期多无性欲改变，病程晚期大多伴有头痛、视力及视野障碍，常误诊为无功能型垂体腺瘤。可分为以下 3 个类型。

• FSH 细胞腺瘤：血浆卵泡刺激素（FSH）及 α- 亚基浓度明显升高。病程早期黄体生成素（LH）和睾酮（T）浓度均正常。男性第二性征及性功能大多数正常；晚期病例 LH 及 T 水平下降，T 浓度降低可导致精子发育成熟障碍，致阳痿、睾丸缩小及不育等。女性有月经紊乱或闭经。

• LH 细胞腺瘤：血清 LH 及 T 浓度升高，FSH 水平下降，睾丸及第二性征正常，性功能正常，睾丸活检有间质细胞明显增生，精母细胞成熟受阻，精子缺如。FSH 下降原因可能为肿瘤损伤垂体影响分泌 FSH 功能，或者因 T 及雌二醇（E2）升高及反馈抑制垂体分泌 FSH 所致。

• FSH/LH 细胞腺瘤：血清 FSH、LH 及 T 升高。病程早期常无性功能障碍，肿瘤增大破坏垂体产生继发性肾上腺皮质功能减退等症状，此时血浆 T 浓度仍正常或增高，但可出现阳痿等性功能减退症状。

(5) 促甲状腺激素细胞腺瘤：多呈侵袭性。临床可伴有甲状腺肿大，可扪及震颤，闻及杂音，有时出现突眼及其他甲亢症状，如性情急躁、易激动、双手颤抖、多汗、心动过速、多食和消瘦等。TSH 腺瘤可继发于原发性甲状腺功能减退，可能与长期甲状腺功能减退引起 TSH 细胞代偿性肥大，部分致瘤样改变，最后形成肿瘤。

(6) 无分泌功能腺瘤：多见于 30—50 岁，男性略多于女性。实际上真正的无分泌颗粒及无分泌激素能力的无分泌功能腺瘤很少。据统计，在以往所谓的"无分泌功能腺瘤"中，约 40% 为泌乳素细胞腺瘤，约 35% 为 FSH 及 LH 细胞腺瘤。在电镜下可观察到分泌颗粒，细胞培养测定亦可证实分泌激素。

测定垂体及靶腺激素水平及垂体功能动态试验，有助于了解下丘脑 – 垂体 – 靶腺的功能，对术前诊断及术后评估有重要参考价值。垂体激素分泌呈脉冲式释放，并受昼夜节律及内外环境的影响，仅靠一次结果难以评估，一天内多次测定并取平均值较为可靠。PRL、GH、ACTH 均具有两种活性，即免疫活性和生物学活性，前者增高时，临床症状不明显，后者则可产生明显的临床症状。所以，目前所采用的放射免疫测定的数值，并不一定能代表具有生物活性激素的水平。因此，临床上可见临床表现与激素水平不符的现象。

2. 占位症状

肿瘤占位症状包括头痛、视力视野改变和邻近压迫症状。其中垂体微腺瘤视力视野改变及邻近压迫症状少见，可能与其肿瘤体积较小有关。部分患者可见头痛，这可能与肿瘤向上生长时牵拉由三叉神经第 1 支支配的鞍膈有关。由占位症状引起的垂体功能减退，一般最先受影响的是促性腺激素，其次是促甲状腺激素，最后是促肾上腺皮质激素。临床可产生一个或多个不同靶腺不同程度功能低下的表现。

(1) 头痛：约 2/3 无分泌型垂体腺瘤患者可有头痛，但不严重。早期头痛是由于肿瘤向上生长时，牵拉由三叉神经第一支支配的鞍膈所引起。头痛主要位于双颞部、前额、鼻根部或眼球后部，呈间歇性发作。肿瘤穿破鞍膈后头痛可减轻或消失。晚期头痛可由肿瘤增大影响颅底硬膜、动脉环、大血管、大静脉窦等痛觉敏感组织所引起。如涉及由三叉神经或后组脑神经支配的硬脑膜，则头痛位于前头部或后枕部。肿瘤向第 3 脑室生长阻塞室间孔引起颅内压增高可引起弥漫性头痛。有时肿瘤内出血或肿瘤囊肿破裂可引起急性剧烈头痛。GH 腺瘤引起的头痛明显而顽固，大多为全头痛，原因除肿瘤向上生长牵拉鞍膈外，主要是因为整个颅骨及硬膜增生，牵拉刺激感觉神经所致。

(2) 视神经受压症状：垂体瘤向上方生长可将鞍膈顶高或突破鞍膈向上压迫视神经交叉而产生视力、视野改变等。

• 视野改变：往往是垂体瘤所致视神经受压症状中最早出现的。视交叉与垂体的位置变异较大，故视野变化颇不一致。由于视网膜纤维及黄斑纤维在视交叉中的排列有一定位置，因此产生视野缺损亦有一定顺序。肿瘤由鞍内向上生长可压迫视交叉的下方及后方，将视交叉推向前上方，甚至将视交叉竖起，此时首先受压迫的是位于视交叉下方的视网膜内下象限的纤维，引起颞侧上象限视野缺损。

肿瘤继续生长可累及视交叉中层的视网膜内上象限纤维，因而产生颞侧下象限视野缺损，此时即为典型的双颞侧偏盲。有时因视网膜内上象限的纤维有一部分混杂在不交叉的纤维中，位于视交叉侧面，故在颞侧偏盲中可保留小片视野，称为"颞侧小岛"。压迫及外侧的视网膜外上象限的纤维（不交叉），可产生鼻侧下象限的视野缺损。位于视交叉的最外侧的视网膜外下象限的纤维最不易受到压迫，所以鼻侧上象限的视野常得以保留直到最后受压后才丧失。如果肿瘤位于视交叉的后方，它可先累及位于视交叉后部的黄斑纤维，而出现中心视野暗点，称为暗点型视野缺损。其发展顺序亦与周边视野相同，并逐渐与周围视野缺损相融合。早期病例如周边视野影响较轻时，应同时检查中心视野暗点，才不致误诊。如肿瘤向一侧生长，压迫视束，则临床可出现同向性偏盲，这种情况少见。少数视交叉前置者，肿瘤向鞍后上方生长，临床可无视野障碍。

- 视力改变：视力的减退与视野缺损并不平行，两侧也不对称，常到晚期才出现，并可发展为失明。这主要是视神经原发性萎缩的结果。

- 视乳盘改变：由于视神经受压及血循环障碍，大多数患者有视乳盘原发性萎缩，且多为双侧同时开始，但程度不等。少数可一侧先开始。萎缩多先由鼻侧开始。少数病例因有阻塞性脑积水、颅内压增高、视网膜静脉回流发生障碍，可出现视乳盘水肿。但如已发生视乳盘原发性萎缩者，即使再有颅高压，也不致产生视乳盘水肿。因此时视神经周围的蛛网膜鞘已被闭合，阻止了视乳盘水肿的出现。少数病例肿瘤偏于一侧，可产生患侧视神经原发萎缩，对侧视乳盘水肿（Foster-Kennedy 综合征）。

(3) 邻近压迫症状：由肿瘤向鞍外生长压迫邻近结构而引起。

- 向外侧发展：压迫或侵入海绵窦，可产生第Ⅲ、Ⅳ、Ⅵ对脑神经及三叉神经第1支的障碍，其中以动眼神经最常受累，引起一侧眼睑下垂、眼球运动障碍。肿瘤沿颈内动脉周围生长，可渐使该动脉管腔变狭窄或鼻塞，而产生偏瘫、失语等。肿瘤长入三叉神经半月节囊中，可产生继发性三叉神经痛。长到颅中窝可影响颞叶，而有钩回发作，出现幻嗅、幻味、轻偏瘫、失语等症状。

- 向前方发展：可压迫额叶而产生精神症状，如神志淡漠、欣快、智力锐减、健忘、大小便不能自理、癫痫，以及单侧或双侧嗅觉障碍等。

- 向后方发展：可长入脚间窝，压迫大脑脚及动眼神经，引起一侧动眼神经麻痹、对侧轻偏瘫即Weber 综合征等表现，甚至可向后压迫导水管而引起阻塞性脑积水。

- 向上方生长：影响第三脑室，可产生下丘脑症状，如多饮、多尿，嗜睡，以及精神症状如近事遗忘、虚构、幻觉、定向力差、迟钝、视乳盘水肿和昏迷等。

- 向下方生长：可破坏鞍底长入蝶窦、鼻咽部，产生反复少量鼻出血、鼻塞及脑脊液鼻漏等。

- 向外上生长：可长入内囊、基底节等处，产生偏瘫、感觉障碍等。

（三）诊断

垂体腺瘤的诊断除根据临床症状及体征外，尚应参照内分泌检查和放射学结果作综合分析方能确诊。

1. 内分泌检查 临床上，内分泌检查可分为垂体激素储备评估和高分功能型垂体瘤所致内分泌病的检测，由于篇幅有限，以下仅介绍高分泌功能垂体瘤所致内分泌病的诊断。

(1)PRL 腺瘤：对怀疑对象，至少测定 2 次早晨禁食时血 PRL，若 PRL 值＞200μg/L，对 PRL 腺瘤的诊断极有价值。超过 100μg/L 者约 60% 为 PRL 腺瘤。但也有数值＜150μg/L 或在 30～100μg/L，可来自于某些其他情况，如药物影响、生理影响和其他病理状态影响等。因此，泌乳素型腺瘤的诊断主要基于临床，排除高泌乳素血症的已知原因（尤其是药物性）和血 PRL 水平在肿瘤可能性大的范围内（常＞200μg/L）。

(2) GH 腺瘤：约 90% 活动性肢端肥大症患者GH 基值（禁食、静息状态下）有增高（＞10μg/L），GH 基值在 5～10μg/L 可发生于肢端肥大者，也可见于正常人。这类患者可做：①生长介素 C 检测：生长介素 C 为生长介素的一种，属于胰岛素样生长因子。GH 对周围组织的作用通过生长介素介导，故生长介素与 GH 过多的症状有良好的关联，对 GH 基值无明显增高者测定生长介素 C 很有价值，而且这对随访治疗效果也有帮助。正常值为 75～200μg/L。

② GH- 葡萄糖抑制试验：正常人 GH 被抑制在 5μg/L 以下，但肢端肥大者不被抑制。其他有胰岛素样生长因子（IGF-1）浓度测定，可反映 GH 瘤的活动性。

③ TRH 兴奋试验：主要应用于肢端肥大症患者治疗后的随访，在已治愈后的患者，若该试验后血 GH 的反应性有升高，提示有肿瘤复发的可能。

(3)ACTH 腺瘤：由于垂体 ACTH 腺瘤表现为库欣综合征，它可分为 ACTH 依赖性（包括垂体性，又称库欣病和异位 ACTH 综合征）及非 ACTH 依赖性（肾上腺自身肿瘤或增生）两大类，故临床上需要依靠多项检查才能明确病因。测定血浆皮质醇有增高，尤其是 24h 尿游离皮质醇在正常值的 2 倍以上，且昼夜节律有紊乱是诊断库欣综合征的第一步。另一筛选诊断检查是过夜的地塞米松抑制试验。再次是测定血浆 ACTH，它是鉴别 ACTH 依赖性或非 ACTH 依赖性库欣综合征的有效方法。前者血浆 ACTH 升高或正常，几乎无降低；后者血浆 ACTH 降低。但该方法不能区别垂体性与异位 ACTH 综合征。接着可做地塞米松抑制试验，异位 ACTH 综合征大、小剂量地塞米松均不能抑制，而垂体性者小剂量地塞米松不能抑制，大剂量地塞米松大多能抑制。最后进一步的鉴别可做 CRH 兴奋试验，若 ACTH 较基础值升高 50% 以上，皮质醇升高 20% 或以上，可支持垂体性的诊断；若 ACTH 和皮质醇不受影响则支持异位性及肾上腺性库欣综合征。其他检查尚有 ACTH 试验和美替拉酮（Su4885）试验。若以上方法结合影像学检查还不能鉴别垂体性与异位 ACTH 综合征时，有条件可采用选择性静脉导管，取血于双侧岩下窦测定 ACTH。若中枢与外周 ACTH 之比≥2：1，提示垂体 ACTH 分泌增多；若两者之比≤1.5：1，则支持异位性。

(4) 促性腺激素腺瘤（GnH 腺瘤或 FSH、LH 腺瘤）：① FSH 腺瘤，血浆 FSH 及 α- 亚基浓度明显升高。病程早期，LH 及睾酮（T）浓度均正常，晚期 LH 及 T 水平相继下降。② LH 腺瘤，血清 LH 及 T 浓度明显升高，FSH 水平下降。③ FSH/LH 腺瘤，血清 FSH，LH 及 T 升高。

(5) TSH 腺瘤：原发性垂体 TSH 腺瘤，又称"中枢性甲亢"，非常罕见。患者血中 TSH、T_3、T_4 浓度均增高，且 TSH 分泌呈自主性，属"TSH 不适当分泌"综合征（IST），即 TSH 既不受增高的游离甲状腺素的控制，也不受 TRH 的刺激。T_3 抑制试验时抑制率 <50%。垂体 TSH 腺瘤也可继发于原发性甲状腺功能减退症，该类患者血中 T_3、T_4 浓度下降，而 TSH 升高，同时常伴高 PRL 血症。若作 TRH 兴奋试验，TSH 可有显著的升高。

2. 影像学检查　垂体检查方法包括 X 线、CT、MRI 和 PET-CT。四种方式都有其各自的优缺点，有必要了解不同方法在检查中的运用。

(1) X 线较少使用：可显示蝶鞍部的骨质改变，但不显示瘤体。

(2) CT 平扫、增强不常用：常做冠状位增强扫描。CT 扫描对微腺瘤的发现率约为 50%，肿瘤直径 <5mm 者发现率仅 30%，但做薄层扫描（1～2mm），发现率可有提高。微腺瘤的典型表现为垂体前叶侧方的低密度灶或少许增强的圆形病灶，垂体柄可向肿瘤对侧偏移，鞍底局部骨质受压下陷变薄。另外，鞍区 CT 扫描可观察蝶窦内骨质的情况，对指导经鼻垂体瘤手术很有意义。2015 年有学者提出垂体靶向动态对比增强多层 CT（DCE MCT）检查在垂体微腺瘤上的应用，相比 DCE MRI，DCE MCT 拥有优越的时间分辨率，MCT 可以在 3s 内获取每个阶段完整的 3D 图像，但对于 DCE MRI 与 DCE MCT 之间的直接比较的研究仍须探究。

(3) MRI 是垂体病变首选的办法：在 MRI 上可鉴别腺垂体和神经垂体。增强和平扫类似于 CT，但是值得强调的是动态增强扫描。动态增强扫描，是指注射对比剂后对某些感兴趣的层面作连续快速多次的扫描，它可以了解病变的强化程度随时间的变化情况。腺垂体一般位于垂体前部，T_1WI 和 T_2WI 呈等信号；神经垂体位于垂体后部，T_1WI 高信号，T_2WI 呈高信号。采用增强扫描的方法，垂体前叶、后叶、垂体柄都会出现明显强化。

在此值得重点关注的是，垂体微腺瘤的影像学诊断。垂体微腺瘤在 MRI 平扫上的表现有直接征象和间接征象两种。重视间接征象能够减少微腺瘤的漏诊。垂体微腺瘤 MRI 影像上表现为：①垂体内信号异常，典型的垂体微腺瘤在 MRI 冠状位上可见类圆形 T_1 低信号，T_2 稍高信号。②垂体柄位置偏移，当肿瘤位移垂体柄下方偏一侧时，则垂体柄可出现向对侧倾斜；如果肿瘤位于垂体柄正下方或近鞍底处时则不出现垂体柄偏移的征象；另外，约有 30%

的正常人也可出现垂体柄偏移。③垂体外形改变，如肿瘤位置接近鞍膈，则可见该处上缘局限性隆起；如果肿瘤位于鞍底，则可见鞍底局部凹陷；当肿瘤位于垂体柄正下方时，可见垂体柄与垂体交界处变形。④垂体高度增加，正常垂体根据不同人群有不同的标准，可简单记为 0.6cm（婴儿和儿童）、0.8cm（正常成人）、1.0cm（哺乳期妇女）、1.2cm（孕后期及产后妇女），若垂体高度大于上述标准，则须考虑垂体微腺瘤的可能。MRI 在检测垂体微腺瘤时亦有其自身限制。如垂体微腺瘤本身瘤体<10mm，为了保证 MRI 足够的图像质量，我们通常选择 3mm 的切片厚度进行垂体成像，这样就很有可能会忽略病变。除了尺寸问题之外，通过使用对比剂的垂体腺瘤成像在很大程度上依赖于腺瘤比正常脑垂体更少的对比度增强。但已有研究表明，分泌 ACTH 的微腺瘤显示出与正常脑垂体相似的对比增强动力学，这可能不利于 MRI 检测到病变（图 6-1、图 6-2）。

为了克服上述问题，动态对比增强磁共振（DCE MRI）目前已成为用于检测垂体微腺瘤最常用的技术。在动态对比图像上，垂体前叶的低信号区域即考虑诊断为微腺瘤。在 DCE MRI 上，垂体微腺瘤和正常垂体前叶的峰值增强存在显著差异。垂体微腺瘤显示 90s 的平均时间峰值，而正常的垂体前叶显示较早的峰值增强，平均时间峰值为 80s。通常在对比剂注射后 45～60s 后，是腺瘤和正常脑垂体之间获得足够对比的最合适的时间阶段。这种腺瘤/正常脑垂体对比度将在随后的 30s 内迅速减少。故在 DCE MRI 上微腺瘤表现为"早期低强化"，"晚期强化相似"。据此，我们可知 DCE MRI 检测微腺瘤要求空间和时间分辨率必须足够高以可视化腺瘤的存在。

(4) PET-CT：对于常规 MRI 检查呈阴性而内分泌检查及临床表现高度提示垂体微腺瘤的患者，可行 PET/MRI 检查，分别使用 ^{18}F- 氟脱氧葡糖糖（^{18}F-FDG）和 ^{68}Ga-DOTATATE 作为示踪剂，有利于提高 MRI 检查呈假阴性的功能型垂体微腺瘤的诊断。

（四）治疗

除泌乳素型垂体腺瘤首选药物治疗及偶然发现无症状的无功能型垂体微腺瘤可选择随访观察外，原则上其他功能型垂体微、大腺瘤及无功能型垂体大腺瘤均首选手术治疗。但垂体微腺瘤由于其病灶微小，且垂体功能将直接影响内分泌功能，对于垂体微腺瘤的手术病例选择及术前评估应该慎之又慎。我们的经验是，对于有症状的非泌乳素型微腺瘤，若肿瘤边界清晰，患者已生育，可首选经单侧鼻孔 - 蝶窦入路手术治疗；对于肿瘤边界清晰，但患者尚未生育时，应由主刀医生评估酌情选择手术治疗，抑或暂时选择口服溴隐亭降低泌乳素水平，待患者生育后再考虑手术治疗。对于占位影像表现弥散的患者应谨慎选择手术治疗，可先予以门诊随访观察，如确定占位进展后，在充分告知风险后可选择手术治疗。对于泌乳素型微腺瘤，首选口服多巴胺激动药治疗，药物治疗无效的患者，再考虑手术治疗。国外以卡麦角林为首选；国内由于经济因素，大多数首选为溴隐亭。

1. 手术治疗 手术治疗垂体腺瘤，主要包括经颅及经鼻两种途径。

显微经颅手术适于肿瘤主体位于鞍上或鞍旁且呈分叶状的肿瘤，主要包括硬膜外和硬膜下两种入路。显微经鼻手术常见的，如显微经蝶窦入路，多适用于肿瘤主体位于鞍内、突破鞍膈但质地较软且鞍上部分尚未呈分叶状的肿瘤，如鞍内垂体微腺瘤。下面就垂体腺瘤常用手术入路的优缺点进行概述，具体的手术入路步骤及手术操作将有专门的章节进行概述。

(1) 经额入路：经额入路主要适用于肿瘤主体位于中线附近的患者。传统经额入路对鞍区病变的显露主要位于视交叉前方，即第 I 间隙。对于视交叉前置型的患者，额下入路经第 I 间隙对于处理鞍内病变作用有限。近来不少学者提出额下改良或扩大入路，如额下 - 经终板入路、额底 - 纵裂入路、扩大额下入路等。额下 - 经终板入路，可以较好的弥补视交叉前置导致第 I 间隙操作困难的问题，并且可打开终板处理鞍上、三脑室部分肿瘤，亦能直视鞍内及垂体柄，这对于垂体瘤术中保护垂体柄结构有重要意义；对于双侧海绵窦内颈内动脉部分包裹的患者，可行双额开颅，利用双侧第 II 间隙处理海绵窦内病变；额底 - 纵裂入路是从中线直接进入，可直抵肿瘤起源，对于视神经内侧、鞍内、垂体柄及三脑室前下部均可显露良好；对于肿瘤鞍旁侵犯明显的患者，在开颅过程中可将额部骨窗向外延至蝶骨嵴，从而得到侧方视角。经额入路不足之

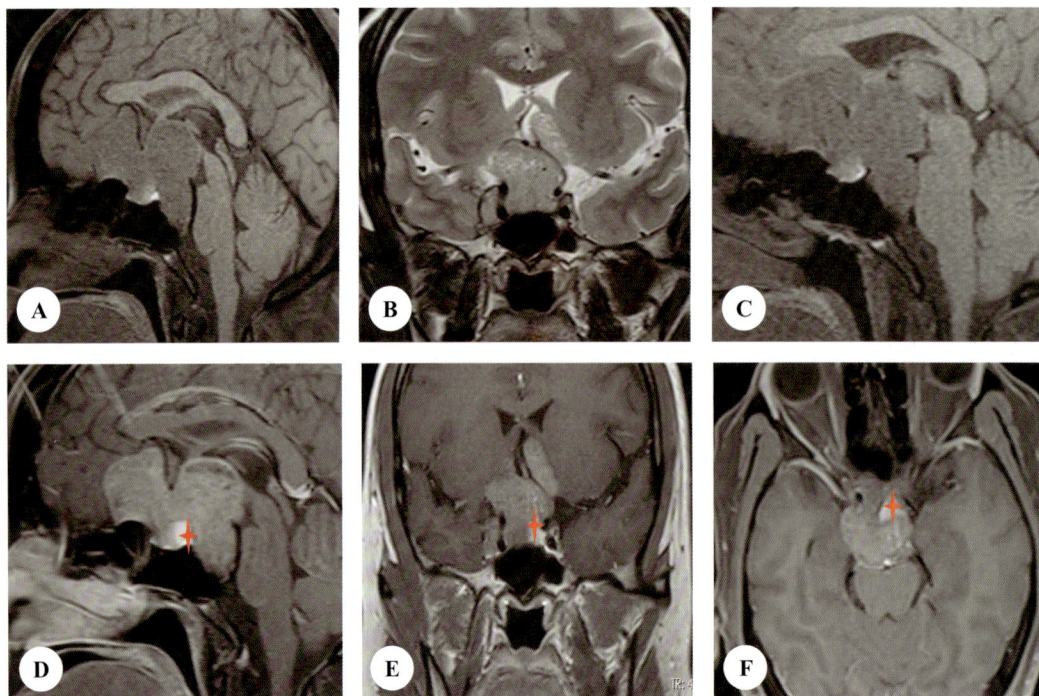

▲ 图 6-1　**CT** 平扫（红色标注为神经垂体及垂体柄）

平扫：鞍内、鞍上、斜坡可见一巨大不规则分叶状肿块，边缘光滑、锐利；肿瘤实性部分呈混杂信号，鞍上部分囊变；增强扫描：肿瘤实性部分强化明显，囊变区不强化，红色标注点考虑为神经垂体及垂体柄所在位置，结合内分泌学检查结果，诊断考虑：巨大垂体腺瘤可能

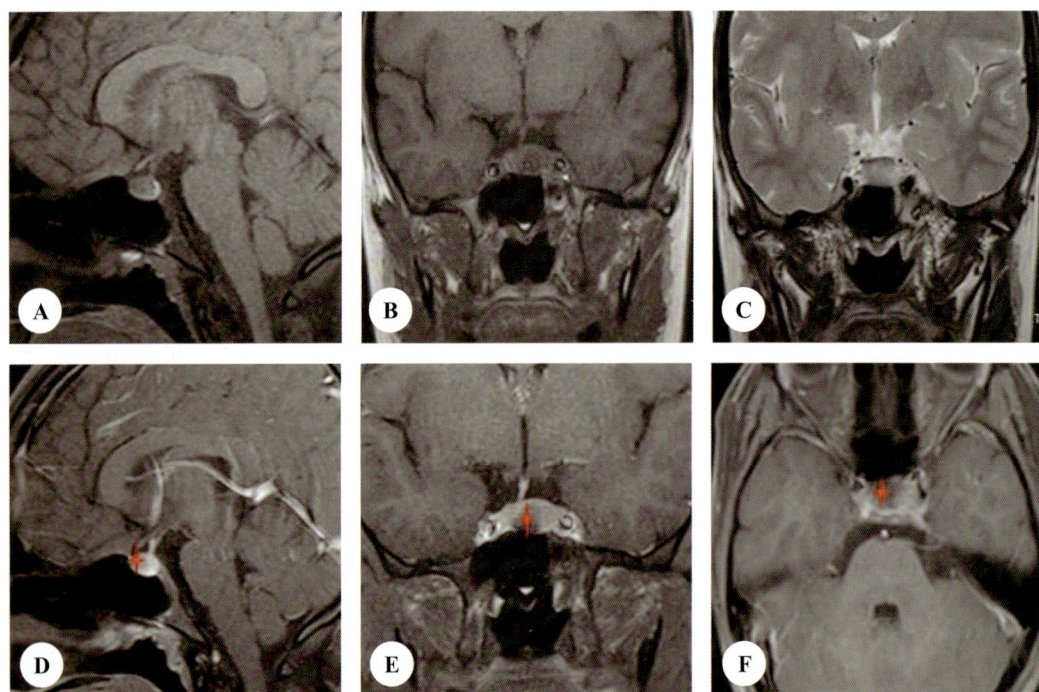

▲ 图 6-2　**CT** 平扫（红色标注考虑为微腺瘤）

平扫：矢状位鞍内前份可见一类圆形 T_1 低信号，T_2 低 - 等信号灶，边界尚清楚；垂体柄向右侧偏移；增强扫描：相较正常垂体后叶组织，异常信号灶强化不明显（早期低强化），红色标注点考虑为微腺瘤所在位置，结合内分泌学检查结果，诊断考虑：垂体微腺瘤

处是：①术中需要牵拉额叶，术后可能出现额叶水肿、术后癫痫；②术后可能出现嗅神经损伤；我们认为，对于肿瘤的病理起源而言，经额入路更加符合病理生理状态，且能通过不同的手术间隙与路径，在尽可能保留垂体功能的情况下，最大范围切除肿瘤。

(2) 翼点入路：该入路可显露鞍上、鞍旁、鞍前、鞍后病变，它的优点是：①利用外侧裂自然解剖间隙，可减少脑组织牵拉；②到达鞍区的距离短，不会损伤嗅神经；③通过打开鞍区各脑池，可显露鞍区四个间隙，同时可显露同侧眼眶、鞍旁海绵窦、上斜坡；④可直视垂体柄、视交叉、视神经、颈内动脉及其穿通动脉。不足之处：①开颅创伤大，需游离颞肌并咬除蝶骨嵴，术后常有颞肌萎缩，易损伤面神经额支；②术中主要依赖第Ⅱ间隙，易导致术后视力下降甚至失明，牵拉颈内动脉过多可出现血管痉挛，严重时偏瘫；③对术侧视神经内侧、鞍内、三脑室前下部三个"死角"不能直视。

(3) 经蝶窦入路：目前多采用的是经鼻-蝶窦入路。相比于经额入路及经翼点入路，经鼻-蝶窦入路损伤小，不需要开颅，可避免损伤嗅神经及面神经颞支，不会造成颞肌萎缩；该入路从鞍底进入术区，不需要牵拉脑组织，有利于充分处理鞍内肿瘤；对于海绵窦内病变，多需要采用扩大经鼻-蝶窦入路，从海绵窦下壁进入海绵窦，可减少术中对海绵窦内脑神经过多的骚扰。不足之处：①经鼻-蝶窦入路术中操作空间小，为了获得更广阔的操作空间往往需要咬除更多的骨质，术后发生脑脊液漏的风险增高；②进入鞍内之前，由于头位及术中骨性解剖标志的不熟，容易"迷路"；③相对于经颅手术，经鼻-蝶窦入路术中出血难以控制；④经鼻-蝶窦入路不适用于肿瘤广泛向鞍上、前颅底生长且肿瘤质地偏硬者；⑤蝶窦有感染者、蝶窦气化不良，不适合行经鼻-蝶窦入路。

(4) 联合入路：其核心思想是将两种或以上手术入路各自的优势相结合，在病变充分暴露的前提下形成骨瓣或磨除骨质，以微创神经外科的理念充分切除肿瘤。联合入路也可以是两种手术入路的分期联合。如额颞开颅-颞前经海绵窦入路联合显微经单侧鼻孔蝶窦入路，利用额部与颞部形成的联合骨瓣，个体化磨除颅底骨质，分别从前方及侧方两个角度，硬膜下和硬膜外两个层面切除海绵窦外侧间隙及鞍上部分肿瘤，二期行显微经单侧鼻孔蝶窦入路，切除鞍内肿瘤，以期达到肿瘤全切除的目的。

2. 药物治疗 除药物治疗有效的部分泌乳素型垂体腺瘤外，药物治疗一般仅作为垂体腺瘤手术治疗后的补充治疗，但不同内分泌类型的垂体腺瘤，药物治疗作为补充治疗的地位亦稍有不同。

(1) 泌乳素型腺瘤：泌乳素型腺瘤药物治疗适用于部分泌乳型垂体微腺瘤及巨大侵袭性泌乳素型垂体腺瘤。2005 年吴哲褒、于春江报道经溴隐亭治疗的侵袭性巨大泌乳素型腺瘤，肿瘤平均缩小体积达93.3%。2016 年 Pinakin R 通过 Meta 分析提出，对预期生存期超过 10 年的垂体微腺瘤患者，经鼻手术的成本-效果比终身服用药物治疗更高，垂体微腺瘤患者的手术治疗必须通过经验丰富的神经外科医生的筛选。我们认为，对于肿瘤病灶明确、边界清楚的垂体微腺瘤患者可选择手术治疗。目前临床药物治疗主要以口服多巴胺激动药为首选，如溴隐亭、卡麦角林，以及培高利特和喹高利特。据国外文献报道，卡麦角林相比于溴隐亭，在降低泌乳素水平、缩小肿瘤体积等方面更优于溴隐亭，且副作用更小，但目前国内由于溴隐亭已经证实其安全有效，且价格相对便宜，在我国大部分医疗部门可以提供，所以其作为泌乳素腺瘤的首选治疗药物。除了急性肿瘤卒中诱发视力急剧下降需要急诊手术减压之外，多巴胺受体激动药是绝大多数泌乳素大或巨大腺瘤患者的首选治疗，但临床上有部分患者口服溴隐亭达 15mg/d 效果仍不理想，此部分患者的耐药机制有待进一步研究。据文献报道，目前有 40 余篇个案报道替莫唑胺对于治疗高度侵袭性多巴胺受体激动药抵抗的泌乳素腺瘤有效。这一治疗方案甚至纳入了2017 年欧洲内分泌协会临床指南中，但其具体的使用方案仍待进一步研究。

(2) 生长激素型腺瘤：生长激素型腺瘤的治疗应力争在首次手术后即达到内分泌缓解，即随机生长激素水平低于 $1\mu g/L$，IGF-1 降至与年龄相适应的正常水平，其可降低死亡率和并发症的发病率。不同于泌乳素腺瘤，生长激素腺瘤患者药物治疗一般用于术后尚未达到内分泌缓解患者的辅助治疗或者评估为手术无法切除的患者。目前治疗生长激素腺瘤的药物主要包括生长抑素类似物（SSA）、DA 和生长激素受体拮抗（GHRA）三大类。生长抑素类似物包

括奥曲肽和兰瑞肽，这两者属于长效剂，每个月仅需使用一次，坚持一年者，分别有 25% 和 38% 的患者 IGF-1 可达到正常水平，主要副作用是胃肠道反应和胆囊结石，胃肠道反应大多数具有自限性。帕瑞肽多数用于前两者药物治疗无效的患者，IGF-1 治愈率约为 25%，主要副作用是生长激素导致的胰岛素抵抗的高血糖。生长激素受体拮抗药包括培维索孟，不同于生长抑素类似物，其需每日使用，IGF-1 治愈率达 63%，主要副作用是肝损害。从理论上来说，使用培维索孟治疗时，IGF-1 对垂体促生长激素细胞缺乏负反馈，所以培维索孟可能导致肿瘤加速生长，但目前尚未在长期随访中发现。对于单一药物治疗无效的患者，可考虑培维索孟联合生长抑素类似物或者联合多巴胺受体激动药。

(3) 无功能型垂体腺瘤：无功能型垂体腺瘤的治疗主要依赖手术治疗和必要的放射治疗，药物治疗仅能作为最后的补充治疗。无功能型垂体腺瘤在使用药物治疗的过程中没有可靠的灵敏的生物学指标反映药物治疗效果，仅能凭借 MRI 图像上显示的肿瘤大小来判断药物治疗是否有效。目前认为治疗有效的药物主要包括 DA 与 SSA 类药物，但治疗效果不如 GH 与 PRL 腺瘤明显。2017 年 Yona Greenman 在欧洲内分泌杂志中提出了一个治疗理念上的转变，关于药物治疗无功能型腺瘤的目的是稳定肿瘤大小、阻止肿瘤生长，而非缩小肿瘤体积。一项基于大量临床数据观察的结果表明，对于术后明显残留的无功能型腺瘤患者，接受多巴胺受体激动药治疗的患者相比于术后随访观察的患者在降低再次手术率、放疗需求及肿瘤控制方面是有优势的。另外，选择性的 SSTR3 配体在体外证明是有效的；替莫唑胺可作为放疗后仍呈侵袭性生长的无功能型腺瘤患者的补救治疗。尽管无功能型垂体腺瘤在垂体瘤中所占比例颇高，但是目前在内分泌学和神经外科学中尚无正式统一的关于无功能型垂体腺瘤的药物治疗指南，针对性治疗的药物也有待进一步研究。

(4) 垂体促肾上腺皮质激素腺瘤：垂体促肾上腺皮质激素腺瘤主要通过手术治疗，对其治疗有效的药物不多，其中最常用的药物为肾上腺酶抑制药，如酮康唑。除此之外，肾上腺抑制药（米托坦）、垂体靶向药物（帕瑞肽，卡麦角林）和糖皮质激素受体拮抗药（米非司酮）也已有应用。

(5) 垂体促甲状腺激素腺瘤：垂体促甲状腺激素腺瘤的药物治疗包括以下几类：①生长抑素类似物。TSH 腺瘤细胞表面有生长抑素受体表达（SSTR），生长抑素能有效地减少 TSH 腺瘤细胞分泌 TSH。长效生长抑素类似物控制甲亢的能力达 90%，使肿瘤缩小 20% 的能力达 40%。生长抑素类似物可用于 TSH 腺瘤的术前准备、术后未愈的患者。生长抑素类似物治疗期间，应注意相关的不良反应，如胃肠不良反应、胆囊炎、胆结石和高血糖。对善宁敏感，可以预测长效生长抑素类似物的疗效。②多巴胺受体激动药。TSH 腺瘤细胞上有多巴胺 2 型受体的表达，因此，多巴胺受体激动药，如溴隐亭、卡麦角林，可试用于对该类药物敏感的患者。③抗甲状腺药物。抗甲状腺药物可使甲状腺激素水平下降甚至正常，但是抗甲状腺药物可使 TSH 增高，故不建议单独长期使用，仅可术前短期应用。无论在术前准备还是术后未缓解患者的药物治疗，均首选生长抑素类似物。在生长抑素类似物不能耐受、不敏感、经济不能负担等情况下，方可使用抗甲状腺药物。

3. 放射治疗

(1) 常规放射治疗：放射治疗常用作垂体腺瘤经手术后病情不能完全缓解，以及肿瘤术后残留或复发的辅助性或挽救性治疗。当患者不能耐受或拒绝手术治疗时，也可考虑单独行放射治疗。对术后完全缓解的患者，不推荐预防性放疗。但对术后病理学 Ki-67＞3%，以及病理学特点属于难治性垂体腺瘤的患者，需要密切随访，甚至建议术后尽早开展放疗，以减少肿瘤再燃机会。分割放疗：适应证广泛，尤其适用于侵袭性大腺瘤及影像学阴性的微腺瘤；肿瘤与视神经或视交叉距离在 2～5mm，也建议采用常规分割放疗，以减少对视觉通路的损伤。垂体腺瘤分割放疗可以选用常规照射技术、三维适形放疗技术及调强放疗技术等。

(2) 伽马刀放射外科：利用颅外多方向的射线精准聚焦照射，而靶区周边的剂量梯度锐减，使灶周正常组织的功能得以保护，明显降低治疗的不良反应。伽马刀放射外科多为一次性治疗。其控制无功能型垂体腺瘤生长的边缘处方剂量为 12～16Gy；对功能型垂体肿瘤，达到生化指标缓解的边缘剂量通常需要 18～35Gy，剂量选择视肿瘤大小和邻近正常

组织对放射线耐受性而定，建议采用平均 25Gy 的边缘处方剂量。过高的边缘处方剂量，要面临较高的导致垂体功能减退的治疗不良反应的发生率。

目前临床上指南推荐有生长趋势、或累及海绵窦的小型无功能腺瘤可首选立体定向放射外科治疗；小型的、与视神经有一定间隔的或累及海绵窦的垂体腺瘤更适宜选择一次性的立体定向放射外科治疗；体积大的、侵袭性的、手术后反复复发的、或恶性垂体腺瘤适合选择常规放疗。

（五）展望

随着多学科联合个体化治疗及垂体瘤卓越中心的发展，垂体腺瘤患者的治疗将大大受益。外科手术治疗方面，垂体腺瘤的手术治疗将从微创逐渐转变为追求无创手术，在追求手术全切肿瘤的同时，应重视对垂体功能的保护和恢复；基础研究方面，基于肿瘤基因组和转录组的研究的分子病理分型将成为临床内分泌功能分型的重要补充，深入了解垂体瘤的发病机制将有助于推动垂体瘤的个体化、精准化治疗的实现。

（六）典型病例解析

1. 垂体微腺瘤

病例 1 患者女性，35 岁，因"月经异常 2 个月"入院。既往"服用溴隐亭治疗"无效。

【查体】体温：36.7℃，脉搏：78/min，呼吸频率：18/min，血压：118/72mmHg，神清语利。记忆力、定向力、智力可。双鼻嗅觉可。视力（屈光不正矫正后）左眼视力 1.0，右眼视力 1.0，视野粗测无缺损，眼底检查未见明显异常。双瞳直径 3mm，等大等圆，光反射灵敏，双眼球活动可，眼睑无下垂，无眼球震颤。

【辅助检查】头部 MRI：MRI 可见垂体腺右侧稍饱满，其内可见约 0.4cm × 0.3cm × 0.3cm 卵圆形稍长 T_1 稍长 T_2 异常信号，增强后呈相对低信号；垂体柄基本居中，视交叉无受压、移位，鞍底无局限性下陷（图 6-3）。

【术前内分泌功能】催乳素（PRL）105.5ng/ml（成人：4.79～23.3ng/ml）

【术前诊断】垂体右侧份病变，垂体微腺瘤（泌乳素型）？

【手术入路】单侧鼻孔经蝶窦入路。

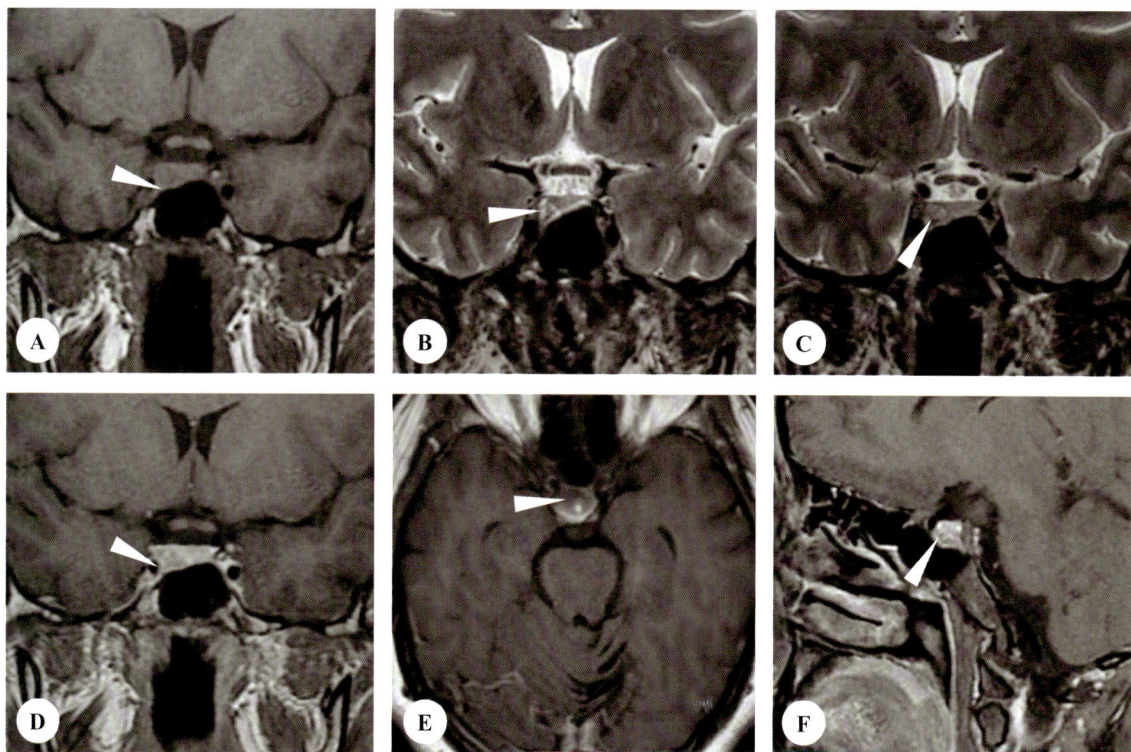

▲ 图 6-3 垂体微腺瘤病例 1 术前 MRI 检查

白箭头所示为术前考虑微腺瘤病灶所在位置

【手术过程】术中正确的头位摆放，准确识别蝶鞍并区别于斜坡骨质。打开蝶鞍骨质后，结合术前影像学信息，判断肿瘤所在位置。瘤腔内辨别肿瘤组织与正常垂体组织，并保护正常垂体组织（图6-4）。咬除蝶鞍骨质和刮除肿瘤时，避免损伤颈内动脉。

【术后 MRI】见图 6-5。术后 MRI 可见鼻腔 - 蝶窦 - 鞍区呈术后改变，原垂体右侧结节呈切除术后改变；术区可见长 T_1 短 T_2 信号灶，增强后术区边缘可见少许强化。垂体柄基本居中，视交叉无受压、移位，鞍底无局限性下陷。筛窦黏膜增厚并可见强化。中线结构无移位。余况基本同前。

【术后内分泌功能】见表 6-1。

【随访 MRI】见图 6-6。

【经验体会】

(1) 术前仔细阅片不遗漏占位，结合内分泌检查结果正确选择治疗方式。

(2) 患者为中青年女性，可疑垂体微腺瘤，术前应重视生育功能的保护，术中正确辨别肿瘤组织和正常垂体组织，做到结构与功能的保留。

(3) 术中鞍底开窗时注意去除骨质的范围，避免避免伤及颈内动脉。

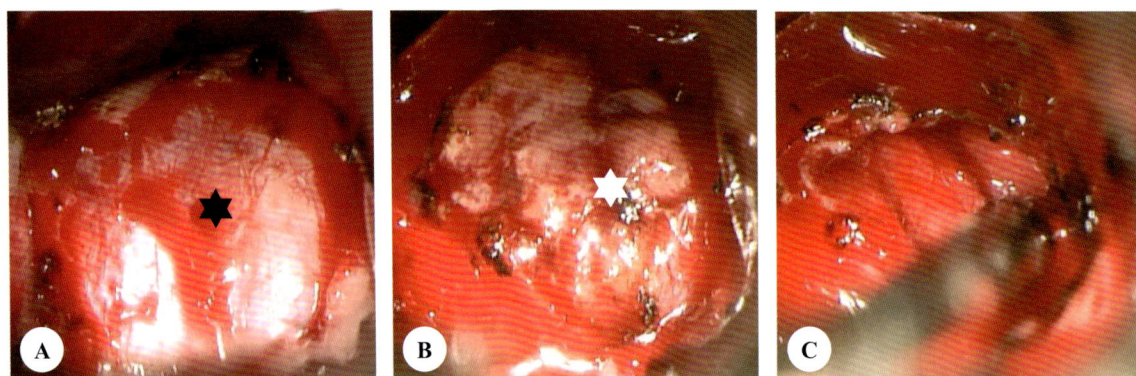

▲ 图 6-4　蝶鞍前壁硬膜（黑色六角形），肿瘤（白色六角形）

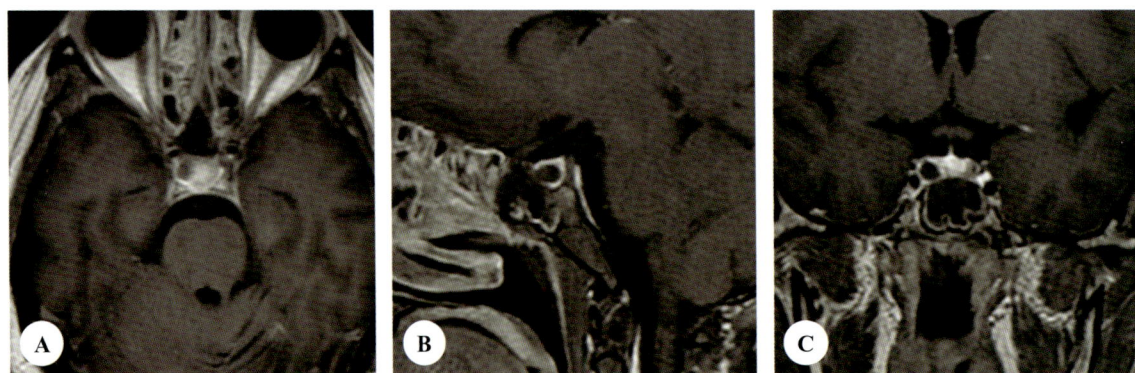

▲ 图 6-5　垂体微腺瘤病例 1 术后 MRI 检查

表 6-1　垂体微腺瘤病例 1 术后内分泌功能

项　目	检测值（pmol/L）	参考值（pmol/L）
游离三碘甲状腺原氨酸 (FT₃)	3.65	2.8～7.1
游离甲状腺激素 (FT₄)	18.88	12～22
皮质醇 8AM	322.4	172～497
催乳素 (PRL)	11.28	成人：4.79～23.3

病例 2　患者女性，47 岁，因"血糖升高 11 年"入院。

既往服用二甲双胍 0.5g/ 次，2 次 / 天，血糖控制欠佳；高血压病 11 年，最高血压达 180/100mmHg，现口服尼群地平降压，血压控制较稳定。

【查体】体温：36.8℃，脉搏：88/min，呼吸频率：20/min，血压：120/80mmHg，满月脸，腹壁可见紫纹。神清语利。记忆力、定向力、智力可。双鼻嗅觉可。视力左：1.0，右：1.0，视野粗测无缺损，眼底检查未见明显异常。双瞳直径 3mm，等大等圆，光反射灵敏，双眼球活动可，眼睑无下垂，无眼球震颤。

【辅助检查】头部 MRI 示垂体高径约 5.1mm，垂体腺右侧份稍膨隆，其内隐约可见一大小约 5mm×5mm 类圆形稍短 T_1 等 T_2 异常信号灶；增强后似呈相对低信号，垂体余部明显强化；垂体柄居中，视交叉无受压、移位，鞍底无局限性下陷（图 6-7 和图 6-8）。

【术前内分泌功能】见表 6-2。

【术前诊断】垂体右侧份病变，垂体微腺瘤（ACTH 型）？

【手术入路】单侧鼻孔经蝶窦入路。

【手术过程】术中正确的头位摆放，准确识别蝶鞍并区别于斜坡骨质；打开蝶鞍骨质后，结合术前影像学信息，判断肿瘤所在位置；瘤腔内辨别肿瘤组织与正常垂体组织，并保护正常垂体组织（图 6-9）；咬除蝶鞍骨质和刮除肿瘤时，避免损伤颈内动脉。

【术后内分泌功能】见表 6-3。

【术后 MRI】见图 6-10。

【随访 MRI】见图 6-11。

【经验体会】结合患者症状、体征，患者诊断考虑库欣综合征，且颅内垂体提示病变，考虑库欣病可能，注意鉴别排除诊断；仔细阅片不遗漏占位，结合内分泌检查结果正确选择治疗方式；术中正确辨别肿瘤组织和正常垂体组织，做到结构与功能的保留；术中注意避免伤及颈内动脉。

病例 3　患者男性，19 岁，因"脸变圆、紫纹、体毛增多 4 个月余"入院。既往无特殊。

【查体】体温：36.5℃，脉搏：85/min 呼吸：20/min，血压：138/102mmHg。发育正常，营养中等，意识清晰，自动体位，检查合作。满月脸，面部皮肤黝黑，全身毛发增多，全身皮肤巩膜无黄染，无发绀，皮肤温度正常，无下肢凹陷性水肿，无皮疹，无出血

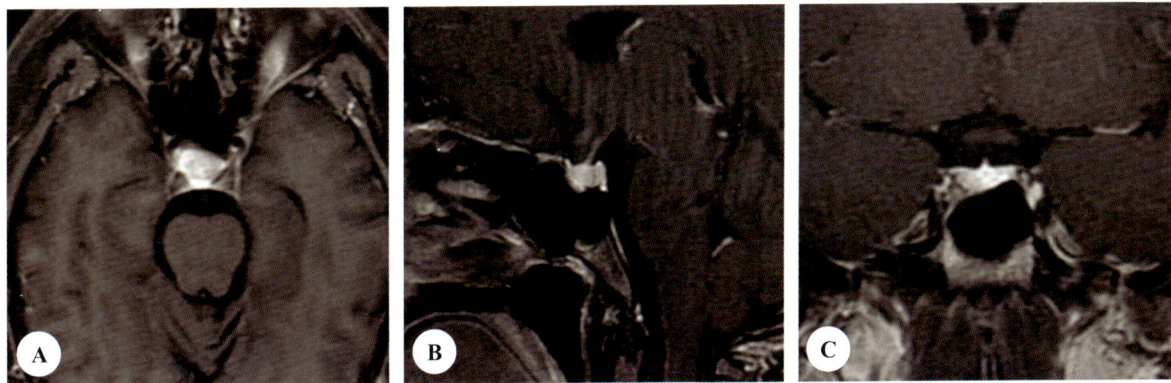

▲ 图 6-6　垂体微腺瘤病例 1 术后随访 MRI 检查

表 6-2　垂体微腺瘤病例 2 术前内分泌功能

项　目	检测值	参考值
促肾上腺皮质激素（ACTH）	184.6pmol/L	血（7—10 点）：1.6～13.9pmol/L
催乳素（PRL）	62.72ng/ml	4.79～23.3ng/ml
17- 羟皮质类固醇	53.7μmol/d	5.5～19.4μmol/d
17- 酮类固醇	85.0μmol/d	13.9～65.5μmol/d

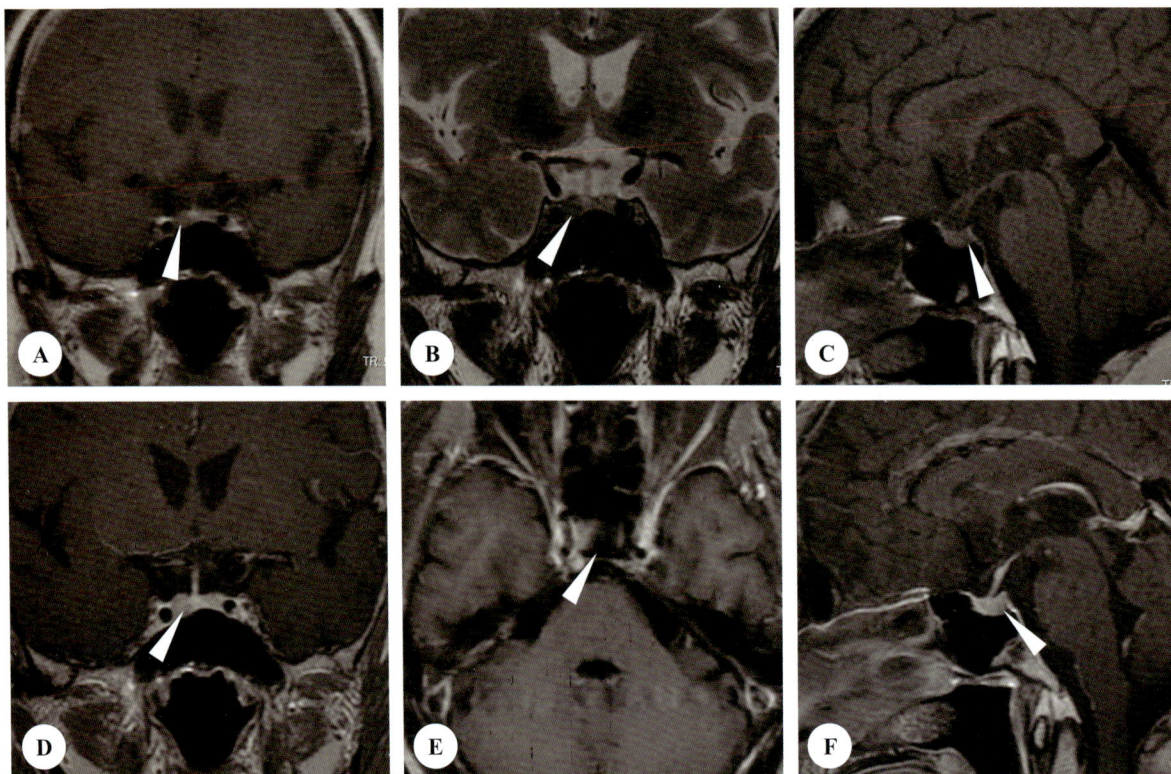

▲ 图 6-7　垂体微腺瘤病例 2 术前 MRI 检查

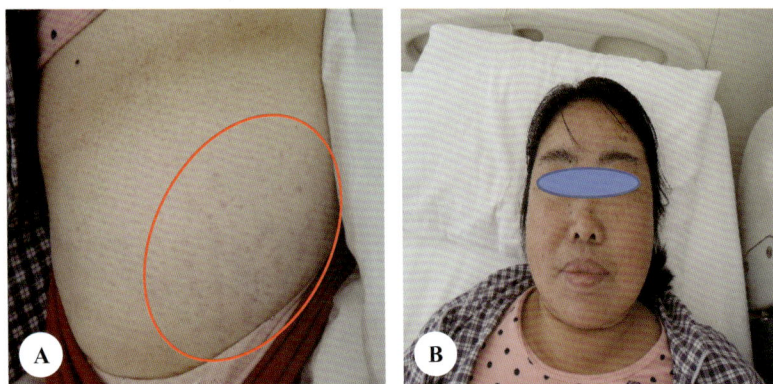

◀ 图 6-8　垂体微腺瘤病例 2 术前检查
注：红色圆圈部分所示为紫纹

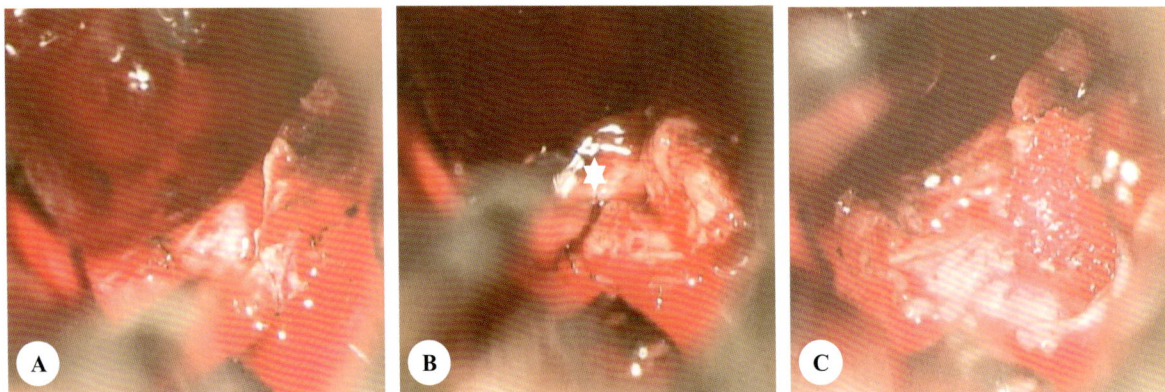

▲ 图 6-9　病例 2 肿瘤（白色六角形）

表 6-3　垂体微腺瘤病例 2 术后内分泌功能

项　目	检测值	参考值
皮质醇 8AM	389.2nmol/L	172～497nmol/L
促肾上腺皮质激素（ACTH）	5.42pmol/L	1.6～13.9pmol/L

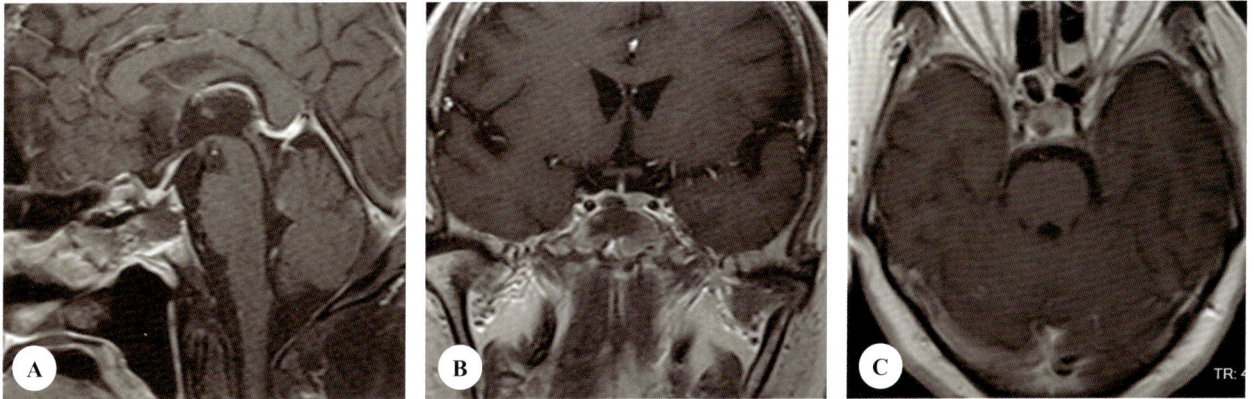

▲ 图 6-10　垂体微腺瘤病例 2 术后 MRI 检查

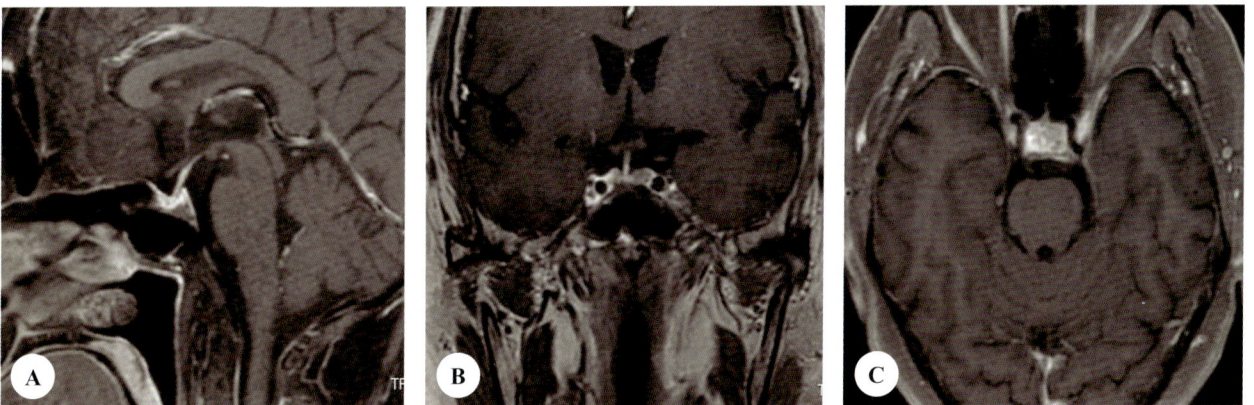

▲ 图 6-11　垂体微腺瘤病例 2 术后随访 MRI 检查

点，无紫癜，无瘢痕，无皮下结节、肝掌、蜘蛛痣。神清语利。记忆力、定向力、智力可。双鼻嗅觉可。左侧视力 1.0，右侧视力 1.5，视野粗测无缺损，眼底检查无异常。双瞳直径 3mm，等大等圆，光反射灵敏，双眼球活动可，眼睑无下垂，无眼球震颤。

【辅助检查】头部 MRI 示垂体上缘平坦，高径约 6mm，冠状位示垂体左下份可见小结节状稍高信号，于矢状位增强图像上呈相对低信号，垂体柄居中、无明显偏移。视交叉无受压移位。蝶鞍大小、形态正常，其内未见异常信号灶及强化灶。余脑实质内未见明显异常信号灶及强化灶，脑沟、裂、池及脑室系统形态大小正常，中线结构居中（图 6-12）。

【术前内分泌功能】见表 6-4。

【术前诊断】垂体左前下份病变，垂体微腺瘤（ACTH 型）？

【手术入路】单侧鼻孔经蝶窦入路。

【手术过程】术中正确的头位摆放，准确识别蝶鞍并区别于斜坡骨质；打开蝶鞍骨质后，结合术前影像学信息，判断肿瘤所在位置；瘤腔内辨别肿瘤组织与正常垂体组织，并保护正常垂体组织（图 6-13）；咬除蝶鞍骨质和刮除肿瘤时，避免损伤颈内动脉。

【术后 MRI】术后 MRI 示垂体左下份小结节状稍高信号灶已切除，蝶窦内见少许积血、积液，增强后术区边缘强化。垂体柄居中。视交叉无受压移

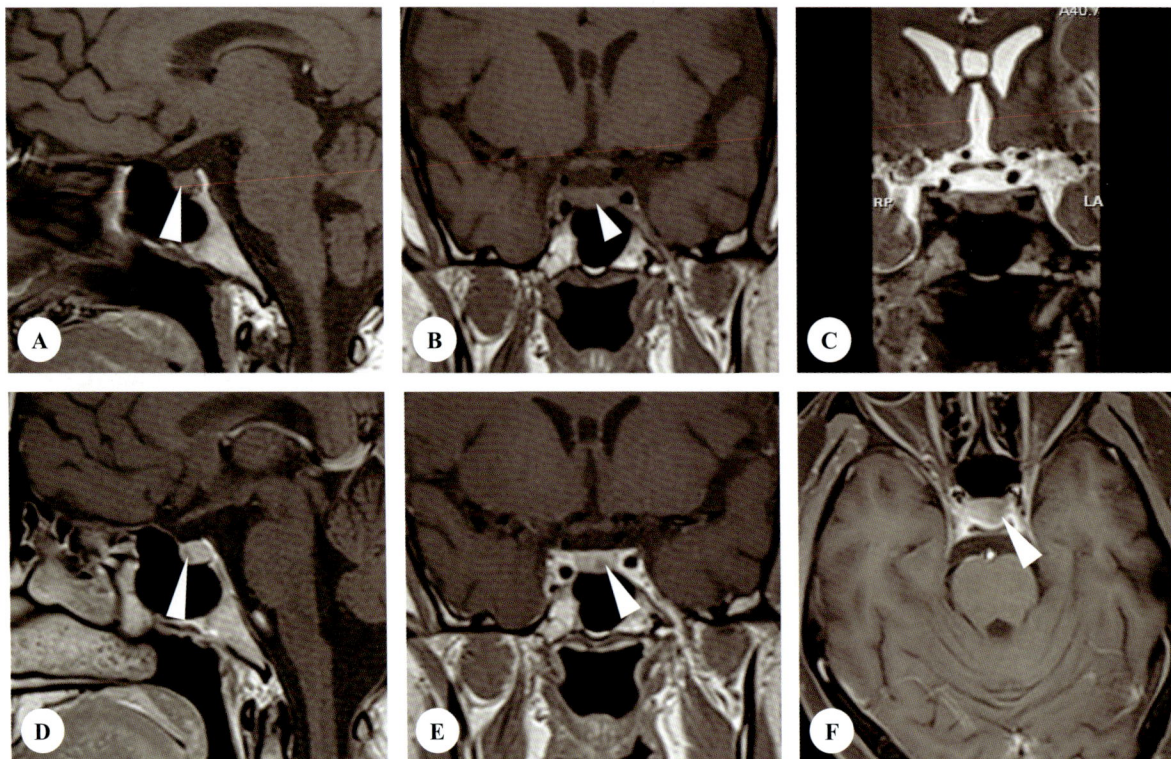

▲ 图 6-12　垂体微腺瘤病例 3 术前辅助检查

白箭头所示为术前考虑微腺瘤病灶所在位置

表 6-4　垂体微腺瘤病例 3 术前内分泌功能

项　目	检测值	参考值
促肾上腺皮质激素（ACTH）	71.05pmol/L	血（7—10 点）：1.6～13.9pmol/L
17- 羟皮质类固醇	147.0μmol/d	8.3～33.2μmol/d
17- 酮类固醇	89.9μmol/d	20.8～76.3μmol/d
皮质醇（F）	39.18μg/dl	（8AM）6.2～19.4μg/dl （4PM）2.3～11.9μg/dl
促肾上腺皮质激素（ACTH）	57.77pmol/L	血（7—10 点）：1.6～13.9pmol/L
催乳素（PRL）	17.18ng/ml	4.04～15.2ng/ml
孕酮（PROG）	1.46ng/ml	0.2～1.4ng/ml

位（图 6-14）。余况同前。

【术后内分泌功能】见表 6-5。

【随访 MRI】见图 6-15。

【经验体会】该病例同病例 4 类似，术前应正确诊断，注意鉴别排除诊断；仔细阅片不遗漏占位，结合内分泌检查结果正确选择治疗方式；术中正确

辨别肿瘤组织和正常垂体组织，做到结构与功能的保留；术中注意避免伤及颈内动脉。

病例 4　患者女性，53 岁，因"发现鼻唇肥厚、肢体肥大 20 余年"入院。既往有糖尿病病史，现服用二甲双胍 0.25g 口服 2 次 / 日，门冬胰岛素针皮下注射早晨 6u，晚间 20u，血糖控制可；有高血压

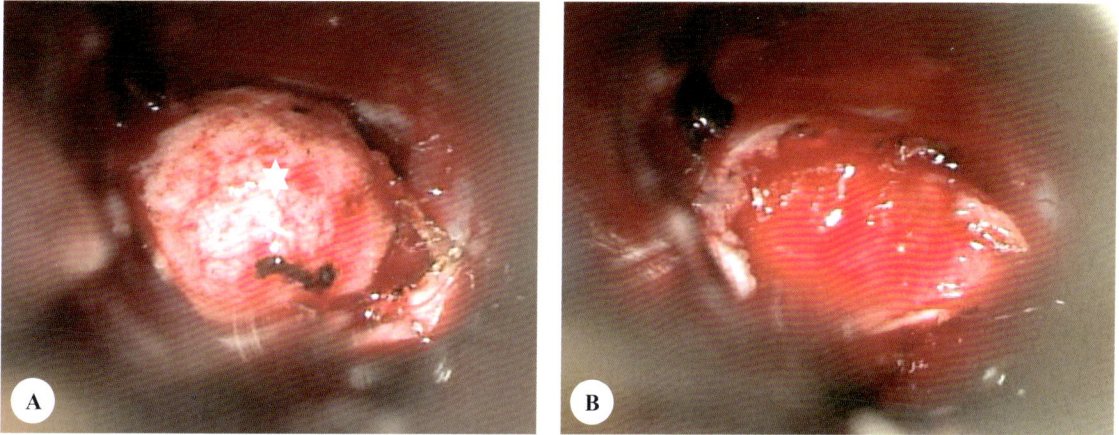

▲ 图 6-13　垂体微腺瘤病例 3 肿瘤（白色六角形）

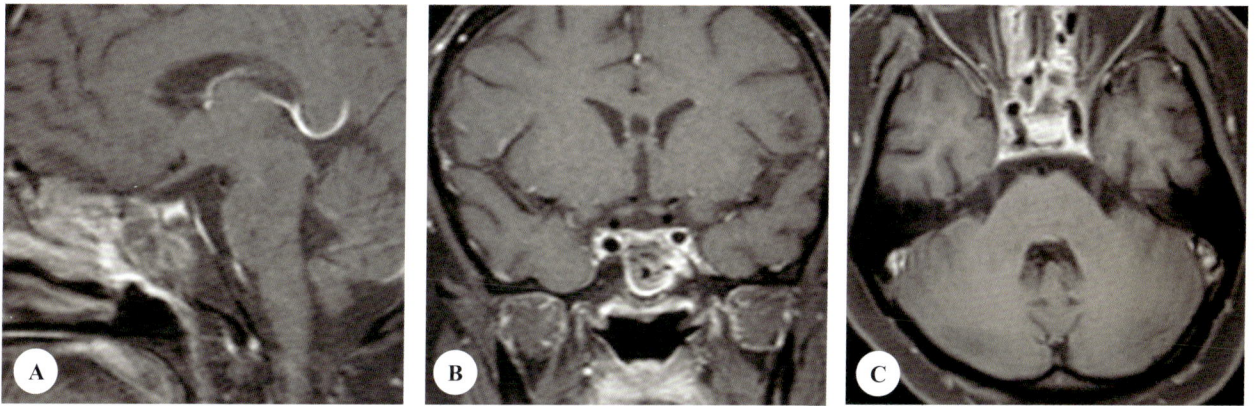

▲ 图 6-14　垂体微腺瘤病例 3 术后 MRI 检查

表 6-5　垂体微腺瘤病例 3 术前内分泌功能

项　目	检测值	参考值
促肾上腺皮质激素（ACTH）	3.09pmol/L	1.6～13.9pmol/L
皮质醇 8AM	108.5nmol/L	172～497nmol/L

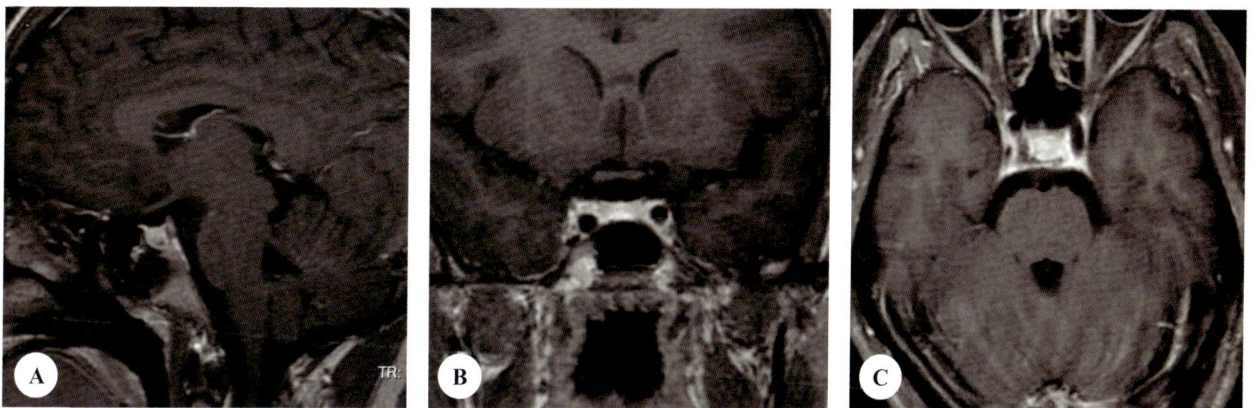

▲ 图 6-15　垂体微腺瘤病例 3 术后随访 MRI 检查

病史，现服用硝苯地平缓释片 60mg，2 /d，颉沙坦 80mg 1/d，现血压控制在 130/80mmHg。

【查体】体温：36.5℃，脉搏：70/min 呼吸：15/min，血压：130/80mmHg。发育正常，营养中等，意识清晰，自动体位，检查合作。鼻唇肥厚，双侧颧骨突出，肢端肥大，全身皮肤巩膜无黄染，无发绀，皮肤温度正常，无下肢凹陷性水肿，无皮疹，无出血点，无紫癜，无瘢痕，无皮下结节、肝掌、蜘蛛痣。神清语利。记忆力、定向力、智力可。双鼻嗅觉可。视力：左眼视力 1.2，右眼视力 1.0，视野粗测无缺损，眼底检查未见明显异常。左侧瞳孔直径 3mm，右侧瞳孔 5mm，双瞳光反射灵敏，右侧瞳孔内收障碍，双侧眼球活动可，右侧眼睑下垂，左侧眼睑正常，无眼球震颤。

【辅助检查】头部 MRI 示垂体右侧份可见片状稍长 T_1 稍短 T_2 信号灶，大小约 10mm×13mm，病灶边界欠清；增强后强化弱于正常垂体。垂体柄略左偏，视交叉无受压、移位。双侧额顶叶深部见多个斑点状长 T_1 长 T_2 信号灶；余脑实质未见异常信号灶及强化灶，脑室系统大小形态正常，中线结构无移位，脑沟裂正常（图 6-16）。

【术前内分泌功能】见表 6-6。

【术前诊断】垂体右侧份病变，垂体微腺瘤（GH 型）？

【手术入路】右侧翼点 - 颞前经海绵窦入路。

【手术过程】开颅尽量显露中颅底，咬除蝶骨嵴至眶上裂；辨认眶脑膜动脉，并作为分离颞侧硬脑膜和海绵窦外侧壁的起点标志；辨别行经海绵窦外侧壁的神经，沿神经间隙切除海绵窦内肿瘤（图 6-17）。

【术后 MRI】原垂体右侧份病灶呈切除术后改变、右侧额顶部骨质缺损呈术后改变，术区未见异常信号灶及强化灶。原垂体柄左偏已解除，视交叉无受压、移位。双侧额顶叶深部见多个斑点状长 T_1 长 T_2 信号灶；余脑实质未见异常信号灶及强化灶，脑室系统大小形态正常，中线结构无移位，脑沟裂正常（图 6-18）。

【术后内分泌功能】见表 6-7。

【随访 MRI】见图 6-19。

【经验体会】该病例虽然体积较小，但肿瘤完全

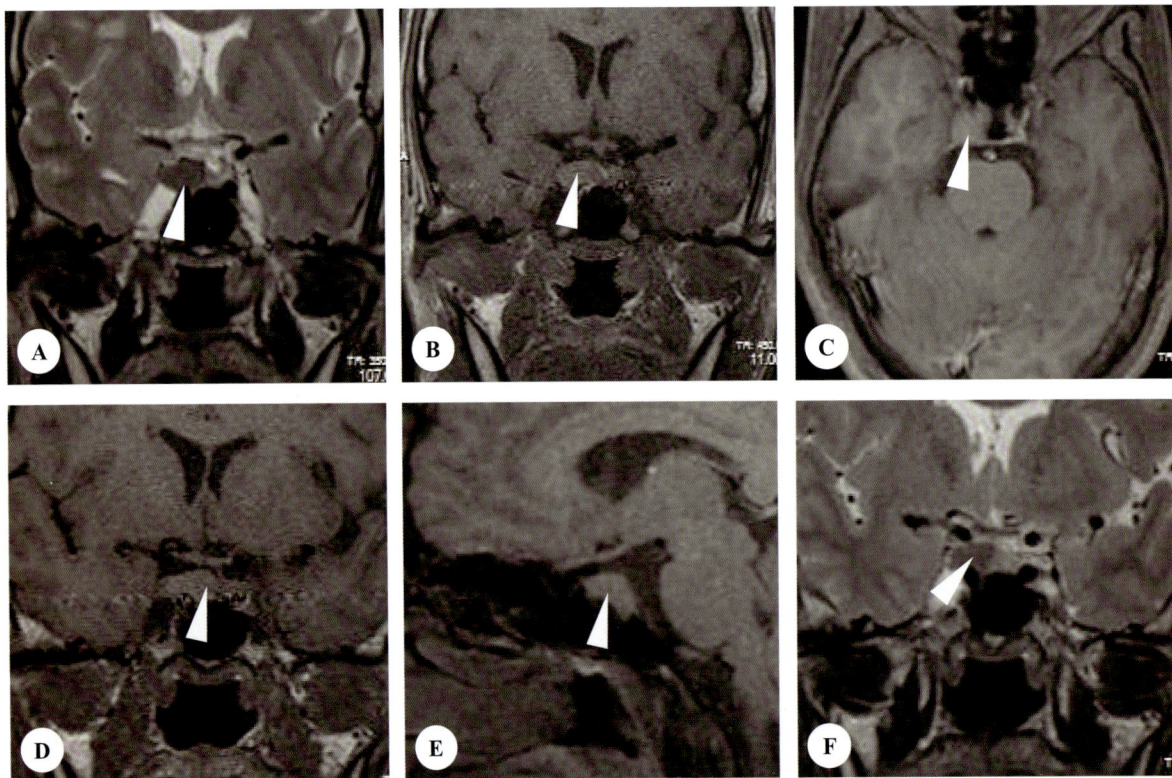

▲ 图 6-16　垂体微腺瘤病例 4 术前 MRI

白箭头所示为术前考虑微腺瘤病灶所在位置

位于海绵窦内，手术入路的选择十分重要。选择颞前经海绵窦入路通过硬膜外切除肿瘤，易于分辨神经走行，出血易控制，脑组织牵拉轻、海绵窦显露充分，适用于此病例。

损半年"入院。既往无特殊。

【查体】体温36.8℃，脉搏76次/分呼吸22次/分，血压110/70mmHg。发育正常，营养中等，神志清楚，慢性病容，检查合作，自动体位。皮肤巩膜无黄染，全身皮肤巩膜无黄染，无发绀，皮肤温度正常，无下肢凹陷性水肿，无皮疹，无瘢痕，无皮下

2. 垂体大腺瘤

病例1　患者男性，33岁，因"发现左侧视野缺

表6-6　垂体微腺瘤病例4术前内分泌功能

项　目	检测值	参考值
生长激素（GH）	12.5ng/ml	＜10ng/ml

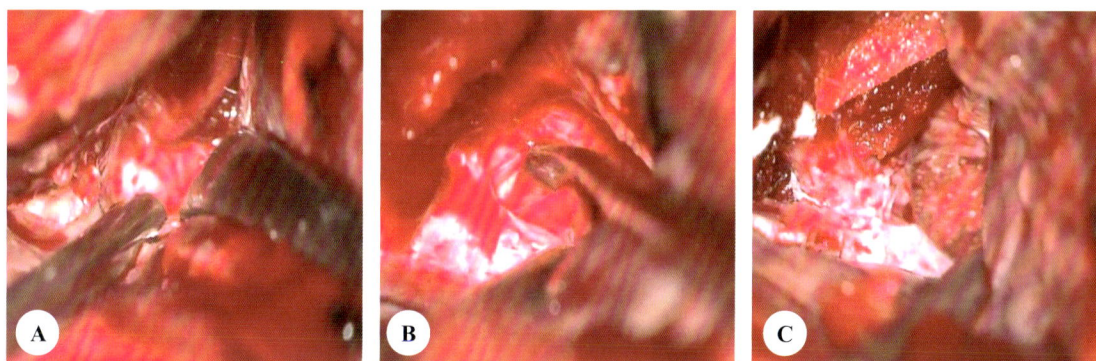

▲ 图6-17　垂体微腺瘤病例4手术过程

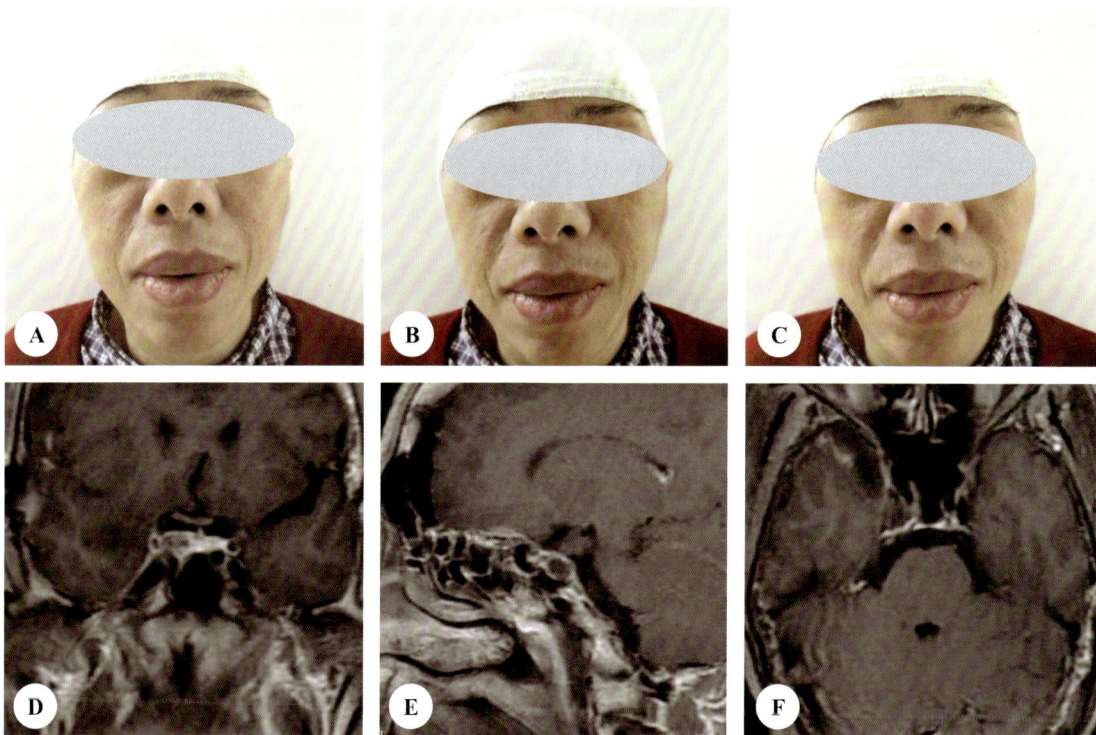

▲ 图6-18　垂体微腺瘤病例4术后检查

结节、肝掌、蜘蛛痣。神清语利。记忆力、定向力、智力可。双鼻嗅觉可。左眼视力 0.2，右眼视力 0.4，左颞侧视野偏盲。双侧眼底检查正常。双瞳直径 3mm，等大等圆，光反射灵敏，双眼球活动可，眼睑无下垂，无眼球震颤。

【辅助检查】头部 MRI 示蝶鞍内可见一长 T_1 等长 T_2 椭圆形肿块，视交叉被顶向上方，增强后肿块呈现不均匀明显强化（图 6-20）。

【术前内分泌功能】见表 6-8。

【术前诊断】

鞍内鞍上区占位，垂体大腺瘤（无功能型）？

【手术入路】单侧鼻孔经蝶窦入路。

【手术过程】术中正确的头位摆放，准确识别蝶鞍并区别于斜坡骨质；瘤腔内辨别肿瘤组织与正常垂体组织，并保护正常垂体组织，实现功能与解剖保留；咬除蝶鞍骨质和刮除肿瘤时，避免损伤颈内动脉；与麻醉医生充分沟通，形成高颅压使鞍上部分肿瘤降至鞍内，在保持鞍上池蛛网膜完整的同时，切除鞍上肿瘤，避免术后脑脊液漏（图 6-21）。

【术后 MRI】见图 6-22。

【术后内分泌功能】见表 6-9。

【经验体会】术前正确诊断，根据影像学资料，判断肿瘤生长范围和肿瘤质地，选择合适的手术方式入路；术中正确辨别正常垂体组织，做到结构与功能的保留；术中注意避免伤及颈内动脉，鞍上蛛网膜结构对于判断肿瘤是否切除肿瘤顶部十分重要。

病例 2　患者女性，79 岁，因"头痛、头晕 4 月

表 6-7　垂体微腺瘤病例 4 术后内分泌功能

项　目	检测值	参考值
生长激素（GH）	5.18ng/ml	＜10ng/ml

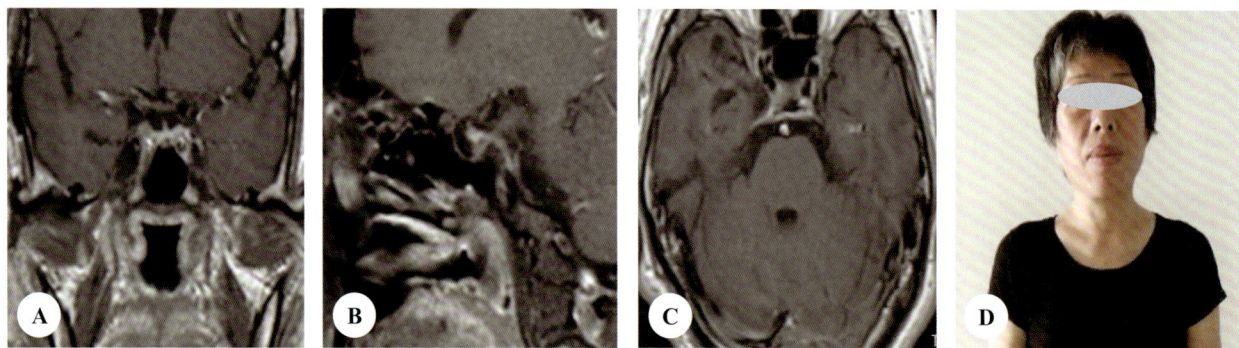

▲ 图 6-19　垂体微腺瘤病例 4 随访资料

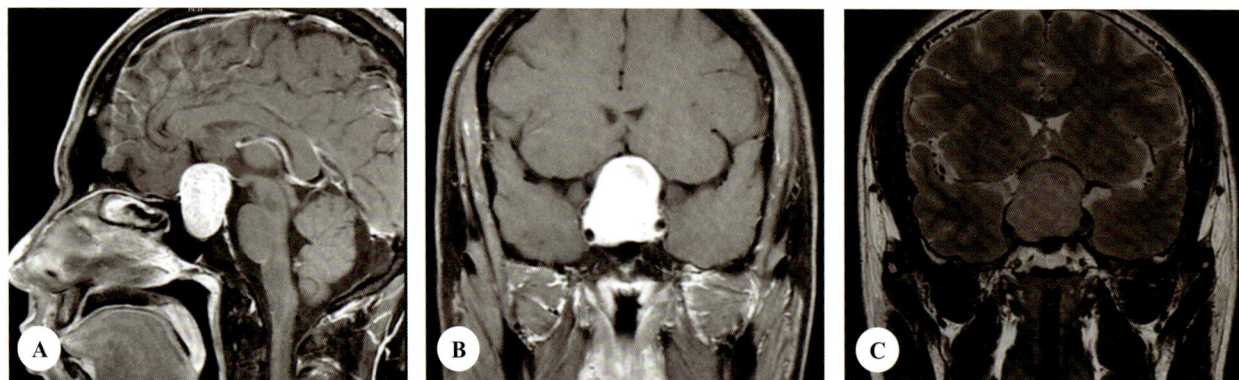

▲ 图 6-20　垂体大腺瘤病例 1 术前 MRI 检查

表 6-8　垂体大腺瘤病例 1 术前内分泌功能

项　目	检测值	参考值
游离三碘甲状腺原氨酸（FT₃）	4.15pmol/L	3.1～6.8pmol/L
游离甲状腺激素（FT₄）	11.44pmol/L	12～22pmol/L
睾酮（TESTO）	6.33nmol/L	4.94～32.01nmol/L
催乳素（PRL）	547.04mIU/L	4.79～23.3mIU/L

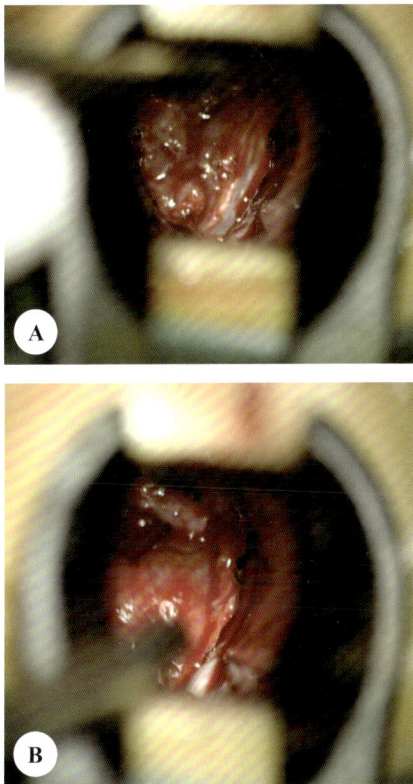

▲ 图 6-21　垂体大腺瘤病例 1 手术过程

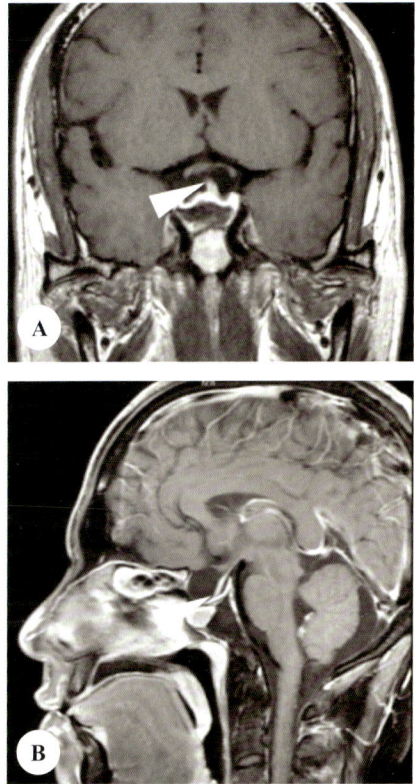

▲ 图 6-22　垂体大腺瘤病例 1 术后 MRI

术后 MRI 示病灶全切除，矢状位及冠状位上明显可见正常垂体柄结构

余"入院。既往无特殊。

【查体】体温 36.5℃，脉搏 80 次 / 分呼吸 20 次 / 分，血压 147/85mmHg。发育正常，营养中等，神志清楚，慢性病容，检查合作，自动体位。皮肤巩膜无黄染，全身皮肤巩膜无黄染，无发绀，皮肤温度正常，无下肢凹陷性水肿，无皮疹，无瘢痕，无皮下结节、肝掌、蜘蛛痣。神清语利。记忆力、定向力、智力可。双鼻嗅觉可。左眼视力 0.1，右眼视力 0.1。双侧视野、眼底检查无明显异常。双瞳直径 3mm，等大等圆，光反射灵敏，双眼球活动可，眼睑无下垂，无眼球震颤。

【辅助检查】头部 MRI 示 T₂ 冠状位鞍内及鞍上可见一不规则形状肿块，T₂ 加权像呈等 - 短 T₂ 信号，T₁ 加权像呈等 T₁ 信号，增强后呈不均匀强化，肿块生长进入蝶窦内并累及斜坡（图 6-23）。

【术前内分泌功能】见表 6-10。

【术前诊断】鞍内鞍上区占位，垂体大腺瘤（无功能型）？

【手术入路】单侧鼻孔经蝶窦入路。

【手术过程】术中正确的头位摆放，准确识别蝶鞍并区别于斜坡骨质；瘤腔内辨别肿瘤组织与正常垂体组织，并保护正常垂体组织，实现功

能与解剖保留；咬除蝶鞍骨质和刮除肿瘤时，避免损伤颈内动脉；与麻醉医生充分沟通，形成高颅压使鞍上部分肿瘤降至鞍内，在保持鞍上池蛛网膜完整的同时，切除鞍上肿瘤，避免术后脑脊液漏。

【术后 MRI】见图 6-24。

【术后内分泌功能】见表 6-11。

【经验体会】

(1)高龄患者，肿瘤 T_2 像提示肿瘤质地可能较韧，且肿瘤生长达鞍上，此类病例鞍上部分肿瘤的处理是难点。经蝶入路适用于该类沿"中线"生长的垂体腺瘤，但需巧妙的处理鞍上部分，尤其是与鞍上池蛛网膜粘连的肿瘤类型。

(2)术中正确辨别正常垂体组织，做到结构与功能的保留。

(3)术中注意避免伤及颈内动脉，鞍上蛛网膜结构对于判断肿瘤是否切除肿瘤顶部十分重要。

病例 3 患者女性，64 岁，因"视力下降 2 年，头痛 1 年"入院。既往无特殊。

【查体】体温：36.8℃，脉搏：76/min 呼吸：22/min，血压：110/70mmHg。发育正常，营养中等，神志清楚，慢性病容，检查合作，自动体位。全身皮肤巩膜无黄染，无发绀，皮肤温度正常，无下肢凹陷性水肿，无皮疹，无瘢痕，无皮下结节、肝掌、蜘蛛痣。神清语利。记忆力、定向力、智力可。双鼻嗅觉可。左侧视力 0.2，右侧视力 0.3，右颞侧视野偏

表 6-9 垂体大腺瘤病例 1 术后内分泌功能

项 目	检测值	参考值
游离三碘甲状腺原氨酸（FT₃）	3.77pmol/L	3.1～6.8pmol/L
游离甲状腺激素（FT₄）	14.15pmol/L	12～22pmol/L
超高敏促甲状腺素（TSH）	0.42mIU/L	0.35～4.94mIU/L
皮质醇（F）	37.44μg/dl	（8AM）6.2～19.4μg/dl（4PM）2.3～11.9μg/dl
催乳素（PRL）	288.92mIU/L	72.66～407.40mIU/L

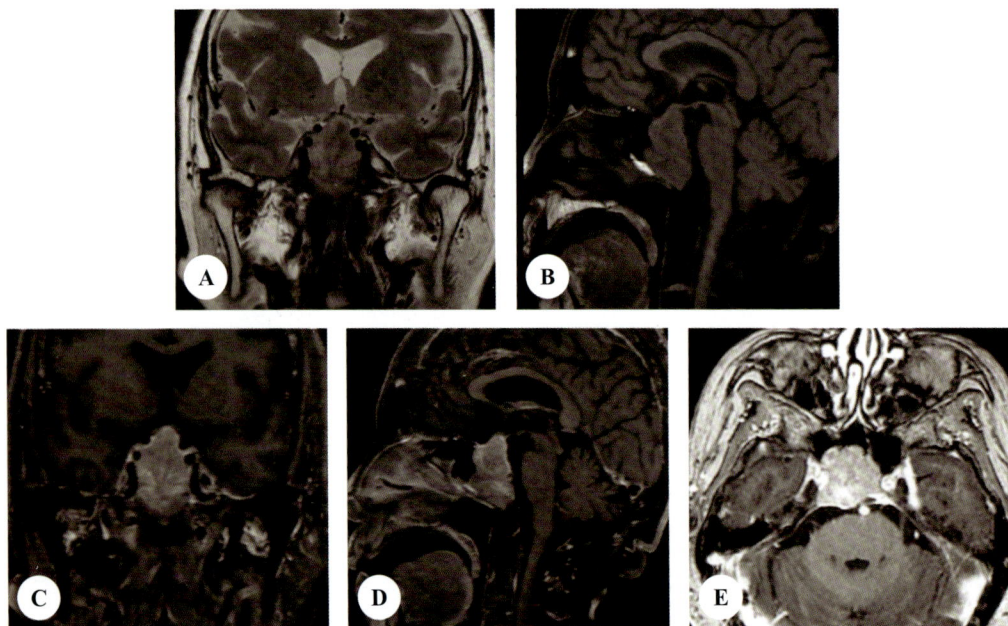

▲ 图 6-23 垂体大腺瘤病例 2 术前检查

表 6-10　垂体大腺瘤病例 2 术前内分泌功能

项　目	检测值	参考值
游离三碘甲状腺原氨酸（FT$_3$）	4.13pmol/L	3.1～6.8pmol/L
游离甲状腺激素（FT$_4$）	11.67pmol/L	12～22pmol/L
超高敏促甲状腺素（TSH）	1.35mIU/L	0.35～4.94mIU/L
催乳素（PRL）	511.12mIU/L	108.8～557.1mIU/L

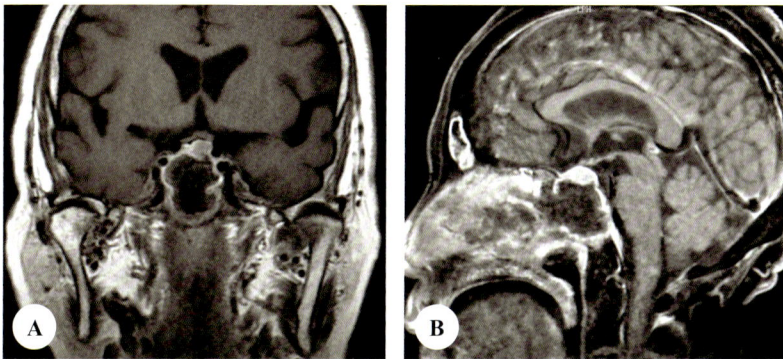

◀ 图 6-24　垂体大腺瘤病例 2 术后 MRI 检查

术后 MRI 示病灶已经切除，矢状位及冠状位上可见正常神经垂体结构

表 6-11　垂体大腺瘤病例 2 术后内分泌功能

项　目	检测值	参考值
游离三碘甲状腺原氨酸（FT$_3$）	3.83pmol/L	2.63～5.70pmol/L
游离甲状腺激素（FT$_4$）	14.87pmol/L	9.01～19.05pmol/L
超高敏促甲状腺素（TSH）	0.63mIU/L	0.35～4.94mIU/L
催乳素（PRL）	116.75mIU/L	108.8～557.1mIU/L

盲。双侧眼底检查正常。双瞳直径 3mm，等大等圆，光反射灵敏，双眼球活动可，眼睑无下垂，无眼球震颤。

【辅助检查】头部 MRI：蝶鞍加深扩大，上下径约 1.9cm，前后径约 1.6cm，左右径约 2.0cm，内见不均匀低密度灶，前后床突及鞍底骨质吸收变薄。蝶窦气化良好。余颅底骨质未见明显骨质破坏。右侧上颌窦、额窦左侧份及部分筛窦小房窦壁黏膜增厚，其内可见少许低密度灶。鼻中隔向左偏曲（图 6-25）。

【术前内分泌功能】见表 6-12。

【术前诊断】鞍内鞍上区占位，垂体大腺瘤（无功能型）？

【手术入路】单侧鼻孔经蝶窦入路。

【手术过程】术中正确的头位摆放，准确识别蝶鞍并区别于斜坡骨质；瘤腔内辨别肿瘤组织与正常垂体组织，并保护正常垂体组织，实现功能与解剖保留；咬除蝶鞍骨质和刮除肿瘤时，避免损伤颈内动脉；与麻醉医生充分沟通，形成相对高颅压使鞍上部分肿瘤降至鞍内，在保持鞍上池蛛网膜完整的同时，切除鞍上肿瘤，避免术后脑脊液漏。

【术后 MRI】见图 6-26。

【术后内分泌功能】见表 6-13。

【经验体会】术前正确诊断，识别垂体后叶垂体柄结构；根据影像学资料，判断肿瘤生长范围和肿瘤质地，选择合适的手术方式入路；术中正确辨别正常垂体组织，做到结构与功能的保留；术中注意

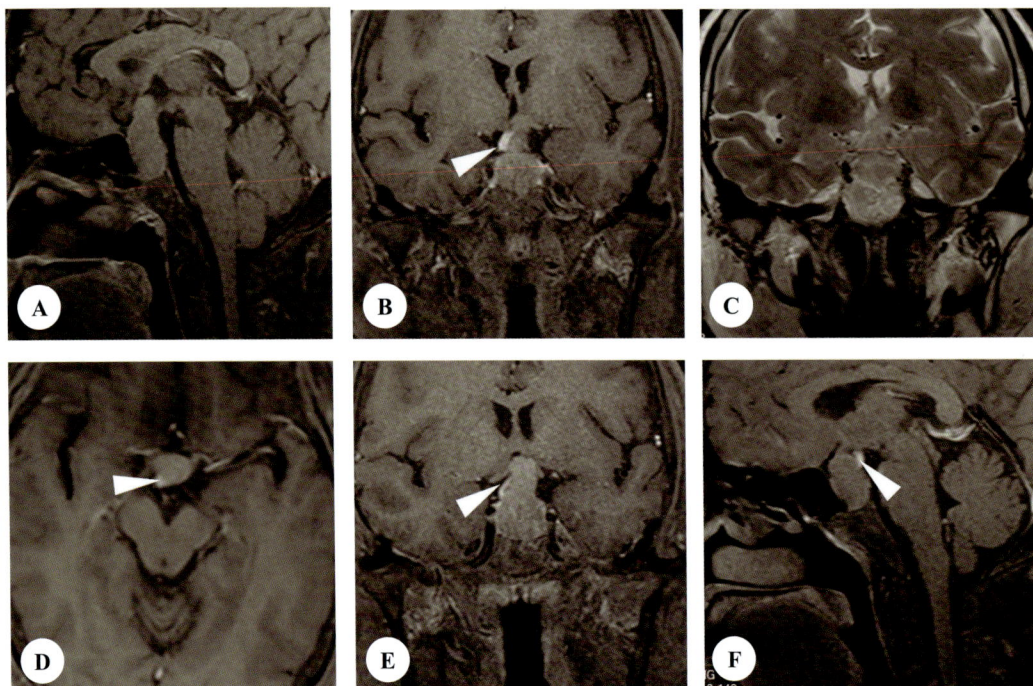

▲ 图 6-25　垂体大腺瘤病例 3 术前 MRI 检查

白箭头所示为考虑垂体柄所在位置

表 6-12　垂体大腺瘤病例 3 术前内分泌功能

项　目	检测值	参考值
游离三碘甲状腺原氨酸（FT$_3$）	3.04pmol/L	3.1～6.8pmol/L
游离甲状腺激素（FT$_4$）	11.88pmol/L	12～22pmol/L
睾酮（TESTO）	＜ 0.025ng/ml	0.046～1.67ng/ml
催乳素（PRL）	26.95ng/ml	4.79～23.3ng/ml

避免伤及颈内动脉，鞍上蛛网膜结构对于判断肿瘤是否切除肿瘤顶部十分重要。

病例 4　患者男性，43 岁，因"视力下降、视野缺损 6 个月余，检查发现鞍区占位 1 个月余"入院。既往无特殊。

【查体】体温：36.8℃，脉搏：80/min，呼吸：12/min，血压：130/80mmHg。发育正常，营养中等，神志清楚，慢性病容，检查合作，自动体位。全身皮肤巩膜无黄染，无发绀，皮肤温度正常，无下肢凹陷性水肿，无皮疹，无皮下结节、肝掌、蜘蛛痣。神清语利。记忆力、定向力、智力可。双鼻嗅觉可。左侧视力 0.4，右侧视力 0.5，左颞侧视野部分缺损。双眼颞侧视盘苍白。双瞳直径 3mm，等大等圆，光

反射灵敏，双眼球活动可，眼睑无下垂，无眼球震颤。

【辅助检查】头部 MRI：鞍区及鞍上区可见大小约 2.8cm×3.2cm×2.3cm 的团块灶，呈等 T$_1$ 等长 T$_2$ 信号，增强后欠均匀强化，病灶压迫视交叉上抬，病灶左侧边缘可见明显强化之垂体（图 6-27）。

术前内分泌功能：术前内分泌功能无异常。

【术前诊断】鞍内鞍上占位，垂体大腺瘤（无功能型）？

【手术入路】单鼻孔经蝶入路。

【手术过程】术中正确的头位摆放，准确识别蝶鞍并区别于斜坡骨质；咬除蝶鞍骨质和刮除肿瘤时，避免损伤颈内动脉；瘤腔内辨别肿瘤组织与正常垂

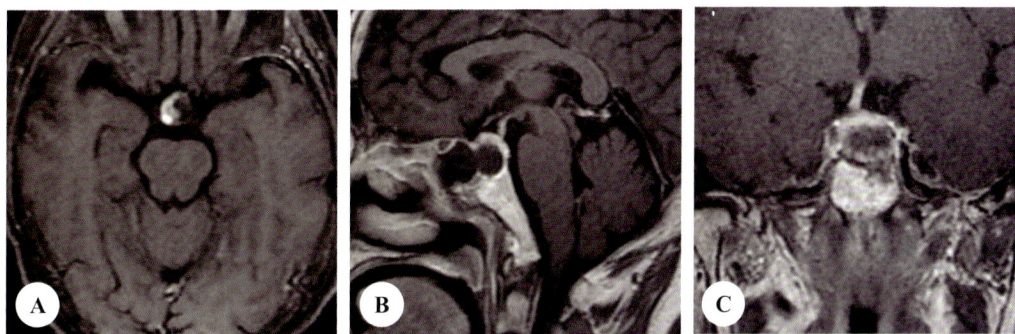

▲ 图 6-26　**垂体大腺瘤病例 3 术后 MRI 检查**
术后 MRI 示病灶已经切除，矢状位及冠状位上明显可见正常垂体柄结构

表 6-13　**垂体大腺瘤病例 3 术后内分泌功能**

项　目	检测值	参考值
游离三碘甲状腺原氨酸（FT$_3$）	3.30pmol/L	3.1～6.8pmol/L
游离甲状腺激素（FT$_4$）	16.50pmol/L	12～22pmol/L
睾酮（TESTO）	＜ 0.025ng/ml	0.046～1.67ng/ml
超高敏促甲状腺素（TSH）	4.39mIU/L	0.27～4.20
皮质醇（F）	37.44μg/dl	（8AM）6.2～19.4μg/dl （4PM）2.3～11.9μg/dl

体组织，并保护正常垂体组织，实现功能与解剖保留（图 6-28）；与麻醉医生充分沟通，形成高颅压使鞍上部分肿瘤降至鞍内，在保持鞍上池蛛网膜完整的同时，切除鞍上肿瘤，避免术后脑脊液漏。

【术后 MRI】术后 MRI 示原鞍内鞍上肿块已切除，术区可见一索条状及一斑块状增强影，考虑正常垂体组织可能，余况基本同前（图 6-29）。

【术后内分泌功能】见表 6-14。

【随访 MRI】见图 6-30。

【经验体会】术前正确诊断，识别垂体后叶垂体柄结构；根据影像学资料，判断肿瘤生长范围和肿瘤质地，选择合适的手术方式入路；术中正确辨别正常垂体组织，做到结构与功能的保留；术中注意避免伤及颈内动脉。

病例 5　患者女性，46 岁，因"经鼻蝶垂体瘤术后 5 个月余残瘤复发"入院。既往 2018 年 12 月在某医院行单侧鼻孔经蝶窦入路鞍区占位切除术。术后 MRI 示肿瘤次全切；高血压病史 3 年余，规律服用硝苯地平、依那普利、尼群地平等降压药，血压控制可。

【查体】体温：36.5℃，脉搏：70/min 呼吸：20/min，血压：140/100mmHg。发育正常，营养中等，神志清楚，慢性病容，检查合作，自动体位。鼻唇肥厚，肢体末端肥大，全身皮肤巩膜无黄染，无发绀，皮肤温度正常，无下肢凹陷性水肿，无皮疹，无瘢痕，无皮下结节、肝掌、蜘蛛痣。神清语利。记忆力、定向力、智力可。双鼻嗅觉可。左侧视力 1.0，右侧视力 1.0，双瞳直径 3mm，等大等圆，对光反射灵敏，双眼球活动可，双侧眼底检查视盘苍白水肿，眼睑无下垂，无眼球震颤。

【辅助检查】头部 MRI：鞍区可见类圆形稍高密度灶，大小约 3.2cm×1.8cm，边界尚清，信号均匀，病灶向上突向鞍上池（图 6-31）。

【术前内分泌功能】见表 6-15。

【术前诊断】鞍内鞍上占位，垂体大腺瘤（生长激素型）？

【手术入路】单侧鼻孔经蝶窦入路。

【手术过程】术中正确的头位摆放，准确区别

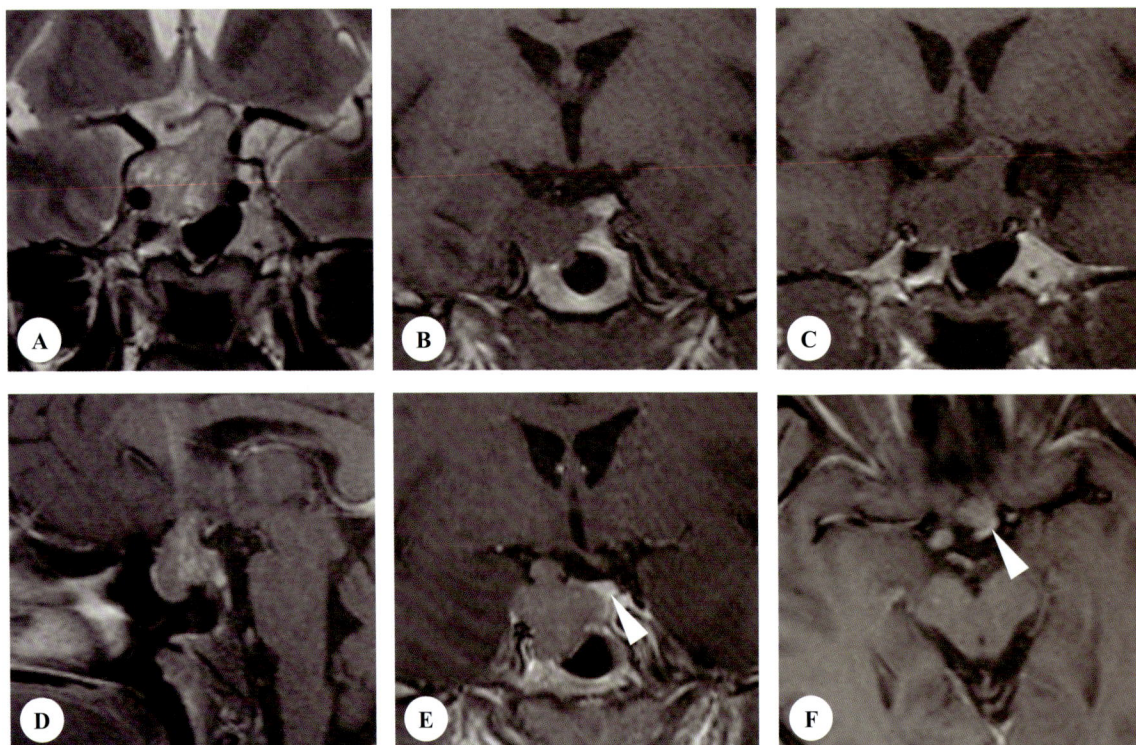

▲ 图 6-27 垂体大腺瘤病例 4 术前 MRI 检查

白箭头所示为考虑垂体柄所在位置

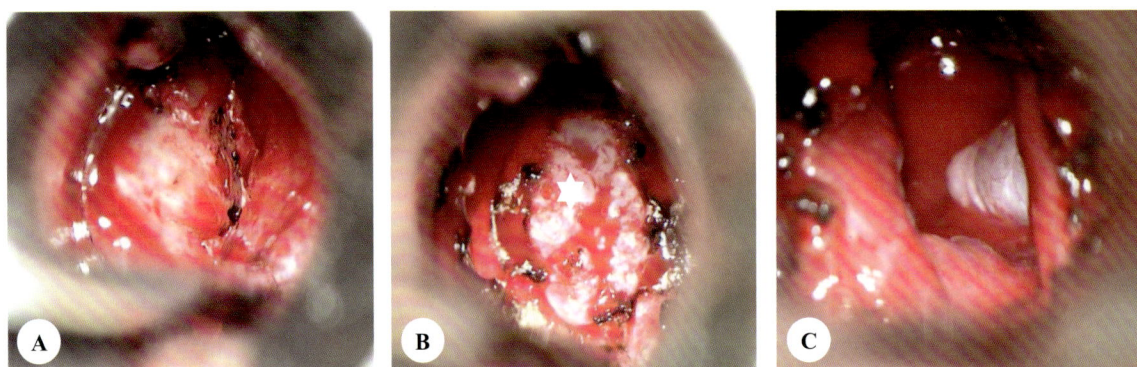

▲ 图 6-28 肿瘤（白色五角形）

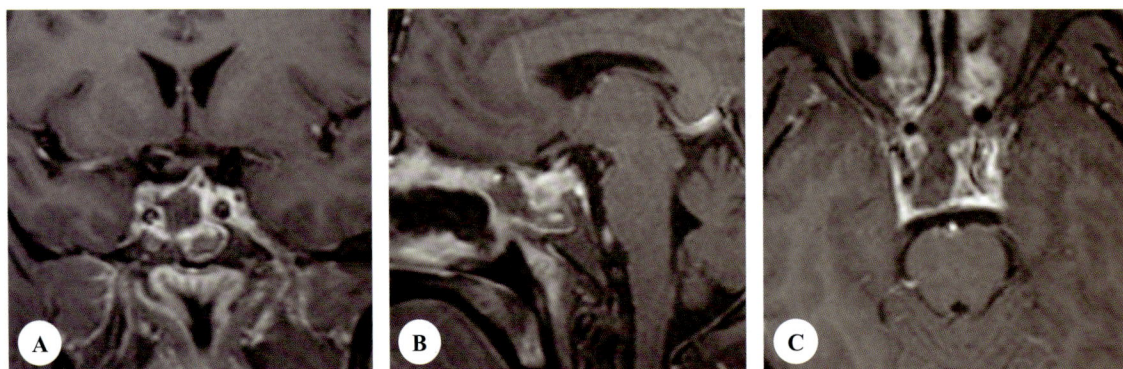

▲ 图 6-29 垂体大腺瘤病例 4 术后 MRI 检查

表 6-14　垂体大腺瘤病例 4 术后内分泌功能

项　目	检测值	参考值
游离三碘甲状腺原氨酸（FT$_3$）	3.72pmol/L	3.1～6.8pmol/L
游离甲状腺激素（FT$_4$）	20.69pmol/L	12～22pmol/L
超高敏促甲状腺素（TSH）	1.08mIU/L	0.27～4.20mIU/L
皮质醇（F）	35.67μg/dl	（8AM）6.2～19.4μg/dl （4PM）2.3～11.9μg/dl
生长激素（GH）	0.18ng/ml	＜10

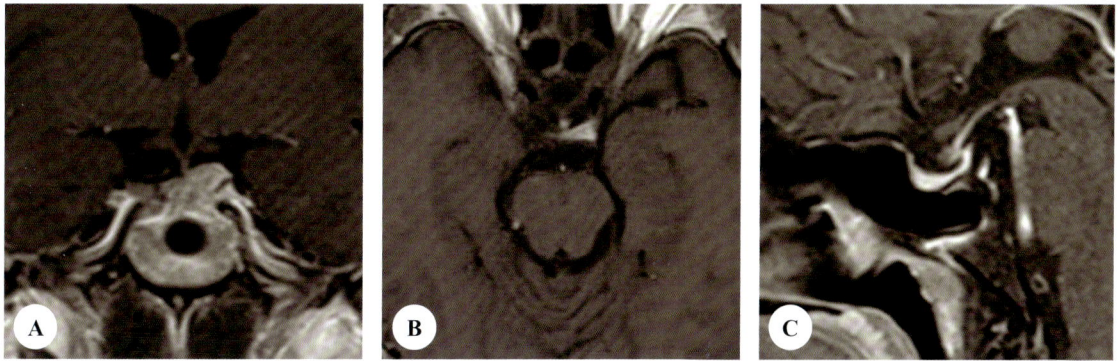

▲ 图 6-30　垂体大腺瘤病例 4 随访 MRI 检查

瘢痕组织和鞍底硬膜；瘤腔内辨别肿瘤组织与正常垂体组织，并保护正常垂体组织，实现功能与解剖保留；咬除蝶鞍骨质和刮除肿瘤时，避免损伤颈内动脉；与麻醉医生充分沟通，形成高颅压使鞍上部分肿瘤降至鞍内，在保持鞍上池蛛网膜完整的同时，切除鞍上肿瘤，避免术后脑脊液漏（图 6-32）。

【术后 MRI】术后 MRI 示原鞍区及鞍上区病变呈部分切除术后改变，增强后术区边缘仍可见不规则强化，病变包绕双侧海绵窦及颈内动脉，术区见积液及少许积气、积血征象，视交叉受压上抬较前好转，双侧上颌窦、筛窦、蝶窦及右侧额窦见少许长 T$_2$ 信号（图 6-33）。

【术前内分泌功能】见表 6-16。

【随访 MRI】见图 6-34。

【经验体会】术前正确诊断，识别垂体后叶垂体柄结构并选择恰当的手术入路方式；术中正确辨别正常垂体组织，做到结构与功能的保留；术中注意避免伤及颈内动脉；注意保护鞍上池蛛网膜完整，警惕脑脊液漏可能。

病例 6　患者女性，28 岁，因"经鼻蝶鞍区占位切除术后 2 年余，视力下降 1 年"入院。既往 2011 年 3 月因突发左眼视力下降 4 个月于某医院行经鼻蝶鞍区占位切除术。

【查体】体温：36.3℃，脉搏：76/min 呼吸：20/min，血压：98/60mmHg。发育正常，营养中等，神志清楚，慢性病容，检查合作，自动体位。全身皮肤巩膜无黄染，无发绀，皮肤温度正常，无下肢凹陷性水肿，无皮疹，无瘢痕，无皮下结节、肝掌、蜘蛛痣。神清语利。记忆力、定向力、智力可。双鼻嗅觉可。左眼视力 0.1，右眼视力 0.04，视野粗测示双颞侧缺损，眼底检查无异常。双瞳直径 3mm，等大等圆，光反射灵敏，双眼球活动可，眼睑无下垂，无眼球震颤。

【辅助检查】见图 6-35。

头部 MRI：鞍区见不规则分叶形等 T$_1$ 稍长 T$_2$ 信号灶，其内见片状长 T$_2$ 信号，边缘包膜见条状短 T$_1$ 信号，增强后病灶不均匀性强化，其内坏死区无强化，病灶占据鞍内外，见束腰征，视交叉明显受压上抬，病灶大小约 3.9cm×3.2cm×3.0cm；邻近额叶

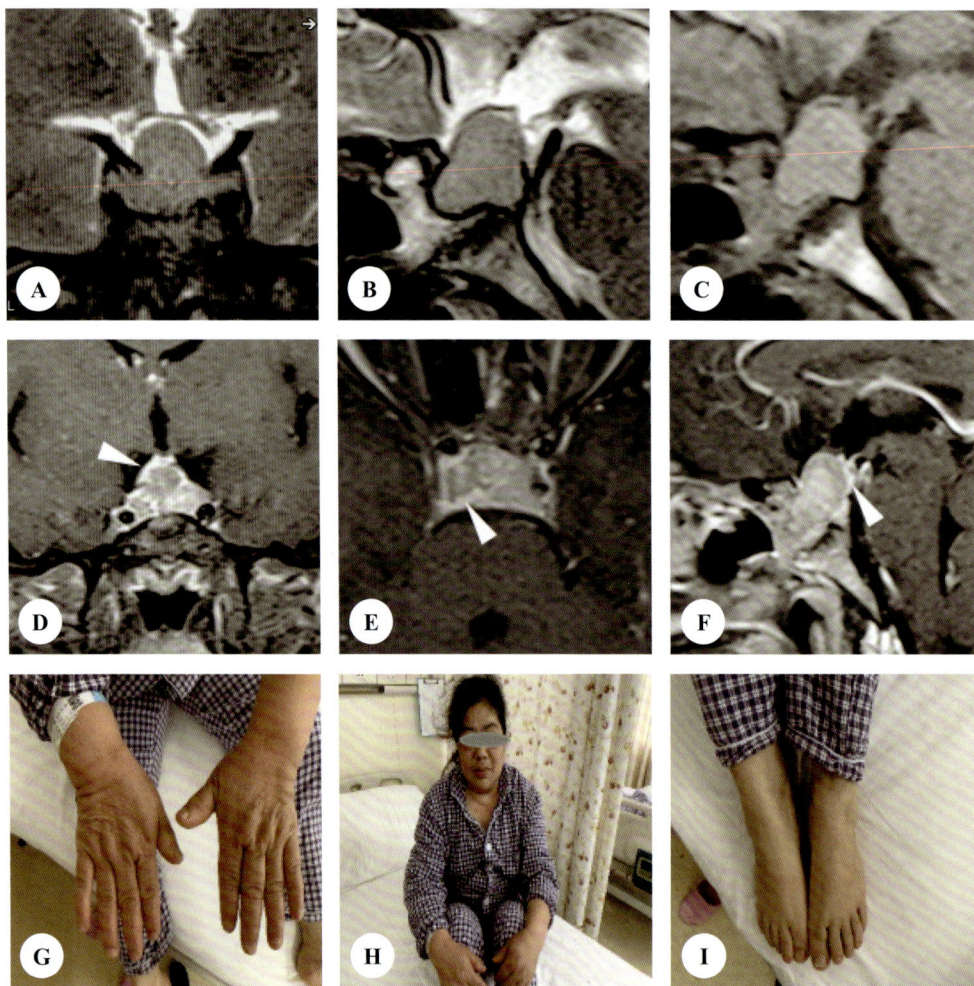

▲ 图 6-31　垂体大腺瘤病例 5 术前 MRI

白箭头所示为垂体柄

表 6-15　垂体大腺瘤病例 5 术前内分泌功能

项　目	检测值	参考值
GH（发光法）	13.99ng/ml	男性成人＜ 2.0µg/L 女性成人＜ 10.0µg/L

组织稍受压；双侧颈内动脉未见明显偏移及包绕。

鞍区 HRCT 三维成像：蝶鞍扩大，鞍底下陷，局部骨质缺失，呈术后改变，蝶窦气化尚可，双侧下鼻甲肥大，筛窦、必要时 DSA。额窦及双侧上颌窦未见明显异常。

【术前内分泌功能】见表 6-17。

【术前诊断】鞍内鞍上区占位，垂体大腺瘤（无功能型）？

【手术入路】右侧额下入路。

【手术过程】头位居中，俯仰程度由鞍内病变体积决定，开颅平颅前窝底；释放脑池脑脊液，抬起额叶；充分利用视交叉前间隙切除肿瘤，重视瘤内减压；仔细辨认正常垂体组织和垂体柄结构，实现解剖及功能保留。

【术后 MRI】术后 MRI 示原蝶鞍及鞍上池内占位性病变已手术切除，现术区内可见小片块状等 T_1 等 T_2 信号，边界清楚。注入 Gd-DTPA 后轻度强化余大致同前（图 6-36）。

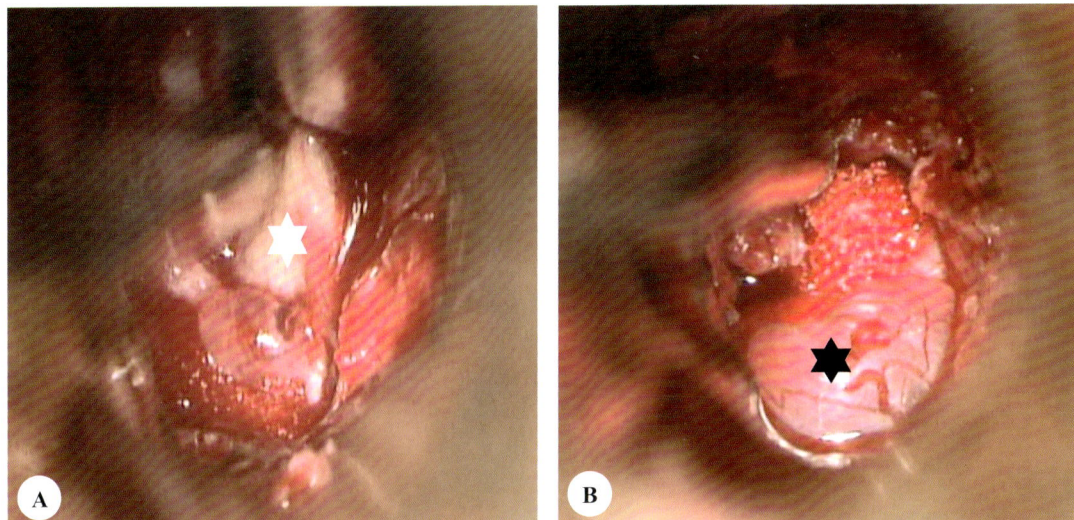

▲ 图 6-32　垂体大腺瘤（白色六角形），鞍上池蛛网膜（黑色六角形）

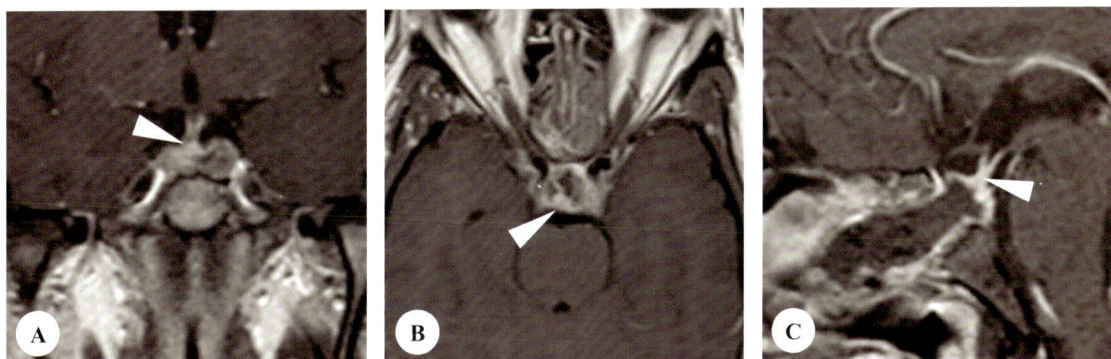

▲ 图 6-33　垂体大腺瘤病例 5 术后 MRI 检查

白箭头所示为正常垂体及垂体柄

表 6-16　垂体大腺瘤病例 5 术后内分泌功能

项　目	参考值
游离三碘甲状腺原氨酸（FT$_3$）	2.8～7.1pmol/L
游离甲状腺激素（FT$_4$）	12～22pmol/L
超高敏促甲状腺素（TSH）	0.27～4.20mIU/L
皮质醇（8AM）	172～497nmol/l
GH（发光法）	男性成人＜2.0μg/L 女性成人＜10.0μg/L

【术后内分泌功能】术后内分泌功能无异常。

【随访 MRI】见图 6-37。

【经验体会】术前正确诊断，根据肿瘤生长特点，选择合适的手术入路；该患者肿瘤特点为鞍上部分居多，且向前达鞍结节、蝶骨平台，肿瘤位置居中，额下入路适用，但应当注意鞍内靠前部分的手术死角易导致肿瘤残留。术前根据影像学资料，判断重要结构的大致位置以及肿瘤生长范围，个体化调整术中头位。术中识别正常垂体组织，做到结构与功能的保留。术中注意避免伤及颈内动脉。

病例 7　患者女性，53 岁，因"右眼视物模糊 3 年"入院。既往无特殊。

【查体】体温：36.8℃，脉搏：76/min 呼吸：17/min，血压：120/70mmHg。发育正常，营养中等，神志清楚，慢性病容，检查合作，自动体位。全身皮肤巩膜无黄染，无发绀，皮肤温度正常，无下肢凹陷性水肿，无皮疹，无瘢痕，无皮下结节、肝掌、蜘蛛痣。神清语利。记忆力、定向力、智力可。双鼻嗅觉可。

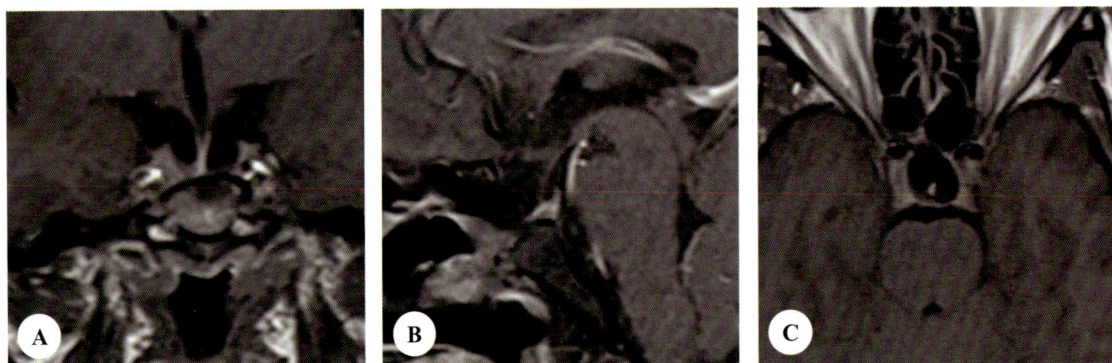

▲ 图 6-34　垂体大腺瘤病例 5 随访 MRI 检查

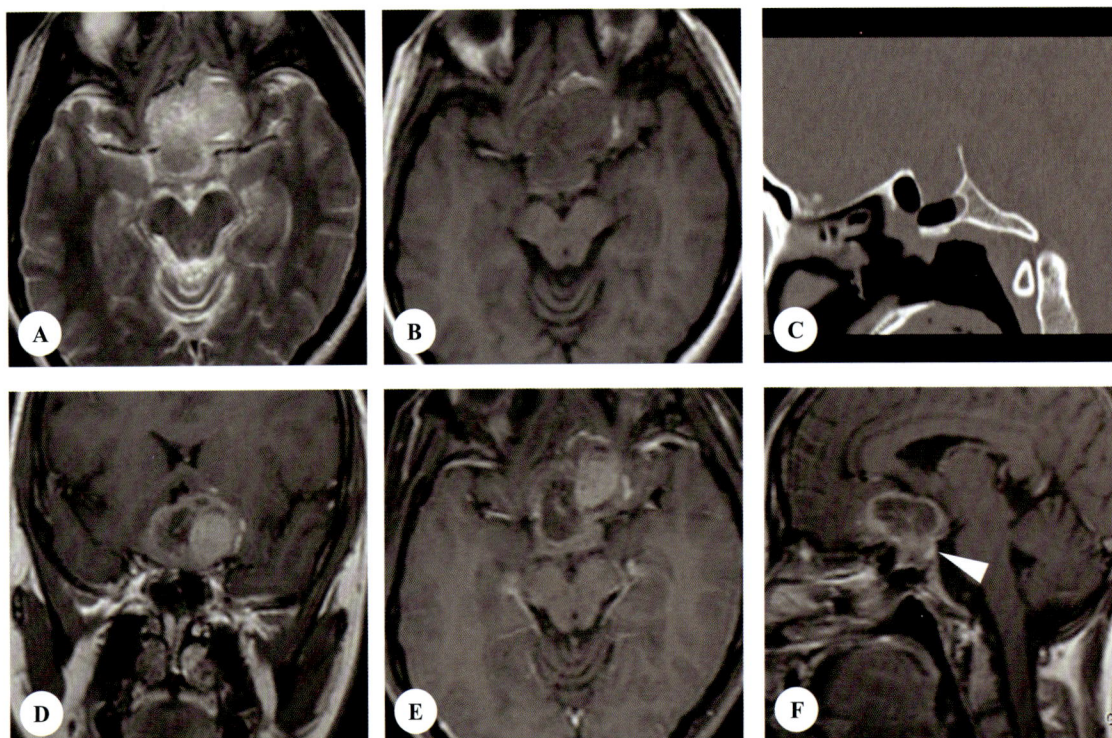

▲ 图 6-35　垂体大腺瘤病例 6 术前辅助检查
白箭头所示为垂体柄

表 6-17　垂体大腺瘤病例 6 术前内分泌功能

项　目	检测值	参考值
游离甲状腺激素（FT$_4$）	11.57pmol/L	12～22pmol/L

左侧视力 0.7，右侧视力光感，双眼颞侧视野明显缺损。双眼颞侧视盘苍白水肿。双瞳直径 3mm，等大等圆，光反射灵敏，双眼球活动可，眼睑无下垂，无眼球震颤。双侧面部痛觉、振动觉可，咀嚼有力，张口下颌无偏移。角膜反射（＋），腹壁反射（＋），肱二头肌反射（＋＋），肱三头肌反射（＋＋），桡骨骨膜反射（＋＋），膝反射（＋＋）。Hoffmann 征（－），双侧 Babinski 征（－），双侧 Oppenheim 征（－），双侧 Gordon 征（－）。颈软，Kernig 征（－），Brudzinski 征（－）。跟膝胫试验（－），指鼻试验（－），双

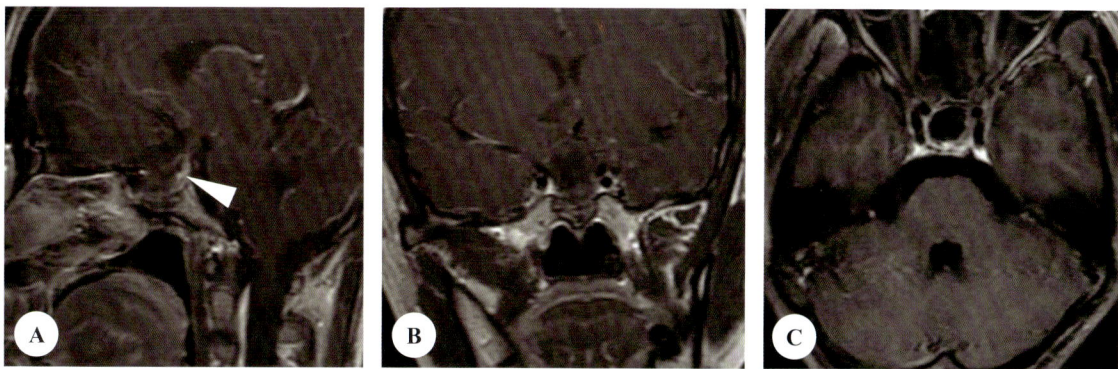

▲ 图 6-36　垂体大腺瘤病例 6 术后 MRI 检查

白箭头所示为垂体柄

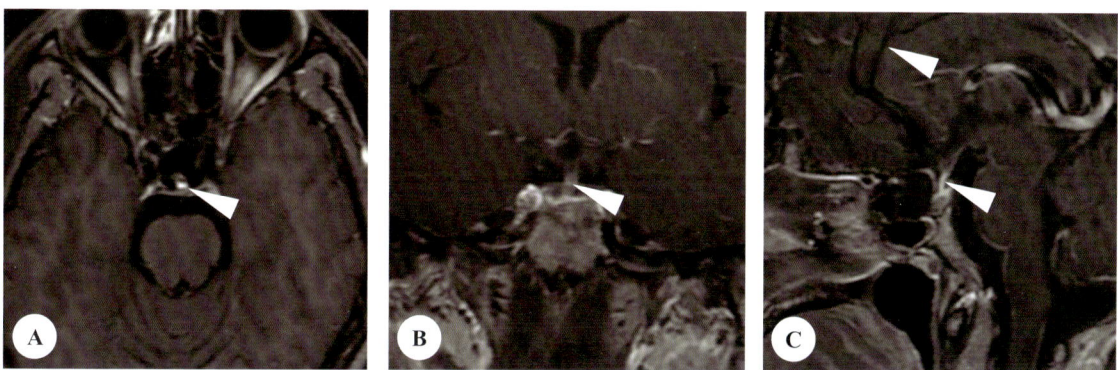

▲ 图 6-37　随访 MRI 检查

白箭头所示为垂体柄

手动作轮替试验（－），Romberg 征（－），行一字步可。

【辅助检查】见图 6-38。

头部 MRI：鞍区及鞍上区可见不均匀长 T_1 长 T_2 信号灶，增强后明显不均匀强化，大小约为 3.4cm×3.3cm，双侧海绵窦受累，病变包绕双侧颈内动脉，垂体柄显示不清，视交叉受压上抬。余脑实质未见异常信号灶，灰白质界限清楚，脑室系统大小形态正常，中线结构无移位，脑沟裂正常。

鞍区 HRCT 三维成像可见鞍底扩大鞍底骨质变薄，肿块突破鞍底进入蝶窦内。

CTA 可见右侧大脑前动脉狭窄变细。

【术前内分泌功能】见表 6-18。

【术前诊断】鞍内鞍上鞍旁桥前池脚尖窝占位，巨大垂体腺瘤（无功能型）？

【手术入路】右侧额下入路。

【手术过程】皮瓣切口过中线，开颅半前颅底，为利用额下第 Ⅰ 间隙处理肿瘤预留空间；开放侧裂近段、颈动脉池、视交叉池，利于牵拉暴露肿瘤；充分利用各个间隙，分块切除肿瘤；结合术前影像，判断垂体柄及正常垂体位置，在切除肿瘤过程中，仔细辨认上述结构并予以保留；仔细重建颅底，预防脑脊液漏。

【术后 MRI】术后 MRI 示额部颅骨局部缺损、原鞍区及鞍上区肿块大部分切除呈术后改变，术区呈长 T_1 长 T_2 信号，增强后双侧海绵窦旁及视交叉可见不规则强化灶，视交叉未见明显受压。余况同前（图 6-39）。

【术后内分泌功能】见表 6-19。

【经验体会】术前正确诊断，根据肿瘤生长特点，选择合适的手术入路；术前根据影像学资料，判断重要结构的大致位置以及肿瘤生长范围，个体化调整术中头位；术中识别正常垂体组织，做到结构与功能的保留；术中注意避免伤及颈内动脉、大脑中动脉及其分支。

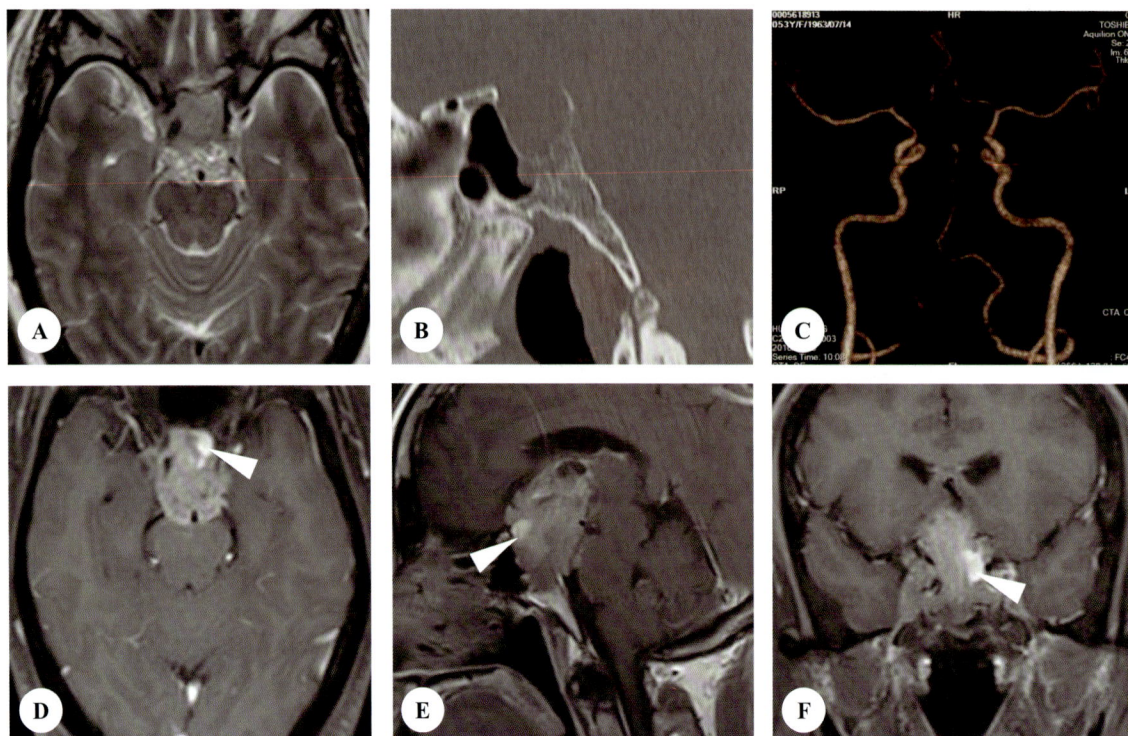

▲ 图 6-38　垂体大腺瘤病例 7 术前辅助检查

白箭头所示为垂体柄

表 6-18　垂体大腺瘤病例 7 术前内分泌功能

项　目	检测值	参考值
睾酮（TESTO）	0.043ng/ml	0.046～1.67ng/ml

病例 8　患者男性，52 岁，因"左眼视力下降 1 年，加重 6 个月"入院。既往无特殊。

【查体】体温：36.6℃，脉搏：83/min 呼吸：14/min，血压：118/83mmHg。发育正常，营养中等，神志清楚，慢性病容，检查合作，自动体位。神清语利。记忆力、定向力、智力可。双鼻嗅觉可。双瞳直径 3mm，等大等圆，左眼直接对光反射迟钝，间接对光反射灵敏，右眼直接对光反射灵敏，间接对光反射迟钝，左眼视力仅有光感，右眼视力粗测 0.6，双眼球活动可，双侧眼底检查视盘苍白水肿，眼睑无下垂，无眼球震颤。

【辅助检查】见图 6-40。

头部 MRI：鞍区可见一混杂信号肿块灶，呈等 - 长 T_1、等 - 长 T_2 信号，增强后不均匀明显强化，内见多个囊变区，肿块向鞍上、鞍旁生长，最大层面大小约 4.4cm×7.5cm×6.2cm，双侧颈内动脉受推移，右侧颈内动脉海绵窦段被包绕，中脑、脑桥受压后移，三脑室受压，幕上脑室系统轻度扩张积水，双侧额叶深部见多个斑点状长 T_1 长 T_2 信号，FLAIR 呈高信号，增强后无强化，脑沟裂池增宽，中线结构居中。

CTA：肿块包绕右侧颈内动脉海绵窦段 - 交通段、左侧颈内动脉眼段；双侧大脑前动脉 A2～A3 段、双侧大脑大脑后动脉 P1 段呈推压移位改变。左侧椎动脉可见局部稍膨隆。余双侧大脑中动脉及各较大分支充盈显示良好，管壁光整，管腔通畅、连续，未见明显狭窄和瘤样扩张，颅底动脉环显示清晰，颅内各脑叶内未见明显异常血管影。双侧颈内动脉及基底动脉管壁光整，管腔通畅，未见明显斑块形成和管腔狭窄。

【术前内分泌功能】见表 6-20。

【术前诊断】①鞍内鞍上蝶骨平台脚尖窝占位，巨大垂体腺瘤（多激素混合型）？②脑积水。

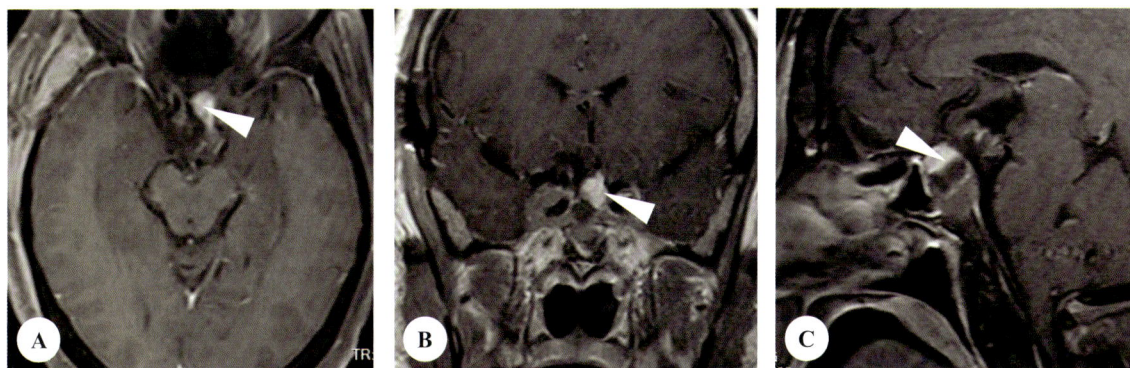

▲ 图 6-39　垂体大腺瘤病例 7 术后 MRI 检查

白箭头所示为垂体柄

表 6-19　垂体大腺瘤病例 7 术后内分泌功能

项　目	检测值	参考值
游离三碘甲状腺原氨酸（FT$_3$）	3.04pmol/L	3.1～6.8pmol/L
游离甲状腺激素（FT$_4$）	17.96pmol/L	12～22pmol/L
超高敏促甲状腺素（TSH）	1.10mIU/L	0.27～4.20mIU/L
皮质醇（8AM）	35.02μg/dl	（8AM）6.2～19.4μg/dl （4PM）2.3～11.9μg/dl
促肾上腺皮质激素（ACTH）	11.27pmol/L	血（7—10 点）：1.6～13.9pmol/L

【手术入路】右侧额下入路。

【手术过程】皮瓣切口过中线，开颅平前颅底，为利用额下第 I 间隙处理肿瘤预留空间；开放侧裂近段、颈动脉池、视交叉池，利于牵拉暴露肿瘤；充分利用各个间隙，分块切除肿瘤；结合术前影像，判断垂体柄及正常垂体位置，在切除肿瘤过程中，仔细辨认上述结构并予以保留（图 6-41）；仔细重建颅底，预防脑脊液漏。

【术后 MRI】术后 MRI 示右额部颅板部分骨质缺损，颅板下及术区可见积气积液积血信号，原鞍区病变呈切除术后改变，术区呈残腔改变，术区边缘可见条片状强化灶，双侧颈内动脉受推移较前减轻，中脑、脑桥受压后移，三脑室受压，幕上脑室系统轻度扩张积水，情况均较前改善，中线结构尚居中，余况基本同前（图 6-42）。

【术后内分泌功能】见表 6-21。

【经验体会】术前正确诊断，根据肿瘤生长特点，选择合适的手术入路；术前根据影像学资料，判断重要结构的大致位置以及肿瘤生长范围，个体化调整术中头位；术中注意充分瘤内减压与分离肿瘤边界交替进行；术中识别正常垂体组织，做到结构与功能的保留；术中注意避免伤及颈内动脉、大脑前、中动脉及其分支。

病例 9　患者男性，45 岁，因"视力下降约 6 年，加重 1 年"入院。既往无特殊。

【查体】体温：36.6℃，脉搏：81/min 呼吸：18/min，血压：136/78mmHg。发育正常，营养中等，神志清楚，慢性病容，检查合作，自动体位。鼻唇肥厚，肢体末端肥大，全身皮肤巩膜无黄染，无发绀，皮肤温度正常，无下肢凹陷性水肿，无皮疹，无瘢痕，无皮下结节、肝掌、蜘蛛痣。神清语利。记忆力、定向力、智力可。双鼻嗅觉可。左侧视力 0.6，右侧视力 0.8，双瞳直径 3mm，等大等圆，对光反射灵敏，双眼球活动可，双侧眼底检查视盘苍白水肿，眼睑无下垂，无眼球震颤。双侧面部痛觉、振动觉可，咀嚼有力，张口下颌无偏移。角膜反射（＋）。

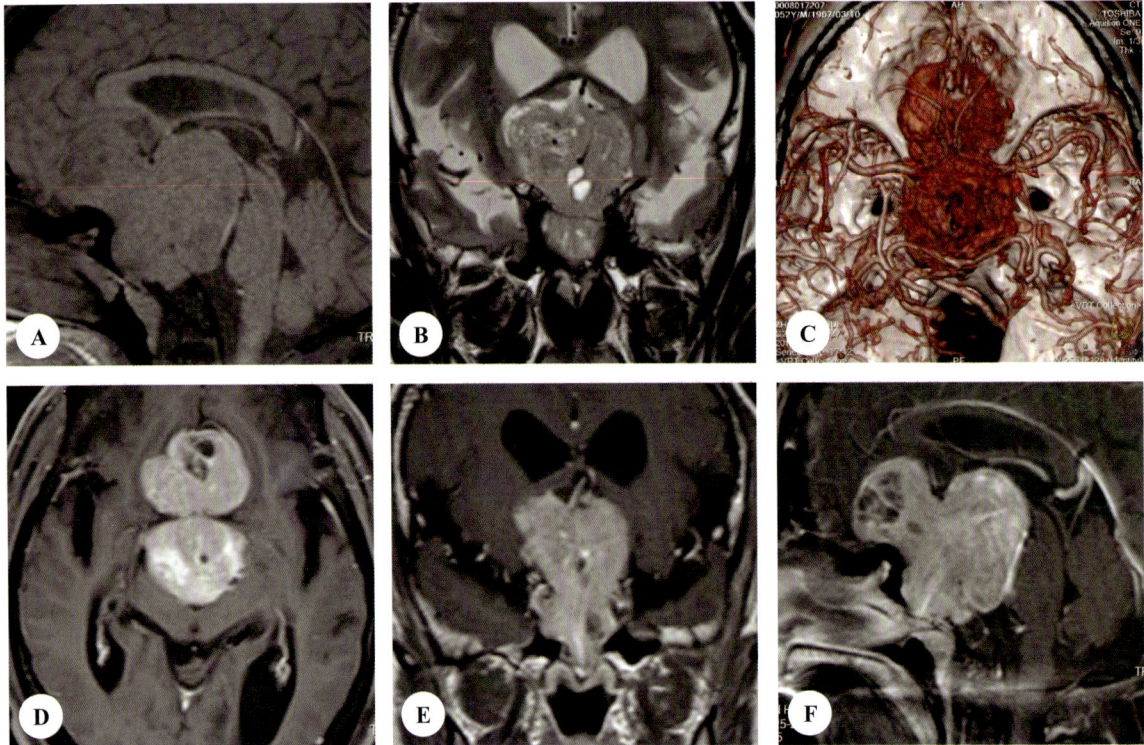

▲ 图 6-40　垂体大腺瘤病例 8 术前辅助检查

表 6-20　垂体大腺瘤病例 8 术前内分泌功能

项　目	检测值	参考值
促肾上腺皮质激素（ACTH）	34.39pmol/L	1.6～13.9pmol/L
卵泡刺激素（FSH）	150.8IU/L	1.5～12.4IU/L

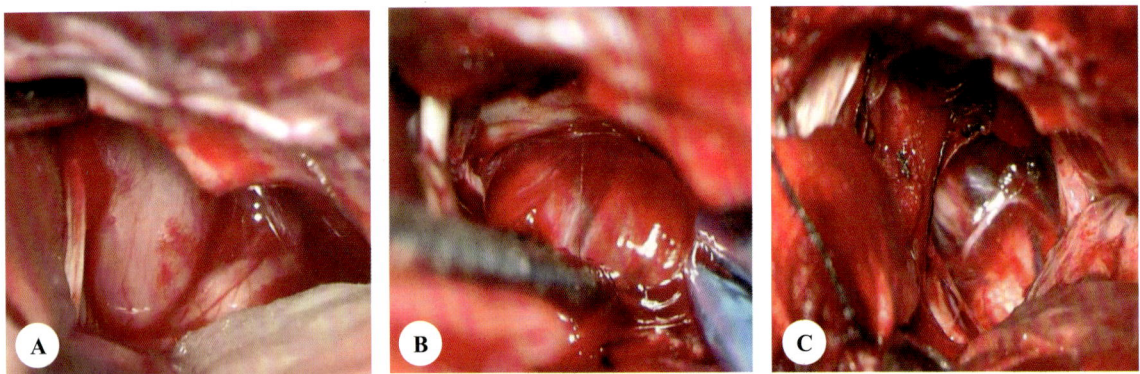

▲ 图 6-41　垂体大腺瘤病例 8 手术过程

【辅助检查】头部 MRI 示鞍区可见类圆形等 T_1 混杂信号影，伴出血囊变，大小约 4.2cm×3.2cm，边界尚清，矢状位 T_1 增强鞍背处可见一条索状高信号影，右侧颈内动脉海绵窦段部分包绕，中线结构居中（图 6-43）。

术前内分泌功能：术前内分泌功能正常。

【术前诊断】鞍内鞍上鞍旁占位，垂体大腺瘤（无功能型）？

【手术入路】右侧额下入路。

【手术过程】头位居中，俯仰程度由鞍内病变体

积决定，开颅平颅前窝底；释放脑池脑脊液，抬起额叶；充分利用视交叉前间隙及第Ⅱ间隙切除肿瘤，重视瘤内减压；仔细辨认正常垂体组织和垂体柄结构，实现解剖及功能保留（图 6-44）。

【术后 MRI】术后 MRI 示原鞍区及鞍上区病变呈切除术后改变，增强后术区边缘仍见条索状增强影，考虑垂体柄可能，视交叉受压上抬较前好转，余况基本同前（图 6-45）。

【术后内分泌功能】术后内分泌功能正常。

【随访 MRI】术后 6 月复查头部 MRI（图 6-46）。

【经验体会】术前正确诊断，根据肿瘤生长特点，选择合适的手术入路；术前根据影像学资料，判断重要结构的大致位置以及肿瘤生长范围，个体化调整术中头位；术中注意充分瘤内减压与分离肿瘤边界交替进行；术中识别正常垂体组织，做到结构与功能的保留；术中注意避免伤及颈内动脉、大脑前、中动脉及其分支。

病例 10　患者女性，33 岁，因"双眼视力下降 6 年余，加重 6 个月余"入院。既往无特殊。

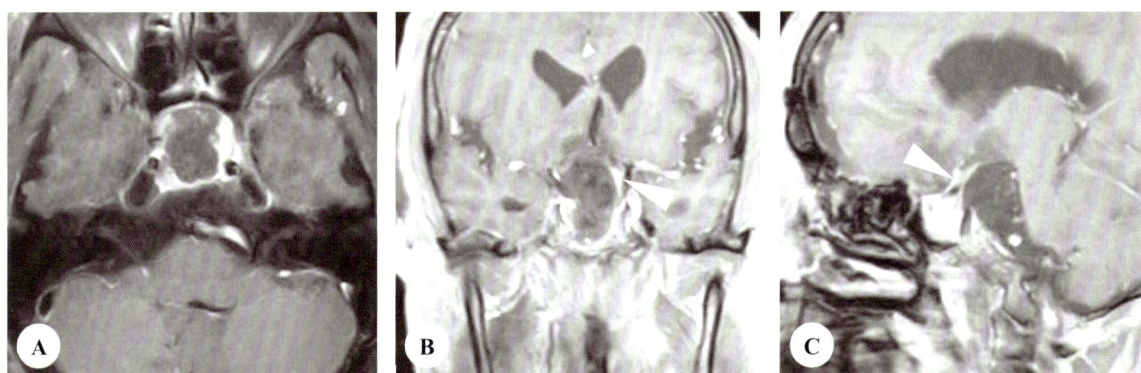

▲ 图 6-42　垂体大腺瘤病例 8 术后 MRI 检查
白箭头所示为垂体柄

表 6-21　垂体大腺瘤病例 8 术后内分泌功能

项　　目	检测值	参考值
游离三碘甲状腺原氨酸（FT$_3$）	3.09pmol/L	2.8～7.1pmol/L
游离甲状腺激素（FT$_4$）	15.17pmol/L	12～22pmol/L
皮质醇（8AM）	301.6nmol/L	172～497nmol/L

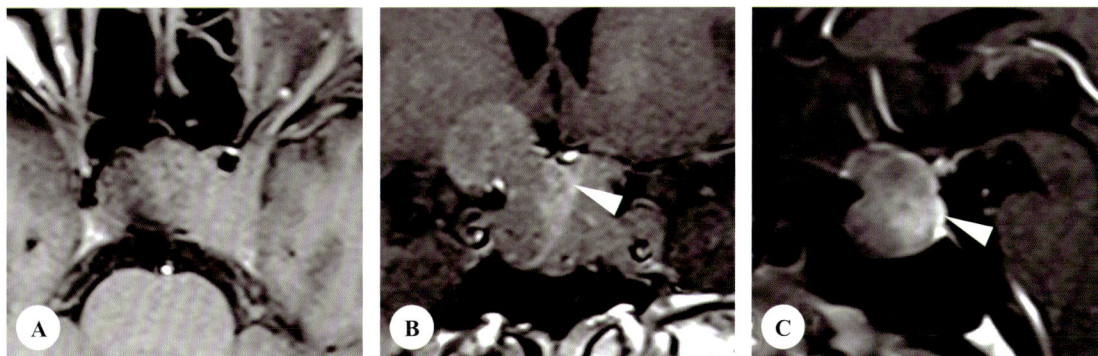

▲ 图 6-43　垂体大腺瘤病例 9 术前 MRI 检查
白箭头所示为垂体柄

【查体】体温：36.5℃，脉搏：80/min 呼吸：17/min，血压：127/80mmHg。发育正常，营养中等，神志清楚，慢性病容，检查合作，自动体位。鼻唇肥厚，肢体末端肥大，全身皮肤巩膜无黄染，无发绀，皮肤温度正常，无下肢凹陷性水肿，无皮疹，无瘢痕，无皮下结节、肝掌、蜘蛛痣。神清语利。记忆力、定向力、智力可。双鼻嗅觉可。左眼视力：0.6，右眼无光感；双瞳直径 3mm，等大等圆，对光反射灵敏，双眼球活动可，双侧眼底检查视盘苍白，眼睑无下垂，无眼球震颤。双侧面部痛觉、振动觉可，咀嚼有力，张口下颌无偏移。角膜反射（＋），腹壁反射（＋），肱二头肌反射（＋＋），肱三头肌反射（＋＋），桡骨骨膜反射（＋＋），膝反射（＋＋）。Hoffmann 征（－），双侧 Babinski 征（－），双侧 Oppenheim 征（－），双侧 Gordon 征（－）。颈软，Kernig 征（－），Brudzinski 征（－）。跟膝胫试验（－），指鼻试验（－），双手动作轮替试验（－），Romberg 征（－），行一字步可。

【辅助检查】头部 MRI：鞍区可见类圆形分叶状稍高信号灶，大小约 2.9cm×1.8cm×2.5cm，边界尚

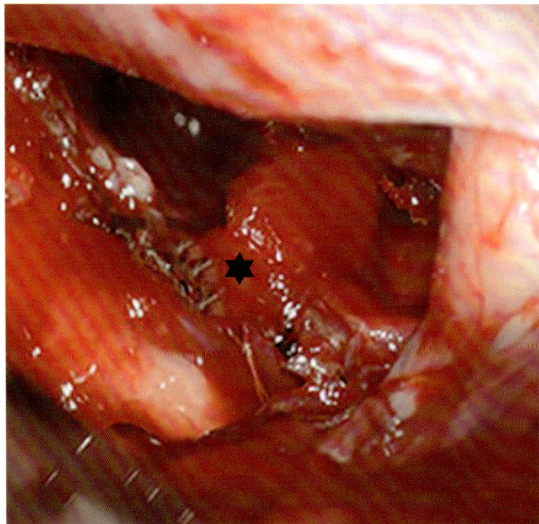

▲ 图 6-44　垂体后叶（黑色六角形）

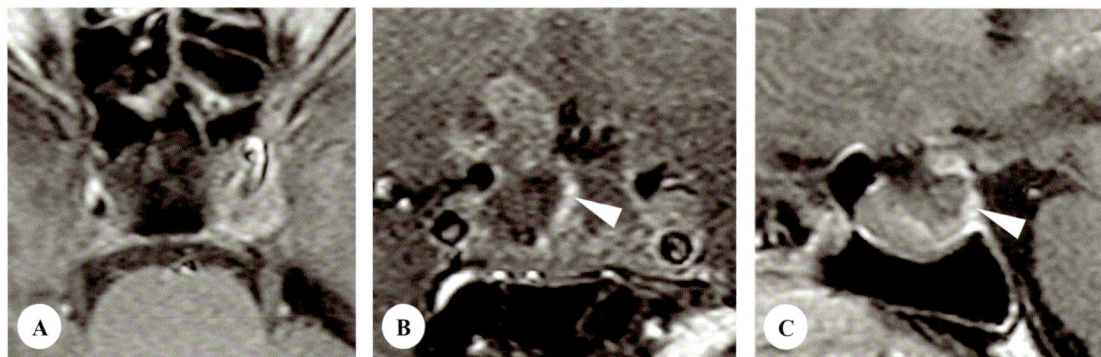

▲ 图 6-45　垂体大腺瘤病例 9 术后 MRI 检查

白箭头所示为垂体柄

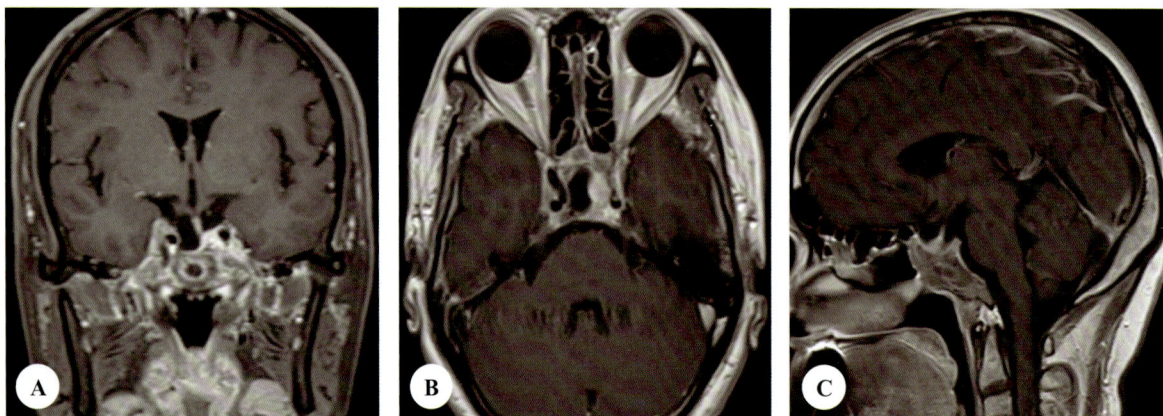

▲ 图 6-46　垂体大腺瘤病例 9 随访 MRI 检查

清，增强后低度强化，病灶向后生长压迫中脑脑桥，中线结构尚居中（图6-47）。

【术前内分泌功能】见表6-22。

【术前诊断】鞍内鞍上鞍旁占位，垂体大腺瘤（GH型）？

【手术入路】右侧翼点入路。

【手术过程】头位居中，俯仰程度由鞍内病变体积决定，开颅平颅前窝底；释放脑池脑脊液，抬起额叶；充分利用视交叉前间隙及第Ⅱ间隙切除肿瘤，重视瘤内减压；仔细辨认正常垂体组织和垂体柄结构，实现解剖及功能保留（图6-48）。

【术后MRI】术后MRI示原鞍内鞍上鞍旁病变呈切除术后改变，增强后术区边缘可见条索状强化，余况基本同前（图6-49）。

【术后内分泌功能】见表6-23。

【经验体会】

(1) 术前正确诊断，根据肿瘤生长特点，选择合适的手术入路；该患者肿瘤呈分叶状生长，且肿瘤后份稍偏离中线，靠近鞍旁，因此选择翼点入路较为合适。

(2) 术前根据影像学资料，判断重要结构的大致位置以及肿瘤生长范围，个体化调整术中头位。

(3) 术中注意充分瘤内减压与分离肿瘤边界交替进行。

(4) 术中识别正常垂体组织，做到结构与功能的保留。

(5) 术中注意避免伤及颈内动脉、大脑前、中动脉及其分支。

病例11 患者女性，30岁，因"月经不规律8年，视力下降2年"入院。既往无特殊。

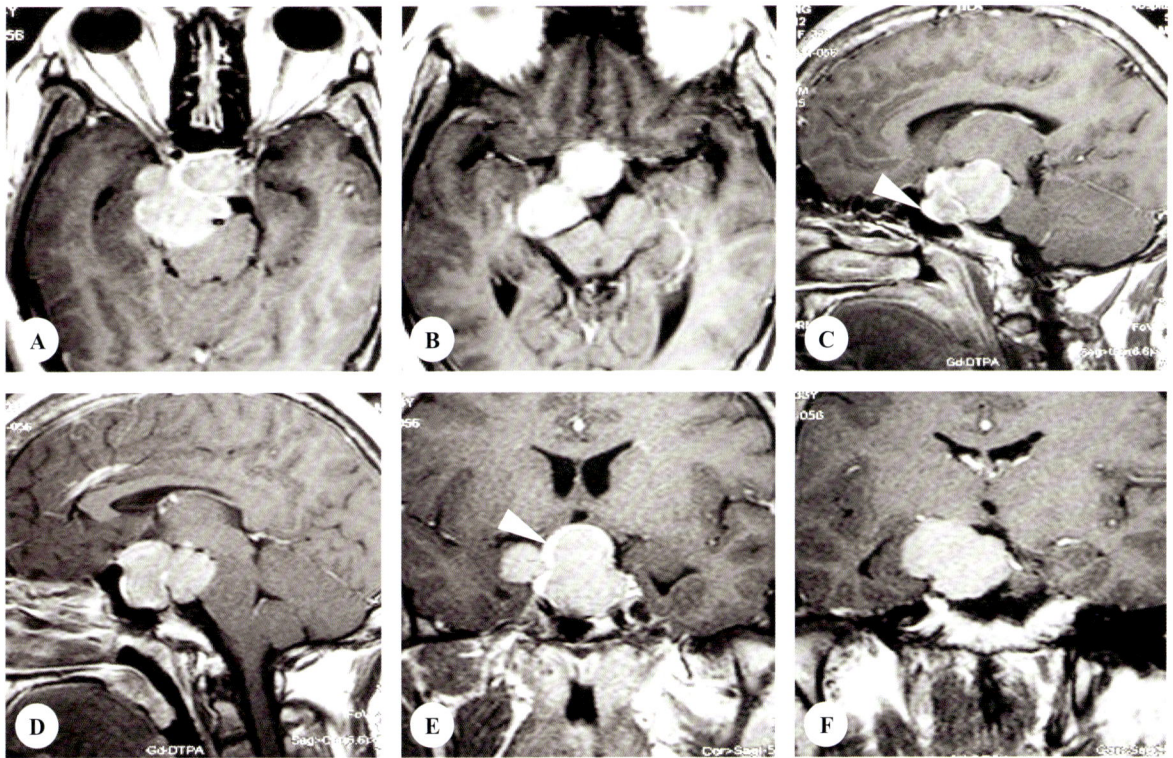

▲ 图6-47 垂体大腺瘤病例10术前MRI检查

白箭头所示为垂体柄

表6-22 垂体大腺瘤病例10术前内分泌功能

项　目	检测值	参考值
生长激素（GH）	37ng/ml	＜ 10ng/ml

【查体】体温：37℃，脉搏：80/min 呼吸：20/min，血压：98/60mmHg。发育正常，营养中等，神志清楚，慢性病容，检查合作，自动体位。全身皮肤巩膜无黄染，无发绀，皮肤温度正常，无下肢凹陷性水肿，无皮疹，无瘢痕，无皮下结节、肝掌、蜘蛛痣。神清语利。记忆力、定向力、智力可。双鼻嗅觉可。左侧视力 0.2，右侧视力 0.04，右侧颞上象限视野粗测缺损。眼底检查双侧视盘模糊。双瞳直径 3mm，等大等圆，光反射灵敏，双眼球活动可，眼睑无下垂，无眼球震颤。双侧面部痛觉、振动觉可，咀嚼有力，张口下颌无偏移。角膜反射

（＋），腹壁反射（＋），肱二头肌反射（＋＋），肱三头肌反射（＋＋），桡骨骨膜反射（＋＋），膝反射（＋＋）。Hoffmann 征（－），双侧 Babinski 征（－），双侧 Oppenheim 征（－），双侧 Gordon 征（－）。颈软，Kernig 征（－），Brudzinski 征（－）。跟膝胫试验（－），指鼻试验（－），双手动作轮替试验（－），Romberg 征（－），行一字步可。

【辅助检查】图 6-50。

头部 MRI：蝶鞍扩大，鞍区可见不规则形肿块灶，其内可见囊变，病灶包绕左侧海绵窦，向上压迫视交叉，向前压迫蝶窦后壁及斜坡，向后压迫脑干，向左压迫邻近颞叶，向下沿环池、桥前池伸至延髓水平，鞍底下陷。病灶较大层面范围约 57mm×55mm×39mm，实质部分呈等 T_1 稍长 T_2 信号，增强后明显强化，囊性部分呈长 T_1 长 T_2 信号，增强后未见明显强化。幕上脑室系统稍扩张，中线结构无移位，脑沟裂正常。鼻咽顶后壁稍增厚，较厚处约 9mm。

鞍区 HRCT 三维成像：蝶鞍扩大，鞍底、鞍背骨质变薄，蝶窦气化尚可，额窦及双侧上颌窦未见明显异常。

【术前内分泌功能】见表 6-24。

【术前诊断】鞍内鞍上斜坡海绵窦占位，巨大垂体腺瘤（无功能型）？

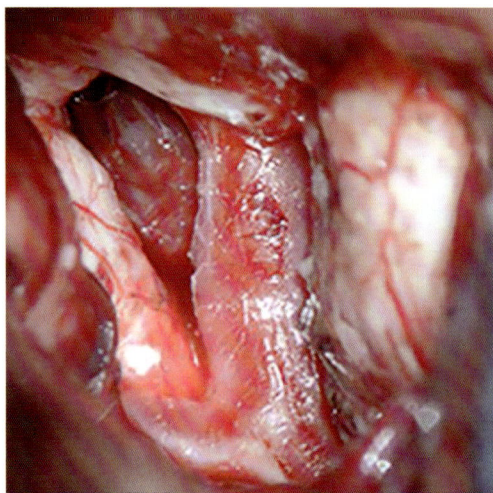

▲ 图 6-48　垂体大腺瘤病例 10 手术过程

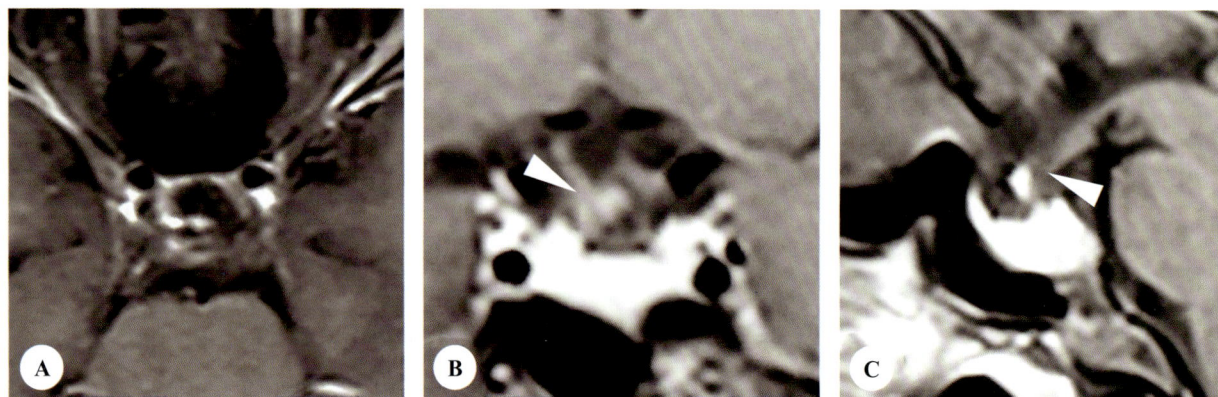

▲ 图 6-49　垂体大腺瘤病例 10 术后 MRI 检查

白箭头所示为垂体柄

表 6-23　垂体大腺瘤病例 10 术后内分泌功能

项　目	检测值	参考值
生长激素（GH）	1.84ng/ml	＜ 10ng/ml

【手术入路】左侧扩大翼点入路。

【手术过程】皮瓣切口过中线，开颅平前颅底，为利用额下第Ⅰ间隙处理肿瘤预留空间；开放侧裂近段、颈动脉池、视交叉池，利于牵拉暴露肿瘤；充分利用各个间隙，分块切除肿瘤；结合术前影像，判断垂体柄及正常垂体位置，在切除肿瘤过程中，仔细辨认上述结构并予以保留（图6-51）。

【术后MRI】术后MRI示左侧额顶部局部骨质中断呈术后改变，原鞍区及鞍上区不规则形肿块灶大部分切除，现仍可见大小约3.0cm×2.1cm等T_1稍长T_2信号，增强后明显强化，视交叉及脑干受压情况较前缓解。术区另可见片状长T_1长T_2无强化信号灶。鼻咽顶后壁稍增厚同前，较厚处约9mm。余况同前（图6-52）。

【术后内分泌功能】见表6-25。

【伽马刀治疗后随访MRI】图6-53。

【经验体会】术前正确诊断，根据肿瘤生长特点，选择合适的手术入路；该例肿瘤虽主体位于中线附近，但向左侧鞍旁扩展生长，选择扩大翼点入路有利于处理鞍旁部分肿瘤，同时利用第Ⅰ间隙可处理鞍内部分肿瘤；术前根据影像学资料，判断重要结构的大致位置以及肿瘤生长范围，个体化调整术中头位；术中识别正常垂体组织，做到结构与功能的保留。

3. 侵袭海绵窦垂体腺瘤

病例1 患者女性，62岁，因"头痛伴双眼视物模糊2年余，左眼视力严重下降半年"入院。既往无特殊。

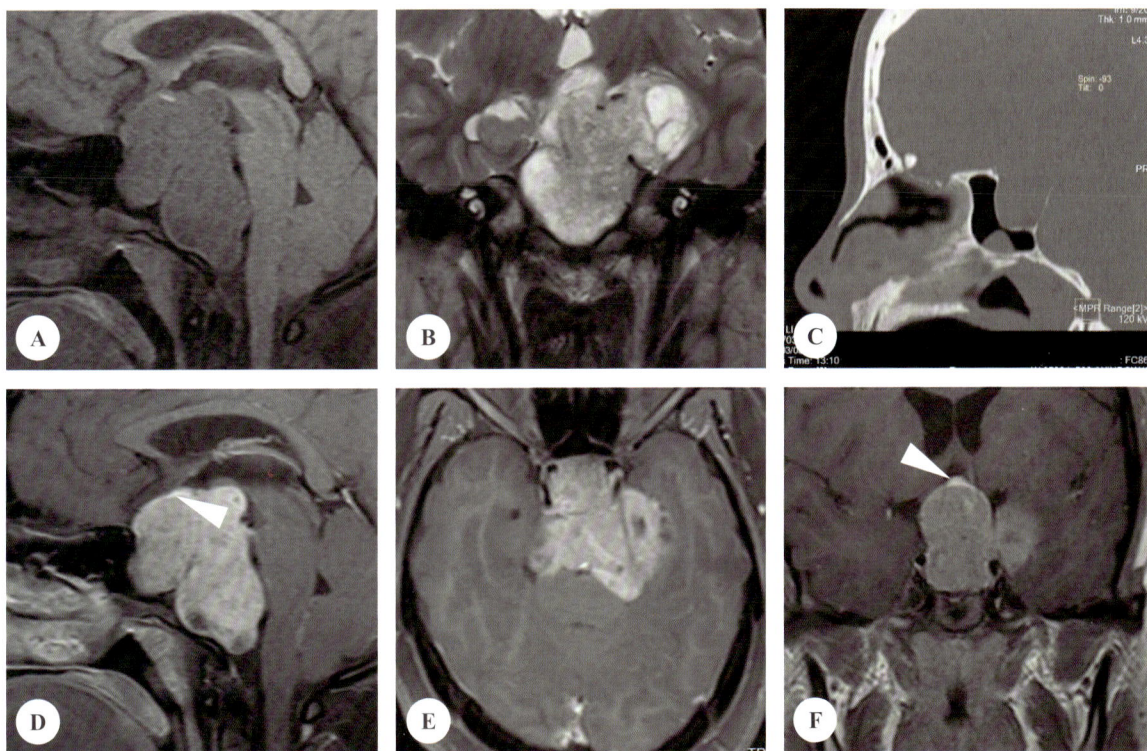

▲ 图6-50　垂体大腺瘤病例11术前辅助检查
白箭头所示为垂体柄

表6-24　垂体大腺瘤病例11术前内分泌功能

项　目	检测值	参考值
睾酮（TESTO）	0.040ng/ml	0.046～1.67ng/ml
催乳素（PRL）	81.84ng/ml	4.79～23.3ng/ml

【查体】体温：36.7℃，脉搏：82/min 呼吸：16/min，血压：136/84mmHg。发育正常，营养中等，神志清楚，慢性病容，检查合作，自动体位。全身皮肤巩膜无黄染，无发绀，皮肤温度正常，无下肢凹陷性水肿，无皮疹，无瘢痕，无皮下结节、肝掌、蜘蛛痣。神清语利。记忆力、定向力、智力可。双鼻嗅觉可。左眼视力 0.05，右眼视力 0.2，左侧颞侧视野大部分缺损，右侧视野无缺损，眼底检查未见明显异常。双瞳直径 3mm，等大等圆，光反射灵敏，双眼球活动可，眼睑无下垂，无眼球震颤。

【辅助检查】图 6-54。

头部 MRI：鞍区及鞍上区可见约 3.8cm×2.1cm×2.3cm 大小卵圆形等长 T_1 混杂稍长 T_2 异常信号灶，其内伴少量斑点状短 T_1 长 T_2 信号灶，可见"束腰征"，鞍底下陷。视交叉稍受压上移，垂体柄变扁显示不清，增强后病灶不均匀强化，左侧海绵窦与病灶分界不清，左侧颈内动脉部分被包绕。双侧基底节区及额叶深部见多发小点状稍长 T_1 稍长 T_2 异常信号灶。

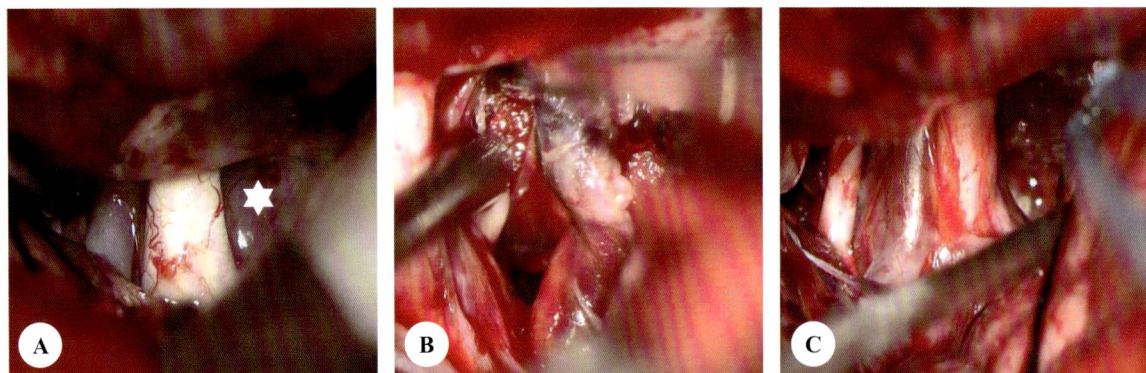

▲ 图 6-51 病例 11 的垂体大腺瘤（白色六角形）

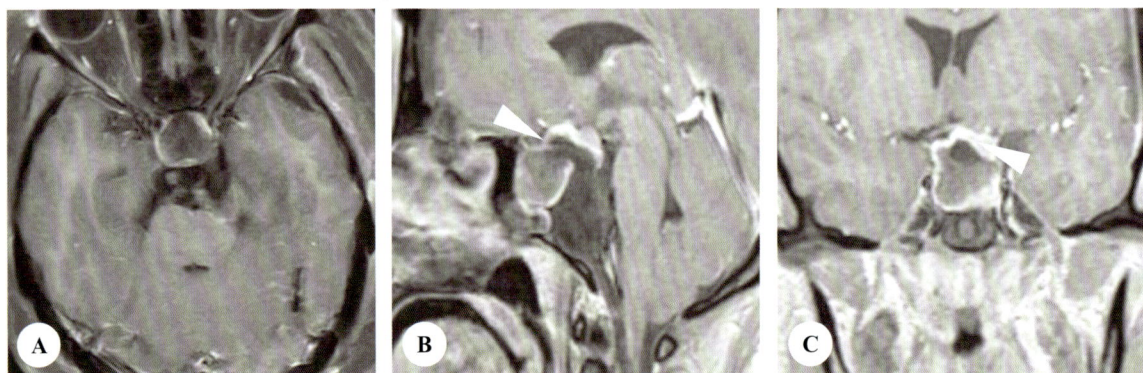

▲ 图 6-52 垂体大腺瘤病例 11 术后 MRI

白箭头所示为垂体柄

表 6-25 垂体大腺瘤病例 11 术后内分泌功能

项　目	检测值	参考值
游离三碘甲状腺原氨酸（FT_3）	3.380pmol/L	2.8～7.1pmol/L
游离甲状腺激素（FT_4）	17.730pmol/L	12～22pmol/L
超高敏促甲状腺素（TSH）	0.327mIU/L	0.27～4.2mIU/L
皮质醇 8AM	477.700nmol/L	7—10AM：171～536nmol/L 4—8PM：64～340nmol/L

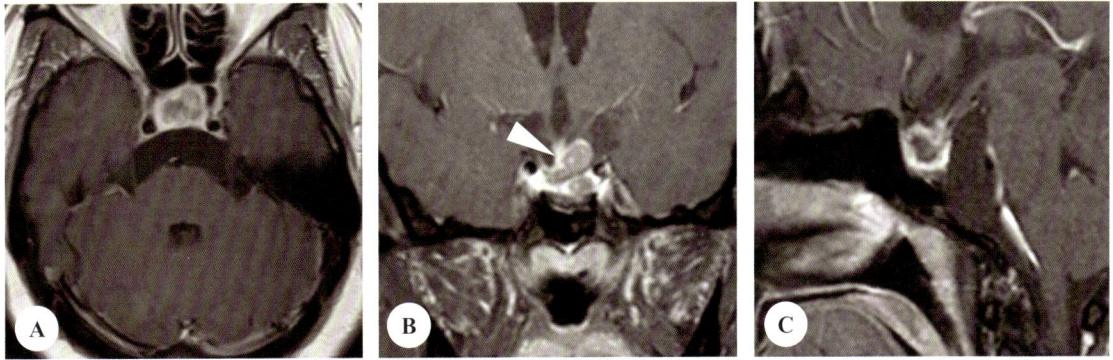

▲ 图 6-53　垂体大腺瘤病例 11 随访 MRI
白箭头所示为垂体柄

中线构居中。

鞍区 HRCT 三维成像可见鞍底及斜坡骨质破坏明显。

【术前内分泌功能】术前内分泌功能正常。

【术前诊断】鞍内鞍上鞍旁斜坡占位，垂体大腺瘤（无功能型）？

【手术入路】单侧鼻孔经蝶窦入路。

【手术过程】术中正确的头位摆放，准确识别蝶鞍并区别于斜坡骨质；打开蝶鞍骨质后，结合术前影像学信息，判断肿瘤所在位置；瘤腔内辨别肿瘤组织与正常垂体组织，并保护正常垂体组织；咬除蝶鞍骨质和刮除肿瘤时，避免损伤颈内动脉。

【术后 MRI】术后 MRI 示鞍内肿块已大部分切除，左侧海绵窦内部分肿瘤残留，增强后可见鞍上片状强化影，余况同前（图 6-55）。

【术后内分泌功能】术后内分功能正常。

【随访 MRI】单侧鼻孔经蝶窦入路术后 8 个月，伽马刀术后半年（图 6-56）。

【经验体会】术前正确诊断，识别垂体后叶垂体柄结构并选择恰当的手术入路方式；术中正确辨别正常垂体组织，做到结构与功能的保留；术中注意避免伤及颈内动脉；注意保护鞍上池蛛网膜完整，警惕脑脊液漏可能。

病例 2　患者男性，51 岁，因"双眼视物模糊 2 年，加重 2 个月"入院。既往无特殊。

【查体】体温 36.3℃，脉搏 74 次 / 分呼吸 15 次 / 分，血压 128/74mmHg。发育正常，营养中等，神志清楚，慢性病容，检查合作，自动体位。鼻唇肥厚，肢体末端肥大，皮肤巩膜无黄染，全身皮肤巩膜无

黄染，无发绀，皮肤温度正常，无下肢凹陷性水肿，无皮疹，无瘢痕，无皮下结节、肝掌、蜘蛛痣。神清语利。记忆力、定向力、智力可。双鼻嗅觉可。左眼视力 0.3，右眼视力 0.4，双瞳直径 3mm，等大等圆，对光反射灵敏，双眼球活动可，双侧眼底检查视盘苍白水肿，眼睑无下垂，无眼球震颤。双侧面部痛觉、振动觉可，咀嚼有力，张口下颌无偏移。

【辅助检查】头部 MRI：鞍区可见类圆形伴束腰征肿块，冠状位上肿块左侧可见条索状高信号影，考虑受压移位的垂体柄可能（图 6-57）。

【术前内分泌功能】术前内分泌功能正常。

【术前诊断】鞍内鞍上鞍旁占位，垂体大腺瘤（无功能型）？

【手术入路】单侧鼻孔经蝶窦入路。

【手术过程】术中正确的头位摆放，准确识别蝶鞍并区别于斜坡骨质；打开蝶鞍骨质后，结合术前影像学信息，判断肿瘤所在位置；瘤腔内辨别肿瘤组织与正常垂体组织，并保护正常垂体组织。

【术后 MRI】见图 6-58。

【术后内分泌功能】术后内分泌功能正常。

【经验体会】术前仔细阅片判断垂体柄的方位，结合内分泌检查结果正确选择治疗方式；术中正确辨别肿瘤组织和正常垂体组织，做到结构与功能的保留；术中注意避免伤及颈内动脉；术中注意尽量保持鞍上池蛛网膜完整，必要时进行术后颅底重建，警惕脑脊液漏。

病例 3　患者男性，45 岁，因"视力下降约 6 年，加重 1 年"入院。既往无特殊。

【查体】体温：36.6℃，脉搏：81/min，呼吸：

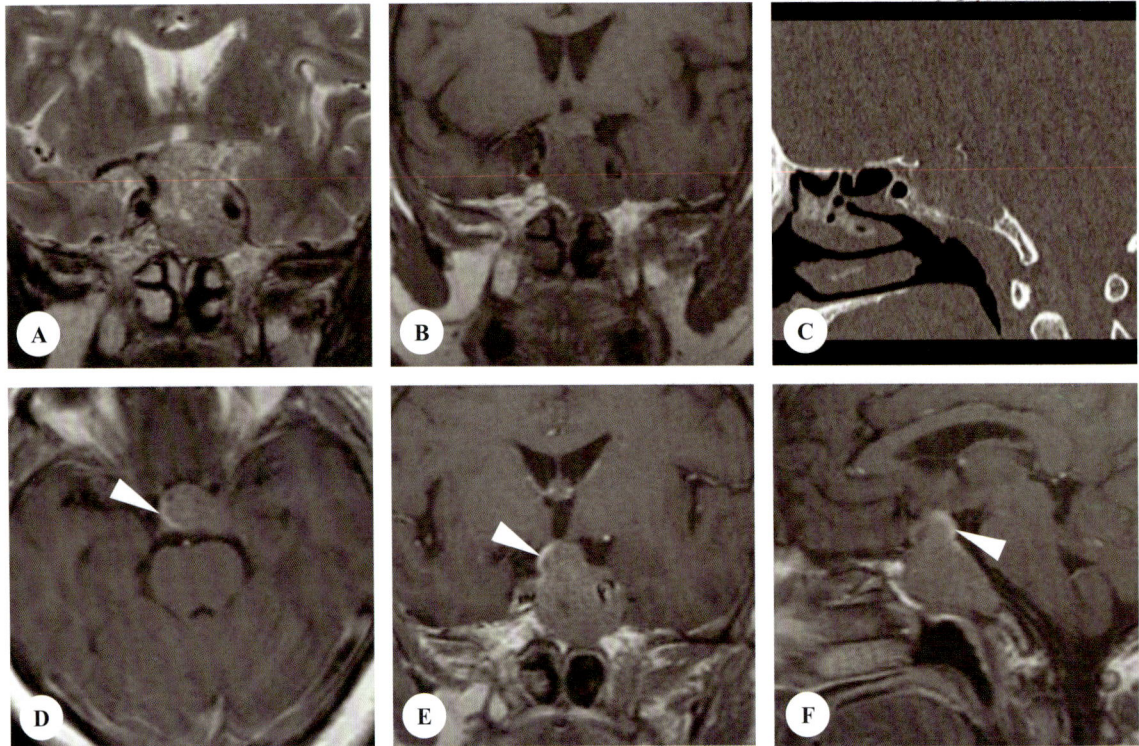

▲ 图 6-54 侵袭海绵窦垂体腺瘤病例 1 术前辅助检查

白箭头所示为垂体柄

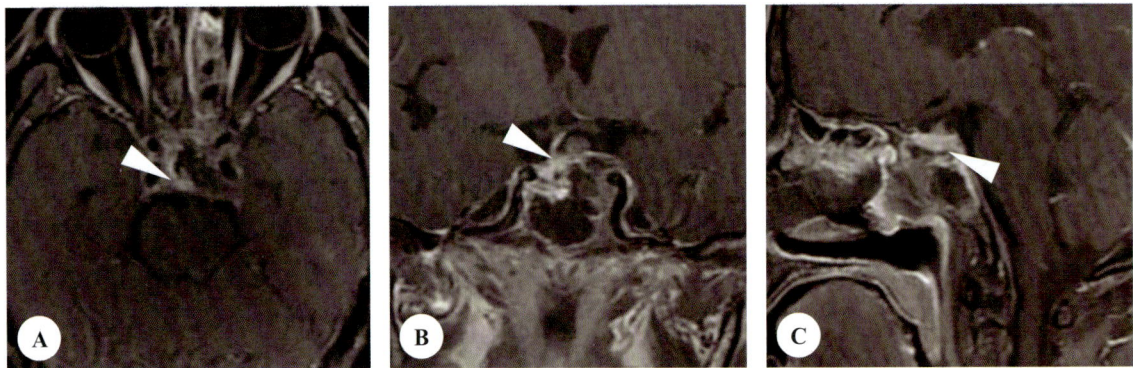

▲ 图 6-55 侵袭海绵窦垂体腺瘤病例 1 术后 MRI 检查

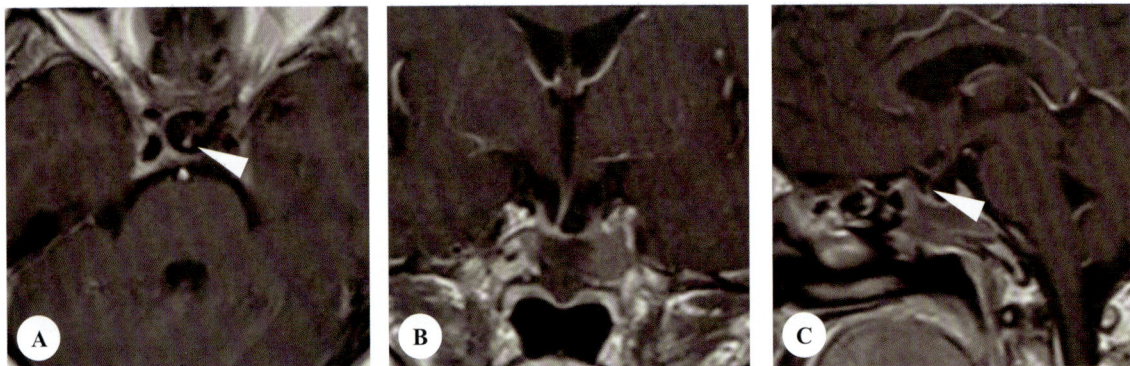

▲ 图 6-56 侵袭海绵窦垂体腺瘤病例 1 术后随访 MRI 检查

18/min，血压：136/78mmHg。发育正常，营养中等，神志清楚，慢性病容，检查合作，自动体位。鼻唇肥厚，肢体末端肥大，全身皮肤巩膜无黄染，无发绀，皮肤温度正常，无下肢凹陷性水肿，无皮疹，无瘢痕，无皮下结节、肝掌、蜘蛛痣。神清语利。记忆力、定向力、智力可。双鼻嗅觉可。左侧视力0.6，右侧视力0.8，双瞳直径3mm，等大等圆，对光反射灵敏，双眼球活动可，双侧眼底检查视盘苍白水肿，眼睑无下垂，无眼球震颤。双侧面部痛觉、振动觉可，咀嚼有力，张口下颌无偏移。

【辅助检查】头部MRI：鞍区可见类圆形等T_1等－长T_2混杂信号影，伴出血囊变，大小约4.2cm×3.2cm，边界尚清，矢状位T_1增强鞍背处可见一条索状高信号影，左侧颈内动脉海绵窦段完全包绕，病灶向下突入蝶窦（图6-59）。

术前内分泌功能：术前内分泌功能正常。

【术前诊断】鞍内鞍上鞍旁占位，垂体大腺瘤（无功能型）？

【手术入路】单侧鼻孔经蝶窦入路。

【手术过程】术中正确的头位摆放，准确识别蝶鞍并区别于斜坡骨质；打开蝶鞍骨质后，结合术前影像学信息，判断肿瘤所在位置；瘤腔内辨别肿瘤组织与正常垂体组织，并保护正常垂体组织。

【术后MRI】术后MRI示原鞍区及鞍上区病变呈切除术后改变，增强后术区边缘仍见条索状增强影，考虑垂体柄可能，视交叉受压上抬较前好转，余况基本同前（图6-60）。

【术后内分泌功能】术后内分泌功能正常。

【经验体会】术前仔细阅片判断垂体柄的方位，结合内分泌检查结果正确选择治疗方式；术中正确辨别肿瘤组织和正常垂体组织，做到结构与功能的保留；术中注意避免伤及颈内动脉；术中注意尽量保持鞍上池蛛网膜完整，必要时进行术后颅底重建，警惕脑脊液漏。

病例4 患者女性，39岁，因"视力下降、视野缺损6个月余，检查发现鞍区占位1个月余"入院。

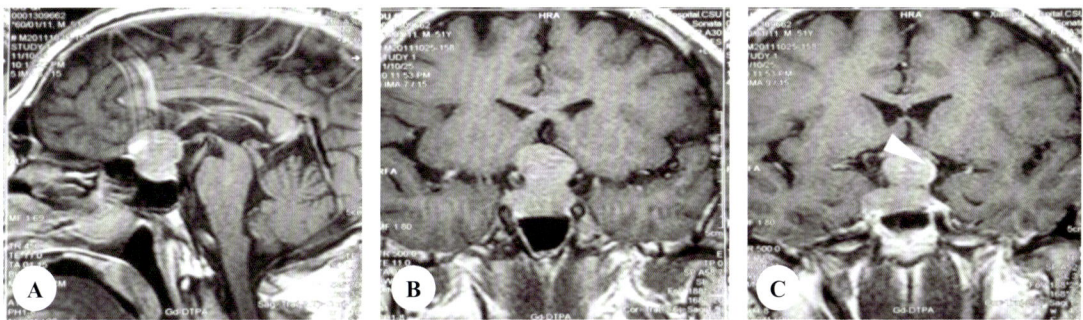

▲ 图6-57 侵袭海绵窦垂体腺瘤病例2术前MRI检查

白箭头所示为垂体柄

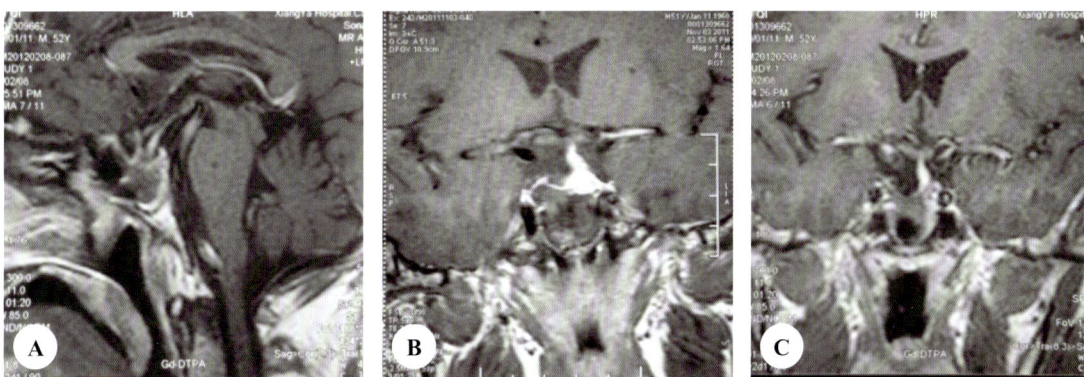

▲ 图6-58 侵袭海绵窦垂体腺瘤病例2术后MRI检查

术后MRI示原鞍区及鞍上区病变呈切除术后改变，增强后术区边缘仍见条索状增强影，考虑垂体柄可能

既往无特殊。

【查体】体温：36.8 ℃，脉搏：80/min，呼吸：12/min，血压：130/80mmHg。发育正常，营养中等，神志清楚，慢性病容，检查合作，自动体位。全身皮肤巩膜无黄染，无发绀，皮肤温度正常，无下肢凹陷性水肿，无皮疹，无皮下结节、肝掌、蜘蛛痣。神清语利。记忆力、定向力、智力可。双鼻嗅觉可。左眼视力 0.4，右眼视力 0.5，左颞侧视野部分缺损。双眼颞侧视盘苍白。双瞳直径 3mm，等大等圆，光反射灵敏，双眼球活动可，眼睑无下垂，无眼球震颤。双侧面部痛觉、振动觉可，咀嚼有力，张口下颌无偏移，角膜反射（＋），腹壁反射（＋），肱二头肌反射（＋＋），肱三头肌反射（＋＋），桡骨骨膜反射（＋＋），膝反射（＋＋）。Hoffmann 征（－），双侧 Babinski 征（－），双侧 Oppenheim 征（－），双侧 Gordon 征（－）。颈软，Kernig 征（－），Brudzinski 征（－）。跟膝胫试验（－），指鼻试验（－），双手动作轮替试验（－），Romberg 征（－），行一字步可。

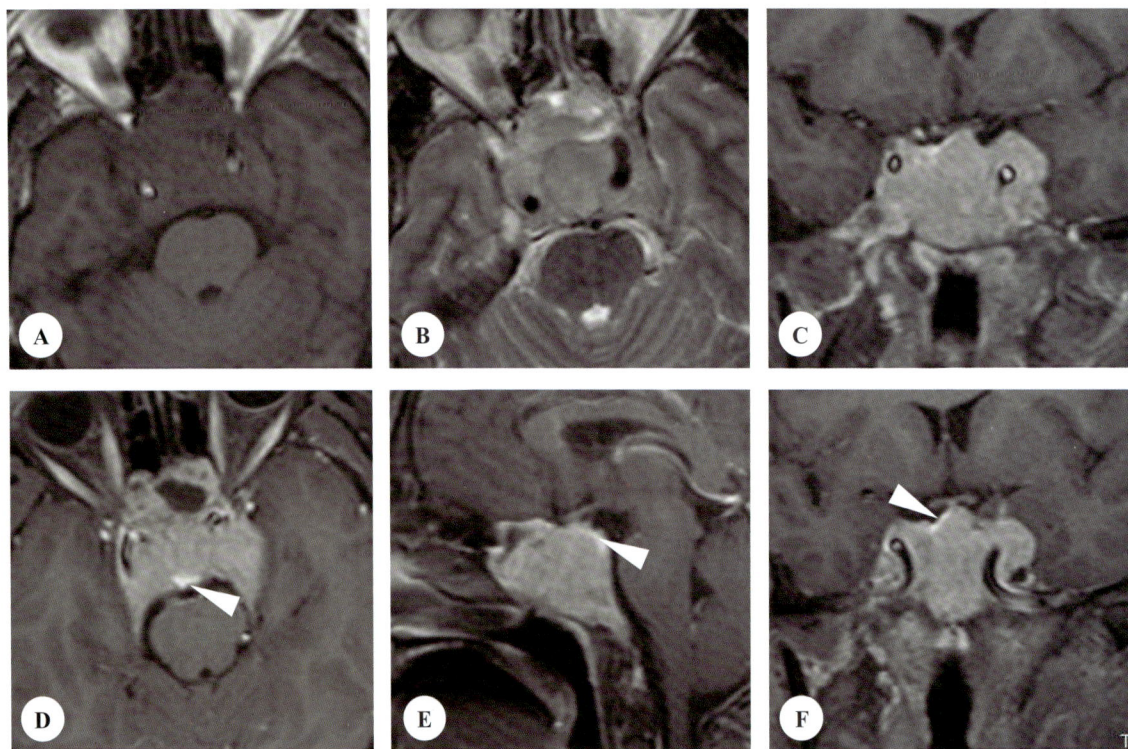

▲ 图 6-59　侵袭海绵窦垂体腺瘤病例 3 术前 MRI 检查
白箭头所示为垂体柄

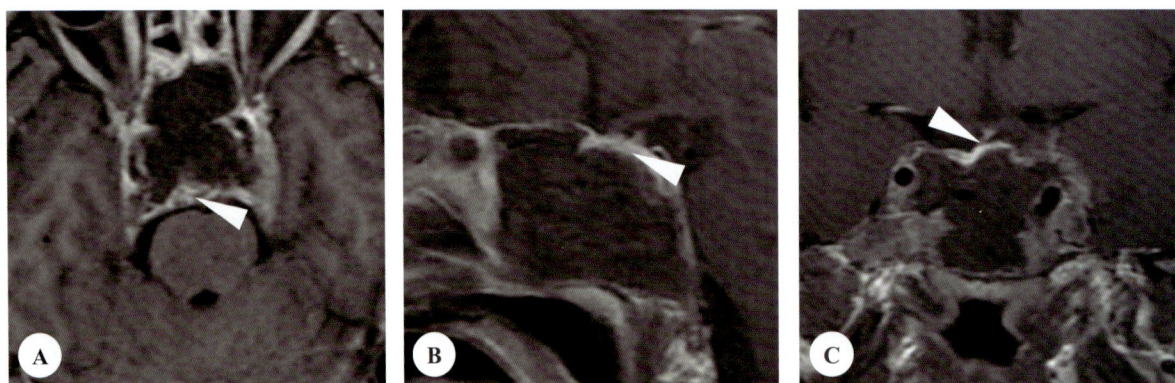

▲ 图 6-60　侵袭海绵窦垂体腺瘤病例 3 术后 MRI 检查
白箭头所示为垂体柄

【辅助检查】头部 MRI：鞍区及鞍上区可见大小约 5.6cm×5.2cm×3.9cm 的团块灶，呈等长 T_1 等长 T_2 信号，增强后欠均匀强化，病灶压迫视交叉上抬，并部分压迫三脑室底壁，病灶包绕右侧海绵窦，病灶底部可见明显强化之垂体，鞍底下陷（6-61）。

【术前内分泌功能】术前内分泌功能无异常。

【术前诊断】鞍内鞍上斜坡蝶骨平台占位，巨大垂体腺瘤（无功能型）？

【手术入路】右侧额下入路。

【手术过程】头位居中，俯仰程度由鞍内病变体积决定，开颅平颅前窝底；释放脑池脑脊液，抬起额叶；充分利用视交叉前间隙及鞍旁间隙切除肿瘤，重视瘤内减压；仔细辨认正常垂体组织和垂体柄结构，实现解剖及功能保留。

【术后 MRI】术后 MRI 示右侧额颞骨呈术后改变，右侧额颞部颅骨内板下可见气体影及少量条状长 T_1 信号灶，原鞍区肿块灶基本切除，现术区可见片状等 T_1 长 T_2 信号，增强后斑片状欠均匀轻度强化，压迫视交叉上抬较前好转。余况基本同前（图 6-62）。

【术后内分泌功能】见表 6-26。

【随访 MRI】图 6-63。

【经验体会】

(1) 术前明确诊断，根据肿瘤生长特点，选择合适的手术入路。该患者的肿瘤巨大，呈分叶状，向前抵鞍结节、蝶骨平台，向后达桥前池，向上达三脑室底；肿瘤巨大但主体仍位于中线附近，额下入路作为首选。扩大经蝶入路需要磨除过多骨质，易残留肿瘤术后脑脊液漏风险增大，不作为首选。

(2) 术前根据影像学资料，判断重要结构的大致位置以及肿瘤生长范围，个体化调整术中头位。

(3) 术中注意充分瘤内减压与分离肿瘤边界交替进行。

(4) 术中识别正常垂体组织，做到结构与功能的保留。

病例 5　患者女性，51 岁，因"反复头痛 3 年，头痛加剧、视力下降 1 年"入院。既往无特殊。

【查体】体温：36.8℃，脉搏：75/min，呼吸：15/min，血压：113/75mmHg。发育正常，营养中等，神志清楚，慢性病容，检查合作，自动体位。全身皮肤巩膜无黄染，无发绀，皮肤温度正常，无下肢

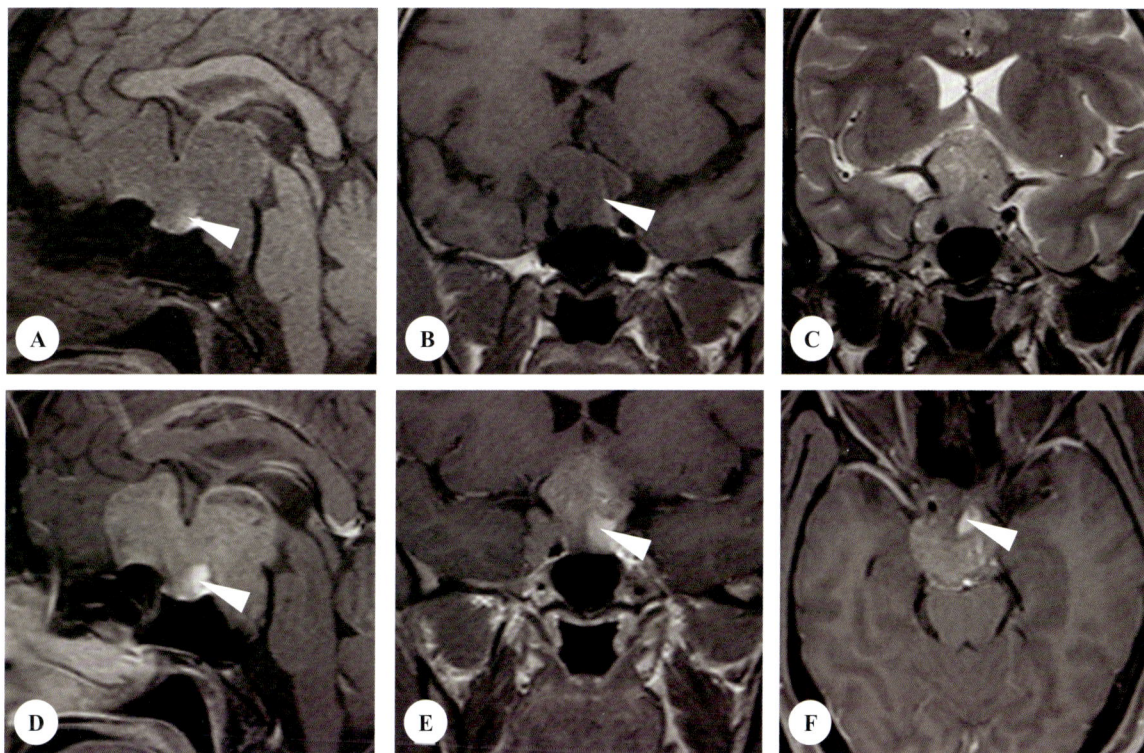

▲ 图 6-61　侵袭海绵窦垂体腺瘤病例 4 术前 MRI 检查

白箭头所示为垂体柄

凹陷性水肿，无皮疹，无瘢痕，无皮下结节、肝掌、蜘蛛痣。神清语利。记忆力、定向力、智力可。双鼻嗅觉可。左眼视力 0.2，右眼视力 20cm 见手动，双瞳直径 3mm，等大等圆，对光反射灵敏，双眼球活动可，双侧眼底检查视盘苍白水肿，眼睑无下垂，无眼球震颤。双侧面部痛觉、振动觉可，咀嚼有力，

张口下颌无偏移，角膜反射（＋），腹壁反射（＋），肱二头肌反射（＋＋），肱三头肌反射（＋＋），桡骨骨膜反射（＋＋），膝反射（＋＋）。Hoffmann 征（－），双侧 Babinski 征（－），双侧 Oppenheim 征（－），双侧 Gordon 征（－）。颈软，Kernig 征（－），Brudzinski 征（－）。跟膝胫试验（－），指鼻试验（－），双

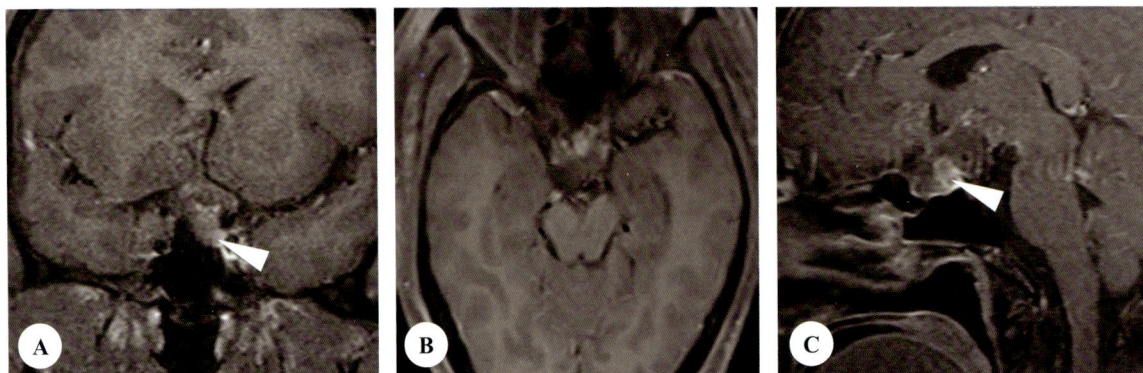

▲ 图 6-62　侵袭海绵窦垂体腺瘤病例 4 术后 MRI 检查

白箭头所示为垂体柄

表 6-26　侵袭海绵窦垂体腺瘤病例 4 术后内分泌功能

项　目	检测值	参考值
游离三碘甲状腺原氨酸（FT$_3$）	3.72pmol/L	3.1～6.8pmol/L
游离甲状腺激素（FT$_4$）	20.69pmol/L	12～22pmol/L
超高敏促甲状腺素（TSH）	1.08mIU/L	0.27～4.2mIU/L
皮质醇（F）	35.67μg/dl	（8AM）6.2～19.4μg/dl（4PM）2.3～11.9μg/dl
生长激素（GH）	0.18ng/ml	＜ 10

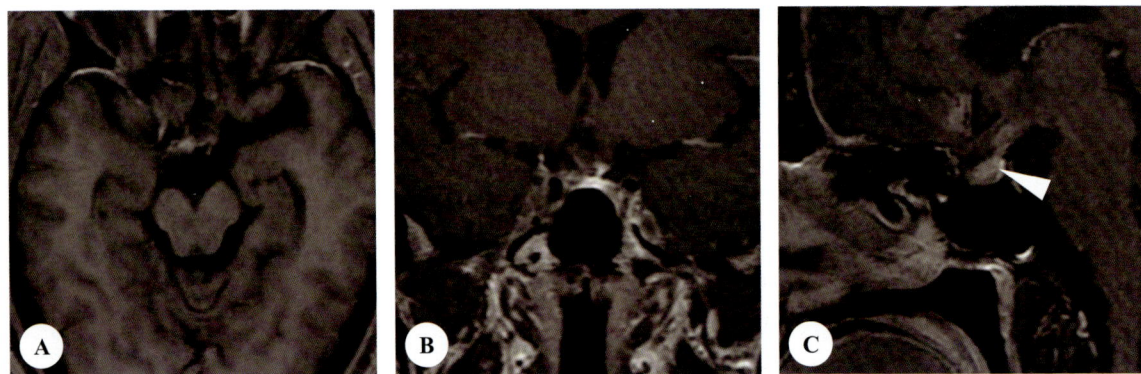

▲ 图 6-63　侵袭海绵窦垂体腺瘤病例 4 随访 MRI 检查

白箭头所示为垂体柄

手动作轮替试验（－），Romberg 征（－），行一字步可。

【辅助检查】头部 MRI：鞍区可见一混杂信号肿块灶，呈等－长 T_1、等－长 T_2 信号，增强后不均匀明显强化，肿块向前下方生长进入蝶窦，完全包绕右侧颈内动脉海绵窦段，最大层面大小约 4.3cm × 5.3cm × 5.1cm，中脑、脑桥受压后移，三脑室受压，脑沟裂池增宽，中线结构居中（图 6-64）。

【术前内分泌功能】见表 6-27。

【术前诊断】鞍内鞍上鞍旁蝶窦占位，巨大垂体腺瘤（无功能型）？

【手术入路】右侧额下入路。

【手术过程】头位居中，俯仰程度由鞍内病变体积决定，开颅平颅前窝底；释放脑池脑脊液，抬起额叶；充分利用视交叉前间隙及鞍旁间隙切除肿瘤，重视瘤内减压；仔细辨认正常垂体组织和垂体柄结构，实现解剖及功能保留。

【术后 MRI】术后 MRI 示原鞍区及鞍上区病变呈部分切除术后改变，增强后术区边缘仍可见不规则强化，病变包绕双侧海绵窦及颈内动脉，术区见积液及少许积气、积血征象，视交叉受压上抬较前好转，双侧上颌窦、筛窦、蝶窦及右侧额窦见少许长 T_2 信号，余况基本同前（图 6-65）。

【术后内分泌功能】见表 6-28。

【放疗后随访 MRI】见图 6-66。

【经验体会】术前正确诊断，根据肿瘤生长特点，选择合适的手术入路；术前根据影像学资料，判断重要结构的大致位置以及肿瘤生长范围，个体化调整术中头位；术中注意充分瘤内减压与分离肿瘤边界交替进行；术中识别正常垂体组织，做到结构与功能的保留；术中注意避免伤及颈内动脉。

病例 6 患者女性，35 岁，因"面容改变、肢端肥大、月经不调、泌乳 2 年，停经 8 个月余，头晕、头痛、视物模糊半年"入院。既往有黄体酮、雌二醇、溴隐亭药物使用史，效果欠佳。

【查体】体温：36.3℃，脉搏：87/min，呼吸：20/min，血压：134/93mmHg。发育正常，营养中等，神志清楚，慢性病容，检查合作，自动体位。肢端肥大面容，手足粗大，耳、鼻、唇、舌肥大，前额

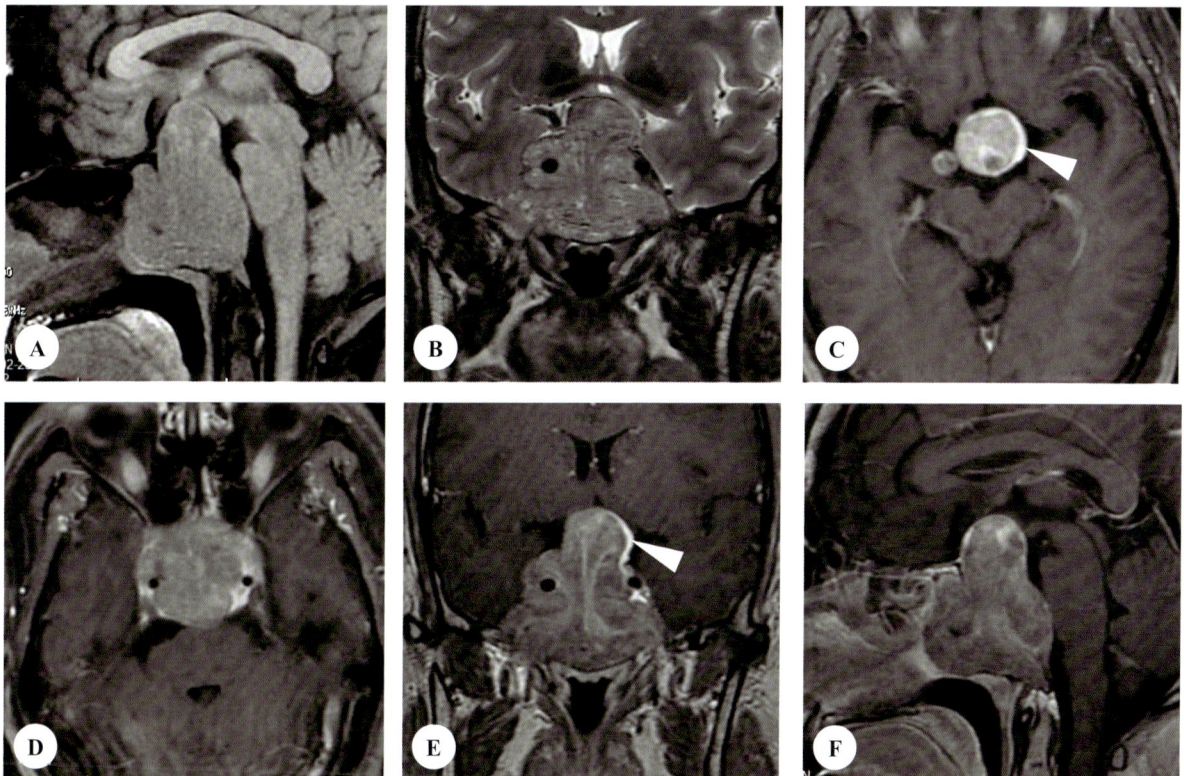

▲ **图 6-64　侵袭海绵窦垂体腺瘤病例 5 术前 MRI 检查**
白箭头所示为垂体柄

眉弓隆起，颧弓突出，下颌伸长。全身皮肤巩膜无黄染，无发绀，皮肤温度正常，无下肢凹陷性水肿，无皮疹，无瘢痕，无皮下结节、肝掌、蜘蛛痣。神清语利。记忆力、定向力、智力可。双鼻嗅觉可。左眼视力 0.1，右眼视力 0.6，粗测视野无缺损，眼底检查未见明显异常。双瞳直径 3mm，等大等圆，光

表 6-27　侵袭海绵窦垂体腺瘤病例 5 术前内分泌功能

项　目	检测值	参考值
催乳素（PRL）	51.21ng/ml	成人：4.79～23.3

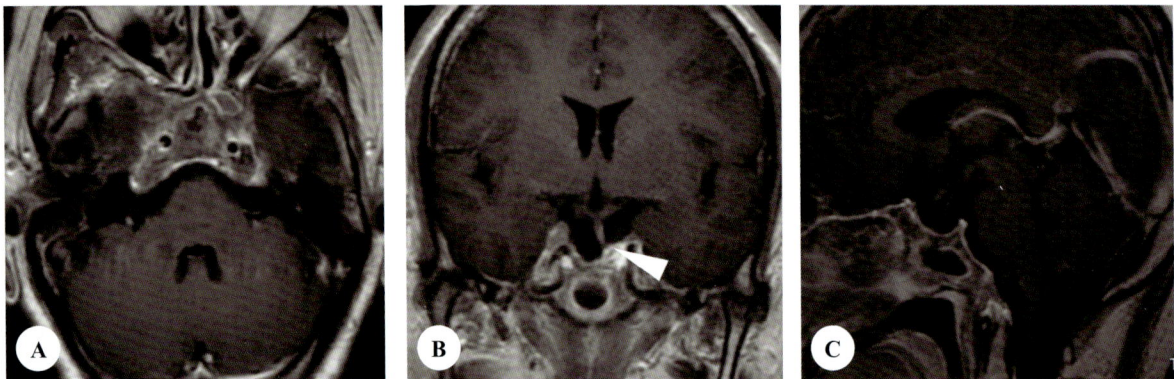

▲ 图 6-65　侵袭海绵窦垂体腺瘤病例 5 术后 MRI 检查

表 6-28　侵袭海绵窦垂体腺瘤病例 5 术后内分泌功能

项　目	检测值	参考值
游离三碘甲状腺原氨酸（FT₃）	2.71pmol/L	2.8～7.1pmol/L
游离甲状腺激素（FT₄）	14.55pmol/L	12～22pmol/L
超高敏促甲状腺素（TSH）	0.15mIU/L	0.27～4.2mIU/L
皮质醇 8AM	640nmol/L	172～497nmol/L
促肾上腺皮质激素（ACTH）	5.68pmol/L	1.6～13.9pmol/L

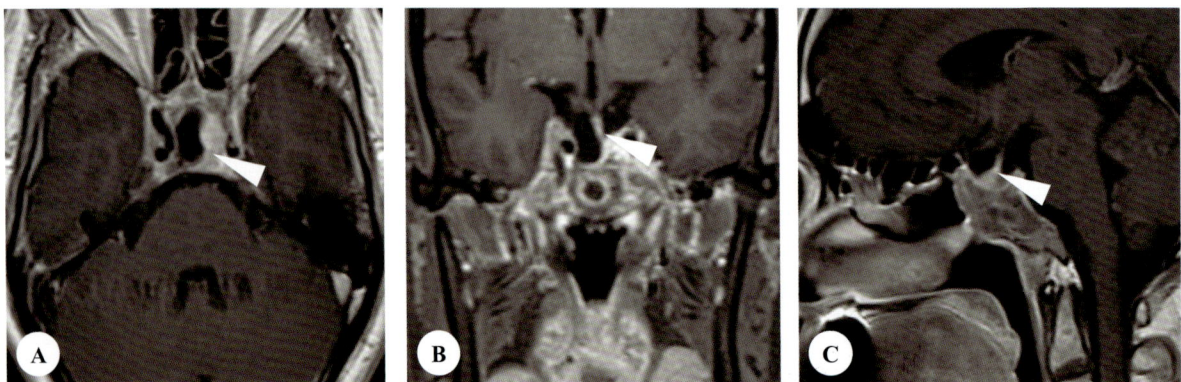

▲ 图 6-66　侵袭海绵窦垂体腺瘤病例 5 随访 MRI 检查

白箭头所示为垂体柄

反射灵敏，双眼球活动可，眼睑无下垂，无眼球震颤。双侧面部痛觉、振动觉可，咀嚼有力，张口下颌无偏移，角膜反射（+）。

【辅助检查】头部 MRI 示鞍内可见约 3.1cm × 1.8cm×4.0cm 不规则形稍长 T_1 稍长 T_2 异常信号肿块，其内可见类圆形短 T_1 长 T_2 信号；增强后病灶呈中等强化；病灶由鞍内向鞍上、鞍旁生长，蝶鞍扩大，鞍底下陷，右侧海绵窦受累，右颈内动脉被肿块包绕，视交叉上抬受压。余脑实质未见异常强化灶（图 6-67）。

【术前内分泌功能】见表 6-29。

【术前诊断】鞍内鞍上鞍旁占位，垂体大腺瘤（GH 型）？

【手术入路 1】单侧鼻孔经蝶窦入路 + 右侧扩大翼点颞前经海绵窦入路。

【手术过程】一期行单侧鼻孔经蝶窦入路。术中正确的头位摆放，准确识别蝶鞍并区别于斜坡骨质；打开蝶鞍骨质后，结合术前影像学信息，判断肿瘤所在位置；瘤腔内辨别肿瘤组织与正常垂体组织，并保护正常垂体组织；咬除蝶鞍骨质和刮除肿瘤时，避免损伤颈内动脉。

二期行左侧扩大翼点 - 颞前经海绵窦入路。开颅尽量显露中颅底，咬除蝶骨嵴至眶上裂；辨认眶脑膜动脉，并作为分离颞侧硬脑膜和海绵窦外侧壁的起点标志；辨别行经海绵窦外侧壁的神经，沿神经间隙切除海绵窦内肿瘤。

【单侧鼻孔经蝶窦入路术后 MRI】术后 MRI 示鞍内肿块已大部分切除，右侧海绵窦内部分肿瘤残留，余况同前（图 6-68）。

【手术入路 2】颞前经海绵窦入路（图 6-69）。

【右侧扩大翼点颞前经海绵窦术后 MRI】见图 6-70。

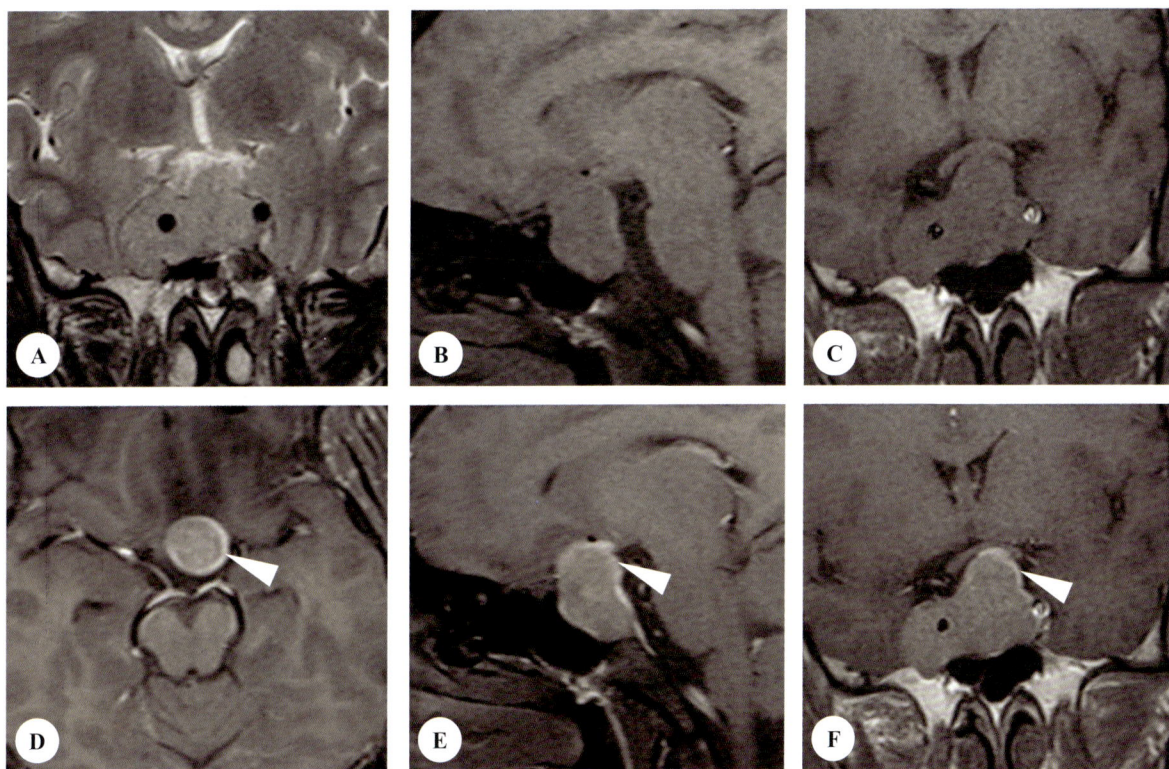

▲ 图 6-67 侵袭海绵窦垂体腺瘤病例 6 术前 MRI 检查

白箭头所示为垂体柄

表 6-29 侵袭海绵窦垂体腺瘤病例 6 术前内分泌功能

项　目	检测值	参考值
GH（发光法）	50.0ng/ml	男性成人＜ 2.0ng/ml 女性成人＜ 10.0ng/ml

【术后内分泌功能】术后内分功能正常。

【随访 MRI】见图 6-71。

【经验体会】充分告知患者及家属病情；术前仔细阅片，根据肿瘤生长特点，制订详细周密的分期手术计划，最终全切肿瘤。

病例 7　患者女性，42 岁，因"反复头痛 2 周"

入院。既往无特殊。

【查体】体温：36.5℃，脉搏：80/min，呼吸：20/min，血压：121/77mmHg。发育正常，营养中等，神志清楚，慢性病容，检查合作，自动体位。全身皮肤巩膜无黄染，无发绀，皮肤温度正常，无下肢凹陷性水肿，无皮疹，无瘢痕，无皮下结节、肝掌、蜘蛛痣。神清语利。记忆力、定向力、智力可。双

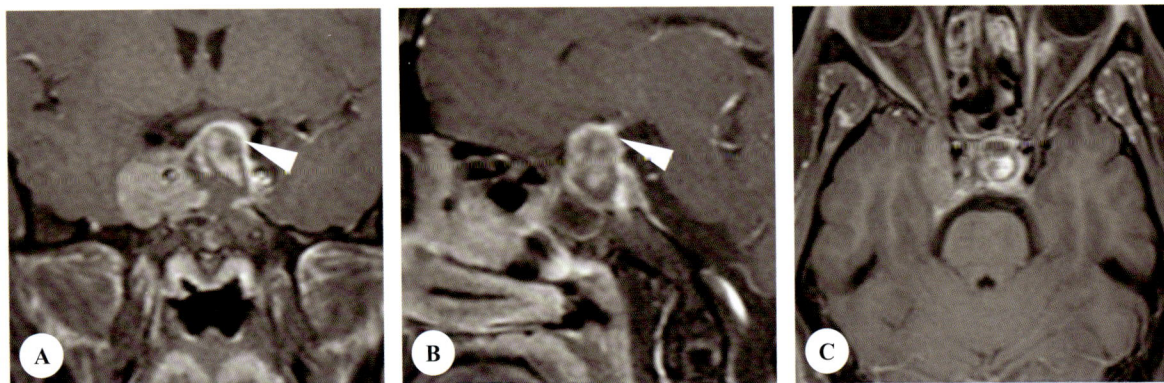

▲ 图 6-68　患者单侧鼻孔经蝶窦入路术后 MRI

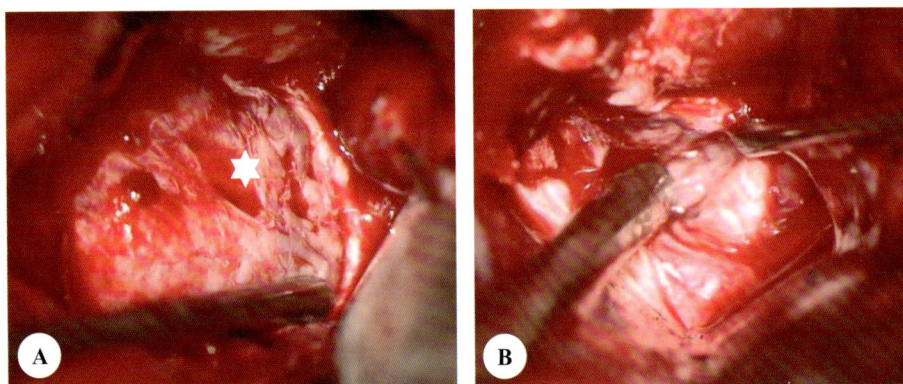

▲ 图 6-69　二期开颅颞前经海绵窦入路术中所见肿瘤（白色六角形）

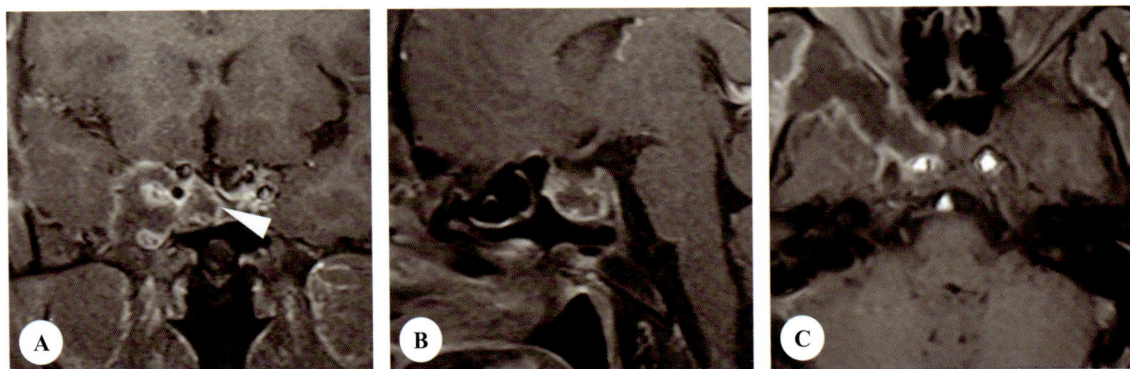

▲ 图 6-70　右侧扩大翼点颞前经海绵窦术后 MRI 检查

白箭头所示为垂体柄

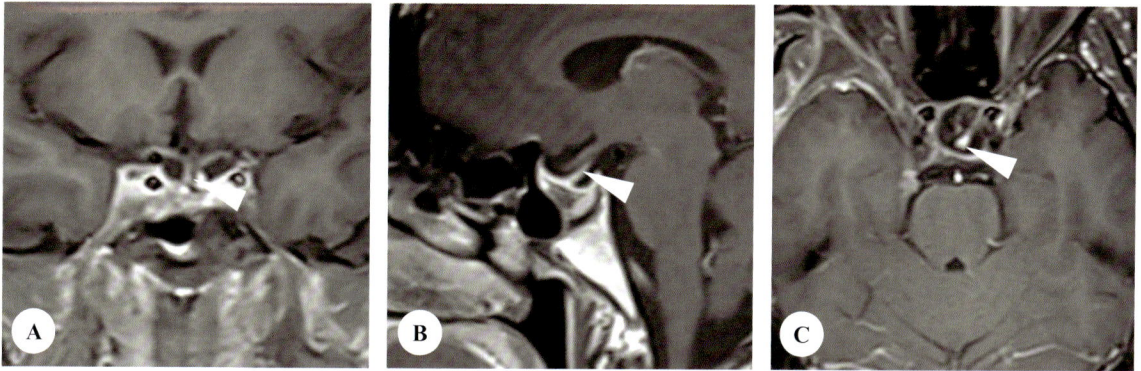

▲ 图 6-71　侵袭海绵窦垂体腺瘤病例 6 随访 MRI 检查

白箭头所示为垂体柄

鼻嗅觉可。左侧视力 1.0，右侧视力 1.5，视野粗测无缺损，眼底检查未见明显异常。双瞳直径 3mm，等大等圆，光反射灵敏，双眼球活动可，眼睑无下垂，无眼球震颤。双侧面部痛觉、振动觉可，咀嚼有力，张口下颌无偏移，角膜反射（＋）。

【辅助检查】头部 MRI：斜坡 – 鞍区 – 鞍上 – 蝶窦可见不规则等信号肿块影，肿块向前侵犯蝶窦、向外侵犯双侧海绵窦。蝶骨、枕骨斜坡可见虫蚀样骨质破坏。左侧颈内动脉海绵窦段被包绕，T_1 增强冠状位鞍背右侧可见一条状高信号影（图 6-72）。

【术前内分泌功能】术前内分泌功能正常。

【术前诊断】鞍内鞍上鞍旁蝶窦占位，巨大垂体腺瘤（无功能型）？

【手术入路】左侧扩大翼点 – 颞前经海绵窦入路＋单侧鼻孔经蝶窦入路。

【手术过程】一期行左侧扩大翼点 – 颞前经海绵窦入路（图 6-73）。开颅尽量显露中颅底，咬除蝶骨嵴至眶上裂；辨认眶脑膜动脉，并作为分离颞侧硬脑膜和海绵窦外侧壁的起点标志；辨别行经海绵窦外侧壁的神经，沿神经间隙切除海绵窦内肿瘤。

二期行单侧鼻孔经蝶窦入路。术中正确的头位摆放，准确识别蝶鞍并区别于斜坡骨质；打开蝶鞍骨质后，结合术前影像学信息，判断肿瘤所在位置；瘤腔内辨别肿瘤组织与正常垂体组织，并保护正常垂体组织；咬除蝶鞍骨质和刮除肿瘤时，避免损伤颈内动脉。

【首次颞前经海绵窦入路术后 MRI】术后 MRI 示左侧额部呈术后改变，左侧额部颅板下见长 T_2 信号灶，鞍区并上份已切除，术前见斑片状长 T_1 长 T_2 信号灶，无强化；原病变下部病变仍见斑片状强化灶。鞍底下陷，向下累及蝶骨体、枕骨斜坡，情况同前。余况同前（图 6-74）。

【单侧鼻孔经蝶窦入路术后 MRI】术后 MRI 示原斜坡及蝶窦内病灶已经切除，术区呈术后改变，无明显强化。左侧额部呈术后改变（图 6-75）。

【术后内分泌功能】见表 6-30。

【随访 MRI】术后 1 年（图 6-76）。

【经验体会】术前仔细阅片，根据肿瘤生长特点，制订详细周密的分期手术计划。本例先行一期开颅颞前经海绵窦入路硬膜外 – 硬膜下结合，切除了海绵窦及鞍上、鞍内肿瘤，下陷入蝶窦肿瘤二期显微经鼻窦直视下切除，安全有效。

病例 8　患者女性，48 岁，因"视力下降伴视野缩窄半年余"入院。既往无特殊。

【查体】体温：36.5℃，脉搏：79/min，呼吸：16/min，血压：119/73mmHg。发育正常，营养中等，神志清楚，慢性病容，检查合作，自动体位。全身皮肤巩膜无黄染，无发绀，皮肤温度正常，无下肢凹陷性水肿，无皮疹，无瘢痕，无皮下结节、肝掌、蜘蛛痣。神清语利。记忆力、定向力、智力可。双鼻嗅觉可。左眼视力 0.3，右眼视力 0.7，双侧颞侧视野大部分缺损，眼底检查未见明显异常。双瞳直径 3mm，等大等圆，光反射灵敏，双眼球活动可，眼睑无下垂，无眼球震颤。双侧面部痛觉、振动觉可，咀嚼有力，张口下颌无偏移，角膜反射（＋）。

【辅助检查】头部 MRI：鞍内及右侧鞍旁见不规则形等长 T_1 等长 T_2 囊实性肿块灶，向鞍上及右侧鞍旁生长，部分突入蝶窦内，大小约

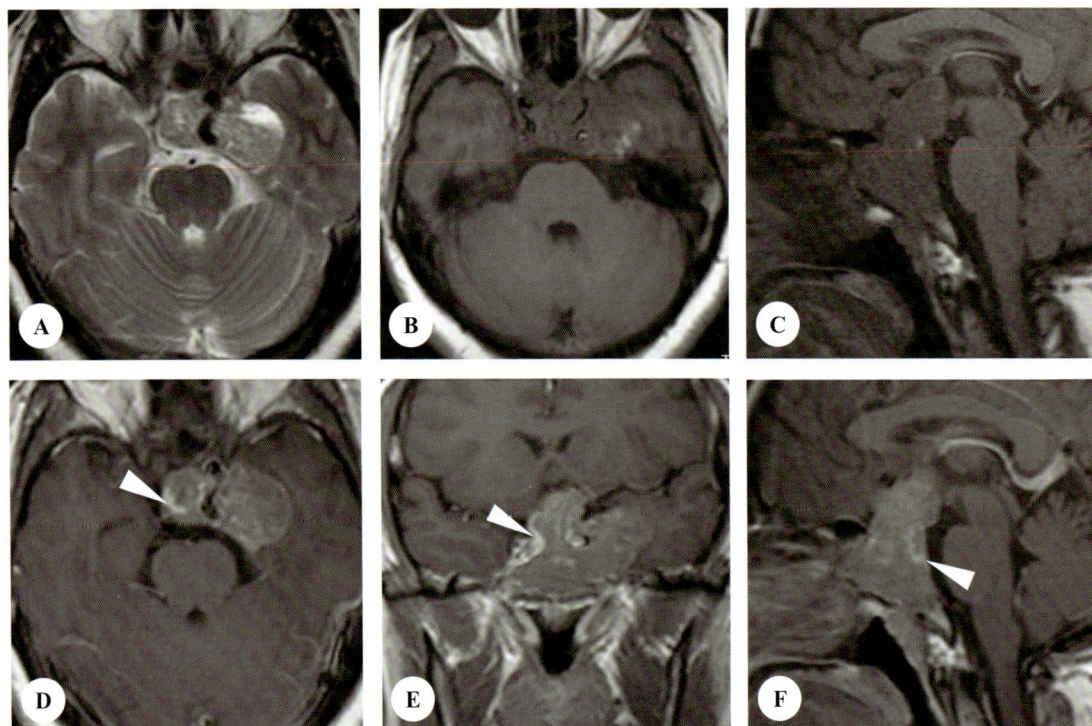

▲ 图 6-72　侵袭海绵窦垂体腺瘤病例 7 术前 MRI 检查

白箭头所示为垂体柄

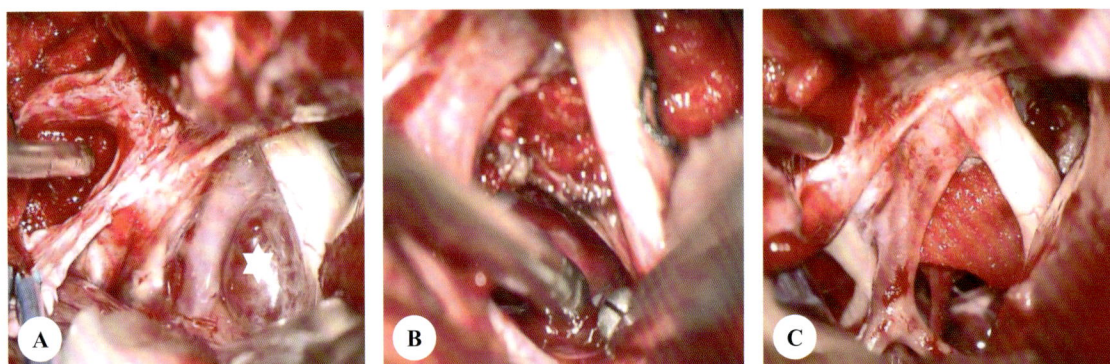

▲ 图 6-73　侵袭海绵窦垂体腺瘤（白色六角形）

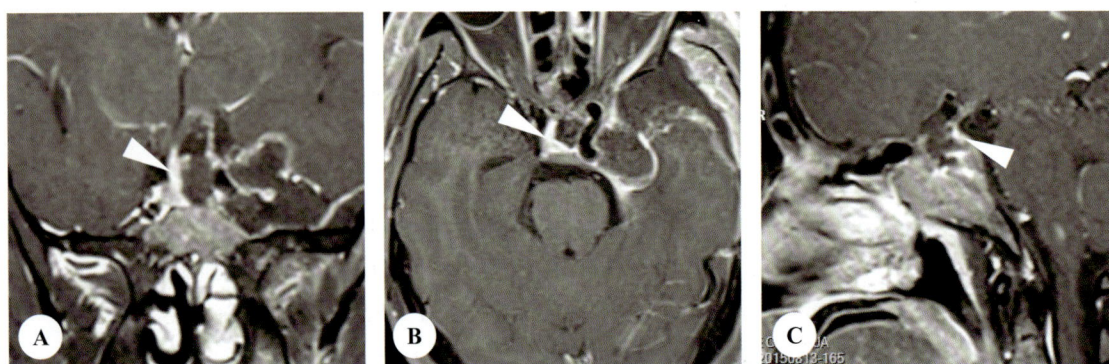

▲ 图 6-74　首次颞前经海绵窦入路术后 MRI 检查

白箭头所示为垂体柄

3.4cm×2.3cm×5.0cm，增强后不均匀强化。病变包绕右侧颈内动脉海绵窦段邻近脑组织呈受压改变，余脑组织未见明显异常密度灶，中线结构基本居中（图 6-77）。

【术前内分泌功能】见表 6-31。

【术前诊断】鞍内鞍上鞍旁斜坡占位，垂体大腺瘤（无功能型）？

【手术入路】右侧扩大翼点 - 颞前经海绵窦入路。

【手术过程】开颅尽量显露中颅底，咬除蝶骨嵴至眶上裂；辨认眶脑膜动脉，并作为分离颞侧硬

脑膜和海绵窦外侧壁的起点标志；辨别行经海绵窦外侧壁的神经，沿神经间隙切除海绵窦内肿瘤［图 6-78，▶视频 6-1 显微镜下巨大垂体腺瘤切除术（颞前经海绵窦入路）］。

【术后 MRI】术后 MRI 示鞍内肿块已次全切除，术腔少许片状残留影，余况同前（图 6-79）。

【术后内分泌功能】术后内分功能正常。

【伽马刀术前 MRI】图 6-80。

【伽马刀术后随访 18 个月 MRI】图 6-81。

【经验体会】术前仔细阅片，根据肿瘤主体的

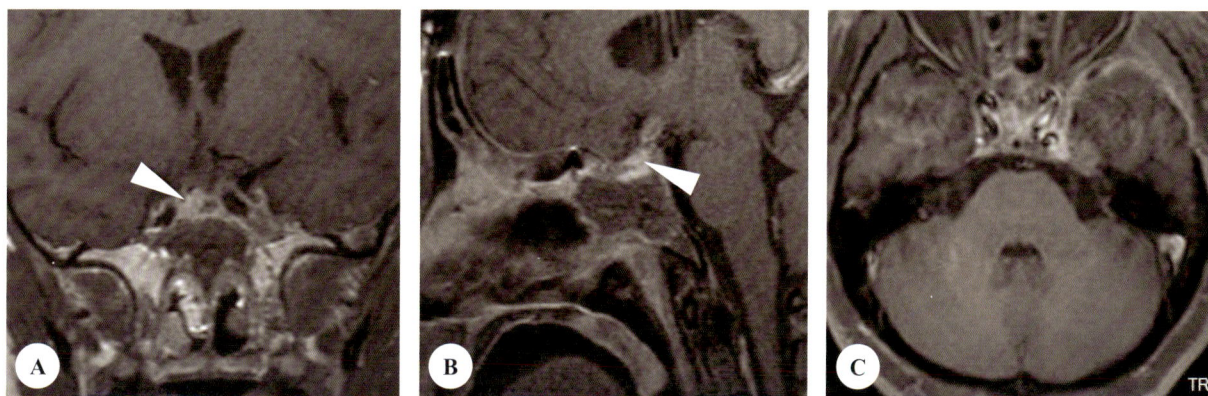

▲ 图 6-75　单侧鼻孔经蝶窦入路术后 MRI 检查

白箭头所示为垂体柄

表 6-30　侵袭海绵窦垂体腺瘤病例 7 术后内分泌功能

项　目	检测值	参考值
游离三碘甲状腺原氨酸（FT_3）	2.67pmol/L	3.1～6.8pmol/L
睾酮（TESTO）	< 0.025ng/ml	0.046～1.67ng/ml

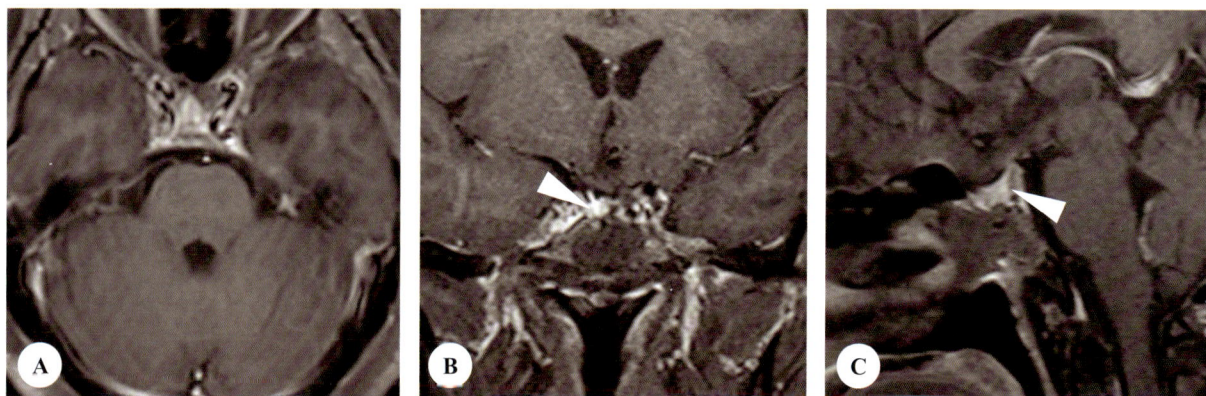

▲ 图 6-76　侵袭海绵窦垂体腺瘤病例 7 随访 MRI 检查

白箭头所示为垂体柄

位置，选择合适的手术入路；术中仔细辨认各重要解剖结构，充分利用解剖自然间隙，分块切除肿瘤；对于术后小的残留，重视术后辅助治疗。该例患者的肿瘤呈分叶状侵袭性生长，术后术区片状残

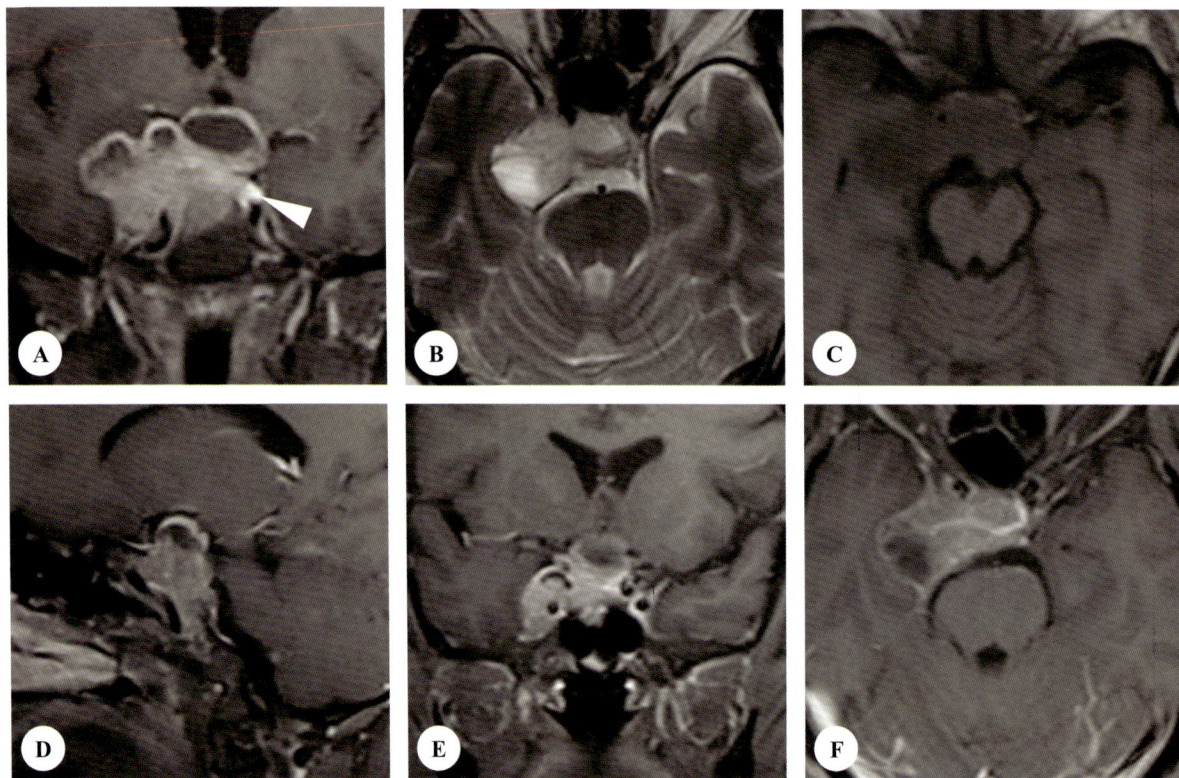

▲ 图 6-77　侵袭海绵窦垂体腺瘤病例 8 术前 MRI 检查

白箭头所示为垂体柄

表 6-31　侵袭海绵窦垂体腺瘤病例 8 术前内分泌功能

项　目	检测值	参考值
催乳素（PRL）	31.59ng/ml	4.79～23.3ng/ml

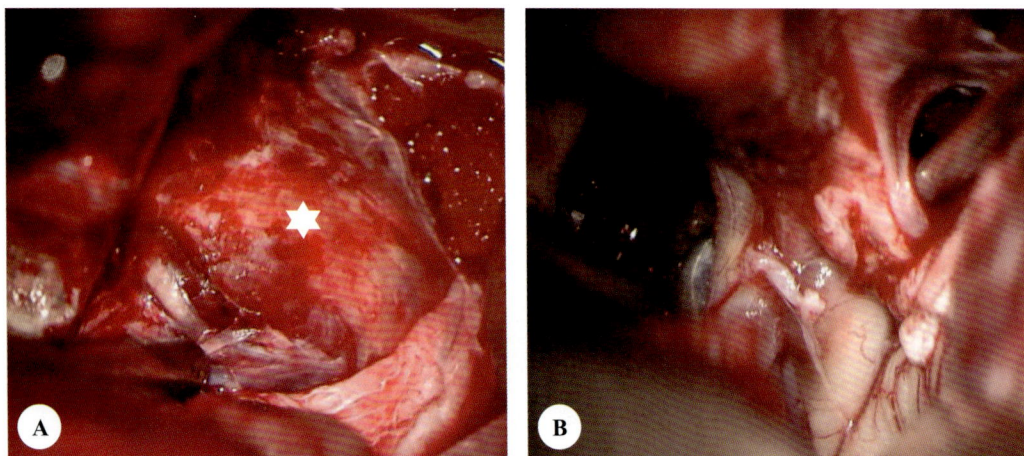

▲ 图 6-78　病例 8 肿瘤（白色六角形）

留，建议患者术后行常规放射治疗，但其依从性较差，自行选择了伽马刀治疗，后续疗效仍有待进一步观察。

病例9 患者女性，50岁，因"视物模糊1年，加重3个月"入院。既往无特殊。

【查体】体温：36.7℃，脉搏：84/min，呼吸：15/min，血压：130/84mmHg。发育正常，营养中等，神志清楚，慢性病容，检查合作，自动体位。全身皮肤巩膜无黄染，无发绀，皮肤温度正常，无下肢凹陷性水肿，无皮疹，无瘢痕，无皮下结节、肝掌、蜘蛛痣。神清语利。记忆力、定向力、智力可。双鼻嗅觉可。左眼视力0.06，右眼视力0.6，视野粗测：

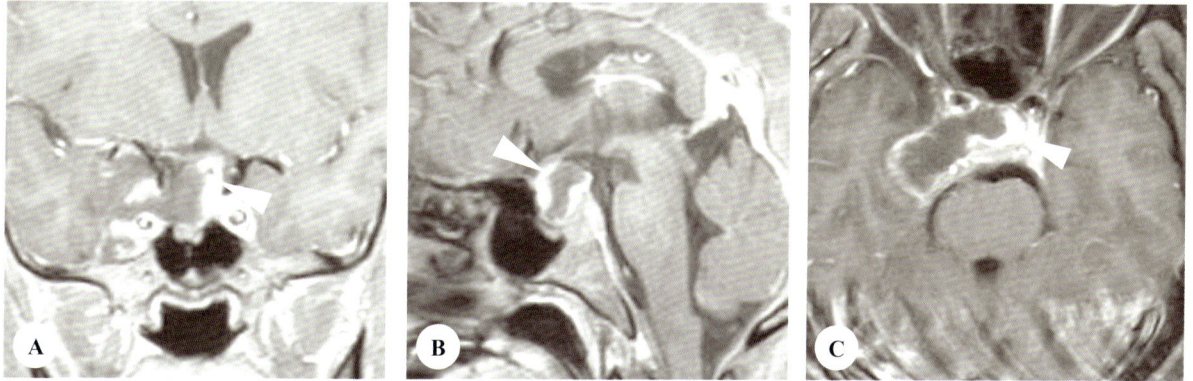

▲ 图 6-79　侵袭海绵窦垂体腺瘤病例 8 术后 MRI 检查
白箭头所示为垂体柄

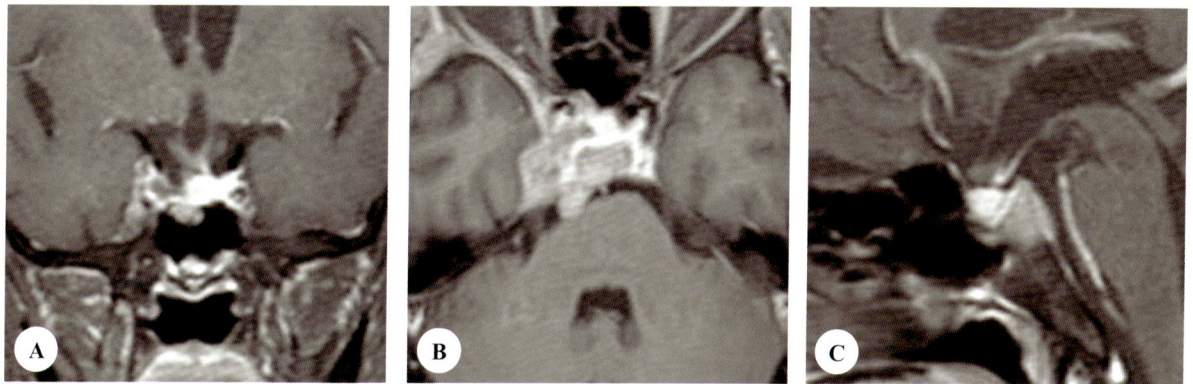

▲ 图 6-80　侵袭海绵窦垂体腺瘤病例 8 伽马刀术前 MRI 检查

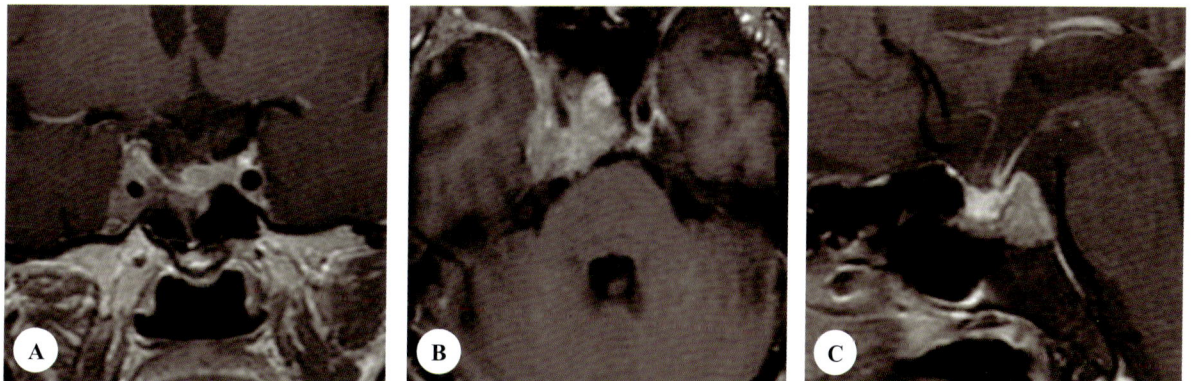

▲ 图 6-81　病例 8 伽马刀术后随访 18 个月 MRI 检查

左眼颞侧上方视野缺损，右眼未见明显缺损，眼底检查无异常。双瞳直径 3mm，等大等圆，光反射灵敏，双眼球活动可，眼睑无下垂，无眼球震颤。双侧面部痛觉、振动觉可，咀嚼有力，张口下颌无偏移，角膜反射（＋）。

【辅助检查】见图 6-82。

头部 MRI：鞍区及鞍上区见一菜花状肿块，大小约 41mm×37mm×39mm，呈稍长 T_1 稍长 T_2 信号，夹杂少量短 T_1 长 T_2 信号，增强后轻 - 中度不均匀强化。病灶向左包绕左侧海绵窦及侵犯左侧颞叶，向右包绕部分右侧海绵窦，向下突入蝶窦内，向上达第三脑室，垂体及视交叉显示不清，鞍背、斜坡受累。

颅脑 CTA 示：颅底动脉环受推挤向外，但未见明显充盈缺损，双侧颈内动脉颅内段、椎动脉颅内段、基底动脉及双侧大脑前、中、后动脉及其分支形态、大小、分布未见异常。

【术前内分泌功能】术前内分泌功能正常。

【术前诊断】鞍内鞍上鞍旁蝶窦占位，巨大垂体腺瘤（无功能型）？

【手术入路】左侧扩大翼点 - 颞前经海绵窦入路 + 单侧鼻孔经蝶窦入路。

【手术过程】一期行左侧扩大翼点 - 颞前经海绵窦入路（图 6-83）。开颅尽量显露中颅底，咬除蝶骨嵴至眶上裂；辨认眶脑膜动脉，并作为分离颞侧硬脑膜和海绵窦外侧壁的起点标志；辨别行经海绵窦外侧壁的神经，沿神经间隙切除海绵窦内肿瘤。

二期行单侧鼻孔经蝶窦入路。术中正确的头位摆放，准确识别蝶鞍并区别于斜坡骨质；打开蝶鞍骨质后，结合术前影像学信息，判断肿瘤所在位置；瘤腔内辨别肿瘤组织与正常垂体组织，并保护正常垂体组织；咬除蝶鞍骨质和刮除肿瘤时，避免损伤颈内动脉。

【首次颞前经海绵窦入路术后 MRI】术后 MRI 示原鞍内、鞍上及左侧海绵窦内占位性病变已手术切除，蝶窦内占位尚存在。注入 Gd － DTPA 后轻度强化，余大致同前（图 6-84）；

【单侧鼻孔经蝶窦入路术后 MRI】术后 MRI 示蝶窦及鞍内病变已切除，鞍上及桥前池见少许病灶残留（图 6-85）。

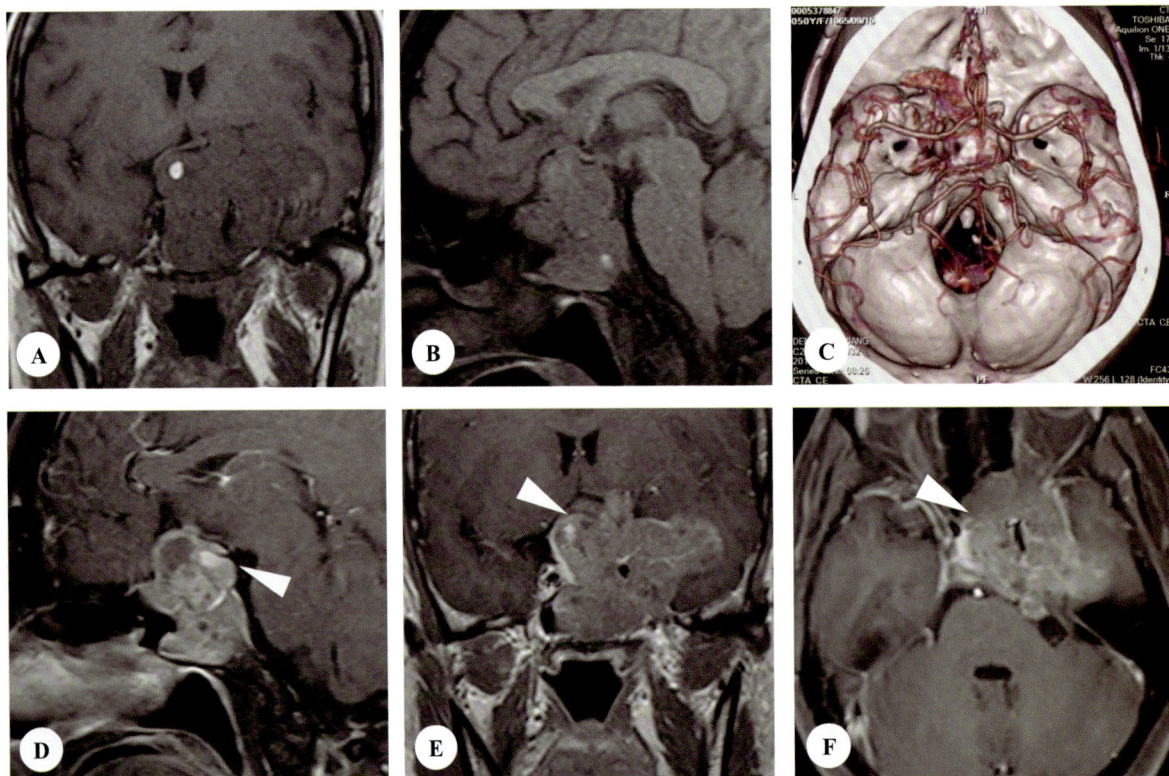

▲ 图 6-82　侵袭海绵窦垂体腺瘤病例 9 术前辅助检查

白箭头所示为垂体柄

【术后内分泌功能】

【术后内分泌功能】见表 6–32。

【随访 MRI】术后一年，伽马刀后半年（图 6–86）。

【经验体会】该例肿瘤巨大且向左侧鞍旁扩展生长，包饶左侧颈内动脉，肿瘤向下生长侵袭蝶窦，一期手术完全切除难度大，需充分告知患者及家属病情；术前仔细阅片，根据肿瘤生长特点，制订详细周密的分期手术计划；我们采用一期颞前经海绵窦入路切除海绵窦内及鞍内肿瘤，二期经蝶入路切除累及蝶窦部分的肿瘤。颞前经海绵窦入路对于海绵窦外侧壁的病变切除有其独特的优势。

病例 10 患者男性，25 岁，因"双眼视力下降半年，加重伴头痛，双眼胀痛 4 天"入院。既往外院查泌乳素示：109.22ng/m，予以溴隐亭口服治疗，

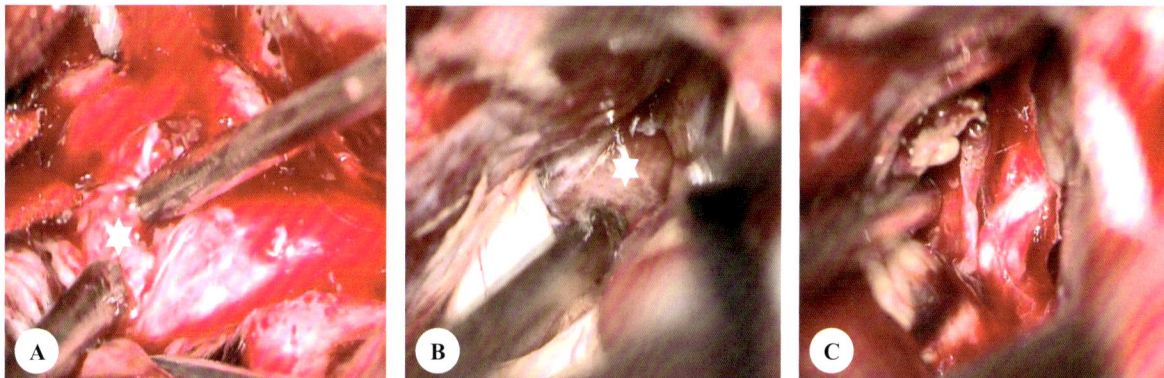

▲ 图 6–83 病例 9 肿瘤（白色五角形）

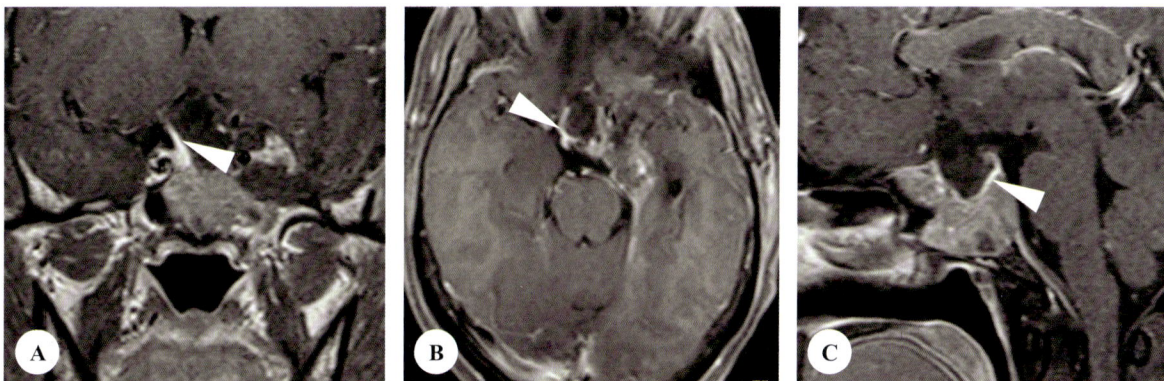

▲ 图 6–84 病例 9 首次颞前经海绵窦入路术后 MRI 检查

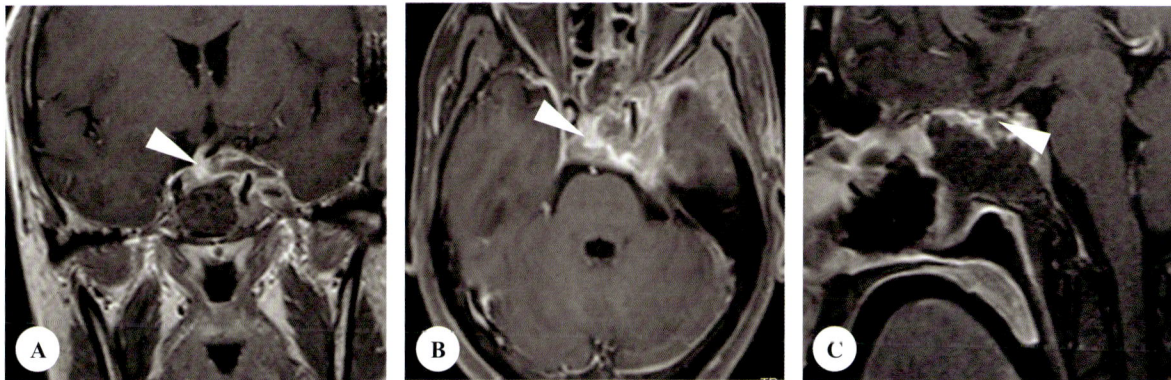

▲ 图 6–85 病例 9 单侧鼻孔经蝶窦入路术后 MRI 检查

2.5mg/ 次，3 次 / 天，持续 2 个月，效果欠佳。

【查体】体温：36.8 ℃，脉搏：66/min 呼吸：18/min，血压：137/71mmHg。发育正常，营养中等，神志清楚，慢性病容，检查合作，自动体位。全身皮肤巩膜无黄染，无发绀，皮肤温度正常，无下肢凹陷性水肿，无皮疹，无瘢痕，无皮下结节、肝掌、蜘蛛痣。神清语利。记忆力、定向力、智力可。双鼻嗅觉可。左侧 0.1，右侧视力 10 厘米指数，右眼视野颞侧部分缺损，眼底检查未见明显异常。左侧瞳孔直径 3mm，圆形，光反射灵敏，双眼球活动可，眼睑无下垂，无眼球震颤。右侧瞳孔直径 6mm，对光反射消失。双侧面部痛觉、振动觉可，咀嚼有力，张口下颌无偏移，角膜反射（+）。

【辅助检查】见图 6-87。

头部 MRI：鞍区及鞍上区可见约 5.4cm×4.3cm×4.6cm 大小不规则等长 T_1 等长 T_2 异常信号灶，其内伴少量斑点状长 T_2 信号灶，肿瘤向前累及蝶骨平台，向下侵犯蝶窦，右侧颈内动脉海绵窦段完全包绕。视交叉稍受压上移，增强后病灶不均匀强化，中线结构居中。

鞍区 HRCT 三维成像可见鞍底及斜坡骨质广泛破坏明显。

【术前内分泌功能】见表 6-33。

【术前诊断】鞍内鞍上鞍旁斜坡占位，巨大侵袭性泌乳素型垂体腺瘤？

【手术入路】右侧扩大翼点 - 颞前经海绵窦入路 + 单侧鼻孔经蝶窦入路。

【手术过程】一期行左侧扩大翼点 - 颞前经海绵窦入路（图 6-88）。开颅尽量显露中颅底，咬除蝶骨嵴至眶上裂；辨认眶脑膜动脉，并作为分离颞侧硬脑膜和海绵窦外侧壁的起点标志；辨别行经海绵窦外侧壁的神经，沿神经间隙切除海绵窦内肿瘤。

二期行单侧鼻孔经蝶窦入路。术中正确的头位摆放，准确识别蝶鞍并区别于斜坡骨质；打开蝶鞍骨质后，结合术前影像学信息，判断肿瘤所在位置；瘤腔内辨别肿瘤组织与正常垂体组织，并保护正常垂体组织；咬除蝶鞍骨质和刮除肿瘤时，避免损伤颈内动脉。

【首次颞前经海绵窦入路术后 MRI】术后 MRI 示右侧鞍旁海绵窦及鞍上肿块已大部分切除，鞍内部分肿瘤残留，余况同前（图 6-89）。

【二期单鼻孔经蝶入路术后 MRI】见图 6-90。

【术后内分泌功能】术后内分泌功能正常并育有一女。

【术后 44 个月，常规放射治疗 32 个月后随访 MRI】见图 6-91。

【经验体会】充分告知患者及家属病情；术前仔

表 6-32　侵袭海绵窦垂体腺瘤病例 9 术后内分泌功能

项 目	检测值	参考值
游离三碘甲状腺原氨酸（FT_3）	2.67pmol/L	3.1~6.8pmol/L
睾酮（TESTO）	< 0.025ng/ml	0.046~1.67ng/ml

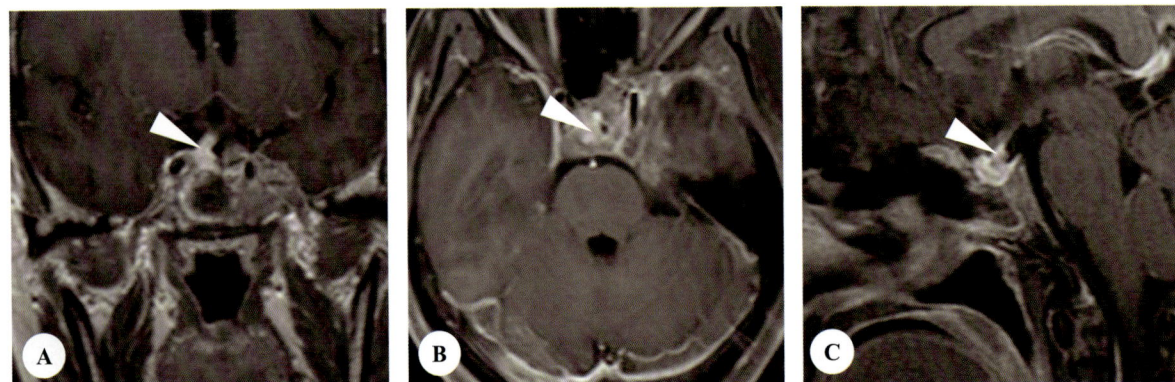

▲ 图 6-86　侵袭海绵窦垂体腺瘤病例 9 随访 MRI 检查

细阅片，根据肿瘤生长特点，制订详细周密的分期手术计划；该例垂体腺瘤体积巨大，且明显侵袭海绵窦，肿瘤生物学行为具有明显的侵袭性。我们的

经验是对于体积大的、侵袭性的、手术后反复复发的或恶性垂体腺瘤适合选择常规放疗。

对于有生长趋势、或累及海绵窦的小型无功能

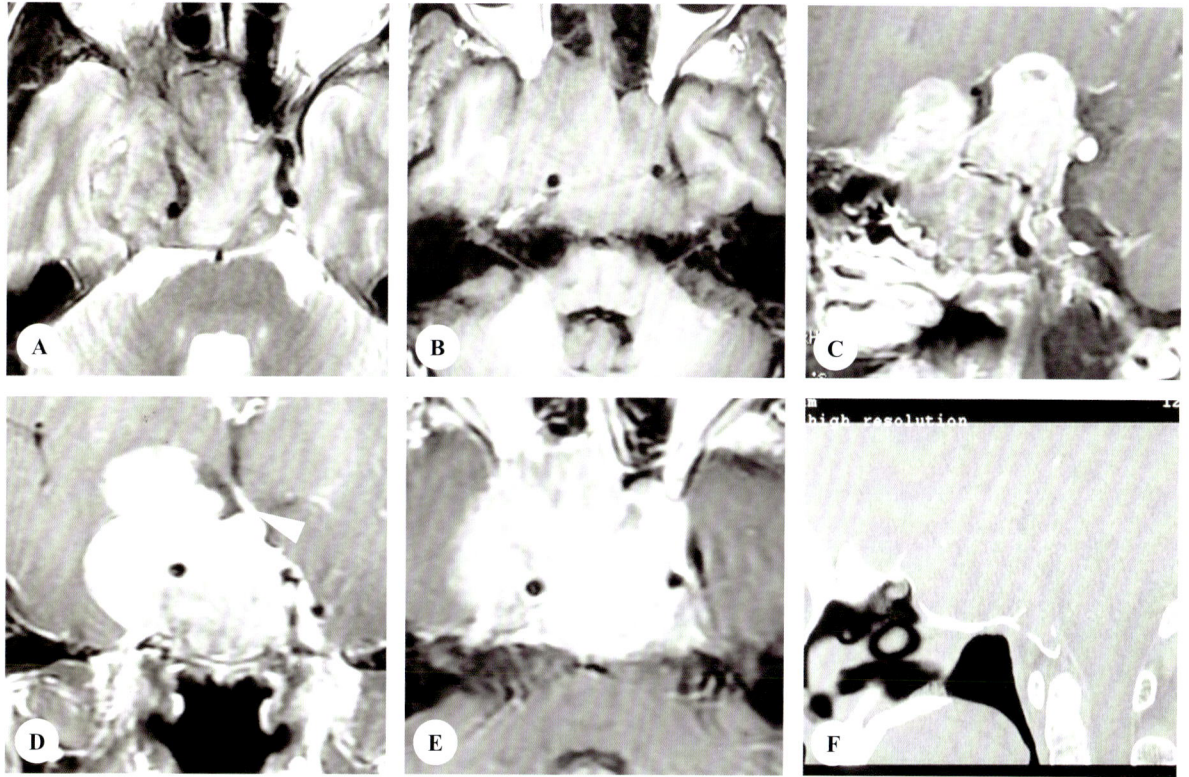

▲ 图 6-87　侵袭海绵窦垂体腺瘤病例 10 术前辅助检查

白箭头所示为垂体柄

表 6-33　侵袭海绵窦垂体腺瘤病例 10 术前内分泌功能

项目	检测值	参考值
促肾上腺皮质激素（ACTH）	1.27pmol/L	1.6～13.9pmol/L
催乳素（PRL）	73.6ng/ml	成人：4.04～15.2ng/ml

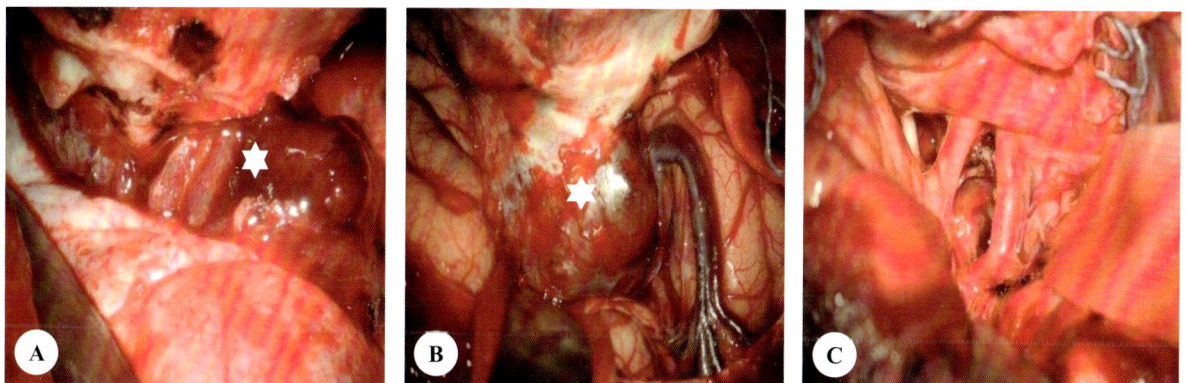

▲ 图 6-88　病例 10 肿瘤（白色五角形）

腺瘤可首选立体定向放射外科治疗。

病例 11　女性患者，48 岁，因"双眼视力下降 20 余天"入院。

【查体】神清语利，双瞳孔等大等圆，直径 3mm，对光反射灵敏，眼球活动自如，视力粗测：

右眼视力 0.3；左眼视力 0.4。右颞侧视野缺损，左侧视野未见明显异常。

【辅助检查】见图 6-92。术前 MRI 示鞍区、鞍上、鞍旁占位，增强后不均匀强化，双侧海绵窦受累，累及蝶窦及筛窦；术前 CTA 示左侧颈内动脉被肿瘤包绕，右侧颈内动脉被向外推移。

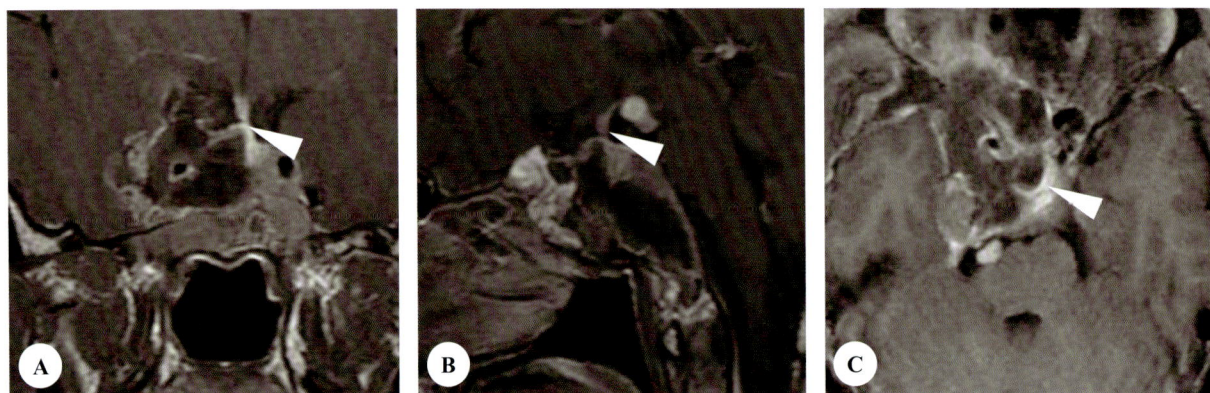

▲ 图 6-89　首次颞前经海绵窦入路术后 MRI 检查

白箭头所示为垂体柄

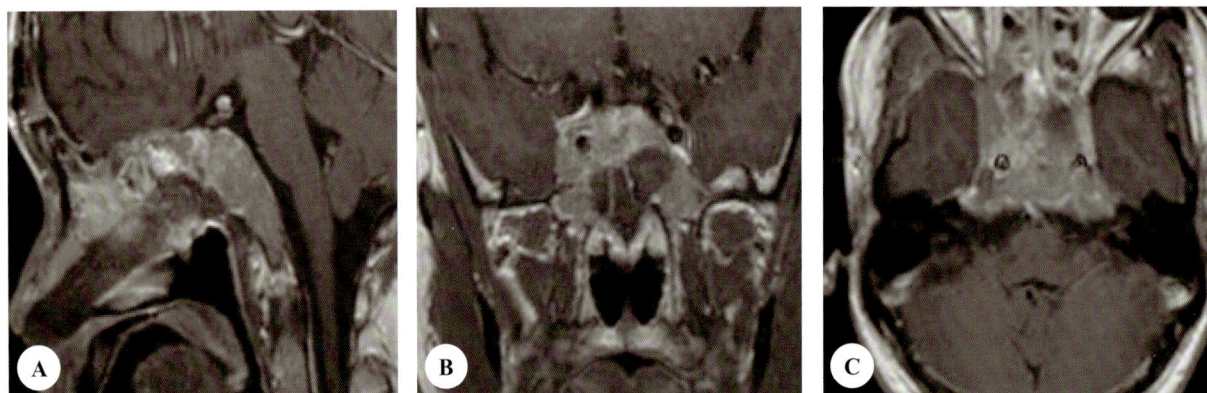

▲ 图 6-90　二期单鼻孔经蝶入路术后 MRI 检查

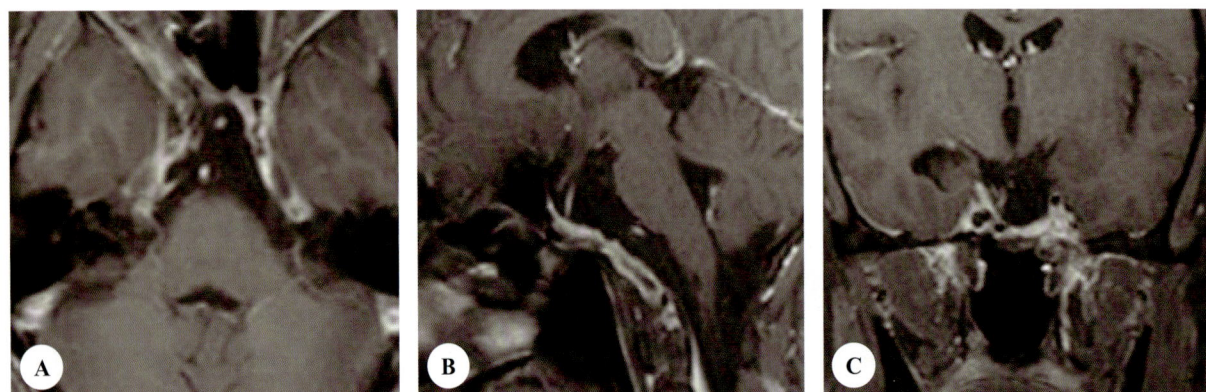

▲ 图 6-91　侵袭海绵窦垂体腺瘤病例 10 随访 MRI 检查

【手术过程】患者取仰卧位，全麻插管，头后平位。常规消毒铺单，内镜下逐步以肾上腺素（1mg：20ml）棉片湿敷鼻甲。从右侧鼻腔进入。辨认中鼻甲后，向下方沿中鼻道往后方探查。辨认鼻后孔后，向上即见鞍底。做右侧鼻中隔黏膜瓣置于右后鼻孔，磨除中后部鼻中隔骨质，切除左侧中鼻甲，等离子刀处理黏膜渗血。扩大磨除蝶窦前壁，辨认左侧钩突，去除筛泡，显露上颌窦开口，咬除上颌窦后壁进入翼腭窝，电凝蝶腭动脉及分支，将翼腭窝内容物推向外侧，进一步磨除翼突根部，显露左侧蝶窦外侧隐窝，见病变位于鞍区，累及蝶窦、后组筛窦，包绕左侧颈内动脉，质地尚软，病变灰红色，质软，大小约4.4cm×3.2cm×3.1cm，剥离子逐步分离病变。刮圈沿各个方向多次搔刮病变。正常垂体组织位于后上方，予以保留，海绵窦出血予流体明胶填塞。予人工硬脑膜重建鞍膈预防脑脊液漏，鼻中隔黏膜瓣覆盖鞍底[图6-93、▶ 视频6-2 神经内镜垂体瘤切除术（一）]。

【术后MRI】见图6-94。

【神经功能】患者双眼视力视野较术前明显好转，粗测视力均为1.2，无眼球活动障碍，术后无脑脊液漏，无垂体功能低下。

【经验体会】

（1）该患者肿瘤包绕左侧颈内动脉，是典型的Knosp4级垂体腺瘤，且向蝶窦、筛窦及斜坡方向侵袭性生长，颅底骨性标志已被破坏，术前需仔细分析磁共振、CTA，对颈内动脉走行、海绵窦各间隙肿瘤情况做出准确预判。

（2）患者左侧肿瘤向外侧生长较多，因此左侧选择外侧入路，经上颌窦翼腭窝磨除蝶窦前外侧壁及翼突根部上内侧部分，从而充分显露左侧海绵窦前下间隙、外侧间隙及蝶窦外侧隐窝，为肿瘤全切除创造了充足的视野及操作空间。

（3）在处理累及左侧海绵窦肿瘤时，切除顺序依次为内侧、前下及外侧间隙，该患者左侧海绵窦外侧间隙较窄，肿瘤极易残留，术者剪开颈内动脉近环，将鞍旁段颈内动脉向内侧移位，从而将外侧间隙肿瘤全吸除，术后MRI示肿瘤全切。

病例12　女性患者，52岁，因"双眼进行性视物模糊1年"入院。

【查体】神清语利，双瞳孔等大等圆，直径3mm，对光反射灵敏，眼球活动自如，视力粗测：

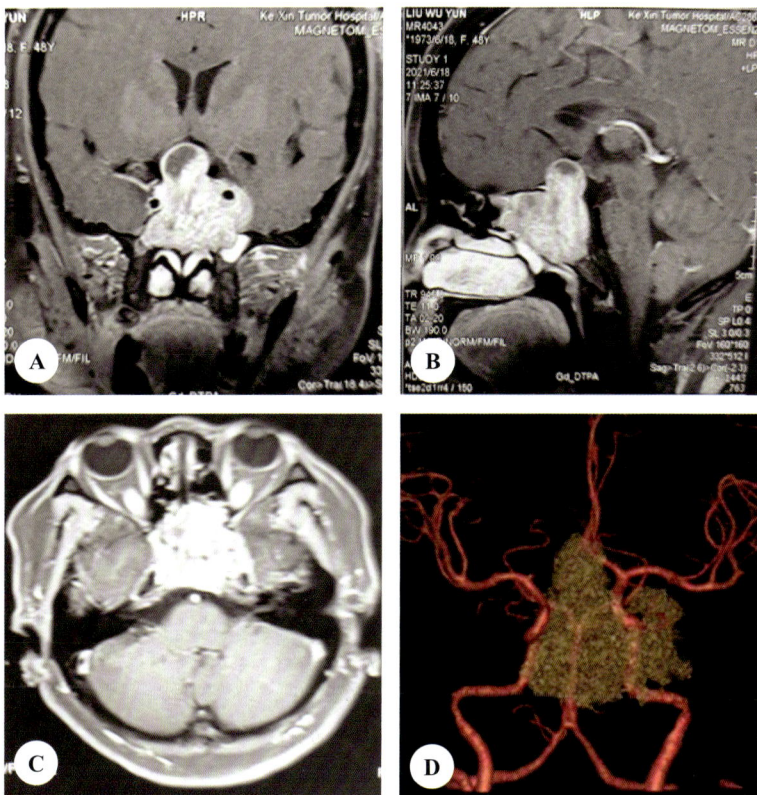

◀ 图6-92　侵袭海绵窦垂体腺瘤病例11术前MRI和CTA检查

右眼视力 0.9；左眼视力 0.5。左眼视野未见明显缺损，右眼颞侧视野缺损。

【辅助检查】见图 6-95。

术前 MRI：鞍区可见约 36mm×22mm×40mm 的不规则形占位，增强后病灶呈不均匀明显强化；病灶由鞍内向鞍上、鞍旁生长，可见"束腰征"，蝶鞍扩大，鞍底下陷，右侧海绵窦受累，向右侧颞叶延伸，右侧颈内动脉被包绕，视交叉受压上抬。

术前 CTA：右侧颈内动脉被肿瘤包绕，左侧颈内动脉被向外推移。

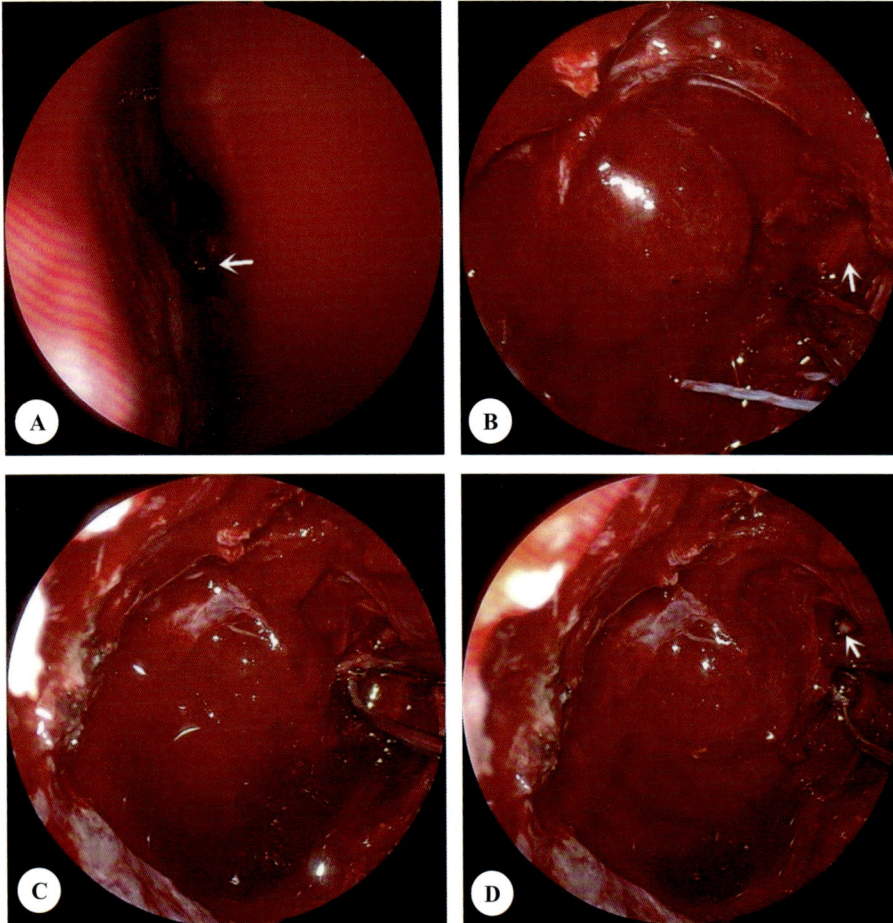

◀ 图 6-93　病例 11 内镜术中

A. 手术鼻腔阶段于左侧蝶窦开口即见肿瘤（白箭）；B. 肿瘤大部分切除后，见左侧海绵窦内展神经（白箭）；C. 剪断近环，将左侧颈内动脉虹吸段内移，切除海绵窦外侧间隙肿瘤；D. 肿瘤全切除后，于海绵窦外上间隙可见动眼神经（白箭）

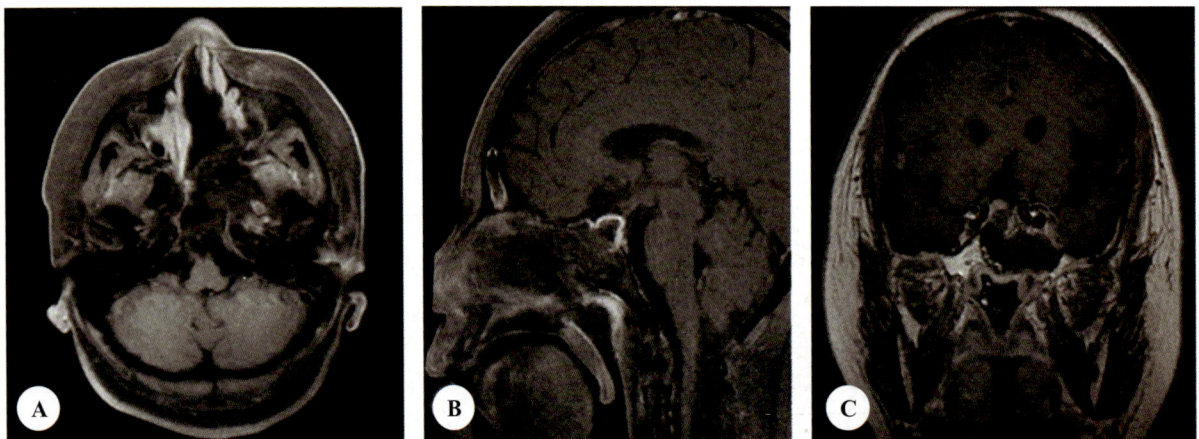

▲ 图 6-94　侵袭海绵窦垂体腺瘤病例 11 术后 MRI 检查

术后 MRI 示病变已全切除

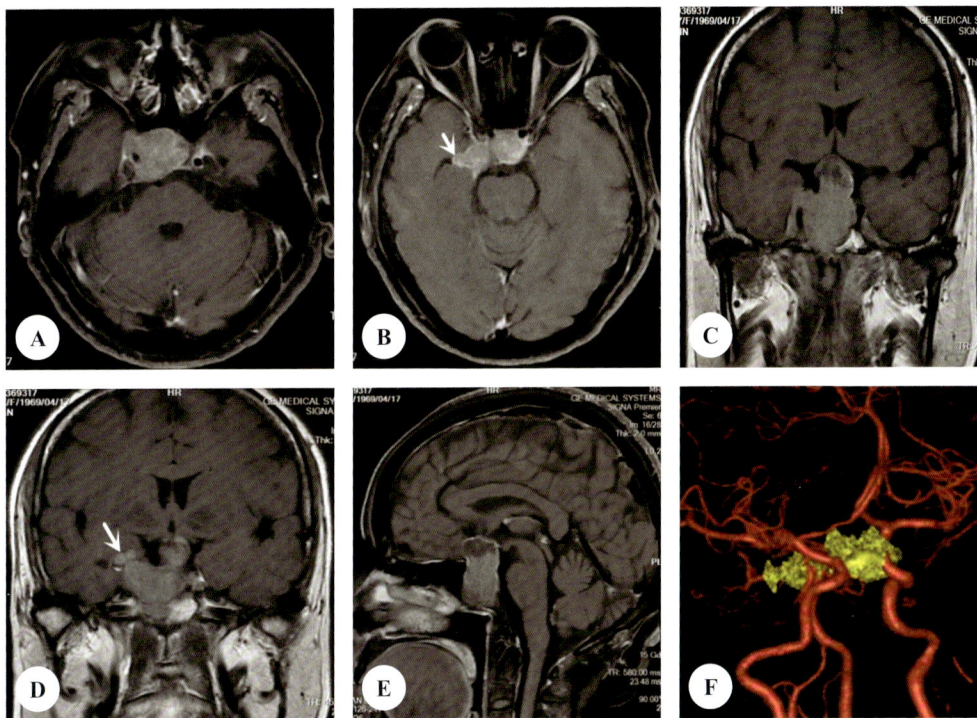

▲ 图 6-95　侵袭海绵窦垂体腺瘤病例 12 术前辅助检查

患者术前 MRI 轴位、冠状位 T_1 增强相示右侧海绵窦内肿瘤突破滑车三角向颞叶侵袭性生长形成子瘤（白箭）

【手术过程】患者取仰卧位，全麻插管，头后平位。常规消毒铺单，内镜下逐步以肾上腺素（1mg：20ml）棉片湿敷鼻甲。从右侧鼻腔进入。辨认中鼻甲后，向下方沿中鼻道往后方探查。辨认鼻后孔后，向上即见鞍底。做左侧鼻中隔黏膜瓣，切除右侧中鼻甲，等离子刀处理黏膜渗血。去除右侧筛泡及钩突，扩大磨除蝶窦前壁，磨钻修整蝶窦间隔，清除蝶窦内黏膜，鞍底可见部分骨质缺损。见病变位于鞍区，累及右侧海绵窦并包绕颈内动脉，灰红色、质软，大小约 36mm×22mm×40mm，剥离子逐步分离病变，刮圈沿各个方向多次搔刮病变，海绵窦内出血予可吸收流体明胶压迫止血。取人工硬脑膜重建鞍底并鼻中隔黏膜瓣贴覆预防术后脑脊液漏，吸收性明胶海绵固定［图 6-96、▶视频 6-3 神经内镜垂体瘤切除术（二）］。

【术后 MRI】见图 6-97。

【神经功能】患者诉双眼视力较前明显好转，粗测：右眼视力 1.2；左眼视力 1.0。右眼颞侧视野恢复；术后第 4 天顺利出院，无脑脊液鼻漏，无尿崩，无垂体功能低下等症状。

【经验体会】

（1）该患者肿瘤侵袭性生长包绕右侧颈内动脉，是典型的 Knosp4 级垂体腺瘤。术前 MRI 所示右颞叶内侧肿瘤考虑为肿瘤通过滑车三角侵袭而形成的子瘤，该部分肿瘤极易残留。术者先通过内侧入路充分减压，再通过外侧入路依次吸除右侧颈内动脉前下间隙、外侧间隙肿瘤，最后重点处理后上间隙肿瘤，通过肿瘤生长通道吸除颞叶内侧肿瘤，当颞叶内侧蛛网膜回缩入后上间隙形成"反子瘤"时，意味着该部分肿瘤已全切除。

（2）该患者肿瘤还通过鞍膈孔向鞍上生长，术中通过术者细致轻柔的分离，鞍上蛛网膜尽管十分菲薄，但在肿瘤切除后仍完好无损，从而避免了术后脑脊液漏、感染的风险，大大缩短了患者住院时间。

病例 13　女性患者，45 岁，因"视物模糊 10 个月"入院。

【查体】神清语利，双侧瞳孔等大等圆直径约 3mm，对光反射灵敏，眼球活动自如，视力粗测：右眼视力 0.7；左眼视力 0.7。视野未见明显缺损。

【术前 MRI】见图 6-98，鞍区及鞍上区可见形

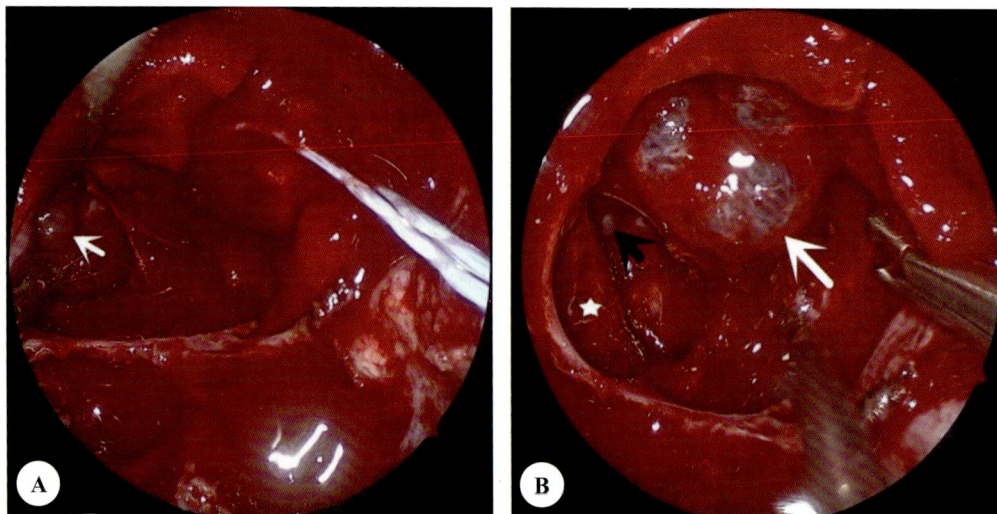

▲ 图 6–96　侵袭海绵窦垂体腺瘤病例 12 内镜术中

A. 右颞叶内侧肿瘤切除后蛛网膜回弹形成的"反子瘤"（白箭）；B. 肿瘤全切除后，右侧颈内动脉（★）、颞叶内侧蛛网膜（黑箭）、鞍上蛛网膜（白箭）

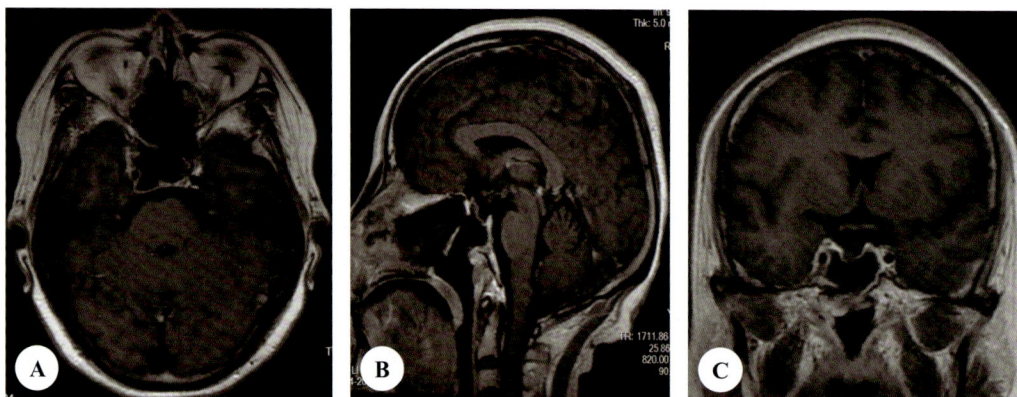

▲ 图 6–97　侵袭海绵窦垂体腺瘤病例 12 术后 MRI 检查

术后 MRI 示病变已全切除

态不规则等 T_1 等 – 长 T_2 信号灶，大小约 47mm×41mm×38mm，边界尚清，增强后呈明显不均匀强化；病变向上突入鞍上池，垂体柄未见明显显示；视交叉明显受压上抬。CTA 示左侧颈内动脉被肿瘤包绕。

【手术过程】患者取仰卧位，全麻插管，头后平位。常规消毒铺单，内镜下逐步以肾上腺素（1mg：20ml）棉片湿敷鼻甲。从右侧鼻腔进入。辨认中鼻甲后，向下方沿中鼻道往后方探查。辨认鼻后孔后。做右侧鼻中隔黏膜瓣，磨除鼻中隔中后部分，切除左侧中鼻甲及右侧中鼻甲下份，再去除左侧筛泡，磨除腭骨垂直板蝶突及眶突，电凝左侧蝶腭动脉并切断，将翼腭窝内容物向外侧稍推移，等离子刀处理黏膜渗血。扩大磨除蝶窦前壁及左侧部

分翼板，见病变累及蝶窦及斜坡，色灰红，质软，血供丰富，切除后见鞍底骨质变薄缺损，病变累及鞍区鞍上并双侧海绵窦，剥离子逐步分离病变，刮圈沿各个方向及海绵窦内各间隙刮除病变。海绵窦内出血予流体明胶压迫止血，人工硬脑膜重建鞍膈预防术后脑脊液漏，鼻中隔黏膜瓣覆盖鞍底（图 6–99）。

【术后 MRI】见图 6–100。

【神经功能】术后未见明显神经功能障碍。

【经验体会】与上例病例类似，肿瘤向鞍上及鞍旁侵袭性生长，不同之处在于海绵窦肿瘤通过动眼神经三角向脚间旁池侵袭性生长形成子瘤，因此在切除海绵窦后上间隙肿瘤时，应向动眼神经三角处仔细探寻，切除该处肿瘤。

病例 14 女性患者，75 岁，因"头痛半年"入院。

【查体】神清语利，双侧瞳孔等大等圆直径约 2.5mm，对光反射灵敏，眼球活动自如，视力粗测：右眼视力 0.6；左眼视力 0.7。视野未见明显缺损。

【术前 MRI】蝶窦、鞍区及鞍上区可见形态不规则等 T_1 等 – 长 T_2 信号灶，边界尚清，增强后呈明显不均匀强化；病变向上突入三脑室，垂体柄未见明显显示；视交叉明显受压上抬（图 6-101）。

【手术过程】全麻插管，头后平位，常规消毒铺单，内镜下逐步以肾上腺素（1mg：20ml）棉片湿敷鼻甲。先从右侧鼻腔进入，去除右侧中鼻甲，向下方沿中鼻道往后方探查。辨认鼻后孔及蝶窦开口后，做右侧鼻中隔黏膜瓣，等离子刀处理黏膜渗血。扩大磨除蝶窦前壁，于蝶窦内即见肿瘤，质软，色灰

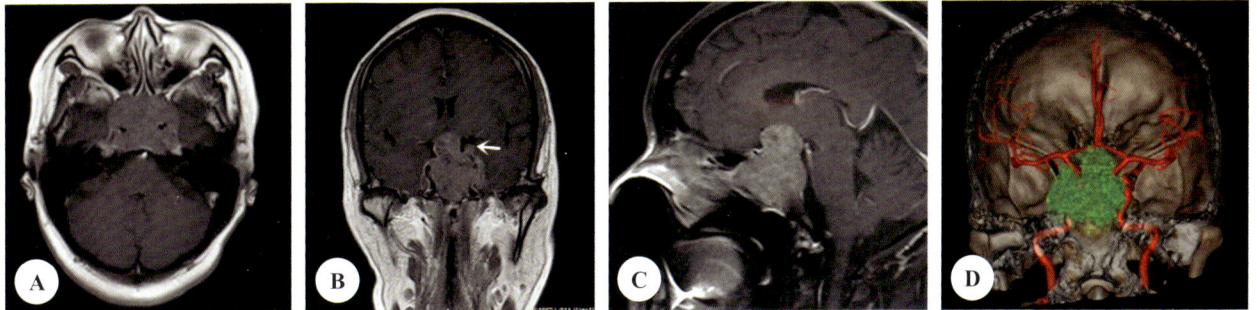

▲ 图 6-98　侵袭海绵窦垂体腺瘤病例 13 术前检查

患者术前 MRI 冠状位 T_1 增强相示海绵窦内肿瘤突破动眼神经三角形成子瘤（白箭）

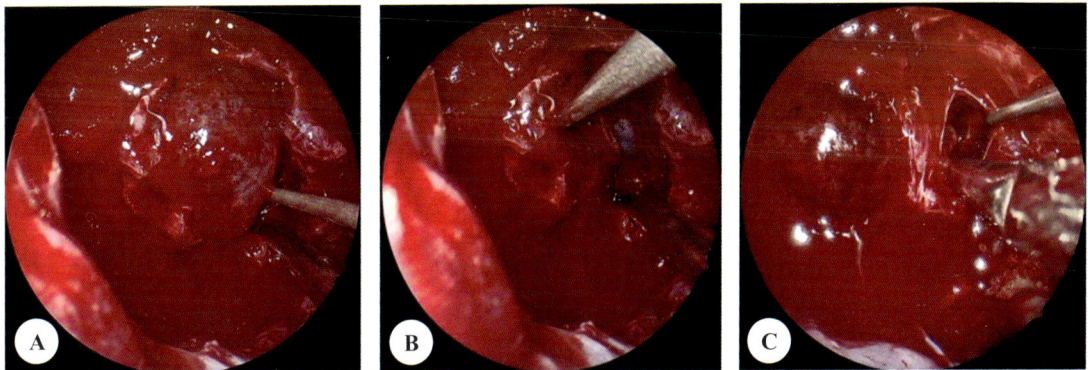

▲ 图 6-99　侵袭海绵窦垂体腺瘤病例 13 内镜术中

A. 鞍区肿瘤已切除；B. 通过左侧海绵窦后上间隙切除动眼神经三角处子瘤内肿瘤后蛛网膜回弹；C. 切除左侧颈内动脉外侧间隙肿瘤

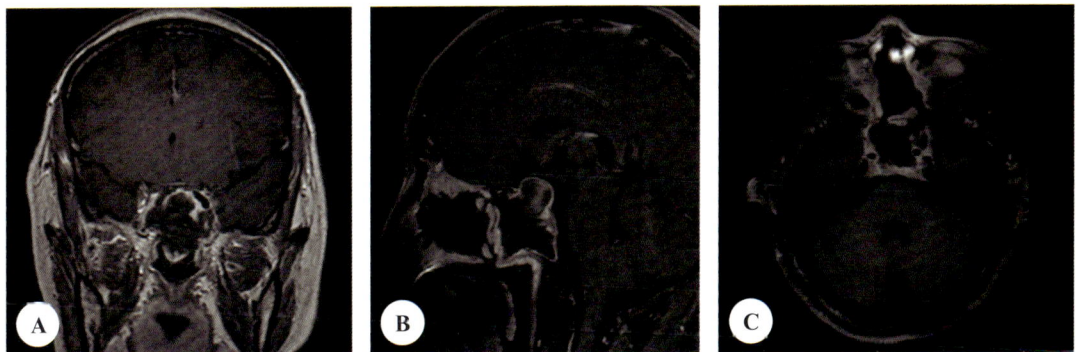

▲ 图 6-100　侵袭海绵窦垂体腺瘤病例 13 术后 MRI 检查

术后 MRI 示病变已全切除

红，血供丰富，先切除蝶窦内肿瘤，仔细辨认双侧颈内动脉隆突后，见鞍底骨质及硬膜破损。扩大鞍底骨窗，流体明胶填塞海绵间窦止血。钩刀切开鞍底硬膜，见鞍内肿瘤，双侧海绵窦受累，剥离子逐步分离病变，刮圈沿各个方向多次搔刮病变，再探寻鞍膈破口，通过其吸除三脑室内肿瘤，取人工硬脑膜重建鞍膈，鞍内予自体脂肪填塞，鼻中隔黏膜瓣覆盖鞍底（图 6-102）。

【术后 MRI】见图 6-103。

【神经功能】术后头痛缓解，未见明显神经功能障碍。

【经验体会】此病例肿瘤通过细小鞍膈破口向三脑室侵袭性生长并充满三脑室，鞍内肿瘤切除后，须仔细寻找鞍膈破口，并沿肿瘤生长通道全切除肿瘤。肿瘤切除后需进行颅底修复，先予人工硬脑膜重建鞍膈，鞍区予脂肪填充，最后予鼻中隔黏膜瓣覆盖鞍底，通过严密颅底重建，术后患者无脑脊液漏。

病例 15　女性患者，49 岁，因"检查发现颅内占位 6 个月"入院。

【查体】神志清楚，双瞳孔等大等圆直径 3mm 大小，对光反射灵敏，头颅大小及形态正常，鼻腔及外耳道无异常分泌物；嗅觉未见明显异常；视力粗侧：左眼视力 0.5；右眼视力 0.5，视野粗测未见缺损；眼球活动可，四肢肌力、肌张力正常，Kernig、Brudzinski、Babinski 征阴性。

【术前 MRI】蝶鞍扩大，鞍底下陷，鞍区及鞍上区见一大小约 29mm×19mm×19mm 等－稍短 T_1 等－稍长 T_2 信号灶，增强后呈中度不均匀强化，垂体柄显示欠清，视交叉受压上抬，向前突入蝶窦，双侧颈内动脉受压外移，右侧为甚，双侧海绵窦及左侧相邻神经、枕骨斜坡受累。术前颅底 HRCT 及 CTA：鞍区－鞍上区、左侧岩尖部占位性病变并邻近骨质破坏，病灶包绕左侧颈内动脉岩段－海绵窦段，左侧海绵窦受累（图 6-104）。

【手术过程】患者取仰卧位，全麻插管，头

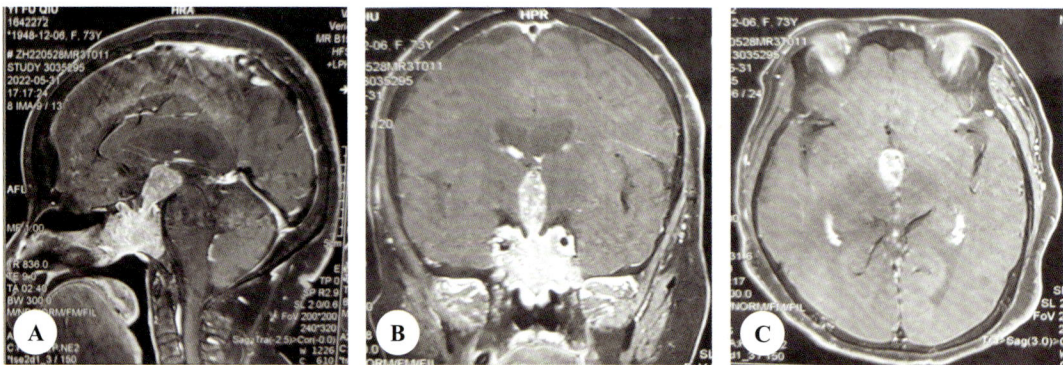

▲ 图 6-101　侵袭海绵窦垂体腺瘤病例 14 术前 MRI 检查

患者术前 MRI T1 增强相示鞍内病变向上突入第三脑室

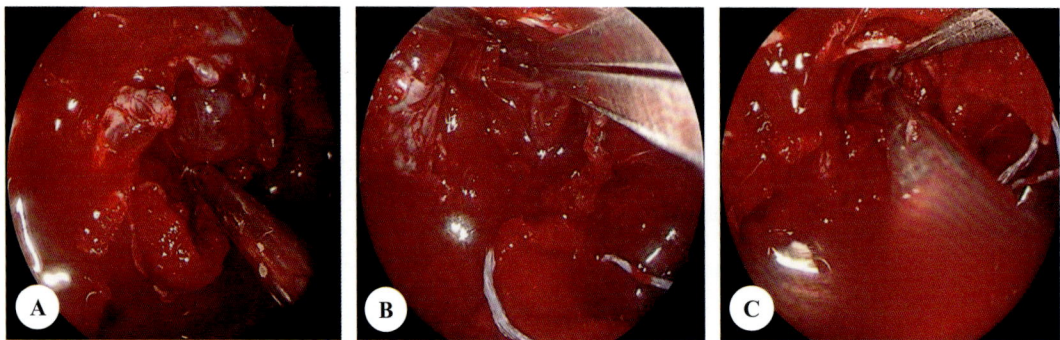

▲ 图 6-102　侵袭海绵窦垂体腺瘤病例 14 内镜术中

A. 先切除蝶窦、鞍内肿瘤；B. 仔细探寻鞍膈蛛网膜破损口；C. 吸除三脑室内肿瘤

后平位。常规消毒铺单，内镜下逐步以肾上腺素（1mg：20ml）棉片湿敷鼻甲。先从右侧鼻腔进入。辨认中鼻甲后，向下方沿中鼻道往后方探查。辨认鼻后孔后，向上即见鞍底。做右侧黏膜瓣，等离子刀处理黏膜渗血。扩大磨除蝶窦前壁，打开左侧上颌窦，磨除上颌窦后壁，将翼腭窝内容物向外推移，磨除翼突根部，清除蝶窦内黏膜及肿瘤。鞍底硬膜

及骨质已被肿瘤侵犯，扩大鞍底骨窗，流体明胶填塞海绵间窦止血。钩刀切开鞍底硬膜，见鞍内病变。病变灰红色，质软，累及左侧海绵窦、Meckel 腔，并向左侧岩尖生长。剥离子逐步分离病变。刮圈沿各个方向多次搔刮病变。正常垂体组织位于右后上方，予以保留。术中有少许脑脊液漏，予鼻中隔黏膜瓣覆盖［图 6-105、▶视频 6-4 神经内镜垂体瘤切

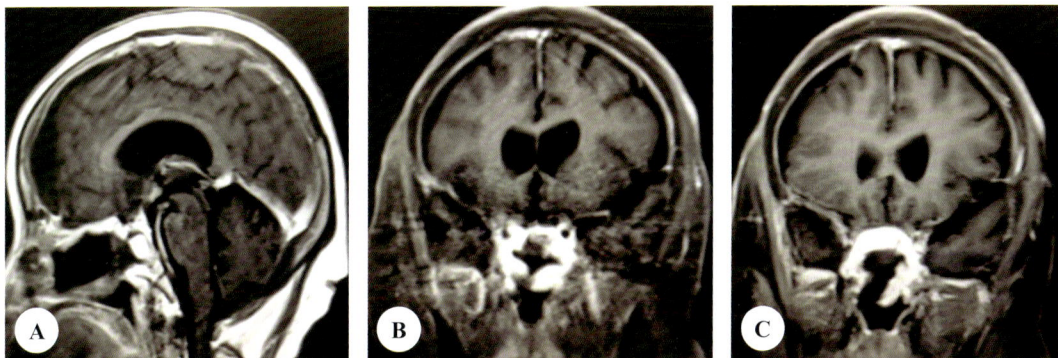

▲ 图 6-103　侵袭海绵窦垂体腺瘤病例 14 术后 MRI 检查

术后 MRI 示病变已全切除

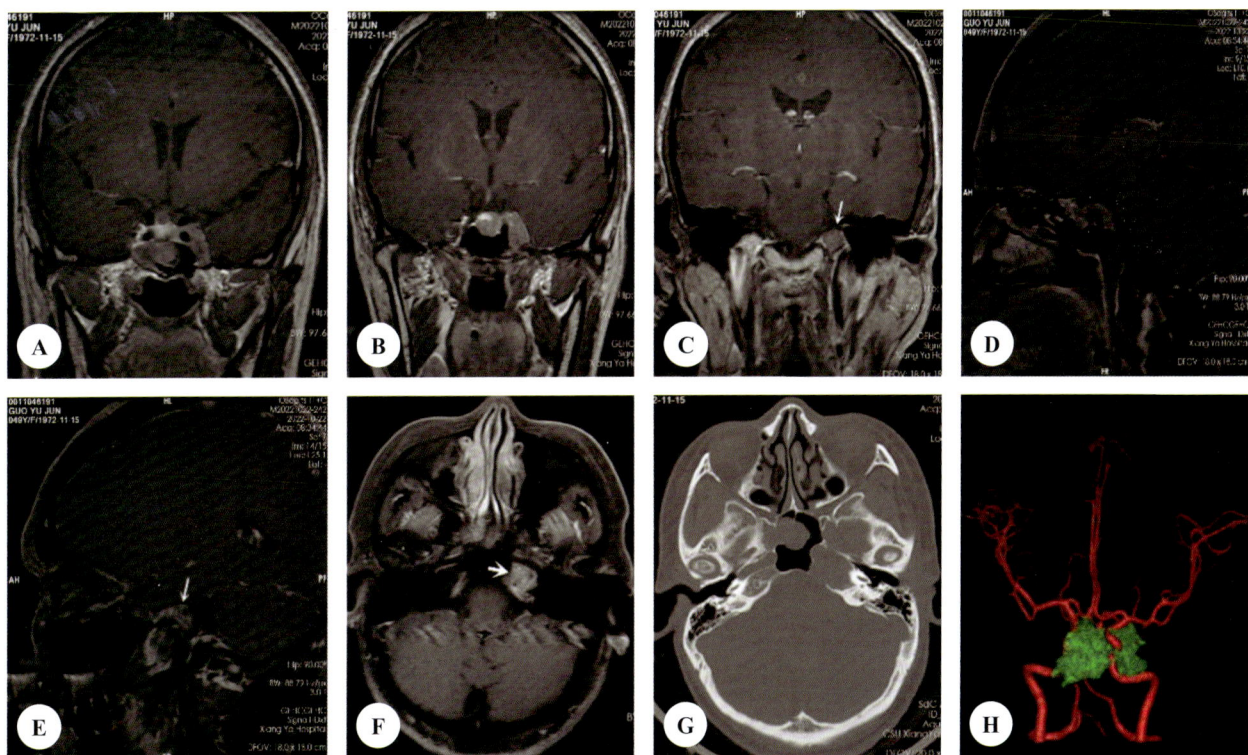

▲ 图 6-104　侵袭海绵窦垂体腺瘤病例 15 术前辅助检查

A. 术前 MRI 冠状位 T1 增强相示鞍区占位性病变累及左侧海绵窦且鞍底下陷，正常垂体位于左侧鞍内；B. 肿瘤累及左侧海绵窦及 Meckel 腔；C. 左侧岩尖受累，可见肿瘤（白箭）；D. MRI 矢状位 T_1 增强相示左侧颈内动脉；E、F. MRI 矢状位、轴位 T_1 增强相示左侧岩尖处肿瘤；G. 术前颅底 HRCT 示左侧岩尖骨质破坏；H. 病灶包绕左侧颈内动脉岩段 - 海绵窦段

除术（三）]。

【术后 MRI】见图 6–106。

【神经功能】出院时一般情况可，双侧鼻腔干燥，未见明显渗液。双眼视力同前，眼球活动正常，未诉特殊不适。

【经验体会】侵袭性垂体腺瘤破坏斜坡骨质较为常见，而累及岩尖较为少见，此病例侵袭性破坏岩尖骨质，该处肿瘤亦是容易残留之处，为达到全切目的，左侧颈内动脉需显露至破裂孔段及岩骨段，肿瘤充分减压后，可沿颈内动脉内外两侧全切除岩尖处病变，肿瘤全切后，裸露的颈内动脉需予鼻中隔黏膜瓣覆盖保护。

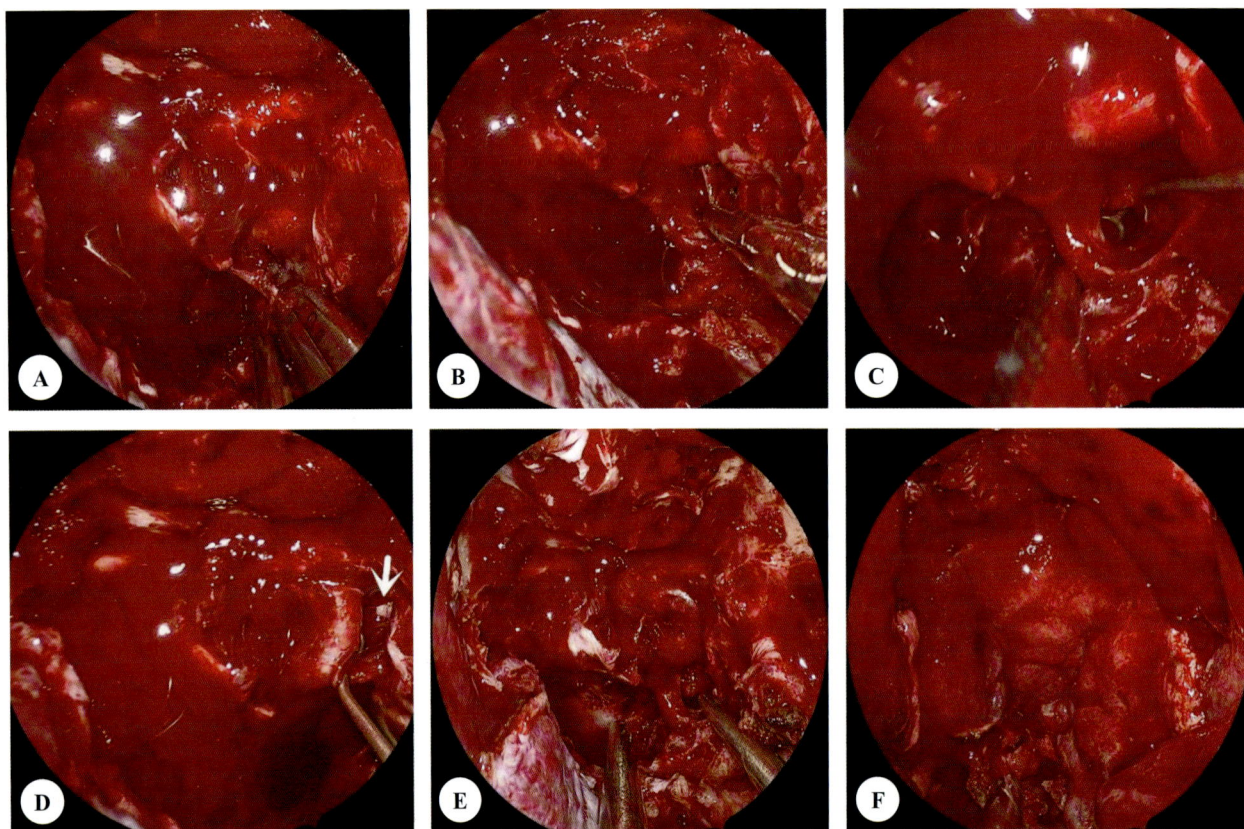

▲ 图 6–105　侵袭海绵窦垂体腺瘤病例 15 手术过程

A. 切除左侧海绵窦前下间隙肿瘤；B. 切除左侧 Meckel 腔内肿瘤；C. 切除左侧岩尖肿瘤；D. 切除左侧颈内动脉虹吸段外侧肿瘤，于左侧海绵窦外侧间隙可见动眼神经（白箭）；E. 肿瘤全切除后，左侧颈内动脉岩骨段至床突旁段全程显露；F. 予鼻中隔黏膜瓣覆盖鞍底及裸露的左侧颈内动脉

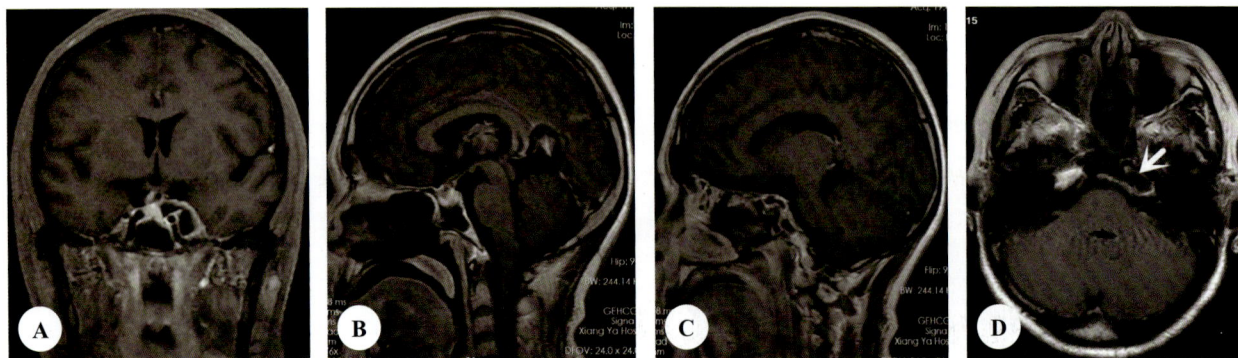

▲ 图 6–106　侵袭海绵窦垂体腺瘤病例 15 术后 MRI 检查

术后 MRI 示病变全切，白箭示左侧岩尖处病变已切除

病例 16 男性患者，47 岁，因"肢端肥大，面容改变 5 年"入院。

【查体】神志清楚，双瞳孔等大等圆直径 2.5mm 大小，对光反射灵敏，鼻腔及外耳道无异常分泌物，嗅觉未见明显异常，视力粗侧：左眼视力 1.2；右眼视力 1.5，视野粗测未见缺损，眼球活动可，四肢肌力、肌张力正常，Kernig、Brudzinski、Babinski 征阴性。

【辅助检查】头部 MRI：鞍区见一等 T_1 等 - 长 T_2 信号灶，增强后明显不均匀强化，大小约 30mm×28mm×23mm，病灶局部向下突入蝶窦内，双侧海绵窦受累（图 6-107）。

【术前内分泌功能】术前生长激素：1.6ng/ml。

【手术过程】全麻插管，头后平位，常规消毒铺单，内镜下逐步以肾上腺素（1mg：20ml) 棉片湿敷鼻甲。先从右侧鼻腔进入，辨认中鼻甲后，向下方沿中鼻道往后方探查。辨认鼻后孔后，向上即见鞍底。做右侧黏膜瓣，等离子刀处理黏膜渗血。扩大磨除蝶窦前壁，磨钻修整蝶窦间隔，清除蝶窦内黏膜。仔细辨认双侧颈内动脉隆突后，磨开鞍底骨质显露鞍底硬膜。扩大鞍底骨窗，流体明胶填塞海绵间窦止血。钩刀切开鞍底硬膜，见鞍内病变。病变灰红色，质软，大小约 30mm×28mm×23mm，双侧海绵窦受累。剥离子逐步分离病变。刮圈沿各个方向多次搔刮病变。正常垂体组织位于后上方，予以保留。取人工硬脑膜重建鞍底预防术后脑脊液漏，与护士清点棉片无误，以碘仿纱条 1 根填塞鼻腔（图 6-108）。

【术后 MRI】见图 6-109。

【神经功能】出院时一般情况可，无脑脊液鼻漏，双眼视力同前，眼球活动正常，未诉特殊不适。

【术后内分泌功能】术后生长激素：0.766ng/ml。

【经验体会】功能型垂体腺瘤内镜手术要点在于沿肿瘤生长方向，探寻各个间隙肿瘤，于直视下全切，从而将激素降至正常水平，极大改善患者生活质量，生长激素垂体腺瘤术后激素应降至 1ng/ml 以下。

病例 17 女性患者，47 岁，因"垂体瘤经鼻蝶术后 13 年，放疗后 12 年，检查发现肿瘤增大 11 个月"入院。

【查体】神志清楚，头颅大小及形态正常，鼻腔及外耳道无异常分泌物，嗅觉正常双瞳孔等大等圆直径 3mm 大小，对光反射灵敏，视力粗侧：左眼视力 0.4；右眼视力 0.3，视野粗测未见缺损，眼球活动可。

【辅助检查】头部 MRI 示蝶窦 - 鞍区 - 斜坡见团块状长 T_1 长 T_2 信号，最大层面大小约 61mm×37mm，其内可见结节样短 T_1 长 T_2 信号，增强后不均匀强化，病灶向海绵窦两侧生长，包绕双侧颈内动脉海绵窦段并受压变窄，鞍底下陷，斜坡骨质破坏（图 6-110）。

【手术过程】患者取仰卧位，全麻插管，头后平位。常规消毒铺单，内镜下逐步以肾上腺素（1mg：20ml) 棉片湿敷鼻甲。先从右侧鼻腔进入。辨认中鼻甲后，向下方沿中鼻道往后方探查。辨认鼻后孔后，向上即见鞍底。做右侧黏膜瓣，等离子刀处理黏膜渗血。扩大磨除蝶窦前壁，打开左侧上颌窦，磨除上颌窦后壁，将翼腭窝内容物向外推移，

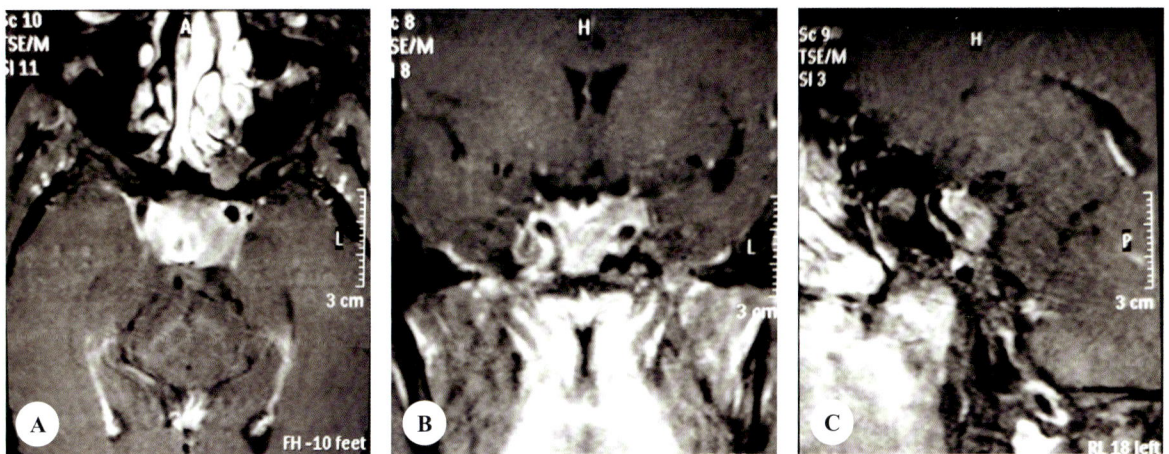

▲ 图 6-107　侵袭海绵窦垂体腺瘤病例 16 术前 MRI 检查

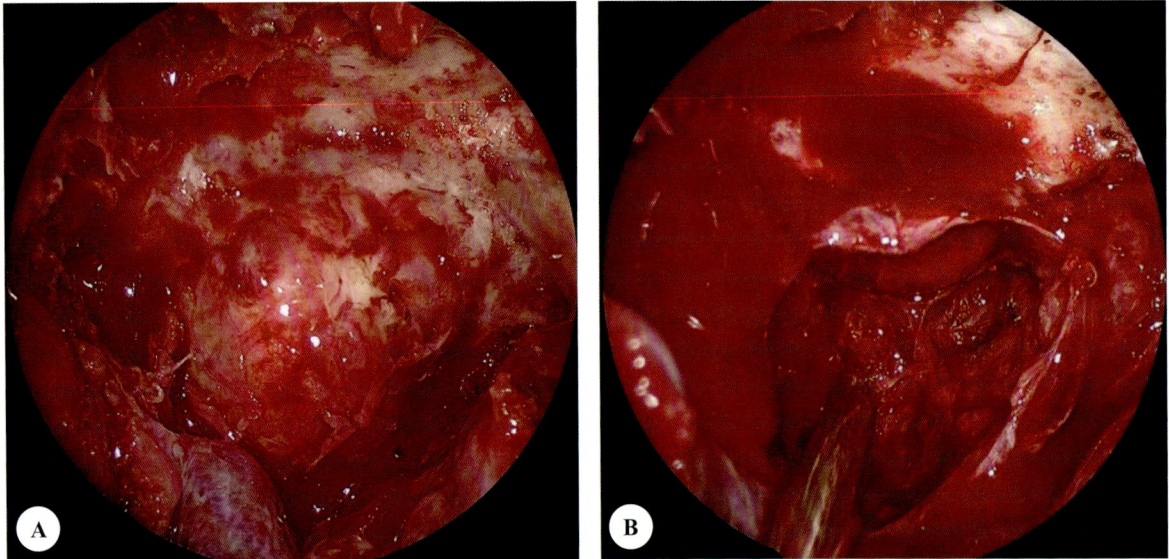

▲ 图 6-108　侵袭海绵窦垂体腺瘤病例 16 手术过程

A. 磨除鞍底骨质后见鞍底下陷，肿瘤突入蝶窦；B. 肿瘤全切除

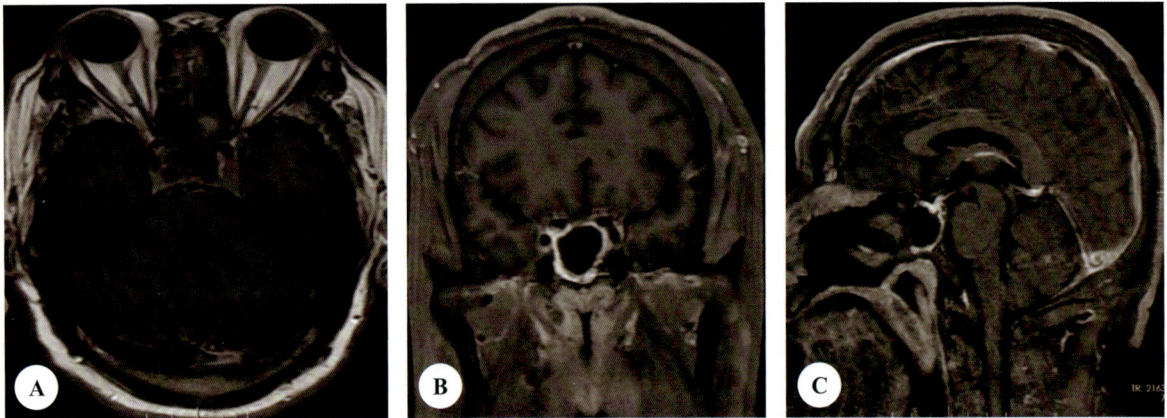

▲ 图 6-109　侵袭海绵窦垂体腺瘤病例 16 术后 MRI 检查

术后 MRI 示病变全切

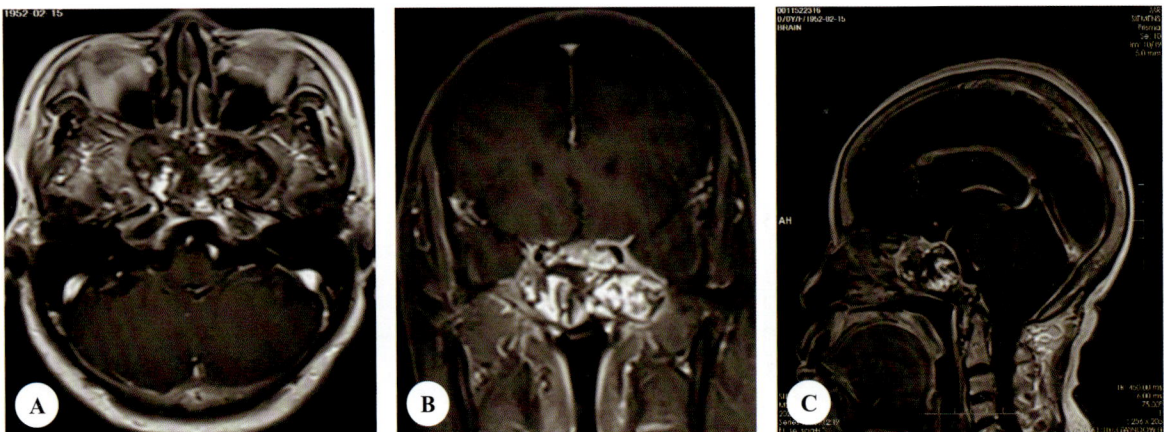

▲ 图 6-110　侵袭海绵窦垂体腺瘤病例 17 术前 MRI 检查

磨除翼突根部。于蝶窦内即见肿瘤，鞍底硬膜及骨质已被肿瘤侵犯，扩大鞍底骨窗，流体明胶填塞海绵间窦止血。病变灰红色，质地不均匀，血供极其丰富，累及双侧海绵窦，大小约 61mm×37mm×47mm。剥离子逐步分离病变，刮圈沿各个方向多次搔刮病变后予全切除。正常垂体组织位于后上方，予以保留（图 6-111）。

【术后 MRI】见图 6-112。

【神经功能】出院时一般情况可，双侧鼻腔干燥，无脑脊液鼻漏，无神经功能障碍，未诉特殊不适。

【经验体会】此复发病例生长极为广泛，累及蝶窦及其外侧隐窝，需向外侧充分显露蝶窦前壁，复发肿瘤与颈内动脉往往粘连紧密，分离时需格外细致。

病例 18 女性患者，51 岁，因"双眼视力下降 3 个月余"入院。

【查体】神清语利，双瞳孔等大等圆直径 3mm 大小，对光反射灵敏，眼球活动自如，视力粗测：右眼视力 0.08；左眼视力 0.06，视野粗测双颞侧视野缺损。

【辅助检查】见图 6-113。

术前 MRI：鞍区占位，增强后明显不均匀强化，鞍旁左侧占位，累及海绵，窦前下份及 Meckel 腔，增强后明显不均匀强化。

术前 CT：鞍旁左侧肿块内可见结节状钙化灶，岩尖部可见骨质破坏。

【手术过程】患者取仰卧位，全麻插管，头后平位。常规消毒铺单，内镜下逐步以肾上腺素（1mg:20ml）棉片湿敷鼻甲。从右侧鼻腔进入，辨认中鼻甲后，向下方沿中鼻道往后方探查。辨认鼻后孔后，向上 1.5cm 见蝶窦开口。自蝶窦开口前内上方切开鼻中隔黏膜，等离子刀处理黏膜渗血。将黏膜瓣翻折至下鼻道内。折断骨性鼻中隔后部，并逐步打开蝶窦前壁。磨钻修整蝶窦间隔显露鞍底。再

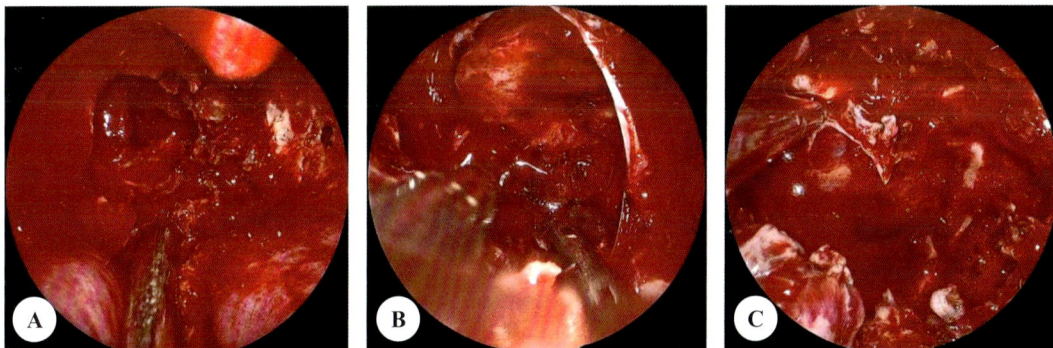

▲ 图 6-111　侵袭海绵窦垂体腺瘤病例 17 手术过程

A. 显露蝶窦内肿瘤；B. 分离肿瘤与颈内动脉粘连；C. 肿瘤全切除

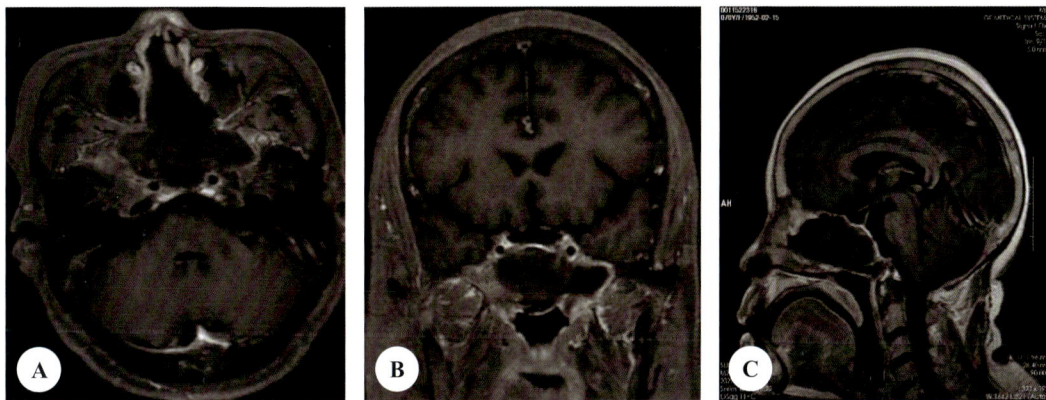

▲ 图 6-112　侵袭海绵窦垂体腺瘤病例 17 术后 MRI 检查

术后 MRI 示病变全切

切除左侧中鼻甲，仔细电凝左侧中鼻甲根部出血，切除左侧钩突及筛泡后进入左侧上颌窦，电凝蝶颚动脉并切断，磨除上颌窦后壁进入翼腭窝，推移翼腭窝内容物后磨除翼突根部，辨认翼管，沿翼管磨除骨质显露左侧颈内动脉岩骨水平段及破裂孔段，并将其轮廓化，并显露 Meckel 腔前壁，仔细辨认颈内动脉隆突后，磨开鞍底骨质显露鞍底硬膜。扩大鞍底骨窗，流体明胶填塞海绵间窦止血。钩刀切开鞍底硬膜，见鞍内病变。病变灰黄色，质软，内有陈旧性出血，大小约 2.6cm×2.5cm×2.2cm。剥离子逐步分离病变。刮圈沿各个方向多次搔刮病变。正常垂体组织位于右后上方，予以保留。再切开左侧 Meckel 腔，见肿瘤质韧，色黄，有钙化，与三叉神经关系密切，大小约 3.0cm×2.1cm×2.8cm，仔细分离与神经粘连后全切除彻底止血，吸收性明胶海绵置入瘤腔，人工硬膜重建鞍底缺损，带蒂鼻中隔黏膜瓣覆盖颅底［图 6-114、▶视频 6-5 神经内镜垂体瘤切除术（四）］。

【术后病理】（鞍区）垂体腺瘤，无功能型促性腺激素细胞腺瘤；（鞍旁）软骨肉瘤。

【神经功能】患者自诉双眼视力视野较术前明显好转，无眼球活动障碍，术后无脑脊液漏，无垂体功能低下，稍感左面部麻木。

【经验体会】

(1) 该患者鞍区及鞍旁存在两个不同性质的肿瘤，其完整切除的前提是充分显露病变，而传统的开颅及中线经蝶入路均存在局限，我们选择内镜下经筛翼蝶入路去除蝶窦前壁、病变侧筛窦和翼突根部上内侧部分，从而充分显露鞍区、鞍旁海绵窦外侧间隙及 Meckel 门，实现了病变部位的充分显露。

(2) 鞍区及鞍旁病变以颈内动脉为轴，需显露颈内动脉的岩骨段、斜坡旁段及鞍旁段，术中通过辨别外侧视神经颈内动脉隐窝（LOCR）及翼管神经等解剖结构可以帮助定位颈内动脉。在颈内动脉轮廓化过程中，可先"蛋壳化"磨薄表面骨质，再用 Kerrion 咬骨钳折断骨质。

(3) 术中发现鞍区垂体腺瘤因陈旧性出血机化与鞍膈粘连紧密，鞍旁软骨肉瘤与颞叶内侧硬膜粘连，但通过术者细致轻柔的减压分离，肿瘤切除后，相应结构无破损，避免了术后脑脊液漏及感染风险，患者术后 7 天即拔除鼻腔内填塞纱条，顺利出院。

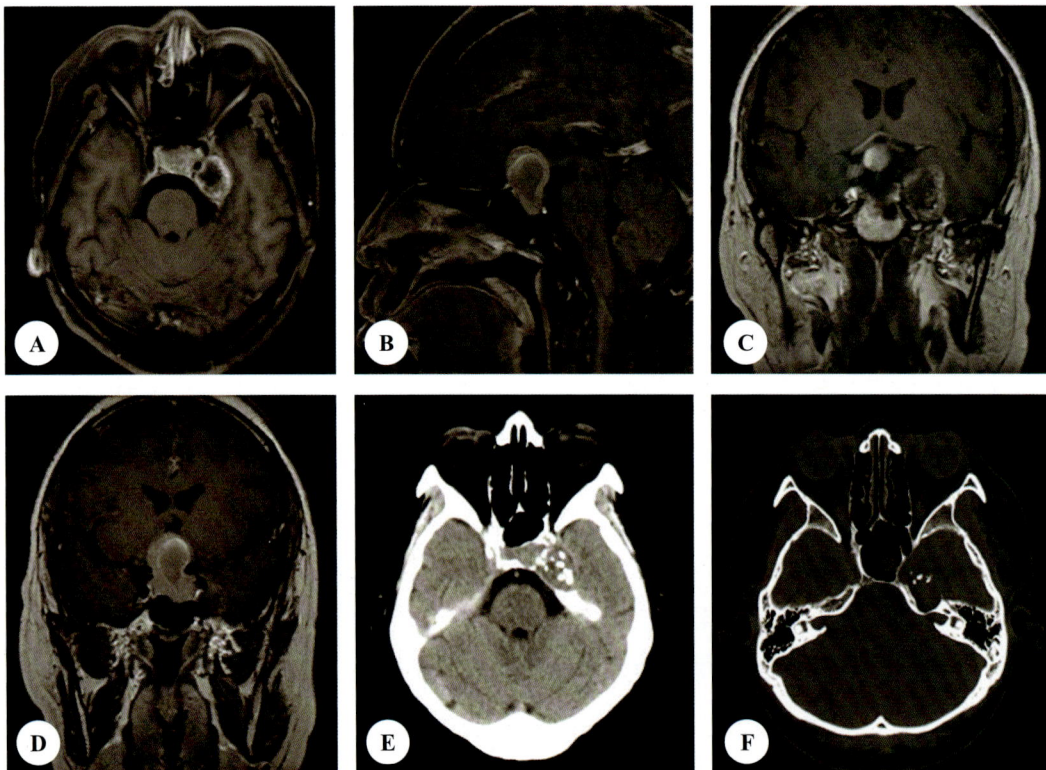

▲ 图 6-113　侵袭海绵窦垂体腺瘤病例 18 术前辅助检查

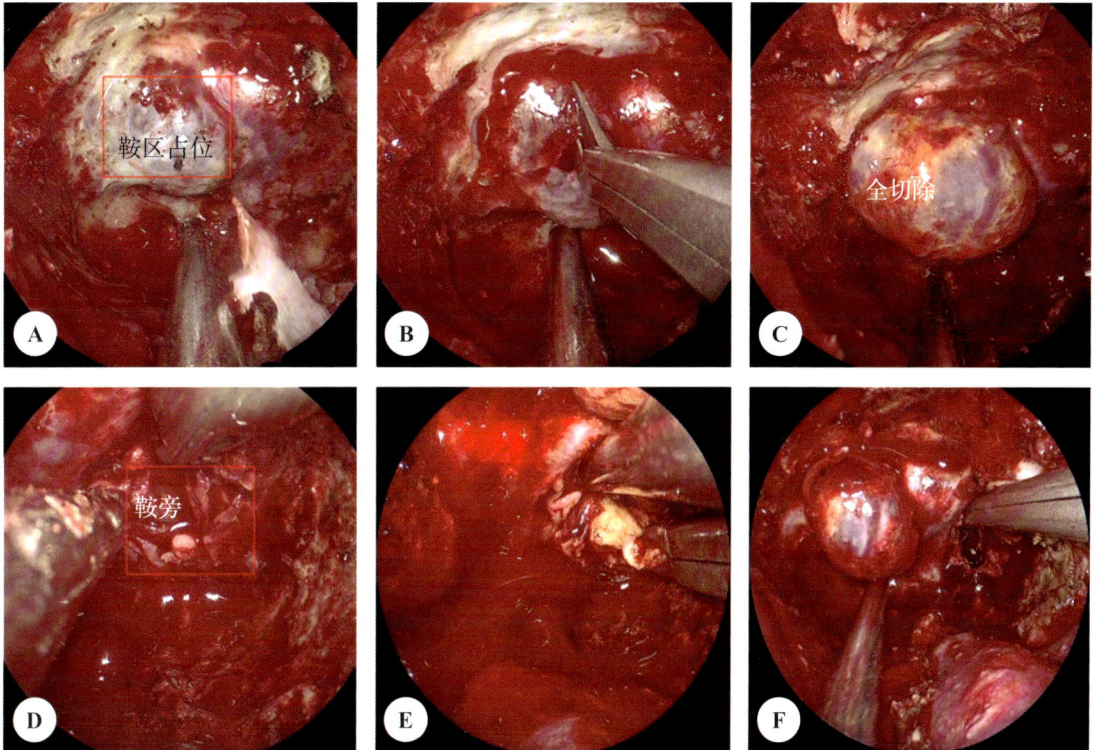

▲ 图 6-114　侵袭海绵窦垂体腺瘤病例 18 手术过程

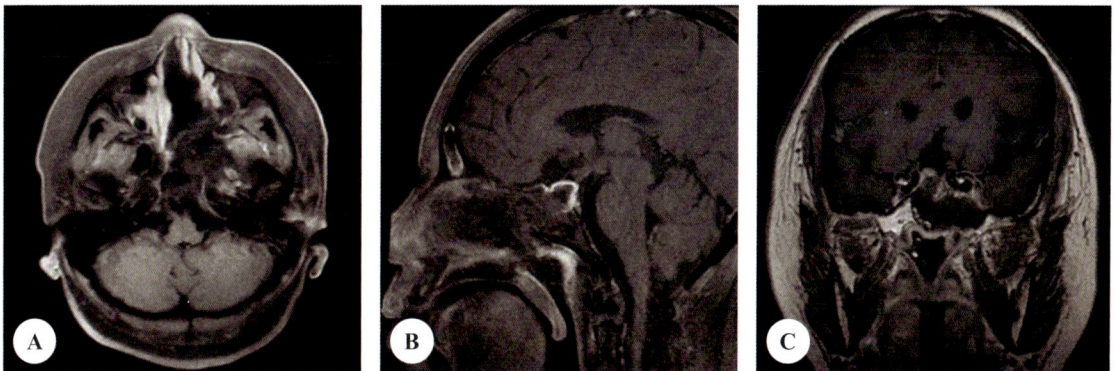

▲ 图 6-115　术后 MRI 检查

术后 MRI 示鞍区及鞍旁病变全切

专家点评

1. 垂体微腺瘤　垂体腺瘤手术的微创理念应是在有效处理肿瘤的同时兼顾正常垂体功能的保留和鼻腔结构的完整。不管何种内分泌活性的垂体微腺瘤，内分泌治愈应是追求的手术目标。从手术时间、出血量、鼻腔结构影响及切除肿瘤的显露需要等多方向考量，显微镜下单鼻孔经蝶手术仍应该积极提倡，更不应该使其成为"失传"的技术。

根据术前薄层 MRI 等影像学充分评估，术中精准定位选择性切除肿瘤并尽可能不损伤正常垂体组织是手术成功的关键。海绵间窦出血可能会成为术中显露切除肿瘤的障碍，这可以通过改善体位、过度通气及必要的止血技术和止血材料来克服，对于 ACTH 型垂体微腺瘤应警惕多灶性生长的可能，术中应根据影像学评估有目的的充分探查。

2. 垂体大腺瘤　随着显微经蝶技术和内镜

扩大经蝶技术的发展，90% 以上垂体大腺瘤可选择经蝶手术。基于我们对垂体腺瘤手术微创理念的理解，对于肿瘤生长规则、未实质性侵犯海绵窦、包绕颈内动脉的垂体大腺瘤，优先选择单侧鼻孔显微镜下经蝶手术切除。术中充分开放鞍底是顺利切除肿瘤的关键。对于包绕硬膜下颈内动脉及其分支血管、前交通动脉复合体，向鞍旁生长较多的垂体大腺瘤，可根据具体情况选择单侧额下入路、翼点入路或颞前经海绵窦入路手术切除。

不管是开颅手术还是经蝶手术，均应强调残存正常垂体组织的保留。经蝶切除垂体大腺瘤时，应根据术前影像学评估有针对性地充分开放鞍底，尤其对于蝶鞍扩大不明显、鞍上生长较多的肿瘤，鞍底的开放应达鞍结节和双侧海绵窦，术中应按顺序逐渐切除肿瘤，并依鞍膈或增厚鞍上池蛛网膜逐渐"翻入"鞍内，并仔细探查鞍背、双侧后床突及鞍结节方向夹角，直视下切除肿瘤，对于向三脑室方向生长较多的肿瘤，鞍上三脑室肿瘤切除不充分或术后出血可致灾难性后果。对于少数质地较韧的垂体腺瘤，术中应确认肿瘤边界后，沿假包膜界面用"对抗性牵拉"技术逐渐分离肿瘤与海绵窦、正常垂体组织、鞍上池蛛网膜粘连，逐步全切除肿瘤。术中应尽可能保持鞍上池蛛网膜完整，如有破损，则按具体情况适当重建。翼点入路或额下入路切除垂体大腺瘤时，优先经第 I 间隙切除鞍内或侵及海绵窦内肿瘤，再根据肿瘤生长方向选择翼点入路诸间隙逐渐减压、分离肿瘤与周边神经血管粘连，切除肿瘤。术中应注意辨认垂体柄和垂体组织并予以妥善保护，对于与鞍上三脑室底粘连密的质韧肿瘤，应权衡强行分离肿瘤界面的风险，尽可能"包膜"下切除肿瘤组织。颞前经海绵窦入路适用于突破海绵窦壁向鞍旁或三脑室生长较多的侵袭性垂体腺瘤，术中充分打开海绵窦上壁和外侧壁，经海绵窦后三角和翼点入路诸间隙充分切除肿瘤。

3. 侵袭海绵窦垂体腺瘤　巨大侵袭性泌乳素型垂体腺瘤应首选溴隐亭药物治疗。对于部分侵蚀鞍底骨质向蝶窦内生长较多，并向海绵窦、鞍上、三脑室生长的巨大侵袭性垂体腺瘤分期或一期联合经蝶和开颅手术，也是不得已而为之的选择。

放射治疗对于部分侵袭性垂体腺瘤仍然是术后必要且行之有效的治疗手段。

内镜技术的飞速发展拓宽了神经外科手术的疆界，尤其使绝大部分侵袭海绵窦垂体腺瘤的经鼻蝶手术全切除成为可能。术中应根据肿瘤侵袭海绵窦颈内动脉上间隙、后间隙、外侧间隙和下间隙的不同情况选择确定显露范围和是否移位颈内动脉。经鼻内镜翼突手术入路（EETA）通过切除上颌窦后壁和（或）侧壁，妥善处理翼腭窝内的神经血管、蝶腭神经节及相关的神经（翼管神经、腭大神经和三叉神经上颌支），可到达蝶窦侧隐窝、破裂孔或颈内动脉岩骨段、Meckel 腔和海绵窦、鼻咽侧壁和颞下窝。但术中仍应根据肿瘤侵犯或突破鞍底硬膜或海绵窦壁的具体情况逐次切除鞍底硬膜外、鞍内鞍上和海绵窦各间隙内肿瘤。术中尽可能减少双极电凝使用，尽可能保持扩张鞍膈或鞍上池蛛网膜完整，有利于保护神经功能和减少脑脊液漏或颅内感染等并发症的发生。

参考文献

[1] 1.DALY A F, RIXHON M, ADAM C, et al. High prevalence of pituitary adenomas: a cross-sectional study in the province of Liege, Belgium[J]. The Journal of Clinical Endocrinology & Metabolism. 2006, 91: 4769-4775.

[2] FERNANDEZ A, KARAVITAKI N, WASS J A. Prevalence of pituitary adenomas: a community-based, cross-sectional study in Banbury (Oxfordshire, UK)[J]. Clinical Endocrinology. 2010, 72: 377-382.

[3] METE O, LOPES M B. Overview of the 2017 WHO Classification of Pituitary Tumors[J]. Endocrine Pathology. 2017, 28: 228-243.

[4] MOLITCH M E. Diagnosis and Treatment of Pituitary Adenomas: A Review[J]. JAMA. 2017, 317: 516-524.

[5] SHLOMO MELMED M B, CH B. Medical Progress: Acromegaly[J]. New England Journal of Medicine. 2006, 355(24): 2558-2573.

[6] KUMAR I, YADAV T, VERMA A, et al. Precontrast T1 signal measurements of normal pituitary and microadenoma: A retrospective analysis through DCE MRI signal time curves[J]. The Indian Journal of Radiology and Imaging. 2018, 28: 380-384.

[7] 肖凯，刘庆 . 侵袭海绵窦垂体腺瘤的治疗进展 [J]. 中国耳鼻咽喉颅底外科杂志 . 2018, 24.

第7章 颅咽管瘤

（肖　遥　秦超影　肖格磊）

颅咽管瘤起源于垂体胚胎发育过程中颅颊囊残存的鳞状上皮细胞，人群每年发病率 0.5/100 万～2/100 万。该肿瘤可发生于任何年龄阶段，但发病年龄存在明显双峰分布，儿童发病高峰为 5—15 岁，成人发病高峰为 40—55 岁，性别构成男性略多于女性（约为 1.4：1）。其组织学行为表现良性，但容易与垂体柄、视神经和下丘脑等重要神经血管粘连紧密，故手术全切十分困难，术后复发率高，临床表现主要呈恶性。著者于 2015—2022 年主刀 91 例颅咽管瘤手术，全切 84 例，全切率 94.3%。无围手术期死亡患者。

（一）肿瘤分型

颅咽管瘤的生长部位和程度各不相同。因此全世界不同神经外科团队设计了多种系统对这些肿瘤进行分类并帮助制订手术计划。Yasargil 等根据肿瘤生长位置与视神经、垂体柄等神经结构的关系，将其分为 6 型：单纯鞍内型、鞍内鞍上型、鞍膈上 - 视交叉周围 - 脑室外型、脑室内 - 脑室外型、脑室旁型和单纯脑室内型。Hoffman 等根据蝶鞍、视交叉和第三脑室底部将颅咽管瘤分为交叉前、交叉后、交叉下和脑室内 4 型。Sammi 等基于垂直投影将颅咽管瘤分类为 4 级：Ⅰ级（鞍内或鞍膈下）；Ⅱ级（侵入脑池，伴或不伴鞍内生长）；Ⅲ级（第三脑室下半部分）；Ⅳ级（第三脑室上半部分）；Ⅴ级（到达透明隔或侧脑室）。中南大学湘雅医院颅底神经外科袁贤瑞等将颅咽管瘤分为鞍内、鞍内 - 鞍上、鞍上、鞍内 - 鞍上 - 三脑室、鞍上 - 三脑室、单纯三脑室和异位颅咽管瘤等类型。

根据多年临床经验，颅咽管瘤全切与垂体柄保留并不矛盾，明确肿瘤起源部位是核心，并非起源于垂体柄内部管状结构的颅咽管瘤有很大机会在全切肿瘤的基础上保留垂体柄，为患者术后的内分泌功能恢复、甚至维持一定水平的内分泌功能保留机会。

根据术前影像学资料的初步判断，结合术中真实所见的佐证，经手多例颅咽管瘤诊治经验，笔者团队以颅咽管瘤的起源部位为基础，结合肿瘤生长方式及普遍侵袭范围，进一步细化本组病例分型，以指导手术策略，尤其是垂体柄保留的指征（图 7-1）。

(1) 鞍内型（垂体中间部 Rathke 裂起源）：肿瘤多位于垂体下方，将垂体向上推挤，此类型多可通过显微镜或内镜下经鼻蝶手术进行并完整保留垂体柄，患者术后内分泌功能障碍少见。

(2) 鞍内 - 鞍上型（中、下部垂体柄起源）：肿瘤起源位置位于垂体柄中下段，易向下沿垂体柄侵犯鞍内空间，向下方挤压垂体柄，固多采用额下入路。术中根据垂体柄瘤化程度判断垂体柄保留与否，通常保留困难，如术中明确见肿瘤仅起源于垂体柄管状结构的外层 1/3，则有保留可能，若明显瘤化仍保留垂体柄易造成术后肿瘤于原发部位复发。

(3) 鞍上 - 三脑室 Ⅰ 型（上部垂体柄 - 漏斗结节起源）：因起源部位位于上部垂体柄 - 漏斗结节，而上段垂体柄起源居多，肿瘤呈双向进展，向上推挤三脑室底，向下方可侵犯鞍内区域，但与鞍内型不同，肿瘤往往将垂体柄向鞍底挤压；而且，与单纯鞍内 - 鞍上型亦有不同，若此型已出现鞍内侵犯，肿瘤通常已达很大体积并可能有三脑室侵犯。多采用额下 - 额外侧结合入路，垂体柄保留通常困难。

(4) 鞍上 - 三脑室 Ⅱ 型（漏斗结节 - 灰结节起源）：此型肿瘤起源位置通常位于漏斗结节 - 灰结节，多突破三脑室底向三脑室内侵犯，而向下方亦可沿垂体柄蔓延，侵犯鞍上池区域，鞍内侵犯少见。此型肿瘤若早期发现治疗，因垂体柄还未被侵犯，故保留机会大。但因下丘脑结构多被侵犯，尽管垂体柄保留，术后仍可能出现内分泌及内环境紊乱。

(5) 三脑室型（下丘脑 - 视交叉上隐窝 - 漏斗隐窝起源）：此型肿瘤因起源于三脑室内部结构，故多局限于三脑室内生长，向三脑室上方及两侧结构侵犯，突破三脑室底向鞍上区域生长者少见。此型肿瘤多采用经纵裂 - 胼胝体 - 三脑室入路，对垂体柄

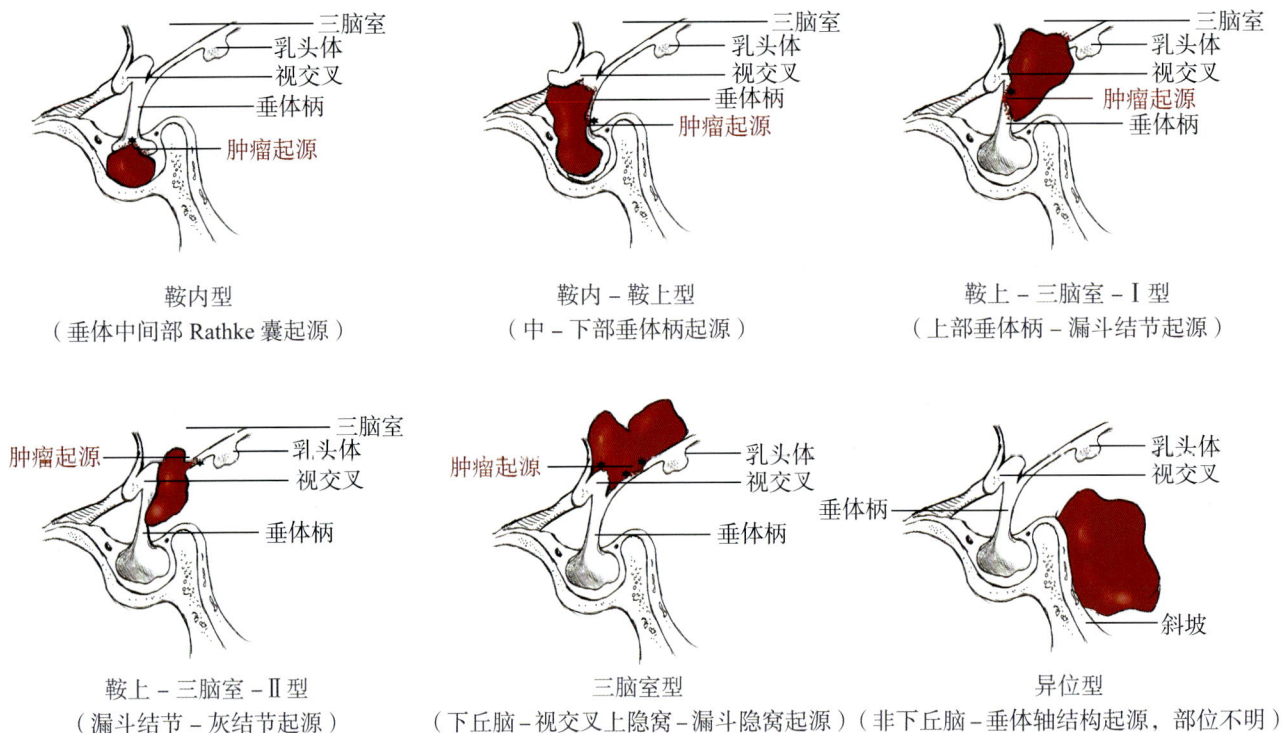

鞍内型
（垂体中间部 Rathke 囊起源）

鞍内 - 鞍上型
（中 - 下部垂体柄起源）

鞍上 - 三脑室 - Ⅰ 型
（上部垂体柄 - 漏斗结节起源）

鞍上 - 三脑室 - Ⅱ 型
（漏斗结节 - 灰结节起源）

三脑室型
（下丘脑 - 视交叉上隐窝 - 漏斗隐窝起源）

异位型
（非下丘脑 - 垂体轴结构起源，部位不明）

▲ 图 7-1　肿瘤分型

无影响，可完整保留。

（6）异位型（起源位置不在下丘脑 - 垂体轴，多见于斜坡、脑桥小脑三角等）。

将垂体柄轴线起源的颅咽管瘤进一步细化，根据其起源位置不同，分为垂体柄内生型与外生型两类：内生型肿瘤起源于垂体柄管状结构内部残存颅咽管上皮细胞，呈均匀膨胀性生长，垂体柄被内部的肿瘤膨胀挤压成薄膜片状，垂体柄内部超过 60% 结构已瘤化，肿瘤如继续进展可突破垂体柄外层壁继续向鞍内、鞍上、三脑室、脚间池等方向生长，此类颅咽管瘤垂体柄多呈菲薄片状贴附于瘤体外，分离困难，如完整保留垂体柄容易导致术后复发（图 7-2）。

而如肿瘤起源的残存颅咽管上皮细胞靠近垂体柄一侧并向外侧扩张性生长，垂体柄多被挤向一侧，垂体柄大部分结构基本完整，保留机会较大（图 7-3）。

（二）临床表现

颅咽管瘤生长缓慢，在确诊前症状通常已存在 1 年或以上。根据肿瘤的位置及其与邻近正常结构的关系，症状常来源于以下三方面。

（1）因肿瘤阻塞脑脊液循环通路所导致的急性颅高压症状：如头痛、呕吐等。

（2）因肿瘤侵犯视神经、视束、视交叉等所导致的视力视野改变。

（3）因肿瘤起源于垂体柄、下丘脑所导致的内分泌功能异常和下丘脑功能紊乱的症状包括生长发育迟滞、月经紊乱、性欲下降、精神食欲下降、乏力、泌乳、多尿多饮、体重增加、睡眠节律紊乱和体温调节障碍等。

（三）影像学检查

1. CT　CT 平扫表现为鞍上区肿块，呈圆形、类圆形或不规则分叶状。CT 密度因肿瘤内成分不同而显示出多种变化，通常肿瘤囊变区呈脑脊液样低密度，也可因含有较多胆固醇结晶呈低密度，或者因囊液中钙质和角蛋白含量较多呈等或高密度。肿瘤钙化率较高，特别是组织学为呈釉质细胞型者高于鳞状乳头型。儿童患者中有 85%～90% 可见钙化灶，较成人的 40%～50% 有明显增多。钙化形态多样，可沿肿瘤边缘呈蛋壳样，也可呈点状、斑片状的不规则钙化。增强扫描可见实质部均一增强，囊性肿瘤仅有环形薄壁增强。

2. MRI　MRI 扫描颅咽管瘤信号多变。囊性部分含有胆固醇和蛋白常表现为 T_1WI 和 T_2WI 高信号；

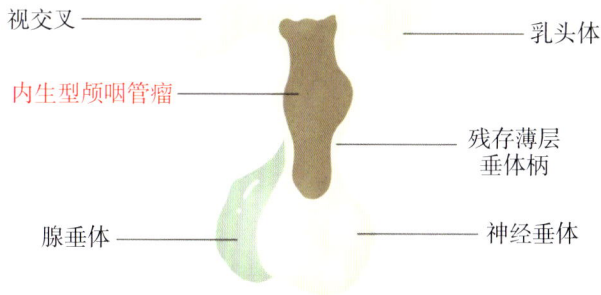

▲ 图 7-2　内生型颅咽管瘤示意

（视交叉、内生型颅咽管瘤、腺垂体、乳头体、残存薄层垂体柄、神经垂体）

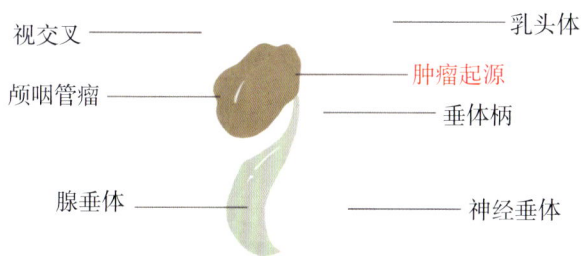

▲ 图 7-3　外生型颅咽管瘤示意

（视交叉、颅咽管瘤、腺垂体、乳头体、肿瘤起源、垂体柄、神经垂体）

不含上述物质时呈 T_1WI 低信号，T_2WI 高信号；含钙化和角蛋白时为 T_1WI 和 T_2WI 低信号。肿瘤实性部分常呈 T_1WI 等信号，T_2WI 稍高信号。MRI 增强扫描可见肿瘤强化形态不一，强化不均质，可呈斑片状、不规则团块状或环状强化。总之，因颅咽管瘤常同时有实质、囊变和钙化，MRI 上表现为不均质信号。

（四）手术入路的选择

目前颅咽管瘤手术入路选择并无统一标准，颅咽管瘤生长部位可位于三脑室 - 下丘脑 - 垂体轴线的任何位置（异位型另做讨论），因此，应根据患者颅脑 MRI 扫描结果，结合肿瘤生长位置、大小、囊变、钙化等具体情况，选择不同手术入路。不管选择何种入路，充分暴露瘤体，在保护垂体 - 下丘脑功能及视路结构的前提下，尽可能全切肿瘤是选择手术入路的基本原则。

1. 额下、额外侧入路　额下入路包括单侧及双侧额下开颅，该入路提供了额下及额外侧的直线通路，通过正中结合外侧视角直视鞍区结构，利用诸间隙进行肿瘤切除。对蝶鞍内和中小型鞍上脑室外

生长的颅咽管瘤，可采取额下入路，第三脑室前下部或视交叉后的肿瘤需要切开终板。终板是位于三脑室前壁的一柔软而菲薄的白质结构，内侧被视束包围，前部被视交叉的后缘包围，后部被前连合所包围。打开终板可进入第三脑室。对突入到第三脑室、终板后方肿瘤常采取终板入路。视交叉后肿瘤常使视交叉前置，此时视交叉前间隙空间狭小，切开终板可直视下将肿瘤从三脑室底及前下壁分离。经终板切除第三脑室内肿瘤后，第三脑室与鞍区直接相通，亦可解除非交通性脑积水。研究表明，无论大小，至少 90% 的颅咽管瘤可通过额下和翼点入路进行切除。

2. 额底纵裂及其扩展入路　额底经纵裂入路双额开颅，操作简捷，分开额部纵裂，容易接近颅前窝底、鞍区及额叶病变。该入路可显露胼胝体前部的颅前窝底结构，对嗅沟、鞍结节、蝶骨平台、视神经、视交叉、颈内动脉及起始分支显露较好。这一入路同时提供了向脚间池和桥前池以及鞍内的视角，进一步扩大了操作范围。通过切开终板，可在直视下切除长入第三脑室内的肿瘤。

额底纵裂入路时，手术空间狭小局促，手术路径中途常有鸡冠形成障碍，会限制该入路从下往上的手术视角。额底纵裂经鸡冠入路是额底纵裂入路的改良或扩展。该入路是在额底纵裂入路开颅的基础之上，将骨窗进一步向前下方扩大，咬除骨质至近鼻根水平，于硬膜外分离出鸡冠并进一步去除。此入路在额底纵裂入路原有优势之上，进一步扩展术中的直视区域，扩大了手术视角，减少了手术盲区。此入路适合于累及鞍区 - 下丘脑 - 三脑室区域的各种巨大颅咽管瘤。

3. 翼点入路　翼点入路是目前鞍上颅咽管瘤常用的入路，因为它可以很好地显露大多数位于鞍上的肿瘤，以及视神经、视交叉和颈内动脉等结构。还可利用外侧裂、视交叉前间隙、视神经颈内动脉间隙、颈内动脉天幕间隙等切除肿瘤。翼点入路的局限性在于对侧视颈动脉三角和对侧颈动脉后间隙的视野有限，通过终板进入第三脑室时，很难观察到其后部，且穿支血管对视野有遮挡。眶颧入路在翼点入路的基础上增加了眶上缘及颧弓的切除，从而增加了进入后床突、基底部尖端和鞍上区的空间，利于对向鞍上明显延伸的颅咽管瘤的切

除，但创伤大，一定程度上与微创理念相悖。

4. 经纵裂 – 胼胝体 – 三脑室入路　经纵裂 - 胼胝体 - 三脑室入路适用于位于三脑室内，阻塞室间孔的肿瘤，或者联合翼点及额下入路对巨大肿瘤进行切除。术中应注意避免损伤穹窿、前连合、胼周动脉、脉络丛、脉络膜动脉、第三脑室静脉与肿瘤周围穿支血管，特别是供应下丘脑穿支血管。

5. 经鼻蝶入路　与开放颅底入路相比，经蝶入路垂直于中线，避开了脑神经或主要血管，从下方显露肿瘤，并使其在切除过程中随减压自然下坠，同时可以更好地显示肿瘤与下丘脑和视交叉下表面的界面。因此，经蝶显微手术切除鞍内和鞍膈下病变与经颅入路相比死亡率较低[34]。然而，由于手术显微镜提供的工作距离较长，远距离结构的照明较差，因此经蝶入路鞍上病变的完全切除困难较大。随着内镜技术和设备的不断进步，双人四手技术的应用和广角的视野使得手术操作更加方便高效。Kassam 根据肿瘤与漏斗的关系，将颅咽管瘤分为四型：Ⅰ型为漏斗前型，Ⅱ型为穿漏斗型，Ⅲ型为漏斗后型，Ⅳ型为三脑室型。除Ⅳ型外其他三型均是内镜经鼻入路手术的适应，Kassam 等认为近年来，内镜扩大经鼻入路在传统经鼻蝶入路的基础上扩大颅底骨质磨除的范围，可达鞍结节及部分蝶骨平台后方、视神经管、整个鞍底、鞍背及上斜坡，极大地扩展了手术范围，被用于切除向鞍上、颅前窝底、颅后窝等部位的肿瘤。内镜扩大经鼻入路最主要的手术并发症为脑脊液漏，但国内外报道，运用自体筋膜、脂肪垫及带蒂鼻黏膜瓣进行颅底重建可极大程度降低术后脑脊液漏的发生率。

不论采用何种手术入路，都应进行仔细地进行术前评估。术中分辨并保护下丘脑、垂体柄及重要神经、血管结构，在维持患者内分泌系统功能和生存质量的前提下追求肿瘤最大范围切除。

本组病例在切除颅咽管瘤时主要应用的入路为：额下入路、额下经终板入路和经蝶入路。

Komotar 等对经颅各入路的优缺点及适应证进行了总结（表 7-1）。

（五）围手术期管理

颅咽管瘤生长方式复杂，对内分泌系统功能影响甚大。因此要在术前仔细完善视力视野检查、影像学检查，以及尿量、尿渗透压、尿比重的测定和垂体前叶激素水平的测定。术后对于尿崩症的患者，应严密监测出入水量和电解质变化的情况，维持容量平衡，尽量避免使用甘露醇等脱水药物，对轻、中度者予以鞣酸加压素肌注或口服去氨加压素，对于重度者，则需去氨加压素持续静脉泵入，严防高钠血症。术后低钠血症是下丘脑损伤后常出现的水电解质紊乱，应注意鉴别病因，针对性补钠，还要注意补钠速度不可过快。术后还要注意糖皮质激素、甲状腺激素和性激素的替代治疗，以及下丘脑综合征和癫痫的预防和治疗。

（六）随访

颅咽管瘤患者术后常发生内分泌功能紊乱。本组治疗注重随访，随访的主要目的是：①明确肿瘤是否复发；②明确患者的内分泌功能状况；③有利于患者更好融入社会，恢复劳动能力。

（七）典型病例解析

病例 1　患者男性，18 岁，因"外伤检查发现颅内占位 1 月余"入院（图 7-4）。既往体健。

【查体】神志清楚，头颅大小及形态正常，鼻腔及外耳道无异常分泌物，嗅觉可。双瞳孔等大等圆直径 3mm 大小，对光反射灵敏，视力粗侧：左眼视力 0.2；右眼视力 0.2，视野粗侧未见缺损，眼球活动可。面部感觉对称，口角无歪斜，双侧鼻唇沟无变浅，皱眉、鼓腮、示齿可。听力粗侧：双侧无明显异常，伸舌居中，咽反射正常。耸肩、转头有力，颈软，无抵抗，四肢感觉、活动可，肌力、肌张力正常。

【辅助检查】鞍内见一结节状等 – 短 T_1 短 – 稍长 T_2 混杂信号灶，范围约 17mm×16mm×12mm，增强后可见不均匀强化；蝶鞍扩大，鞍底下陷。垂体柄受压向右偏移，视交叉受压上抬。神经垂体可见（图 7-5）。

【术前诊断】鞍区占位，考虑颅咽管瘤可能。

【手术入路】经鼻蝶入路。

【手术过程】仰卧位，头后仰 30°，头圈固定头部。络合碘纱条消毒鼻腔及各鼻道。显微镜下置入扩张器至中鼻甲后缘，向对侧折断骨性鼻中隔，切开鼻中隔黏膜，向两侧剥离蝶窦前壁黏膜，调整扩张器位置。咬骨钳打开蝶窦前壁，即见肿瘤突入蝶窦内，鞍底骨质变薄，部分缺损，肿瘤质地

表 7-1　经颅各入路切除颅咽管瘤的优缺点和指征

入　路	优　点	缺　点	指　征
前中线入路			
经蝶入路	视力损伤风险低	蝶窦未气化的儿童手术困难；脑脊液漏风险高	Ⅰ、Ⅱ级肿瘤
经额下入路	直线额下通路；可通过终板进入三脑室	潜在侵犯额窦；视交叉前置者手术难度增加	Ⅲ、Ⅳ级肿瘤
前侧方入路			
经翼点入路	到达鞍上池，即便伴视交叉前置者	对侧视神经-颈动脉三角和对侧颈动脉后部视野受限；三脑室后部被同侧下丘脑遮挡	鞍内、鞍上、视交叉前和视交叉后部的肿瘤
经眶颧入路	增加了后床突、基底尖端和鞍上区的显露；改善了手术器械的操作空间	与翼点入路相同	与翼点入路相同，特别适用于向鞍上生长明显的肿瘤
经脑室入路			
经胼胝体-经脑室入路	依赖于室间孔的扩大	牵拉损伤	脑室内肿瘤
经皮层-经脑室入路	牵拉损伤较经胼胝体入路风险低	损伤皮层，增加术后癫痫的风险	肿瘤侵犯大脑背侧同时脑室扩大者
经终板入路			
其他入路			
经岩骨入路	对视交叉后部肿瘤视野好，暴露充分	前方钻孔所致风险较额下入路低	大型视交叉后部肿瘤
联合入路			
颞下-经岩骨入路			视交叉后，同侧沿斜坡长入颅后窝的肿瘤
翼点-经胼胝体入路			大型肿瘤
额下-翼点入路	对侧方生长的肿瘤视野好，特别是向侧裂生长者		向侧方生长的肿瘤

软、血供一般、色灰白，边界尚清，大小约 1.8cm×1.6cm×1.5cm。以显微刮圈分别自不同方向刮除肿瘤，前抵鞍结节，后达鞍背，双侧至海绵窦，鞍膈下陷满意，垂体柄左偏，正常垂体组织位于左后上方，予以保留。

【术后 MRI】鼻腔-蝶窦-鞍底局部骨质缺损，原鞍区肿物已切除，呈术后改变，鼻腔、筛窦、蝶窦及双侧上颌窦见片状等 T_1 信号，增强后术区未见异常强化灶。垂体形态可，增强后未见明显异常强化灶（图 7-6）。

【经验体会】

(1) 此例为典型鞍内型颅咽管瘤，起源于垂体中间部 Rathke 裂，将垂体及垂体柄向鞍上区域推挤，但并未突破鞍膈硬膜，经鼻蝶入路打开鞍底骨质后

可直视肿瘤，虽成分混杂，但肿瘤质地整体较软，可通过刮匙轻柔操作切除，并保留正常垂体轴结构。

（2）在充分减压后鞍膈下塌，此时刮匙的运用需谨慎，轻柔操作完整剥除肿瘤包膜的同时尽量避免鞍膈的破损以致脑脊液漏。

病例 2　患者女性，52 岁，因"双眼视力下降2 个月余"入院（图 7-7）。既往无特殊。

【查体】神志清楚，头颅大小及形态正常。鼻腔及外耳道无异常分泌物，嗅觉未见明显正常。双瞳孔等大等圆，直径 3mm，对光反射灵敏，左眼视力0.6；右眼视力 1.2，视野粗测未见缺损。余体查未见明显阳性体征。

【辅助检查】鞍上区 - 鞍区可见不规则囊实性灶，呈等 - 长 T_1 等 - 长 T_2 信号，较大层面大小约32mm×25mm，呈多房分隔，内见不规则实性成分，增强后实性成分明显强化。大脑中线前部可见一长径约 6mm 的短 T_1 长 T_2 信号灶（图 7-8）。

【术前诊断】鞍上占位：颅咽管瘤？

【手术入路】额底经鸡冠入路。

【手术过程】仰卧位，头架固定头部。行额底经鸡冠入路，双额颞冠状切口，切开头皮，骨膜下分离皮瓣并牵开，显露至鼻根部及眶缘，分离颞肌，显露右侧侧 Keyhole。颅骨钻 1 孔，微动力铣刀铣开大小约 6cm×8cm 的过中线右侧额骨瓣，平颅前窝底，中线处下达鼻根，进一步分离并硬膜外咬除鸡冠。悬吊硬膜，显微镜下弧形弧形剪开硬膜，缝扎矢状窦并剪断。开放侧裂、视交叉池、颈动脉池，释

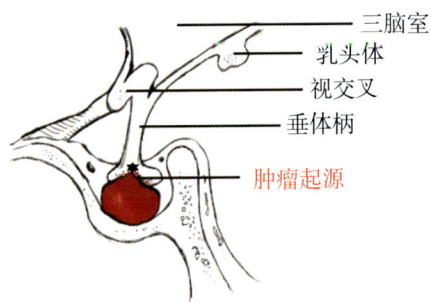

三脑室
乳头体
视交叉
垂体柄
肿瘤起源

（垂体中间部 Rathke 囊起源）

▲ 图 7-4　鞍内型

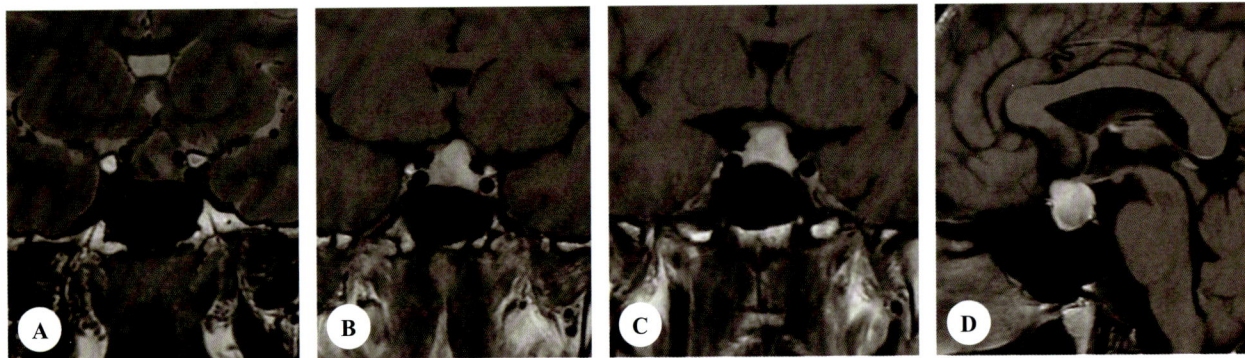

▲ 图 7-5　病例 1 辅助检查

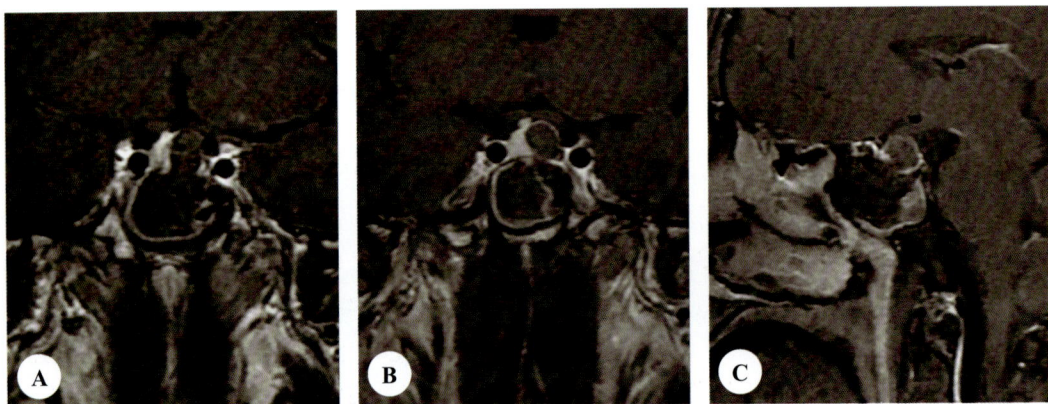

▲ 图 7-6　病例 1 术后 MRI 检查

放脑脊液，缓慢抬起额叶，显露肿瘤。见病变位于鞍上，向三脑室底方向生长，肿瘤呈囊实性，大小约4.5cm×3.5cm×3.5cm，囊液为黄色，实质部分色灰黄，血供较丰富，质地较韧，与双侧视神经、视交叉、颈内动脉、下丘脑底部粘连紧密。于第一间隙探查，见第Ⅰ间隙扩大，在第Ⅰ间隙内切除部分肿瘤，见近鞍膈处垂体柄外壁，予以电凝切断肿瘤起源，保留垂体柄内部结构，继而分离肿瘤与周边神经血管结构粘连，逐步分块减压并切除，将瘤壁从三脑室底逐步分离，镜下将肿瘤予以分块全切除，见垂体柄上段至漏斗隐窝处光滑完整，予以悉心保留[图7-9，▶视频7-1 显微镜下颅咽管瘤切除术（额下入路）]。

【术后MRI】额骨骨质不连，呈术后改变，额窦及相应颅板下积液积气，原鞍上－鞍区病变已切除，双侧额叶可见小片状稍长T₁稍长T₂信号影，FLAIR呈高信号，增强后额部硬脑膜可见强化（图7-10）。

【经验体会】

(1) 此病例为鞍内－鞍上型颅咽管瘤，肿瘤起源于近鞍膈处垂体柄一侧，外生性生长，非自漏斗内

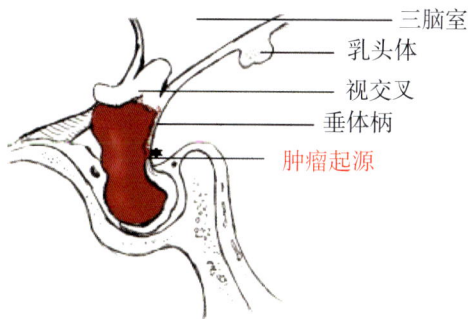

（中－下部垂体柄起源）

▲ 图7-7　鞍内－鞍上型

部膨胀性生长的类型，因此可仔细分离起源处肿瘤及受累垂体柄外层，保留正常垂体柄结构。

(2) 此例采用额底纵裂经鸡冠入路，考虑到肿瘤上级囊壁向上、右侧推挤三脑底，影像学观察未突破三脑室底结构，为保护下丘脑尽量选择避免打开终板，而从第Ⅰ、Ⅱ间隙从三脑室下方进行分离操作，同时，既往经验表明囊性肿瘤囊壁普遍与三脑室底粘连紧密，因此，更向前下方延展的骨窗加之去除鸡冠的阻挡，增加了自下而上的视野与操作空间，分离时显露范围开阔，结构清晰。

病例3　患者女性，32岁。因"右眼视力下降1个月"入院（图7-11）。既往体健。

【查体】神志清楚，语言流利，思维、定向、理解、计算力正常。颈软，Kernig、Brudzinski征（－）。嗅觉正常，瞳孔直径2mm，光反射灵敏，眼球运动自如，右眼视力0.1；左眼视力1.0，调节、辐辏反射正常。口角无明显歪斜。听力未见明显异常。悬雍垂居中，咽反射灵敏。舌肌无萎缩，伸舌居中，味觉正常。耸肩、转颈动作无异常。全身深浅感觉无明显异常，四肢肌力、肌张力正常，腹壁反射对称，双膝反射（++），病理征（－）。一字步可。Romberg征（－），指指、指鼻试验精确，跟膝胫试验正常。

【术前MRI】鞍区可见不规则形等－长T₁长T₂异常信号肿块，大小约2.6cm×2.5cm×2.6cm，增强后病灶呈不均匀强化，病灶由鞍内向鞍上、鞍旁生长，蝶鞍扩大，鞍底下陷，双侧颈内动脉海绵窦段未见包绕，视交叉上抬受压。左侧视神经鞘旁见长T₂信号灶；增强后可见强化。右侧视神经未见明显异常信号灶。灰白质界限清楚，脑室系统大小形态正常，中线结构无移位，脑沟裂正常（图7-12）。

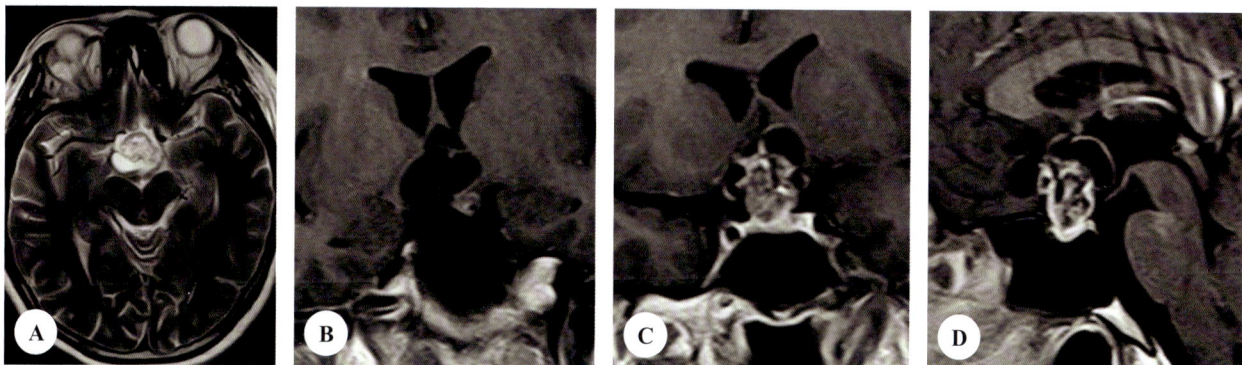

▲ 图7-8　病例2术前检查

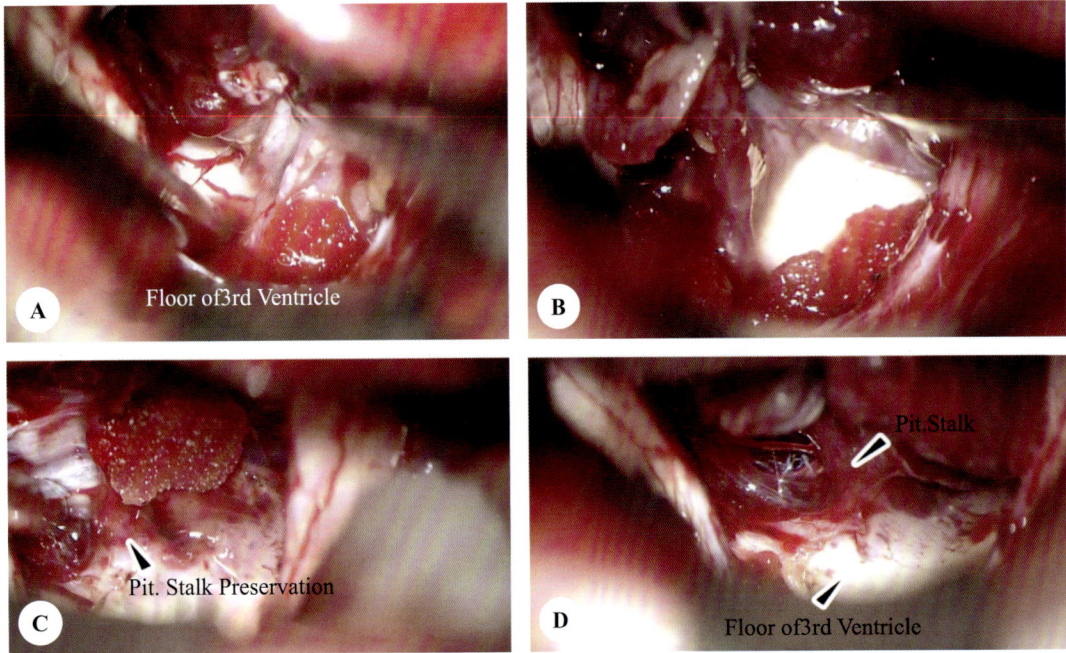

▲ 图 7-9　病例 2 手术过程

Pit.Stalk（垂体柄），3rd Ventricle（三脑室）

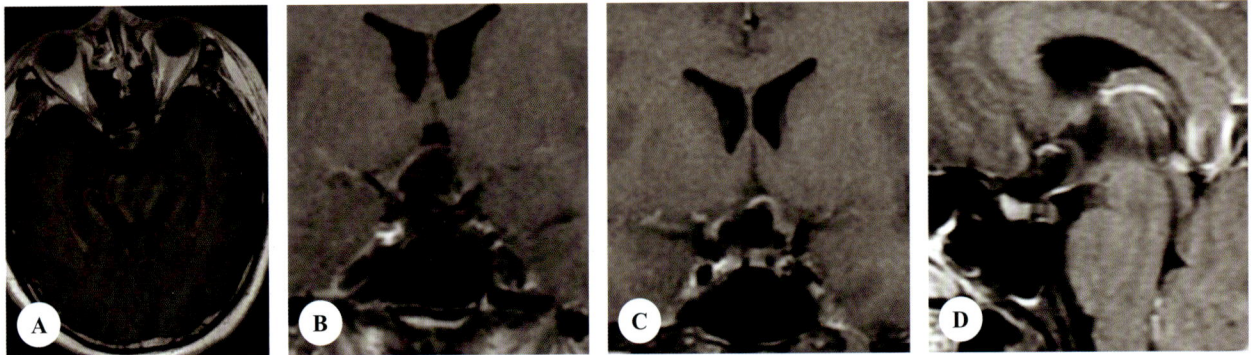

▲ 图 7-10　病例 2 术后 MRI 检查

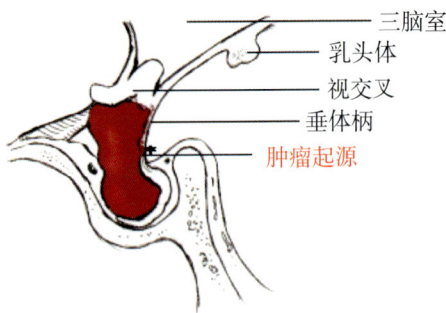

（中 - 下部垂体柄起源）

▲ 图 7-11　鞍内 - 鞍上型

【术前诊断】鞍区占位，颅咽管瘤可能。

【手术入路】额下入路。

【手术过程】见图 7-13，做偏右侧小冠状切口，分离皮瓣，钻孔，额骨骨瓣开颅，前平颅前窝底，大小约 6cm×5cm，悬吊硬膜，剪开，翻向前下，轻抬额叶，开放侧裂，视交叉池，颈动脉池。释放脑脊液，将视交叉向后略牵拉，于第Ⅰ间隙探查，见病灶主要位于鞍内及鞍上，起源于垂体柄中下段，自垂体柄内部起源，大小约 3.1cm×2.7cm×2.7cm，有少许囊变，囊液为黄色，予以电凝切断起源受累垂体柄，仔细分离肿瘤与视交叉、下丘脑、颈内动脉及动眼神经粘连后，予整块全切，基底动脉，大

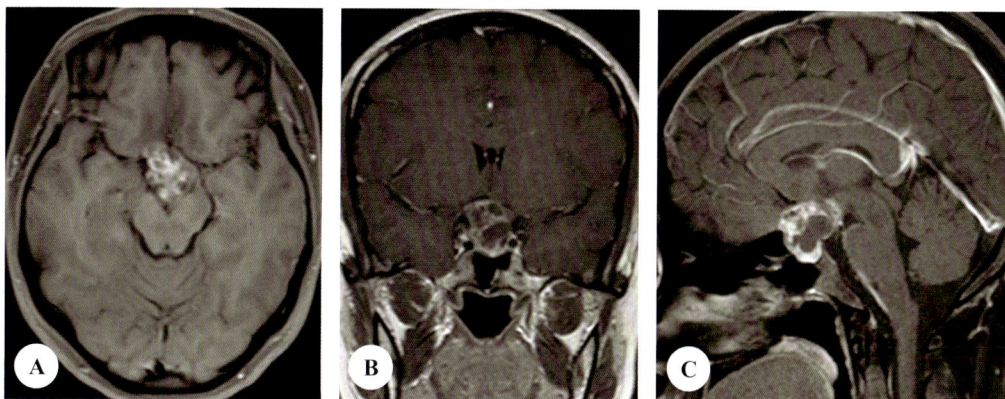

▲ 图 7-12 病例 3 术前 MRI 检查

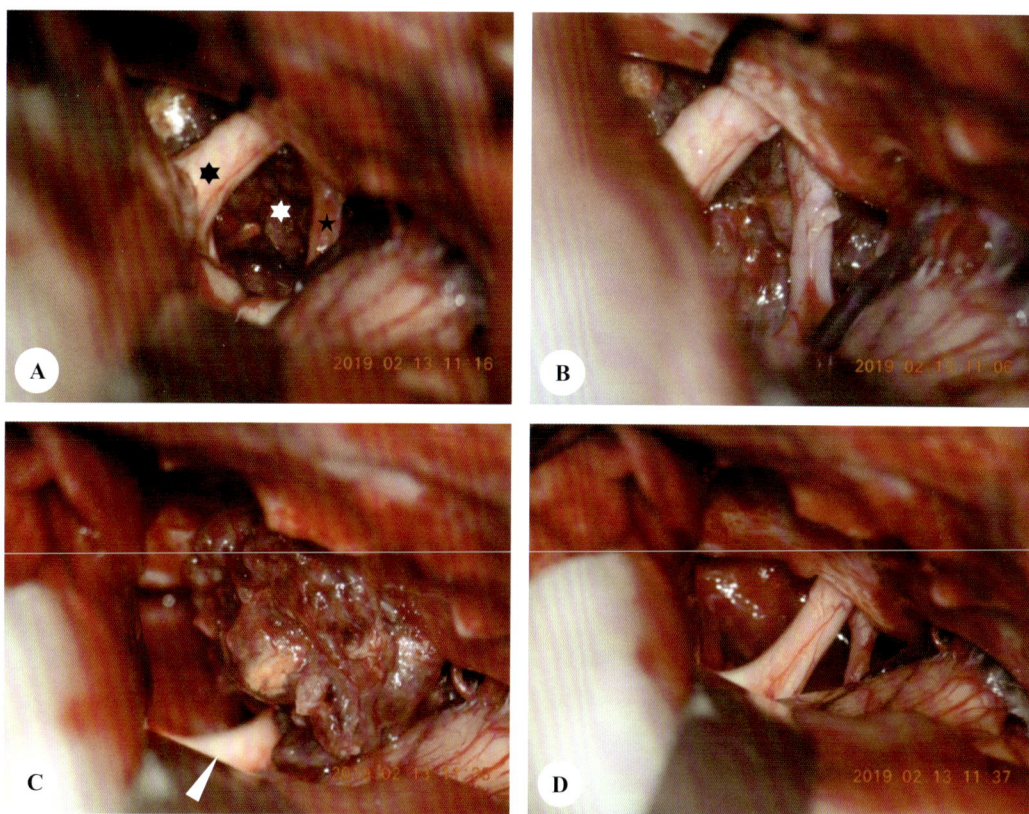

▲ 图 7-13 病例 3 手术过程

右侧视神经（黑色六角形），右侧颈内动脉（黑色五角形），肿瘤（白色六角形），右侧嗅神经（白箭头）

脑后动脉，小脑上动脉及动眼神经清楚可见，视神经，视交叉，视束完整。止血，棉片缝针对数后，关闭硬膜，硬膜外置管，骨瓣回纳固定，分层缝合头皮。

【术后 MRI】右额骨局部骨质缺损呈术后改变，鞍区病变呈术后改变，相应颅板下及术区可见少许积气、积液信号影；双侧额筛窦、蝶窦、额窦可见长 T_2 信号灶。增强后未见明显异常强化。余况基本同前（图 7-14）。

【经验体会】

（1）本例为鞍内 - 鞍上型颅咽管瘤，术中见肿瘤起源于中下段垂体柄，与"病例 2"不同，此例肿瘤自垂体柄管状结构管腔内起源，需完全剖开垂体柄外层方可显露腔内肿瘤，若保留病变垂体柄有肿瘤复发风险，因此，尽管术后可能内分泌水平低下、内环境失衡，但为降低短期复发概率，提升远期预后，予以彻底电凝肿瘤起源处垂体柄。

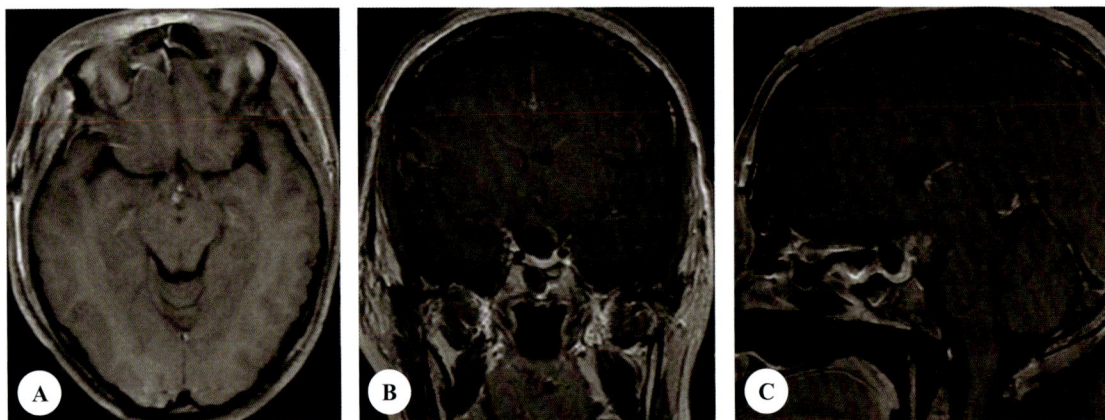

▲ 图 7-14　病例 3 术后 MRI 检查

(2) 对于此类沿垂体柄双向生长，向鞍内及三脑室底两个方向侵犯生长的颅咽管瘤，体位摆放需兼顾肿瘤上下极的处理，笔者团队多倾向于水平头位，通过微调手术床位置以做到首尾兼顾。

病例 4　患者男性，64 岁。因"双眼视物模糊 1 年余"入院（图 7-15）。既往体健。

【查体】神志清楚，双瞳孔等大等圆直径 3mm 大小，对光反射灵敏，头颅大小及形态正常。鼻腔及外耳道无异常分泌物，口角无歪斜，双侧鼻唇沟无变浅，鼓腮示齿可，伸舌居中，咽反射正常，颈软，四肢活动可，肌力、肌张力正常，Kernig、Brudzinski、Babinski 征阴性。

【辅助检查】

MRI 检查：鞍内及鞍上可见约 2.3cm×2.5cm×3.7cm 不规则形不均匀稍长 T_1 稍长 T_2 异常信号肿块；增强后病灶呈明显不均匀强化；内可见片状低信号无强化区，病灶由鞍内向鞍上生长，累及左侧基底节区，蝶鞍扩大，鞍底未见明显下陷，视交叉上抬受压（图 7-16）。

CT 检查：见图 7-17。

【术前诊断】鞍区占位，考虑颅咽管瘤可能。

【手术入路】额下入路。

【手术过程】过中线右额颞小冠状切口，切开头皮，骨膜下分离皮瓣并牵开，显露至鼻根部及眶缘，分离颞肌，显露右侧 Keyhole。颅骨钻 1 孔，铣刀锯开大小约 6cm×4cm 的额骨瓣，平颅前窝底。显微镜下弧形剪开硬膜，缓慢抬起额叶，开放颈动脉池、视交叉池和侧裂池近段，释放脑脊液，调整脑

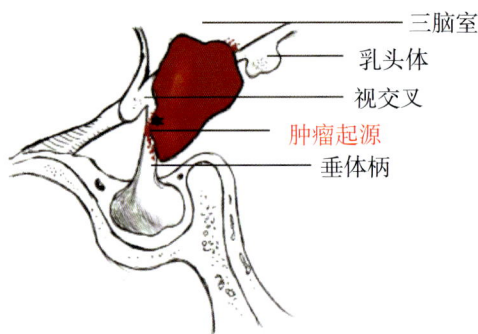

（上部垂体柄 - 漏斗结节起源）

▲ 图 7-15　鞍上 - 三脑室 - Ⅰ 型

压板，进一步抬起额叶，显露肿瘤。见病变位于鞍内 - 鞍上 - 三脑室内，起源于垂体柄上段，近三脑室底垂体柄完全瘤化，予以电凝切除，向右侧鞍旁、颈内动脉外侧及脚间窝方向生长，肿瘤囊实性部分钙化，囊液黄绿色，质地硬，鞍旁部分可见囊变，囊壁与动眼神经、双侧侧颈内动脉分支和基底动脉分叉血管粘连紧密，大小约 2.3cm×2.5cm×3.7cm。先经第 Ⅰ 间隙行瘤内减压，再切开终板经第 Ⅳ 间隙联合经第 Ⅱ 间隙沿肿瘤周边逐渐分离肿瘤与双侧颈内动脉、动眼神经、及基底动脉、大脑后动脉粘连，分块全切除肿瘤。妥善止血［图 7-18，

▶ **视频 7-2　显微镜下颅咽管瘤切除术（额下入路）**］。

【术后 MRI】右额颞骨局部骨质缺损呈术后改变，原鞍区病灶已切除，增强后术区未见明显异常强化灶。双侧额颞部颅板下及术区可见积气、积液及少许积血。鼻窦内新见少许积液。右颞叶可见一结节状短 - 长 T_2 短 - 等 T_1 信号灶，增强后未见明显强化，边界清晰，直径约 7mm。双侧额叶深部见少许斑点

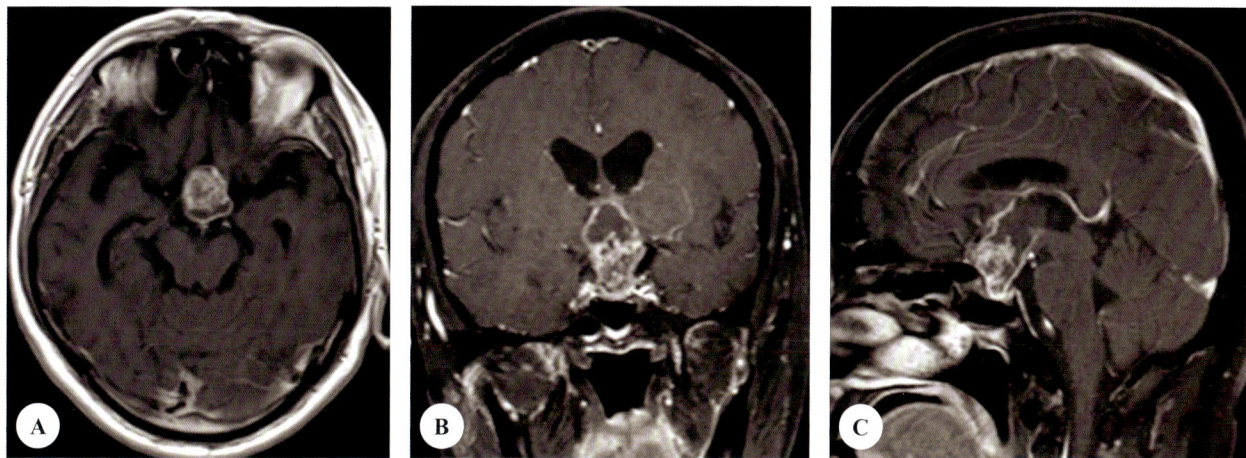

▲ 图 7-16　病例 4 术前 MRI 检查

状、斑片状长 T_1 长 T_2 信号灶，FLAIR 呈高信号；双侧侧脑室旁见条片状长 T_1 长 T_2 信号灶，FLAIR 呈高信号；中线结构基本居中。余况基本同前（图 7-19）。

【经验体会】

(1) 此例为鞍上 - 三脑室 I 型颅咽管瘤，肿瘤起源于近漏斗隐窝处的上段垂体柄管腔内部，致使此段垂体柄完全瘤化，术中见此情况后可果断离断垂体柄，否则肿瘤极易复发。

(2) 此例肿瘤已破坏三脑室底蔓延入三脑室内，打开终板自第Ⅳ间隙从上方切除三脑室内肿瘤，同时经第Ⅰ、第Ⅱ间隙自下方，沿肿瘤包膜双向分离最终汇合，力争整块切除三脑室内肿瘤，可有效规避残留，但操作需轻柔，钝锐分离结合，悉心保护下丘脑结构。

病例 5　患儿男性，8 岁。因"双眼视力下降伴外展受限 1 个月余"入院（图 7-20）。既往体健。

【查体】神志清楚，双瞳孔等大等圆直径 4.5mm，双眼视力 30cm 指数，双眼外展受限，对光反射灵敏，头颅大小及形态正常。鼻腔及外耳道无异常分泌物，口角无歪斜，双侧鼻唇沟无变浅，鼓腮示齿可，伸舌居中，咽反射正常，颈软，四肢活动可，肌力、肌张力正常，Kernig、Brudzinski、Babinski 征阴性。

【术前 MRI 检查】见图 7-21。

【手术入路】额下入路。

【手术过程】做冠状切口，分离皮瓣，颅骨钻 1 孔，额骨骨瓣开颅，前平前窝底，大小约 4 cm × 5cm，悬吊硬膜。显微镜下十字剪开硬膜，见

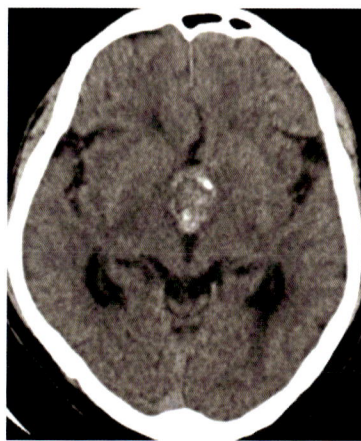

▲ 图 7-17　病例 4 术前 CT 检查

颅压高，开放侧裂、视交叉池、颈动脉池，释放脑脊液，见视交叉前置，视神经及终板受压变薄，打开终板即可见肿瘤，色黄，囊实性，穿刺肿瘤见淡黄色机油样囊液流出，并白色胆固醇结晶及钙化灶。实质性瘤体偏向右侧，体积约 4cm × 3cm × 3cm，沿肿瘤表面进行剥离，完整将囊壁从三脑室底分离，肿瘤蒂与垂体柄粘连、边界不清，锐性分离，镜下将肿瘤予以分块全切，切除肿瘤后仍保留垂体柄完整结构。全切肿瘤后，基底动脉、大脑后动脉、小脑上动脉、及动眼神经清楚可见，视神经、视交叉、视束完整（图 7-22）。

【术后 MRI】右侧额骨局部骨质不连续，鞍上病变呈术后改变，鞍上术区见管状等 T_1 短 T_2 信号灶，其内见长 T_1 长 T_2 信号，增强扫描见环形强化；术区及相应颅板下见不规则积气、积液及少量积血影，左侧脑室前角见气泡影，右侧侧脑室变窄，中线结

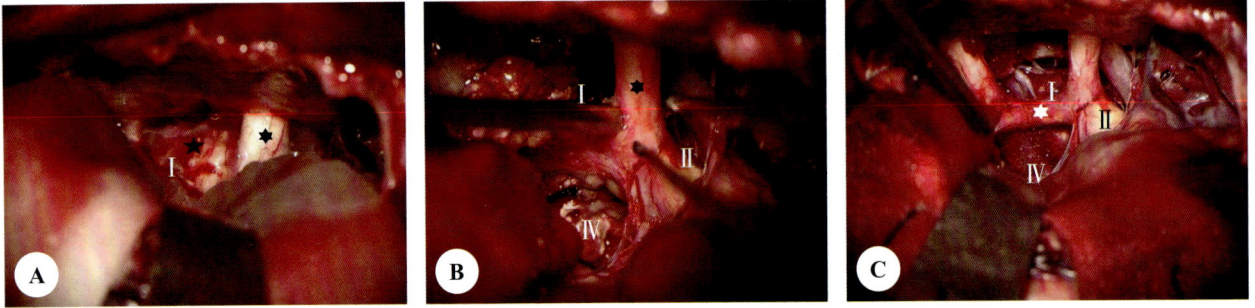

▲ 图 7-18 病例 4 手术过程

Ⅰ. 第 Ⅰ 间隙；Ⅱ. 第 Ⅱ 间隙；Ⅳ. 第 Ⅳ 间隙。右侧视神经（黑色六角形），肿瘤（黑色五角形），视交叉（白色六角形）

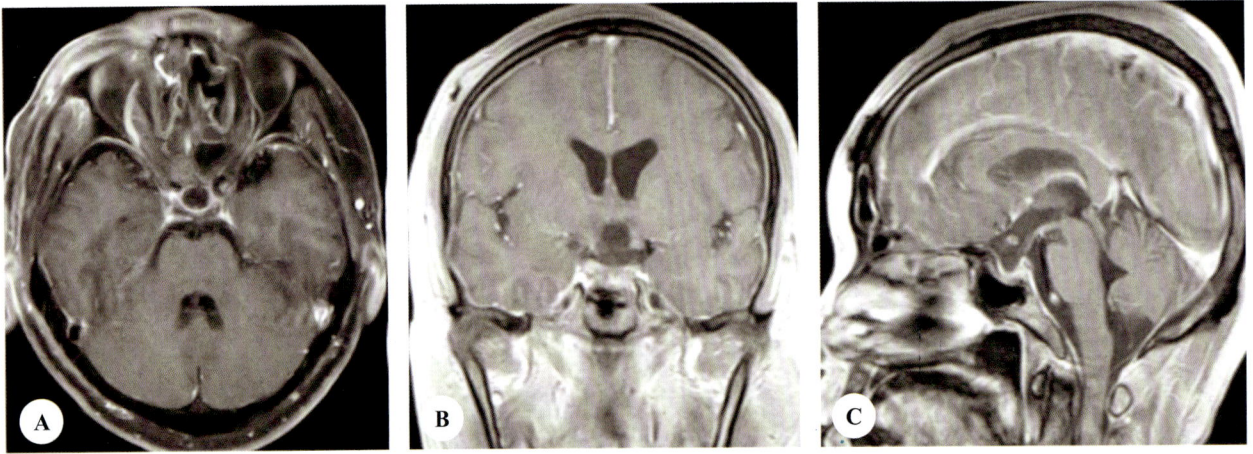

▲ 图 7-19 病例 4 术后 MRI 检查

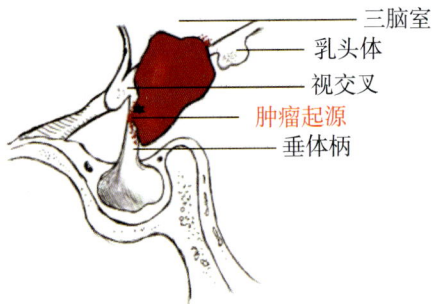

鞍上 – 三脑室 – Ⅰ 型
（上部垂体柄 – 漏斗结节起源）

▲ 图 7-20 病例 5 鞍上 – 三脑室 – Ⅰ 型

构居中（图 7-23）。

【经验体会】

(1) 本例为鞍上 – 三脑室 Ⅰ 型颅咽管瘤，肿瘤以蒂状自上段垂体柄起源，此类有明显肿瘤外生蒂的类型，垂体柄管内结构多未被侵犯，以锐性分离可较完整分离肿瘤与垂体柄，从而完整保留。

(2) 该病例肿瘤向上突破三脑室底侵犯下丘脑，

挤压堵塞中脑导水管导致幕上重度梗阻性脑积水，脑组织张力高，需术者果断快速的决断和操作，可选择星形剪开硬膜以防脑组织嵌压与硬膜缘，切忌强行粗暴牵拉额叶，如侧裂池、视交叉池释放脑脊液困难需尽早经皮层穿刺侧脑室放液以松弛脑组织张力，创造操作空间。

病例 6 患者男性，51 岁，因"双眼视力下降 1 年余"入院（图 7-24）。既往高血压病史。

【查体】神志清楚，头颅大小及形态正常。鼻腔及外耳道无异常分泌物，嗅觉未见明显正常。双瞳孔等大等圆直径 3mm，对光反射灵敏，视力粗侧：左眼视力 0.02；右眼视力 0.05，视野粗侧右眼颞侧视野缺损、视野锁窄，左眼视野缩窄。余体查未见明显阳性体征。

【辅助检查】鞍区见一囊状长 T_1 长 T_2 信号，T_2 FLAIR 呈等信号，大小约 27mm × 24mm × 25mm，增强后环形强化及内见小点状强化，垂体受压变扁，

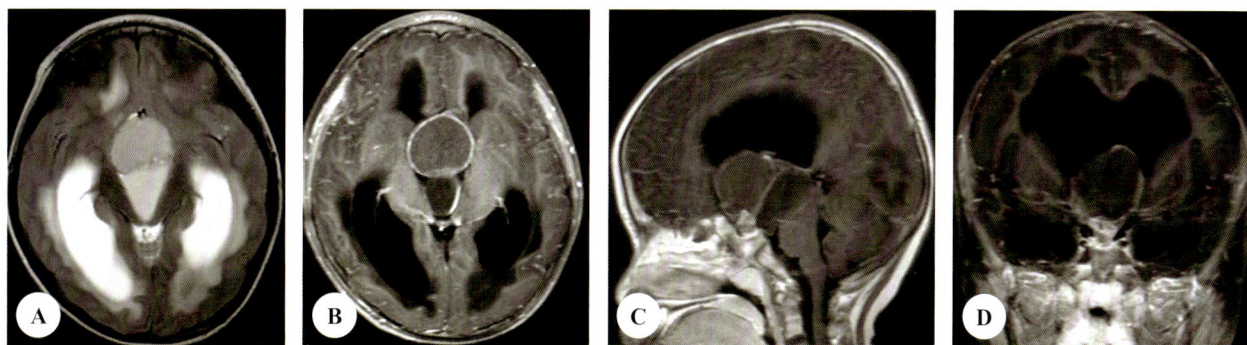

▲ 图 7-21　病例 5 术前 MRI 检查

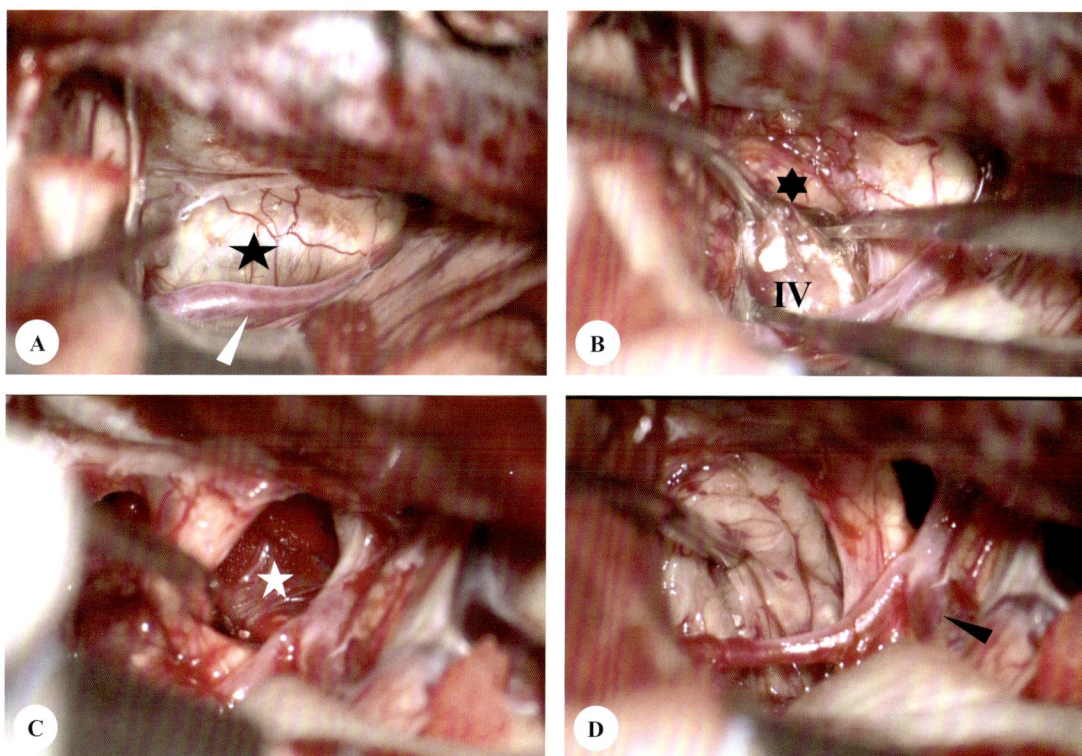

▲ 图 7-22　病例 5 手术过程

A. 右侧大脑前动脉（白箭头），终板（黑色五角形）；B. 视交叉（黑色六角形），第Ⅳ间隙（Ⅳ）；C. 垂体柄（白色五角形）；D. 右侧大脑中动脉（黑箭头）

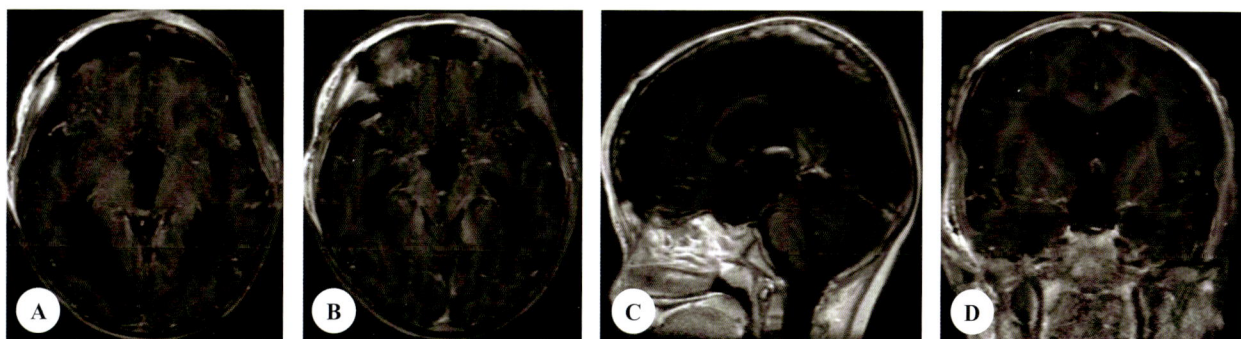

▲ 图 7-23　病例 5 术后 MRI 检查

视交叉及垂体柄显示欠清。双侧颈内动脉交通段受压变窄。双侧侧脑室旁可见少许小片状稍长 T_1 稍长 T_2 信号，FLAIR 呈稍高信号（图 7-25）。

【术前诊断】鞍上占位：颅咽管瘤？

【手术入路】额下入路。

【手术过程】仰卧位，头架固定头部，消毒铺单。行右侧额下入路，过中线右额颞小冠状切口，切开头皮，骨膜下分离皮瓣并牵开，显露至鼻根部及眶缘，分离颞肌，显露右侧 Keyhole。颅骨钻 2 孔，微动力铣刀铣开大小约 6cm×6cm 的额骨瓣，平颅前窝底。显微镜下弧形剪开硬膜，缓慢抬起额叶，开放颈动脉池、视交叉池和侧裂池近段，释放脑脊液，调整脑压板，进一步抬起额叶，显露肿瘤。见病变位于鞍上 - 三脑室底，起源于垂体柄上段，双侧动眼神经明显受压向外上方移位，肿瘤囊性，大小约 3cm×3cm×2.8cm，囊液黄绿色，内含散在钙化灶，囊壁与双侧视神经、双侧颈内动脉分支和基底动脉穿支血管粘连紧密。显微镜下先经第 I 间隙行瘤内减压，分离肿瘤与垂体柄粘连，切开终板探查未见肿瘤

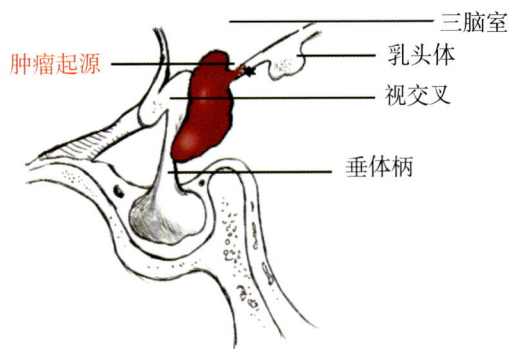

（漏斗结节 - 灰结节起源）

▲ 图 7-24　病例 6 鞍上 - 三脑室 -Ⅱ型

突破三脑室底，经第 Ⅱ 间隙沿肿瘤周边逐渐分离肿瘤与颈内动脉、视神经粘连，最后分离肿瘤与三脑室底粘连，整块全切除肿瘤［图 7-26，▶视频 7-3 显微镜下颅咽管瘤切除术（额下入路）］。

【术后 MRI】右侧额部颅骨局部缺损，原鞍区及鞍上区病灶已切除，呈术后改变。双侧额颞部颅板下见极长 T_1 极长 T_2 积液信号灶及积气信号影，大脑镰旁见少许积气，右侧额部颅骨内板下可见条片状等 T_1 稍短 T_2 信号影，增强后术区及相应颅骨内板下边缘可见少许线样强化（图 7-27）。

【经验体会】

(1) 此例为典型鞍上 - 三脑室 Ⅱ 型病例，肿瘤起源位置在三脑室底灰结节附近，上级与三脑室底边界不清，因肿瘤并非起源于垂体柄，囊性成分居多，在释放囊液减压后，操作空间显著提升，仔细分离与三脑室底粘后见肿瘤起源位置嵌入三脑室底，予以电凝切除后可见垂体柄全程光滑无受累，完整保留。

(2) 由肿瘤起源位置决定，此型颅咽管瘤易长入三脑室，因此打开终板以防仅自第 Ⅰ、Ⅱ 间隙分离导致残留，观察到三脑室内光滑、色乳白，未见肿瘤浸润即停止探查，保护下丘脑结构。

病例 7　患者男性，59 岁，因"因多饮多尿 2 年，加重 1 年余"入院（图 7-28）。既往体健。

【查体】神志清楚，双瞳孔等大等圆直径 3mm 大小，对光反射灵敏，视力：左眼视力 0.6；右眼视力 0.1，双眼颞侧视野缺损，眼球活动可。余神经系统体查基本正常。

【辅助检查】鞍内 - 鞍上 - 三脑室内形态不规则等或稍长 T_1 稍长 T_2 混杂病灶，增强后不均匀明显强化，垂体柄左偏，视交叉及颈内动脉推挤移位，双

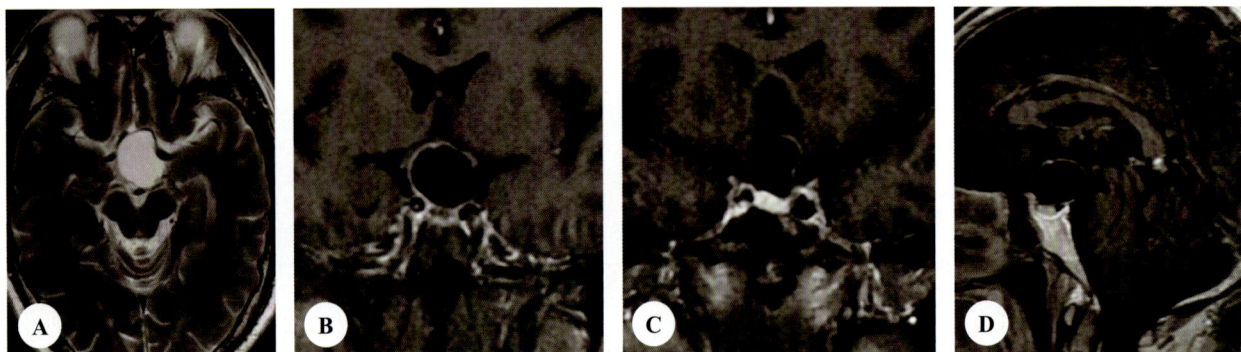

▲ 图 7-25　病例 6 术后 MRI 检查

侧侧脑室扩张积水。头部 CT 提示鞍区 – 鞍上区 – 第三脑室内见一稍高密度灶，边缘见少许细小斑点样改变，蝶鞍扩大，鞍底下陷，双侧脑室扩张（图 7–29）。

【术前诊断】鞍内 – 鞍上 – 三脑室占位：颅咽管瘤？梗阻性脑积水。

【手术入路】额下经终板入路。

【手术过程】采用额下经终板入路，术中见病变起源于漏斗 – 灰结节处，主要向鞍上和三脑室生长，肿瘤实性，少许囊变和钙化，色灰白，血供丰富，边界欠清，与三脑室壁和下丘脑粘连紧密。自

第 I 间隙探查，显露垂体柄，见垂体柄变薄呈片状，色灰红柔软，未见瘤化。分别自第 I 间隙、第 II 间隙充分瘤内减压。自第 IV 间隙切开终板，进一步分块切除肿瘤。瘤内充分减压后，将瘤壁从三脑室壁、下丘脑、视神经及颈内动脉内侧等结构上原位分离，减少对正常结构的牵拉与电凝，完整剥离肿瘤壁。全切肿瘤后，垂体柄、视路、颈内动脉及分支和脑室壁保留完好（图 7–30，▶ 视频 7–4 颅咽管瘤）。

【术后 MRI】术后复查 MRI 提示肿瘤已全切，脑脊液循环打通，脑积水缓解（图 7–31）。

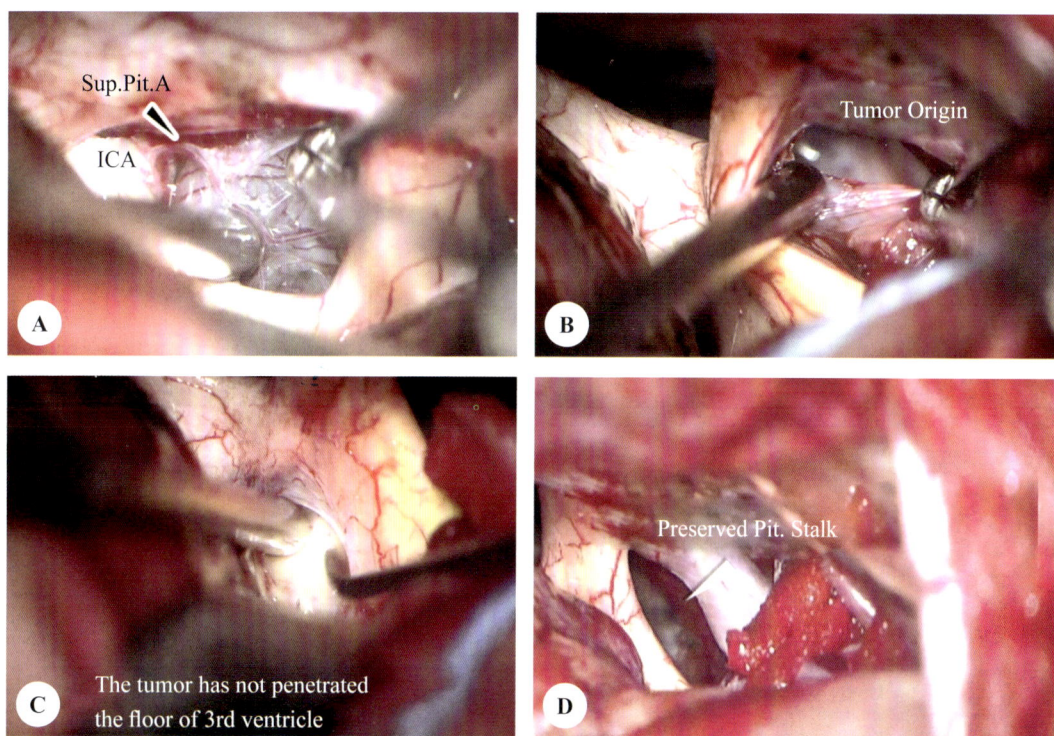

▲ 图 7–26　病例 6 手术过程

Sup.Pit.A（垂体上动脉），Tumor Origin（肿瘤起源），Pit. Stalk（垂体柄）

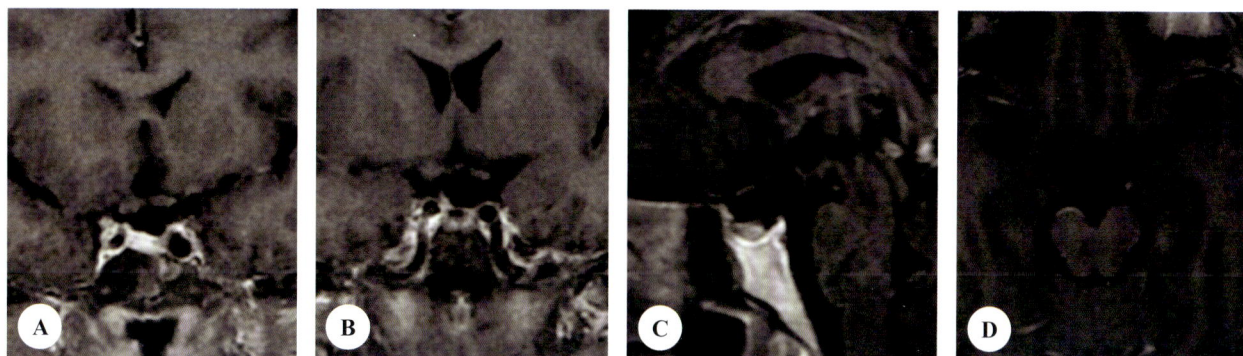

▲ 图 7–27　病例 6 术后 MRI 检查

【经验体会】

(1) 大多数颅咽管瘤起源于下丘脑与垂体柄这一中轴线，肿瘤向下可侵犯鞍内、蝶窦（暂定义为间隙 1），往两侧可达甚至超过颈内动脉 – 动眼神经间隙（同侧为间隙 2，对侧为间隙 3），向上压迫下丘脑及三脑室底（间隙 4），向后累及脚间池（间隙 5），向后下可深至桥前池（间隙 6）。因此，良好的手术入路应尽可能兼顾这六大间隙，操作距离尽可能短，且沿路重要的神经血管少。

(2) 我们认为中线额下经终板入路能较好切合这

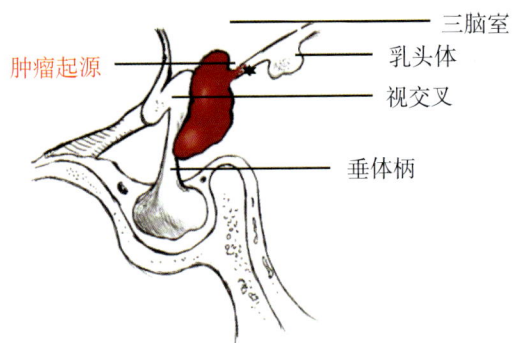

（漏斗结节 – 灰结节起源）

▲ 图 7-28 病例 7 鞍上 – 三脑室 – Ⅱ型

些要求。侧方入路如翼点入路，正如首都医科大学三博脑科的吴斌教授所言，因存在其固有的翼点死角（如间隙 1、2、3、4），这些不足不会因术者的经验积累或手术技巧得到克服，所以侧方入路不作首选。中线纵裂经胼胝体入路，非常适合纯粹的三脑室型颅咽管瘤。但是，其他类型颅咽管瘤因病变起源于下丘脑（或）和垂体柄，需要先破坏胼胝体、侧脑室、三脑室底及下丘脑等重要结构方能达到病变区域，且手术路径长，有违无创理念。而经前纵裂入路相比经胼胝体入路可更好的直视间隙 4~6，且避免正常结构的切开，但大脑前动脉复合体和视交叉的存在势必会遮挡间隙 1~3，对于鞍内型和部分鞍内 – 鞍上型可能并不适用。通过头前屈体位，中线骨瓣尽可能平鼻根，额下入路可向下直视鞍内（间隙 1）及侧方间隙 2~3，充分瘤内减压后切开终板，能直视三脑室底及后方空间（间隙 4~6）。当然，如果肿瘤累及三脑室，同时侵犯鞍内，头前屈则间隙 4 是死角，但在同一骨瓣下结合额下和前纵裂两个间隙可实现肿瘤全切除。

(3) 根据本团队依据肿瘤起源部位的分型如前文所述。然而，对于起源于垂体柄的亚型，由于垂体

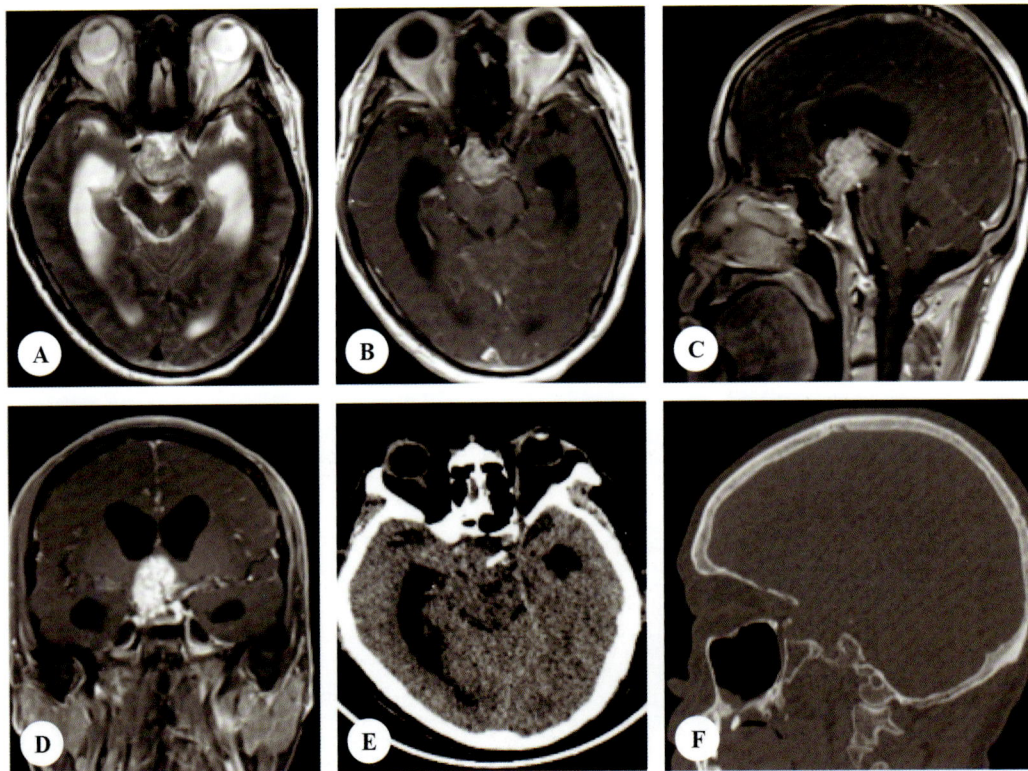

▲ 图 7-29 病例 7 术前 CT 检查

柄类似管状结构，颅咽管瘤可起源于垂体柄前壁、内部、后壁。如果肿瘤起源垂体柄前/后壁，垂体柄可能被挤向一侧，早期结构基本完整，保留机会较大。如肿瘤起源于垂体柄内部，垂体柄被肿瘤膨胀成膜片状，往往垂体柄已瘤化，保留垂体柄容易导致术后复发。本例肿瘤属于鞍上－三脑室Ⅱ型，起源漏斗－灰结节，肿瘤突破三脑室底向三脑室内侵犯，同时向下方进展，累及鞍上池和鞍内，并将垂体柄推向一侧，故本例肿瘤全切肿瘤的同时可完整保留垂体柄。

病例 8 患者男性，41 岁。因"双眼视力下降 8 个月余"入院。既往体健（图 7–32）。

【查体】神志清楚，双瞳孔等大等圆直径 3mm 大小，左眼视力<0.1，右眼视力 0.5，对光反射灵敏，头颅大小及形态正常。鼻腔及外耳道无异常分泌物，口角无歪斜，双侧鼻唇沟无变浅，鼓腮示齿可，伸舌居中，咽反射正常，颈软，四肢活动可，肌力、肌张力正常，Kernig、Brudzinski、Babinski 征阴性。

【术前 MRI 检查】见图 7–33。

【术前诊断】鞍上占位，考虑颅咽管瘤。

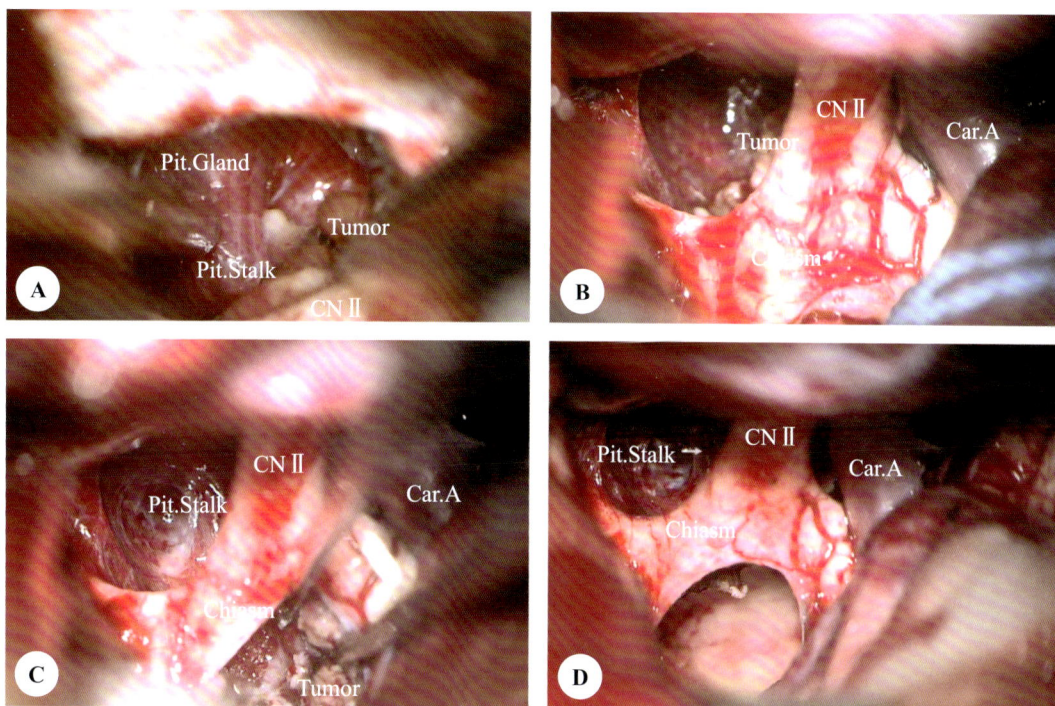

▲ 图 7–30 病例 7 手术过程

Pit.Gland（垂体），Car.A（颈内动脉），Pit.Stalk（垂体柄），CN Ⅱ（视神经），Chiasm（视交叉）

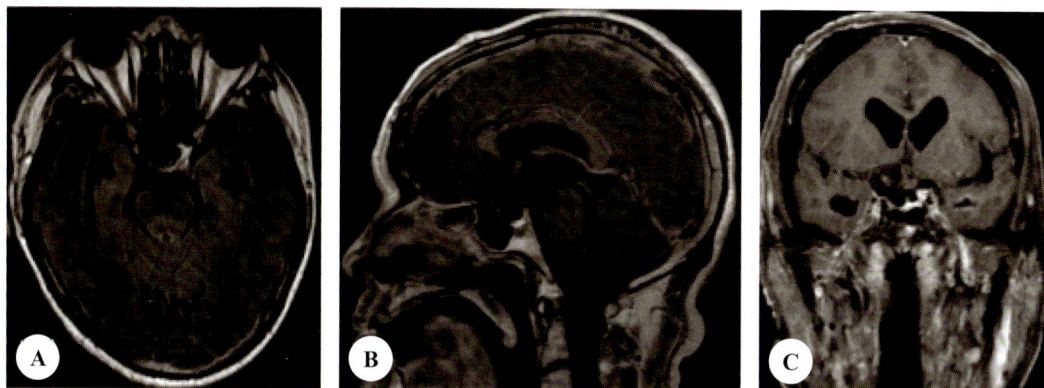

▲ 图 7–31 病例 7 术后 MRI 检查

【手术入路】额下入路。

【手术过程】偏右侧小冠状切口，分离皮瓣，颅骨钻 1 孔，额骨骨瓣开颅，前平颅前窝底，大小约 4cm×5cm，悬吊硬膜。显微镜下弧形剪开硬膜，翻向前下，轻抬额叶，开放侧裂、视交叉池、颈动脉池，释放脑脊液，于第 I 间隙探查，即可见肿瘤，色黄，囊实性，先行瘤内减压，见淡黄色液体从瘤内流出。再打开终板，见病灶主要位于鞍上 – 三脑室内，大小约 4cm×3.5cm×5cm，没有钙化，多为囊性，肿瘤血供主要来自垂体上动脉分支。将囊壁从三脑室内分离，镜下将肿瘤予以分块全切。术中可见肿瘤起源垂体柄与下丘脑交接部，部分瘤化，切除肿瘤后仍保留垂体柄完整结构。全切肿瘤后，基底动脉、大脑后动脉、小脑上动脉、及动眼神经清楚可见，视神经、视交叉、视束完整（图 7–34）。

【术后 MRI】右侧额骨局部骨质不连续，鞍上病变呈术后改变，鞍上术区见管状等 T_1 短 T_2 信号灶，其内见长 T_1 长 T_2 信号，增强扫描见环形强化；术区及相应颅板下见不规则积气、积液及少量积血影，

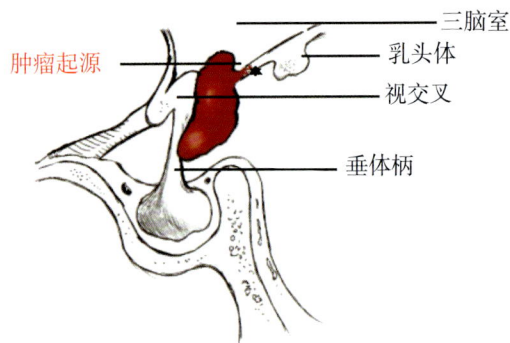

（漏斗结节 – 灰结节起源）

▲ 图 7–32　病例 8 鞍上 – 三脑室 – Ⅱ 型

左侧脑室前角见气泡影，右侧侧脑室变窄，中线结构居中（图 7–35）。

【经验体会】

(1) 此例为鞍上 – 三脑室 Ⅱ 型颅咽管瘤，肿瘤起源于垂体柄与下丘脑交接部，仅接近漏斗隐窝部分一侧瘤化，瘤化部分未及垂体柄整体管腔 1/2，仔细分离肿瘤与垂体柄边界后仍保留垂体柄相对完整结构。

(2) 该肿瘤为巨大囊性，处理并不比实性巨大肿瘤容易，因释放囊液减压后需对肿瘤包膜及蛛网膜结构有明确的认识并加以分辨，需沿包膜与周边神经结构边界尽力整块切除肿瘤，尤其是在三脑室内操作，因不可避免的视觉死角，轻柔的"对抗性牵拉"技术尤为重要，分离过程中包膜破损后重新寻找断端易导致残留，甚至复发。

病例 9　患者男性，39 岁，因"头晕，嗜睡，肌力下降 2 个月余"入院。既往有肝囊肿病史（图 7–36）。

【查体】神志嗜睡，E3V5M5，双瞳孔等大等圆直径 3mm 大小，对光反射灵敏，头颅大小及形态正常。鼻腔及外耳道无异常分泌物，口角无歪斜，双侧鼻唇沟无变浅，鼓腮示齿可，伸舌居中，咽反射正常，颈软，左上肢肌力 Ⅳ– 级，右上肢肌力 Ⅲ 级，左下肢肌力 Ⅳ– 级，右下肢肌力 Ⅲ 级，闭目难立征阳性，Kernig、Brudzinski、Babinski 征阴性。

【术前 MRI 检查】鞍上区可见等 – 长 T_1 长 T_2 信号肿块影，FLAIR 肿块边缘呈稍高信号，中央见多发点状及大片状高信号灶，增强扫描肿块边缘强化呈环形不均匀性强化，肿块边界较清晰，肿块向上压迫第三脑室，双侧脑室可见扩张，双侧脑室周围见片状长 T_2 信号灶，枕大池扩大；右侧小脑幕见类似小结节影。右侧上颌窦前壁见类圆形稍短 T_1 稍长

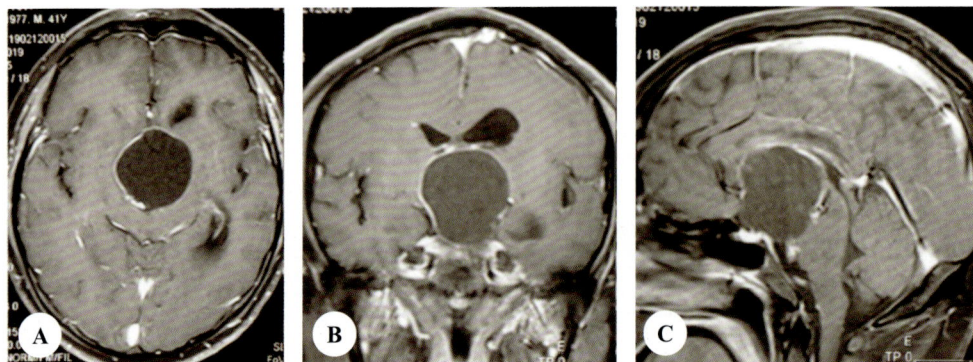

▲ 图 7–33　病例 8 术前 MRI 检查

T_2信号灶，增强扫描未见强化（图7-37）。

【术前诊断】鞍上–三脑室占位，颅咽管瘤？

【手术入路】额下入路。

【手术要点】偏右侧小冠状切口，分离皮瓣，颅骨钻1孔，额骨骨瓣开颅，前平颅前窝底，大小约4 cm×5cm，悬吊硬膜。显微镜下弧形剪开硬膜，翻向前下，轻抬额叶，开放侧裂、视交叉池、颈动脉池，释放脑脊液，于第Ⅰ、第Ⅱ间隙探查，见垂体柄被肿瘤推挤至右侧颈内动脉内侧，未见明显瘤化，第Ⅰ、Ⅱ间隙内分离切除部分肿瘤。再

打开终板及第Ⅳ间隙，见病灶主要位于鞍上，突破三脑室底破坏下丘脑结构长入三脑室，大小约4.5cm×5.0cm×5.1cm，未见明显钙化，多为实体性，肿瘤血供主要来自垂体上动脉分支。离断肿瘤血供后先行将实质部分肿瘤予以部分切除，打开终板，分离肿瘤与三脑室内下丘脑结构粘连，镜下将肿瘤予以分块全切。全切肿瘤后，后交通动脉、脉络膜前动脉、大脑后动脉、小脑上动脉及动眼神经清楚可见，视神经、视交叉、视束完整［图7-38，▶视频7-5 显微镜下颅咽管瘤切除术（额下入路）]。

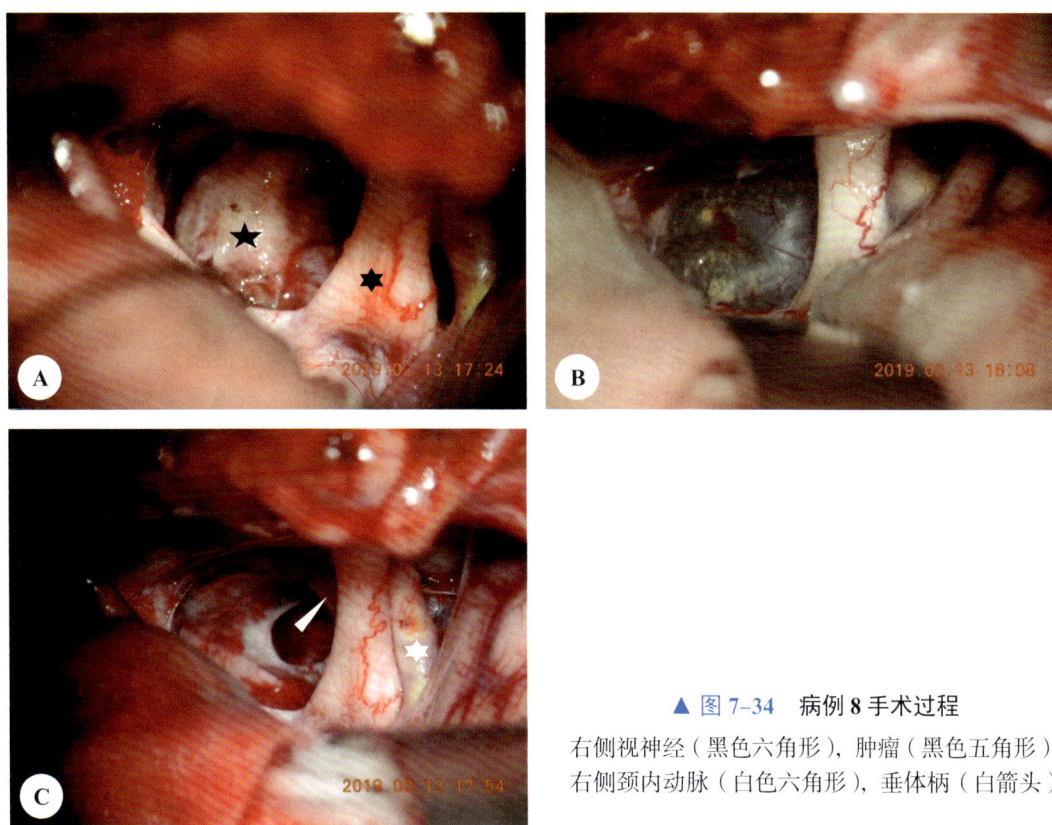

▲ 图7-34　病例8手术过程
右侧视神经（黑色六角形），肿瘤（黑色五角形），右侧颈内动脉（白色六角形），垂体柄（白箭头）

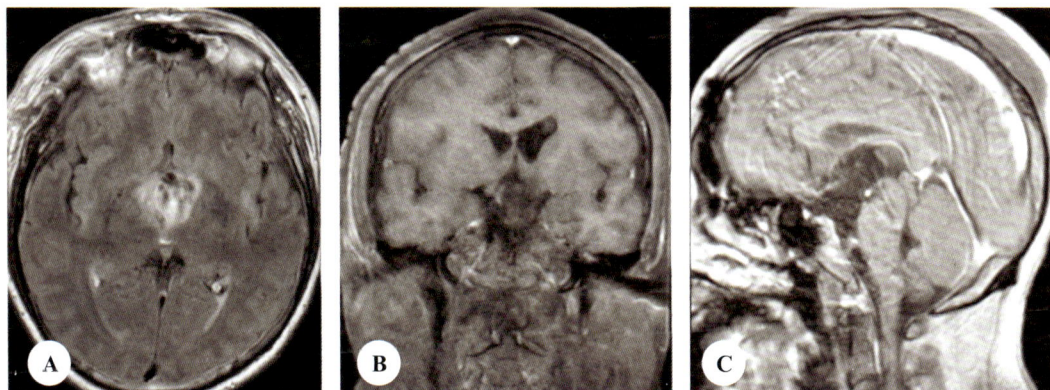

▲ 图7-35　病例8术后MRI检查

【术后 MRI】右侧额顶骨质不连，三脑室－脚间窝－鞍上区－室间孔区占位性病变已切除呈术后改变，术区见引流管影；相应术区及颅板下见积气、积液及积血影，增强后术区未见异常强化灶。双侧侧脑室前角见少许积气影，双侧脑室后角见少许积血信号。双侧额颞部颅板下见长 T_2 信号灶；双侧脑室扩张较前缓解（图 7-39）。

【经验体会】

(1) 本例肿瘤侵犯鞍内、鞍上、三脑室，仅凭影像学资料难以准确分型，因肿瘤巨大且为实性、富

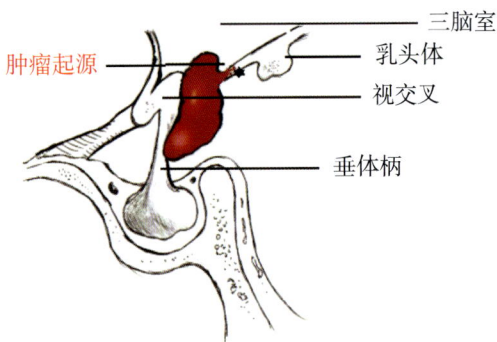

▲ 图 7-36　病例 9 鞍上－三脑室－Ⅱ型

含钙化灶，颅底中央区神经血管结构受压移位严重，行额下入路自第Ⅰ间隙减压后行"对抗性牵拉"操作逐步分块切除肿瘤方可解剖出各重要结构，垂体柄全程被解剖显露，未见明显钙化征象，而肿瘤破坏三脑室底侵犯下丘脑结构，打开终板在第Ⅳ间隙切除过程中见肿瘤与下丘脑部分区域粘连较紧，疑似肿瘤起源位置，因而将此病例划分入鞍上－三脑室Ⅱ型。

(2) 本病例肿瘤向鞍上及鞍旁、脚间池、桥前池均有蔓延，因此 Willis 环结构被广泛推挤钳夹，需在分离肿瘤边界时谨慎操作，脑中构想 Willis 环被移位形态并加以保护，尤其是进入前穿质、后穿质的细小穿支血管的保护，是术后对患者意识及功能影响小、术后效果理想的关键。

病例 10　复发病例多入路手术综合治疗。患者男性，20 岁，因"口渴多饮多尿 1 年余，视野缺损半年"入院。既往体健。

第一次入院治疗

【查体】神清语利。双鼻嗅觉可。视力：左眼视力 0.2；右眼视力 0.3，视野粗测双眼颞侧偏盲，眼底检查未见明显异常。双瞳直径 3mm，等大等圆，光

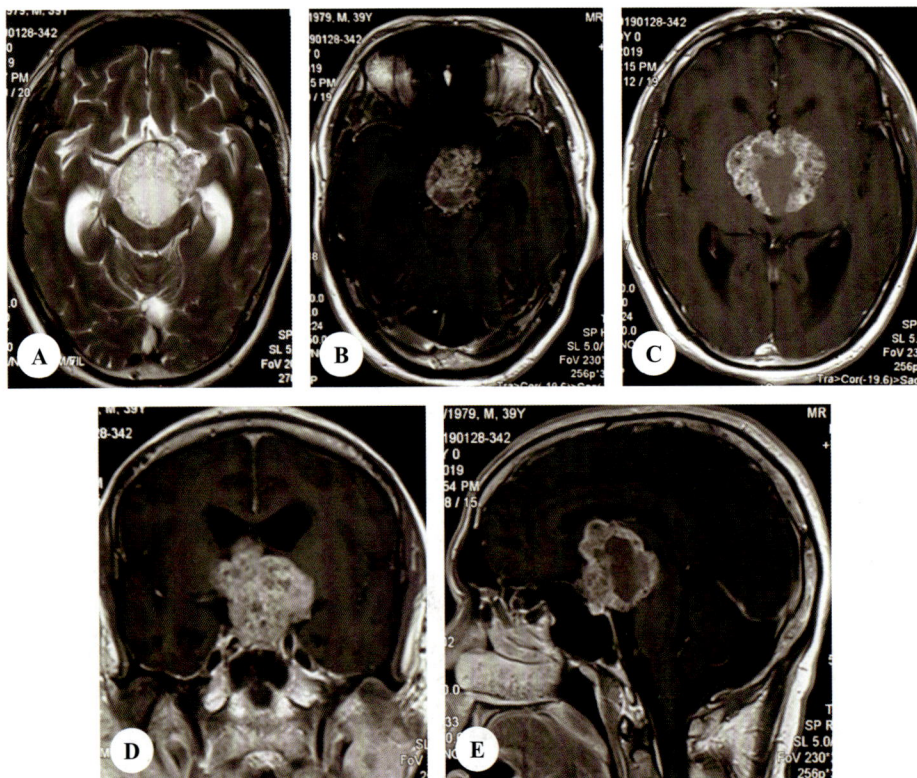

▲ 图 7-37　病例 9 术前 MRI 检查

反射灵敏，双眼球活动可，眼睑无下垂，无眼球震颤。余脑神经检查无明显异常。四肢肌张力可，右侧肌力约Ⅳ级，左侧Ⅴ级，右侧轻瘫试验阳性，无肌肉萎缩。其余神经系统体查未见明显阳性体征。

【术前 MRI】检查示鞍区可见混杂囊实性混杂信号占位，实性部分呈长 T_1 长 T_2，并可见斑片状短 T_1 信号区，病变大小约 2.8cm×2.1cm×5.0cm，增强后实性部分明显强化，正常垂体显示欠清，视交叉显示欠清，双侧颈内动脉海绵窦段向两侧移位。余所

示脑实质内未见异常（图 7-40）。

【术前诊断】鞍内 - 鞍上 - 三脑室占位，考虑颅咽管瘤可能。

【手术入路】额下入路。

【手术过程】全麻插管成功后，患者仰卧，头前屈、左偏约 10°，头架固定。常规消毒铺巾后取右侧额下入路开颅。分层切开头皮，脂肪垫下分离保护面神经额支。颅骨钻孔后铣刀锯开一 5cm×5cm 大小骨瓣。弧形剪开硬膜，镜下抬起额叶，依次打开侧

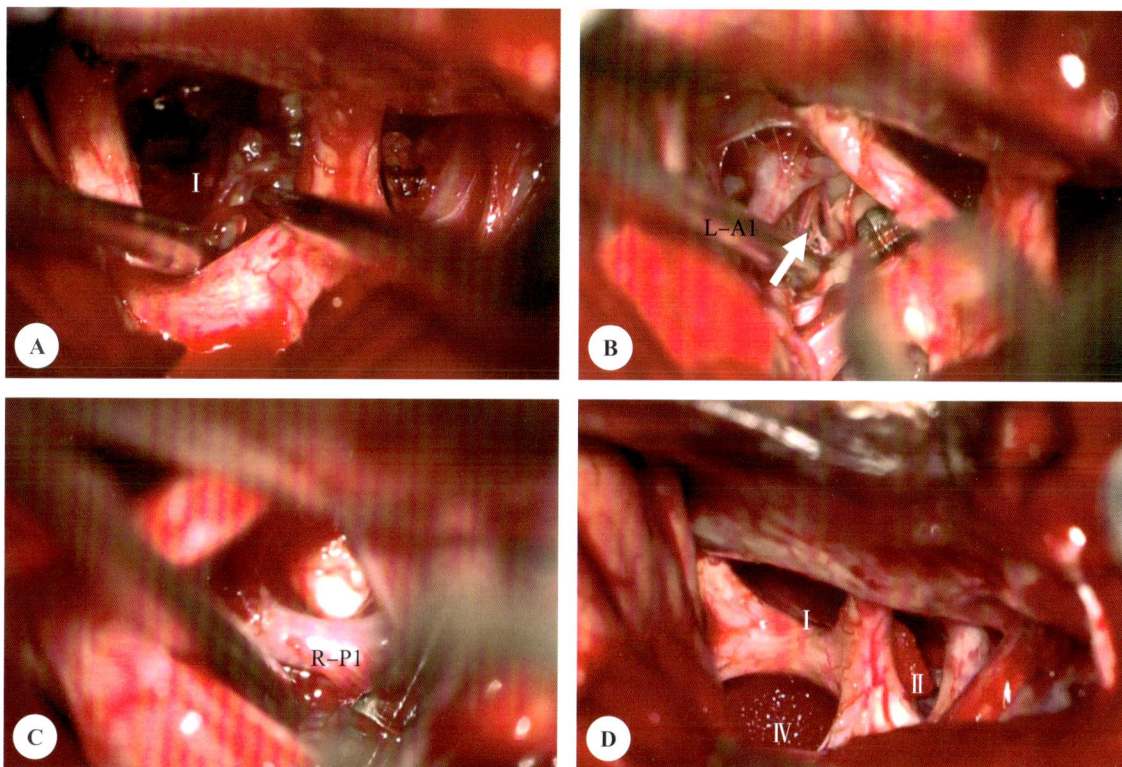

▲ 图 7-38 病例 9 手术过程

第Ⅰ、Ⅱ、Ⅳ间隙（Ⅰ、Ⅱ、Ⅳ），左侧大脑前动脉 A1 段（L-A1），左侧颈内 - 大脑中 - 大脑前动脉发出穿支血管（白色箭头），右侧大脑后动脉 P1 段（R-P1）

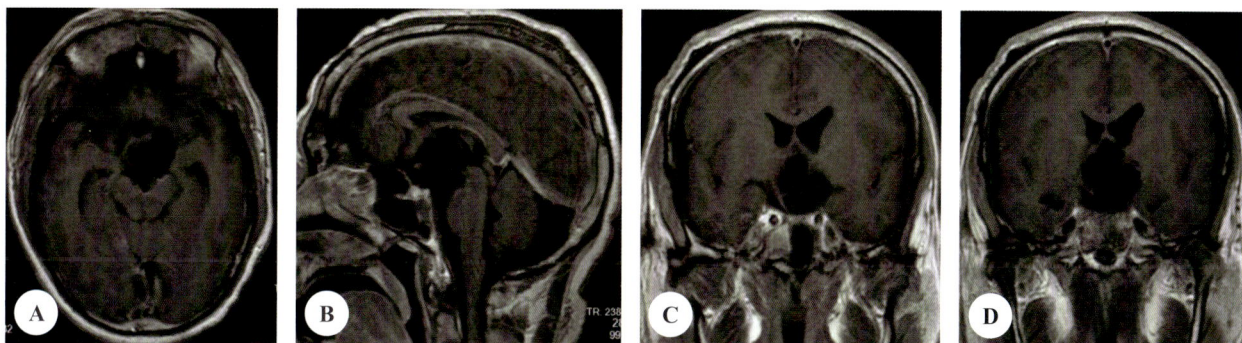

▲ 图 7-39 病例 9 术后 MRI 检查

裂、颈动脉池、视交叉池。见肿瘤位于鞍内 – 鞍上 – 三脑室，大小约 2.8cm×2.1cm×5.0cm，部分囊变，肿瘤起自垂体柄上段并垂体柄瘤化，先于第 I 间隙瘤内减压并刮除鞍内肿瘤组织，然后镜下沿肿瘤周边悉心分离，完整切除肿瘤。

【术后 MRI】原鞍区 – 鞍上区 – 三脑室占位病变呈术后改变，局部见高低混杂信号，垂体显示不清，增强后鞍区边缘见环形强化，中心无强化，视交叉显示欠清，双侧颈内动脉海绵窦段向两侧移位（图7–41）。

第二次入院行伽马刀治疗

【查体】神清语利。双瞳直径 3mm，等大等圆，光反射灵敏，双眼球活动可，眼睑无下垂，无眼球震颤。余脑神经检查无明显异常。四肢肌力张力可。四肢痛觉、振动觉可。生理反射存在，余神经系统体查未见明显阳性体征。

【辅助检查】术区鞍底团片状强化灶大小基本同前，最大层面大小约 2.4cm×2.1cm，病灶边缘呈结节状强化，中心无强化；垂体显示欠清，双侧颈内动脉海绵窦段向两侧移位。

伽马刀治疗后 10 个月肿瘤再次复发。

第三次入院治疗

【查体】神志清楚，双瞳孔等大等圆直径 5mm 大小，对光反射灵敏。左眼视力 0.08；右眼视力 0.2。双眼颞侧视野缺损。余神经系统体查未见明显异常。

【术前 MRI】检查示鞍区、鞍上区团片状异常信号灶较前缩小，现较大层面范围约 2.5cm×2.0cm（原大小约 2.8cm×3.3cm），病灶 T_1WI 信号较前减低，现呈等长 T_1 信号，其右侧新见结节状长 T_1 长 T_2 信号灶，增强后呈结节状强化，病变囊壁可见环形强化，囊内容物未见强化。垂体柄向右偏移。双侧颈内动脉海绵窦段向两侧移位（图7–42）。

【术前诊断】复发颅咽管瘤。

【手术入路】经蝶入路。

【手术过程】仰卧位，头后仰 30°，头圈固定头部。常规铺单，络合碘纱条消毒鼻腔及各鼻道。显微镜下置入扩张器至中鼻甲后缘，向对侧折断骨性鼻中隔，切开鼻中隔黏膜，向两侧剥离蝶窦前壁黏膜，调整扩张器位置。咬骨钳打开蝶窦前壁，鞍底骨质变薄，部分缺损，肿瘤囊性变、内含粘性囊液，血供一般，大小约 2.8cm×2.3cm×2.4cm，右后方见结节。以显微刮圈分别自不同方向刮除肿瘤，剥离囊壁，前抵鞍结节，后达鞍背，双侧至海绵窦，垂体柄右偏，正常垂体组织位于左后上方，予以保留。与护士清点棉片无误，彻底止血，吸收性明胶海绵置入瘤腔，复位鼻中隔及其黏膜，以纱条填塞鼻腔。术中无脑脊液漏和尿崩。

【术后 MRI】鞍区、鞍上区团片状异常信号灶范围基本同前，病灶 T_1WI 信号较前减低，现呈等长 T_1 信号，其右侧结节状强化灶未见显示，病变囊壁可见环形强化，囊内容物未见强化。垂体柄向右偏移。双侧颈内动脉海绵窦段向两侧移位。双侧上颌窦、筛窦及蝶窦黏膜增厚（图7–43）。

【经验体会】

(1) 本病例治疗过程复杂，初诊患者为鞍上 – 三脑室 I 型颅咽管瘤，额下入路镜下全切肿瘤并离断上段垂体柄（肿瘤起源位置，自内向外大部分瘤化），然而术后 7 个月发现肿瘤鞍内复发，垂体位于病灶左

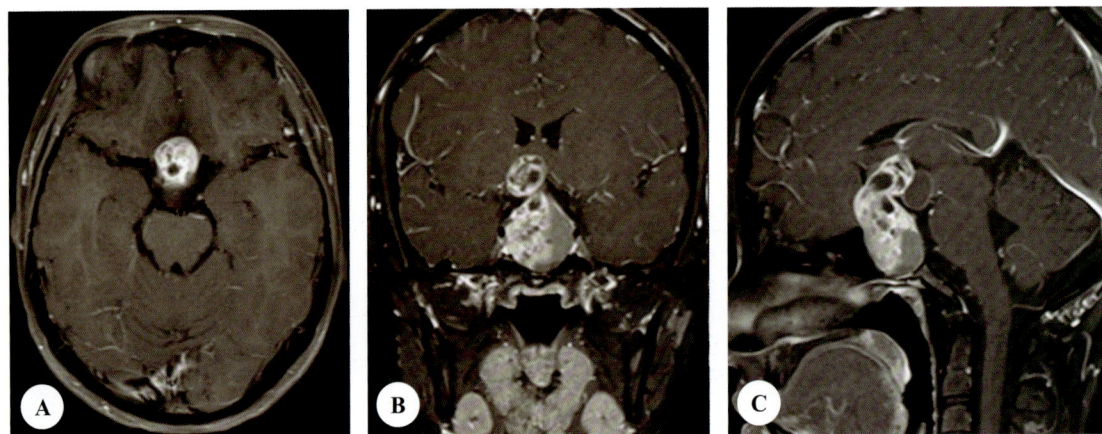

▲ 图 7–40　病例 10 第二次入院术前 MRI 检查

后上方，因此，其复发原因仍值得探讨，普遍来说，手术切除术后肿瘤组织的残存是复发根源，然而此例原发肿瘤起源于上段垂体柄，鞍内部分肿瘤主要为沿垂体柄侵犯鞍膈进入鞍内，垂体被压在鞍底。但复发肿瘤自鞍底向上生长，将垂体向后上方移位，符合鞍内型颅咽管瘤的生长特性，因此，不能排除该患者又经垂体中间部 Rathke 裂新发肿瘤可能。

（2）本病例患者复发肿瘤经伽马刀治疗后仍未得到有效控制，因此伽马刀对于颅咽管瘤的治疗效果仍有待商榷，如为初诊病例，笔者团队建议优先手术治疗。外院拟诊生殖细胞瘤，试验性放疗后病情加重入院。

病例 11　患者男性，19 岁。因"反复头晕伴尿多半年余，进行性加重 2 个月余，神志改变 1 个月"入院。既往体健。

【查体】神志昏迷。GCS 评分 =E3V1M5，记忆力、定向力、智力不可测。双鼻嗅觉不可测。右侧额部及枕部可见手术切口，头皮下可扪及引流管及引流泵。视力不可测，眼底检查未见明显异常。双瞳直径 3mm，等大等圆，光反射迟钝，双眼球活动可，眼睑无下垂，无眼球震颤。双侧额纹对称，鼻唇沟对称，皱额、闭目、鼓腮、示齿、吹哨不可测。悬雍垂居中，喂水有呛咳，吞咽反射减退，咳嗽反射减退。颈软，四肢肌张力可，肌力不可测，无肌肉萎缩。角膜反射（+），腹壁反射（+），肱二头肌反射（++），肱三头肌反射（++），桡骨骨膜反射（++），膝反射（++）。Hoffmann 征（-），双侧 Babinski 征（-），双侧 Oppenheim 征（-），双侧 Gordon 征（-）。Kernig 征（-），Brudzinski 征（-）。Romberg 征、行一字步均不可测。

【术前 MRI】鞍内 - 鞍上区见不规则形长 T_1 长

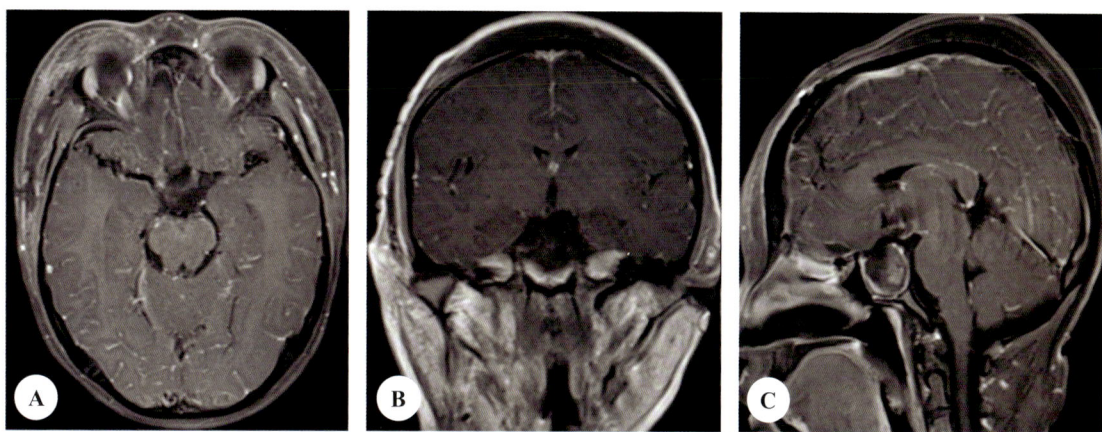

▲ 图 7-41　病例 10 第二次入院术后 MRI 检查

术后 7 个月肿瘤复发

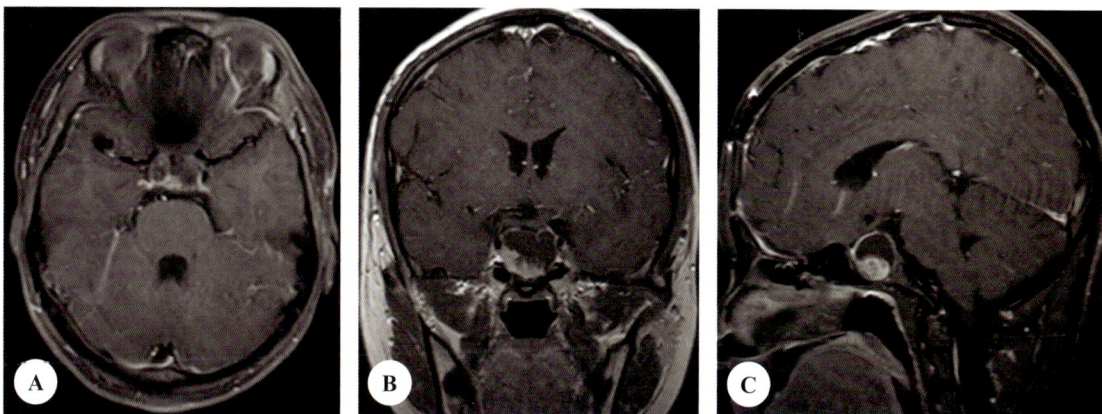

▲ 图 7-42　病例 10 第三次入院术前 MRI 检查

T_2 异常信号，增强后实质部分不均匀强化；病灶边缘呈分叶状改变，幕上脑室扩大。左侧脑室见引流管影（图 7-44）。

【术前诊断】鞍区 - 三脑室占位，考虑颅咽管瘤。

【手术入路】额下入路。

【手术过程】仰卧位，头架固定头部。行右侧额下入路，过中线右额颞小冠状切口，切开头皮，骨膜下分离皮瓣并牵开，显露至鼻根部及眶缘，分离颞肌，显露右侧 Keyhole。颅骨钻 1 孔，微动力系统铣刀铣下大小约 5cm×4cm 的额骨瓣，平颅前窝底。神经导航定位肿瘤，显微镜下弧形剪开硬膜，缓慢抬起额叶，开放颈动脉池、视交叉池和侧裂池近段，释放脑脊液，调整脑压板，进一步抬起额叶，显露肿瘤。见病变位于鞍内鞍上 - 三脑室内，肿瘤呈囊实性，内有钙化，质地硬韧，血供丰富，边界不清，与三脑室底部、丘脑、垂体柄及颈内动脉、大脑前动脉等粘连紧密，大小约 5.8cm×4.8cm×4.5cm。先经颈内动脉外侧间隙切除鞍旁部分肿瘤，再经第 I 间隙使用超声吸引器行瘤内减压，再切开终板经第 IV 间隙沿肿瘤周边逐渐分离肿瘤与双侧颈内动脉及基底动脉、大脑后动脉粘连，分块全切除肿瘤（图 7-45）。

【术后 MRI】见图 7-46。

【术后病理】（鞍上、三脑室）成熟型畸胎瘤，灶性神经组织增生活跃。免疫组化结果：CgA（-），Syn（区域+），SALL4（-），OCT3/4（-），AFP（-），CK-Pan（+），CD117（-），GFAP（区域+），Ki-67（+），HCG（-）。

【经验体会】青少年患者中线区域的颅内占位应时刻考虑生殖细胞瘤可能，尤其是鞍区、鞍上占位，因肿瘤与颅底中央区结构的关系紧密，如确为颅咽管瘤需术者的意志力与经验、技巧，尽最大努力全切肿瘤，规避残留导致复发。而生殖细胞瘤因其对放化疗敏感，多数病例经系统辅助治疗后病灶得到明显控制甚至自行萎缩消退，因此在术中感病灶与颅咽管瘤典型表现不符时应及时取活检送快速病理，如确诊生殖细胞瘤可姑息性残留与重要神经血管结构关系紧密的瘤体，最大程度保护功能，术后及时行辅助治疗。

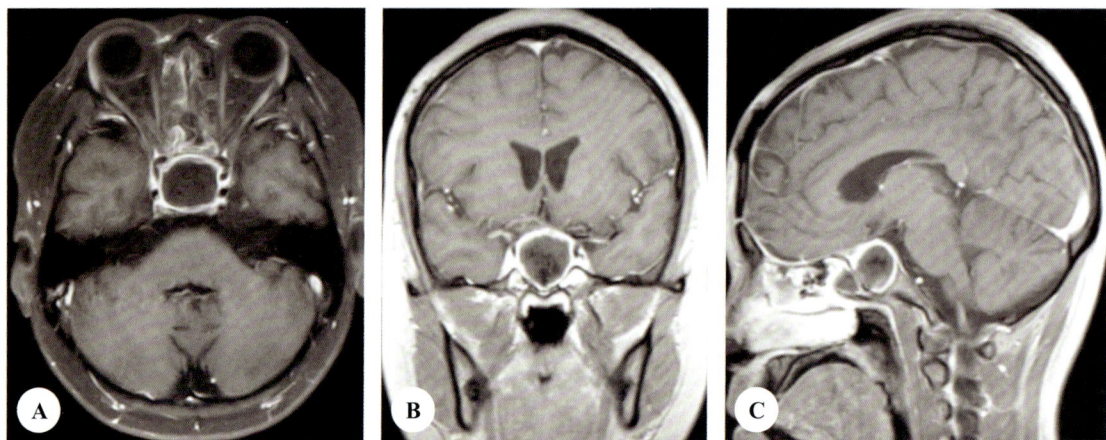

▲ 图 7-43　病例 10 第三次入院术后 MRI 检查

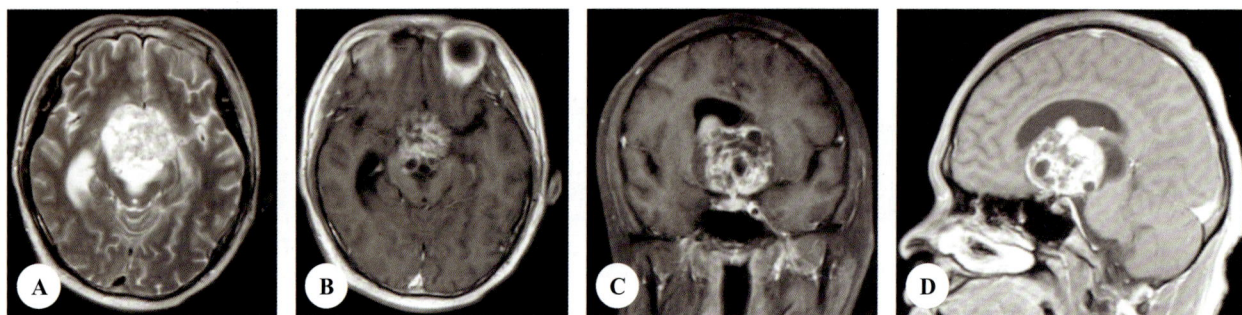

▲ 图 7-44　病例 11 术前 MRI 检查

病例 12 患者女性，14 岁。因"头痛头晕 4 天，加重伴呕吐 3 天"入院。既往体健。

【查体】神清语利。记忆力、定向力、智力可。双鼻嗅觉可。视力：左眼视力 0.05；右眼视力 0.08，视野右眼颞侧偏盲，左眼鼻侧偏盲，眼底检查未行。双瞳直径 3mm，等大等圆，光反射灵敏，双眼球活

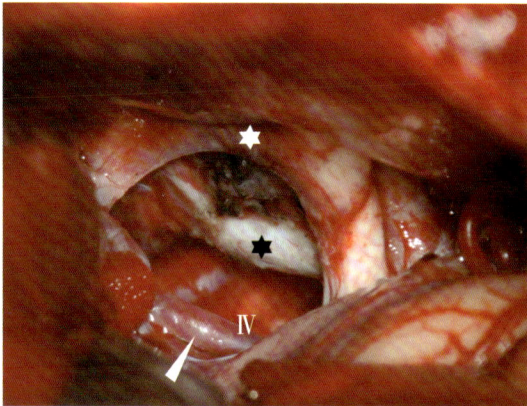

▲ 图 7-45　病例 11 手术过程

鞍背（黑色六角形），视交叉（白色六角形），第 IV 间隙（IV），右侧大脑前动脉（白箭头）

动可，眼睑无下垂，无眼球震颤。余神经系统体查未见明显阳性体征。

【辅助检查】

MRI 检查：鞍上区见一大小约 4.1m×2.4m×2.3m 的椭圆形短长 T_1、短长 T_2 信号灶，边界清楚，病灶前上份短 T1 信号未见明显强化，病灶后份实性病灶明显均匀强化，大小约 2.2cm×1.1cm×1.2cm，垂体柄右移，幕上脑室扩张，侧脑室旁见斑片状长 T_1 长 T_2 信号灶，增强后未见明显强化。中线结构右移（图 7-47）。

CTA+CTV：鞍上区椭圆形病灶与基底动脉末端相连，平扫所示病灶内小结节状稍高密度区呈动脉瘤样显示，大小约 1.3cm×1.2cm，余区域未见造影剂充盈。双侧颈内动脉颅内段、双侧椎动脉颅内段、双侧后交通动脉、前交通动脉及双侧大脑前、中、后动脉及分支未见明显动脉瘤影，未见明显畸形血管影。

鞍上区病灶，考虑基底动脉动脉瘤并血栓形成，幕上脑积水。

【手术过程】右侧腹股沟消毒，采用 Selding'S 法

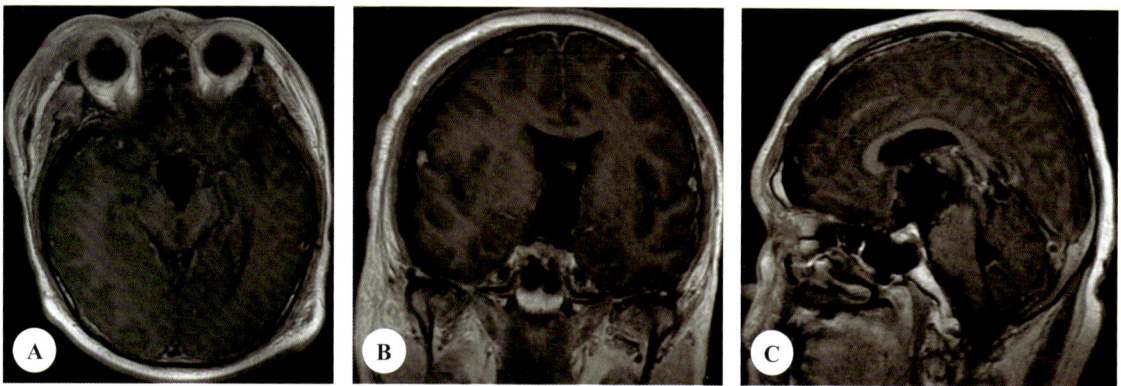

▲ 图 7-46　病例 11 术后 MRI 检查

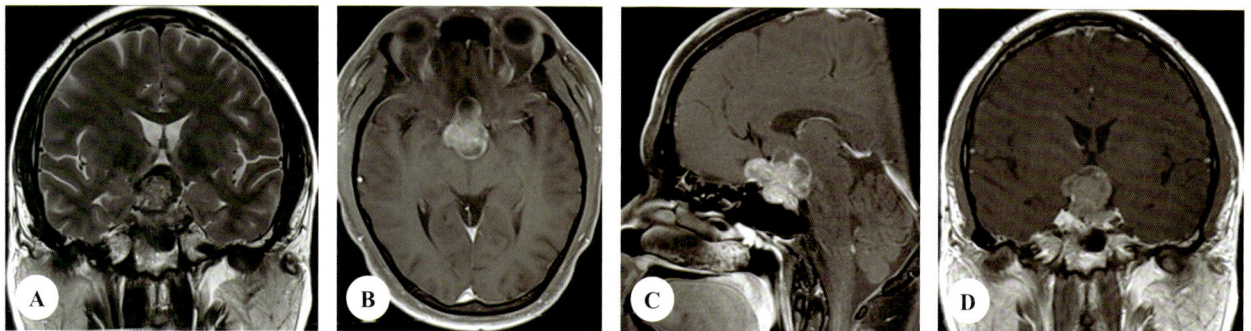

▲ 图 7-47　病例 12 术前 MRI 检查

鞍上区囊实性病灶，考虑颅咽管瘤可能性大，并幕上脑积水、间质性脑水肿

穿刺右股动脉，置入 6F 血管鞘，沿血管鞘置入 5F 造影造影管达主动脉弓行造影，显示双侧颈总、双侧椎动脉起始端显影良好，再行双侧颈总、双侧椎动脉造影，发现基底动脉顶端动脉瘤，左侧椎动脉细小，由右侧椎动脉回返供血。再将 6F 导引管达右侧椎动脉颈 1 水平，进行正侧位及 3D 造影，见基底动脉顶端动脉瘤，大小约 22mm×12mm×4mm，取微导管和导丝，透视下将微导管头送入动脉瘤内，退出导丝，沿微导管送入弹簧圈数枚，各弹簧圈解脱后均较稳定。动脉瘤已基本填塞，退出微导管、导引管，拔鞘按压 20min。

【经验体会】本病例具有重要鉴别诊断意义，患儿年龄、临床表现、影像学资料均指向颅咽管瘤可能，入院后也以颅咽管瘤为初步诊断完善术前准备，然而常规颅脑 CTA 排查脑血管病时发现鞍内 - 鞍上 - 脚间池占位为基底动脉尖端巨大动脉瘤，遂行介入血管内治疗。此病例提醒神经外科同道对待病例，诊断时需全面考虑，不可因常规工作量大而忽略少见情况，否则可能造成严重后果。

专家点评

　　颅咽管瘤手术是技术成熟度和对疾病认识深度要求最高的颅底中央区肿瘤，实现高全切率和治愈率，同时保证理想的下丘脑神经功能和可接受的低死残率并非易事。尽管文献报告及国内外专家交流中多有争议，个人认为根治性全切除肿瘤仍然是颅咽管瘤最有效的治疗手段；手术过程中应高度重视对下丘脑功能的保护而不应过分强调对瘤化或受侵犯垂体柄的保留；对肿瘤起源部位受累组织的彻底切除对防止术后早期即出现肿瘤复发至关重要。

　　对颅咽管瘤起源、生长方式、侵及范围等病理知识及局部正常及病理解剖的深刻认识是合理选择手术入路，术中恰当处理肿瘤与周围组织结构的基础。由于 95% 以上的颅咽管瘤均起源于下丘脑 - 垂体柄、垂体后叶轴，并多沿中线生长，三脑室底结构多被肿瘤推挤居于肿瘤上方，且肿瘤血供多来自双侧垂体上动脉，故选择经蝶（内镜扩大）、单侧额下入路（经终板）或额底纵裂（经终板）等手术入路，理论上有利于优先处理肿瘤血供，使于经第 Ⅰ、Ⅳ 等间隙充分显露肿瘤，且可为最大限度地保留下丘脑功能提供前提。起源于漏斗区向三脑室内生长的肿瘤，经纵裂 - 胼胝体 - 三脑室入路可优先考虑，部分异位颅咽管瘤则根据肿瘤具体的位置和侵及范围选择相应的手术入路。翼点入路曾在颅咽管瘤手术中被广泛应用，但因其对同侧颈内动脉—视神经下内侧区域显露不佳，经第 Ⅱ、Ⅲ 间隙操作过多可能影响颈内动脉等因素，个人不做首选推荐。

　　术中切除肿瘤时应遵循先经第 Ⅰ 间隙选择性电凝切断供血动脉、再减压、后分离的原则，在术野清晰前提下仔细辨认肿瘤起源及肿瘤与垂体柄、下丘脑、视通路等的关系，辨认肿瘤周边的膜性结构，尤其是与三脑室底延续的漏斗 - 垂体柄后层膜性结构，严格在直视下分离肿瘤与三脑室底、垂体柄、视通路、颈内动脉等结构粘连，循序渐进分块有序切除肿瘤。少数情况下可存在后交通动脉分支参与供血，应确切判断后电凝切断，避免因盲目牵拉致深部大出血。囊性颅咽管瘤囊壁菲薄，且有时与脉络膜前动脉或后交通动脉、后穿支血管粘连紧密是影响肿瘤全切的最主要因素。

　　肿瘤碎屑脱落导致的种植转移在长期随访中并不罕见，因此，术中应仔细检查尽可能维持术野清晰干净。

参考文献

[1] 周良辅. 现代神经外科学 [M]. 上海：复旦大学出版社，2001.

[2] 鱼博浪. 中枢神经系统 CT 和 MR 鉴别诊断 [M]. 西安：陕西科学技术出版社，2005.

[3] KOMOTAR R J, ROGUSKI M, BRUCE J N. Surgical management of craniopharyngiomas[J]. Journal of Neuro-Oncology. 2009, 92(3): 283-296.

[4] KASSAM A B, GARDNER P A, SNYDERMAN C H, et al. Expanded endonasal approach, a fully endoscopic transnasal approach for the resection of midline suprasellar craniopharyngiomas: a new classification based on the infundibulum[J]. Journal of Neurosurgery. 2008, 108(4): 715-728.

[5] MORISAKO H, GOTO T, GOTO H, et al. Aggressive surgery based on an anatomical subclassification of craniopharyngiomas[J]. Neurosurgical Focus. 2016, 41(6): E10.

[6] XIAO G, X YUAN, J YUAN, et al. Pituitary stalk management during the microsurgery of craniopharyngiomas[J]. Experimental and Therapeutic Medicine. 2014, 7(5): 1055-1064.

第8章　丘脑肿瘤

（秦超影　刘春波）

丘脑肿瘤相对罕见，可发生于各年龄段人群，好发于儿童，占所有脑肿瘤的 1%～5%。丘脑自身功能极为重要，是身体和大脑皮层（大脑表面）之间传递的感官信息的主要处理和传递中心，它还在运动、睡眠、意识和觉醒方面发挥作用；加之其解剖位置位于脑中线深部，毗邻豆状核、尾状核、穹窿、丘脑下部重要核团、内囊中走行的锥体束等重要结构，因而此部位手术难度巨大，预后不佳。近年神经影像学及显微手术技术的发展使得手术切除丘脑肿瘤成为可能，与此同时辅助放、化疗及基因治疗的快速发展使综合治疗得以运用于丘脑肿瘤，但其术后的复发率、致残率和死亡率仍不尽如人意。对于单侧丘脑肿瘤，多项研究表明手术治疗可以提高患者的生存率，然而不同类型肿瘤术后效果也表现出很大差异。本章主要针对著者在 2011—2022 年主刀经不同入路的丘脑肿瘤切除病例进行简要解析，分为丘脑胶质瘤、丘脑海绵状血管瘤及其他少见肿瘤两部分进行探讨。

一、丘脑胶质瘤

丘脑胶质瘤（thalamic gliomas）为最常见的丘脑肿瘤，起源于丘脑内部或紧密贴近丘脑表面的胶质细胞生发中心，尽管任何类型的胶质细胞（如星形胶质细胞、少突胶质细胞以及神经节细胞）均有可能发展为胶质瘤，绝大多数丘脑胶质瘤起源于星形胶质细胞。丘脑胶质瘤具有独特的解剖和临床表现，其形态学特征和生长模式是基于丘脑灰质核团的节段限制膨胀性生长，进而压缩正常结构，而非浸润性扩散。依据胶质瘤自身侵袭性又被进一步分级：低级别丘脑胶质瘤，如幼体性星形细胞瘤（juvenile pilocytic astrocytomas，JPA，WHO Ⅰ）及毛细胞型星形细胞瘤，极少被诊断，具有局灶性及清晰的肿瘤边界；而 WHO Ⅱ级胶质瘤已经具备弥漫及浸润生长的特性并被认为最终会向Ⅲ级转化。高级别丘脑胶质瘤如间变型星形细胞瘤（WHO Ⅲ级）及

侵袭性最强的胶质母细胞瘤（GBM，WHO Ⅳ 级），尽管发生于丘脑，仍表现出极强的浸润性生长特性，完全失去与正常丘脑组织间的边界，且常侵犯丘脑周围重要神经结构，预后极差。笔者于 2011—2022 年主刀 38 例丘脑胶质瘤手术，全切 32 例，次全切 6 例，全切率为 84.0%。患者平均年龄 27.6 岁（15—58 岁），男女比例为 1.43∶1（10∶7）。

（一）临床表现

丘脑肿瘤的临床表现反映了占位对脑脊液通路、锥体束、丘脑核团及视辐射的压力和侵犯程度。颅内压升高、运动障碍、癫痫发作的症状和体征是最常见的表现。行为和心理变化在丘脑肿瘤中并不少见，而典型丘脑综合征相对少见（Dejerine-Roussy 综合征，又称丘脑疼痛综合征）。典型丘脑综合征以病变侧去皮层抑制状态相关的剧烈自发性疼痛为主，伴有病变对侧肢体轻瘫、偏身感觉障碍、肢体共济运动失调、不自主运动、意向性震颤如手足徐动、舞蹈样运动等，临床表现有较大差异。患有丘脑胶质瘤的婴幼儿可能出现大头颅畸形、精神运动迟缓、视力下降或眼球运动障碍等。根据神经系统症状定位及影像学检查，可以对手术入路、切除策略给予指导。

（二）影像学检查

已经出现上述临床表现的患者，通常肿瘤占位效应较明显、甚至多数已突破丘脑界面侵犯周边重要神经血管结构，此时精确的影像学资料可帮助神经外科医师明确病变起源、扩展范围和分级，评估手术意义及风险，制订最优的治疗方案，亦可指导后续的综合治疗。常用的影像学检查包括 MRI 平扫＋增强，MRI 功能成像技术如弥散加权成像（diffusion-weight imaging，DWI）及弥散张量成像（diffusion tensor imaging，DTI）技术对于丘脑胶质瘤的诊疗具有一定指导意义。该区肿瘤影像学上的鉴别要点见表 3-2。

1. MRI 普通成像　MRI 平扫＋增强仍为诊断丘

脑胶质瘤的主要手段，经注射对比剂增强后，可较清晰地判断肿瘤起源及扩展范围。基于丘脑胶质瘤的生长模式及位置，MRI 有多种表现。肿瘤可位于单侧丘脑或累及双侧丘脑，依据肿瘤的起源部位、发展程度及自身生长方式，肿瘤可向后下生长侵犯至大脑脚及中脑被盖，肿瘤向外侧扩展至基底节，脑室周围白质侵犯也有较多表现，多见于高级别丘脑胶质瘤，可侵犯至各脑叶沟回。

星形细胞肿瘤作为最常见的丘脑胶质瘤，不同级别具有以下特征表现：Ⅱ级星形细胞瘤主要见于儿童，MRI 呈长 T_1、长 T_2 信号，多无水肿及强化，但常常需要结合发病年龄及临床表现与脑梗死相鉴别。Ⅲ、Ⅳ级星形细胞肿瘤影像学特点为病变密度/信号不均匀，水肿、占位及强化均较明显。其他类型各级别（WHO Ⅰ～Ⅳ级）丘脑胶质瘤的 MRI 表现与脑内其他部位胶质瘤特征表现无明显差异，在此不作赘述。

2. MRI 功能成像　因丘脑胶质瘤解剖位置的特殊性，其诊疗过程对无创神经影像学的诊断、治疗计划、肿瘤监测和患者预后预测提出了更高的要求。同时，功能磁共振成像技术的快速发展在评估胶质瘤的关键病理特征方面显示出很大的潜力，包括细胞性、侵袭性、有丝分裂活性、血管生成和坏死，从而进一步阐明治疗前胶质瘤的分级、代谢水平、对周围神经结构及纤维束的侵犯，提高了对肿瘤的诊断和复发的预测，改善了影像引导下的活检，以及最大化患者术后生存期和生活质量的治疗策略的制订。

其中弥散加权成像（diffusion-weight imaging，DWI）可以通过衡量肿瘤的持续细胞密度作为治疗效果的早期预测标志，其中高细胞性可能阻碍自由水扩散，导致表观扩散系数（apparent diffusion coefficient，ADC）值的降低。通常，较低的 ADC 值对应增加的肿瘤细胞和相对高的肿瘤级别。这对于胶质瘤的治疗前评估具有指导作用，可判断手术意义。

瘤周侵犯程度对于丘脑胶质瘤，尤其是高级别胶质瘤的评估意义重大，但由于高级别肿瘤周边水肿带和肿瘤细胞的重叠，传统的 MRI 不能准确地评估其向周边脑组织，尤其是对白质纤维束的破坏程度。弥散张量成像（diffusion tensor imaging，DTI）技术基于从 6 个或更多个梯度方向获得的数据，测量水扩散的方向和大小来表明脑组织的微观结构完整

性，白质纤维束内的水运动主要受髓鞘限制，这是方向依赖性水扩散的主要贡献因素；使用纤维追踪技术的进一步应用可揭示胶质瘤与邻近白质束之间的关系，对于手术策略、切除范围和监测肿瘤治疗后反应都有不可替代的作用，如可对丘脑前、中部胶质瘤对内囊后肢的推挤移位和破坏情况行 DTI 评估，以降低术后偏瘫的发生。

（三）肿瘤分型

丘脑肿瘤好发于丘脑前上份以及后份丘脑枕部，Yasargil 于 1996 年以丘脑肿瘤的生长及扩散模式将丘脑肿瘤分为三型。

Ⅰ型：主要局限于其起源的核团节段。这类肿瘤在丘脑局部膨胀，并压迫周围结构造成移位、变形，如内、外囊及邻近核团，并在内侧侵蚀并取代原有的脑室壁。

Ⅱ型：肿瘤突破丘脑向周围白质扩散，在大多数病例中受影响的纤维束和血管结构是分离的，肿瘤可向外侧和上方扩展进入邻近脑叶沟回或皮层下白质。

Ⅲ型：肿瘤扩张进入侧脑室腔而不穿透室管膜和内层胶质膜。

（四）治疗

继 Cushing 主张并实施了世界上第一例丘脑肿瘤手术，全世界神经外科医生相继开展此区域的肿瘤切除手术，但因丘脑本身的重要功能及其周围解剖关系的复杂性，丘脑肿瘤手术全切往往非常困难，死亡率和术后并发症发生率高，围手术期生存的患者往往会出现严重的功能障碍，如偏瘫、失语、意识障碍和痴呆等，治疗效果并不能令人满意。随着放疗及化疗技术的进展、神经外科手术器械及技术的提升，丘脑肿瘤的治疗已日渐综合化、人性化和个体化。针对不同部位的丘脑肿瘤，根据术前影像学资料个体化制订手术入路；遵循患者对术后生活质量的要求及术中实际情况，指导肿瘤的切除程度及范围；术后病理结果则对于丘脑恶性肿瘤的辅助放化疗方案及剂量具有指导意义。

丘脑胶质瘤治疗方案的制订因肿瘤的级别高低具有较大差异。对于低级别丘脑胶质瘤的治疗，各医疗中心存在不同的主张。有学者认为，若没有非常明显的临床症状，建议患者保守观察并密切随访，这基于肿瘤起源于丘脑、毗邻其内部核团，以及下

丘脑、内囊等重要结构，术中保证这些正常结构的完整与功能具有很大难度，手术过程导致严重的并发症。因而定期复查颅脑MRI并根据患者的临床症状及对手术的期望，可以恰当地选择手术时机。然而，包括著者在内的更多神经外科医生主张积极地手术干预丘脑肿瘤，尤其是低级别胶质瘤，他们认为早期的外科治疗完全切除肿瘤的机会更大，且可尽量避免肿瘤进一步生长对于丘脑本身正常结构的侵蚀，为患者争取更长的术后生存期的同时为放化疗提供更好的条件。

对于丘脑高级别胶质瘤，尤其是胶质母细胞瘤治疗方案的选择存在较大争议，积极手术治疗并行同步放化疗或仅做活检明确病理后直接行放化疗，这两种决策在目前尚无统一观点。高级别丘脑胶质瘤患者常有严重的临床症状，因为肿瘤弥漫生长破坏大量丘脑正常结构，且不像低级别丘脑胶质瘤具有较清晰的肿瘤边界，术中难以做到全切，且易造成丘脑功能及其周围重要结构的损伤、偏瘫、意识障碍、脑积水等严重并发症发生率高，术后效果差。有学者报道高级别丘脑胶质瘤患者行活检并直接行放化疗与手术切除后行同步放化疗的死亡率、致残率及生存期并无统计学差异。随着分子病理的完善，靶向药物的研发为高级别丘脑胶质瘤患者综合治疗提供了更多选择。著者认为，对于瘤周水肿严重、颅高压症状明显且有脑疝倾向的高级别丘脑胶质瘤患者，手术切除，甚至瘤内减压是必要的，可以为后续综合治疗争取更多的时间。

（五）丘脑肿瘤手术入路发展与选择

丘脑肿瘤被认为是深部肿瘤的一部分。记录关于这些病变手术方法的文献是有限的。现已经报道了多种用于切除丘脑肿瘤的手术入路，例如，经额叶、顶枕叶皮质－经侧脑室入路，前纵裂半球间经胼胝体入路，后纵裂半球间胼胝体压部旁入路，对侧幕下小脑上入路、颞下入路和经侧裂－岛叶皮质入路等。每一种入路都有其自身的适应证，产生相应并发症的风险也不尽相同（表8-1）。

1. 经皮质－侧脑室入路

各种经皮质－侧脑室入路，如经额造瘘侧脑室入路，应用于位于丘脑上部的肿瘤，经枕部或顶枕部侧脑室入路则常应用于丘脑后部肿瘤。位于腹侧后方的肿瘤，经颞叶皮质入路被报道成功应用于切除肿瘤。经皮质入路可较轻松地到达病变位置，术中主要基于解剖标志来维持丘脑腹外侧关键结构的定位。除切除质地异常坚硬的肿瘤外，丘纹静脉均被严格视为手术切除的前外侧边界。切除腹侧后部、甚至侵犯至颞叶皮层下方的病变时，于颞上回及颞中回之间皮质行经颞叶皮质入路应用广泛，因为损伤血管的风险较低，同时此入路相比于经侧裂－岛叶入路损伤内囊的概率也较小。经皮质－侧脑室入路显露病变可降低对矢状窦主要引流静脉的损伤，且损伤胼周动脉的可能性较小；然而，皮质造瘘的缺点也很明显，这类入路存在术后癫痫发作的风险，特别是在没有脑积水的情况下，使用经皮质入路会破坏大量的皮质和白质纤维束。

2. 颞下入路

颞下入路应用于丘脑和大脑脚的交界处起源的肿瘤。此入路可通过轻柔地抬举颞叶暴露幕上部分肿瘤并稍微延伸到大脑脚的下部切除，如果肿瘤占据了环池，并且向下延伸到幕下区域，可以通过颞下入路打开天幕进行幕下肿瘤的切除。

3. 翼点开颅经侧裂－岛叶入路

翼点开颅经侧裂－岛叶入路通常应用于切除丘脑腹侧后部的肿瘤。如果岛叶和丘脑肿瘤之间关系密切，这种方法具有独有优势。Yasargil描述了经侧裂－岛叶入路切除丘脑动静脉畸形、海绵状血管瘤和岛叶及丘脑胶质瘤的病例。为了充分显露脑岛，应沿其全长打开侧裂，大脑中动脉M2段可显露于整个岛叶皮层。在岛叶中央后沟的中部作小切口后，肿瘤即可在岛叶皮质下显露，然而，此入路要求术者对岛叶和其表面血管复杂的解剖具有精确的掌握，且存在造成内囊损伤的可能。与经颞枕区下方及颞上、中回间的皮质入路相比，这一入路对脑组织的创伤更小。有术者认为，经侧裂－岛叶入路对于丘脑腹侧后部肿瘤具有优势，当丘脑病变与岛叶关系密切时，此入路被认为是合适的选择。

4. 半球间经纵裂－胼胝体入路

对于丘脑前上部、主体突入侧脑室的肿瘤，包括著者在内的大多数神经外科医生更倾向于半球间经前纵裂－胼胝体入路，当丘脑肿瘤向内侧下方延伸至第三脑室的情况下，也推荐这一入路。如果肿瘤在侧脑室底部下方延伸，则可以切开侧脑室底（丘

表 8-1 丘脑肿瘤手术常用入路说明

手术入路	适应证	入路优势	缺陷与并发症
经额叶皮质 – 侧脑室入路	肿瘤位于丘脑前部并向外侧过度侵犯	解剖路径短，可较轻松地到达病变位置；可降低对矢状窦主要引流静脉的损伤	术后癫痫风险高
经顶枕叶皮质 – 侧脑室入路	肿瘤位于丘脑与大脑脚连接处侵犯环池并向下侵犯至幕下区域	解剖路径短；可降低对矢状窦主要引流静脉的损伤；可处理侵犯幕下的肿瘤	可能损伤视放射及穿窿脚造成视野及记忆缺陷
经颞叶皮质 – 侧脑室入路	• 肿瘤位于外侧丘脑区域有 / 无基底节、邻近脑叶的侵犯 • 肿瘤起源于丘脑与大脑脚交接处并对丘脑与大脑脚侵犯程度相近	解剖路径短，重要损伤血管的风险较低，内囊损伤概率较小	可能损伤视放射及语言功能区造成视野及语言缺陷
经侧裂 – 岛叶皮质入路	肿瘤位于于丘脑外侧区域并向外侧侵犯基底节区	对脑组织的创伤性更小；对丘脑腹侧后部与岛叶关系密切肿瘤具有优势	内囊损伤风险高
颞下入路	• 肿瘤位于丘脑枕部并向后侵犯相关结构 • 肿瘤起源于丘脑外侧区域但大部分肿瘤位于丘脑区域	暴露幕上部分肿瘤并稍微延伸到大脑脚的下部切除；可以探查并打开天幕行幕下切除	皮层引流静脉损伤及抬举颞叶造成脑组织损伤
半球间经纵裂 – 胼胝体前部入路	• 肿瘤起源于丘脑前部有 / 无侧脑室额角或胼胝体侵犯 • 肿瘤起源于丘脑内侧区域有 / 无三脑室侵犯	灵活且对半球组织损伤小，对于视觉通路及其他重要纤维束通路可做到一定程度的保护；无皮质切口，术后癫痫发生率低	手术操作被外侧胼周动脉限制；精神症状及记忆力缺陷
半球间经纵裂 – 胼胝体压部入路	肿瘤位于丘脑枕并局限内侧生长	可以探查大部分的胼胝体压部周围区域，同时，松果体、松果体区及丘脑枕也得以显露	视放射损伤风险高
幕下 – 小脑上入路	肿瘤生长于丘脑枕内侧，体积小	通过轴外抵达病变，损伤较小	两侧基底静脉限制手术操作空间，对于自中线向外侧扩展超过 1cm 病变难以切除
枕下小脑幕上入路	• 肿瘤向三脑室后部四叠体池生长 • 肿瘤骑跨天幕上、下部分 • 起自丘脑向外侧侧脑室三角区扩展肿瘤	轻柔地抬高枕叶相对安全可行；可以探查到幕上 "盲点" 且可获得更宽广的侧方可操作角度	枕叶视觉功能区损伤；胼胝体压部受损伤；大脑大静脉及其属支的侵扰
眶颧开颅 – 经侧裂 – 额下颈内动脉上入路	肿瘤位于丘脑前部下方	充分显露颈内动脉上三角，经额叶下方到达病变，广泛开放侧裂后可充分显露丘脑前部下方并避免对正常脑组织的侵犯	有损害前穿支动脉的可能，继而导致内囊缺血卒中，造成严重的术后并发症

脑顶部）直接进入肿瘤而无须切开穹窿脚。如肿瘤未及侧脑室底，则使用经胼胝体－穹窿间／室间孔入路通过自然裂缝进入第三脑室，这可避免皮质切口和穹窿损伤，相关报道未发现与此手术方法有关的记忆缺陷。经胼胝体入路对侧脑室进行探查具有很好的灵活性，很少破坏半球组织，对于视觉通路及其他重要纤维束通路可做到一定程度的保护；没有皮质切口，术后癫痫发生率很低。Yasargil 报道了针对丘脑后部偏内侧、丘脑枕肿瘤的半球间经后纵裂－胼胝体压部入路。运用半球间经纵裂－胼胝体压部入路可以探查大部分的胼胝体压部周围区域，同时，松果体区及丘脑枕也得以显露。在顶枕部半球间区域，皮质引流静脉的解剖较为特殊，沿着大脑镰向胼胝体压部方向延续，此入路可避免对这一区域桥静脉的干扰。然而，经胼胝体入路术野外侧受到延伸的胼周动脉的限制，所以若肿瘤过度向外侧扩张，尽管术后癫痫发作风险高，但经额叶、顶枕叶皮质入路是首选。

5. 幕下小脑上入路（Krause 入路）

幕下小脑上入路（Krause 入路）应用于生长于丘脑后部肿瘤。完全通过轴外抵达病变，创伤较小。然而，丘脑枕位于两侧基底静脉之间，手术野十分有限，对于自中线向外侧扩展超过 1cm 的病变难以通过这一入路切除。因此，对于丘脑区域肿瘤，幕下小脑上入路一般仅用于起源于丘脑枕内侧的小体积肿瘤。

6. 枕下小脑幕上入路（Poppen 入路）

枕下小脑幕上入路（Poppen 入路）可充分显露天幕切迹的上、下表面，因此对于向三脑室后部四叠体池生长、侵犯胼胝体压部、骑跨天幕切迹的丘脑后部肿瘤来说是优先选择的入路。此入路也适用于位于大脑深部静脉复合体上部，以及起自丘脑向外侧延伸至侧脑室三角区的肿瘤。轻柔地抬高枕叶是相对安全可行的，可以探查到 Krause 入路的幕上"盲点"，且可获得从侧方更宽的可操作角度。然而，此入路仍有损伤枕叶视觉功能区并导致偏盲的可能，胼胝体压部受损伤可能导致"后分离综合征"；术中对大脑大静脉及其属支的侵扰可能造成严重的脑梗死甚至死亡。

7. 眶颧开颅－经侧裂－额下颈内动脉上入路

眶颧开颅－经侧裂－额下颈内动脉上入路适用

于位于丘脑前部下方的肿瘤，此部位毗邻尾状核、壳核、苍白球、内囊及丘脑前方核团，因为诸如经额叶皮质－侧脑室、经侧裂－岛叶皮质以及经纵裂胼胝体这些入路均需要一定程度对额叶、岛叶皮质和健康丘脑组织的破坏才能显露病变，因而对于此部位病变的安全切除不推荐使用上述入路。Robert F. Spetzler 认为此入路可充分显露颈内动脉上三角，经额叶下方到达病变，一旦侧裂被广泛打开，合适的手术路径即被制订，以求最大限度地减少对正常脑组织的侵犯。然而，此入路最大缺陷是有损害前穿支动脉的可能，继而导致内囊缺血卒中，造成严重的术后并发症。且此入路对肿瘤上极的显露可能存在盲点。

（六）典型病例解析

病例 1 患者黄某，男性，15 岁，因"视物重影、视力下降伴反应迟钝 9 个月余"入院。

【查体】神清语利。记忆力、定向力、智力可。双鼻嗅觉可。视力左：1.0，右：0.1，视野粗测缺损，眼底检查未见明显异常。双瞳直径 3mm，等大等圆，光反射迟钝，右眼内收及上视不能，左眼球活动未见明显异常，眼睑无下垂，无眼球震颤，余脑神经功能未见异常。四肢肌力、肌张力可。生理反射正常，锥体束病理征未引出。颈软，脑膜刺激征（－）。跟膝胫试验（－），右侧指鼻试验（＋）、双手动作轮替试验（＋），Romberg 征（－），行一字步不能到位。

【辅助检查】左侧丘脑可见不规则等－长 T_1 等－长 T_2 混杂信号灶，FLAIR 序列呈稍高信号，较大层面大小约 3.5cm×3.2cm，增强后病灶内见环形强化，邻近第 3 脑室受压变窄，幕上脑室扩大。中线结构局部右移（图 8-1）。

【手术入路】右额经纵裂－胼胝体－三脑室入路。

【术后辅助检查】右额部颅板部分骨质缺损，左侧丘脑病变已切除呈术后改变，相应颅板下及术区可见积气及少许积液积血较前吸收，增强后术区可见条片状强化。双侧脑室前角内可见积气，幕上脑室稍扩大同前，右侧颞部可见一类圆形长 T_1 长 T_2 信号灶，大小约 1.5cm×1.0cm。双侧顶部软组织肿胀，呈长 T_1 长 T_2 信号灶（图 8-2）。

【术后病理】毛细胞型星形细胞瘤（WHO I 级）。

【手术过程】仰卧位，头前屈 25°，取右额纵

裂经胼胝体三脑室入路，显露上矢状窦；显微镜下轻柔牵开右侧额叶，沿纵裂向深部探查，双侧胼周动脉之间纵向切开胼胝体，经透明隔间腔进入三脑室，显露肿瘤，位于左侧丘脑 – 中脑，大小约 4.7cm×5.3cm×4.9cm，色灰白、质软、血供丰富，与周边脑组织及神经结构具有边界；探查肿瘤边界后行瘤内减压，后沿肿瘤边界全切除肿瘤，保护肿瘤两侧内囊及基底节。妥善止血，术中予肌电图、四肢体感诱发电位、神经功能、脑电诱发电位、脑电图监测［图 8–3，▶视频 8–1　显微镜下丘脑低级别胶质瘤切除术（纵裂经胼胝体 – 三脑室入路）］。

【术后神经功能】三测正常，神志清楚，语言流利，双侧瞳孔等大等圆，直径 3mm 大小，对光反射灵敏，口角无歪斜，伸舌居中，四肢肌力、肌张力正常，各生理反射存在，Kernig、Babinski、Brudzinski 征阴性。术后患者神清语利，四肢互动无障碍，眼球活动较术前明显改善。

【经验体会】

(1) 结合患者临床及影像学表现，肿瘤起源于左侧丘脑中 – 后份腹内侧，主要向内 – 下方侵犯三脑

室、中脑 – 大脑脚（动眼神经）、四叠体，采用经纵裂 – 胼胝体 – 三脑室入路，打开胼胝体后直接经透明隔间腔进入三脑室，显露中间块，最大限度沿脑自然生理通道显露肿瘤，无皮质、纤维束及其他重要神经结构损伤。

(2) 患者为 15 岁男性，自出现症状起 9 个月无快速进展，影像学表现肿瘤形态规则、强化不明显、且与周边正常神经结构具有边界，术前即判断病变性质为低级别胶质瘤可能性大，故拟定全切策略。

(3) 术中轻柔向两侧牵开胼周动脉，于两者之间打开胼胝体，严格沿中线操作即可经透明隔间腔直达三脑室，显露肿瘤后沿肿瘤边界进行分离，同时适当瘤内减压，严格沿肿瘤两侧边界悉心分离，靠近中线操作，无深部静脉暴露损伤，同时可最大限度避免苍白球及内囊纤维束的损伤。

病例 2　患者吴某，女性，27 岁，因"间断发作性头痛 9 个月，加重并恶心呕吐 6 小时"入院。

【查体】神清语利。记忆力、定向力、智力可。双鼻嗅觉可。视野粗测无缺损。双瞳直径 3mm，等大等圆，光反射灵敏，四肢肌力、肌张力可，无肌

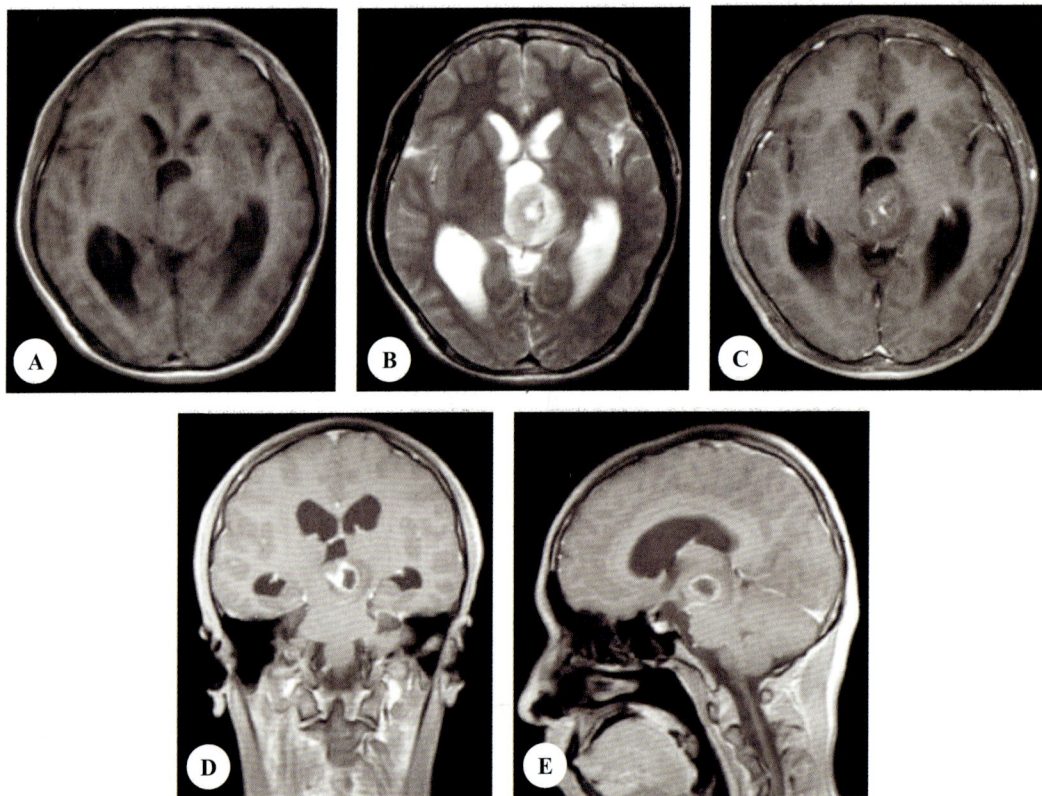

▲ 图 8–1　病例 1 术前辅助检查

肉萎缩。四肢痛觉、振动觉可。各生理反射无异常。病理征未引出。脑膜刺激征阴性。跟膝胫试验（－），指鼻试验（－），双手动作轮替试验（－），Romberg

征（－），行一字步可。

【辅助检查】右侧丘脑可见一大小约26mm×24mm稍长T$_2$信号灶，病变突入三脑室内，幕上脑

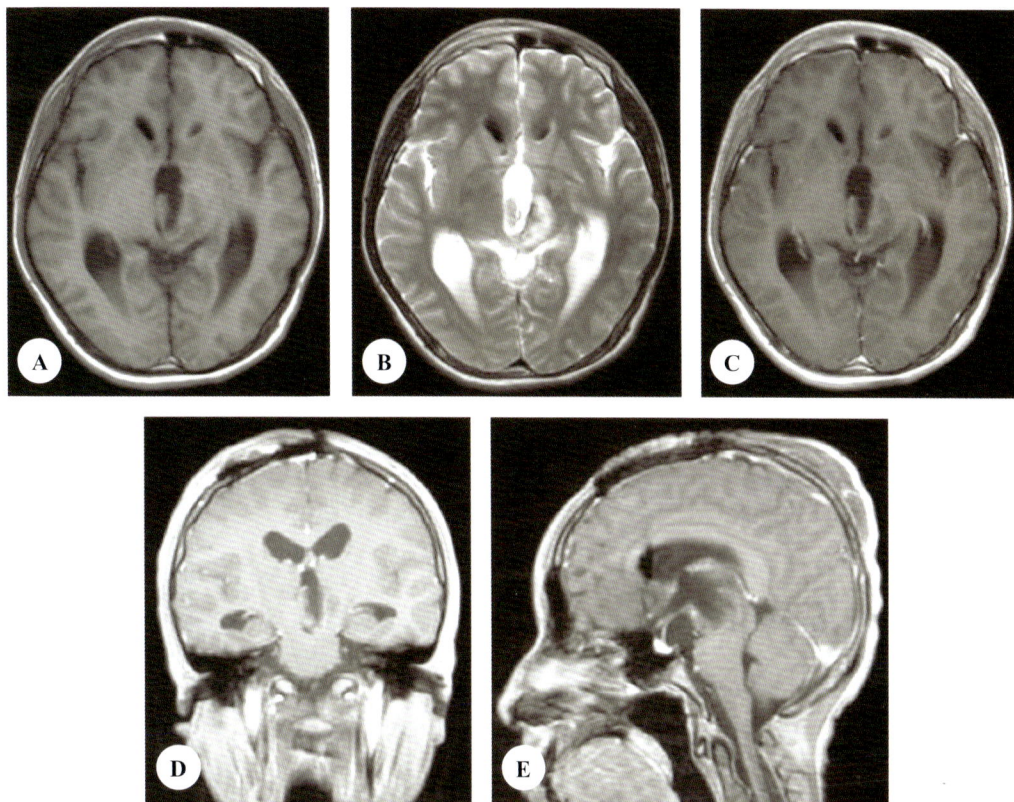

▲ 图 8-2　病例 1 术后辅助检查

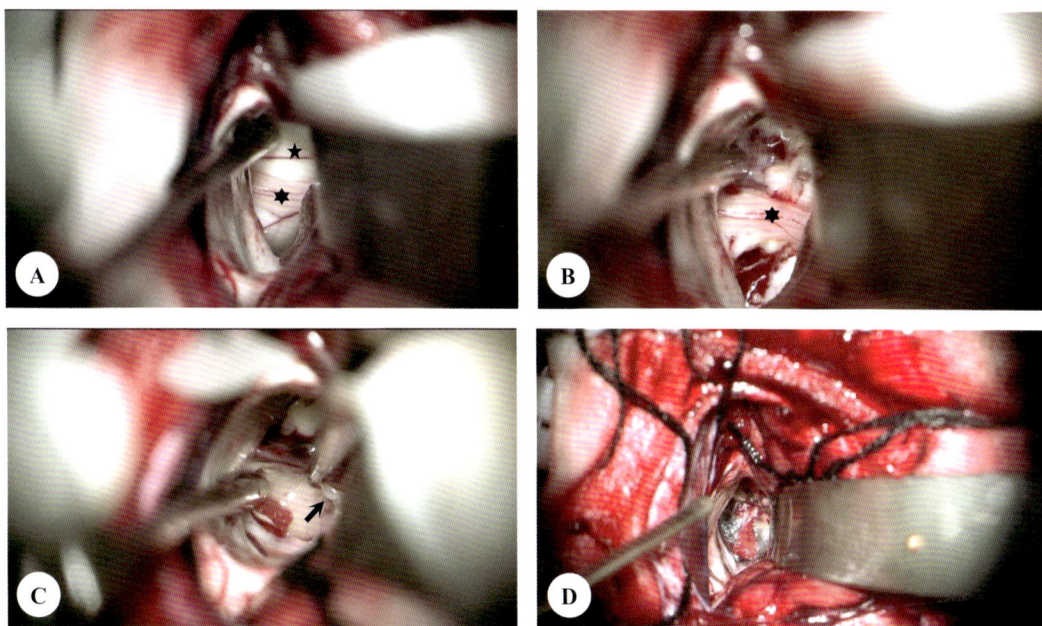

▲ 图 8-3　病例 1 手术过程

中间块（黑色六角形），肿瘤（黑色五角形），肿瘤边界（黑箭）

室稍扩大（图 8-4）。DTI 示取右侧丘脑病灶区及对侧正常脑组织为感兴趣区，病灶区脑组织 FA 值明显减低，测得病灶区 FA 值为 0.353，对侧正常脑组织 FA 值为 0.562，神经纤维示踪图示病灶区神经纤维紊乱，大部分中断（图 8-5）。

【手术入路】右额纵裂经 – 胼胝体 – 脉络裂入路。

【术后辅助检查】原右侧丘脑占位病变呈切除术后改变，现右侧丘脑术区可见长 T_1 长 T_2 信号，增强后边缘可见少许条状强化，术区边缘丘脑可见少许短 T_2 信号及稍长 T_1 较长 T_2 水肿信号，原右侧丘脑受压解除，额部颅骨及头皮呈术后改变，双侧额部及前纵裂可见少许长 T_1 长 T_2 积液信号，并可见少许积气。余况大致同前（图 8-6）。

【术后病理】星形细胞瘤 WHO Ⅱ 级后经复核病理诊断更正为：弥漫中线胶质瘤 WHO Ⅳ 级。

【手术过程】仰卧位，头前屈 25°，取右额纵裂经胼胝体脉络膜裂入路，显露上矢状窦，显微镜下弧形剪开硬膜，轻牵开右侧额叶，沿纵裂向深部探查，在双侧胼周动脉之间纵向切开胼胝体，进入侧脑室；定位沿脉络膜裂切开薄层皮质后见肿瘤位于右侧丘脑 – 中脑，大小约 3.5cm×3.2cm，色灰白、质韧，血供丰富，浸润性生长，与周围脑组织及神经结构边界不清。镜下沿肿瘤周边水肿带探查切除肿瘤，全切除肿瘤，显露并保护肿瘤周边大脑内静脉及属支（图 8-7）。

【术后神经功能】患者神志清楚，生命体征平稳，思维理解正常，肢体活动可，四肢侧肢体肌力正常。

【经验体会】

(1) 患者肿瘤起源于右侧丘脑中 – 后份腹内侧，向后、下方生长，侵犯中脑、松果体区，故采取经胼胝体入路，经自然脑裂显露病灶。

(2) 结合影像学及术中所见，肿瘤质地较韧，但与周边神经结构仍有边界，打开脉络裂即见肿瘤与正常丘脑组织明显分界，因而遵循减压原则、沿肿瘤自身与周边结构边界分离，保护室间孔外侧内囊膝部。

(3) 肿瘤向后方侵犯三脑室后部 – 松果体区，分离过程中勿用力整块拖拽肿瘤从而造成深部静脉复合体及分支损伤，是术后神经功能良好的保障。

(4) 术后 MRI 见患者肿瘤全切，病理回报 WHO Ⅱ 级星形细胞瘤，但术后 2 年复发，且进展迅速，再次

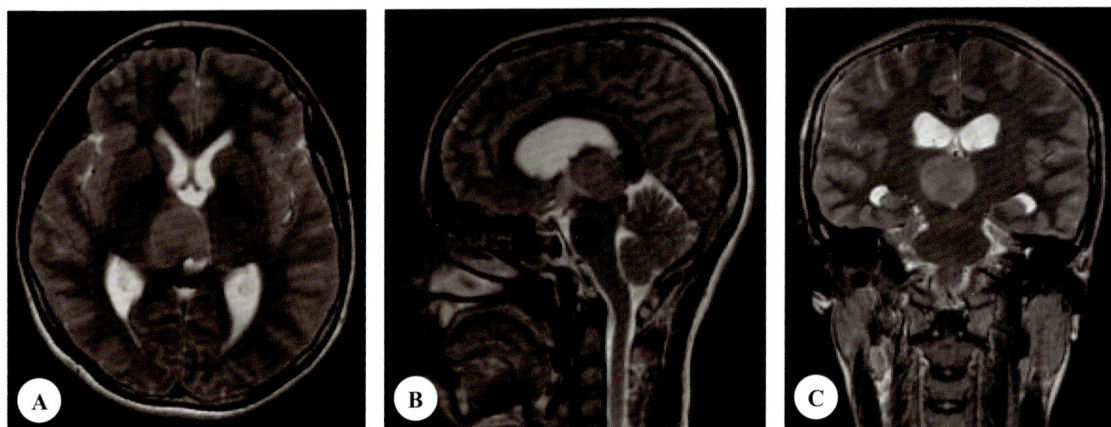

▲ 图 8-4　病例 2 手术前辅助检查

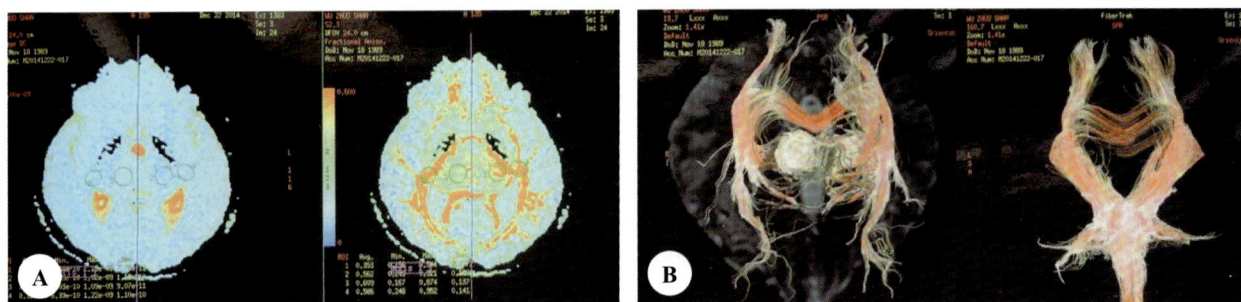

▲ 图 8-5　病例 2 术前 DTI 检查

病理科复核病理结果修正为弥漫中线胶质瘤 WHO IV 级。由此病例给我们重要提示，当今胶质瘤诊治已全面步入分子时代，分子病理对胶质瘤，尤其是丘脑胶质瘤的诊断及治疗具有指导意义，一定要在临床工作中引起重视。

病例 3　患者廖某，女性，24 岁，因"左侧肢体乏力及嘴角歪斜 1 个月余"入院。

【查体】神清语利，思维、定向、理解、计算力可。左眼视力：1.2；右眼视力：0.8，视野粗测无异常，瞳孔直径 3mm，对光反射灵敏，眼球运动自如。左侧颜面部浅感觉较右侧明显减退，张口向右侧歪斜，右侧颞肌、咬肌肌力较左侧减弱，双侧角膜反射灵敏。双侧额纹对称，左侧鼻唇沟变浅，示齿、大笑嘴角向右歪斜，闭眼、鼓腮、吹口哨可。悬雍垂向左歪斜，咽反射减退。舌肌无萎缩，伸舌居中，味觉正常。耸肩、转颈动作无明显异常。左侧肢体

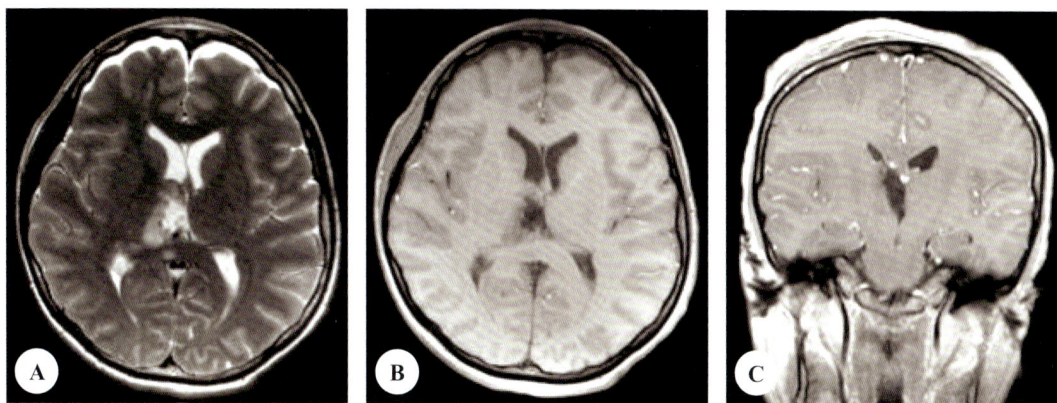

▲ 图 8-6　病例 2 术后 MRI 检查

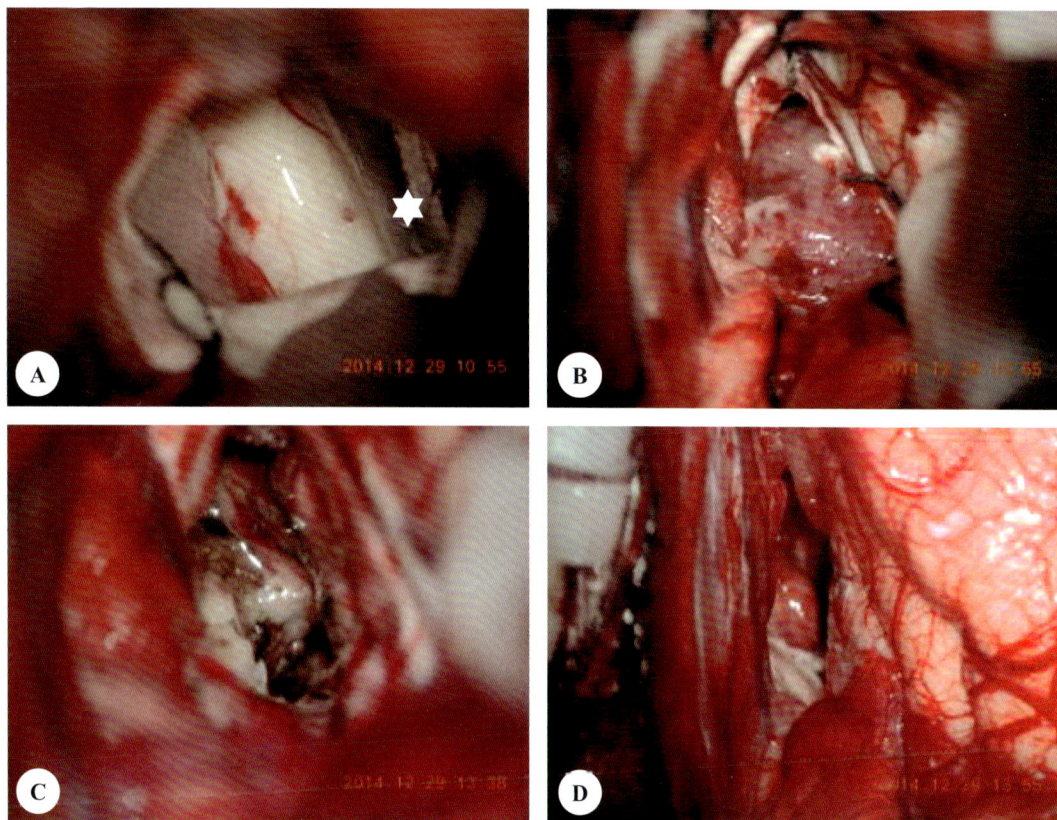

▲ 图 8-7　丘纹静脉（白色六角形）

及躯体浅感觉减退，深感觉大致正常，定位觉、震动觉及图形觉可，左侧肢体肌张力较右侧稍高，左侧肌力较右侧为差，左侧轻瘫试验（＋），腱反射亢进，左侧病理征（＋）。行走有明显跛行，左侧肢体有明显活动障碍。Romberg 征（－），指指、指鼻试验精确，跟膝胫试验正常。

【辅助检查】右侧丘脑、中脑可见不规则等 - 长 T_1 等 - 长 T_2 混杂信号灶，较大层面大小约 3.2cm×4.1cm，增强后病灶内见多发不规则强化，强化不明显，邻近侧脑室、第 3 脑室受压，幕上脑室扩大不明显。中线结构局部左移（图 8-8）。

【手术入路】左额经纵裂 - 胼胝体 - 脉络裂入路。

【术后辅助检查】原右侧丘脑及中脑大脑脚肿块灶呈切除术后改变，术区可见短、长 T_1 长 T_2 信号灶，侧脑室内可见积气，双侧侧脑室旁可见长 T_1 长 T_2 信号灶，增强后术区未见明显异常强化灶（图 8-9）。

【术后病理】间变型星形细胞瘤（WHO Ⅲ级）。

【手术过程】仰卧位，头前屈 30°。取左额纵裂经胼胝体入路，显露上矢状窦；轻柔牵开左侧额叶，

沿纵裂向深部探查，于双侧胼周动脉之间纵向切开胼胝体，见肿瘤位于左侧丘脑，起源于尾状核头侧，大小约 3.5cm×3cm，色灰白、质韧、血供丰富、浸润性生长，与周围脑组织及神经结构边界不清。镜下继沿肿瘤周边水肿带探查切除肿瘤，全切除肿瘤。中枢性面瘫及病变对侧肢体运动感觉功能障碍症状：面神经核上行通路及皮质脊髓束均受累，内囊受侵犯（图 8-10）。

【术后神经功能】现患者未诉特殊不适，一般情况可。查体：三测正常，神志清楚，语言流利，双侧瞳孔等大等圆，直径 3mm 大小，对光反射灵敏，余神经系统查体基本同入院，左侧肢体肌力较术前无明显改变。

【经验体会】

(1) 肿瘤起源于右侧丘脑中份内侧，采用经胼胝体入路进入右侧脑室即可显露肿瘤，侵犯三脑室，与外侧苍白球、尾状核头、内囊及下方中脑边界不清，因肿瘤呈浸润性生长，故沿肿瘤周边水肿带探查切除肿瘤，边界不明情况下尤需对大脑深部解剖的熟悉，方能在沿水肿带切除过程中既全切肿瘤，又保护

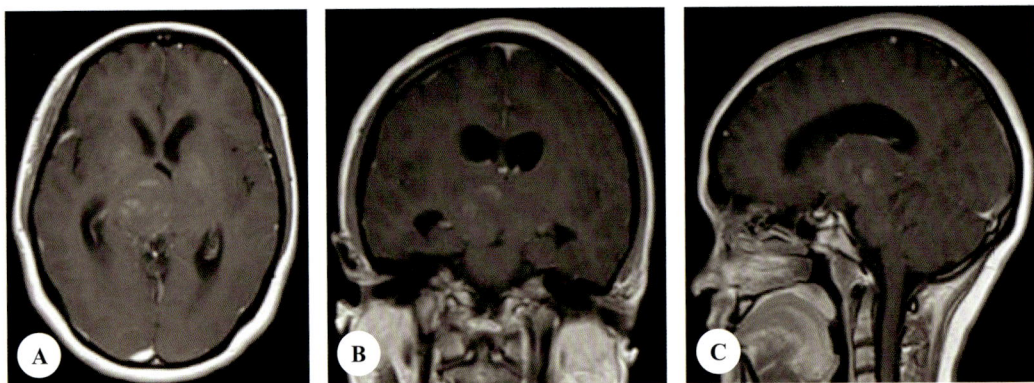

▲ 图 8-8　病例 3 术前辅助检查

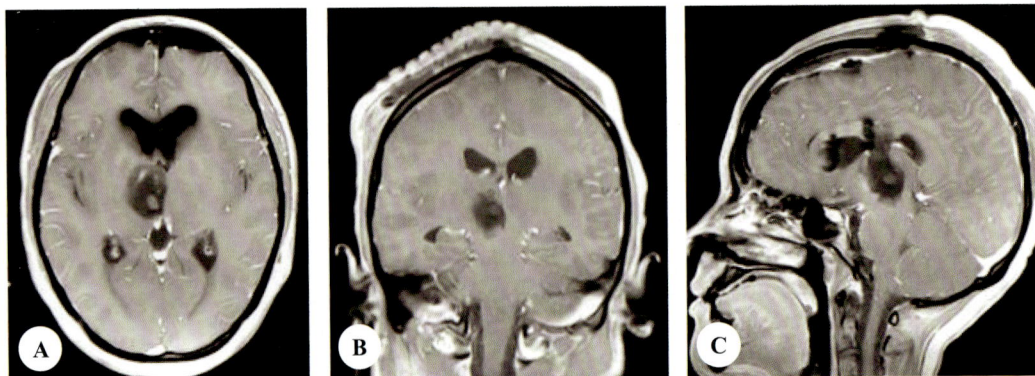

▲ 图 8-9　病例 3 术后辅助检查

诸如内囊、三脑室底（下丘脑）等重要神经结构。

(2) 患者术前出现中枢性面瘫及病变对侧肢体运动感觉功能障碍症状，术中见面经核上行通路及皮质脊髓束均受累，内囊受侵犯，术后患者面瘫及运动功能障碍好转，说明肿瘤对这些神经结构的影响仍以压迫性为主，手术减压后症状即得以缓解。

病例 4　患者阳某，女性，38 岁，因"头痛头晕伴记忆下降 3 个月，加重半步行无力十余天"入院。

【查体】神志清楚，思维理解，定向力正常，计算力，短期记忆稍下降，双侧瞳孔等大等圆，直径 3mm，对光反射灵敏，头颅大小及形态正常。鼻腔及外耳道无异常分泌物，口角无歪斜，左侧面纹稍浅，鼓腮示齿可，伸舌居中，咽反射正常，颈软，右侧肢体肢活动可，肌力、肌张力正常，左侧肌力约 4+ 级，肌张力正常，左侧面部感觉过敏，左侧躯体、肢体浅感觉减退，左侧肢体图形觉异常，左下肢深感觉异常，右侧巴氏征稍活跃，左侧病理征未引出。

【辅助检查】右侧丘脑 - 基底节区可见类圆形稍长 T_1 稍长 - 等 T_2 混杂信号灶，大小约 4.7cm×5.3cm×4.9cm，FLAIR 序列呈稍高信号，增强后其内可见多发环状明显强化灶，较大者大小约 1.7cm×1.6cm，病灶局部似与邻近脑实质分界不清，右侧脑室体部及第三脑室明显受压，幕上脑室明显扩张积水，中线结构左移。余脑实质未见明显异常信号灶及异常强化灶，灰白质界限清楚，脑沟裂正常（图 8-11）。DTI：取病灶区及对侧正常脑组织为感兴趣区，测得病灶区 FA 值为 0.0785，对侧正常脑组织 FA 值为 0.220，神经纤维束示踪图示病灶区神经纤维呈受压推移改变，部分中断（图 8-12）。

【手术入路】右额经纵裂 - 胼胝体 - 脉络裂入路。

【术后辅助检查】右侧额部部分骨质缺如，呈术后改变。右侧丘脑 - 基底节区肿块灶已切除，术区呈等 - 长 T_1、等 - 长 T_2 信号，增强后边缘可见轻度强化，双侧额部颅板下及右侧侧脑室前角内可见积气及积液。右侧脑室体部及第三脑室明显受压，幕上脑室扩张积水较前好转，双侧侧脑室旁可见对称性小斑片状长 T_1 长 T_2 信号灶，FLAIR 呈高信号灶；中线结构左移较前稍好转（图 8-13）。

【术后病理】间变星形细胞瘤（WHO Ⅲ 级）。

【手术过程】仰卧位，头前屈 25°，取右额纵裂经胼胝体脉络入路，显露上矢状窦；显微镜下轻柔

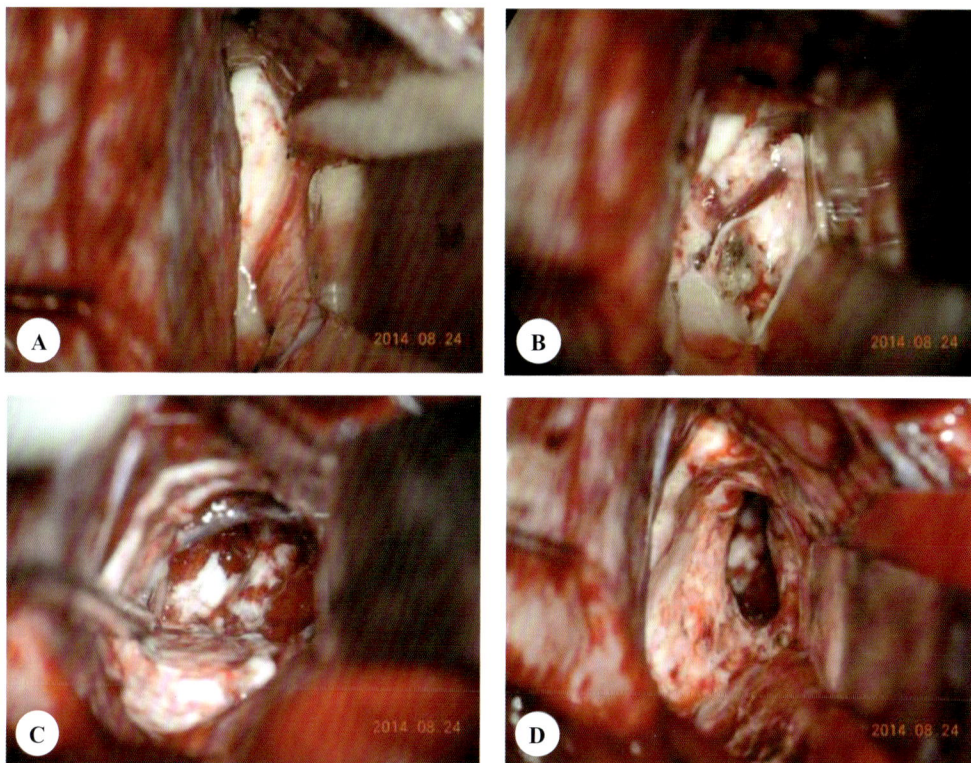

▲ 图 8-10　病例 3 手术过程

牵开右侧额叶，沿纵裂向深部探查，双侧胼周动脉之间纵向切开胼胝体，进入侧脑室，沿脉络膜裂切开薄层皮质；显露肿瘤，位于右侧丘脑 – 中脑，大小约 4.7cm×5.3cm×4.9cm，色灰白、质韧，血供丰富，浸润性生长，与周围脑组织及神经结构边界不清；先行瘤内减压，后寻找肿瘤边界及周边水肿带，全切除肿瘤，保护肿瘤周边大脑内静脉及属支（图 8-14）。

【术后神经功能】患者神志清楚，生命体征平稳，思维理解正常，肢体活动可，右侧肢体肌力正常，左侧肌力约Ⅳ级。

【经验体会】

（1）肿瘤起源于右侧丘脑中份内侧，体积巨大，基于肿瘤位置，仍采用经胼胝体入路进入右侧脑室，显露脉络裂、室间孔，打开菲薄丘脑皮质即显露肿瘤，因肿瘤呈浸润性生长，沿肿瘤周边水肿带探查切除肿瘤，除对大脑深部解剖的熟悉外，对被肿瘤包裹的丘纹静脉、大脑内静脉及属支的分离保护，都是术后患者生活质量的保障。

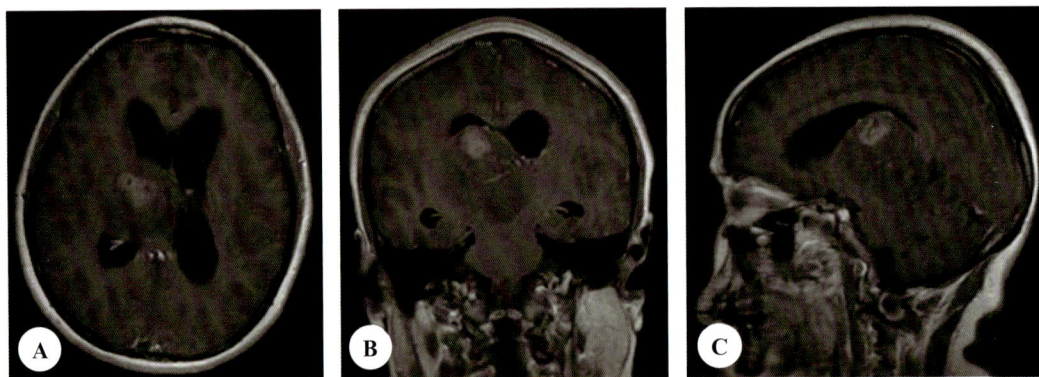

▲ 图 8-11　病例 4 术前 MRI 检查

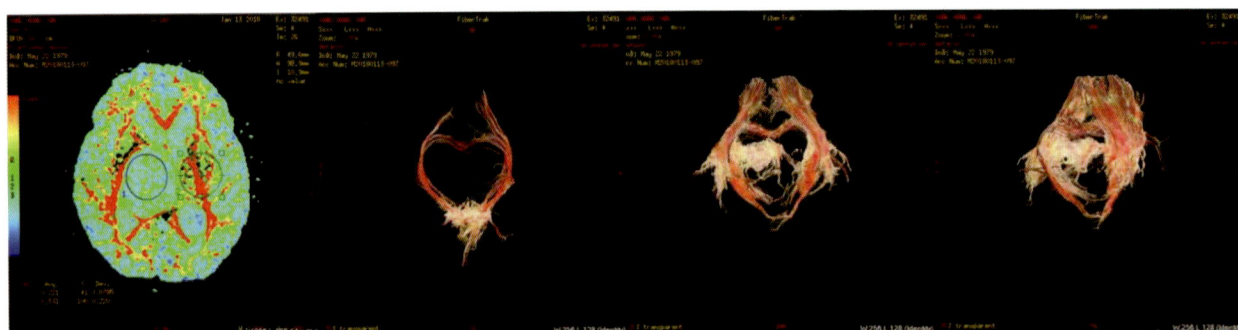

▲ 图 8-12　病例 4 术前 DTI 检查

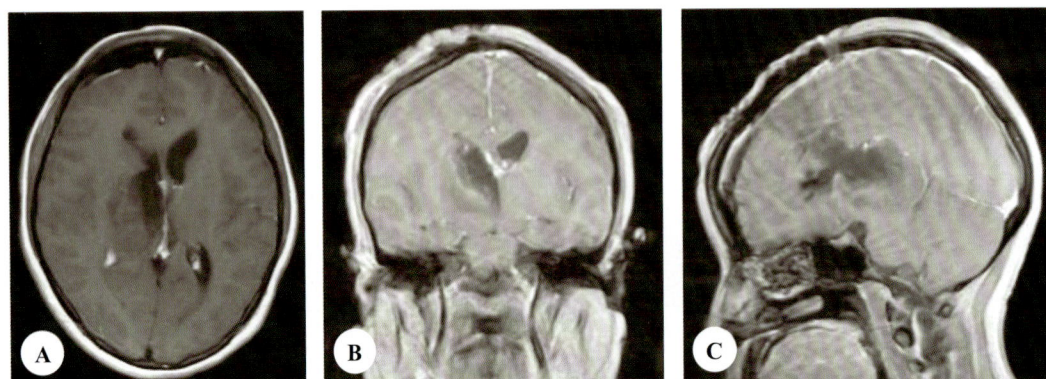

▲ 图 8-13　病例 4 术后辅助检查

(2) 术前 DTI 显示右侧内囊纤维束明显受累，患者术前有对侧肢体感觉及运动障碍，以及面、三叉神经传导通路受累症状，因而 DTI 纤维束成像对于术中对于纤维束的保护具有指导作用。

病例 5　患者龙某，女性，23 岁。

第一次入院

【主诉】头痛、视物模糊 2 个月。

【查体】神清语利。记忆力、定向力、智力可。双鼻嗅觉可。视力左：1.0，右：1.2，视野粗测无缺损，眼底检查未见明显异常。双瞳直径 3mm，等大等圆，光反射灵敏。四肢肌力、肌张力可，无肌肉萎缩。四肢痛觉、振动觉可。生理反射无异常，病理征未引出。跟膝胫试验（−），指鼻试验（−），双手动作轮替试验（−），Romberg 征（−），行一字步可。

【辅助检查】鞍上区第三脑室内可见类圆形软组织密度灶，较大层面大小约为 29mm×30mm，其内密度尚均匀，平扫 CT 值约 38HU，增强后明显均匀强化 CT 值约 51HU，第三脑室变窄，蝶鞍未见扩张，鞍区骨质未见明显破坏，垂体大小正常。双侧侧脑室旁可见对侧性片状低密度灶；余脑实质未见明显异常密度灶及异常强化灶，双侧侧脑室扩张，中线结构无移位［图 8-15，▶**视频 8-2 显微镜下丘脑胶质瘤切除术（纵裂胼胝体 – 脉络裂入路）**］。

【手术入路】左额半球间经纵裂 – 胼胝体 – 脉络裂入路。

【术后影像学检查】左侧额顶骨呈术后改变，术区颅板下见带状脑脊液样信号影增宽，左侧纵裂池向下延续至三脑室可见扩大，左侧脑室旁脑实质见片状稍长 T_1 稍长 T_2 信号影，术区及脑室内、前纵裂池可见少量积血信号影。幕上脑室系统稍扩张，双侧侧脑室旁对侧性长 T_1 长 T_2 信号，增强后未见明显异常强化灶，中线结构无移位（图 8-16）。

【术后病理】IDH 野生型弥漫性星形细胞胶质瘤（WHO Ⅱ 级）。分子病理结果：MGMT 甲基化（非甲基化），1p/19q FISH（*19q13* 基因单缺失），IDH1/IDH2 测序（均为野生型）免疫组化结果：GFAP（＋），Ki-67（4%＋），P53（−），MGMT（＋），IDH1（−）。

【手术过程】仰卧位，头前屈 25°。取左额纵裂经胼胝体脉络膜裂入路，显露上矢状窦；沿纵裂向深部探查，在双侧胼周动脉之间纵向切开胼胝体，进入侧脑室，沿脉络膜裂向前方探查左侧室间孔；见肿瘤起源于左侧丘脑向三脑室前方生长，大小约 4.2cm×3.2cm×3.3cm，色灰白、质韧，血供丰富，浸润性生长，与周围脑组织及神经结构边界不清；镜下沿肿瘤周边水肿带探查切除肿瘤，全切除肿瘤；深部直达漏斗隐窝（图 8-17）。悉心保护周边大脑内

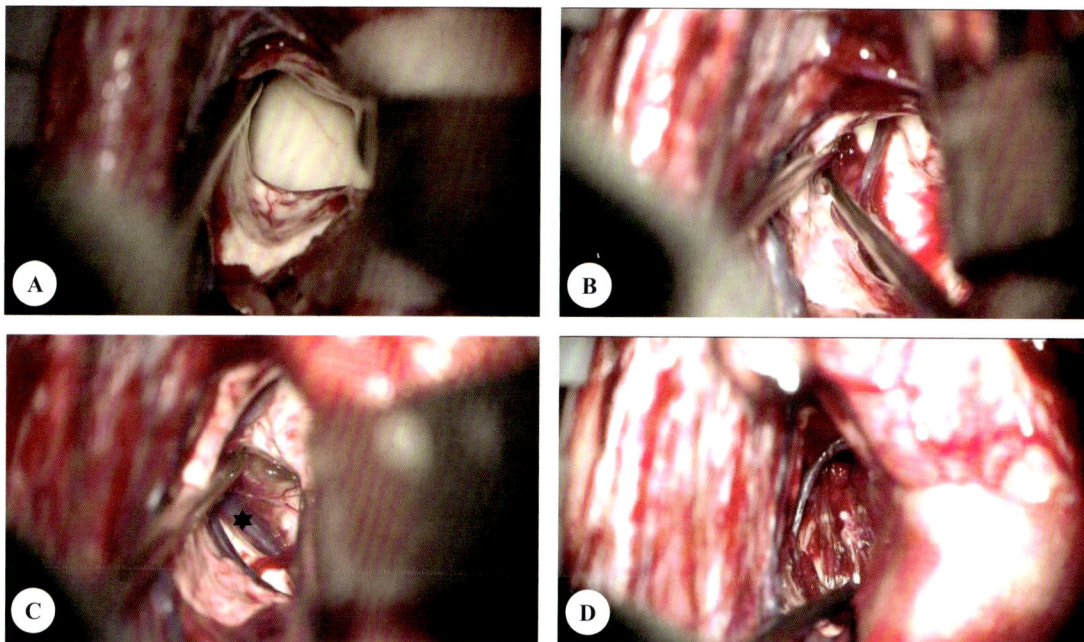

▲ **图 8-14**　病例 4 大脑内静脉（黑色六角形）

静脉及属支。妥善止血。

【术后神经功能】三测正常，神志清楚，语言流利，双侧瞳孔等大等圆，直径 3mm 大小，对光反射灵敏，口角无歪斜，伸舌居中，四肢肌力、肌张力正常，各生理反射存在，Kernig、Babinski、Brudzinski 征阴性。

第二次入院

【主诉】三脑室胶质瘤术后 2 年，头痛、视力下降 10 余日，意识淡漠伴下肢无力 10 余日。

【查体】神志淡漠。记忆力、定向力下降、智力可。双鼻嗅觉可。视力左：0.3，右：0.2，视野粗测无缺损，眼底检查未见明显异常。双瞳直径 3mm，等大等圆，光反射灵敏，双眼球活动可，右下肢肌力Ⅲ级，其余肢体四肢肌力、肌张力可，无肌肉萎缩。四肢痛觉、振动觉可。生理反射可。Hoffmann

征（－），右侧 Babinski 征（＋），右侧 Oppenheim 征（－），右侧 Gordon 征（－），左侧肢体病理征未引出。颈软，Kernig 征（－），Brudzinski 征（－）。跟膝胫试验（－），指鼻试验不精确，双手动作轮替试验不能配合，Romberg 征不能配合，行一字步不能。

【术前辅助检查】左侧额骨部分骨质缺失呈术后改变，三脑室见片状长 T_1 稍长 T_2 信号灶较前明显增大，现大小约 2.0cm×1.8cm×2.9cm，增强后不均匀强化，幕上脑室较前扩大，双侧脑室前后角旁见对称性条片状长 T_1 长 T_2 信号灶，未见强化；余情况同前（图 8-18）。

【手术入路】左额半球间经纵裂 - 胼胝体 - 脉络裂入路（同第一次手术）。

【术后辅助检查】左侧额顶部颅骨呈术后改变，原三脑室内结节灶呈切除术后改变，增强后术区未

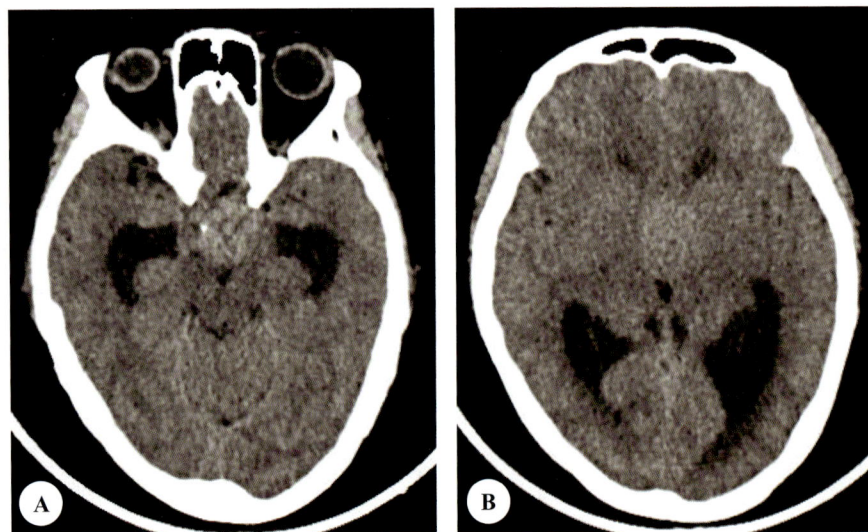

▲ 图 8-15　病例 5 第一次术前影像

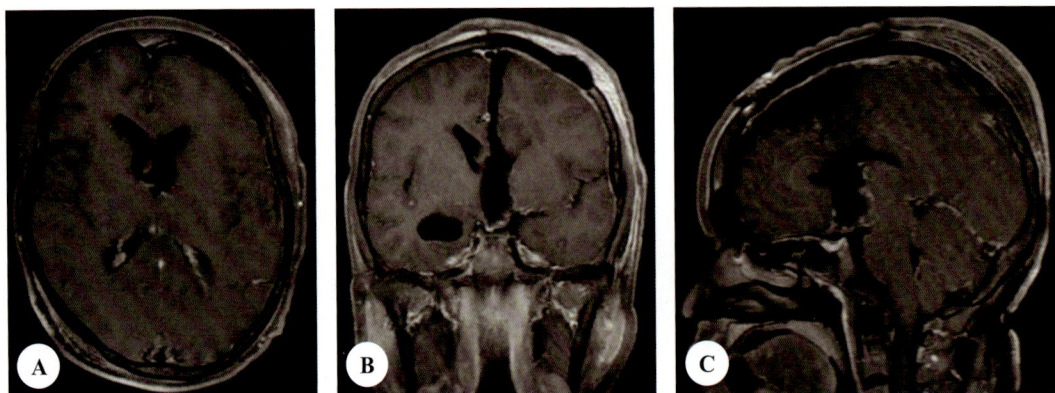

▲ 图 8-16　病例 5 第一次术后影像

见明显异常强化灶；双侧额部及左颞部颅板下及术区可见积液及少许积血，术区周围脑实质内可见条片状水肿带。幕上脑室扩大较前稍缓解，大脑镰前份见积液影；左侧额叶及侧脑室旁可见条片状稍长 T_1 长 T_2 信号灶，增强后未见明显异常强化；双侧脑室后角见少许积血（图 8-19）。

【术后病理】（丘脑）胶质瘤复发，弥漫中线胶质瘤（WHO Ⅳ级）。

【手术过程】仰卧位，头前屈约30°，充分显露矢状窦；显微镜下逐渐分离探查至纵裂，沿纵裂向深部探查，在扣带回内侧将双侧胼周动脉分开，经第一次手术切开胼胝体部位进入左侧脑室，显露左侧穹窿及脉络裂；见左侧丘脑膨隆，沿膨隆处切开即见肿瘤，质稍韧、色灰红、血供较丰富，与周围脑组织边界欠清晰。先行瘤内减压，再沿肿瘤周边水肿及胶质增生带全切除肿瘤。切除肿瘤后中脑导水管、基底动脉分叉部清晰可见，丘纹静脉、大脑内静脉等保护完好（图 8-20）。

【术后神经功能】神志清楚，语言含糊，双侧瞳孔等大等圆，直径 3mm 大小，对光反射灵敏，口角无歪斜，伸舌居中，双上肢肌力、肌张力正常，右下肢肌力Ⅳ级、肌张力正常，左下肢肌力Ⅳ+级、肌张力正常，各生理反射存在，Kernig、Babinski、Brudzinski 征阴性。

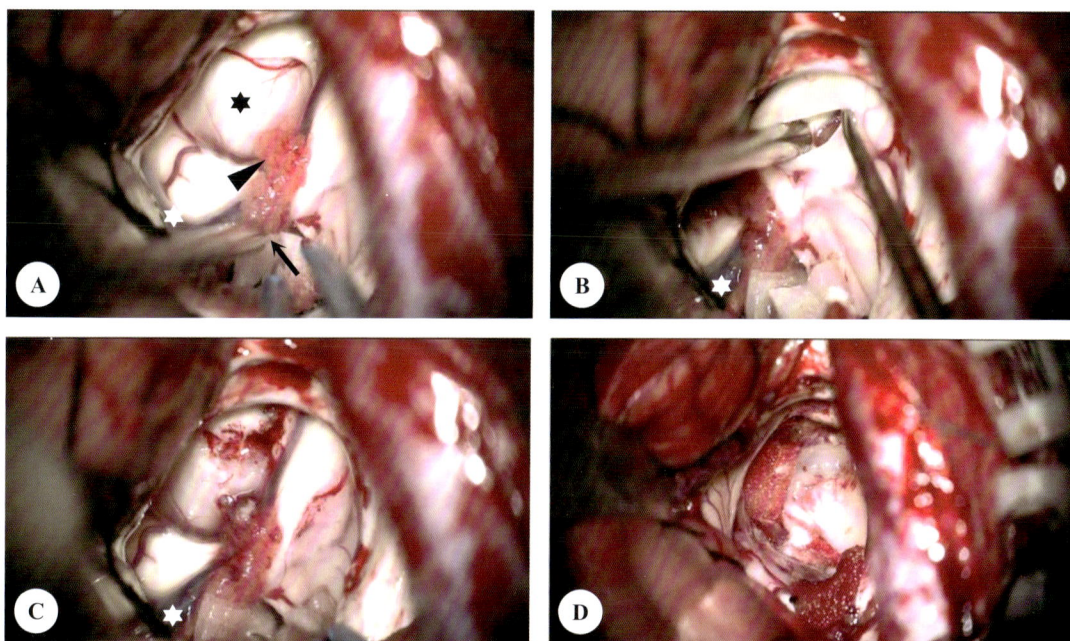

▲ 图 8-17　病例 5 肿瘤（黑色六角形），脉络膜（黑箭头），Monro 孔（黑箭），丘纹静脉（白色六角形）

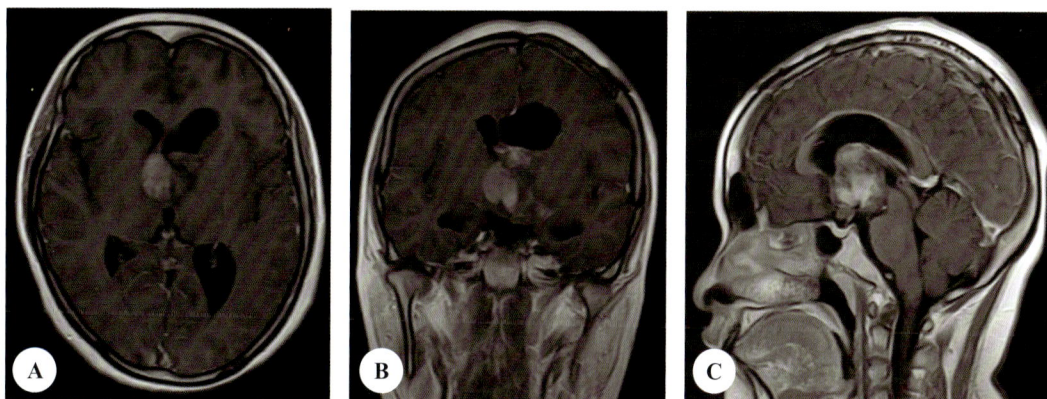

▲ 图 8-18　病例 5 第二次术前影像

【经验体会】

(1) 患者第一次手术病理结果：弥漫性星形细胞胶质瘤（WHO Ⅱ级），但肿瘤血供丰富，浸润性生长，向下方侵犯三脑室底，与周围脑组织及神经结构边界不清；镜下沿肿瘤周边水肿带探查切除肿瘤；在不盲目操作损伤下丘脑结构的同时向下方深部直达漏斗隐窝方全切肿瘤。

(2) 术中悉心保护丘纹静脉、透明隔前静脉、大脑内静脉是术后患者苏醒、四肢活动无障碍的关键。

(3) 肿瘤分子病理结果反映预后差，患者 2 年后复发且病情进展迅速，第二次病理结果为弥漫中线胶质瘤，说明分子病理诊断对于丘脑胶质瘤治疗具有一定指导意义。

(4) 第二次手术为达全切以最大限度延长患者生存期的目标，采取较具侵略性的手术策略，悉心保护大脑深部静脉的基础上，向下方沿肿瘤水肿带切除至三脑室底后份，显露中脑导水管及基底动脉，全切肿瘤的同时打开脑脊液循环通路，预防梗阻性脑积水发生。

病例 6　患者李某，男性，24 岁，因"头痛头昏伴恶心呕吐 15 天"入院。

【查体】神清，语言流利，思维、定向、理解、计算力正常。左眼视力 1.0，右眼视力 0.4，视野粗测无异常。瞳孔直径 3mm，双侧直接、间接光反射灵敏，眼球运动自如，无复视，调节、辐辏反射正常，其余脑神经功能未见明显异常。全身深浅感觉

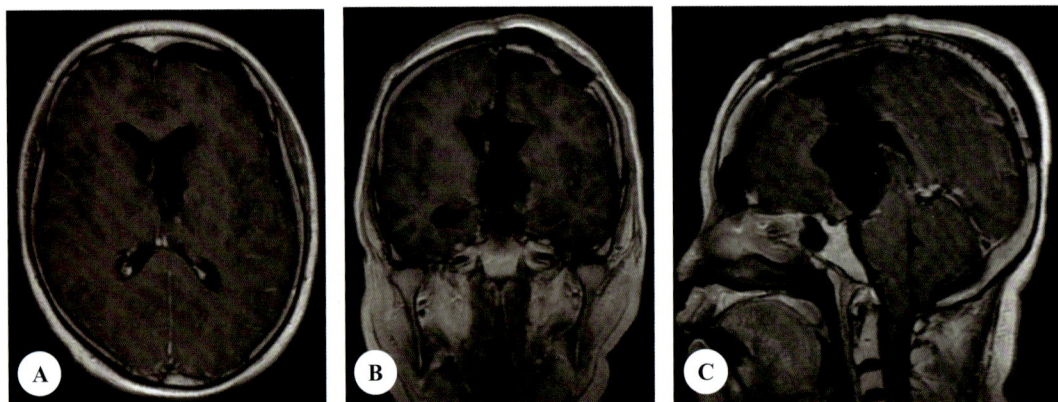

▲ 图 8-19　病例 5 第二次术后影像

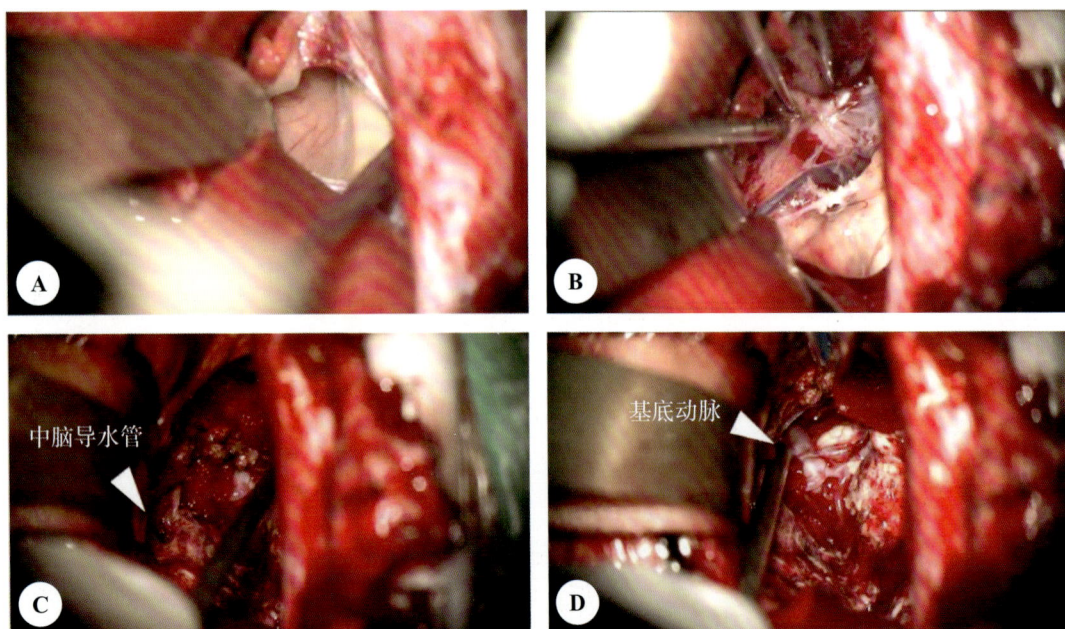

▲ 图 8-20　病例 5 手术过程所视

无明显异常，四肢无明显肌萎缩，肌力、肌张力正常，腹壁反射对称，双膝反射(++)，Babinski 征(−)。步态稳健，一字步正常。Romberg 征（ − ），指指、指鼻试验无明显异常，跟膝胫试验正常。

【术前辅助检查】左侧丘脑 – 基底节区可见类圆形稍长 T_1 稍长 – 等 T_2 混杂信号灶，大小约 3.2cm× 4.3cm× 3.9cm，FLAIR 序列呈稍高信号，增强后其内可见瘤周环状及瘤体均匀明显强化灶，病灶局部与邻近脑实质分界不清，左侧脑室体部及第三脑室明显受压，幕上脑室明显扩张积水，中线结构右移（图 8–21）。

【手术入路】右额半球间经纵裂 – 胼胝体入路。

【术后辅助检查】呈左侧丘脑占位术后改变，术区见片状混杂位号灶，左侧脑室稍扩张，双侧额部及左侧颞部硬膜下条状见长 T_1 长 T_2 信号灶，颅内见少量气体影，中线结构稍右移（图 8–22）。

【术后病理】胶质母细胞瘤（WHO Ⅳ级）。

【手术过程】患者全麻插管成功后，仰卧，头前屈，头架固定。取左额中线旁跨冠状缝 L 型切

口。常规消毒铺巾后，分层切开头皮，皮瓣翻向前方。颅骨钻 2 孔，铣刀锯开约 4cm×5cm 大小骨瓣。悬吊硬膜后，弧形剪开硬膜，翻向上矢状窦侧。冠状缝前沿纵裂劈开胼胝体约 2cm 后进入侧脑室，释放脑脊液后张力下降。见肿瘤位于左侧丘脑，边界不清，质软，血运一般，色灰白，大小约 3cm× 3cm×2.5cm，左侧室间孔受压闭塞，丘纹静脉位于肿瘤后方。先行瘤内减压后分块切除肿瘤。肿瘤切除后，可见同侧室间孔及丘纹静脉保存完好，术区彻底止血。术毕返 PACU。术中快速高级别胶质瘤（图 8–23）。

【术后神经功能】神志清楚，一般情况可，左眼视力 1.0，右眼视力 0.8，视野粗测无异常。伤口愈合良好，无感染、皮下积液情况。脑膜刺激征（ − ）。四肢肌力、肌张力可，病理征（ − ）。

【经验体会】

(1) 肿瘤起源于左侧丘脑前份腹侧，向内侧及下方浸润性生长，术中可见左侧脉络膜后内侧动脉分支供血，血供丰富，左侧室间孔闭塞，肿瘤与周边

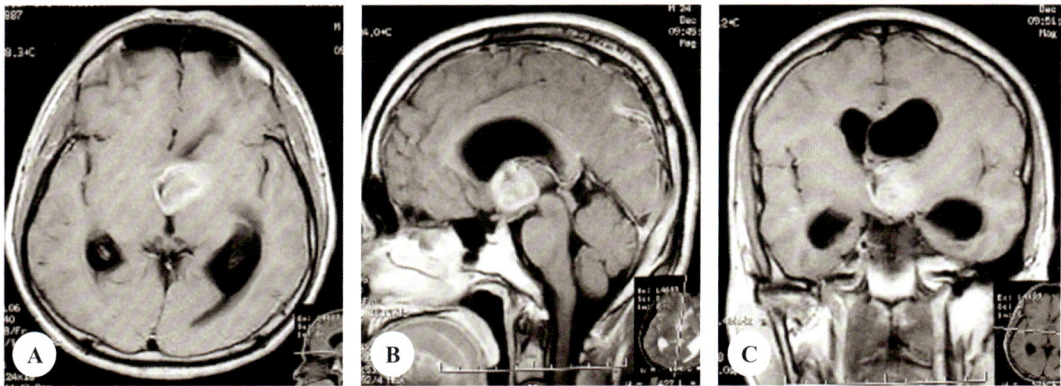

▲ 图 8–21　病例 6 术前辅助检查

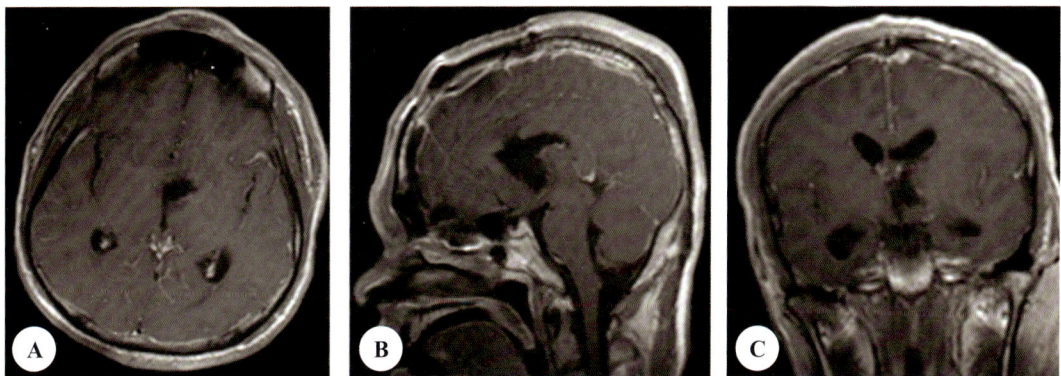

▲ 图 8–22　病理 6 术后辅助检查

正常结构边界不清，因而对于供血与过路动脉的辨别及对肿瘤周边水肿带与正常组织的分辨对于手术成功尤为重要。

(2) 因肿瘤起源于左侧丘脑前份腹侧并向内侧生长，故左侧丘脑外侧基底节区及内囊纤维束未受明显侵犯，患者无明显临床症状。

(3) 病理结果为胶质母细胞瘤，因而肿瘤浸润性生长且侵犯、堵塞室间孔，手术切除肿瘤解除梗阻后脑积水短时间内即得到缓解。

病例 7　患者杨某，男性，21 岁，因"全身乏力、精神变差 4 个月，头痛 2 个月"入院。

【查体】神清语利。记忆力、定向力、智力可。双鼻嗅觉可。视力左：1.2，右：1.2，视野粗测无缺损，眼底检查示视盘水肿。双瞳直径 3mm，等大等圆，光反射迟钝。四肢肌力、肌张力可，无肌肉萎缩。四肢痛觉、振动觉可。各生理反射正常。病理征未引出。脑膜刺激征阴性，指鼻试验（－），双手动作轮替试验（－），Romberg 征（－），行一字步可。

【术前辅助检查】左侧丘脑－中脑可见类圆形稍长 T_1 稍长 T_2 混杂信号灶，大小约 5.2cm × 4.3cm × 4.9cm，FLAIR 序列呈稍高信号，增强后其内可见少许片状强化灶，病灶局部与邻近脑实质分界欠清，左侧脑室体部及第三脑室明显受压，幕上脑室明显扩张积水，中线结构右移（图 8-24）。

【手术入路】左额叶经皮质－侧脑室入路。

【术后辅助检查】左侧丘脑病灶已切除，术区见片状长 T_1 长 T_2 信号灶，双侧脑室后角见少许短 T_2 信号，左额叶见长、短 T_1 长、短 T_2 混杂信号灶，内见引流管影；双侧脑室前角见气液平面；左侧脑室

受压变形，中线结构右偏；左额、顶骨及周围软组织呈术后改变，左额部颅板下见弧形长 T_1 短、极长 T_2 信号灶，内并见引流管影（图 8-25）。

【术后病理】星形细胞瘤（WHO Ⅱ级）。

【手术过程】仰卧位，头前屈 30°，显露上矢状窦；沿额上沟分离皮质进入左侧脑室；见肿瘤起源于左侧丘脑，大小约 45mm × 34mm × 38mm，质地软，色灰白，血运一般，与周边脑组织边界不清；沿肿瘤周边水肿带探查切除肿瘤；肿瘤全切后，室间孔、中脑导水管均显示清楚（图 8-26）。

【术后神经功能】神志清楚，精神食欲睡眠可，未诉特殊不适；三测正常，双侧瞳孔等大等圆，直径 3mm，对光反射灵敏，颜面部感觉运动无异常，伸舌居中，无吞咽、发声障碍；颈软，四肢肌力、肌张力正常，痛温触觉正常，各腱反射正常引出，病理征阴性。

【经验体会】肿瘤巨大且堵塞室间孔及中脑导水管，左侧脑室扩大明显，自额中回经皮质入路可轻松经最短路径到达侧脑室，提供较经胼胝体－侧脑室入路更充分的显露空间，便于全切肿瘤。

病例 8　患者何某，女性，44 岁，因"发作性头痛头晕并恶心呕吐半年余，加重 1 周"入院。

【查体】神清语利。记忆力、定向力、智力可。双侧瞳孔等大等圆，对光反射灵敏。左眼视力 1.2，右眼视力 1.5，视野粗测无缺损，眼底检查未见明显异常。双瞳直径 3mm，等大等圆，光反射灵敏，病理征未引出。

【术前辅助检查】左侧脑室－丘脑基底节区见长 T_1、长 T_2 信号灶，其内可见流空血管影，病灶边界

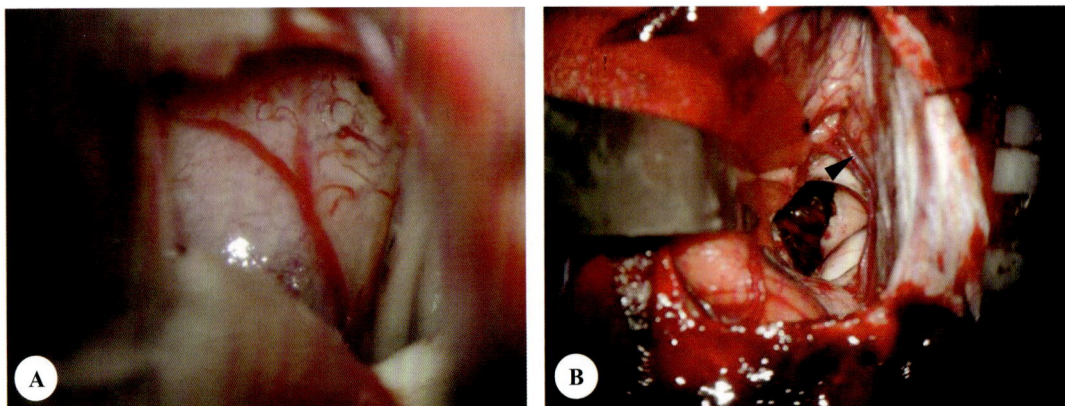

▲ 图 8-23　病理 6 胼周动脉（黑箭头）

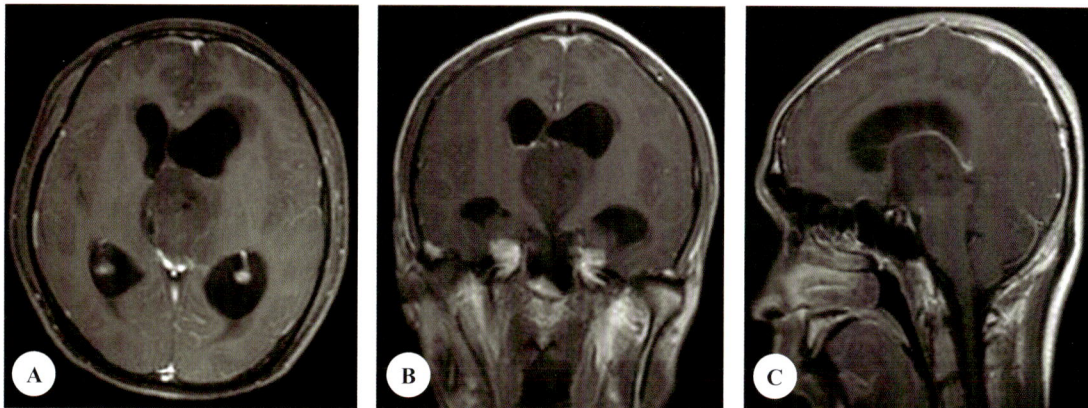

▲ 图 8-24 病例 7 术前辅助检查

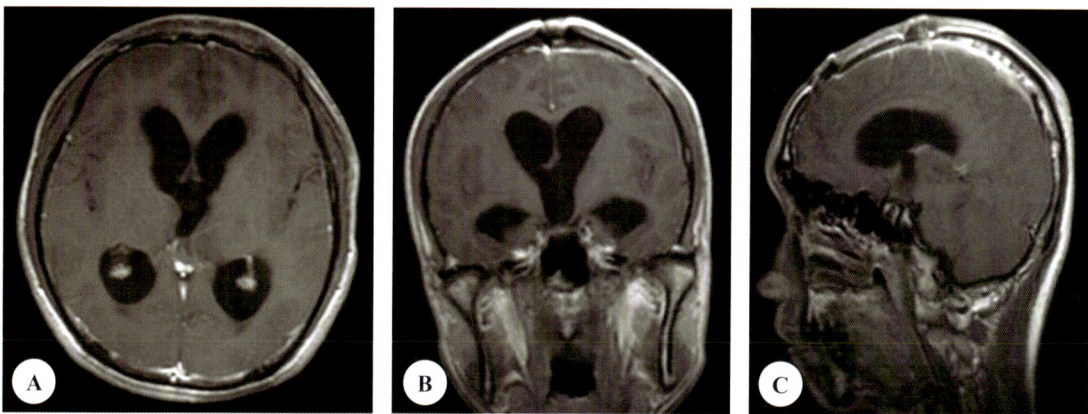

▲ 图 8-25 病例 7 术后辅助检查

清晰，大小约 3.8cm×3.6cm×3.1cm，增强后呈稍不均匀的明显强化，病灶周围水肿较轻，侧脑室及中线结构受压变形移位。余脑实质内未见异常信号灶，灰白质界限清楚，脑沟、脑裂、脑池及脑室大小形态正常（图 8-27）。DTI：取左侧丘脑 - 基底节区病灶区及对侧正常脑组织为感兴趣区，病灶区脑组织 FA 值明显减低，测得病灶区 FA 值为 0.196，对侧正常脑组织 FA 值为 0.518，神经纤维束示踪图示病灶区神经纤维束主要为可见受压移位改变（图 8-28）。

【手术入路】经额中沟 - 侧脑室三角部入路。

【术后辅助检查】左侧额顶部颅骨局部骨质中断呈术后改变。原病灶基本切除，术区周边见小片短 T₁、长 T₂ 信号灶，增强后可见轻度强化。左侧脑室受压变窄情况较前好转，中线结构仍稍右偏。余脑实质内未见明显异常信号灶（图 8-29）。

【术后病理】间变型星形细胞瘤（WHO Ⅲ级）。

【手术过程】仰卧位，头前屈 30°，取左额中沟 - 侧脑室入路，显露上矢状窦；显微镜下探查

额中沟，切开部分脑白质达侧脑室；显露肿瘤，见其起源于左侧丘脑，突入侧脑室，向左侧大小约 3.5cm×3.5cm、色灰褐、质韧，血供极为丰富，浸润性生长，与周围脑组织及神经结构边界不清；镜下沿肿瘤周边水肿带探查切除肿瘤，全切除肿瘤。妥善止血（图 8-30）。

【术后神经功能】神志清楚，语言可，双侧瞳孔等大等圆，直径 3mm 大小，对光反射灵敏，口角无歪斜，伸舌居中，切口愈合可，无红、肿、渗出，颈软，四肢肌力、肌张力正常，各生理反射存在，Kernig、Babinski、Brudzinski 征阴性。

【经验体会】肿瘤向左上方生长，侵及胼胝体体部及纤维束，经胼胝体入路可能存在盲点，难以触及向左上方顶叶方向生长的肿瘤，使得肿瘤残留，因此选择经额中沟 - 侧脑室入路，以获得充分的视野及操作空间。

病例 9 患者李某，男性，37 岁，因"突起复视、

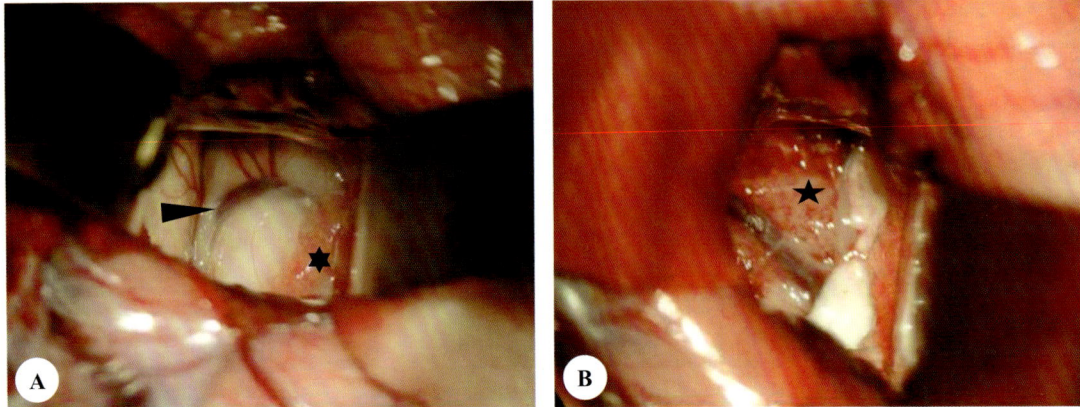

▲ 图 8-26　病例 7 左侧脉络裂（黑色五角形），丘纹静脉（黑箭头），肿瘤（黑色五角形）

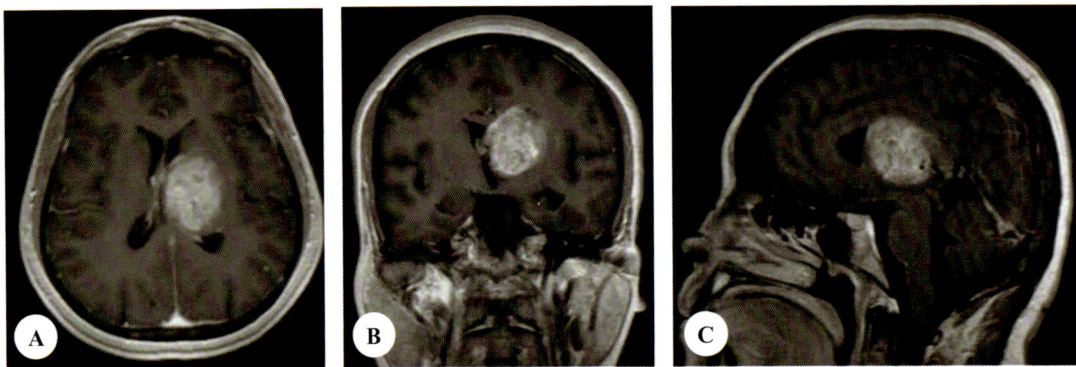

▲ 图 8-27　病例 8 术前 MRI 检查

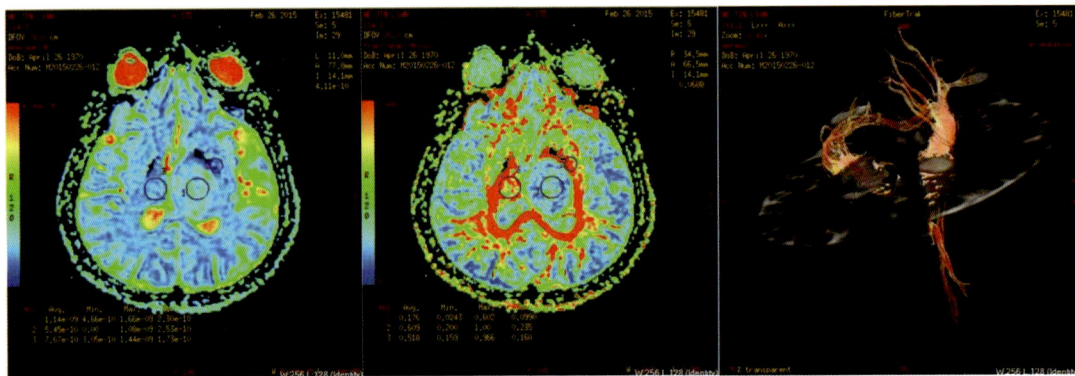

▲ 图 8-28　病例 8 术前 DTI 检查

耳鸣、听力下降 6 天”入院。

【查体】神清语利，记忆力可，双侧瞳孔等大等圆，直径 3mm 大小，对光反射灵敏，视力左侧 0.04，右侧 0.2，眼球活动无明显异常，左侧面部痛觉较右侧减退，双侧角膜反射减退，双侧闭眼可，嘴角无歪斜，鼓腮示齿可，咽反射正常，无饮水呛咳、伸舌居中，颈软，四肢活动可，肌力、肌张力正常，Kernig、Brudzinski、Babinski 征阴性。

【术前辅助检查】右侧丘脑 - 海马区可见一大小约 2.5cm×3.5cm 短 - 长 T_1 短 - 长 T_2 信号灶，边界不清，增强后可见明显不均匀强化，内可见一斑片状长 T_1 长 T_2 无强化囊壁区，与右侧丘脑、海马及脑桥右侧份分界不清，邻近脑实质受压改变；余脑实质内未见异常信号灶及强化灶，灰白质界限清楚，脑沟、脑裂、脑池及脑室大小形态正常，中线结构无移位（图 8-31）。

【手术入路】颞下经天幕入路。

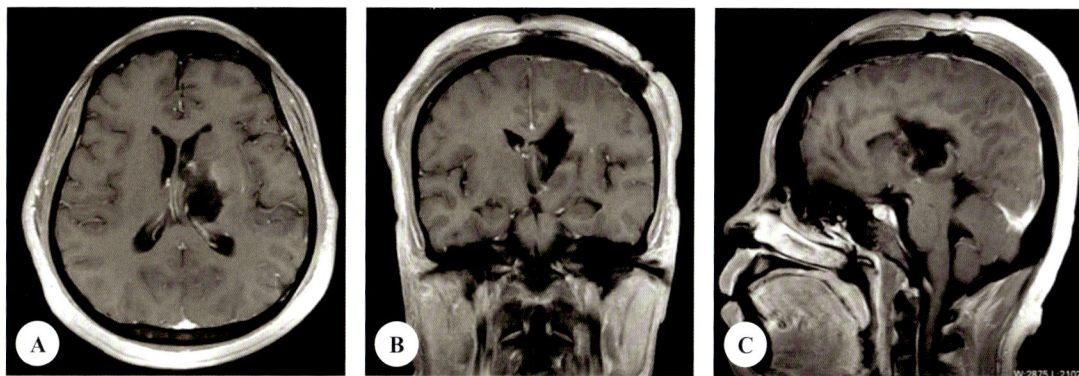

▲ 图 8-29 病例 8 术后 MRI 检查

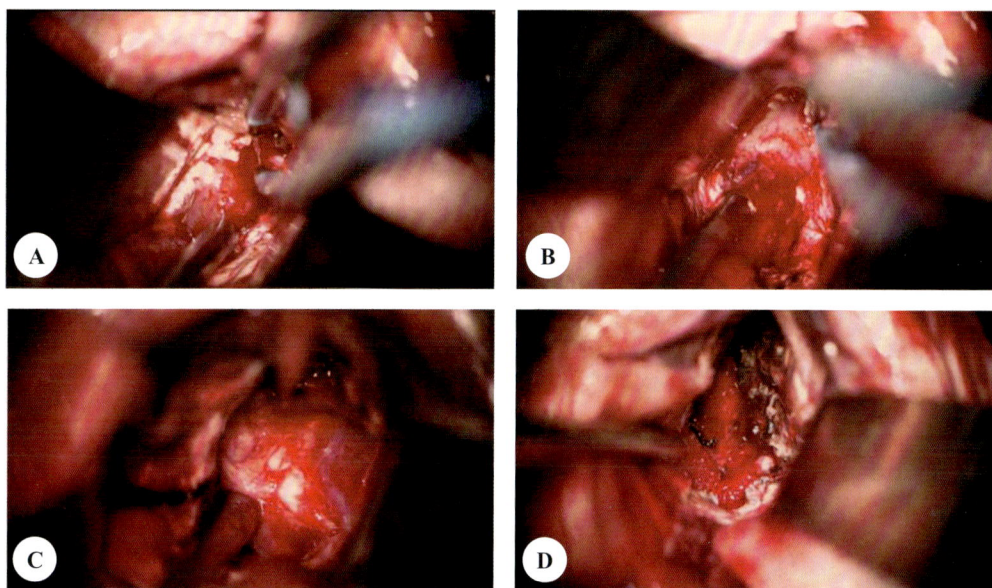

▲ 图 8-30 病例 8 手术过程

【术后辅助检查】右颞部呈术后改变。右侧丘脑-海马区占位呈大部分切除术后改变，术区可见残腔，术区呈稍短-稍长 T_1 稍短-稍长 T_2 信号灶，增强后术区下份可见不均匀强化，周围可见水肿信号。三脑室及中线结构受压较前稍明显。余脑实质内未见异常信号灶及强化灶，灰白质界限清楚，脑沟、脑裂、脑池及脑室大小形态正常。新见双侧乳突内长 T_2 信号（图 8-32）。

【术后病理】间变型星形细胞瘤（WHO Ⅲ级）。

【手术过程】左侧俯卧位。行右侧颞枕开颅颞下入路。显露横窦边缘，下达颅中窝底；显微镜下显露环池，释放脑脊液，悉心保护 Labbe 静脉，缓慢牵开右侧颞叶；见病变位于右侧海马后份丘脑，并向幕下中脑侧后方生长，约 3.0cm×3.6cm×3.5cm 大

小，色灰红，血供极丰富，边界不清楚，包裹环池动静脉并侵犯血管外膜；滑车神经被肿瘤包裹，沿岩上窦切开天幕，肿瘤侵犯血管外膜，分离肿瘤与神经血管粘连，分块基本全切除肿瘤，因肿瘤包裹并侵犯血管，丘脑后份肿瘤未强行全切（图 8-33）。

【术后神经功能】神志清楚，语言流利，双侧瞳孔等大等圆，直径 3mm 大小，对光反射灵敏，口角无歪斜，伸舌居中，四肢肌力、肌张力正常，各生理反射存在，Kernig、Babinski、Brudzinski 征阴性。

【经验体会】

(1) 肿瘤起源于右侧丘脑后份（丘脑枕）外侧，向天幕方向及幕下区域生长，采用颞下经天幕入路，平中颅底轻柔抬举颞叶即可显露病变，且适当切开

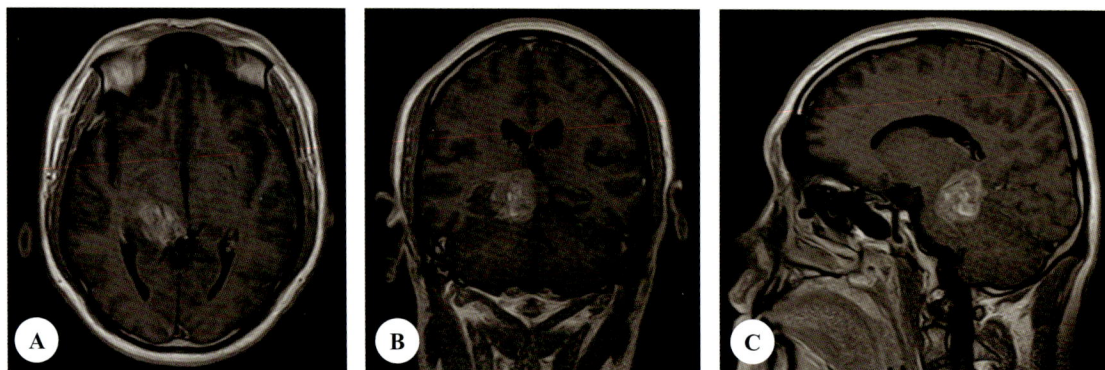

▲ 图 8–31　病例 9 术前辅助检查

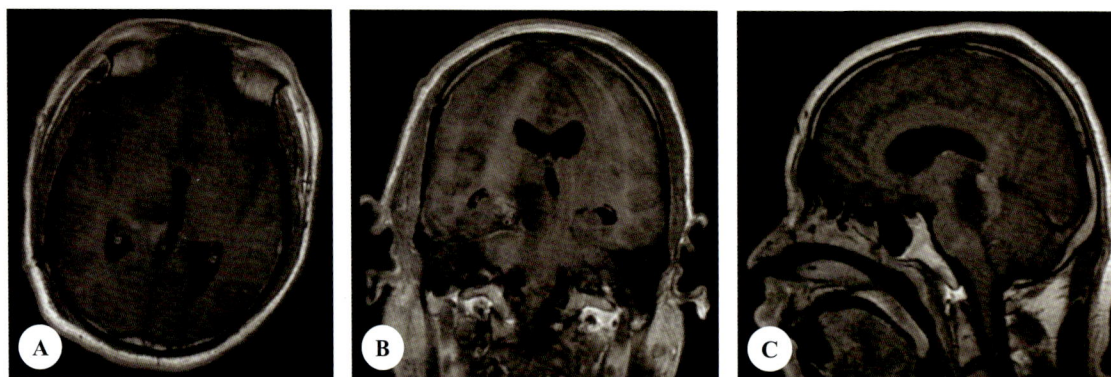

▲ 图 8–32　病理 9 术后辅助检查

天幕可以全切幕下部分肿瘤，无皮质及纤维束损伤。

（2）保护三脑室后份、松果体、四叠体等重要结构。

（3）经胼胝体入路路径过深且无法向侧方及幕下探查切除肿瘤。

病例 10　患者男性，34 岁，因"头晕半年，加重 10 天"入院，查体：神志模糊，双侧瞳孔等大等圆，3mm，光反射灵敏，余体查不能配合。

【体格检查】神志模糊，双侧瞳孔等大等圆，直径 3mm，光反射灵敏，余体查不能配合。

【术前辅助检查】见图 8–34。

【手术入路】左额半球间经胼胝体 – 脑络裂入路。

【手术过程】麻醉后予荧光素钠 10ml 静脉缓慢推注，仰卧位，头前屈约 30 度，充分显露矢状窦；显微镜下逐渐分离探查至纵裂，沿纵裂向深部探查，在扣带回内侧将双侧胼周动脉分开，切开胼胝体体部进入左侧脑室，见左侧丘脑膨隆，沿膨隆处切薄层丘脑组织即见肿瘤，质稍韧、色灰红、血供较丰富，与周围脑组织边界欠清。先行瘤内减压，后在黄荧光引导下沿荧光"分水岭"确认肿瘤边界及胶质增生带全切

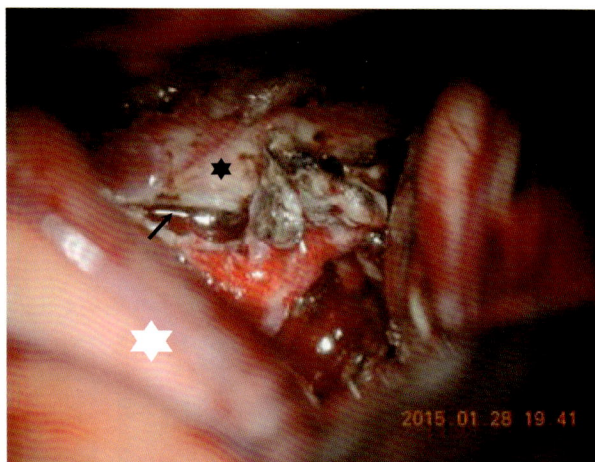

▲ 图 8–33　病例 9 基底静脉（黑箭），小脑幕（黑色六角形），颞叶（白色六角形）

除肿瘤［图 8–35，▶视频 8–3　荧光引导下显微镜下丘脑胶质瘤切除术（纵裂经胼胝体脉络裂入路）]。

【术后病理】弥漫中线胶质瘤（WHO Ⅳ 级）

【术后影像学检查】见图 8–36。

【术后神经功能】神志嗜睡，双侧瞳孔等大等圆直径 3mm，对光反射灵敏，口角无歪斜，伸舌居中，

四肢肌力、肌张力正常，各生理反射存在，Kernig、Babinski、Brudzinski 征阴性。术后 3 个月随访，神志清醒，四肢肌力肌张力正常。

【经验体会】

(1) 肿瘤起源于左侧丘脑中、后份，靠近中线，堵塞中脑导水管致幕上梗阻性脑积水，侧脑室扩大明显，故采用经胼胝体进入侧脑室，操作空间大，可见因肿瘤占位效应而明显膨隆的左侧丘脑，切开薄层皮质后即可显露肿瘤。

(2) 术前评估肿瘤级别高，血脑屏障被破坏，荧光易于突破血脑屏障聚集在肿瘤区域；肿瘤起源于丘脑，本身及周边结构极为重要，手术对微创要求高，故而采用荧光引导以求最大程度、安全地切除肿瘤。尽管术者有丰富的脑深部胶质瘤手术经验，荧光对于肿瘤的边界识别，尤其在已完成大部分减瘤后对正常组织与残余肿瘤的区分具有肉眼不可及的优势。

病例 11　患者男性，18 岁，男性，因"头晕半年，加重 10 天"入院。

【体格检查】神志模糊，双侧瞳孔等大等圆，直径 3mm，光反射灵敏，余体查不能配合。

【术前影像学检查】见图 8-37。

【手术入路】左额半球间经胼胝体 - 侧脑室入路。

【手术过程】麻醉后予荧光素钠 10ml 静脉缓慢推注，仰卧位，头前屈约 30 度，充分显露矢状窦；显微镜下逐渐分离探查至纵裂，沿纵裂向深部探查，在扣带回内侧将双侧胼周动脉分开，切开胼胝体体部进入左侧脑室，见左侧丘脑膨隆，沿膨隆处切薄层丘脑组织即见肿瘤，质稍韧、色灰红、血供较丰富，与周围脑组织边界欠清。先行瘤内减压，后在黄荧光引导下沿荧光"分水岭"确认肿瘤边界及胶质增生带全切

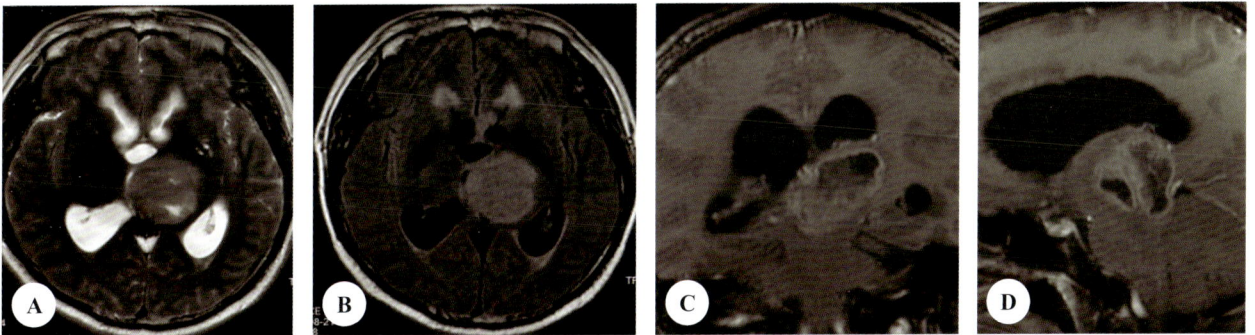

▲ 图 8-34　病例 10 术前辅助检查

白光模式　　　　　荧光模式

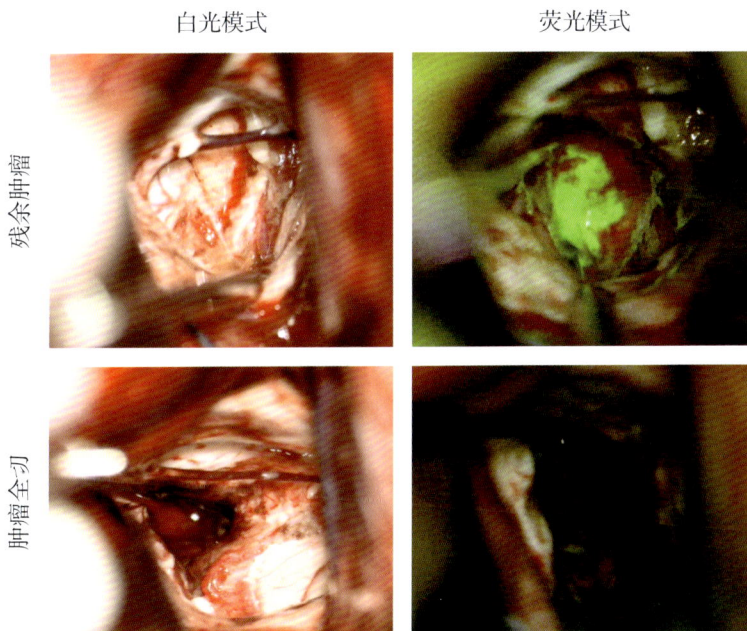

◀ 图 8-35　病例 10 手术过程

除肿瘤〔图 8-38, ▶视频 8-4 荧光引导下显微镜下丘脑胶质瘤切除术（纵裂经胼胝体脉络裂入路）〕。

【术后病理】胶质瘤母细胞瘤（WHO IV 级）。

【术后神经功能】神志嗜睡，双侧瞳孔等大等圆直径 3mm，对光反射灵敏，口角无歪斜，伸舌居中，左侧肢体肌力 3 级，右侧肢体肌力肌张力正常，各生理反射存在，Kernig、Babinski、Brudzinski 征阴性。

【经验体会】同为丘脑起源高级别胶质瘤，此病例肿瘤形态更为不规则，边界确定更加困难，且肿瘤前部向外侧侵袭性生长，已侵犯内囊前肢及膝部，稍有偏移即会损伤走行的丘脑前辐射、皮质核束等，造成功能障碍，因此边界把控极为重要，黄荧光模式下可见肿瘤与相对正常组织之间的明显"分水岭"样分界，指手术者对肿瘤边界的判定，实现精准微创手术。

二、丘脑其他病变

丘脑起源病变中发病率仅次于胶质瘤的病变包括海绵状血管瘤、炎性病变和少见肿瘤（如黑色素瘤）等，在此主要探讨丘脑海绵状血管瘤这一血管性病变。颅内海绵状血管瘤是常见的血管畸形，占所有脑血管畸形的 5%～10%，是成簇状盘曲、充满血液的窦状管道样血管病变，可呈多种演进阶段，其血管壁由扁平内皮和菲薄的纤维外膜构成，缺乏弹性蛋白和平滑肌。虽然海绵状血管畸瘤内压力不高，但它们的形态呈动态改变，可随时间扩大或缩小。虽然其缩小机制通常归因于瘤内出血后血肿吸收，但其扩大机制被广泛研究并提出多种假说。病变扩大造成的局部占位效应或病变外出血可引起严重神经功能障碍，有时病变本身细微的形态改变即可能造成明显的神经功能症状，以基底神经节区或丘脑的海绵状血管瘤为著，此区域海绵状血管瘤相对罕见，因而相关临床研究少，但丘脑本身的重要功能及邻近的关键神经结构使得丘脑海绵状血管瘤动态进展可造成严重的神经功能损伤，因而神经外科对于这一疾病的治疗面临独特挑战。

（一）临床表现

丘脑海绵状血管瘤因其特殊的发生部位，常以对侧感觉运动缺陷起病，而严重头痛和癫痫发作则不是最常见症状。海绵状血管瘤属于低压、低流量的血管畸形，因此其出血一般较少突破囊壁，仅对

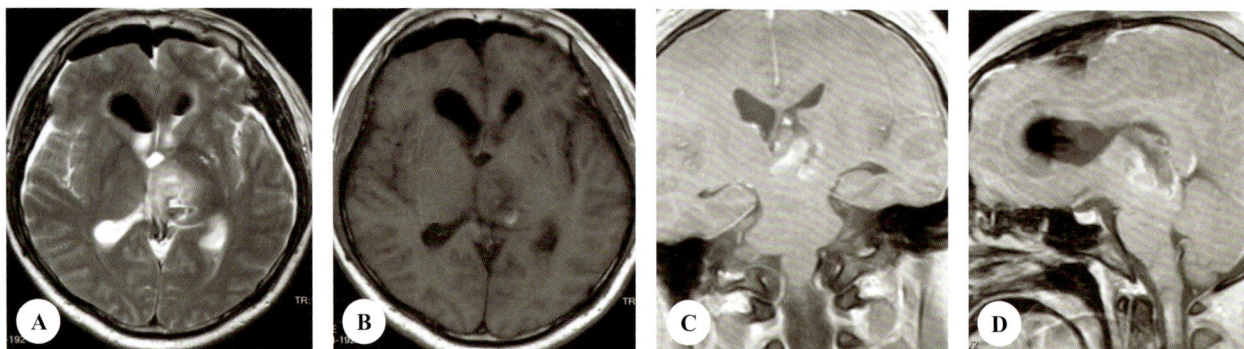

▲ 图 8-36 病例 10 术后检查

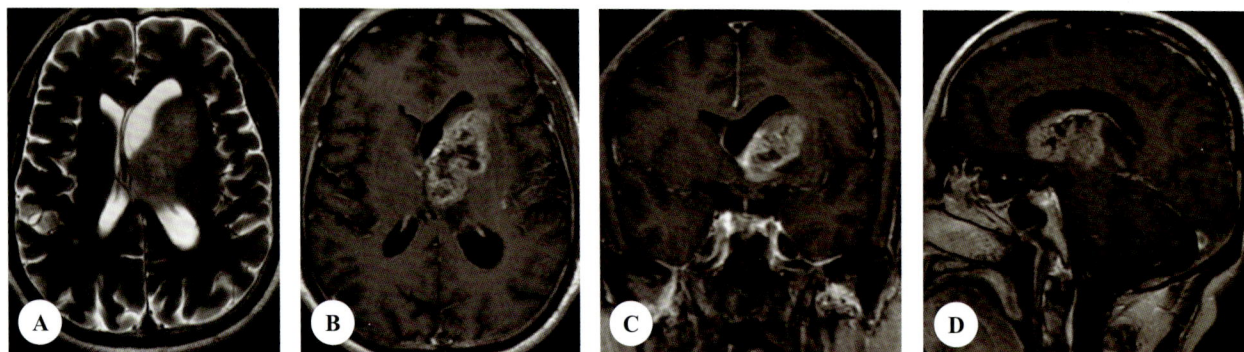

▲ 图 8-37 病例 11 术前辅助检查

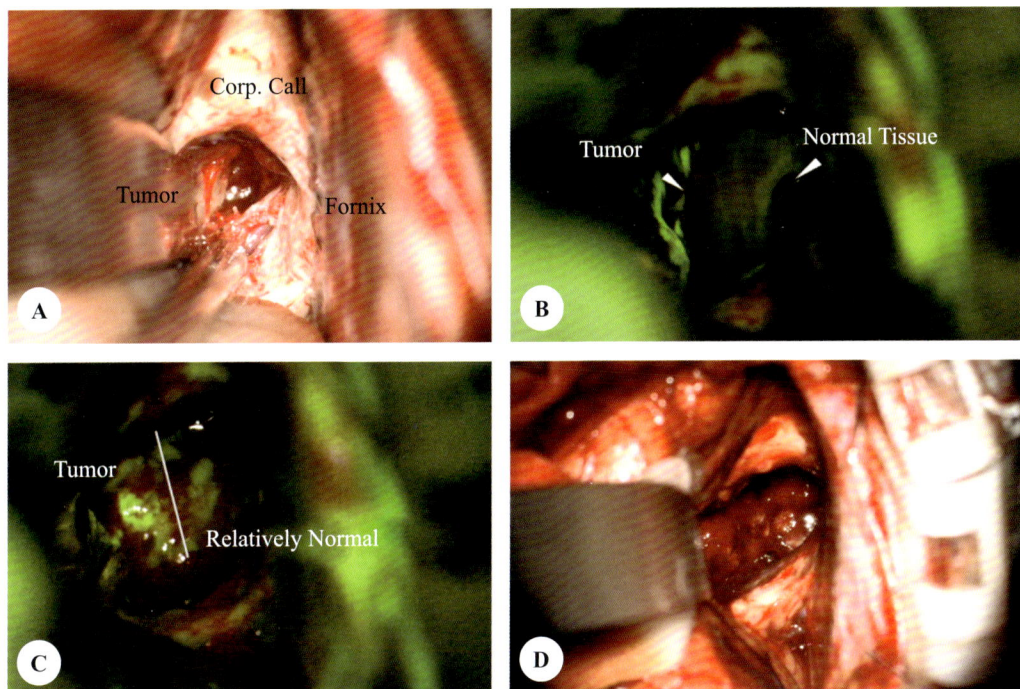

▲ 图 8-38　病例 11 手术过程

周边脑组织造成压迫及推挤正常神经结构，而不像恶性肿瘤般侵犯脑组织。虽然任何体积较大的海绵状血管瘤出血都可引起脑积水，但是直接接触脑室系统内侧或背侧的丘脑病变在出血后更容易引起梗阻性脑积水，从而出现脑积水相应症状，据报道有 15%～25% 的丘脑海绵状血管瘤患者有脑积水症状；偏盲、丘脑疼痛综合征以及因病变侵犯中脑而引起的动眼神经麻痹也较常见；震颤样麻痹及和锥体外系症状也被报道出现于丘脑海绵状血管瘤患者。

（二）影像学检查

海绵状血管瘤为隐匿性血管畸形的一种，脑血管造影（digital subtraction angiography，DSA）并不显影，所以 MRI 成为诊断海绵状血管瘤的最主要影像手段。丘脑海绵状血管瘤一般占位效应并不明显，病灶多无水肿，仅见于新近出血者，增强扫描强化程度不一，可表现为轻度到明显强化，强化程度与病灶内血栓形成和钙化程度有关，血栓形成多、钙化程度重，则强化程度不明显。

1. MRI 普通成像　丘脑海绵状血管瘤在常规 MRI 序列上常表现为边界清楚的混杂信号病灶（不同时期出血及其产物），病灶周围一般都环绕含铁血黄素沉着形成的低信号带，此低信号带以对磁化率效应较敏感的成像序列 T_2WI 明显，呈"爆米花"状，极具特征性。联合影像学和病理学特征，海绵状血管瘤病灶分为如下 4 个类型。

Ⅰ类：出血急性型（小于 3 周）：T_1 加权高信号，T_2 加权高或低信号病灶，伴有局灶水肿；亚急性型（3～6 周），T_1、FLAIR 加权病灶中心呈高信号，伴周边低信号带。

Ⅱ类：在 MRI T_1 和 T_2 加权图像表现为中央呈网状混杂信号的核心，周围为低信号环，即典型的海绵状血管瘤 MRI 表现，提示病灶处于活跃期，可能伴随症状反复发作。

Ⅲ类：病灶的核心在 T_1 加权呈现等 / 低信号，在 T_2/GRE 加权上呈现低信号，周边有低信号的晕圈，合并病灶内或周边有慢性陈旧性出血和含铁血黄素信号。

Ⅳ类：T_1 和 T_2 很难显示，在 T_2/GRE 序列呈现低信号的微小点状病灶。这提示是海绵状血管瘤处于早期阶段。

2. MRI 功能成像　T_2/GRE（梯度回波）序列：与常规 T_2/SE（自旋回波）序列和 T_2/FSE（快速自旋回波）序列相比，含铁血黄素在 T_2/GRE 序列可表现为特征性低信号，因而此序列在过去很长一段时期被推荐用于观察及诊断海绵状血管瘤，灵敏度高。

SWI（磁敏感加权成像）序列：利用不同组织间的磁敏感性差异而产生图像对比增强的 MR 成像方法，可同时获得磁距图像和相位图像。由于磁敏感物质可造成局部磁场不均匀性，引起质子失相位，产生顺磁性，在 SWI 序列上表现为低信号，SWI 序列对磁敏感物质极为敏感，因此对铁离子及脱氧血红蛋白有非常高的灵敏度，是目前唯一可确定未出血海绵状血管瘤的影像学技术。

3. CT　CT 的诊断价值不如 MRI，丘脑海绵状血管瘤多呈边缘清楚的圆形或类圆形高密度病灶，病灶密度可均匀，也可不均匀，约 1/3 以上病灶有钙化，钙化程度不一，可为斑点状钙化、大面积钙化甚至完全钙化。

（三）治疗

当今对于丘脑海绵状血管瘤的治疗仍存在争议，主要集中于保守治疗、放射治疗、手术治疗的选择，以及对于患者远期预后的讨论。

对于丘脑海绵状血管瘤，其位置深在，加之丘脑自身重要功能及周围神经结构的存在，此部位手术难度风险大，术后出现偏瘫、失语、意识障碍等严重并发症概率高，如患者无明显症状、癫痫控制可且经影像学检查未发现明显出血，定期随访复查颅脑 MRI（如可能包括 T_2/GRE 序列）可作为这类丘脑海绵状血管瘤的处理手段。

关于放射治疗，现已明确常规放疗对于所有类型海绵状血管瘤均无明显效果，同时还具有诱发海绵状血管瘤的可能；放射外科治疗（伽马刀、射波刀等）在近期关于丘脑和脑海绵状血管畸形的放射治疗的研究中，有多个团队报道丘脑海绵状血管瘤经放射外科治疗（伽马刀、射波刀等）后可逐年降低其出血率，有学者在对经手术切除的海绵状血管瘤进行组织学检测后发现接受过放射外科治疗的患者，其颅内病灶并未出现组织学改变；且对于病情可能急剧恶化并出现大量出血的患者，放射外科在疗效显现前所需的潜伏期可能过长而导致病情贻误；另一重要限制是辐射诱发的损伤，据相关学者报道达到 2.5%～59%，因而放射外科对于丘脑海绵状血管瘤的治疗需要进一步研究。

手术治疗是预防海绵状血管瘤再出血以及根治这一疾病的治疗手段，但是如前所述，因丘脑海绵状血管瘤的特殊性，有时全切病变会不可避免地对丘脑及周围重要神经结构造成损伤，而姑息性次全切除则会遗留畸形血管组织而产生再出血的隐患，因此是否行手术干预的决策变得至关重要。病灶出血的次数、出血量、病变与软脑膜或室管膜关系的密切程度均对于手术的决策起重要作用，如果病变邻近或侵犯脑室，其发生破裂导致脑室内出血风险高，则切除丘脑海绵状畸形的紧迫性也会增加。

（四）典型病例解析

病例 1　患者龙某，女性，51 岁，因"反复头痛头晕伴视物不清约 5 年"入院。

【查体】神志清楚，双侧瞳孔等大等圆，对光反射灵敏，视野粗测双眼颞侧缺损，眼球运动受限，头颅大小及形态正常。四肢肌力、肌张力可，活动可，颈软，四肢活动可，肌力、肌张力正常，脑膜刺激征阴性。Romberg 征（－），指指、指鼻试验精确，跟膝胫试验正常。

【术前辅助检查】右侧丘脑及中脑右侧份内可见斑片状短 T_1 短－长 T_2 均匀信号灶，周围可见环装短 T_2 信号灶包绕，外围有不规则短 T_2 信号，呈"爆米花"样改变，边界清，范围约 1.3cm×1.1cm，增强后可见明显均匀强化。脑室、脑沟裂大小形态正常。中线结构基本居中（图 8-39）。

【手术入路】经额部纵裂胼胝体－三脑室。

【术后辅助检查】额顶部骨质不连呈术后改变，相应颅板下见散在积气信号灶，右侧丘脑及中脑右侧份内可见斑片状短 T_1 短－长 T_2 混杂信号灶，周围可见短 T_2 信号灶包绕，边界欠清，范围约 1.3cm×0.9cm，增强后部分硬脑膜可见强化。右额部硬膜下可见弧形长 T_1 长 T_2 信号灶。另双侧额顶叶可见少许斑点状长 T_1 长 T_2 信号灶，FLAIR 呈高信号灶。余脑室、脑沟裂大小形态正常。中线结构基本居中（图 8-40）。

【术后病理】海绵状血管瘤。

【手术过程】仰卧位，头前屈 30°。取右额纵裂经胼胝体入路，显露上矢状窦；显微镜下轻柔牵开右侧额叶，沿纵裂向深部探查，在双侧胼周动脉之间纵向切开胼胝体，分离双侧大脑大静脉，经透明隔向三脑室探查；见肿瘤位于三脑室底，靠近右侧大脑脚，大小约 1.3cm×0.8cm，色灰红，质软，血

供一般，与周围脑组织及神经结构边界欠清，周围有含铁血黄素沉积；镜下继沿肿瘤周边带探查，分块全切除肿瘤。妥善止血；术中予肌电图、四肢体感诱发电位、神经功能、脑电诱发电位、脑电图监测。术后患者手术室麻醉清醒后安返病房（图8-41）。

【术后神经功能】神志清楚，语言流利，右侧瞳孔直径 3mm 大小，对光发射消失，左侧瞳孔直径 2mm 大小，对光反射灵敏，眼球运动受限，视物有重影，口角无歪斜，伸舌居中，颈软，四肢肌力、肌张力正常，各生理反射存在，Kernig、Babinski、Brudzinski 征阴性。

【经验体会】

(1) 海绵状血管畸形起源于右侧丘脑枕底部内侧，达三脑室底、靠近右侧大脑脚，由于患者 5 年间出血反复发作，故采取手术治疗，术中可见明显的含铁血黄素沉积形成的黄色软化病灶，沿含铁血黄素带，全切肿瘤的同时尽量减少对周围重要神经结构的影响，是保留患者重要神经功能同时全切肿瘤、避免术后复发的关键。

(2) 此例海绵状血管瘤起源位置深，达三脑室底及一侧大脑脚，伽马刀治疗可能造成的放射性损伤可能会对患者造成灾难性后果，且不能达到手术切除的根治效果。

病例2 患者王某，男性，20 岁，因"听力下降 6 个月余，加重伴头痛 2 个月，右下肢乏力 1 个月"入院。

【查体】神志清楚，双侧瞳孔等大等圆，直径 3mm，对光反射灵敏，视力左侧 0.2，右侧 0.3，眼球运动可，视野粗测无明显异常，头颅大小及形态正常。四肢肌力、肌张力正常，Kernig、Brudzinski、Babinski 征阴性。神清语利。记忆力、定向力、智力可。双鼻嗅觉可。各生理反射正常。脑膜刺激征阴性。跟膝胫试验、指鼻试验（—），双手动作轮替试验右侧肢体不能到位、Romberg 征（＋）、行一字步不能。

【术前辅助检查】右侧丘脑及中脑右侧份内可见 T_1 短 - 等、长 T_2 不均匀信号灶，呈多腔、内有明显囊变周围可见环装短 T_2- 长 T_1 信号灶包绕，呈"爆米花"样改变，边界清，范围约 6.2cm × 5.9cm × 5.1cm，增强后可病变实体见明显斑片状强化，外周环形强化。侧脑室、三脑室受压移位，幕上脑积水。中线结构右移（图8-42）。

【手术入路】颞顶叶经皮质 - 侧脑室三角区入路。

【术后辅助检查】额顶部骨质不连呈术后改变，相应颅板下见散在积气信号灶，右侧丘脑及

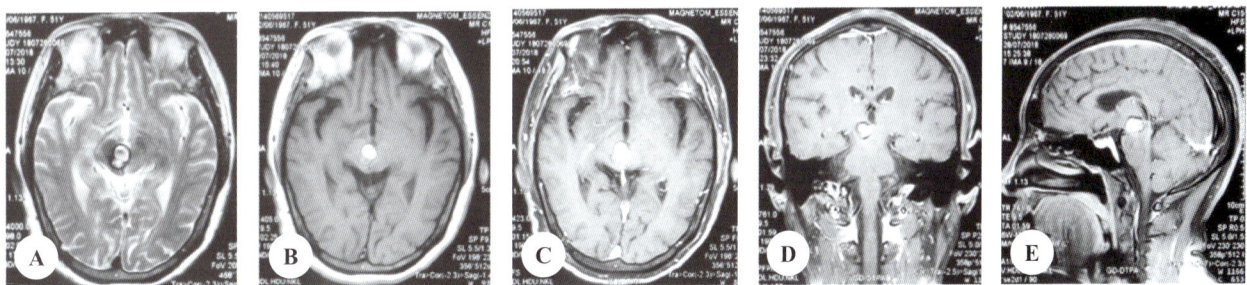

▲ 图8-39 病例1术前辅助检查

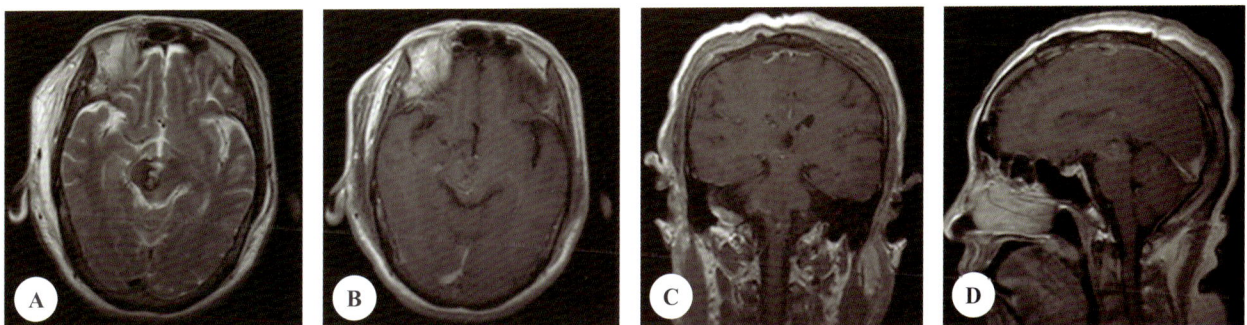

▲ 图8-40 病例1术后辅助检查

中脑右侧份内可见斑片状短 T_1 短 – 长 T_2 混杂信号灶，周围可见短 T_2 信号灶包绕，边界欠清，范围约 1.3cm×0.9cm，增强后部分硬脑膜可见强化。右额部硬膜下可见弧形长 T_1 长 T_2 信号灶。另双侧额顶叶可见少许斑点状长 T_1 长 T_2 信号灶，FLAIR 呈高信号灶。余脑室、脑沟裂大小形态正常。中线结构基本居中（图 8-43）。

【术后病理】海绵状血管瘤。

【手术过程】右侧俯卧位。显微镜下沿颞叶和顶叶交界脑沟分离至深部，切开皮层下组织进入侧脑室三角区；显露位于侧脑室内肿瘤，周边脑组织黄染、囊性变，供血动脉主要来自脉络膜动脉，引流静脉位于后下内侧，大小约 4.5cm×3.5cm×4.0cm；镜下先行瘤内减压，继探查电凝切断脉络丛及供血动脉，再分离病灶与周围脑组织粘连，切断引流静脉，分块全切除肿瘤（图 8-44）。

【术后神经功能】神志清楚，语言流利，双侧瞳孔等大等圆，直径 3mm 大小，对光反射灵敏，口角无歪斜，伸舌居中，颈软，四肢肌力、肌张力正常，各生理反射存在，Kernig、Babinski、Brudzinski 征阴性。

【经验体会】此例巨大囊实性海绵状血管瘤，向左侧脑室三角部侵犯，沿中线的经胼胝体入路对靠近中线三脑室的实性血管畸形可以轻松显露，但难以到达向后外侧扩张的囊实性病灶，会造成病灶残留，因而颞顶叶经皮质 – 侧脑室三角区入路可以充分显露此部分病灶，同时分辨出供血动脉及位于后下内侧的引流静脉，控制血供后减压分块切除病灶，最终达中线切除实性病灶。

病例 3　患者蒋某，女性，41 岁，因"右侧面部麻木 1 个月余，加重并行走不稳 1 周"入院。

【查体】神清语利。记忆力、定向力、智力可。双鼻嗅觉可。视力粗测正常，视野粗测无缺损，双瞳直径 3mm，等大等圆，光反射灵敏，双眼球上视活动受限。右侧面部痛觉减退，咀嚼有力，张口下颌无偏移。四肢肌力、肌张力可，无肌肉萎缩。左跟膝胫试验（－），右跟膝胫试验（＋），左指鼻试验（－），右指鼻试验（＋），Romberg 征（＋），行一字步不能，病理征未引出。

【术前辅助检查】左侧丘脑区可见一不规则肿块灶，范围约 2.8cm×2.4cm，边界欠清，呈等 – 稍长 T_1 等 – 长 T_2 信号，FLAIR 呈等 – 稍高混杂信号，增强后强化明显，病灶周围见少许条片状水肿带，病灶突入左侧侧脑室，左侧侧脑室受压变窄，局部中线结构向右移位（图 8-45）。

【手术入路】左额半球间经纵裂 – 胼胝体 – 脉络裂入路。

【术后辅助检查】额部颅板骨质部分缺损欠连续，原左侧丘脑区不规则肿块灶呈切除术后改变，术区可见长短 T_1 长 T_2 信号灶，增强后未见异常强化，术

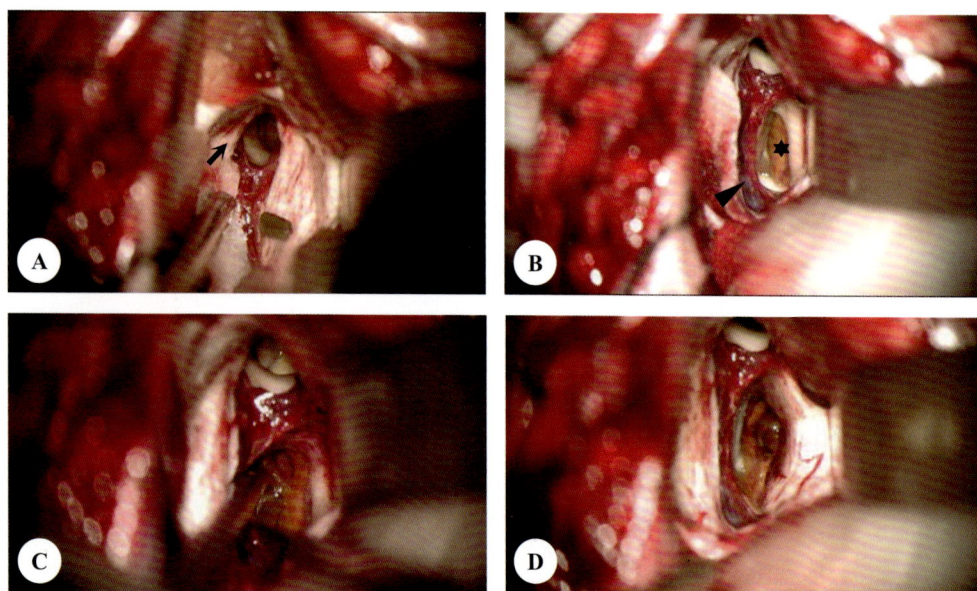

▲ 图 8-41　病例 1 穹窿（黑箭），肿瘤及周边含铁血黄素沉积（黑色六角形），大脑内静脉（黑箭头）

区周围片状水肿带范围较前缩小，左侧侧脑室受压变窄较前缓解，局部中线结构向右移位较前减轻。左额部颅板下可见弧形长 T_1 长 T_2 信号积液，邻近左额叶脑实质内可见片状长 T_1 长 T_2 信号灶，FLAIR 呈高信号。右侧脑室内少量积气（图 8-46）。

【术后病理】（左侧丘脑）弥漫大 B 细胞淋巴瘤，非生发中心来源。

【手术过程】仰卧位，头前屈 30°，充分显露矢状窦；显微镜下逐渐分离探查至纵裂，见额后静脉粗大分多支于冠状缝相应位置引流入矢状窦，予以细心分离保护；沿纵裂向深部探查，于扣带回内侧分离双侧胼周动脉，切开胼胝体进入左侧脑室，显露左侧穹窿及脉络裂；肿瘤起源于左侧丘脑，质稍韧、色灰白、血供较丰富，与周围脑组织边界欠清晰。先行瘤内减压，后沿肿瘤周边水肿生带全切除肿瘤；切除肿瘤中脑导水管清晰可见，丘纹静脉、大脑内静脉等保护完好［图 8-47，▶视频 8-5 显微镜下丘脑淋巴瘤切除术（纵裂胼胝体入路）］。

【术后神经功能】患者无抽搐发作，诉记忆力差，精神好，进食正常，查体：神志清楚，简单言语，双侧瞳孔直径 3mm，光反射迟钝，眼球左侧凝视，眼球上视活动受限，头部伤口对合好，未拆线，双肺呼吸音清，心腹阴性，左侧肢体活动好，肌力 V 级，右侧肢体肌力 IV 级。

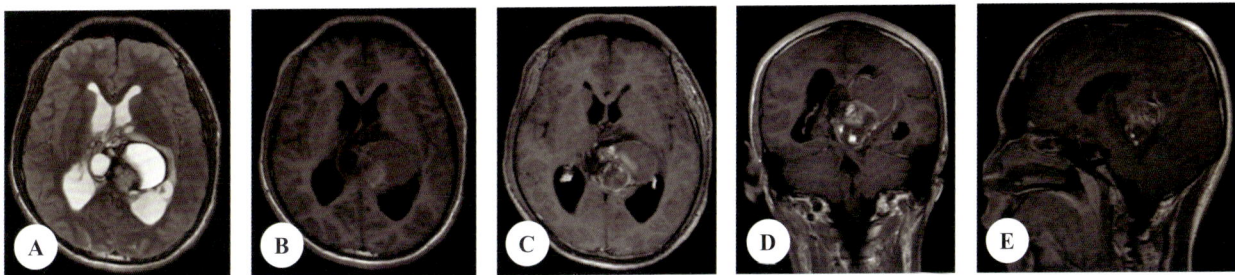

▲ 图 8-42 病例 2 术前辅助检查

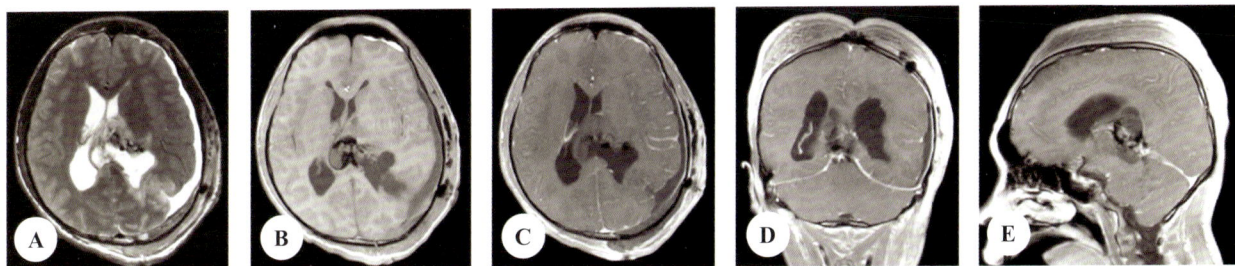

▲ 图 8-43 病例 2 术后辅助检查

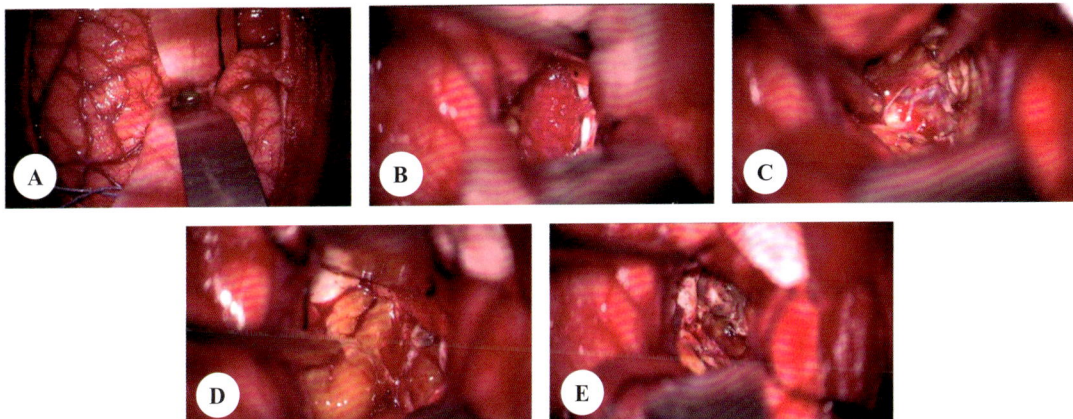

▲ 图 8-44 病例 2 手术过程

【经验体会】

(1) 肿瘤起源于左侧丘脑中份－腹内侧，影像学显示明显均一强化，与典型胶质瘤表现不完全符合，基于肿瘤位置采用经胼胝体－脉络裂入路，部分肿瘤与周边边界欠清，沿固有边界及水肿带分块全切肿瘤，期间经脉络裂丘脑侧显露脉络膜上静脉、大脑内静脉、丘纹静脉并予以悉心保护。

(2) 丘脑起源淋巴瘤较少见，较高级别胶质瘤浸润性生长特性不明显，应尽量全切。

病例 4 患者宋某，女性，46 岁，因"右上肢麻木乏力半个月，头痛 1 周"入院。

【查体】神清语利。记忆力、定向力、智力可。脑神经功能未见明显异常。右上肢肌力约Ⅳ级，余肢体肌力肌Ⅴ级，四肢肌张力正常，无肌肉萎缩。右上肢痛觉、振动觉减退。各生理反射无明显异常，病理征未引出。脑膜刺激征（－），无共济失调。

【术前辅助检查】左侧丘脑可见一不规则长 T_1－长 T_2 信号灶，范围约 3.6cm×2.4cm，边界欠清，

FLAIR 呈等－稍高混杂信号，增强后强化不明显，病灶周围见少许条片状水肿带，左侧侧脑室受压，中线结构移位不明显。DTI 示左侧丘脑病灶区纤维束较对侧明显稀疏，并见受压外移，边缘毛糙。余所示纤维束走行自然，边缘光整，未见受压、中断征象（图 8-48）。

【手术入路】左额半球间经纵裂－胼胝体－脉络裂入路。

【术后辅助检查】左侧丘脑占位病变已切除，术区可见大片长 T_2 信号，其内可见极长 T_2 信号。增强后见少许条状强化；脑桥左侧份见片状长 T_2 信号。双侧侧脑室见积气影，双侧额部见新月形长 T_2 信号，其内见积气信号。中线结构向右侧轻度偏移。余况同前（图 8-49）。

【术后病理】（左侧丘脑）弥漫大 B 细胞淋巴瘤，非生发中心来源。

【术后随访】左侧丘脑占位病变已切除，术区可见大片长 T_2 信号，其内可见极长 T_2 信号。增强后见少许条状强化；脑桥左侧份见片状长 T_2 信号。双侧

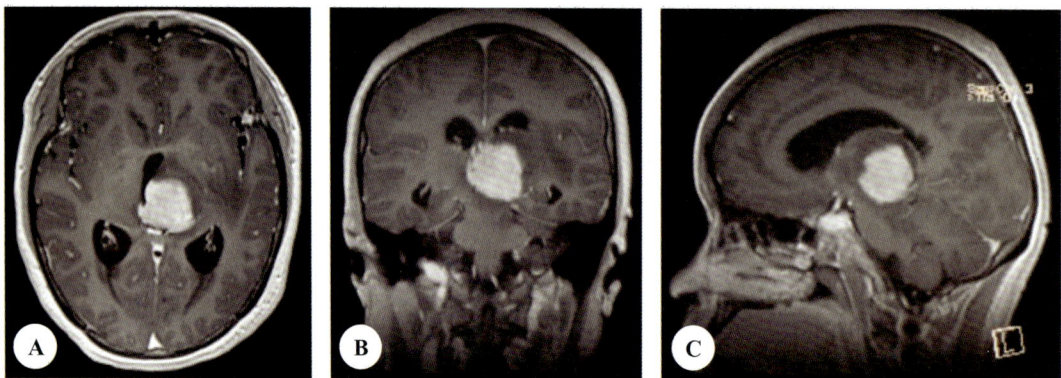

▲ 图 8-45 病例 3 术前辅助检查

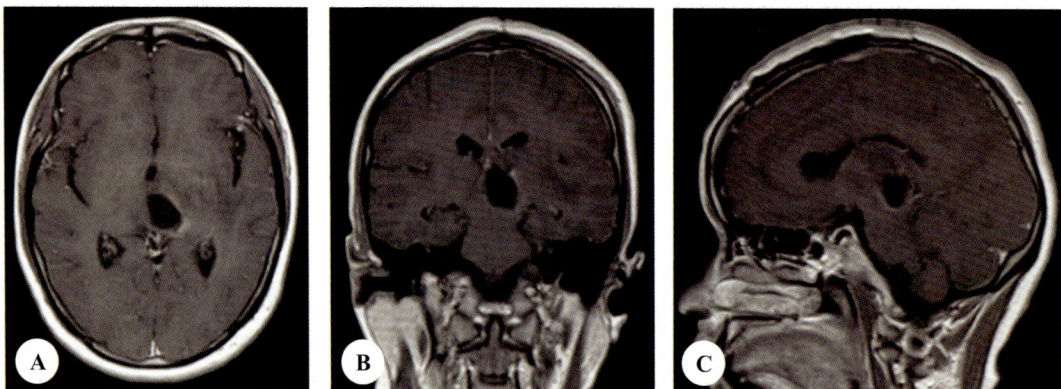

▲ 图 8-46 病例 3 术后辅助检查

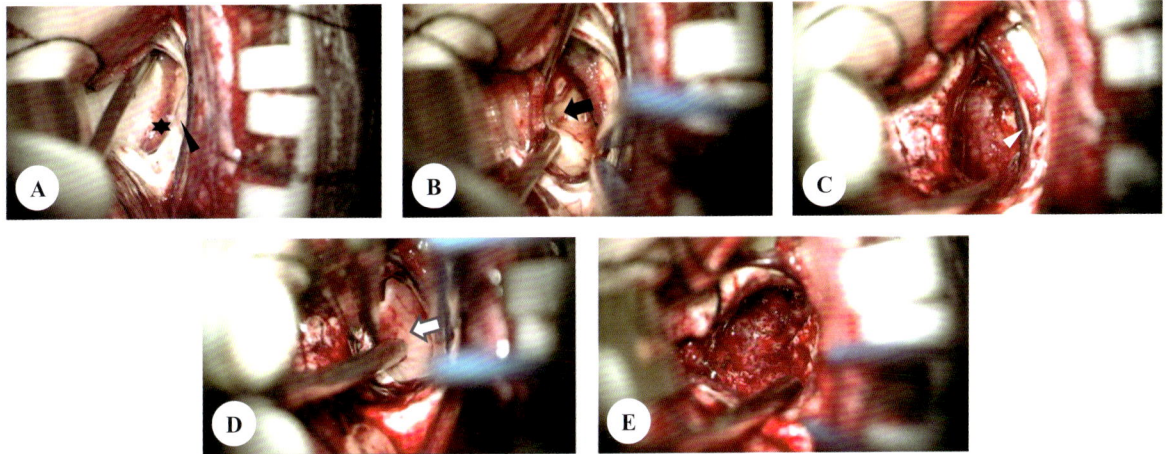

▲ 图 8-47　病例 3 左侧脉络裂（黑色六角形），左侧穹窿（黑箭头），肿瘤内侧边界（黑箭），大脑内静脉（白箭头），肿瘤底部边界（白箭）

侧脑室见积气影，双侧额部见新月形长 T_2 信号，其内见积气信号。中线结构向右侧轻度偏移。余况同前（图 8-50）。

【近期术后随访】见图 8-51。

【手术过程】仰卧位，向前屈 20°。取左额纵裂经胼胝体入路，左额发迹内 L 形切口，依次切开头皮和帽状腱膜，骨膜下分离皮瓣并牵开。显露上矢状窦，悬吊硬膜。显微镜下弧形剪开硬膜，轻牵开左侧额叶，沿纵裂向深部探查，在双侧胼周动脉之间纵向切开胼胝体，长约 2.5cm，打开左侧脑室，见丘脑表面大致正常。切开约 0.5cm 可见肿瘤。肿瘤大小约 2.5cm×3cm×3cm，色灰褐、质韧，血供丰富，浸润性生长，与周围脑组织及神经结构边界不清。镜下继沿肿瘤周边水肿带探查切除肿瘤，全切除肿瘤。

【术后神经功能】神志清楚，双侧瞳孔等大等圆，直径约 3mm 大小，对光反射灵敏。浅表淋巴结未及肿大，双肺呼吸音清，未闻及干湿啰音。心率 80/min，心律齐，未闻及杂音。腹部平软，无压痛及反跳痛，肝脾肋下未及，移动性浊音（−），双下肢不肿。颈软，右上肢肌力约 IV 级，右下肢肌力约 IV+，左侧肢体肌力约 V 级，各生理反射存在，Kernig、Babinski、Brudzinski 征阴性。

【经验体会】

(1) 患者从影像学表现囊实性、不均匀强化、无明显边界，诊断更倾向于高级别胶质瘤，而最终病理结果回报弥漫大 B 细胞淋巴瘤，此病例对于鉴别诊断具有意义。

(2) 患者随访 7 年仍未见肿瘤复发，结合以往文献报道，丘脑起源淋巴瘤手术切除后生存期较胶质瘤乐观，因而对于丘脑肿瘤中疑似胶质瘤病例，如手术切除风险大，立体定向活检或开颅活检均具有意义，可根据肿瘤性质可选择手术全切或综合治疗。

(3) 患者最近一次随访出现颅内多发复发病灶，并呈沿脑室系统播散的生物学行为，已无再次手术机会，然患者并无明显症状，复发肿瘤性质应与原发肿瘤相同，可尝试直接放化疗，延长患者生存期。

病例 5　患者陈某，男性，72 岁，因"右侧肢体活动障碍、右侧头痛 2 个月余"入院。

【查体】神清语利。记忆力、定向力、智力可。双鼻嗅觉可。视力左：0.4，右：0.5，视野粗测无缺损，眼底检查未见明显异常。双瞳直径 3mm，等大等圆，光反射灵敏。右侧肢体肌力 III+ 级，肌张力可，左侧肢体肌力、肌张力正常，无肌肉萎缩。四肢痛觉、振动觉可。各生理反射正常。病理征未引出。脑膜刺激征阴性。跟膝胫试验、指鼻试验（−），双手动作轮替试验右侧肢体不能到位、Romberg 征（+），行一字步不能。

【术前辅助检查】左侧丘脑见不规则混杂信号灶，大小约 3.0cm×2.9cm，呈等 − 长 T_1、等 − 长 T_2 信号，增强可见环形强化，DWI 示病灶中央呈低信号，周边见少许点状高信号，相应 ADC 呈高值，左侧脑室及三脑室受压；左侧枕叶见小结节状明显强化灶；双侧额顶叶深部、基底节区多个斑点状长 T_1 长 T_2 信号灶，

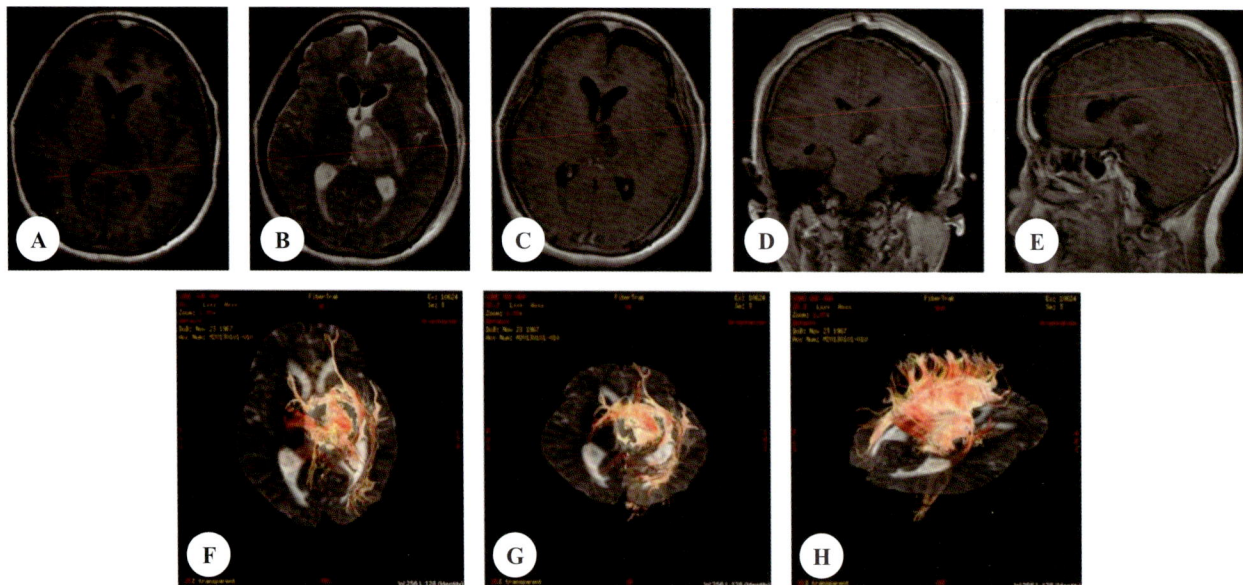

▲ 图 8-48　病例 4 术前辅助检查

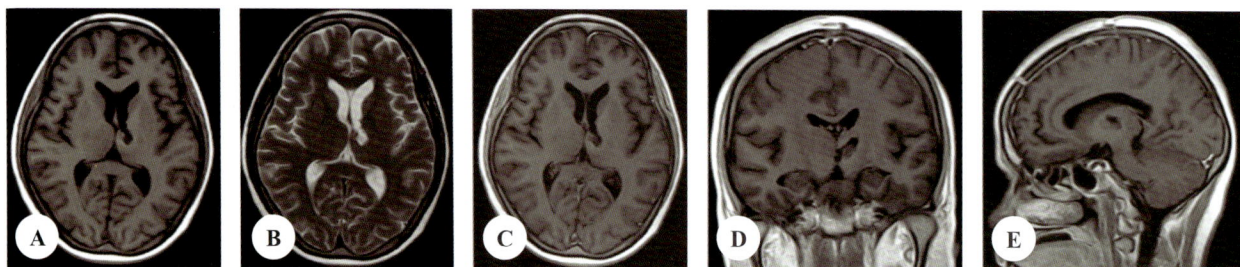

▲ 图 8-49　病例 4 术后辅助检查

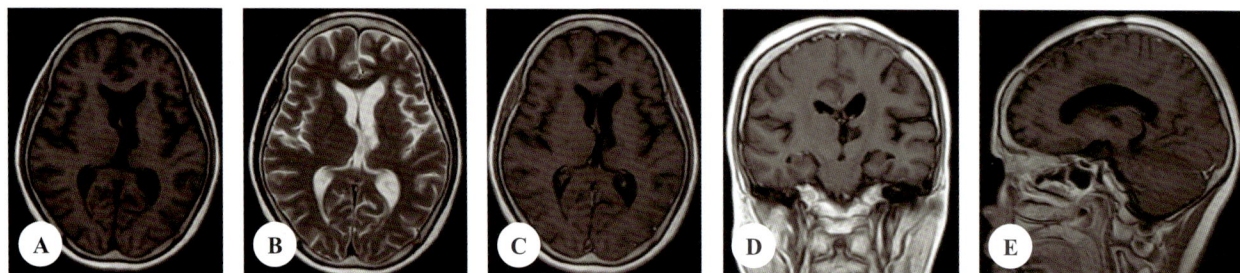

▲ 图 8-50　病例 4 术后随访辅助检查

FLAIR 序列大部分呈高信号，双侧脑室前后角旁见对称性条片状长 T_1 长 T_2 信号灶，FLAIR 序列呈高信号。双侧脑室稍大，脑沟裂池稍宽，蝶鞍稍扩大，其内见长 T_1 长 T_2 信号灶，垂体扁薄位于鞍底（图 8-52）。

【手术入路】经纵裂经胼胝体入路。

【术后辅助检查】颅骨可见部分缺损，双侧额颞部内板下可见积液积气，原左侧丘脑病灶较前清除，术区脑组织内可见少许短 T_1 信号，周围可见水肿，

增强后可见片状强化影。左枕叶小结节样强化影大致同前，余况大致同前（图 8-53）。

【术后病理】见少量恶性黑色素瘤组织。

【手术过程】仰卧位，头前屈约 30°。充分显露矢状窦；显微镜逐渐分离探查至纵裂，见额后静脉粗大分多支于冠状缝相应位置引流入矢状窦，予以细心分离保护。沿纵裂向深部探查，在扣带回内侧将双侧胼周动脉分开，沿正中切开胼胝体进入左侧

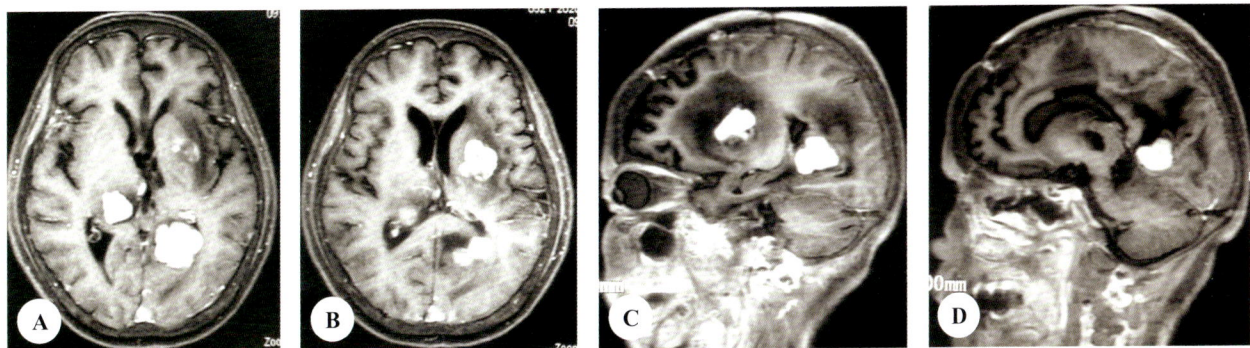

▲ 图 8-51　病例 4 近期随访影像

脑室，显露左侧穹窿及脉络裂；左侧丘脑局部膨隆，沿此切开即见肿瘤，质软、褐色、有囊变、血供较丰富，与周围脑组织边界欠清晰；先行瘤内减压，充分吸除囊液，再分块切除肿瘤至正常脑组织；切除肿瘤后丘纹静脉、大脑内静脉等保护完好（图 8-54）。

【术后神经功能】神志清楚，语言流利，双侧瞳孔等大等圆，直径 3mm 大小，对光反射灵敏，口角无歪斜，伸舌居中，颈软，四肢肌力、肌张力正常，各生理反射存在，Kernig、Babinski、Brudzinski 征阴性。

【经验体会】

(1) 病变影像学表现特殊，周边厚壁不规则强化，内有低信号囊变，初诊高级别胶质瘤，脑脓肿待排。

(2) 沿左侧丘脑膨隆处切开丘脑组织即见黄色囊壁，切开后见质软棕褐色内容物，排除胶质瘤可能，采取与胶质瘤不同的切除策略：取活检后直接吸取棕褐色内容物，后悉心沿囊壁完整切除肿瘤。

(3) 吸除肿瘤内黑色素瘤组织后，周边丘纹静脉、大脑内静脉、透明隔前静脉、脉络膜后内侧动脉均显露并悉心保护，因充分瘤内减压，术中对上述血管均无用力牵拉及损伤。

病例 6　患者邹某，男性，60 岁，因"头痛 1 周"入院。

【查体】神清，语言流利，思维、定向、理解力正常，计算力下降。左眼视力 1.2，右眼视力 1.2，视野粗测无异常。瞳孔直径 3mm，双侧直接、间接对光反射灵敏。颈软，Kernig、Brudzinski 征阴性。全身深浅感觉无明显异常，四肢无明显肌萎缩，肌张力可，左下肢肌力Ⅳ级，其余肢体肌力正常。腹壁反射对称，双膝反射（++），Babinski 征（−）。闭目难立征、一字步无法测，指指、指鼻试验无明显异常，跟膝胫试验正常。

【辅助检查】左侧丘脑见不规则混杂信号灶，大小约 3.0cm×2.9cm，呈等 - 长 T_1、等 - 长 T_2 信号，增强可见环形强化，DWI 示病灶中央呈低信号，周边见少许点状高信号，相应 ADC 呈高值，左侧脑室及三脑室受压；左侧枕叶见小结节状明显强化灶；双侧额顶叶深部、基底节区多个斑点状长 T_1 长 T_2 信号灶，FLAIR 序列大部分呈高信号，双侧脑室前后角旁见对称性条片状长 T_1 长 T_2 信号灶，FLAIR 序列呈高信号。双侧脑室稍大，脑沟裂池稍宽，蝶鞍稍扩大，其内见长 T_1 长 T_2 信号灶，垂体扁薄位于鞍底（图 8-55）。

【手术入路】右额纵裂经 - 胼胝体 - 脉络裂入路。

【术后辅助检查】额骨骨皮质不连续呈术后改变，原右侧丘脑病变已切除，局部可见片状稍长 T_1 稍长 T_2 信号，内见斑片状短 T_1 短 T_2 信号灶。双侧额部颅骨内板下可见多发积气信号。右侧侧脑室较前明显缩小，内见片状等 T_1 短 T_2 信号灶及积气信号；双侧侧脑室见等 T_1 短 T_2 信号。中线结构无移位（图 8-56）。

【术后病理】脑脓肿。

【手术过程】仰卧位，头前屈 25°。取右额纵裂经胼胝体脉络膜裂入路，显露上矢状窦；轻柔牵开右侧额叶，沿纵裂向深部探查，再次导航定位精确后在双侧胼周动脉之间纵向切开胼胝体，进入侧脑室；见侧脑室体部后份及三角区黄色脓液，沿脉络膜裂切开薄层皮质后见丘脑内黄色脓液，吸出脓液并向深部探查，显露另一脓腔，清除部分脓壁；予庆大霉素盐水及万古霉素盐水反复冲洗，周边大脑内静脉等未受影响，留置脑室引流管（图 8-57）。

【术后神经功能】神志清楚，语言流利，双侧瞳孔等大等圆，直径 3mm 大小，对光反射灵敏，口角无歪斜，伸舌居中，颈软，四肢肌力、肌张力正常，

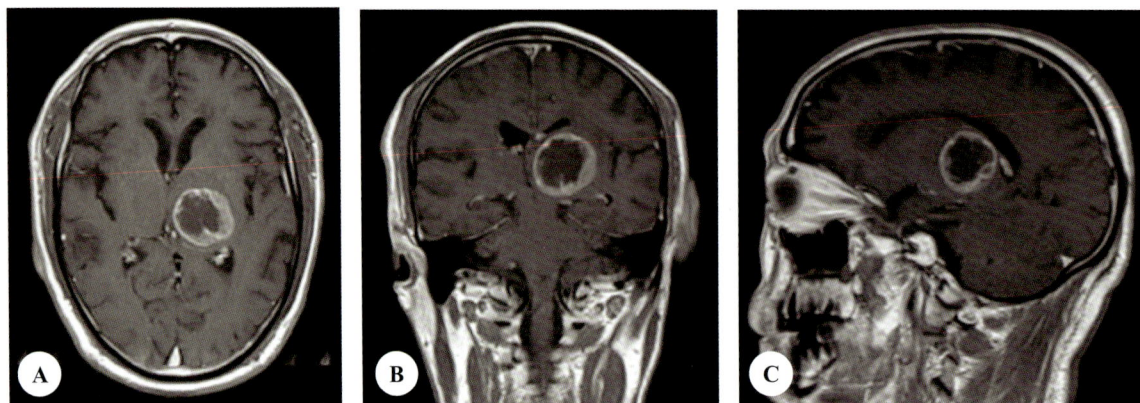

▲ 图 8-52　病例 5 术前辅助检查

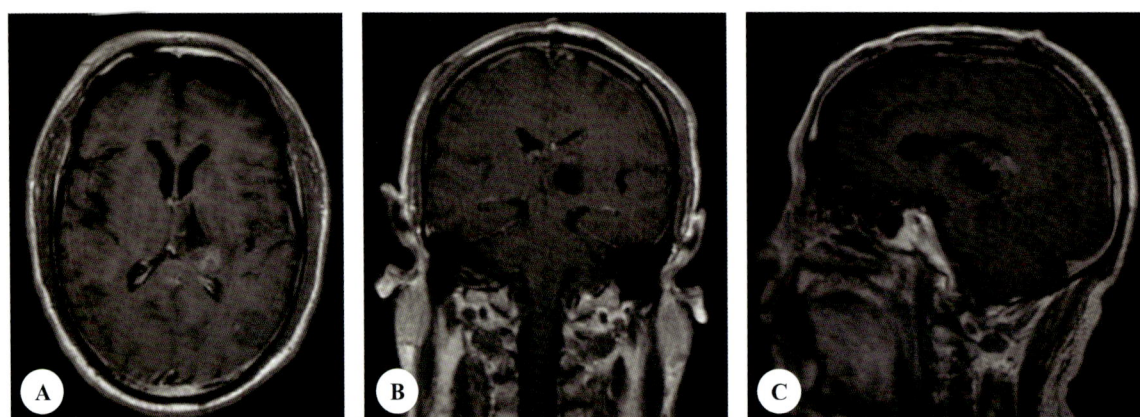

▲ 图 8-53　病例 5 术后影像

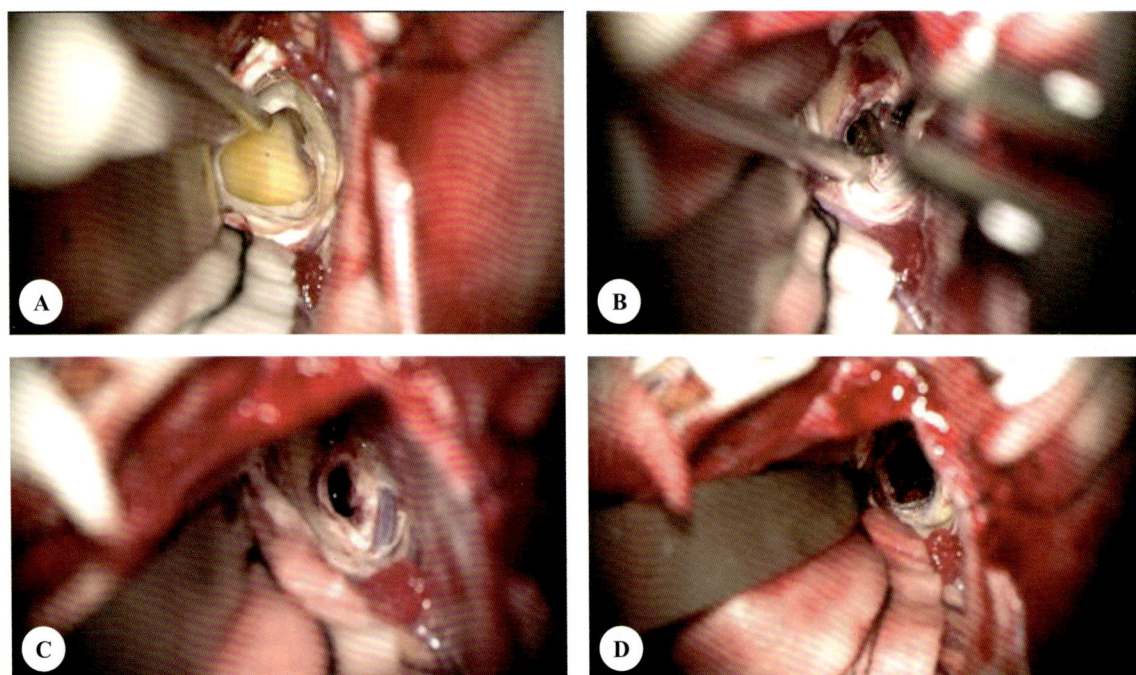

▲ 图 8-54　病例 5 手术过程

各生理反射存在，Kernig、Babinski、Brudzinski 征阴性。

【经验体会】

(1) 患者影像学表现占位呈不规则囊性病灶，周边明显强化，且起源于右侧丘脑中份 – 腹外侧，术前考虑高级别胶质瘤可能性大，而术中进入右侧脑室后见黄色脓液，当即考虑脓肿可能，遂未贸然打开囊壁减压，采用注射器穿刺，见黄色脓液后进一步确认病变为丘脑脓肿，遂调整切除策略，以最大限度直接吸除脓液以控制感染广泛播散。

(2) 术中无脓液继续吸出后，不立即切除脓肿壁，结合影像学资料进一步向深部探查，以防因脓肿内分隔而遗留深部脓腔，后吸出深部残余脓液后再行瘤壁切除。

(3) 彻底清除脓液并切除脓肿壁后，庆大霉素盐水及万古霉素盐水反复冲洗以控制感染播散及复发。

(4) 丘脑脓肿于临床罕见，但此病例提示在临床中对影像学资料及病史的结合，以综合全面地进行诊断，术中的观察和及时的策略调整，可以避免不必要的损伤与疾病的进展。

专家点评

1. 丘脑胶质瘤　丘脑胶质瘤因位置深、全切除困难、预后不理想等原因，临床上未引起足够的重视，对丘脑胶质瘤的手术理念也相对保守。基于近 10 年的临床实践，我个人提倡对丘脑胶质瘤积极手术，因为手术对缓解脑积水，改善症状，明确病理指导后续治疗，减少放疗、化疗负荷，有效延长患者的生存时间有积极意义。

全切除丘脑胶质瘤对手术成功至关重要，切除程度不够，术后可能因脑水肿等导致患者出现深昏迷、双侧瞳孔散大的灾难性后果。经纵裂 – 胼胝体 – 穹窿间（或脉络裂）– 三脑室入路和经侧脑室三角区皮层造瘘是最常用的手术入路。术中妥善保护深静脉尤其大脑内静脉

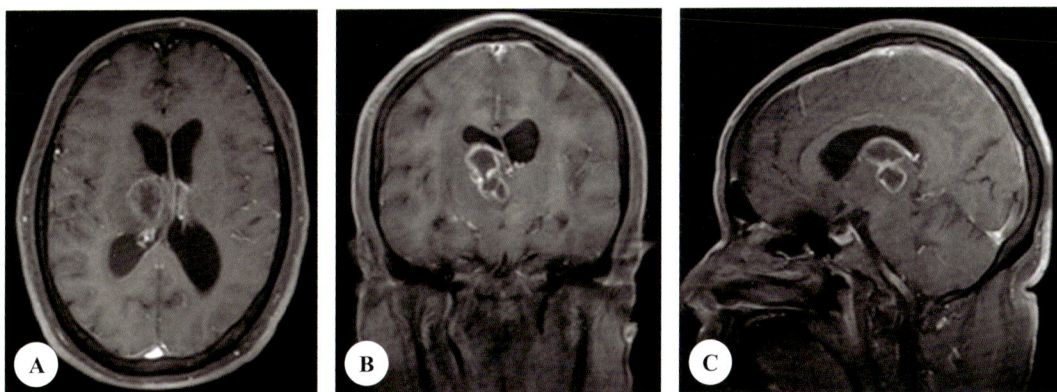

▲ 图 8–55　病例 6 术前辅助检查

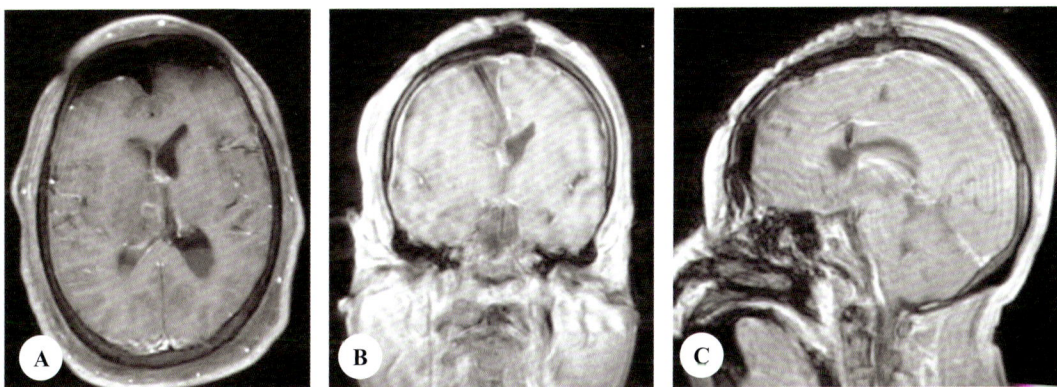

▲ 图 8–56　病例 6 术后辅助检查

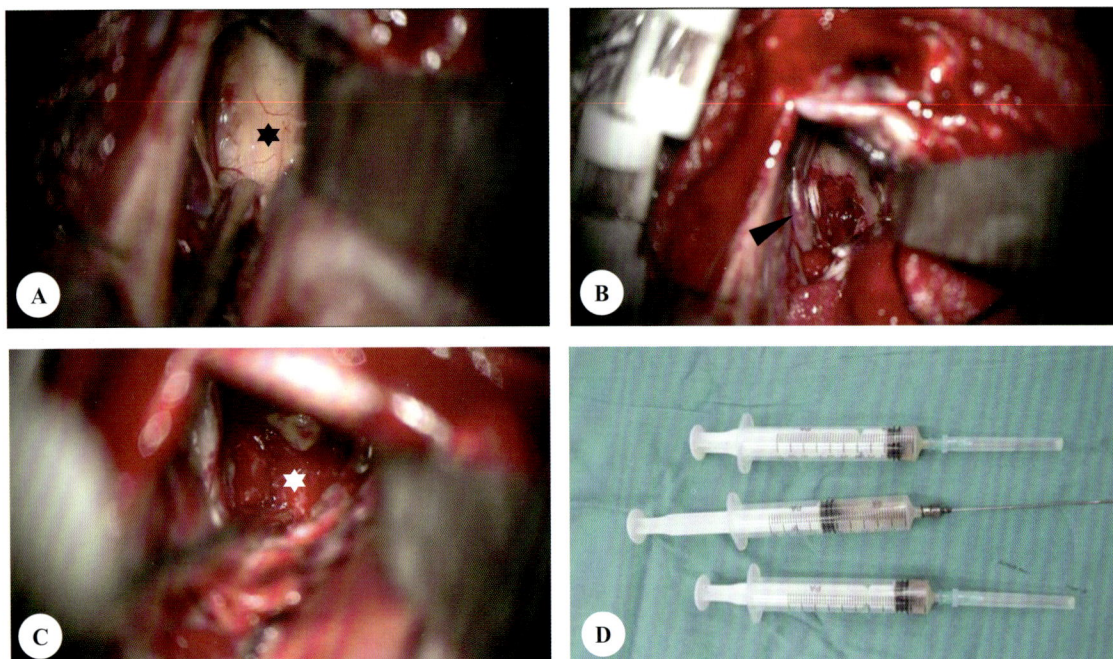

▲ 图 8-57　病例 6 脓肿上壁（黑色六角形），大脑内静脉（黑箭头），脓肿下壁（白色六角形）

和大脑大静脉，辨认并维持肿瘤边界，分块全切除肿瘤、避免伤及内囊结构是手术成功的关键。对于术前 MRI 显示肿瘤有强化的丘脑胶质瘤，术中荧光引导可有助于辨认肿瘤边界，为全切除肿瘤提供有益参考。实现肿瘤全切除，有效打通三脑室和中脑导水管后，一般不需要行脑室 - 腹腔分流术。

2. 丘脑其他病变　丘脑海绵状血管瘤相对少见，但对于反复出血者应积极手术治疗。经纵裂 - 胼胝体 - 穹窿间（脉络裂）- 三脑室入路是抵达丘脑区域的最佳自然通路，术中保护好大脑内静脉，精准抵达并切除病灶，确切止血，保证中脑导水管畅通是手术成功的关键。淋巴瘤、转移瘤、脑脓肿等亦可见于丘脑，手术原则可参照丘脑胶质瘤。对脓肿的处理，术中应尽可能降低脓液沿脑室系统播散的可能性。

参考文献

[1] CHEEK W R, J M TAVERAS. Thalamic tumors. Journal of Neurosurgery. 1966, 24(2): 505–513.

[2] HERRERO M T, C BARCIA, J M NAVARRO. Functional anatomy of thalamus and basal ganglia. Child's Nervous System. 2002, 18(8): 386–404.

[3] TOVI D, G SCHISANO, B LILJEQVIST. Primary tumors of the region of the thalamus. Neurosurgery. 1961, 18: 730–740.

[4] ALBRIGHT A L. Feasibility and advisability of resections of thalamic tumors in pediatric patients. Journal of Neurosurgery. 2004, 100(5 Suppl Pediatrics): 468–472.

[5] MOSHEL Y A, M J LINK, P J KELLY. Stereotactic volumetric resection of thalamic pilocytic astrocytomas. Neurosurgery. 2007, 61(1): 66–75; discussion 75.

[6] BEKS J W, G J BOUMA, H L JOURNEE. Tumours of the thalamic region. A retrospective study of 27 cases. Acta Neurochirurgica. 1987, 85(3–4): 125–127.

[7] SOUWEIDANE M M, H J HOFFMAN. Current treatment of thalamic gliomas in children. Journal of Neuro–Oncology. 1996, 28(2–3): 157–166.

[8] GUPTA A, N SHALLER, K A MCFADDEN. Pediatric Thalamic Gliomas: An Updated Review. Archives of Pathology & Laboratory Medicine. 2017, 141(10): 1316–1323.

[9] PRAKASH B. Surgical approach to large thalamic gliomas. Acta Neurochirurgica. 1985, 74(3–4): 100–104.

[10] CUCCIA V, J MONGES. Thalamic tumors in children. Child's Nervous System. 1997, 13(10): 514–520; discussion 521.

[11] AZAB W A, K NASIM, W SALAHEDDIN. An overview of the current surgical options for pineal region tumors. Surgical Neurology International. 2014, 5: 39.

[12] POZZATI E. Thalamic cavernous malformations. Surgical Neurology. 2000, 53(1): 30–39; discussion 39–40.

[13] MATHIESEN T, G EDNER, L KIHLSTROM. Deep and brainstem cavernomas: a consecutive 8–year series. Journal of Neurosurgery. 2003, 99(1): 31–37.

[14] JAY S M, H CHANDRAN, T P BLACKBURN. Gamma knife stereotactic radiosurgery for thalamic & brainstem cavernous angiomas. British Journal of Neurosurgery. 2012, 26(3): 367–370.

第9章　脑干肿瘤

（龙文勇）

一、脑干胶质瘤

脑干胶质瘤（brainstem glioma）即起源于中脑、脑桥及延髓的一组胶质瘤总称，组织病理分级可从WHO Ⅰ～Ⅳ级。好发于儿童，占儿童神经系统肿瘤的15%～20%，且近80%的儿童脑干胶质瘤为弥散内生型脑桥胶质瘤（diffuse intrinsic pontine glioma，DIPG），预后极差，中位生存期9～12个月，2年生存率仅10%，是儿童因脑肿瘤死亡的主要原因。但脑干胶质瘤仅占成人颅内肿瘤的1%～2%，预后明显优于儿童，中位生存期可达85个月。脑干胶质瘤存在两个发病高峰，分别是6—7岁和40—50岁，无性别差异。脑干作为生命中枢，手术风险极大；近250项利用不同靶向药物治疗脑干胶质瘤的临床试验，结果都不尽如人意；放疗仅能短地暂缓解症状，对预后无明显改善。新型免疫治疗尚无相关临床试验结果。因此，脑干胶质瘤仍是神经外科亟待攻克的难题之一。著者于2011—2022年主刀38例脑干胶质瘤手术，其中全切29例，次全切9例，全切率为76.3%。患者平均年龄36.1岁（7—57岁），男女比例为1.11∶1（20∶18）。

（一）临床表现

脑干胶质瘤患者往往存在一些典型和非典型临床表现。前者有三个主要特征，分别为共济失调、脑神经麻痹和长束征。共济失调体现为站立、行走不稳、精细活动不能、小脑性语言等。脑神经麻痹根据肿瘤的部位、受累的神经不同而有不同的临床表现：①肿瘤起源中脑，若累及动眼神经和滑车神经，患者易出现复视、瞳孔散大、上睑下垂、眼球向外下方斜视。②起源脑桥累及三叉神经，可造成额面部感觉异常、角膜反射减退、咀嚼无力、张口下颌歪斜等。累及外展神经可出现眼球外展受限、视物重影。累及面神经可出现周围性面瘫。累及前庭蜗神经表现为头晕、耳鸣、听力下降等。③延髓

起源的胶质瘤累及后组脑神经，表现为饮水呛咳、吞咽呛咳反射减退。累及舌下神经表现舌运动障碍、舌肌萎缩。长束征是肿瘤累及皮质脊髓束，导致肢体肌力下降、肌张力增高、腱反射亢进、病理征阳性的症状。除了上述典型症状，患者还可能出现一些非典型症状，表现为夜间睡眠时肢体发作性肌阵挛样抽搐、夜间盗汗、梦游、呓语及生长发育停滞等，这些非典型症状虽非特异，但绝大多数脑干胶质瘤儿童存在这些亚临床症状，且往往被患者及临床医生所忽视，从而导致漏诊。

（二）影像学检查

对出现上述典型临床表现和（或）非典型临床表现的患者，如能考虑到脑干胶质瘤可能进行早期检查，则可早期诊断，使患者尽早得到恰当的治疗。详细的影像学检查有助于早期诊断，亦可指导后续治疗。常用的影像学检查包括多功能CT、MRI和PET/CT或PET/MRI。

1. CT　CT表现为脑干部位的低或等密度占位，也可为混杂密度，肿瘤多为实性，也有囊变可能，注入碘剂后呈无强化或明显强化。脑桥胶质瘤可出现四脑室抬高和变扁，表现为脑桥明显肿大，这是CT诊断脑干胶质瘤较为特异的表现。

2. MRI　MRI是本病主要的检查方法。传统的MRI可显示脑干具体部位出现外生或内生型肿瘤，内生型肿瘤是局限型还是弥散型，弥散型在T_1像表现为低信号，与周围组织边界不清，T_2像显示肿瘤往往较T_1像大，反映肿瘤浸润范围，脑干形态肿胀。是否囊变以及是否有强化同样需关注。值得注意的是，外生型和局限内生型绝大多数能通过手术切除。肿瘤强化并不一定代表肿瘤高级别。DTI可显示脑干白质纤维与肿瘤的位置关系，如皮质脊髓束被轻度推移或穿过肿瘤，抑或同时部分推挤和破坏，以及完全破坏型。另外，由于增生性疾病与非增生性疾病代谢产物常存有差异，因此，利用MRS可协助鉴

别脱髓鞘性非肿瘤疾病与脑干胶质瘤。MRS 还能作为评估预后的指标，Cho/NAA 比值高和出现乳酸峰均提示预后不良。

3. PET/CT 和 PET/MRI　基于放射性示踪剂的 PET 与空间灵敏度、软组织分辨率高的 CT/MRI 融合，可敏感提示脑干胶质瘤内分子层面的异质性，协助治疗。例如，以放射性标记的葡萄糖（^{18}F-FDG）、蛋氨酸（^{11}C-MET）PET 可较好显示肿瘤内部高代谢区域，而这些高代谢区域相比 MRI 强化能更好地反映肿瘤恶性程度，因此可作为立体定向活检的探针、提高术中肿瘤切除程度和判断患者预后。

（三）肿瘤分型

1987 年，Stroink 等根据脑干胶质瘤生长方式和 CT 表现将脑干胶质瘤分为 4 种类型。Ⅰ 型：背侧外生型，等密度，明显强化。Ⅱ 型：弥散内生型，又分为 Ⅱ$_a$ 低密度不强化型和 Ⅱ$_B$ 高密度强化伴有外凸性成分型。Ⅲ 型：局灶内生型，囊性肿瘤，囊壁强化。Ⅳ 型：局灶内生型实性肿瘤，等密度，明显强化。其中弥散内生型最为常见（分别占儿童、成人脑干胶质瘤的 80% 和 50%）。多数中脑胶质瘤为局灶内生型，顶盖部及导水管区域相对安全，手术切除后可获得较好的预后。多数脑桥腹侧胶质瘤为弥散内生型，即 DIPG。肿瘤呈浸润性生长，目前手术、放化疗均不能改善其预后。局灶内生型脑桥胶质瘤不常见。脑桥及延髓背侧胶质瘤往往是局灶外生型，以室管膜瘤、毛细胞型星形细胞瘤、纤维星形细胞瘤较多见，这类肿瘤术后预后较好。Epstein 认为，延颈交界型胶质瘤是一类比较独特的皮质瘤类型，由于性质偏良性，其预后类似脊髓低级别胶质瘤，手术配合后续放化疗预后较好。目前应用比较广泛的分类是在此基础上，Choux 等在 2000 年的分类，根据部位和生长方式将脑干胶质瘤分为 4 种类型：弥散型，局限内生型，局限外生型和延颈型。

2014 年，北京天坛医院张力伟等根据 IDH1、H3F3A、TP53 及 PPM1D 四个基因突变状态将脑干胶质瘤分成 6 种分子亚型，即 IDH1 和 TP53 共突变型（约 24%），H3F3A-K27M 和 TP53 共突变型（27%），H3F3A-K27M 和 PPM1D 共突变型（18%），H3F3A-K27M 单突变型（3%），TP53 单突变型（6%），以及最后一种未知型，不含上述任何一个基因突变，有待进一步研究（占 22%）。存在 H3F3A、TP53 及 PPM1D 突变存在均提示预后较差，而存在 IDH1 突变表明预后相对较好。

（四）治疗

脑干胶质瘤的治疗以综合治疗为主，包括手术、传统放化疗、基因靶向治疗和免疫治疗等。手术可以显著改善外生型及局灶内生型低级别胶质瘤的预后。放疗是 DIPG 标准治疗方案，但是仅能短暂改善症状，无法延长总生存期。化疗对部分复发或术后残留的毛细胞星形细胞瘤有效，但各种化疗均不能改善 DIPG 的预后。免疫治疗尚无相关临床实验结果。

1. 手术治疗　手术以解除脑干压迫为目标，争取在保护大脑功能的前提下最大程度地切除肿瘤，延长患者生存期；部分有脑积水或颅高压症状但不适宜手术切除的患者可选择减压术、分流术缓解症状。对于绝大多数外生型、局限内生型、伴有局灶性强化或 PET-CT 显示伴有局灶高代谢的弥散内生型的脑干胶质瘤，可循着脑干安全手术区域行手术治疗。但最终是否手术需结合病情轻重、进展速度、患者一般情况和意愿综合考虑。针对手术，目前需迫切解决的问题是确定肿瘤与脑干中神经核团和传导束的确切关系，以及肿瘤的生物学界面。多模态分子影像的交叉融合有望解决这一困境。同时，处理脑干肿瘤的手术导航还不够精确，不能实现术中实时校正，这也将影响手术效果。对于占脑干胶质瘤绝大多数的弥散型脑干胶质瘤，尤其是儿童 DIPG，由于肿瘤呈浸润性生长，如何解决上述问题就显得尤为重要。

2. 放疗和化疗　因临床病例资源有限，手术获取的组织标本量少，缺乏大规模的分子病理学研究和人类脑干胶质瘤的细胞株，无法获取脑干胶质瘤细胞放射学相关的特性。患者放疗后虽然短期内可得到控制，但又很快出现肿瘤进展。临床实验结果表明，放疗后患者虽然能短暂地缓解症状，但无益于总体生存期。迄今为止，脑干胶质瘤的放疗抵抗机制仍有待阐明。目前仍未发现针对脑干胶质瘤的特异性治疗靶点和靶向药物。近 40 年，约 250 项临床实验利用经验性用药或参照大脑其他部位胶质瘤应

用化疗药物治疗脑干胶质瘤，均证实无效。

3. 脑干手术安全操作区和手术入路 脑干作为生命中枢，位置深在，周围神经血管复合体解剖关系复杂。因此，脑干胶质瘤的手术治疗极具挑战性。合理地选择个体化手术入路，沿安全操作区进入脑干，是获得良好手术效果的关键。美国 Spetzler 教授曾系统介绍脑干不同部位手术的 13 个安全操作区及 10 种常用的手术入路。

12 个安全操作区分别如下。

(1) 中脑

● 中脑前区：中脑前区的病变可经大脑脚局部的区域切除。内侧以三叉神经为界，外侧以皮质脊髓束为界，这可避免损伤皮质脊髓束和红核。脚间池内操作区的上下界分别为大脑后动脉和小脑上动脉。

● 中脑外侧沟：中脑外侧沟自内侧膝状体向下至中脑脑桥沟走行，上方有大脑后动脉 P2 段，中间有脉络膜后内侧动脉，下部有小脑上动脉的小脑中脑段、滑车神经和天幕缘。该部位的手术安全区位于黑质的前外侧，内侧丘系的后侧，从红核至黑质走行的动眼神经为该区的前内侧界。

● 丘间区：上丘和下丘之间由于神经纤维束很少，因此可以选择该区作为手术的安全切入点。

(2) 脑桥

● 三叉神经周围区：一般认为脑桥前外侧区为相对安全的操作区域。即皮质脊髓束外侧、三叉神经感觉和运动核的前侧。

● 三叉神经上区：位于小脑中脚三叉神经根部上方的区域，可作为脑桥前外侧病变切除的安全入路点。

● 脑桥外侧区：小脑中脚和脑桥之间的区域及三叉神经和面前庭神经之间的区域为手术安全区。

● 面丘上和面丘下区：面丘上区是以面神经为尾侧，小脑脚为外侧，内侧纵束为内侧的区域。面丘下区是以髓纹为尾侧，面神经为外侧，内侧纵束为内侧的区域。

● 四脑室正中沟：经后正中入路，外展神经核投影和三叉神经在中脑投影之间的区域，神经纤维束分布较少，可作为安全的手术操作区。

(3) 延髓

● 前外侧沟：延髓前外侧沟内舌下神经根和 C1 神经根之间的区域相对安全。

● 后正中沟：经延髓后正中沟可达延髓中央附近，闩以下，棒状体外侧的区域，可作为延髓背侧病变切除的切入点。

● 橄榄区：橄榄区内侧为前外侧沟和锥体束，后侧为后外侧沟，在橄榄核的内侧还有舌下神经纤维和内侧纵束，后侧还有顶盖脊髓束和脊髓丘脑束。

● 延髓外侧区：延髓外侧为手术切除延髓背外侧病变相对安全的手术入路点，在乙状窦后入路中，打开四脑室外侧孔，确认舌咽神经和迷走神经后，在小脑下脚做垂直切口至耳蜗核。

10 种手术入路见图 9-1 和图 9-2。

(1) 眶颧入路：此入路适合切除位于中脑、中脑脑桥结合处及上位脑桥前部的病变。额颞开颅，打开硬脑膜后，分离外侧裂，沿 M1 向颈内动脉和视交叉分离，解剖蛛网膜间隙后，再分离颈内动脉 – 动眼神经三角，从这个间隙即可达大脑脚间池。

(2) 颞下入路：颞下入路适合切除中脑、中脑脑桥结合处的外侧面的病变。采用颞下入路时，患者取侧卧位，矢状缝与地面平行，手术切口取耳屏前直切口，分离颞肌筋膜和颞肌后暴露大部分颞骨。在颧弓根部上钻孔，骨窗大小根据病变大小而定；著者总结多年临床经验，提出耳前小问号切口，充分利用解剖学优势，做到足够低（平颅中窝底）、足够前（既不损伤拉贝静脉同时方便操作中脑前外侧区域），U 形剪开硬脑膜，在颞叶底部进行分离，直至天幕缘；确认天幕缘的中前切迹，打开环池、脚间池的蛛网膜。暴露中脑外侧走行的大脑后动脉、脉络膜后内侧动脉和中脑外侧静脉。

(3) 颞下经天幕入路：在颞下入路的基础上，在滑车神经进入天幕缘的前方切开天幕缘，即可暴露出中脑脑桥结合处和上位脑桥前外侧区域。注意不要损伤向四叠体池走行的小脑上动脉。

(4) 岩前入路：如果需要切除下位脑桥前外侧、岩尖处的病灶，可以使用岩前入路或 Kawase 入路。即磨除岩骨前内听道以内的骨质，暴露范围前方为三叉神经的 V3 支，侧方为岩浅大神经，上方为岩上窦。

(5) 枕下经膜帆入路：此入路适合切除脑桥背侧、四脑室底的病灶。采取此入路时，患者取俯卧位，后正中切口，向下暴露至 C1 后弓，不必完全暴露

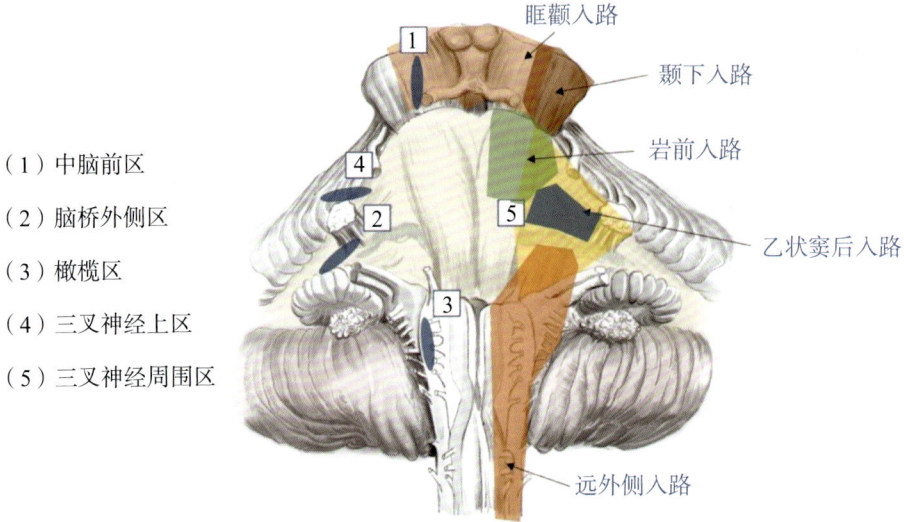

（1）中脑前区

（2）脑桥外侧区

（3）橄榄区

（4）三叉神经上区

（5）三叉神经周围区

▲ 图 9-1

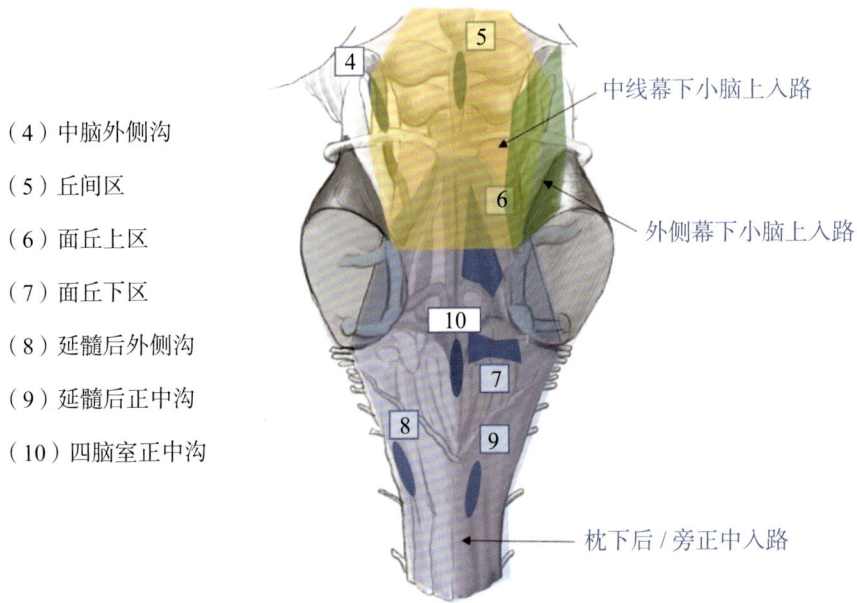

（4）中脑外侧沟

（5）丘间区

（6）面丘上区

（7）面丘下区

（8）延髓后外侧沟

（9）延髓后正中沟

（10）四脑室正中沟

▲ 图 9-2　十种手术入路

横窦，根据病变情况决定是否咬除 C1 后弓，Y 形剪开硬脑膜，暴露出小脑扁桃体，向两侧牵拉小脑扁桃体和小脑后下动脉，解剖脉络膜组织和下髓帆后，即可暴露出菱形窝和外侧隐窝，这样就可以暴露面丘附近的手术安全操作区。

(6) 后正中幕下小脑上入路：此入路适合切除中脑背侧、四叠体、导水管附件的病灶。与后正中经膜帆入路不同的是，手术切口需向枕外隆突上 2cm 延伸，充分暴露出横窦。剪开硬脑膜后，顺着小脑

天幕面解剖，打开小脑上池，尽可能少的电凝小脑桥静脉和动脉，术野有深部静脉复合体，再往深部即可到达四叠体池。

(7) 极外侧幕下小脑上入路：此入路适合切除同侧中脑后方、中脑后外侧、颞叶内侧和丘脑的病变。患者取侧卧位，耳后直切口，在星点处钻孔，骨窗的大小根据手术部位而定，T 形剪开硬脑膜，注意保护横窦和乙状窦，顺着小脑天幕面分离，注意保护桥静脉。暴露出环池后，滑车神经走行于中脑的后

外侧，紧邻小脑上动脉。顺着滑车神经可解剖至下丘下方。

(8) 乙状窦后入路：乙状窦后入路与极外侧幕下小脑上入路不同的是，剪开硬脑膜后，沿着小脑的岩骨面分离至脑桥小脑三角区，即可暴露出小脑中脚和脑桥外侧。乙状窦后入路较其他手术入路更常用，术后很少发生运动障碍。

(9) 远外侧入路：此入路可暴露延髓后外侧和延颈交界处，除此之外，解剖脑桥小脑三角的蛛网膜，可以暴露脑桥外侧；向腹侧解剖延髓池前方，可以达延髓前外侧沟和橄榄区。采用此入路时患者取侧卧位，选择倒 U 形切口，类似枕下后正中入路与乙状窦后入路的整合，逐层分离枕下肌层，暴露出枕下三角。头上斜肌、头下斜肌和头后大直肌构成枕下三角，其内包含了椎动脉的 V3 段。如果需要将椎动脉移位，可以通过磨除 C1 横突后弓，根据实际需要决定磨除枕髁的程度。剪开硬脑膜后，解剖枕大池和小脑延髓池外侧的蛛网膜，确认椎动脉的 V4 段，位于副神经外侧，舌下神经根前方。

(10) 迷路后入路（经迷路入路/经耳蜗入路，损毁听力，此处不做介绍）：此乙状窦前入路可以提供达脑桥外侧的直接手术通道，暴露出了脑桥小脑三角内中上部的神经血管复合体。采取此入路时患者取仰卧位，头向对侧偏转，标记耳后 C 形切口，皮瓣向前翻，暴露出乳突的表面及标志。主要步骤如下：在外耳道后上嵴后方磨除乳突骨皮质，然后沿着颞线向窦脑膜角处磨开骨皮质以切除乳突。取下乳突的皮质后，暴露出乳突气房；确认半规管，剪开颅后窝的硬脑膜，即可看到小脑岩骨面，辨认小脑绒球和第Ⅶ、Ⅷ脑神经及小脑前下动脉远端的关系。

手术入路的选择取决于术者对脑干安全操作区和各入路的熟悉程度、病灶与周围神经血管复合体的关系，以及仪器设备的支持。合理的手术入路应具备开颅步骤简单、相关入路并发症少、便于肿瘤切除同时脑干及重要神经血管损伤风险低的特点。个体化地选择最合适手术入路是获得良好手术效果的保障，也是精准医疗的体现。最熟悉的手术入路并不代表最合适的。

（五）典型病例解析

病例 1 患者，男性，11 岁，因"左眼活动障碍、双眼视力下降半年入院"。既往因阑尾炎行阑尾切除术，2 个月前右下肢骨折，行右下肢骨折复位内固定史。

【查体】神志清楚，慢性病容，检查合作，自主体位。双眼视力 1.0，视野基本正常，双侧瞳孔等大等圆，直径 3mm，对光反射灵敏，左眼外展受限，眼睑无下垂，无眼球震颤。右下肢活动障碍，肌力无法测，其余肢体肌力、肌张力可，双侧 Babinski 征可疑阳性，一字步、Romberg 征检查未完成。

【辅助检查】

中脑四叠体区可见椭圆形等 T_1、T_2 信号灶，大小约 2.1cm×2.6cm×2.1cm，邻近第四脑室上部明显受压变窄，周围可见长 T_1T_2 水肿信号灶，幕上脑室明显扩大，两侧脑室系统边缘见斑片状长 T_2 信号灶，余脑实质内未见异常信号灶，中线结构无移位（图 9-3）。

【术前诊断】中脑四叠体占位：胶质瘤？梗阻性脑积水并间质性脑积水；右下肢骨折复位内固定术后。

【手术入路】枕下后正中入路。

【手术要点】显微镜下 Y 形剪开硬膜，枕大池释放脑脊液，分开小脑扁桃体及右侧脉络裂，显露四脑室并进一步牵开右侧小脑，显露肿瘤，见肿瘤位于中脑被盖，大小约 2.5cm×3.0cm×2.8cm，实性，质地韧，灰白色，血供丰富，浸润性生长，与周围脑组织及神经结构边界不清，中脑导水管明显受压。镜下先沿肿瘤周边水肿带探查肿瘤，瘤-脑交界处尽量少用电凝，术中脑干无牵拉，分块全切除肿瘤。考虑肿瘤位于中脑，未扩大切除，右侧边界不清处予以保守切除，彻底打通中脑导水管。术中快速示胶质瘤。

【术后 MRI】原四叠体区病灶基本切除呈术后改变，术区见残留稍长 T_1 稍长 T_2 信号，增强扫描不均匀强化灶。中脑导水管、第四脑室受压大致同前。余况同前（图 9-4）。

【术后神经功能】出院时患者未诉特殊不适。生命体征平稳，神志清楚，双侧瞳孔等大等圆，直径 2mm，光反射灵敏，余颅脑神经查体无异常。颈软，四肢肌力、肌张力可。切口愈合良好。

【术后病理】弥漫星形细胞瘤，WHO Ⅱ 级。

【经验体会】

(1) 入路选择。病灶位于中脑顶盖，若从后方，

幕下小脑上入路，不利于释放脑脊液，且小脑山顶至病灶，坡度太大；若从上方，纵裂经胼胝体入路，位置太深，难以到达中脑导水管位置，且病变累及中脑侧方，手术区域难以到达；从下方，枕下后正中经膜帆入路，可以将切口向下扩展，咬除寰椎后弓，充分释放枕大池脑脊液，可实现不过度牵拉双侧小脑扁桃体的情况下到达病灶，且病灶离皮质最薄处位于中脑导水管前方。

（2）切除范围。肿瘤位于中脑顶盖，此处相对安全，预后相对较好，但该病灶弥漫生长，与中脑边界不清，为避免产生致命后果，术中沿胖瘤边界切除，未行扩大切除。术后神经功能良好，残留病灶予以放化疗辅助治疗。

（3）手术要点。应彻底打通中脑导水管，谨防术后脑积水。术中避免填塞吸收性明胶海绵、棉片，目的是保持脑脊液不断涌出，使得脑组织自然塌陷。此举可保证充足的手术视野，亦可避免过度牵拉小脑导致脑内血肿。

病例 2　患者易某，男性，25 岁，因"头痛呕吐7 天。既往 2 岁时行疝气手术"入院。

【查体】急性病容，检查合作。神志清楚，视力视野无明显异常，双瞳直径 3mm，等大等圆，光反射灵敏，双眼球活动可，眼睑无下垂、震颤。

【辅助检查】头部 MRI：松果体区见等长 T_1、T_2 信号灶，强化不均匀，伴有坏死，幕上脑室扩张脑积水，双侧脑室旁见对称性条片状长 T_1、T_2 信号灶。余脑实质内未见异常信号灶，灰白质界限清楚，中线结构无移位（图 9-5）。

【术前诊断】中脑被盖占位：高级别胶质瘤？

【手术入路】右额纵裂经胼胝体 - 脉络膜裂 - 三脑室入路。

【手术过程】术中取右额纵裂颈胼胝体 - 脉络膜裂 - 三脑室入路，沿纵裂向深部探查，在双侧胼周动脉之间纵向切开胼胝体，长约 2.5cm，进入右侧侧脑室后分开脉络膜裂，进入三脑室，切开三脑室后分开部分皮质后见肿瘤位于中脑被盖，导水管前，

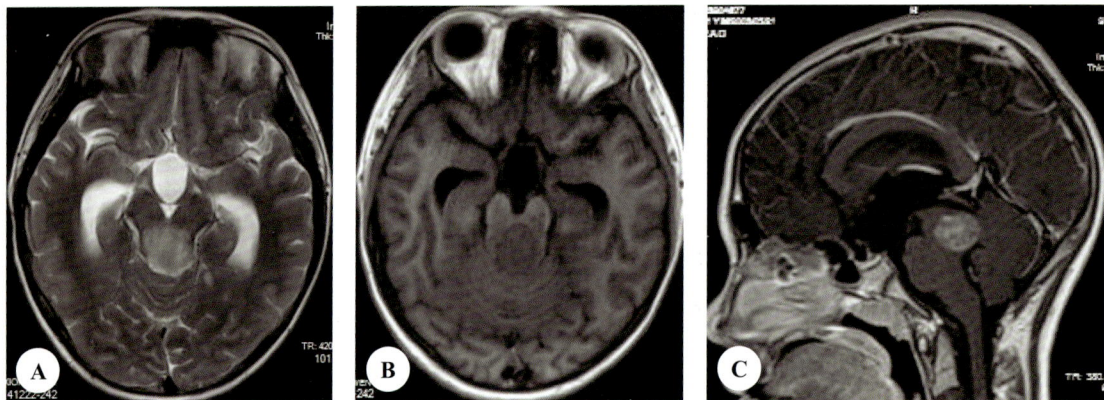

▲ 图 9-3　病例 1 术前辅助检查

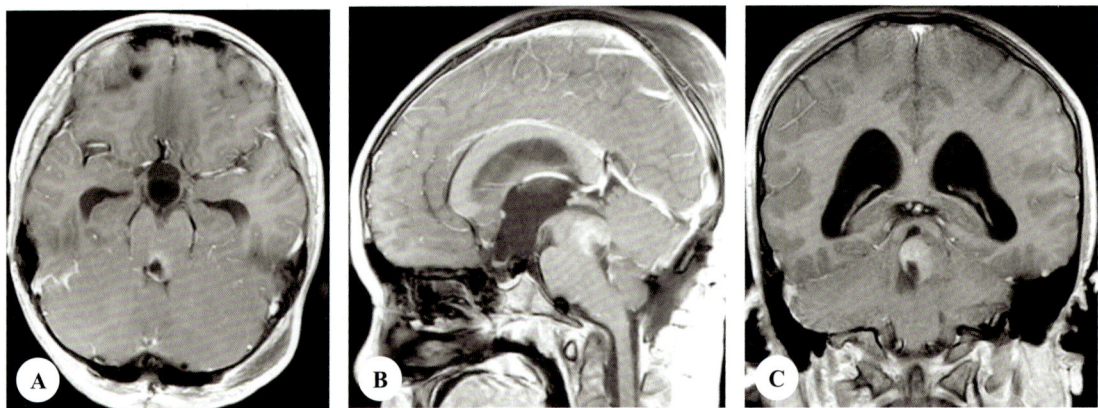

▲ 图 9-4　病例 1 术后 MRI 检查

大小约 2.5cm×3.0cm×2.0cm，灰褐色，质地韧，血供丰富，浸润性生长，与周围脑组织及神经结构边界不清，将中脑导水管推挤向左前下方。镜下沿肿瘤周边水肿带仔细探查切除肿瘤，全切除肿瘤后，中脑导水管受压解除。

【术后 MRI】原中脑被盖区占位已切除，右侧额骨局部骨质缺损呈术后改变，术区可见斑片长 T_1 长 T_2 信号影，增强后未见明显强化。右侧大脑镰旁可见小片短 T_1 长 T_2 信号灶，增强后未见明显强化。幕上脑室系统扩张较前稍减轻（图 9-6）。

【神经功能】患者神志清楚，生命体征平稳，语言流利，双侧瞳孔等大等圆，直径 3mm，光反射迟钝，双侧眼球上视、下视受限，左右运动可，四肢肌力、肌张力可，病理征未引出，余基本同前。

【术后病理】间变型星形细胞瘤，WHO Ⅲ 级。

【随访资料】患者于 2015 年行开颅手术，随访 7 年，2022 年 05 月复查未见肿瘤复发。神清语利，四肢活动正常。2022 年 09 月复查时出现脑积水，于外院行脑室腹腔分流术（图 9-7）。

【经验体会】

(1) 该病灶位于中脑被盖，三脑室底，与病例一不同的是，病灶离皮质最薄处位于三脑室底，整体偏中脑导水管前方，所以该病例从前上方，经纵裂经胼胝体 - 脉络膜裂 - 三脑室入路切除病灶，保护了中脑顶盖结构。

(2) 术中避免填塞吸收性明胶海绵、棉片，目的是保持脑脊液不断涌出，使得脑组织自然塌陷。此举可保证充足的手术视野，亦可避免过度牵拉三脑室底，导致大脑深部静脉血肿。全切除肿瘤后，虽然中脑导水管受压解除，仍应彻底打通中脑导水管，谨防术后脑积水。

病例 3　患者周某，男性，19 岁，因"突发呕吐 3 个月，视物模糊 20 天"入院。

【查体】神志清楚，双侧瞳孔等大等圆直径 3mm 大小，对光反射灵敏，头颅大小及形态正常。鼻腔及外耳道无异常分泌物，口角无歪斜，双侧鼻唇沟无变浅，鼓腮示齿可，伸舌居中，咽反射正常，

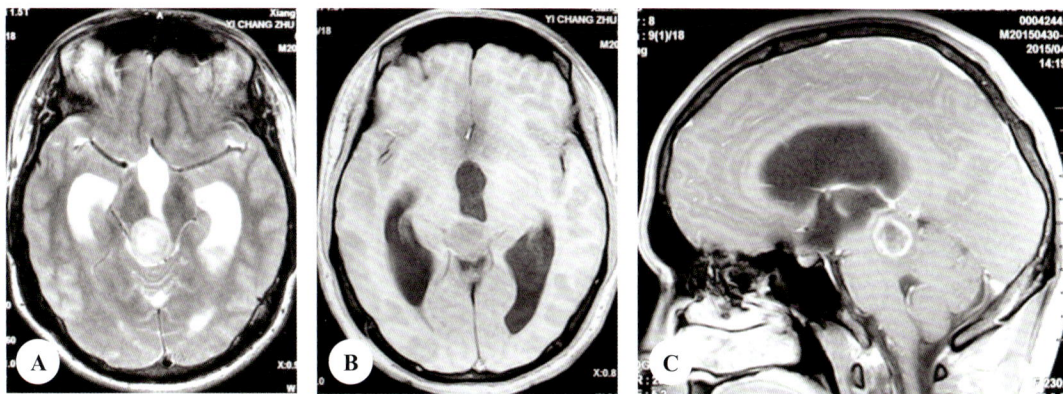

▲ 图 9-5　病例 2 术前 MRI 检查

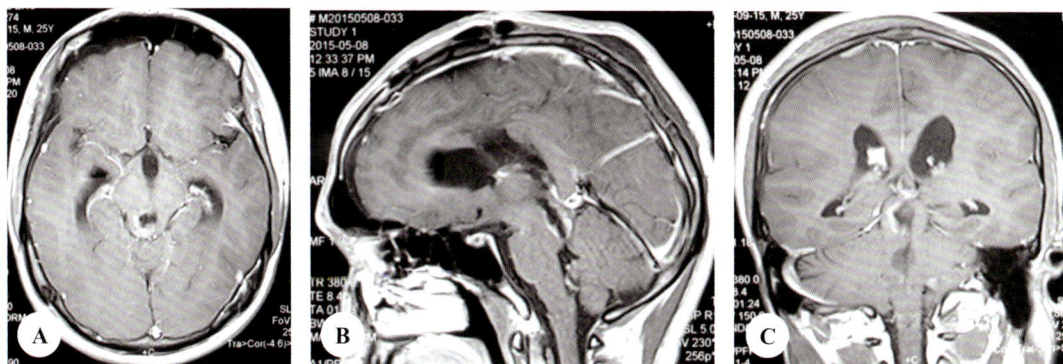

▲ 图 9-6　病例 2 术后 MRI 检查

颈软，四肢活动可，肌力、肌张力正常，Kernig、Brudzinski、Babinski 征阴性。

【辅助检查】见图 9-8。

头部 MRI：中脑右后份可见一稍长 T_1 等 - 长 T_2 信号灶，病灶大小约 25mm×31mm×32mm，增强后呈不均匀环形强化，病灶向上突入松果体区，中央导水管受压变窄，幕上脑室系统明显扩张，双侧侧脑室旁可见条片状稍长 T_2 信号，中线结构局部左移。余脑实质内未见异常信号灶及强化灶。右侧上颌窦内可见丘状长 T_2 信号。

DTI：取中脑病灶及周围脑组织为感兴趣区，神经纤维示踪图示病灶周围神经纤维稍稀疏，神经纤维束受压移位为主。

【术前诊断】中脑顶盖区占位，胶质瘤？生殖细胞瘤？

【手术入路】枕下小脑幕上（Poppen）入路。

【手术过程】显微镜下剪开硬膜，脑组织张力高，牵开枕叶皮层，沿天幕向深部探查，见肿瘤位于中脑右后份，部分肿瘤位于天幕下方，肿瘤大小约 25mm×31mm×32mm，质软，色灰红，血供丰富，边界欠清。切开小脑幕，分离肿瘤表面过路血管，沿肿瘤周边逐渐分离。肿瘤与中脑关系密切，予以分离并切除肿瘤。全切肿瘤后，大脑大静脉等深部静脉、脑组织保留完好（图 9-9）。

【术后 MRI】原病灶已手术切除。现术区可见右侧顶枕骨局部骨质缺如呈术后改变，术区及相应颅板下可见短 - 等 - 长 T_1 短 - 长 T_2 信号混杂信号灶，周围脑实质可见少许片状长 T_1 长 T_2 信号灶，增强后术区边缘及邻近脑膜见少许条状强化。右侧顶叶另可见中央短 T_2 周围稍长 T_2 信号灶，T_1WI 呈等 - 稍高信号，FLAIR 呈中央低周围高信号，增强后未见强化。幕上脑室系统不大，中线结构大致居中。右侧乳突内新见长 T_2 信号灶（图 9-10）。

【术后病理】（中脑顶盖区）室管膜瘤，WHO Ⅱ 级。

【神经功能】出院时神志清楚，语言流利，生命体征平稳。双侧瞳孔等大等圆，直径 3mm 大小，对光反射灵敏，口角无歪斜，伸舌居中，颈软，四肢肌力、肌张力正常，各生理反射存在，Kernig、Babinski、Brudzinski 征阴性。

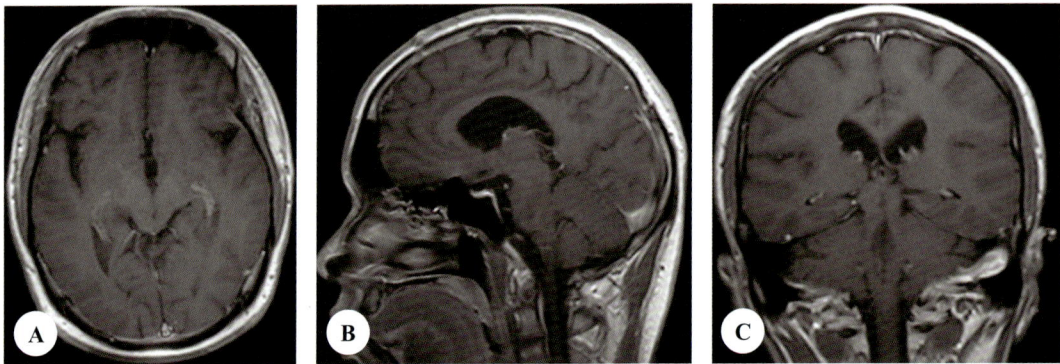

▲ 图 9-7　病例 2 随访辅助检查

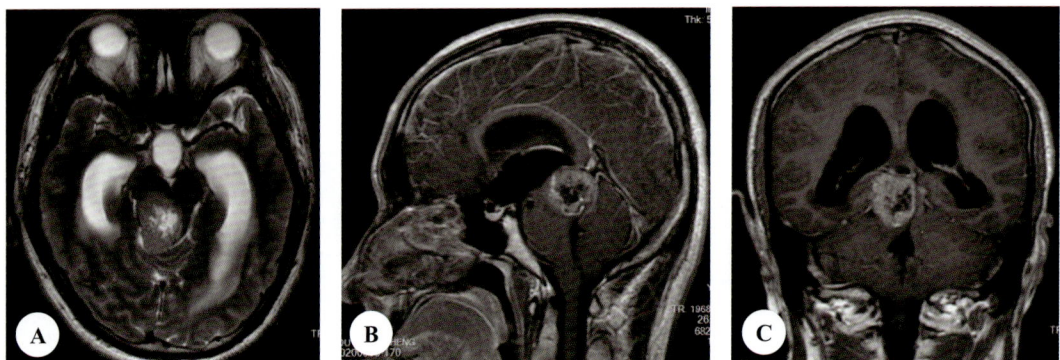

▲ 图 9-8　病理 3 术前辅助检查

【经验体会】

(1) 该病灶位于中脑顶盖，毗邻小脑上蚓，大脑深部静脉如大脑内静脉、大脑大静脉被顶向上方，通过枕下经天幕入路，侧方切开天幕，实现肿瘤全切的同时保留大脑深部静脉。小脑山顶和天幕坡度较大，故不考虑幕下小脑上入路。

(2) Poppen 入路经常会出现脑组织张力较高，牵拉枕叶过重导致挫伤甚至损伤视皮层的情况，我们的经验是开颅时马蹄形切口尽量开大，内侧过中线，上方达人字缝，下方显露横窦和窦汇。若脑组织张力过高，剪开硬膜前可行枕角穿刺，缓慢释放脑脊液，降低颅内压，待脑组织张力下降后再剪开硬膜。

术中开放四叠体池，避免填塞吸收性明胶海绵、棉片，目的是保持脑脊液不断涌出，进一步降低脑组织张力。全切除肿瘤后，若脑组织搏动良好，张力不高，可拔除脑室引流管。

病例 4 患者男性，34 岁，因"右侧额面部麻木19 天，右侧肢体、躯干麻木 9 天"入院。

【查体】神志清楚，双侧视力 0.9，视野无明显异常，双侧瞳孔等大等圆，直径 3mm，对光反射灵敏。眼球运动可。右侧面部触痛温度觉较左侧较弱。右侧肢体触痛温度觉减退，有袜套感。右侧大腿上1/3 有紧箍感。右侧 Babinski 征阳性。右侧指鼻实验、跟膝胫实验阳性，行一字步往右偏。余神经系统查

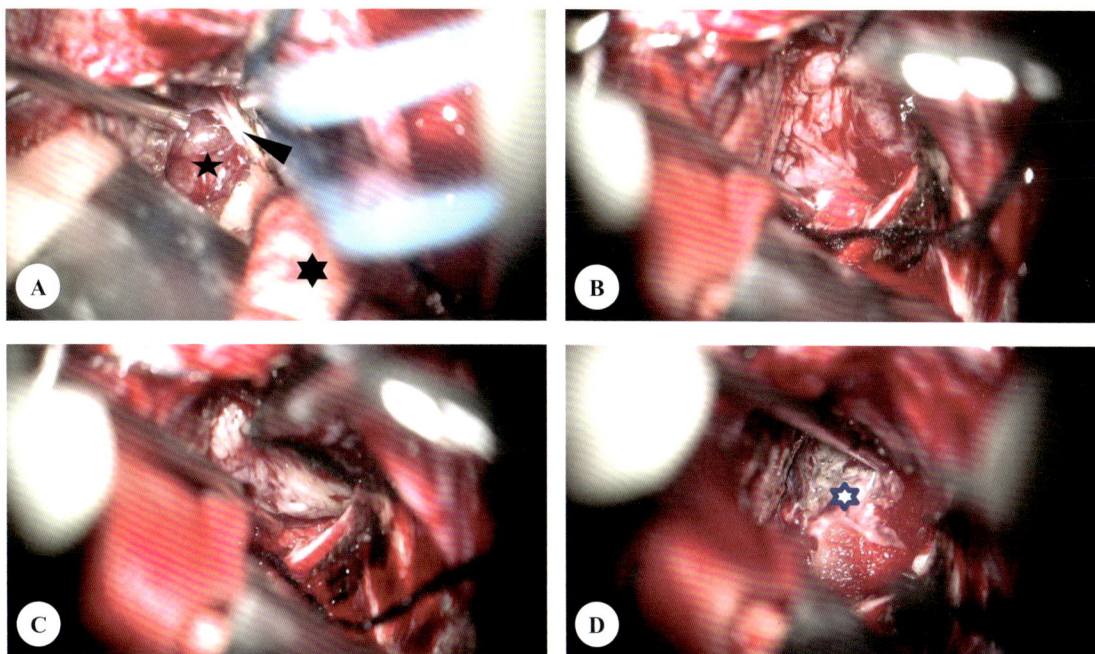

▲ 图 9-9 病例 3 肿瘤（黑色五角形），小脑幕（黑箭头），左枕叶（黑色六角形），中脑顶盖（白色六角形）

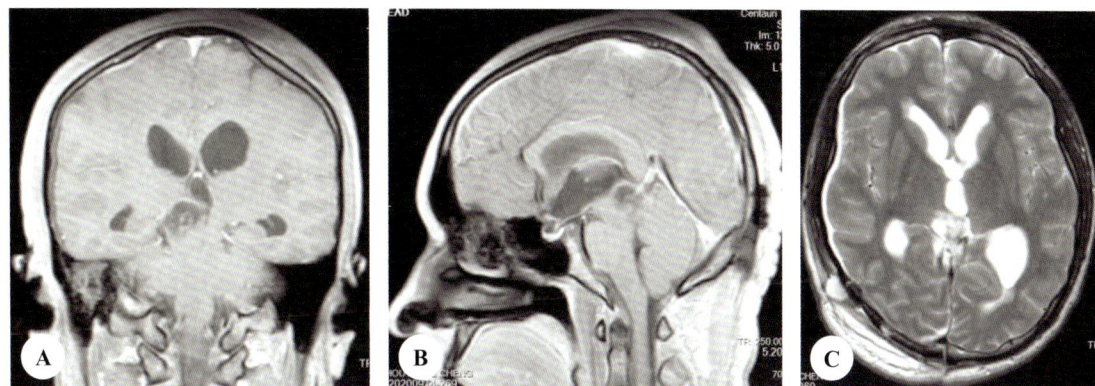

▲ 图 9-10 病例 3 术后 MRI 检查

体未见明显异常。

【辅助检查】

头部 MRI：中脑、脑桥左侧份肿胀，见团块状短 - 等 T_1 等 - 长 T_2 混杂信号灶，大小约 3.3cm × 2.8cm × 2.0cm，与周围脑组织边界欠清，增强后可见明显不均匀强化，邻近脑实质及四脑室受压，幕上脑室系统未见明显扩大。余脑实质内未见明显异常信号，灰白质界限清楚，中线结构无移位（图 9-11）。

【术前诊断】中脑、脑桥左侧占位：胶质瘤？

【手术入路】左侧枕下乙状窦后入路。

【手术要点】术中行左侧枕下乙状窦后入路，显微镜下自小脑延髓池充分释放脑脊液后，牵开小脑，于面神经根上端与三叉神经之间、小脑前下动脉下方皮层黄染，于脑桥背外侧纵行切开皮层到达病变区域，见肿瘤大小约 3.3cm × 2.8cm × 2.0cm，合并陈旧性出血，为暗红色血性液体。病变与周围脑组织边界欠清，周边脑组织黄染。镜下沿含铁血黄素环探查肿瘤，在脑干无牵拉下全切除肿瘤，面听神经、岩静脉、小脑前下动脉保留完好（图 9-12）。

【术后 MRI】左侧枕部颅骨信号欠连续，左顶枕部软组织肿胀。左侧脑干见稍长 T_1 极长 T_2 混杂信号灶，增强后可见边缘强化。余脑实质内未见明显异常信号灶及强化灶，脑沟脑裂脑池未见明显增宽，中线结构居中。余况同前（图 9-13）。

【神经功能】患者出院时神志清楚，语言流利，右侧颜面部痛温度觉减退较前好转，额纹、鼻唇沟等深，颈抗 2 指。右侧肢体麻木较前好转。四肢肌力、肌张力可。

【术后病理】脑干左侧弥漫星形细胞瘤，WHO Ⅱ～Ⅲ级。

【经验体会】

(1) 熟练掌握脑桥小脑三角区神经、血管的生理解剖及病理解剖，有助于神经功能的保护，熟悉脑干安全手术区，有助于选择合适的皮层切开位置。本例选择在三叉神经与面听神经根之间纵行切开，相对安全。

(2) 为了减轻对脑干的牵拉，充分吸除瘤腔内陈旧性血液，然后沿水肿带切除病灶。针对脑干弥漫型胶质瘤，不建议扩大切除，以免造成严重后果。

病例 5 患者男性，17 岁，因"右侧眼球外展受限 1 个月，头痛、走路不稳 1 周"入院。

【查体】神志清楚，语言流利。记忆力、定向力、智力可。双眼矫正视力，左侧 1.0，右侧 1.2，视野无明显异常，双瞳直径 3mm，等大等圆，光反射灵敏，右侧眼球外展受限，余各方向活动可，无眼震。双侧面部感觉对称，皱眉、闭目、示齿等可，饮水不呛咳。悬雍垂右偏，右侧咽反射迟钝。双下肢图形觉异常，四肢肌力、肌张力正常，病理征阴性。行一字步不稳，Romberg 征、右侧指指、指鼻实验、跟膝胫实验均为阳性。余神经系统查体未见明显异常。

【辅助检查】

头部 MRI：右侧桥臂、脑桥偏右侧可见片状稍长 - 长 T_1 稍长 - 长 T_2 信号囊实性病灶，FLAIR 呈稍高信号，病灶边界不清，大小约 1.7cm × 1.6cm × 1.9cm，脑桥形态肿胀，增强后可见脑桥右侧实性部分明显强化，囊性部分囊壁可见强化，病灶周边见大片长 T_2 水肿带，脑干明显受压，第四脑室受压变窄，幕上脑室未见明显扩张，余脑实质未见异常信号灶及异常强化灶（图 9-14）。

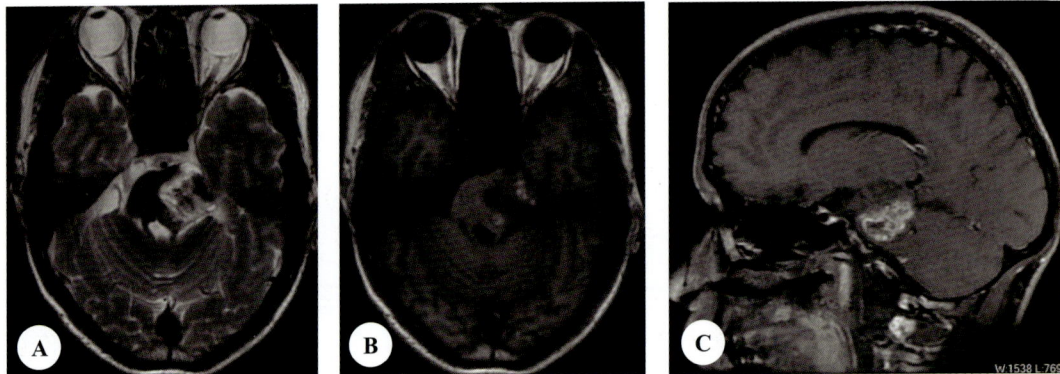

▲ 图 9-11 病例 4 术前辅助检查

【术前诊断】脑桥右侧占位：高级别胶质瘤？

【手术入路】右侧枕下乙状窦后入路。

【手术过程】术中在神经电生理监测下行右侧枕下乙状窦后入路，轻柔牵开小脑半球，见病变位于脑桥右侧，约 2.4cm×2.8cm×2.0cm 大小，肿瘤质地软，血供较丰富，囊实性，边界欠清。于面听神经、后组脑神经间隙中分块切除肿瘤。切除肿瘤后见三叉神经、面神经、蜗神经及后组脑神经及岩静脉保留完好，电刺激面神经脑干端见面神经波形完好（图 9-15）。

【术后 MRI】右枕部局部骨质缺损，原脑桥右侧病变已切除，术区可见积液，增强后未见明显异常强化，脑干明显肿胀，呈极长 T_2 信号。脑室系统形态大小正常。中线结构居中。余况同前（图 9-16）。

【神经功能】神志清楚，生命体征平稳。肢体活动可，右侧肌力稍差，精细活动障碍，步态不稳，右侧面部麻木，活动障碍，闭目不完全，鼓腮示齿力量较左侧差，说话、咳嗽较前好转，吞咽功能仍有障碍，可经口进食少量食物。自诉右侧肢体轻度麻木，四肢肌力、肌张力正常，病理征未引出。

【术后病理】弥漫中线胶质瘤，WHO Ⅳ 级，H3K27M 突变。

【经验体会】

(1) 本例术前影像学检查提示脑桥弥漫性水肿，脑桥肿胀明显，高度支持高级别胶质瘤，术中切除强化实质部分和囊壁，并未沿着水肿带扩大切除，以的免造成致命并发症。

(2) 此处操作面临三叉神经、面听神经、后组脑神经及岩静脉，需要在神经血管间隙中切除病灶，需要熟练掌握解剖及扎实的显微操作技术。

病例 6　患者男性，7 岁，因"外伤后检查发现脑干占位 5 天"入院。既往患儿 5 天前于奔跑时突发右下肢无力意外摔倒，患儿当时头痛伴呕吐，非喷射状，呕吐物为胃内容物。

【查体】慢性病容，检查欠合作，自动体位。双侧视力 1.5，双侧瞳孔等大等圆，直径 3mm，对光反射灵敏，眼球运动自如，双侧面部触觉温度觉可，舌尖可见咬伤痕迹，味觉正常，听力粗测可。颈软，全身深浅感觉无明显异常，四肢无明显萎缩，右下肢肌力 Ⅳ～Ⅴ 级，右上肢 0 级。余神经系统查体未见明显异常。

【辅助检查】见图 9-17。

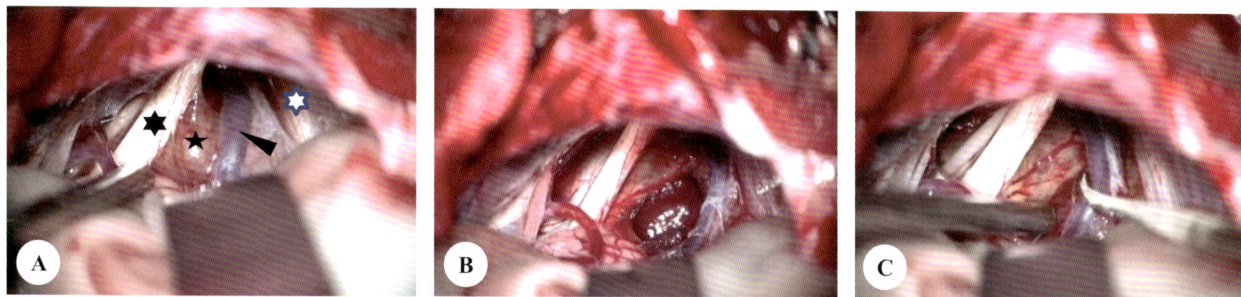

▲ 图 9-12　病例 4 面听神经（黑色六角形），肿瘤（黑色五角形），岩静脉（黑箭头），小脑幕（白色六角形）

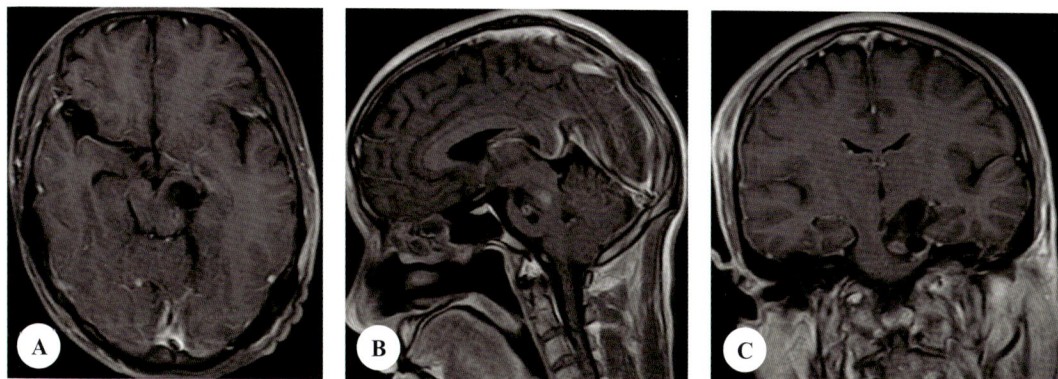

▲ 图 9-13　病例 4 术后 MRI 检查

头部 MRI：脑桥见向腹侧生长的不规则等长 T_1 等长 T_2 混杂信号灶，FLAIR 呈高信号，大小约 $3.6cm \times 3.6cm \times 3.9cm$，增强后呈斑片状不均匀强化，病灶实性成分明显强化，其内可见无强化的囊变区，周围可见斑片状长 T_1 长 T_2 无强化水肿带，中脑受累，第四脑室受压变窄，幕上脑室稍扩大，余脑实质未见异常信号灶及异常强化灶。

DTI：取脑桥病灶区及邻近相对正常脑组织为感兴趣区，测得脑桥病灶区 FA 值为 0.122，邻近相对正常脑组织 FA 值为 0.566，神经纤维示踪图示脑干病灶区神经纤维大部分中断。

【术前诊断】脑桥右侧份占位：考虑高级别胶质瘤？

【手术入路】左侧枕下乙状窦后入路。

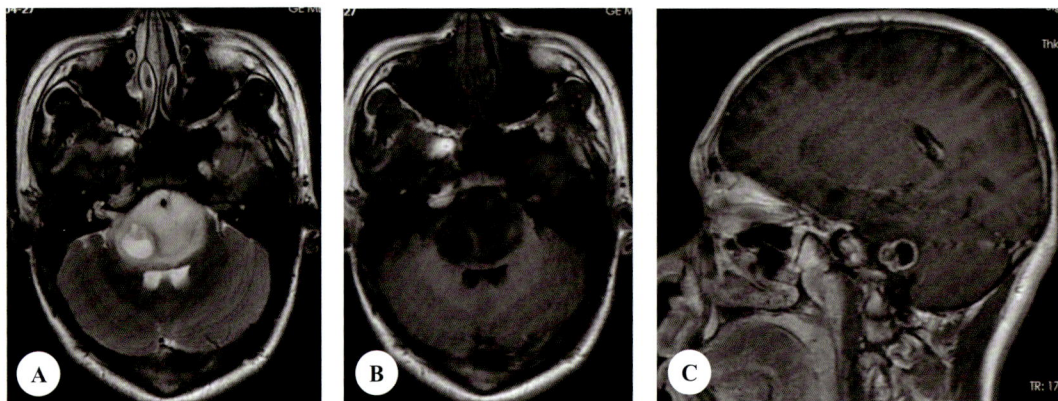

▲ 图 9-14 病例 5 术前辅助检查

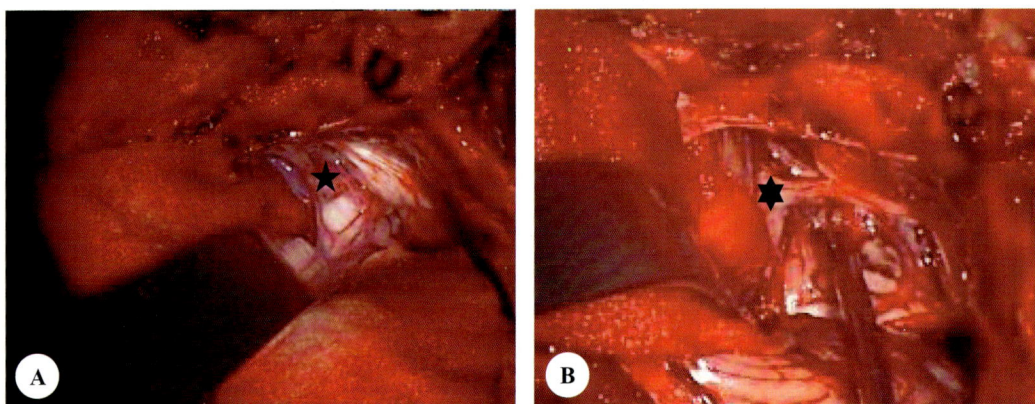

▲ 图 9-15 病例 5 肿瘤（黑色五角形），面听神经（黑色六角形）

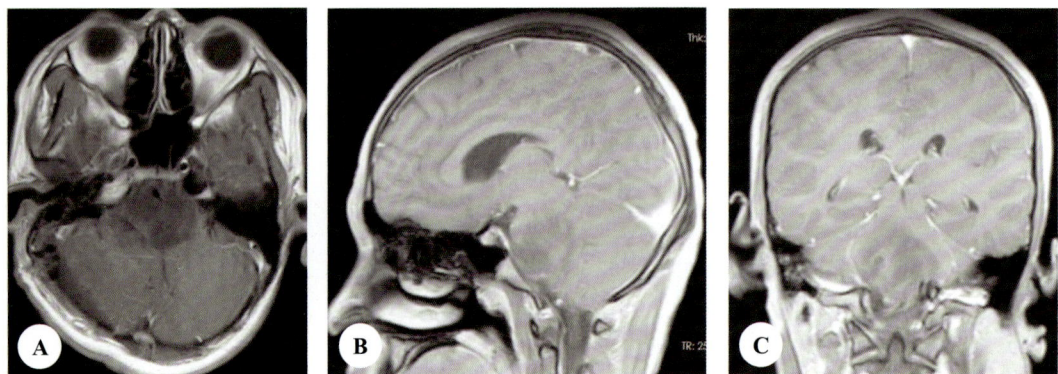

▲ 图 9-16 病例 5 术后 MRI 检查

【手术要点】术中在神经电生理监测下行左侧枕下乙状窦后入路，显微镜下弧形剪开硬膜，显露小脑延髓外侧池，释放脑脊液，轻柔牵开小脑半球，见病变位于左侧脑桥及延髓，肿瘤大小约 2.5cm×2.0cm×3.0cm，囊实性，与周边脑组织边界不清。镜下先释放囊液行瘤内减压，再分离肿瘤与脑干之间粘连，最后逐渐分离肿瘤与延髓背侧间粘连，分块次全切除肿瘤。

【术后 MRI】枕部部分骨质连续性中断呈术后改变。相应颅骨下积液积气信号，原脑桥病变呈大部分切除术后改变，脑桥肿胀，术区结构紊乱，其内可见长 T_1 稍长 – 长 T_2 信号灶，增强后可见环形明显强化，较前缩小（图 9–18）。

【神经功能】患者出院时神志清楚，语言流利，颜面部感觉运动可，无吞咽发声障碍，四肢肌力较前好转，病理征未引出。

【术后病理】脑桥、延髓胶质母细胞瘤，WHO Ⅳ级。

【经验体会】恶性程度越高的肿瘤，造成脑干弥漫肿胀越明显，越需要术中准确判断肿瘤边界，如何把握切除范围，与术者临床经验及对脑干手术安全区解剖的掌握息息相关。一味追求肿瘤全切可能导致致命后果，知止而后能定。

病例 7　患者男性，30 岁，因"心律失常 3 年，头部胀痛 2 个月"入院。

【查体】神清语利，视力：左 0.3，右 0.2，视野粗测无异常，双瞳直径 3mm，光反射灵敏，眼球运动可。无明显阳性神经系统体征。

【辅助检查】头部 MRI：脑桥 – 延髓左侧份，上段颈髓见等 – 稍长 T_1 等 – 长 T_2 混杂信号灶，FLAIR 序列呈稍高信号，较大层面大小约 2.0cm×3.0cm×2.0cm，增强后可见斑点状及小片状强化，幕上脑室系统明显扩张，中线结构居中。余无明显异常（图 9–19）。

【术前诊断】①延髓、颈髓占位：胶质瘤？②脑积水。

【手术入路】枕下后正中入路。

【手术要点】术中自枕骨隆突上 2cm 至颈 2 原后正中直切口。显微镜下 Y 形剪开硬膜，剪开蛛网膜，见肿瘤位于延髓背侧，肿瘤大小 2.0cm×

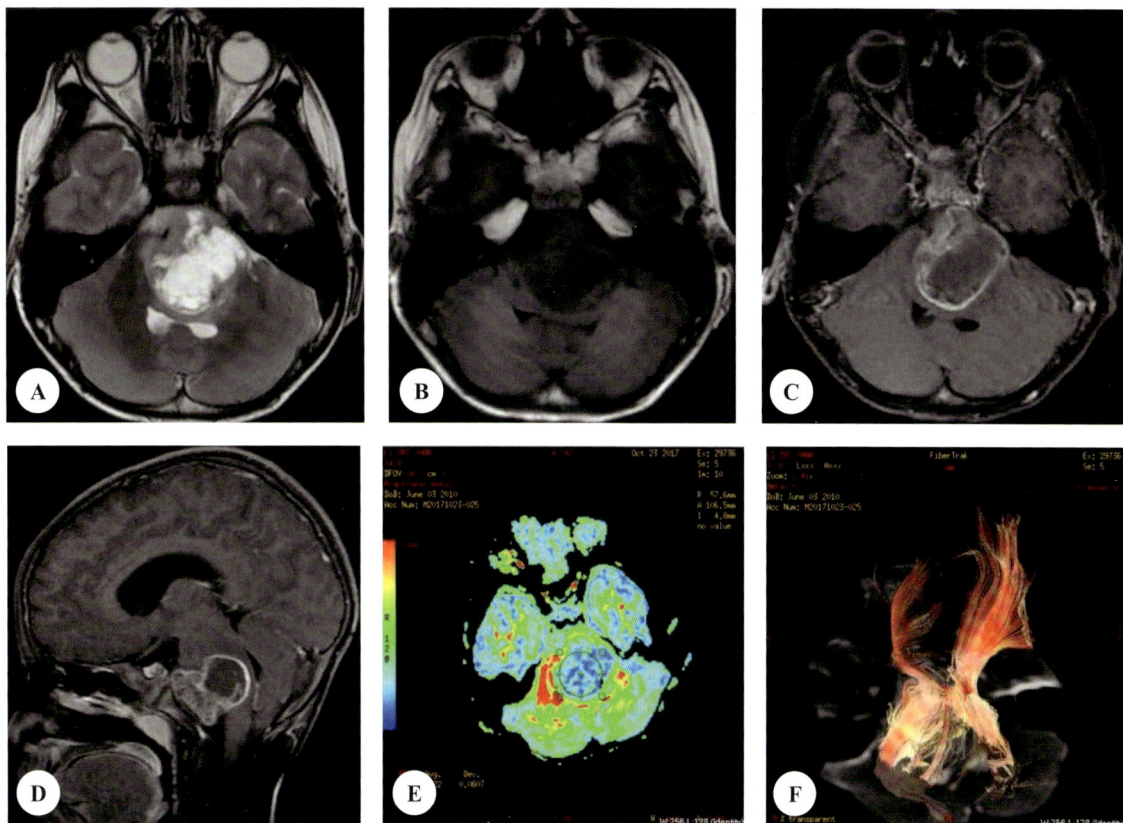

▲ 图 9–17　病例 6 术前影像

3.0cm×2.0cm，色灰白，质地韧，肿瘤严重侵犯延髓，与周边脑组织边界不清，先行瘤内减压，再仔细沿肿瘤与脑干边界，术中尽量不用电凝，勿牵拉脑干，分块全切除肿瘤（图 9-20）。

【术后 MRI】枕骨、寰椎后弓部分骨质缺损，上段颈髓及延髓 - 脑桥左侧份混杂信号灶呈切除后改变，术区软组织结构紊乱，术区可见斑片状长 T_1T_2 积液影，增强后术区未见明显异常强化。脑室系统扩张脑积水同前，中线结构居中（图 9-21）。

【神经功能】神志清楚，一般情况可，双侧瞳孔等大等圆，对光反射灵敏，四肢肌力、肌张力正常，病理征阴性。余神经系统查体基本同入院。

【术后病理】神经节细胞胶质瘤，WHO Ⅰ级。

【经验体会】Epstein 认为延颈交界型胶质瘤是一种比较独特的脑干胶质瘤类型，由于性质偏良性，手术加上后续放化疗预后较好，所以针对这类患者，建议积极手术治疗。

病例 8　患者女性，47 岁，因"头痛伴左眼球活动障碍 4 年余，加重伴右眼睑下垂 1 年"入院。既往有阑尾炎手术史。

【查体】神志清楚，视力视野粗测无异常，眼底检查双侧视盘清。双瞳直径 3mm，等大等圆，光反射灵敏。左侧眼球外展受限，无复视。右侧眼睑下垂，眼球活动可。余无明显阳性神经系统体征。

【辅助检查】

头部 MRI：延髓背侧可见一结节状稍长 T_1T_2 信号灶，FLAIR 序列呈高信号，DWI 呈等信号，增强后可见不均匀轻度强化，大小约 1.7cm×1.3cm×1.4cm，边界不清。余无明显异常信号区（图 9-22）。

【术前诊断】延髓背侧占位：胶质瘤？

【手术入路】枕下后正中入路。

【手术过程】术中自枕骨隆突上 2cm 至颈 1 后正中直切口。显微镜下 Y 形剪开硬膜，释放脑脊液，沿四脑室出口方向上抬小脑扁桃体。见病变位于延髓背侧，肿瘤大小约 1.5cm×1.2cm×1.3cm，实性，质地较韧，与周边脑组织边界不清。镜下沿肿瘤边缘逐步分离其与脑干边界，再切除外生部分肿瘤。脑干内肿瘤与脑干边界无法辨别，未强行切除，次

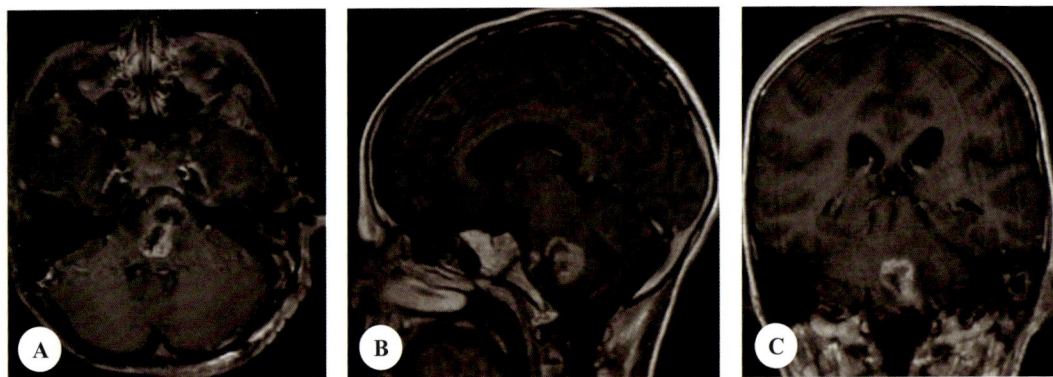

▲ 图 9-18　病例 6 术后 MRI 检查

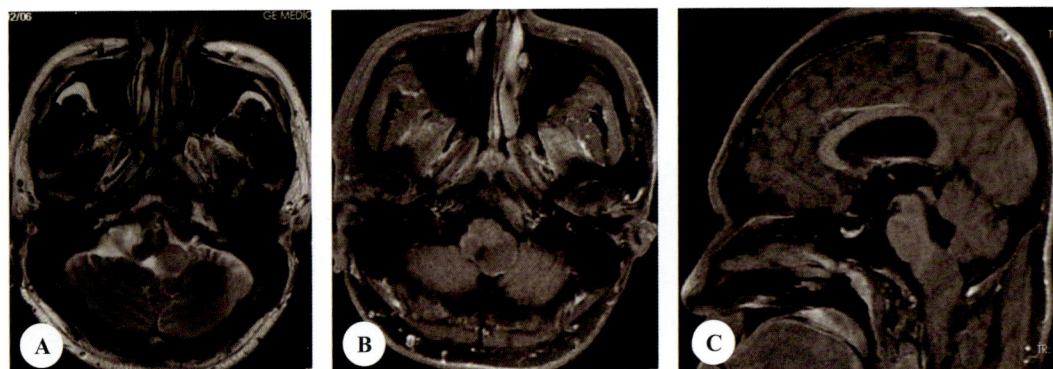

▲ 图 9-19　病例 7 术前辅助检查

全切肿瘤（图 9-23）。

【术后 MRI】枕骨鳞部骨质缺如呈术后改变，原延髓异常信号灶已部分切除，相应区域小脑内见短条状长 T_1 长 T_2 信号，增强未见明显强化灶。术区枕部颅板下见条片状长 T_1 长 T_2 积液信号（图 9-24）。

【神经功能】患者神志清楚，双侧瞳孔等大等圆，直径 3mm，对光反射灵敏，右侧眼睑下垂，左侧眼球内收位，面神经功能 1～2 级，四肢肌力、肌张力正常，病理征阴性。

【术后病理】弥漫型星形细胞瘤，WHO Ⅱ级。

【经验体会】Epstein 认为延颈交界型胶质瘤是一类比较独特的脑干胶质瘤类型，性质偏良性，手术争取最大安全切除，对于难以与延髓辨别的部分肿瘤，不建议强行切除，术后辅助放化疗预后往往较好。

病例 9 患者女性，19 岁，因"间断性头痛头晕、全身乏力 13 年，进行性加重 1 个月"入院。既往无特殊。

【查体】神志清楚，语言流利，双侧瞳孔直径 3mm，光反射灵敏，眼球运动自如。走一字步不稳，闭目难立征阳性。

【辅助检查】见图 9-25。

头部 MRI：延髓背侧、四脑室占位病变合并幕上脑室系统扩张。

【手术指征】延髓背侧、四脑室占位：胶质瘤？梗阻性脑积水。

【手术入路】枕下后正中入路。

【手术过程】术中见肿瘤位于延颈交界处，大小约 4.0cm×4.0cm×3.5cm。部分囊变，与延髓及上颈段边界欠清。肿瘤质地硬，血运一般。沿肿瘤边缘分离肿瘤，镜下次全切肿瘤。术中快速回报：低级别胶质瘤。

【术后 MRI】枕部局部骨质缺损呈术后改变。原四脑室 - 脑干肿瘤部分切除，脑干后方仍可见小块状长 T_1 长 T_2 信号灶，FLAIR 呈高信号灶，增强后未见明显强化。术区可见长 T_1T_2 信号灶，内可见少许短 T_1 信号灶，增强后未见明显强化，小脑受压程度明显减轻，幕上脑室系统扩张较前好转（图 9-26）。

【神经功能】神志清楚，一般情况可，无吞咽困难、声音嘶哑等，伸舌居中，切口愈合可，无红、

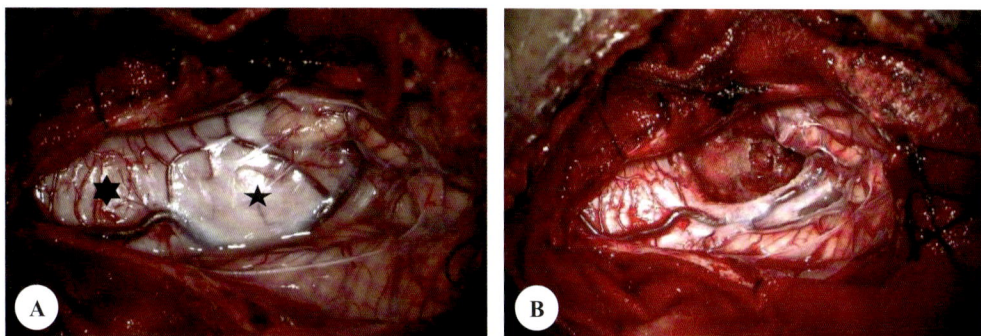

▲ 图 9-20　病例 7 延髓（黑色六角形），肿瘤（黑色五角形）

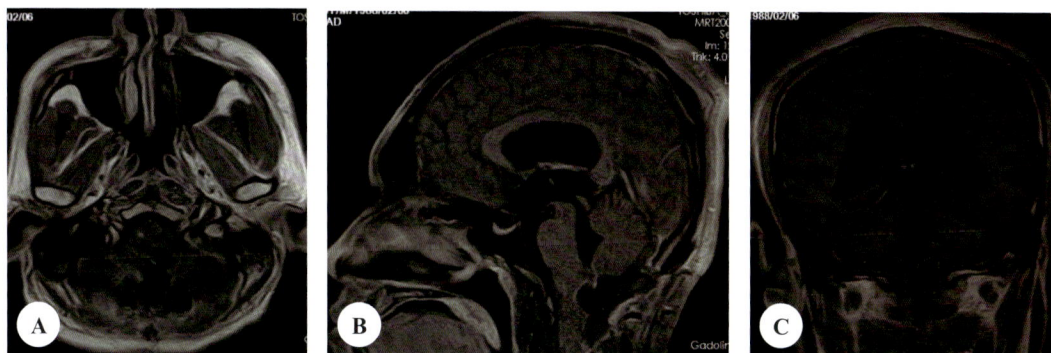

▲ 图 9-21　病例 7 术后 MRI 检查

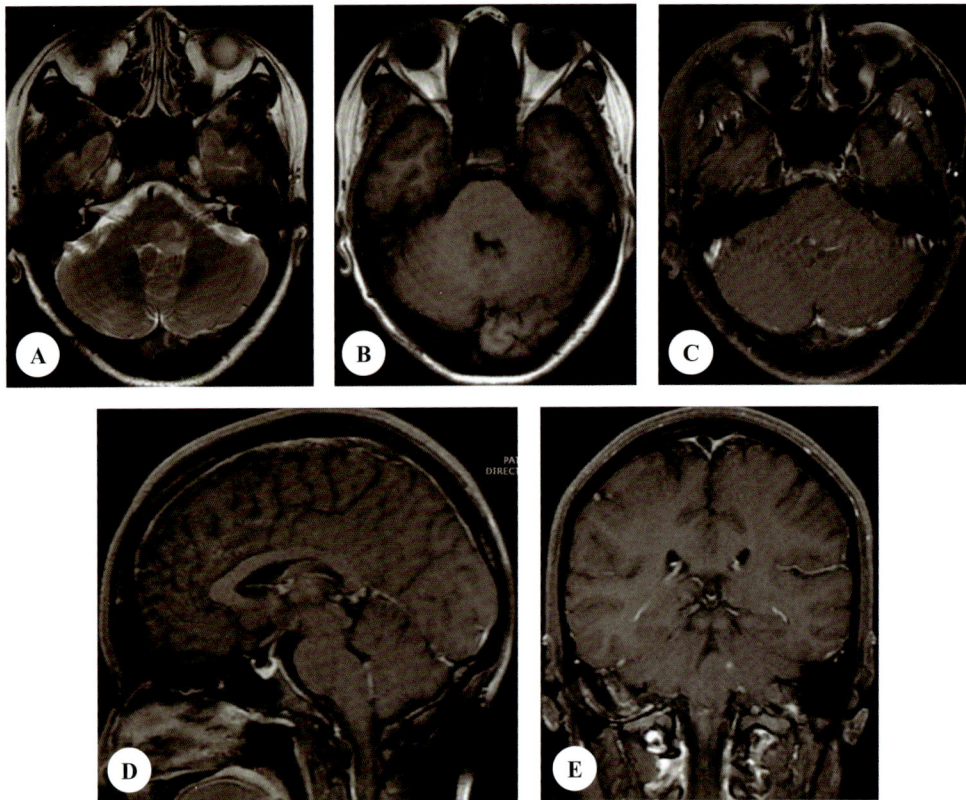

▲ 图 9-22　病例 8 术前辅助检查

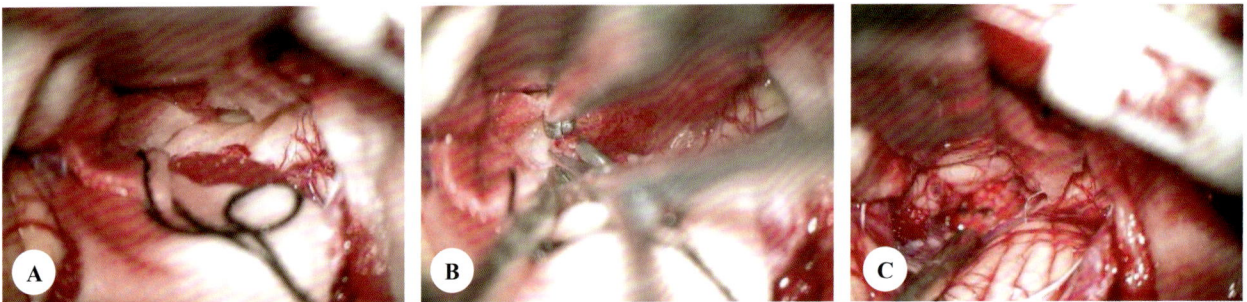

▲ 图 9-23　病例 8 手术过程

肿、渗出，颈软，四肢肌力、肌张力正常，各生理反射存在，Kernig、Babinski、Brudzinski 征阴性，指鼻试验（－），Romberg 征（－），行一字步可。

【术后病理】毛细胞型星形细胞瘤，WHO Ⅰ级。

【经验体会】此病例术后病理提示毛细胞型星形细胞瘤，WHO Ⅰ级，但术中发现病灶与延髓及上段颈髓粘连紧密，边界不清，故而行次全切。该病例虽然病理组织分型提示低级别胶质瘤，但表现出的侵袭性生物学行为，提示并非所有延颈交界区胶质瘤均有良好预后，进一步的肿瘤分子分型亟需实质性进展。

病例 10　患者女性，26 岁，因"面瘫 9 个月。既往 3 天前出现双侧扁桃体炎"入院。

【查体】神志清楚，双侧瞳孔等大等圆，直径 3mm 大小，对光反射灵敏。左侧视力 0.4，右侧视力 0.7，视野无明显异常。颜面部感觉运动无明显异常。右侧额纹消失，鼻唇沟变浅，示齿口角偏向左侧，右眼闭目不全。鼓腮、吹口哨动作无明显异常。余无明显阳性体征。

【辅助检查】MRI 检查：延髓背外侧及右侧小脑半球团块状异常信号灶，大小约 2.0cm×1.5cm×2.0cm，FLAIR 呈高信号，增强后可见少许强化。余

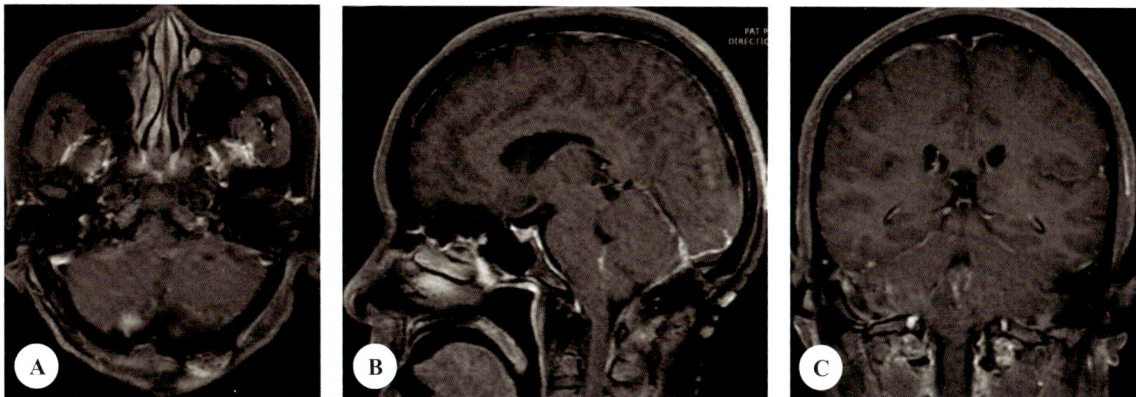

▲ 图 9-24　病例 8 术后 MRI 检查

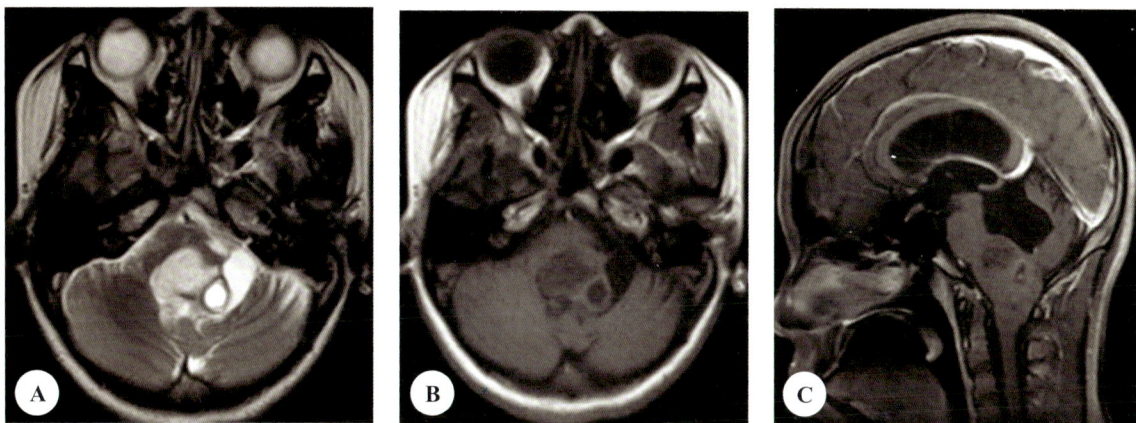

▲ 图 9-25　病例 9 术前辅助检查

脑实质内未见异常信号灶及异常强化灶，灰白质界限清楚，脑沟、脑裂、脑池及脑室大小形态正常，中线结构无移位（图 9-27）。

【术前诊断】延髓背外侧占位：胶质瘤？

【手术入路】枕下后正中入路。

【手术过程】术中显微镜下 Y 形剪开硬膜，释放脑脊液，见延髓右侧及脑桥肿胀，向外突出，肿瘤主体位于延髓背外侧，大小约 2.0cm×1.5cm×2.0cm，质地硬，色灰白，镜下先行瘤内减压，部分病变和延髓边界不清，仔细将肿瘤与延髓分离，分块全切除肿瘤。

【术后 MRI】枕部局部骨质缺损，呈术后改变，周围软组织稍肿胀；原脑干病变呈切除术后改变。术区及术区颅板下可见长 T_1 长短 T_2 积液及积血信号，增强后术区边缘可见少许强化。第四脑室受压变窄，周围脑实质小片状长 T_2 信号（图 9-28）。

【神经功能】出院时患者神志清楚，生命体征平稳，未见呕吐发作，留置导尿，声音嘶哑，饮水稍

呛咳，咳嗽力弱。四肢肌力、肌张力正常，病理征阴性。

【术后病理】弥漫型星形细胞瘤，WHO Ⅱ级。

【经验体会】

(1) 此病灶主体位于延髓背外侧，如果采用乙状窦后入路，位置偏低，且需要切开较多脑干皮质，故采用枕下后正中入路。

(2) 术后病理提示弥漫型星形细胞瘤，WHO Ⅱ级，术中发现肿瘤质地硬，组织学分型不足以反映肿瘤生物学性质，有待进一步的分子分型。

病例 11　患者女性，9 岁，因"发现脑干占位 3 个月"入院。

【查体】神清语利，无明显阳性神经系统体征。

【辅助检查】MRI 检查：桥脑背侧、四脑室内占位，大小 3.8cm×2.4cm×3.0cm，边界欠清，明显强化（图 9-29）。

【术前诊断】四脑室 - 桥脑背侧占位：胶质瘤？

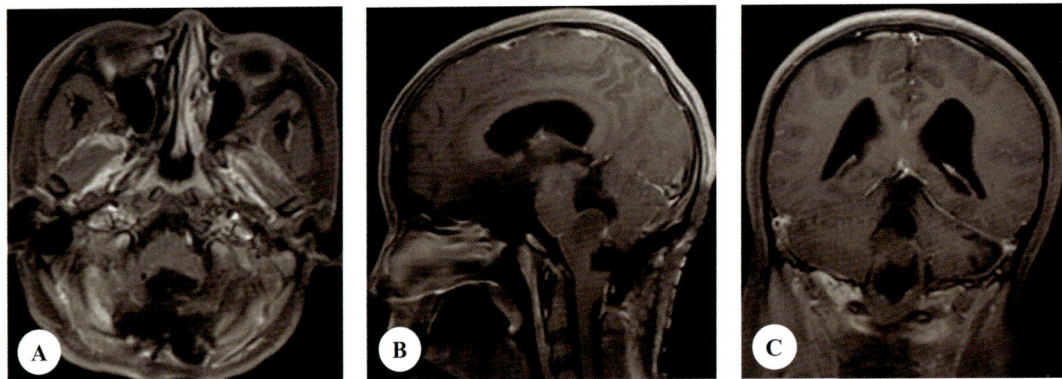

▲ 图 9-26　病例 9 术后 MRI 检查

【手术入路】枕下后正中入路。

【手术过程】术中自枕骨隆突上 2cm 至颈 1 后正中直切口。显微镜下 Y 形剪开硬膜，释放脑脊液，见肿瘤位于颅后窝中线区域，打开小脑蚓部，见肿瘤附着于四脑室上髓帆处，色灰白，质地中等，大小约 3.8cm×2.4cm×3.0cm，与周边脑组织边界不清，肿瘤表面与双侧 PICA 及其分支、延髓及四脑室底粘连紧密。镜下先行瘤内减压，再沿肿瘤周边逐渐分离，分块全切除肿瘤（图 9-30）。

【术后 MRI】枕部局部骨质缺损，呈术后改变，四脑室内未见明确肿块，术区及邻近颅板下见积液及少许积血信号，增强后术区邻近脑膜见轻度强化，四脑室变窄（图 9-31）。

【术后神经功能】患者出院时神志清楚，语言流利，生命体征平稳。颈软，四肢肌力、肌张力基本正常，病理征阴性。

【术后病理】弥漫型星形细胞瘤，WHO Ⅱ级。

【经验体会】

(1) 该病例术前影像学检查不典型，表现为明显均匀强化，周围水肿不明显，中间可见少量坏死。与舌下神经鞘瘤鉴别点是后者常以患侧舌肌萎缩、伸舌向患侧偏斜为首发临床表现。

(2) 该病灶基底位于四脑室上髓帆，无论从上方还是后方入路均难以达到全切，从下方枕下后正中入路，即使咬除寰椎后弓，肿瘤上部已达三脑室后部，仍难以全切。为避免过度牵拉小脑扁桃体，术中果断切开小脑下蚓部，实现肿瘤全切。术后患者未出现小脑下蚓劈开综合征。个体化治疗也体现在术中决策。

病例 12　患者，男性 26 岁，因"右侧肢体乏力、左侧面部麻木并吞咽困难 15 天，头痛 6 天"入院。既往乙肝大三阳病史，2009 年车祸后行脾部分切除术。

【查体】神志清楚，视力左 0.6，视力右 0.7，双侧瞳孔等大等圆，直径 3mm 大小，对光反射灵敏。左侧面部麻木，双侧额纹对称，口角无歪斜。伸舌居中，吞咽困难，咽反射正常，颈软，右侧肢体肌力Ⅳ级，左侧肌力正常，四肢肌张力正常。右侧 Babinski 征、奥本海姆征阳性，右侧 Romberg 征阳性，行一字步不稳。余无明显阳性体征。

【辅助检查】MRI 检查：延髓内可见团块状稍长 T_1 长 T_2 病灶，大小 4.5cm×3.8cm×3.0cm，边界欠清，不均匀强化（图 9-32）。

【术前诊断】①延髓 - 脑桥占位：胶质瘤？②乙肝携带者。

【手术入路】左侧枕下乙状窦后入路。

【手术过程】术中行左侧枕下乙状窦后入路，自小脑延髓侧池充分释放脑脊液后，牵开小脑半球，见病变位于脑干延髓，大小约 4.5cm×3.8cm×3.0cm。面神经肌电图监测下探查面听神经复合体位于肿瘤表面，后组脑神经位于肿瘤下极。肿瘤质地中等，血供丰富，无明显边界。先行瘤内减压，分离肿瘤与面听神经粘连，切除斜坡部分肿瘤及三叉神经上方肿瘤。脑干充分减压后，见三叉神经、面听神经、后组脑神经及岩静脉保留完好，电刺激面神经脑干端见面神经肌电波形完好（图 9-33）。

【术后 MRI】左侧枕部骨质不连续呈术后改变，相应颅板下见少量积液。原脑干病灶呈部分切除，术区可见团片状稍长 T_1- 长 T_2 信号灶，增强后可见条片状不均匀轻度强化。四脑室受压同前，幕上脑

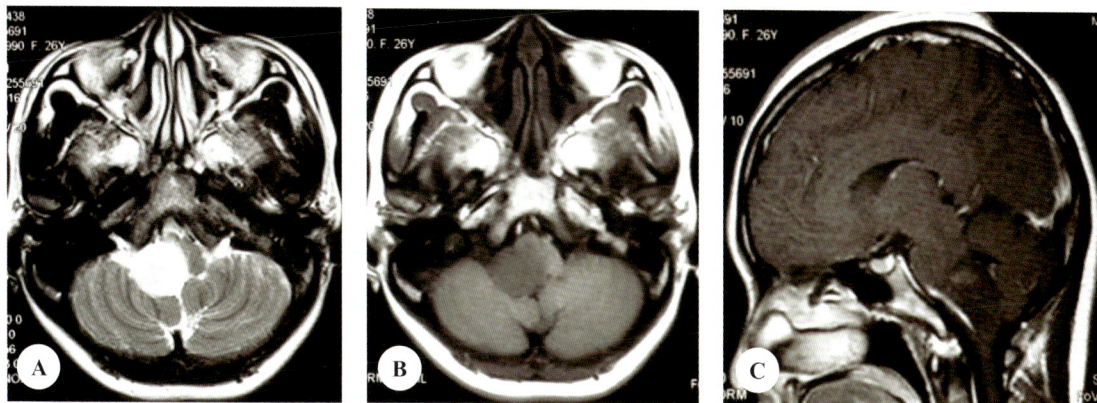

▲ 图 9-27　病例 10 术前 MRI 检查

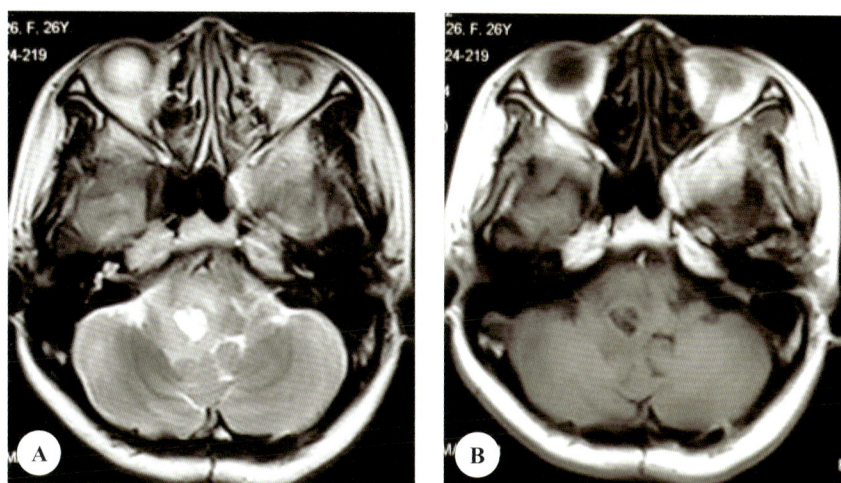

▲ 图 9-28　病例 10 术后 MRI 检查

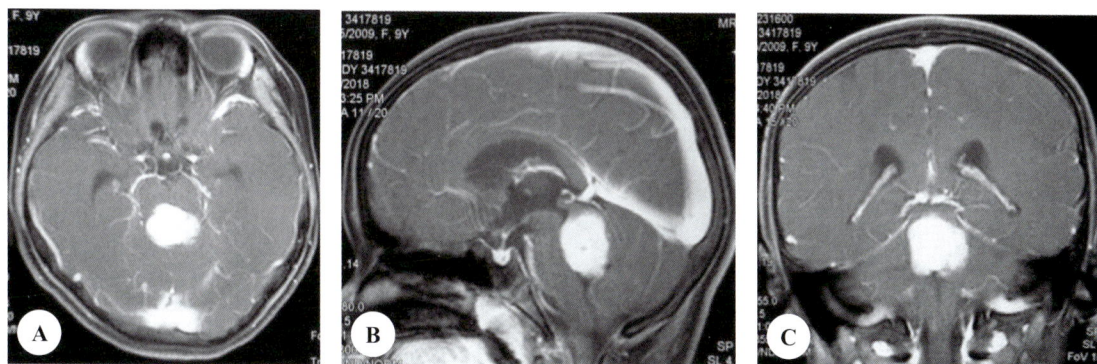

▲ 图 9-29　病例 11 术前 MRI 检查

室系统大小形态正常（图 9-34）。

【术后神经功能】出院时患者神志清楚，对答尚可，口角稍歪斜，切口愈合可，颈软，右侧肢体肌力较前好转，左侧肢体肌力正常，生理反射存在。

【术后病理】弥漫型星形细胞瘤，IDH1 突变型，WHO Ⅱ 级。

【经验体会】

（1）该病灶体积巨大，累及范围广，占据中上斜坡水平，故采取乙状窦后入路。

（2）肿瘤与三叉神经、面听神经及后组脑神经均关系密切，神经与肿瘤之间有较为明显的蛛网膜界面，严格在蛛网膜外操作，沿该界面分离可完整

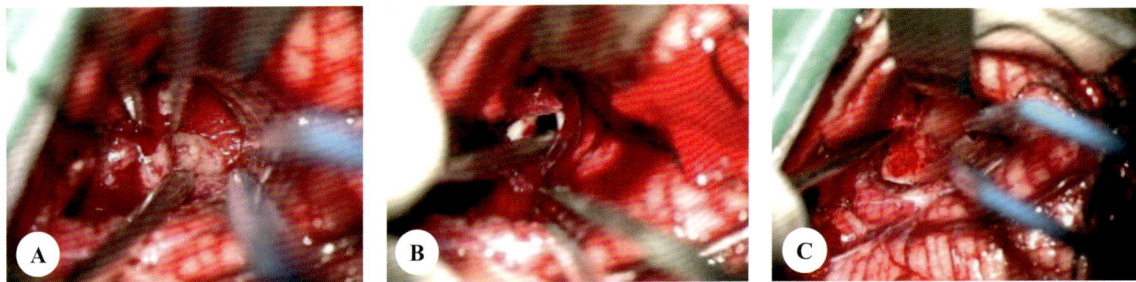

▲ 图 9-30　病例 11 手术过程

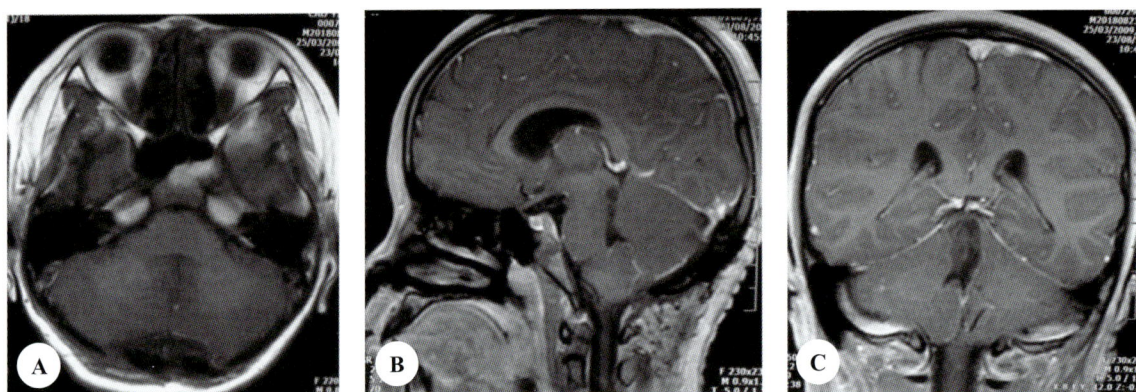

▲ 图 9-31　病例 11 术后 MRI 检查

保留神经功能。在多个神经血管间隙中耐心瘤内减压后，肿瘤张力会逐渐减低，肿瘤与神经血管的界面更易识别、分离，有利于手术安全及神经功能的保护。

(3) 手术过程中应尽量避免填塞吸收性明胶海绵、棉片，目的是保持脑脊液不断涌出，使得脑组织自然塌陷。此举可保证充足的手术视野，亦可避免过度牵拉小脑导致脑内血肿。

(4) 枕下乙状窦后入路能显露脑桥小脑三角、小脑延髓池及颈静脉孔入口，适用于切除累及脑桥延髓的胶质瘤。

病例 13　患者男性，28 岁，因"四肢乏力 20 天，头痛、声嘶、吞咽困难半个月"入院。既往 2011 年 9 月至 2012 年 8 月因右脚慢性骨髓炎于外院行多次手术治疗，后康复出院，出院时四肢活动可，肌力、肌张力正常。

【查体】神志清楚，双瞳直径 3mm，等大等圆，光反射灵敏，双眼球活动可。悬雍垂居中，声音嘶哑，饮水无呛咳，咽反射消失，吞咽反射减弱，咳嗽反射尚可。四肢肌力Ⅳ级，肌张力可，无肌肉萎缩。Romberg 征（－），行一字步不稳。余神经系统查体未见明显异常。

【辅助检查】头部 MRI：第四脑室内可见大小约 $3.2cm \times 2.8cm \times 2.8cm$ 的囊状长 T_1 长 T_2 信号灶，增强后无强化，病灶与脑干分界不清，小脑呈受压改变，幕上脑室扩张不明显，灰白质界限清楚，中线结构居中（图 9-35）。

【术前诊断】延髓背侧占位：胶质瘤？

【手术入路】枕下后正中入路。

【手术过程】术中自枕骨隆突上 2cm 至颈 3 后正中直切口，并打开枕骨大孔约 2cm，咬除部分寰椎后弓，悬吊硬膜。显微镜下 Y 形剪开硬膜，释放脑脊液，见肿瘤完全位于延髓背侧内，凸起的延髓将小脑蚓部上抬，大小约 $3.2cm \times 2.8cm \times 2.5cm$，囊实性，与延髓边界不清。镜下先释放囊液行瘤内减压，再沿水肿带分离肿瘤与延髓之间的粘连，分块全切肿瘤（图 9-36）。

【术后 MRI】原脑干病灶已切除，术区见片状混杂信号灶，内可见小片状短 T_1 长 T_2 信号灶，增强后未见明显强化灶，脑室系统未见扩张、变形，中线结构居中（图 9-37）。

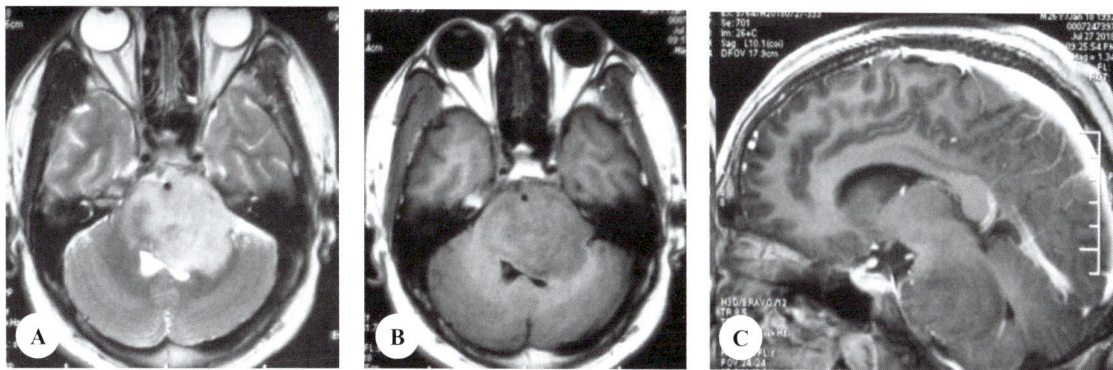

▲ 图 9-32　病例 12 术前 MRI 检查

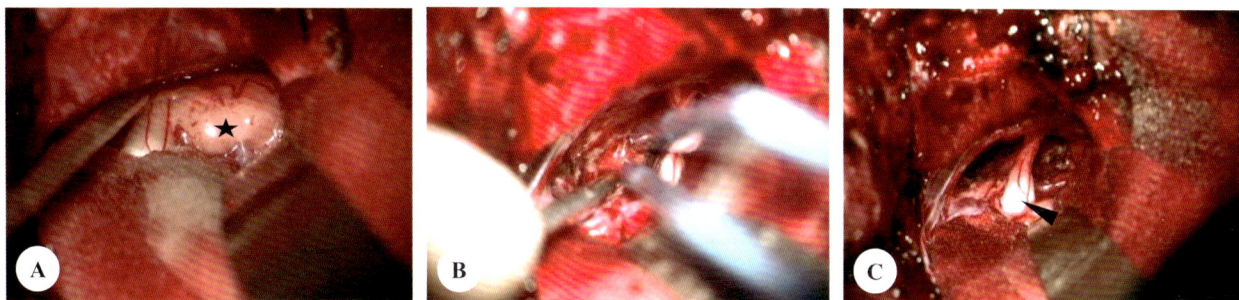

▲ 图 9-33　病例 12 肿瘤（黑色五角形），面听神经（黑箭头）

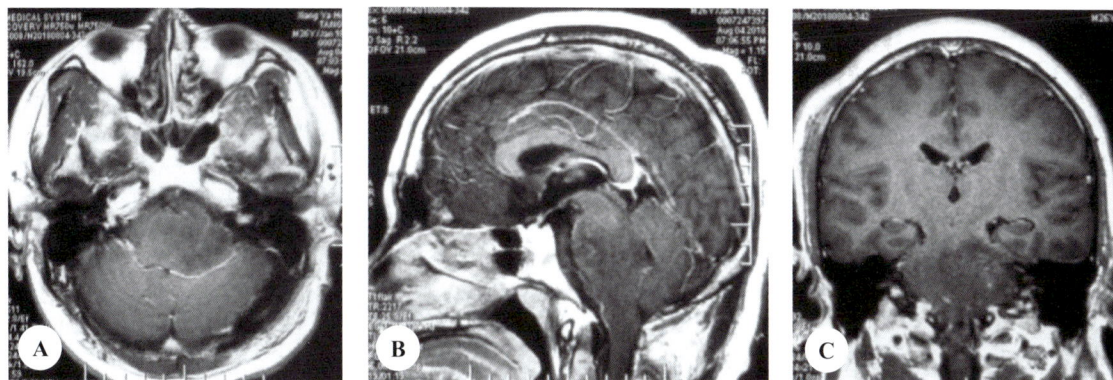

▲ 图 9-34　病例 12 术后 MRI 检查

【神经功能】患者诉轻微头痛，神志清楚，语言流利，饮水及进食顺利，无恶心呕吐及饮水呛咳，四肢肌力、肌张力可，病理征阴性。

【术后病理】星形细胞瘤，WHO Ⅱ - Ⅲ级。

【经验体会】本病例为延髓内生性纯囊性病变，MRI 未见增强，术前应与脑干常见囊性病变相鉴别，如血管网织细胞瘤、海绵状血管瘤、毛细胞星形细胞瘤等，术后病理示星形细胞瘤，WHO Ⅱ～Ⅲ级，这提示术中在释放肿瘤囊液后应尽可能沿着囊壁与延髓边界仔细分离，在安全情况下将实质囊壁全切除，降低术后复发风险。

病例 14　患者女性，42 岁，因"头晕呕吐 1 个月"入院。既往类风湿性关节炎及慢性胃炎病史（曾以中药调理，具体不详）。

【查体】神志清楚，四肢肌力、肌张力正常，Romberg 征（－），行一步不稳，无明显阳性神经系统体征。

【辅助检查】头部 MRI：第四脑室内囊性长 T_1 长 T_2 信号灶，其内可见多发分隔短 T_2 信号。DWI

呈低信号，分隔呈稍高信号，幕上脑室轻度扩张脑积水。双侧侧脑室旁可见对称性条片状长 T_1、T_2 信号灶，FLAIR 序列呈高信号。余脑实质内未见明显异常。MRV 未见明显异常（图 9-38）。

【术前诊断】①延髓背侧占位：室管膜瘤？②梗阻性脑积水合并间质性脑积水。

【手术入路】枕下后正中入路。

【手术过程】术中自枕骨隆突上 2cm 至颈 1 后正中直切口，并打开枕骨大孔约 1.5cm，悬吊硬膜。显微镜下 Y 形剪开硬膜，释放脑脊液，见肿瘤位于延髓背侧，小脑蚓部受压上抬，肿瘤大小约 2.5cm×2.0cm×3.0cm，实性，质软，肿瘤严重侵犯延髓，堵塞四脑室出口，部分区域呈包裹性生长，与周边脑组织边界不清，右侧 PICA 及其分支被肿瘤包裹。镜下先释放囊液行瘤内减压，再分离肿瘤与小脑组织之间的粘连，最后逐渐分离肿瘤与延髓背侧间粘连，分块全切除肿瘤。

【术后 MRI】枕部颅骨信号欠连续，四脑室形态不规则，原四脑室内肿块呈切除术后改变，术区及邻近颅板下见少许积液，幕上脑室系统扩张脑积水缓解。余况同前（图 9-39）。

【神经功能】出院时患者神志清楚，语言流利，无吞咽困难、饮水呛咳、声音嘶哑等，颈软，四肢肌力、肌张力正常，病理征阴性。

【术后病理】室管膜瘤，WHO Ⅱ级。

【经验体会】该病灶囊实性，多层分隔，术前已有梗阻性脑积水合并间质性水肿，术中先释放部分囊液，逐渐减压，分离病灶与小脑之间的粘连，谨防肿瘤塌陷过快，导致脑脊液大量涌出，幕上出血。分离与小脑的粘连后，进一步分离与延髓的粘连，最终将囊壁完整切除。

病例 15　患者女性，34 岁，因"颅颈交界区室管膜瘤术后 3 年余，头晕睡眠差 3 个月，头痛 1 个月"入院。既往 3 年前行开颅手术史，有输血史，有韭菜和虾过敏史。

【查体】神清语利。双眼视力 1.0，双瞳直径 3mm，等大等圆，光反射灵敏，双眼球活动可，无眼球震颤。左侧额部感觉稍减退，左侧舌肌萎缩，伸舌左偏，饮水呛咳，左侧舌前 2/3 味觉消失，余味觉正常，行一字步不稳。

【辅助检查】见图 9-40。

头部 MRI：延髓左侧髓外异常信号灶，长 T_1 长 T_2 信号灶，增强后明显强化，考虑室管膜瘤复发。余脑实质未见异常信号灶及异常强化灶，灰白质界限清楚，脑室系统大小形态正常，中线结构无移位，脑沟裂正常。

【术前诊断】①延髓左侧：室管膜瘤复发？②颅颈交界区室管膜瘤术后。

【手术入路】原切口枕下后正中入路。

【手术过程】行原切口后正中切口入路。见肿瘤位于延髓左侧方，向下长入椎管，肿瘤大小约 2.7cm×3.0cm×2.5cm，色红，血供异常丰富，实性，与正常脑组织边界不清，粘连紧密。沿肿瘤表面逐渐分离，切除肿瘤，脑干穿支保留完好，副神经脊髓根、C_1 神经根保留完好（图 9-41）。

【术后 MRI】原颅颈交界区脑干左前方异常强化灶基本切除，原脑干受压较前好转。余未见明显异常信号灶（图 9-42）。

【神经功能】患者神志清楚，语言流利，生命体

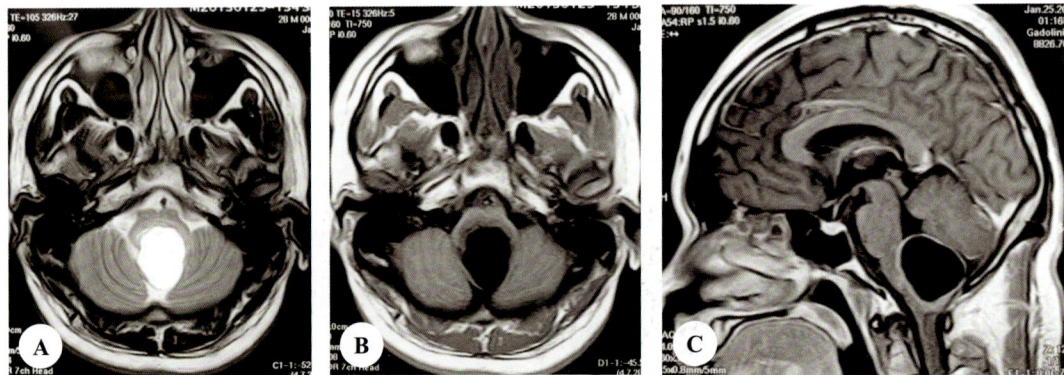

▲ 图 9-35　病例 13 术前 MRI 检查

征平稳，颈软，四肢肌力、肌张力可，病理征阴性。

【术后病理】室管膜瘤，WHO Ⅱ～Ⅲ级。

【经验体会】该病例为脑干复发室管膜瘤，位于延髓左侧方，下方达颈 1 水平，术中发现肿瘤与肿瘤粘连极其紧密，一度出现心搏过速、血压飙升等危象，事先与麻醉团队详细沟通，术中沉着应对，减少脑干的牵拉，是保证顺利实现肿瘤全切的关键因素。

病例 16 患者男性，30 岁，因"颅内肿瘤切除

术后 21 个月，发现肿瘤复发 10 天"入院。

【查体】神志清楚，慢性病容，检查合作，自动体位。双侧瞳孔等大等圆，直径 3mm，对光反射灵敏，眼球运动自如，双眼视力 1.0，双侧额面部感觉运动可，伸舌无力，舌肌活动欠佳，Romberg 征、指鼻实验均为阳性，四肢肌力、肌张力可，病理征阴性。余无明显阳性神经系统体征。

【辅助检查】头部 MRI：四脑室下部及小脑延髓池内可见不规则长 – 等 T_1T_2 混杂信号，边界不清，大小约 2.5cm×2.0cm×3.0cm，增强后不均匀强化。

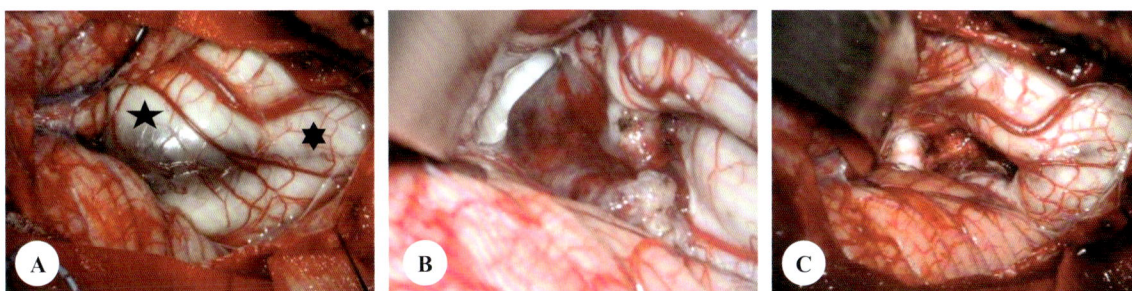

▲ 图 9–36　病例 13 肿瘤（黑色五角形），延髓（黑色六角形）

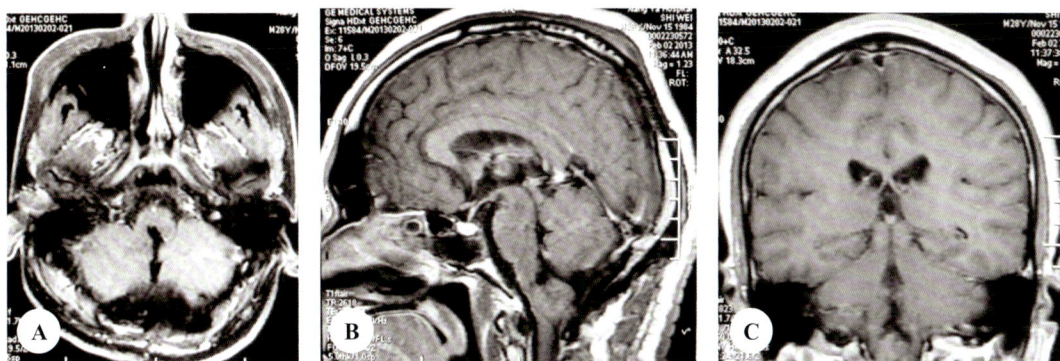

▲ 图 9–37　病例 13 术后 MRI 检查

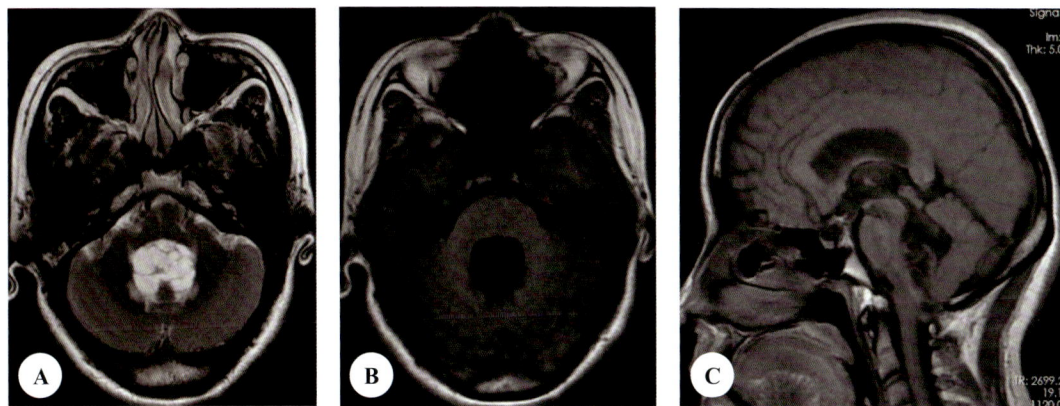

▲ 图 9–38　病例 14 术前 MRI 检查

延髓稍受压。右侧顶叶可见条状极长 T_1T_2 信号灶，与右侧侧脑室相连，可见引流管前端位于右侧侧脑室体部。幕上脑室扩大（图 9-43）。

【术前诊断】①延髓复发室管膜瘤；②高血压病 3 级（极高危组）。

【手术入路】原切口枕下后正中入路。

【手术过程】行原切口后正中切口入路。术中见原枕大池 - 侧脑室枕角分流管，枕大池闭塞。肿瘤位于延髓背侧，小脑蚓部受压上抬，肿瘤大小约 2.5cm × 2.0cm × 3.0cm，囊实性，肿瘤严重侵犯延髓，部分区域呈包裹性生长，与周边脑组织边界不清楚，右侧 PICA 及其分支被肿瘤包裹。镜下先释放囊液行瘤内减压，再分离肿瘤与小脑正常组织之间粘连，最后逐渐分离肿瘤与延髓背侧间粘连，分块全切除肿瘤。

【术后 MRI】枕部呈术后改变，术区见长 T_1T_2 信号，四脑室内未见异常强化灶，幕上脑室系统扩大，右侧侧脑室内见引流管留置，其走行区见长 T_2 信号，

中线结构居中（图 9-44）。

【神经功能】出院时患者病情稳定，神志清楚，发音含糊不清，双侧额纹对称，声音无嘶哑，饮水有呛咳，咽反射、吞咽反射减退，伸舌无力同术前。四肢肌力、肌张力正常。

【术后病理】结果示室管膜瘤，WHO Ⅲ级。

【经验体会】

(1) 切除延髓粘连肿瘤应在充分瘤内减压前提下，再分离瘤壁与周围组织的界面。充分的减压可降低肿瘤张力，利于肿瘤 - 脑干界面分离。

(2) 牵拉瘤壁应轻柔，避免瘤壁断裂，失去组织界面。

(3) 恶性室管膜瘤易于顺着脑脊液流动导致远隔播散，切除过程中注意无瘤技术，尽可能减少肿瘤碎屑遗留。此病例于 2010 年 1 月 30 日第一次行延髓 - 四脑室病变切除术，术后病例提示恶性室管膜瘤，WHO Ⅲ级。随访 21 个月发现肿瘤复发，于 2011 年

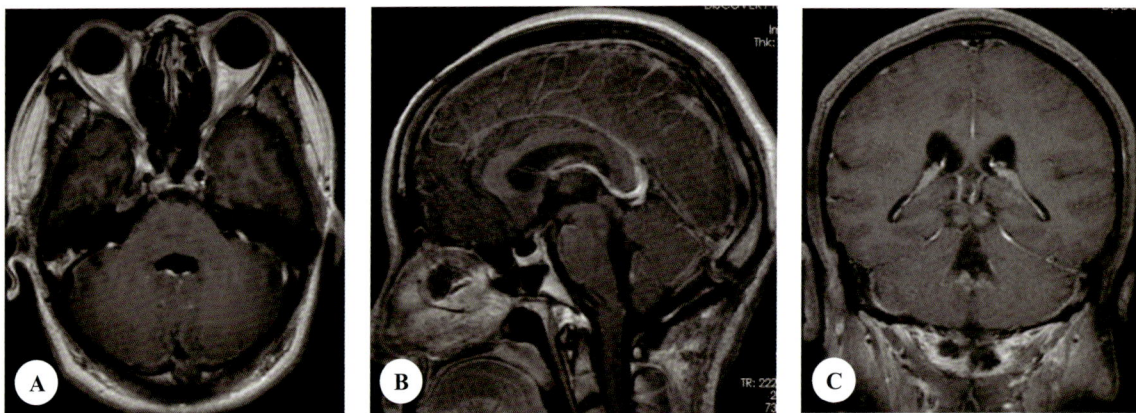

▲ 图 9-39　病例 14 术后 MRI 检查

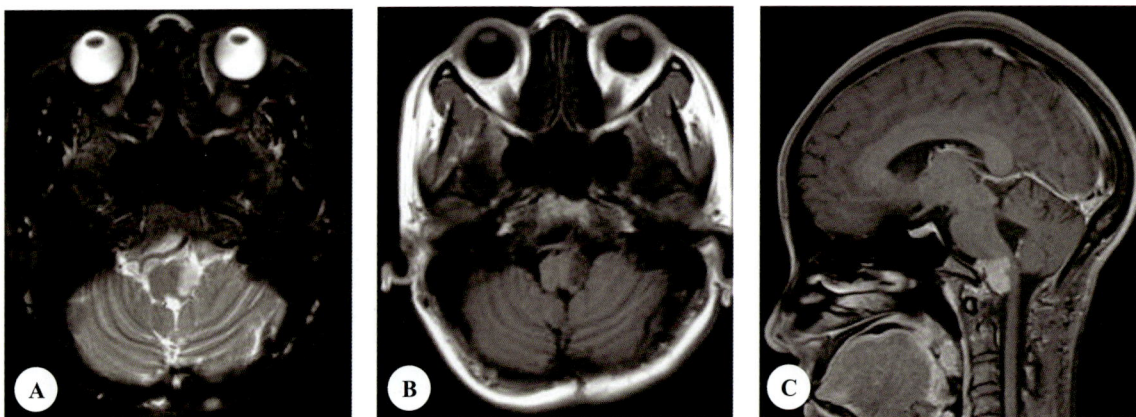

▲ 图 9-40　病例 14 术前辅助检查

11月4日行3次放疗，效果不佳，于2011年11月22日我院第二次行四脑室-延髓病变切除术。2012年02月7日行放疗（颈髓-椎管），2015年3月23日于北京三博脑科医院行椎管 $T_9 \sim T_{10}$ 及骶尾部室管膜瘤切除术，后续于湖南省肿瘤医院行传统放化疗，后定期随访。原手术区域未见复发，2020年复查示左侧颞叶内侧-鞍旁复发，于2020年7月22行左侧鞍旁病变切除术，后续辅助放化疗，随访至今，病情平稳。

病例 17 患者女性，30岁，吞咽困难、流涎20天。既往3天前在外院行剖腹产术。

【查体】神清语利，瞳孔直径3mm，光反射灵敏，眼球运动自如，左眼视力0.3，右眼视力0.6。双侧额面部感觉运动正常，双耳听力正常。声音无嘶哑，饮水呛咳，双侧咽反射、吞咽反射、咳嗽反射减退。余无其他阳性体征。

【辅助检查】头部MRI：延髓背侧团块状稍长-长 T_1 等-长 T_2 混杂信号灶，大小2.5cm×3.8cm×2.8cm，中间有坏死，周围水肿明显，明显不均匀强化。余脑实质内未见明显异常信号灶（图9-45）。

【术前诊断】①延髓背侧占位：高级别胶质瘤？②剖腹产术后。

【手术入路】枕下后正中入路。

【手术过程】术中见肿瘤位于延髓背侧，枕大池闭塞，小脑蚓部受压上抬，肿瘤大小约2.5cm×3.8cm×2.8cm，囊实性，肿瘤严重侵犯浸润延髓，与周边脑组织边界不清楚。镜下先释放囊液行瘤内减压，再分离肿瘤与小脑组织之间粘连，最后逐渐分离与延髓背侧间的粘连，分块全切除肿瘤（图9-46）。

【术后MRI】颅板及术区见少量积血积液信号，原延髓病灶呈切除后改变，术区延髓可见一结节状强化灶（图9-47）。

【神经功能】患者神志嗜睡，GCS评分=E3TM6。双侧瞳孔等大等圆，直径3mm，光反射灵敏。悬雍垂居中，声音无嘶哑，饮水呛咳，咽反射、吞咽反射、咳嗽反射减退同术前。切口愈合可，四肢肌力、肌张力可，病理征阴性。嘱转当地医院继续康复治疗。

【术后病理】延髓弥漫中线胶质瘤，WHO Ⅳ级。

【经验体会】患者分娩3天后，延髓背侧弥漫中线胶质瘤，WHO Ⅳ级。针对这种恶性程度高且与脑

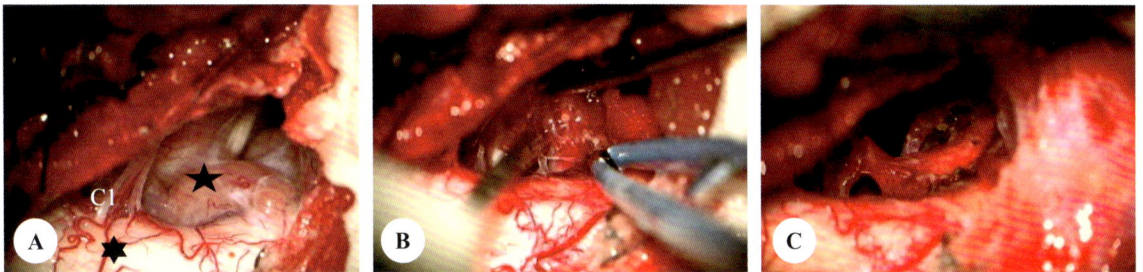

▲ 图 9-41 病例 15 延髓（黑色六角形），肿瘤（黑色五角形），颈 1 神经

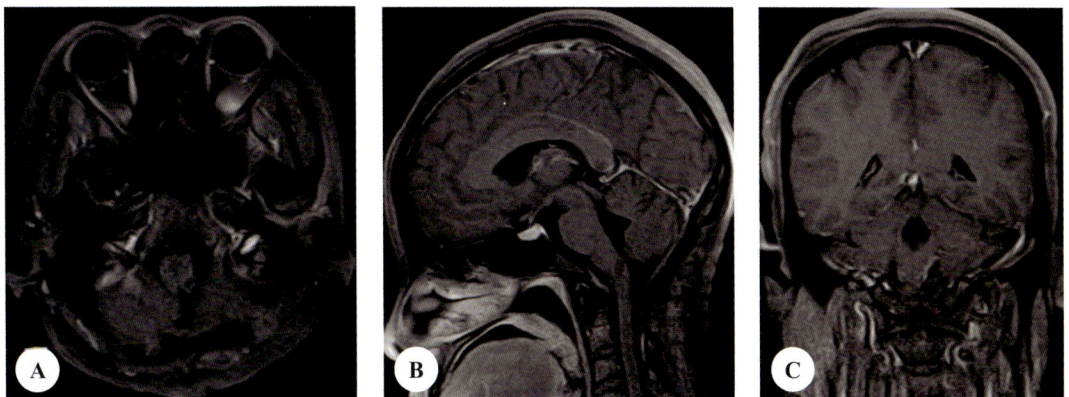

▲ 图 9-42 病例 15 术后 MRI 检查

干边界不清的肿瘤，需要术中准确判断肿瘤边界。

病例 18 患者男性，55 岁，因"下肢乏力、饮水呛咳、吞咽困难半个月，头晕 7 天"入院。

【查体】神志清楚，双侧视力 0.6，视野粗测无缺损，眼底检查双侧视盘不清。双瞳直径 3mm，等大等圆，光反射灵敏，双眼球活动自如。悬雍垂右偏，声音无嘶哑，饮水呛咳，双侧咽反射消失，吞咽困难。伸舌居中，舌肌无萎缩，舌肌活动可。右侧舌前 2/3 味觉及左侧味觉均消失。上肢肌张力高，肌力可。下肢肌力、肌张力可。余无阳性体征。

【辅助检查】见图 9-48。

头部 MRI：延髓背侧见类圆形长 - 等 T_1 稍长 - 等 T_2 混杂信号灶，内见囊变，FLAIR 呈高低混杂信号，大小约 1.9cm×2.0cm×2.0cm，余颅颈交界区未见异常信号灶。

【术前诊断】延髓占位：高级别胶质瘤？

【手术入路】枕下后正中入路。

【手术过程】术中见肿瘤位于颅后窝中线区域，双侧小脑扁桃体及双侧小脑后下动脉之间，肿瘤大小约 3.5cm×3.1cm×3.0cm，实性，见肿瘤起源于延髓闩部与四脑室上髓帆处，白色，质地软，表皮有新生血管形成，与周边脑组织边界尚清，但肿瘤表面与双侧 PICA 及其分支、延髓、四脑室底粘连紧密。镜下先行瘤内减压，再沿肿瘤周边逐渐分离切除肿瘤包膜，分块全切除肿瘤（图 9-49）。

【术后 MRI】头部 MRI：原延髓背侧病灶已经基本切除，术区及术区硬膜下可见等 - 长 T_1T_2 混杂信号积液及少许积血影，增强后未见明显异常强化灶。中线结构无移位（图 9-50）。

【神经功能】患者无气促，无发热，吞咽仍有呛咳。气管切开下呼吸平顺，生命体征平稳，四肢肌力可。

【术后病理】延髓胶质母细胞瘤，WHO Ⅳ 级。

【经验体会】本病例为延髓背侧外生型病变，术前核磁共振提示肿瘤质地较软，与延髓似乎存在边界，故积极采用手术治疗，术中证实术前猜想，仔细分离肿瘤与脑干、小脑的粘连，实现肿瘤全切。

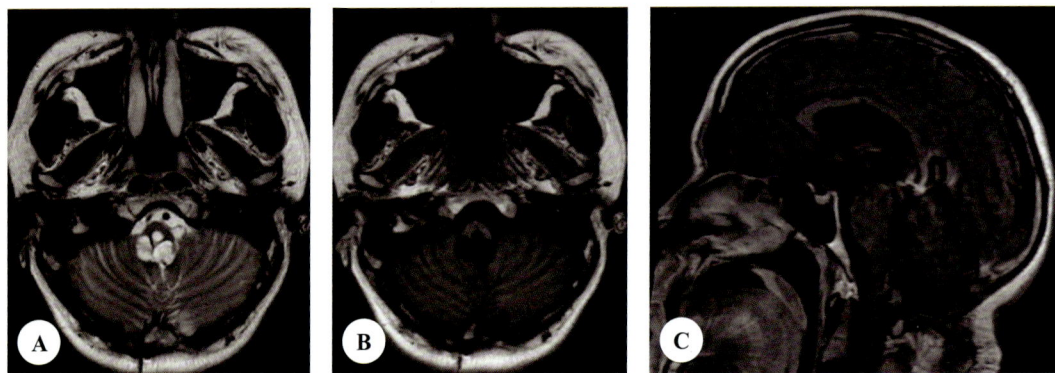

▲ 图 9-43 病例 16 术前 MRI 检查

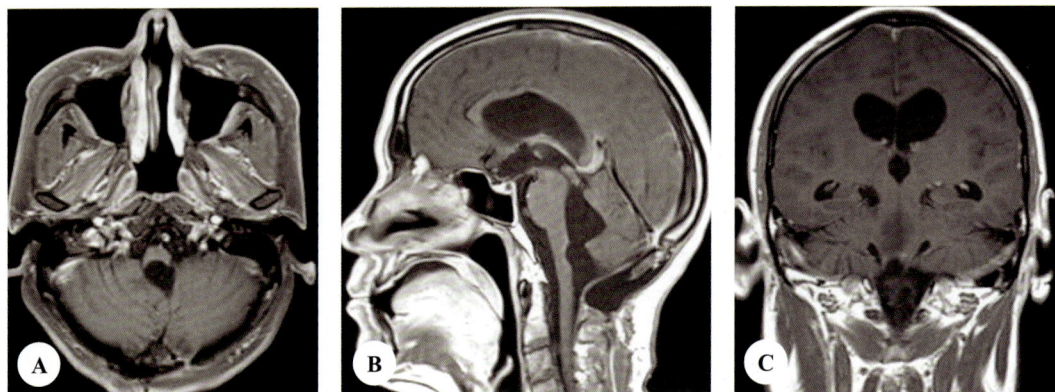

▲ 图 9-44 病例 16 术后 MRI 检查

对于这类胶质母细胞瘤建议积极手术治疗。

病例 19 患者王某，女性，5 岁，因"行走不稳 1 个月余、头痛恶心 3 天、意识障碍 2 天"入院，既往无特殊。

【查体】神志昏睡。记忆力、定向力、智力不可查。双鼻嗅觉、视力、视野、眼底检查不可查。双瞳直径 3mm，等大等圆，光反射消失，双眼球活动可，眼睑无下垂，无眼球震颤，落日征阳性。双侧面部痛觉、振动觉可，咀嚼力，张口不能配合。其余脑神经检查无法配合。伸舌居中，舌肌无萎缩，无肌颤，舌肌活动可。四肢肌张力可，肌力无法查，无肌肉萎缩。四肢痛觉、振动觉可。角膜反射（—），腹壁反射（＋），肱二头肌反射（＋＋），肱三头肌反射（＋＋），桡骨骨膜反射（＋＋），膝反射（＋＋）。Hoffmann 征（—），双侧 Babinski 征（—），双侧 Oppenheim 征（—），双侧 Gordon 征（—）。颈软，Kernig 征（—），Brudzinski 征（—）。跟膝胫试验、指鼻试验、双手动作轮替试验、Romberg 征、行一字步不能配合。

【辅助检查】见图 9-51。

【术前诊断】脑干占位性病变，胶质瘤？

【手术入路】枕下后正中入路。

【手术过程】右侧俯卧位，枕骨隆突上 2cm 至颈 1 后正中直切口。严格沿中线分离双侧枕下肌肉，显露枕骨约 4cm×5cm，颅骨钻四孔，铣刀铣下大小约 3cm×4cm 的跨横窦骨瓣，并打开枕骨大孔约 1.5cm，打开环椎后弓，悬吊硬膜。显微镜下 Y 形剪开硬膜，剪开蛛网膜，见双侧小脑扁桃体下疝至枕骨大孔，向下探查枕大池释放脑脊液。继续沿小脑蚓部分开双侧小脑半球，见肿瘤位于四脑室，大小约 2.8cm×2.6cm×2.6cm，灰白色，质软，有坏死及肿瘤内出血，与周边脑组织及延髓、四脑室底界限不清。镜下先行瘤内减压，继续向周围扩大切除至正常脑组织，分块全切除肿瘤。

【术后 MRI】见图 9-52。

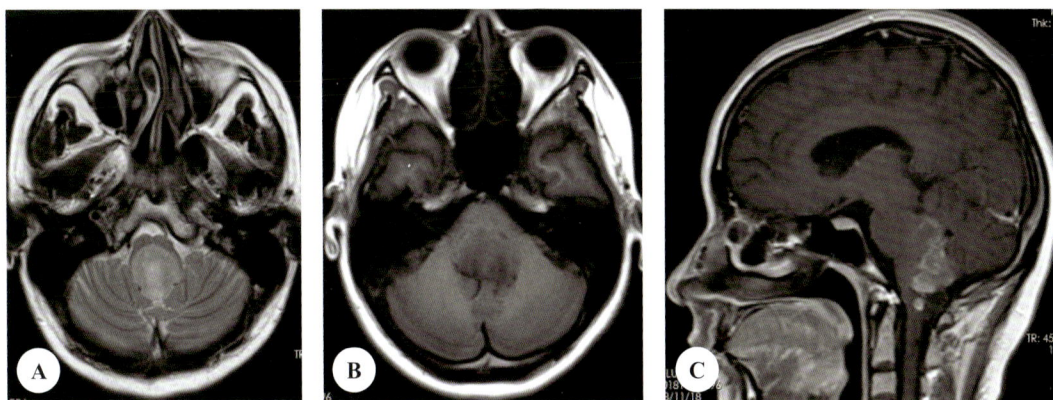
▲ 图 9-45 病例 17 术前 MRI 检查

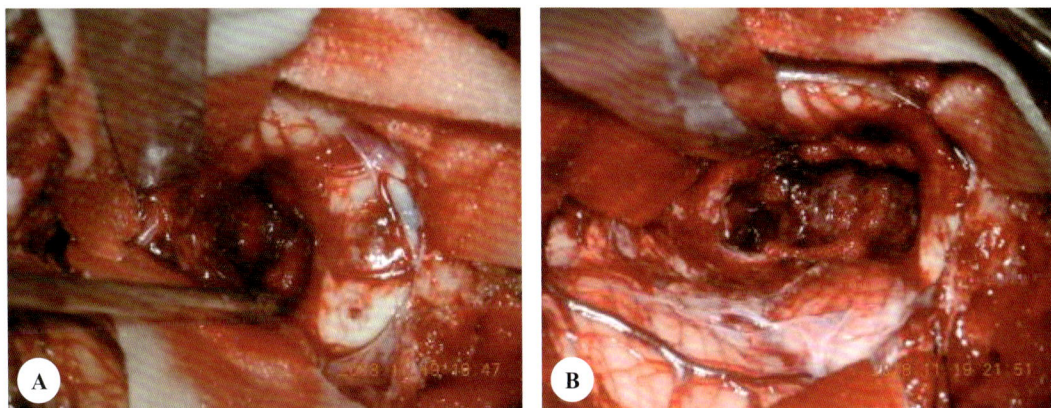
▲ 图 9-46 病例 17 手术过程

【神经功能】神志清楚，语言流利，双侧瞳孔等大等圆，直径 2mm 大小，对光反射灵敏，口角无歪斜，伸舌居中，切口愈合可，无红、肿、渗出，颈软，四肢肌力、肌张力正常，各生理反射存在，Kernig、Babinski、Brudzinski 征阴性。

【术后病理】弥漫中线胶质瘤（H3 K27M 突变，WHO Ⅳ级）免疫组化结果：GFAP(＋)，Ki-67(15%＋)，P53（－），IDH1（－），H3 K27M（＋），Olig2（＋）。分子病理结果：MGMT 甲基化（非甲基化），1p/19q FISH（未见缺失），IDH1/IDH2 测序（野生型）。

【经验体会】弥漫中线胶质瘤是存在 H3K27M 突变且在中线弥漫性生长的一类胶质瘤，恶性程度极高，预后差。目前对于弥漫中线胶质瘤的手术指征存在争议，我们认为存在明显占位效应，强化部分较局限，位于脑干皮质表浅的弥漫中线胶质瘤仍有机会实现全切。对于肿瘤强化弥散浸润，类似儿童的弥散内生性脑桥胶质瘤（DIPG）的类型，手术仍可实现脑干减压，打通脑脊液循环通路，明确病理，寻求靶向治疗的机会。具备手术机会的患者仍应建议积极手术治疗。

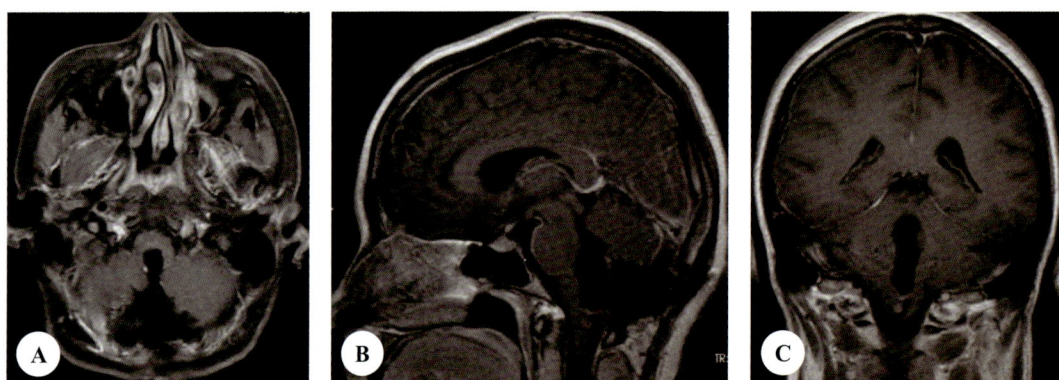

▲ 图 9-47　病例 17 术后 MRI 检查

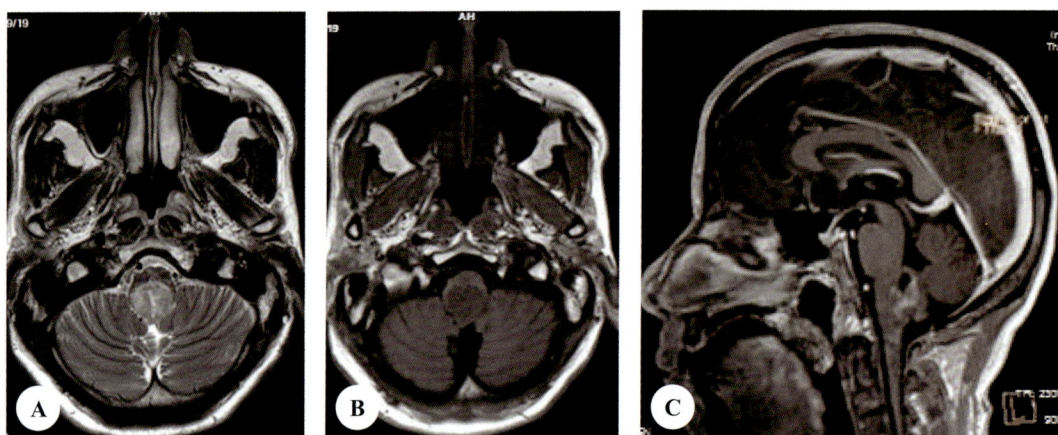

▲ 图 9-48　病例 18 术前辅助检查

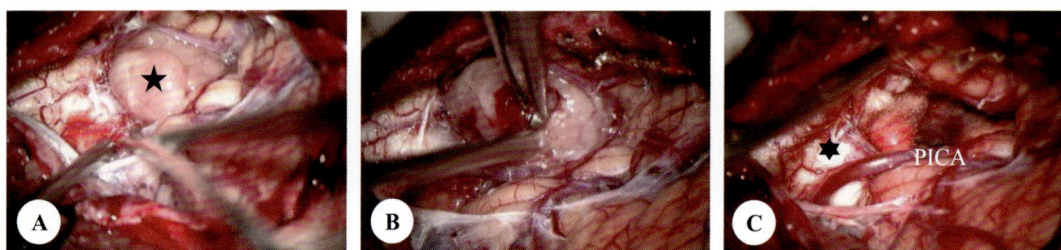

▲ 图 9-49　病例 18 病例 18 延髓（黑色六角形），肿瘤（黑色五角形），小脑后下动脉（PICA）

病例20 患者李某，女性，5岁，因"头晕头痛2年余，癫痫发作2次，行走不稳2个月"入院。既往无特殊。

【查体】神清语利。记忆力、定向力、智力可。双鼻嗅觉可。左眼视力1.2，右眼视力1.2，视野粗测无缺损，眼底检查未见明显异常。双瞳直径3mm，等大等圆，光反射灵敏，双眼球活动可，眼睑无下垂，无眼球震颤。右侧跟膝胫试验（＋），左侧阴性，指鼻试验（－），双手动作轮替试验（－），Romberg征（＋），行一字步不能。

【辅助检查】见图9-53。

【术前诊断】①中脑顶盖病变：胶质瘤？②脑积水。

【手术入路】枕下后正中入路。

【手术过程】显微镜下Y形剪开硬膜，剪开蛛网膜，沿横窦下方牵开小脑半球，见肿瘤位于四叠体池，大小约3.5cm×3.0cm×3.2cm，囊实性，见肿瘤起源于中脑上、下丘，灰白色，质软，与周边脑组

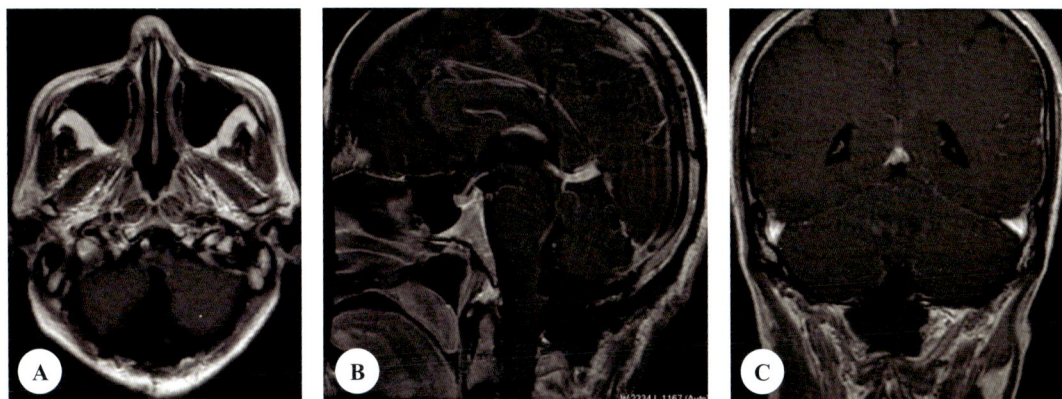

▲ 图9-50　病例18 病例18术后MRI检查

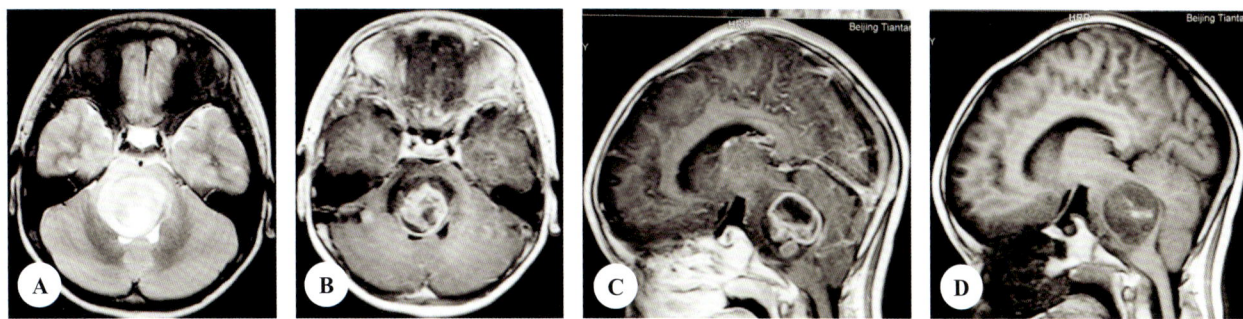

▲ 图9-51　病例19术前辅助检查

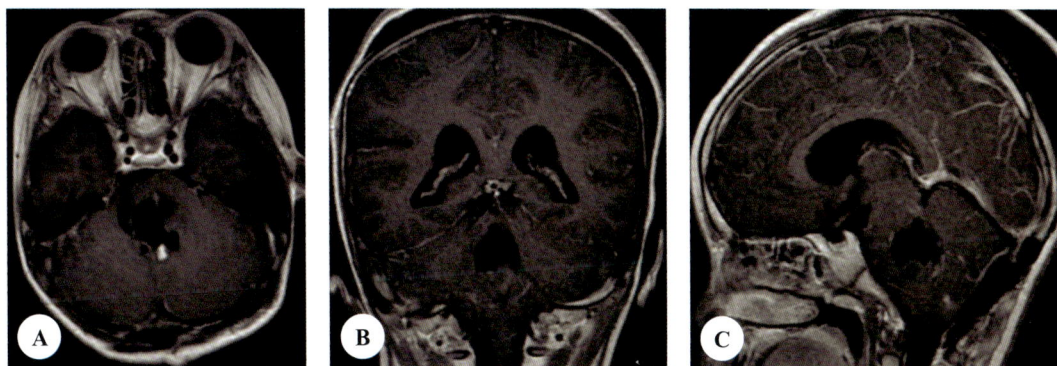

▲ 图9-52　病例19术后MRI检查

织边界不清。镜下先行瘤内减压，再沿肿瘤周边逐渐分离切除肿瘤包膜，分块全切除肿瘤。

【术后 MRI】图 9-54。

【神经功能】三测正常，神志清楚，语言流利，双侧瞳孔等大等圆，直径 3mm 大小，对光反射灵敏，双眼上视障碍，口角无歪斜，伸舌居中，切口愈合可，无红、肿、渗出，颈软，四肢肌力、肌张力正常，各生理反射存在，Kernig、Babinski、Brudzinski 征阴性。

【术后病理】星形细胞瘤 WHO Ⅱ级。

【经验体会】本病例肿瘤位于中脑顶盖区，向下突入四脑室，中脑导水管压闭，术前已存在严重的梗阻性脑积水。某些专家认为术前考虑先行脑室腹腔分流或三脑室底造瘘，缓解脑积水，降低术中脑组织张力，便于肿瘤切除。我们认为一期行肿瘤切除并同时打通脑脊液循环通路可能更合适。原因有四：第一，术前行脑室腹腔分流，脑脊液释放后导致肿瘤周边组织塌陷，不利于辨别肿瘤与周边的边界，影响肿瘤全切；第二，考虑术中可能出现脑组织张力高，不利于显露肿瘤，可通过患者恰当体位，并与麻醉师充分沟通，加深麻醉深度，控制输液量和输液速度，过度通气，甘露醇脱水，术中保持术区脑脊液持续流出等措施降低脑组织张力；第三，肿瘤切除后，通过仔细清理术区血块，打通中脑导

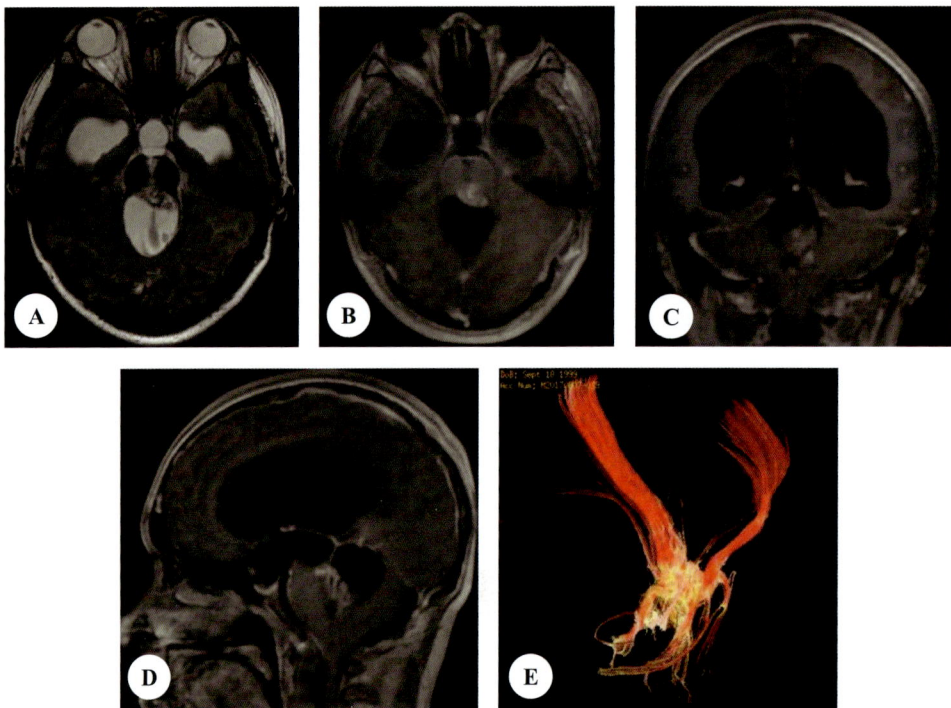

▲ 图 9-53　病例 20 术前辅助检查

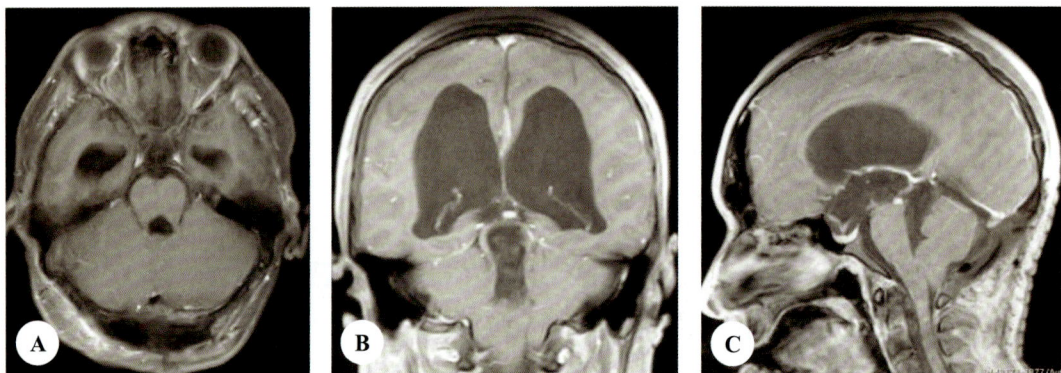

▲ 图 9-54　病例 20 术后 MRI 检查

水管，术后辅助腰穿，后续并不一定出现脑积水，也就意味着不一定需要分流。即使后续出现脑积水，再行分流也为时不晚；第四，术前行三脑室底造瘘或分流增加一次创伤和患者费用。

病例 21　患者女性，20 岁，因"头痛头晕呕吐 10 余天，视物模糊乏力 4 天"入院。既往无特殊。

【查体】神清语利。左眼视力 1.0；右眼视力 1.0，无视野缺损。眼底检查示：双侧眼底无出血，A/V=2:3，黄斑无苍白，视乳头无水肿。双侧瞳孔等大等圆，直径约 2mm 大小，对光反射灵敏，双侧眼睑无下垂，双眼上视活动稍受限，眼球无震颤，颜面部痛温触觉无明显异常，双侧颞肌、咬肌无萎缩，张口居中，双侧角膜反射灵敏，额纹、鼻唇沟等深，口角无歪斜，眼睑闭合、吹口哨、示齿、鼓腮可，

双侧舌前 2/3 味觉正常，双侧泪腺无分泌障碍，双侧外耳道处无感觉异常，伸舌居中，舌肌无萎缩，悬雍垂居中，双侧腭咽弓、舌咽弓对称，双侧咽反射正常，转颈、耸肩有力。颈软，四肢肌力、肌张力正常，腱反射正常。左侧轻瘫试验阳性，四肢协调功能可，闭目难立征及"一字步"征阴性，指鼻、跟膝胫试验阴性。Kernig、Brudzinski 征、巴氏征阴性。

【辅助检查】见图 9-55。

【术前诊断】①中脑顶盖病变：胶质瘤？②梗阻性脑积水。

【手术入路】枕下经天幕入路（poppen 入路）。

【手术要点】见图 9-56，显微镜下"+"型剪开硬膜，剪开蛛网膜，牵开脑组织释放四叠体池及肿瘤囊液后，脑组织塌陷松软。进一步切开天幕，见肿瘤位于四叠体池，部分位于三脑室内，大小约

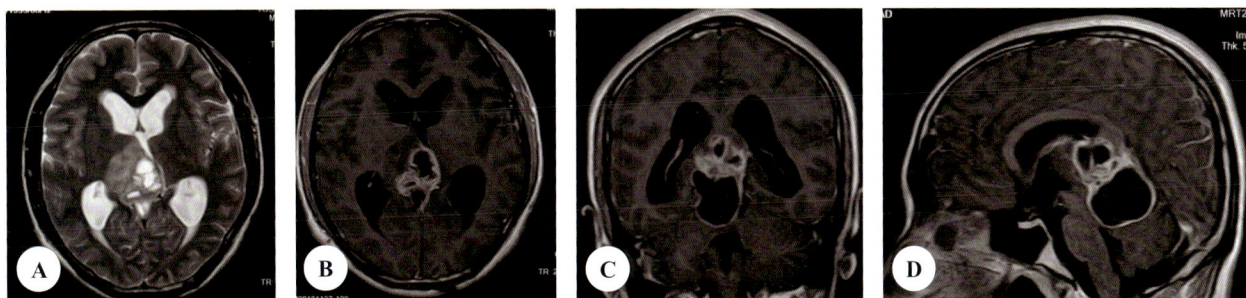

▲ 图 9-55　病例 21 术前辅助检查

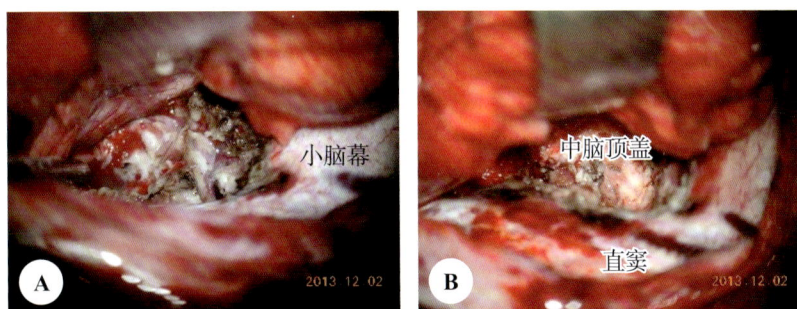

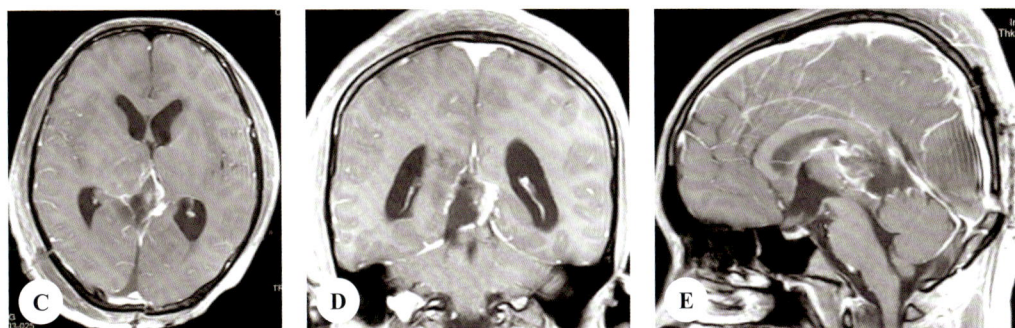

▲ 图 9-56　病例 21 术中所见及术后 MRI 检查

3.0cm×2.5cm×5.2cm，色灰白，囊实性，质地软，血运丰富，与周边粘连紧密，边界不清，沿肿瘤边缘分离相对边界切除肿瘤，分块全切除肿瘤。

【术后 MRI】见图 9-56。

【神经功能】神志清楚，语言流利，双侧瞳孔等大等圆直径 2mm 大小，对光反射灵敏，双眼上视障碍，口角无歪斜，伸舌居中，切口愈合可，颈软，四肢肌力、肌张力正常，各生理反射存在，Kernig、Babinski、Brudzinski 征阴性。

【术后病理】胶质母细胞瘤 WHO Ⅳ 级。

【随访资料】见图 9-57、图 9-58、图 9-59。患者于 2013 年 12 月 02 日我院行中脑顶盖病变切除术，术后规律复查，直至 2022 年 05 月颅内病情平稳，未见复发。2022 年 11 月 18 日因头痛，肢体乏力再次复查提示肿瘤复发，因病灶累及范围广泛，包括双侧基底节、丘脑、中脑等，患者至我院肿瘤科行放化疗。

【经验体会】本病例因头痛呕吐等颅高压症状起病，影像学检查提示肿瘤顶盖巨大囊实性病变，伴有梗阻性脑积水，完善检查后于 2013 年 12 月 02 日行开颅脑干病变切除术，术后病理证实为胶质母细胞瘤，WHO Ⅳ 级。术后予以规范放化疗，定期随访

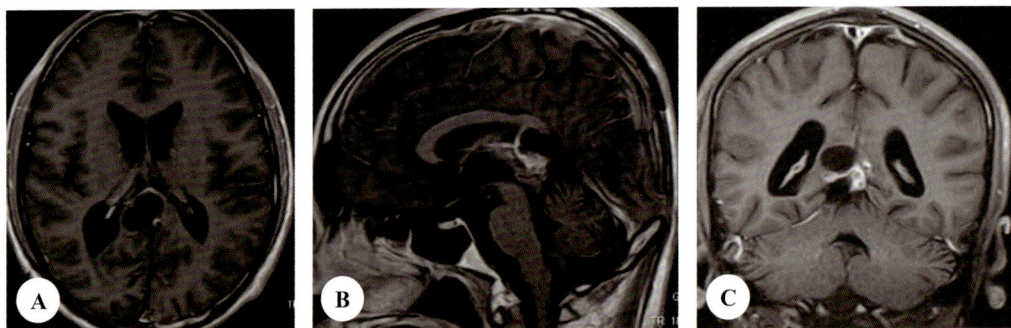

▲ 图 9-57　病例 21 于 2015 年 1 月 7 日检查

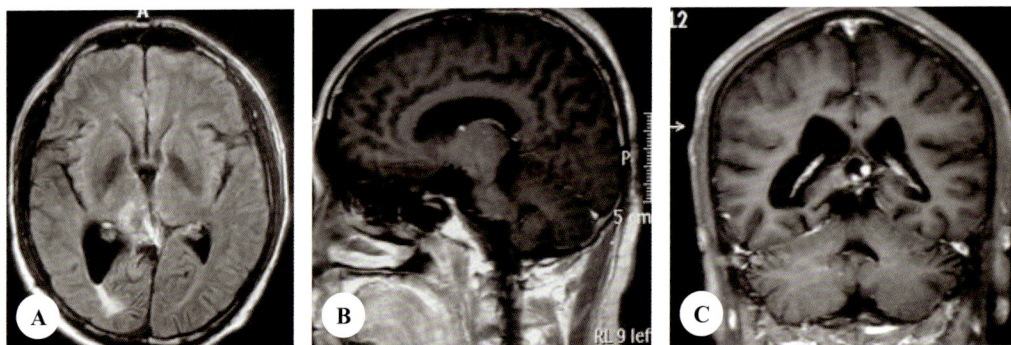

▲ 图 9-58　病例 21 于 2020 年 1 月 1 日检查

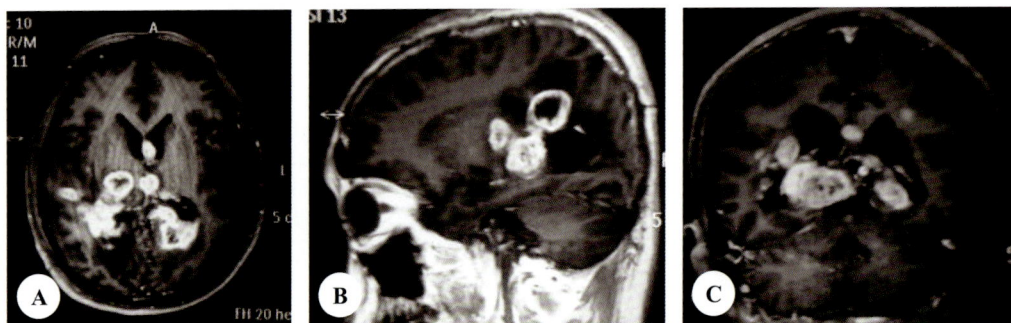

▲ 图 9-59　病例 21 于 2022 年 11 月 18 日检查

9年（直至2022年05月未见复发），2022年11月出现头痛、呕吐、四肢乏力等症状，再次复查示肿瘤明显复发进展，考虑病变累及范围广泛，暂行放化疗治疗。对于该例胶质母细胞瘤患者生存期长达9年，我们认为原因有三：第一，手术的安全扩大全切除是后续长生存期的基础；第二，患者依从性较好，后续规范放化疗及定期复查，进一步巩固手术效果；第三，胶质母细胞瘤异质性极高，推测患者分子指标如IDH突变，MGMT甲基化，免疫指标等是预后较好的类型，这也提示进一步明确胶质母细胞瘤的分子分型的重要性，针对不同分子分型的胶质母细胞瘤类型寻求新型治疗方式，如电场治疗，免疫治疗，靶向治疗等 [中脑胶质瘤见 ▶视频9-1 显微镜下脑桥胶质瘤切除术（枕下后正中经膜帆入路）、▶视频9-2 显微镜下中脑胶质瘤切除术（纵裂经胼胝体–穹窿间–三脑室入路）；延髓胶质瘤见 ▶视频9-3 显微镜下延髓背侧胶质瘤切除术（枕下后正中入路）、▶视频9-4 显微镜下脑桥胶质瘤切除术（枕下后正中入路）、▶视频9-5 显微镜下延髓内生胶质瘤切除术（枕下后正中入路）]。

专家点评

由于脑干胶质瘤发病率相对较低、手术难度大、风险高、且预后不理想，既往学者对脑干胶质瘤手术的态度多不甚积极。关于脑干胶质瘤手术的临床研究相对较少，目前尚无国际公认的针对脑干胶质瘤的治疗指南。源自中脑、脑桥和延髓的胶质瘤各有其自身的显著特点：中脑顶盖区域多见囊实性低级别胶质瘤；中脑被盖则多见实性2、3级胶质瘤，两者影像上多表现为局灶性、有相对的肿瘤边界。脑桥胶质瘤以儿童DIPG多见，多表现为脑干弥漫性肿胀增粗、肿瘤呈浸润性生长多边界不清，部分可见强化结节或囊变。延髓胶质瘤则以中线延髓背侧高级别肿瘤和偏向传导束的低级别肿瘤多见。我们的观点是，中脑、延髓胶质瘤和部分有强化结节或局灶囊实性改变的脑桥胶质瘤均应积极尝试手术，安全有效的手术可为患者带来生存期延长的获益，部分患者甚至可能获得意外的长生存期结果。

术前精准详细的影像学评估可以帮助更加精确地显示高级别癌巢，更好地预测患者的临床预后，并指导术中有针对性地切除病灶。弥散张量成像技术标记病理状态下的神经纤维束走行，对于设计最佳手术入路和手术切入点，指导肿瘤手术切除范围都有重要的参考价值。手术过程中的精细操作、自然显露是手术安全的前提。术中应先确认肿瘤—脑干界面点，然后由点成线、由线成面，在配合肿瘤分块切除，瘤内充分减压的基础上，辨认和维持肿瘤和脑干实质间的界面，循序渐进切除肿瘤。对抗性牵拉技术可帮助有效切除肿瘤的同时最大限度地避免对脑干的牵拉或扭曲。双极电凝仅在明确供血动脉和引流静脉时方可使用。延髓内生型胶质瘤应选择最薄的"无血管区"中线切开延髓，显露肿瘤后逐渐沿肿瘤界面精准操作，避免对延髓表面血管进行盲目电凝。多模态辅助技术可以帮助术者更精准地确认肿瘤边界，减少肿瘤残留，但对肿瘤—脑干界面的精准感知和精准策略性的手术技巧仍然是脑干胶质瘤手术成功的保证。荧光引导技术对有强化的脑干胶质瘤手术有明确的指导意义。

参考文献

[1] LONG W, YI Y, CHEN S, et al. Potential new therapies for pediatric diffuse intrinsic pontine glioma. Frontiers in Pharmacology. 2017 Jul 25; 8: 495. DOI: 10.3389/fphar.2017.00495.

[2] KHUONG-QUANG D A, BUCZKOWICZ P, RAKOPOULOS P, et al. K27M mutation in histone H 3.3 defines clinically and biologically distinct subgroups of pediatric diffuse intrinsic pontine gliomas. Acta Neuropathologica. 2012, 124(3): 439-447. DOI: 10.1007/s00401-012-0998-0.

[3] WU G, BRONISCER A, MCEACHRON T A, et al. Somatic histone H3 alterations in pediatric diffuse intrinsic pontine gliomas and non-brainstem glioblastomas. Nature Genetics. 2012, 44(3): 251-253. DOI: 10.1038/ng.1102.

[4] ZHANG L, CHEN L H, WAN H, et al. Exome sequencing identifies somatic gain-of-function PPM1D mutations in brainstem gliomas. Nature Genetics. 2014, 46(7): 726-730. DOI: 10.1038/ng.2995.

[5] BUCZKOWICZ P, HOEMAN C, RAKOPOULOS P, et al. Genomic analysis of diffuse intrinsic pontine gliomas identifies three molecular subgroups and recurrent activating ACVR1 mutations. Nature Genetics. 2014, 46(5): 451-456. DOI: 10.1038/ng.2936.

[6] 王忠诚，张俊廷，刘阿力 . 311 例脑干胶质瘤的临床特征与手术治疗 [J]. 中国医学科学院学报，2005, 27(1): 7–12.

[7] 张力伟，王忠诚 . 脑干胶质瘤的手术治疗 [J]. 中华神经外科杂志，2009, 25(10): 865–866. DOI: 10.3760/cma.j.issn. 1001–2346. 2009.010.001.

[8] HARGRAVE D, BARTELS U, BOUFFET E. Diffuse brainstem glioma in Children: critical review of clinical trials. Lancet Oncology. 2006, 7(3): 241–248. DOI: 10.1016/S1470–2045(06)70615–5.

[9] YIN L, ZHANG L. Correlation between MRI findings and histological diagnosis of brainstem glioma. Canadian Journal of Neurological Sciences. 2013, 40(3): 348–354.

[10] YAMASAKI F, KURISU K, KAJIWARA Y, et al. Magnetic resonance spectroscopic detection of lactate is predictive of a poor prognosis in patients with diffuse intrinsic pontine glioma. Neuro–Oncology. 2011, 13(7): 791–801. DOI: 10.1093/neuonc/nor038.

[11] STEFFEN-SMITH E A, SHIH J H, HIPPS J, et al. Proton magnetic resonance spectroscopy predicts survival in children with diffuse intrinsic pontine glioma. Journal of Neuro-Oncology. 2011, 105(2): 365–373. DOI: 10.1007/s11060–011–0601–x.

[12] 李德志，吴震，郝淑煜，等 . 脑干胶质瘤磁共振波谱分析 [J]. 中国微侵袭神经外科杂志，2010, 15(4): 152–154..

[13] KOVANLIKAYA I, FIRAT Z, KOVANLIKAYA A, et al. Assessment of the corticospinal tract alterations before and after resection of brainstem lesions using Diffusion Tensor Imaging (DTI) and tractography at 3T. European Journal of Radiology. 2011, 77(3): 383–391. DOI: 10.1016/j.ejrad.2009.08.012.

[14] PUROHIT B, KAMLI A A, KOLLIAS S S. Imaging of adult brainstem gliomas. European Journal of Radiology. 2015, 84(4): 709–720. DOI: 10.1016/j.ejrad.2014.12.025.

[15] ZHANG L, PAN C, LI D. The historical change of brainstem glioma diagnosis and treatment: from imaging to molecular pathology and then molecular imaging. Chinese Neurosurgical Journal. 2015, 1(1): 51–56.

[16] 张力伟，王忠诚 . 脑干胶质瘤治疗现状 [J]. 中国微侵袭神经外科杂志，2010, 15(4): 145–147.

[17] 武文浩，田永吉，张力伟 . 脑干胶质瘤的研究现状及进展 [J]. 中华神经外科杂志，2012, 28(4): 422–424. DOI: 10.3760/cma.j.issn.1001–2346.2012.04.034.

[18] 阴鲁鑫，王宇，李德志，等 . 成人脑干胶质瘤手术治疗的预后分析 [J]. 中华神经外科杂志，2010, 26(5): 445–447. DOI: 10.3760/cma.j.issn.1001–2346.2010.05.022.

[19] 毛颖，蔡加君，姚瑜 . 脑干胶质瘤的现状及展望 [J]. 中华神经外科疾病研究杂志，2015, 14(2): 97–100.

[20] TEO C, SIU T L. Radical resection of focal brainstem gliomas: is it worth doing? Child's Nervous System. 2008, 24(11): 1307–1314. DOI: 10.1007/s00381–008–0647–z.

[21] BETTE S, KAESMACHER J, HUBER T, et al. Value of Early Postoperative FLAIR Volume Dynamic in Glioma with No or Minimal Enhancement. World Neurosurgery. 2016, 91: 548–559. DOI: 10.1016/j.wneu.2016.03.034.

[22] SHAH G D, KESARI S, XUR, et al. Comparison of linear and volumetric criteria in assessing tumor response in adult high-grade gliomas. Neuro–Oncology. 2006, 8(1): 38–46. DOI: 10.1215/S1522851705000529.

[23] 张力伟 . 关注脑干胶质瘤治疗的动向 [J]. 中华神经外科杂志，2015, 31(2): 109–111. DOI: 10.3760/cma.j.issn.1001–2346.2015.02.001.

[24] RUGE M I, KICKINGEREDER P, SIMON T, et al. Stereotactic iodine–125 brachytherapy for treatment of inoperable focal brainstem gliomas of WHO grades Ⅰ and Ⅱ: feasibility and long-term outcome. Journal of Neuro–Oncology. 2012, 109(2): 273–283. DOI: 10.1007/s11060–012–0889–1.

二、脑干海绵状血管瘤

海绵状血管瘤（cavernous malformation，CM）是一种海绵窦样扩张的血管团。CM 在脑血管畸形中仅次于动静脉畸形，占脑血管畸形的 8%～15%，其中 9%～35% 发生于脑干，是脑干占位性病变常见类型之一。脑干海绵状血管瘤（brainstem cavernous malformation，BCM）又以发生于脑桥最常见（57%），其次为中脑（14%），最少为延髓（5%）。多见于 20—40 岁的青中年人，平均发病年龄约 37 岁，女性多于男性。病变仅有单层血管内皮细胞附着，缺乏肌肉和弹力纤维，间质无脑实质，血管造影多呈隐匿性，故又称为隐匿性血管畸形。出血是患者就诊的主要原因。偶发的 CM 年出血率仅 0.08%；但对于有破裂史的 CM，年出血率为 4.5%～22.9%，既往出血史可增加出血风险。

（一）临床表现

由于脑干内密集脑神经核团、上行及下行纤维束和网状纤维，较小的病变可导致严重且复杂的症状。偏瘫及偏身感觉障碍、脑神经损伤和共济失调是最常见的三大体征。病变位于脑干的头尾侧或腹背侧时，会出现相对特异性的临床表现，如病变在中脑，可因出血阻塞中脑导水管而导致颅内压增高引起头痛、呕吐及意识障碍，还会出现红核震颤、不自主发笑、发作性意识障碍等中脑病变所特有的表现；如病变在脑桥，可影响第Ⅴ、Ⅵ及Ⅶ对脑神经核团，出现面部感觉障碍、眼球外展障碍及面瘫。部分患者会出现同向凝视障碍；如病变在延髓，可出现顽固性呃逆、呼吸循环障碍、吞咽困难及胃肠道出血等相对特异性症状。病程往往表现为复发缓解型，即原有症状突然加重或已消失的症状再次出现。

（二）影像学检查

对突然发作的脑神经及传导束症状，或者反复发作相似脑干症状的患者，如能考虑到脑干海绵状血管瘤可能进行早期检查，则可早期诊断，使得患

者尽早得到恰当的治疗。常用的影像学检查包括 CT 扫描和多功能 MRI。

1. CT CT 诊断 BCM 具有较高的敏感性，但缺乏特异性。典型 BCM 在 CT 上表现为边界清晰的结节状高密度影像，无占位效应和血管源性水肿。但往往就诊的 BCM 存在脑干血肿，CT 扫描仅能看到血肿，做出简单的定位定性诊断。

2. MRI 是本病主要的检查方法，不仅具有高敏感性还具有很高的特异性。BCM 在 MRI 上呈边界清晰、分叶状、中央为混合信号的影像，根据血窦腔及不同阶段的血栓和钙化程度，MRI 扫描在 T_1WI 及 T_2WI 可表现为高信号、混杂信号甚至低信号，部分可见桑葚状或网格状结构。加做 GRE，ESWAN 或 SWI 序列可增加磁敏感效应，提高血红蛋白产物的识别率。在 T_2WI 病灶周围可见由含铁血黄素构成的低信号环。因 BCM 血流较慢，常规血管造影难以将其识别。

（三）肿瘤分型

BCM 反复慢性出血，新鲜血栓内游离正铁血红蛋白和降解的含铁血黄素混合，使得 BCM 在 MRI 上呈现多种表现。Zabramski 等根据 BCM 信号变化特点及其病理学基础，将其 MRI 表现分为以下四型。

Ⅰ型：T_1WI 病灶中心呈高信号（正铁血红蛋白信号），T_2WI 从中心到周围，开始呈高信号，逐渐变低。病灶周围存在低信号环。病理上对应亚急性出血，由血肿边缘开始，正铁血红蛋白降解为含铁血黄素和铁蛋白。

Ⅱ型：T_1WI 病灶中心呈网格状混杂信号，T_2WI 在网格状混杂信号周围尚有低信号环。病理上对应机化程度不一的血栓和血肿成分。

Ⅲ型：T_1WI 呈等信号或低信号，T_2WI 明显高信号。病理上对应慢性出血，血肿溶解后变成含铁血黄素。

Ⅳ型：T_1WI 与 T_2WI 难以显示，GRE 序列成像呈针头大小的低或中等信号影像。

Schefer 根据 BCM 是否出血及血肿与肿瘤的关系，同样将其 MRI 上的表现分为以下四型。

Ⅰ型：没有出血的典型的 BCM。

Ⅱ型：瘤内出血的 BCM。

Ⅲ型：瘤外出血压迫的 BCM。

Ⅳ型：完全钙化的 BCM。

Zabramski 分型是结合典型的 BCM 的 MRI 信号特点和病理学基础，仅考虑到瘤内小的出血和血栓对信号的影响，对于脑干内出血不多的 BCM 的诊断具有重要定性意义，但就诊的 BCM 往往伴有大范围的脑干血肿，这影响对 MRI 信号的解读。Schefer 分型对临床诊断具有较强的提示意义。

（四）治疗

脑干海绵状血管瘤的主要治疗方式包括保守观察、放射外科和显微外科手术等。显微外科治疗为症状性 BCM 治疗的首选方案。

1. 保守观察 偶发的 BCM 具有自限性，为保守观察提供了理论依据。目前，对于偶发、临床症状轻微和有手术禁忌的患者，推荐保守观察，定期随访。一项前瞻性队列研究表明，既往病灶破裂史 CM，其出血率随时间推移可逐渐减小，两年后再出血的风险已大大降低。故患者位于脑功能区、距离初次出血时间较长，也可考虑保守观察。

2. 放射治疗 伽马刀治疗 BCM 是否带来临床获益仍存争议。DeBonis 等认为伽马刀可降低 BCM 的年度再出血率，可由 32.38% 降至 8.22%，两年后的再出血率降至 1.37%。但另外一些学者对放疗提出质疑，表示即使未经放疗，BCM 再出血率在首次出血两年后也显著降低，与放疗所带来的再出血率下降相类似。更为重要的是对于一些放疗后再出血行手术治疗病变的病理学检查并未发现放疗所引起的内皮细胞增生、纤维增生及血管腔闭塞等导致再出血率降低的病理学基础。不仅如此，放疗还可导致脑干水肿和诱发 BCM 风险。因此，仅在病情恶性进展、存在手术禁忌的患者，考虑接受伽马刀治疗。

3. 手术治疗 在决定是否进行手术干预时，需要综合考虑 BCM 自然病史、手术效果、手术风险以及患者意愿等多方面因素。虽然 BCM 癫痫可能性较幕上海绵状血管瘤小，但出血的风险是幕上病灶的 30 倍，且首次出血后可增加再出血风险，导致原有症状加重和新近神经功能障碍，目前手术是彻底切除病灶达到治愈的唯一方式。

(1) 手术指征和时机。因脑干位置的特殊性，手术风险较大。据此，Porter 等提出手术适应证如下：

①邻近软脑膜或室管膜表面，或病灶呈外生型；②反复出血导致进行性神经功能缺陷；③急性的出血，血肿跨过 BCM 灶；④较大的病灶内血肿有占位效应；⑤儿童累积出血率更高，手术指征应适当放宽。一旦确定手术治疗，手术时机是另一关键问题。除外患者出现意识障碍、生命体征不稳定等需行急诊手术情况，一般认为宜在脑干出血后的亚急性期行手术治疗，即首次出血后 2 周到 1 个月内。此时血肿软化液化、边界清晰且胶质反应小，易于分离。另外，患者病情相对稳定，手术耐受性好。如果手术过早（首次出血后 1 周内），由于病变周围水肿的存在且病变界面不清，容易造成脑干损伤，术后并发症发生率较高；如果手术过晚（首次出血后 3 个月），患者可能在此期间发生再出血，而且由于血肿的机化、钙化，病变周围胶质瘢痕增生，病变组织质硬且与邻近脑干组织紧密粘连，造成手术切除困难。研究表明，亚急性期接受手术治疗患者的预后及症状改善均显著优于晚期手术治疗的患者。

(2) 手术入路和脑干皮层切口。手术治疗原则是尽可能全切除病变同时最大限度保护正常脑干组织。因此，正确的手术入路及安全的脑干皮层切口，辅以神经电生理监测等设施的应用尤为重要。手术入路的选择以路径最短及最安全为原则，因此，需考虑病变的整体定位、最接近脑干皮层的病变定位以及与该病变最接近的脑干安全皮层切口。Brown 等描述的"两点"法可作为判断手术入路的重要参考。病变中心为"一点"，病变最接近脑干皮层处或最接近该病变的脑干安全进入点为"另一点"，将此两点连接并延伸至颅骨处，可判断为可能的手术路径。此外，根据病变的大体定位，也可对手术入路进行基本判断。位于中脑腹侧者，可采取翼点或额眶颧开颅经侧裂入路；位于中脑外侧者，可采取颞下经天幕入路；位于中脑背侧者，可采取（极外侧）幕下小脑上入路，如天幕角度过陡，也可采取枕下经天幕入路；位于脑桥腹侧或腹外侧者，可采用乙状窦后入路；位于脑桥背侧者，可采用枕下正中经膜帆入路到达四脑室底；位于延髓腹侧或前外侧者，可采用远外侧入路；位于延髓背侧者，则采用枕下正中经膜帆入路（见第七章第一节，脑干胶质瘤，脑干手术安全操作区和手术入路）。经正确的手术入路显露病变所在脑干部位后，何处切开脑干皮层以充分显

露病变，则成为另一关键问题。如果病变表浅，紧邻脑干皮质，甚至突出于脑干皮质表面，脑干局部表现出明显隆起或色泽改变，则该部位通常为切口部位。如果病变位置较深，在脑干表面无提示病变部位的线索可循，则需遵循离病变最近的"安全进入区"原则。所谓的"安全进入区"是指脑干内重要神经结构稀疏，且无重要穿支动脉的区域。经该区域进入，可避免严重的脑神经核团及神经纤维的损伤。争取全切病灶以防止再出血，并最大限度减少对正常脑干组织的损伤和正确处理伴随的畸形静脉（见第 9 章第一节，脑干胶质瘤，脑干手术安全操作区和手术入路）。

(3) 手术要点和影响手术全切因素。在病变的切除过程中需注意以下手术要点：①保护 BCM 灶周围含铁血黄素环的完整性，因该环内可含有正常脑干组织。②为避免过分牵拉脑干组织，当病灶较大时，应分块切除。但残留的 BCM 病灶在早期再出血率高达 40%～60%，显著高于未手术患者的再出血率，因此手术时应争取全切病灶避免再出血。③慎重处理引流的畸形静脉。Porter 等报道手术切除的 86 例 BCM，病变周围均存在畸形静脉；部分术前 MRI 示"水母头样"改变。目前对畸形静脉的处理尚无定论。Porter 等认为，静脉畸形在 BCM 的形成、发展以及复发中均扮演重要角色，建议切除；而 Mathiesen 等认为，畸形静脉担负着引流正常脑干组织的角色，切除畸形血管团时，应尽量避免损伤畸形静脉主干，以免引发不可逆的静脉性脑干梗死。

妨碍手术全切的因素包括：①术前 MRI 检查示病变呈多叶状。因各小叶之间可能并不延续，为胶质组织相隔，出血可能仅源于其中某小叶，血肿也仅局限于该小叶。手术清除血肿后，可因该小叶内血肿残腔光滑而遗漏邻近病变。②较小的脑干皮层切口及显微镜直视视野的局限妨碍了病变的全切。因此，术中辅助设施的合理应用对于病变全切除尤显重要。例如，术中导航辅助判断病变部位，术中 B 超或神经内镜对手术切除后残腔的探查，均有利于降低病变的残留率。术后早期 MRI 复查，以早期发现残留病变。Cenzato 等建议术后 72h 内复查 MRI，如表现为与手术残腔相邻的呈高低信号混杂的含血结节，即高度怀疑病变残留；考虑到较高的再出血风险以及后期因明显的病变瘢痕及粘连形成造成手

术困难，建议早期及时手术切除残留病变。

（五）典型病例解析

病例1 患者男性，25岁，因"视物模糊、复视2个月余，发现颅内占位1个月"入院。

【查体】神志清楚，慢性病容。左眼视力0.9，右眼视力0.8，双侧瞳孔等大等圆，直径2mm，对光反射灵敏，双侧眼球运动尚可，调节、辐辏反射正常。无阳性神经系统体征。

【辅助检查】见图9-60。

MRI检查：中脑左侧大脑脚、脑桥可见不规则长T_1长T_2信号灶，边缘清，周围可见短T_2信号环，大小约15mm×14mm×15mm，FLAIR序列呈高信号。

DTI：取左侧大脑脚病灶及对侧正常脑组织为感兴趣区，测得病灶区FA值为0.264，对侧正常脑组织FA值为0.458，病灶区脑组织FA值减低，神经纤维束示踪图示病灶区神经纤维束部分中断，病灶周围神经纤维束部分呈轻度受压移位改变。

【术前诊断】中脑左侧大脑脚占位：海绵状血管瘤？

【手术入路】左侧枕下乙状窦后入路。

【手术过程】术中行左侧枕下乙状窦后入路，镜下牵开小脑半球，从三叉神经根上端、小脑上动脉下方皮层穿刺，可见暗红色血性液体。劈开皮层约6mm可见病变，大小约2.0cm×1.5cm×1.8cm，合并陈旧性出血，周边组织黄染，镜下沿含铁血黄素环分离肿瘤与脑干粘连，全切肿瘤。

【术后MRI】原中脑左侧大脑脚、脑桥左侧份不规则长T_1长T_2信号病变已经切除，术区呈短-长T_1短-长T_2混杂信号，注入Gd-DTPA增强后术区周边可见线状强化，邻近脑实质内可见小片无强化的长T_2信号灶（图9-61）。

【术后神经功能】出院时患者神志清楚，生命体征平稳，无头痛头晕，视力较前好转，双侧眼球运动自如，面神经功能1级，四肢肌力、肌张力正常。

【经验体会】

(1)此例病变同时累及左侧大脑脚和脑桥左侧份，但主体部分位于脑桥，选择乙状窦后入路，从三叉神经与小脑上动脉之间皮层进入，避免从脑干腹侧入路，以及如额眶颧或者翼点入路开颅造成的创伤，缩短手术时间。

(2)瘤内减压后，肿瘤张力减低，肿瘤与神经血

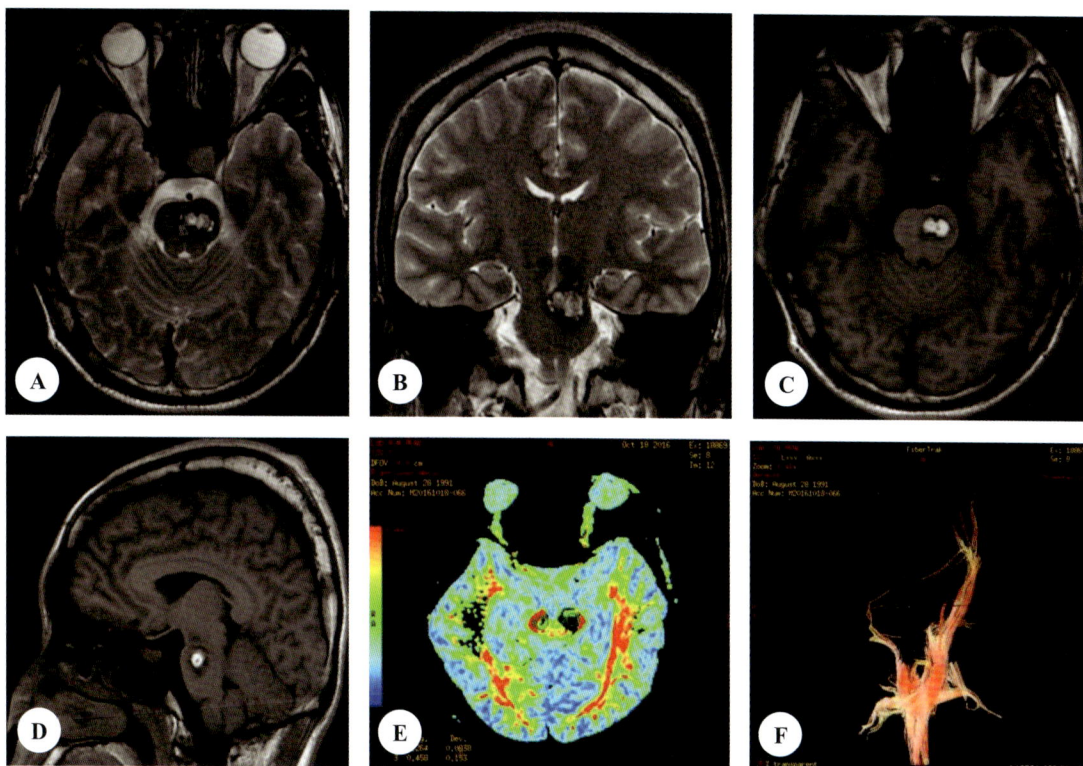

▲ 图9-60 病例1术前辅助检查

管的界面更易识别、分离，有利于手术安全及神经功能的保护。沿着病变周围的含铁血黄素环，可尽量减少对脑干的损伤，同时避免残留病灶，导致术后再出血。

病例 2　患者敖某，男性，48 岁，因"左眼视野缺损 1 年余"入院。

【查体】神志清楚，双侧瞳孔等大等圆，直径 3mm 大小，对光反射灵敏，头颅大小及形态正常。粗测双眼视力左 0.6/ 右 0.3，左眼颞侧视野缺损，鼻

腔及外耳道无异常分泌物，口角无歪斜，双侧鼻唇沟无变浅，鼓腮示齿可，伸舌居中，咽反射正常，颈软，四肢活动可，肌力、肌张力正常，Kernig、Brudzinski、Babinski 征阴性。

【辅助检查】见图 9-62。

MRI 检查：右侧基底节区可见一团块状短 T_1 长 T_2 信号灶，周围可见短 T_2 信号环，病灶大小约 24mm×16mm，增强后其内可见强化血管影，增强后右侧基底节区并可见"海蛇头样"强化；余脑实质内未见异常信号灶及强化灶；灰白质界限清楚，脑

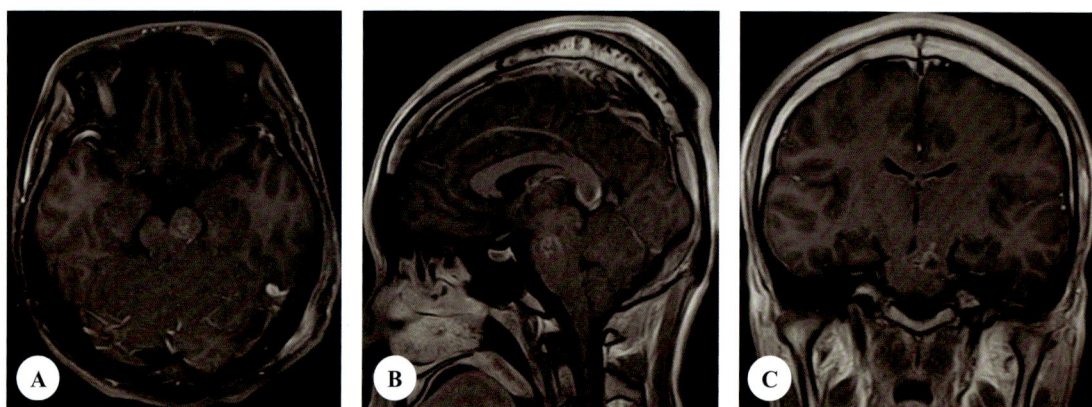

▲ 图 9-61　病例 1 术后 MRI 检查

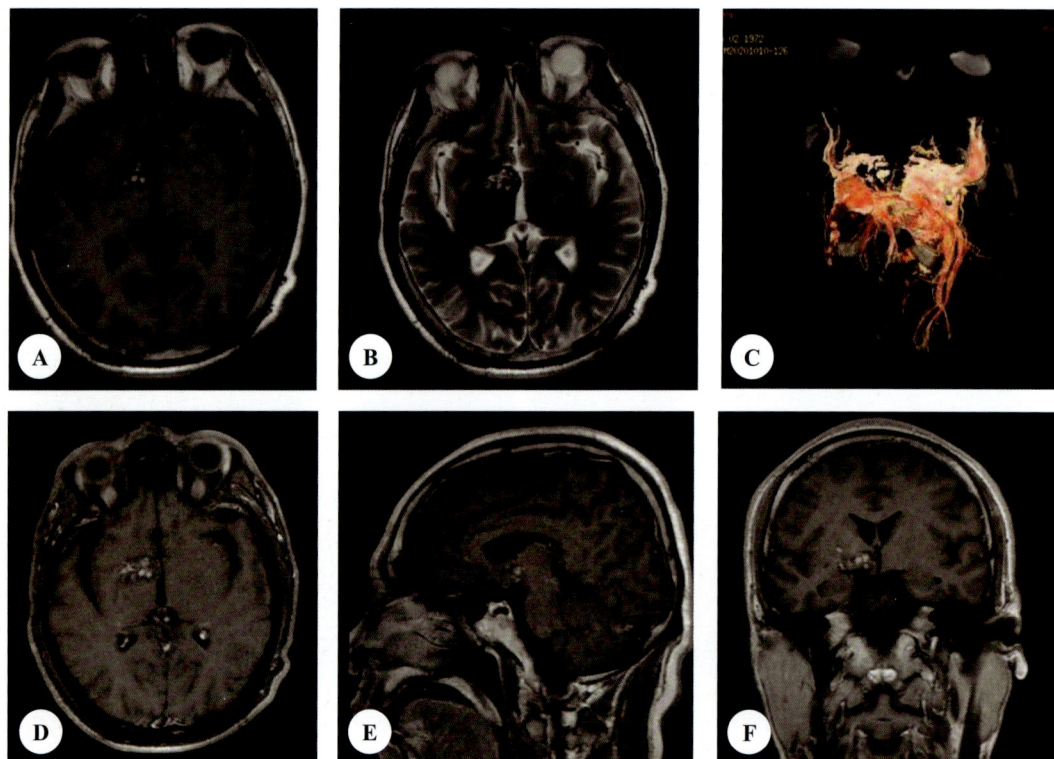

▲ 图 9-62　病例 2 术前辅助检查

沟、脑裂、脑池及脑室大小形态正常，中线结构无移位。

DTI：取右侧基底节病灶区及对侧正常脑组织为感兴趣区，测得右侧病灶区 FA 值为 0.336，对侧正常脑组织 FA 值为 0.491，神经病灶区脑组织 FA 值减低，神经纤维示踪图示病灶区神经纤维缺失，周围水肿带呈受压移位改变。

【术前诊断】颅内占位性病变（右中脑 – 基底节区占位：海绵状血管瘤？）

【手术入路】右侧额下入路。

【手术过程】行右侧额下入路，显微镜下弧形剪开硬膜，缓慢抬起额叶，开放颈动脉池、视交叉池和侧裂池近段，释放脑脊液，调整脑压板，进一步抬起额叶，显露病变。见病变位于三脑室旁终板旁回与基底节区，囊实性，质地中等，伴陈旧性出血，视束受挤压变形，周围脑组织含铁血黄素沉积，大小约 2.4cm×1.6cm。再沿肿瘤周边逐渐分离粘连，电凝切断肿瘤血供，分块全切除肿瘤。肿瘤切除后，视神经、颈内动脉、A1 及分叉部保留完好（图 9-63）。

【术后 MRI】额骨右侧份部份骨质信号不连，呈术后改变，右侧基底结区病灶已切除，术区及额骨内板下见等 – 短 T_1 – 长 – 短 T_2 信号，边缘见环形长 T_2 信号；增强后术区见血管影。双侧额部内板下见长 T_1 长 T_2 信号及信号缺失区（图 9-64）。

【术后病理】（右侧中脑 – 基底节）符合海绵状血管瘤。

【术后神经功能】出院时患者一般情况好，神志清楚，语言流利，双侧瞳孔等大等圆，直径 3mm 大小，对光反射灵敏，口角无歪斜，伸舌居中，切口愈合可，四肢肌力、肌张力正常，各生理反射存在，Kernig、Babinski、Brudzinski 征阴性。

【经验体会】

(1) 本病灶位于右侧中脑 – 基底节区，主体偏前方，相较颞下入路，位置偏高，而翼点经岛叶入路，容易损伤大脑中动脉穿支血管、岛叶及基底节，导致患者偏瘫。我们采取额下入路，经大脑前 – 中动脉、视束之间的间隙经终板旁回进入，此路径无重要大血管且离病变最近，同时不易损伤内囊后肢。

(2) 对于位于功能区、基底节、丘脑、脑干等部位的海绵状血管瘤，若患者出现临床症状，如癫痫、

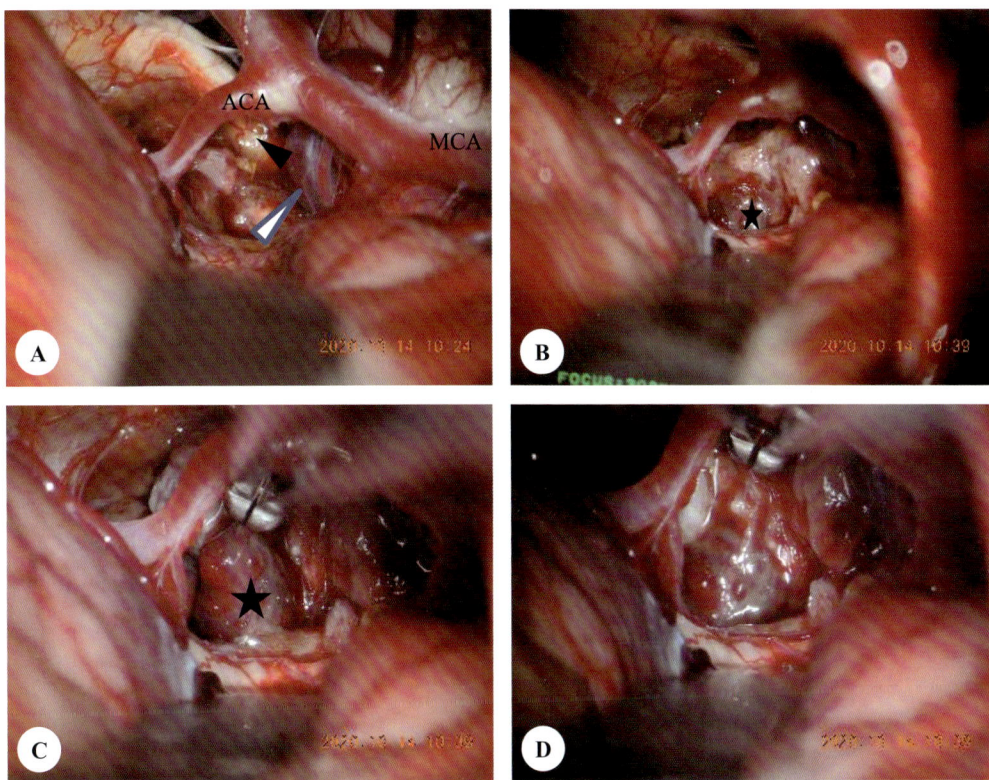

▲ 图 9-63　病例 2 右侧大脑前动脉（ACA），大脑中动脉（MCA），视束（黑箭头），基底静脉（白箭头），病变（黑色五角形）

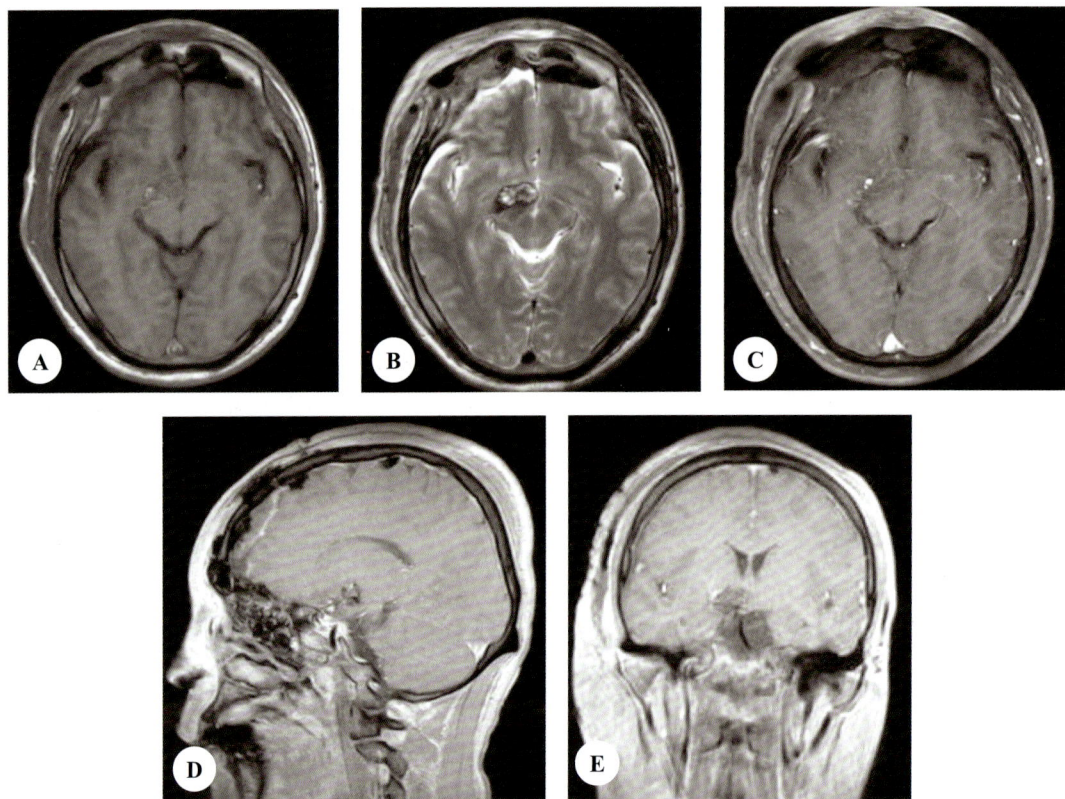

▲ 图 9-64　病例 2 术后 MRI 检查

出血、占位效应等，我们主张积极手术治疗，沿着肿瘤含铁血黄素环实现肿瘤全切，利于改善患者症状，且不易增加副损伤。

病例 3　患者女性，31 岁，因"左侧肢体麻木、右侧舌头麻木及吞咽困难 2 个月余"入院。

【查体】神志清楚，双瞳直径 3mm，等大等圆，光反射灵敏，双眼球活动可。双侧额纹对称，右侧鼻唇沟变浅，皱额、闭目、鼓腮可，示齿、吹哨嘴角左偏。粗测右耳听力下降。悬雍垂居中，声音无嘶哑，饮水有呛咳，右侧咽反射、吞咽反射、咳嗽反射稍迟钝。右侧指指、指鼻试验（－），右侧跟膝胫试验（＋），Romberg 征（＋），行一字步不稳。余神经系统查体未见明显异常。

【辅助检查】

头部 MRI：脑桥右侧份可见类圆形短 T_1 短 – 长 T_2 信号灶，大小约 3.0cm×2.8cm×3.0cm，周围可见低 T_2 信号环，强化明显，四脑室受压变形（图 9-65）。

CT：脑桥右侧可见不规则稍低密度灶，边缘环绕少许高密度灶，大小约 3.1cm×2.7cm×3.0cm。

CTA：未见明显异常。

【术前诊断】脑桥右侧占位：海绵状血管瘤？

【手术入路】右侧枕下乙状窦后入路。

【手术过程】术中见脑桥饱满黄染，经三叉神经及面听神经之间的间隙纵行切开脑干皮层约 5mm，可见暗红色血液流出，显露病变，大小约 2.5cm×2.0cm×1.8cm，与脑干粘连紧密，先吸除暗红色血液，再行瘤内减压，进一步分离病变与脑干周围粘连，全切肿瘤（图 9-66）。

【术后 MRI】右枕骨局部骨质缺呈术后改变，相应颅板下及术区可见少许稍长短 T_1、长 T_2 积液灶及少许积气积血影，增强后边缘强化（图 9-67）。

【术后神经功能】患者神志清楚，生命体征平稳，语言流利，双侧瞳孔等大等圆，光反射灵敏，双侧额纹对称，右侧鼻唇沟变浅，皱眉、闭目、鼓腮可，示齿、吹哨嘴角向一侧歪斜，左侧听力正常，右侧听力同术前，吞咽困难、饮水呛咳较术前改善。右侧咽反射减弱，Romberg 征（＋），行一字步不稳。

【经验体会】

(1) 选择脑干皮层切开的位置及切开长度至关重要。Brown 等描述的"两点"法可作为判断手术入路

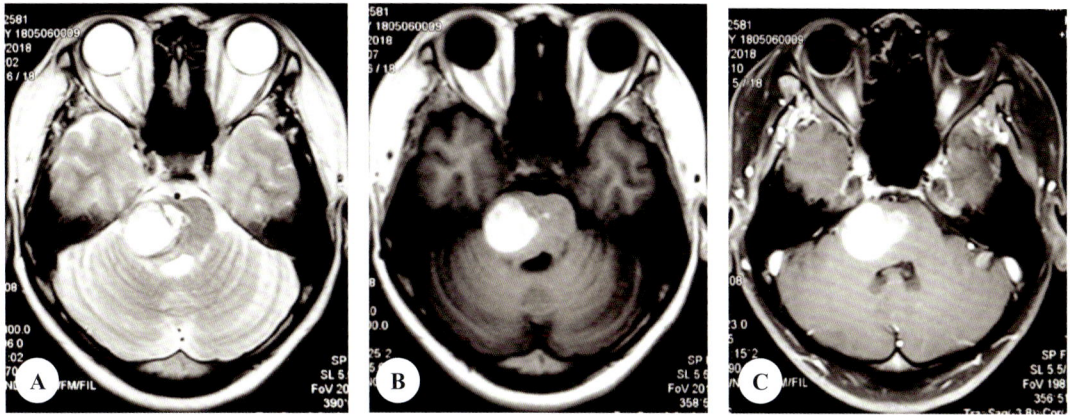

▲ 图 9-65　病例 3 术前 MRI 检查

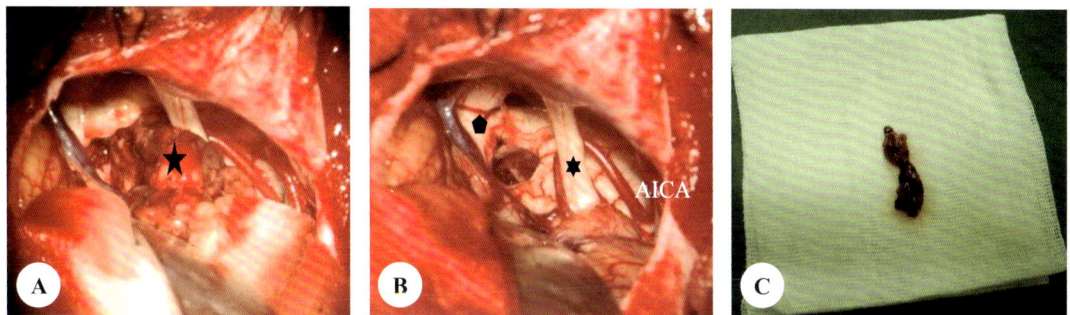

▲ 图 9-66　病例 3 肿瘤（黑色五角形），面听神经（黑色六角形），三叉神经（黑色五边形），小脑前下动脉（AICA）

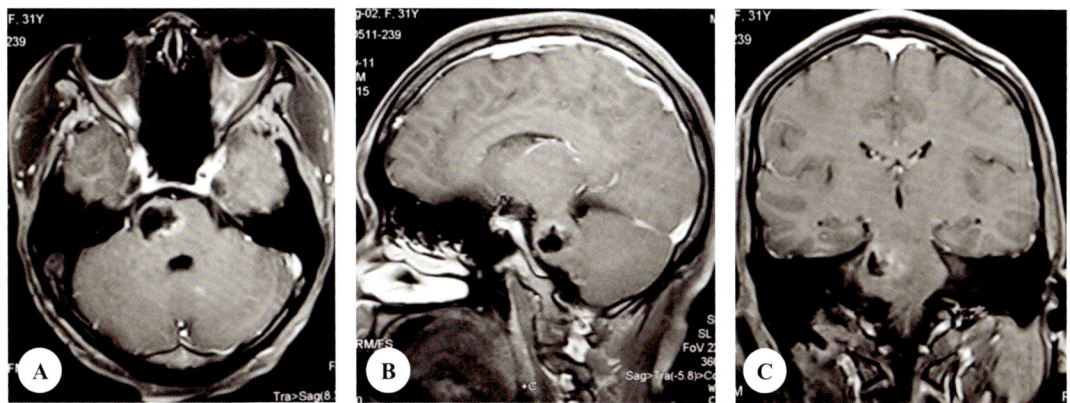

▲ 图 9-67　病例 3 术后 MRI 检查

的重要参考。病变中心为"一点"，病变最接近脑干皮层处或最接近该病变的脑干安全进入点为"另一点"，将此两点连接并延伸至颅骨处，可判断为可能的手术路径。已出血的海绵状血管瘤往往从皮层黄染饱满处切开。切开长度根据周围是否有重要神经核团决定。

（2）该病灶与脑干粘连紧密，先充分吸除出血，耐心地瘤内减压后，肿瘤与脑干的边界自然有迹可循，争取对脑干"零牵拉"，切忌在减压不充分的情况下强行分离边界。

病例 4　患者男性，35 岁，因"左侧肢体乏力，检查发现脑干占位 2 年余"入院。既往无特殊。

【查体】神志清楚，双侧瞳孔等大等圆，直径 3mm，对光反射灵敏。右侧眼球外展受限，眼睑无下垂，无眼球震颤。右侧面部痛觉减退，咀嚼有力，张口下颌无偏移。右侧额纹、鼻唇沟变浅，右侧皱

眉、闭目不能，鼓腮示齿困难，味觉正常。双耳听力基本正常。左上肢肌力Ⅱ～Ⅲ级，左下肢肌力Ⅳ级，右侧肌力及双侧肌张力正常。余神经系统查体未见明显异常。

【辅助检查】头部 MRI 示脑桥右侧份，近桥延沟附近短-长 T_1 等长 T_2 信号灶，周围可见环形短 T_2 环，呈部分片状强化（图 9-68）。

【术前诊断】脑桥右侧占位：海绵状血管瘤并出血？

【手术入路】右侧枕下乙状窦后入路。

【手术过程】术中自脑桥延髓池充分释放脑脊液后，显微镜下牵开小脑半球，于面听神经下方切开脑干皮层，见肿瘤位于脑桥内桥延沟上方，大小约 2.0cm×1.5cm×1.8cm，色红，血供丰富，实性，内见囊变，与正常脑组织界限尚清。沿肿瘤边界分离并全切除肿瘤。全切肿瘤后见三叉神经、外展神经、面神经、蜗神经及后组脑神经及岩静脉保留完好（图 9-69）。

【术后 MRI】右侧脑干见稍长-短 T_1、极长-短 T_2 混杂信号灶，较大层面约 16mm×12mm×13mm，

边界欠清，增强后无明显强化。余脑实质内未见明显异常信号灶及强化灶，脑沟脑裂脑池未见明显增宽，中线结构居中（图 9-70）。

【术后神经功能】出院时左侧肢体肌力Ⅳ级，较术前改善，右侧正常，无面听神经及后组脑神经症状。

【经验体会】

(1) 该患者发现脑干占位两年，此次是因病灶出血导致左侧肢体乏力入院。对于这种病灶虽然小，但有出血病史，可显著增加出血风险，故采取手术切除是合适的选择。

(2) 开颅过程中面神经保留的经验为：二腹肌后腹前缘的筋膜向前与茎乳孔处面神经周围的结缔组织相延续，因此可将二腹肌后腹（或二腹肌沟）作为确定面神经颅外段起始部的标志。在实际操作中：①向前下分离二腹肌后腹时可通过触及茎突估计茎乳孔位置，必要时结合电生理探针，探明茎乳孔处面神经的位置。②后续操作应严格在二腹肌后腹后方操作。

(3) 这种病灶体积不大，术中减少双极电凝的使

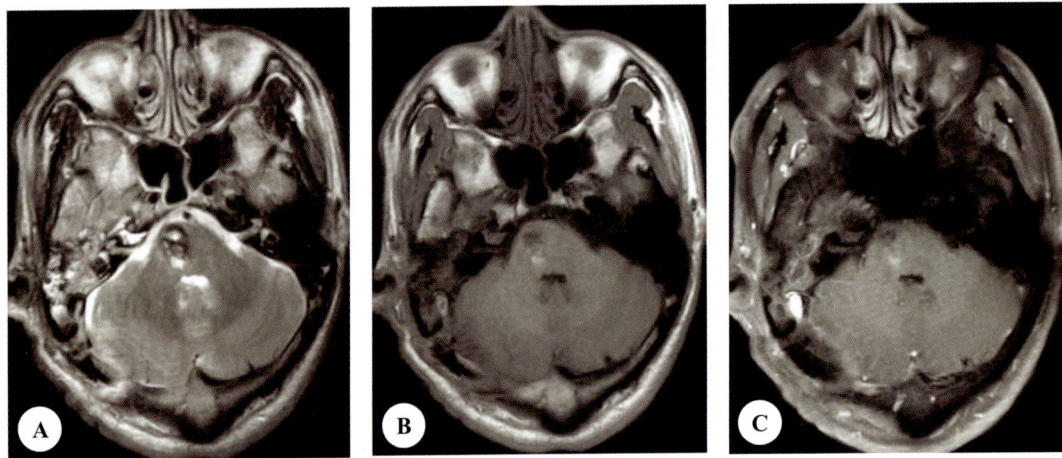

▲ 图 9-68 病例 4 术前 MRI 检查

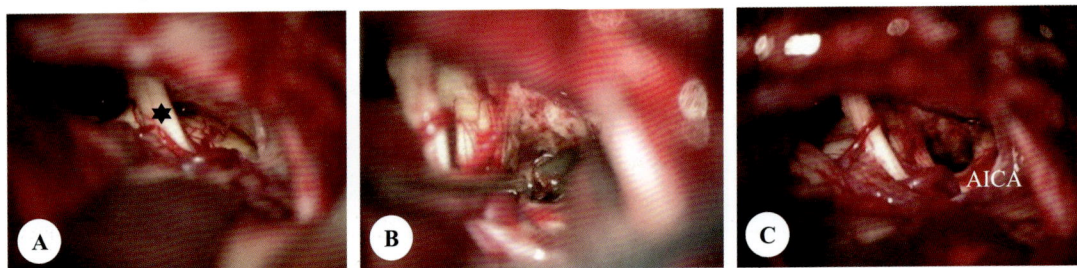

▲ 图 9-69 病例 4 面听神经（黑色六角形），小脑前下动脉（AICA）

用，减少显微器械的更换，可减少损伤脑干及面听神经、后组脑神经的风险，预后往往较好。

病例 5　患者男性，58 岁，因"头痛头晕 25 天，吐词不清、口角歪斜 21 天"入院。既往 2009 年疑似脑桥梗死，发现高血压 1 个月，最高血压 168/110mmHg，现规律服用氨氯地平片，5mg，每日一次，血压控制可。

【查体】神志清楚，语言欠流利。记忆力、定向力、智力可。视力视野无明显异常，双瞳直径 3mm，等大等圆，光反射灵敏，左侧眼球外展受限，无眼震。左侧额纹、鼻唇沟变浅，皱眉、闭目、鼓腮、示齿、吹哨不佳，味觉正常。伸舌左偏。

【辅助检查】头部 MRI：脑桥偏左侧可见结节状短 – 长 T_1 短 – 长 T_2 信号灶，FLAIR 呈高低混杂信号，大小约 0.7cm × 1.0cm × 0.9cm，增强后可见不均匀强化，病灶边界清楚，邻近四脑室受压变窄

（图 9-71）。

【术前诊断】①脑桥左侧占位：海绵状血管瘤？②3 级高血压极高危。

【手术入路】枕下后正中入路。

【手术过程】术中在神经电生理监测下行枕下后正中入路，轻轻牵开双侧小脑扁桃体，于桥延沟上方可见脑桥表面黄染，沿纵轴轻轻切开约 0.5cm 长皮质，可见肿瘤合并陈旧性出血，大小约 1.2cm × 0.8cm × 1.0cm，沿畸形血管团周边逐渐分离，分块全切除畸形血管团。

【术后 MRI】枕骨部分骨质信号缺失呈术后改变，原脑桥左侧病灶已切除，术区可见长 T_1 长 T_2 信号灶，增强后未见明显强化（图 9-72）。

【术后神经功能】神志清楚，自诉右侧肢体轻度麻木，四肢肌力、肌张力正常，病理征未引出。

【经验体会】

(1) 该病灶位于脑桥背外侧，邻近四脑室，患者

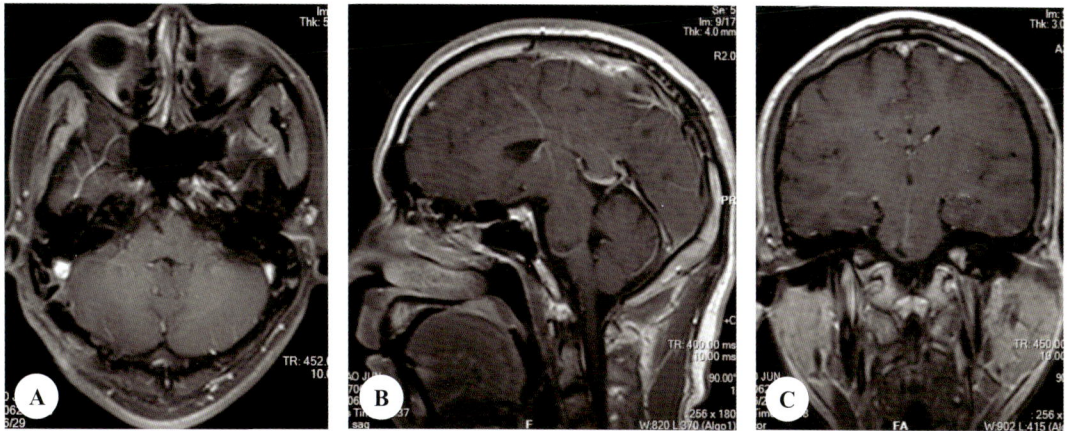

▲ 图 9-70　病例 4 术后 MRI 检查

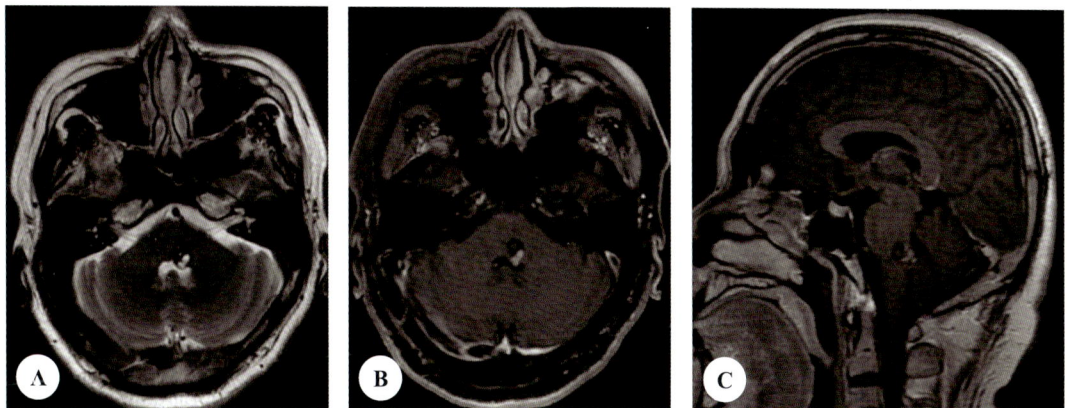

▲ 图 9-71　病例 5 术前 MRI 检查

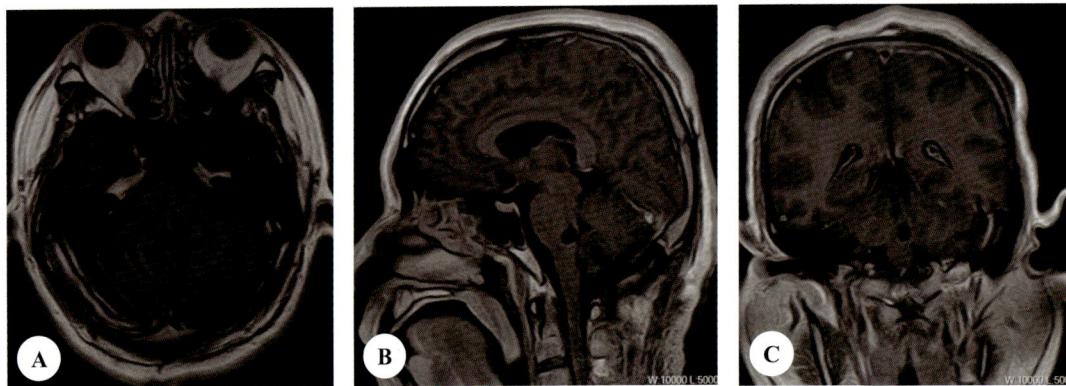

▲ 图 9-72　病例 5 术后 MRI 检查

取侧俯卧位，尽量使头、颈、躯干长轴在一条线上，开颅时严格按中线分离枕下肌肉层，经面丘下区进入，保护脑干结构，术野清晰是保证。

(2) 充分释放枕大池脑脊液，便于抬起双侧小脑扁桃体。根据病灶大小及位置，切口适当往下延伸，必要时咬除寰椎后弓，减轻对小脑的牵拉。

病例 6　患者男性，15 岁，因"头痛头晕 3 年余，行走不稳半年，左侧肢体麻木无力 2 个月余"入院。既往无特殊。

【查体】神志清楚，双侧视力 0.2，双侧瞳孔等大等圆，直径 3mm，对光反射灵敏，眼球运动自如，右侧面部温度觉较左侧减退，双侧面部触觉可，右侧味觉稍差，听力粗测可。颚咽弓、颚舌弓上抬乏力，悬雍垂偏左，咽反射左侧灵敏，右侧迟钝。左侧躯体及上下肢浅感觉、深感觉、振动觉较右侧差，位置觉可。左侧肢体肌力 IV 级，右侧正常。余神经系统查体未见明显异常。

【辅助检查】见图 9-73。

头部 MRI：右侧延髓腹外侧见类圆形混杂信号灶，呈等 - 高 T_1 低 - 高 T_2 信号，TLAIR 呈低 - 高信号，SWI 呈低信号，增强后强化不明显。余脑实质未见异常信号灶及异常强化灶。

DTI：取双侧延髓腹外侧为感兴趣区，测得右侧延髓腹外侧病灶区 FA 值为 0.496，对侧正常脑组织 FA 值为 0.508，神经束示踪病灶区神经束未见明显异常。

【术前诊断】延髓右侧腹外侧占位：考虑海绵状血管瘤？

【手术入路】枕下后正中入路。

【手术过程】术中自枕骨隆突至 C_2 后正中直切口，见病变位于枕大池内延髓右侧份，病变表面可见黄染，周围异常血管，电凝异常供血血管，沿 C_1 神经根丝下方纵行剪开约 3mm，可见病变大小约 0.8cm × 0.6cm × 0.5cm，实性，质地韧，镜下沿肿瘤边界分离肿瘤与延髓之间的粘连，整块全切肿瘤（图 9-74）。

【术后 MRI】枕部部分骨质连续性中断呈术后改变。相应颅骨下积液积气信号，原延髓右侧份病变已切除，术区可见长 T_1 长 T_2 信号灶，FLAIR 低信号灶，增强后未见明显强化，SWI 幅度图呈低信号，相位图呈高低混杂信号灶（图 9-75）。

【术后神经功能】患者出院时自诉左侧肢体乏力及麻木症状较术前改善，一般情况可。四肢肌力、肌张力基本正常，双侧颜面部、四肢及躯体触觉基本对称，病理征阴性。

【经验体会】

(1) 此病灶位于延髓实质内，位置偏低，枕下乙状窦后入路难以到达。无论延髓腹侧及背侧进入，均需切开延髓皮质。相较远外侧入路而言，枕下后正中创伤更小，皮质离病灶距离更近。

(2) 牵拉瘤壁应轻柔，避免瘤壁断裂，失去组织界面。

病例 7　患者女性，41 岁，因"右侧肢体乏力 2 周"入院。既往无特殊。

【查体】神清语利，右侧肢体肌力约 III 级，左侧肢体肌力及双侧肌张力正常，病理征阴性。

【辅助检查】头部 MRI：延髓背侧不规则占位性病变，囊性，内有结节，呈长 T_1 及等、长 T_2 混杂信

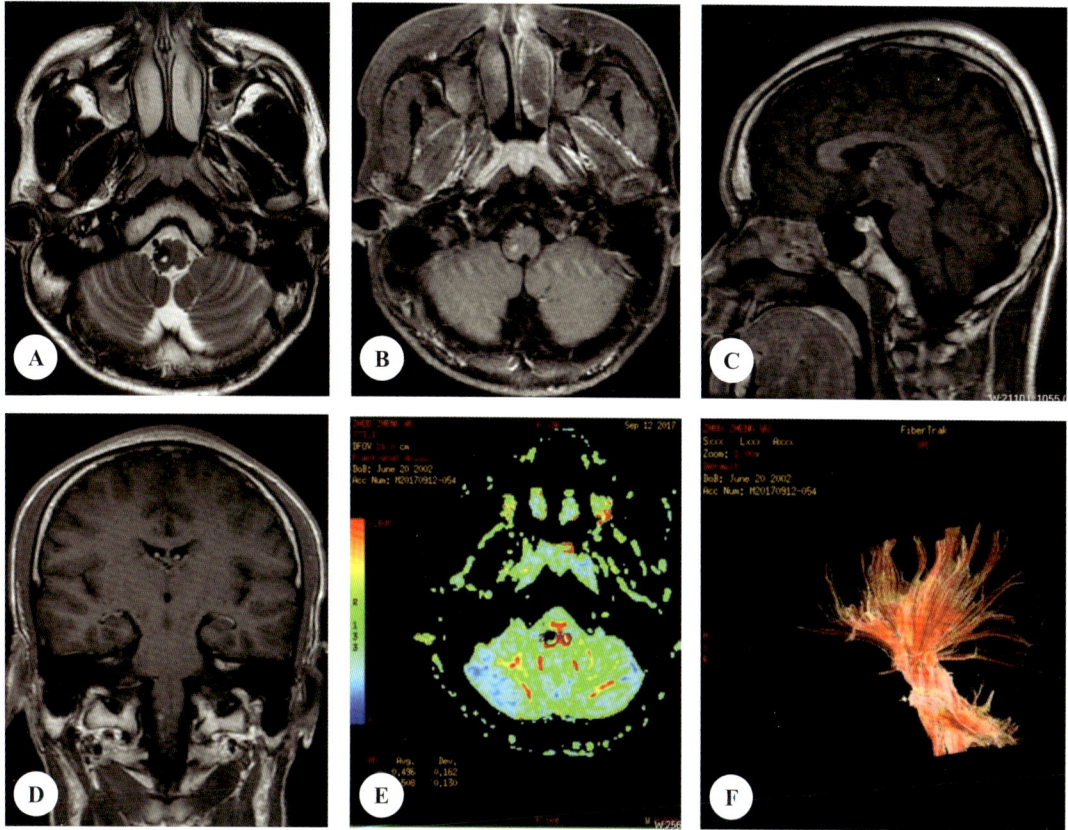

▲ 图 9-73　病例 6 术前辅助检查

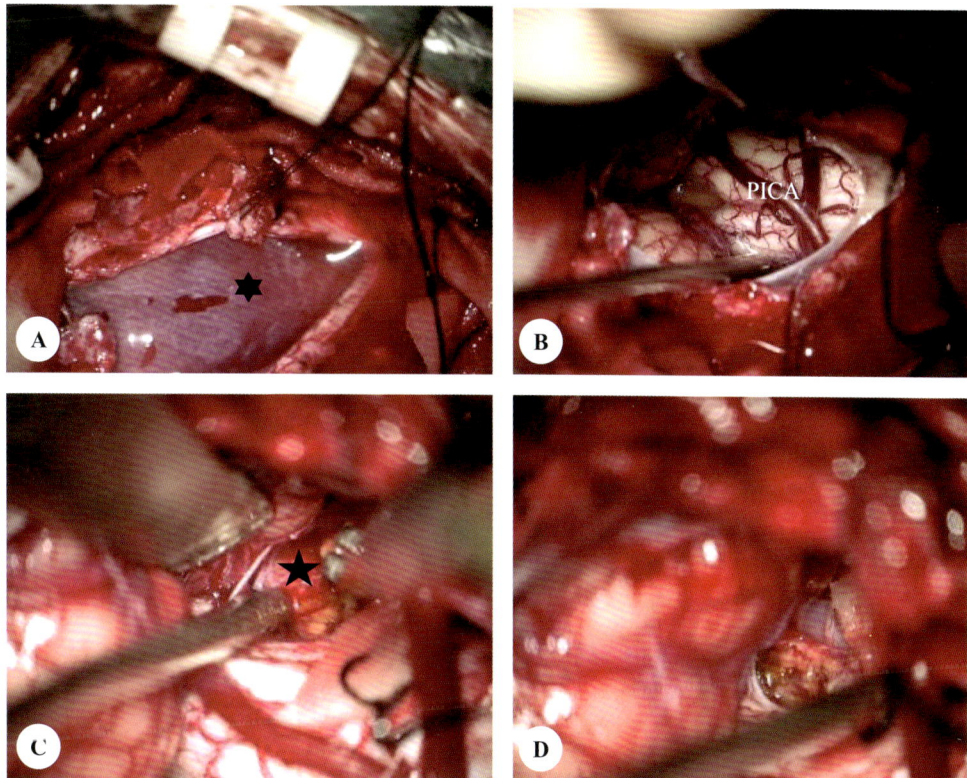

▲ 图 9-74　病例 6 枕大池（黑色六角形），小脑后下动脉（PICA），病变及周边含铁血黄素沉积（黑色五角形）

号，大小约 2.5cm×2.0cm×3.0cm，注入 Gd-DTPA 病灶不均匀显著强化（图 9-76）。

【术前诊断】延髓背侧占位：海绵状血管瘤合并出血？

【手术入路】枕下后正中入路。

【手术过程】显微镜下 Y 形剪开硬膜，见病变位于延髓背侧，小脑蚓部受压上抬，肿瘤大小约 2.5cm×2.0cm×3.0cm，周边暗红色血肿，与周边脑组织边界

不清，镜下先沿周边清除部分血肿，最后逐渐分离肿瘤与延髓背侧粘连，整块全切除肿瘤（图 9-77）。

【术后 MRI】枕部呈术后改变，术区见长 T_1 长 T_2 信号灶，增强后未见明显强化，矢状位示原延髓内异常强化灶已切除。余况同前（图 9-78）。

【术后神经功能】患者神志清楚，一般情况可，双侧瞳孔等大等圆，光反射灵敏，四肢肌力、肌张力正常，病理征阴性。余神经系统查体基本同入院。

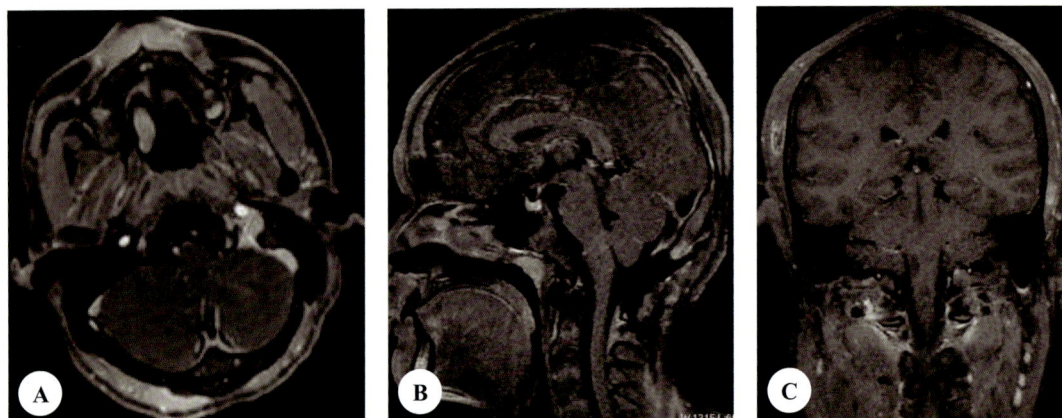

▲ 图 9-75　病例 6 术后 MRI 检查

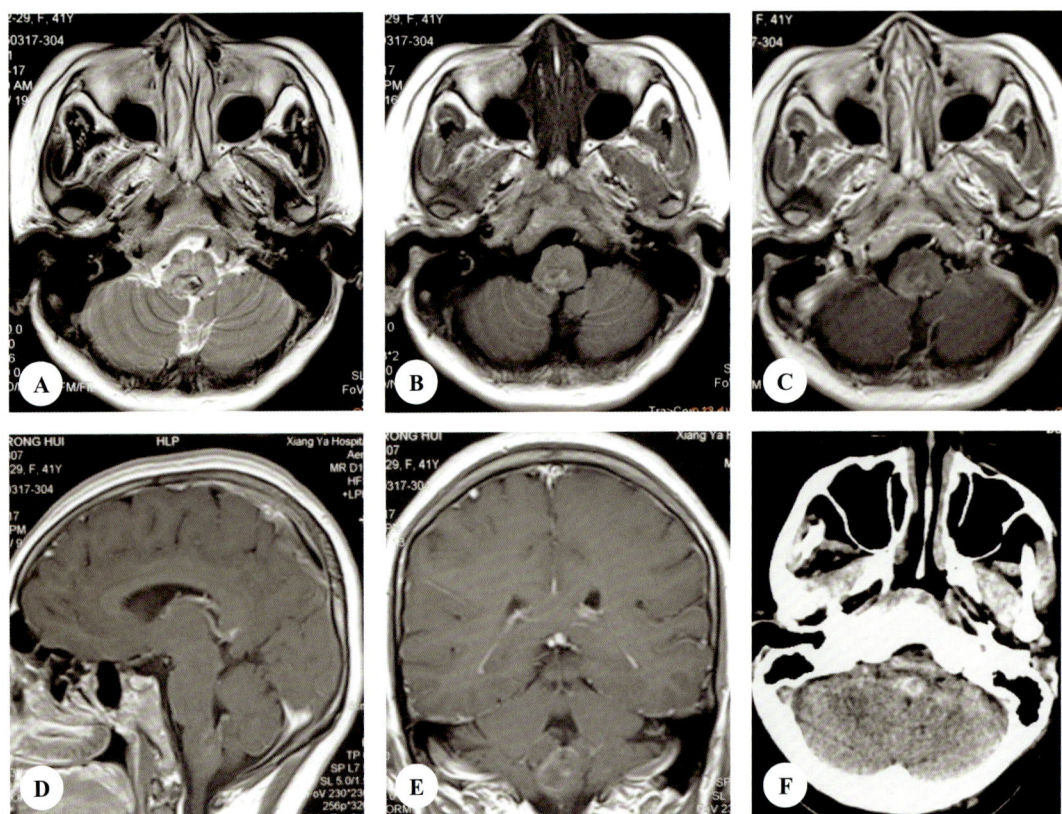

▲ 图 9-76　病例 7 术前 MRI 检查

【经验体会】此病灶位于延髓背侧，伴有出血，对于这类脑干出血的海绵状血管瘤，尤其延髓，急性期我们不主张立即行手术治疗，原因有三：第一，急性期患者往往病情危重，甚至生命体征不平稳，耐受手术能力差；第二，急性期血肿与肿瘤混合，难以分辨肿瘤边界，容易导致肿瘤残留，术后复发。或者为追求肿瘤全切，过多骚扰脑干，加重脑干损伤，预后不佳；第三，处于亚急性期，如出血后3～4周，血肿基本吸收，含铁血黄素环形成，可作为天然的肿瘤与脑干边界指示牌，易于肿瘤全切。

病例8　患者男性，40岁，因"右侧头面部及肢体麻木40天"入院。既往有乙肝10余年，未治疗。

【查体】神志清楚，视力左：1.2，右：1.0，视野粗测无缺损，眼底检查双侧视盘不清。双瞳直径3mm，等大等圆，光反射灵敏，双眼球活动自如。右侧头面部感觉较左侧减退，左侧舌前2/3味觉较右侧减退，口角无歪斜，双侧鼻唇沟无变浅，咽反射正常。右下肢共济失调，左侧肢体痛温觉较右侧减退。双侧肢体深感觉正常。余无明显阳性神经系统体征。

【辅助检查】头部MRI示延髓右侧份可见类圆形斑点状短T_1长－短T_2信号灶，大小约1.6cm×0.8cm×0.4cm，增强后可见不均匀强化，余脑实质内未见异常信号区（图9-79）。

【术前诊断】延髓右侧占位：海绵状血管瘤？

【手术入路】枕下后正中入路。

【手术过程】术中枕骨隆突上2cm至C_1原后正中直切口，见病变位于延髓背外侧，肿瘤大小约1.0cm×0.5cm×0.3cm，囊实性，为陈旧性血肿与黄染脑组织，周边有静脉性血管畸形与周边脑组织交通，镜下沿包膜分离肿瘤与延髓背侧间粘连，分块全切肿瘤。

【术后MRI】枕骨鳞部骨质缺如呈术后改变，原延髓右侧份异常信号灶已切除，相应区域延髓内见短条状长T_1长T_2信号，边缘可见环形低信号，增强未见明显强化灶。术区枕部颅板下见条片状长T_1长T_2积液信号（图9-80）。

【术后神经功能】患者未诉特殊不适，颜面部感

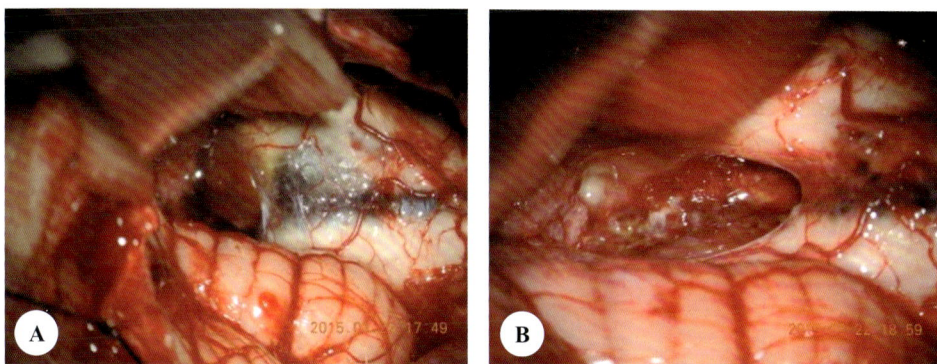

▲ 图9-77　病例7手术过程

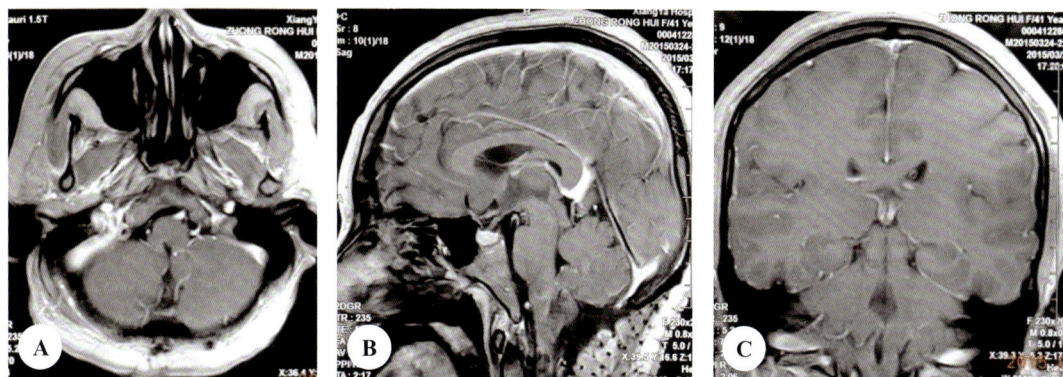

▲ 图9-78　病例7术后MRI检查

觉运动无异常，伸舌居中，无吞咽、发声障碍，四肢肌力、肌张力可，病理征阴性。

【经验体会】该例病灶周边存在静脉性血管畸形，与周围正常脑组织沟通。针对静脉性血管畸形的处理尚无定论。Porter 等认为，静脉畸形在 BCM 的形成、发展以及复发中均扮演重要角色，建议切除；而 Mathiesen 等认为，畸形静脉担负着引流正常脑干组织的角色，切除畸形血管团时，应尽量避免损伤畸形静脉主干，以免引发不可逆的静脉性脑干梗死。我们认为术中应仔细探查静脉引流范围，如果明确探明静脉引流正常脑干，建议保留静脉主干，周边的畸形静脉小心凝断。

病例 9　患者男性，40 岁，因"头晕半年余"入院。既往无特殊。

【查体】神志清楚，语言流利，瞳孔直径 3mm，光反射灵敏，眼球运动自如，视野缩小。走一字步不稳，闭目难立征阳性。余无阳性神经系统体征。

【辅助检查】头部 MRI 示脑桥臂、四脑室左侧旁可见小结节状短 T_1 稍长 T_2 信号灶，7mm×5mm×4mm，增强后可见强化，左侧桥臂可见小点状长 T_1 长 T_2 信号灶，直径约 3mm，增强后可见强化（图 9–81）。

【术前诊断】脑桥臂、四脑室占位：海绵状血管瘤？

【手术入路】枕下后正中入路。

【手术过程】术中自枕骨隆突上 2cm 至 C_1 原后正中直切口，打开小脑扁桃体蚓垂间隙与小脑扁桃体延髓间隙，显露四脑室底。见结节样病灶色灰红，质地软，有含铁血黄素沉着并畸形血管团，逐一离断供血，全切除病变（图 9–82）。

【术后 MRI】原四脑室左侧份结节呈切除术后改变，增强后术区未见新发异常强化灶。左侧桥臂区见细小条状强化灶，末端见放射状分布小血管影，脑室系统不大，中线结构居中（图 9–83）。

【术后神经功能】患者神志清楚，一般情况可，

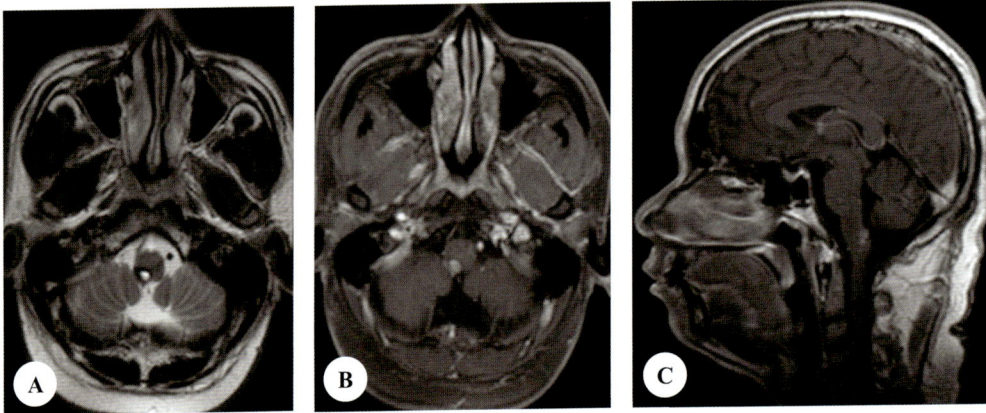

▲ 图 9–79　病例 8 术前 MRI 检查

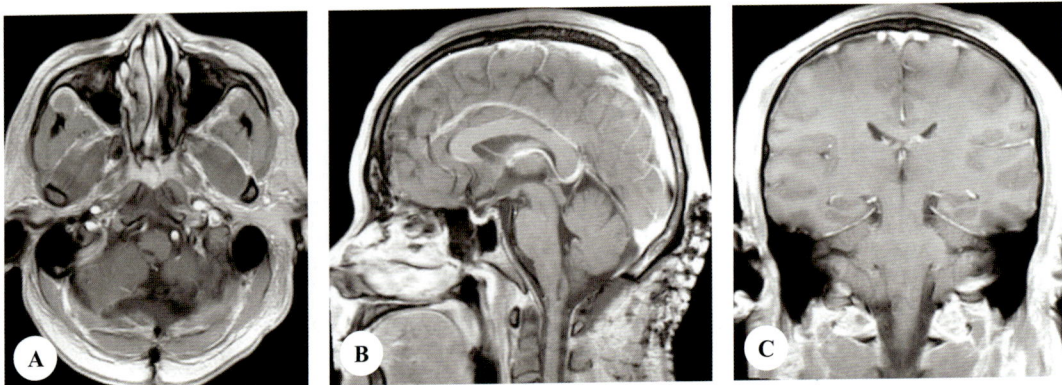

▲ 图 9–80　病例 8 术后 MRI 检查

面神经功能1级，无吞咽困难、声音嘶哑等，伸舌居中，切口愈合可，无红、肿、渗出，颈软，四肢肌力、肌张力正常，各生理反射存在，Kernig、Babinski、Brudzinski 征 阴 性，指 鼻 试 验（－），Romberg 征（－），行一字步可。

【经验体会】此病灶位于左侧脑桥臂，体积较小，相比其他入路，枕下后正中损伤更小，行膜帆入路快速显露病灶，缩短手术时间；术中牵拉瘤壁应轻柔，避免瘤壁断裂，失去组织界面。

病例10 患者女性，6岁，因"左侧肢体乏力伴走路不稳2个月"入院。既往无特殊。

【查体】神志清楚，双侧瞳孔等大等圆，直径3mm大小，视力视野无明显异常，对光反射灵敏。颜面部感觉检查不配合。左侧额纹、鼻唇沟变浅，口角无明显歪斜。伸舌左偏，味觉检查不配合。左侧肢体肌力Ⅳ级，右侧正常，四肢肌张力正常。行走向左侧歪斜，一字步不稳，Romberg征阳性，指鼻实验障碍。

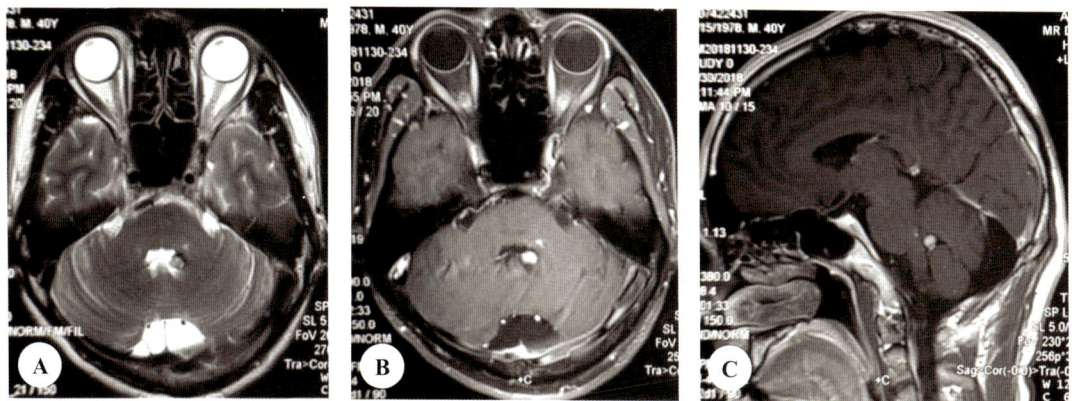

▲ 图 9-81　病例 9 术前 MRI 检查

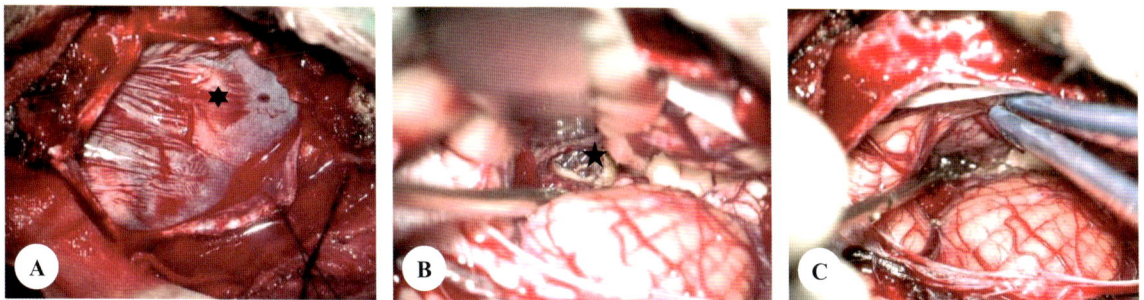

▲ 图 9-82　病例 9 枕大池（黑色六角形），肿瘤（黑色五角形）

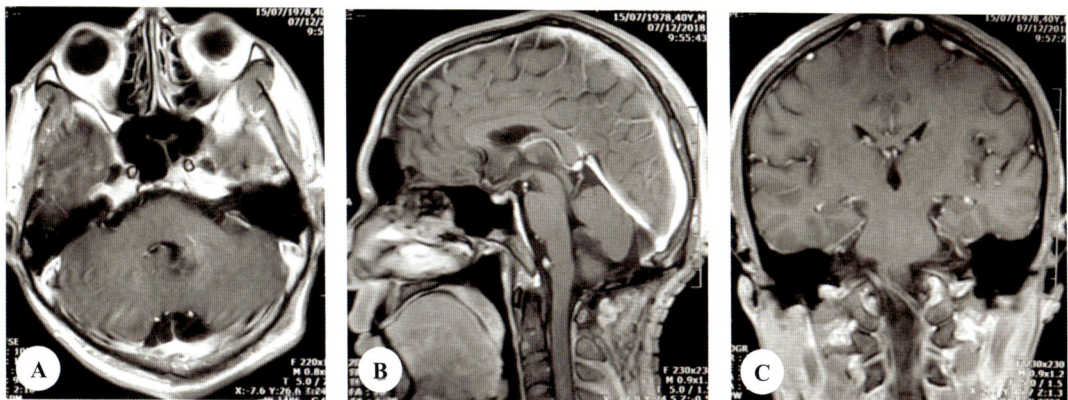

▲ 图 9-83　病例 9 术后 MRI 检查

【辅助检查】

(1) MRI 检查：脑干偏右侧见类圆形短 T_1 长 T_2 病灶，大小约 2.6cm × 2.9cm × 3.0cm，边界清楚，增强后囊壁见轻度强化。余脑实质内未见异常信号灶及异常强化灶，灰白质界限清楚，脑沟、脑裂、脑池及脑室大小形态正常，中线结构无移位。

(2) CT 扫描：脑干偏右侧可见类圆形低密度灶，较大层面 2.5cm × 2.9cm，平扫 CT 值约 20HU。增强后囊壁可见强化（图 9-84）。

【术前诊断】脑桥囊性病变：①皮样囊肿？②胶质瘤？

【手术入路】枕下后正中入路。

【手术过程】术中自枕骨隆突至 C_1 后正中直切口。显微镜下 Y 形剪开硬膜，释放脑脊液，切开部分小脑蚓部，可见第四脑室底隆起，在神经电生理监测下探查面神经丘，在面神经丘上方纵行切开脑干，长约 0.8cm，可见病变囊变，外面有一层假包膜，剪开包膜后可见大量黄色囊液流出，仔细探查囊内，未见明显瘤内结节及囊壁（图 9-85）。

【术后 MRI】枕部局部骨质缺损，呈术后改变，周围软组织稍肿胀，并可见长 T_2 信号；原脑干病变呈切除术后改变。术区及术区颅板下可见长 T_1 长短 T_2 积液及积血信号，增强后术区边缘可见环形强化。中线结构无移位（图 9-86）。

【术后神经功能】出院时患者神志清楚，一般情况可。面神经功能 2 级，左侧肢体肌力约 IV 级，右侧肢体肌力、肌张力正常，指指、指鼻试验阴性。

【半年后肿瘤复发】患者 7 岁女性，左侧肢体乏力、走路不稳 7 个月余。既往半年前行开颅脑干肿物切除术。

【查体】神志清楚，双侧瞳孔等大等圆，直径 3mm 大小，视力视野无明显异常，对光反射灵敏。颜面部感觉检查不配合。左侧肢体肌力 IV 级，肌张力不高，右侧肌力、肌张力正常。左侧轮替实验 (+)，Romberg 征 (+)，指鼻实验阳性，跟膝胫实验阳性，右侧均为阴性，脑膜刺激征阴性。余无明显阳性体征。

【辅助检查】见图 9-87。

MRI 检查：脑干偏右侧见类圆形短长 T_1 短长 T_2 混杂病灶，大小约 3.4cm × 2.7cm × 3.0cm，边界模

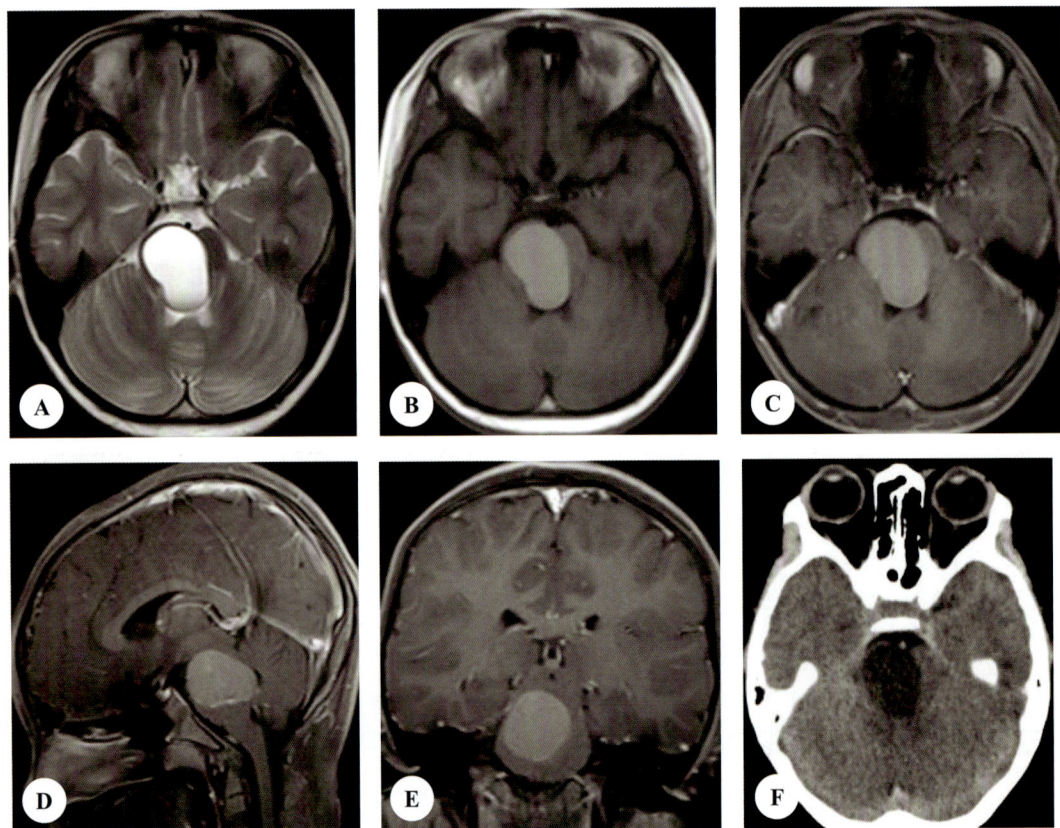

▲ 图 9-84　病例 10 术前辅助检查

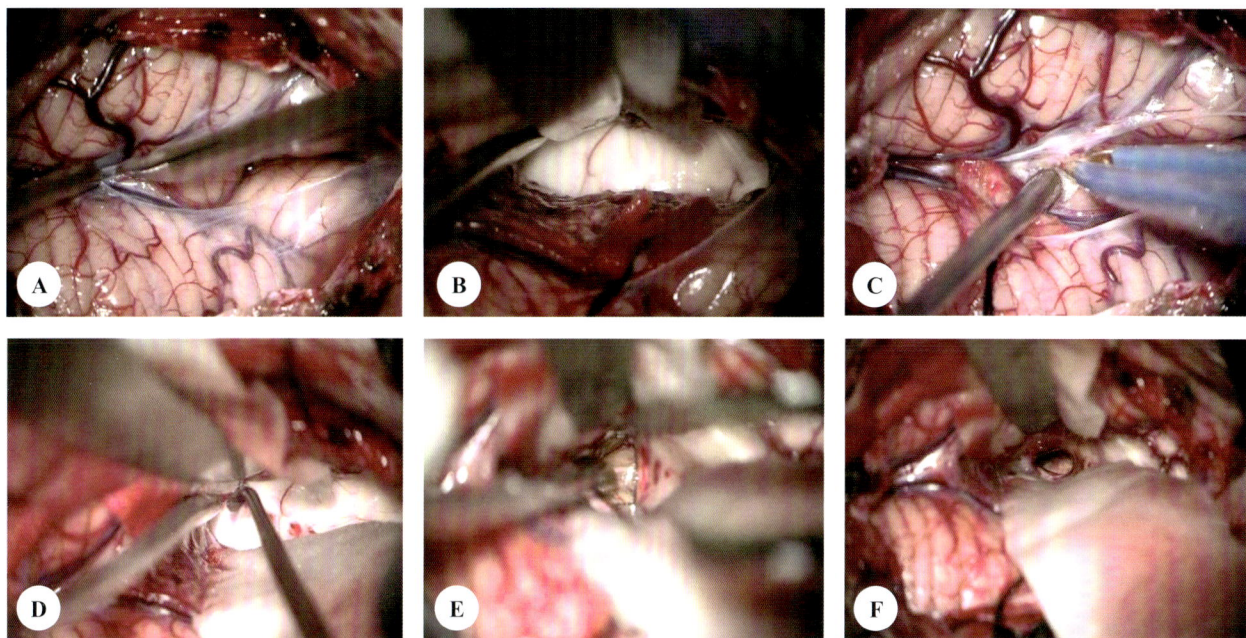

▲ 图 9-85　病例 10 手术过程

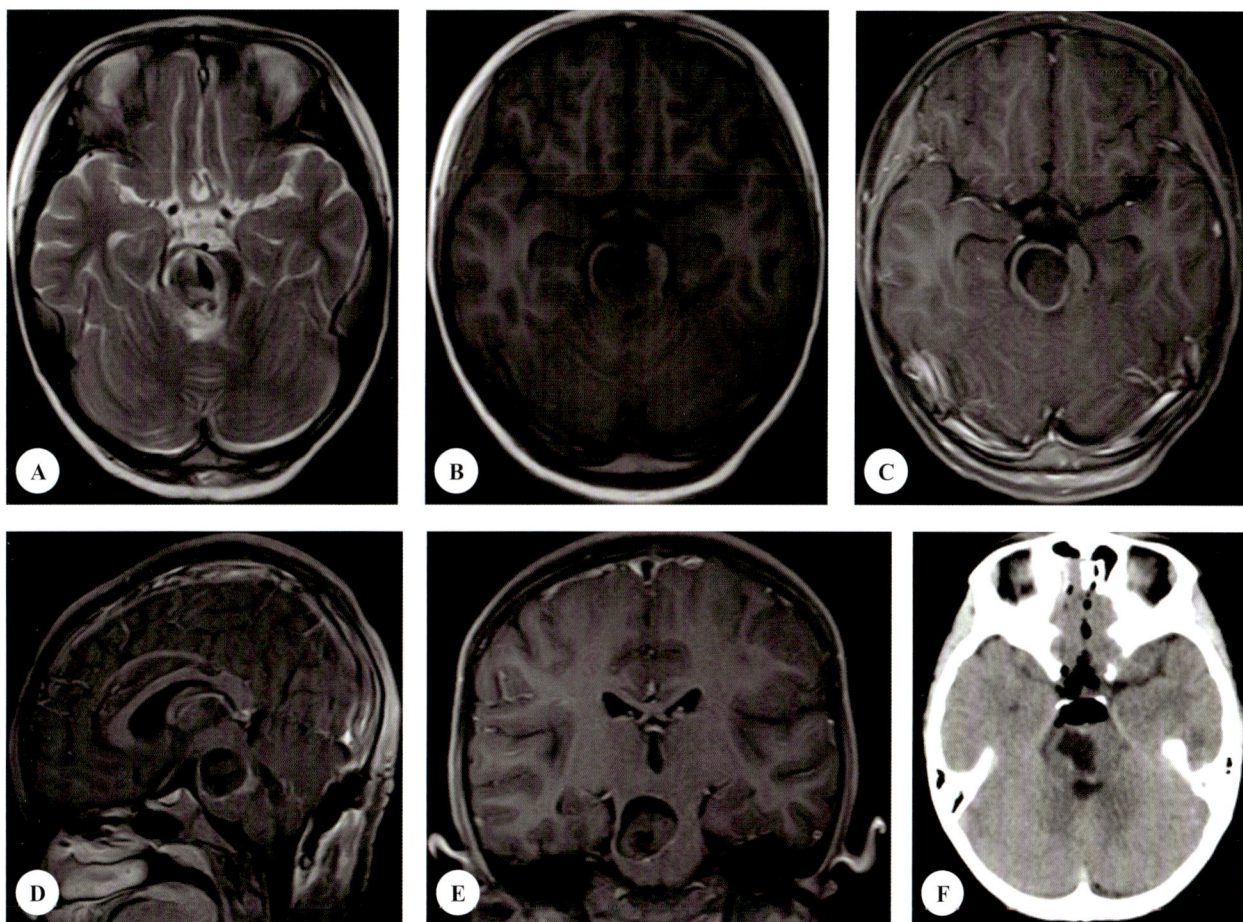

▲ 图 9-86　病例 10 术后 MRI 检查

糊，增强后未见明显强化。

CT 扫描：枕部局部骨质缺损，呈术后改变，周围软组织未见明显肿胀。脑干偏右侧可见混杂密度灶，边缘模糊，CT 值为 34HU，病变较大层面大小为 3.5cm×2.6cm，四脑室受压变形，幕上脑室未见明显扩大。余颅底骨质未见明显破坏征象。增强后囊壁可见强化。

【术前诊断】脑干囊肿复发？

【手术入路】原枕下后正中入路。

【手术过程】原枕骨隆突至 C₁ 后正中直切口。缓慢牵开小脑半球，见病变位于脑干右侧，约 3.4cm×2.7cm 大小，钝性分离脑干皮层约 3mm，见

红褐色肿瘤内容物涌出，肿瘤囊性，内含陈旧性出血，先瘤内充分减压，继续分离肿瘤与正常脑干，见肿瘤外层新生血管生成，含铁血黄素环，沿着此环完整剥离肿瘤囊壁（图 9-88）。

【术后 MRI】枕部局部骨质缺损，呈术后改变，周围软组织稍肿胀，术区及术区颅板下可见长 T₁ 极长 T₂ 信号灶，FLAIR 序列可见术区周围脑实质斑片状和高信号，增强后术区边缘可见少许线状强化。余况基本同前（图 9-89）。

【术后神经功能】第二次出院时患者神志清楚，语言流利，生命体征平稳。面神经功能 1 级，颈软，四肢肌力、肌张力基本正常，病理征阴性。术后病

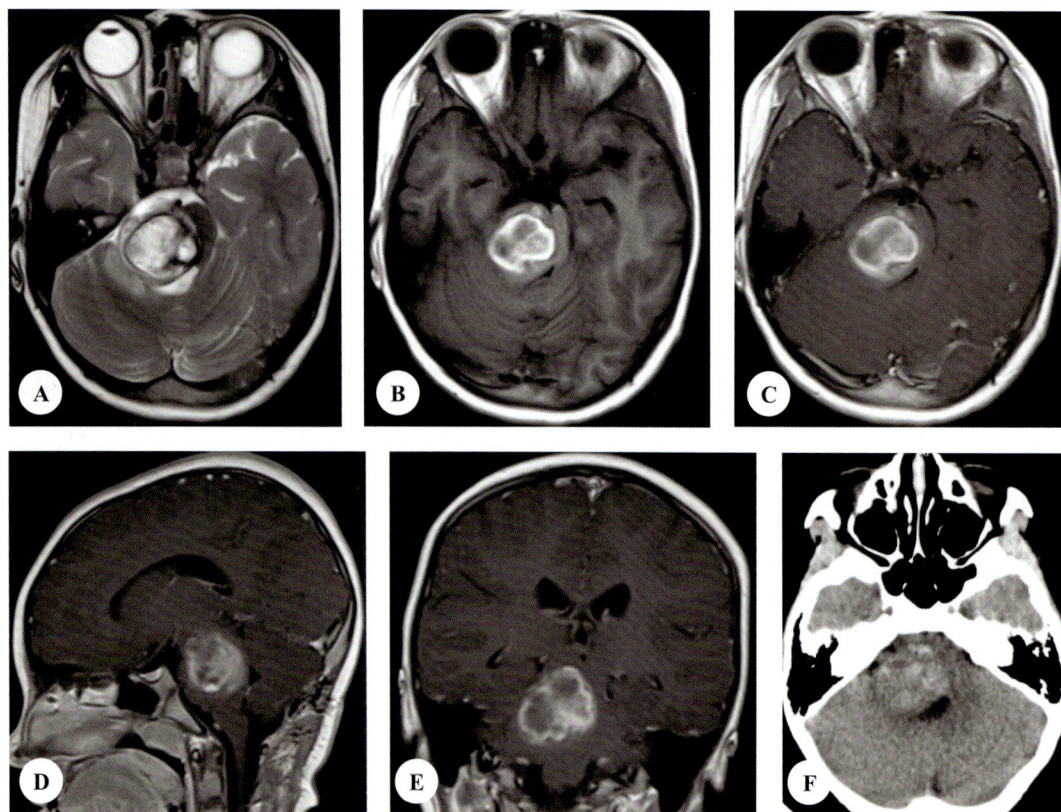

▲ 图 9-87 病例 10 复发后术前辅助检查

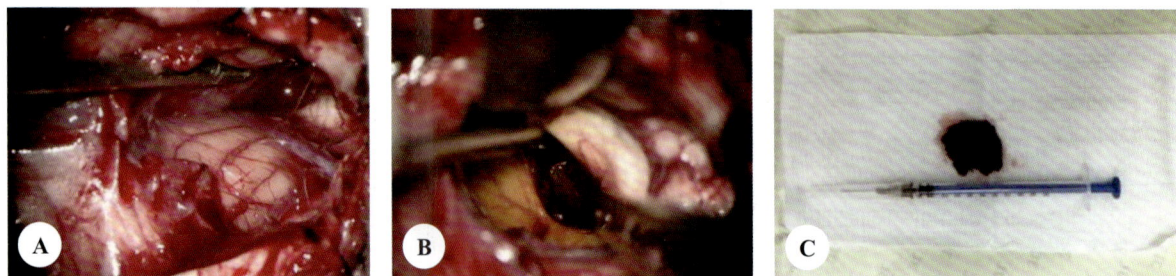

▲ 图 9-88 病例 10 复发手术过程

理提示送检囊壁符合海绵状血管瘤（图9-90）。

【经验体会】见病例13。

病例11　患者女性，7岁，因"斜视7个月，左侧肢体乏力1个月"入院。既往无特殊。

【查体】神志清楚，检查不完全配合，语言稍含糊，双侧瞳孔等大等圆，直径3mm大小，对光反射灵敏，眼球运动可，视野检查不配合。左侧额纹变浅，左侧闭目、示齿力量稍弱。听力检查不配合。左侧肩膀稍低，左侧耸肩、转颈力量稍差。左侧上肢肌力Ⅲ级，左侧共济失调（+），左侧霍夫曼征阳性，左侧Babinski征活跃。不能独立行走。余查体无法完成。

【辅助检查】见图9-91。

MRI：脑桥右侧可见一短T_1长T_2囊性为主病变，囊液呈分层状，正常脑干受压向左移位，未见明显实性结节，强化不明显。

CT：脑桥偏右侧可见类圆形低密度灶，较大层面2.8cm×3.1cm，平扫CT值约25 HU。增强后囊壁可见强化。

【术前诊断】①脑桥右侧囊性病变；②海绵状血管瘤？皮样囊肿？

【手术入路】右侧枕下乙状窦后入路。

【手术过程】术中行右侧枕下乙状窦后入路，镜下牵开小脑半球，见脑桥肿胀，钝性分开脑干皮层，见肿瘤褐色内容物涌出，予以充分吸除，灌洗。继续探查未见明显囊壁及实体肿瘤组织，术后三叉神经、面神经、蜗神经及后组脑神经及岩静脉保留完好。

【术后MRI】枕骨右份部分骨质缺如，邻近头皮增厚肿胀，原脑桥病灶已切除，术区及相应颅板下可见片状积气、积液信号灶，增强后术区及周围未见明显异常强化灶，邻近脑实质及四脑室受压移位较前缓解（图9-92）。

【术后神经功能】出院时患儿神志清楚，生命体征平稳，无发热等不适，左侧面纹变浅，发音稍含糊，左肩低垂，耸肩无力同术前，左侧肢体肌力Ⅲ级，共济失调。术后病理提示脑桥囊肿。

【半个月后肿瘤复发】7岁女性患儿，发现脑干囊肿复发2天。既往半个月前行开颅脑干肿物切除术。

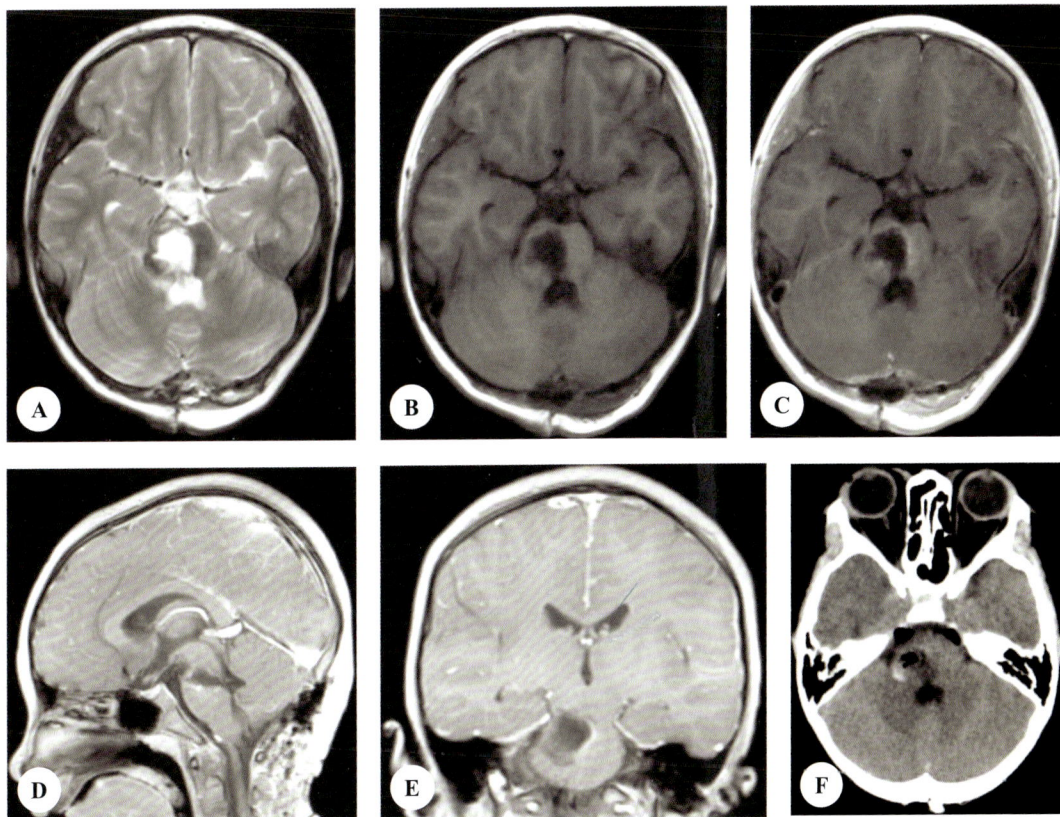

▲ 图9-89　病例10复发术后MRI检查

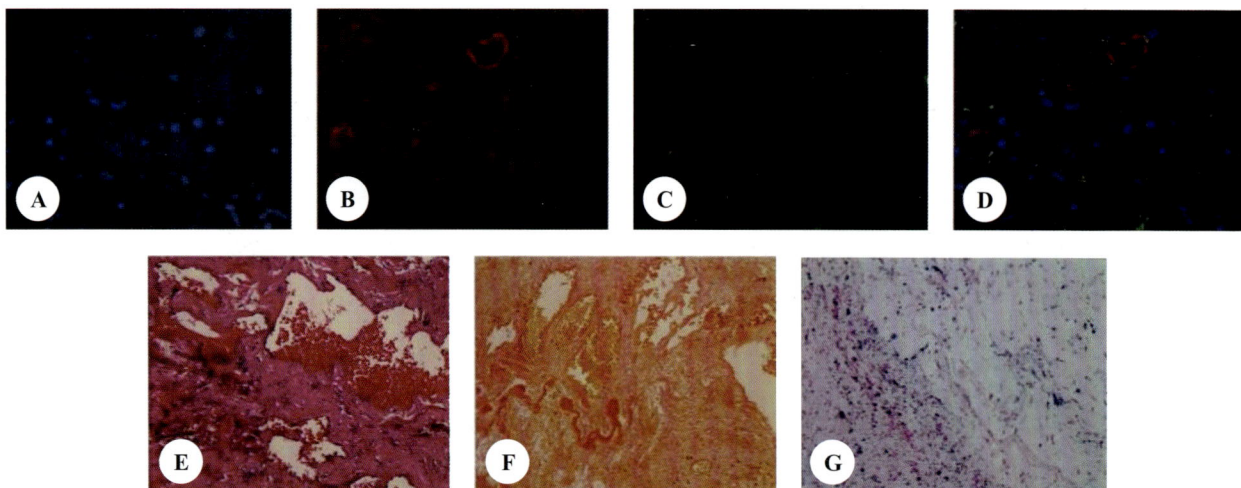

▲ 图 9-90 病例 10 复发术后病理

A 至 D. 免疫荧光双染 CD31 和 GFAP（40×）。A. 蓝色代表细胞核 DAPI；B. 红色代表 CD31，反映新生血管内皮细胞；C. GFAP 染色阴性，血管腔之间无胶质细胞围绕；D. DAPI，CD31，和 GFAP 共染；E. HE 染色囊壁，显示不同管径的新生血管腔；F. Von Gieson 染色显示在囊壁中缺乏弹力蛋白（20×）；G. Prussian blue 染色发现囊壁及周围组织中存在大量含铁血黄素沉积（20×）

【查体】神志清楚，双侧瞳孔等大等圆直径 3mm 大小，视力视野无明显异常，对光反射灵敏。左上侧肢肌力Ⅲ级，肌张力不高，右侧肌力、肌张力正常。左侧轮替实验（+），Romberg 征（+），指鼻实验阳性，余无明显阳性体征。

【辅助检查】MRI 检查示脑桥右侧可见一囊性为主呈短 T_1 长 T_2 类圆形病变，囊液呈分层，无明显强化。四脑室受压变形移位（图 9-93）。

【术前诊断】脑桥右侧囊肿复发？

【手术入路】原右侧枕下乙状窦后入路。

【手术过程】术中行右侧枕下乙状窦后入路，见病变位于右侧脑干，约 4.1cm×3.4cm×4.5cm 大小，钝性分离脑干皮层约 3mm，见红褐色肿瘤内容物涌出，肿瘤囊性，内陈旧性出血，先瘤内充分减压，继续分离肿瘤与正常脑干，见病灶外层新生血管形成，沿着肿瘤与正常脑干间的潜在腔隙，完整剥离肿瘤（图 9-94）。

【术后 MRI】枕骨右份部分骨质缺如，原脑干囊性短 T_1 长 T_2 信号灶切除呈术后改变，术区可见团状等 - 长 T_1 长 T_2 信号灶，其内夹杂短 T_1 信号灶，增强后术区边缘可见强化。相应颅板下积气积液，邻近脑实质及四脑室受压移位较前缓解（图 9-95）。

【术后神经功能】第二次出院患者神志清楚，一般情况可，生命体征平稳，语言流利，颈软，四肢肌力、肌张力可，各生理反射存在。第二次术后病理示送检组织符合海绵状血管瘤（图 9-96）。

【经验体会】见病例 13。

病例 12　患者喻某，男性，37 岁，因"左侧肢体麻木 1 个月"入院。既往无特殊。

【查体】神志清楚，语言流利，瞳孔直径 3mm，对光反射灵敏，眼球运动自如，左侧肢体麻木，四肢肌力、肌张力可。余无阳性神经系统体征。

【辅助检查】见图 9-97。

MRI 检查示延髓右侧份可见斑片状短 - 长 T_1 短 - 长 T_2 信号灶，直径约 10mm，FLAIR 序列呈中间高信号、边缘低信号，DWI 未见明显高信号，增强后可见条状血管样强化延伸至延髓前方。所示脑室系统未见明显扩张。DTI：取病灶区及对侧正常脑组织为感兴趣区，测得病灶区 FA 值为 0.460，对侧正常脑组织 FA 值为 0.471，测得病灶区 FA 值稍减低，神经纤维束示踪图示病灶区神经纤维束部分中断。

【术前诊断】延髓腹侧占位：海绵状血管瘤？

【手术入路】枕下后正中入路。

【手术过程】显微镜下弧形剪开硬膜，显露小脑延髓外侧池，释放脑脊液，缓慢牵开小脑半球，见舌下神经根部处延髓表面黄染，避开神经及延髓表

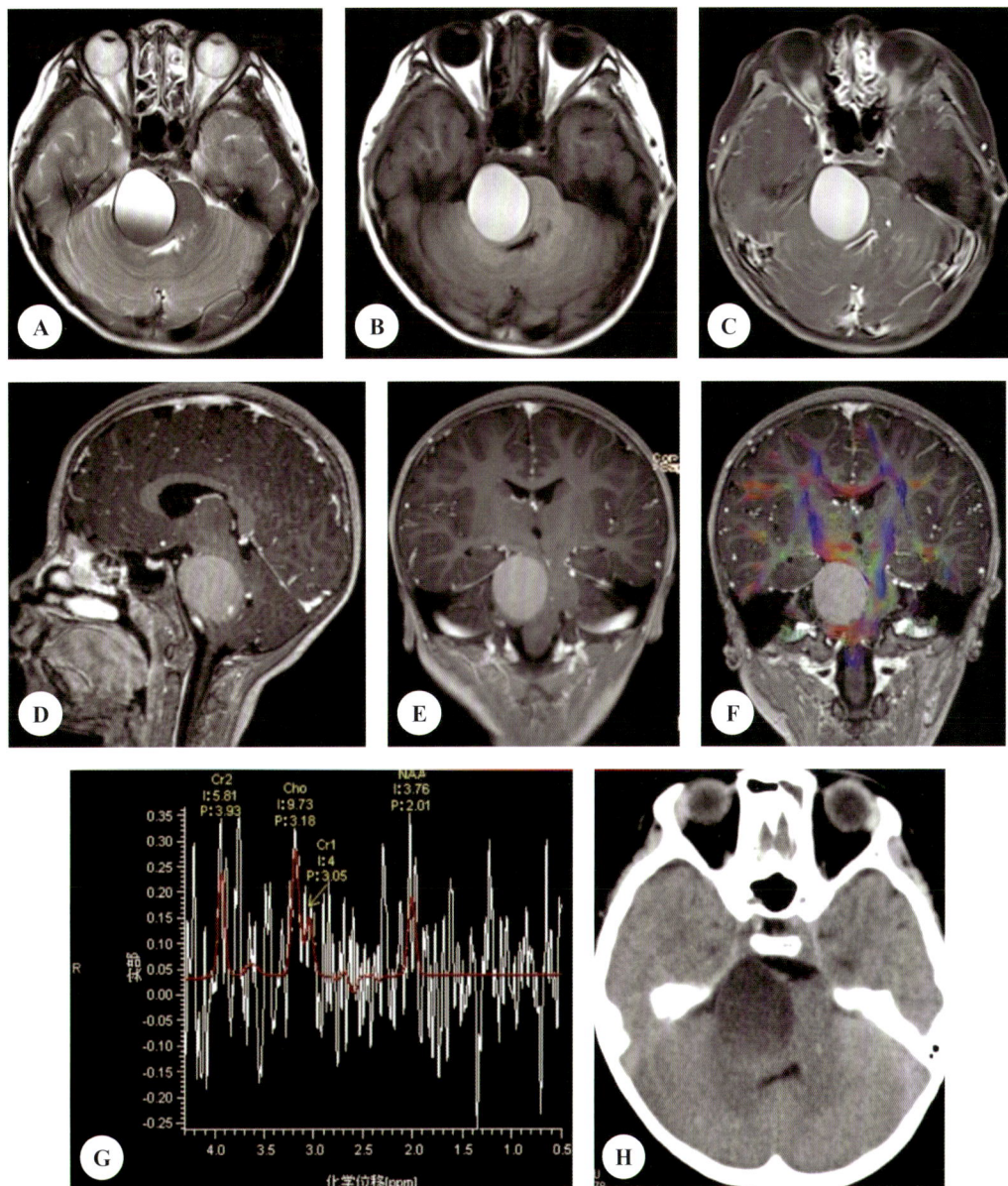

▲ 图 9-91　病例 11 术前辅助检查

面血管，纵行切开皮层，见黄褐色肿瘤内容物外泄，先行瘤内减压，依次分离肿瘤与延髓粘连，整块切除病变。肿瘤大小约 1.0cm，边界较清。

【术后 MRI】枕骨右份局部骨质缺损，周围软组织稍肿胀，延髓右侧份病变呈切除术后改变，术区见长 T_1 长短 T_2 混杂信号灶，T_2FLAIR 呈低信号，增强后未见明显强化（图 9-98）。

【术后神经功能】神志清楚，一般情况可，面神经功能 1 级，无吞咽困难、声音嘶哑等，伸舌居中，切口愈合可，无红、肿、渗出，颈软，四肢肌力、肌张力正常，各生理反射存在，Kernig、Babinski、Brudzinski 征阴性，指鼻试验（－），Romberg 征（－），行一字步可。

【随访资料】患者 2020 年 3 月 31 日行开颅手术，术后规律复查，2 年半未见复发（图 9-99）。

【经验体会】依据术前核磁提示肿瘤周边存在含铁血黄素环，术中仔细分离肿瘤与延髓的粘连，尽量做到脑干无牵拉，从延髓上将肿瘤分离切除，而不是试图将延髓从肿瘤上分离；术前完善的 MRI 和 CT 检查，术后电生理监测有助保证良好的预后。手术入路应根据病灶部位，大小，与神经纤维的关系等综合考虑。

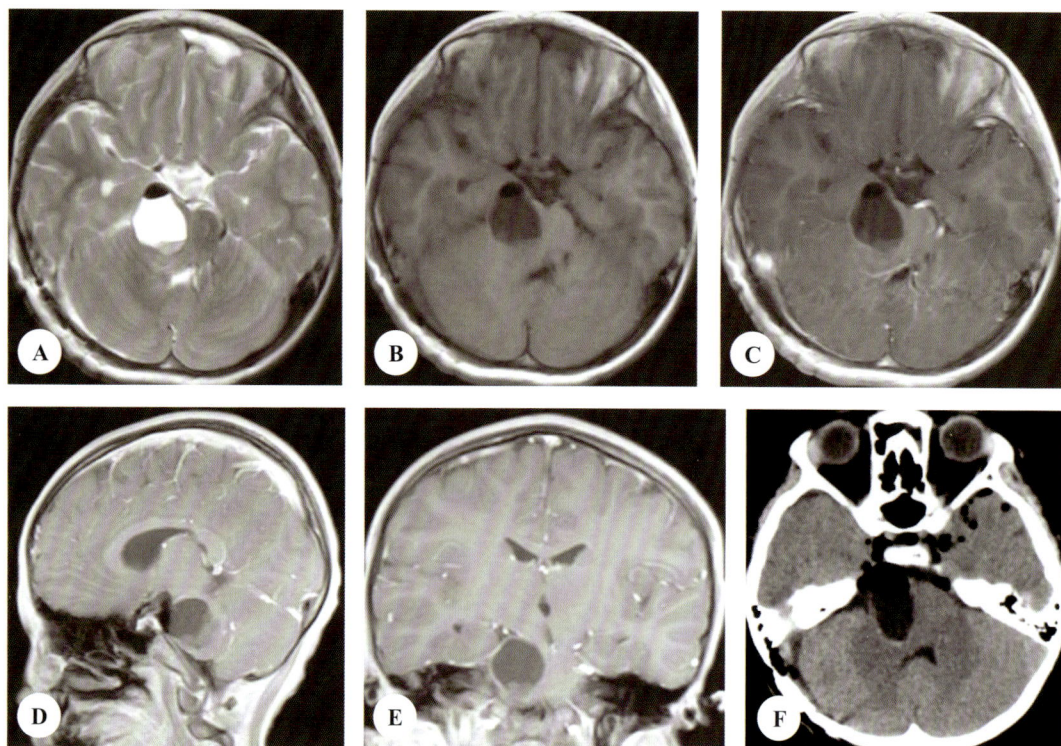

▲ 图 9-92　病例 11 术后 MRI 检查

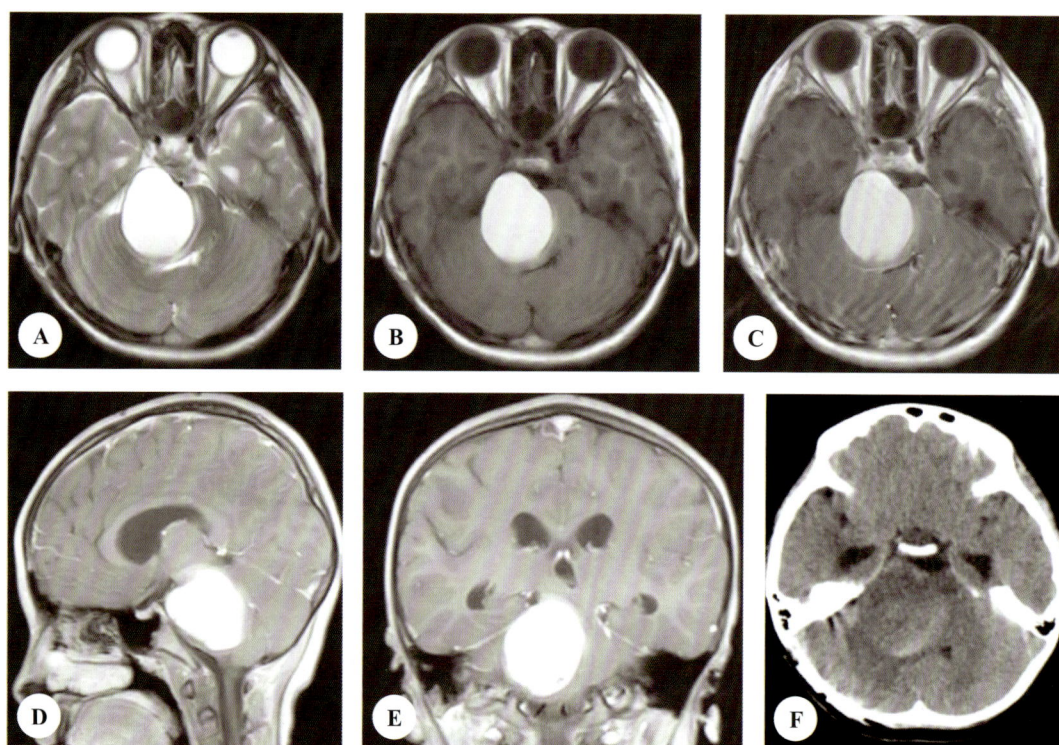

▲ 图 9-93　病例 11 患者复发后术前 MRI 检查

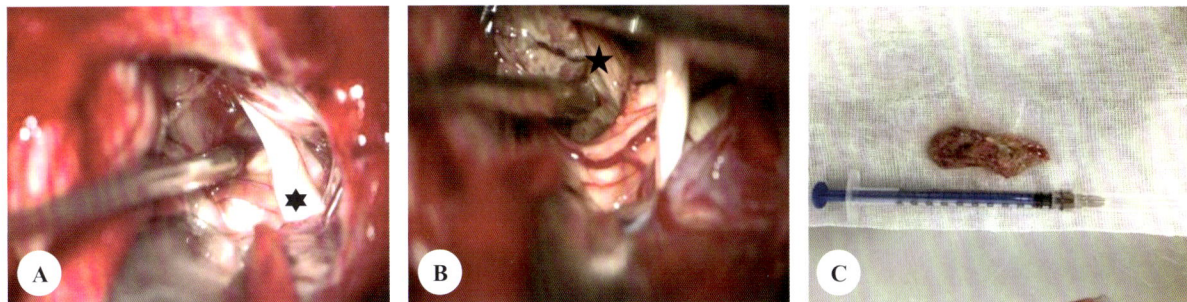

▲ 图 9-94　病例 11 面听神经（黑色六角形），实性部病变（黑色五角形）

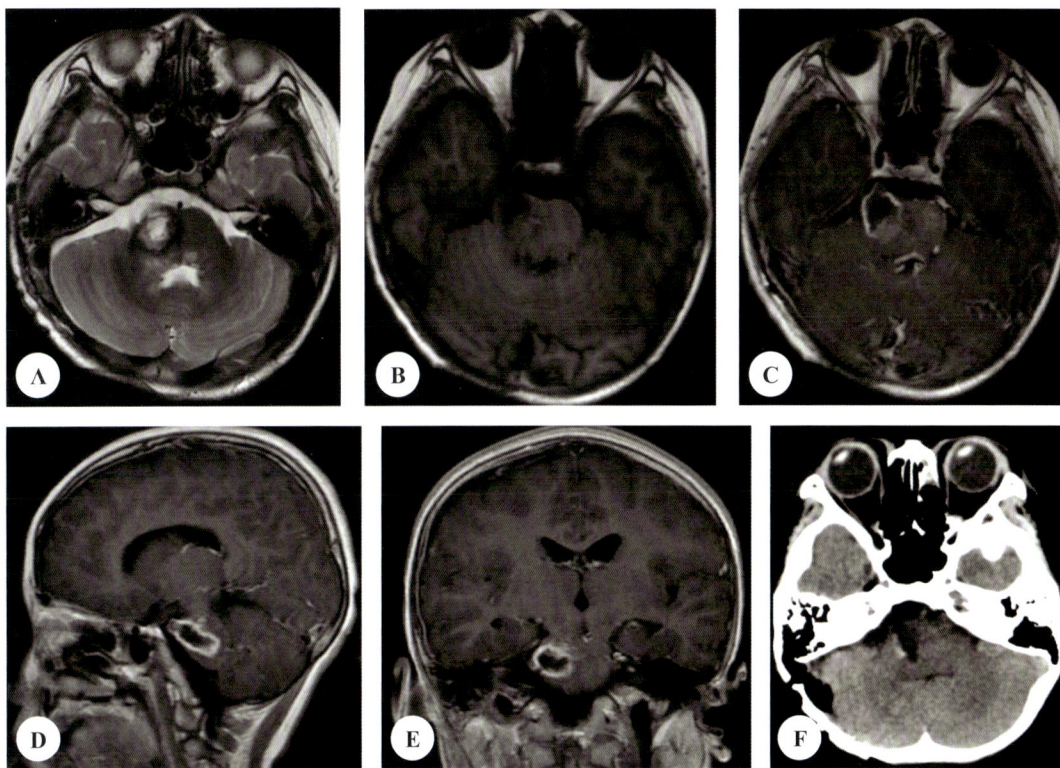

▲ 图 9-95　病例 11 复发后术后 MRI 检查

病例 13　患者朱某，男性，66 岁，因"右侧肢体活动障碍、头晕头痛 10 个月余"入院。既往无特殊。

【查体】神志清楚，双侧瞳孔等大等圆，直径 3mm 大小，对光反射灵敏，头颅大小及形态正常。鼻腔及外耳道无异常分泌物，口角左侧歪斜，右侧鼻唇沟无变浅，右侧鼓腮示齿欠佳，伸舌左偏，咽反射减弱，颈软，四肢活动可，左侧肢体肌力、肌张力正常，右侧上肢肌力 0 级，肌张力增高，右下肢肌力 Ⅱ 级，肌张力高，右侧肢体感觉减退，Kernig、Brudzinski、Babinski 征阴性。

【辅助检查】脑桥左侧份见一类圆形异常信号灶，较前明显增大，现大小约 25mm×24mm（复测原大小约 21mm×20mm），其内见液平面现未见显示，现呈短 T_1 稍长 T_2 信号灶，T_2WI 信号较前明显减低，增强后未见明显强化，第 4 脑室较前受压变窄，中线结构无移位，脑沟裂正常（图 9-100）。

【术前诊断】延髓腹侧占位：海绵状血管瘤？

【手术入路】枕下乙状窦后入路。

【手术过程】行左侧枕下乙状窦后入路，耳后倒 L 形切口，切开头皮，骨膜下分离皮肌瓣并牵开。颅骨钻 2 孔，铣刀开颅，铣下大小约 5cm×4cm 骨瓣。显露横窦、乙状窦边缘，下达枕骨大孔。显微镜下弧形剪开硬膜，显露小脑延髓外侧池，释放

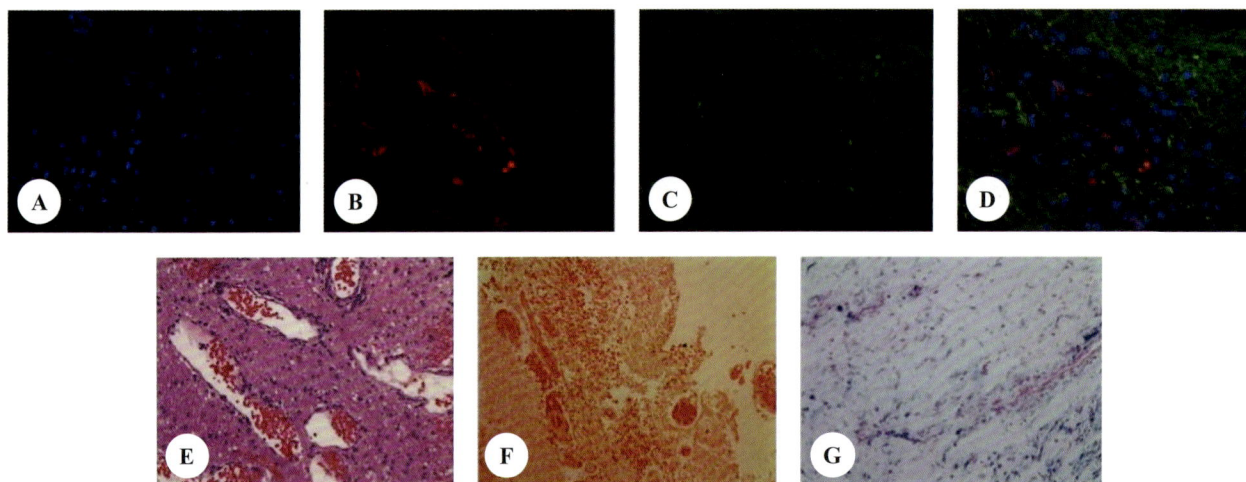

▲ 图 9-96　病例 11 术后病理

A 至 D. 免疫荧光双染 CD31 和 GFAP（40×）。A. 蓝色代表细胞核 DAPI；B. 红色代表 CD31，反映新生血管内皮细胞；C. GFAP 染色阴性，血管腔之间无胶质细胞围绕；D. DAPI，CD31，和 GFAP 共染；E. HE 染色囊壁，显示不同管径的新生血管腔；F. Von Gieson 染色显示在囊壁中缺乏弹力蛋白（20×）；G. Prussian blue 染色发现囊壁及周围组织中存在大量含铁血黄素沉积（20×）

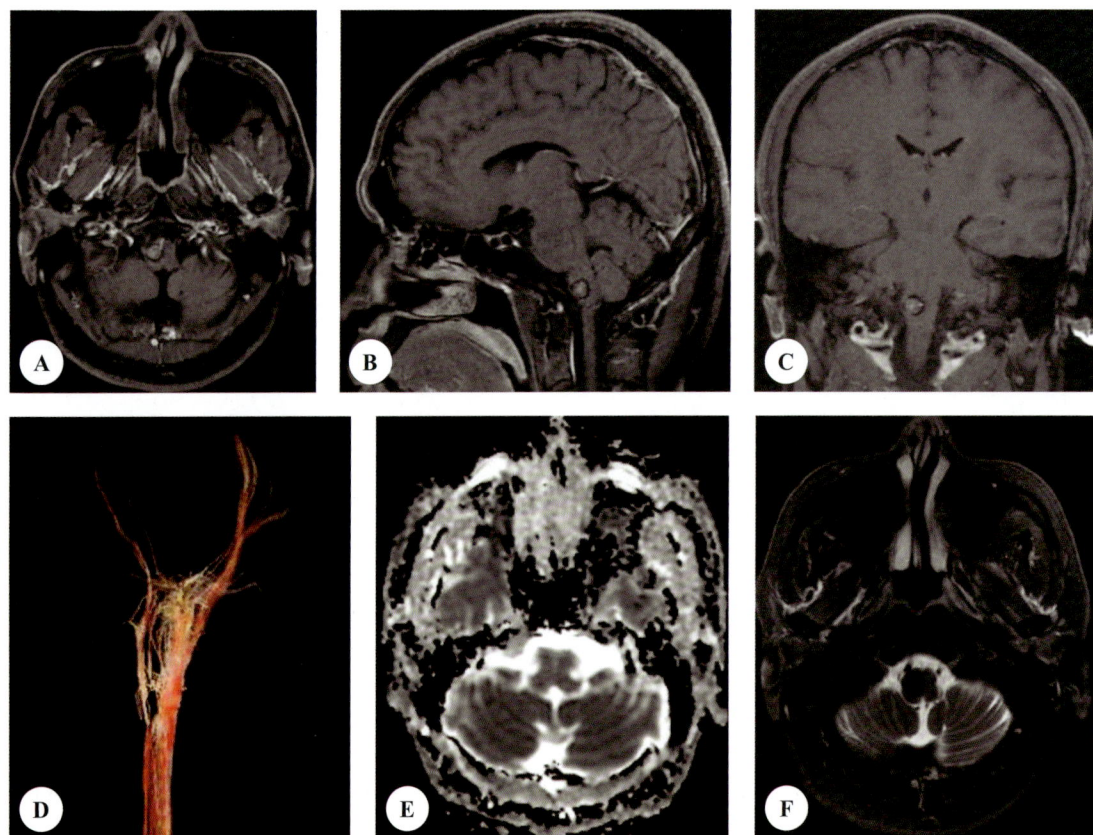

▲ 图 9-97　病例 12 术前辅助检查

脑脊液，缓慢牵开小脑半球，见病变位于脑桥，约 2.8cm×2.6cm×2.8cm 大小，囊性变，囊壁灰红色，内含陈旧性出血，仔细分离囊壁与周边组织黏连后予全切除。全切病变后见动眼神经、三叉神经、面神经、蜗神经及展神经及岩静脉保留完好。

【术后 MRI】枕骨左侧份骨质不连续，脑桥左侧

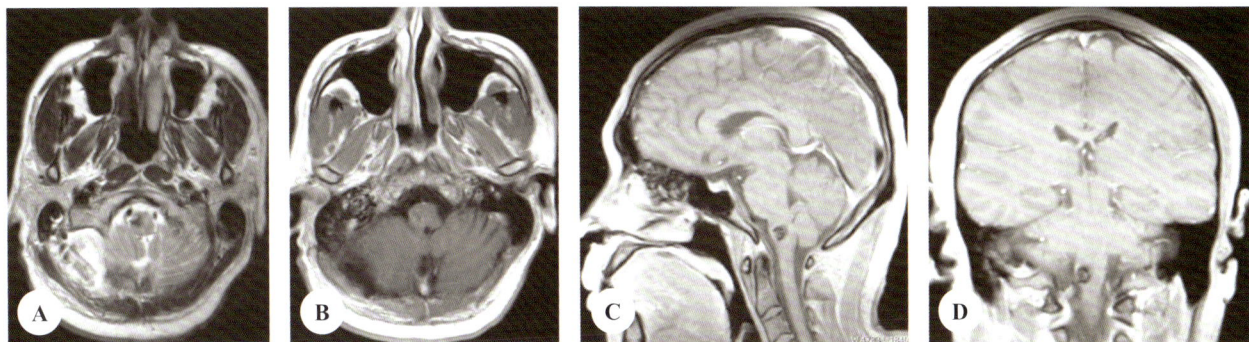

▲ 图 9-98 病例 12 术后 MRI 检查

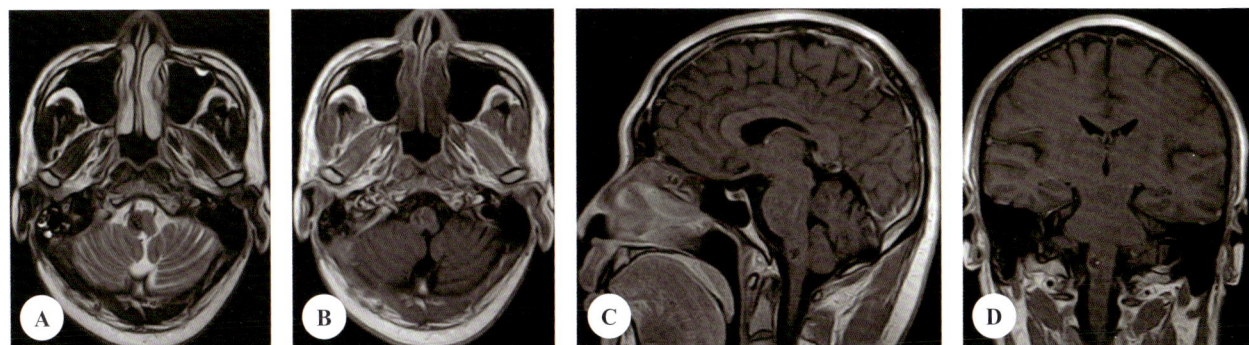

▲ 图 9-99 病例 12 随访 MRI 检查

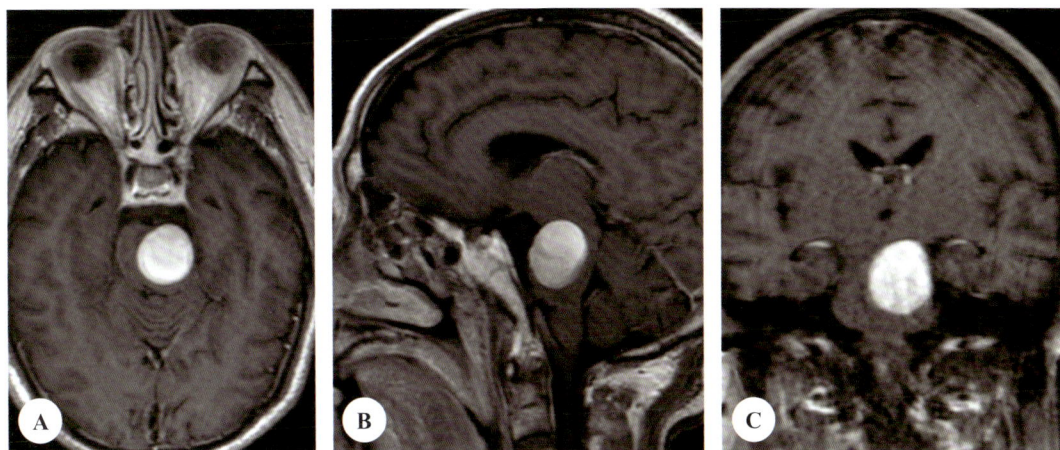

▲ 图 9-100 病例 13 术前 MRI 检查

份病灶已切除，术区以长 T_1 长 T_2 信号为主，边缘少许短 T_1 信号灶，颅板下见弧形长 T_1 长 T_2 信号灶，混杂少许无信号灶；增强扫描术区未见异常强化灶；双侧中耳乳突内见少许长 T_2 信号灶，第 4 脑室受压较前好转（图 7-101）。

【术后神经功能】语言流利，双侧瞳孔等大等圆，直径 3mm 大小，对光反射灵敏，口角无歪斜，伸舌居中，切口愈合可，无红、肿、渗出，颈软，各生

理反射存在，左侧肢体肌力、肌张力正常，右侧上下肢肌力Ⅲ级，Kernig、Brudzinski、Babinski 征阴性。

【经验体会】病例 10、病例 11 和病例 13 为 3 例罕见的纯囊性脑干内生型海绵状血管瘤。

(1) 内生型脑干囊性病变，除了皮样囊肿，罕见的胶质瘤等，还应考虑特殊的海绵状血管瘤可能。

(2) 当病变既往有出血病史，又有临床症状时，建议手术切除（前两例患者先后进行两次脑干手术，

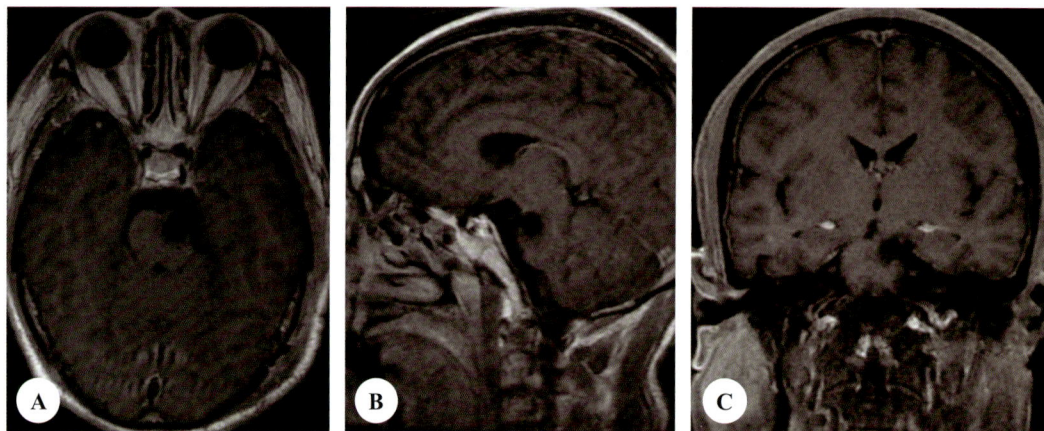

▲ 图 9-101 病例 13 术后 MRI 检查

最终均获得良好预后）。严格沿着含铁血黄素环将囊壁完整剥离是减轻脑干损伤和降低复发风险的关键。这类囊性海绵状血管瘤囊壁菲薄，与脑干粘连紧密，安全的情况下争取将囊壁切除（前两例第一次手术均未发现明确的囊壁，仅吸除囊液，结果很快复发）。

(3) 术前完善的 MRI 和 CT 检查，术后电生理监测有助保证良好的预后。手术入路应根据病灶部位、大小，与神经纤维的关系等综合考虑。

病例 14 患者女性，37 岁，因"颅内多发海绵状血管瘤术后 7 年，左下肢无力、吞咽困难 2 月余"入院。既往 2013 年 03 月因癫痫发作我院行颅内多发海绵状血管瘤切除术，脑干海绵状血管瘤行伽马刀治疗。

【查体】神清语利。双鼻嗅觉可。视力：左眼视力 0.8；右眼视力 0.6，视野粗测无缺损，眼底检查未见明显异常。双瞳直径 3mm，等大等圆，光反射灵敏，双眼球活动可，眼睑无下垂，无眼球震颤。右侧肢体肌力、肌张力可，左下肢肌力 Ⅳ 级，肌张力不高，无肌肉萎缩。余神经系统体查未见明显阳性体征。

【辅助检查】

MRI 检查：双侧额颞顶枕叶、左侧桥小脑臂及右侧小脑半球见多发大小不等类圆形短 T_2 信号，FLAIR 呈低信号，较大者位于左侧颞叶，大小约 11mm × 11mm，增强未见明显强化，SWI 见明显低信号，呈放大效应。原双侧顶叶、右侧额叶及右侧脑桥多发等长 T_1 等长 T_2 信号灶、边缘环形短 T_2 信号灶大小形态基本同前（图 9-102）。

【手术指征】颅内多发占位：海绵状血管瘤？

【手术入路】枕下乙状窦后入路。

【手术要点】行右侧枕下乙状窦后入路，耳后倒 L 切口。显微镜下弧形剪开硬膜，显露小脑延髓外侧池，释放脑脊液，缓慢牵开小脑半球，见病变位于右侧脑桥外侧，桑葚状，血供一般，约 1.7cm × 1.6cm × 1.8cm 大小，与脑干粘连紧密，仔细分离与周边组织粘连后予全切除。全切病变后见三叉神经、面神经、蜗神经及展神经及岩静脉保留完好（图 9-103）。

【术后 MRI】环池旁左侧颞叶、左侧桥小脑臂及右侧小脑半球、右侧脑桥角区多发短 T_2 信号结节灶基本同前，FLAIR 呈低信号。脑沟、脑裂、脑池及脑室大小形态正常，中线结构无移位（图 9-104）。

【神经功能】神志清楚，语言流利，双侧瞳孔等大等圆直径 3mm 大小，对光反射灵敏，口角无歪斜，伸舌居中，切口愈合可，颈软，四肢肌力、肌张力正常，各生理反射存在，Kernig、Babinski、Brudzinski 征阴性。

【经验体会】

(1) 颅内多发海绵状血管瘤鲜有报道，目前认为近一半多发海绵状血管瘤患者具有家族遗传倾向，为常染色体不完全显性遗传性疾病。依据致病基因在染色体上不同位置可分为 1、2、3 种类型，致病基因分别为 KRIT1、MGC4607 和 PDCD10。

(2) 对于多发海绵状血管瘤是否应手术治疗以及手术时机等仍存在较大争议。我们认为，若高度怀疑某个病灶是癫痫的责任病灶（联合功能神经外科确认癫痫责任灶），或是病灶反复出血，或是病灶位于

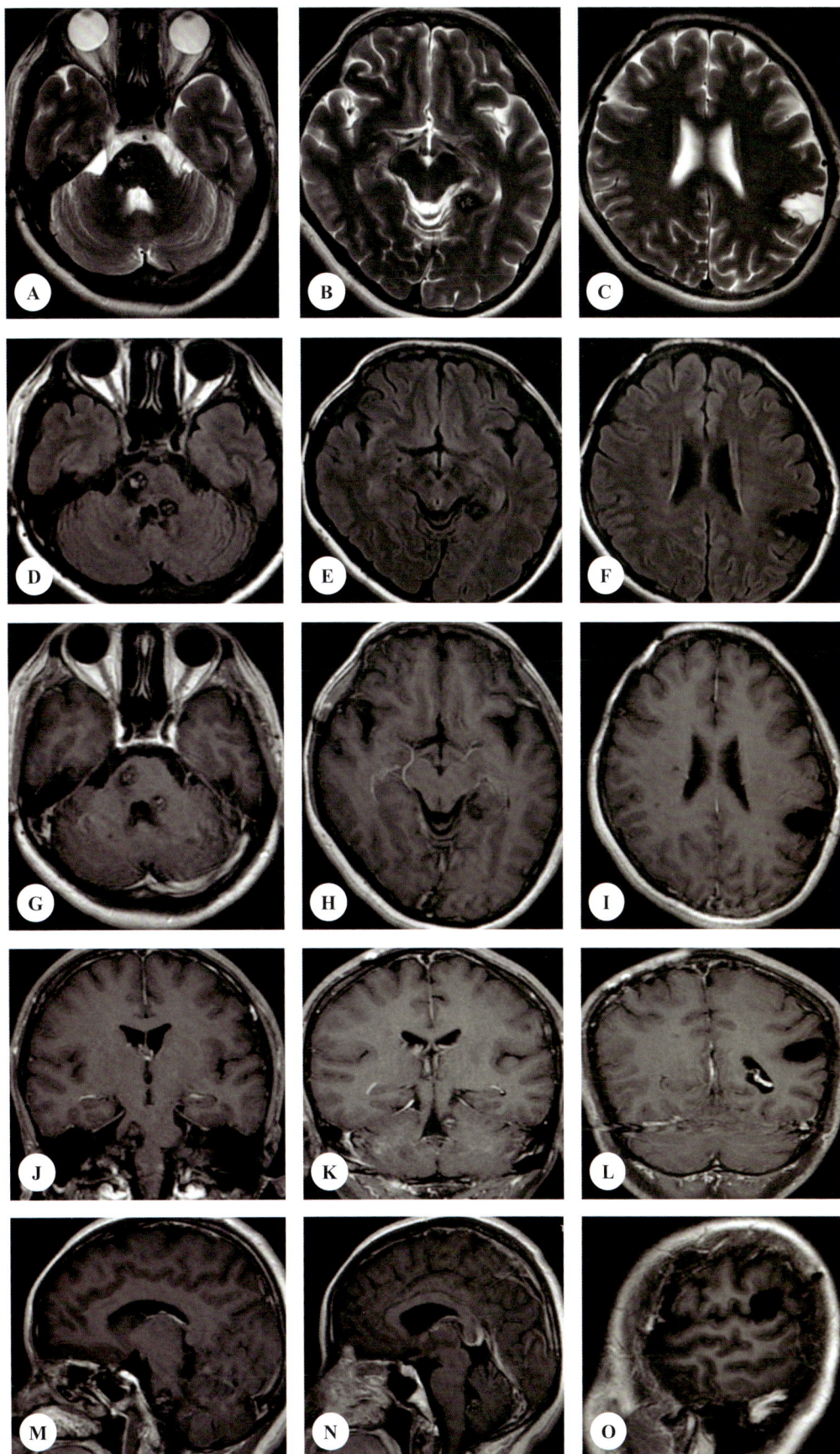

▲ 图 9-102　病例 14 术前辅助检查

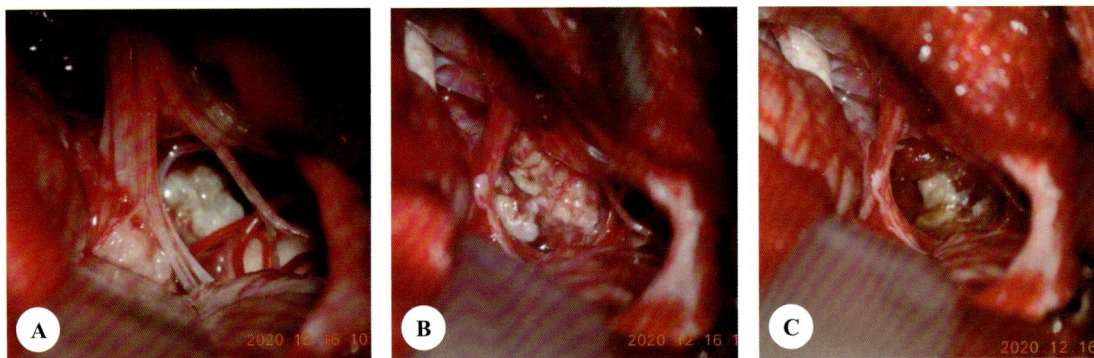

▲ 图 9-103　病例 14 手术过程

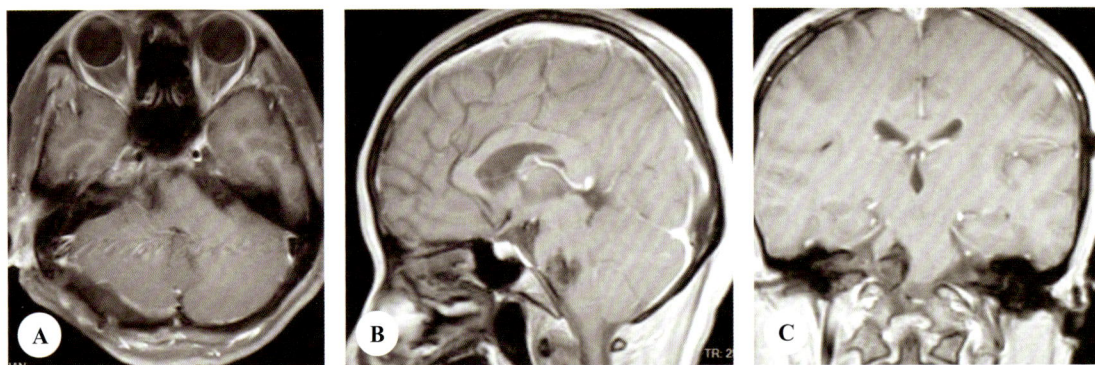

▲ 图 9-104　病例 14 术后 MRI 检查

功能区，如基底节，中央前 / 后回，丘脑，脑干等，病灶具有占位效应，手术切除仍是最有效的控制方式。当然，若多发病灶集中位于某个非功能区脑叶，位置相近，相对表浅，可一次性尽可能全切。

（3）术前完善的 MRI 和 CT 检查，术后电生理监测有助保证良好的预后。手术入路应根据病灶部位，大小，与神经纤维的关系等综合考虑 [脑桥海绵状血管瘤见 ▶视频 9-6 显微镜下脑桥囊性海绵状血管瘤切除术（幕下小脑上入路）；延髓见 ▶视频 9-7 显微镜下脑桥海绵状血管瘤切除术（后正中入路）、▶视频 9-8 显微镜下延髓海绵状血管瘤切除术（后正中入路）]。

专家点评

脑干海绵状血管瘤比较少见，但却是导致非高血压性脑干出血的重要原因。反复出血可导致患者出现严重的神经功能障碍，甚至危及生命。文献报告脑干海绵状血管瘤首次出血率仅为 0.6%~11%，而再次出血率可高达 30%~60%；而且每出血一次，再次出血间隔缩短；每出血一次，患者症状进行性加重，而神经系统症状恢复更困难。因此，完全切除病灶并妥善处理异常血管是防止再出血的根本方法，也是患者获得治愈的根本途径。

脑干海绵状血管瘤的手术指征包括：①临床症状进行性加重；②血管瘤直径大于 2cm；③瘤内伴有出血，尤其是显性出血；④随访期间病灶进行性增大；⑤病灶相对表浅，是相对适应证。对于偶然发现、病灶直径小于 0.5cm、无症状、瘤内无出血、且位置位于脑干深部的海绵状血管瘤不宜进行手术，应该密切随访观察。早期手术可能因血肿与脑干粘连或界限不清，强行切除有可能造成脑干损伤，国内外大多数学者支持的手术时机在出血后 2 周至 1 个月内。由于脑干功能重要，尽可能精准地选择性完整切除病灶，最大限度地保护和保留脑干实质结构，是避免术后患者症状加重或出现新发神经功能障碍的关键。根据病灶位于中脑、脑桥、延髓的不同具体位置和术前充分的

影像学评估，选择从"功能"角度考虑而不仅仅是"解剖"角度考虑的最佳手术入路，优先考虑神经纤维束、神经核团的走行或位置、脑干表面的血管及穿支等因素，选择最佳的脑干切口对手术成功至关重要。我们的经验是术中尽量减小对脑干的机械性切开和牵拉，显露病灶后根据具体情况先清除瘤内或瘤周、陈旧性出血，减压前提下再精确辨认出肿瘤与脑干间的界面，以适当大小薄吸收性明胶海绵协助分离肿瘤与脑干间的粘连并维持界面，精准轻柔操作配合"对抗性牵拉技术"，尽可能保持脑干组织位于原位并尽可能避免对其不必要的过度牵拉甚至扭曲。对于明确的供血动脉或引流静脉予以选择性精准微电流电凝后切断彻底止血。对于体积较大的海绵状血管瘤不必过分强调整块切除。囊性海绵状血管瘤是非常少见的特殊类型，术中务须辨认出菲薄囊壁与脑干实质间的界面，耐心完整分离囊壁并予切除。

参考文献

[1] ABLA A A, KALANI M Y, SPETZLER R F. Surgery for brainstem cavernous malformations, in: SPETZLER RF, KALANI MY, NAKAJI P, (eds). Neurovascular Surgery. Second edition[J]. New York: Thieme Medical Publishers, 2015, 436–447.

[2] ABLA A A, LEKOVIC G P, TURNER J D, et al. Advances in the treatment and outcome of brainstem cavernous malformation surgery: A single-center case series of 300 surgically treated patients[J]. Neurosurgery. 2011, 68: 403–415.

[3] BERTALANFFY H, BENES L, MIYAZAWA T, et al. Cerebral cavernomas in the adult. Review of the literature and analysis of 72 surgically treated patients[J]. Neurosurg Rev. 2002, 25: 1–53.

[4] BROWN A P, THOMPSON B G, SPETZLER R F. The two-point method: Evaluating brainstem lesions[J]. BNI Q. 1996, 12: 20–24.

[5] FRITSCHI J A, REULEN H J, SPETZLER R F, et al. Cavernous malformations of the brain stem. A review of 139 cases[J]. Acta Neurochir(Wien). 1994, 130: 35–46.

[6] KLOPFENSTEIN J D, FEIZ-ERFAN I, SPETZLER R F. Brain stem cavernous malformations, in: LANZINO G, SPETZLER RF(eds): Cavernous Malformations of the Brain and Spinal Cord[J]. New York: Thieme Medical Publishers, 2008, 78–87.

[7] MATHIESEN T, EDNER G, KIHLSTROM L. Deep and brainstem cavernomas: A consecutive 8-year series[J]. Neurosurg. 2003, 99: 31–37.

[8] PANDEY P, WESTBROEK E M, GOODERHAM P A, et al. Cavernous malformation of brainstem, thalamus, and basal ganglia: a series of 176 patients[J]. Neurosurgery. 2013, 72: 573–589.

[9] PORTER P J, DETWILER P W, SPETZLER R F, et al. Cavernous malformations of the brainstem: Experience with 100 patients[J]. Neurosurg. 1999, 90: 50–58.

[10] STEINBERG G K, CHANG S D, GEWIRTZ R J, et al. Microsurgical resection of brainstem, thalamic, and basal ganglia angiographically occult vascular malformations[J]. Neurosurgery. 2000, 46: 260–270.

[11] 卞留贯. 脑干海绵状血管瘤手术入路选择 [J]. 中华神经外科疾病研究杂志, 2007, 6(1): 63–67.

[12] 毛颖. 脑干海绵状血管瘤的手术指征和方法 [J]. 中华外科杂志, 2001, 39(9): 672–675.

三、脑干血管母细胞瘤

血管母细胞瘤（hemangioblastoma，HB）又称为血管网织细胞瘤，起源于血管周围的间叶组织，主要由血管内皮细胞形成的幼稚血管腔和网状内皮细胞形成的实体团块或条索，无包膜。HB 为良性肿瘤，占颅内肿瘤的 0.9%～3.5%，男性多于女性，约为 2∶1，多见于青中年，好发于小脑，也见于脑干、第四脑室、脊髓和大脑半球等处。组织学上 HB 分为囊性和实性，囊性变是该肿瘤的特征之一。有的表现为纯囊性，有的表现为大囊肿小附壁结节，还有少部分为纯实性。其中 60%～90% 的小脑 HB 为囊性，但脑干及大脑半球囊性 HB 仅占 20%。本病可散发也可遗传，致病基因为 VHL 基因，位于常染色体 3p25～26 区，呈显性遗传，可与视网膜血管瘤、肾囊肿、肾囊瘤、胰腺囊肿、睾丸腺囊肿等并发，称为 Lindau 病，易复发，预后较散发性 HB 差。

（一）临床表现

临床症状取决于肿瘤位置和性质，自出现症状至就诊时间数周至数年不等，多数在 1 年以内。大部分患者有头痛、呕吐及视乳头水肿等颅内压增高症状。病程长者可出现视乳头水肿致视力减退、复视。脑干 HB 还可表现饮水呛咳、吞咽困难或四肢麻木乏力等；脊髓肿瘤因肿瘤位置不同表现为相应节段的感觉运动障碍或自发疼痛。

（二）肿瘤分型

HB 根据组织病理可分为四型：毛细血管型（常伴囊肿）、网织细胞型（常为实体性）、海绵型（血运丰富）和混合型。根据影像学表现，可分为二种类型：大囊小结节、单纯囊型和实质肿块型。

（三）影像学检查及鉴别诊断

（1）脑血管造影、CT 和 MRI 检查有助于明确诊

断。①大囊小结节型：HB 有囊越大结节越小的倾向。CT 平扫囊性部分呈均质低密度影，壁结节呈等密度或稍高密度影。MRI 平扫囊性部分呈长 T_1 长 T_2 信号，壁结节 T_1 呈等或稍低信号、T_2 呈等或稍高信号，周围可见异常血管流空信号。结节在 CT 及 MRI 增强扫描后均明显强化，囊壁不强化或轻度强化（神经胶质纤维），瘤周水肿较轻。②单纯囊型：少见，CT 及 MRI 平扫未见壁结节，增强扫面部分囊壁可见轻度强化，瘤周有时可见异常强化结节（这种强化结节在病理上与壁结节类似，是确诊重要依据）。③实质肿块型：脑干常见类型。由于肿瘤富血供，在肿瘤内和或在肿瘤内和（或）周边常可见流空血管影，肿瘤实质 ADC 值较高，在 DWI 上呈特征性的低信号。肿瘤在 T_2WI 上呈高信号，且随 TE 延长信号进一步升高；增强扫描呈显著均匀强化；瘤周水肿多较为明显。PWI 为明显高灌注。

(2) 鉴别诊断：①单纯囊型须与小脑星形细胞瘤相鉴别。前者瘤体内有流空信号的血管影；后者壁结节常较大，不均匀强化；②实质肿块型须与髓母细胞瘤相鉴别。前者常伴有 Lindau 病，后者多见于小脑蚓部；③与转移瘤相鉴别。后者多见于老年人，大多有原发肿瘤史；④与血供丰富的颅后窝恶性胶质瘤和脑血管畸形相鉴别。

（四）治疗

(1) HB 为血管源性良性肿瘤，手术治疗为治疗 HB 的最佳方案，对于囊性者一定要全部切除肿瘤结节和基底部附着处的部分囊壁，单纯引流囊肿，仅能暂时缓解症状，易短期复发。实质性肿瘤难以全部切除，应根据肿瘤所在部位决定手术切除范围和程度，术后辅助放射治疗，疗效较差。

(2) 手术切除肿瘤的主要困难为肿瘤血运丰富，常有 1～2 根较粗的动脉对肿瘤供血，应先予以切断，穿刺或试图活检都是很危险的操作。对术中可能大出血者，可考虑术前行供血动脉介入栓塞术后再行手术治疗。术中切除有困难者可根据情况行减压术或脑脊液分流术，以缓解颅内压，术后再行放疗；对身体其他部位肿瘤应先查清后再进行分期切除。

(3) 放射治疗：①γ 刀对较小（＜75px）的实质性血管母细胞瘤有较好的控制作用；对肿瘤伴囊性变者，特别是囊性变较大者，虽可完全控制瘤结节，但不能控制囊性变的增大；大肿瘤也不适合 γ 刀。②γ 刀治疗后 6 个月出现放射性脑水肿，需要脑室腹腔分流术和长时间的类固醇激素治疗。③照射剂量，肿瘤中心剂量 21.0～50.0Gy，平均 337Gy；周边剂量 12.0～24.0Gy，平均 17.6Gy；可在一年左右重复治疗。

(4) 预后：肿瘤全切除者预后良好，复发率为 12%～14%，手术病死率为 4.5%～40%。手术死亡的主要原因为术中止血不彻底，术后血肿形成和对脑干的影响。多发及合并内脏囊肿或血管瘤者预后较差。

（五）典型病例解析

病例 1　患者女性，45 岁，因"头晕、呕吐半年，加重伴行走不稳及呼吸困难 1 周"入院。既往乙肝携带者。高血压多年，最高血压达 200/130mmHg，口服降压药治疗，具体血压控制情况不详。

【查体】神清语利，双眼视力视野基本正常，双侧瞳孔等大等圆，直径 3mm，对光反射灵敏，双侧眼球运动可。额纹、鼻唇沟无变浅，皱眉、闭目、鼓腮、示齿等正常，咽反射正常，声音无嘶哑，无饮水呛咳。指鼻实验阳性，Romberg 征阳性，行一字步不能。

【辅助检查】MRI 检查：延髓可见一类圆形囊实性长 T_1 长 T_2 占位病变，大小约 5.5cm×5.0cm×4.5cm。右前缘可见小结节状长 T_1 长 T_2 信号灶，实性部分肿瘤与延髓关系密切，肿瘤强化明显，内可见血管流空影，囊性部分边界清楚，周边未见明显水肿信号，第四脑室受压，幕上脑室扩张积水（图 9-105）。

【术前诊断】①延髓占位：血管母细胞瘤？②梗阻性脑积水；③高血压病三级极高危组。

【手术入路】枕下后正中入路。

【手术要点】术中自枕骨隆突上 3cm 至 C_2 后正中直切口。见肿瘤囊性部分压迫右侧小脑扁桃体和小脑蚓部并使其上抬，囊液清亮，剪开囊壁表面蛛网膜，见肿瘤囊壁由新生血管形成，电凝切除大部分囊壁，释放部分囊液，见实性部分位于右侧小脑半球延髓侧方，大小约 2.5cm×2.0cm×2.5cm，色红，血供丰富，边界清楚。沿小脑延髓裂探查分离肿瘤与延髓粘连，电凝 3 根来自 PICA 的主要供血动

脉，最后切断引流静脉，整块切除肿瘤结节。

【术后 MRI】原病灶区病灶基本切除呈术后改变，右侧顶枕部头皮下可见弧形长 T_1 长 T_2 信号灶，小脑中线区仍可见片状长 T_1T_2 信号灶，边缘较清晰规则，增强后未见明显异常强化信号。脑室扩张较前明显改善，侧脑室后角周围可见片状长 T_2 信号范围较前缩小（图 9-106）。

【术后神经功能】出院时患者一般情况良好，无头痛，无恶心呕吐，无呼吸困难。生命体征平稳，神志清楚，瞳孔等大等圆，光反射灵敏，四肢肌力、肌张力可，病理征阴性，Romberg 征阳性。

【随访资料】见图 9-107。

【经验体会】

(1) 本例脑干病灶呈囊实性，切除囊性部分时边放囊液边切除囊壁。实质部分血供丰富，往往由多支 PICA 分支供血，准确判断并先予以切断供血动脉，肿瘤张力显著降低，再逐渐分离肿瘤与脑干粘连，最后将引流静脉切除。

(2) 对于脑干实性结节部分，不要试图分块切除，在狭小的脑干操作空间，出血迅猛，难以止血。供应病变的动脉往往同时供应正常脑干组织，可能造成灾难性后果。

病例 2　患者男性，55 岁，因"反复头痛头晕、视物模糊、走路不稳 3 个月，加重 1 个月"入院。既往无特殊。

【查体】神清语利，记忆力略减退。左眼视力 0.8，右眼视力 1.0，视野粗测无缺损。双瞳直径 2mm，等大等圆，光反射灵敏，双眼球活动可，眼睑无下垂，无眼球震颤。指指、指鼻试验（＋），右侧跟膝胫试验（－），Romberg 征（－），行一字步不稳。

【辅助检查】见图 9-108。

头部 MRI：延髓背侧小脑蚓部可见一团块状的等 T_1 稍长 T_2 信号灶，边缘模糊，其内可见类圆形的

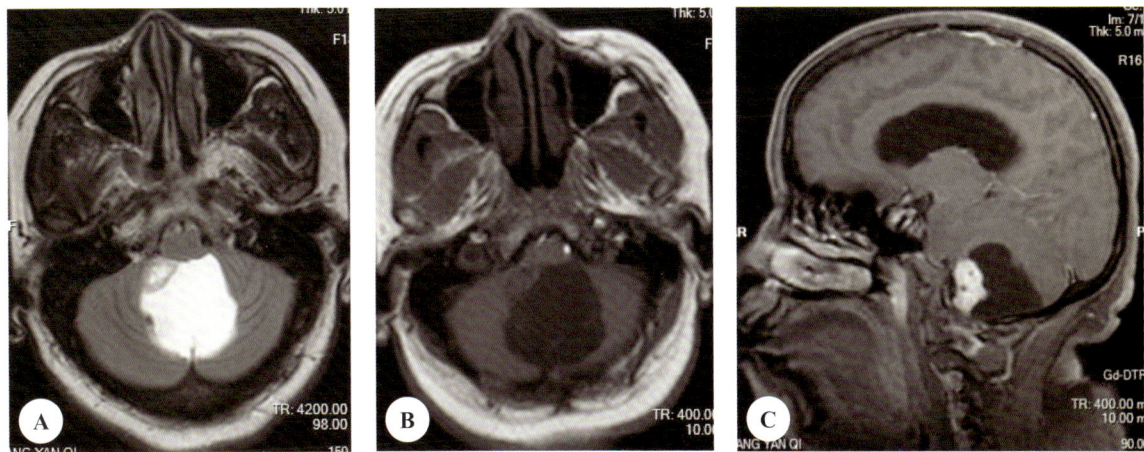

▲ 图 9-105　病例 1 术前 MRI 检查

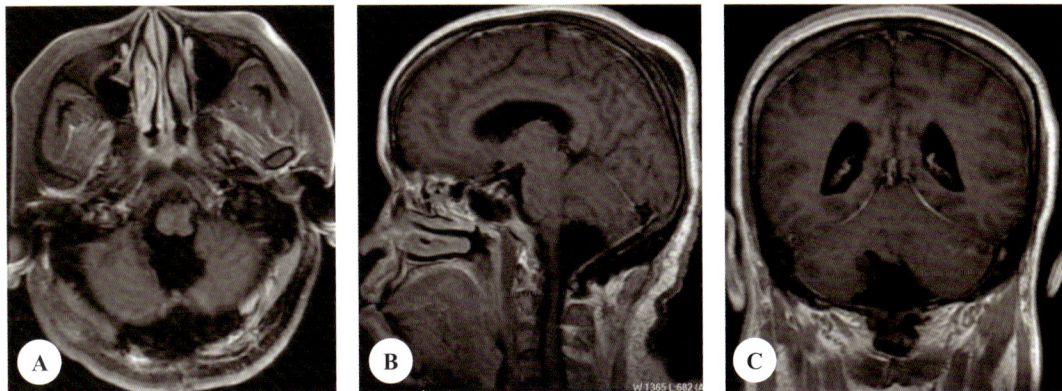

▲ 图 9-106　病例 1 术后 MRI 检查

极长 T_1 极长 T_2 囊变信号灶,增强后病灶实性成分明显强化,脑桥明显受压,四脑室受压变窄,幕上脑室系统明显扩大。

CT:延髓背侧小脑扁桃体可见一囊实性病灶,病灶最大层面约 3.5cm×4.0cm×4.0cm,平扫 CT 值约为 44HU,增强后实性部分明显强化,邻近脑实质明显受压,幕上脑室扩大,小脑幕密度稍增高,中线结构居中。CTA 见病灶内数条扭曲小血管,并可见小脑后下动脉分支增粗并包绕病灶,余未见明显异常。CTA 示颅内静脉无明显异常。

【术前诊断】①延髓背侧 – 小脑蚓部占位:血管母细胞瘤?②梗阻性脑积水。

【手术入路】枕下后正中入路。

【手术要点】术中自枕骨隆突上 2cm 至 C_1 后正中直切口。见肿瘤位于枕大池内延髓背侧,大小约 3.5cm×4.0cm×4.0cm,囊实性,少量囊液,色红,

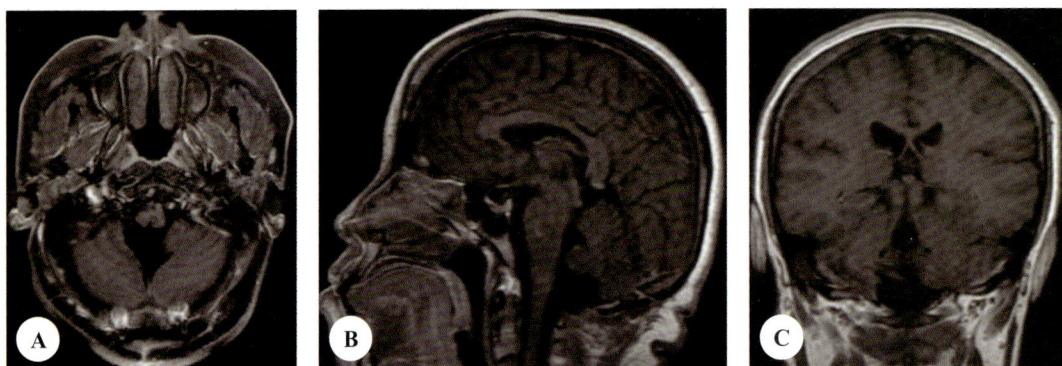

▲ 图 9-107 病例 1 随访 MRI 检查

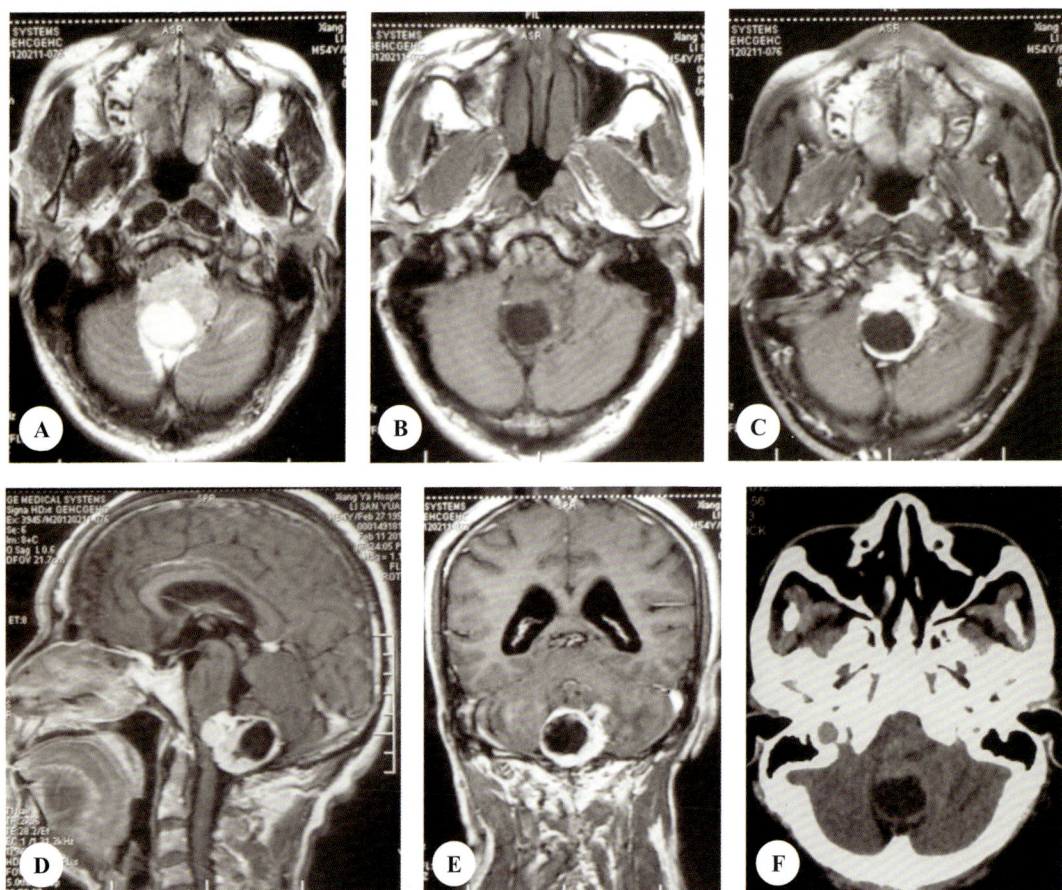

▲ 图 9-108 病例 2 术前辅助检查

质中等，表面可见异常扭曲血管，与左侧小脑扁桃体边界不清，小脑蚓部受压向上移位，血供主要来自同侧椎动脉和小脑后下动脉，通过粗大引流静脉向左侧小脑扁桃体和小脑半球引流，部分经延髓、颈髓表面静脉引流。镜下沿肿瘤周边逐一电凝供血动脉、切断引流静脉，最后分离切开肿瘤与延髓扪部粘连，整块全切除肿瘤（图9-109）。

【术后MRI】原病灶已手术切除，现术区呈片状长、短T_1及长T_2少许出血及水肿信号灶。未见明显强化。占位效应已解除。余脑实质未见明显异常（图9-110）。

【术后神经功能】患者神志清楚，生命体征平稳，双侧瞳孔等大等圆，对光反射灵敏，四肢肌力、肌张力可，生理反射存在，病理征阴性。

【经验体会】

(1) 本例脑干病灶体积较大，适当咬除寰椎后弓可减轻对两侧小脑扁桃体的牵拉。

(2) 病灶存在椎动脉和PICA两套供血，术中仔细探查，以免遗漏导致病灶大出血。对于肿瘤实质部分较大的，可术前评估血管栓塞。

病例3 患者男性，61岁，因"头痛2年，加重1周，视物模糊10天"入院。既往20年前因阑尾炎行阑尾切除术。

【查体】神志清楚，左眼视力0.5，右眼视力0.8，双侧瞳孔等大等圆，直径2mm，对光反射灵敏，Romberg征阳性，行一字步不稳，指鼻实验阳性，病理征阴性。

【辅助检查】见图9-111。

头部MRI：四脑室内可见大小约4.4cm×3.5cm×4.0cm的长T_1长T_2信号灶，增强后强化明显，病灶上部可见囊状病灶，病灶周围脑组织内可见多发小血管影，幕上脑室扩张，侧脑室旁见长T_1长T_2信号灶，脑沟、脑裂大小形态正常，中线结构居中。

CT：四脑室内可见大小约4.0cm×3.5cm×3.6cm的明显强化的肿块，其内可见扭曲血管，有囊变，幕上脑室系统扩大。颅脑CTA：双侧椎动脉均可见分支深入病变供血，双侧大脑前中后动脉未见异常隆起。

颅脑CTV：颈内静脉、乙状窦、横窦、上下矢状窦等显示好，形态、大小、分布未见异常；未见

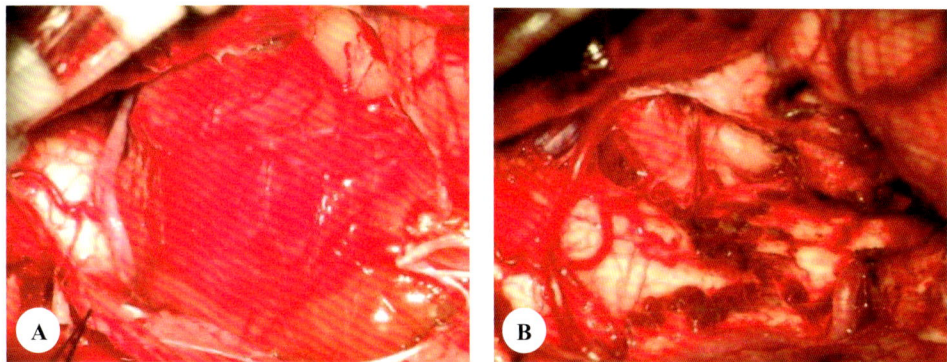

▲ 图9-109 病例2手术过程

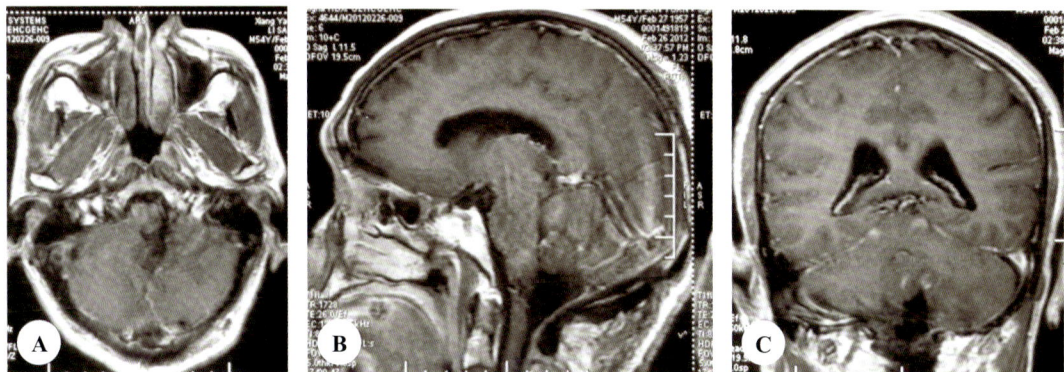

▲ 图9-110 病例2术后MRI检查

狭窄、闭塞及充盈缺损影，未见畸形血管影。

【术前诊断】①延髓背侧占位：血管母细胞瘤？②梗阻性脑积水并间质性脑积水；③阑尾切除术后。

【手术入路】枕下后正中入路。

【手术要点】术中见肿瘤位于延髓背侧，附着于双侧小脑扁桃体，色红，质地较韧，血运丰富，其内为各种迂曲的畸形血管，供血动脉主要为双侧小脑后下动脉及小脑上动脉，周边有多支粗大引流静脉。沿周边分离切断其主要供血动脉后，分离肿瘤与周边脑组织间隙，最后离断引流静脉。镜下整块切除肿瘤，延髓保护完好，双侧小脑后下动脉保护完好。

【术后 MRI】原延髓背侧四脑室占位病灶已切除，现术区见斑片状长 T_1T_2 信号灶，增强后可见术区多发线状强化灶，幕上脑积水已缓解（图 9-112）。

【术后神经功能】出院时神志清楚，语言流利，无吞咽困难、饮水呛咳、声音嘶哑等，颈软、四肢肌力、肌张力正常，病理征未引出。

【随访资料】见图 9-113。

【经验体会】

(1) 本例病灶来自双侧小脑后下动脉及小脑上动脉供血，多支粗大引流静脉，术中沿着肿瘤边界，须仔细辨认肿瘤动脉，并先予以电凝，保证术野清晰。一旦将静脉误认为动脉电凝，导致肿瘤张力增大，会增加切除难度。

(2) 本例病灶堵塞四脑室出口，切除病灶后应彻底打通脑脊液循环通路，以免术后粘连再次脑积水。

病例 4　患者女性，29 岁，因"间断枕部及颈部胀痛 2 年余，加重 4 个月"入院。既往幼年时头部外伤史。

【查体】神清语利。无神经系统阳性体征。

【辅助检查】头部 MRI：延髓背侧、小脑下蚓部见一结节状病灶，大小约 1.9cm×1.6cm×1.8cm，向下达枕骨大孔水平，均匀明显强化，内可见异常扭曲血管影，四脑室及幕上脑室明显扩大。余脑实质未见异常信号灶及异常强化灶（图 9-114）。

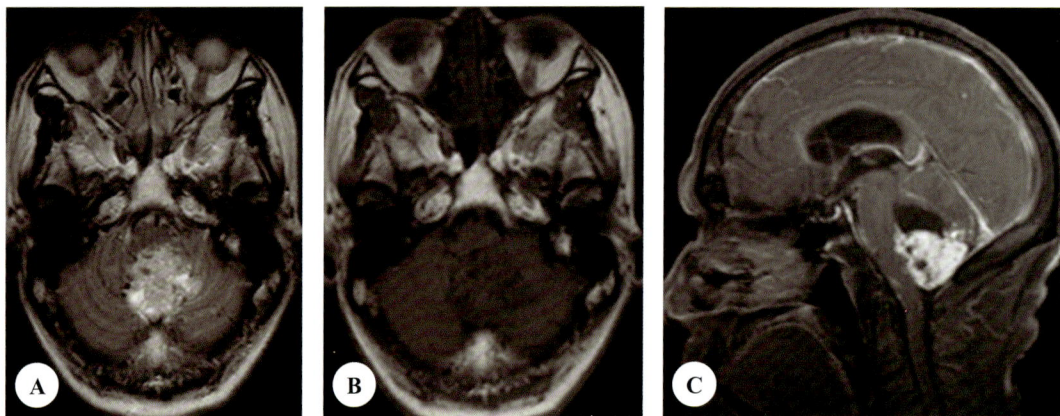

▲ 图 9-111　病例 3 术前辅助检查

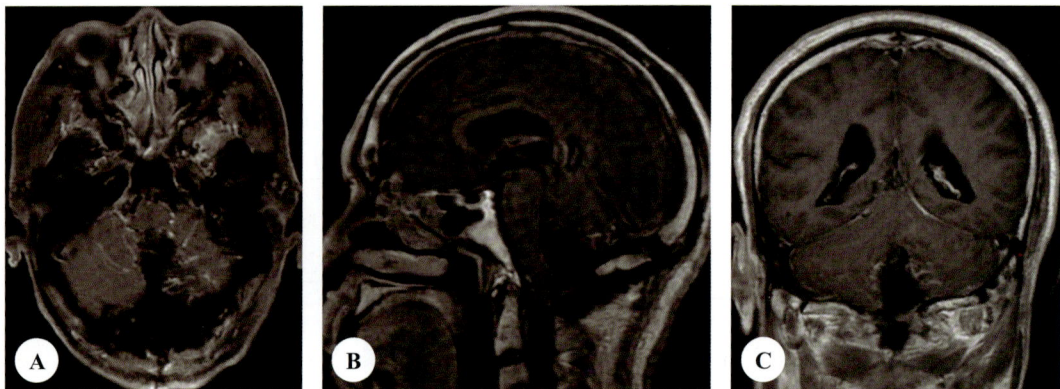

▲ 图 9-112　病例 3 术后 MRI 检查

【术前诊断】①小脑下蚓部、左侧小脑半球占位：实质性血管母细胞瘤？②脑积水。

【手术入路】枕下后正中入路。

【手术要点】见肿瘤位于延髓背侧，小脑蚓部受压上抬。向左侧小脑半球探查，见左侧小脑半球皮质表面占位病变，色红，血供丰富，大小约 2.0cm×1.8cm×2.0cm，边界清楚，周边异常血管增生，镜下整块全切除肿瘤。

【术后 MRI】枕部颅骨信号缺失呈术后改变，可见引流管影，术区可见片状长 T_1T_2 信号，延髓形态欠规则，增强后未见明显异常强化。幕上脑室扩大。左侧小脑半球见片状长 T_1 长 T_2 信号，增强后可见点状强化（图 9-115）。

【随访资料】见图 9-116。

【术后神经功能】患者出院时神志清楚，语言流利，生命体征平稳，口角无歪斜，四肢肌力、肌张力正常，各生理反射存在，病理征阴性。

【经验体会】术中沿着肿瘤边界，需仔细辨认肿瘤动脉，并先予以电凝，保证术野清晰；本例本例病灶体积不大，但堵塞四脑室出口，切除病灶后仍应彻底打通脑脊液循环通路，减少填塞止血材料，避免术后粘连再次脑积水。

病例 5 患者女性，43 岁，因"左上肢感觉减退 3 年，加重伴行走不稳 5 个月"入院。既往 1997 于年本院耳鼻喉科行右侧腮腺病变切除术，病检结果为腮腺癌。

【查体】神志清楚，双侧瞳孔等大等圆，直径 3mm，对光反射灵敏，眼球运动自如，左眼视力 0.3，右眼视力 0.5。颜面部痛温觉大致正常，张口无歪斜。右侧角膜反射减退，右侧额纹消失，右侧最大力眼睑闭合不全，右侧鼻唇沟变浅，示齿向左侧歪斜，鼓腮右侧欠佳，吹口哨不能，面神经 V 级，双侧听力下降明显，右侧尤甚。右侧咽反射减退，饮水呛咳，吞咽可，无声嘶。伸舌向右侧歪斜，味觉大致正常。左侧躯干浅感觉减退，痛温觉尤为明显。

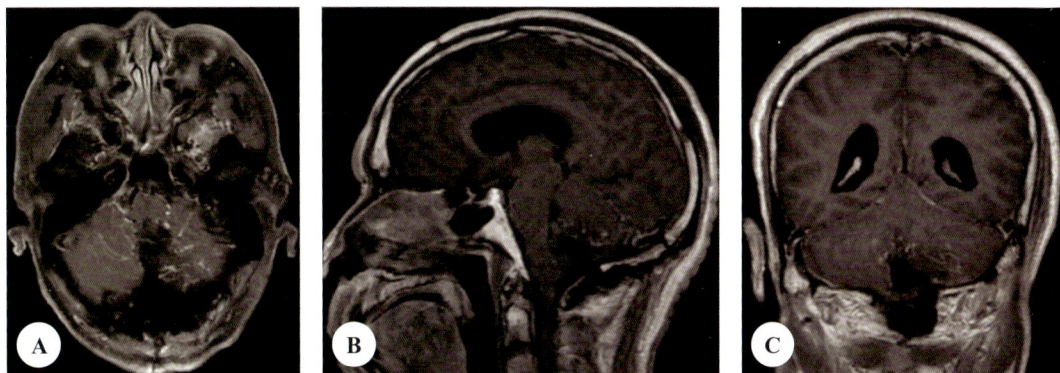

▲ 图 9-113 病例 3 随访 MRI 检查

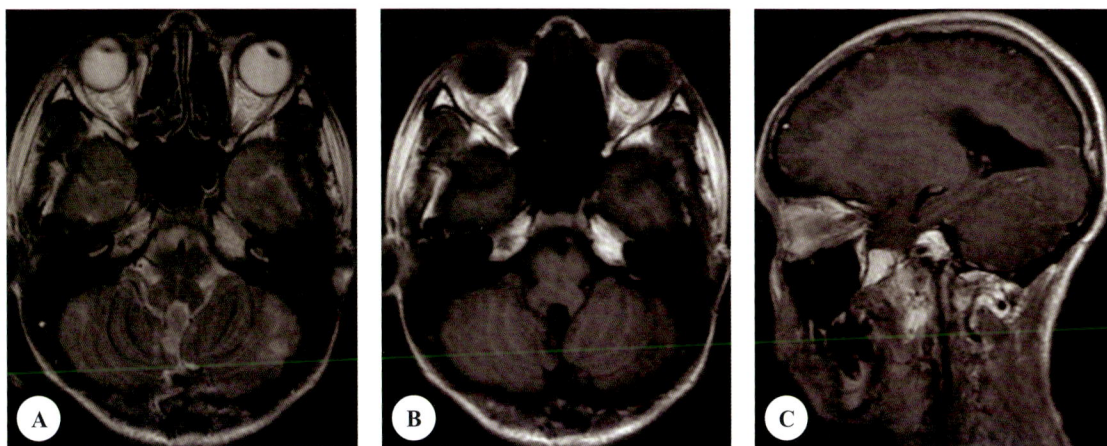

▲ 图 9-114 病例 4 术前 MRI 检查

精细触觉减退，定位觉及图形辨别觉障碍。四肢肌张力增高，肌力尚可，左侧较右侧变差。行走不稳，一字步不能，Romberg 征、指鼻实验、双手轮替实验、跟膝胫实验均为阳性。

【辅助检查】头部 MRI 示延髓及颈髓不规则占位，大小约 3.3cm×2.4cm，增强后明显强化。延髓受压向前移位，四脑室受压上抬。四脑室及幕上脑室扩张。右侧小脑半球后方可见大小约 1.7cm×1.7cm 病灶，增强后部分强化明显（图 9-117）。

【术前诊断】①延髓及颈髓占位：血管母细胞瘤？②右侧小脑半球占位；③梗阻性脑积水；④脊髓空洞症。

【手术入路】枕下后正中入路。

【手术要点】术中自枕骨隆突上 2cm 至 C₃ 后正中直切口。见肿瘤位于枕骨大孔，起源于延髓，血供异常丰富，可见多支供血动脉及粗大引流静脉，鲜红色，约 3.7cm×3.0cm×3.0cm 大小，实性，与延髓边界欠清。沿肿瘤表面逐渐分离，并切断供血动脉，逐一电凝切断，瘤体张力稍下降。再分离肿瘤脑干粘连，电凝切断来自脑干的供血动脉，最后电凝切断引流静脉，整块全切除肿瘤。分离脑干粘连时多次出现心率下降，最低 42/min，全切除肿瘤后见脑干完好（图 9-118）。

【术后 MRI】原脑干病变已切除呈术后改变，现术区可见片状长 T_1T_2 信号灶，第四脑室出口处见点状强化灶，并可见右枕部术区残腔存在，内有长 T_1T_2 信号，增强后术区未见异常强化灶，邻近脑实质、第四脑室受压较前减轻，幕上脑室扩张积水同前。颈髓改变同前（图 9-119）。

【术后神经功能】出院时患者神志清楚，言语表达及理解可，生命体征正常。左侧上肢空间位置感觉障碍较术前好转，四肢肌张力增高，肌力尚可，左侧肌力较右侧差同术前，病理征阴性。

【随访资料】见图 9-120。

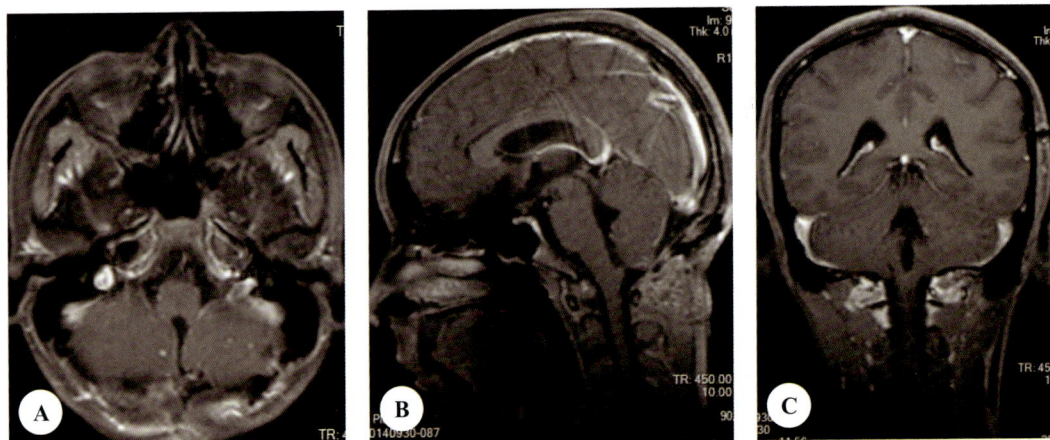

▲ 图 9-115　病例 4 术后 MRI 检查

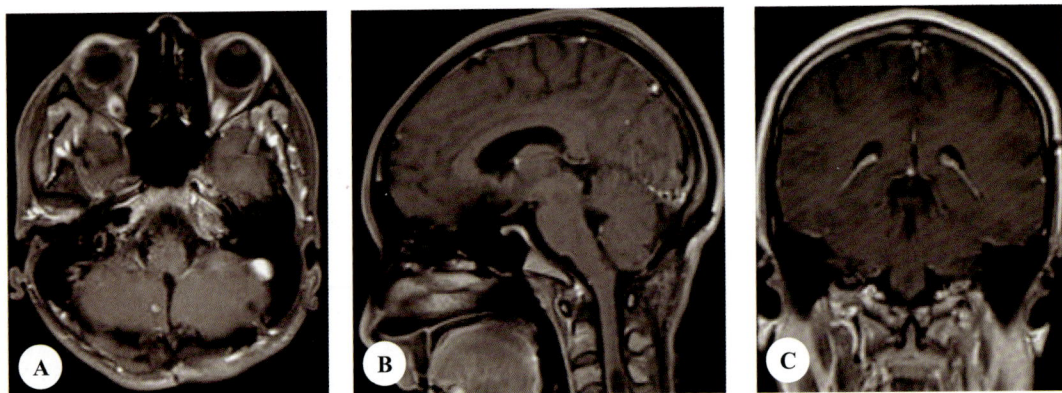

▲ 图 9-116　病例 4 术后随访 MRI 检查

【经验体会】

(1) 该病灶累及延髓和颈髓，实性为主，开颅应咬除 C_1 后弓，充分暴露病灶。

(2) 病灶与延髓粘连紧密，应先沿肿瘤与小脑边界分离，切断部分供血动脉，待瘤体张力下降后再分离病灶与脑干之间粘连，进一步切断供血动脉，瘤体张力进一步下降后再切除引流静脉，最大程度减少对脑干的牵拉与损伤。

(3) 牵拉瘤壁应轻柔，避免瘤壁断裂，导致肿瘤出血，失去组织界面。

病例 6 患者男性，43 岁，因"右侧面部麻木，行走不稳半年，加重 1 个月"入院。既往有慢性胃炎病史。

【查体】神清语利，嗅觉下降，瞳孔直径 3mm，光反射灵敏，眼球运动自如，左眼视力：1.0，右眼视力：1.0，视野粗测无异常。右侧颜面部有麻木感，痛温触觉较左侧减退。四肢肌力、肌张力正常，行走不稳，行一字步不能，Romberg 征阳性，病理征阴性。

【辅助检查】头部 MRI 示延髓右侧份可见占位性

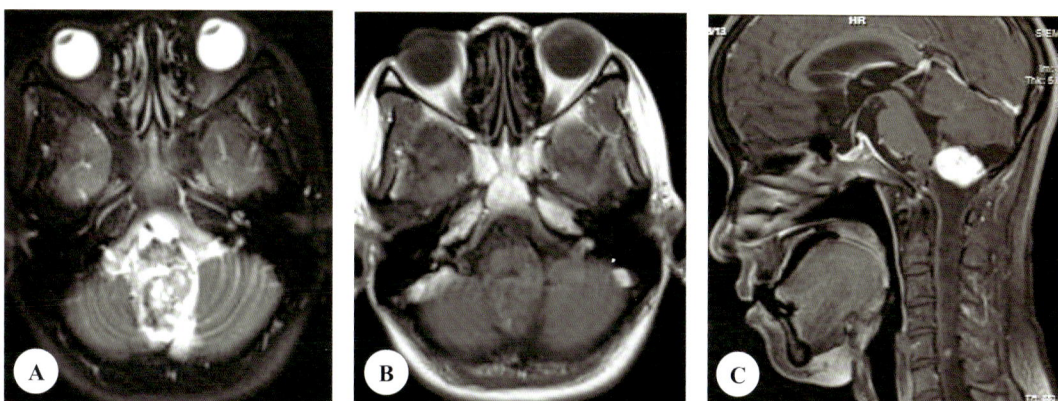

▲ 图 9-117　病例 5 术前 MRI 检查

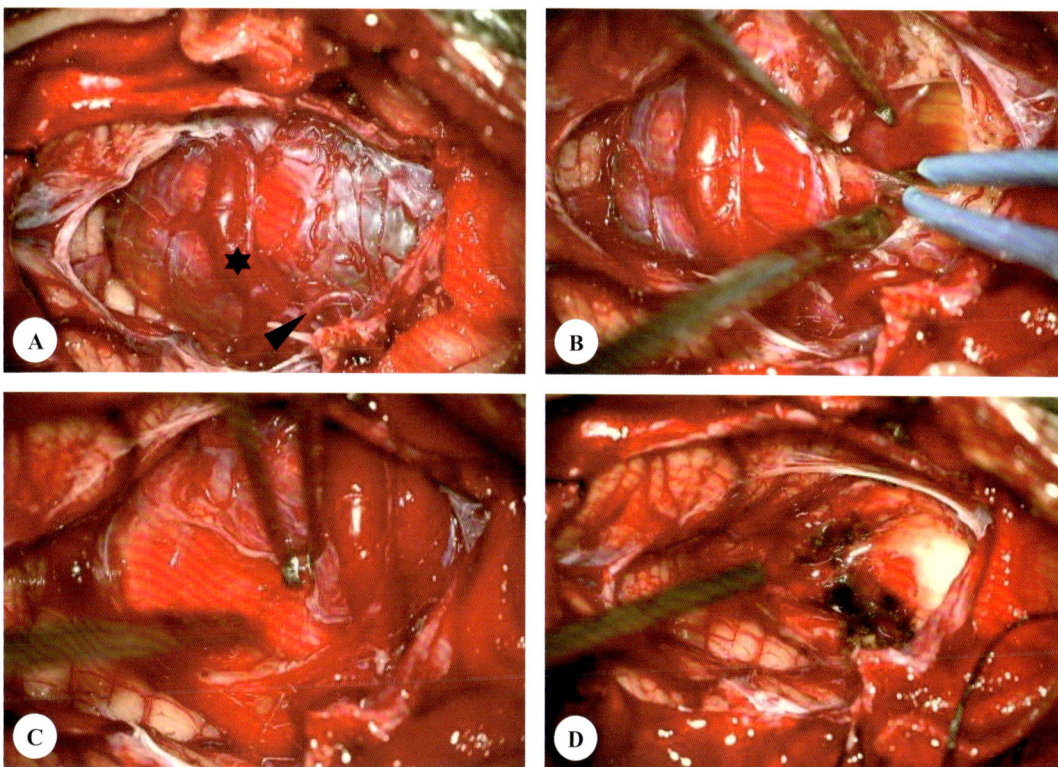

▲ 图 9-118　病例 5 粗大引流静脉呈鲜红色（黑色六角形），多支丰富供血动脉（黑箭头）

病变，考虑血管母细胞瘤（图 9-121）。

【术前诊断】延髓右侧占位：血管母细胞瘤？

【手术入路】枕下后正中入路。

【手术要点】术中见肿瘤位于延颈交界处，大部分囊变，腹侧有一红色结节，大小约 5mm×4mm。表面可见引流静脉，供血动脉位于肿瘤腹侧。离断供血动脉后，沿肿瘤边缘分离肿瘤，镜下全切肿瘤。

【术后 MRI】枕骨局部骨质缺损，顶部软组织肿胀，原脑干肿块呈切除术后改变，术区及相应颅内板下可见长 T_1T_2 信号灶，局部见少许短 T_1 信号灶，增强后术后未见明显异常强化灶。幕上系统无扩大，中线结构居中。余况同前（图 9-122）。

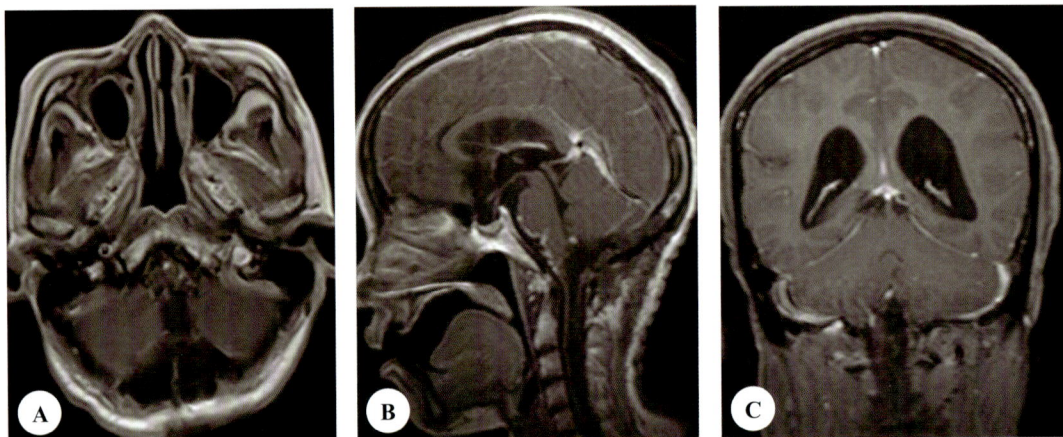

▲ 图 9-119　病例 5 术后 MRI 检查

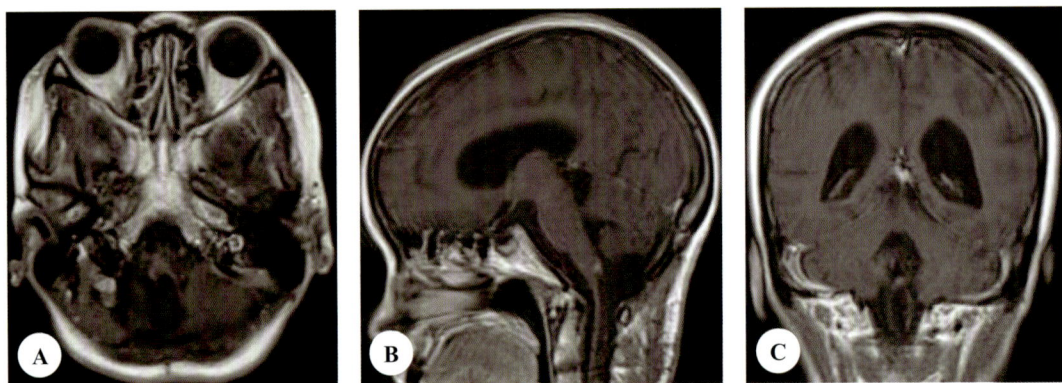

▲ 图 9-120　病例 5 随访 MRI 检查

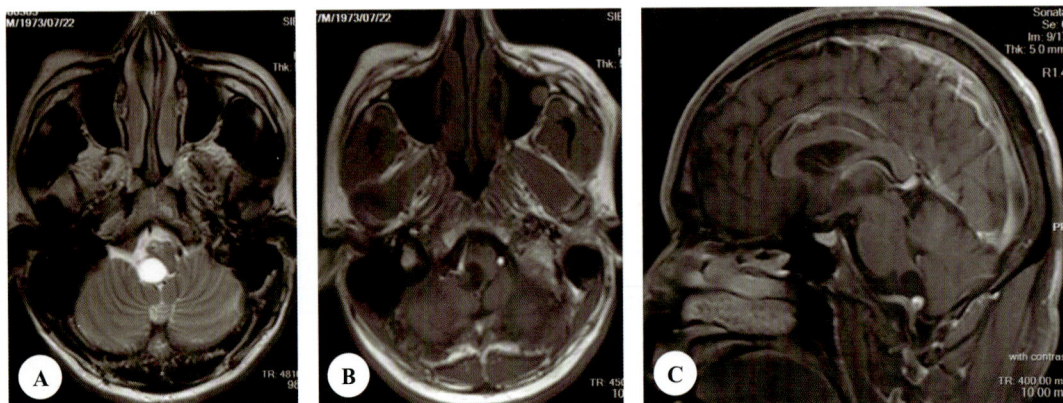

▲ 图 9-121　病例 6 术前 MRI 检查

【术后神经功能】神志清楚，语言流利，生命体征平稳，伤口愈合良好，四肢肌力、肌张力可，病理征阴性。

【随访资料】见图 9-123。

【经验体会】

(1) 该病灶体积虽小，但累及延髓，囊实性，通过直接牵拉病灶，轻轻分离与脑干的边界，而不是牵拉脑干将肿瘤分离。

(2) 牵拉瘤壁应轻柔，避免瘤壁断裂，导致肿瘤出血，失去组织界面。

病例 7 患者女性，23 岁，因"头痛头晕 1 个月余，突发意识障碍 1 天"入院。既往目前患者宫内妊娠单活胎，27.5 周。

【查体】神志清楚，无阳性神经系统体征。

【辅助检查】头部 MRI：右侧小脑半球延髓上方等长 T_1 长 T_2 信号灶，大小约 1.3cm × 1.5cm × 1.2cm，明显均匀强化。余脑实质未见明显异常。中线结构居中（图 9-124）。

【术前诊断】①延髓占位：血管母细胞瘤？②妊娠 27.5 周。

【手术入路】枕下后正中入路。

【手术要点】术中见肿瘤位于右侧小脑半球延髓上方，大小约 1.3cm × 1.5cm × 1.2cm，色红，血供丰富，边界欠清。沿小脑延髓裂探查分离肿瘤与延髓粘连，电凝来自小脑后下动脉的主要供血动脉，最后切断引流静脉，整块切除肿瘤结节（图 9-125）。

【术后 MRI】头部 MRI 示枕骨局部骨质缺损，顶枕软组织肿胀，原脑干病灶已切除呈术后改变，术区可见片状长 T_1T_2 信号灶，局部见少许短 T_1 信号灶，增强后术后未见明显异常强化灶。幕上脑室系统无扩大，中线结构无移位（图 9-126）。

【术后神经功能】患者出院时神志清楚，语言流利，双侧瞳孔等大等圆，直径 3mm，光反射灵敏，口角无歪斜，伸舌居中，伤口愈合良好，四肢肌力、肌张力可，各生理反射存在，病理征阴性。

【随访资料】见图 9-127。

【经验体会】该患者是一位妊娠 27 周的孕妇，病变位于延髓背侧，与延髓边界不清，更需要严格按

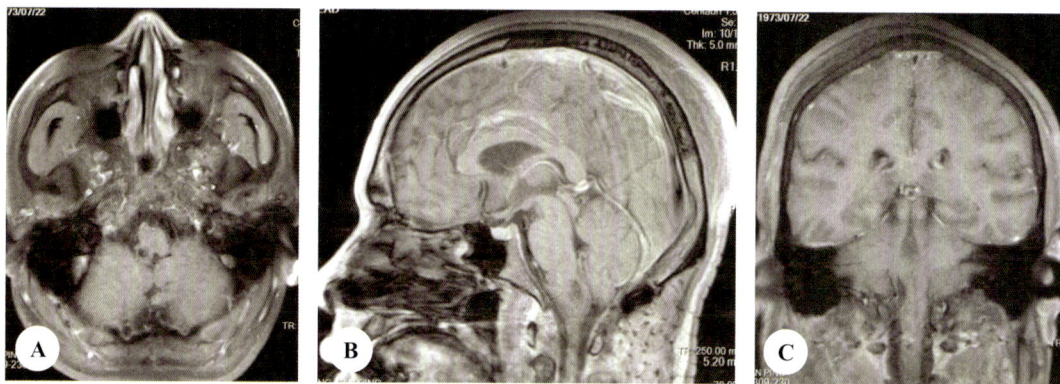

▲ 图 9-122　病例 6 术后 MRI 检查

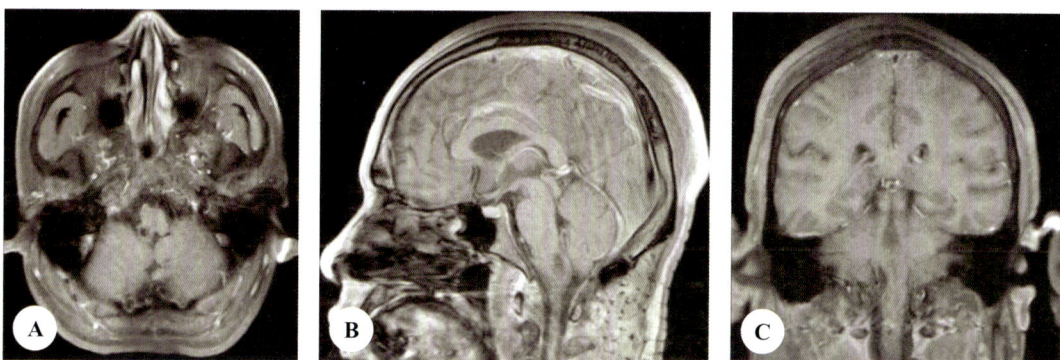

▲ 图 9-123　病例 6 随访 MRI 检查

照先沿病灶与小脑的边界，离断部分供血动脉，降低肿瘤张力后，再耐心分离与延髓的粘连，尽量做到对延髓的"零牵拉"，术中尽量不用电凝、减少对延髓的损害，以及术后严格的护理都是影响手术效果的关键因素。

病例 8　患者男性，9 岁，因"上腹部疼痛不适、间断头痛呕吐 10 天"入院。既往无特殊。

【查体】神志清楚，无阳性神经系统体征。

【辅助检查】头部 MRI：四脑室底 – 延髓背侧等长 T_1 长 T_2 信号灶，大小约 3.2cm×4.5cm×3.1cm，

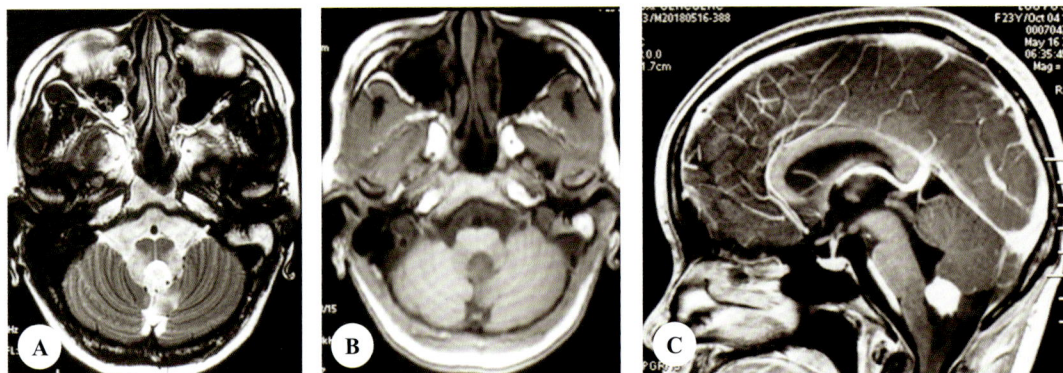

▲ 图 9–124　病例 7 术前 MRI 检查

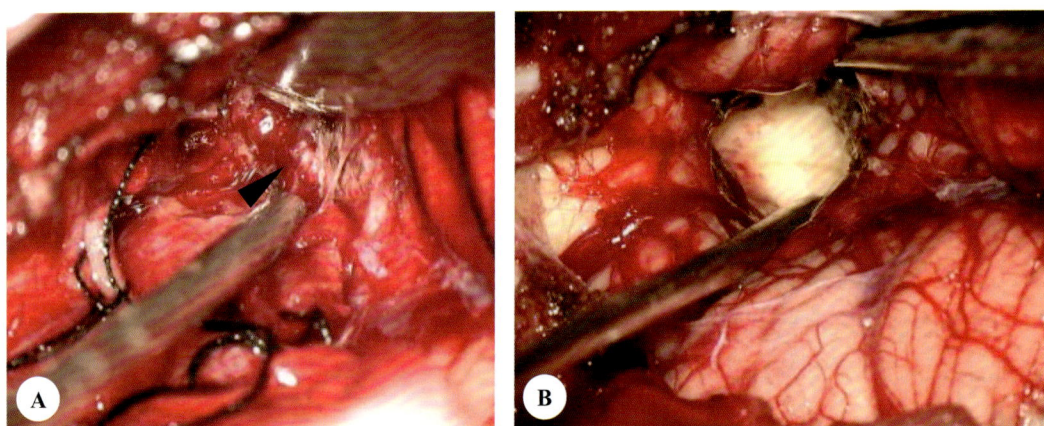

▲ 图 9–125　病例 7 红色实性肿瘤实性结节病灶（黑箭头）

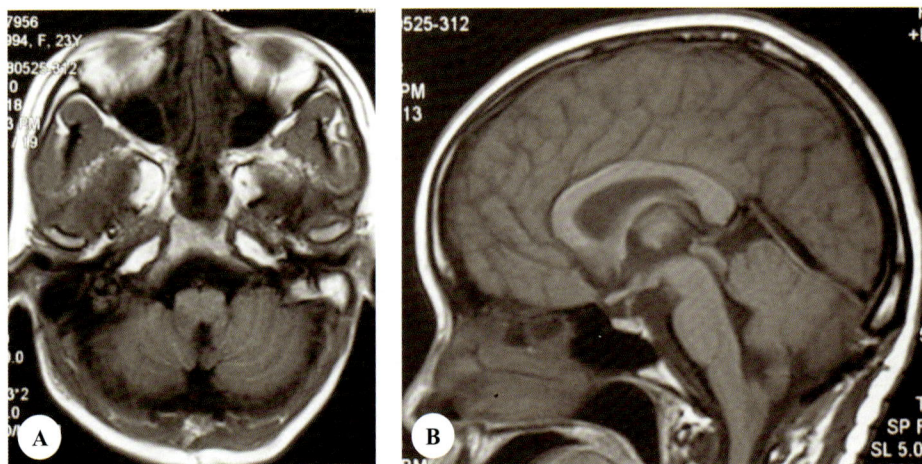

▲ 图 9–126　病例 7 术后 MRI 检查

明显不均匀囊实性强化。余脑实质未见明显异常。中线结构居中（图9-128）。

【术前诊断】延髓-四脑室占位：血管母细胞瘤？

【手术入路】枕下后正中入路。

【手术要点】术中见肿瘤位于四脑室、延髓背侧上方，大小约3.2cm×4.5cm×3.1cm，色红，血供丰富，与周围脑组织粘连。细心沿肿瘤周边离断血供，自小脑延髓裂探查分离肿瘤与延髓粘连，电凝来自椎动脉、小脑后下动脉的主要供血动脉，最后切断引流静脉，整块切除实性肿瘤（图9-129）。

【术后MRI】原延髓背侧病灶已切除，呈术后改变，术区可见片状长T$_1$、T$_2$信号灶，局部见少许短T$_1$信号灶，增强后术后未见明显异常强化灶。幕上脑室系统无扩大（图9-130）。

【术后神经功能】患者出院时神志清楚，语言流利，双侧瞳孔等大等圆，直径3mm，光反射灵敏，口角无歪斜，伸舌居中，伤口愈合良好，四肢肌力、肌张力可，各生理反射存在，病理征阴性。

【经验体会】本例为延髓背侧巨大囊实性病灶，此类肿瘤多位于室管膜下，与延髓存在一定边界，

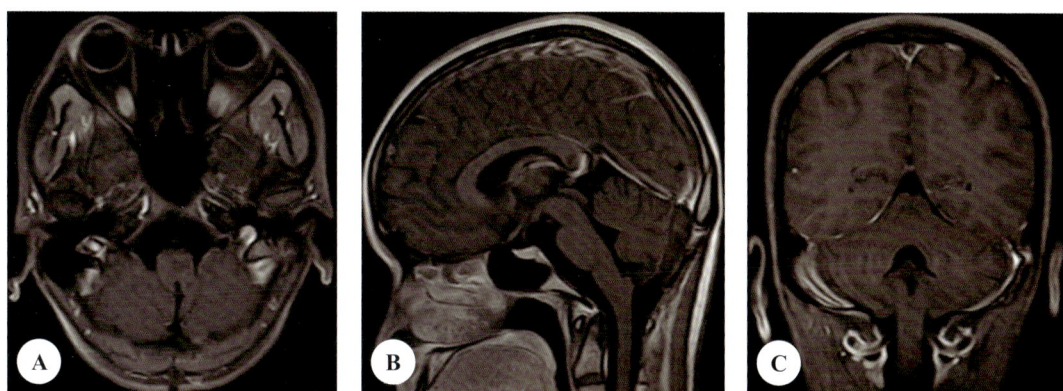

▲ 图 9-127 病例 7 随访 MRI 检查

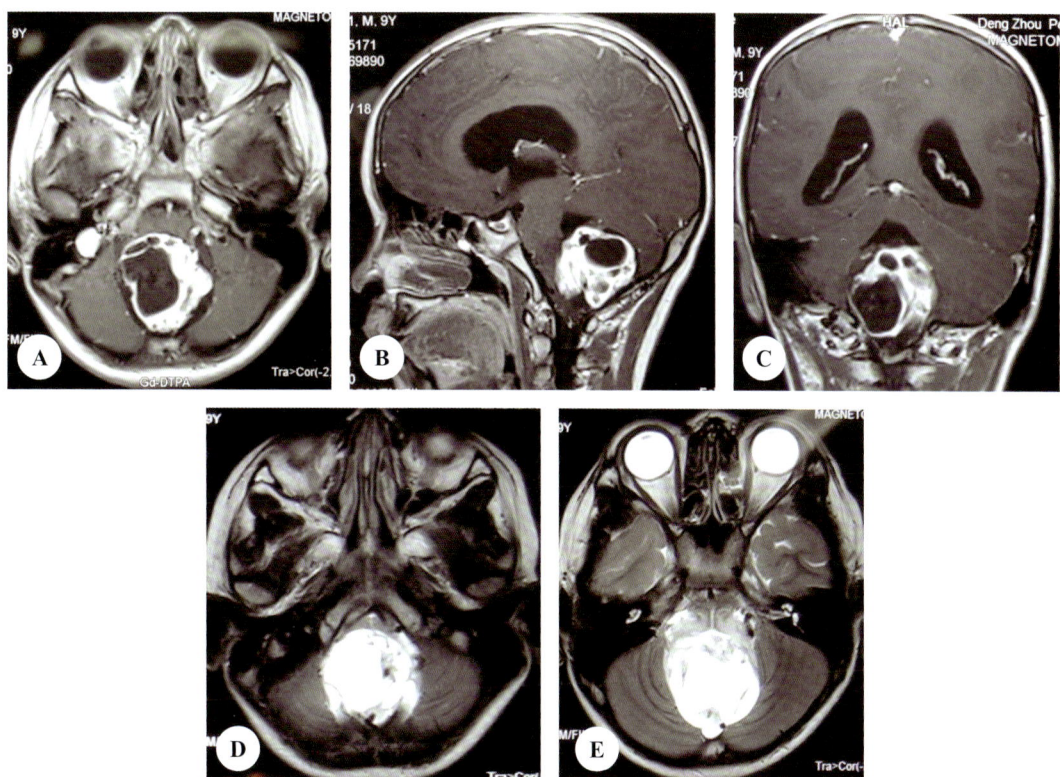

▲ 图 9-128 病例 8 术前 MRI 检查

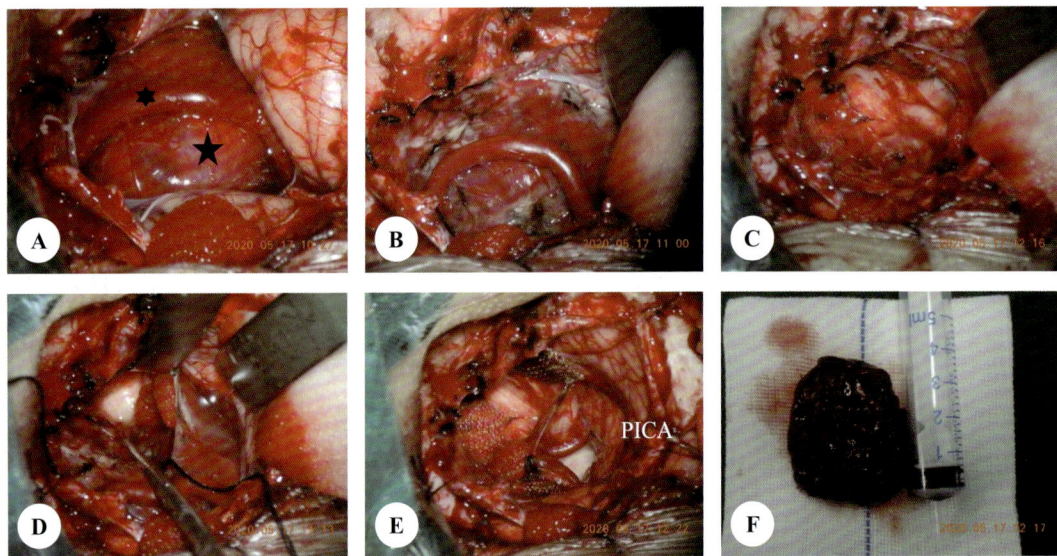

▲ 图 9-129　病例 8 粗大引流静脉（黑色六角形），实性巨大病灶（黑色五角形），小脑后下动脉（**PICA**）

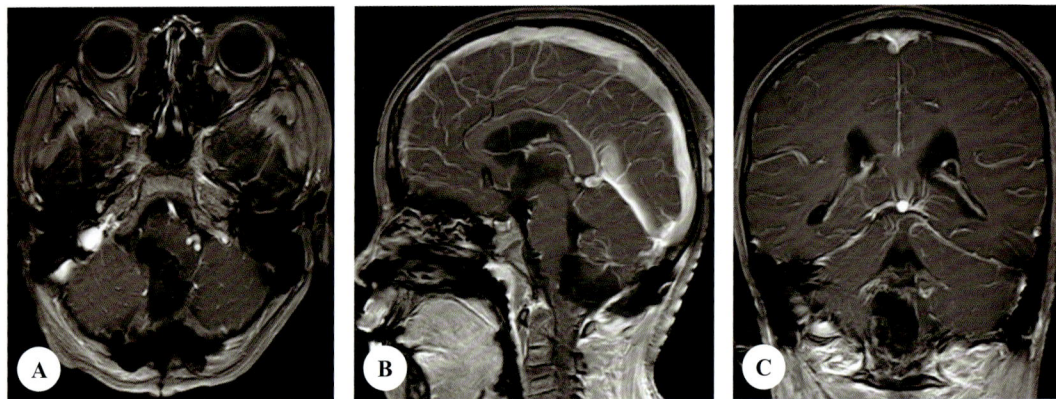

▲ 图 9-130　病例 8 患者术后 **MRI**

术中应严格按照膜外操作技术，注意保护肿瘤被膜及瘤周组织，仔细分离肿瘤与延髓、小脑粘连。术中发现肿瘤表面多支粗大怒张的血管，这往往是肿瘤引流静脉，切勿过早凝断。肿瘤的供血动脉多位于肿瘤腹侧，如大脑后动脉、小脑上动脉及小脑前下和后下动脉的分支，需要先行处理。若术前颅脑 CTA 或 DSA 提示肿瘤由多支动脉供血，且较粗大，我们主张术前可行介入栓塞高流量供血动脉，减少术中出血，缩短手术时间，提高肿瘤全切率。

专家点评

　　文献报告脑干血管母细胞瘤占颅内血管母细胞瘤的 3.8%～26.3%，发病率较低，但因血供丰富，位置深在且与脑干重要神经纤维束、神经核团、脑神经及脑血管结构关系复杂，所以手术难度大，风险高，曾为神经外科医生所忌惮。但因其病理学上为良性肿瘤，尤其对于非 Lindau 病患者，全切除肿瘤后可以治愈，因此，对于脑干血管母细胞瘤应积极手术治疗。中脑、脑桥、延髓均可见血管母细胞瘤，其中中脑受累者多为小脑上蚓部或小脑半球的中脑侧方起源，肿瘤生长过程中与中脑顶盖和大脑脚血供融合，从而严重累及中脑结构。脑桥血管母细胞瘤多见于脑桥小脑三角区域，易误诊为脑膜瘤或神经鞘瘤。而延髓背侧血网是一类有明确特点的肿瘤，多见于延髓背侧中线区域，延髓闩部往往直接受累。由于延髓闩部攸关心跳、呼吸生命中枢，因此该类型肿瘤手

术更具挑战性。个人认为，延髓背侧血网可分为三种类型：手术相对简单的类型是小脑蚓部或小脑扁桃体起源，肿瘤生长过程中累及延髓背侧，并与其动静脉血流融合，引起延髓闩部受压和血流动力学改变；最常见的类型是延髓背侧起源，可向中央管和四脑室方向生长，小脑结构并不受累；手术难度最大且最少见的类型是延髓内生型血管母细胞瘤，肿瘤完全位于延髓实质内，表面是菲薄的延髓实质结构和异常的粗大引流静脉。

术前 CTA 和 DSA 能帮助术者了解肿瘤的血管解剖结构以及制订手术策略；但是否栓塞及栓塞时机仍有争议。对于供血动脉单一，且有明确粗大供血动脉的肿瘤，术前栓塞可明显减少肿瘤血供方便术中安全切除肿瘤，降低手术风险。但对于供血动脉细小且较多的脑干血网，术前栓塞的价值有限。因此术者术前应有充分的思想准备和技术准备。术中应遵循脑内动静脉畸形切除的原则，先辨认切断肿瘤的供血动脉，再分离瘤体与其周围粘连的神经组织，最后电凝切断引流静脉。分离瘤体与脑干粘连时应沿瘤体周围的胶质增生带由浅入深进行，分离时可用适当大小的薄吸收性明胶海绵保护脑干。对抗性牵拉仍然是分离时应坚持的原则，分离过程中牵拉力度合适，尽可能保持肿瘤表面完整可有效减少术中出血。整块切除是最理想的结局，但有时因肿瘤体积过大，尤其是内生型延髓背侧血网，过分追求整块切除可能会加重脑干的不可逆损伤；或者部分延髓背侧血网是因肿瘤出血需急诊手术，很难做到整块切除，因此不必过分坚持绝对的整块切除，应根据具体情况从容应对。最大化的保护脑干组织并最大限度地保护脑干的供血和正常引流血管是保证良好手术效果的关键。术后维持血压平稳对减少术后出血发生，保证患者顺利恢复也至关重要。

参考文献

[1] BOSTROM A, HANS F J, REINACHER P C, et al. Reinges MH Intramedullary hemangioblastomas: timing of surgery, microsurgical technique and follow-up in 23 patients[J]. Eur Spine J, 2008, 17: 882–886.

[2] CHEN L F, YANG Y, YU XG, et al. (2013) Operative management of brainstem hemangioblastomas[J]. Clin Neurosci 20: 1727–1733.

[3] CONWAY J E, CHOU D, CLATTERBUCK R E, et al. Hemangioblastomas of the central nervous system in von Hippel-Lindau syndrome and sporadic disease[J]. Neurosurgery, 2001, 48: 55–62; discussion 62–53.

[4] CUI H, ZOU J, BAO YH, et al. Surgical treatment of solid hemangioblastomas of the posterior fossa: a report of 28 cases[J]. Oncol Lett, 2017, 13: 1125–1130.

[5] FUKUDA M, TAKAO T, HIRAISHI T, et al. Clinical factors predicting outcomes after surgical resection for sporadic cerebellar hemangioblastomas[J]. World Neurosurg, 2014, 82: 815–821.

[6] GIAMMATTEI L, MESSERER M, AGHAKHANI N, et al. Surgical resection of medulla oblongata hemangioblastomas: outcome and complications[J]. Acta Neurochir, 2016, 158: 1333–1341.

[7] HUSSEIN M R. Central nervous system capillary haemangioblastoma: the pathologist's viewpoint[J]. Int J Exp Pathol, 2007, 88: 311–324.

[8] JOSEPH J, BEHARI S, GUPTA S, et al. Brain-stem hemangioblastomas: the seemingly innocuous lesion in a perilous location[J]. Neurol India, 2018, 66: 779–796.

[9] KANO H, NIRANJAN A, MONGIA S, et al. The role of stereotactic radiosurgery for intracranial hemangioblastomas[J]. Neurosurgery, 2008, 63: 443–450; discussion 450–441.

[10] LIU X, ZHANG Y, HUI X, et al. Surgical management of medulla oblongata hemangioblastomas in one institution: an analysis of 62 cases[J]. Int J Clin Exp Med, 2015, 8: 5576–5590.

[11] LONSER R R, GLENN G M, WALTHER M, et al. Von Hippel-Lindau disease[J]. Lancet, 2003, 361: 2059–2067.

[12] MA D, WANG Y, DU G, et al. Neurosurgical management of brainstem hemangioblastomas: a single-institution experience with 116 patients[J]. World Neurosurg, 2015, 84: 1030–1038.

[13] PAN J, JABARKHEEL R, HUANG Y, et al. Stereotactic radiosurgery for central nervous system hemangioblastoma: systematic review and meta-analysis[J]. Neuro-Oncol, 2018, 137: 11–22.

[14] PAVESI G, BERLUCCHI S, MUNARI M, et al. Clinical and surgical features of lower brain stem hemangioblastomas in von Hippel-Lindau disease[J]. Acta Neurochir, 2010, 152: 287–292.

[15] WIND J J, BAKHTIAN K D, SWEET J A, et al. Long-term outcome after resection of brainstem hemangioblastomas in von Hippel-Lindau disease[J]. Neurosurg, 2011, 114: 1312–1318.

[16] WU P, LIANG C, WANG Y, et al. Microneurosurgery in combination with endovascular embolisation in the treatment of solid haemangioblastoma in the dorsal medulla oblongata[J]. Clin Neurol Neurosurg, 2013, 115: 651–657.

[17] XU Q W, XU R, DU Z Y, et al. Surgical treatment for hemangioblastomas in the medulla oblongata[J]. Acta Neurochir, 2010, 152: 1331–1335.

[18] YIN L, ZHANG L, HAO S, et al. Medullary hemangioblastoma: 34 patients at a single institution[J]. Clin Neurosci, 2014, 21: 250–255.

[19] ZHOU L F, DU G H, MAO Y, et al. Diagnosis and surgical treatment of brainstem hemangioblastomas[J]. Surg Neurol, 2005, 63: 307–315.

第 10 章　脑室内肿瘤

脑室内肿瘤是一类少见的颅内肿瘤，占所有脑肿瘤的 0.8%～1.6%，且大多数呈良性生物学行为。其多见于儿童及青少年，约占儿童及青少年肿瘤的 16%。这些组织学上具有异质性的肿瘤可大体上分为原发性肿瘤和继发性脑肿瘤，原发性肿瘤是指肿瘤起源于室管膜或室管膜下区、透明隔、脉络丛及周围的蛛网膜组织；继发性或脑室旁肿瘤是指肿瘤起源于毗邻脑实质且向脑室内生长超过其体积 2/3 的肿瘤。

脑室内肿瘤临床症状及体征因患者年龄及肿瘤部位而不同，大多数临床症状是因为肿瘤增大、脑脊液循环通路堵塞导致的脑积水及颅高压。婴幼儿常表现为大头畸形、食欲下降及易激惹，年长儿童及成人主要临床表现为头痛、呕吐和视乳头水肿，偶有患者临床表现为癫痫发作或视力下降。颅后窝肿瘤常较早出现症状，导致脑积水并出现小脑功能障碍，如共济失调和辨距不良。一部分脑室内肿瘤无明显临床症状，偶然在脑部影像学检查时发现，如侧脑室的室管膜下瘤常常因外伤后 CT 检查时发现。

影像学是脑室内肿瘤诊断的关键组成部分。虽然 CT 及脑血管造影能够提供一些肿瘤信息，但 MRI 是首选检查方法。经颅多普勒超声对婴幼儿有效，但对成人帮助甚微。除了传统 MRI 序列外，新的影像序列如磁敏感加权成像、灌注成像和波谱分析已经越来越多地被用于鉴别不同特征的肿瘤，这些新技术对一部分适合保守观察并定期影像学随访的良性病变显得更为重要。

结合患者年龄、肿瘤部位和影像学检查可明确大多数脑室内肿瘤的病理类型。患者年龄及肿瘤部位是影响脑室内肿瘤诊断的两个关键因素。中枢神经细胞瘤（central neurocytoma，CN）及室管膜下巨细胞星形细胞瘤（subependymal giant cell astrocytoma，SGCA）主要位于侧脑室前部；室管膜瘤及室管膜下瘤常位于第四脑室；富血管肿瘤，如脑膜瘤及转移癌易发生在富含脉络丛组织的侧脑室三角部。

室管膜瘤及脉络丛肿瘤常常在儿童患者中发病，脑膜瘤及 CN 常常在 30—40 岁发病。外科手术切除是脑室内肿瘤治疗的金标准。神经内镜是获取肿瘤标本用于病理活检或解除因肿瘤堵塞脑脊液循环通路所致脑积水的一线治疗方案，在部分病例中，神经内镜可用于脑室内肿瘤的切除（表 10-1）。

脑室内肿瘤由于位置深在、手术入路难以到达，以及其与周围重要神经血管结构关系密切，对神经外科医生而言，对其的手术治疗一直面临巨大挑战。合适的手术入路应能在最小脑牵拉及损伤前提下提供充分的手术操作空间，为达到这一目的，术者有时甚至可能选择手术操作路径更长、但脑组织牵拉及损伤风险更低的手术入路。此外，脑室内肿瘤最佳手术入路的选择还应考虑其他诸多因素，如脑室及肿瘤大小、肿瘤供血动脉的位置、肿瘤病理特征及术者经验等。

一、侧脑室肿瘤

（彭　刚　黄　蒙）

（一）解剖结构与手术入路

侧脑室在解剖上划分为五个部分：体部、三角部、额角、颞角及枕角。由于大多数起源于侧脑室内的肿瘤为良性肿瘤且生长缓慢，肿瘤一般生长到较大体积引起梗阻性脑积水或占位效应后才被检查发现。与脑积水相关的头痛及视力下降是最常见的临床表现，其他症状包括内分泌紊乱、运动及感觉功能障碍、恶心、呕吐和认知功能障碍。

已有描述通过多种不同手术入路处理侧脑室不同部位肿瘤，每一种入路的目的在于提供充分手术通道的同时保留覆盖在其上的重要神经血管结构。从多维度的影像资料包括 MRI、MRA、MRV 或 DSA 上研究肿瘤的病理解剖对选择合适的手术策略非常重要。

4 种手术入路分别如下（图 10-1）。

1. 额角和体部手术入路 侧脑室前 2/3 的肿瘤可通过前纵裂经胼胝体入路（AITcA）或额叶经皮层入路（FTA）切除，AITcA 及 FTA 均具有达到侧脑室重要解剖标志，包括丘纹静脉、透明隔前静脉、尾状核静脉、室间孔和脉络丛的良好显露。FTA 比 AITcA 能提供额角巨大肿瘤的更好显露，但对对侧脑室的暴露有限且可能增加术后癫痫发作的风险。FTA 要求切除部分额叶皮层，因此术后出现注意力不集中等神经功能缺失的风险较胼胝体切开的 AITcA 高。经运动皮层前方的额中回或额上沟入路可能降低神经功能缺失的风险，但运动辅助区或运动前区皮层切除或牵拉将引起术后短暂性的轻偏瘫。此外，FTA 不推荐被用于侧脑室体部中段的肿瘤，因为这一入路要求将皮质切口向后延伸至运动皮层。FTA 最常见的并发症包括癫痫合并暂时性的缄默症、轻偏瘫和短暂性的记忆障碍。

AITcA 是目前暴露侧脑室肿瘤最推荐的显微外科手术入路。头位可处于侧卧位以使上矢状窦平行于地面，通过重力作用使同侧大脑半球与大脑镰及上矢状窦分开，或者头部处于中立位前屈15°～20°以利于保持正常的解剖结构定位。取马蹄形、冠状、L 形或矢状窦旁直切口，冠状缝前 2/3、后 1/3 的骨瓣。骨瓣适当越过中线便于轻柔牵拉大脑镰及上矢状窦，硬膜弧形剪开，翻向上矢状窦方向。硬膜剪开根据矢状窦旁桥静脉引流变异而有所不同，应尽可能保留皮质静脉以降低术后静脉梗死

表 10-1　脑室内常见肿瘤

肿　瘤	组织来源	年　龄	CT	MRI	特　征
室管膜瘤	室管膜细胞	幕下：平均 6 岁 幕上：18—24 岁	等密度，钙化常见，占 40%～80% 病例，强化明显，差异大	非均质（钙化出血囊变），T_1 等信号，T_2 高信号	58% 病灶位于四脑室，幕上肿瘤常位于脑室外并囊变，复发和脑室外侵犯常见，WHO Ⅱ 或 Ⅲ 级
室管膜下瘤	室管膜下的神经胶质母细胞	80% 患者 > 15 岁，中老年更常见	等 - 低密度，85% 有脑积水，31% 有钙化，18% 有囊变，出血少见，灶性强化	T_1 低信号，T_2 高信号，强化差异大	> 50% 病灶位于四脑室，侧脑室常见，脑室外侵犯罕见，复发非常罕见，WHO Ⅰ 级
中枢神经细胞瘤	残余神经前体细胞	20—40 岁	高密度，其内小囊性变，50% 有钙化	T_1 低信号，T_2 高信号	源于透明隔或脑室壁，50% 病灶位于侧脑室，WHO Ⅱ 级
室管膜下巨细胞星形细胞瘤	—	常见于 < 20 岁的青少年	室间孔附近的钙化结节，明显强化	T_1 低信号，T_2 不均匀高信号	侧脑室室间孔区，偶尔进入三脑室，与结节性硬化病有关，WHO Ⅰ 级
脉络丛乳头状瘤	脉络丛上皮细胞	侧脑室：< 10 岁 四脑室：0—50 岁	等或高密度，分叶状，典型者位于侧脑室，24% 有钙化，明显强化	T_1 等 - 低信号，T_2 信号变化大，流空信号常见	50% 位于侧脑室，40% 位于四脑室，5% 位于三脑室，常侵犯脑室外，脑积水明显，WHO Ⅰ 级
脉络丛癌	脉络丛上皮细胞	婴幼儿	不均质密度，血管源性水肿	信号不均匀，血管源性水肿	脑侵犯，脑积水程度较脉络丛乳头状瘤轻，WHO Ⅲ 级
脑室内脑膜瘤	脉络丛间质或脉络丛组织	成人 30—60 岁	高密度，50% 有钙化，明显强化	T_1 等 - 低信号，T_2 等 - 高信号，明显强化	最常见于侧脑室三角区，其次为三脑室，少见于第四脑室，WHO Ⅰ 级
转移瘤		成人	等或高密度	T_1 低信号，T_2 高信号，明显强化	好发部位依次为侧脑室、第三脑室、第四脑室。最常见的原发肿瘤是肾癌和肺癌

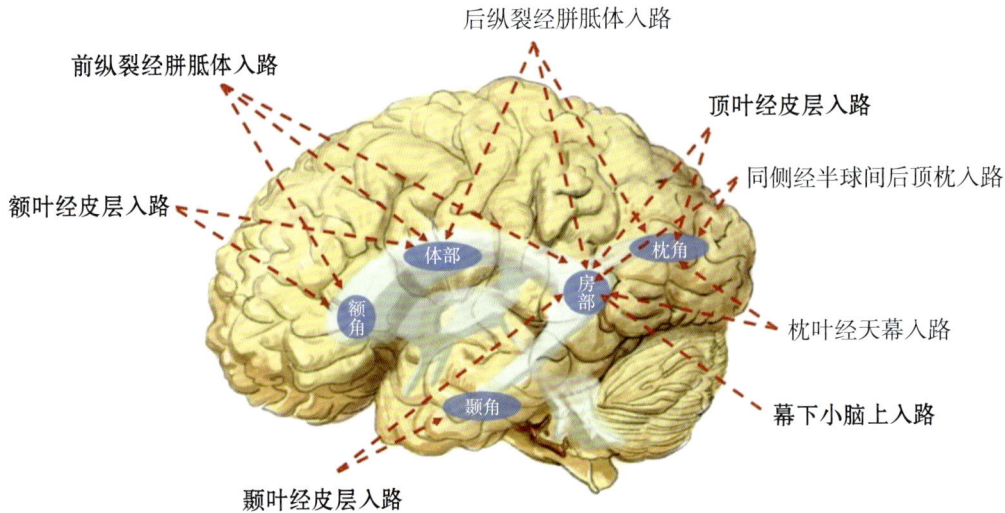

后纵裂经胼胝体入路

前纵裂经胼胝体入路

顶叶经皮层入路

同侧经半球间后顶枕入路

额叶经皮层入路

枕角

体部

房部

额角

枕叶经天幕入路

颞角

幕下小脑上入路

颞叶经皮层入路

▲ 图 10-1　侧脑室肿瘤手术入路

的风险。半球间裂通过仔细的蛛网膜锐性解剖分离额上回内侧皮质与大脑镰之间的粘连，进入半球纵裂后可见白色的胼胝体，有时扣带回与大脑纵裂粘连紧密，需要术者遵循显微外科手术原则耐心分离。仔细辨认并分离胼胝体上方的胼周动脉，胼胝体应严格沿中线切开且切开长度小于 2cm，胼胝体切开的确切位置可通过术中神经导航来实现。胼胝体切开后即可进入侧脑室，通过识别丘纹静脉与脉络丛的关系判断是否进入正确的脑室侧。在半球间裂解剖过程中，额上回及扣带回皮质、胼周动脉及其分支均存在损伤的风险，其他主要并发症包括胼胝体切开后可能导致的失联合综合征，以及穹窿体部损伤导致的暂时性或永久性的记忆功能障碍。牵拉侧脑室壁时须牢记内囊膝部与室间孔的密切关系，内囊膝部在室间孔外侧靠近丘脑前极处与脑室壁相接触，牵拉该区域时应特别小心，避免引起偏瘫。

2. 三角部手术入路　多种不同的外科手术入路可用于处理侧脑室三角部病变。半球间经后纵裂入路适用于肿瘤累及侧脑室三角部及胼胝体压部的病变；Yasargil 描述了另外一种到达侧脑室三角部的重要手术入路：同侧经半球间后顶枕入路。侧脑室三角部内侧壁及三脑室后份至丘脑间联合的肿瘤可通过此入路处理，虽然此入路需要切除一小部分楔前叶脑组织，但这一手术入路能够提供视放射及视觉皮层最小损伤的手术通道。Izci 等通过解剖及功能研究提

出小脑上经天幕经外侧沟入路处理侧脑室三角部肿瘤，这一入路通过一个狭长的手术通道处理侧脑室三角部下部及海马旁回后部的病变，但这一入路不适合向天幕上方生长、向侧方扩展或向三脑室内生长的病变。

经皮质入路至侧脑室三角部手术可能会离断一些重要的白质束，如内囊、视放射和纹状皮质。顶叶经皮质入路（顶上小叶入路）通过离断少许运动性语言皮质而到达侧脑室三角部内侧或外侧病变，该入路可暴露侧脑室三角部、体部后份、三脑室后份的一部分和四叠体池。行该入路的手术患者通常存在脑室系统扩大，对于完全位于三角部内、由脉络膜球起源、涉及三角部、第三脑室后部和四叠体池的病变应首选此入路。该入路的劣势在于不能早期控制肿瘤的供血动脉，最常见的并发症为视放射损伤导致的同向视野偏盲，损伤毗邻优势半球顶下小叶缘上回和角回将导致格斯特曼综合征，包括失用、失算、手指失认和左右混乱，为了避免上述并发症，应结合术前神经影像及解剖标志，在术中神经导航引导下保护上述重要皮质。

颞下入路因其能够早期控制脉络膜前动脉的肿瘤供血而常用于经外侧进入侧脑室三角部，与经颞叶皮质入路相比能减少其所导致的视野缺损。颞下入路适于同侧颞角扩大但肿瘤较小的病变，当肿瘤较大时，颞下入路手术需要过度牵拉颞叶以完成肿瘤切除，此外，通过切开颞下回、颞枕回或侧副

沟的颞下入路可避免离断视放射或优势半球的语言中枢。

另一相对少见的入路为切除部分颞中回或颞下回皮质的颞下入路，这一手术入路的危险在于视放射损伤所导致的同向偏盲、损伤非优势半球颞叶后的情感认知功能障碍，以及损伤优势半球颞叶后的感觉性失语。

3. 颞角手术入路 侧脑室颞角可通过切除颞中回或颞下回的经颞叶皮层入路到达，经颞叶途径提供了到达病变的最短手术路径且特别适用于颞角扩大的病变。经颞叶入路能够早期控制脉络膜动脉，这一动脉往往是颞角肿瘤的供血动脉，早期闭塞肿瘤供血动脉有利于术中肿瘤减压。经颞下回入路与颞中回入路相比，可降低优势半球语言损伤的风险及视放射前部纤维损伤的风险，颞叶入路应注意避免损伤引流颞叶的 Labbe 静脉。经颞叶入路可导致部分上象限视野缺损，此外，离断肿瘤供血动脉过程中若牺牲了脉络膜前动脉，将导致脉络膜前动脉供血区脑梗死。对位于颞角前部的肿瘤，可行翼点入路经外侧裂到达病变。这一入路的优点在于可避免对视放射的损伤并减轻颞叶牵拉，但需要充分打开外侧裂，操作难度更大，可能损伤侧裂内的大脑中动脉分支及侧裂静脉。

4. 枕角手术入路 对位于侧脑室枕角的肿瘤，半球间经后纵裂 – 顶枕楔前叶入路能够提供到达侧脑室枕角的手术空间，同时也能将皮质下纤维束损伤

风险降至最低。对于位于枕角并向后外侧皮质方向延伸的肿瘤，可选择经枕叶或顶间沟入路。

（二）典型病例解析

病例 1 患者女性，42 岁，因"左侧侧脑室占位术后 1 年余，如厕摔倒后神志障碍 4 天"入院。既往行剖宫产术，有输血史。

【查体】神志嗜睡，双侧瞳孔等大等圆，直径 3mm 大小，对光反射灵敏，口角无歪斜，双侧鼻唇沟无变浅，鼓腮示齿可。伸舌居中，咽反射正常，颈软，四肢活动可，肌力、肌张力正常，Kernig、Brudzinski、Babinski 征阴性，余神经系统查体未见明显异常。

【辅助检查】MRI 检查提示左侧侧脑室及左侧额顶颞枕叶脑实质内见多发结节灶、斑片状等 – 长 T_1 长 – 短 T_2 信号灶，FLAIR 序列呈等信号，增强后呈结节样、环形强化，强化范围较前增大，左侧脑室明显扩大大，中线结构局部右移（图 10-2）。

【术前诊断】脉络丛恶性肿瘤（左侧侧脑室房部）。

【手术入路】左顶枕经皮层入路。

【手术过程】全麻气管插管后，患者取右侧俯卧位，头架固定。取左顶枕部原切口，常规消毒铺巾。切开头皮，骨膜下分离皮瓣并牵开。取下原骨瓣，悬吊硬膜。显微镜下弧形剪开硬膜，皮层造瘘逐渐分离探查至侧脑室，即见肿瘤，质软，色灰白，血供较丰富，与周围脑组织边界欠清晰。先行瘤内减压，再沿肿瘤周围水肿全切除肿瘤。切除肿瘤中

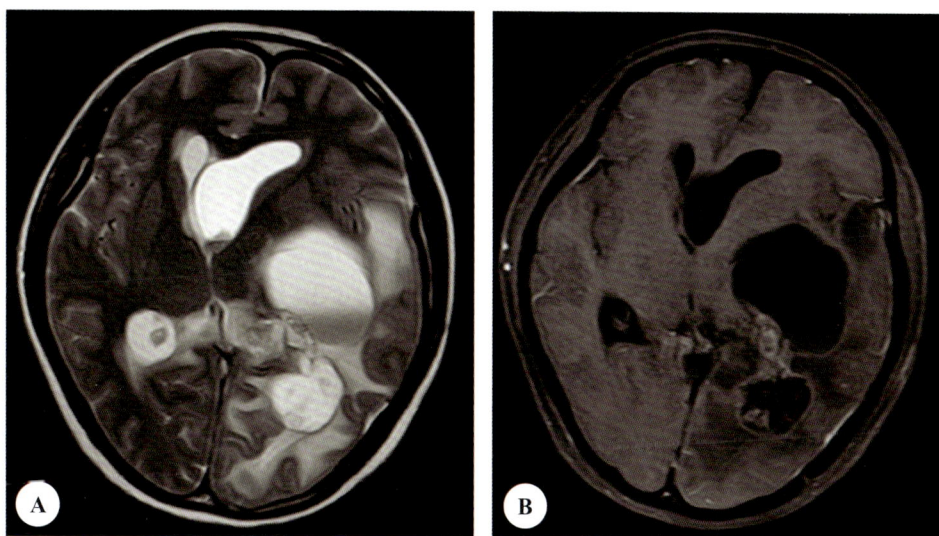

▲ 图 10-2 病例 1 术前 MRI 检查

脑导水管清晰可见，丘纹静脉、大脑内静脉等保护完好。

【术后 MRI】左侧侧脑室内及左侧额顶颞枕叶术缘病灶已切除，术区残腔与左侧侧脑室后角相通，增强后术缘见线样、点片状强化灶。邻近左枕顶部脑膜增厚、强化；左侧脑室扩大较前好转，中线结构局部右移（图 10-3）。

【术后神经功能】患者出院时未诉特殊不适。生命体征平稳，神志清楚，双侧瞳孔等大等圆，直径 3mm，对光反射灵敏，余颅脑神经查体无异常。颈软，四肢肌张力正常，右侧肢体肌力明显弱于左侧，Ⅲ级。伤口愈合良好。

【术后病理】（左侧侧脑室）癌，倾向脉络丛乳头状癌，形态上不能排除转移癌可能（图 10-4）。

【经验体会】

(1) 本例患者为左侧侧脑室房部病变向颞叶方向生长，左侧侧脑室局限性脑积水，周边脑组织水肿明显，结合第一次手术病理结果，考虑脉络丛恶性肿瘤可能性大，病变位于左侧优势半球，术中皮层造瘘时选择经顶上小叶入路，避免损伤缘上回及角回导致格斯特曼综合征。

(2) 术中应尽量减少对肿瘤前内侧丘脑及内囊后肢的影响，术中注意保护大脑大静脉避免损伤，本入路的缺点在于不能早期显露位于肿瘤前方的供血动脉，可能损伤视放射导致同向视野偏盲。

(3) 肿瘤切除过程中放置吸收性明胶海绵或棉片防止肿瘤碎片及血液扩散；手术结束时彻底冲洗脑室，术后瘤腔内尽可能减少止血材料填塞，减轻术后发热及粘连导致的梗阻性脑积水，再次手术患者术后建议放置硬膜外引流管，减轻皮下积液发生率，促进头皮伤口愈合。

病例 2　患者男性，25 岁，因"进行性视物模糊"

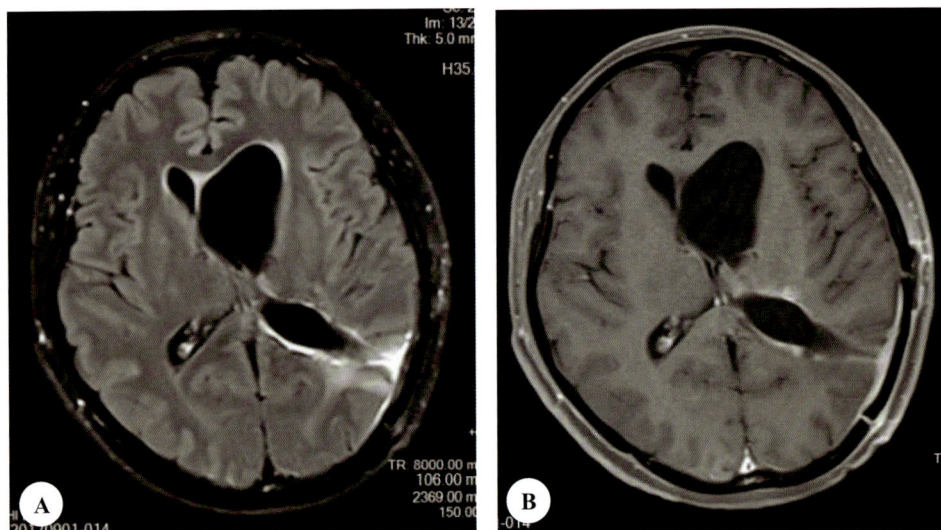

▲ 图 10-3　病例 1 术后 MRI 检查

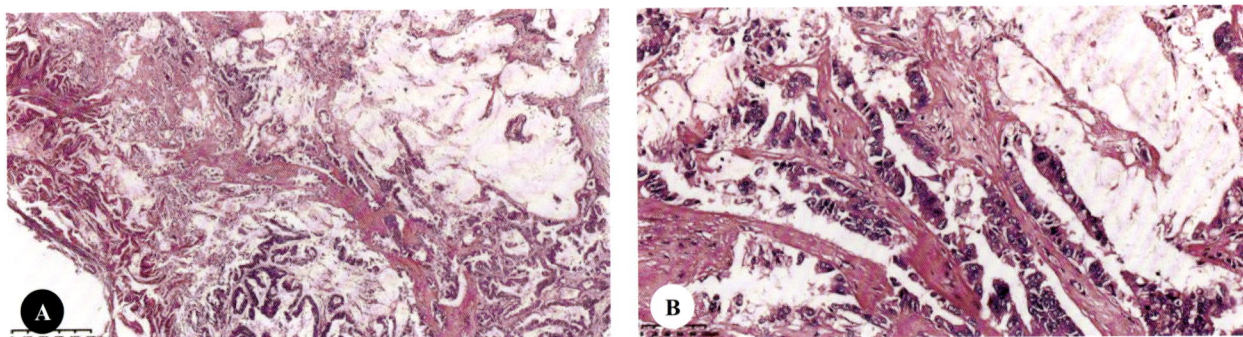

▲ 图 10-4　病例 1 术后病理

入院。既往有先天性心脏病手术治疗病史，术后心功能可。

【查体】神志清楚，记忆力、定向力、智力可。视力左：0.2，右：30cm 指动。视野粗测鼻、颞侧均有缺损，眼底检查未见明显异常。双侧瞳孔等大等圆直径 3mm 大小，对光反射灵敏，头颅大小及形态正常，四肢活动可，肌力、肌张力正常，Kernig、Brudzinski、Babinski 征阴性。

【辅助检查】MRI 检查：左侧侧脑室体部可见长 T_1 长 T_2 高密度占位，囊实性，约 3.4cm×2.9cm×2.4cm，与周围脑组织边界欠清晰，双侧侧脑室枕角扩大，伴左侧额叶间质性脑水肿（图 10-5）。

【术前诊断】侧脑室占位：室管膜瘤？

【手术入路】左额经前纵裂胼胝体入路。

【手术过程】全麻气管插管后，患者取仰卧位，头前屈 25°，向右侧旋转 15°，常规消毒铺巾。取左额纵裂经胼胝体入路，左额发际内 L 形切口，依次切开头皮和帽状腱膜，骨膜下分离皮瓣并牵开，颅

骨钻 2 孔，铣刀铣下约 6cm×5cm 额骨瓣，冠状缝前 4cm，冠状缝后 2cm，显露上矢状窦，悬吊硬膜。显微镜下弧形剪开硬膜翻向上矢状窦方向，轻牵开左侧额叶，沿纵裂向深部探查，在双侧胼周动脉之间纵向切开胼胝体，长约 2cm，进入左侧侧脑室，见肿瘤位于侧脑室，大小约 3.5cm×3.0cm×2.5cm，色灰红白，质软，血供丰富，与周围脑组织及神经结构边界欠清。镜下继沿肿瘤周边带探查，分块全切除肿瘤。

【术后 MRI】左侧侧脑室体部占位病变已切除，增强后术区未见明显异常强化，双侧脑室系统较术前缩小，间质性水肿较术前减轻（图 10-6）。

【术后神经功能】出院时患者未诉特殊不适。生命体征平稳，一般情况可。神志清楚，双侧瞳孔等大等圆，直径 2mm，对光反射灵敏，余颅脑神经查体无异常。颈软，四肢肌力、肌张力可。

【术后病理】（侧脑室）室管膜瘤（WHO Ⅱ 级）。免疫组化：GFAP（+），Ki-67（约 5%+），P53（-），

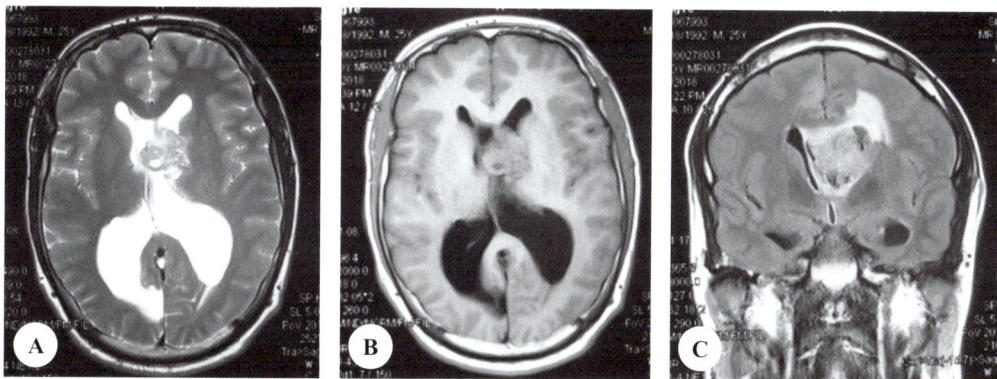

▲ 图 10-5 病例 2 术前 MRI 检查

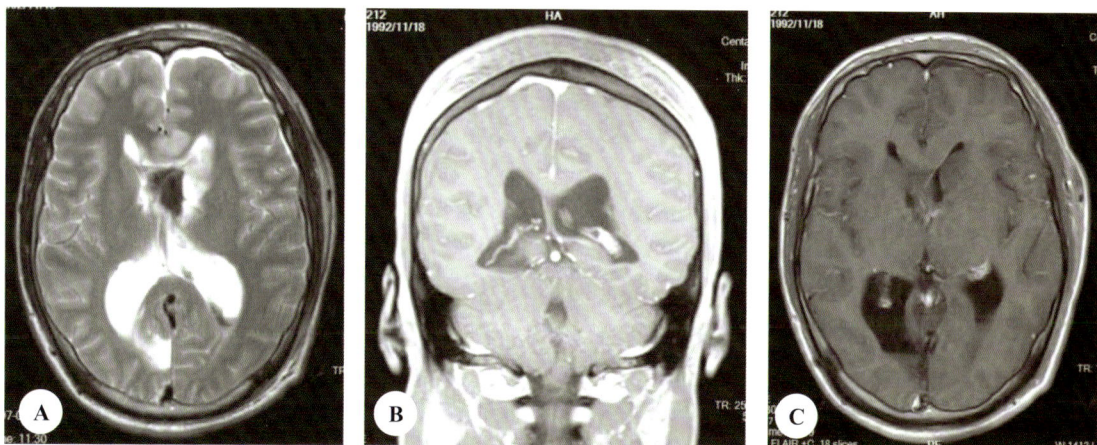

▲ 图 10-6 病例 2 术后 MRI 检查

IDH1（ － ），H3K27M（ ± ），Olig2（ － ），EMA（ － ）
（图 10-7）。

【经验体会】

(1) 侧脑室体部前份占位病变，头前屈较侧脑室体部后份及三脑室后份松果体区肿瘤多，一般以 20°～30° 为宜。

(2) 术前应结合 MRV 检查明确皮层向上矢状窦静脉引流类型及发育程度，决定骨瓣的大小及硬膜剪开方式。

(3) 进入侧脑室后通过脉络丛及丘纹静脉及透明隔静脉与 Monro 孔的位置关系判断所进入侧脑室的侧别，肿瘤切除过程中避免损伤内囊、穹窿及丘纹静脉等重要神经血管结构。

病例 3　患者男性，36 岁，因"体检发现颅内占位 20 余天"入院。6 岁于当地医院行"阑尾切除术"。

【查体】神清语利。记忆力、定向力、智力可。双鼻嗅觉可。左眼视力 0.8；右眼视力 1.0，视野粗测无缺损，眼底检查未见明显异常。双瞳直径 3mm，等大等圆，光反射灵敏，双眼球活动可，眼睑无下垂，无眼球震颤。余神经系统体查未见明显阳性体征。

【辅助检查】左侧侧脑室内可见一不规则形的长 T_1 等－长 T_2 混杂信号灶，FLAIR 为高信号，边界模糊，最大层面病灶范围约 56mm×32mm×49mm，增强后病灶呈明显不均匀强化，病灶累及透明隔及左侧脑室体部旁脑实质，双侧侧脑室扩张。中线结构局部向右偏移，脑沟裂未见明显异常（图 10-8）。

【术前诊断】左侧脑室占位：中枢神经细胞瘤？室管膜瘤？

【手术入路】左额经皮层入路。

【手术过程】术中取左额发迹内 L 形切口，见肿瘤位于左侧脑室内，大小 56mm×32mm×49mm，色灰红、质一般，血供丰富，浸润性生长，与周围脑组织及神经结构边界不清。镜下继沿肿瘤周边水肿带探查切除肿瘤，全切除肿瘤

【术后 MRI】左侧侧脑室肿块灶切除呈术后改变，左侧侧脑室及左额叶术区呈斑片状长 T_1 短－长混杂 T_2 信号，T_2 FLAIR 呈混杂信号，增强后术区周边可见细线状强化；术区邻近脑实质可见斑片状无强化的稍长 T_1 稍长 T_2 信号，左侧侧脑室扩大较前好转，中线结构右移。左额顶部颅板下可见条片状长 T_1 长

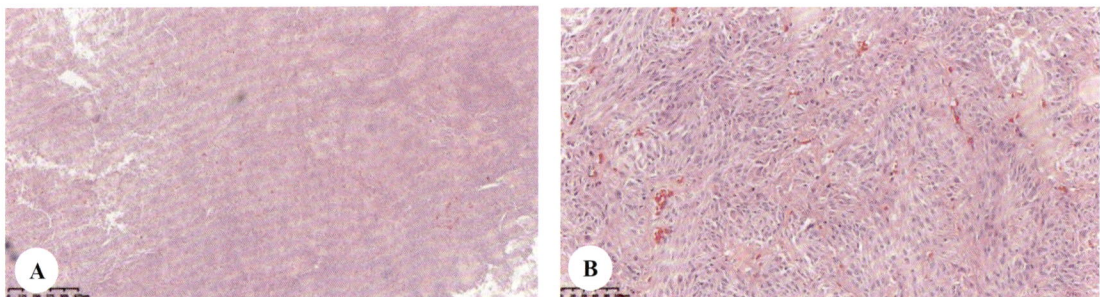

▲ 图 10-7　病例 2 术后病理

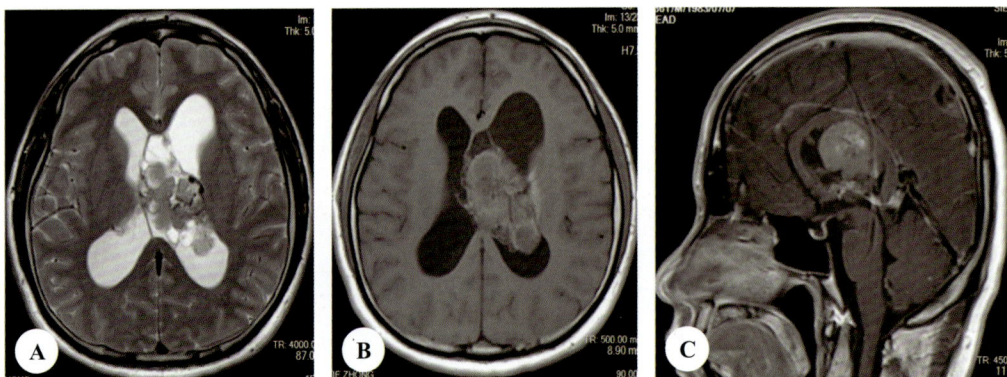

▲ 图 10-8　病例 3 术前辅助检查

T$_2$ 积液信号。右侧侧脑室后角可见液液平面，前角可见气液平面。术区头皮软组织肿胀（图 10-9）。

【术后病理】室管膜瘤（WHO Ⅱ级）

【术后神经功能】出院时神志清楚，语言流利，生命体征平稳。双侧瞳孔等大等圆直径 3mm 大小，对光反射灵敏，口角无歪斜，伸舌居中，颈软，四肢肌力、肌张力正常，各生理反射存在，Kernig、Babinski、Brudzinski 征阴性。

【经验体会】经额叶皮层入路尽可能避开辅助运动区或运动前区，经额上沟或中回入路，可降低神经功能缺失的风险；经皮层入路可更好显露主体偏向一侧的肿瘤，进入脑室后往往先显露肿瘤，脑脊液的释放亦更缓慢，硬脑膜与颅骨支架及桥静脉撕裂的风险相对更低。

病例 4 患者男性，28 岁，因"头晕呕吐 1 个月余。既往行降隐睾手术"入院。

【查体】神志清楚，双侧瞳孔等大等圆，直径 3mm 大小，对光反射灵敏，视力视野粗测未见明显异常，头颅大小及形态正常，四肢活动可，肌力、肌张力正常，Kernig、Brudzinski、Babinski 征阴性。余神经系统检查未见明显阳性体征。

【辅助检查】右侧侧脑室三角区不规则囊实性病灶，大小约 1.4cm×1.2cm，边界欠清晰，实性部分呈等 T$_1$ 等 T$_2$ 信号，增强后见结节状明显强化，囊性部分呈极长 T$_1$ 极长 T$_2$ 信号，增强后未见强化，邻近脑实质见片状稍长 T$_2$ 信号灶。余脑实质未见明显新发异常信号灶及异常强化灶，灰白质界限清楚，余脑室系统大小形态正常（图 10-10）。

【术前诊断】右侧脑室三角部占位。

【手术入路】右颞枕经颞上沟入路。

【手术过程】取左侧俯卧位，头呈俯卧平伸。右颞枕发际内垂直矢状窦直切口。依次切开头皮，骨膜下分离颞枕皮瓣并牵开。颅骨钻 2 孔，铣刀铣下约 6cm×5cm 大小的颞枕骨瓣，悬吊硬膜。显微镜下 X 形剪开硬膜，于颞上沟末端颞枕交界区沿脑沟向下探查，切开皮层约 1.5cm，深 3cm 后显露肿瘤及侧脑室，缓慢释放脑脊液后，脑组织张力逐渐下降。肿瘤位于侧脑室三角区内，质地韧硬，色灰红，未

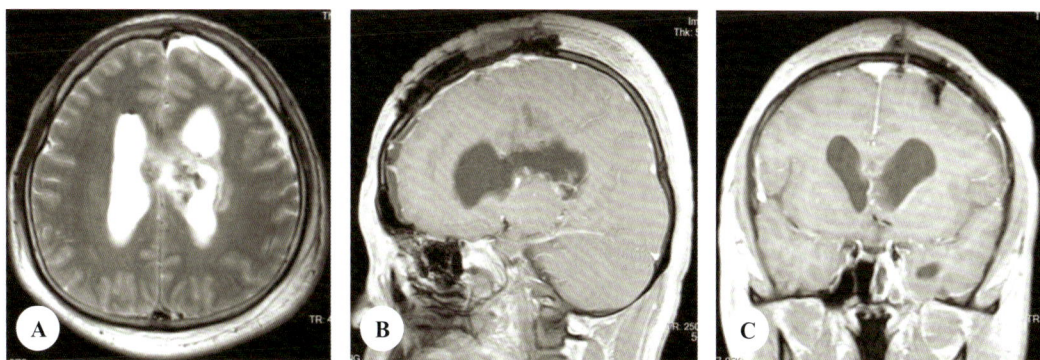

▲ 图 10-9　病例 3 术后 MRI 检查

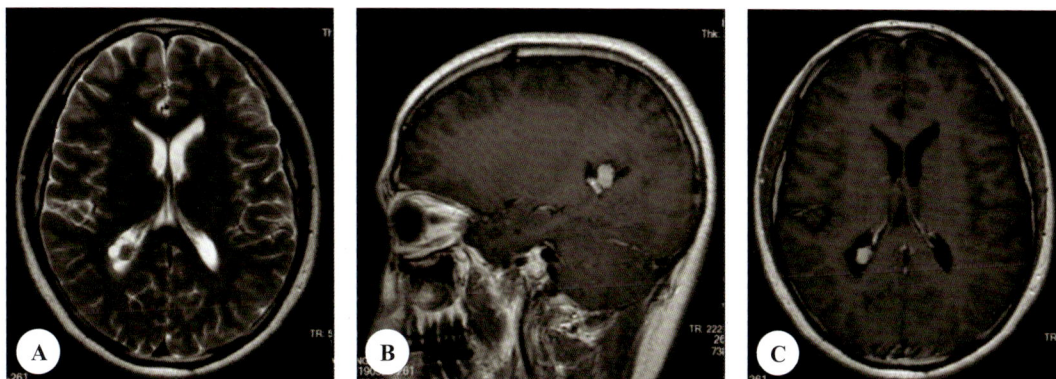

▲ 图 10-10　病例 4 术前 MRI 检查

见坏死，血供丰富，大小约 1cm×1cm×1cm。镜下逐渐分离肿瘤与侧脑室壁粘连，先行瘤内减压，再逐渐分离分块全切除肿瘤。肿瘤基底与侧脑室脉络丛相连，供血主要来自脉络膜动脉，予以充分电凝切除。

【术后 MRI】右侧顶枕骨局部骨质缺损呈术后改变，右侧侧脑室三角区结节灶已切除，术区及颅板下可见少许积血积气，增强后术区未见明显异常强化灶（图 10-11）。

【术后神经功能】出院时患者诉间断头痛，未诉其他特殊不适。生命体征平稳，神志清楚，双侧瞳孔等大等圆，直径 2mm，对光反射灵敏，余颅脑神经查体无异常。颈软，四肢肌力、肌张力可。伤口愈合良好。

【术后病理】（右侧侧脑室三角）室管膜下巨细胞星形细胞瘤（WHO I 级）。免疫组化结果：GFAP（+），Olig2（−），SSTR2（−），PR（−），EMA（−），P53（−），Ki-67（5%+），IDH（−）（图 10-12）。

【经验体会】

(1) 本病例患者左侧侧脑室三角区占位，病变小且位置深，脑室系统无明显扩大，建议在神经导航引导下精准定位后切除病灶，避免不必要的皮层切开，影响神经功能。

(2) 手术入路的选择基于最短手术路径，经自然间隙，避开重要脑功能区的原则，颞上沟末端上缘为缘上回和角回，尽量避免损伤，经此入路亦可能损伤视放射，致同向视野偏盲。

(3) 本入路不能早期显露肿瘤供血动脉，切除肿瘤过程中应遵循边减压边切除的原则，避免对肿瘤过度牵拉，导致深部血管损伤而无法控制出血，造成严重后果。

病例 5 患者男性，46 岁，因"检查发现颅内占位 1 个月余"入院。既往患痛风 8 年余。

【查体】神志清楚，双侧瞳孔等大等圆，直径 3mm 大小，对光反射灵敏，头颅大小及形态正常。鼻腔及外耳道无异常分泌物，口角无歪斜，双侧鼻唇沟无变浅，鼓腮示齿可，伸舌居中，咽反射正常，颈软，四肢活动可，肌力、肌张力正常，Kernig、Brudzinski、Babinski 征阴性。余神经系统检查未见明显阳性体征。

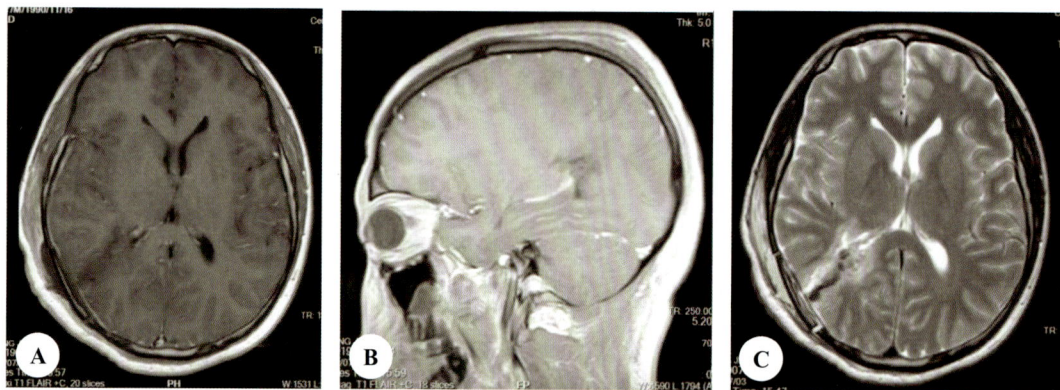

▲ 图 10-11 病例 4 术后 MRI 检查

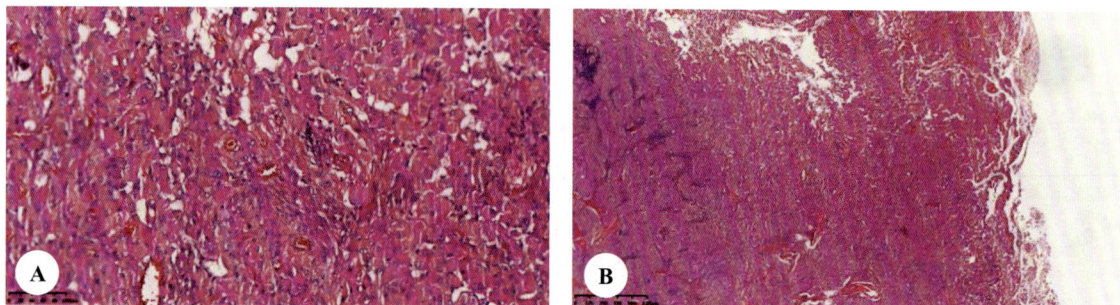

▲ 图 10-12 病例 4 术后病理

【辅助检查】MRI检查：左侧侧脑室稍扩大，左侧侧脑室后角内可见一不规则性肿块，大小约3.0cm×3.8cm，呈稍长T_1、稍长T_2信号，FLAIR呈稍高信号，增强后可见强化，以边缘强化明显。病灶与脉络丛关系密切；余脑实质未见异常信号灶及强化灶，灰白质界限清楚，中线结构无移位，脑沟裂正常（图10-13）。

【术前诊断】左侧侧脑室三角区占位：脑膜瘤？

【手术入路】经颞上沟皮层入路。

【手术过程】全麻成功后，患者取右侧俯卧位，头转向地面15°，左颞顶U形切口。常规消毒铺单后，切开头皮，帽状腱膜下分离皮瓣并牵开，骨膜下分离颞肌，颅骨钻2孔，铣刀铣下大小约6cm×5cm的骨瓣。显微镜下十字形剪开硬膜，沿侧裂末端下方的颞上沟分离至深部，进一步向深部探查至侧脑室三角区。见肿瘤位于侧脑室内、质韧、血供丰富，供血动脉主要来自脉络膜动脉，引流静脉位于后内侧，肿瘤呈分叶状，大小约3.0cm×3.8cm×3.5cm。镜下先行瘤内减压，继探查电凝切断脉络丛及供血动脉，再分离肿瘤与周围脑组织粘连，切断引流静脉，分块全切除肿瘤。

【术后MRI】原左侧侧脑室后角肿块已切除，术区呈不规则片状长T_1短长T_2信号，内部见小片状短T_1信号，增强后术区未见异常强化灶，余脑实质未见异常信号灶及异常强化灶，灰白质界限清楚，脑室系统大小形态正常，中线结构无移位，脑沟裂正常（图10-14）。

【术后神经功能】患者一般情况可。查体：三测正常，神志清楚，语言流利，双侧瞳孔等大等圆，直径3mm大小，对光反射灵敏，口角无歪斜，伸舌居中，切口愈合可，无红、肿、渗出，颈软，四肢肌力、肌张力正常，各生理反射存在，Kernig、Babinski、Brudzinski征阴性。

【术后病理】（左脑室）脑膜瘤，局灶细胞丰富（图10-15）。

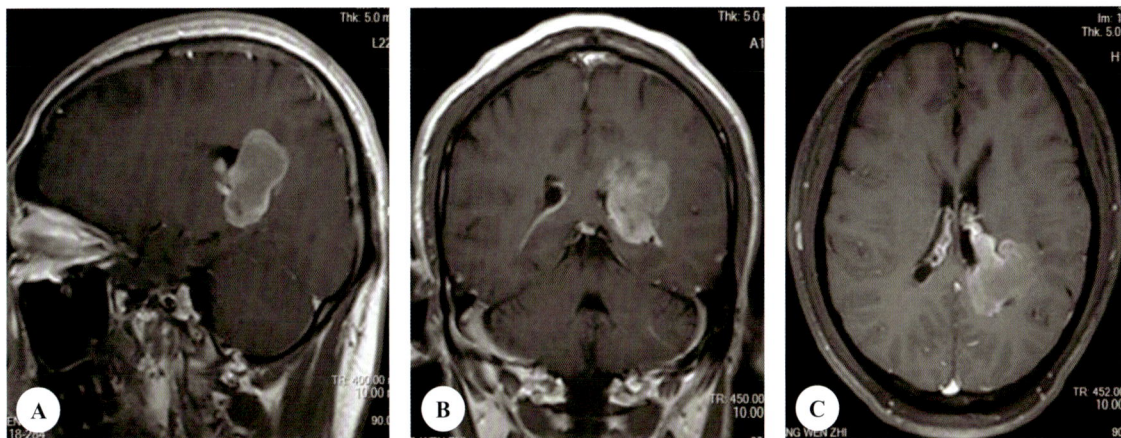

▲ 图10-13　病例5术前MRI检查

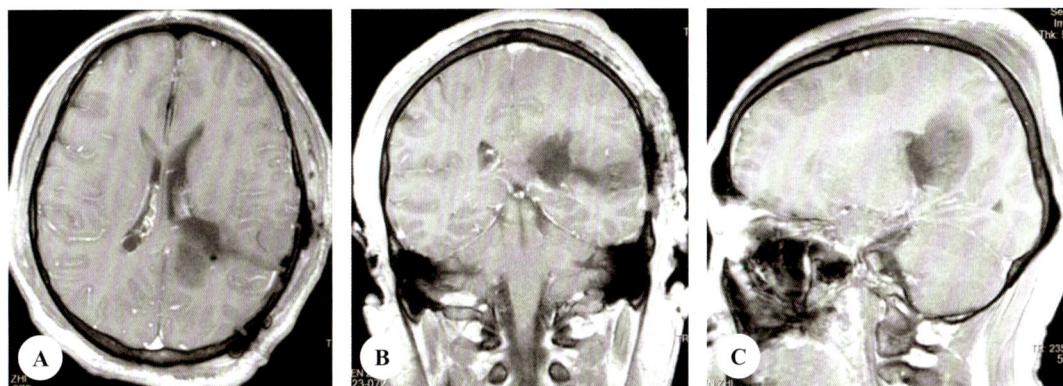

▲ 图10-14　病例5术后MRI检查

【经验体会】

(1) 本病例病变位于侧脑室三角部，优先选择顶上小叶入路或颞叶经皮层入路，本病例选择颞叶经皮层入路，手术路径相对更短，但有损伤优势半球缘上回和角回，导致格斯特曼综合征的风险。

(2) 沿颞上沟逐渐深入，避免损伤皮层表面血管，减少对脑组织的牵拉，可在术中神经导航下精确定位肿瘤。

(3) 显露肿瘤后，先行肿瘤部分减压，再探查肿瘤基底，切断肿瘤供血动脉，分块全切肿瘤。

(4) 术中应及时止血，注意避免血凝块或肿瘤碎屑随脑脊液播散，术后反复冲洗术腔，减少术后脑积水的发生风险。

病例 6　患者女性，32 岁，因"头晕、头痛、视力下降 2 个月余"入院。既往无特殊。

【查体】神清语利。记忆力、定向力、智力可。双鼻嗅觉可。左眼视力 0.3，右眼视力 0.2，视野粗测无缺损，眼底检查未见明显异常。双瞳直径 3mm，等大等圆，对光反射灵敏，双眼球活动可，眼睑无下垂，无眼球震颤。余神经系统检查未见明显阳性体征。

【辅助检查】MRI 检查：左侧侧脑室及透明隔区可见不规则混杂高低密度灶，大小约 7.6cm×3.7cm，其内可见囊变及多发钙化，增强后不均匀强化，双侧脑室扩大，中线结构居中（图 10–16）。

【术前诊断】侧脑室占位：中枢神经细胞瘤。

【手术入路】左额纵裂经胼胝体入路。

【手术过程】仰卧位，肩下垫枕，头前屈约 20°，头架固定头部。常规消毒、铺单，取左额纵裂经胼胝体入路，左额发际内 L 形切口，依次切开头皮和帽状腱膜，骨膜下分离皮瓣并牵开，颅骨钻 2 孔，铣刀铣下约 6cm×5cm 大小的额骨瓣，冠状缝前 4cm，冠状缝后 2cm，显露上矢状窦，悬吊硬膜。显微镜下弧形剪开硬膜翻向上矢状窦方向，分离大脑镰与额叶内侧面粘连后轻柔牵开左侧额叶，沿纵裂向深部探查，在双侧胼周动脉之间纵向切开胼胝体，长约 2cm，见肿瘤位于左侧侧脑室及透明隔区，大小约 7.6cm×3.7cm，色灰褐、质软，血供极丰富，浸润性生长，与周围脑组织及神经结构边界不清。镜下沿肿瘤周边水肿带探查切除肿瘤。

【术后 MRI】患者 16 个月后随访，MRI 显示侧脑室占位病变已基本切除，增强后在左侧侧脑室体

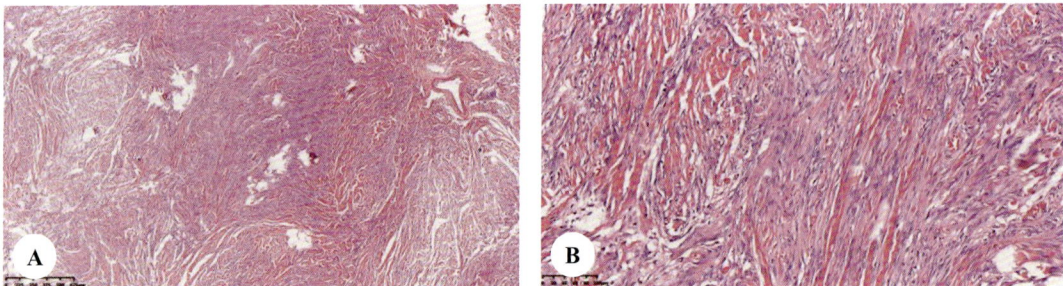

▲ 图 10–15　病例 5 术后病理

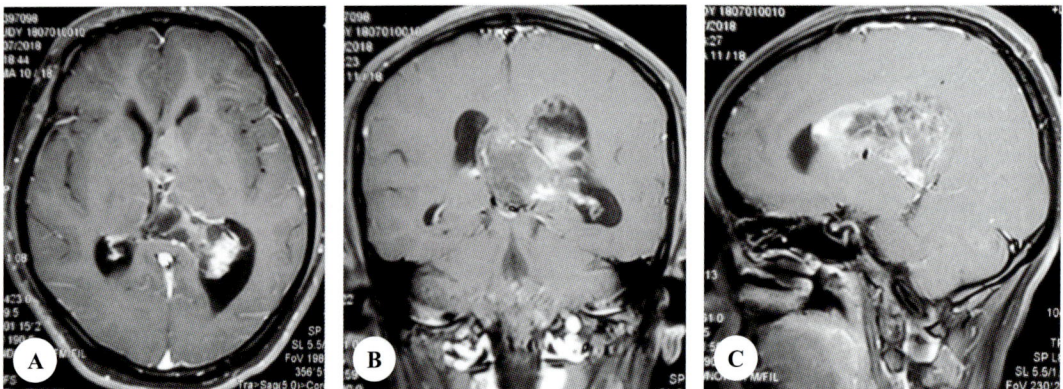

▲ 图 10–16　病例 6 术前 MRI 检查

部可见轻微强化，脑室系统形态大小（图 10-17）。

【术后神经功能】患者一般情况可。神志清楚，语言流利，双侧瞳孔等大等圆，直径 3mm 大小，对光反射灵敏，口角无歪斜，伸舌居中，切口愈合可，无红、肿、渗出，颈软，四肢肌力、肌张力正常，各生理反射存在，Kernig、Babinski、Brudzinski 征阴性。

【术后病理】（侧脑室）送检肿瘤组织，结合免疫组化，考虑中枢神经细胞瘤（WHO Ⅱ 级），伴钙化。免疫组化：GFAP（部分 +），Ki-67（约 5%+），P53（—），IDH1（—），H3 K27M（—）Olig2（—），CD34（血管 +），ATRX（+），NF-Pan（—），NeuN（+），Syn（+），CgA（—）（图 10-18）。

【经验体会】

（1）该患者左侧侧脑室巨大占位，肿瘤充满侧脑室额角，体部及三角部，可行纵裂经胼胝体入路或左额叶经皮层入路，额叶经皮层术后术后癫痫发生率高，且易导致运动功能障碍，纵裂经胼胝体入路切开胼胝体过多可能导致失联合综合征。

（2）肿瘤切除过程中放置吸收性明胶海绵或棉片防止肿瘤碎片及血液扩散；手术结束时彻底冲洗脑室，术后瘤腔内尽可能减少止血材料填塞，术后放

置脑室引流管，减轻术后脑积水发生率。

（3）术中应尽可能避免损伤丘纹静脉等深部静脉，以免造成严重后果。

病例 7　患者女性，66 岁，因"头痛 10 年，发现颅内占位 5 年，肿瘤进展 7 个月"入院。既往无特殊。

【查体】神志清楚，双侧瞳孔等大等圆，直径 2.5mm 大小，对光反射灵敏，双眼视力 0.4。眼球运动可。头颅大小及形态正常，鼻腔及外耳道无异常分泌物，口角无歪斜，双侧鼻唇沟无变浅，鼓腮示齿可，伸舌居中，咽反射正常，颈软，四肢活动可，肌力、肌张力正常，Kernig、Brudzinski、Babinski 征阴性。余神经系统未见明显阳性体征。

【辅助检查】右侧脑室侧后角旁内可见一类圆形等 T_1 稍长 T_2 信号影，大小约 1.6cm×1.9cm，边界清，FLAIR 呈高信号，增强后明显不均匀强化，边缘强化明显，其周围可见片状长 T_1 长 T_2 水肿带影。中线结构向左侧偏移，右侧侧脑室明显受压移位，左侧侧脑室稍扩张。余双侧基底节区、半卵圆中心、额顶颞叶深部白质区可见多发斑点状稍长 T_1 稍长 T_2 信号影，FLAIR 呈高信号影表现。双侧侧脑室体部旁可见条片状稍长 T_1 稍长 T_2 信号影，FLAIR 呈高信号

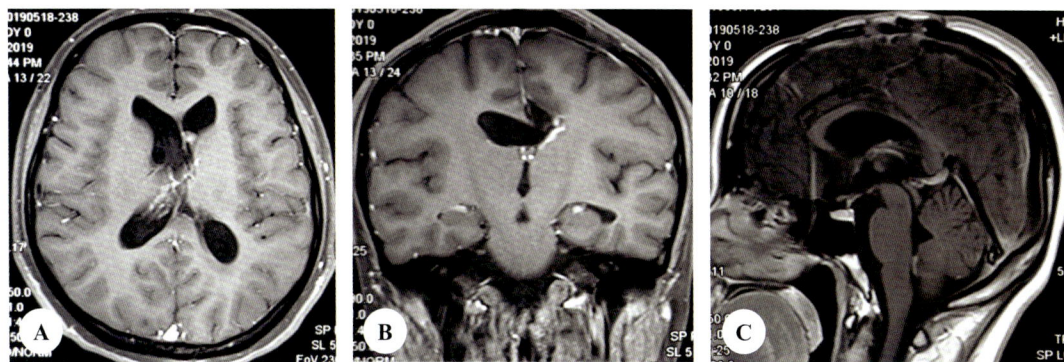

▲ 图 10-17　病例 6 术后 MRI 检查

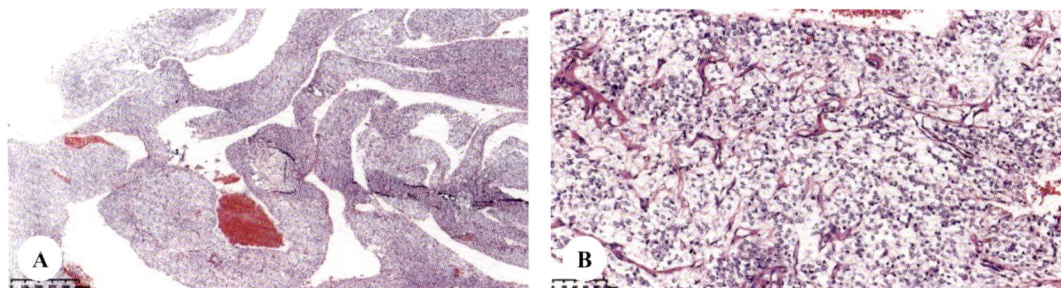

▲ 图 10-18　病例 6 术后病理

影（图 10-19）。

【术前诊断】右侧侧脑室占位：脑膜瘤？

【手术入路】经颞下回皮层入路。

【手术过程】左侧俯卧位，头呈俯卧平伸。右颞枕发迹内沿中线 U 形切口。依次切开头皮，骨膜下分离颞枕皮瓣并牵开，颅骨钻 4 骨孔，线锯锯下约 6cm×5cm 大小的颞枕骨瓣，悬吊硬膜。显微镜下 X 形剪开硬膜，于颞下回沿脑沟向下探查，切开皮层约 1.5cm 长，深 3cm 后见肿瘤及侧脑室，释放脑脊液后，脑组织张力随之下降。肿瘤位于侧脑室内，质地韧硬，色灰红，未见坏死，血供一般，大小约 1.6cm×1.9cm。镜下逐渐分离肿瘤与侧脑室壁粘连，先行瘤内减压，再逐渐分离分块全切除肿瘤。肿瘤基底与侧脑室脉络丛相连，供血主要来自脉络膜动脉，予以充分电凝切断。

【术后 MRI】右颞枕部颅骨骨质缺损，原右侧脑室侧后角旁异常信号灶呈切除术后改变，周围可见片状水肿带同前，相应颅板下及术区可见少许积气积液积血影。中线结构向左侧偏移，右侧侧脑室明显受压移位，左侧侧脑室稍扩张。余况基本同前（图 10-20）。

【术后神经功能】患者一般情况可。查体：三测正常，神志清楚，语言流利，双侧瞳孔等大等圆，直径 3mm 大小，对光反射灵敏，口角无歪斜，伸舌居中，切口愈合可，无红、肿、渗出，颈软，四肢肌力、肌张力正常，各生理反射存在，Kernig、Babinski、Brudzinski 征阴性。

【术后病理】侧脑室脑膜瘤见图 10-21。

【经验体会】

(1) 该患者病变位于右侧侧脑室三角部，肿瘤周边水肿重，术前行腰大池引流可有效降低颅压，减轻术中牵拉所致脑组织挫伤；患者右侧侧脑室未见明显扩张，术中使用神经导航，精确定位肿瘤。

(2) 手术经颞下回进入脑室，术中尽量减少牵拉，减轻对缘上回及角回的可能影响。

(3) 术中先离断脉络膜供血的肿瘤供血动脉，减少术中出血扩散，手术结束时彻底冲洗脑室，术后瘤腔内尽可能减少止血材料填塞，减少术后脑积水发生率。

病例 8　患者罗某，女性，35 岁，因"头晕半个月余"入院，既往无特殊。

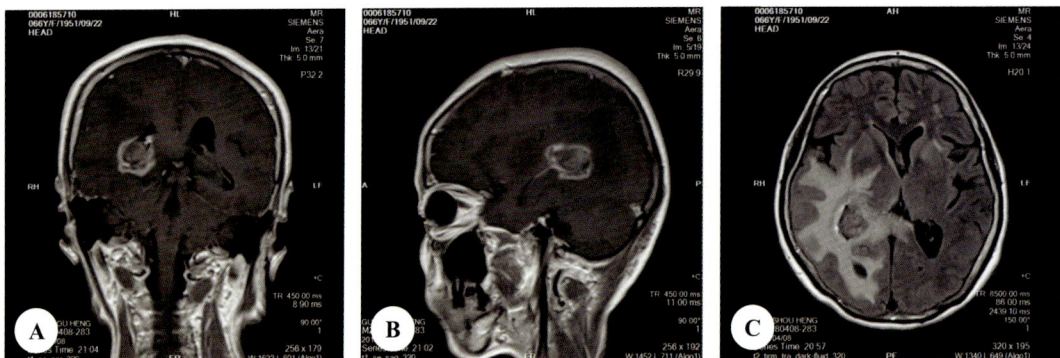

▲ 图 10-19　病例 7 术前 MRI 检查

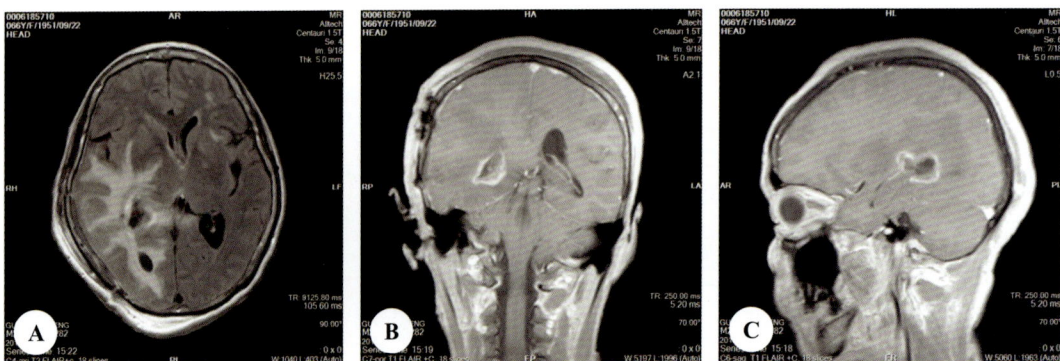

▲ 图 10-20　病例 7 术后 MRI 检查

【查体】神志清楚，双侧瞳孔等大等圆，直径3mm大小，对光反射灵敏，头颅大小及形态正常。鼻腔及外耳道无异常分泌物，口角无歪斜，双侧鼻唇沟无变浅，鼓腮示齿可，伸舌居中，咽反射正常，颈软，四肢活动可，肌力、肌张力正常，Kernig、Brudzinski、Babinski 征阴性。余神经系统检查未见明显阳性体征。

【辅助检查】右侧脑室内可见团片状等 T_1 短 T_2 信号灶，较大层面范围约 52mm×41mm，增强呈明显强化，邻近侧脑室受压，可见片状长 T_2 水肿带，右侧脑室颞角明显扩张。中线结构稍左偏，右侧脑室内占位性病变，结合 MRS 考虑脑外肿瘤性病变，脑膜瘤？（图 10-22）。

【术前诊断】右侧侧脑室三角部占位：脑膜瘤？

【手术入路】经颞中回皮层入路。

【手术过程】全麻成功后，取右侧俯卧位，头呈俯卧平伸，头架固定头部。右颞枕发迹内马蹄形切口。依次切开头皮，骨膜下分离颞枕皮瓣并牵开，颅骨钻4骨孔，铣刀锯下约 6cm×5cm 大小的颞枕骨瓣，悬吊硬膜。显微镜下弧形剪开硬膜，于颞中回沿脑沟向下探查，切开皮层约 1.5cm 长，深 2cm 后见肿瘤及侧脑室，肿瘤质地韧硬，色灰白，未见

坏死，血供一般，大小约 52mm×41mm。镜下逐渐分离肿瘤与侧脑室壁粘连，先行瘤内减压，在逐渐分离分块全切除肿瘤。肿瘤基底与侧脑室脉络丛相连，供血主要来自脉络膜动脉，予以充分电凝切断（图 10-23）。

【术后 MRI】右侧枕顶骨局部骨质缺损呈术后改变；原右侧脑室占位已切除，术区及相应颅板下可见长 T_1 长 T_2 信号灶，边缘可见少许短 T_1 短 T_2 信号及无信号区，增强后术区边缘可见少许线样强化；脑中线结构稍左侧偏移（图 10-24）。

【术后神经功能】神志清楚，语言流利，双侧瞳孔等大等圆，直径 3mm 大小，对光反射灵敏，口角无歪斜，伸舌居中，切口愈合可，无红、肿、渗出，颈软，四肢肌力、肌张力正常，各生理反射存在，Kernig、Babinski、Brudzinski 征阴性。

【术后病理】脑膜瘤，WHO I 级。

【经验体会】此病例右侧脑室三角部沙砾体型脑膜瘤，肿瘤内部几乎完全钙化，质地坚硬，因肿瘤整体位置偏前，且位于非优势半球，采用颞中回皮层入路，可经最短路径抵达病变的同时最大限度保护运动功能，肿瘤必须经电刀分块减压，逐步分离边界并离断脉络膜动脉供血，制造空间后全切除。

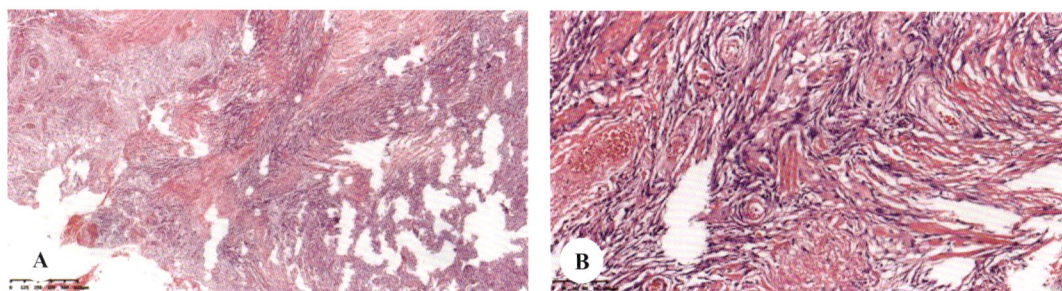

▲ 图 10-21 病例 7 术后病理

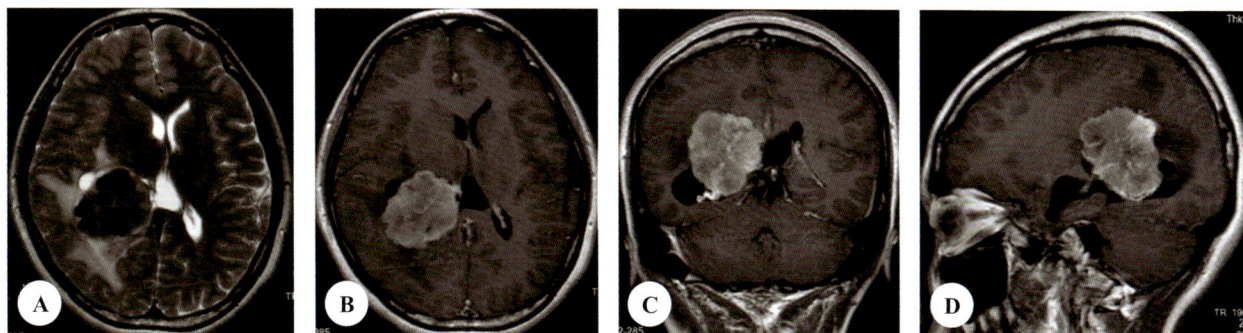

▲ 图 10-22 病例 8 术前 MRI 检查

病例 9 患者女性，68 岁，因"发现左侧侧脑室占位，伽马刀治疗后 6 年"入院。既往有 2 型糖尿病病史 20 年，高血压病史 10 年。

【查体】神志清楚，记忆力、定向力、智力正常，双侧瞳孔等大等圆，约 2mm 大小，对光反射灵敏。视力：左眼视力 0.5；右眼视力 0.5，眼底检查未见明显异常，右下肢肌力Ⅳ级，余肢体肌力正常，四肢肌张力正常，行一字步不稳，Romberg 征（+），病理征阴性。

【辅助检查】左侧侧脑室三角区肿块，突向左侧顶叶生长，最大面约 36mm×30mm 大小，增强后可见明显不均匀强化，以边缘强化为著，临近左侧顶

颞叶可见大片水肿带，局部中线结构稍向右偏，左侧侧脑室较对侧扩大（图 10-25）。

【术前诊断】①左侧侧脑室三角区占位：脑膜瘤？②伽马刀治疗术后 2 型糖尿病；③高血压病。

【手术入路】经颞中回脑沟皮层入路。

【手术过程】全麻成功后，取右侧俯卧位，头向地面旋转 70°，向地面下垂 5°，头架固定头部。左颞枕发迹内 U 形切口。依次切开头皮，骨膜下分离颞枕皮瓣并牵开，颅骨钻 3 骨孔，铣刀锯下约 6cm×5cm 大小的颞枕骨瓣，悬吊硬膜。显微镜下 X 形剪开硬膜，于颞叶后份颞中回脑沟向深部探查，切开皮层约 1.5cm 长，深 3cm 后见肿瘤及

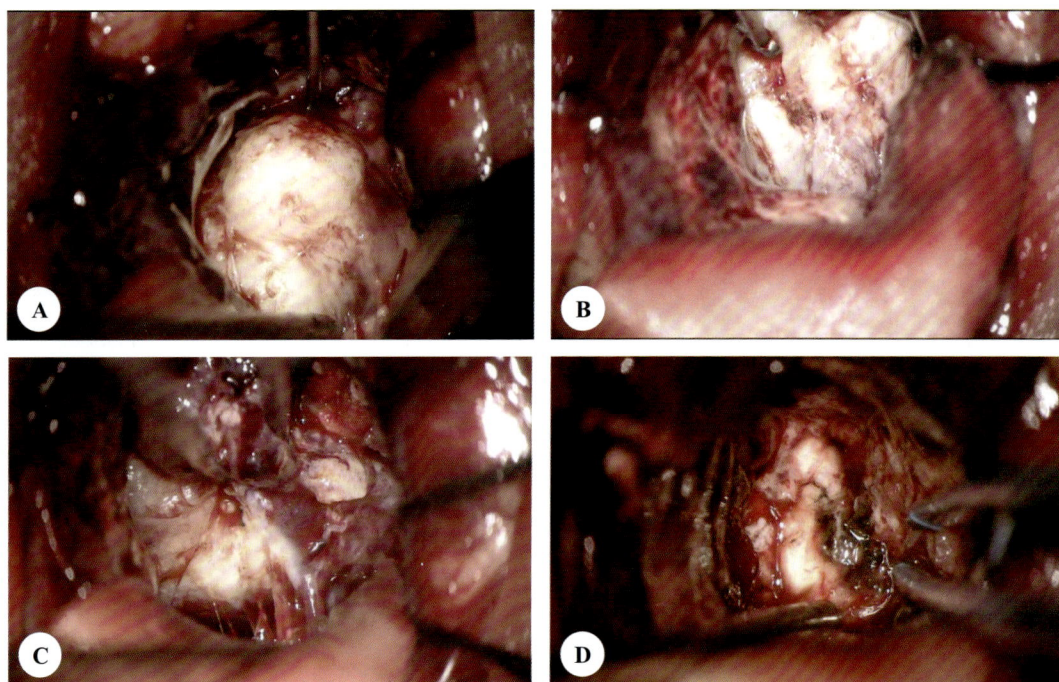

▲ 图 10-23 病例 8 手术过程

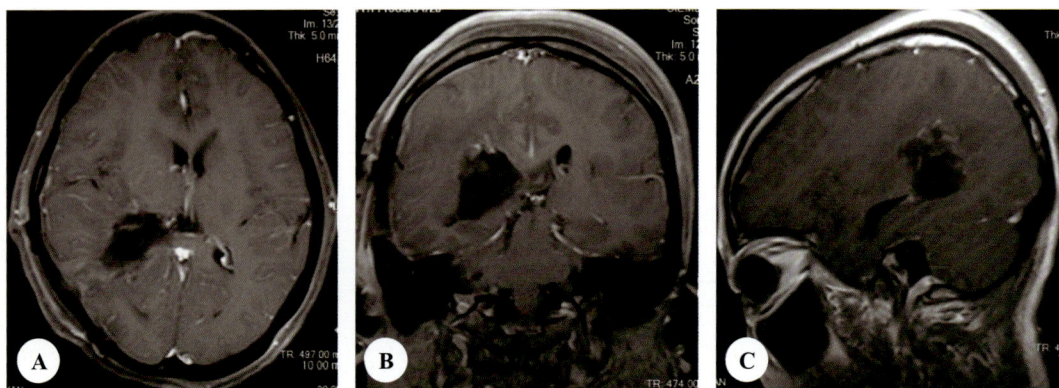

▲ 图 10-24 病例 8 术后 MRI 检查

侧脑室，缓慢释放脑脊液后，脑组织张力缓慢下降，肿瘤质地韧硬、色灰红、血运丰富，大小约 36mm×32mm×35mm。镜下逐渐分离肿瘤与侧脑室壁粘连，先离断部分肿瘤供血动脉及引流静脉，再行瘤内减压，在逐渐分离分块全切除肿瘤。肿瘤基底与侧脑室脉络丛相连，供血主要来自脉络膜动脉，予以充分电凝切断。

【术后 MRI】原左侧侧脑室三角区肿块已切除，术区左侧顶叶及左侧脑室后角旁可见片状长 T_1 短 - 长 T_2 信号灶，增强后可见环形强化，DWI 呈高信号，临近脑实质可见片状长 T_2 信号水肿带（图 10-26）。

【术后神经功能】神志清楚，表情稍淡漠，语言流利，双侧瞳孔等大等圆直径 3mm 大小，对光反射灵敏，右下肢肌力Ⅳ级，余肢体肌力正常，切口愈合可，无红、肿、渗出，颈软，四肢肌力、肌张力正常，各生理反射存在，Kernig、Babinski、Brudzinski 征阴性。

【术后病理】侧脑室脑膜瘤，可见坏死，细胞密度大，细胞有异型，考虑非典型脑膜瘤，WHO Ⅱ级（图 10-27）。

【经验体会】

(1) 该患者伽马刀术后，肿瘤继续增大，病理提示为 WHO Ⅱ级非典型脑膜瘤，伽马刀术后导致肿瘤与血管及周边正常结构粘连紧密，使得肿瘤全切除与神经功能的保留变得更加困难。因此，对于脑膜瘤，应谨慎考虑伽马刀的使用。

(2) 术前仔细定位，术中仔细辨认脑沟脑回结构，避免损伤功能区，可在术中神经导航下精确定位肿瘤。

(3) 显露脑室及肿瘤后，先缓慢释放脑脊液减压，再行肿瘤边减压边离断供血动脉，再探查肿瘤基底，切断肿瘤主供血动脉，分块全切肿瘤。

(4) 术野周边可使用吸收性明胶海绵保护，术中应及时止血，注意避免血凝块或肿瘤碎屑随脑脊液播散，术中尽可能减少对脑室壁的骚扰，术后脑室

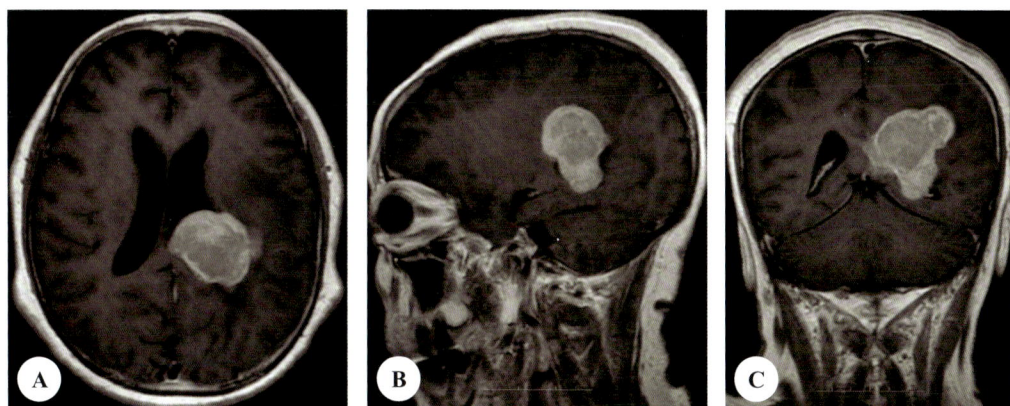

▲ 图 10-25 病例 9 术前辅助检查

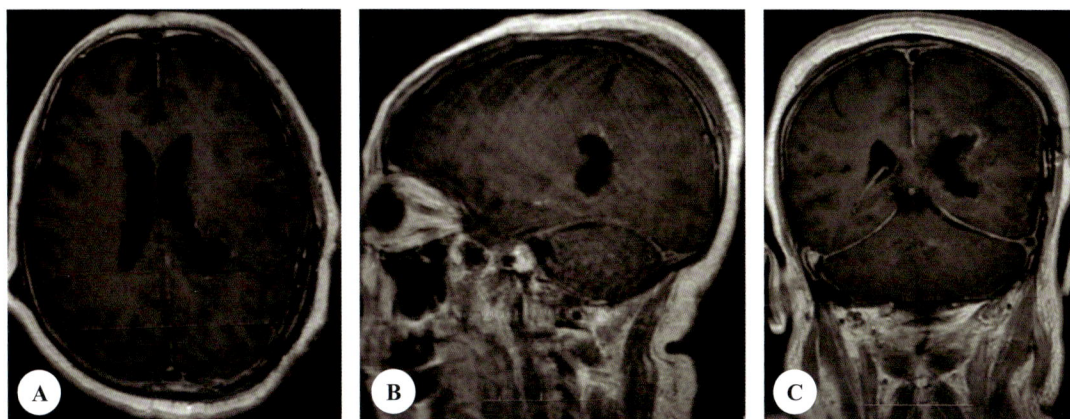

▲ 图 10-26 病例 9 术后 MRI 检查

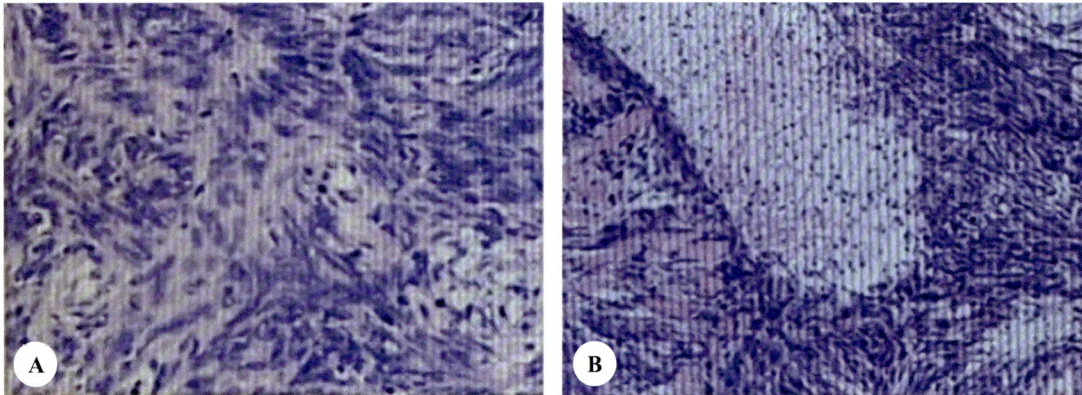

▲ 图 10-27　病例 9 术后病理

内尽量不填塞止血材料，减少术后脑室粘连致局限性脑积水的发生。

专家点评

　　侧脑室肿瘤可分为原发性和继发性两种。其中起源于侧脑室各结构（包括脉络丛、脉络体和室管膜）的肿瘤为原发性侧脑室肿瘤，原发于侧脑室壁附近脑组织而肿瘤大部分（超过 2/3）突入侧脑室继发性侧脑室肿瘤。术前必须充分考虑患者已有的神经功能障碍和手术目的，同时根据肿瘤的部位、大小和生长方向制订合理的手术方案。前角肿瘤以患侧前额开颅为宜，在运动区前额上、中回之间切开脑实质进入脑室。三角部和颞角肿瘤，可在颞上、中回皮质间切开，优势半球手术应避免缘上回和角回损伤。侧脑室体部肿瘤也可选择经额纵裂—胼胝体入路。

　　术中切开皮层时，应尽可能钝性分开脑实质达脑室壁，切开的位置避开损伤皮质功能区的前提下尽可能靠近肿瘤主体。显露和切除肿瘤亦应遵循原位切除原则，保护好脑室壁上的丘纹静脉，同时尽可能优先处理肿瘤的供应血管，再循序渐进彻底游离肿瘤并分块切除。未受累的脉络丛应避免过度电凝烧灼。彻底止血后，不必置外引流，尤其对于年轻患者，要警惕和防范术后远隔部位硬膜外血肿的发生。对于三角区向中线生长的巨大脑膜瘤，术中分离时应避免损伤邻近的大脑大静脉。

参考文献

[1] GÖKALP H Z, YÜCEER N, ARASIL E, et al. Tumours of the lateral ventricle. A retrospective review of 112 cases operated upon 1970–1997[J]. Neurosurg Rev, 1998, 21: 126–137.

[2] DUONG H, SARAZIN L, BOURGOUIN P, et al. Magnetic resonance imaging of lateral ventricular tumours[J]. Can Assoc Radiol J, 1995, 46(6): 434–442.

[3] MAJÓS C, AGUILERA C, COS M, et al. In vivo proton magnetic resonance spectroscopy of intraventricular tumours of the brain[J]. Eur Radiol, 2009, 19(8): 2049–2059.

[4] JELINEK J, SMIRNIOTOPOULOS J G, PARISI JE, et al. Lateral ventricular neoplasms of the brain: Differential diagnosis based on clinical, CT, and MR findings[J]. Am J Neuroradiol, 1990, 11: 567–574.

[5] FENCHEL M, BESCHORNER R, NAEGELE T, et al. Primarily solid intraventricular brain tumors[J]. Eur J Radiol, 2012, 81: e688–e696.

[6] AHMAD F, SANDBERG D. Endoscopic management of intraventricular brain tumors in pediatric patients: A review of indications, techniques, and outcomes[J]. J Child Neurol, 2010, 25(3): 359–367.

[7] VOGEL S, MEYER R, LEHMANN R, et al. Transcallosal removal of lesions affecting the third ventricle: an anatomic and clinical study[J]. J Neurosurg, 1995, 83: 923–925.

[8] YASARGIL M G, ABDULRAUF S I. Surgery of intraventricular tumors[J]. Neurosurgery, 2008, 62(6; Suppl 3): SHC1029–SHC1041.

[9] ANDERSON R C, GHATAN S, FELDSTEIN N A. Surgical approaches to tumors of the lateral ventricle[J]. Neurosurg Clin N Am, 2003, 14(4): 509–525.

[10] ASGARI S, ENGELHORN T, BRONDICS A et al. Transcortical or transcallosal approach to ventricle–associated lesions: a clinical study on the prognostic role of surgical approach[J]. Neurosurg Rev, 2003, 26(3): 192–197.

[11] YASARGIL M G. Microneurosurgery: microneurosurgery of CNS tumors[M]. Stuttgart, Georg Thieme Verlag, 1996, vol IVB, 38–42, 56–57, 63–65, 313–323.

[12] SHUCART W A, STEIN B M. Transcallosal approach to the anterior ventricular system[J]. Neurosurgery, 1978, 3(3): 339–343.

[13] KAWASHIMA M, LI X, RHOTON A L Jr, et al. Surgical approaches to the atrium of the lateral ventricle: microsurgical

anatomy[J]. Surg Neurol, 2006，65(5): 436–445.

[14] IZCI Y, SEÇKİN H, ATEŞ O, et al. Supracerebellar transtentorial transcollateral sulcus approach to the atrium of the lateral ventricle: microsurgical anatomy and surgical technique in cadaveric dissections[J]. Surg Neurol, 2009, 72(5): 509–514.

[15] D'ANGELO V A, GALARZA M, CATAPANO D, et al. Lateral ventricle tumors: surgical strategies according to tumor origin and development—a series of 72 cases[J]. Neurosurgery, 2005, 56(1 Suppl): 36–45.

[16] SANTORO A, SALVATI M, FRATI A, et al. Surgical approaches to tumours of the lateral ventricles in the dominant hemisphere[J]. J Neurosurg Sci, 2002, 46(2): 60–65.

[17] HEILMAN K M, GONZALES ROTH L J. Apraxia. In: HEILMAN K, VALENSTEIN E (eds) Clinical neuropsychology. Oxford University Press[J], New York, 1985, pp 131–149.

[18] DIEHL P R, SYMON L. Supratentorial intraventricular hemangioblastoma: case report and review of literature[J]. Surg Neurol, 1981, 15(6): 435–443.

[19] BARROW D L, DAWSON R. Surgical management of arteriovenous malformations in the region of the ventricular trigone[J]. Neurosurgery, 1994, 35(6): 1046–1054.

[20] ROSS E D. Right–hemisphere lesions in disorders of affective language. In: KERTESZ A (ed) Localization in neuropsychology[J]. Academic Press, New York, 1983, pp 493–508.

[21] LE GARS D, LEJEUNE J P, PELTIER J. Surgical anatomy and surgical approaches to the lateral ventricles[J]. Adv Tech Stand Neurosurg, 2009, 34: 147–187.

[22] SHAHINFAR S, JOHNSON L N, MADSEN R W. Confrontation visual field loss as a function of decibel sensitivity loss on automated static perimetry[J]. Ophthalmology, 1994, 102: 872–877.

[23] YASARGIL M G, TÜRE U, YASARGIL D C. Impact of temporal lobe surgery[J]. J Neurosurg, 2004, 101(5): 725–738.

[24] TÜRE U, YAŞARGIL M G, AL–MEFTY O. The transcallosal–transforaminal approach to the third ventricle with regard to the venous variations in this region[J]. J Neurosurg, 1997, 87: 706–715.

[25] WINKLER P A, ILMBERGER J, KRISHNAN K G, et al. Transcallosal interforniceal–transforaminal approach for removing lesions occupying the third ventricular space: clinical and neuropsychological results[J]. Neurosurgery, 2000, 46: 879–890.

[26] YAMAMOTO I, RHOTON A L Jr, PEACE D A. Microsurgery of the third ventricle: part I. Microsurgical anatomy[J]. Neurosurgery, 1981, 8(3): 334–356.

[27] DANAÏLA L, RADOI M. Surgery of tumors of the third ventricle region[J]. Chirurgia, 2013, 108: 456–462.

[28] YASARGIL M G, CURCIC M, KIS M, et al. Total removal of craniopharyngiomas: approaches and long–term results in 144 patients[J]. J Neurosurg, 1990, 73: 3–11.

[29] LAVYNE M H, PATTERSON R H. Subchoroidal trans–velum interpositum approach to mid–third ventricular tumors[J]. Neurosurgery, 1983, 12: 86–94.

[30] HERRMANN H D, WINKLER D, WESTPHAL M. Treatment of tumors of the pineal region and posterior part of the third ventricle[J]. Acta Neurochir(Wien), 1992, 116: 137–146.

[31] LABORDE G, GILSBACH JM, HARDERS A, et al. Experience with the infratentorial supracerebellar approach in lesions of the quadrigeminal region, posterior third ventricle, culmen cerebelli,

and cerebellar peduncle[J]. Acta Neurochir(Wien), 1992, 114: 135–138.

[32] LITTLE K M, FRIEDMAN A H, FUKUSHIMA T. Surgical approaches to pineal region tumors[J]. J Neuro Oncol, 2001, 54: 287–299.

[33] JIA W, MA Z, LIU I Y, et al. Transcallosal interforniceal approach to pineal region tumors in 150 children[J]. J Neurosurg Pediatr, 2011, 7(1): 98–103.

[34] PIEPMEIER J M, WESTERVELD M, SPENCER D D, et al. Surgical management of intraventricular tumors of the lateral ventricles[M]. In: SCHMIDEK HH, SWEET WH (eds) Operative neurosurgical techniques: indications, methods, and results. WB Saunders, Philadelphia, 1995, pp 725–738.

[35] BAKER G S. Physiologic abnormalities encountered after removal of brain tumors from the floor of the fourth ventricle[J]. J Neurosurg, 1965, 23: 338–343.

[36] DANDY W E. The Brain. Hagerstown, WF Prior Co., 1966, pp 452–458. [Book]

[37] KEMPE L G. Operative Neurosurgery[M]. New York, Springer–Verlag, vol 2, 1970, pp 14–17.

[38] MATSUSHIMA T, FUKUI M, INOUE T, et al. Microsurgical and magnetic resonance imaging anatomy of the cerebellomedullary fissure and its application during fourth ventricle surgery[J]. Neurosurgery, 1992, 30: 325–330.

[39] MATSUSHIMA T, RHOTON A L Jr, LENKEY C. Microsurgery of the fourth ventricle: Part I—Microsurgical anatomy[J]. Neurosurgery, 1982, 11: 631–667.

[40] MUSSI A, RHOTON A L Jr. Telovelar approach to the fourth ventricle: Microsurgical anatomy[J]. J Neurosurg, 200092: 812–823.

[41] HOLMES G. The Croonian lectures on the clinical symptoms of cerebellar disease and their interpretation[J]. Lancet, 1922, 1: 1177–1182, 1231–1237.

二、第三脑室肿瘤

（彭　刚　黄　蒙）

（一）解剖结构与手术入路

三脑室是一个狭窄的漏斗形单腔中线腔隙，通过前上方的室间孔与侧脑室相连，通过中脑导水管与第四脑室相通。三脑室与 Willis 环及其分支、大脑大静脉及其属支关系密切，第三脑室内肿瘤很难满意暴露和全切除。三脑室肿瘤分为原发性与继发性脑肿瘤，原发性肿瘤包括胶样囊肿、脉络丛乳头状瘤、室管膜瘤、室管膜下瘤及中枢神经细胞瘤。继发性肿瘤包括颅咽管瘤、垂体腺瘤、下丘脑胶质瘤、视路胶质瘤、脑膜瘤及松果体区肿瘤。为了手术时能到达这些肿瘤所在的位置，术者应仔细辨认重要解剖结构，包括下丘脑、垂体柄、视通路、边缘系统及相关的血管结构。可能的手术并发症包括偏瘫、癫痫发作、视野缺损、记忆障碍、下丘脑及垂体功能紊乱所致意识障碍、体温紊乱、呼吸紊乱和垂体

内分泌功能障碍。不合理的手术方案可能导致术野暴露困难，肿瘤无法全切，同时导致严重的神经功能缺失。

到达三脑室的手术入路可以归纳为前方、侧方及后方入路。所有上述手术入路均会不可避免地切开正常的脑组织及神经结构，因此，谨慎选择手术入路非常重要。肿瘤的特征如部位、起源、向周围扩展程度、偏侧性、大小及患者一般情况均应在选择手术入路时充分考虑。

为了使患者神经功能损伤风险降到最低，术者应在术前仔细评估每一个患者通过不同手术入路的获益与风险，以决定最佳的治疗方式。术前应仔细评估患者的临床症状、神经功能缺失情况、肿瘤起源、大小、生长方式、优势半球侧别、脑室系统大小及是否存在脑室梗阻、静脉解剖及动脉供血情况。其他方法包括脑组织无牵拉技术、早期控制肿瘤供血及肿瘤分块切除。

侧脑室前部和第三脑室前上部病变常采用前部经胼胝体入路和前部经皮层入路；经侧脑室到达第三脑室前部的最佳途径是经脉络裂入路；侧脑室体部和三角部后部病变或发生于脉络膜球病变的较理想入路是经顶上小叶入路，部分三角部病变叶可通过后部经胼胝体入路或枕部纵裂入路进行暴露；三脑室后部至松果体区肿瘤可使用前部经纵裂 – 脉络膜裂入路、枕下经天幕或幕下小脑上入路暴露；颞角和第三脑室的某些病变可采用额颞翼点入路、额颞后入路、颞部入路或颞下入路暴露。

6 种手术入路见图 10-28。

1. 前方入路　当通过前纵裂胼胝体入路或经皮层入路到达侧脑室后，可以选择经穹窿、穹窿间、脉络裂或脉络膜下到达第三脑室。前纵裂胼胝体入路提供了通过上方入路到达整个三脑室的多种手术通路。前纵裂胼胝体入路至三脑室手术路径较经皮层入路短，且术后脑室穿通畸形、癫痫、对侧偏瘫等并发症更少。

经穹窿间入路可通过连通侧脑室和三脑室的室间孔这一自然孔道而进入第三脑室前部，这一入路对三脑室前部较小肿瘤提供了很好的手术暴露，此外，三脑室内更大的肿瘤若导致室间孔扩大也可通过此入路切除，但此入路对由于空间狭小而对三脑室中后部暴露有限。必要时，这一入路可通过切开

同侧穹窿而向前后方向扩展，或者通过离断丘纹静脉向后方扩展。切开穹窿将导致严重的记忆功能障碍，离断丘纹静脉可能导致嗜睡、偏瘫、缄默、出血性基底节区脑梗死甚至死亡。

经穹窿间入路通过分离双侧穹窿体之间的穹窿缝打开三脑室顶而提供了到达三脑室前部及三脑室中央的手术通道。透明隔可以作为入路的定位标志之一。透明隔间腔的存在可以使对穹窿柱的操作最小化，这一入路存在双侧穹窿损伤致记忆障碍的风险，导致这一入路的使用受到限制。这一入路对三脑室后份的暴露非常有限，因为穹窿体部前方切开应小于室间孔后方 2cm 以避免损伤穹窿联合，经穹窿间入路也可能损伤大脑内静脉及脉络膜后内侧动脉。

脉络裂是位于侧脑室底穹窿和丘脑之间的一条浅沟，经脉络裂入路是基于打开位于穹窿和脉络膜之间的脉络裂后进入三脑室顶并进入三脑室的中份和后部，对于双侧大脑内静脉无法良好分离时，经脉络裂入路较经穹窿间入路更有优势，从室间孔后缘开始沿着穹窿带切开脉络裂，将脉络丛向外侧牵拉以显露构成三脑室顶部的中间帆，打开中间帆将创造到达三脑室中部甚至三脑室后份肿瘤的手术空间，分离中间帆的过程中注意保护其内的大脑内静脉，这一入路与经穹窿间入路类似，均特别适用于肿瘤位于三脑室后上份向室间孔生长的肿瘤。经脉络裂入路经过穹窿带较丘脑带更安全，因为像丘纹静脉这样引流内囊和半球中心部分的大静脉和脉络膜动脉穿过丘脑而非穹窿带。

向内侧牵开脉络丛并打开脉络丛和丘脑之间的手术通道为经脉络膜下入路。经此入路保留丘纹静脉非常困难，通常需要电凝离断丘纹静脉。大脑内静脉与脉络丛一起向内侧牵拉。经脉络膜下入路暴露三脑室可能损伤丘脑、丘脑髓纹、丘脑前后静脉和脉络膜动脉。经脉络膜下入路可较好的保护穹窿，但由于其静脉损伤导致相关并发症的风险高，较经脉络裂入路少用。

额下入路适用于三脑室前份的较小肿瘤，但对三脑室后上部显露不佳。额下入路特别适用于三脑室前下方经脉络裂入路无法切除的肿瘤。额下入路的改良入路包括经终板入路、经视神经颈内动脉间隙入路、经视交叉下方入路和经鼻蝶入路，以上手术入路将在经典手术入路中详细讨论（见第 2 章）。

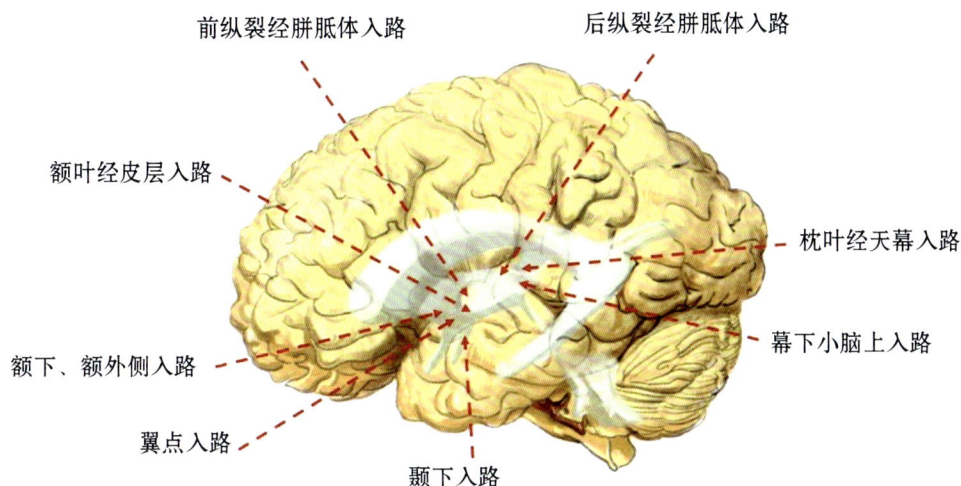

▲ 图 10-28　三脑室肿瘤手术入路

2. 侧方入路　颞下入路是从侧方到达三脑室的主要手术入路，仅适用于经三脑室向外侧生长达颅中窝底的肿瘤，此类肿瘤通常位于后交通动脉穿支血管的内侧，术中有时可能无法避免损伤这些穿支血管。翼点入路在充分打开外侧裂的前提下可提供到达三脑室前份的狭窄手术通道，打开终板能进一步扩大该区域的显露，这一手术入路主要适用于肿瘤主体位于三脑室内的颅咽管瘤。

3. 后方入路　三脑室后份由胼胝体压部、松果体区及中脑顶盖组成。对位于三脑室后份及松果体区的肿瘤，目前常用的手术入路包括经幕下小脑上入路、枕叶经天幕入路及后纵裂经胼胝体入路。

4. 幕下小脑上入路　该入路非常适合松果体区及三脑室后份中线肿瘤，包括生殖细胞瘤、畸胎瘤、松果体细胞瘤、松果体母细胞瘤、星形细胞瘤、转移瘤、室管膜瘤、表皮样肿瘤和海绵状血管瘤，该入路的优点是覆盖在多数松果体肿瘤背侧和外侧面的深静脉系统不妨碍对肿瘤的操作，但这一手术入路对向幕上外侧及上方扩展的肿瘤显露有限，幕下小脑上入路提供的手术暴露范围包括小脑横裂、中脑四叠体板、小脑上脚内侧和三脑室后份。患者可取坐位、3/4 侧俯卧位或正俯卧位。坐位可利用重力作用充分暴露松果体区，但存在空气栓塞的风险；3/4 侧俯卧位可降低空气栓塞风险，并为术者提供更舒适的手术体位，但常常需要更大程度的小脑牵拉。梗阻性脑积水患者，建议开颅手术前放置脑室外引流管。取枕外隆突上 3cm 至 C_2 棘突正中直切口，骨

膜下分离骨膜及枕部肌群，严格按中线分离，保护肌肉完整性，将切口向两侧牵开。行包括横窦及窦汇的宽矩形枕下开颅，下方暴露枕骨大孔，以便释放枕骨大孔脑脊液减压。颅骨钻孔及铣刀铣下骨瓣时注意避免损伤下方的静脉窦及硬脑膜。若术前影像学检查提示有小脑扁桃体下疝时，需在术中切除 C_1 后弓减压。硬膜切开后，天幕和小脑之间的桥静脉以及小脑前中央静脉可能需离断，但小脑背外侧桥静脉及岩静脉应妥善保护以预防术后小脑半球静脉充血肿胀。切开四叠体池内的蛛网膜，暴露深静脉系统和肿瘤，大脑大静脉和大脑内静脉位于松果体上方，小脑上蚓静脉位于后方，丘脑、脉络膜后内侧动脉、大脑后动脉及基底静脉在外侧，四叠体板、滑车神经、小脑上动脉和小脑蚓部在下方。松果体区的蛛网膜常常增厚，需要仔细解剖以避免损伤深部重要神经血管结构。小脑和天幕之间的自然通道为术者提供了到达松果体区及三脑室后份相对狭长细窄的手术通道。小脑上蚓静脉可能需要离断，可提供围绕山顶暴露四叠体池的良好暴露。天幕倾斜的坡度限制了幕下小脑上入路向外侧及上方的观察，因此，该入路不适合向上超过天幕或向外侧长入侧脑室三角部的肿瘤。

5. 后纵裂胼胝体入路　与前纵裂胼胝体入路相似，颅骨骨瓣更靠后方，从胼胝体后份切开胼胝体。后纵裂胼胝体入路特别适合切除位于三脑室及松果体区，向胼胝体压部后部方向生长的肿瘤。患者取仰卧位或侧卧位，形成跨矢状窦骨瓣，骨瓣前缘到

达中央后回或中央中央后静脉后方，在大脑镰下方切开蛛网膜暴露大脑前动脉远端分支，暴露和切开胼胝体压部后即可显露病变，大脑内静脉、大脑大静脉及直窦在切除肿瘤过程中可能损伤，应尽量避免。脉络膜后内侧动脉、大脑后动脉及小脑上动脉的其他分支、滑车神经、四叠体板和基底静脉位于该入路深部，应小心保护。这一入路提供了三脑室和松果体区的良好显露，但对向三脑室外侧生长的肿瘤暴露不佳且易损伤深静脉系统。切开胼胝体后部可能损伤缰联合，导致记忆功能障碍及失联合综合征。

6. 枕下经天幕入路　适用于切除松果体区向三脑室后份及天幕上方生长的肿瘤，患者取 3/4 侧俯卧位或正俯卧位，为降低脑压，便于术中牵拉，术前常常需行腰大池置管引流，术侧的枕部应尽可能低，面向地面，枕叶内侧面从大脑镰自然分离，从而减少对脑组织的牵拉。该区域通常没有粗大的桥静脉，有利于建立手术通路。此入路一般不需要切开胼胝体后份，在中线外 1cm 处平行于直窦由后向前离断小脑幕，在基底静脉与大脑后静脉之间的间隙内切除肿瘤。可在路径的末端见到进入四叠体池路径增厚的蛛网膜，可在大脑内静脉和基底静脉之间进一步切除肿瘤。大脑镰前部可在大脑大静脉上方 1cm 处结扎下矢状窦后切除，进一步提供更多的手术空间，这一手术入路的局限性主要在于对于对侧四叠体池区域及同侧三脑室后份丘脑枕显露不佳，横窦、乙状窦及枕窦、环窦等静脉窦在开颅及硬膜剪开过程中有损伤风险；粗大的深静脉如大脑大静脉、大脑内静脉及基底静脉在术中可能因与肿瘤粘连紧密而损伤，应尽可能予以保护；肿瘤下部切除难度较大。肿瘤可与中脑背侧粘连，尤其是上下丘。在这一区域操作须异常谨慎，因为肿瘤与上下丘之间的边界很难辨别。术后视力异常及眼球活动障碍（如视力调节紊乱、向上凝视麻痹、眼肌麻痹）是常见的四叠体区受刺激后的症状。这些功能障碍常常需数周至数月后才能逐渐改善；应尽可能减少枕叶牵拉以减轻视野缺损的风险，切开天幕过程中应避免损伤大脑深静脉。

（二）典型病例解析

病例 1　患者男性，21 岁，因"呕吐 1 年，头晕 3 个月，双侧视力下降伴尿量增多 2 个月"入院。既往有胃溃疡病史 1 年。

【查体】神志清楚，慢性病容，左侧瞳孔直径 4mm 大小，右侧瞳孔直径 5mm 大小，双侧对光反射迟钝，双侧眼球向上运动稍受限，左眼视力 0.1，右眼视力 0.1，无视野缺损。余神经系统查体未见明显异常。

【辅助检查】

CT：鞍区 - 鞍上 - 第三脑室 - 大脑大静脉池内可见不规则密度增高灶，其内夹杂小斑片状稍低密度区域，病灶后缘可见结节状钙化灶。双侧脑室明显扩张，侧脑室周围可见片状稍低密度灶（图 10-29）。

MRI：鞍上三脑室前份区及三脑室后区可见两处不规则实性病灶，大小约 2.2cm×1.8cm 及 3.4cm×3.5cm，边界清晰，呈等 T_1 等 T_2 信号，增强后可见内部不均匀强化，考虑生殖细胞瘤。双侧脑室明显扩张，余脑实质未见明显新发异常信号灶及异常强化灶，灰白质界限清楚，余脑室系统大小形态正常，中线结构无移位，脑沟裂正常（图 10-30）。

【术前诊断】①颅内多发占位性病变（鞍上 - 三脑室前部及三脑室后份 - 松果体区占位：生殖细胞瘤？）；②梗阻性脑积水；③尿崩症。

【手术入路】右额前纵裂经胼胝体入路。

【手术过程】仰卧位，头前屈 20°。取右额纵裂经胼胝体入路，右额发际内 L 形切口，依次切开头皮和帽状腱膜，骨膜下分离皮瓣并牵开。颅骨钻 2 孔，铣刀铣下约 6cm×5cm 大小的额骨瓣，冠状缝前 4cm，冠状缝后 2cm，显露上矢状窦，悬吊硬膜。显微镜下弧形剪开硬膜翻向上矢状窦方向，分离大脑镰与额叶粘连后轻柔牵开右侧额叶，沿纵裂向深部探查，在双侧胼周动脉之间纵向切开胼胝体，长约 2cm，进入侧脑室，打开穹窿与脉络丛之间的间隙，进入第三脑室，见肿瘤分别位于鞍上三脑室前部及三脑室后份至松果体区，大小分别约 2.2cm×1.8cm×1.9cm 及 3.4cm×3.5cm×3.2cm，色灰白，质韧，血供一般，与周围脑组织及神经结构边界欠清。镜下沿肿瘤周边分离与正常神经血管及脑组织的边界，分块全切除两处肿瘤（图 10-31）。

【术后 MRI】术后 MRI 提示原肿瘤已全切除，

脑室系统形态大小正常，术区无积血，增强术区无明显强化，中线结构居中（图 10-32）。

【术后神经功能】出院时患者未诉特殊不适。生命体征平稳，神志清楚，双侧瞳孔等大等圆，直径 2mm，对光反射灵敏，余颅脑神经查体无异常。颈软，四肢肌力、肌张力可。伤口愈合良好。

【术后病理】（鞍上及三脑室）生殖细胞瘤（图 10-29）。免疫组化结果：CD117（+），Oct-4（+），

SALL4（+），CK-Pan（弱+），CD30（-），AFP（-），HCG（-），Ki-67（约 70%+）（图 10-33）。

【经验体会】

（1）该患者存在鞍上三脑室前部及三脑室后部松果体区多发占位，结合患者年龄、症状及术前影像学表现，考虑生殖细胞肿瘤可能性大。由于患者术前已存在梗阻性脑积水，手术治疗目的为解除梗阻，打通脑脊液循环通路，保证患者神经功能前提下尽

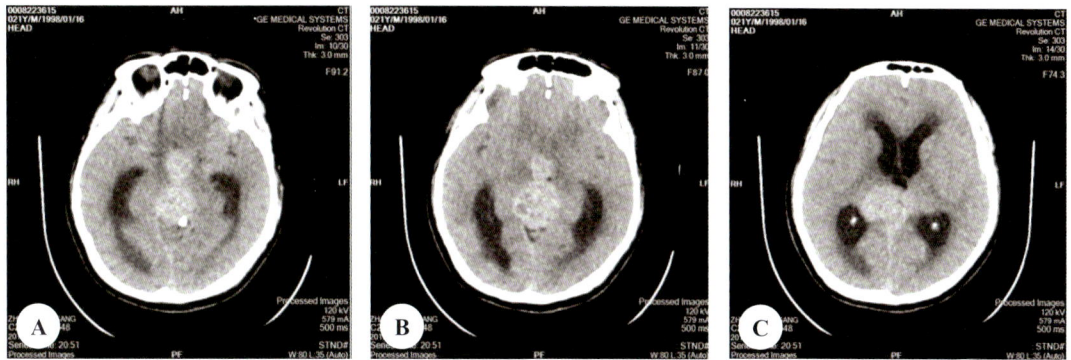

▲ 图 10-29　病例 1 术前 CT 检查

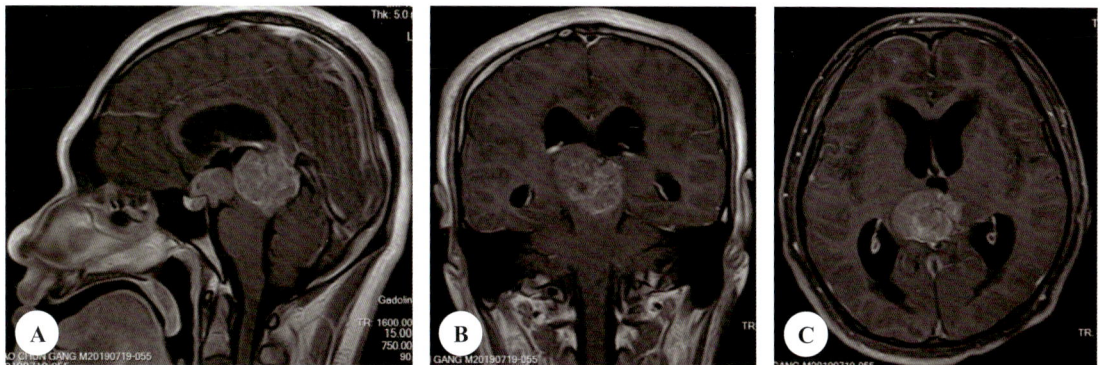

▲ 图 10-30　病例 1 术前 MRI 检查

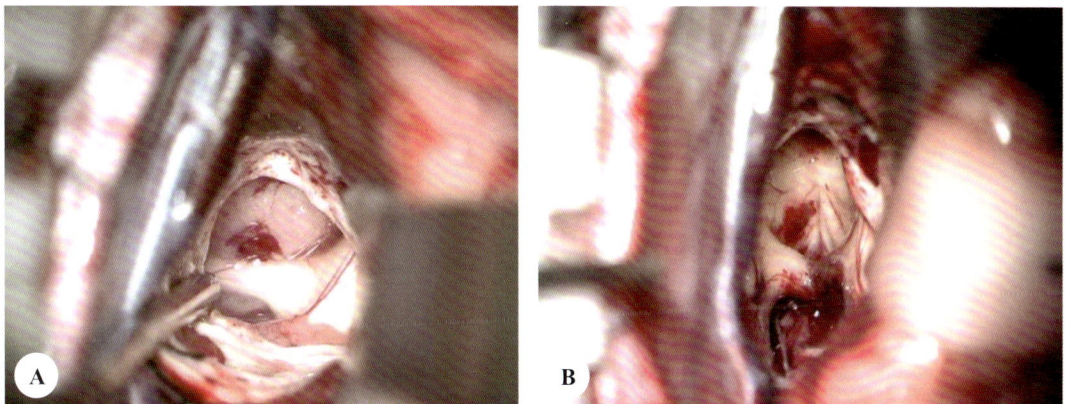

▲ 图 10-31　病例 1 手术过程

可能全切肿瘤。

(2) 开颅及硬膜剪开过程中注意避免损伤上矢状窦及向上矢状窦引流的皮层静脉及静脉湖，降低静脉回流受阻继发脑肿胀、脑出血及癫痫发作的风险；胼胝体切开长度一般不超过 2cm，以降低失联合综合征的风险。

(3) 进入侧脑室后通过脉络丛及丘纹静脉及透明隔静脉与 Monro 孔的位置关系判断所进入侧脑室的侧别，若患者存在扩大的透明隔间腔，可直接经透明隔间腔进入第三脑室内。

(4) 术中应尽量减少对额叶内侧的牵拉，减轻额叶脑组织的损伤；肿瘤切除过程中放置吸收性明胶海绵或棉片防止肿瘤碎片及血液扩散。

(5) 术中注意保护重要神经血管结构，如大脑内静脉、穹窿、丘脑和内囊等；手术结束时彻底冲洗脑室，术后瘤腔内尽可能减少止血材料填塞，可减轻患者术后发热及粘连导致的梗阻性脑积水；术后硬脑膜水密缝合，头部伤口适度加压包扎，减少皮下积液的发生。

病例 2　患者男性，26 岁，因"头晕、头痛伴耳鸣复视 1 个月"入院。既往有阑尾炎切除手术史。

【查体】神志清楚，双侧瞳孔直径 2mm，等大等圆，双侧对光反射迟钝，右眼上视不能到位，左眼向外上方不能到位，余方向眼球运动可。左眼视力 0.4，右眼视力 0.4，双眼视野无缺损，眼底检查未见明显异常。余神经系统查体未见明显异常。

【辅助检查】MRI 检查示松果体可见一肿块灶，形态不规则，边界欠清，较大层面大小约 4.2cm×4.1cm×3.9cm，呈短 – 等 – 长 T_1 稍短 – 等 – 长 T_2 混杂信号，增强后不均匀强化，可见多发囊化区，原条状短 T_1 区压脂序列高信号被抑制，幕上脑室系统明显扩张积水，双侧侧脑室前后角可见斑片状长 T_1 长 T_2 信号灶。软脑膜稍强化。余脑实质灰白界限清楚，中线结构无移位（图 10-34）。

【术前诊断】①松果体区占位：畸胎瘤？②幕上梗阻性脑积水。

【手术入路】右额前纵裂经胼胝体入路。

【手术过程】患者取仰卧位，前屈 20°。取右额前纵裂经胼胝体入路，右额发际内 L 形切口，依次切开头皮和帽状腱膜，骨膜下分离皮瓣并牵开。颅骨钻 2 孔，铣刀铣下约 6cm×5cm 大小的额骨瓣，冠状缝前 4cm，冠状缝后 2cm，显露上矢状

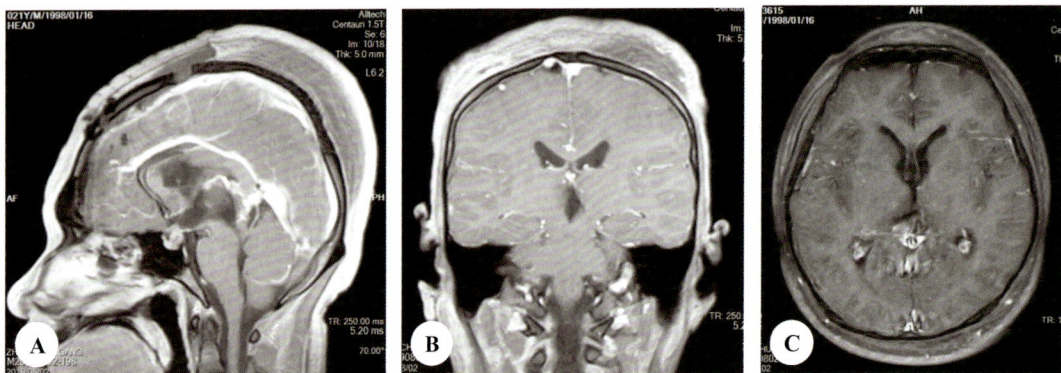

▲ 图 10-32　病例 1 术后 MRI 检查

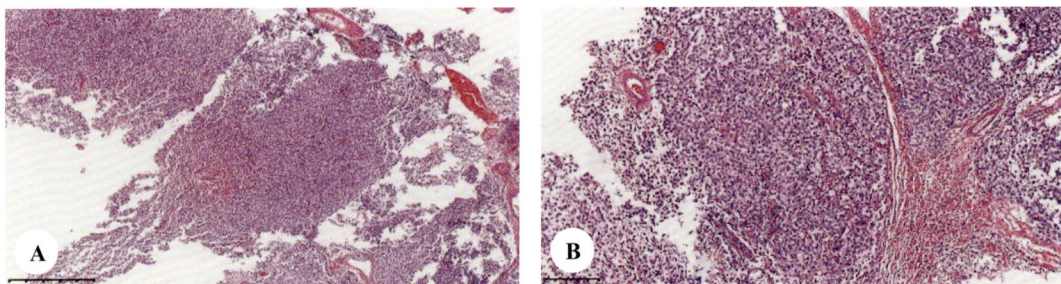

▲ 图 10-33　病例 1 术后病理

窦，悬吊硬膜。显微镜下弧形剪开硬膜翻向上矢状窦方向，分离大脑镰与额叶内侧面粘连后轻柔牵开右侧额叶，沿纵裂向深部探查，在双侧胼周动脉之间纵向切开胼胝体，长约1.5cm，进入侧脑室，打开穹窿与脉络丛之间的间隙，进入第三脑室，分离双侧大脑大静脉，见肿瘤位于松果体区，大小约3.9cm×3.4cm×4.0cm，色灰白，质韧，囊实性，血供一般，与周围脑组织及神经结构边界较清。镜下沿肿瘤周边水肿带探查，分块全切除肿瘤（图10-35）。

【术后MRI】术后MRI检查提示原松果体区混杂肿块灶已切除，术区未见明显积血，增强后未见明显强化。幕上脑室系统无扩张，中线结构居中（图10-36）。

【术后神经功能】出院时患者未诉特殊不适。生命体征平稳，神志清楚，语言迟缓，双侧瞳孔等大

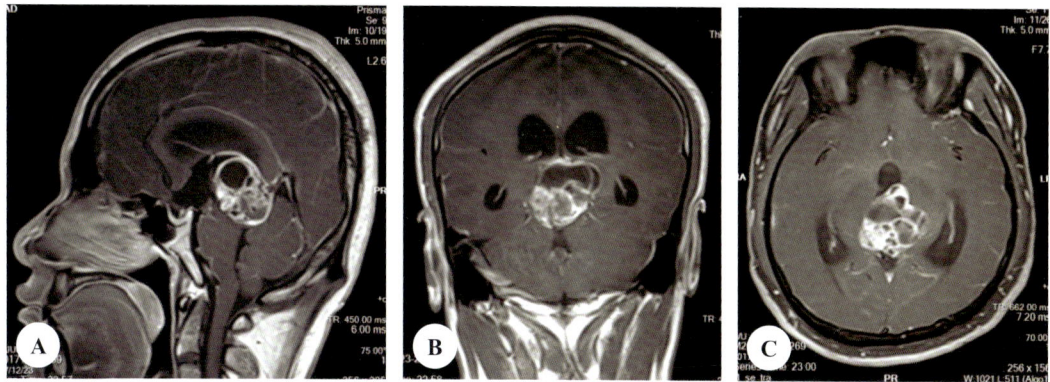

▲ 图 10-34　病例 2 术前 MRI 检查

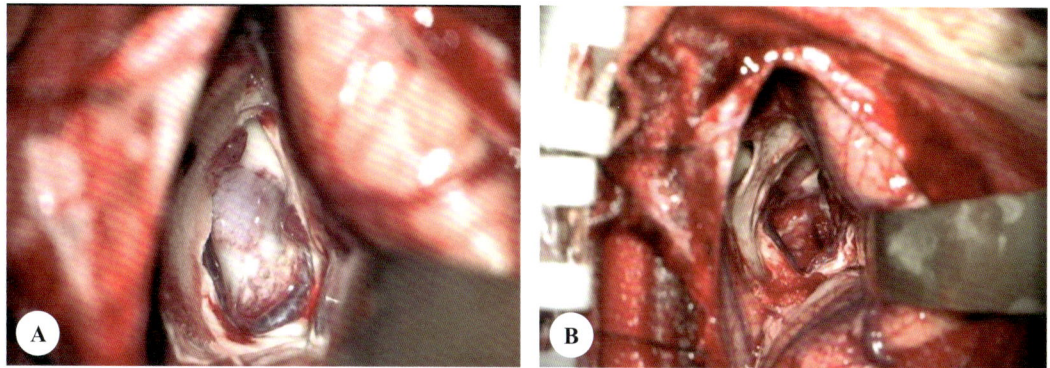

▲ 图 10-35　病例 2 手术过程

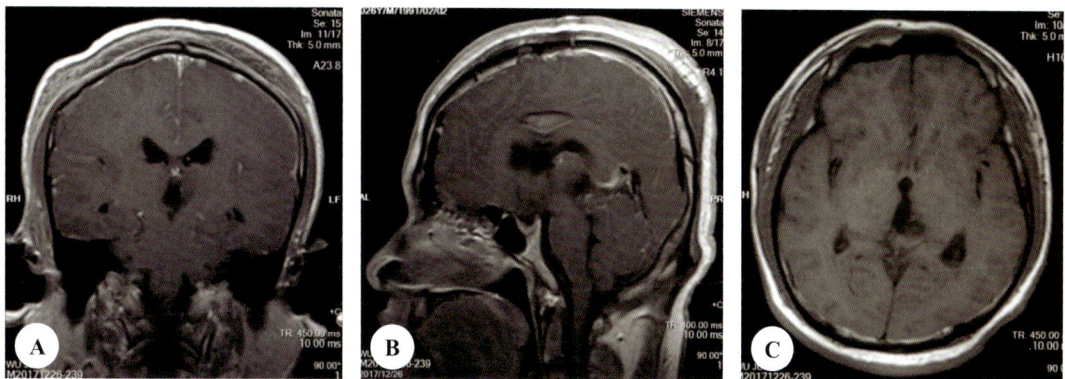

▲ 图 10-36　病例 2 术后 MRI 检查

等圆，直径 2mm，对光反射灵敏，余颅脑神经查体无异常。颈软，四肢肌力、肌张力可。

【术后病理】成熟畸胎瘤（图 10-37）。

【经验体会】

(1) 该患者术前存在梗阻性脑积水，侧脑室及三脑室均明显扩大，经前纵裂胼胝体脉络裂入路可获得良好手术暴露，天幕缘坡度陡峭，经幕下小脑上入路或枕下经天幕入路对小脑或枕叶牵拉重，且大脑大静脉、大脑内静脉、基底静脉、桥静脉损伤风险大，手术入路首选前纵裂经胼胝体脉络裂入路。

(2) 对术前即已存在幕上脑室系统扩张且肿瘤较大患者，术中释放脑脊液过程中应防止减压过快，幕上脑组织过快塌陷，导致急性硬膜下或硬膜外血肿。

(3) 对三脑室后份至松果体区肿瘤，头前屈 15°～20° 即可，对位于三脑室前份肿瘤，头前屈 25°～30° 为宜，术中注意保护穹窿、丘脑、大脑内静脉、大脑大静脉和脉络膜后内侧动脉等重要结构。

(4) 术中肿瘤切除过程中应遵循边减压边止血的原则，防止血液扩散至脑室系统内，手术结束后尽可能不放止血材料，通过上述多重保障，减少术后粘连至梗阻性脑积水的发生；术中打通脑脊液循环后不常规放置脑室外引流管，术后硬膜水密缝合，伤口适度加压包扎，防止头皮下积液。

病例 3　患者女性，62 岁，因"记忆力下降 10 个月，步态异常半年，加重伴小便失禁半个月"入院。既往有高血压病史 5 年余，规律服用苯磺酸氨氯地平片，血压控制基本正常。2013 年因甲状腺结节行手术切除，术后规律服用左旋甲状腺素片。有腰椎压缩性骨折病史。

【查体】神志清楚，思维理解记忆力明显下降，计算能力下降，双侧瞳孔等大等圆，直径 2mm 大

小，对光反射灵敏。颈软，四肢活动可，肌力、肌张力基本正常，步态迟缓，无法独自行走，Kernig、Brudzinski、Babinski 征阴性。余神经系统查体未见明显异常。

【辅助检查】MRI 检查示松果体区可见类圆形异常信号灶，大小约 2.3cm×1.6cm×2.3cm，呈稍长 T_1 等 T_2 信号，FLAIR 序列呈高信号，其内信号欠均，中间见极长 T_1 极长 T_2 信号，增强后实性病灶明显强化，其内见无强化区，邻近脑膜稍强化，边界清楚，中脑呈受压推移改变。双侧脑室前后角旁可见对称分布小片状稍长 T_1 稍长 T_2 信号灶，FLAIR 呈稍高信号，边缘模糊。脑室系统扩大，脑沟裂池增宽加深（图 10-38）。

【术前诊断】①松果体区占位：松果体瘤？脑膜瘤？②幕上梗阻性脑积水；③高血压病（Ⅱ级）。

【手术入路】右额前纵裂经胼胝体脉络裂入路。

【手术过程】全麻气管插管后，患者取仰卧位，头前屈 15°。取右额纵裂经胼胝体入路，右额发际内 L 形切口，依次切开头皮和帽状腱膜，骨膜下分离皮瓣并牵开，颅骨钻 2 孔，铣刀铣下约 6cm×5cm 大小的额骨瓣，冠状缝前 4cm，冠状缝后 2cm，显露上矢状窦，悬吊硬膜。显微镜下弧形剪开硬膜翻向上矢状窦方向，分离大脑镰与额叶内侧面粘连后轻柔牵开右侧额叶，沿纵裂向深部探查，在双侧胼周动脉之间纵向切开胼胝体，长约 1.5cm，进入侧脑室，打开穹窿与脉络丛之间的间隙，进入第三脑室，分离双侧大脑大静脉，见肿瘤位于松果体区，大小约 2.2cm×2.2cm×1.9cm，色灰白，质软，血供一般，与周围脑组织及神经结构边界欠清。镜下沿肿瘤周边带探查，分块全切除肿瘤。

【术后 MRI】松果体区病灶已切除，增强后术区未见明显强化；脑室系统形态大小大致同术前，

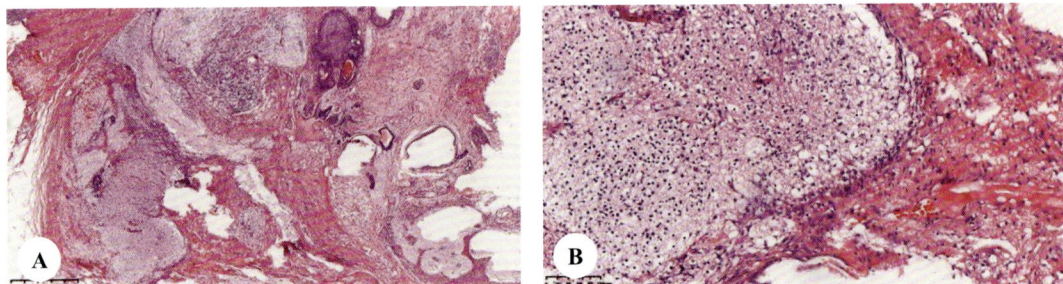

▲ 图 10-37　病例 2 术后病理

余脑实质未见明显新发异常信号灶及异常强化灶（图 10-39）。

【术后神经功能】出院时患者未诉特殊不适。生命体征平稳，神志清楚，双侧瞳孔等大等圆，直径 2mm，对光反射灵敏，余颅脑神经查体无异常。能进行简单交流，大小便偶不能自主控制，不能独自下床活动。

【术后病理】（松果体区）中分化松果体实质肿瘤，WHO Ⅱ 级。免疫组化结果：Syn（＋），NeuN（－），NF-Pan（灶性＋），GFAP（－），Olig2（－），CK-Pan（－），Ki-67（约 4%＋）（图 10-40）。

【经验体会】

(1) 本例患者病灶位于三脑室后份松果体区，大脑大静脉位于肿瘤后上方，天幕缘坡度较陡，经幕下小脑上入路或枕下经天幕入路对小脑或枕叶牵拉重，且大脑大静脉、大脑内静脉、基底静脉、桥静脉损伤风险大，前纵裂胼胝体脉络裂入路手术通道长，术中有损伤穹窿及丘脑、内囊等重要结构的风险，但对大脑深静脉系统损伤较小，根据术者经验，我们首选经前纵裂胼胝体脉络裂入路。

(2) 剪开硬膜后硬膜缘渗血尽量避免双极电凝止血，小血管出血建议使用止血钳钳夹止血，术中硬膜表面垫湿棉片，防止硬膜皱缩，有利于术后硬膜水密缝合，减少皮下积液的发生。

病例 4　患者男性，20 岁，因"发作性头痛 6 次，呕吐一次，检查发现颅内占位 20 天"入院。既往无特殊。

【查体】神志清楚，双侧瞳孔等大等圆，直径 3mm 大小，对光反射灵敏，右眼视力 0.3，左眼视力 0.2，头颅大小及形态正常，鼻腔及外耳道无异常分泌物，口角无歪斜，双侧鼻唇沟无变浅，鼓腮示齿可，伸舌居中，咽反射正常，颈软，四肢活动可，肌力、肌张力正常，Kernig、Brudzinski、Babinski 征阴性。余神经系统检查未见明显异常。

【辅助检查】MRI 检查示松果体区见大小约

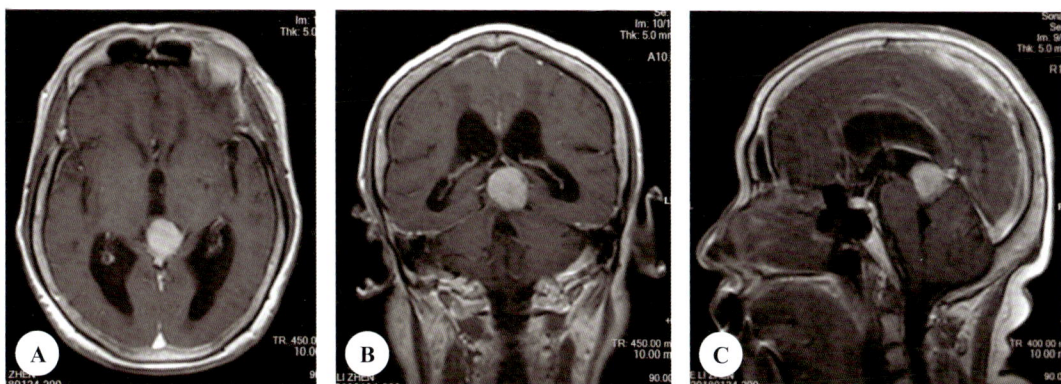

▲ 图 10-38　病例 3 术前 MRI 检查

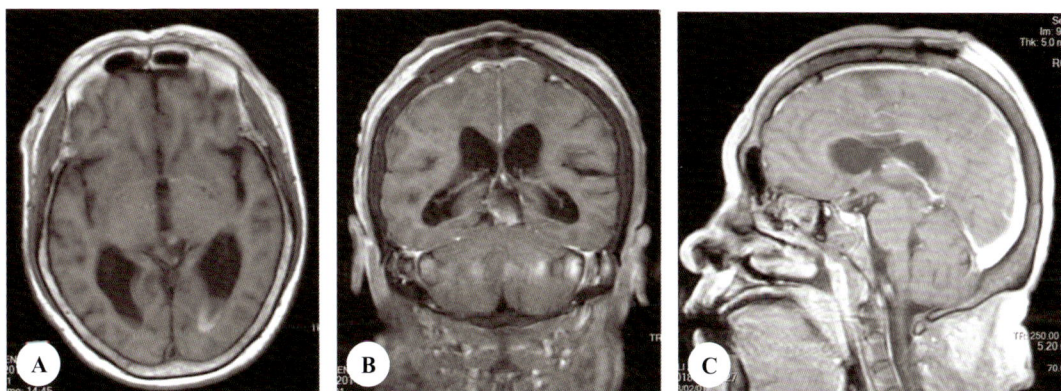

▲ 图 10-39　病例 3 术后 MRI 检查

2.7cm×2.6cm×2.7cm 的结节灶，呈长 T_1 稍长 T_2 信号灶，增强后明显强化，边界清晰；双侧侧脑室及三脑室扩大（图 10-41）。

【术前诊断】松果体区占位：生殖细胞瘤？胶质瘤？

【手术入路】幕下小脑上入路。

【手术过程】右侧俯卧位，枕骨隆突上 1cm 至 C_3 后正中直切口。严格沿中线分离双侧枕下肌肉，显露枕骨约 5cm×6cm，颅骨钻一孔，铣刀锯下大小约 4cm×5cm 的跨横窦骨瓣，并打开枕骨大孔约 2cm，悬吊硬膜。显微镜下 Y 形剪开硬膜，沿小脑幕下向松果体区探查，见肿瘤位于松果体区，大小约 2.7cm×2.6cm×2.7cm，实性改变，灰白色，血供丰富。大脑大静脉位于肿瘤背侧，与其粘连较紧。肿瘤与周边脑组织边界尚清楚，供血动脉主要位于肿瘤腹侧。镜下逐步电凝供血动脉并分块全切肿瘤。

【术后 MRI】原松果体区病变呈切除术后改变，现术区呈长 T_1 长 T_2 信号灶，增强后未见异常强化灶，邻近脑组织水肿灶大致同前，右侧侧脑室后角内可

见少量 T_2 积血信号灶，双侧脑室稍扩张，中线结构无移位。余况同前（图 10-42）。

【术后神经功能】患者未诉特殊不适，一般情况可。神志清楚，语言流利，双侧瞳孔等大等圆，直径 3mm 大小，对光反射灵敏，口角无歪斜，伸舌居中，切口愈合可，无红、肿、渗出，颈软，四肢肌力、肌张力正常，各生理反射存在，Kernig、Babinski、Brudzinski 征阴性。

【术后病理】松果体区高级别胶质瘤，考虑间变型星形细胞瘤（WHO Ⅲ级）。免疫组化结果：CK-Pan（－），CD117（－），PLAP（－），SALL4（－），S100（＋），HCG（－），AFP（－），Ki-67（约 10%），GFAP（区域＋），Olig2（＋），LCA（－），Vimentin（－），IDH1（－），CD68（区域＋），H3K27M（－），P53（－）（图 10-43）。

【经验体会】

(1) 该患者肿瘤主体位于三脑室后份及松果体区，侧脑室及三脑室均扩大，存在幕上梗阻性脑积水，天幕缘坡度较平坦，经纵裂胼胝体脉络裂入路或幕

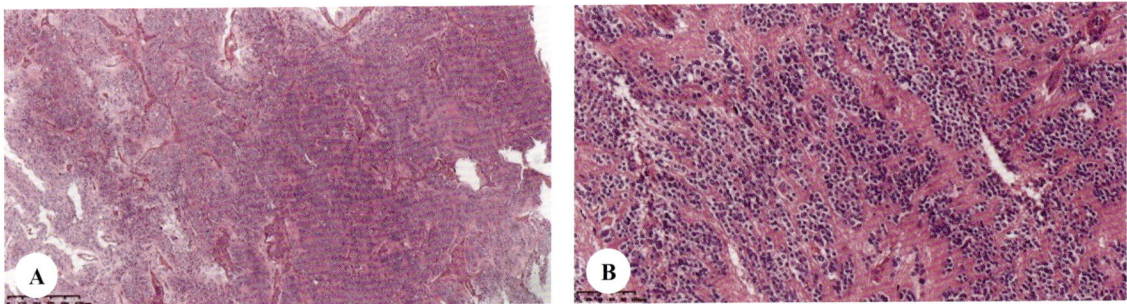

▲ 图 10-40 病例 3 术后病理

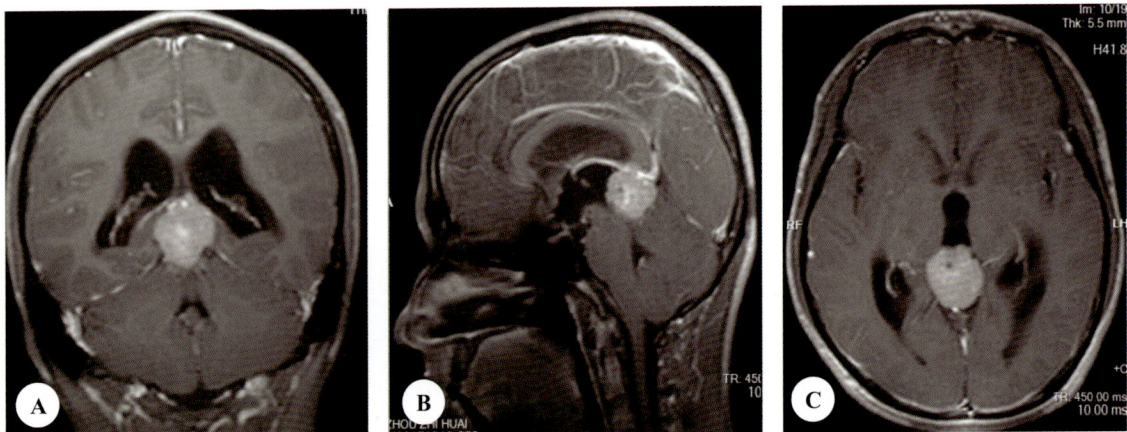

▲ 图 10-41 病例 4 术前 MRI 检查

下小脑上入路均可行，经纵裂胼胝体脉络裂入路手术操作距离远，手术空间更小，易损伤大脑内静脉及大脑大静脉，优先选择幕下小脑上入路。

(2) 术前行 MRV 检查明确深静脉系统与肿瘤的位置关系以及小脑及天幕缘的静脉引流情况，评估幕下小脑上入路离断小脑与天幕之间的桥静脉对小脑半球的影响。

(3) 术中打开枕骨大孔释放脑脊液减压或术前行腰大池置管，硬膜剪开前缓慢释放脑脊液减压，便于术中牵拉。

(4) 术中注意保护深静脉、上下丘、丘脑、滑车神经等重要的神经血管结构。

病例5 患者男性，40 岁，因"头痛 2 个月"入院。

【查体】神志清楚，慢性病容，双侧瞳孔等大等圆，直径 3mm 大小，对光反射灵敏，神经系统体查（—）。

【辅助检查】松果体区可见长 T_1 长 T_2 不均匀异常信号灶，最大层面约 20mm × 17mm，轮廓不规则，边缘尚清晰，Flair 序列呈不均匀稍高信号，增强扫描未见明显强化，DWI 呈高信号，ADC 等值，临近

三脑室稍受压，幕上脑室系统稍扩张。中线结构基本居中（图 10-44）。

【术前诊断】松果体区占位：表皮样囊肿？

【手术入路】枕下经天幕上（POPPen）入路。

【手术过程】右侧俯卧位，枕骨隆突上左侧过中线马蹄形切口。分离头皮及肌肉，颅骨钻 3 孔，铣刀铣下大小约 6cm × 5cm 的跨横窦上骨瓣，显微镜下 X 形剪开硬膜，沿镰幕交界向松果体区探查，见肿瘤位于松果体区，肿瘤边界不清，大小约 2.0cm × 1.7cm × 2.0cm，珍珠样，质稍软，与直窦、大脑大静脉及基底静脉关系密切。先在瘤腔内充分减压，再沿肿瘤周边逐渐分离肿瘤与脑组织之间的粘连，分块全切肿瘤。

【术后 MRI】原松果体区病变已切除，术区及相应颅板下可见长 T_1 长 T_2 信号，并可见少许无信号区，增强后术区边缘及临近硬脑膜可见线样强化，幕上脑室系统稍扩张缓解，中线结构居中（图 10-45）。

【术后神经功能】神清语利，双侧瞳孔等大等圆直径 3mm 大小，对光反射灵敏，口角无歪斜，伸舌居中，切口愈合可，无红、肿、渗出，颈软，四肢肌力、肌张力正常，各生理反射存在，Kernig、

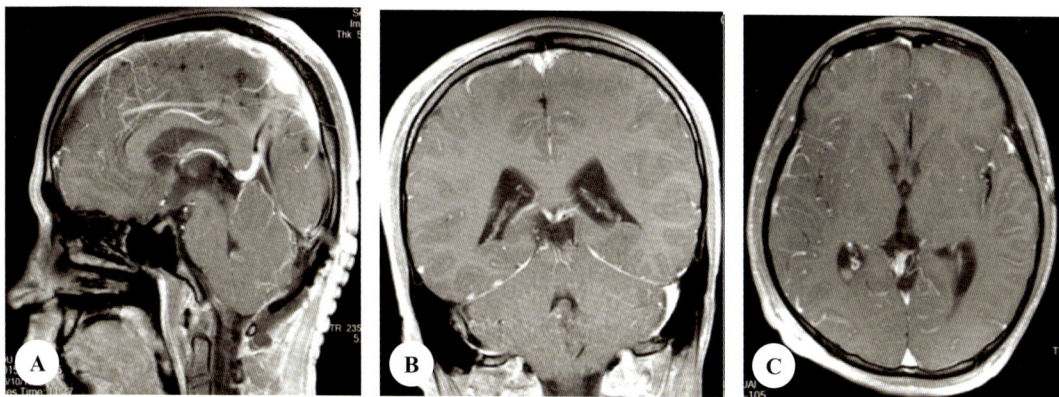

▲ 图 10-42 病例 4 术后 MRI 检查

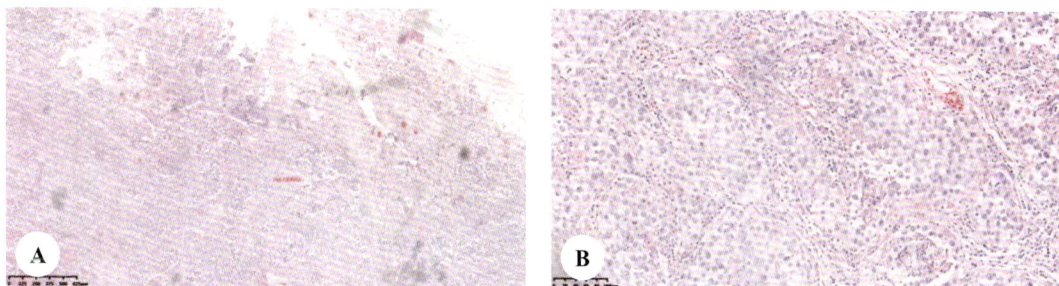

▲ 图 10-43 病例 4 术后病理

Babinski、Brudzinski 征阴性。

【术后病理】松果体区表皮样囊肿（图 10-46）。

【经验体会】

（1）该患者病变主体位于松果体区，大脑内静脉及大脑大静脉位于肿瘤上方，经纵裂胼胝体脉络裂入路手术操作易损伤大脑内静脉及大脑大静脉，天幕缘坡度较陡峭，经幕下小脑上入路需要过度牵拉小脑，易增加桥静脉损伤的风险。首选行枕下经天幕入路。

（2）术中应缓慢释放脑脊液或术前行腰大池置管，术中缓慢释放脑脊液减压，待脑组织张力下降后再进一步向深部探查，避免枕叶牵拉伤。

（3）术中注意保护深静脉、上下丘、丘脑、滑车神经等重要的神经血管结构。

病例 6　患者女性，44 岁，因"头痛 7 年，月经不规律 9 个月，双眼视物模糊 5 个月"入院。既往自幼右耳无听力。

【查体】神清语利。记忆力、定向力、智力可。双鼻嗅觉可。左眼视力：0.1，右眼视力：1.5，视野粗测无缺损。双瞳直径 3mm，等大等圆，对光反射灵敏，双眼球活动可，眼睑无下垂，无眼球震颤。双侧面部痛觉、振动觉可，咀嚼有力，张口下颌无偏移。双侧额纹对称，鼻唇沟对称，味觉正常。余神经系统检查未见明显阳性体征。

【辅助检查】松果体区见一类圆形稍短 T_1、短 T_2 信号，边界清楚，病灶大小约 2.62cm × 3.37cm × 3.60cm，其内可见小结节状等 T_1、稍短 T_2 信号；增强后病灶内结节状病灶稍强化；占位效应明显，相邻脑实质受压。幕上脑室系统明显扩大，双侧脑室旁见对称性小片状长 T_1 长 T_2 信号灶，中线结构无移位（图 10-47）。

【术前诊断】松果体区占位：表皮样囊肿？低级别胶质瘤？

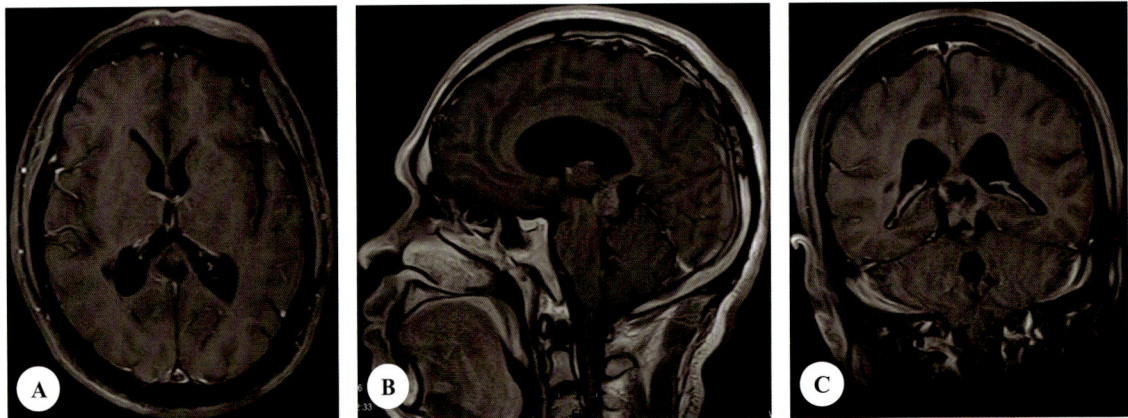

▲ 图 10-44　病例 5 术前 MRI 检查

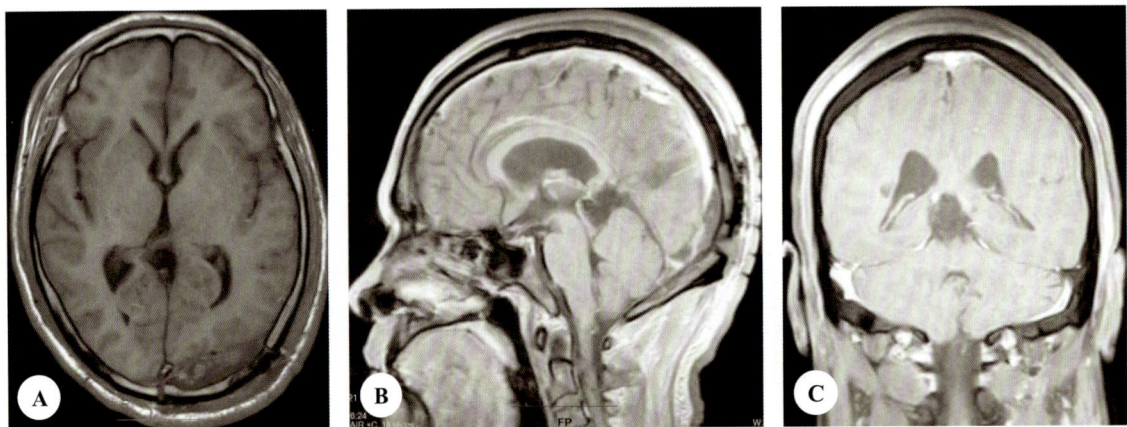

▲ 图 10-45　病例 5 术后 MRI 检查

【手术入路】幕下小脑上入路。

【手术过程】取左侧俯卧位，枕骨隆突上 3cm 至 C₂ 后正中直切口。严格沿中线分离双侧枕下肌肉，显露枕骨，颅骨钻 2 孔，铣刀铣下大小约 6cm×5cm 的跨横窦骨瓣，并打开枕骨大孔约 1.5cm。显微镜下 Y 形剪开硬膜，枕大池释放脑脊液，沿天幕轻牵开小脑蚓部，见肿瘤起源于松果体区，肿瘤大小约 3.5cm×3.0cm×4.0cm，部分囊变，有囊壁，边界清楚，质中等，先行穿刺释放出淡黄色囊液后，张力下降，囊内切除部分肿瘤实质部分，再沿肿瘤周边逐渐分离肿瘤与大脑内静脉、丘脑的粘连，全切除肿瘤。

【术后 MRI】松果体区病灶已切除，相邻脑实质受压明显缓解，未见强化。幕上脑室扩大较前缓解；余大致同前（图 10-48）。

【术后神经功能】患者无复视，眼球运动无障碍，未诉头晕头痛，精神食欲可，无发热。查体：三测正常，双侧瞳孔等大等圆，直径 2mm，对光反射灵敏。眼球运动无异常。颈软，四肢肌力、肌张力正常，病理征阴性。

【术后病理】松果体区表皮样囊肿（图 10-49）。

【经验体会】

(1) 该病例病变位于三脑室后份及松果体区中线部位，肿瘤主体位于天幕缘下方，小脑幕坡度平坦，非常适合幕下小脑上入路。

(2) 开颅手术过程中颅骨钻孔建议直接在横窦上方钻孔，并形成跨横窦骨瓣，减少术中横窦及窦汇损伤的风险。

病例 7 患者男性，62 岁，因"行走不稳 1 个月余"入院。既往体健。

【查体】神志清楚，双侧瞳孔等大等圆，直径 3mm 大小，对光反射灵敏，头颅大小及形态正常，口角无歪斜，双侧鼻唇沟无变浅，鼓腮示齿可，伸舌居中，咽反射正常，颈软，四肢活动可，肌力、肌张力正常，Kernig、Brudzinski、Babinski 征阴性。

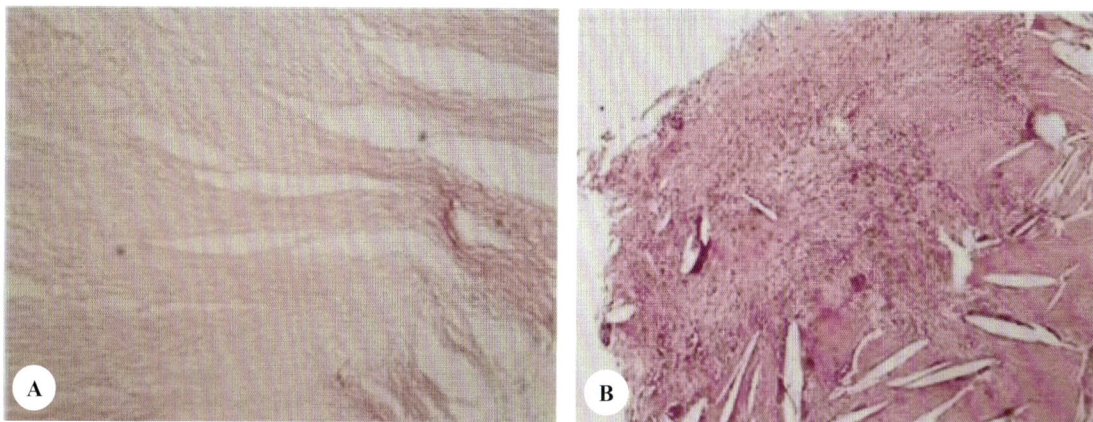

▲ 图 10-46　病例 5 术后病理

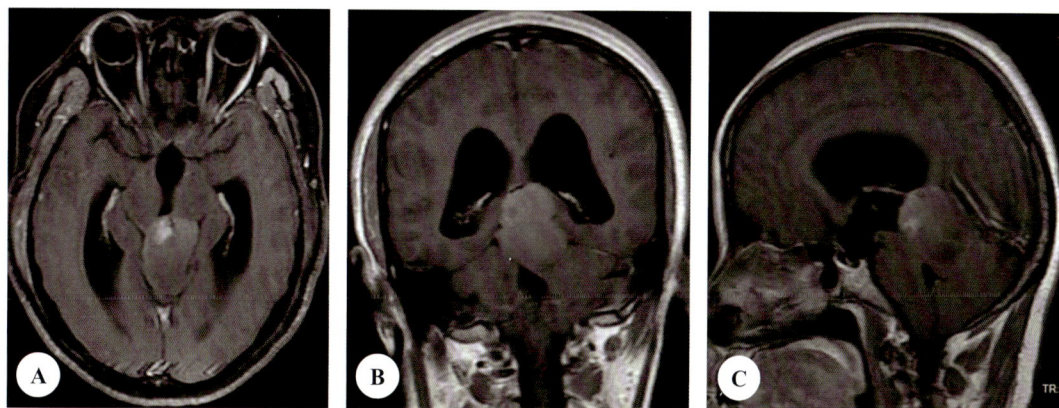

▲ 图 10-47　病例 6 术前 MRI 检查

【辅助检查】术前 MRI 检查提示三脑室内一约 2.0cm×1.8cm×1.5cm 大小病变，增强后明显均匀强化，幕上脑室系统扩张伴间质性脑水肿（图 10-50）。

【术前诊断】三脑室及松果体区占位：脑膜瘤？

【手术入路】经前纵裂胼胝体脉络裂入路。

【手术过程】仰卧位，肩下垫枕，头前屈约 20°，取右额纵裂经胼胝体入路，右额发际内 L 形切口，依次切开头皮和帽状腱膜，骨膜下分离皮瓣并牵开，颅骨钻 2 孔，铣刀铣下约 6cm×5cm 大小的额骨瓣，冠状缝前 4cm，冠状缝后 2cm，显露上矢状窦，悬吊硬膜。显微镜下弧形剪开硬膜翻向上矢状窦方向，分离大脑镰与额叶内侧面粘连后轻柔牵开右侧额叶，沿纵裂向深部探查，在双侧胼周动脉之间纵向切开胼胝体，长约 1.5cm，进入侧脑室，打开穹窿与脉络丛之间的间隙，进入第三脑室，分离双侧大脑内静脉，见肿瘤位于松果体区，大小约 2.0cm×1.8cm×1.5cm，肿瘤质地韧，色灰红，血供丰富，与周边脑组织边界尚清，显微镜下分块切除肿瘤（图 10-51）。

【术后 MRI】原三脑室病变已切除，增强后未见明显强化，脑室系统较前缩小，间质性水肿消退，中线结构居中（图 10-52）。

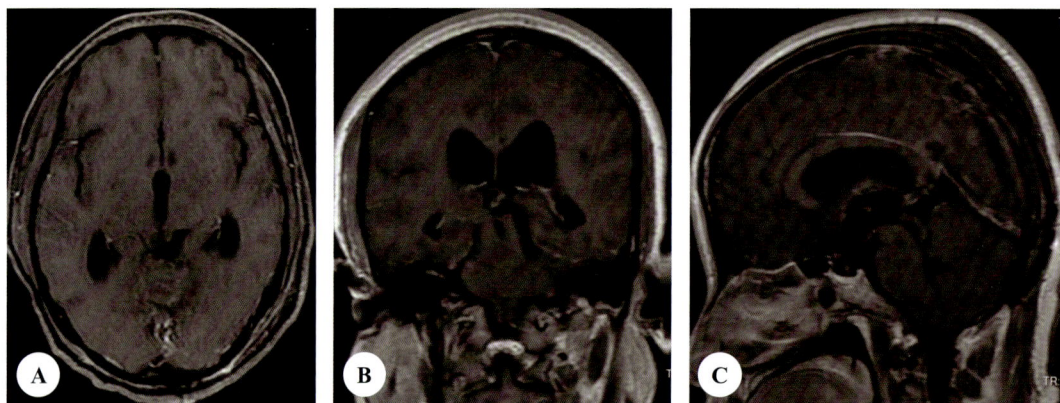

▲ 图 10-48　病例 6 术后 MRI 检查

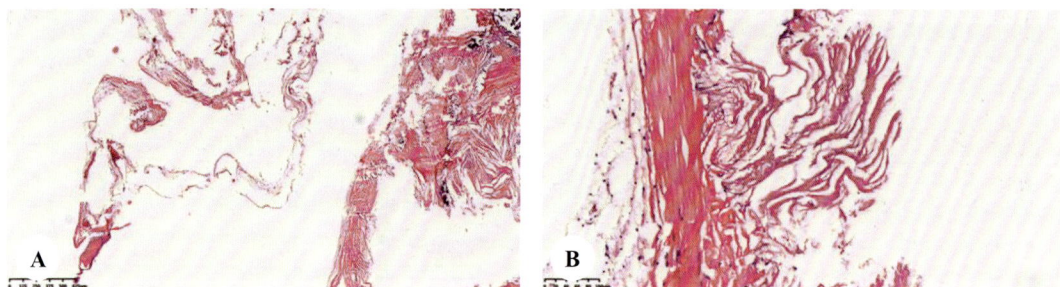

▲ 图 10-49　病例 6 术后病理

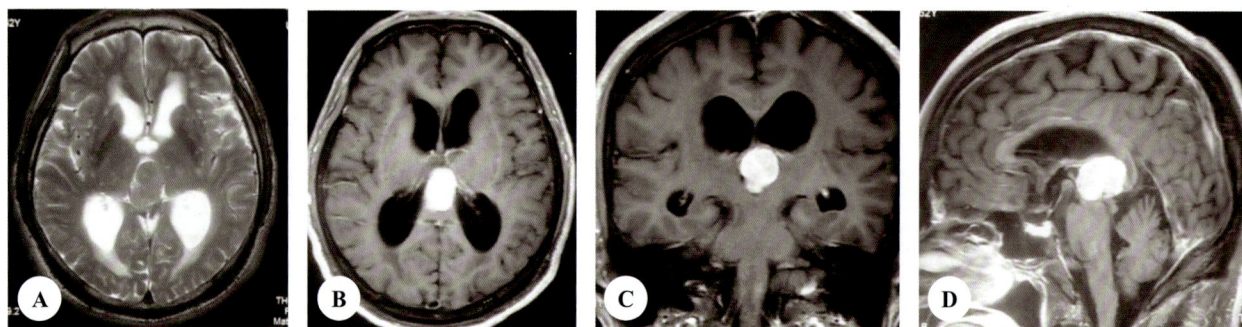

▲ 图 10-50　病例 7 术前 MRI 检查

【术后神经功能】患者未诉特殊不适，一般情况可。查体：神志清楚，语言流利，双侧瞳孔等大等圆，直径 3mm 大小，对光反射灵敏，口角无歪斜，伸舌居中，切口愈合可，无红、肿、渗出，颈软，四肢肌力、肌张力正常，病理征阴性。

【术后病理】（三脑室）脑膜瘤（WHO Ⅰ 级）。免疫组化：CD34（血管 +），STAT6（—），SSTR2A（+），

Ki-67（约 3%+），D2-40（+），EMA（—），E-cadherin（+），Bcl-2（—），CD99（+）（图 10-53）。

【经验体会】

(1) 该患者病变主体位于三脑室内，向松果体区生长，小脑幕坡度陡峭，且三脑室脑膜瘤多源于三脑室脉络丛，上方入路可早期直视肿瘤基底，适合行纵裂胼胝体脉络裂入路。

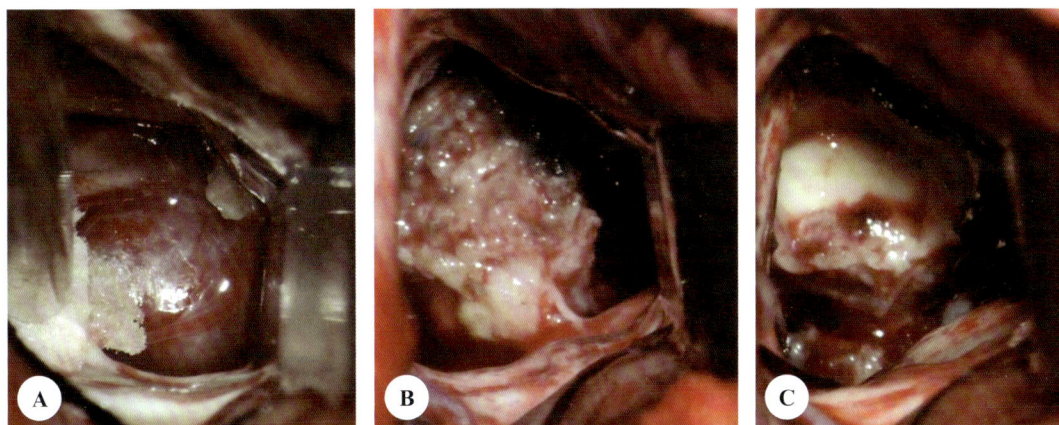

▲ 图 10-51　病例 7 手术过程所视

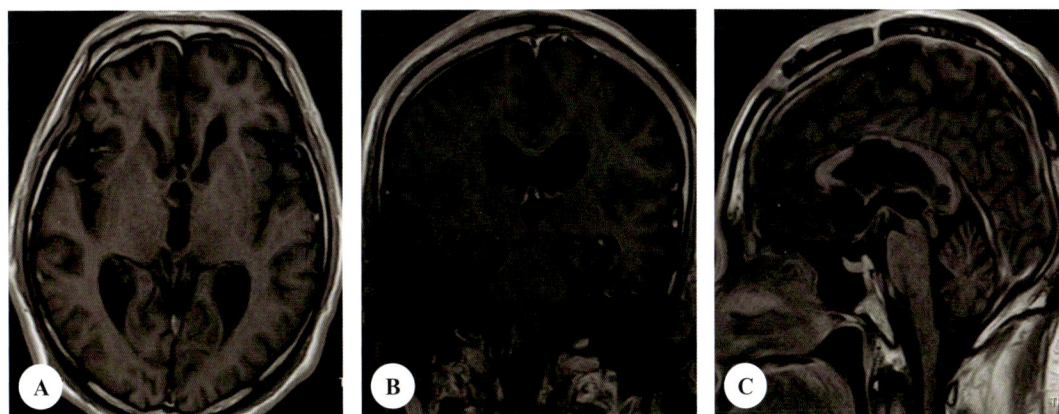

▲ 图 10-52　病例 7 术后 MRI 检查

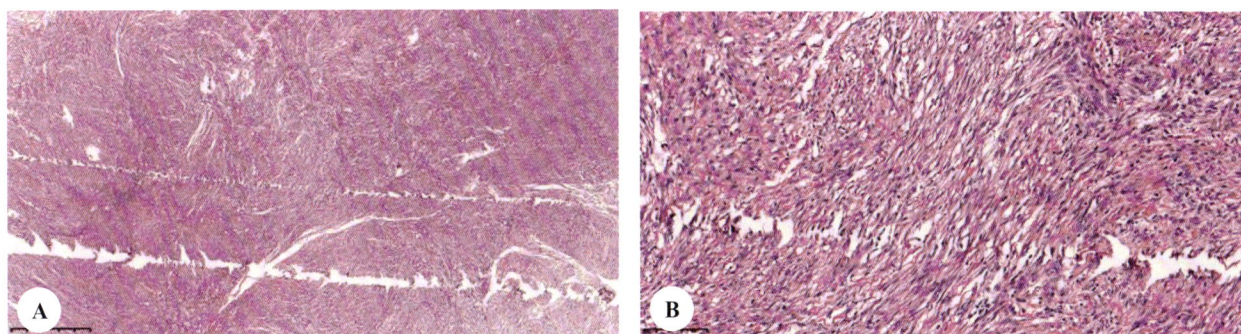

▲ 图 10-53　病例 7 术后病理

(2) 肿瘤切除过程中放置吸收性明胶海绵或棉片防止肿瘤碎片及血液扩散；手术结束时彻底冲洗脑室，术后瘤腔内尽可能减少止血材料填塞，减轻术后发热及粘连导致的梗阻性脑积水。

病例 8　患者男性，33 岁，因"头痛、呕吐 20 天"入院，既往有右足趾骨骨折复位固定手术史，余无特殊。

【查体】神清语利。记忆力、定向力、智力可。双鼻嗅觉可。视力左：1.2，右：1.0，视野粗测无缺损，眼底检查未见明显异常。双瞳直径 3mm，等大等圆，对光反射灵敏，双眼球活动可，右侧眼睑下垂，左侧眼睑无下垂，无眼球震颤。余神经系统检查未见明显阳性体征。

【辅助检查】术前 MRI 示三脑室后部见结节样稍长 T_1、长 T_2 信号灶，病灶范围约为 2.1cm×1.6cm，增强后病灶不均匀强化，病灶左侧丘脑关系密切，所示双侧侧脑室稍扩张，双侧侧脑室见对称性片状长 T_2 信号灶，中线结构居中（图 10-54）。

【术前诊断】三脑室占位。

【手术入路】左额纵裂经胼胝体入路。

【手术过程】仰卧位，向前屈 30°。取左额纵裂经胼胝体入路，左额发迹内 L 形切口，依次切开头皮和帽状腱膜，骨膜下分离皮瓣并牵开。颅骨钻 2 孔，线锯锯下约 4cm×4cm 大小的额骨瓣，显露上矢状窦，悬吊硬膜。显微镜下弧形剪开硬膜，轻牵开左侧额叶，沿纵裂向深部探查，在双侧胼周动脉之间纵向切开胼胝体，长约 2.5cm，经透明隔间腔进入三脑室，将左侧大脑内静脉分离牵开至右侧后即

显露肿瘤，肿瘤起源于左侧丘脑，位于三脑室后份，阻塞中脑导水管，质地软，色灰红，血供丰富，边界不清，大小约 3.5cm×3.0cm×2.5cm，镜下继沿肿瘤周边水肿带探查切除肿瘤，全切除肿瘤。双侧大脑内静脉保留完好，中脑导水管通畅。

【术后 MRI】三脑室病变呈切除术后改变，三脑室较前缩小，侧脑室内、额部可见积气，脑实质内未见明显异常信号及强化灶。脑室系统扩大情况较前稍缓解（图 10-55）。

【术后神经功能】患者未诉特殊不适。查体：三测正常，双侧瞳孔等大等圆，直径 2mm，对光反射灵敏，余脑神经查体无异常。颈软，四肢肌力、肌张力正常，病理征阴性。

【术后病理】（三脑室）恶性肿瘤，结合免疫组化，考虑原始神经外胚叶肿瘤（PNET）。免疫组化：Ki-67（20%+），GFAP（灶性 +），Nestin（+），NeuN（—），NF-Pan（灶性 +），CD56（+），EMA（—），Syn（+），CgA（—），S100（+）（图 10-56）。

【经验体会】

(1) 该患者肿瘤位于三脑室后份松果体区，大脑内静脉下方，大脑大静脉前下方，为减轻对大脑大静脉的影响，适合采用前纵裂经胼胝体入路切除肿瘤；若采用幕下小脑上入路，建议术中行腰大池置管引流术。

(2) 肿瘤切除过程中放置吸收性明胶海绵或棉片防止肿瘤碎片及血液扩散；术中注意保护重要神经血管结构，如大脑内静脉、穹窿、丘脑和内囊等；术后瘤腔内尽可能减少止血材料填塞，减轻术后发热及粘连导致的梗阻性脑积水。

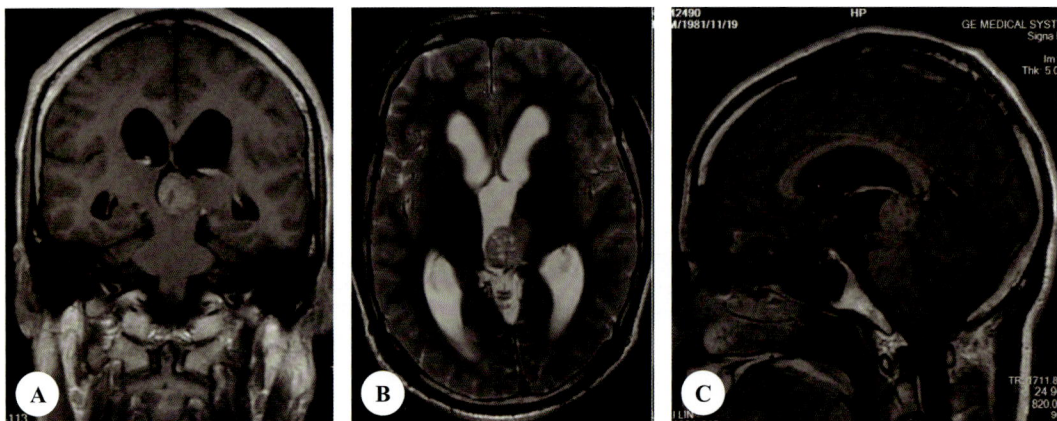

▲ 图 10-54　病例 8 术前 MRI 检查

专家点评

三脑室前中份及主体（2/3）位于三脑室内的三脑室后份肿瘤均可通过经额纵裂－胼胝体－穹窿间（或侧脑室—脉络裂）－三脑室入路予以显露切除。部分三脑室后份松果体区肿瘤亦可根据具体情况选择枕叶经天幕入路或幕下小脑上入路予以显露切除。手术入路的选择应充分考虑肿瘤位置、起源的部位、生长方向、三脑室受累的程度及是否有三脑室或中脑导水管梗阻等因素。

术中应妥善保护好可能存在变异的粗大引流静脉，尤其要保护好大脑内静脉和大脑大静脉。术中显露肿瘤后大致可推断出肿瘤的病理类型：生殖细胞瘤通常较软、质地均一、粉红色、易碎，与周围结构可有浸润；非生殖细胞瘤类的其它恶性肿瘤外观多样化、易出血、部分质地韧，肿瘤内及周围异常血管较多；良性畸胎瘤呈结节状，多边界清楚，质地较韧，内可有毛发、软骨等结构，松果体细胞瘤多质地均一、边界清楚；脑膜瘤及胆脂瘤样畸胎瘤少见，有其相应的特征。切除肿瘤时应根据初步判断肿瘤的性质选择不同的手术策略。但共同的特点是优先判断肿瘤的起源和血供来源，在减压分离的前提下优先控制主要供血动脉和粗大的引流静脉。再悉心辨认肿瘤周边的膜性结构，减压前提下逐渐分离肿瘤与周边结构粘连，分块切除肿瘤。遇到深部静脉撕裂出血时，不要惊慌失措，盲目电凝，而应选择合适大小的吸收性明胶海绵精准轻柔压迫破口，配以理想的麻醉 CO_2 分压，多可妥善止血。

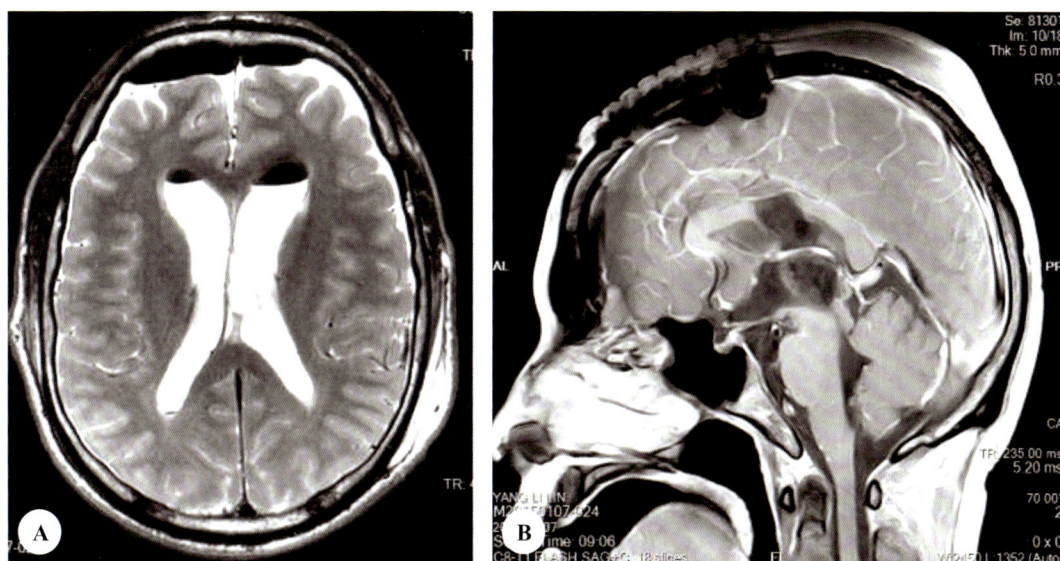

▲ 图 10-55　病例 8 术后 MRI 检查

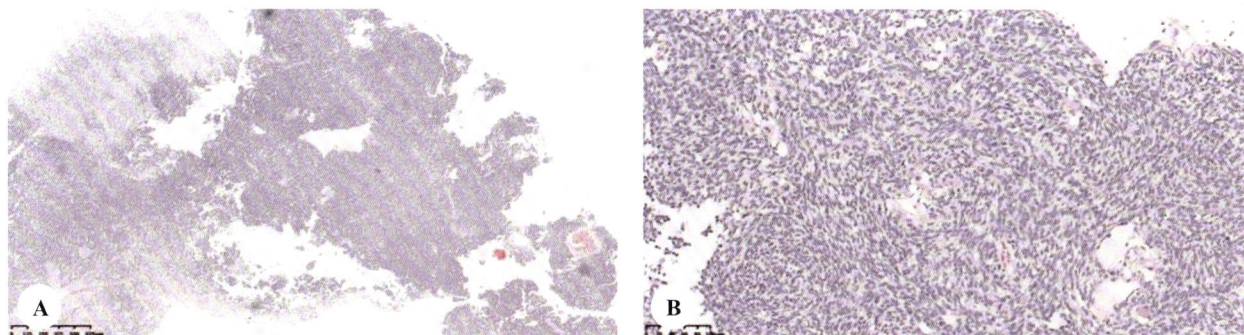

▲ 图 10-56　病例 8 术后病理

参考文献

[1] GÖKALP H Z, YÜCEER N, ARASIL E, et al. Tumours of the lateral ventricle[J]. A retrospective review of 112 cases operated upon 1970–1997. Neurosurg Rev, 1998, 21:126–137.

[2] MAJÓS C, AGUILERA C, COS M, et al. In vivo proton magnetic resonance spectroscopy of intraventricular tumours of the brain[J]. Eur Radiol, 2009, 19(8):2049–2059.

[3] JELINEK J, SMIRNIOTOPOULOS J G, PARISI J E, et al. Lateral ventricular neoplasms of the brain: Differential diagnosis based on clinical, CT, and MR findings[J]. Am J Neuroradiol, 1990, 11:567–574.

[4] .FENCHEL M, BESCHORNER R, NAEGELE T, et al. Primarily solid intraventricular brain tumors[J]. Eur J Radiol, 2012, 81:e688–e696.

[5] AHMAD F, SANDBERG D. Endoscopic management of intraventricular brain tumors in pediatric patients: A review of indications, techniques, and outcomes[J]. J Child Neurol, 2010, 25(3):359–367.

[6] YASARGIL M G, ABDULRAUF S I. Surgery of intraventricular tumors[J]. Neurosurgery, 2008, 62(6; Suppl 3):SHC1029–SHC1041.

[7] ANDERSON R C, GHATAN S, FELDSTEIN N A. Surgical approaches to tumors of the lateral ventricle[J]. Neurosurg Clin N Am. 2003; 14(4):509–525.

[8] ASGARI S, ENGELHORN T, BRONDICS A, et al. Transcortical or transcallosal approach to ventricle–associated lesions: a clinical study on the prognostic role of surgical approach[J]. Neurosurg Rev, 2003, 26(3):192–197.

[9] KAWASHIMA M, LI X, RHOTON A L Jr, et al. Surgical approaches to the atrium of the lateral ventricle: microsurgical anatomy[J]. Surg Neurol, 2006, 65(5):436–445.

[10] IZCI Y, SEÇKİN H, ATEŞ O, et al. Supracerebellar transtentorial transcollateral sulcus approach to the atrium of the lateral ventricle: microsurgical anatomy and surgical technique in cadaveric dissections[J]. Surg Neurol, 2009, 72(5):509–514.

[11] D'ANGELO V A, GALARZA M, CATAPANO D, et al. Lateral ventricle tumors: surgical strategies according to tumor origin and development—a series of 72 cases[J]. Neurosurgery, 2005, 56(1 Suppl):36–45.

[12] SANTORO A, SALVATI M, FRATI A, et al. Surgical approaches to tumours of the lateral ventricles in the dominant hemisphere[J]. J Neurosurg Sci, 2002, 46(2):60–65.

[13] LE GARS D, LEJEUNE J P, PELTIER J. Surgical anatomy and surgical approaches to the lateral ventricles[J]. Adv Tech Stand Neurosurg, 2009, 34:147–187.

[14] YASARGIL M G, TÜRE U, YASARGIL D C. Impact of temporal lobe surgery[J]. J Neurosurg, 2004, 101(5):725–738.

[15] WINKLER P A, ILMBERGER J, KRISHNAN K G, et al. Transcallosal interforniceal–transforaminal approach for removing lesions occupying the third ventricular space: clinical and neuropsychological results[J]. Neurosurgery, 2000, 46:879–890.

[16] DANAÏLA L, RADOI M. Surgery of tumors of the third ventricle region[J]. Chirurgia. 2013; 108:456–462.

[17] LITTLE K M, FRIEDMAN A H, FUKUSHIMA T. Surgical approaches to pineal region tumors[J]. J Neuro Oncol, 2001, 54:287–299.

[18] JIA W, MA Z, LIU I Y, et al. Transcallosal interforniceal approach to pineal region tumors in 150 children[J]. J Neurosurg Pediatr, 2011, 7(1):98–103.

[19] MUSSI A, RHOTON A L Jr. Telovelar approach to the fourth ventricle: Microsurgical anatomy[J]. J Neurosurg, 2000, 92:812–823.

三、第四脑室肿瘤

（彭　刚）

（一）解剖结构与手术入路

第四脑室是小脑和脑干之间的宽篷状中线孔腔，其头侧通过中脑导水管与第三脑室相连，尾侧通过正中孔连接枕大池，外侧通过外侧孔连接脑桥小脑三角，大多数脑神经起源于第四脑室底附近。第四脑室包括一个顶、一个底和两个外侧隐窝，位于小脑的腹侧、延髓和小脑的内侧。小脑围绕脑干的胚胎发育过程折返形成三个裂隙：小脑中脑裂、小脑脑桥裂及小脑延髓裂，分别与顶壁的上半部、外侧隐窝及顶壁下半部关系密切。小脑上动脉及小脑中脑裂静脉走行在小脑中脑裂内，小脑前下动脉及小脑脑桥裂静脉走行在小脑脑桥裂，小脑后下动脉和小脑延髓裂静脉走行在小脑延髓裂内。

四脑室病变的手术入路主要是枕下后正中经膜帆入路（图 10-57），患者取坐位、侧俯卧位或正俯卧位，具体采取何种体位取决于病变的部位及术者的经验。坐位手术入路能够提供肿瘤的清晰暴露，增加静脉回流和脑脊液引流，便于止血及避免血液流入术野，特别适用于上蚓部、四脑室内及脑桥小脑三角区的巨大肿瘤，其主要并发症包括静脉空气栓塞、低血压和脑缺血。侧卧位时患者取 3/4 侧俯卧位，头部高于心脏水平促进静脉回流，减少静脉血液，降低颅内压。侧卧位手术的缺点在于对颅后窝上半部分暴露不佳，特别对于短颈患者，静脉扭曲不可避免。枕下开颅取枕外粗隆至 C_4 水平正中直切口，严格沿正中线分离，电刀分离双侧枕下肌群，牵开器牵开后暴露枕骨鳞部及枕骨大孔，导静脉出血予电凝止血并用骨蜡封闭防止静脉空气栓塞。分离枕下肌群时注意避免损伤 C_1 与枕骨大孔之间的椎动脉颅外段。通常需要暴露 C_1 和 C_2 的后弓，当存在小脑扁桃体下疝畸形时需要切除 C_1 后弓。对于术前已存在脑积水或严重颅高压的患者，可在枕外粗隆上方 6～7cm，中线旁 3～4cm 处切开皮肤钻孔，行侧脑室枕角穿刺外引流降低颅压。枕骨钻孔第一孔

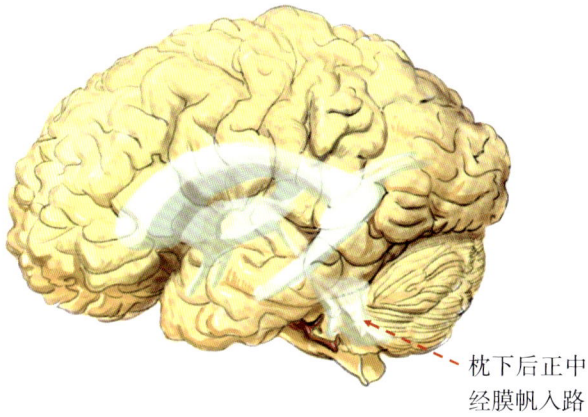

▲ 图 10-57　第四脑室肿瘤入路

位于中线枕外粗隆上方或下方，具体取决于病变位于颅后窝上方或下方，使用高速磨钻及铣刀铣下枕骨骨瓣，打开枕骨大孔，枕骨大孔打开的范围取决于病变的大小和位置。硬膜可 U 形或 Y 形切开，枕窦或其他静脉窦出血需使用双极电凝快速止血或缝扎止血，避免静脉空气栓塞。

　　四脑室病变由于位置原因，损伤脑室壁及底部结构后将产生严重后果，因而对于神经外科医生而言是巨大的挑战，以前往往通过切除小脑蚓部或移除部分小脑半球获得手术空间而到达第四脑室。Rhonton 教授等研究发现仅仅通过打开脉络膜即可获得足够的脑室显露，当打开脉络膜无法获得充分显露时可打开向纸一样厚度的下髓帆。打开四脑室能获得四脑室底全部及除了外侧隐窝、尖顶及顶壁上半的大部分第四脑室，打开下髓帆可打开整个第四脑室。沿着脉络膜裂向外侧延伸至 Luschka 孔，打开外侧隐窝，可暴露小脑脚的隐窝面。没有报道指出单独切开脉络裂和髓帆会导致严重神经功能障碍，但暴露第四脑室壁的其他结构如齿状核、小脑脚、第四脑室底和 PICA 等损伤将导致相应的神经功能缺失。所有汇聚于第四脑室外侧壁和顶壁的小脑脚均易受到损伤。小脑上脚损伤会导致严重的同侧意向性震颤、辨距障碍及运动失调；小脑中脚损伤导致肢体自主运动过程中共济失调和辨距障碍。小脑下脚损伤可出现类似绒球小结叶损伤的平衡障碍，以及躯干性共济失调和步态蹒跚，但若仅是小脑脚部分损伤则症状轻微，恢复较快。切除或处理附着于四脑室底肿瘤时可产生一系列并发症，包括术中血压下降、呼吸不能或呼吸频率增加、复视、语言和

吞咽障碍、咳嗽反射减弱、应激性胃出血、吸入性肺炎和电解质紊乱。PICA 经常在直接经脉络裂和下髓帆入路中被显露，但很少被损伤。在延髓分支远端，第四脑室顶壁水平阻断 PICA 分支可以免延髓梗死症状，但可能产生类似迷路炎的症状，包括旋转性眩晕、恶心、呕吐、站立不能和不伴辨距不良的眼震。

（二）典型病例解析

　　病例 1　患者男性，35 岁，因"行走不稳 2 年余，头痛、呕吐 1 年，加重伴视物模糊、记忆力下降 2 个月"入院。既往 10 余年前行鼻窦炎手术，1 年前行腰椎间盘手术。

　　【查体】神志清楚，双侧瞳孔等大等圆，直径 3mm 大小，对光反射灵敏，左眼视力 0.4，右眼视力 0.6，口角无歪斜，双侧鼻唇沟无变浅，鼓腮示齿可，伸舌居中，咽反射正常，颈软，四肢活动可，肌力、肌张力正常，指指、指鼻试验可疑阳性，跟膝胫试验可疑阳性，行一字步不稳，Romberg 征（+），Kernig、Brudzinski、Babinski 征阴性。

　　【辅助检查】MRI 检查示小脑蚓部见一等、长 T_1 长、极长 T_2 信号灶，增强后可见明显强化，病变大小约 3.8cm×3.6cm×3.0cm，病变邻近延髓内可见长 T_1 长 T_2 信号灶，邻近四脑室受压变窄，病灶后上方可见一囊性病变，向枕骨大孔方向延伸，幕上脑室系统扩张。余脑实质内未见异常信号及强化灶，灰白质界限清楚，脑沟、脑裂、脑池及脑室大小形态正常，中线结构无移位（图 10-58）。

　　【术前诊断】四脑室占位：脑膜瘤？

　　【手术入路】枕下后正中经膜帆入路。

　　【手术过程】取左侧俯卧位，枕骨隆突上 1cm 至 C_2 后正中直切口。严格沿中线分离双侧枕下肌肉，显露枕骨约 5cm×6cm，颅骨钻 1 孔，铣刀铣下大小约 4cm×5cm 的骨瓣，显露横窦边缘，并打开枕骨大孔约 1.5cm，打开部分 C_1 环椎后弓，悬吊硬膜。显微镜下 Y 形剪开硬膜，剪开蛛网膜，见肿瘤位于颅后窝中线区域，与四脑室上髓帆关系密切，小脑蚓部受压上抬，大小约 4cm×4cm×3m，实性，质硬，银白色，与周边脑组织边界尚清楚，病变与延髓粘连紧密。镜下先行瘤内减压（图 10-59A），再沿肿瘤周边逐渐分离切除肿瘤包膜（图 10-59B），分块全

切除肿瘤（图 10–59C）。

【术后 MRI】小脑蚓部病灶呈全切除后改变，术区可见片状极长 T_1、极长 T_2 信号，边界不清，邻近四脑室受压较前改善，病变邻近延髓内见长 T_1 长 T_2 信号灶，周围仍可见较大囊变区，幕上脑室系统扩大较前减轻，内可见少量积气信号（图 10–60）。

【术后神经功能】患者未诉特殊不适，一般情况可。查体：三测正常，神志清楚，语言流利，双侧瞳孔等大等圆，直径 3mm 大小，对光反射灵敏，口角无歪斜，伸舌居中，切口愈合可，无红、肿、渗出，颈软，四肢肌力、肌张力正常，各生理反射存在，Kernig、Babinski、Brudzinski 征阴性。

【术后病理】（颅内）送检肿瘤组织呈分叶状，有黏液样背景，可见大量炎细胞浸润，考虑交界性 – 低度恶性，结合免疫组化结果，倾向脊索瘤样脑膜瘤。免疫组化结果：CK-Pan（弱

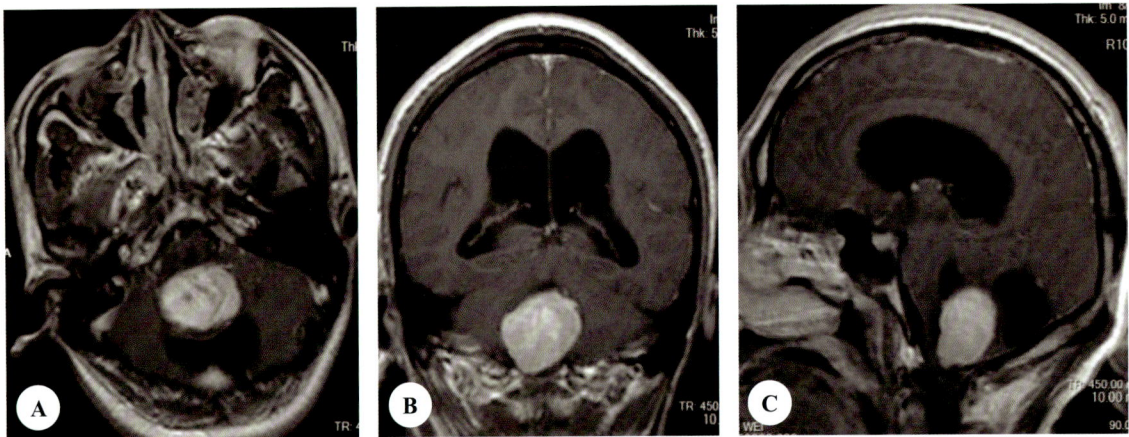

▲ 图 10–58　病例 1 术前 MRI 检查

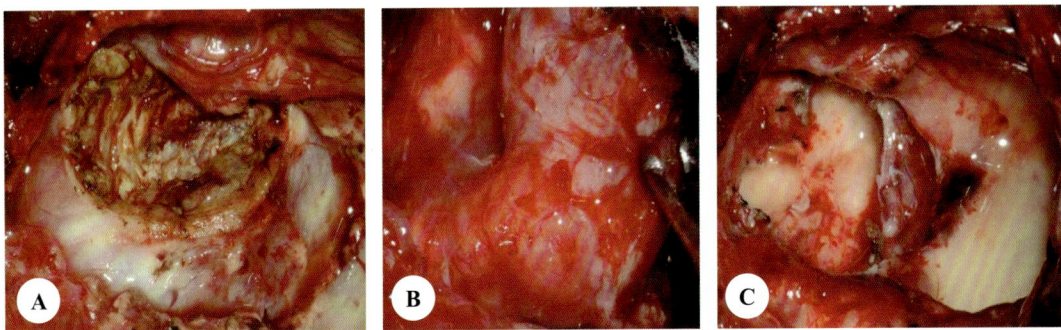

▲ 图 10–59　病例 1 手术过程

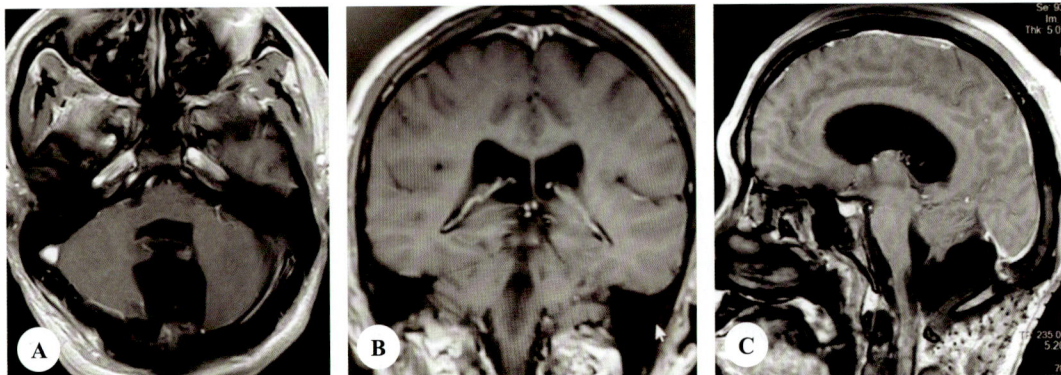

▲ 图 10–60　病例 1 术后 MRI 检查

+ ），EMA（ 弱 + ），Vimentin（ + ），TTF-1（ — ），
CD15（ — ），CD30（ — ），LCA（ — ），CD34
（ — ），CD68（ 弱 + ），GFAP（ — ），S100（ 个 别
+ ），HHF35（ ± ），Ki-67（ 个别 + ），AFP（ 弱 + ），
PLAP（ ± ），CD31（ ± ），Oct-4（ 弱 + ），Myogenin
（ 弱 + ），NapsinA（ 弱 + ），PSA（ — ），CK20（ — ），
CK7（ — ），CDX-2（ ± ），HepPar-1（ ± ），P63（ — ），
CD20（ — ），CD45RO（ — ），CD1a（ ± ），CD163（ + ），
HMB45（ ± ），Melan-A（ ± ），PR（ ± ）（图 10–61）。

【经验体会】

（1）该患者为四脑室占位伴幕上梗阻性脑积水，
病变主要位于延髓及脑桥背侧四脑室内，优先选择
枕下后正中经膜帆入路，病变性质为脑膜瘤在四脑
室占位中罕见。

（2）术中释放枕大池脑脊液时应缓慢，避免脑脊
液快速大量释放导致的幕上硬膜外血肿。

（3）术中注意保护脑干及小脑后下动脉，术后应
反复予温生理盐水反复冲洗瘤腔，减少术后因四脑
室粘连所致梗阻性脑积水。

（4）术后硬脑膜水密缝合，伤口适当加压包扎，
减少术后皮下积液的风险。

病例 2　患者女性，15 岁，因"间断头晕头痛 9
个月余，四肢乏力 1 个月余，嗜睡 2 周"入院，既往
体健。

【查体】神志嗜睡，双侧瞳孔等大等圆，直径
3mm 大小，对光反射灵敏，口角无歪斜，双侧鼻唇
沟无变浅，鼓腮示齿可，伸舌居中，双侧咽反射减
退，颈软，四肢活动可，肌力约Ⅳ级，肌张力正常，
Kernig、Brudzinski、Babinski 征阴性。

【辅助检查】四脑室下部可见一不规则分叶肿
块灶，大小约 3.9cm×3.6cm，呈等 – 短 T_1、等 –
长 T_2 信号灶，边界欠清楚，增强呈明显不均匀强
化。四脑室及幕上脑室明显扩大，双侧脑室周围白
质内见对称性长 T_1、长 T_2 信号灶，脑中线结构居中
（图 10–62）。

【术前诊断】四脑室占位。

【手术入路】枕下后正中经膜帆入路。

【手术过程】右侧俯卧位，枕骨隆突上 2cm 至

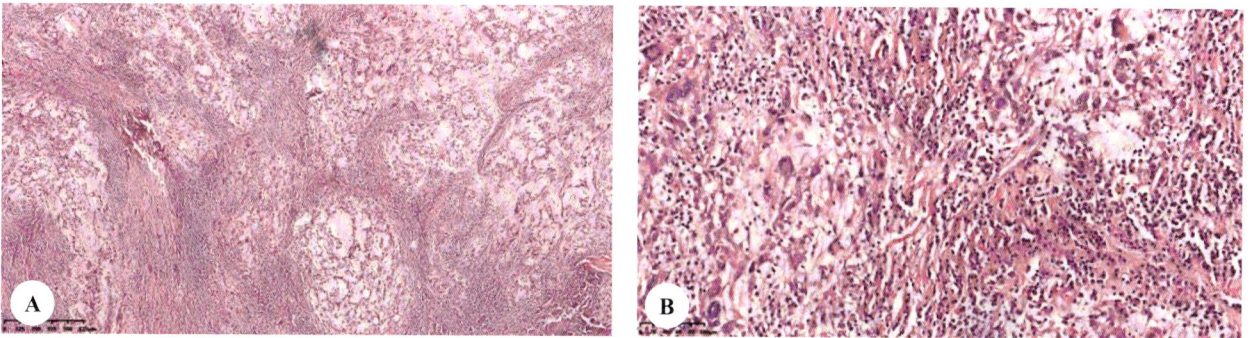

▲ 图 10–61　病例 1 术后病理

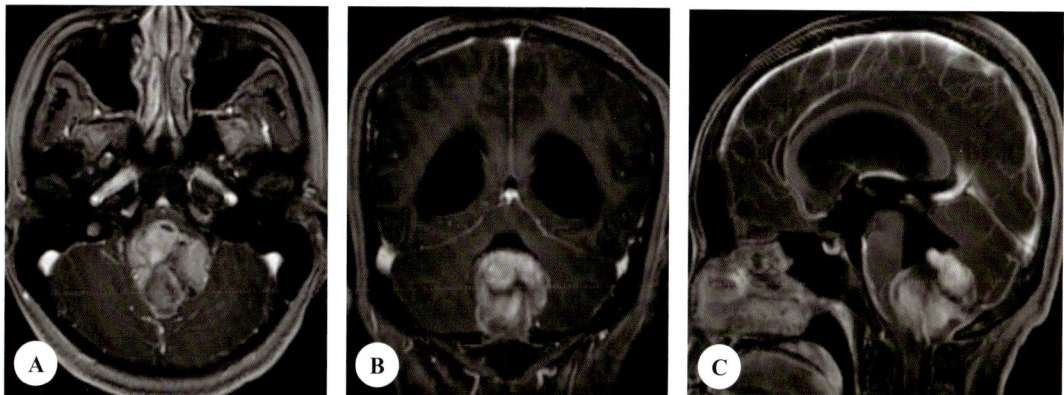

▲ 图 10–62　病例 2 术前 MRI 检查

C_1 后正中直切口。严格沿中线分离双侧枕下肌肉，显露枕骨约 5cm×6cm，颅骨钻 1 孔，铣刀铣下大小约 4cm×5cm 枕骨骨瓣，打开枕骨大孔约 1.5cm，并咬除 C_1 后弓，悬吊硬膜。显微镜下 Y 形剪开硬膜，剪开蛛网膜，枕大池闭塞。肿瘤位于延髓背侧及四脑室底，小脑蚓部受压上抬，肿瘤大小约 3.9cm×3.6cm，实性，肿瘤严重侵犯延髓，部分区域呈包裹性生长，与周边脑组织边界不清。镜下先行瘤内减压，再分离肿瘤与小脑之间粘连，最后逐渐分离肿瘤与延髓背侧间粘连，分离肿瘤与四脑室粘连，分块全切除肿瘤。

【术后 MRI】原第四脑室占位性病变已切除，右小脑半球可见大片状长 T_1 稍长 T_2 信号灶，FLAIR 上呈高信号，增强后术区边缘及脑沟线样强化。脑室系统仍可见扩张。双侧侧脑室旁间质性脑水肿较前缓解（图 10–63）。

【术后神经功能】神志清楚，语言流利，双侧瞳孔等大等圆，直径 3mm 大小，对光反射灵敏，口角无歪斜，伸舌居中，切口愈合可，无红、肿、渗出，颈软，四肢肌力、肌张力正常，各生理反射存在，Kernig、Babinski、Brudzinski 征阴性。

【术后病理】（四脑室）恶性肿瘤，AFP 强阳性，考虑为卵黄囊瘤，建议查肝脏等部位，排除转移性恶性肿瘤的可能。免疫组化结果：AFP（3+），SALL4（+），CK-Pan（+），Glypican-3（+），GFAP（—），Ki-67（约 50%+），P53（弱+），IDH1（—），H3 K27M（—），Olig2（—），Nestin（+），EMA（灶性+），S100（—），CD34（血管+），Vimentin（—），SSTR2A（灶性+），STAT6（—），Syn（—），PLAP（—），CD30（—），Oct-4（—），CK7（—），CDX-2（局灶+），TTF-1（—），PAX-8（—），CK19（+），HepPar-1（—）（图 10–64）。

【经验体会】

(1) 该患者四脑室占位考虑卵黄囊瘤，为恶性生殖细胞瘤，手术切除时经术中快速提示确认性质后，如分离与脑干粘连时困难可酌情次全切，术后放化疗多可有效控制，但全切仍为最佳方案，应尽力追求。

(2) 肿瘤呈侵犯性生长时包绕脑干及小脑后下动脉，术中损伤脑干及血管的可能性大大增加，应尽可能仔细分离肿瘤与血管之间的界面，减少血管损伤。

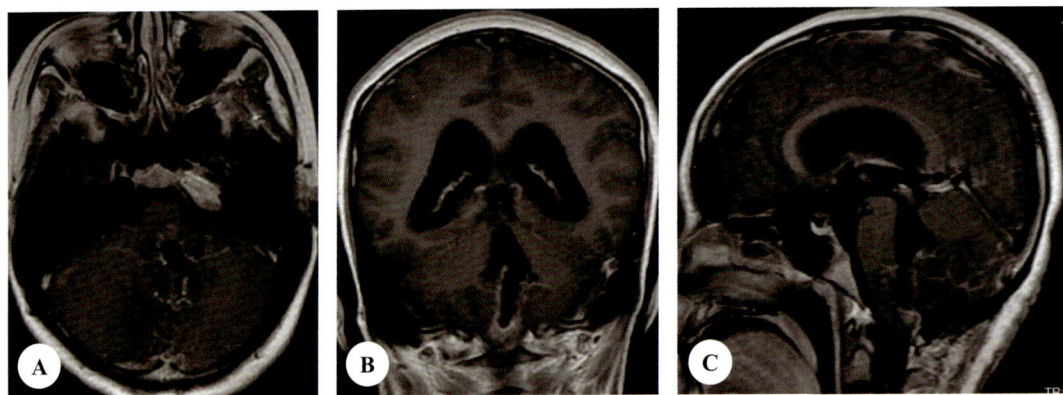

▲ 图 10–63 病例 2 术后 MRI 检查

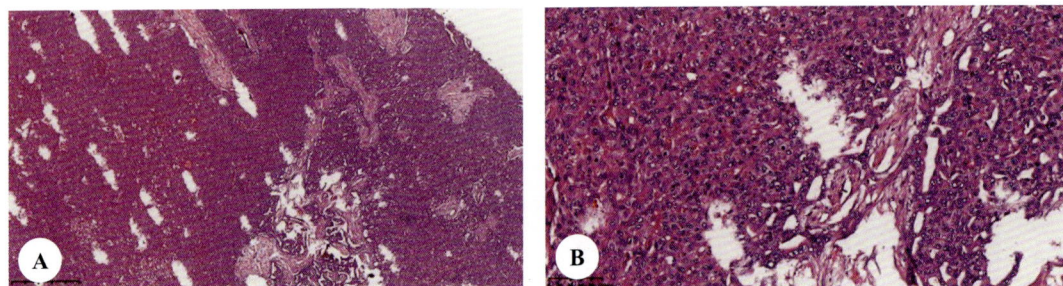

▲ 图 10–64 病例 2 术后病理

病例 3 患者男性，47 岁，因"意外发现小脑延髓池占位 3 个月余"入院。既往无特殊。

【查体】神清语利。记忆力、定向力、智力可。双鼻嗅觉可。左眼视力 1.2，右眼视力 1.5，视野粗测无缺损，眼底检查未见明显异常。双瞳直径 3mm，等大等圆，对光反射灵敏，双眼球活动可，眼睑无下垂，无眼球震颤。双侧面部痛觉、振动觉可，咀嚼有力，张口下颌无偏移。余神经系统检查未见明显阳性特征。

【辅助检查】MRI 示四脑室 - 四脑室右侧孔区内见大小约 44mm×34mm 的长 T_1 长 T_2 信号灶，增强后明显强化；病变向右侧脑桥小脑三角区生长。幕上脑室轻度扩张积水，脑干稍受压向左移位。余脑实质内未见异常信号灶及异常强化灶，灰白质界限清楚，脑沟、脑裂、脑池及脑室大小形态正常，中线结构无移位（图 10-65）。

【术前诊断】小脑延髓池四脑室占位。

【手术入路】右侧枕下乙状窦入路。

【手术过程】左侧俯卧位，头架固定头。行右侧枕下乙状窦后路，耳后倒 L 形切口，切开头皮，骨膜下分离皮肌瓣并牵开。颅骨钻 2 孔，铣刀锯开大小约 5cm×4cm，显露横窦、乙状窦边缘，向下咬除颈静脉结节。显微镜下弧形剪开硬膜，显露小脑延髓外侧池，释放脑脊液，缓慢牵开小脑半球，见部分病变位于左侧颈静脉孔区，约 4.7cm×4.1cm×4cm

大小，肿瘤质地较软，血供丰富，实性，蛛网膜界面尚清楚，椎动脉及小脑后下动脉被肿瘤压向内侧，面听神经位于肿瘤上方，肿瘤经过四脑室右侧孔向脑室内生长。面神经肌电图监测下探查面神经，分块全切除颅内部分肿瘤。小脑半球、面听神经、及脑干等结构保护良好，向四脑室及导水管方向探查无肿瘤残留。

【术后 MRI】右侧枕颞部骨质缺损呈术后改变，原小脑延髓池占位病灶已切除，术区见积液。脑室内积血及积气；幕上脑室轻度扩张积水，脑干稍受压向左移位较前缓解（图 10-66）。

【术后神经功能】现患者未诉特殊不适，一般情况可。神志清楚，语言流利，双侧瞳孔等大等圆，直径 3mm 大小，对光反射灵敏，口角无歪斜，伸舌居中，切口愈合可，无红、肿、渗出，颈软，四肢肌力、肌张力正常，各生理反射存在，Kernig、Babinski、Brudzinski 征阴性。

【术后病理】（小脑延髓池）符合脉络丛乳头状瘤。免疫组化结果：GFAP（-），S100（+），CK-Pan（+），EMA（-），Vimentin（+），TTF-1（-），NapsinA（-），CDX-2（-）（图 10-67）。

【经验体会】

(1) 本例患者病变从四脑室右侧外侧孔向外侧延伸至右侧 CPA 区，后正中经膜帆入路对侧方的显露和操作受限，可能导致肿瘤残留，故可经枕下乙状

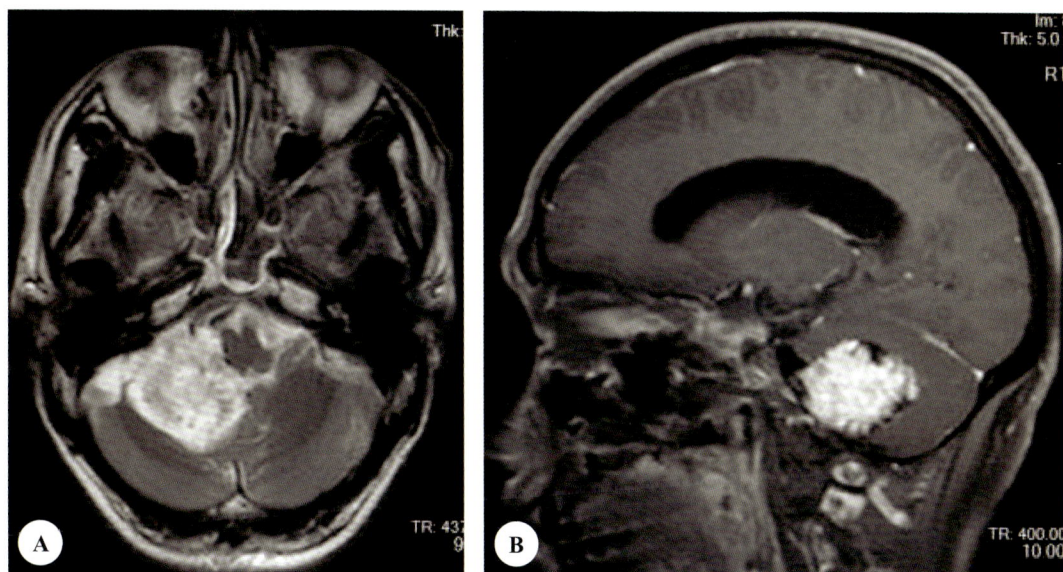

▲ 图 10-65 病例 3 术前 MRI 检查

窦后入路，必要时打开枕骨大孔切除肿瘤。

(2) 术中先缓慢释放小脑延髓池及枕大池脑脊液减压，以减少术中小脑组织牵拉。

(3) 术中注意边离断肿瘤供血边减压肿瘤，避免对后组脑神经、椎动脉、基底动脉及其分支的影响。

病例 4　患者女性，14 岁，因"四脑室室管膜瘤术后 5 年，发现复发 8 个月余"入院。既往无特殊。

【查体】神清语利。记忆力、定向力、智力可。双鼻嗅觉可。左眼视力 1.0，右眼视力 1.0，视野粗测无缺损，眼底检查未见明显异常。双瞳直径 3mm，等大等圆，对光反射灵敏，双眼球活动可，眼睑无下垂，无眼球震颤。余神经系统检查未见明显阳性体征。

【辅助检查】MRI：第四脑室内结节状稍长 T_1 稍长 T_2 信号灶较前稍增大，现大小约 2.5cm × 2.0cm（原 1.9cm × 1.6cm），增强后新见 2 处环形强化灶。中脑导水管扩张明显，双侧脑室稍扩张，情况基本同前。余况大致同前（图 10-68）。

【术前诊断】第四脑室恶性肿瘤：室管膜瘤？

【手术入路】枕下后正中经膜帆入路。

【手术过程】右侧俯卧位，枕骨隆突上 2cm 至 C_3 原后正中直切口。严格沿中线分离双侧枕下肌肉，显露枕骨约 5cm × 6cm，显露原 C_1 后弓。颅骨钻 2 孔，线锯锯下大小约 4cm × 5cm 的跨横窦骨瓣，并打开枕骨大孔约 1.5cm，咬开环椎后弓骨化组织，悬吊硬膜。显微镜下 Y 形剪开硬膜，剪开蛛网膜，显露四脑室出口并松解粘连，见肿瘤位于四脑室内，大小约 2.5cm × 2.4cm × 2cm，实性，质地软，深达中脑水管四脑室开口。肿瘤基底位于左侧四脑室顶靠近外侧隐窝处。与周边脑组织边界尚清楚，但可见多个播散转移结节。镜下先电凝分离肿瘤基底，再行瘤内减压，再沿肿瘤周边逐渐分离切除肿瘤，分块全切除肿瘤及卫星灶。

【术后 MRI】枕部呈术后改变，局部骨质缺损同前，四脑室左后方小片状长 T_1 长 T_2 信号范围同前，边缘清晰，增强后未见明显异常强化灶。双侧小脑半球脑沟脑裂增宽，脑回缩小，幕上脑室扩张同前

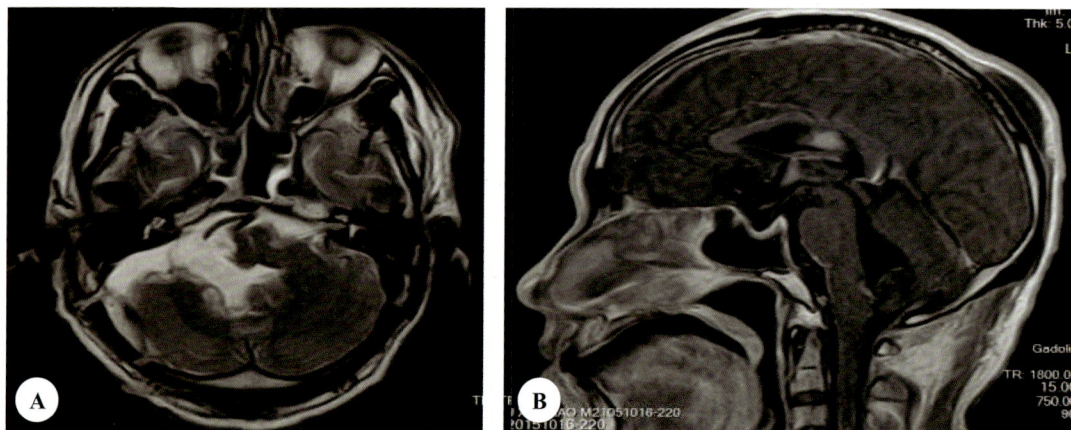

▲ 图 10-66　病例 3 术后 MRI 检查

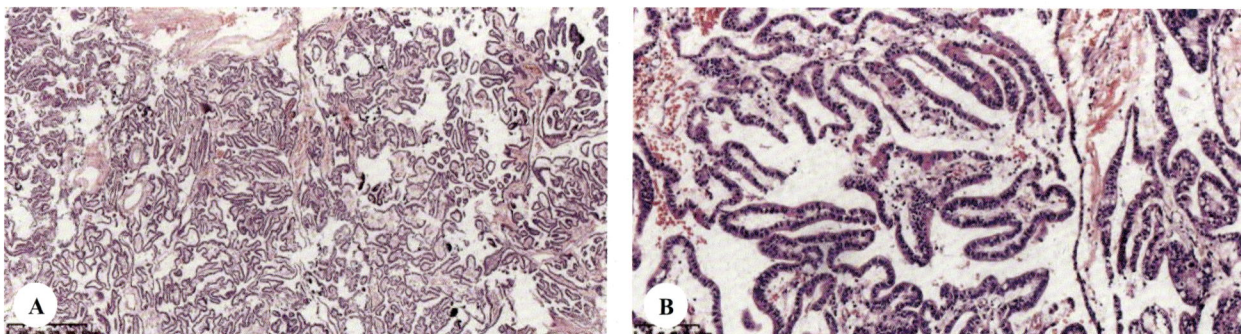

▲ 图 10-67　病例 3 术后病理

（图 10-69）。

【术后神经功能】双侧瞳孔等大等圆，直径 2mm，对光反射灵敏，余脑神经查体无异常。颈软，四肢肌力、肌张力正常，病理征阴性。切口敷料干燥固定，切口愈合可，无红肿、渗液、化脓等。

【术后病理】室管膜瘤（WHO Ⅱ 级）（图 10-70）。

【经验体会】

（1）本病例肿瘤自枕骨大孔向间脑方向生长，术中应尽可能使头前屈，有利于术中对肿瘤的显露，减少对小脑的牵拉或避免小脑蚓部切开。

（2）四脑室恶性肿瘤切除过程中肿瘤碎屑易随脑脊液循环种植转移，切除肿瘤过程中使用棉片或吸收性明胶海绵衬垫，防止肿瘤碎屑或血液流向深部。

（3）关颅时硬脑膜水密缝合，骨瓣复位，伤口适当加压包扎。

病例 5 患者符某，男性，61 岁，因"头晕、头痛 4 个月余"入院。既往淋巴瘤、睾丸癌病史。

【查体】神清语利。记忆力、定向力、智力可。双鼻嗅觉可。视野粗测无缺损，眼底检查未见明显异常。双瞳直径 3mm，等大等圆，对光反射灵敏，双眼球活动可，眼睑无下垂，无眼球震颤。余神经

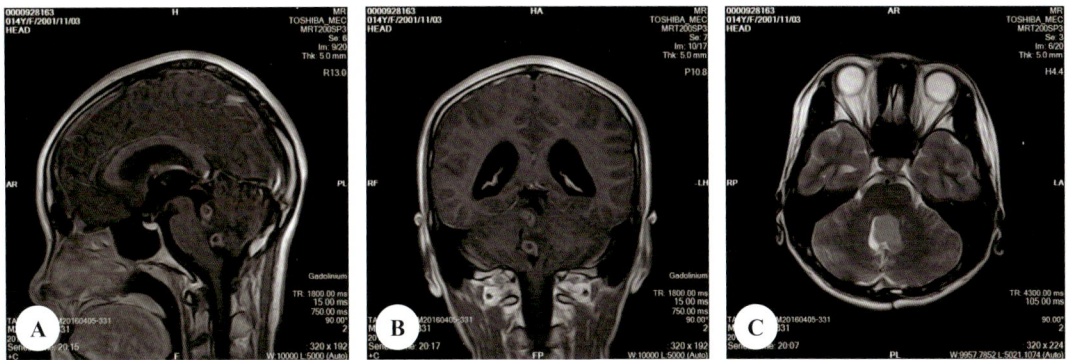

▲ 图 10-68　病例 4 术前 MRI 检查

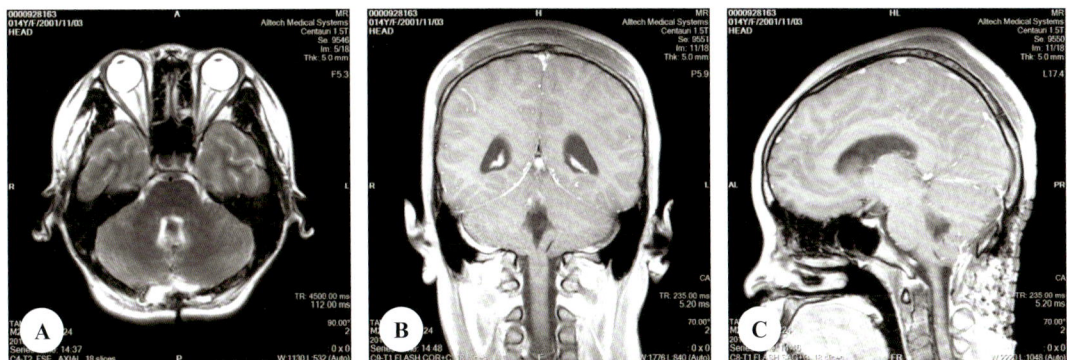

▲ 图 10-69　病例 4 术后 MRI 检查

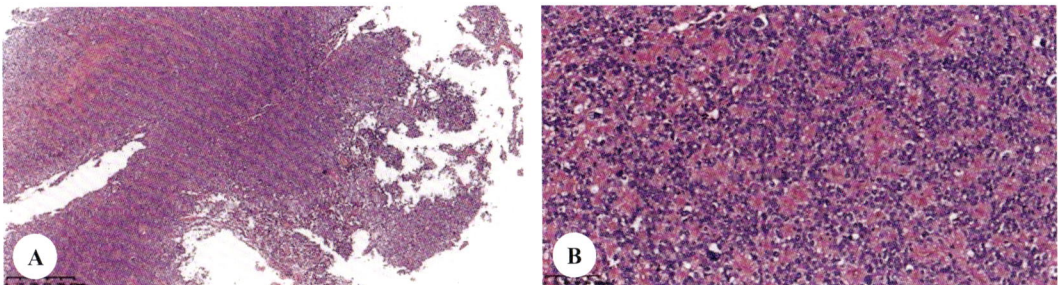

▲ 图 10-70　病例 4 术后病理

系统检查未见明显阳性体征。

【辅助检查】颅脑 MRI：第四脑室 - 第四脑室正中孔区见团块状稍短 - 长 T_1 短 - 稍长 T_2 混杂信号灶，增强呈不均匀强化，大小约 26mm×18mm×44mm，病灶向椎管内生长。右侧小脑半球、双侧枕叶见结节状强化灶。双侧脑室前角、后角旁见帽状长 T_1 长 T_2 信号灶，侧脑室体部旁见铅笔细线样长 T_1 长 T_2 信号灶，FLAIR 序列呈高信号；双侧基底节区见对称小片状长 T_1 长 T_2 信号灶。幕上脑室扩张积水（图 10-71）。

【术前诊断】第四脑室恶性肿瘤：室管膜瘤？

【手术入路】枕下后正中经膜帆入路。

【手术过程】右侧俯卧位，头架固定头部，常规消毒铺单。区枕骨隆突上 2cm 至 C_2 后正中直切口。严格沿中线分离双侧枕下肌肉，显露寰椎后弓及枕骨约 5cm×6cm，颅骨钻 2 孔，铣刀铣下大小约 4cm×5cm 骨瓣，显露横窦下缘，并打开枕骨大孔约 1.5cm，打开环椎后弓，悬吊硬膜。显微镜下 Y 形剪开硬膜，剪开蛛网膜，见肿瘤位于颅后窝中线区域，小脑蚓部受压上抬，大小约 4.5cm×4cm×3cm，

见肿瘤起源于四脑室上髓帆处，质地稍软，色灰黄，血供一般，与周边脑组织边界尚清楚，但与双侧 PICA 及其分支、延髓及四脑室底粘连紧密。显微镜下先行瘤内减压，再沿肿瘤周边逐渐分离切除肿瘤包膜，逐渐分离肿瘤与 PICA、延髓及四脑室底粘连，分块全切除肿瘤。

【术后 MRI】见图 10-72。

【术后神经功能】神志清楚，语言流利，双侧瞳孔等大等圆，直径 3mm 大小，对光反射灵敏，口角无歪斜，伸舌居中，颈软，四肢肌力、肌张力正常，各生理反射存在，Kernig、Babinski、Brudzinski 征阴性。

【术后病理】（四脑室）室管膜瘤（WHO Ⅱ级）。免疫组化结果：GFAP（+），Olig2（－），Ki-67（1%+），EMA（+），H3K27Me3（－），SSTR2A（－），PR（－）。

病例 6　患者男性，因"头晕恶心呕吐 2 个月"入院，既往无特殊。

【查体】神志清楚，双侧瞳孔等大等圆，直径 3mm 大小，对光反射灵敏，头颅大小及形态正常。鼻腔及外耳道无异常分泌物，口角无歪斜，双侧鼻唇沟无变浅，鼓腮示齿可，伸舌居中，咽反射正常，颈软，四

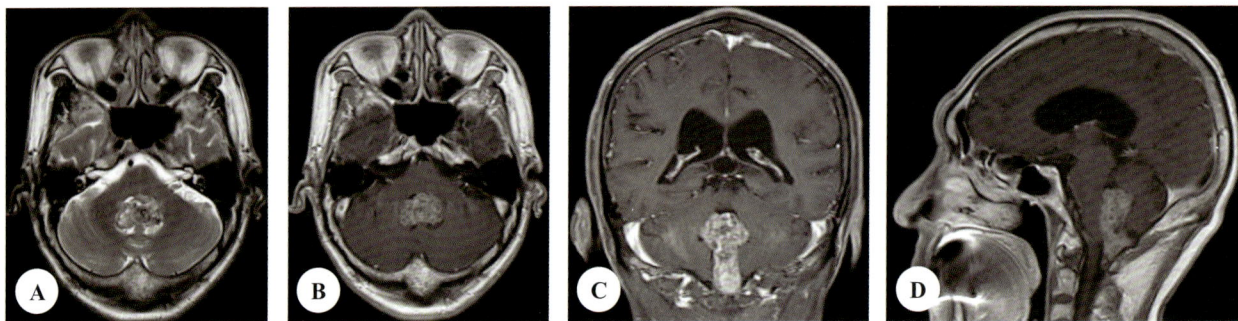

▲ 图 10-71　病例 5 术前 MRI 检查

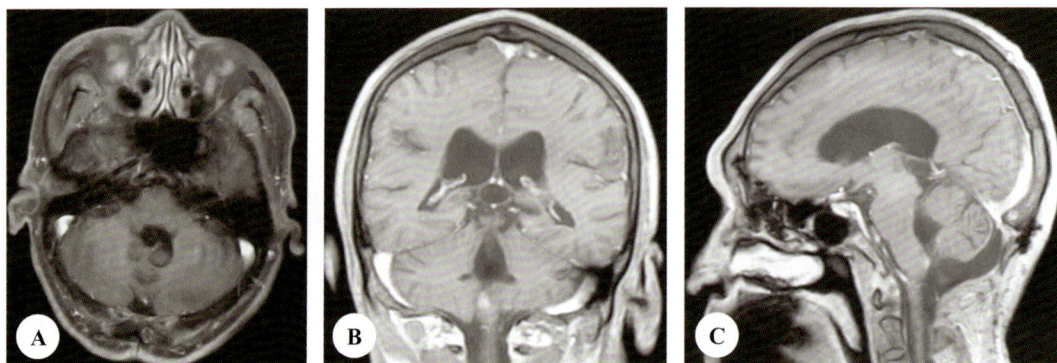

▲ 图 10-72　病例 5 术后 MRI 检查

肢活动可，肌力、肌张力正常，Kernig、Brudzinski、Babinski 征阴性。

【辅助检查】见图 10-73。

【术前诊断】第四脑室恶性肿瘤：室管膜瘤？

【手术入路】枕下后正中经膜帆入路。

【手术过程】左侧俯卧位，枕骨隆突上 2cm 至 C₁ 后正中直切口。严格沿中线分离双侧枕下肌肉，显露枕骨约 5cm×6cm，颅骨钻四孔，铣刀锯下大小约 4cm×5cm 的枕后骨瓣，并打开枕骨大孔约 1.5cm，悬吊硬膜。显微镜下 Y 形剪开硬膜，剪开蛛网膜，见肿瘤位于延髓背侧，小脑蚓部受压上抬，肿瘤大小约 35mm×30mm×48mm，囊实性，肿瘤严重侵犯

延髓，与周边脑组织边界不清楚。镜下先释放囊液行瘤内减压，再分离肿瘤与小脑组之间粘连，最后逐渐分离肿瘤与延髓背侧间粘连，分块全切除肿瘤（图 10-74）。

【术后 MRI】见图 10-75。

【术后神经功能】神志清楚，语言流利，双侧瞳孔等大等圆，直径 3mm 大小，对光反射灵敏，口角无歪斜，伸舌居中，颈软，四肢肌力、肌张力正常，各生理反射存在，Kernig、Babinski、Brudzinski 征阴性。

【术后病理】（第四脑室）室管膜瘤（WHO Ⅱ级）。

【经验体会】第四脑室恶性肿瘤（室管膜瘤）手术过程中易随脑脊液流动而播散转移，术中注意使

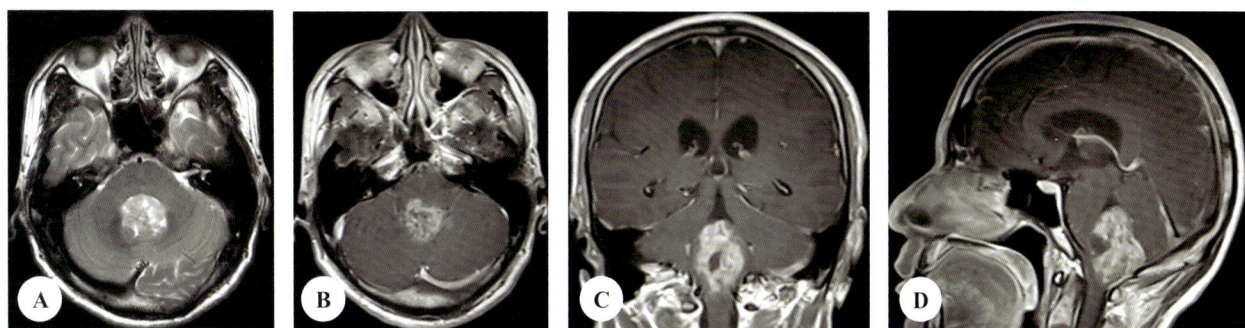

▲ 图 10-73 病例 6 术前 MRI 检查

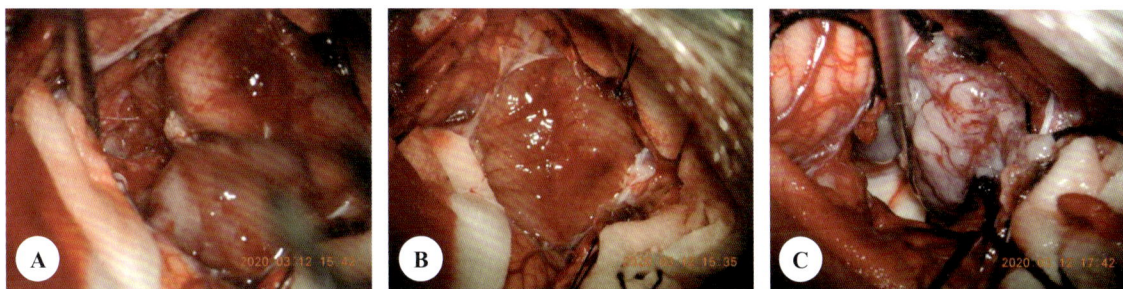

▲ 图 10-74 病例 6 手术过程

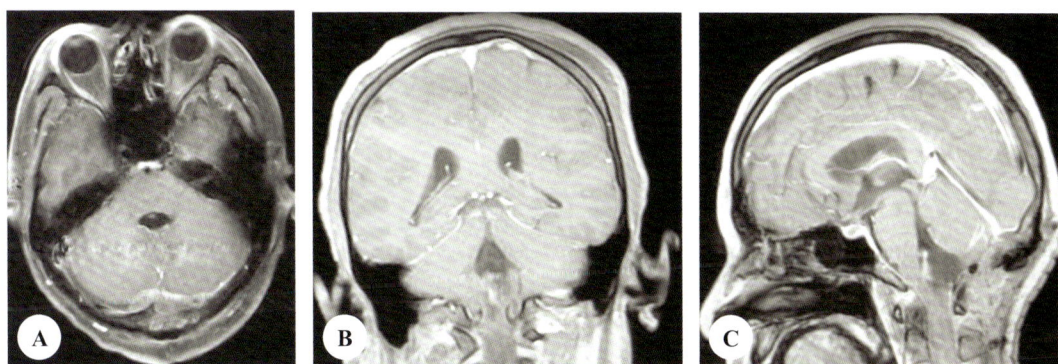

▲ 图 10-75 病例 6 术后 MRI 检查

用棉片保护脑脊液循环通道及术野周边，减少肿瘤播散的风险；延髓与肿瘤粘连紧密时，应尽可能对延髓无牵拉。肿瘤切除过程中，注意保护 PICA 主干及正常分支血管。

病例 7　患者杨某，女性，33 岁，因"头晕 3 个月余"入院。既往无特殊。

【查体】神清语利。记忆力、定向力、智力可。双鼻嗅觉可。视力左：0.8，右：0.6，视野粗测无缺损，眼底检查未见明显异常。双瞳直径 3mm，等大等圆，对光反射灵敏，双眼球活动可，眼睑无下垂，无眼球震颤。余神经系统体查未见明显阳性体征。

【辅助检查】延髓 – 第四脑室下方可见结节状囊实性等 – 长 T_1 长 T_2 信号灶，大小约 24mm×21mm×13mm，增强后明显强化，周围未见明显水肿带。余脑实质未见明显异常信号灶，脑室系统轻度扩张，中线结构无移位，脑沟、脑裂及脑池未见明显异常（图 10–76）。

【术前诊断】第四脑室占位：脉络丛乳头状瘤？室管膜瘤？

【手术入路】枕下后正中入路。

【手术过程】左侧俯卧位，枕骨隆突上 1cm 至 C_1 后正中直切口。严格沿中线分离双侧枕下肌肉，显露枕骨约 5cm×6cm，颅骨钻 1 孔，铣刀铣下大小约 4cm×5cm 的骨瓣，并打开枕骨大孔约 1.5cm，悬吊硬膜。神经导航定位肿瘤，显微镜下 Y 形剪开硬膜，剪开蛛网膜。肿瘤位于延髓背侧，小脑蚓部受压上抬，肿瘤大小约 2.5cm×2cm×2cm，主体实性，部分囊变并侵犯延髓，部分区域与脑干边界不清，血供一般，色灰黄，左侧 PICA 及其分支被肿瘤包裹。镜下分离肿瘤与小脑组之间粘连，再逐渐分离肿瘤与血管包裹，最后分离肿瘤于延髓背侧间粘连，全切除肿瘤。

【术后 MRI】见图 10–77。

【术后神经功能】神志清楚，语言流利，双侧瞳孔等大等圆，直径 3mm 大小，对光反射灵敏，口角无歪斜，伸舌居中，切口愈合可，无红、肿、渗出，颈软，四肢肌力、肌张力正常，各生理反射存在，Kernig、Babinski、Brudzinski 征阴性。心肺腹查体基本正常。

【术后病理】（延髓 – 四脑室）脉络丛乳头状瘤，WHO Ⅰ级。免疫组化结果：EMA（＋），CK-Pan（＋），

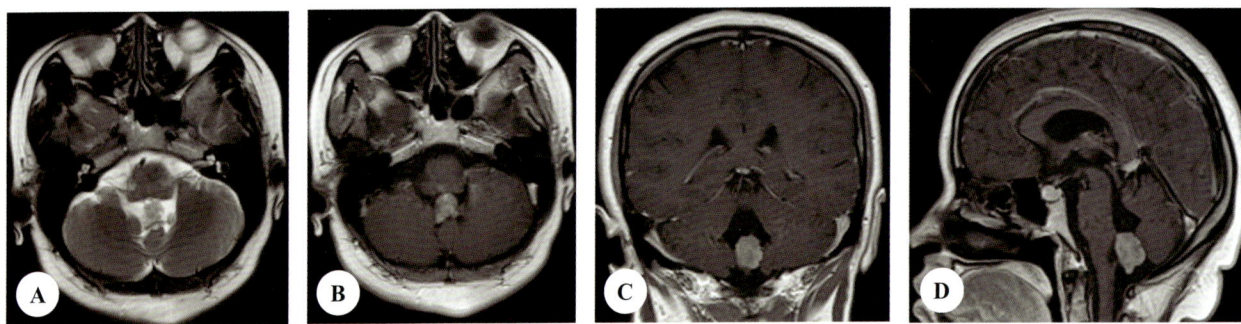

▲ 图 10–76　病例 7 术前 MRI 检查

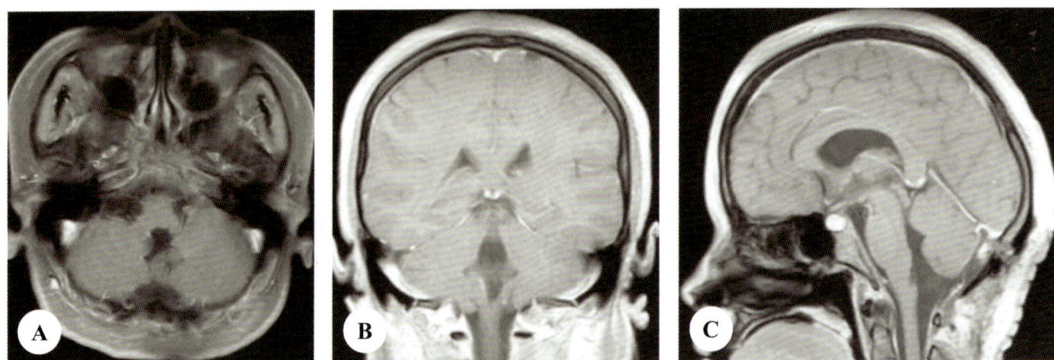

▲ 图 10–77　病例 7 术后 MRI 检查

Ki-67（1%+），GFAP（—），Olig2（—）。

【随访资料】见图10-78。

【经验体会】

(1) 该病变位于延髓背侧，第四脑室内，居中，主要由小脑后下动脉分支供血，术中应仔细辨认肿瘤的供血动脉及过路血管，保护小脑后下动脉主干及正常分支血管。

(2) 此肿瘤位置偏低，占据第四脑室下半部分，且肿瘤性质为良性，与四脑室脉络膜与下髓帆基本无粘连，无须过多切开膜帆组织而整块沿边界切除肿瘤。

专家点评

由于第四脑室肿瘤与脑干的关系变异程度较大，从简单推挤到浸润脑干，因此，尽管相对第三脑室肿瘤而言手术难度较低，但切除第四脑室肿瘤仍有相当的挑战。原发于第四脑室内的肿瘤常被小脑扁桃体、小脑半球和小脑蚓部等结构所覆盖，因此手术更加复杂。肿瘤亦可能通过第四脑室侧孔生长，到达延髓前池、小脑延髓池、桥前池和脊髓前池，影响毗邻结构。第四脑室肿瘤通常起源于构成第四脑室下壁的结构：室管膜、脉络组织、脉络丛、小脑蚓部和小脑悬雍垂等结构；亦可起源于脑室外，进一步生长进入第四脑室，包括延髓、中脑和小脑半球。

第四脑室肿瘤手术的目标是不影响重要功能的前提下尽可能全切除肿瘤，解除肿瘤对脑干、小脑等颅后窝结构的压迫，同时开放中脑导水管和第四脑室侧孔和正中孔，打通脑脊液循环道路。枕下后正中经膜帆入路（小脑延髓裂入路）具有较大的灵活性，可以满足该区域绝大多数病变的显露切除，最小程度地干扰正常小脑功能。术中通过早期开放枕大池，达到满意的显露，对于体积较大或第四脑室上部肿瘤，通过最小限度地切开小脑下蚓部，可以扩大手术自由度。术中由肿瘤的外侧、上极锐性分离PICA分支，保护相关结构，确认肿瘤供血动脉分支并予电凝离断，然后进行瘤内减压，再分离肿瘤与周边粘连，进一步分块全切除肿瘤。部分肿瘤与第四脑室底结构粘连紧密并有浸润，应仔细辨认维持肿瘤—脑干界面，并把握切除的"度"。

参考文献

[1] MAJÓS C, AGUILERA C, COS M, et al. In vivo proton magnetic resonance spectroscopy of intraventricular tumours of the brain[J]. Eur Radiol, 2009, 19(8):2049–2059.

[2] FENCHEL M, BESCHORNER R, NAEGELE T, et al. Primarily solid intraventricular brain tumors[J]. Eur J Radiol, 2012, 81:e688–e696.

[3] AHMAD F, SANDBERG D. Endoscopic management of intraventricular brain tumors in pediatric patients: A review of indications, techniques, and outcomes[J]. J Child Neurol, 2010, 25(3):359–367.

[4] YASARGIL M G, ABDULRAUF S I. Surgery of intraventricular tumors[J]. Neurosurgery, 2008, 62(6; Suppl 3):SHC1029–SHC1041.

[5] ANDERSON R C, GHATAN S, FELDSTEIN NA. Surgical approaches to tumors of the lateral ventricle[J]. Neurosurg Clin N Am, 2003, 14(4):509–525.

[6] ASGARI S, ENGELHORN T, BRONDICS A, et al. Transcortical or transcallosal approach to ventricle–associated lesions: a clinical study on the prognostic role of surgical approach[J]. Neurosurg

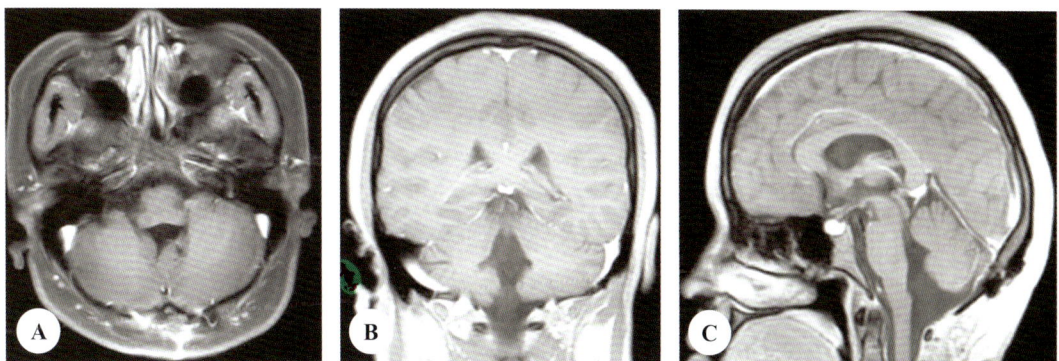

▲ 图 10-78 病例 7 随访 MRI 检查

Rev, 2003, 26(3):192–197.

[7] KAWASHIMA M, LI X, RHOTON AL Jr, et al. Surgical approaches to the atrium of the lateral ventricle: microsurgical anatomy[J]. Surg Neurol, 2006,65(5):436–445.

[8] IZCI Y, SEÇKİN H, ATES O, et al. Supracerebellar transtentorial transcollateral sulcus approach to the atrium of the lateral ventricle: microsurgical anatomy and surgical technique in cadaveric dissections[J]. Surg Neurol, 2009, 72(5):509–514.

[9] D'ANGELO V A, GALARZA M, CATAPANO D, et al. Lateral ventricle tumors: surgical strategies according to tumor origin and development—a series of 72 cases[J]. Neurosurgery, 2005, 56(1 Suppl):36–45.

[10] SANTORO A, SALVATI M, FRATI A, et al. Surgical approaches to tumours of the lateral ventricles in the dominant hemisphere[J]. J Neurosurg Sci, 2002, 46(2):60–65.

[11] LE GARS D, LEJEUNE JP, PELTIER J. Surgical anatomy and surgical approaches to the lateral ventricles[J]. Adv Tech Stand Neurosurg, 2009, 34:147–187.

[12] YASARGIL M G, TURE U, YASARGIL D C. Impact of temporal lobe surgery[J]. J Neurosurg, 2004, 101(5):725–738.

[13] WINKLER P A, ILMBERGER J, KRISHNAN KG, et al. Transcallosal interforniceal–transforaminal approach for removing lesions occupying the third ventricular space: clinical and neuropsychological results[J]. Neurosurgery, 2000, 46:879–890.

[14] DANAÏLA L, RADOI M. Surgery of tumors of the third ventricle region[J]. Chirurgia, 013, 108:456–462.

[15] LITTLE K M, FRIEDMAN A H, FUKUSHIMA T. Surgical approaches to pineal region tumors[J]. J Neuro Oncol, 2001, 54:287–299.

[16] JIA W, MA Z, LIU I Y, et al. Transcallosal interforniceal approach to pineal region tumors in 150 children[J]. J Neurosurg Pediatr, 2011, 7(1):98–103.

[17] MUSSI A, RHOTON AL Jr. Telovelar approach to the fourth ventricle: Microsurgical anatomy[J]. J Neurosurg, 2000, 92:812–823.

第11章　其他颅底肿瘤

一、脊索瘤

（唐国栋）

脊索瘤在颅内肿瘤中占比不到1%，占原发性骨肿瘤的3%，年发生率为0.08/10万，发病高峰在60岁，男女比例为2∶1。脊索瘤起源于脊索动物胚胎的残余脊索组织，这些组织存在于骨性颅脊轴内。在临床上，脊索瘤好发于斜坡和颅颈交界区（32%），骶尾骨区（29%），以及沿脊柱轴的其他部位（33%）。尽管脊索瘤是低级别肿瘤，但仍具有很高的死亡率及致残率，肿瘤经常会局部复发并侵袭周围组织。笔者于2011—2022年手术治疗脊索瘤58例。年龄最大者69岁，年龄最小者12岁，平均年龄40岁，其中全切除44例，近全切除6例，次全切除6例，大部分切除2例。

（一）肿瘤分型

在组织学上脊索瘤可分为三种类型：常规型、软骨型和低分化型。常规型脊索瘤由上皮样细胞巢及索组成，涵盖黏液基质中密集的嗜酸性粒细胞到含大胞质液泡细胞，这种细胞具有经典囊泡形状。软骨型脊索瘤细胞可分化为软骨或骨组织，从而具有较好的预后。低分化型脊索瘤较少见，表现为非典型性和较强的增殖能力，但极少出现远处转移。

（二）临床表现

脊索瘤的临床表现主要取决于生长部位、膨胀方向和生长速度。颅底脊索瘤通常起源于斜坡中线部位，其症状与向斜坡的膨胀性生长有关，因为牵拉斜坡硬膜使得第Ⅵ对脑神经麻痹，从而导致患者向外侧凝视时出现复视现象。当肿瘤向鞍区及鞍旁区域生长时，通常会出现垂体功能低下及视交叉的神经受压症状。肿瘤向鞍旁区域的侵袭性生长可致海绵窦综合征。斜坡中线区域病变可压迫脑桥使其产生相应症状及体征，其向一侧及对侧的生长可类似于脑桥小脑三角病变而出现相应的症状及体征。

起源于下斜坡基底部的肿瘤可压迫延髓，使得后组脑神经麻痹，抑制自主呼吸从而导致患者突然死亡。骶骨部位脊索瘤的局部占位效应所致症状体征的严重程度取决于神经的受累程度，其中下背部疼痛最为常见。神经根受累可致膀胱、肠道功能出现障碍及下肢疼痛甚至肌力减退。

（三）影像学检查

鉴于解剖位置的复杂性及肿瘤的侵袭性特点，需要有经验的放射科医师进行广泛的研究和细致的评估，为手术治疗提供最为精准的信息。放射影像必须客观地呈现肿瘤的如下细节：肿瘤的起源位置、重要的影像学特点、与周边重要神经血管结构的关系，以及与其他颅底病变的鉴别诊断。术后的影像学评估主要目的在于评估肿瘤的切除范围，以及指导下一步辅助治疗，从长远的角度讲，其可以区分肿瘤复发与术后改变。而借助X线片、CT、MRI和血管造影检查等可以实现这些目标，同时这些检查都有相互补充的作用。

1. CT　CT对于脊索瘤典型的骨质破坏和死骨评估价值很高。颅底轴位2～3mm层厚的CT平扫就足以显示这些特点。3D-CT是相对更为复杂的重建技术，能更直观和准确的显示骨质的三维结构。CT增强扫描在没有MRI情况下能用以评估肿瘤的边界。CTA检查能显示出被推挤的动脉与破坏的骨质的关系或动脉被含有钙化的肿瘤包裹的情况。CT能很好地显示出脊索瘤骨质侵犯的自然属性，而且能精准地显示出颅底骨质的溶骨性破坏情况。与周围神经组织相比，肿块表现为稍高密度伴中度强化或显著强化。大体标本中肿瘤内偶有凝胶样物质，在CT上呈现出低密度区是本病主要的影像学特点。

2. MRI　MRI在显示肿瘤边界、范围、内部组织构成以及与周边血管神经的关系上更具有优势。而且MRI在指导手术切除与辅助放射治疗中具有更关键的作用。MRI在评估手术切除程度和放疗后随

访中鉴别肿瘤复发与治疗后反应中更具优势。脊索瘤在 T_1 像上呈等 - 低信号，由于含水丰富在 T_2 像上呈现出高信号。但钙化、死骨、出血、纤维分隔、蛋白黏液囊泡可致肿瘤区域的 T_2 像上呈现不均匀性低信号。多数肿瘤增强后呈现中度 - 显著强化。T_1 压脂增强扫描有助于明确肿瘤的边界。偶见因肿瘤大量坏死或黏液变而表现出轻度甚至无明显强化。由于瘤内低信号分叶状区域，有时可见到"蜂巢样"强化。当然，均匀的高度增强的影像常需要考虑其他肿瘤可能。

3. 血管造影 传统的 MRI 能很好地显示血管结构及其与肿瘤的关系。CT 血管造影可以显示血管被肿瘤钙化包裹的程度，尤其是评估钙化是否已侵袭血管壁，这些信息对术中处理非常关键。如果怀疑动脉管径变窄，推荐行 DSA 检查。肿瘤的异常新生血管在脊索瘤中非常罕见，所以 DSA 造影检查中肿瘤一般不显影。

（四）治疗

1. 治疗方案的选择 脊索瘤尽管生长缓慢且在组织病理学上呈良性表现，但其特殊的生物学行为使得其治疗较为复杂。目前的共识认为脊索瘤首选治疗方式是外科手术，初始治疗时肿瘤的切除程度对于预后至关重要。大样本的队列研究结果表明，肿瘤残留会导致复发率明显上升，因此，脊索瘤首次治疗的目标是尽可能地全切除肿瘤。另外，在安全的前提下，应扩大切除周边可能受肿瘤侵犯的骨质以减少复发。由于肿瘤特殊的解剖部位及对周边结构的广泛浸润，单一标准的手术入路往往不能满足脊索瘤扩大切除术中所需的充分的术野，常需采用复杂的颅底外科入路，并结合术者丰富的手术经验，颅底外科技术的发展使扩大全切除肿瘤成为可能。脊索瘤术后极易复发，局部复发肿瘤不论大小如何，建议再次手术治疗，扩大切除仍可以显著改善患者预后。

近 10 年来积累的经验证实术后辅助放疗在脊索瘤治疗中起重要作用，术后辅助放疗较未行辅助放疗可明显改善患者的预后，因此，建议所有患者术后常规行高剂量放疗，即使肿瘤已全切除。早期研究显示总剂量 40～50Gy 的外放射治疗对脊索瘤治疗的疗效较差，许多学者为了减少放疗的副作用

而提倡对术后体积较小的残留肿瘤不予放疗。然而，脊索瘤术后复发经常不可避免，尤其是存在术后肿瘤残留时。复发肿瘤无论是手术或放疗疗效均较初次治疗显著下降。此外，研究报道在足够放射剂量（55～80Gy）下，立体定向放疗如伽马刀或高能粒子束也可达到良好的治疗效果。

总之，脊索瘤治疗的基本原则是外科手术并辅以术后高剂量放疗，手术切除不彻底或术后复发将使治疗更为复杂。由于脊索瘤治疗的复杂性，因此脊索瘤患者应在具有丰富经验的医学中心接受治疗，这样的医学中心应拥有多学科的合作团队、丰富的术中辅助技术，以及先进的术后放疗设备。

2. 手术入路的选择 Al-Mefty 和 Borba 根据解剖位置及手术入路对肿瘤进行分类，具体分类如下：Ⅰ型，病变局限于孤立的解剖腔隙（如下斜坡或蝶窦）；Ⅱ型，肿瘤侵犯到颅底的两个及以上的解剖腔隙，并且可以通过一种颅底入路实现肿瘤全切；Ⅲ型，肿瘤侵犯到颅底的多个解剖腔隙，并且需要两个或更多个颅底入路才能实现最大程度的手术切除。脊索瘤切除常见手术入路如下。

(1) 扩大经蝶入路 / 斜坡前路切除。适用于病变位于硬腭上方的中线部位，侧方限于颈内动脉（ICA）以内。该入路类似于传统的经蝶入路，随着内镜经鼻扩大入路的发展，能够更好地切除向侧方生长的肿瘤并且对最小化外观的破坏。

(2) 经颌入路。肿瘤扩展至鼻咽或颅颈交界区并且横向扩展较少时，此入路能提供广泛的手术视野，但需要特殊的术后护理，且必须进行细致的缝合以最大限度地减少对外观的破坏和术后脑脊液漏的发生。

(3) 颅眶颧入路。此入路能够切除起源于上斜坡向侧方颈内动脉、颅中窝、颞下窝和颅后窝延伸的肿瘤。正确解剖颞肌可以更好地保护外观，大的带蒂颅骨骨膜瓣可以用于硬脑膜的重建。

(4) 经颧弓扩大颅中窝入路。此入路适用于向颞下窝、翼腭窝、颞窝、眼眶和海绵窦延伸的病变。可以直接控制颅外段 ICA 并且能够从硬膜外显露海绵窦、岩尖和斜坡上 1/3。

(5) 经髁入路。此入路适用于侧向延伸至颅颈交界区或上颈椎的脊索瘤。在椎动脉周围操作时应特别小心，以防止大量出血。

（五）典型病例解析

病例 1　患者男性，55 岁，因"间断头痛 2 年，左侧面部、左手麻木半个月余"入院。

【查体】神志清楚，左眼视力 1.5，右眼视力 1.5，视野粗测无缺损。双瞳直径 3mm，等大等圆，光反射灵敏，双眼球活动可，眼睑无下垂，无眼球震颤。双侧面部痛觉、振动觉可，咀嚼有力，张口下颌无偏移。双侧额纹对称，鼻唇沟对称，皱额、闭目、鼓腮、示齿、吹哨可，味觉正常。四肢肌力、肌张力可，无肌肉萎缩。神经系统查体未见明显异常。

【辅助检查】见图 11-1。

【术前诊断】斜坡及鞍区占位：脊索瘤？

【手术入路】显微镜下单鼻孔经蝶入路。

【手术过程】显微镜下置入扩张器至中鼻甲后缘，向对侧折断骨性鼻中隔，切开鼻中隔黏膜，向两侧剥离蝶窦前壁黏膜，调整扩张器位置。咬骨钳打开蝶窦前壁，即见肿瘤突入蝶窦内，鞍底骨质变薄，部分缺损，肿瘤质地软、血供较丰富、色灰红、边界尚清，大小约 4.0cm×3.0cm×2.4cm，累及上斜坡。以显微刮圈分别自不同方向刮除肿瘤，前抵鞍结节，后达斜坡硬脑膜，双侧至海绵窦。与护士清点棉片无误，彻底止血，吸收性明胶海绵置入瘤腔，人工硬脑膜修补颅底，复位鼻中隔及其黏膜，以纱条填塞鼻腔。

【术后 MRI】见图 11-2。

【术后神经功能】术后患者未见神经功能异常。

【经验体会】在处理向侧方生长的肿瘤时，须注意保护斜坡旁段及岩骨段颈内动脉；肿瘤向后方已突破硬脑膜，肿瘤切除后需严密修补颅底，以人工硬脑膜、胶原蛋白及鼻黏膜瓣多层封闭，术后无脑脊液漏。

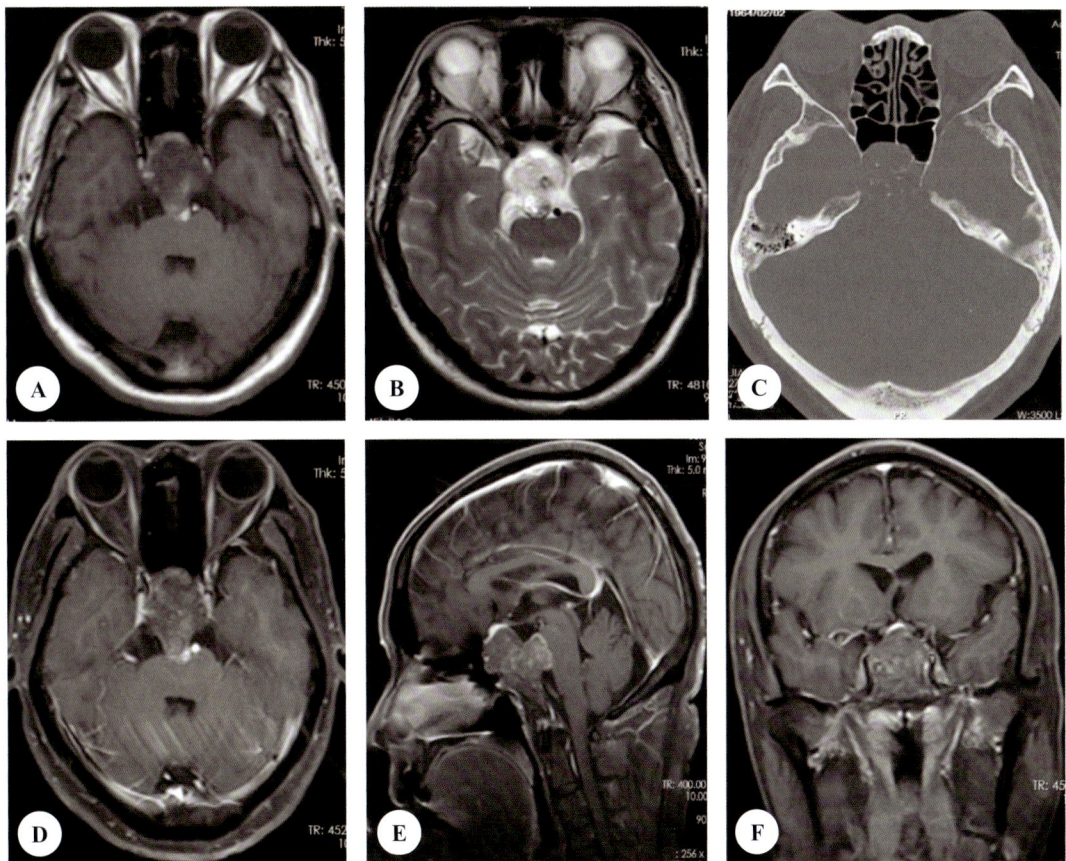

▲ 图 11-1　病例 1 术前辅助检查

A. 轴位 T_1 像斜坡见大小约 4.0cm×3.0cm×2.4cm 等低混杂信号病变；B. 轴位 T_2 像病变呈现出脊索瘤特征性的高信号；C. 轴位 CT 骨窗见斜坡骨质破坏；D. 轴位 T_1 增强扫描呈不均匀轻 - 中度强化，基底动脉可见受压左移；E. 矢状位 T_1 增强像示肿块向后压迫脑桥前缘，向上凸向鞍区视交叉下缘；F. 冠状位 T_1 增强像示病变向两侧延伸与双侧海绵窦分界不清，双侧颈内动脉紧贴病变走行

病例 2 患者男性，39 岁，因"右侧面部刺痛 2 年"入院。

【查体】神志清楚，语言流利，头部五官无畸形，双侧瞳孔等大等圆，直径约 3mm 大小，双眼球活动正常，右侧颜面部触觉减退，额纹，鼻唇沟等深，口角无歪斜，伸舌居中，颈软，四肢肌力、肌张力正常，四肢协调功能可，闭目难立征阴性，一字步可，Kernig、Babinski、Brudzinski 征阴性。

【辅助检查】见图 11-3。

【术前诊断】双侧海绵窦 – 桥前池斜坡区病变。

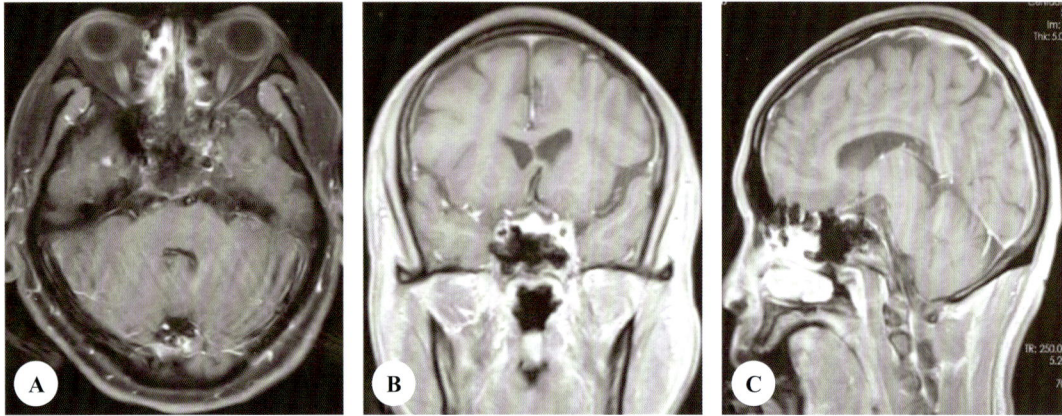

▲ 图 11-2 病例 1 术后 MRI 示原斜坡鞍区病变已切除

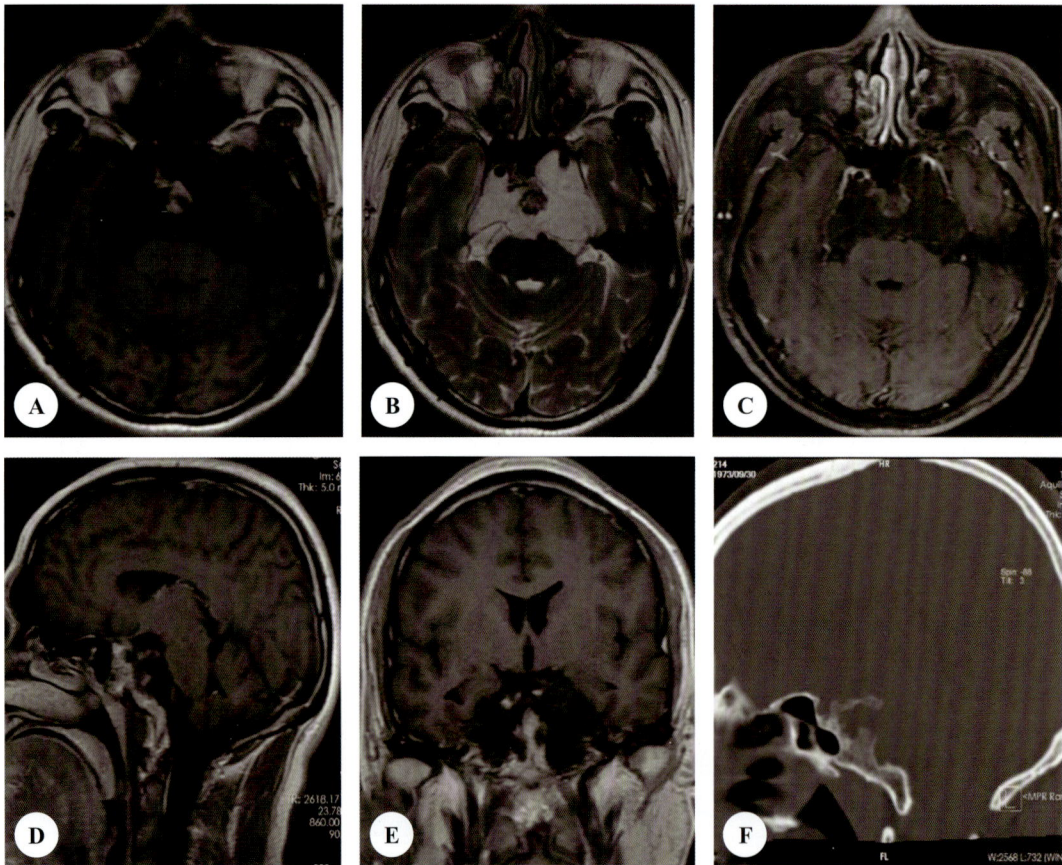

▲ 图 11-3 病例 2 术前辅助检查

A 和 B. 双侧海绵窦 – 桥前池斜坡区见不规则形极长 T_1 极长 T_2 信号灶，病灶包绕双侧颈内动脉；C 至 E. 增强后未见明显强化；F. 斜坡骨质可见明显破坏

【手术入路】显微镜下单鼻孔经蝶入路。

【手术过程】仰卧位，头后仰30°，络合碘纱条消毒鼻腔及各鼻道。显微镜下置入扩张器至中鼻甲后缘，向对侧折断骨性鼻中隔，切开鼻中隔黏膜，向两侧剥离蝶窦前壁黏膜，调整扩张器位置。咬除蝶窦前壁，蝶窦发育欠佳，为鞍前型。用神经导航定位鞍底，确定垂体窝，循此以高速气钻磨开斜坡骨质约5mm深，即见肿瘤，侵蚀性骨质破坏，肿瘤成分与骨屑成分混杂，质软，灰白色，肿瘤大小约3.8cm×4.6cm×4.9cm。术中在神经导航指引下以显微刮圈自不同方向刮除肿瘤，前抵垂体窝，后达鞍背，鞍底硬膜完整，大部分切除肿瘤。有稍许脑脊液流出，予人工硬膜修补，与护士清点棉片无误，彻底止血，吸收性明胶海绵置入瘤腔，复位鼻中隔及其黏膜，以纱条填塞鼻腔。

【术后MRI】见图11-4。

【术后神经功能】术后未见明显神经功能障碍。

【经验体会】该患者病变侵袭性强，斜坡、双侧岩尖骨质广泛破坏并累及双侧海绵窦，手术切除后定期随访，未见肿瘤复发，患者生存质量极佳。因此脊索瘤的初始治疗十分重要，如果首次手术能全切除病变并扩大磨除周边骨质，术后患者能长期无瘤生存。

病例3　患者女性，54岁，因"右面部疼痛2年，右眼睑下垂1年"入院。术前曾行两次伽马刀手术治疗。

【查体】神志清楚，左侧瞳孔直径3mm大小，对光反射灵敏，右侧瞳孔散大约6mm，对光反射消失。右侧眼睑下垂。右侧颌面部皮肤感觉麻木，触觉存在，痛温觉减退。头颅大小及形态正常。鼻腔及外耳道无异常分泌物，口角无歪斜，双侧鼻唇沟无变浅，鼓腮示齿可，伸舌居中，咽反射正常，颈软，四肢活动可，肌力、肌张力正常，Kernig、Brudzinski、Babinski征阴性。

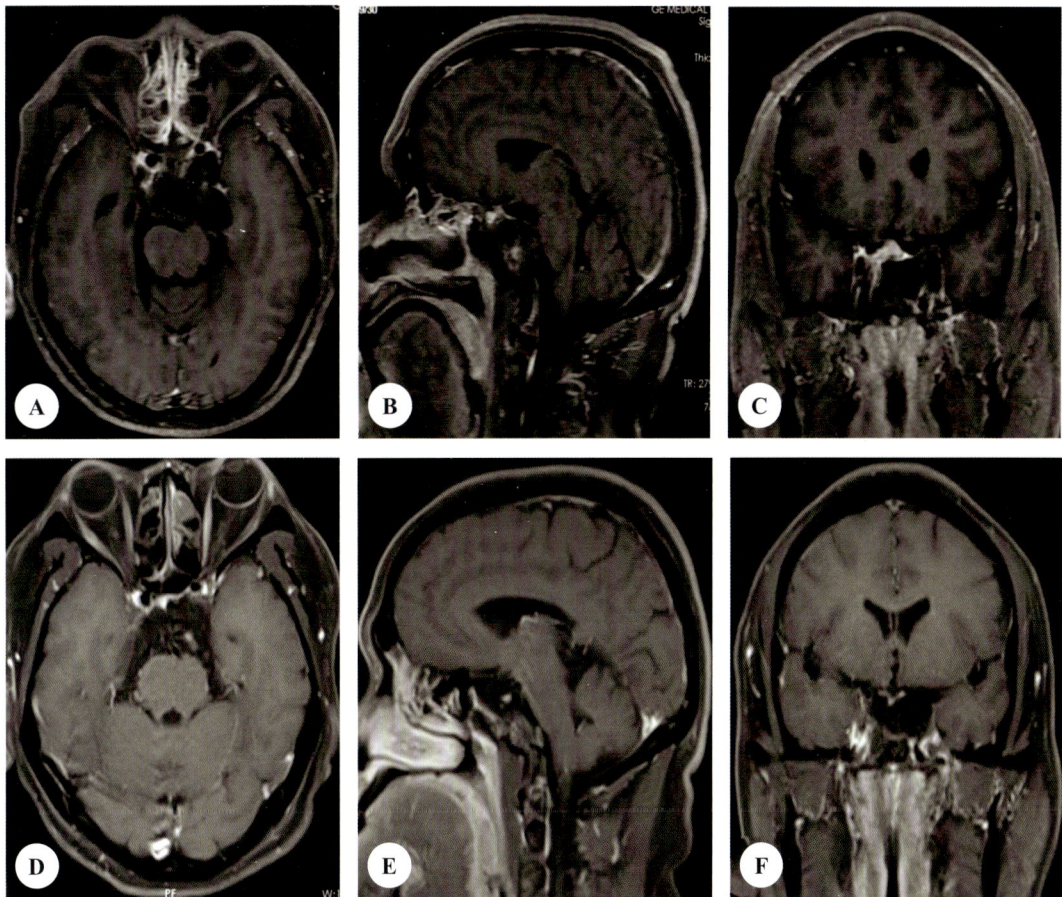

▲ 图11-4　病例2术后MRI检查

A至C. 术后MRI示原斜坡鞍区病变已切除；D至F. 术后5年复查头部MRI，病变未见复发

【辅助检查】见图 11-5。

【术前诊断】右侧鞍旁海绵窦占位：脊索瘤？

【手术入路】右侧颞前硬膜外入路。

【手术过程】显微镜下自眶上裂处剪开硬膜，沿颅中窝底自硬膜外探查，缓慢抬起颞叶，显露肿瘤。见病变位于右侧鞍旁海绵窦侧壁内，肿瘤大小约 3.1cm×2.7cm×2.2cm，质地中等，血供丰富。先切开海绵窦外侧壁，行瘤内减压，再分离肿瘤与周边神经血管粘连，分块全切除肿瘤。动眼神经、滑车神经、外展神经及三叉神经根丝保留完好。

【术后 MRI】见图 11-6。

【术后神经功能】术后患者仍存在右眼睑下垂，右面部麻木疼痛症状较前缓解，未见其余神经功能障碍。

【经验体会】

(1) 对于侵入海绵窦内的脊索瘤，运用颞前硬膜外入路可以充分切除病变，且术后并发症少，恢复快。行此入路时，可先在侧裂区硬脑膜上切开一小口，释放出部分脑脊液，可以减轻对脑组织的牵拉；分离眶上裂外缘至眶颞硬膜皱襞，显微剪剪断此皱襞，然后用剥离子仔细地将海绵窦外层硬膜与包裹神经的内层硬膜分离开后即可见肿瘤，可沿神经间隙吸除肿瘤，此病例中肿瘤已包绕颈内动脉海绵窦段，在吸除内侧肿瘤时须避免损伤血管。

(2) 该患者手术前接受了两次伽马刀治疗，但肿瘤反而进展，进一步证实了脊索瘤的首选治疗方案还是根治性的外科手术治疗。

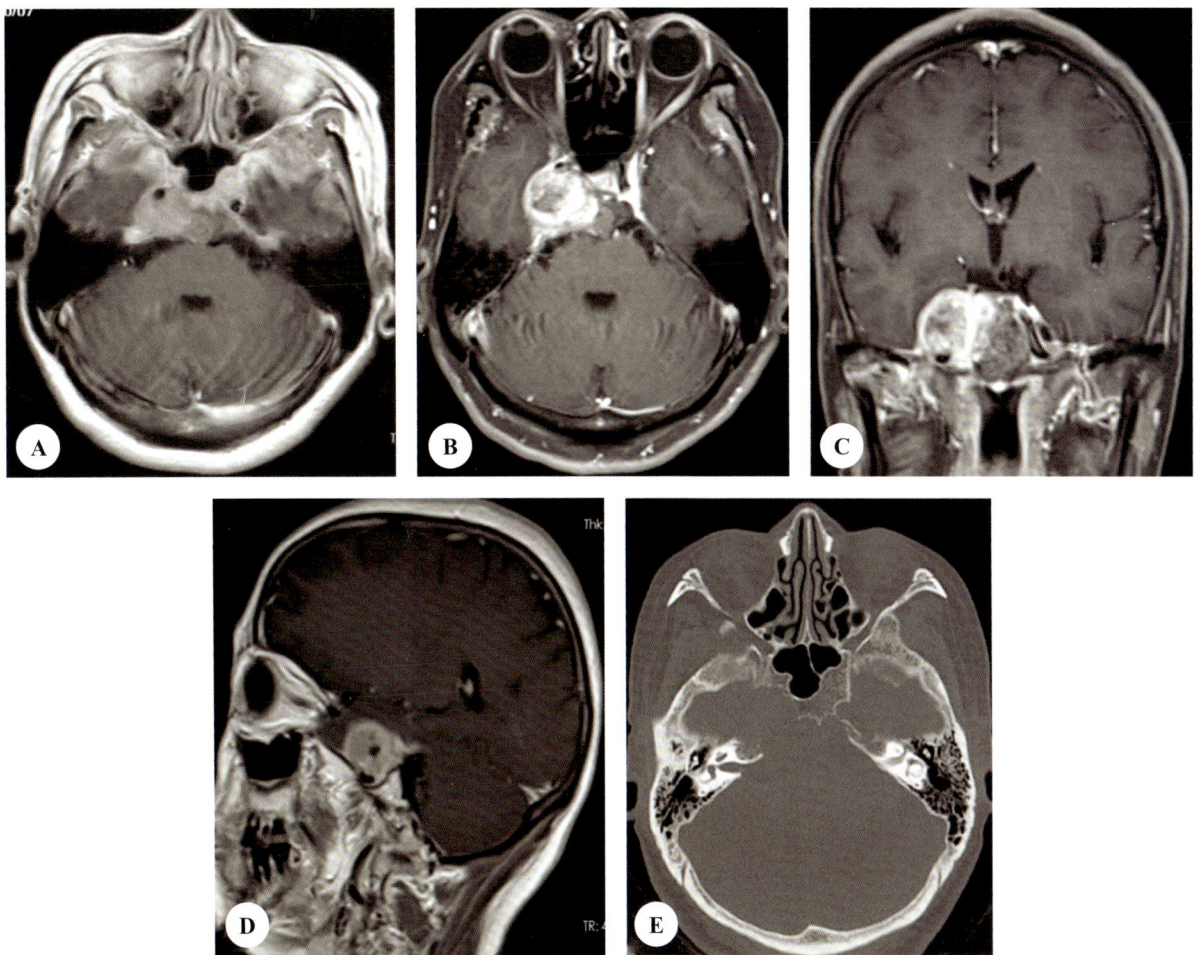

▲ 图 11-5　病例 3 术前辅助检查

A. 术前 1 年 MRI 示右侧鞍旁海绵窦内及上斜坡可见等 T_1 略长 T_2 信号影，大小约 1.6cm×1.8cm×2.7cm，增强扫描病灶显著均匀强化；B. 两次伽马刀后复查 MRI 示右侧鞍旁结节灶较前明显增大；C. 冠状位 T_1 增强示病灶包绕右侧颈内动脉海绵窦段；D. 矢状位 T_1 增强扫描示斜坡受侵范围较前增大；E. 颅底 HRCT 示邻近斜坡、右侧蝶骨大翼及颞骨岩骨可见骨质吸收破坏

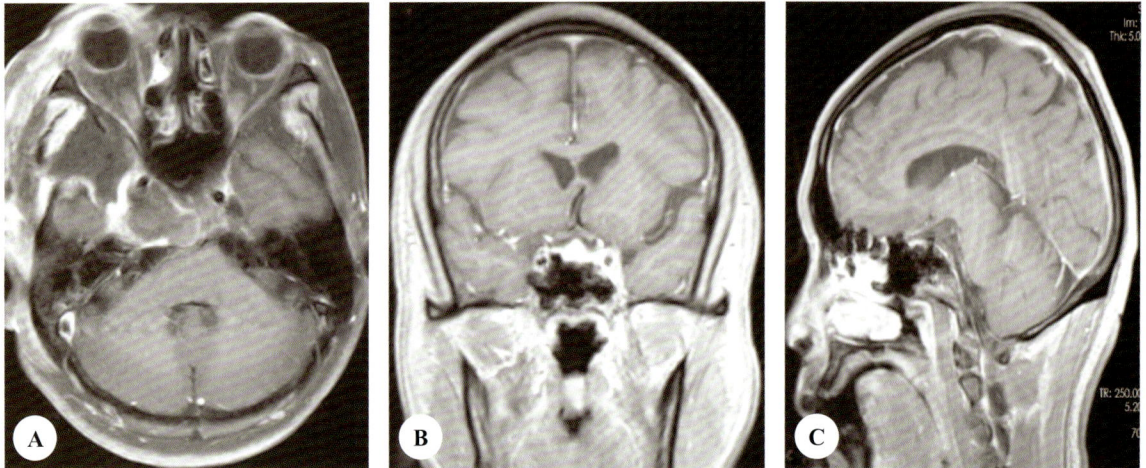

▲ 图 11-6　病例 3 术后 MRI 示原海绵窦斜坡病变已切除

病例 4　患者女性，54 岁，因"右眼外展受限四年，左眼轻度外展受限伴头晕呕吐半个月余"入院。

【查体】神清，视力左眼不可测，右眼 0.4，右眼外展活动完全受限，左眼外展轻微受限，眼底检查未见明显异常。双瞳直径 3mm，等大等圆，对光反射灵敏。余神经系统检查未见明显阳性体征。

【辅助检查】见图 11-7。

【术前诊断】斜坡右侧份占位：脊索瘤？

【手术入路】右侧枕下乙状窦后入路。

【手术过程】显微镜下弧形剪开硬膜，脑组织张力稍高，小脑延髓外侧池释放脑脊液，遂缓慢牵开小脑半球，见病变位于右侧岩尖 – 斜坡中线区域，约 4.5cm×3.5cm×3.0cm 大小，局部骨质破坏，突破硬膜向硬膜下生长。肿瘤质地中等，血供丰富，实性，边界清楚，面神经位于肿瘤上级，后组脑神经位于肿瘤背侧，与脑干有粘连，行瘤内减压后，依次沿肿瘤表面蛛网膜界面分离肿瘤下极、上极、内侧面，分块全切除肿瘤。最后再次处理位于斜坡肿瘤基底并切除被肿瘤破坏骨质。取自体大腿部脂肪填塞斜坡骨质。全切肿瘤后见三叉神经、面神经、外展神经、蜗神经及后组脑神经及岩静脉保留完好 [图 11-8，▶视频 11-1 **显微镜下斜坡脊索瘤切除术（枕下乙状窦后入路）**]。

【术后 MRI】见图 11-9。

【术后神经功能】术后患者右眼外展受限同前，未见其余神经功能障碍。

【经验体会】

(1) 该病变起源于中斜坡，突破硬脑膜压迫脑干及椎基底动脉，枕下乙状窦后入路可全切除病变，骨瓣

应低至枕骨大孔，便于释放脑脊液并充分显露病变。

(2) 术前影像示中断斜坡骨质被病变严重侵蚀，与蝶窦仅有菲薄骨质间隔，病变切除后，可予自体脂肪填充斜坡缺损处，并以人工硬脑膜严密修补颅底，预防术后脑脊液漏。

病例 5　患者女性，29 岁，因"头痛 2 年，声音嘶哑 1 个月余"入院。

【查体】神清语利，视野粗测无缺损，眼底检查未见明显异常。双瞳直径 2.0mm，等大等圆，直接、间接对光反射灵敏，双眼球活动可，眼睑无下垂，无眼球震颤。双侧面部痛觉、振动觉可，咀嚼有力，张口下颌无偏移。双侧额纹对称，鼻唇沟对称，皱额、闭目、鼓腮、示齿、吹哨可，味觉正常。双耳听力粗测正常。悬雍垂居中，声音稍嘶哑，饮水无呛咳，咽反射可，吞咽反射可，咳嗽反射可。转颈耸肩有力。伸舌居中，舌肌无萎缩，无肌颤，舌肌活动可。余神经系统体查未见明显阳性体征。

【辅助检查】见图 11-10。

【术前诊断】颅颈交界区病变：脊索瘤？

【手术入路】经口咽入路。

【手术过程】仰卧位，头后仰 20°，头圈固定头部。常规铺单，络合碘纱条消毒口腔、鼻腔及各鼻道。口腔科戴维氏开口器撑开上下颌，切开软腭并向两次牵开，显微镜下切开咽后壁，见肿瘤位于中下斜坡，侵蚀性骨质破坏，肿瘤成分与骨屑成分混杂，质中等，部分坚硬，灰红色，血供较丰富，肿瘤大小约 7.5cm×3.2cm。分离肿瘤与周边

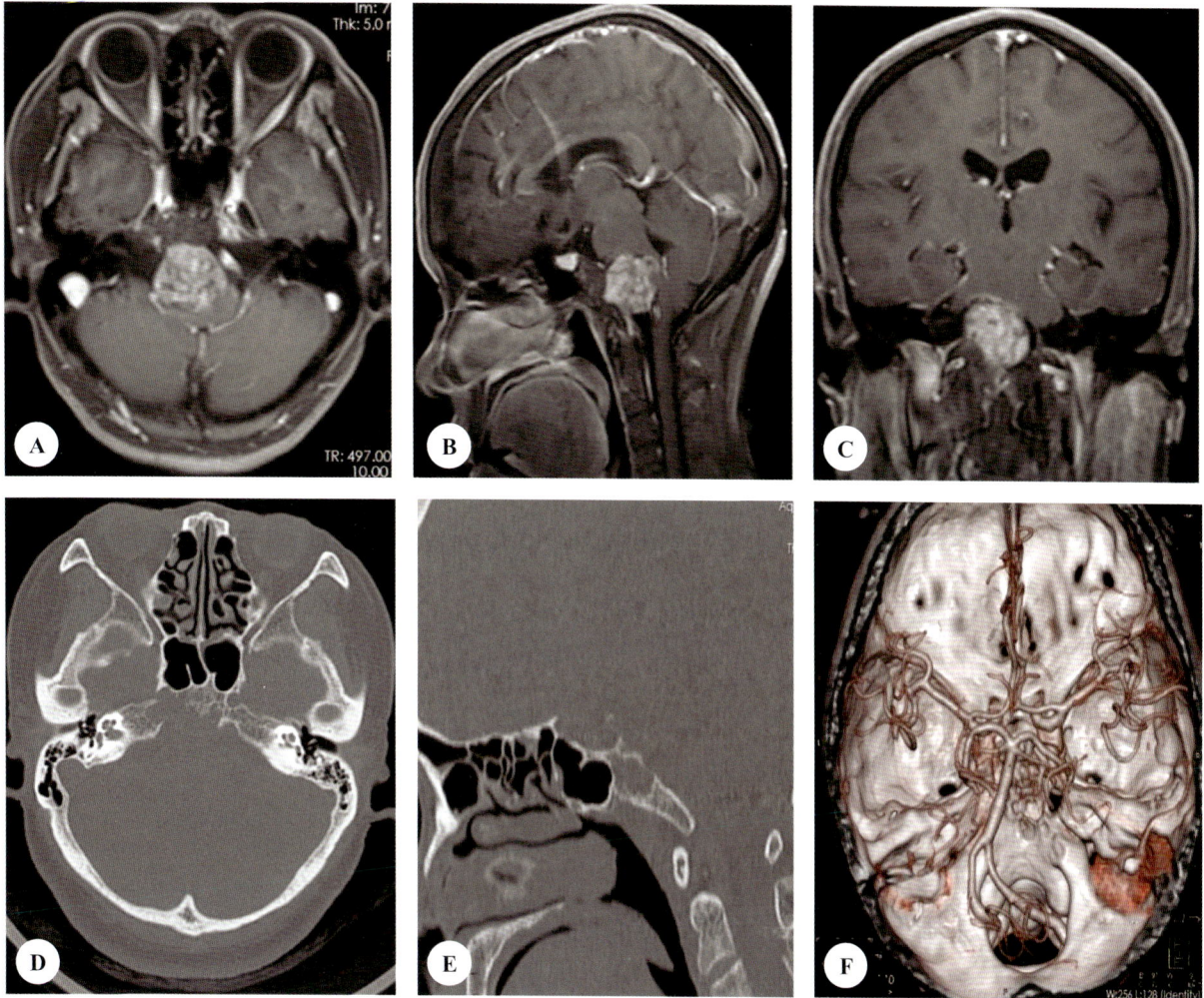

▲ 图 11-7 病例 4 术前辅助检查

A 至 C. MRI 示斜坡右份见一不规则形占位性病变，增强后呈明显不均匀强化，病变已突破硬膜，脑干受压明显；D 和 E. 颅底 HRCT 示斜坡区及右岩尖部可见溶骨性骨质破坏；F. CTA 示右侧椎动脉颅内段、基底动脉受压移位

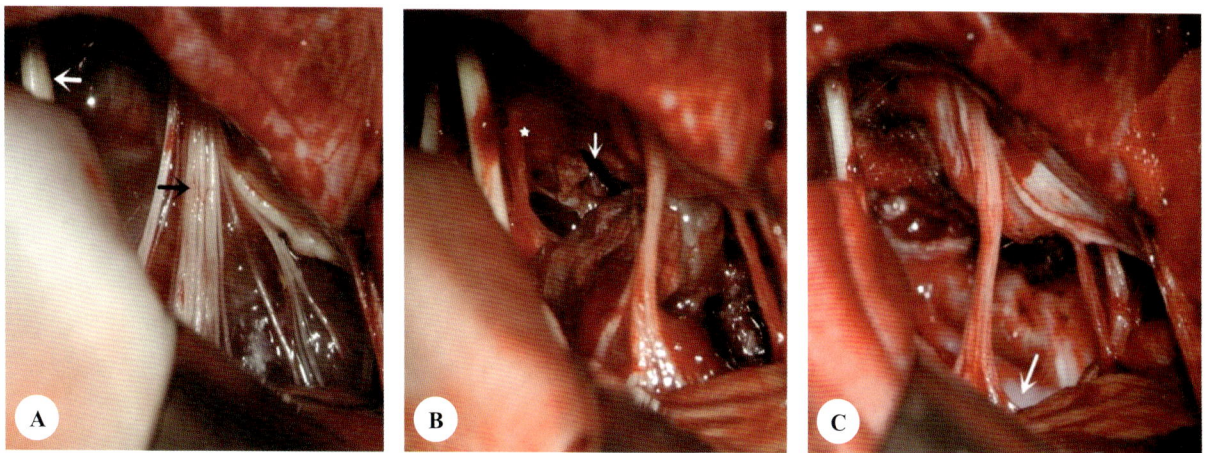

▲ 图 11-8 病例 4 手术过程

A. 肿瘤起源于中斜坡，上极为面神经（白箭），表面为后组脑神经（黑箭）；B. 断离肿瘤基底，充分瘤内减压后可见受累外展神经（白色五角星），中斜坡骨质破损（白箭）；C. 肿瘤全切除后可见被推挤移位的基底动脉（白箭）

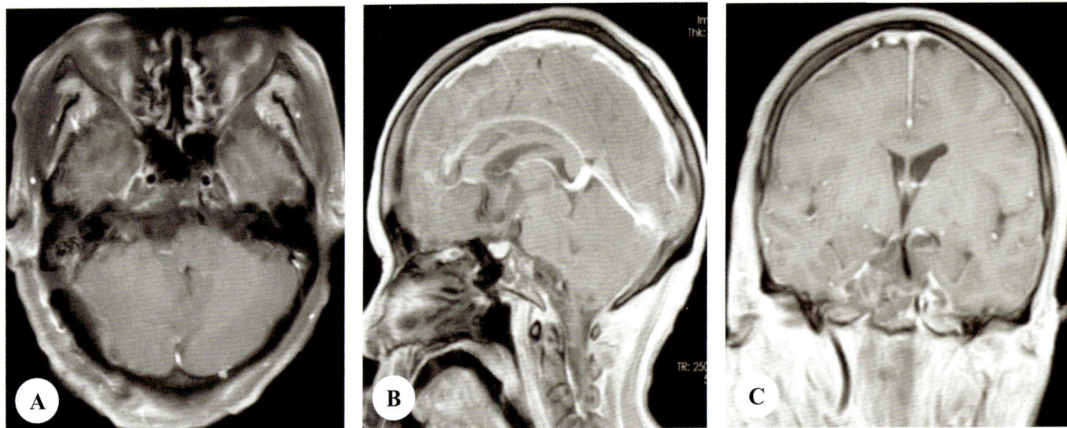

▲ 图 11-9 病例 4 术后 MRI 示斜坡右侧份占位病变已切除

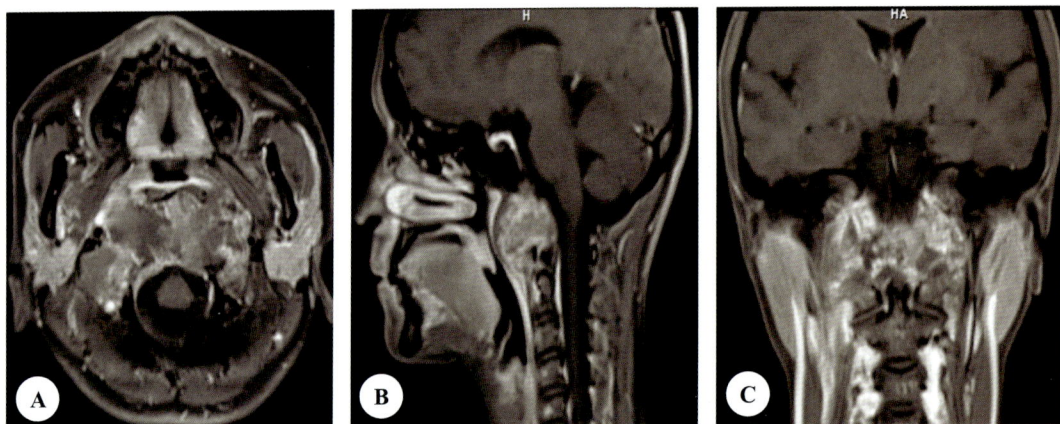

▲ 图 11-10 病例 5 术前 MRI 见斜坡中下部及枕髁骨质破坏并见肿块灶形成，较大层面范围约 7.5cm×3.2cm，增强后明显不均匀强化，病变累及双侧舌下神经管，邻近鼻咽腔受压变窄

结构粘连，以显微刮圈自不同方向刮除肿瘤，上抵鞍背，下达寰枢关节，两侧达咽侧壁，深达斜坡硬膜，辅助耳鼻喉科鼻内镜探查，分块全切除肿瘤。与护士清点棉片无误，彻底止血，吸收性明胶海绵置入瘤腔，复位咽后壁黏膜。分别缝合咽后壁、软腭。

【术后 MRI】见图 11-11。

【术后神经功能】术后患者声音嘶哑较前改善，未见其余神经功能障碍。

【经验体会】

(1) 经口入路适用于位于颅颈交界前部到枕髁前方，以及从 C_2 体部到蝶窦底部的病变，此入路最常见的并发症是脑脊液漏，如果术前影像学有硬膜侵犯的表现，应慎用此入路。

(2) 术前需留鼻胃管或空肠管，置入牵开器后，将舌部向下，软腭向上移位，从 C_2 下缘到鼻咽中线切开。黏膜向外侧牵开，暴露颈长肌，暴露骨性结构，切除病变，磨除受累骨质后可直视颅颈交界硬膜。细致止血后可以关闭切口，颈长肌复位，咽后壁严密缝合。

病例 6 患者男性，因"枕部疼痛 2 年"入院。

【查体】神清语利，视野粗测无缺损，眼底检查未见明显异常。双瞳直径 2.0mm，等大等圆，直接、间接对光反射灵敏，双眼球活动可，眼睑无下垂，无眼球震颤。双侧面部痛觉、振动觉可，咀嚼有力，张口下颌无偏移。双侧额纹对称，鼻唇沟对称，皱额、闭目、鼓腮、示齿、吹哨可，味觉正常。双耳听力粗测正常。悬雍垂居中，无声音嘶哑，饮水偶有呛咳，咽反射可，吞咽反射可，咳嗽反射可。转颈耸肩有力。伸舌左偏，舌肌无萎缩，无肌颤，舌肌活动可。余神经系统体查未见明显阳性体征。

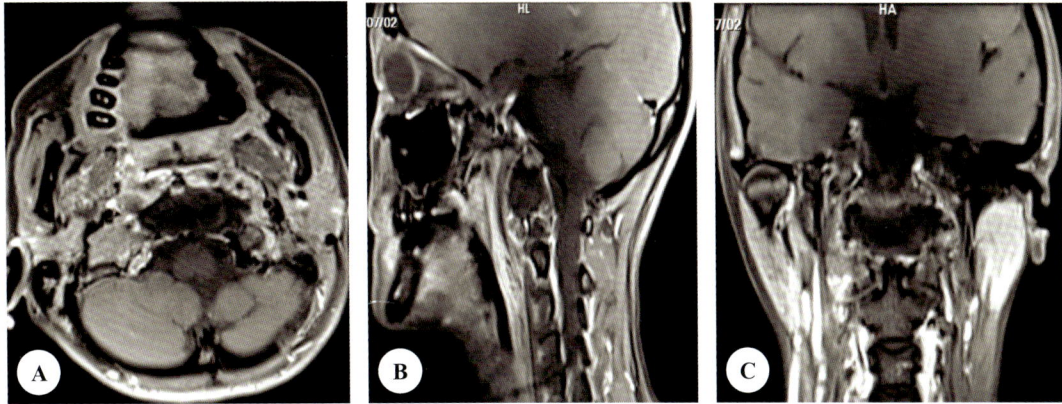

▲ 图 11-11 病例 5 术后 MRI 示颅颈交界区病变已切除

【辅助检查】见图 11-12。

【术前诊断】左侧颈静脉孔区占位：脊索瘤？

【手术入路】左侧枕下远外侧髁旁入路。

【手术过程】右侧俯卧位。行左侧枕下远外侧髁旁入路，耳后倒 C 形切口向颈部延伸，切开头皮，骨膜下分离皮肌瓣并牵开，沿 Henry 脂肪间隙达寰椎横突，分离二腹肌后腹下翻，磨除乳头尖、髁旁及迷路下骨质达茎突根部，可见颈静脉孔区肿瘤。颅骨钻 2 孔，骨窗开颅，大小约 5cm×4cm。显露横窦、乙状窦边缘，下达枕骨大孔。显露肿瘤颅外段，肿瘤沿颈静脉孔向斜坡方向生长，大小约 21mm×37mm×33mm，质韧，血供丰富，边界欠清楚。分块切除肿瘤及受累骨质，显微镜下弧形剪开硬膜，显露小脑延髓外侧池，释放脑脊液，缓慢牵开小脑半球，见颅内部分病变位于左侧枕骨大孔区，肿瘤边界清楚，后组脑神经、椎动脉及小脑后下动脉被肿瘤包裹，先行瘤内减压，再依次分离肿瘤下极、上极、内侧面，分离肿瘤与神经、脑干粘连及椎动脉，分块全切除颅内部分肿瘤。切除肿瘤后，小脑半球、后组脑神经及脑干等结构保护良好（图 11-13）。

【术后 MRI】见图 11-14。

【术后神经功能】术后无新增神经功能障碍。

【经验体会】

(1) 髁旁颈外侧入路以颈静脉孔为中心，利用肿瘤生长所形成的自然间隙，无须过多磨除骨质以显露颈内动静脉及椎动脉，可避免重要血管损伤。

(2) 通过优先处理咽旁间隙及颈静脉孔内的肿瘤，可阻断肿瘤的大部分血供，为手术提供清晰的术野。

(3) 充分均匀的瘤内减压后，肿瘤张力降低，可沿组织界面或蛛网膜界面切除肿瘤。

病例 7 患者女性，57 岁，因 "口角歪斜 13 年，发现左颈部肿块 1 年，头痛头昏伴呕吐 1 个月" 入院。12 年前因 "左侧颈静脉孔区占位"，行开颅探查病灶切除术，术后病检为脊索瘤。

【查体】神清，语言欠流利。视力未测，视野粗测无缺损。双瞳直径 3mm，等大等圆，对光反射灵敏，双眼球活动可，眼睑无下垂，无眼球震颤。双侧面部痛觉、振动觉可，咀嚼左侧乏力，张口下颌无偏移。左侧额纹消失、鼻唇沟变浅，左眼睑闭目不全，鼓腮、示齿、吹哨不能，左侧舌后味觉消失。左耳听力粗测减退，Rine 试验左侧：气导大于骨导，右侧：气导大于骨导；冷热水试验左侧：正常，右侧：正常。悬雍垂居中，声音轻度嘶哑，饮水呛咳，咽反射减弱，吞咽反射稍差，咳嗽反射可。转颈耸肩有力。伸舌偏左，左侧舌肌萎缩。四肢肌力、肌张力可，无肌肉萎缩。四肢痛觉、振动觉可。角膜反射 (+)，腹壁反射 (+)，肱二头肌反射 (++)，肱三头肌反射 (++)，桡骨骨膜反射 (++)，膝反射 (++)。Hoffmann 征 (−)，双侧 Babinski 征 (−)，双侧 Oppenheim 征 (−)，双侧 Gordon 征 (−)。颈软，Kernig 征 (−)，Brudzinski 征 (−)。跟膝胫试验可疑阳性，指鼻试验、双手动作轮替试验、Romberg 征、行一字步不能配合。

【辅助检查】见图 11-15。

【术前诊断】左侧颈静脉孔区颅内外交通性占位性病变：考虑脊索瘤复发。

【手术入路】左枕下远外侧髁旁联合迷路下入路。

【手术过程】右侧俯卧位，行左侧枕下远外侧髁旁联合迷路下路，耳后倒 L 形切口向颈部延伸，切开头皮，骨膜下分离皮肌瓣并牵开，沿 Henry 脂肪间隙达寰椎横突，分离二腹肌后腹下翻，磨除乳头尖、髁旁及迷路下骨质达茎突根部，可见颈静脉孔区肿瘤。颅骨钻 3 孔，骨窗开颅，大小约 5cm×4cm。显露横窦、乙状窦边缘，下达枕骨大孔。见肿瘤广泛破坏迷路下骨质，经颈静脉孔向颅

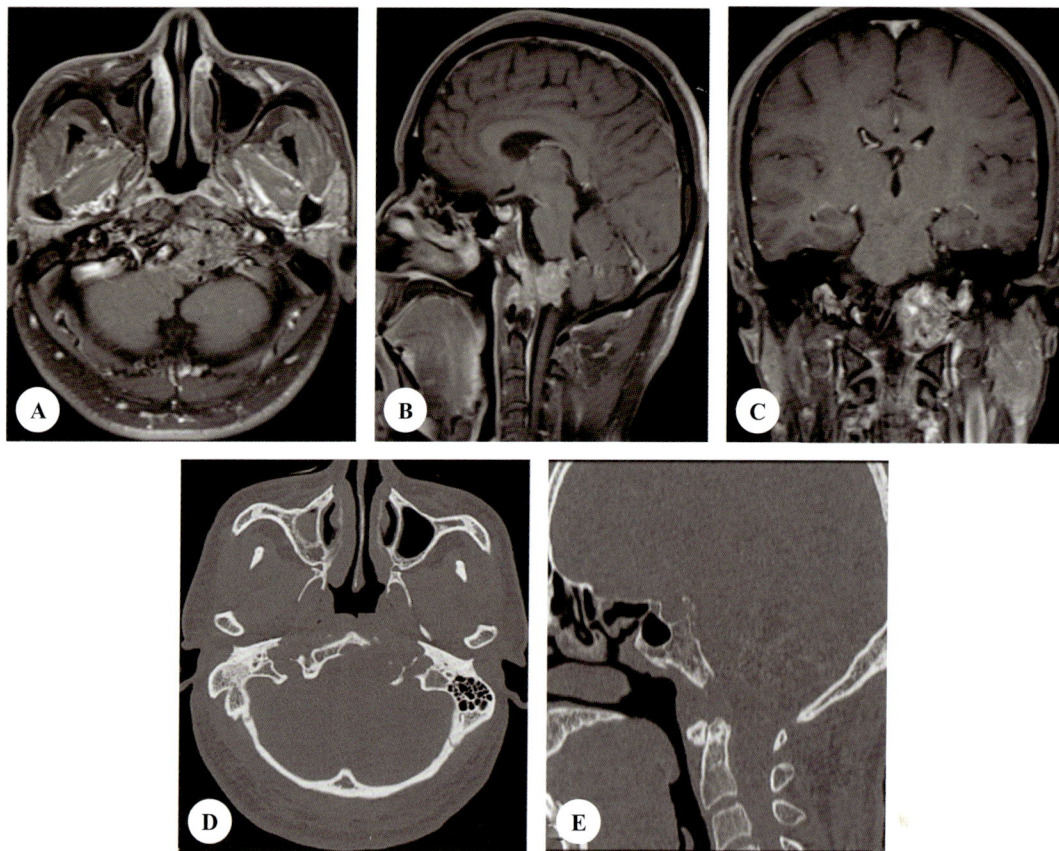

▲ 图 11-12　病例 6 术前辅助检查

A. 轴位 MRI 示延髓左侧旁可见一不规则形稍长 T_1 长 T_2 信号灶，大小约 21mm×37mm×33mm，增强后呈不均匀轻度强化，且沿颈静脉孔向颅外扩展；B. 矢状位 MRI 示病变起源于下斜坡，向后突破硬脑膜，延髓明显受压；C. 冠状位 MRI 可见右侧椎动脉颅内段流空影，左侧椎动脉被肿瘤包绕推挤；D. 轴位 HRCT 示左侧颈静脉孔区骨质破损；E. 矢状位 HRCT 示下斜坡骨质破坏

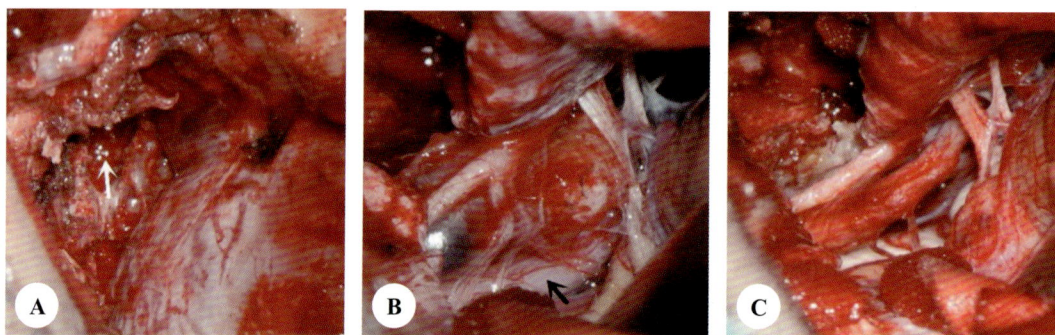

▲ 图 11-13　病例 6 手术过程

A. 先切除颅外段肿瘤（白箭）；B. 剪开硬脑膜，见肿瘤推挤后组脑神经及左侧椎动脉（黑箭）；C. 肿瘤全切除后可见脑干、椎动脉、后组脑神经完好

内外沟通性生长，颅外部分主要位于颞下窝咽旁间隙，大小约 5cm×4cm×6cm，镜下予以分块全切，并扩大磨除颈静脉孔周围受累骨质。继弧形剪开硬膜，显露小脑延髓外侧池，释放脑脊液，缓慢牵开小脑半球，见颅内部分病变位于右侧颈静脉孔区，约 2.7cm×3.1cm×4cm 大小，肿瘤质地中等，血供

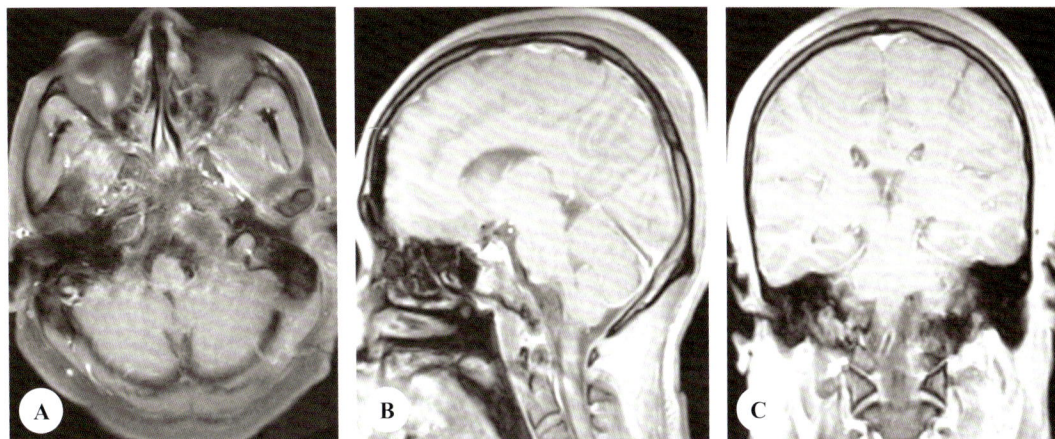

▲ 图 11-14 病例 6 术后 MRI 示左颈静脉孔区病变已全切除

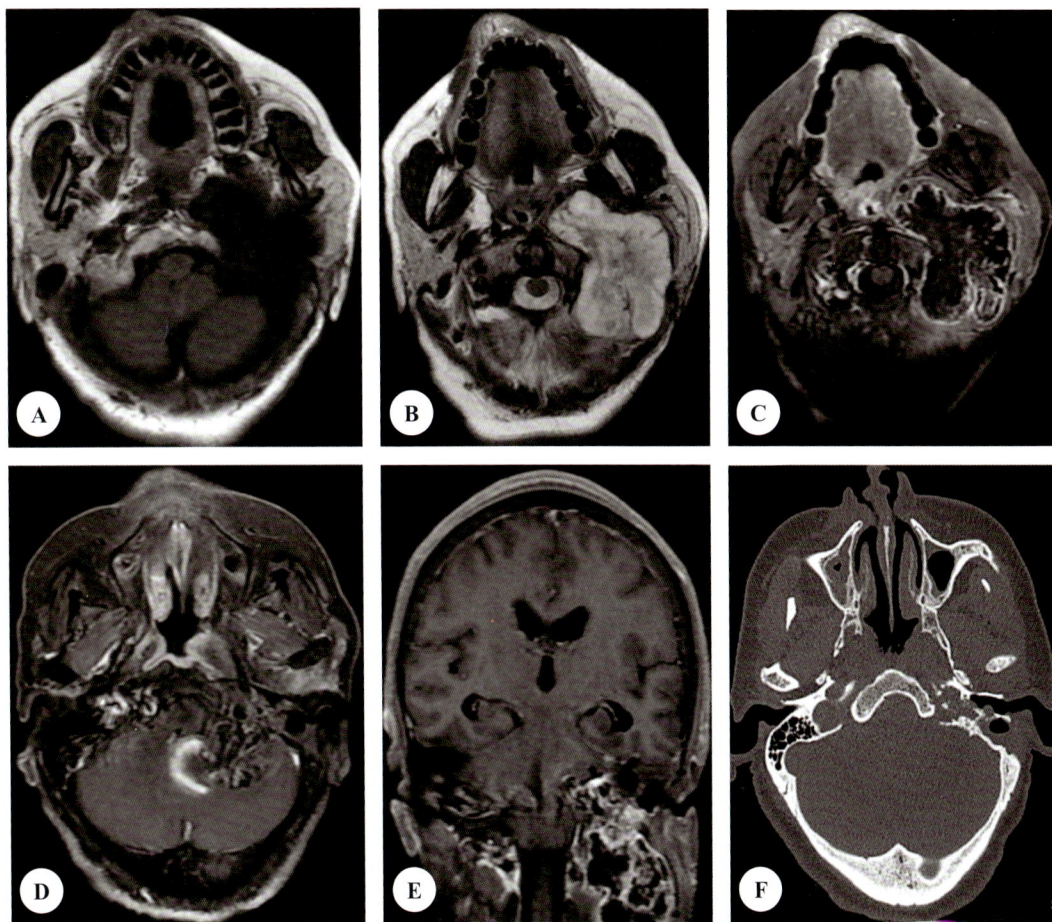

▲ 图 11-15 病例 7 术前 MRI 检查

A 和 B. 左颈静脉孔区可见一不规则状的长 T₁ 长 T₂ 信号灶，累及鼻咽左侧壁及颞下窝上部，局部鼻咽腔变窄，边缘尚清晰；C. 增强后不均匀强化；D. 肿瘤向上进入颅内左侧脑桥小脑三角区，左侧小脑半球见受累；E. 向下累及颞下窝；F. 颅底 HRCT 示部分枕骨左侧份及颞骨岩部见大片状骨质破坏

一般，实性，周边有陈旧性出血，边界清楚，面听神经位于肿瘤上方，肿瘤广泛破坏颈静脉孔、斜坡及枕髁骨质。面神经肌电图监测下探查面神经，先行瘤内减压，再依次分离肿瘤下极、上极、内侧面，分离肿瘤与神经、脑干粘连及椎动脉，分块全切除颅内部分肿瘤。切除肿瘤后，小脑半球、面听神经、外展神经、后组脑神经及脑干等结构保护良好（图11-16）。

【术后MRI】见图11-17。

【神经功能】术后无新增神经功能障碍。

【经验体会】枕下远外侧髁旁联合迷路下入路可切除广泛累及颈静脉孔区、颞下窝、咽旁间隙病变，因肿瘤广泛破坏颈静脉孔、斜坡及枕髁骨质，为预防术后脑脊液漏，可取自体脂肪填充瘤腔。

病例8 患者男性，2013年因"头痛5年，加重伴视力下降、步行不稳半年"入院，MRI检查发现上斜坡及蝶窦内占位性病变，于显微镜下行单鼻孔经蝶入路全切除病变，术后病检回报脊索瘤。1年半后病变复发，于显微镜下行右侧枕下乙状窦后入路全切除病变，术后行放疗，患者恢复良好，至今未见肿瘤复发。

【初次手术过程】仰卧位，头后仰30°。常规铺单，络合碘纱条消毒鼻腔及各鼻道。显微镜下置入扩张器至左侧上鼻甲后缘，向对侧折断骨性鼻中隔，切开鼻中隔黏膜，向两侧剥离蝶窦前壁黏膜，调整扩张器位置。蝶窦前壁已部分破坏，扩大咬除蝶窦前壁，即见肿瘤位于蝶窦-斜坡-鞍上-鞍旁区域，肿瘤成分与骨屑成分混杂，质韧，部分坚硬，灰黄色，肿瘤大小约5cm×5cm×4.8cm。以显微刮圈先切除蝶窦内肿瘤，再分别自不同方向刮除肿瘤，前

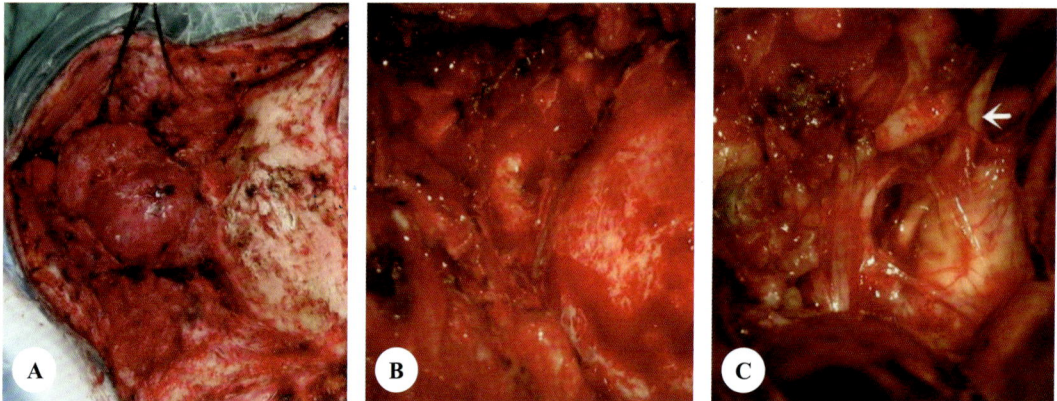

▲ 图11-16 病例7手术过程

A.行耳后倒L形切口向颈部延伸，见颅外肿瘤；B.颅外部分主要位于颞下窝咽旁间隙，镜下已予以分块全切；C.弧形剪开硬膜，缓慢牵开小脑半球，见颅内部分病变位于右侧颈静脉孔区，肿瘤向上延伸至脑桥小脑三角区，可见面听神经受压（白箭）

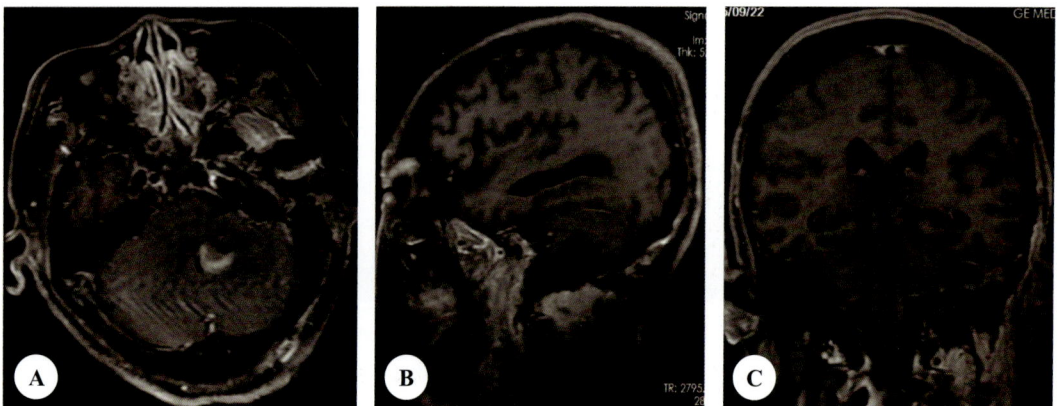

▲ 图11-17 病例7术后MRI示肿瘤颅内外部分均已切除

抵鞍结节，后达鞍背，鞍结节，镜下全切除肿瘤。

【辅助检查】见图 11-18。

【再次手术过程】患者取左侧俯卧位，头架固定头部。行右侧枕下乙状窦后入路，耳后倒 L 形切口，切开头皮，骨膜下分离皮肌瓣并牵开。颅骨钻 2 孔，骨瓣开颅，大小约 5cm×4cm。显露横窦、乙状窦边缘，下达枕骨大孔。显微镜下弧形剪开硬膜，显露小脑延髓外侧池，释放脑脊液，缓慢牵开小脑半球，见病变位于右侧上斜坡与天幕裂孔周围，约 3.0cm×2.6cm×3cm 大小，灰白色，血供一般，边界清楚。脑桥中脑大脑脚受压。与面听神经、三叉神经关系密切。原手术区域粘连严重。分离肿瘤与神经血管粘连，分块全切除肿瘤。全切肿瘤后见动眼神经、三叉神经、面神经、蜗神经及展神经及岩静脉保留完好。

【辅助检查】见图 11-19。

【经验体会】脊索瘤术后极易复发，因此术后应加强随访，及早发现复发，此例患者复发后再次手术治疗，术后恢复良好，术后 5 年随访均未出现肿瘤复发，从该病例中我们得到很好的提示，即患者身体状况允许时，根治性手术切除仍是复发脊索瘤的最佳治疗策略，术后予以大剂量放射治疗，患者仍能长期无瘤生存，并具有很高的生活质量。

病例 9　患者男性，49 岁，因"右腿麻木 2 个月，斜坡脊索瘤术后 1 个月"入院。患者 1 个月前于外院行头部 MRI 检查发现斜坡占位，行左侧乙状窦后入路部分切除病变，病检示脊索瘤。

【查体】神志清楚，双侧瞳孔等大等圆，直径 3mm 大小，对光反射灵敏，双侧眼球活动可，头颅大小及形态正常。鼻腔及外耳道无异常分泌物，口角无歪斜，双侧鼻唇沟无变浅，鼓腮示齿可，伸舌居中，咽反射正常，颈软，四肢活动可，肌力、肌张力正常，体表痛觉、触觉对称存在，振动觉可。余神经系统体查未见明显阳性体征。

【辅助检查】见图 11-20。

【术前诊断】斜坡岩尖脊索瘤。

【手术入路】神经内镜下扩大经蝶入路。

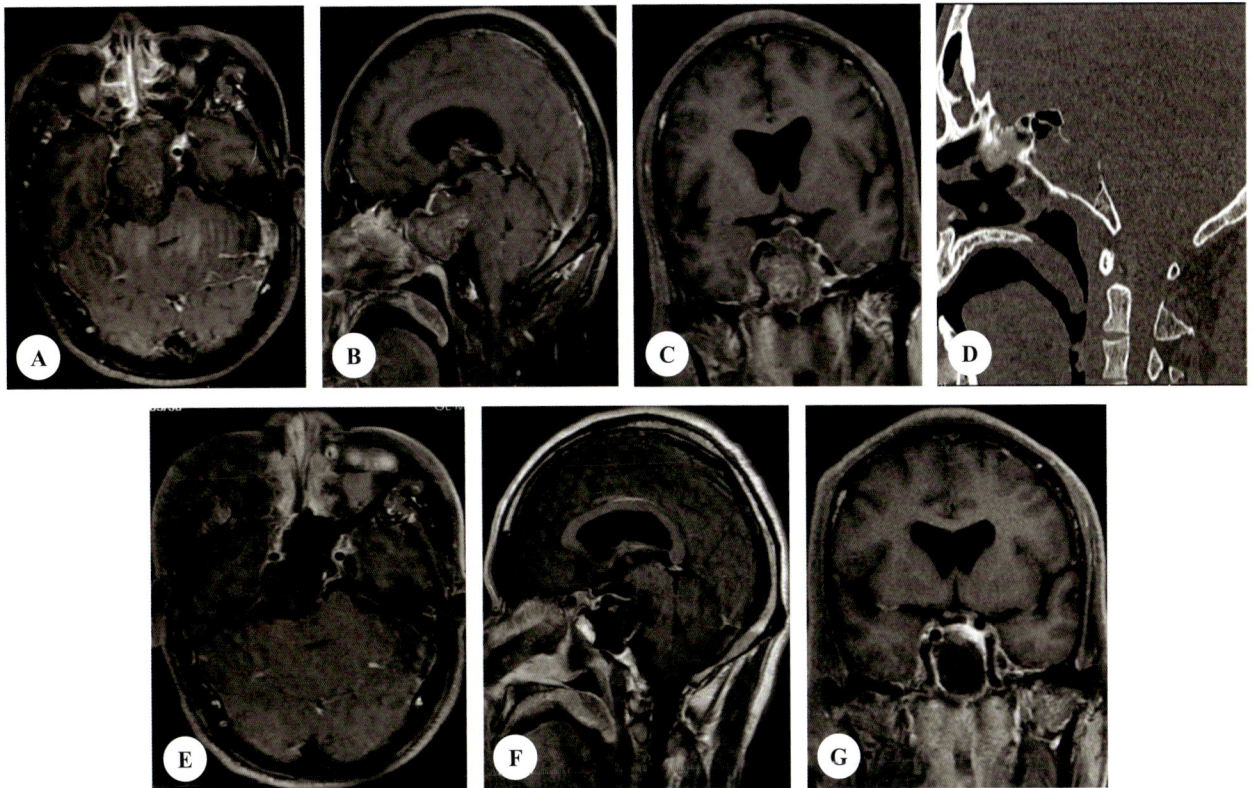

▲ 图 11-18　病例 8 初次手术术前及术后影像

A 至 C. 术前增强 MRI 示病变累及蝶窦，中上斜坡，双侧颈内动脉被向外推挤，脑干受压合并幕上脑积水；D. 术前 HRCT 示中上斜坡骨质破坏并累及蝶窦；E 至 G. 术后 MRI 示病变全切除

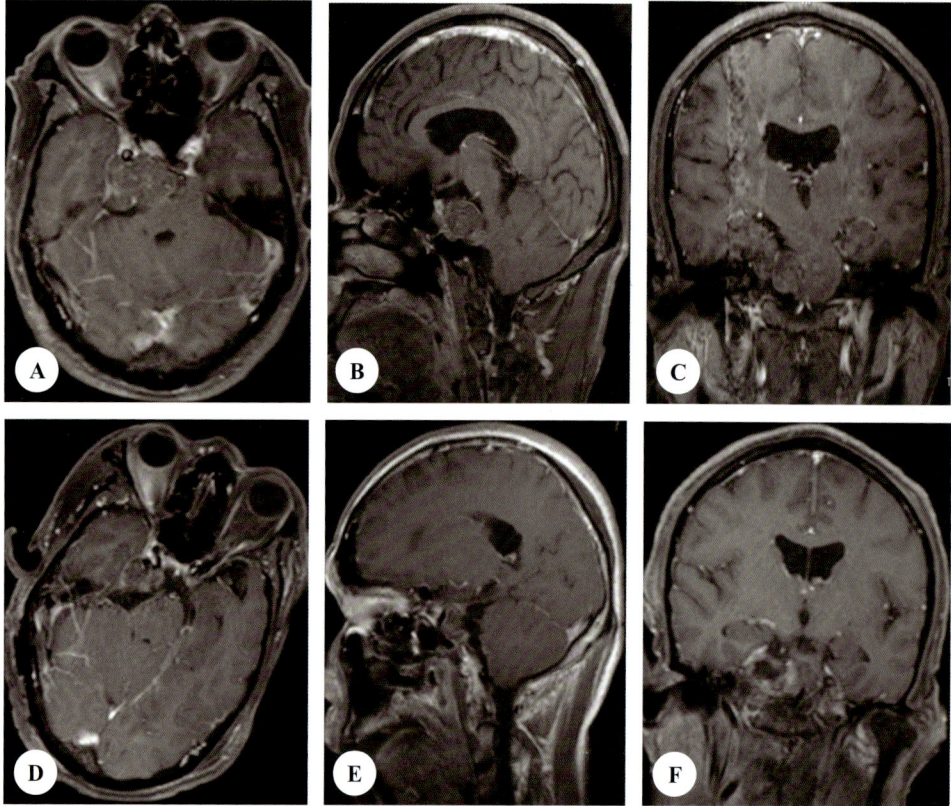

▲ 图 11–19　病例 8 再次手术前后影像

A 至 C. 术前 MRI 示左侧海绵窦中后部，桥前池及 CPA 区见肿瘤复发；D 至 F. 术后 MRI 示病变全切除

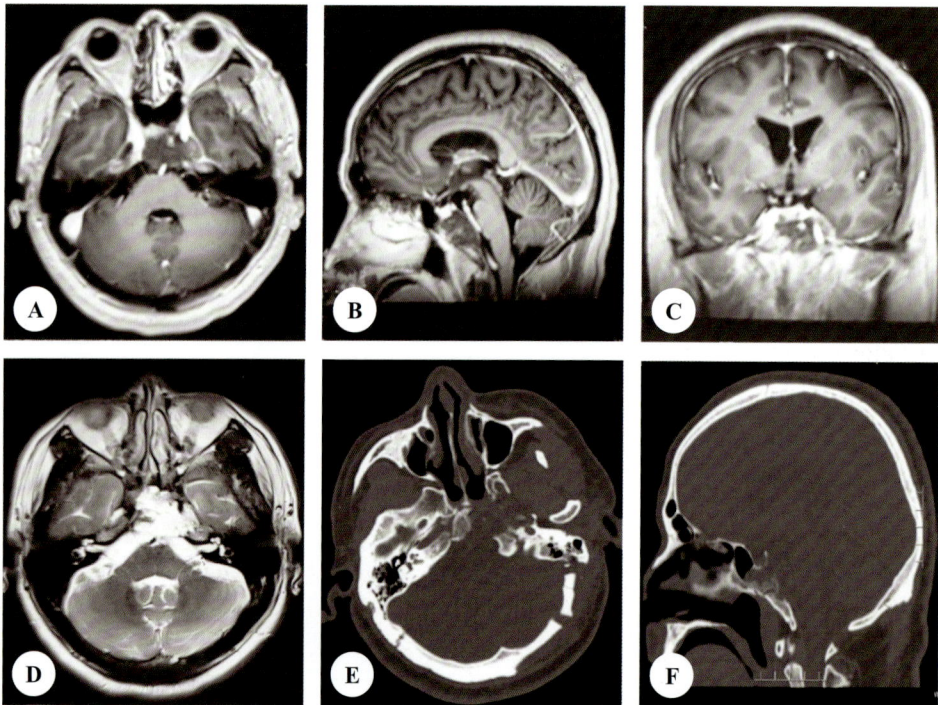

▲ 图 11–20　病例 9 术前辅助检查

A 至 C. MRI T$_1$ 增强像示中上斜坡及左侧岩尖见一不规则占位性病变，强化不明显；D. 岩尖斜坡病变 T$_2$ 像呈高信号；E. 颅底 HRCT 示左侧岩尖骨质破坏；F. 矢状位 HRCT 示中上斜坡及鞍背骨质破坏

【手术过程】仰卧位，头后平位。内镜下逐步以肾上腺素 1mg∶20ml 棉片润湿鼻甲。先从右侧鼻腔进入，辨认中鼻甲后，向下方沿中鼻道往后方探查。辨认鼻后孔后，向上即见鞍底。做右侧鼻中隔黏膜瓣，等离子刀处理黏膜渗血。扩大磨除蝶窦前壁，磨钻修整蝶窦间隔，清除蝶窦内黏膜，于鞍底斜坡处即见肿瘤，病变灰色，质软，血供一般，大小约 29mm×25mm×23mm，累及鞍背及左侧岩尖，磨除中上斜坡及岩尖骨质，刮圈沿各个方向多次刮除病变，海绵间窦内出血予流体明胶压迫止血。术中有脑脊液漏，取人工硬脑膜重建颅底硬脑膜并取左大腿自体脂肪填塞压迫，最后予鼻中隔黏膜瓣覆盖（图 11-21）。

【术后 MRI】见图 11-22。

【术后神经功能】术后患者无新发神经功能障碍。

【经验体会】该患者病变累及中上斜坡及左侧岩尖，术前颅底 HRCT 示相应区域骨质广泛破坏，采用内镜经蝶入路可充分利用内镜广角视野、抵近观察的优点全切除肿瘤，并充分磨除受累骨质如鞍背、后床突、前下份岩尖等结构，从而实现脊索瘤手术一级切除目标，大大减少患者术后复发概率。

病例 10　患者男性，56 岁，因"斜坡脊索瘤伽马刀治疗后 12 年，右眼睑下垂 5 个月"入院。

【查体】神清语利，双瞳孔不等大，左侧瞳孔直径约 2mm，对光反射灵敏，右侧瞳孔直径约 4mm，对光反射消失，右眼睑下垂。

【辅助检查】见图 11-23。

【术前诊断】斜坡岩尖脊索瘤。

【手术入路】神经内镜下扩大经蝶入路。

【手术过程】患者取仰卧位，全麻插管，头后平位。常规消毒铺单，内镜下逐步以肾上腺素（1mg∶20ml) 棉片湿敷鼻甲。先从右侧鼻腔进入，辨认中鼻甲后，向下方沿中鼻道往后方探查。辨认鼻后孔后，向上即见鞍底。切除右侧中鼻甲，针状高频电极做右侧鼻中隔黏膜瓣，等离子刀处理黏膜渗血。扩大磨除蝶窦前壁，磨钻修整蝶窦间隔，清除蝶窦内黏膜。鞍底骨性标志不明显，沿中

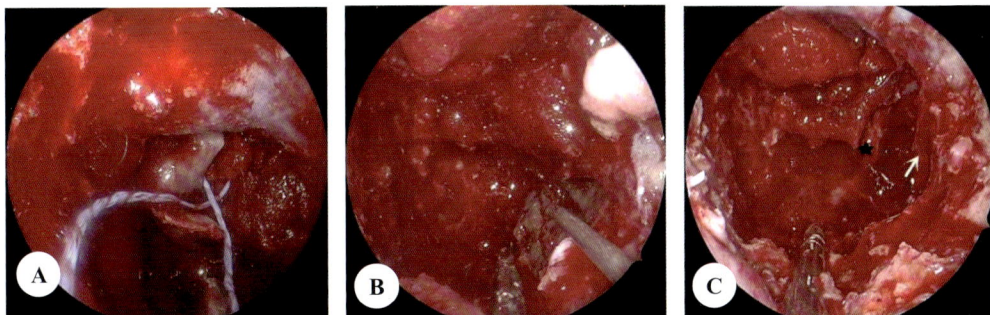

▲ 图 11-21　病例 9 手术过程

A. 切除左侧后床突；B. 切除左侧岩尖肿瘤；C. 肿瘤全切除后，左侧斜坡旁段颈内动脉（白箭）、左侧岩下窦（黑色五角形）

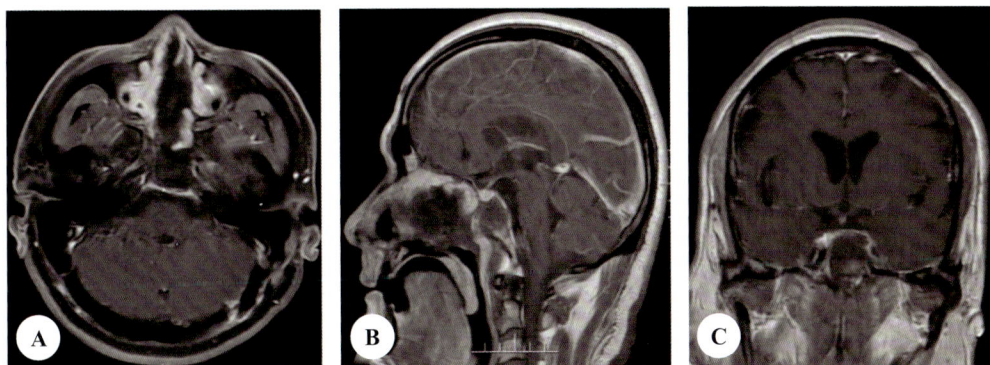

▲ 图 11-22　病例 9 术后 MRI 示原斜坡岩尖病变已全切除

线磨除中斜坡骨质显露肿瘤，再向上磨除鞍底及鞍背骨质。见病变位于中上斜坡，大小约35mm×20mm×30mm，色灰，质地韧，血供一般，与脑干及基底动脉粘连紧密，先予分块减压，再分离其与脑干及基底动脉粘连后予全切除。流体明胶填塞海绵窦基底窦止血。取人工硬脑膜贴膜、右大腿阔筋及脂肪重建鞍底修补脑脊液瘘口，最后予鼻中隔黏膜瓣覆盖鞍底（图11-24，▶视频11-2 显微镜下血管周瘤细胞瘤切除术）。

【术后MRI】见图11-25。

【术后神经功能】术后患者无新发神经功能障碍。

【经验体会】本病例术前MRI示肿瘤起源于中上斜坡，侵入硬膜下，需充分磨除鞍底及斜坡骨质，患者术前曾行五次伽马刀治疗，从基底动脉上剥离

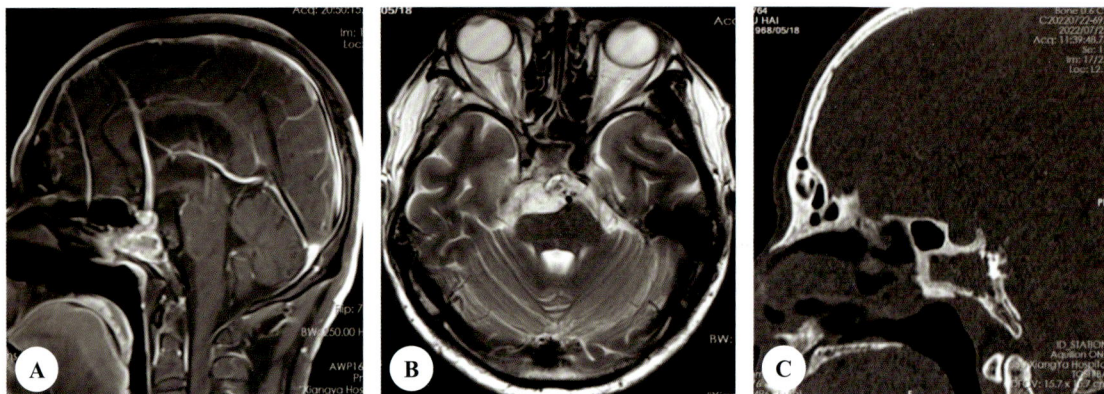

▲ 图 11-23　病例 10 术前辅助检查

A. 矢状位 MRI 示中上斜坡内见团片状长 T_1 短 - 等 - 长 T_2 信号灶，不均匀强化；B. 轴位 MRI T_2 相示病变累及桥前池，并挤压包绕基底动脉；C. 颅底 HRCT 示斜坡及鞍背膨胀性骨质破坏

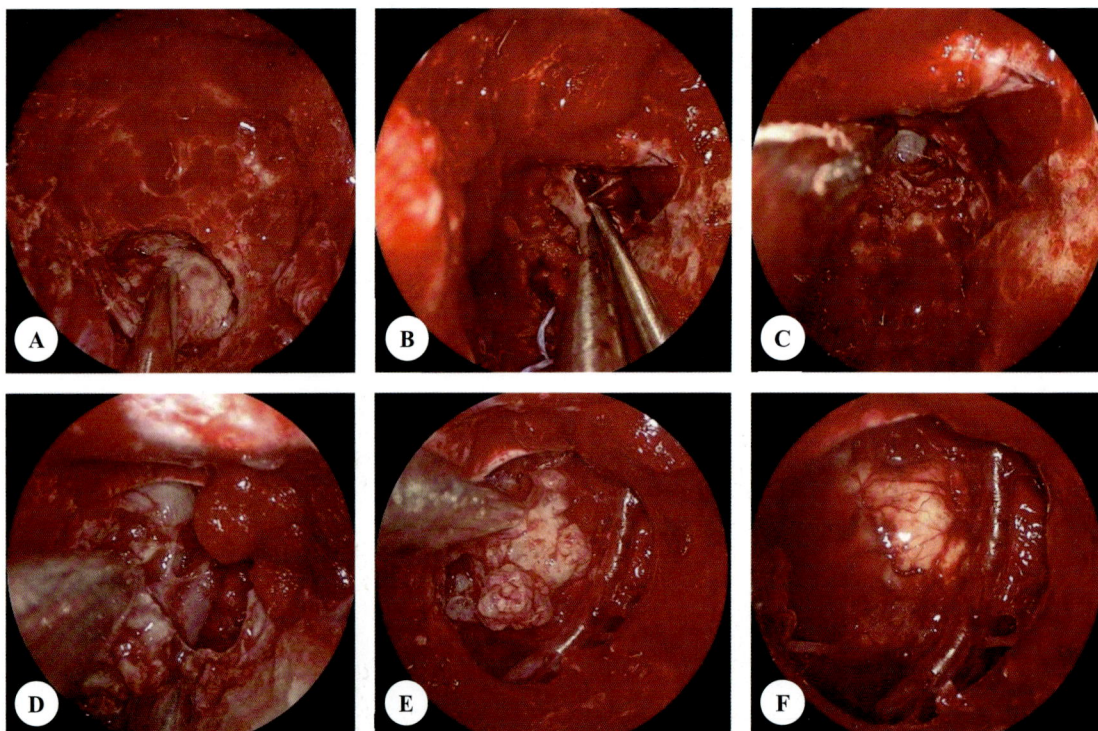

▲ 图 11-24　病例 10 手术过程

A. 显露斜坡肿瘤；B. 切除后床突；C. 切除脚间池处肿瘤；D. 仔细分离肿瘤与基底动脉粘连；E. 分离肿瘤与脑干粘连；F. 肿瘤全切除

肿瘤时操作需极为精细；因肿瘤已侵入桥前池、脚间池，全切肿瘤后存在高流量脑脊液瘘口，需进行严密颅底重建，第一层予大腿阔筋膜覆盖，第二层予脂肪加压填塞消灭死腔，最后予带蒂鼻中隔黏膜瓣覆盖。

病例 11 患者女性，42 岁，因"视力下降、视物重影 3 个月"入院。

【查体】神清语利，双瞳孔等大等圆直径 3mm 大小，对光反射灵敏，视力粗侧：左眼视力 1.0；右眼视力 1.0，视野粗测未见缺损，眼球活动可，左侧眼裂较右侧变小。

【辅助检查】见图 11-26。

【术前诊断】中上斜坡脊索瘤。

【手术入路】神经内镜下扩大经蝶入路。

【手术过程】仰卧位，头后平位。先从右侧鼻腔进入，辨认中鼻甲后，向下方沿中鼻道往后方探查。辨认鼻后孔后，向上见鞍底。做右侧黏膜瓣，等离子刀处理黏膜渗血。扩大磨除蝶窦前壁，打开左侧上颌窦，磨除上颌窦后壁，将翼腭窝内容物向外推移，磨除翼突根部，清除蝶窦内黏膜，鞍底及斜坡骨质已被肿瘤侵犯，扩大鞍底骨窗，流体明胶填塞海绵间窦止血。钩刀切开鞍底硬膜，见鞍内病变。病变灰红色，质韧，累及左侧海绵窦，大小约 46mm×30mm×28mm。剥离子逐步分离病变。刮圈沿各个方向多次搔刮病变。正常垂体组织位于后上方，予以保留。术中有少许脑脊液漏，取人工硬脑膜重建鞍底修补脑脊液瘘口，并予鼻中隔黏膜瓣覆盖（图 11-27）。

【术后 MRI】见图 11-28。

【术后神经功能】术后患者无新发神经功能障碍。

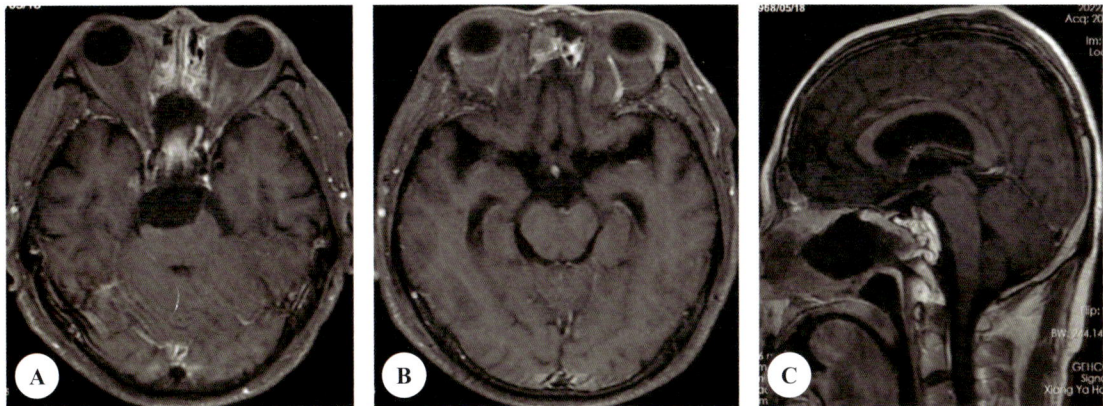

▲ 图 11-25 病例 10 术后 MRI 检查
A 和 B. 术后 MRI 斜坡、桥前池及脚间池肿瘤已全切除；C. 矢状位 MRI 示颅底重建情况

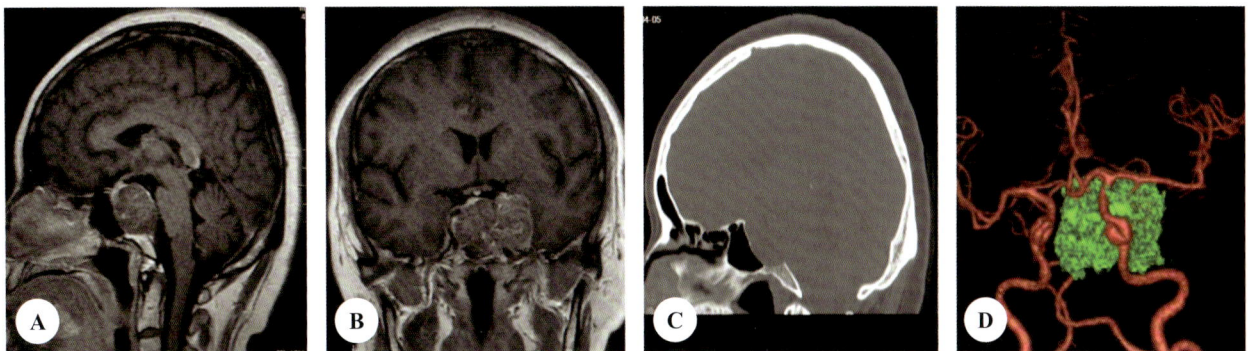

▲ 图 11-26 病例 11 术前辅助检查
A. 矢状位 MRI 示中上斜坡内见团片状长 T_1 短 - 等 - 长 T_2 信号灶，不均匀强化；B. 冠状位 MRI TT 增强相示病变累及左侧海绵窦，左颞叶内侧受压，正常垂体被推向左上方；C. 颅底 HRCT 示中上斜坡及鞍背骨质破坏；D. CTA 示左侧颈内动脉被肿瘤向前推挤

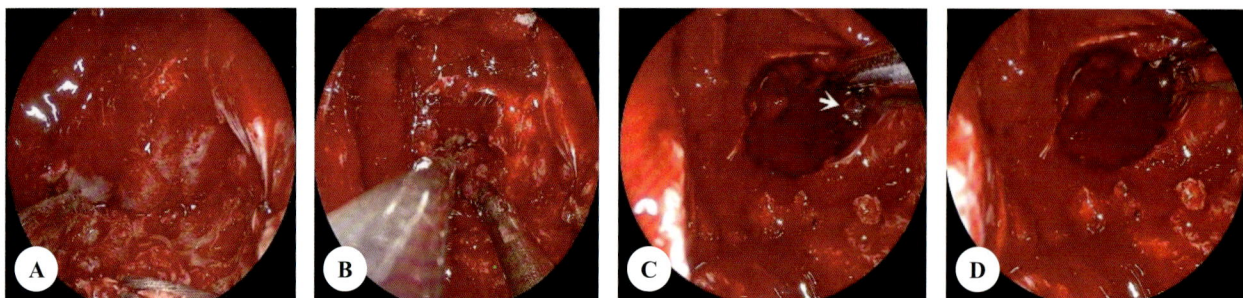

▲ 图 11-27　病例 11 手术过程

A. 磨除左侧颈内动脉管骨质及颅中窝底骨质；B. 切除中线处鞍底及斜坡肿瘤；C. 左侧海绵窦后上间隙处肿瘤切除后见动眼神经三角处蛛网膜（白箭）；D. 将左侧颈内动脉向外推移切除左侧颞叶内侧肿瘤

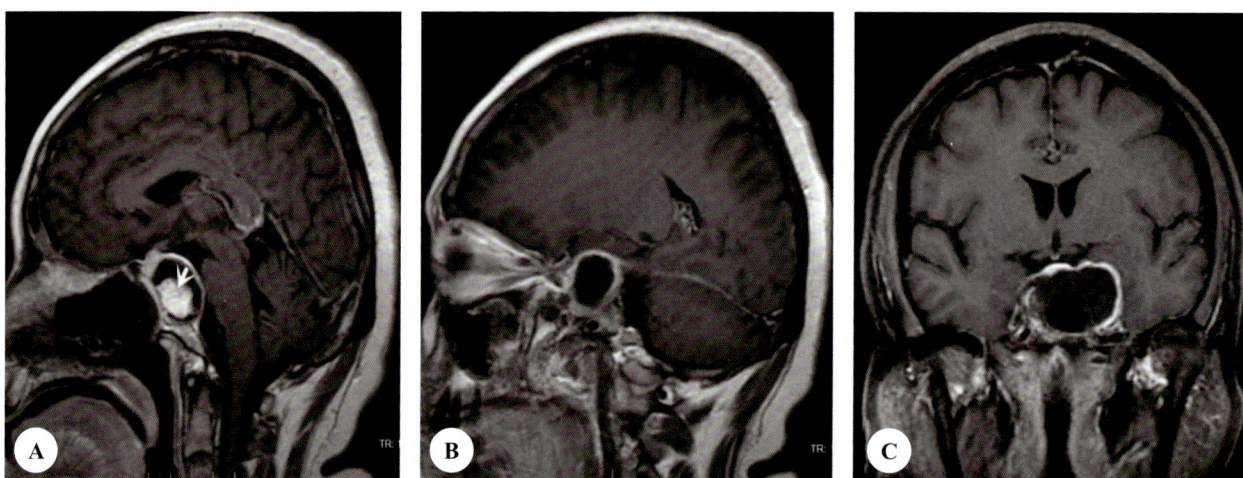

▲ 图 11-28　病例 11 术后 MRI 检查

术后示病变全切除，因术中有少许脑脊液漏，图 A 白箭示术区填塞的自体脂肪

【经验体会】本病例术前 MRI 示肿瘤起源于中上斜坡，左侧向外累及海绵窦及颞叶内侧，颈内动脉被肿瘤向前推挤，术中充分磨除左侧颈内动脉管骨质及颅中窝底骨质，从而可以将左侧颈内动脉外移，由内向外全切除累及海绵窦及颞叶内侧肿瘤。

选择大剂量放射治疗对显微镜或内镜未观察到或手术难以抵达的潜在病灶进行处理。通过上述综合策略，可以提高患者的长期肿瘤无复发或无进展生存期。部分受累骨质局限的脊索瘤甚至可以达到治愈的效果。

专家点评

脊索瘤呈侵袭性生长，有着较高的原位复发、转移、甚至手术种植的概率。已证实脊索瘤在肿瘤复发进展过程中会通过不断累积的基因突变导致其恶性程度增高，一旦复发则预后不佳。综上原因，脊索瘤需要更加激进的治疗。一旦确诊，不仅要对软组织肿块进行根治性切除，切除范围还应包括脊索瘤周围受浸润的颅底骨质。根治性切除术后，根据具体情况

参考文献

[1] DARWIN C. On the Origin of Species[M]. London, UK: John Murray, 1859.

[2] BATESON W. The ancestry of the chordata[J]. Q J Microsc Sci, 1886, 26:535–571.

[3] PUTNAM NH, BUTTS T, FERRIER DE, et al. The amphioxus genome and the evolution of the chordate karyotype[J]. Nature, 2008, 453(7198):1064–1071.

[4] GEE H. Before the Backbone.Views on the Origin of the Vertebrates[M]. London, UK: Chapman & Hall, 1996.

[5] KOWALEVSKY A. Entwicklungsgeschichte des Amphioxus lanceolatus[J]. Mem l' Acad St. Petersbourg Ser 7, 1886, 11:1–17.

[6] KOUTOUROUSIOU M, SNYDERMAN CH, FERNANDEZ-MIRANDA J, GARDNER PA. Skull base chordomas[J]. Otolaryngol Clin North Am, 2011, 44(5):1155–1171.

[7] DI MAIO S, ROSTOMILY R, SEKHAR LN. Current surgical outcomes for cranial base chordomas: cohort study of 95 patients[J]. Neurosurgery, 2012, 70(6):1355–1360, discussion 1360.

[8] AMIT M, NA'ARA S, BINENBAUM Y, et al. Treatment and outcome of patients with skull base chordoma: a meta-analysis[J]. J Neurol Surg B Skull Base, 2014, 75(6):383–390.

[9] DI MAIO S, TEMKIN N, RAMANATHAN D, SEKHAR LN. Current comprehensive management of cranial base chordomas: 10-year meta-analysis of observational studies[J]. J Neurosurg, 2011, 115(6):1094–1105.

[10] KANO H, IQBAL FO, SHEEHAN J, et al. Stereotactic radiosurgery for chordoma: a report from the North American Gamma Knife Consortium[J]. Neurosurgery, 2011, 68(2):379–389.

[11] POTLURI S, JEFFERIES SJ, JENA R, et al. Residual postoperative tumour volume predicts outcome after high-dose radiotherapy for chordoma and chondrosarcoma of the skull base and spine[J]. Clin Oncol (R Coll Radiol), 2011, 23(3):199–208.

[12] AL-MEFTY O, BORBA LA. Skull base chordomas: a management challenge[J]. J Neurosurg, 1997, 86(2):182–189.

[13] AL-MEFTY O, KADRI PA, HASAN DM, ISOLAN GR, PRAVDENKOVA S. Anterior clivectomy: surgical technique and clinical applications[J]. J Neurosurg, 2008, 109(5):783–793.

[14] BORBA LA, COLLI BO, AL-MEFTY O. Skull Base Chordomas[J]. Neurosurg Q, 2001, 11:124–139.

[15] KADRI PA, AL-MEFTY O. The anatomical basis for surgical preservation of temporal muscle[J]. J Neurosurg, 2004, 100(3):517–522.

[16] AL-MEFTY O, ANAND VK. Zygomatic approach to skull-base lesions[J]. J Neurosurg, 1990, 73(5):668–673.

[17] AL-MEFTY O, BORBA LA, AOKI N, ANGTUACO E, PAIT TG. The transcondylar approach to extradural nonneoplastic lesions of the craniovertebral junction[J]. J Neurosurg, 1996, 84(1):1–6.

[18] ARNAUTOVIĆ KI, AL-MEFTY O, PAIT TG, KRISHT AF, HUSAIN MM. The suboccipital cavernous sinus[J]. J Neurosurg, 1997, 86(2):252–262.

[19] 王祥宇, 袁贤瑞, 刘庆, 等. 颈静脉孔区神经鞘瘤的手术治疗 [J]. 中国微侵袭神经外科杂志, 2018, 23(10):437–440.

[20] 唐国栋, 伍明, 谢源阳, 等. 颅底脊索瘤的显微手术治疗探讨 [J]. 中国耳鼻咽喉颅底外科杂志, 2020, 26(3):283–287.

二、骨源性肿瘤

（唐国栋）

软骨瘤、软骨肉瘤及软骨母细胞瘤好发于管状骨，尤其是短管状骨，原发于颅内者少见，发生率低，其中软骨瘤占颅内原发肿瘤的 0.2%～0.3%，软骨肉瘤约占 0.15%，颅内原发软骨母细胞瘤则更为罕见。

（一）病理及分类

颅内软骨瘤可能起源于颅底骨缝连接处的软骨残余组织，由胚胎时期残存的原始软骨骨祖细胞异常生长形成，因此颅底鞍旁为颅内软骨瘤的好发部位。病理上肿瘤由软骨组织构成，细胞大小不一、分化成熟，形态及排列不规则，可见分叶状结构，小叶之间有疏松的纤维及少量的血管包绕，异型性不明显，核分裂像难见，部分病例局部可见骨组织。颅内软骨肉瘤好发于颅底，由异常的、不成熟的残留软骨细胞恶性增殖形成。软骨肉瘤有 4 种组织学分型：经典型、间叶型、透明细胞型和去分化型。经典型软骨肉瘤是临床上最常见的类型，光镜下可见肿瘤细胞为单核或多核，间质内可见透明软骨或黏液样软骨，或者两者相混合。间叶型软骨肉瘤光镜下可见分化良好的软骨，以及分化不良的圆形或纺锤形的原始间质细胞，呈现出"双相"特性，恶性程度高，是最具侵袭性的亚型，极易复发和转移。透明细胞型及去分化型软骨肉瘤罕见。软骨母细胞瘤又称成软骨细胞瘤，是一种少见的原发性骨肿瘤，起源于成软骨细胞或成软骨结缔组织。组织学上软骨母细胞瘤是分叶状的，圆形的，含有浅灰红柔软组织。也可能是砂质的，囊性部分是铁锈色的。显微镜下有均匀、多边形、紧密排列的细胞，胞质丰富，胞核椭圆形，有突出的凹槽，呈咖啡豆样，几乎没有有丝分裂和软骨细胞基质。细胞内钙化的沉积，是组织病理学诊断的标志。

（二）临床表现

颅内原发骨源性肿瘤的临床表现无特异性，与肿瘤的部位、大小及其生长速度相关，多以头痛及多组脑神经损害症状为主。头痛是由于肿瘤位于颅底硬膜外，硬膜受到牵拉，张力增高，支配颅底硬膜的神经受刺激而引起；鞍旁肿瘤多表现为海绵窦综合征，以复视、外展神经麻痹多见；颈静脉孔肿瘤多表现为颈静脉孔综合征，以声音嘶哑多见；肿瘤侵袭到眶内可造成突眼，压迫视神经引起视力下降。

（三）影像学检查

颅内原发性软骨瘤好发于颅底，CT 检查呈混杂密度病灶，肿瘤内部可见钙化斑点及低密度影，有的病灶边缘有带状高密度影。MRI 检查肿瘤呈长 T_1、长 T_2 信号，边界清楚，并有高低信号混杂密度影，肿瘤基底部较宽且与颅底相连。软骨肉瘤在 CT 上可见未骨化部分呈等及稍低密度，钙化则呈现团块内高密度影，颅底 HRCT 可评估骨质破坏情况。MRI 检查病变多为等或长 T_1、混杂、长 T_2 信号，增强扫描时可见肿瘤周边强化，肿瘤内部的纤维分隔组织可见强化，而囊液、钙化成分则无明显强化，使得内部强化不均匀，呈现蜂窝状强化。软骨母细胞瘤在 CT 上呈溶骨性改变，中心或边缘有钙化。MRI 上 T_1 低信号，T_2 高信号，实性成分增强明显强化，囊性部分呈多房改变。

（四）治疗

颅内原发性骨源性肿瘤均主张手术治疗，根据病变部位选择适当的手术入路，提高肿瘤切除率，降低术后并发症是治疗的关键所在。软骨瘤是良性肿瘤，若能全切则可治愈。颅内软骨肉瘤恶性程度高，局部侵袭性强，颅底骨质常广泛受累，难以做到全切除，部分或大部切除肿瘤可解除神经受压迫症状，并获较长时期缓解，放疗和（或）放射外科治疗可作为术后辅助治疗。软骨母细胞瘤具有良性肿瘤的特点，但会局部复发，向肉瘤的恶性转化及远距离转移亦有报道，因此术后应密切随访。

（五）典型病例解析

病例 1　患者男性，26 岁，因"复视 1 年余"入院。

病理回报：软骨瘤。

【查体】神志清楚，双侧瞳孔等大等圆，直径 3mm 大小，对光反射灵敏，双侧眼球活动可，头颅大小及形态正常。鼻腔及外耳道无异常分泌物，口角无歪斜，双侧鼻唇沟无变浅，鼓腮示齿可，伸舌居中，咽反射正常，颈软，四肢活动可，肌力、肌张力正常，Kernig、Brudzinski、Babinski 征阴性。

【辅助检查】见图 11-29。

【术前诊断】左侧鞍旁海绵窦占位：软骨瘤？

【手术入路】左侧扩大翼点硬膜外入路。

【手术过程】仰卧位。行左侧扩大翼点硬膜外入路，左额颞弧形切口，切开头皮，骨膜下分离皮瓣并牵开，显露左侧 Keyhole。筋膜下分离颞脂肪垫保护面神经额支，骨膜下分离颞肌并牵开，颅骨钻 2 孔，铣刀铣开大小约 6cm×4cm 的额颞骨瓣。开放侧裂池释放脑脊液，显微镜下沿颅中窝底自硬膜外探查，缓慢抬起颞叶；然后剪开额颞硬膜，硬膜下及硬膜外同时显露肿瘤。见病变位于左侧岩尖鞍旁海绵窦后份，肿瘤大小约 2.5cm×2.9cm×2.0cm。先切开海绵窦后份顶部硬膜，行瘤内减压，再分离肿瘤与周边神经血管粘连，分块全切除肿瘤。动眼神经、滑车神经、外展神经、面听神经及部分三叉神经根丝保留完好。

【术后 MRI】见图 11-30。

【术后神经功能】术后患者出现左眼闭合不全，3 个月后完全恢复，无其余神经功能障碍。

【经验体会】颅内软骨瘤主要发生在颅底软骨结合处，多位于鞍旁及颅中窝底，常累及海绵窦内血管神经，此病例中颈内动脉明显受累，在肿瘤减压及分离过程中须十分注意对颈内动脉的保护。

病例 2　患者女性，30 岁，2013 年 8 月因"双眼视物模糊、停经、溢乳 1 年余，头痛半年"入院，头部 MRI 检查发现鞍区及鞍上占位性病变于我院行经鼻内镜鞍区病变部分切除，病检回报软骨瘤，术后一个月复查 MRI 示病变稍有增长行伽马刀治疗。一年后复查发现肿瘤向海绵窦内复发，由笔者行第二次手术全切除。第二次手术术后病检考虑非典型性软骨瘤。

【辅助检查】见图 11-31。

【再次手术入路】颞前硬膜外经海绵窦入路。

【手术过程】仰卧位，头左偏 30°，消毒铺单。行右扩大翼点硬膜外入路，右额颞弧形切口，切开头皮，骨膜下分离头皮并牵开，显露右侧 Keyhole。筋腹下分离脂肪垫保护面神经额支，骨膜下分离颞肌并牵开，颅骨钻 1 孔。铣刀锯开大小约 6cm×4cm 的额颞骨瓣。咬平蝶骨嵴，并打开部分眶外侧壁，骨瓣向下平颅中窝底，向内打开视神经管。显微镜下沿颅中窝底自硬膜外探查，打开眶上裂硬膜反折，向后牵拉颞叶，显露肿瘤。见病变位于右侧鞍旁海绵窦侧壁内，向鞍区生长，肿瘤大小约 3.5cm×3cm×4.2cm，内有钙化、骨化。先切开海绵窦外侧壁，行瘤内减压，见颈内动脉被推挤至外侧，变细小，保护颈内动脉后，再分离肿瘤与周边神经血管粘连，磨除骨化肿瘤，缓慢减压后分离肿瘤与硬膜及周边粘连，分块全切除肿瘤。海绵窦外侧壁及内神经予以保留，颈内动脉保留完好，鞍区垂体

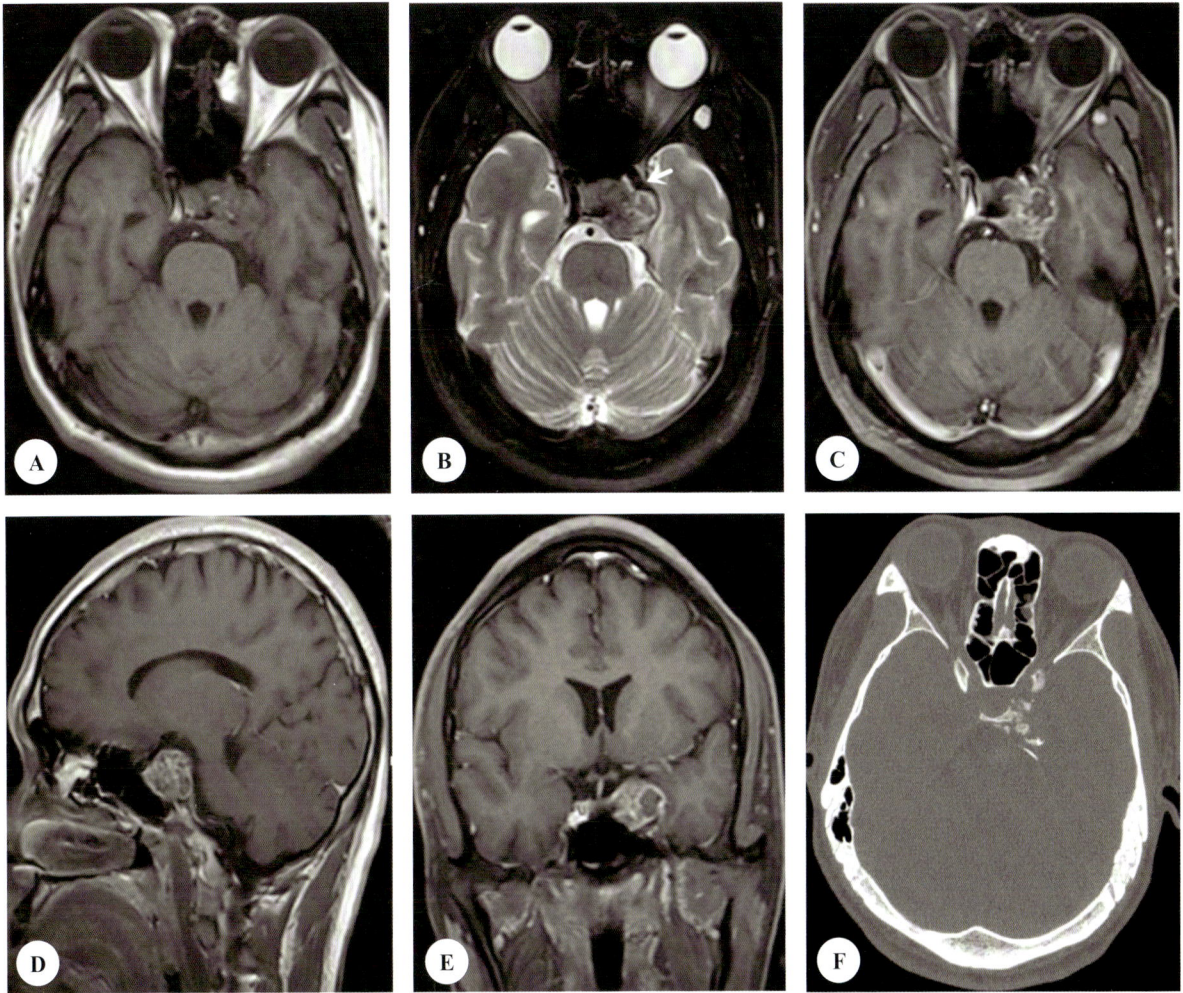

▲ 图 11-29 病例 1 初次手术术前辅助检查

A. MRI 轴位 T₁ 像示左鞍旁类圆形肿块灶，左侧海绵窦受累；B. MRI 轴位 T₂ 像示左侧颈内动脉受压（白箭）；C 和 D. 轴位
矢状位 MRI 增强像示病变不均匀强化；E. 冠状位 MRI 示垂体柄右偏；F. 颅底 HRCT 示病变内见多发钙化，蝶骨左侧份见骨
质破坏

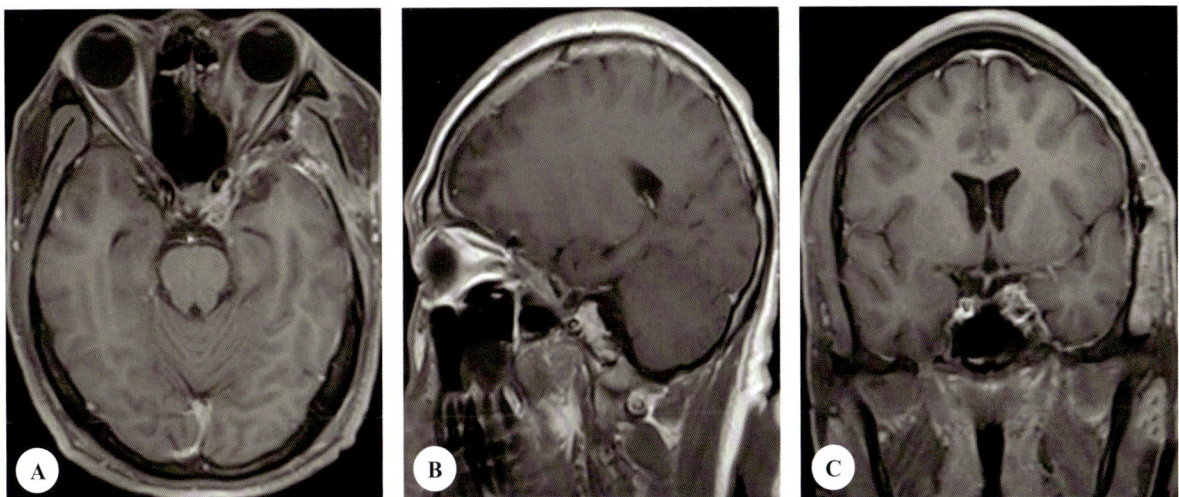

▲ 图 11-30 病例 1 术后 MRI 示原左侧鞍旁海绵窦病变已切除

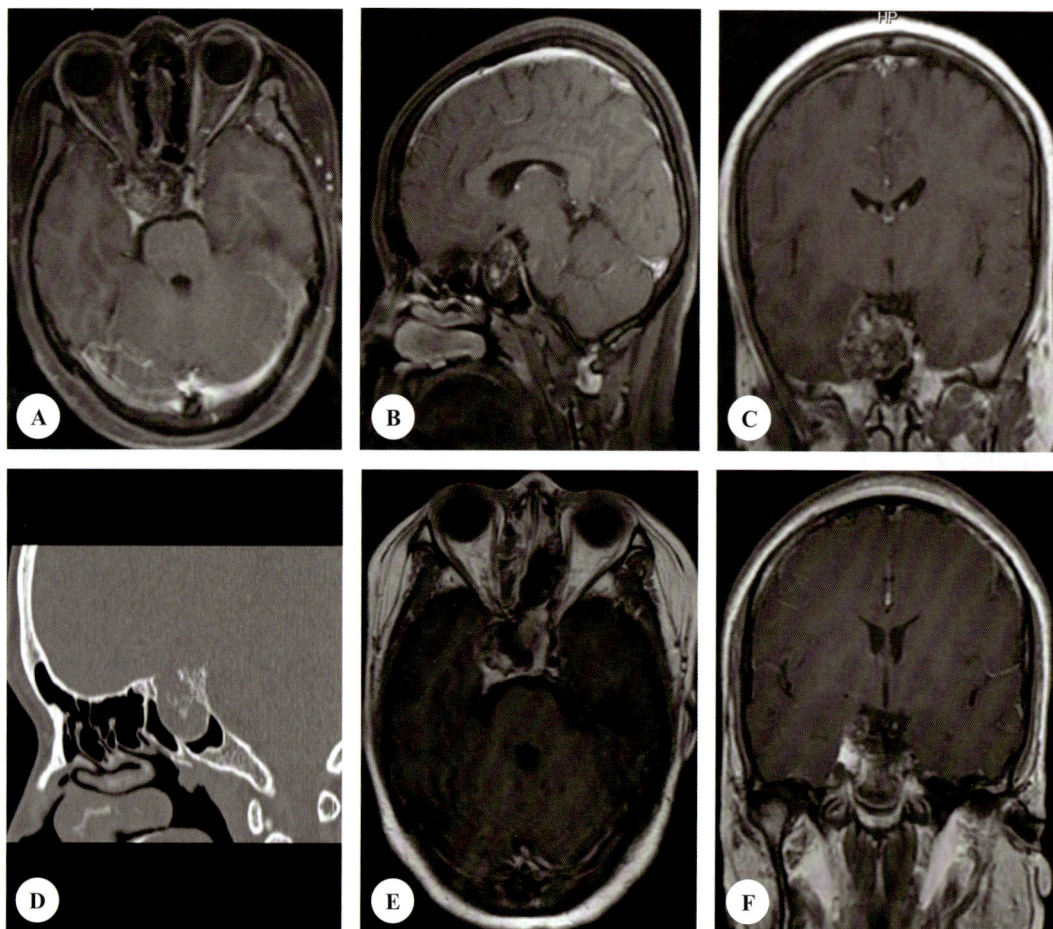

▲ 图 11-31　病例 2 初次手术术前术后影像

A 至 C. 术前增强 MRI 示鞍区、鞍上区占位性病变，病变累及蝶窦及右侧海绵窦；D. 术前 HRCT 示病变部分凸入右侧蝶窦内，其内见多个点状、条状钙化灶；E 和 F. 术后 MRI 示病变部分切除

组织保留完好。

【辅助检查】见图 11-32。

【术后神经功能】术后患者出现右动眼神经麻痹，眼睑下垂，约 1 个月恢复，无其余神经功能障碍。

【经验体会】颅内软骨瘤治疗关键在于手术全切除，此例患者第一次手术未能全切，伽马刀治疗并不延缓疾病进展，因此对于复发的软骨瘤仍建议外科手术，如能做到全切，患者仍可以获得良好预后。

病例 3　患者男性，36 岁，因"头痛十余年，加重 2 个月"入院。患者术后病检回报软骨母细胞瘤。

【查体】神志清楚，双侧瞳孔等大等圆，直径 3mm 大小，对光反射灵敏，头颅大小及形态正常。鼻腔及外耳道无异常分泌物，口角无歪斜，双侧鼻唇沟无变浅，鼓腮示齿可，伸舌左偏，左侧舌肌萎缩，咽反射稍减弱，颈软，四肢活动可，肌力、肌张力正常，Kernig、Brudzinski、Babinski 征阴性。

【辅助检查】见图 11-33。

【术前诊断】左侧颈静脉孔区占位。

【手术入路】枕下远外侧髁旁入路。

【手术过程】右侧俯卧位。行左侧枕下远外侧髁旁下路，耳后倒 C 形切口向颈部延伸，切开头皮，骨膜下分离皮肌瓣并牵开，沿 Henry 脂肪间隙达寰椎横突，分离二腹肌后腹下翻，磨除髁旁骨质，可见颈静脉孔区肿瘤。颅骨钻 3 孔，骨窗开颅，大小约 5cm×4cm。显露横窦、乙状窦边缘，下达枕骨大孔。肿瘤广泛破坏颈静脉孔、斜坡及枕髁骨质，质韧，软骨样变，分块全切除颅外部分肿瘤。继续切开颈静脉孔硬膜环，全切除颅内部分肿瘤后，小脑半球、面听神经、外展神经及脑干等结构保护良好。

【术后 MRI】见图 11-34。

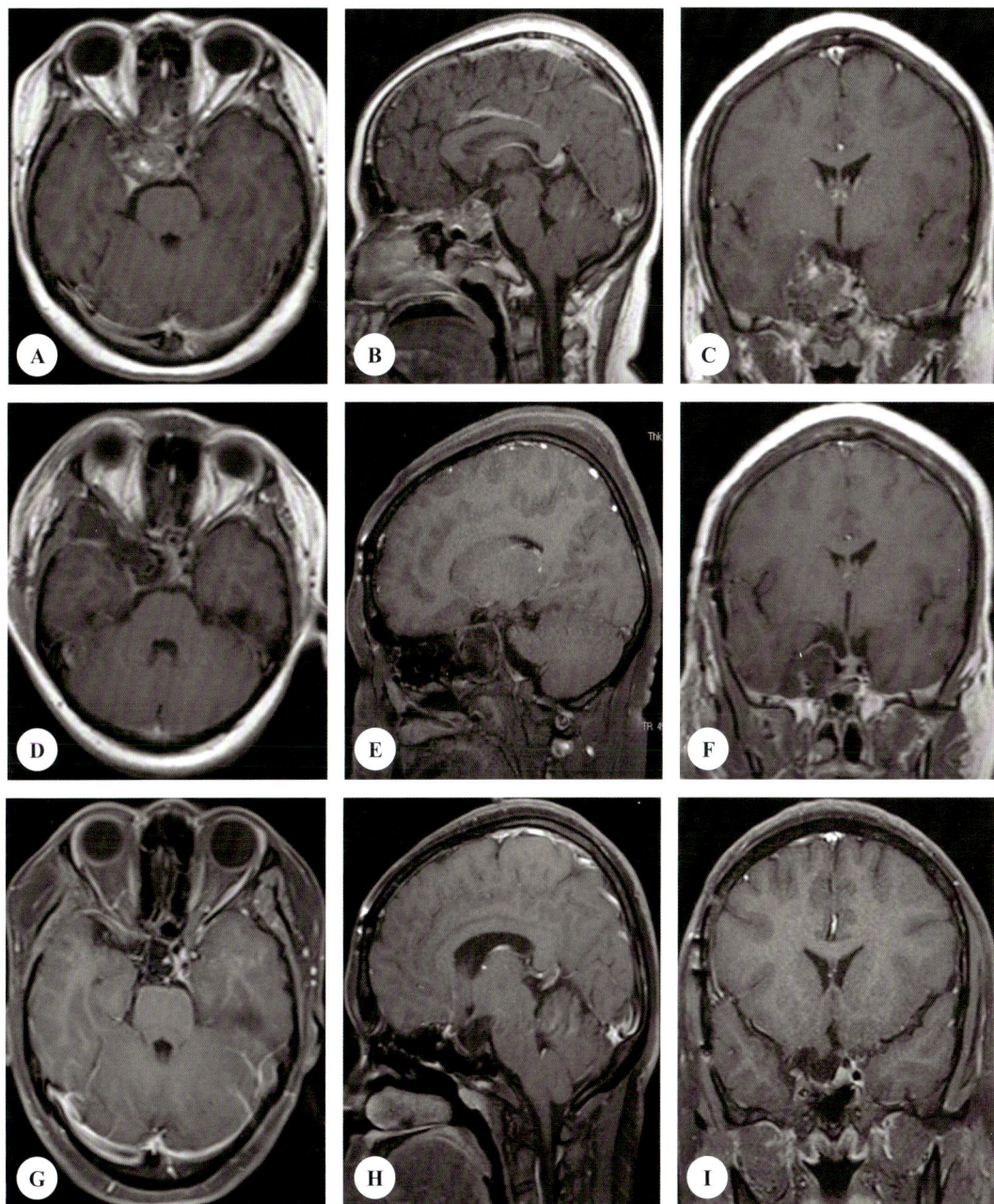

▲ 图 11-32　病例 2 再次手术术前及术后影像

A. 术前 MRI 轴位增强像示肿瘤复发并长入右侧海绵窦内；B. MRI 矢状位增强像示蝶窦内亦可见肿瘤；C. MRI 矢状位增强像示肿瘤向左推挤垂体及垂体柄；D 至 F. 术后复查 MRI 示病变全切除；G 至 I. 术后随访 3 年后复查 MRI 未见肿瘤复发

【术后神经功能】术后患者头痛明显改善，无新增神经功能障碍。

【经验体会】颅内软骨母细胞瘤极为罕见，此病例位于颈静脉孔区，质地硬，压迫脑干及椎动脉，在分离前需要充分减压。

病例 4　患者女性，36 岁，因"声音嘶哑 2 个月余"入院。

【查体】神志清楚，双侧瞳孔等大等圆，直径 3mm 大小，对光反射灵敏，颈软，四肢活动可，肌力、肌张力正常，口角无歪斜，双侧鼻唇沟无变浅，鼓腮示齿可，声音嘶哑，饮水呛咳，咽反射减弱，咳嗽反射减弱。Kernig 征（－），Brudzinski 征（－）。跟膝胫试验（－），指鼻试验（－），双手动作轮替试

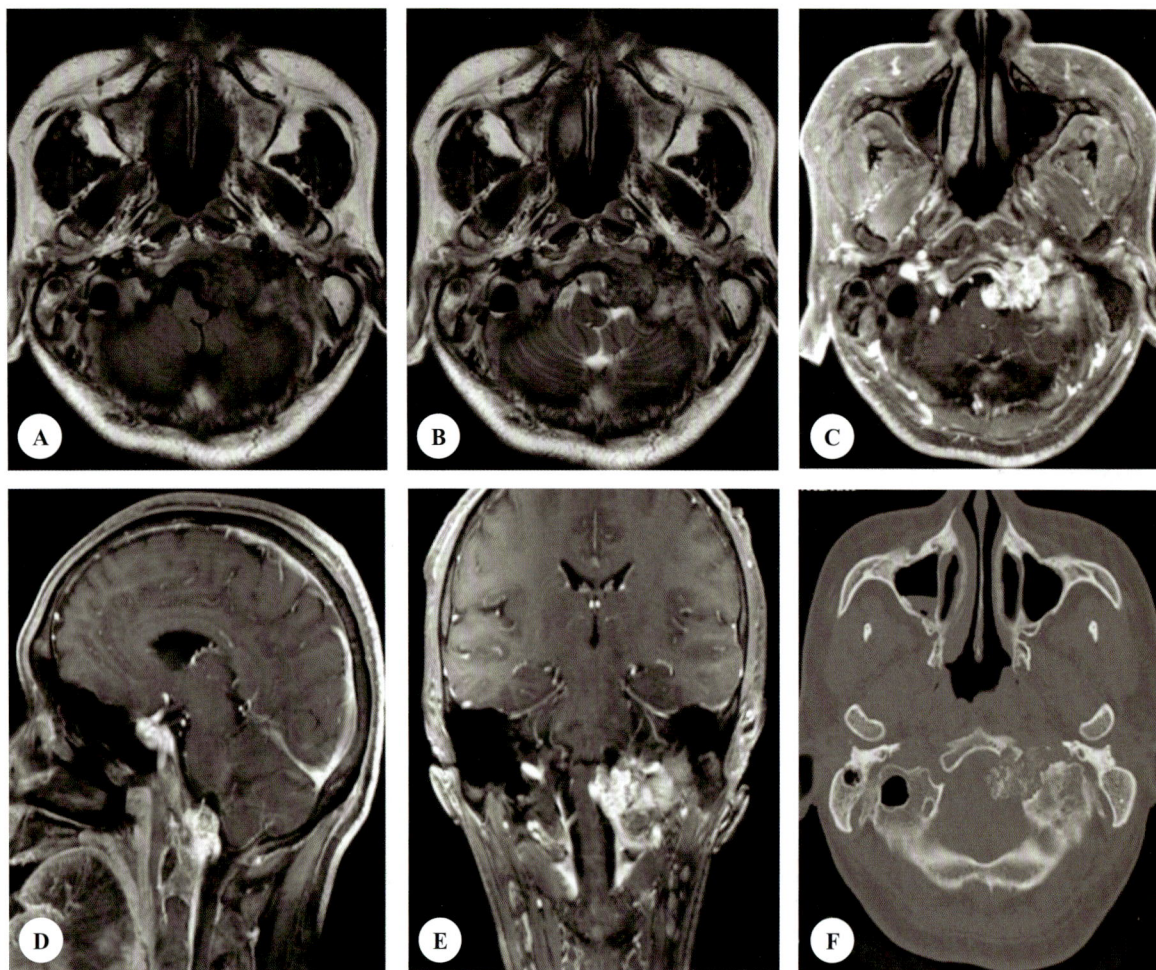

▲ 图 11-33　病例 3 术前辅助检查

A 至 D. MRI 示左侧颈静脉孔区见团块状等高低混杂信号灶，增强后明显强化；E. 冠状位 MRI 示左侧脑桥受压改变，左侧椎动脉颅内段受压；F. 颅底 HRCT 示左侧颈静脉孔区可见周围骨质破坏，见残留骨嵴，其内密度不均匀，部分似呈钙化改变

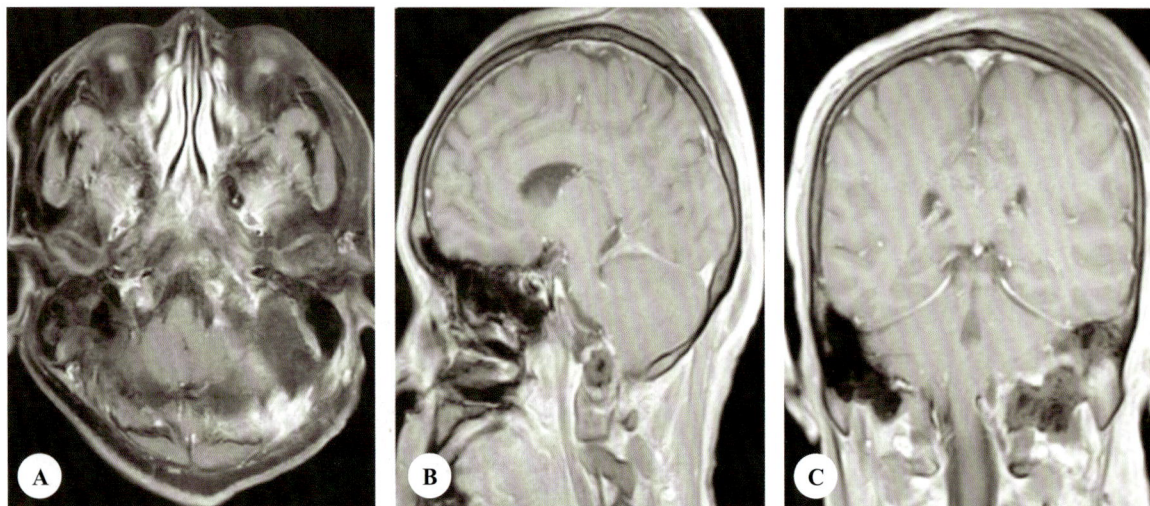

▲ 图 11-34　病例 3 术后 MRI 示原左颈静脉孔区病变已切除

验（－），Romberg 征（－），一字步稳。

【辅助检查】见图 11-35。

【术前诊断】右侧颈静脉孔区占位：软骨肉瘤？脊索瘤？

【手术入路】枕下远外侧髁旁入路。

【手术过程】全麻成功后，患者取左侧俯卧位，打开下颌角，头架固定头部，消毒铺单。行右侧枕下远外侧入路，耳郭上弧形向后至二腹肌沟后 2cm，向下延伸致 C₂ 横突平行颈纹 C 形切口，骨膜下分离皮肌瓣至枕骨大孔并牵开，保护椎动脉周围静脉丛。见肿瘤位于右侧静脉孔出颅处，约 4cm×3.5cm×3cm 大小，肿瘤质地软，血供一般，实性，边界欠清，侵蚀部分右侧枕髁骨质。显微镜

下分块全切除肿瘤，继续反复处理肿瘤周边硬膜及骨质。切除肿瘤后，妥善止血，反复冲洗术野，与护士清点棉片、缝针无误。可吸收分层缝合肌肉、帽状腱膜和头皮。术中快速病检（硬膜外肿物）软骨肉瘤。

【术后 MRI】见图 11-36。

【术后神经功能】术后患者无新增神经功能障碍。

【经验体会】颅内软骨肉瘤是罕见的起源于软骨组织的恶性肿瘤，好发于颅底，软骨肉瘤与脊索瘤在好发部位、影像学表现以及组织病理形态特征方面相似，两者的鉴别诊断困难。一般来说，脊索瘤的病情进展更快、CT 上钙化较软骨肉瘤少见、肿瘤位置更为居中。颅内软骨肉瘤治疗主张手术全切除，

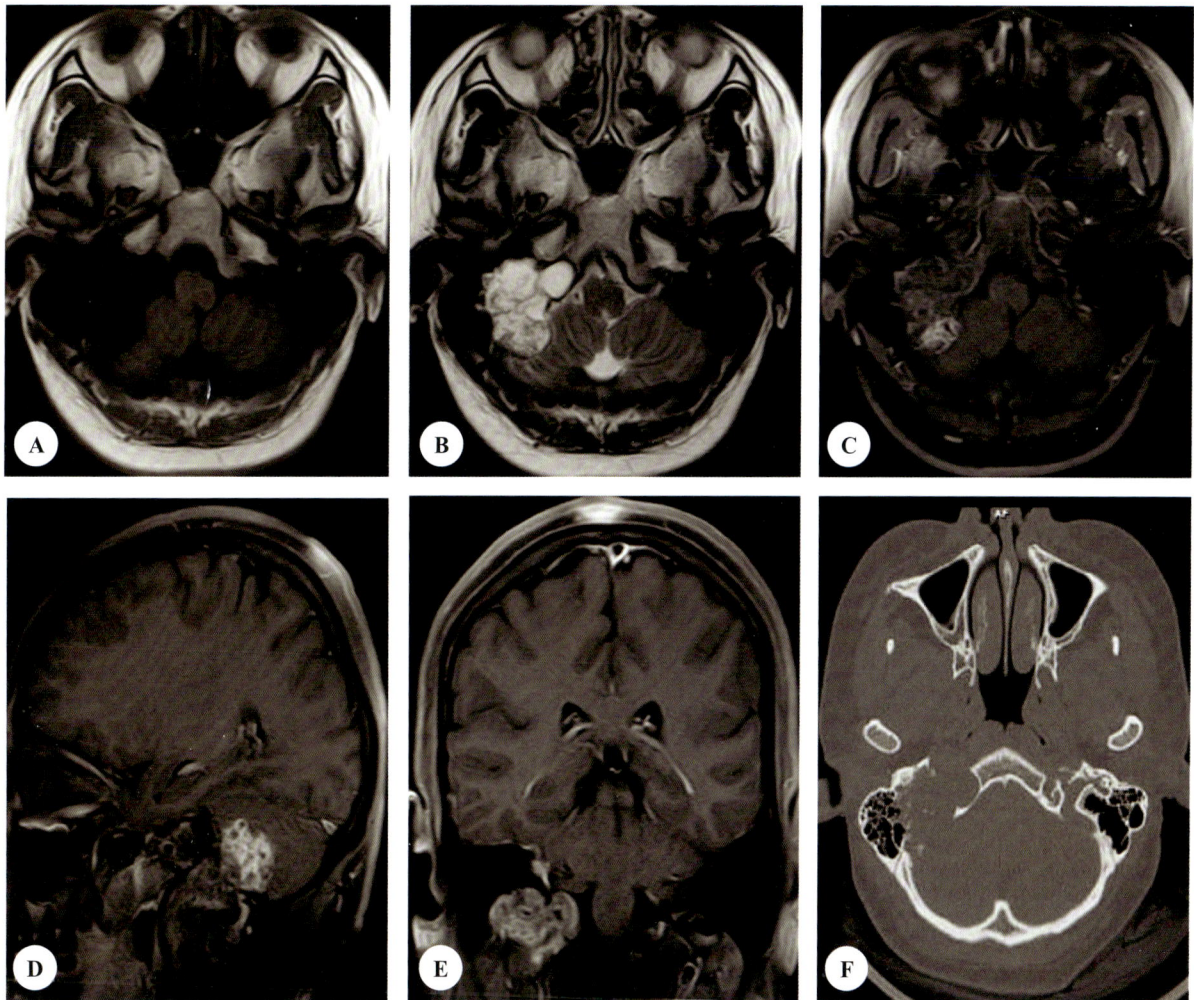

▲ 图 11-35　病例 4 术前辅助检查

A 至 C. 术前 MRI 示右侧颈静脉孔区见团片状极长 T₁ 长短 T₂ 信号灶，边界清晰，较大层面大小约 3.5cm×3.7cm×3.0cm，增强后不均匀明显强化；D 至 F. 矢状位冠状位 MRI 示病灶向上达右侧小脑半球，向下达右上颈部；F. 颅底 HRCT 示病灶内可见散在斑点状致密钙化，邻近右侧颈静脉孔及右侧乳突骨质可见破坏征象

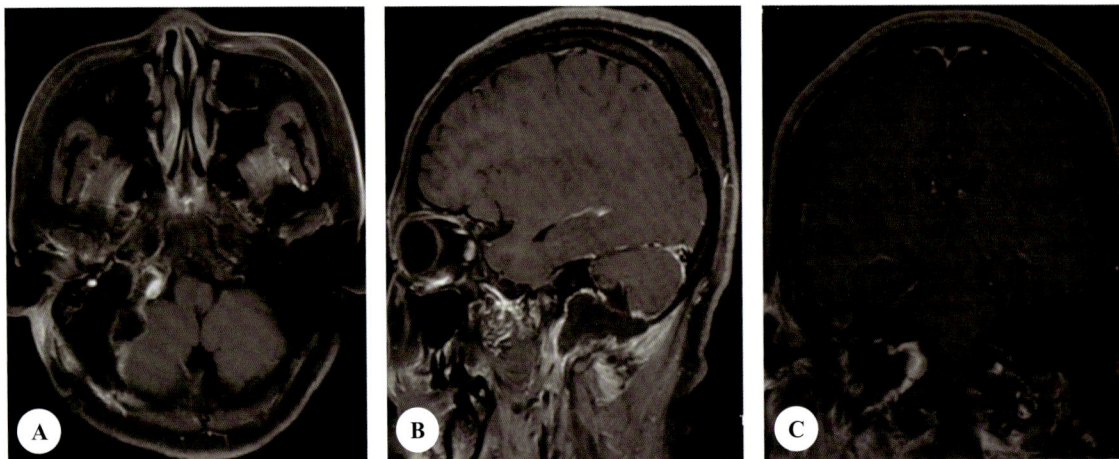

▲ 图 11-36　病例 4 术后 MRI 示原右侧颈静脉孔区病变已切除

如肿瘤恶性级别高，术后可予辅助放疗。

病例 5　患者女性，49 岁，因"右侧腮腺术后 15 年，行走不稳 2 月"入院。术后病检示中分化软骨肉瘤。

【查体】神志清楚，双瞳孔等大等圆直径 3mm 大小，对光反射灵敏，鼻腔及外耳道无异常分泌物；嗅觉正常；视力粗侧：左眼视力 1.2；右眼视力 1.5，视野粗测未见缺损；眼球活动可，面部感觉对称，口角歪向左侧，右侧鼻唇沟变浅，右侧皱眉、鼓腮、示齿不行，右侧额纹消失，听力粗测：右侧听力下降，伸舌居中，咽反射正常，耸肩、转头有力。颈软，无抵抗。行一字步不稳，余神经系统体查未见明显阳性体征。

【辅助检查】见图 11-37。

颅底 HRCT+CTV：颅后窝右侧见一混杂密度占位性病变，最大截面大小约 63mm×45mm，CT 值约 18HU，病灶内见大小不等结节状及条状致密影，邻近右侧颞骨乳突、右侧枕骨髁可见不规则骨质破坏，乳突小房及中耳内可见软组织密度影填充，右侧颈静脉孔受累；邻近脑实质内可见条片状低密度灶，第四脑室变窄、移位，幕上脑室扩张，脑室旁可见条片状低密度灶。所示双侧筛窦、左侧上颌窦、蝶窦黏膜增厚。

颅脑 MRI 平扫增强：右侧乳突部-颅后窝可见不规则团块状等-长 T_1、等-长 T_2 信号灶，FLAIR 序列呈等-稍高信号，其内可见多房分隔，增强后呈明显不均匀强化，较大层面约 68mm×43mm，病灶累及右侧颈静脉孔区，局部与右侧颈内动脉破裂孔段关系密切，第四脑室变压移位、变窄，中线结构左移，幕上脑室扩张，双侧脑室旁可见对称性晕样长 T_1 长 T_2 信号灶，FLAIR 序列呈高信号。

【术前诊断】①颅内占位性病变（右侧 CPA 区）：梗阻性脑积水；②手术后状态（右侧腮腺结节术后，剖宫产术后）。

【手术入路】枕下-髁旁-经颞入路。

【手术过程】左侧俯卧位。行右侧枕下髁旁入路，耳后 C 形切口向下颌角延伸，切开头皮，骨膜下分离皮肌瓣并牵开，沿 Henry 脂肪间隙达寰椎横突，分离二腹肌后腹下翻，颅骨钻 2 孔，骨窗开颅，大小约 5cm×4cm。显露横窦、乙状窦边缘，下达枕骨大孔。磨除乳突尖、髁旁及迷路下骨质达茎突根部，见肿瘤侵犯骨质，大小约 4cm×2.5cm×2cm。充分显露肿瘤颅外段，肿瘤沿颈静脉孔向颅外咽旁间隙生长，肿瘤广泛破坏颈静脉孔骨质，颅外段部分大小约 3cm×1.5cm×1cm，质地一般，血供一般，边界尚清楚。沿肿瘤包膜下完整分离切除颅外段肿瘤，显微镜下弧形剪开硬膜，显露小脑延髓外侧池，释放脑脊液，缓慢牵开小脑半球，见颅内部分病变约 3.7cm×3.1cm×2.4cm，肿瘤边界清楚，先行瘤内减压，再依次分离肿瘤下极、上极、内侧面，分离肿瘤与神经、脑干粘连及椎动脉，分块全切除颅内肿瘤。切除肿瘤后，小脑半球、面听神经、展神经及脑干等结构保护良好，人工硬脑膜修补缝合硬膜，预防脑脊液漏，取右侧大腿外侧阔筋膜连同皮下脂肪约 4cm×3cm×3cm 填塞乳突及枕下骨质缺损。

【术后 MRI】右侧枕骨局部骨皮质不连呈术后改变，右侧桥小脑区占位性病变呈切除术后改变术区及相应颅板下可见短－长 T_1 长－短 T_2 信号灶及无信号气体，增强后术区未见明显异常强化，邻近脑实质内可见斑片状长 T_1 长 T_2 信号灶，右侧小脑半球受压同前。右侧乳突部及右侧颈静脉走行区片状等－短 T_1 长 T_2 信号灶范围基本同前（图 11-38）。

【术后神经功能】术后患者无新增神经功能障碍。

【经验体会】

(1) 本例患者既往腮腺肿瘤手术史，故此次术前诊断首先考虑为腮腺起源肿瘤，但其生长模式对颅底骨质侵犯明显，故术前诊断不明确。

(2) 本病例术侧乙状窦至颈内静脉段已经闭塞，采用枕下－髁旁－经静脉突入路可较容易地处理经

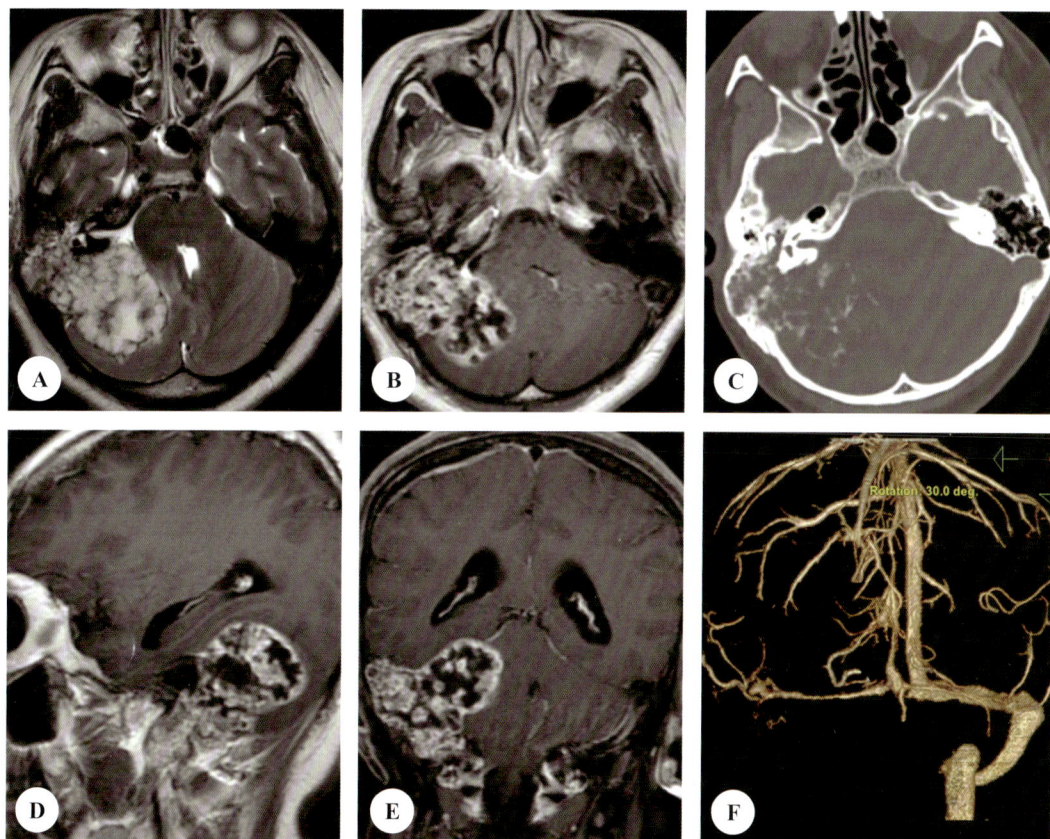

▲ 图 11-37　病例 5 术前辅助检查

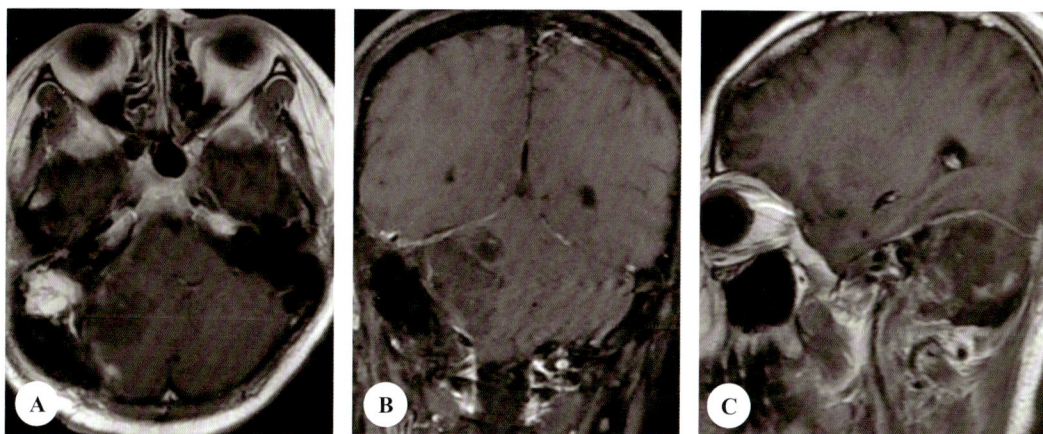

▲ 图 11-38　病例 5 术后 MRI 检查

颈静脉孔向颅外生长的肿瘤，同时，因患者首次手术已经造成面神经颅外段离断，术前右侧面瘫，故可自 Trautman 三角下极向上、前方广泛磨除此范围骨质直至耳蜗，进一步切除颞骨内肿瘤，最后进入硬膜下切除剩余肿瘤。

（3）患者术后病理回报中分化软骨肉瘤，建议患者恢复后早期接受综合治疗。

专家点评

软骨瘤和软骨肉瘤多见于颅底骨缝连接处的软骨残余组织，因此，颅底岩枕交界区，鞍旁及乳突—颈静脉孔区为其好发部位，临床亦可见多区域同时受累。尽管不同病理类型与肿瘤的复发与患者生存期密切相关，但手术同样应坚持尽可能首次手术根治性切除甚至扩大切除的原则，应根据肿瘤的可能起源和侵及范围选择合适的颅底入路。特定情况下常见颅底手术入路联合内镜手术入路可改善对不规则生长肿瘤边界的显露，利于更彻底地切除肿瘤。术后辅助放疗需依据病理结果和 MRI 复查肿瘤切除情况及术者术中的确切所见综合考虑并制订合理方案。

参考文献

[1] NAKAYAMA M, NAGAYAMA T, HIRANO H, et al. Giant chondroma arising from the dura mater of the convexity[J]. J Neurosurg, 2001, 94:331–334.

[2] BLOCH O, PARSA AT. Skull base chondrosarcoma: evidence-based treatment paradigms[J]. Neurosurg Clin N Am, 2013, 24(1):89–96.

[3] BLOCH O G, JIAN B J, YANG I, et al. A systematic review of intracranial chondrosarcoma and survival[J]. J Clin Neurosci, 2009, 16(12):1547–1551.

[4] SHARMA M, KHAN S W, VELHO V, et al. Intra-axial chondroblastoma: A bony tumor in the cerebral hemisphere--A case report and review of literature[J]. Asian J Neurosurg, 2017, 12(2):266–269.

三、内淋巴囊肿瘤及颈静脉孔区其他少见肿瘤

（王祥宇）

内淋巴囊肿瘤（endolymphatic sac tumor，ELST）是一类罕见的，具有局部侵袭性的低分化腺癌，文献报道不足 300 例。该类肿瘤起源于内淋巴囊，故肿瘤主体位于岩骨嵴后内侧，颈静脉孔后上方。ELST可偶发，亦可见于 VHL 病的患者，随着肿瘤进展，其可向内长入桥小脑脚，外长入中耳，向上累及颅中窝，向前下累及颈静脉孔。肿瘤极少发生淋巴结或远处转移，但有报道显示肿瘤可随脑脊液进行播散。

（一）肿瘤分型

内淋巴囊肿瘤目前缺乏公认的分型。Bambakidies 等和 Schipper 等先后对 ELST 进行了分型。Schipper 根据肿瘤是否侵犯迷路和硬膜对其进行了分型（表 11-1）。

表 11-1　Schipper 分型（2006）

分　型	定　义	手术入路
A	肿瘤未影响骨迷路和硬脑膜	迷路后或乙状窦后入路
B	肿瘤累及骨迷路合并听力丧失	经迷路或乙状窦后入路
C	肿瘤进一步累及乙状窦、颈静脉球	Fisch 颞下窝入路

（二）临床表现

ELST 常以逐渐进展的感音性听力下降、耳鸣和眩晕为首发症状，与梅尼埃病（Meniere's disease）相似，因此，需建议疑似诊断为梅尼埃病的患者行头部扫描，以排除 ELST。随着肿瘤进展，患者可出现耳部胀满感、共济失调、甚至可导致面瘫。同时，因部分 ELST 可作为 VHL 病的表现之一，故应建议所有 ELST 患者行相关检查排除 VHL 病可能。可采取的检查包括肾脏扫描排查透明细胞肾癌和基因检测 VHL 基因突变情况等。

（三）影像学检查

ELST 常需与梅尼埃病、颈静脉球瘤和扩大的前庭导水管鉴别诊断。熟悉其影像学表现，则可早期诊断，避免误诊、漏诊。常用的影像学检查方法如下。

1. MRI　区别于其他颈静脉孔区肿瘤，ELST 在 T_1 扫描上多呈高信号，可用于鉴别诊断。在 T_2 扫描上呈高信号或混杂信号。注射对比剂后，肿瘤实体

部分可强化。而生理性扩大的前庭导水管在 T_1 扫描上呈低信号，T_2 扫描呈均一的高信号，其可见光滑的导水管轮廓，注射对比剂后不强化。

2. CT　CT 可用于评估瘤周骨质的受累情况。ELST 使得周围骨质呈现"虫蚀样"破坏，该特点可用于其与神经鞘瘤和脑膜瘤的鉴别诊断。虽然其骨质破坏特点与颈静脉球瘤类似，但因其起源于内淋巴囊，故骨质破坏中心略高于颈静脉球。

3. DSA　术前 DSA 可显示 ELST 的供血动脉，必要时可以行术前栓塞。ELST 的供血动脉为颈外动脉的分支（耳后动脉、枕动脉、咽升动脉），若肿瘤生长累及颅内，偶可由颈内动脉系统供血。

（四）治疗

绝大多数被报道的病例组以显微手术为首选治疗，手术入路选择应考虑患者术前听力、肿瘤大小及受累结构。然而，对于患者是偶发 ELST，抑或是合并 VHL 病，手术目的也应略有不同。对于偶发的单侧 ELST，因其就诊时常听力已明显受损，故手术应着力于防止肿瘤复发，推荐采用能彻底切除受累结构的手术入路，如经迷路入路。反之，对于 VHL 病患者，或双侧 ELST 患者，手术的目的在于尽可能早地切除病变，同时，手术应保持耳囊的完整性，以提高后期行人工耳蜗植入的疗效。因 ELST 为低级别腺癌，故对常规放疗不敏感，对于手术残余或局灶性复发的肿瘤，可采用立体定向放射外科，如 γ 刀进行治疗。手术全切或次全切结合立体定向放射治疗的偶发性 ELST 患者可长期无瘤生存。

（五）典型病例解析

病例 1　患者陈某，女性，51 岁，因"左侧听力下降 7 年余，左侧面瘫 8 个月余"入院。

【查体】神志清楚，双瞳直径 3mm，等大等圆，对光反射灵敏，双眼球活动可。左侧额纹变浅，口角明显向右歪斜。左侧听力较右侧为差。悬雍垂左偏，咽反射灵敏。舌肌无萎缩，伸舌居中，味觉正常。耸肩、转颈动作无异常。余神经系统体查未见明显阳性体征。

【辅助检查】见图 11-39。

MRI：病变位于左侧岩骨后内侧，部分累及中耳鼓室及颈静脉孔。病变呈等 T_1 长 - 短 T_2 混杂信号灶，其内可见流空信号影。增强后病变中等强化。

CT：病变位于左侧岩骨后内侧，可见以内淋巴囊 - 内淋巴管为中心的"虫蚀样"颅底骨质破坏。病变部分累及骨迷路、中耳；颈静脉孔无明显扩大。

【术前诊断】左侧颞骨后部病变：内淋巴囊肿瘤？

【手术入路】左侧髁旁 - 迷路下 - 迷路后入路。

【手术过程】患者取右侧俯卧位，行左侧枕下髁旁 - 迷路下 - 迷路后入路，耳后 C 形切口，切开头皮，骨膜下分离皮肌瓣并牵开，沿二腹肌沟向前分离二腹肌。颅骨钻 3 孔，骨瓣开颅，显露横窦、乙状窦边缘。显微镜下磨除部分迷路后骨质，见肿瘤位于迷路后部，色黄，并累及迷路下及迷路后骨质。继续于显微镜下磨除迷路下方及迷路后方受肿瘤侵犯的骨质。最后见骨迷路完好，周围无异常骨质（图 11-40）。

【术后 MRI】与术前老片对比，现片示：颅后窝左侧份颅板部分骨质缺损呈术后改变，原左侧颈静脉孔区病变已切除呈术后改变，术区及相应颅板下可见积气及少许积血，中线结构无移位（图 11-41）。

【术后神经功能】神志清楚，语言流利，双侧瞳孔等大等圆，直径 3mm 大小，对光反射灵敏，面神

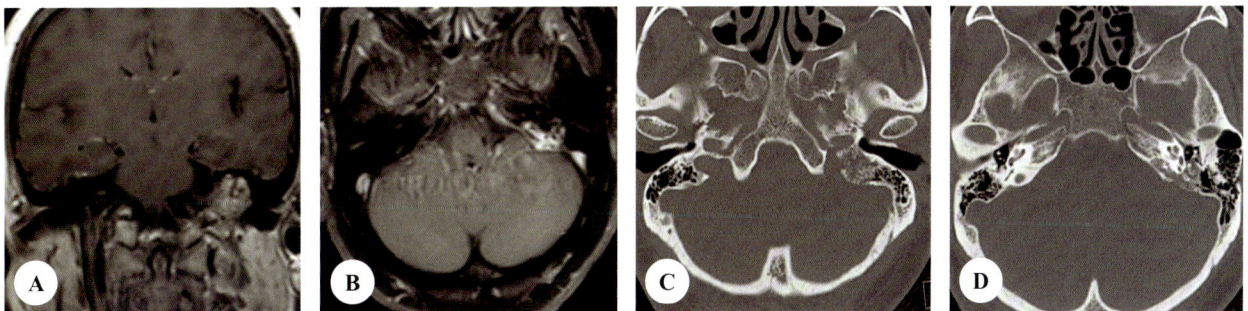

▲ 图 11-39　病例 1 术前辅助检查

经功能、听力同术前，切口愈合可，无红、肿、渗出，颈软，四肢肌力、肌张力正常，各生理反射存在，Kernig、Babinski、Brudzinski 征阴性。

【经验体会】内淋巴囊肿瘤可广泛累及迷路后部，迷路下方骨质，因此，手术应彻底清除受肿瘤侵犯的骨质，方可全切肿瘤。因面神经迷路段及乳突段均在水平半规管前下方走行，骨质磨除应以骨迷路作为"路标"，当骨质由骨松质变为骨密质时，即提示已达骨迷路。该例肿瘤未累及硬膜下及骨迷路，故最终可不切开硬脑膜并完整保留骨迷路。

病例 2 患者郭某，女性，58 岁，因"听力下降伴行走不稳 2 年"入院。

【查体】神清语利。记忆力、定向力、智力可。双鼻嗅觉可。视野粗测无缺损，眼底检查未见明显异常。双瞳直径 3mm，等大等圆，光反射灵敏，双眼球活动可，眼睑无下垂，无眼球震颤。双侧面部痛觉、振动觉可，咀嚼有力，张口下颌无偏移。双侧额纹对称，鼻唇沟对称，皱额、闭目、鼓腮、示齿、吹哨可，味觉正常。右侧听力粗测较左侧下降。悬雍垂居中，声音无嘶哑，饮水无呛咳，咽反射可，吞咽反射可，咳嗽反射可。转颈耸肩有力。伸舌居

中，舌肌无萎缩，无肌颤，舌肌活动可。跟膝胫试验（－），指鼻试验（＋），双手动作轮替试验（＋），Romberg 征（－），行一字步困难。余神经系统体查未见明显阳性体征。

【辅助检查】见图 11–42。

MRI：病变位于右侧脑桥小脑三角，侵犯颅底骨质，长 T_2 长 T_2 信号，增强后明显强化，肿瘤外层有短 T_1– 长 T_2 信号，增强后明显强化。

颅底 HRCT：岩骨骨皮质缺损，内部骨质"虫蚀样"破坏。

【术前诊断】右侧 CPA 区 – 颈静脉孔区占位，颈静脉球瘤？神经鞘瘤？

【手术入路】乙状窦后入路。

【手术过程】入路中将乙状窦全显露，并将颈静脉孔后壁咬除，显露出颈静脉壁上方硬膜外肿瘤。乙状窦已完全闭塞。透过乙状窦壁能见到其内肿瘤。切开硬膜，显露出肿瘤，见肿瘤骑跨于乙状窦后方硬膜内外。肿瘤上极已顶向天幕。将紧贴于天幕上的肿瘤分离，在横窦与乙状窦交界处结扎离断横窦。连同闭塞的乙状窦将肿瘤前外侧部切除。继之将挤向小脑前方和脑干侧前方瘤块轻轻向外推移，凝断来自小脑动脉的供血支后，将肿瘤后下部，颈静脉

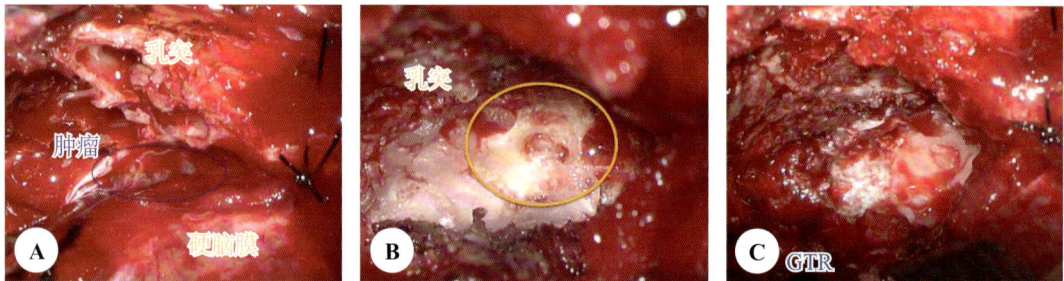

▲ 图 11–40　病例 1 手术过程

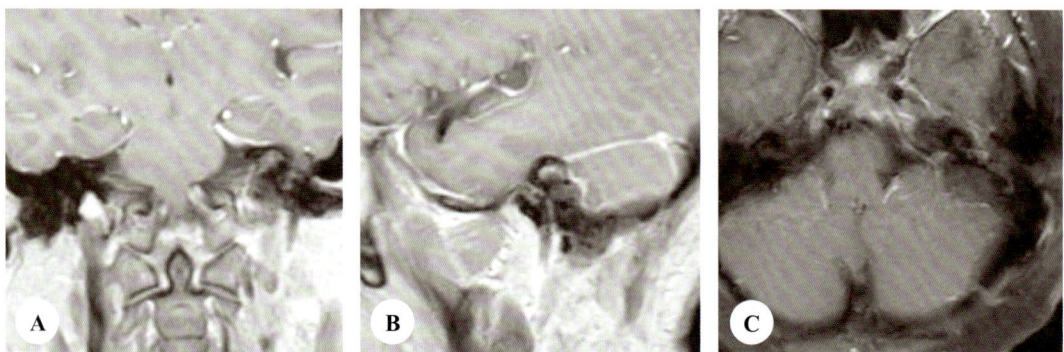

▲ 图 11–41　病例 1 术后 MRI 检查

孔上方硬膜剪开，将瘤硬膜内肿瘤切除。肿瘤主体呈实质性，有少量囊性变，血运中等。

将乙状窦后壁进一步咬开，抵达枕髁关节，但对关节面无明显损伤。将静脉孔附近硬膜外肿瘤彻底清除。观察其起源部位多为颈静脉孔前方的骨组织，见其有出血，用单极电凝彻底烧灼后止血（图 11-43）。

【术后 CT】见图 11-44。

【术后病理】见图 11-45。

【术后神经功能】双侧瞳孔等大等圆，直径 3mm 大小，对光反射灵敏，双侧闭眼可，口角无歪斜。雍垂居中，无声音嘶哑、吞咽困难等不适，咳嗽反射可，伸舌居中。四肢肌力、肌张力正常，各生理反射存在，Kernig、Babinski、Brudzinski 征阴性。

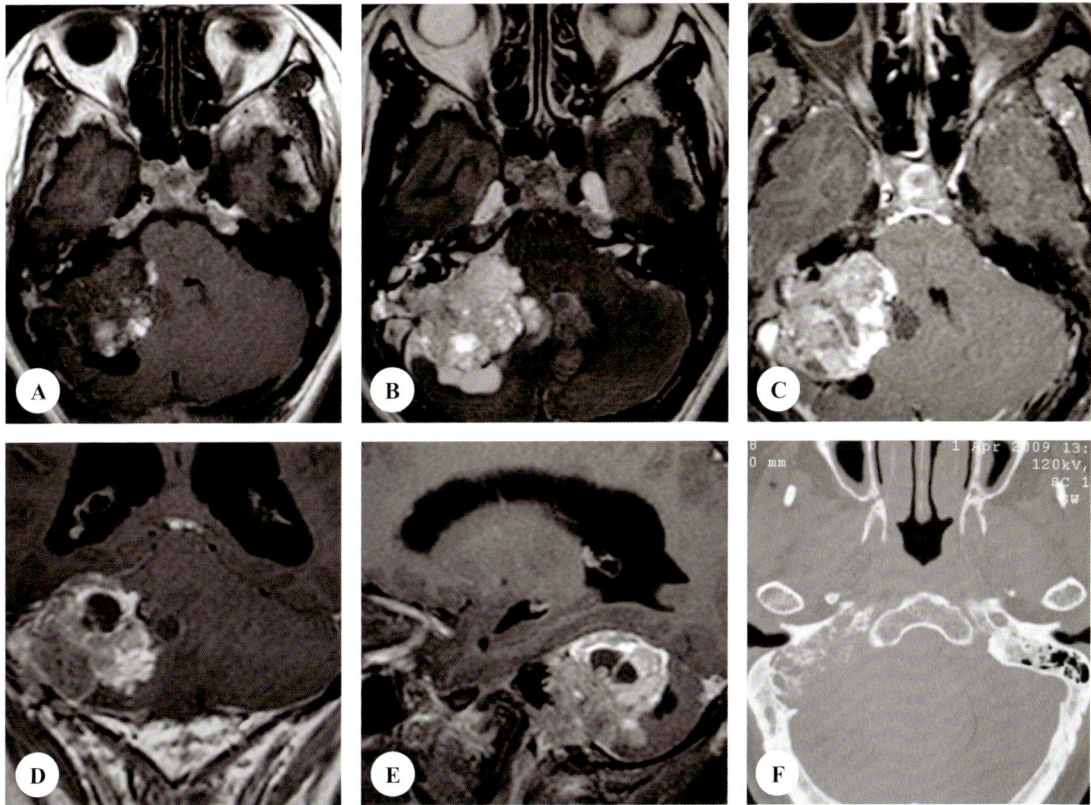

▲ 图 11-42　病例 2 术前辅助检查

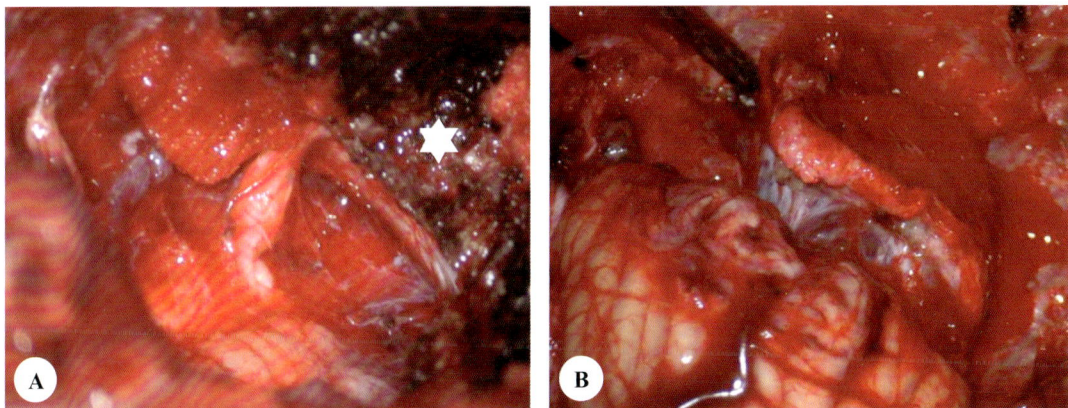

▲ 图 11-43　病例 2 手术过程

肿瘤起源部位为内淋巴囊（白色六角形）

【经验体会】本病例为湘雅医院神经外科确诊第一例内淋巴囊肿瘤，根据影像学表现，术前诊断考虑颈静脉球瘤可能性大，然术中见肿瘤起源于岩骨后内侧面－迷路下骨质与硬脑膜连接部，局部骨质破坏明显，硬膜外进一步分离硬脑膜后见内淋巴囊结构破坏，血供极其丰富，结合患者术前前庭功能障碍表现明显的特点，术中即考虑内淋巴囊起源肿瘤，术后病理结果证实这一少见疾病的诊断。

（六）颈静脉孔区其他少见肿瘤

病例 1　患者艾某，女性，31 岁，因"脑膜瘤术后 8 年，意识障碍 1 天"入院。

【查体】神清语利。记忆力、定向力、智力可。

双鼻嗅觉可。左眼视力 0.8，右眼视力 0.6，视野粗测无缺损，眼底检查未见明显异常。双瞳直径 3mm，等大等圆，对光反射灵敏，双眼球活动可，眼睑无下垂，无眼球震颤。双侧面部痛觉、振动觉可，咀嚼有力，张口下颌无偏移。双侧额纹对称，鼻唇沟对称，皱额、闭目、鼓腮、示齿、吹哨可，味觉正常。双耳听力粗测正常。悬雍垂居中，声音无嘶哑，饮水无呛咳，咽反射可，吞咽反射可，咳嗽反射可。转颈耸肩有力。余神经系统体查未见明显阳性体征。

【辅助检查】MRI 检查：病变位于左侧颈静脉孔，在 T_1 扫描上呈等信号，在 T_2 扫描上稍可见"椒盐征"。注射对比剂后病变明显强化。病变未破入鼓室，半规管形态完好（图 11–46）。

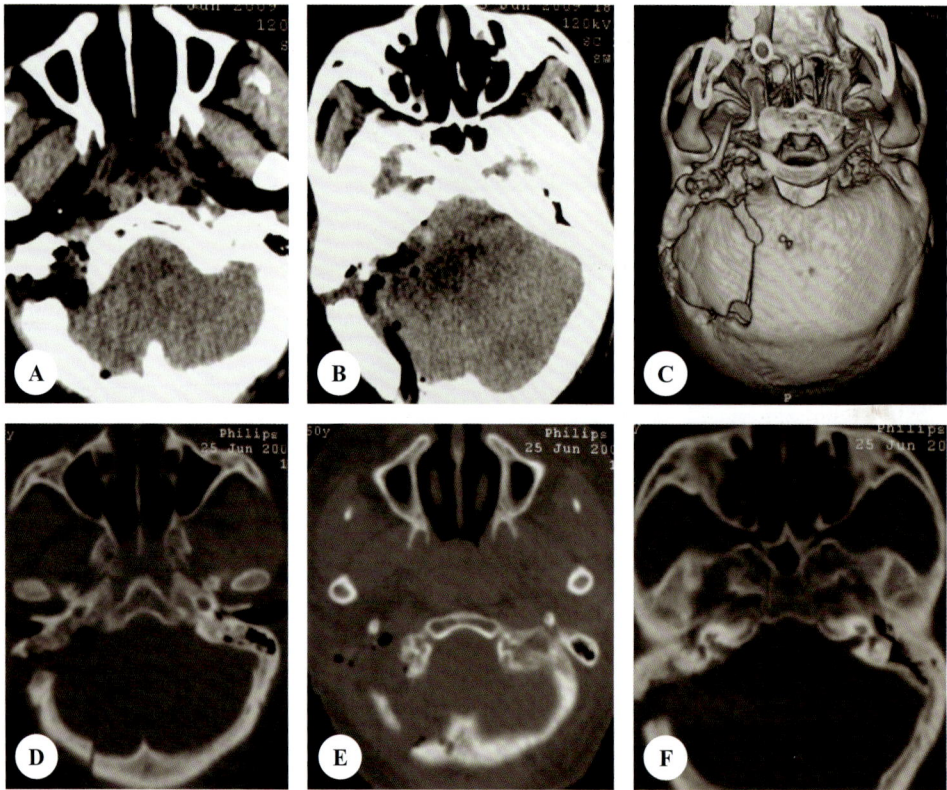

▲ 图 11–44　病例 2 术后 CT 检查

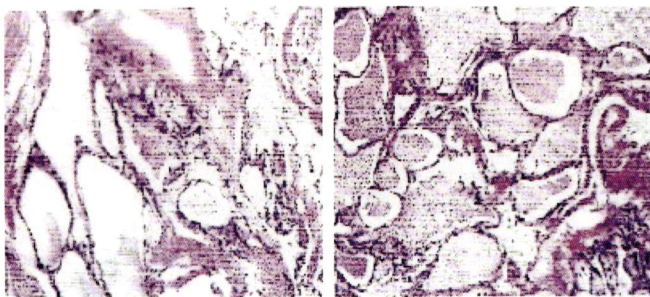

◀ 图 11–45　**病例 2 术后病理**
（右颈静脉孔区）符合淋巴管瘤，免疫组化：CD34（±），CD31（±），TTF1（－）

【术前诊断】颅中窝、颈静脉孔区占位，脑膜瘤复发？

【手术入路】乙状窦前幕上下联合入路。

【手术过程】右侧侧卧位。按原切口（耳郭上弧形切口 - 翼点）行扩大乙状窦前入路，切开头皮，骨膜下分离皮瓣并牵开，耳郭上平颅中窝底，向后暴露乙状窦前乳突下区域。分离颞肌，将颞肌进一步牵拉向下方，颅骨钻 4 孔，铣刀铣下原额颞骨瓣，大小约 8cm×8cm，悬吊硬膜，进一步咬除颅中窝底骨质，显微镜下剪开硬膜，显露天幕，见肿瘤大小约 5.8cm×6.8cm×4.9cm，基底位于天幕及岩骨背侧，质稍韧，色灰红，血供丰富，将受累的天幕硬膜及肿瘤一并切除，反复电凝肿瘤基底骨质。继续探查乳突下颅外颈静脉孔区域，咬开枕骨颈静脉突，见肿瘤位于枕动脉内侧，大小约 2.7cm×3.2cm×3.1cm，质稍韧，色灰红，血供丰富，予全切。

【术后 MRI】见图 11-47。

【术后病理】血管周细胞瘤。

【术后神经功能】双侧瞳孔等大等圆，直径 3mm 大小，对光反射灵敏，双侧闭眼可，口角无歪斜，自诉耳鸣消失，双侧听力正常。雍垂居中，无声音嘶哑、吞咽困难等不适，咳嗽反射可，伸舌居中。四肢肌力、肌张力正常，各生理反射存在，Kernig、Babinski、Brudzinski 征阴性。

【随访资料】3 次伽马刀一年后（图 11-48）。

【经验体会】本病例为复发肿瘤，肿瘤分为基底为天幕和岩骨背侧的幕上部分和位于颈静脉孔的幕下部分。为一期尽可能全切肿瘤，尤其是方便处理基底，采用了乙状窦前入路。该入路可以直击岩骨嵴，优先、彻底处理肿瘤基底。同时，向上可处理幕上区域，向下可处理颈静脉孔区域。

病例 2 患者王某，男性，头痛头晕 2 个月，声嘶吞咽困难 1 个月。

【查体】神清语利。记忆力、定向力、智力可。双鼻嗅觉可。视力视野粗测无缺损，眼底检查未见明显异常。双瞳直径 3mm，等大等圆，对光反射灵敏，双眼球活动可，眼睑无下垂，无眼球震颤。双侧面部痛觉、振动觉可，咀嚼有力，张口下颌无偏移。双侧额纹对称，鼻唇沟对称，皱额、闭目、鼓腮、示齿、吹哨可，味觉正常。双耳听力粗测正常，左侧耳鸣。悬雍垂向右偏，声音嘶哑，饮水呛咳，咽反射可，吞咽反射减弱，咳嗽反射减弱。转颈耸

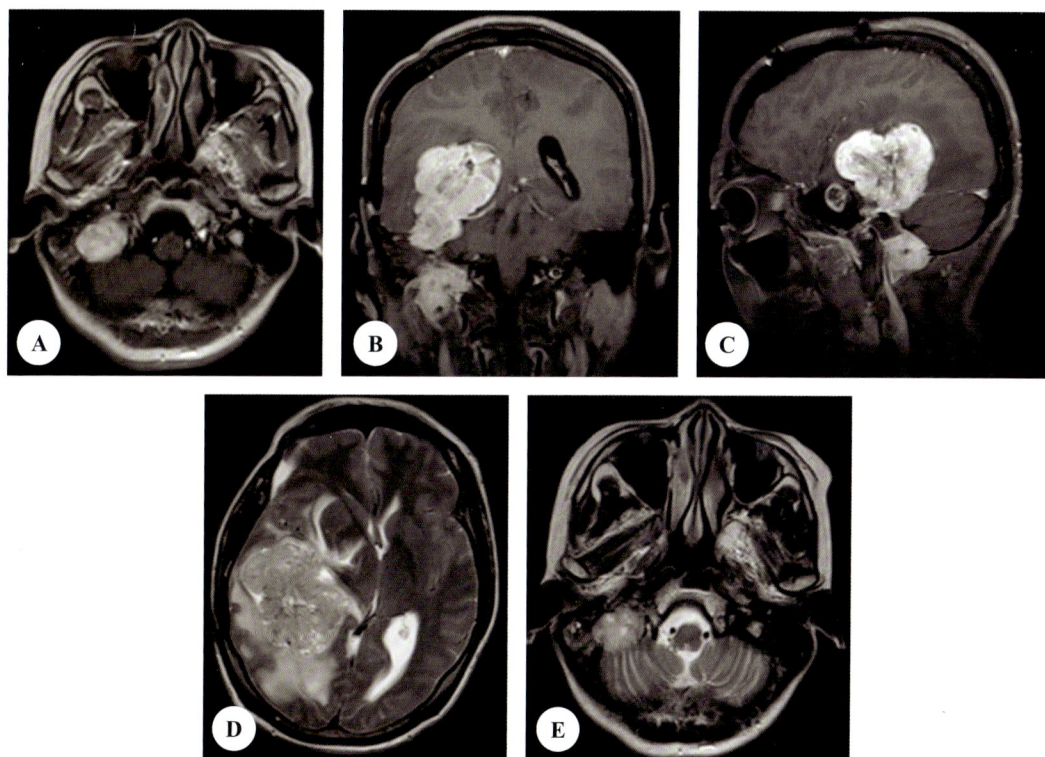

▲ 图 11-46 病例 1（血管周细胞瘤）术前 MRI 检查

肩有力。伸舌向左偏，舌肌无萎缩，无肌颤，舌肌活动可。余神经系统体查未见明显阳性体征。

【辅助检查】见图 11-49。

【术前诊断】左侧颈静脉孔区占位，考虑恶性肿瘤可能。

【手术入路】左侧枕下 - 髁旁 - 颈外侧入路。

【手术过程】右侧俯卧位。耳后 C 形切口向颈部延伸，切开头皮，骨膜下分离皮肌瓣并牵开，沿 Henry 脂肪间隙达寰椎横突，分离二腹肌后腹下翻，磨除乳头尖、髁旁及迷路下骨质达茎突根部，可见

颈静脉孔区肿瘤。颅骨钻 2 孔，骨窗开颅，大小约 4cm×3cm。显露横窦、乙状窦边缘，下达枕骨大孔。显露肿瘤，肿瘤沿颈静脉孔向颅外咽旁间隙生长，侵犯颅底及 C_1 骨质，大小 4.0cm×3.9cm×3.2cm，质韧，血供丰富，边界不清。沿肿瘤边界分离切除颅外段肿瘤及受累骨质。

【术后病理】（左侧颈静脉孔区）朗格汉斯细胞组织细胞增生症。免疫组化及特殊染色结果：CD68（+），CD163（灶性+），CK-Pan（－），Vimentin（+），S100（+），CD1a（+），Langerin（+），Ki-67（约 15%+），

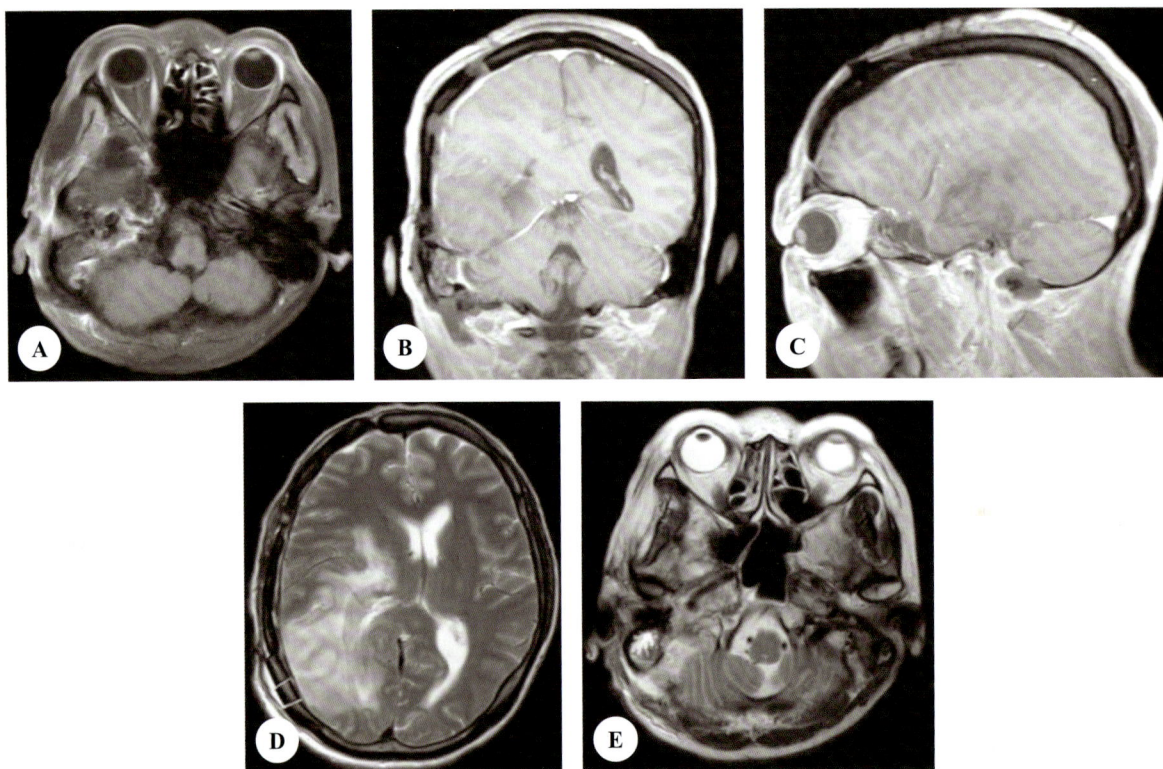

▲ 图 11-47　病例 1（血管周细胞瘤）术后 MRI 检查

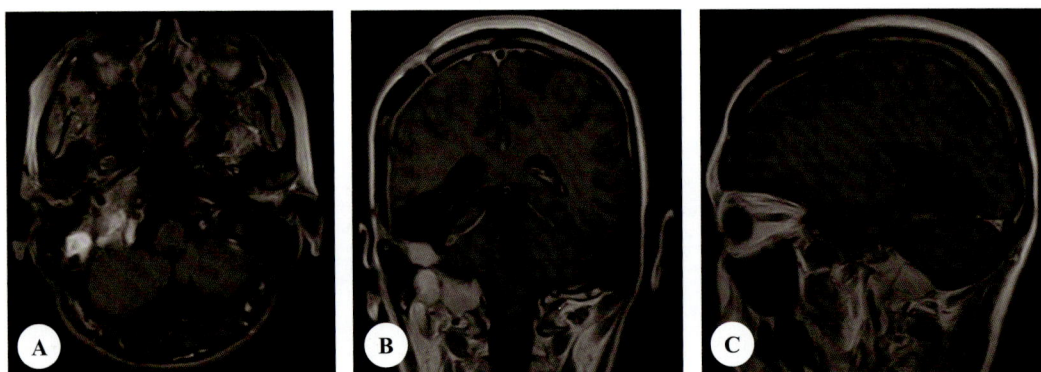

▲ 图 11-48　病例 1（血管周细胞瘤）一年后随访 MRI 检查

ALK（－）、CD30（－）、Desmin（－）、抗酸染色（－）、消化 PAS+ 衬染（－）、PAS（－）。

【术后 MRI】见图 11–50。

【术后神经功能】生命体征正常，神志清楚，语言流利，双侧瞳孔等大等圆，直径 3mm 大小，对光反射灵敏，口角稍向右侧歪斜，伸舌偏左，饮水轻度呛咳，切口愈合可，无红、肿、渗出，颈软，四肢肌力、肌张力正常，各生理反射存在，Kernig、Babinski、Brudzinski 征阴性。

【经验体会】朗格汉斯细胞组织细胞增多症是一种树突状细胞疾病，伴局部或广泛的器官浸润。因此，病理结果提示该疾病的患者应该进行全身检查，查明是否有其他器官受累。通常，单一系统疾病被认为是相对低风险的。

病例 3　患者阳某，女性，31 岁，头晕 3 年余。

【查体】神清语利，记忆力、定向力、智力可。颈软，双鼻嗅觉可。左眼视力 1.0，右眼视力 1.5，视野手测未见明显异常。双瞳直径 3mm，等大等圆，对光反射灵敏，双眼球活动可，眼睑无下垂，无眼球震颤。双侧面部痛觉、触觉粗测无异常，咀嚼有力，张口下颌无偏移。双侧额纹对称，鼻唇沟对称，皱额、闭目、鼓腮、示齿、吹哨可，味觉正常。伸舌居中，舌肌无萎缩，无肌颤，舌肌活动可。余神经系统体查未见明显阳性体征。

【辅助检查】

颅底 HRCT：右侧颈静脉孔明显不规则扩大，内见不均匀稍低密度肿块，大小约为 28mm×23mm，内见多发小结节状致密灶，CT 值约为 26HU，周围骨质受压吸收、变薄。可见空泡蝶鞍。双侧内听道未见明显扩大。右侧颈静脉孔病灶压迫右侧颈内动脉颅外段向前内移，边界清楚，右侧颈内静脉近端受压内移并显示不清（图 11–51）。

颅脑 MRI：右侧颈静脉孔扩大并占位性病变，病灶与右侧颈内静脉近端关系密切，局部受压显示不清；右侧颈内动脉颅外段受压向前内移位；神经源性肿瘤（图 11–52）。

【术前诊断】右侧颈静脉孔占位，神经鞘瘤？

【手术入路】右侧枕下 – 髁旁 – 颈外侧入路。

【手术过程】左侧俯卧位。行右侧枕下髁旁联合

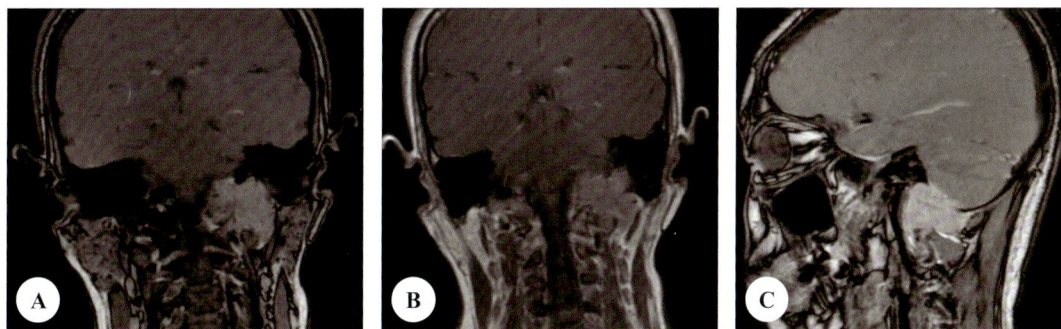

▲ 图 11–49　病例 2 术前 MRI 检查

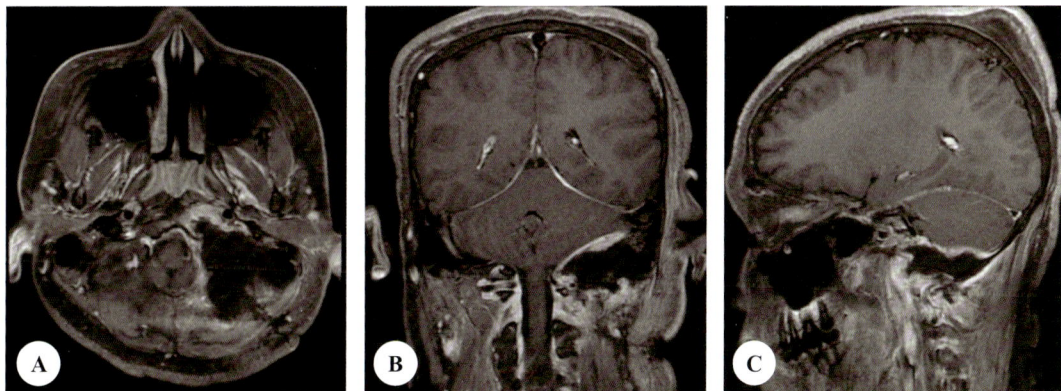

▲ 图 11–50　病例 2 术后 MRI 检查

迷路下路，耳后 C 形切口向颈部延伸，切开头皮，骨膜下分离皮肌瓣并牵开，沿 Henry 脂肪间隙达寰椎横突，分离二腹肌后腹下翻，磨除乳突尖、髁旁及迷路下骨质达茎突根部，可见颈静脉孔区肿瘤。颅骨钻 2 孔，骨窗开颅，大小约 5cm×4cm，下达枕骨大孔。肿瘤沿颈静脉孔向颅外咽旁间隙生长，大小 28mm×23mm，质软，血供丰富，边界欠清。分块颅外切除肿瘤。显微镜下弧形剪开硬膜，探查颅内，未见肿瘤向颅内生长。

【术后病理】（右侧颈静脉孔区）高分化软骨肉瘤。免疫组化结果：S100（＋），CK-Pan（－），EMA（－），Brachyury（－），IDH1（＋），Ki-67（约 1%+），SOX10（－）。

【术后 MRI】见图 11-53。

【术后神经功能】神志清楚，语言流利，双侧瞳孔等大等圆，直径 3mm 大小，对光反射灵敏，口角无歪斜，伸舌居中，切口愈合可，无红、肿、渗出，颈软，四肢肌力、肌张力正常，各生理反射存在，

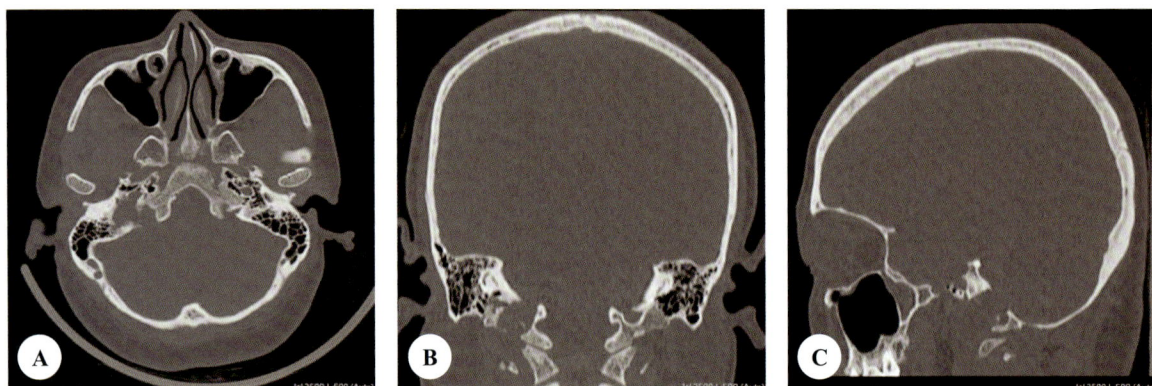

▲ 图 11-51　病例 3 术前颅底 HRCT 检查

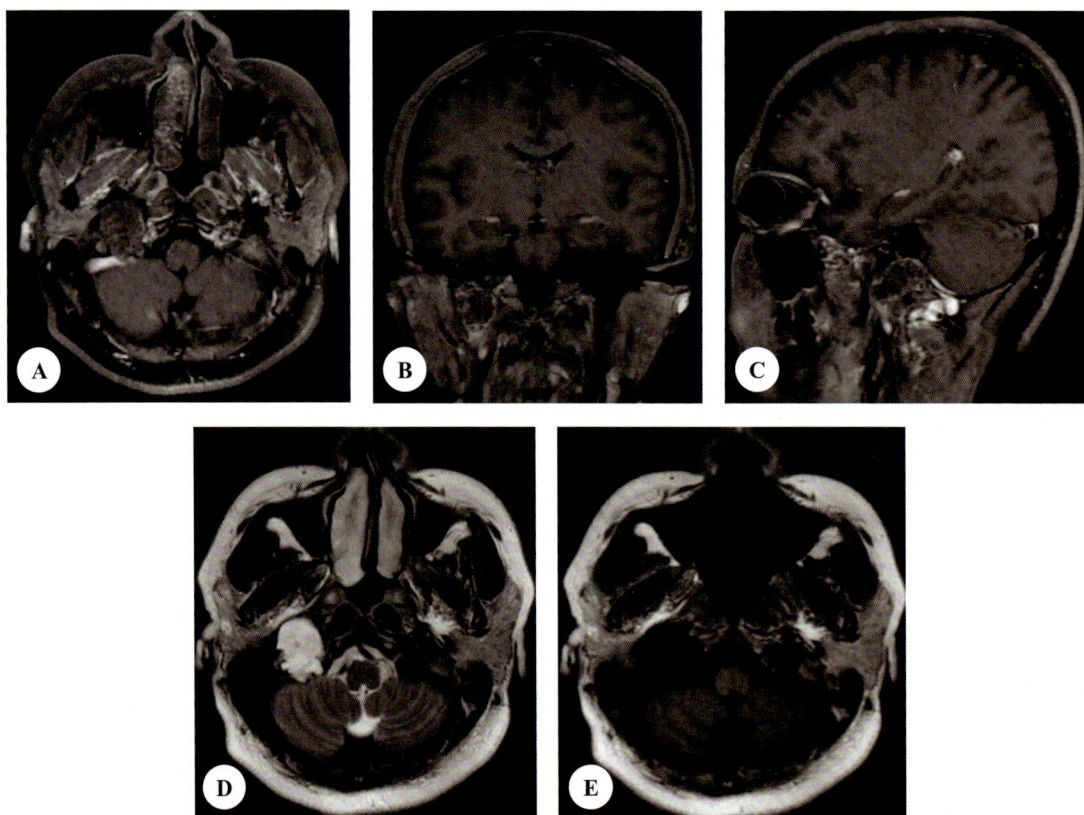

▲ 图 11-52　病例 3 术前颅脑 MRI 检查

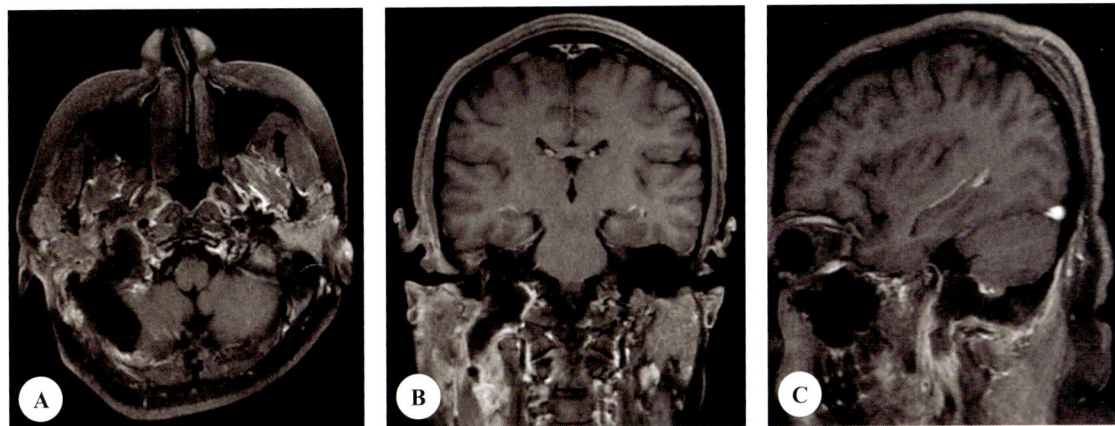

▲ 图 11-53　病例 3 术后 MRI 检查

Kernig、Babinski、Brudzinski 征阴性。

【经验体会】高分化软骨肉瘤是一种良性肿瘤，其特征是细胞增殖活跃，但细胞形态保持良好，没有恶性特征。这种肿瘤通常发生在软骨组织中，但也可能发生在其他组织中。高分化软骨肉瘤的治疗通常是手术切除，但有时也可能需要放疗或化疗。本病例肿瘤全切，且术后 ki67 仅为 1%，故未行放化疗，嘱患者定期随访。

专家点评

　　内淋巴囊肿瘤是起源于内淋巴囊结构的一类罕见肿瘤，另外颈静脉孔区亦可见血管外皮细胞瘤、软骨瘤或软骨肉瘤、转移癌等少见肿瘤。肿瘤可广泛破坏颞骨岩部、乳突部和枕骨等结构，侵犯脑神经临床可出现面瘫、听力下降、吞咽困难、构言障碍、声音嘶哑等症状。不管何种性质肿瘤，如手术指征明确，均应充分考虑肿瘤生长范围选择单一或联合手术入路，充分显露肿瘤。这有利于术中有效控制切除肿瘤过程中的出血，并利于实施必要的扩大或根治性切除肿瘤。耳后经颞入路各种步骤及远外侧入路，甚至扩大颅中窝底硬膜外入路的融会贯通和联合应用，可帮助恰到好处地实现既全切除肿瘤又不过度地扩大暴露而增加创伤。

参考文献

[1] BAMBAKIDIS N C, MEGERIAN C A, RATCHESON R A. Differential grading of endolymphatic sac tumor extension by virtue of von Hippel–Lindau disease status[J]. Otol Neurotol, 2004, 25:773–781.

[2] SCHIPPER J, MAIER W, ROSAHL S K, et al. Endolymphatic sac tumours: surgical management[J]. J Otolaryngol, 2006, 35:387–394.

四、颈静脉球瘤

（王祥宇　罗富受）

　　颈静脉球瘤（glomus jugular tumor）又名副神经节瘤或化学感受器瘤，指起源于交感、副交感系统的副神经节细胞的一类肿瘤。其中，起源于交感神经系统的肿瘤好发于主动脉旁体、颈上神经节及肾上腺；起源于副交感神经系统的肿瘤则好发于颈静脉球、舌咽神经及迷走神经旁的副交感组织。约 20% 肿瘤为常染色体显性遗传，其体细胞中编码琥珀酸脱氢酶（succinate dehydrogenase，SDH）的基因发生突变。绝大多数肿瘤病理上为良性，极少数肿瘤为恶性。本书仅讨论起源于颈静脉球、舌咽和迷走神经旁的颈静脉球瘤，该类肿瘤为最常见的颈静脉孔区肿瘤，因其多以搏动性耳鸣、听力丧失及中耳异物起病，故多数患者就诊于耳鼻喉科医生。

（一）肿瘤分型

　　目前，多数对肿瘤的分型均由耳鼻喉医生提出，如 Jenkins-Fisch 分型和 Jackson-Glasscock 分型。Lawton 按照肿瘤累及范围对累及颅内的颈静脉球瘤进行了分型，并根据分型选择手术入路（表 11-2）。

表 11-2　Lawton 颈静脉球瘤分型（1998）

肿瘤分型	定　义	手术入路
1 型	局限于颈静脉孔	迷路后或经迷路入路
2 型	累及脑桥小脑三角	联合乙状窦后入路
3 型	累及枕骨大孔	联合远外侧入路
4 型	累及颞下窝	Fisch 颞下窝入路
5 型	累及海绵窦	联合翼点或眶颧入路

（二）临床表现

颈静脉球瘤患者的典型临床表现包括：搏动性耳鸣、传导性听力下降及中耳异物。其中，多数患者的搏动性耳鸣可通过压迫同侧颈内静脉得到明显缓解，可协助诊断。大多数颈静脉球瘤可分泌儿茶酚胺，血液及尿液可检测到其代谢产物尿香草扁桃酸（vanillylmandelic acid，VMA）的升高，然而仅 2% 患者可因此出现临床症状，如脸色潮红、心悸、发作性高血压及心律不齐。随着疾病进展，肿瘤可压迫脑神经出现面瘫、吞咽困难、声音嘶哑等神经功能受损症状。

（三）影像学检查

对出现上述临床表现的患者，如能考虑到患颈静脉球的可能而早期检查，则可早期诊断。详细的影像学检查有助于早期诊断，亦可指导后续治疗。常用的影像学检查方法如下。

1. MRI　多数情况下，颈静脉球瘤在 T_1 扫描上呈低信号，在 T_2 扫描上呈高信号。因肿瘤具有高血流量，故在注射对比剂后，肿瘤可早期、明显强化。同时，可见"椒盐征"。"盐"即出血产物或低速血流。"椒"即是因肿瘤富含血管导致的血管流空影。由此可见，"椒盐征"为富含血管肿瘤的影像学表现。

2. CT　CT 可用于评估瘤周骨质的受累情况。颈静脉球瘤使得周围骨质呈现"虫蚀样"破坏，该特点可用于其与神经鞘瘤和脑膜瘤的鉴别诊断。同时，CT 还可以评估骨迷路、听骨链、颈动脉棘的受累情况，可为手术入路的选择提供参考。

3. DSA　术前 DSA 可显示颈静脉球瘤的供血动

脉，必要时可以行术前栓塞。颈静脉球瘤最常见的供血动脉为来自颈外动脉系统的咽升动脉。

（四）治疗

治疗方案的选择应根据患者身体状况、肿瘤大小、累及范围、患者神经功能情况和手术团队的经验进行个体化选择。一般而言，显微外科手术仍是颈静脉球瘤的首选治疗，手术团队应根据肿瘤累及范围、患者术前神经功能和自身经验选择合理的手术入路，以达到控制肿瘤生长和保障患者术后生存质量的最佳平衡。对于未能全切除的肿瘤，或者不选择手术治疗的患者，可用适形放疗或放射外科治疗控制肿瘤生长。

（五）典型病例解析

病例 1　患者田某，女性，25 岁，因"搏动性耳鸣、喉部异物感 4 年余，头晕 2 年余，加重 1 个月"入院。

【查体】神志清楚，自主体位，检查合作。视力左：1.2，右：1.2，视野手测无缺损。双瞳直径 3mm，等大等圆，对光反射灵敏，双眼球活动可，眼睑无下垂，无眼球震颤。双侧面部痛觉、振动觉可，咀嚼有力，张口下颌无偏移。双侧额纹对称，鼻唇沟对称，皱额、闭目、鼓腮、示齿、吹哨可，味觉正常。双耳听力粗测正常；悬雍垂居中，声音嘶哑，饮水无呛咳，右侧咽反射消失，吞咽困难，咳嗽反射可。转颈耸肩有力。伸舌居中。余神经系统体查未见明显阳性体征。

【辅助检查】见图 11-54。

MRI：病变位于左侧颈静脉孔，在 T_1 扫描上呈等信号，在 T_2 扫描上稍可见"椒盐征"。注射对比剂后病变明显强化。病变未破入鼓室，半规管形态完好。

CT：病变位于左侧颈静脉孔，左侧颈静脉孔较右侧明显增大。并可见颅底骨质以颈静脉孔为中心呈"虫蚀样"破坏，骨迷路完整。

【术前诊断】左侧颈静脉孔占位：颈静脉球瘤？

【手术入路】左侧枕下 - 髁旁 - 颈外侧入路。

【手术过程】患者取右侧俯卧位，头架固定头部，消毒铺单。行左侧枕下 - 髁旁 - 颈外侧入路，耳后倒 L 形切口，颅骨钻 2 孔，骨瓣开颅，大小约

3cm×4cm，进一步向下至枕髁后缘。显露横窦、乙状窦边缘。分离咽旁肌群见肿瘤自颈静脉孔区向颅外生长，下至枢椎横突上缘，边界清楚，色红，血供极丰富，有搏动，质地较韧，与同侧颈内动脉和颈内静脉关系密切。显微镜下先电凝切断肿瘤基底，再依次分离肿瘤下极、上极、内侧面，分块全切除颅内部分肿瘤。切除肿瘤后，后组脑神经等结构保护良好，硬膜完整。分层缝合肌肉、帽状腱膜和头皮（图 11-55）。

【术后 MRI】见图 11-56。

【术后神经功能】双侧瞳孔等大等圆，直径3mm，对光反射灵敏，双侧闭眼可，口角无歪斜，自诉耳鸣消失，双侧听力正常。雍垂居中，无声音嘶哑、吞咽困难等不适，咳嗽反射可，伸舌居中。

【经验体会】颈静脉球瘤血供丰富，多由颈外动脉系统的咽升动脉供血。对于体积较大的颈静脉球瘤，术前栓塞是必要的。对于体积较小的颈静脉球瘤，因手术过程中可早期阻断肿瘤供血，故不一定需要术前栓塞。其理想的手术步骤应是分离肿瘤边界，阻断主要供血动脉，尽可能整块切除肿瘤。

病例 2 患者高某，女性，因"头痛 10 个月余，发现伸舌歪斜 4 个月余，吞咽困难 2 个月"入院。

【查体】神清，语言流利，思维、定向、理解、计算力正常。瞳孔直径 3mm，对光反射灵敏，眼球运动自如，左眼视力 1.2，右眼视力 1.0，视野粗测无异常。调节、辐辏反射正常。双侧颜面部感觉正常对称，张口无歪斜，右侧颞肌、咬肌肌力较左侧减弱，右角膜反射消失，左侧灵敏。右侧额纹变浅，鼻唇沟等深，口角无明显歪斜。右侧听力较左侧为差。悬雍垂居中，咽反射灵敏。左侧舌肌萎缩，伸舌左偏，味觉正常。耸肩、转颈动作无异常。行走向右侧歪斜，一字步不稳。Romberg 征（—），指指、指鼻试验精确，跟膝胫试验正常。

【辅助检查】左侧颈静脉孔区见一大小约27mm×21mm×52mm 沿静脉孔生长稍短 T_1 长稍长 T_2 信号灶，病灶向上至内听道平面，病灶向下延伸颅外约平 C_2 椎体下缘水平；增强后病灶见明显强化，内见流空血管影，呈"椒盐征"（图 11-57）。

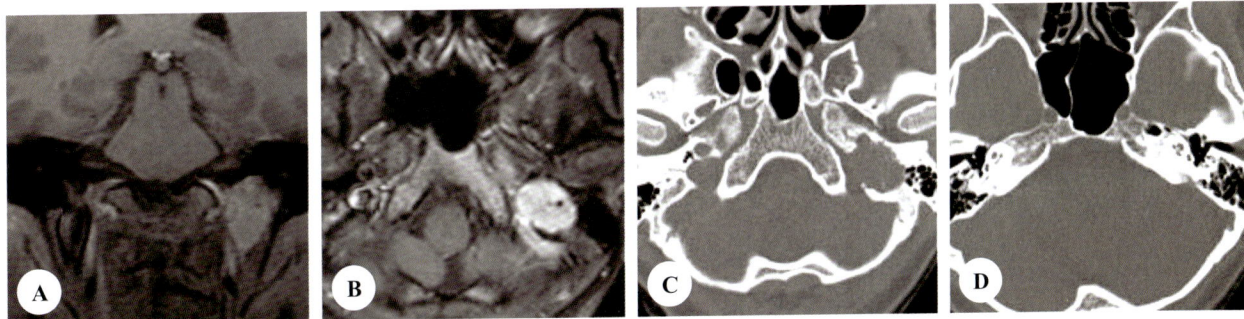

▲ 图 11-54 颈静脉球瘤病例 1 术前辅助检查

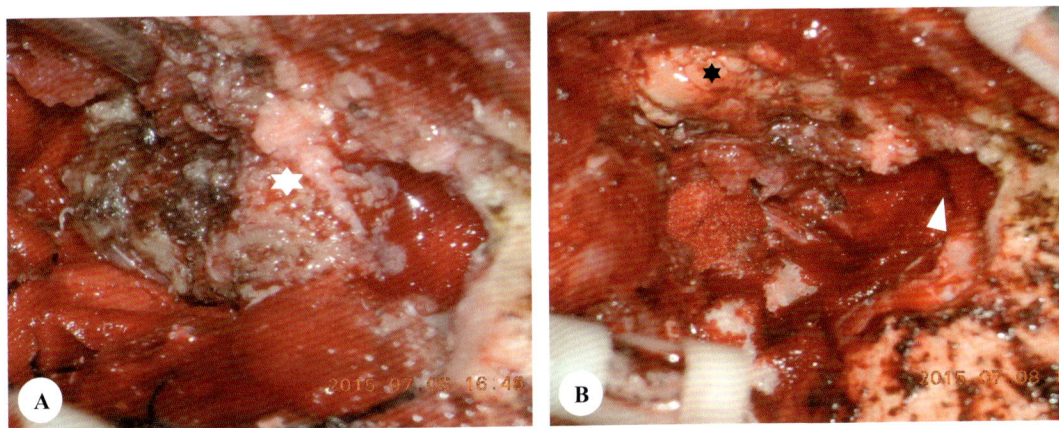

▲ 图 11-55 颈静脉球瘤病例 1 肿瘤（白色六角形），乳突尖（黑色六角形），颈静脉孔（白箭头）

【术前诊断】左侧颈静脉孔区占位，考虑神经鞘瘤。

【手术入路】左侧枕下 - 髁旁 - 颈外侧入路。

【手术过程】右侧俯卧位，神经电生理监测。行左侧枕下颈外髁旁入路，耳后 C 形切口向颈部延伸，切开头皮，骨膜下分离皮肌瓣并牵开，沿 Henry 脂肪间隙达寰椎横突，分离二腹肌后腹下翻，咬除乳突尖、髁旁及迷路下骨质达茎突根部，可见颈静脉孔区肿瘤。颅骨钻 2 孔，骨窗开颅，大小约 4cm×3cm。显露乙状窦边缘，下达枕骨大孔。于颅外段显露肿瘤，见肿瘤起源于左侧颈静脉球部，沿颈静脉孔向

颅外咽旁间隙生长，大小 5.2cm×3.0cm×2.7cm，质韧，血供极其丰富，与颈内静脉、后组脑神经、颈内动脉等周围组织结构粘连紧密。沿肿瘤边界分离切除颅外段肿瘤，打开硬膜探查颅内段，并全切除术肿瘤（图 11-58）。

【术后 MRI】见图 11-59。

【术后神经功能】神志清楚，语言流利，双侧瞳孔等大等圆，直径 3mm 大小，对光反射灵敏，口角无歪斜，伸舌居中，切口愈合可，无红、肿、渗出，颈软，双肺少量湿性啰音，无发热，四肢肌力、肌张力正常，各生理反射存在，Kernig、Babinski、

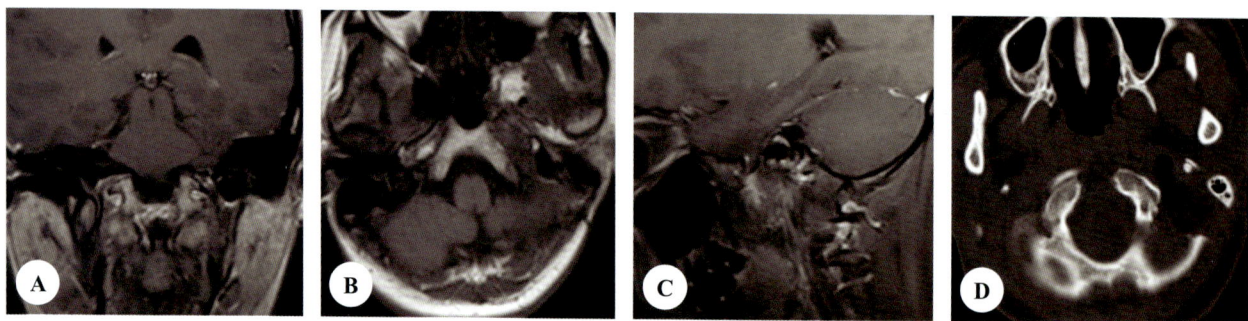

▲ 图 11-56 颈静脉球瘤病例 1 术后 MRI 检查

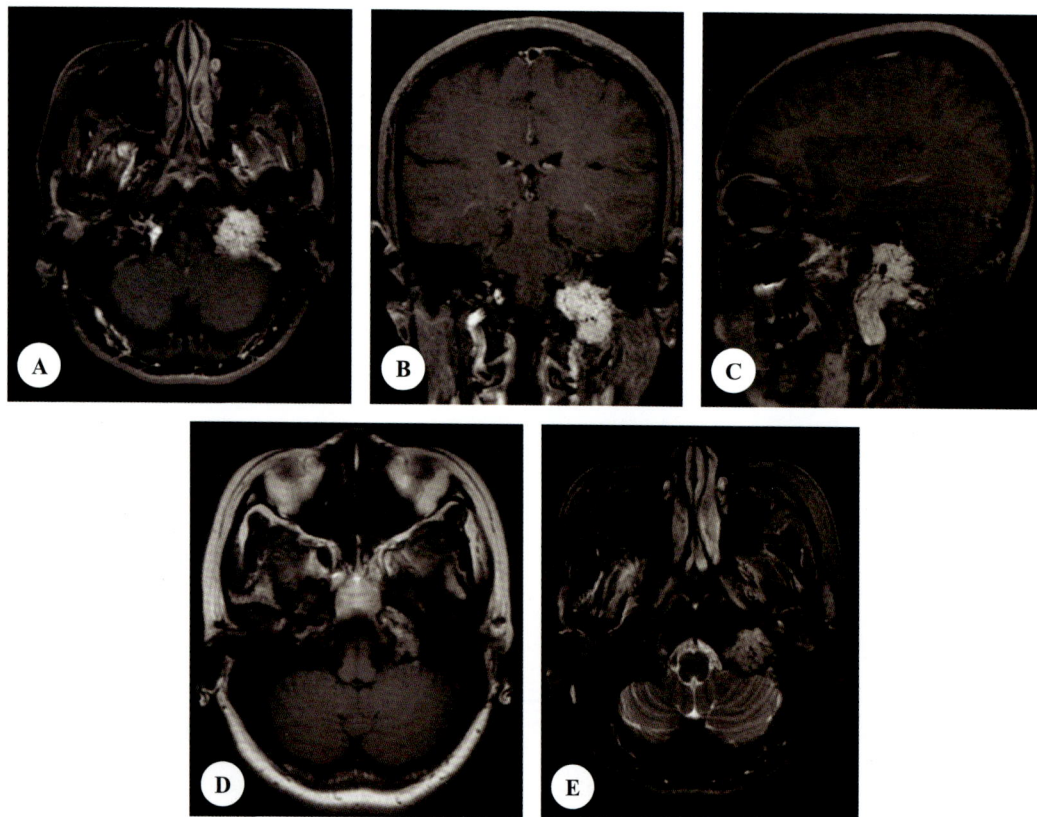

▲ 图 11-57 颈静脉球瘤病例 2 术前 MRI 检查

Brudzinski 征阴性。

【经验体会】本病例为大型颅内外沟通颈静脉球瘤，处理较为棘手，因瘤体沿颈内静脉走行一直延伸至咽旁间隙，开颅需对颈外侧区域显露充分，严格沿 C_1 横突与茎突作为解剖标志，在两者之间操作，向下方分离牵开二腹肌后腹及头侧直肌后沿筋膜结构钝性分离，探寻肿瘤边界，同时要严防肿瘤破裂导致汹涌出血。

病例 3 患者刘某，女性，因"耳鸣 5 年，头晕 2 年余，加重 2 个月"入院。

【查体】神清语利。瞳孔直径 3mm，对光反射灵敏，眼球运动自如，左眼视力 0.6，右眼视力 0.7，视野粗测无异常。调节、辐辏反射正常。双侧颜面部感觉对称，双侧额纹、鼻唇沟等深，口角无明显歪斜。悬雍垂居中，咽反射灵敏。右侧听力稍弱于左侧。右侧舌肌萎缩，伸舌偏向右侧，味觉正常。耸肩、转颈动作无异常。全身深浅感觉无明显异常，四肢肌力、肌张力正常，腹壁反射对称，双膝反射（＋＋），病理征（－）。行走无歪斜，行一字步可。Romberg 征（－），指指、指鼻试验精确，跟膝胫试验正常。

【辅助检查】右侧颈静脉孔区见结节状等短 T_1 长 T_2 信号灶，较大层面大小约 25mm × 23mm × 35mm，增强后呈不均匀强化，局部包绕推移右侧颈内动脉岩段；双侧额顶叶、右枕叶见点片状长 T_1 长 T_2 信号，FLAIR 呈高信号；右侧侧脑室前角见帽状长 T_1 长 T_2 信号，FLAIR 呈高信号（图 11-60）。

【术前诊断】左侧颈静脉孔区占位，考虑神经鞘瘤。

【手术入路】左侧枕下 - 髁旁 - 颈外侧入路。

【手术过程】右侧俯卧位。行左侧枕下颈外髁旁入路，耳后 C 形切口向颈部延伸，切开头皮，骨膜下分离皮肌瓣并牵开，沿 Henry 脂肪间隙达寰椎横突，分离二腹肌后腹下翻，咬除乳突尖、髁旁及迷路下骨质达茎突根部，可见颈静脉孔区肿瘤。颅骨钻 2 孔，骨窗开颅，大小约 4cm × 3cm。显露乙状窦边缘，下达枕骨大孔。神经导航定位肿瘤，于颅外段显露肿瘤，见肿瘤起源于左侧颈静脉球部，沿颈静脉孔向颅外咽旁间隙生长，大小 5.2cm × 3.0cm × 2.7cm，质韧，血供极其丰富，与颈内静脉、后组脑神经、颈内动脉等周围组织结构粘连紧密。沿肿瘤边界分离切除颅外段肿瘤，打开硬膜探查颅内段，并全切除术肿瘤（图 11-61）。

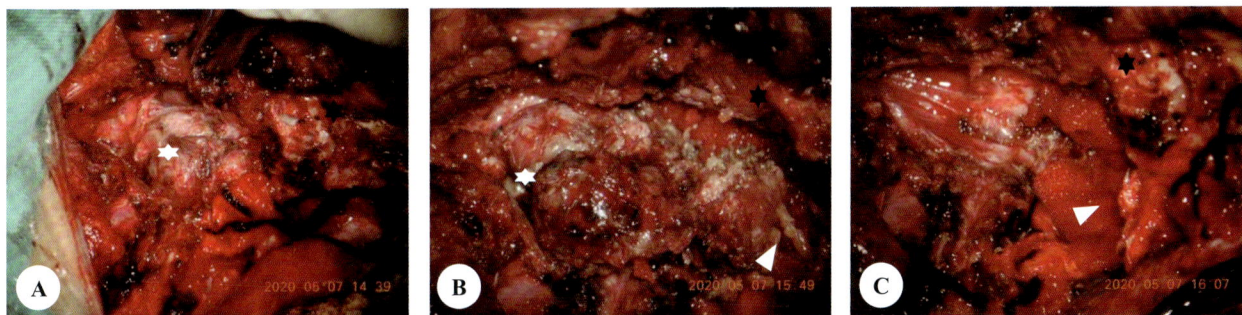

▲ 图 11-58 大型颅内外沟通颈静脉球瘤肿瘤（白色六角形），乳突尖（黑色六角形），颈静脉孔（白箭头）

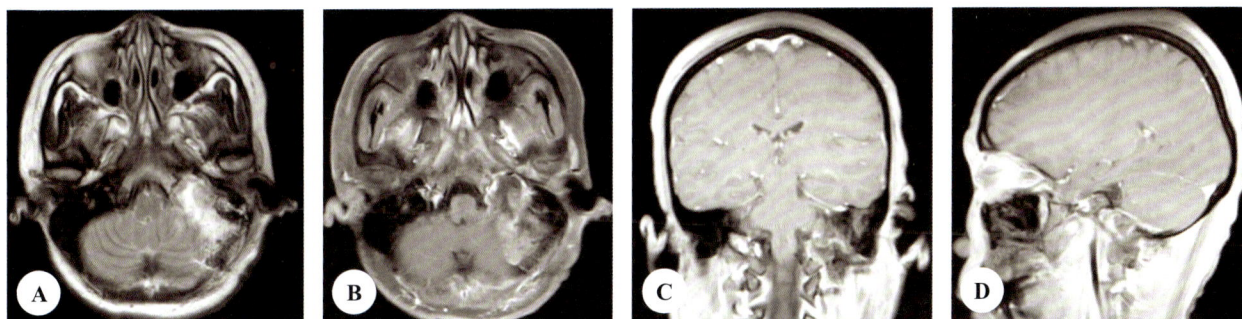

▲ 图 11-59 颈静脉球瘤病例 2 术后 MRI 检查

【术后病理】（右侧颈静脉孔）副节瘤。免疫组化：CD56（＋），CgA（＋），S100（＋），Syn（＋），NSE（＋），CK-Pan（－），EMA（－），SSTR2A（＋），Ki-67（约 3%+），LCA（－），Vimentin（＋）。

【术后 MRI】见图 11-62。

【术后神经功能】三测正常，神志清楚，语言流利，双侧瞳孔等大等圆，直径 3mm 大小，对光反射灵敏，右侧听力稍弱于左侧。右侧舌肌萎缩，伸舌偏向右侧。

【经验体会】

（1）不同于颈静脉孔区脑膜瘤，颈静脉球瘤虽时常似此病例沿着颈内静脉走行蔓延，但少见突破颈内静脉管壁向血管内侵犯的情况，故多不需开放颈内静脉。

（2）此病例病灶大部分位于颅外，在硬膜外操作过程中看似全切肿瘤，但为规避残留仍切开硬膜，利用枕下 - 乙状窦后硬膜下空间探查，见颅内仍有少量肿瘤夹在颈静脉孔，予以轻柔分离后全切肿瘤。故硬膜下探查往往必要。

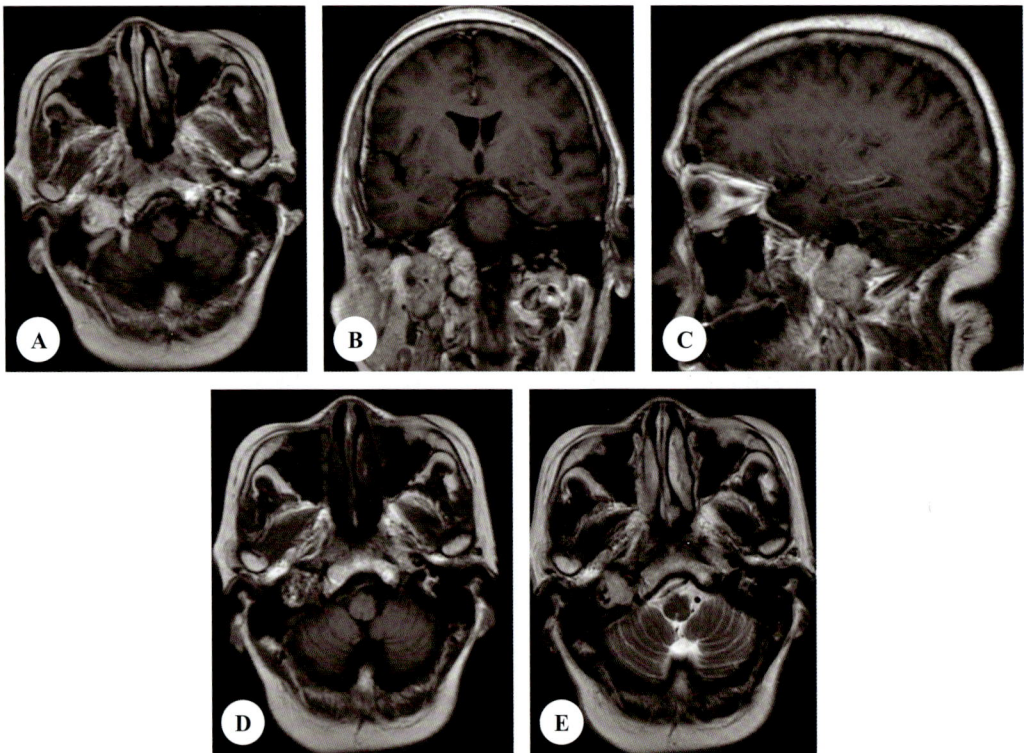

▲ 图 11-60　颈静脉球瘤病例 3 术前 MRI 检查

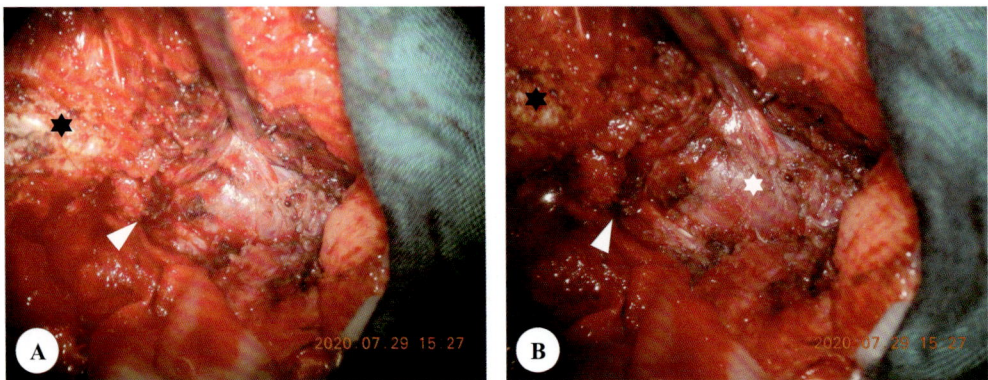

▲ 图 11-61　颅外颈静脉球瘤肿瘤（白色六角形），乳突尖（黑色六角形），颈静脉孔（白箭头）

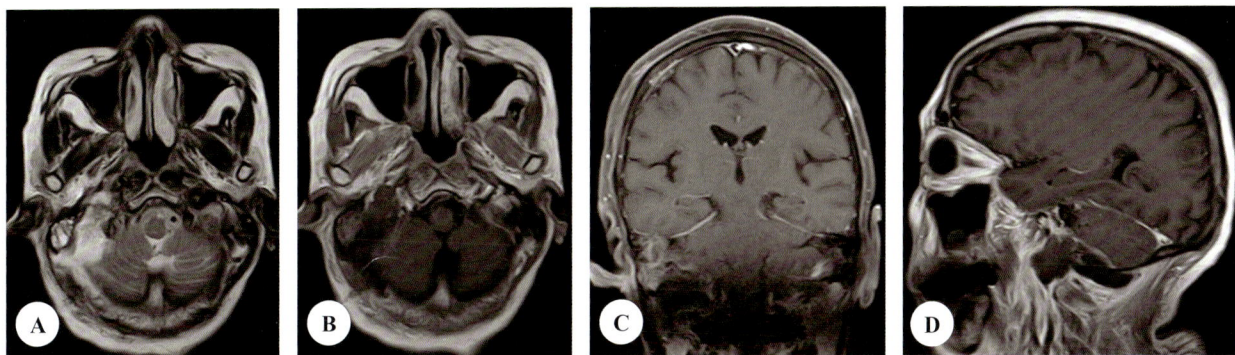

▲ 图 11-62　颈静脉球瘤病例 3 术后 MRI 检查

专家点评

　　颈静脉球瘤是起源于颈静脉球体外膜一级沿迷走神经耳支和舌咽神经鼓室支等部位分布的副神经节肿瘤。按肿瘤生长的部位，通常将发生于颅底颈静脉孔及其附近者称为颈静脉球体瘤，发生于中耳鼓室者称为鼓室球瘤，但临床因经常难以确定肿瘤的原发部位，故常将两者统称为颈静脉球瘤。该病属于良性肿瘤，但由于其位置特殊，血供极其丰富，瘤体较大时往往广泛侵犯周围结构，表现出恶性潜能。颈静脉球瘤的首选治疗方案为彻底手术切除，手术原则应重点强调病变的充分显露及肿瘤周围血供的优先妥善处理，同时最大限度地保护脑干及相关神经功能。经典的 Fisch 颞下窝入路能被提供良好的手术视野，完成肿瘤的有效切除。但术中需移位面神经、封闭外耳道，一定程度上影响患者术后的生活质量。因此，我们主张应根据具体的肿瘤大小及实际肿瘤的侵犯范围，个体化地选择手术入路。岩枕经乙状窦入路可通过结扎乙状窦和颅内静脉，磨除迷路下及迷路后骨质，必要时切口向颈外侧延伸，实现对颅后窝 CPA 区、颈静脉孔周围及咽旁间隙茎突后区的广泛显露，避免了面神经移位和对岩骨段颈内动脉的过度显露，对于术前无面瘫、有有效听力且肿瘤未累及岩尖及颈内动脉水平段的颈静脉球瘤患者是一种合适的入路选择。术中优先阻断来自颈外系统的肿瘤血供，并妥善处理肿瘤周围异常动静脉血运系统是实施有效治疗切除的前提。对于巨大型颈静脉球瘤，术前栓塞可减少术中失血，缩短手术时间。

参考文献

[1] SEMAAN M T, MEGERIAN C A. Current assessment and management of glomus tumors[J]. Curr Opin Otolaryngol Head Neck Surg, 2008, 16(5): 420-426.

[2] JACKSON C G, GLASSCOCK M E, HARRIS P F. Glomus tumors. Diagnosis, classification, and management of large lesions[J]. Arch Otolaryngol, 1982, 108: 401-410.

[3] JENKINS H A, FISCH U. Glomus tumors of the temporal region. Technique of surgical resection[J]. Arch Otolaryngol, 1981, 107: 209-214.

五、孤立性纤维瘤 / 血管周细胞瘤

（张　超）

　　颅内孤立性纤维瘤 / 血管周细胞瘤（solitary fibrous tumor/ hemanyiopericytoma，SFT/HPC）是由世界卫生组织（WHO）在 2016 年将孤立性纤维瘤与血管周细胞瘤两个孤立的诊断结合后所提出的新的诊断。SFT/HPC 发病率低，占颅内肿瘤的比例小于 1%，占脑膜肿瘤的 2%～4%。著者于 2012—2022 年主刀颅内孤立性纤维瘤 / 血管周细胞瘤 25 例，全切率达到 94.8%。患者平均年龄（51.7±3.34）岁，中位年龄 53 岁，男女比例为 1∶1.14。

（一）肿瘤概述

　　颅内孤立性纤维瘤（SFT）是由 Carneiro 等在 1996 年率先报道。SFT 是起源于间充质成纤维细胞样细胞的梭形细胞肿瘤，2007 年 WHO 中枢神经系统肿瘤分类将其归为间充质非脑膜上皮脑膜肿瘤（WHO Ⅰ级）。SFT 可发于任何年龄，男女无明显差异，免疫组化常以 CD34 和 Vimentin 阳性作为诊断依据。

颅内血管周细胞瘤或血管外皮细胞瘤（HPS）是由 Begg 和 Garrett 在 1954 年首次提出。HPC 是一种血管间质肿瘤，起源于毛细血管和毛细血管后静脉周围的 Zimmerman 周细胞。1993 年世界卫生组织（WHO）将脑膜瘤亚型重新定义后，HPC 成为了一种单独的诊断，2007 年 WHO 将 HCP 分为分化型 HPC（WHO Ⅱ级）和间变型 HPC（WHO Ⅲ级）。HPC 具有恶性肿瘤的生物学特征，易原位复发和远处转移。

随着分子病理学的发展，有学者证明发生在神经轴以内的 SFT 和 HPC 均存在 12q13 倒置、*NAB2* 和 *STAT6* 基因的融合，因此可通过免疫组化检测 *STAT6* 基因在核内的表达，为避免 SFT 和 HPC 两者诊断可能存在的重叠，2016 年 WHO 中枢神经系统肿瘤分类采用孤立性纤维瘤/血管周细胞瘤这一组合性术语来描述此类疾病。

Dai Kamamoto 等研究证实，颅内 STF/HPC 均有 PD-L1 的广泛或者局灶性表达。PD-L1 阳性虽然与总体生存率，无进展生存期和无转移生存期无关，但是广泛的 PD-L1 表达或较强的 PD-L1 染色荧光可能提示患者生存期短或者容易发生肿瘤的颅外转移。同时，当伴有 CD8 阳性 T 细胞浸润时，也可能有同样的预后。

（二）肿瘤分级及临床表现

2016 年 WHO CNS 肿瘤分类标准将孤立性纤维瘤/血管周细胞瘤分为以下三个级别。

WHO Ⅰ级：类似的孤立性纤维瘤，有高胶原含量，相对较低的细胞密度和梭形细胞。

WHO Ⅱ级：类似以前的分化型血管周细胞瘤，对应更多的细胞、较少的胶原伴肥大的细胞和"鹿角样"血管结构。

WHO Ⅲ级：与之前间变型血管周细胞瘤的表现相对应，每 10 个高倍镜下至少 5 个核分裂像。

孤立性纤维瘤/血管周细胞瘤的临床症状没有特异性，根据肿瘤生长部位不同表现出对应的症状；首发症状主要为头痛、呕吐、视力下降、肢体肌力下降或其他神经功能症状。大约 2/3 的 SFT/HPC 位于幕上且基底大多与硬脑膜相连，如大脑镰、小脑幕和硬脑膜窦，少数肿瘤可发生在脑室，甚至侵犯颅骨。

（三）影像学检查

对于有上述临床表现的患者，如考虑有颅内占位可能，则可以早期检查，早期诊断，早期治疗。恰当的影像学检查有助于患者早期诊断，同时也可以指导手术方案及预后。常用的影像学检查包括 MRI、CT 等。该肿瘤的影像学鉴别诊断及鉴别要点见表 11-3。

1. MRI MRI 是本病的主要检查手段。MRI 上肿瘤的信号较为复杂，T_1WI 上呈等、稍低或混杂信号，T_2WI 上多呈等或或稍高信号，注射对比剂后肿瘤不均匀强化，接近一半的患者可观察到脑膜尾征；DWI 多呈等低信号，可能由于肿瘤内部坏死囊壁，水分子弥漫自由度高。

2. CT CT 扫描多呈等、略高或混杂密度影，边界大部分清晰，部分病灶内可见坏死，囊壁或出血，瘤内少见钙化，周边少见脑组织水肿。增强扫描后肿瘤实性部分明显强化。

3. DSA DSA 检查可明确肿瘤的血供及瘤内不规则分布的丰富血管，必要时可行术前肿瘤栓塞，减少术中出血。

（四）治疗

显微手术切除目前被认为是 SFT/HPC 的首选治疗方法。Bouvier 等通过单变量分析，认为 SFT/HPC 的预后与手术切除程度密切相关。放疗可作为该病术后的辅助治疗，目前为止，对于术后放疗的指征及剂量尚未达成共识。随着医疗水平的进步，免疫治疗可能对于 SFT/HPC 的治疗、术后复发或颅外转移有更好的效果。

（五）典型病例解析

病例 1 患者男性，62 岁，因"头痛 2 年余，声音嘶哑、饮水呛咳 3 个月余，吞咽困难 20 天"入院。既往有胆囊切除术史。

【查体】神志清楚，慢性病容，检查合作，自动体位。左眼视力 0.3，右眼视力 0.2，双侧瞳孔等大等圆，直径 3mm，对光反射灵敏，双侧眼球活动可，双侧听力粗测正常，悬雍垂偏左，声音嘶哑，饮水呛咳，左侧咽反射较右侧明显减退，吞咽反射稍减退，咳嗽反射差，味觉正常，伸舌偏左，舌肌无明显萎缩，余神经系统查体未见明显异常。

【辅助检查】MRI 检查示左侧颈静脉孔区寰椎左侧椎旁可见一肿块灶，呈等 T_1 等 T_2 灶，较大层面约 44mm×26mm，增强后呈不均匀性强化（图 11-63）。

【术前诊断】左侧颈静脉孔区占位（性质待定）。

【手术入路】左侧枕下髁旁颈外侧入路。

【手术过程】右侧俯卧位，行左侧枕下髁旁入路，耳后 C 形切口向颈部延伸，骨窗上方显露横窦下缘，前方显露乙状窦后缘，下方咬开枕骨大孔外侧部。自脑桥延髓池充分释放脑脊液后，牵开小脑半球，见病变沿颈静脉孔向颅外咽旁间隙生长，大小约 44mm×26mm。肿瘤质地稍韧，边界欠清，包裹后组脑神经。硬膜外切除颅外部分肿瘤后转入硬膜下吗肿瘤，见包裹后组脑神经面神经电生理监测下探查面神经，行瘤内减压后见面神经被推挤至肿瘤上极，分块全切肿瘤（▶视频 11-2 显微镜下血管周瘤细胞瘤切除术）。

【术后诊断】左侧颈静脉孔区孤立性纤维瘤 / 血管周细胞瘤，WHO Ⅱ 级。

【术后 MRI】左侧颈静脉孔区占位已切除，术区呈稍短 - 等 - 长 T_1 短 - 稍长 T_2 信号，增强后术区部分可见轻中度强化，余基本同前（图 11-64）。

【经验体会】

(1) 颈静脉孔区孤立性纤维瘤 / 血管周细胞瘤较罕见，术前需要仔细鉴别。

(2) 颅内外沟通的颈静脉孔血管周细胞瘤的处理与此区域脑膜瘤类似，在寻找并确认肿瘤边界切除咽旁间隙肿瘤后，磨除颈静脉突骨质显露与颈静脉球与颅外颈内静脉，进一步切除肿瘤，需注意探查乙状窦与颈内静脉，谨防肿瘤向管腔内侵犯而导致术后残留，尤其对于术前静脉成像见乙状窦与颈内静脉不显影的病例，更需注意。

病例 2　患者女性，41 岁，因"脑膜瘤术后 9 年，5 次伽马刀术后，右侧肢体乏力 3 个月"入院。

【查体】神志清楚，慢性病容，检查合作，自动体位。左眼视力 0.4，右眼视力 0.6，双侧瞳孔等大等圆，直径 3mm，对光反射灵敏，双侧眼球活动可，双侧听力粗测正常，饮水无呛咳，咽反射正常，右侧肌力 Ⅳ 级，左侧肌力 Ⅴ 级，肌张力正常，闭目难立征（+），不可行一字步，余神经系统查体未见明显异常。

【辅助检查】MRI 检查示双侧胼胝体，丘脑，额

表 11-3　SFT/HPC 影像学鉴别诊断

肿　瘤	MRI	CT
SFT/HPC	强化不均匀，易合并囊变，T_1 常见混杂信号	钙化少见
血管瘤型脑膜瘤	强化均匀，"脑膜尾征"明显	钙化多见，可见骨质增生或骨质破坏，以增生为主
淋巴瘤	强化明显，形态不规则，边界清楚，可有"缺口征"、"尖角征"或"脐凹征"	钙化罕见

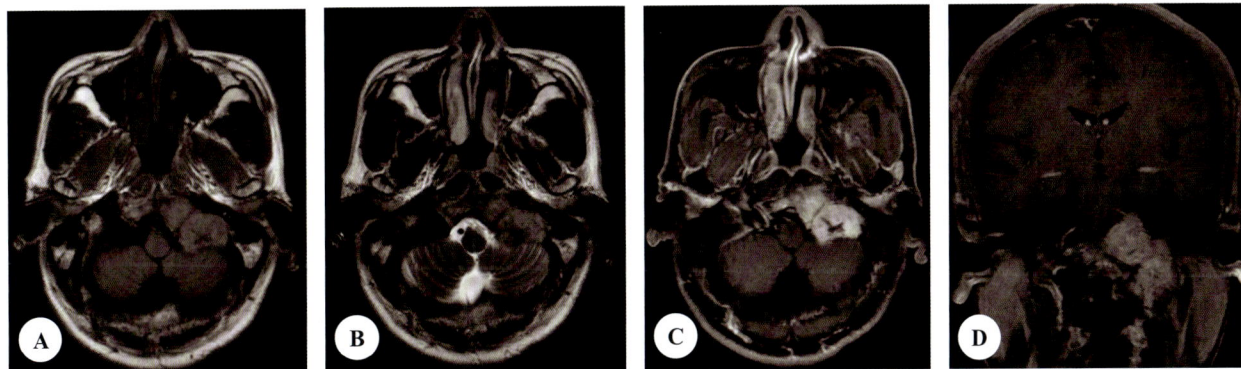

▲ 图 11-63　病例 1 术前 NRI 检查

顶叶大脑镰旁及侧脑室可见稍长 T_1 短 T_2 信号的多个不规则信号灶，较大者直径 30mm，双侧侧脑室受压变形，增强后明显强化（图 11-65）。

【术前诊断】侧脑室复发脑膜瘤。

【手术过程】左侧俯卧位，右顶枕原 U 形切口，显微镜下剪开硬膜，经原有顶部脑软化间隙，见肿瘤位于侧脑室内，起源于大脑镰下方及下矢状窦，质韧，血供丰富，供血动脉主要来自左侧胼周动脉，肿瘤大小约 4.5cm×3.5cm×4.0cm，镜下分块全切肿瘤，妥善止血，缝合硬膜，回纳骨瓣，缝合肌肉皮肤。

【术后诊断】侧脑室孤立性纤维瘤 / 血管周细胞瘤，WHO Ⅱ 级。

【术后 MRI】原侧脑室多发结节状高信号灶已切除，增强后未见明显强化。中线结构无移位。余基本同前（图 11-66）。

【经验体会】此病例首次手术术后病理报告脑膜瘤，WHO Ⅰ 级，在全切后术后复发且肿瘤形态不规则、呈分叶状、对周边脑组织有不同程度侵犯，术中见肿瘤血供极其丰富，胼周动脉直接参与供血，

术后病理回报血管周细胞瘤，WHO Ⅱ 级，故应对首次手术病理提出疑问，原发肿瘤即为血管周细胞瘤可能性大，如术后进行放射治疗有可能扼制肿瘤复发与进展。

病例 3 患者男性，46 岁，因"突发头痛头晕 1 天"入院。既往 2009 年因"中央型肺癌"行左肺叶切除术，有输血史，近 1 个月发现甲状腺功能亢进，已口服甲巯咪唑一周。

【查体】神清语利。记忆力、定向力、理解力及计算力可。双鼻嗅觉可。视力左：0.6，右：0.4；视野左眼：颞侧上部视野缺损；右眼：除颞侧上部存部分视野外，余大部分视野缺损。眼底检查未见明显异常。左瞳直径 2.5mm，对光反射灵敏。右瞳 3.0mm，对光反射稍迟钝，双眼球活动可，眼睑无下垂，无眼球震颤。余神经系统体查未见明显阳性体征。

【辅助检查】见图 11-67。

【术前诊断】鞍结节脑膜瘤？

【手术入路】右侧额下入路。

【手术过程】仰卧位，行右侧额下入路，过中

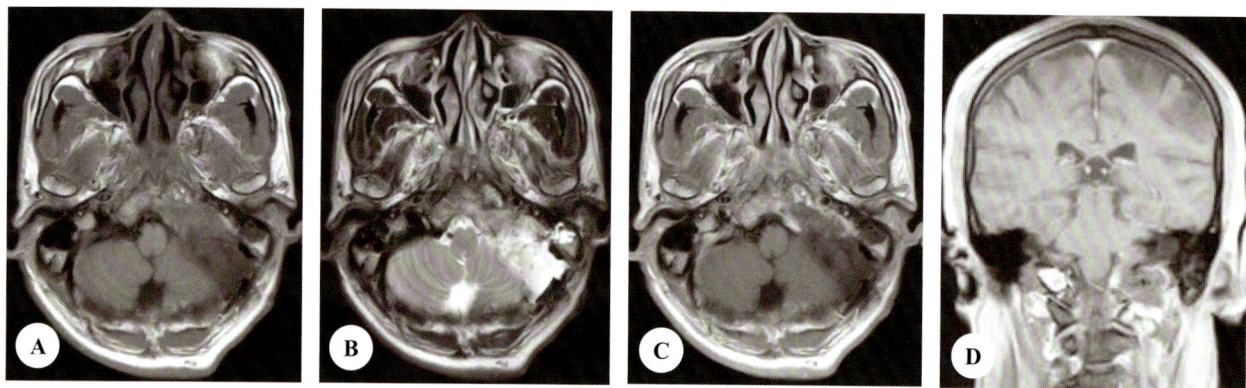

▲ 图 11-64　病例 1 术后 MRI 检查

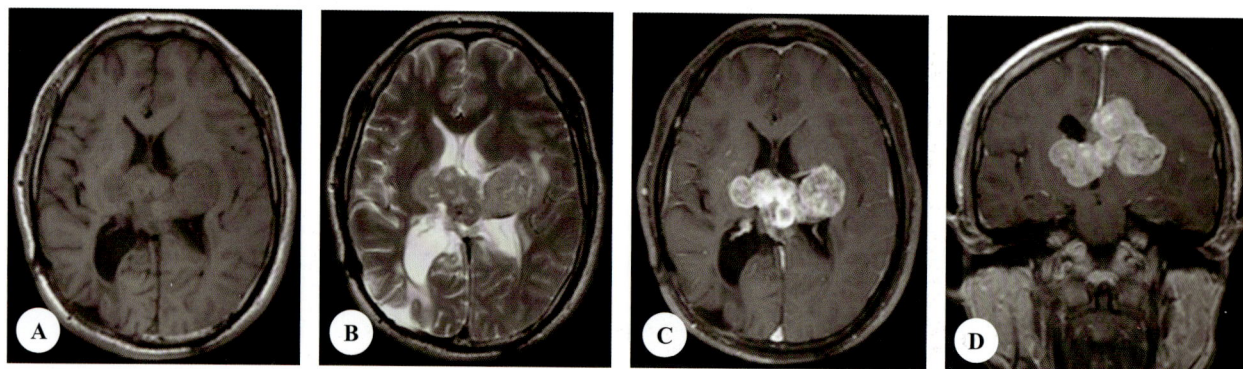

▲ 图 11-65　病例 2 术前 MRI 检查

线右额颞小冠状切口，切开头皮，骨膜下分离皮瓣并牵开，显露至鼻根部及眶缘，分离颞肌，显露右侧 Keyhole。颅骨钻 2 孔，铣刀铣开大小约 6cm×4cm 的额骨瓣，平颅前窝底。显微镜下弧形剪开硬膜，缓慢抬起额叶，开放颈动脉池、视交叉池和侧裂池近段，释放脑脊液，调整脑压板，进一步抬起额叶，显露肿瘤。见肿瘤与前床突周围硬膜关系密切，并侵犯局部骨质，向鞍上、额叶深部、侧脑室额角方向生长，肿瘤实性，局部出血，质地韧，

血供异常丰富，与周围脑组织边界尚清，大小约 3.5cm×3cm×4.5cm。先切除肿瘤基底，再行瘤内减压，分离肿瘤与周边脑组织粘连，最后分块次全切除肿瘤。

【术后诊断】颅前窝底孤立性纤维瘤 / 血管周细胞瘤，WHO Ⅲ级。

【术后 MRI】右侧颅前窝底术区可见一椭圆形的长短 T_1 及长短 T_2 混杂信号灶，注入 d-DTPA 后术区未见强化灶。占位效应减轻，双侧额颞部可见有长

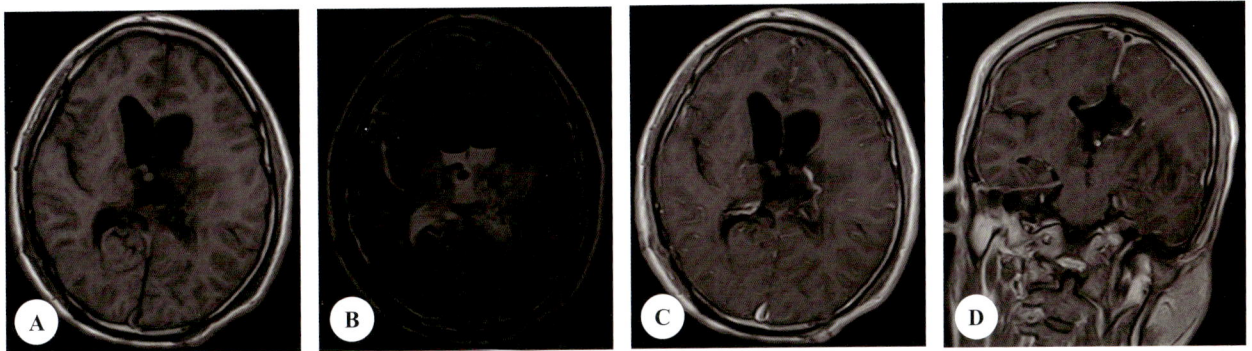

▲ 图 11-66　病例 2 术后 MRI 检查

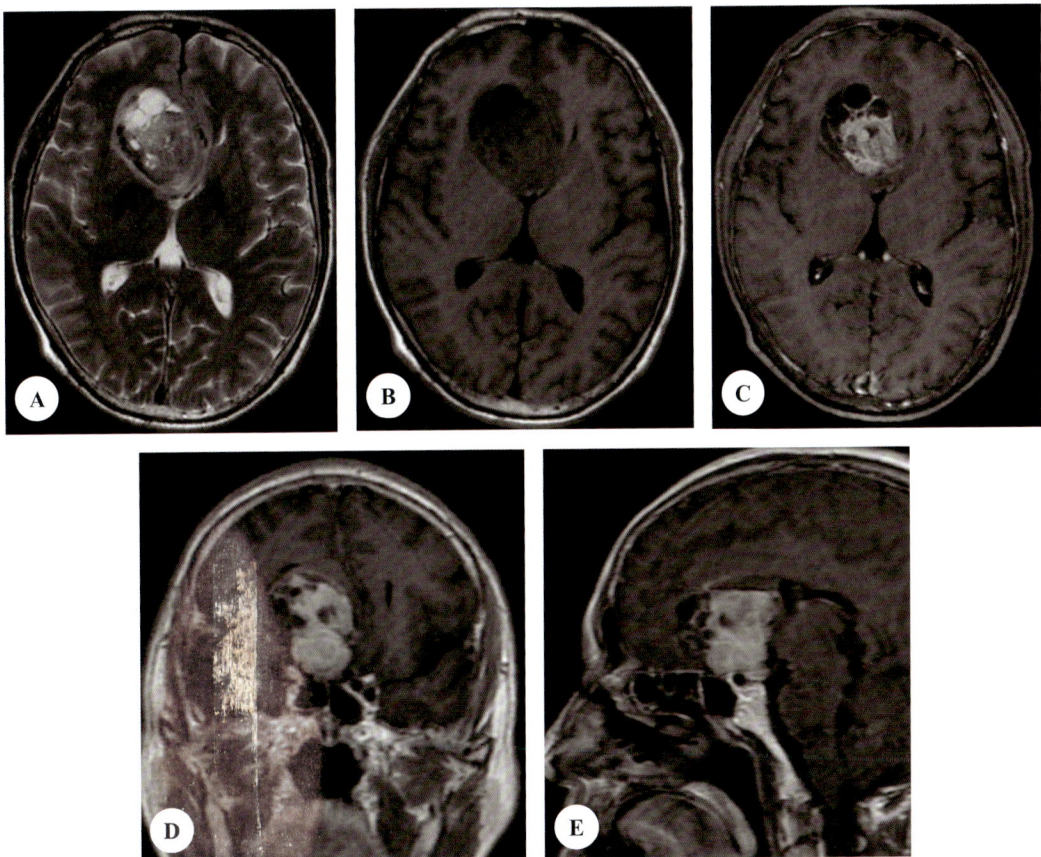

▲ 图 11-67　病例 3 术前辅助检查

T_1 长 T_2 的硬膜下积液信号，前额部颅骨、软组织呈手术后改变，余情况基本同前（图 11-68）。

【术后两年复查 MRI】见图 11-69。

【第一次复发术后 MRI】见图 11-70。

【第一次复发术后两年复查 MRI】见图 11-71。

【第二次复发术后 MRI】见图 11-72。

【第二次复发术后 2 年复查 MRI】见图 11-73。

【经验体会】孤立性纤维瘤 / 血管周细胞瘤 WHO Ⅲ级易复发，即便首次手术术中判断全切肿瘤，术后仍强烈建议早期、足疗程放疗，术后亦建议复查周期不宜过长，密切随访，如有复发应早期手术，避免肿瘤快速进展导致重要血管被包裹而全切困难。此例患者拒绝放疗，多次复发，多次手术，第二次手术全切肿瘤后即便接受规律放疗仍复发，可见

WHO Ⅲ级血管周细胞瘤恶性程度高、侵袭性强，仍需综合治疗的进展以改善其预后。

病例 4 患者女性，70 岁，因"前颅底血管周细胞瘤术后 5 年，双眼进行性视力下降 10 个月"入院。

【体查】神清语利，前额冠状手术切口疤痕，愈合良好，左眼失明，右眼眼前 1 米数指，四肢肌力正常，双侧病理征阴性。

【辅助检查】见图 11-74。

【手术要点计划】该患者为复发血管周细胞瘤，肿瘤主体位于前颅底中线，向上生长达左侧侧脑室额角、胼胝体前方、基底节，向下破坏筛板向筛窦生长，血供异常丰富，DSA 可见双侧颈内及颈外动脉均有供血，但未见明显粗大供血动脉，未行术前

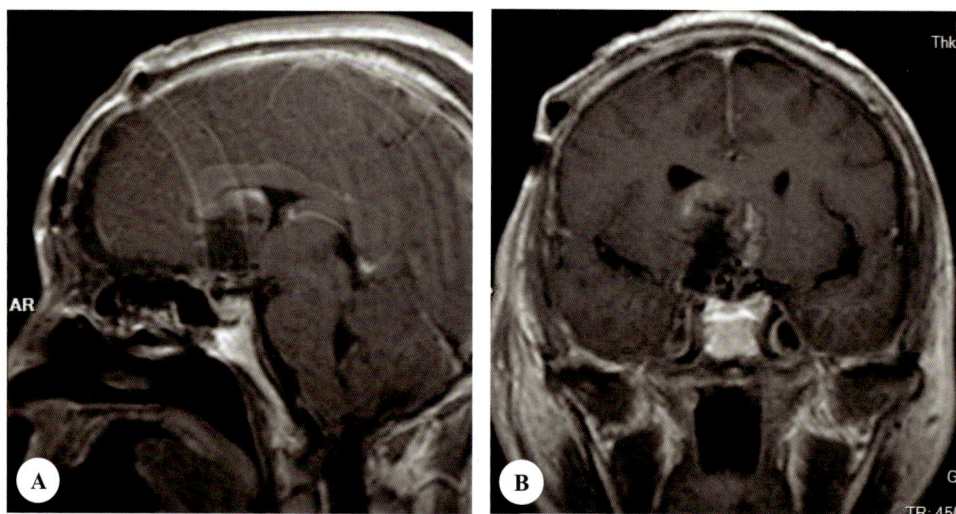

▲ 图 11-68 病例 3 术后 MRI 检查

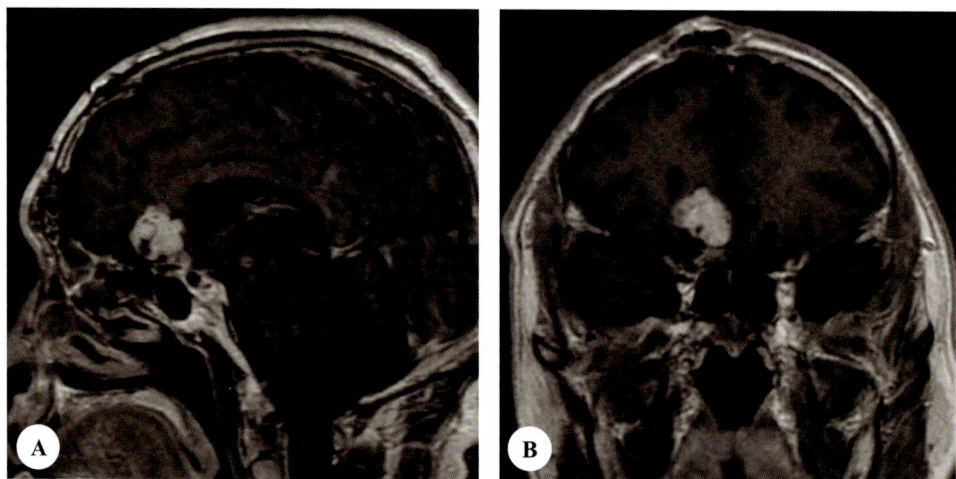

▲ 图 11-69 病例 3 术后 2 年 MRI 检查

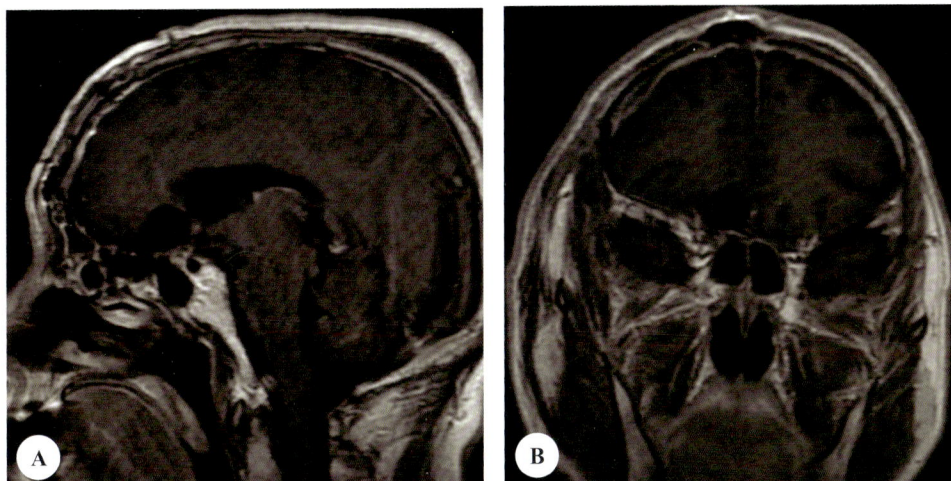

▲ 图 11-70 病例 3 第一次复发术后 MRI 检查

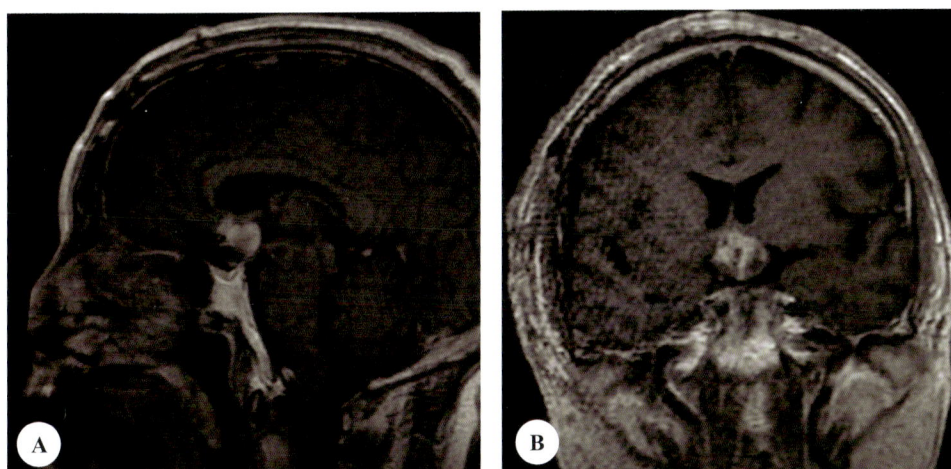

▲ 图 11-71 病例 3 第一次复发术后 2 年 MRI 检查

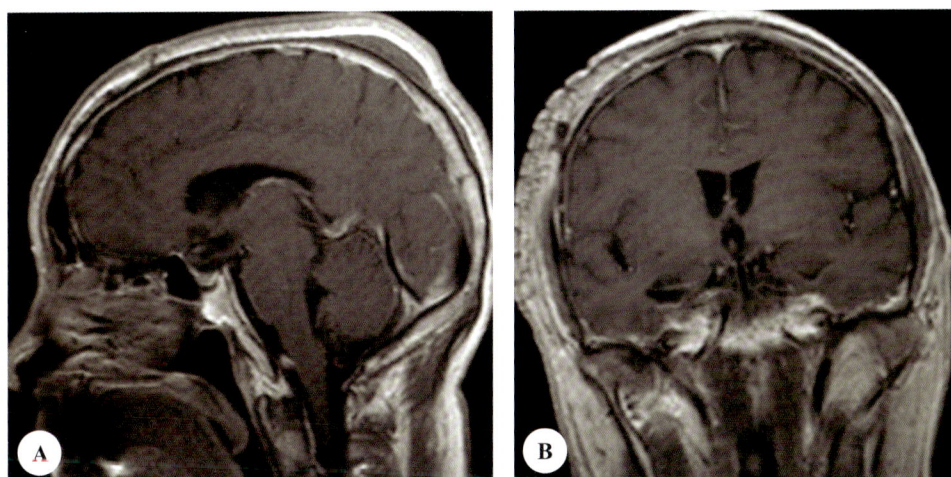

▲ 图 11-72 病例 3 第二次复发术后 MRI 检查

栓塞。鼻窦 CT 可见骨质破坏范围小于鼻腔内肿瘤体积，提示肿瘤破坏颅底骨质后鼻腔内再生长。手术难点及要点：①患者肿瘤系颅内外沟通，单个手术入路无法全切肿瘤，需双镜联合入路切除肿瘤：显微镜下双额冠状开颅联合双鼻孔内镜经鼻入路；②肿瘤血供丰富，颅内外双重供血，肿瘤体积巨大，需一边离断供血一边快速减瘤，注意前交通动脉复合体穿支血管的保护；③术后高流量脑脊液漏，需多层修补，预防颅内感染：鼻腔肿瘤体积虽然较大，

但硬膜及骨质破口不大，颅内部分切除后不过分扩大颅底骨质及硬膜，鼻腔部分内镜下切除，硬膜漏口尽量采取缝合修补方式，鼻腔再覆盖鼻中隔黏膜瓣，必要时取自体筋膜及脂肪加固，术后根据情况行腰大池引流。

【术中图片】显微镜下操作（双额底入路）见图 11-75。内镜下操作（经鼻入路）见图 11-76。

【术后病理】血管周细胞瘤。

【术后 MRI】见图 11-77。

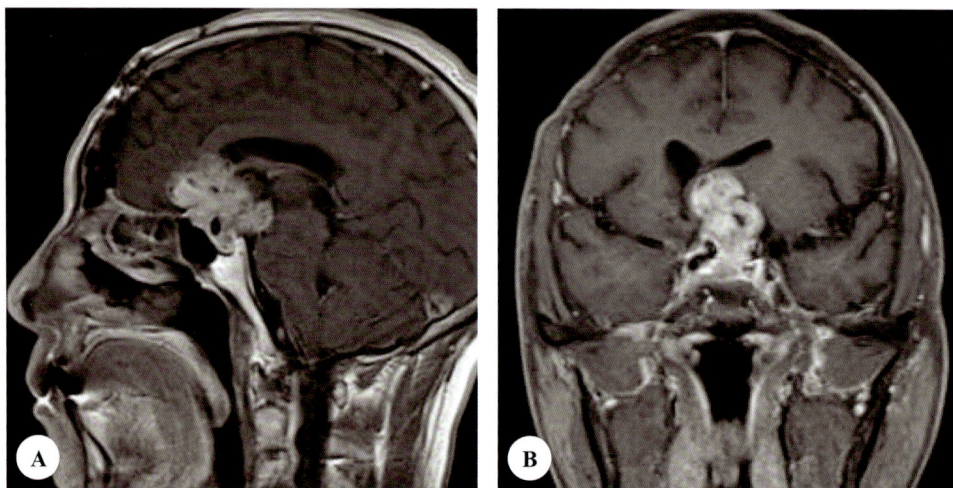

▲ 图 11-73　病例 3 第二次复发术后 2 年 MRI 检查

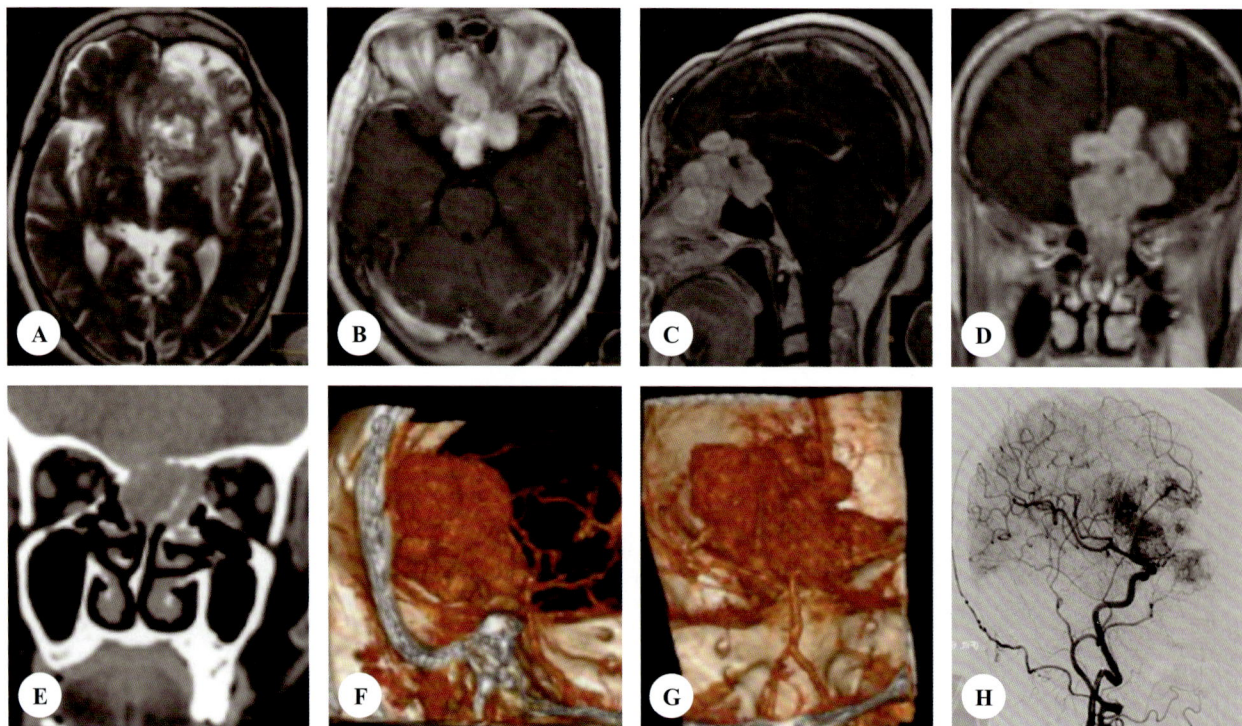

▲ 图 11-74　病例 4 术前辅助检查

【经验体会】对于前颅底沟通性肿瘤，单种手术入路无法全切肿瘤，需要联合入路。对于前颅底血管外皮细胞瘤，血供异常丰富，一般颈内颈外系统都有供血，对于巨大肿瘤手术中应遵循先断血供再分块切除的原则，注意保护穿支血管。颅内外沟通性病变，预防脑脊液漏及轮内感染是手术成功的关

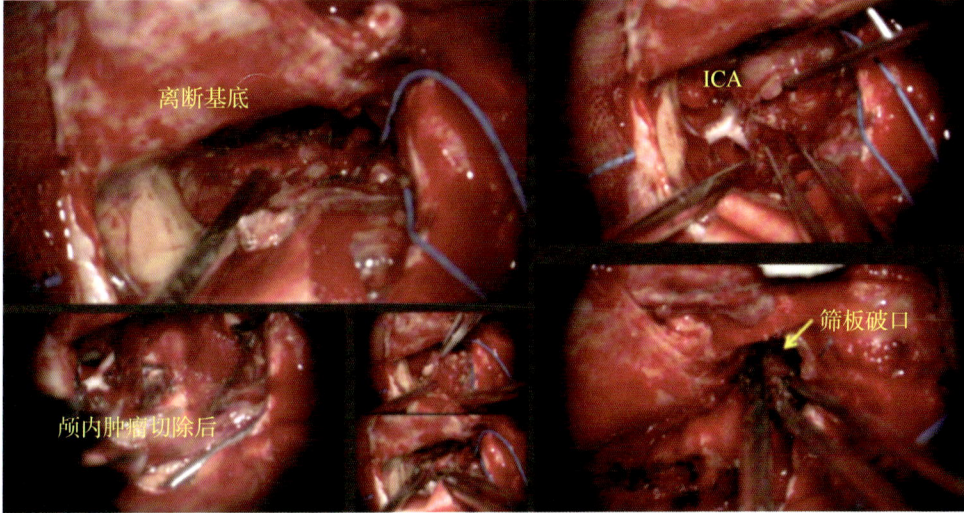

▲ 图 11-75　双额底入路手术过程

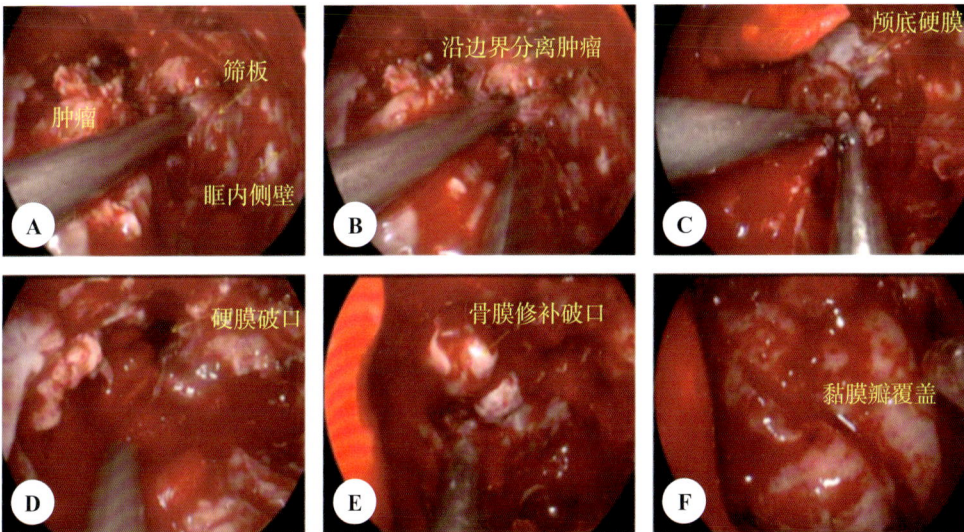

▲ 图 11-76　经鼻入路手术过程

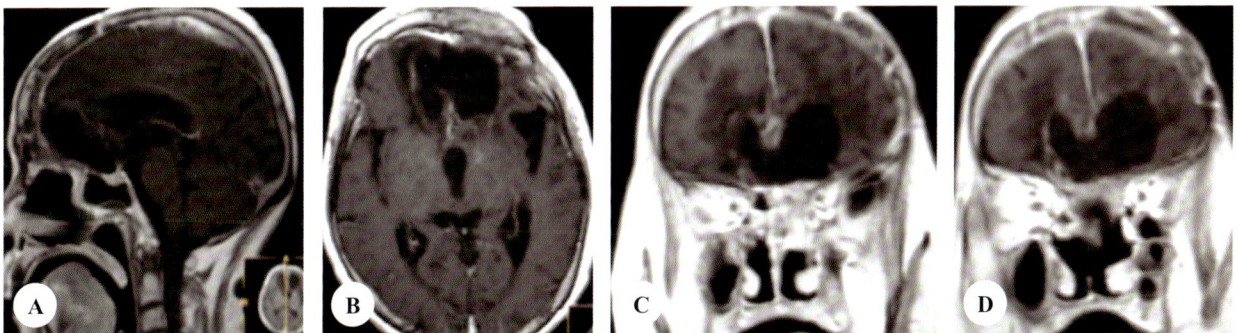

▲ 图 11-77　病例 4 术后 MRI 检查

键，严密的硬膜缝合加多层颅底重建技术可以有效的减少脑脊液漏的概率。熟练掌握显微镜和内镜技术，是从事颅底外科医生的必然要求。

专家点评

血管周细胞瘤是起源于毛细血管或毛细血管后微静脉周围的 Zimmermann 外膜细胞的一种侵袭性肿瘤。颅内发病率较低，但除矢状窦旁、小脑幕外，颅前、中、后窝颅底均可见血管周细胞瘤发生。因该肿瘤组织病理学非良性，易复发，且有远处转移和颅外转移的倾向，对放、化疗不敏感，所以尽可能手术全切除肿瘤是该病的首选治疗方案。术中根据肿瘤的具体部位、大小和累及范围选择合适的手术入路。因肿瘤血供极其丰富，且可能侵犯颅底骨质、神经和血管，尤其是肿瘤质地较硬、有侵犯颈内动脉、椎动脉等颅底血管外膜的倾向，故全切除肿瘤并非易事。因此，术前应有充分的围术期准备和术中心理和技术准备。肿瘤切除程度与远期预后密切相关。

参考文献

[1] TOWNER J E, JOHNSON M D, LI Y M. Intraventricular Hemangiopericytoma: A Case Report and Literature Review[J]. World Neurosurg, 2016, 89:728 e5–728 e10.

[2] SHETTY P M, MOIYADI A V, SRIDHAR E. Primary CNS hemangiopericytoma presenting as an intraparenchymal mass––case report and review of literature[J]. Clin Neurol Neurosurg, 2010, 112(3):261–264.

[3] CHIECHI M V, SMIRNIOTOPOULOS J G, MENA H. Intracranial hemangiopericytomas: MR and CT features[J]. AJNR Am J Neuroradiol, 1996, 17(7):1365–1371.

六、皮样囊肿和表皮样囊肿

（张 超 龙文勇 秦超影）

皮样囊肿和表皮样囊肿属于颅内先天性肿瘤，占颅内肿瘤的 0.2%～1.8%。笔者于 2014—2022 年主刀 6 例皮样囊肿，全切率 100%，无复发；62 例表皮样囊肿，全切率 98.1%，1 例次全切除未复发，年龄（40.5±1.78）岁，中位年龄 39.5 岁，男女比例 1∶1.5。

（一）皮样囊肿与表皮样囊肿特点

皮样囊肿是一种比较少见的颅内先天性良性肿瘤。肿瘤起源于异位的胚胎上皮细胞，是由于在胚胎发育早期（3～5 周）在神经沟封闭时带入部分皮肤组织引起，所以皮样囊肿常发生在中线附近。肿瘤内含有外胚层与中胚层两种成分，如汗腺、皮脂腺等皮肤附件，毛发和皮肤全层，偶有骨或软骨。

表皮样囊肿又可称为胆脂瘤或珍珠瘤，起源于异位胚胎残余组织的外胚层组织，是胚胎期早期或晚期继发性脑细胞形成时，将表皮带入所致。部分肿瘤可由外伤造成；组织学上，表皮样囊肿的具体形态是色泽洁白带有珍珠光泽的圆形结节状或椭圆形的肿物。包膜完整，可有钙化，表面光滑，囊壁薄且半透明，边界清楚，血运不丰富，囊内容物可为干酪样物质或胆固醇结晶。表皮样囊肿大部分为良性肿瘤，偶有恶性，呈浸润性生长。

（二）临床表现

皮样囊肿患者的临床症状与肿瘤生长部位、肿瘤大小及肿瘤是否破裂有关，大约 2/3 的皮样囊肿位于颅后窝，多数患者以高颅压为首发症状，位于鞍区可有视力下降、视野缺损和垂体功能障碍，位于颅后窝可有小脑症状；皮样囊肿患者还可伴有皮漏，如肿瘤破裂则可有无菌性脑膜炎症状。

表皮样囊肿患者的临床表现与肿瘤部位息息相关：①脑桥小脑三角区是表皮样囊肿的好发部位，70% 的患者以三叉神经痛为首发症状，其余症状可有面肌痉挛、面部感觉减退、耳鸣、听力下降和吞咽困难等；②表皮样囊肿还可发生于颅中窝、鞍区、脑室及脑实质，出现相应的神经功能障碍。

（三）影像学检查

对于有上述临床表现的患者，如考虑有颅内占位可能，则可以早期检查，早期诊断，早期治疗。恰当的影像学检查有助于患者早期诊断，同时也可以指导手术方案及预后。常用的影像学检查包括 MRI 及 CT 等。该肿瘤的影像学鉴别诊断及鉴别要点见表 11-4。

1. 皮样囊肿

(1) MRI：MRI 是本病的主要检查手段。大部分皮样囊肿 T_1 及 T_2 加权图像呈高信号，或者 T_1 加权图像呈高信号，T_2 加权图像呈高低混杂信号。增强后肿瘤无明显强化。

(2) CT：CT 囊肿呈类圆形或不规则的低密度区，CT 值接近脑脊液，如有钙化或囊肿内蛋白质含量多可呈高密度。

2. 表皮样囊肿

(1) MRI：MRI 是本病的主要检查手段，优于 CT。多数表皮样囊肿在 T_1 呈略高于脑脊液的低信号，T_2 呈略低于脑脊液的高信号，增强后无明显强化。DWI 呈高信号。T_2 FLAIR 呈高信号。但少数表皮样囊肿 MRI 表现多变，不典型，在临床诊断中需注意。

(2) CT：CT 呈囊性病灶，密度与脑脊液密度相似，若有卒中或胆固醇，蛋白质含量较高，则 CT 扫描呈高密度。

（四）治疗

皮样囊肿和表皮样囊肿的治疗首选显微手术切除，要争取做到全切除。对于皮样囊肿，在颅后窝或四叠体区患者，可能在皮肤上发现窦道与囊肿相通，对于此类患者，应将窦道一并切除。术中应避免囊液溢出，防止术后发生无菌性脑膜炎。

（五）典型病例解析

1. 皮样囊肿

病例 1 患者阳某，女性，25 岁，因"头晕、头痛 1 个月余"入院。既往无特殊。

【查体】神志清楚，左眼视力 0.1，右眼视力 0.1，视野粗测无缺损。双侧瞳孔等大等圆，直径 3mm，对光反射灵敏，头颅大小及形态正常。鼻腔及外耳道无异常分泌物，口角无歪斜，双侧鼻唇沟无变浅，鼓腮示齿可，伸舌居中，咽反射正常。余神经系统体查未见明显阳性体征。

【辅助检查】MRI 检查示右侧脑桥小脑三角区及

表 11-4 肿瘤的影像鉴别

肿瘤	MRI	CT
皮样囊肿	T_1、T_2 高信号或 T_2 混杂信号，强化不明显	肿瘤可合并钙化
表皮样囊肿	T_1 低信号或 T_2 高信号，强化不明显，DWI 呈高信号	肿瘤可合并钙化
听神经瘤	均匀强化，可合并囊变	可有内听道扩大

桥前池可见团块状短 – 稍长 T_1 短 – 稍长 T_2 信号灶，DWI 呈低信号灶，大小为 4.5cm×2.8cm，增强后无明显强化，延髓及脑桥稍有受压，余脑实质内未见异常信号灶，灰白质界限清楚，脑沟、脑裂、脑池及脑室大小形态正常，中线结构无移位。双侧筛窦内可见长 T_2 信号灶（图 11-78）。

【术前诊断】右侧 CPA 皮样囊肿？表皮样囊肿？

【手术入路】右侧枕下乙状窦后入路。

【手术过程】左侧俯卧位。行右侧枕下乙状窦后入路，耳后倒 L 形切口，切开头皮，骨膜下分离皮肌瓣并牵开。显露横窦、乙状窦边缘，下达枕骨大孔。显微镜下弧形剪开硬膜，显露小脑延髓外侧池，释放脑脊液，缓慢牵开小脑半球，见病变位于右侧脑桥小脑三角，囊性，约 4.0cm×3.6cm×3cm 大小，黄绿色内容物，血供不丰富，边界清楚。面、听神经位于肿瘤上极，肿瘤与后组脑神经粘连紧密。分离肿瘤与神经血管粘连，分块全切除肿瘤，包括肿瘤包膜。全切肿瘤后见面神经、蜗神经及展神经及岩静脉保留完好（图 11-79）。

【术后 MRI】术区见片状长 T_1 长 T_2 信号灶，增强扫描未见强化，邻近延髓及脑桥受压情况较前明显好转；右侧额部可见大量积气及少许积液，邻近脑实质及脑室系统受压移位（图 11-80）。

【经验体会】

(1) 术前考虑皮样囊肿或表皮样囊肿，应完善 DWI 并结合 MRI-Flair 像进行鉴别。

(2) 术中应尽力避免皮样囊肿碎屑进入脑脊液循环，肿瘤全切后要尽量清楚术区肿瘤组织，避免引发术后无菌性脑膜炎。

病例 2 患者女性，47 岁，因"头痛 1 月余"入院，既往无特殊。

【查体】神志清楚，双瞳孔等大等圆直径 3mm 大小，对光反射灵敏，视力：左眼视力 1.2；右眼视力 0.9，视野粗测无缺损，眼底检查未见明显异常。头颅大小及形态正常。鼻腔及外耳道无异常分泌物，口角无歪斜，双侧鼻唇沟无变浅，鼓腮示齿可，伸舌居中，咽反射正常，颈软，四肢活动可，肌力、肌张力正常，Kernig、Brudzinski、Babinski 征阴性。

【辅助检查】见图 11-81。

【术前诊断】左侧枕骨大孔区占位：皮样囊肿？

表皮样囊肿？

【手术入路】左侧枕下远外侧入路。

【手术过程】右侧俯卧位。行左侧枕下远外侧入路，骨膜下分离皮肌瓣至枕骨大孔并牵开，保护椎动脉周围静脉丛，沿寰椎后弓骨膜下拨离至横突。进一步向下打开枕骨大孔至枕髁后缘，咬除寰椎后弓上半部分，游离椎动脉。显微镜下弧形剪开硬膜至颈1水平，显露小脑延髓侧池释放脑脊液，缓慢牵开小脑半球，见肿瘤主体位于左侧枕骨大孔腹侧区，

约 3.3cm×2.1cm×3.9cm，肿瘤色黄，质地软，血供一般，囊实性，边界清楚，舌下神经、后组脑神经及颈1神经根散布于肿瘤表面，椎动脉及其分支位于肿瘤表面并与之粘连。显微镜下先行瘤内减压，依次分离肿瘤下极、上极、内侧面，分离肿瘤与神经、脑干及椎动脉粘连，分块全切除肿瘤。切除肿瘤后，小脑半球、面听神经、后组脑神经、舌下神经及脑干等结构保护良好（图 11-82）。

【术后病理】皮样囊肿。

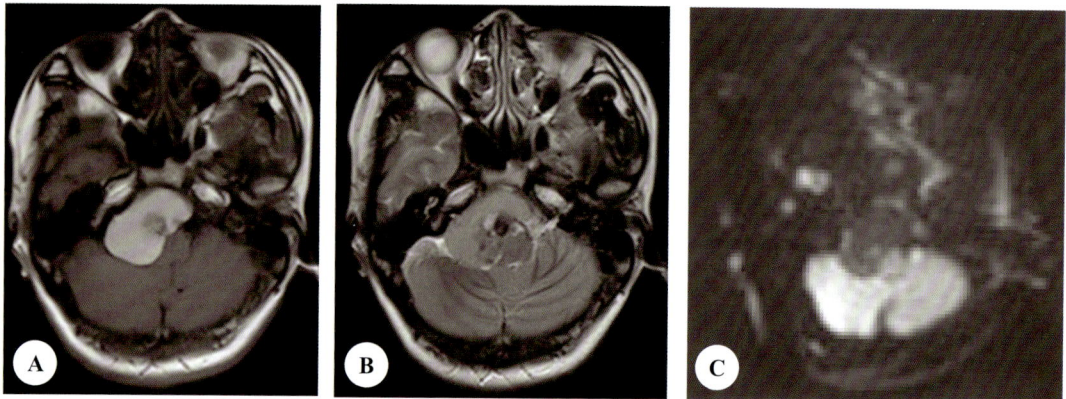

▲ 图 11-78 皮样囊肿病例 1 术前 MRI 检查

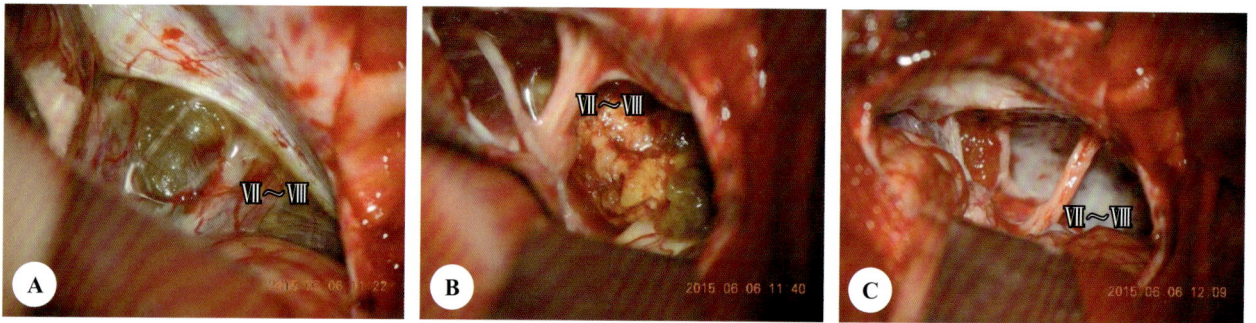

▲ 图 11-79 皮样囊肿病例 1 第Ⅶ～Ⅷ对脑神经

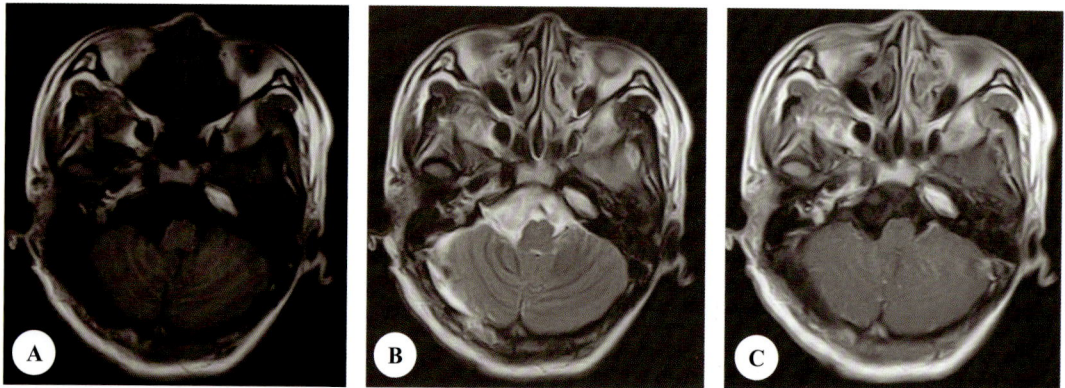

▲ 图 11-80 皮样囊肿病例 1 术后 MRI 检查

【术后 MRI】见图 11-83。

【经验体会】本病例为罕见下斜坡、枕大孔皮样囊肿，术前评估时对诊断存有疑问，脑膜瘤诊断不能完全排除，仍采用远外侧入路以达到对枕大孔腹侧区域的良好显露，以免肿瘤残留。术中见肿瘤质软、色灰黄，内含油脂样成分，亦未见明显颅底硬脑膜血管增生反应及明显肿瘤基底，即考虑皮样囊肿可能，连肿瘤包膜一并切除，术后病理得以证实肿瘤性质。

病例 3 患者女性，35 岁，因"头痛 20 年余，

右侧面部麻木、眼胀 3 年余，头痛加重 4 月"入院，既往有急性肾炎、剖腹产手术史。

【查体】神志清楚，双瞳孔等大等圆直径 3mm 大小，对光反射灵敏，左眼视力 0.1；右眼视力 0.1，视野粗测无缺损，眼底检查未见明显异常。左侧面部感觉较右侧减退，双侧角膜反射正常，张口下颌无偏移，余神经系统体查未见明显异常。

【辅助检查】右侧海绵窦可见一团块灶，呈短 T_1 稍长 T_2 信号灶，压脂 T_1 增强相似见信号有减低；增强后可见条状强化，右侧颈内动脉显示不清，邻近

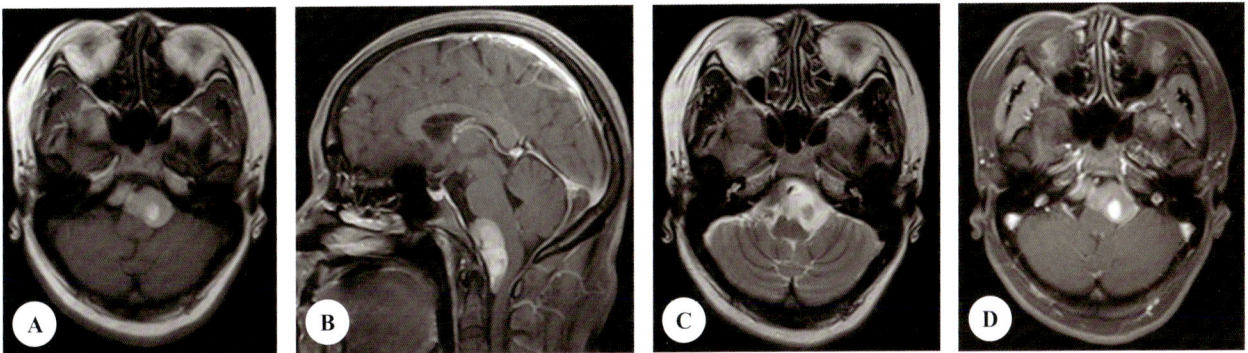

▲ 图 11-81 皮样囊肿病例 2 术前辅助检查

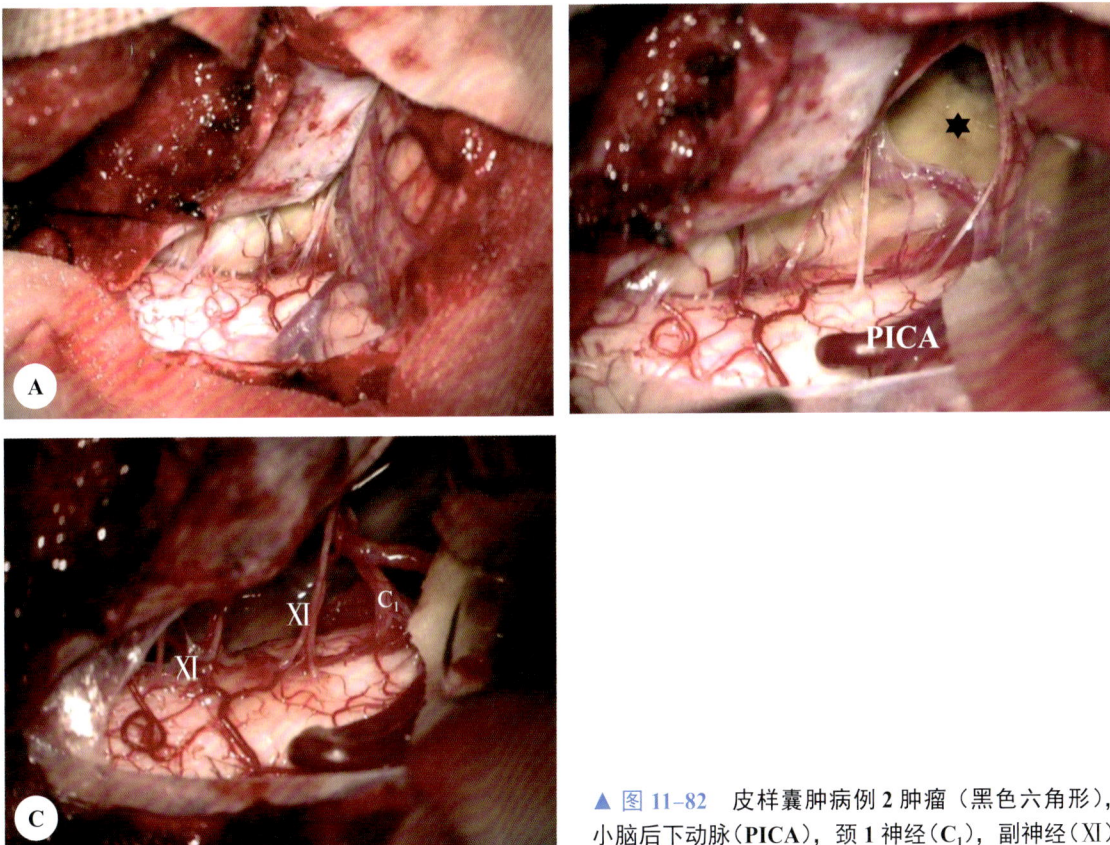

▲ 图 11-82 皮样囊肿病例 2 肿瘤（黑色六角形），小脑后下动脉（PICA），颈 1 神经（C₁），副神经（XI）

脑实质稍受压（图 11-84）。

【术前诊断】右侧鞍旁占位。

【手术入路】右侧颞前经海绵窦入路。

【手术过程】仰卧位。行右侧扩大翼点硬膜外入路，右额颞弧形切口，切开头皮，骨膜下分离皮瓣并牵开，显露右侧 Keyhole。筋膜下分离颞脂肪垫保护面神经额支，骨膜下分离颞肌并牵开，尽可能显露颅中窝底。咬除蝶骨嵴外侧至眶上裂。显微镜下自眶上裂处剪开硬膜，沿颅中窝底自硬膜外探查，缓慢抬起颞叶，显露肿瘤。见病变位于右侧鞍旁海绵窦侧壁内，大小约 2.1cm×2cm×1.4cm，质坚韧，血供丰富。先切开海绵窦外侧壁，即见白色胶状物向外涌出，经切口充分吸出肿物，再沿海绵窦外侧壁脑膜层，壁分离肿物囊壁，全切肿瘤。三叉神经保留完好，颈内动脉位于肿瘤内侧，穿支完整保留（图 11-85）。

【术后病理】皮样囊肿。

【术后 MRI】右侧额颞骨局部缺如，相应颅板下可见弧形长 T_1 长 T_2 信号灶及气体影，邻近脑实质稍

受压，原右侧海绵窦团块灶已切除，现术区见环形短 T_2 长 T_1 信号灶，增强后呈环形强化。余脑实质未见异常信号灶及强化灶（图 11-86）。

【经验体会】

(1) 本病例术前诊断不明，但阅片可见肿瘤局限于海绵窦外侧壁两层硬脑膜之间，采用颞前硬膜外经海绵窦入路可完全硬膜外处理切除。

(2) 术中切开海绵窦外侧壁外层（脑膜层）硬脑膜后见白色乳胶状肿瘤成分涌出，考虑表皮样或皮样囊肿可能，故清除海绵窦外侧壁两层硬膜间肿瘤后，还需进一步切开外侧壁脑膜层，完整切除肿瘤包膜，方可规避肿瘤残留导致复发。

2. 表皮样囊肿

病例 1　患者吴某，男性，30 岁，因"间断耳鸣 5 年余，加重伴头痛、头晕、恶心、呕吐 2 个月"入院。

【查体】神志清醒，双侧瞳孔等大等圆，直径 3mm 大小，对光反射灵敏，头颅大小及形态正常。鼻腔及外耳道无异常分泌物，口角无歪斜，双侧鼻

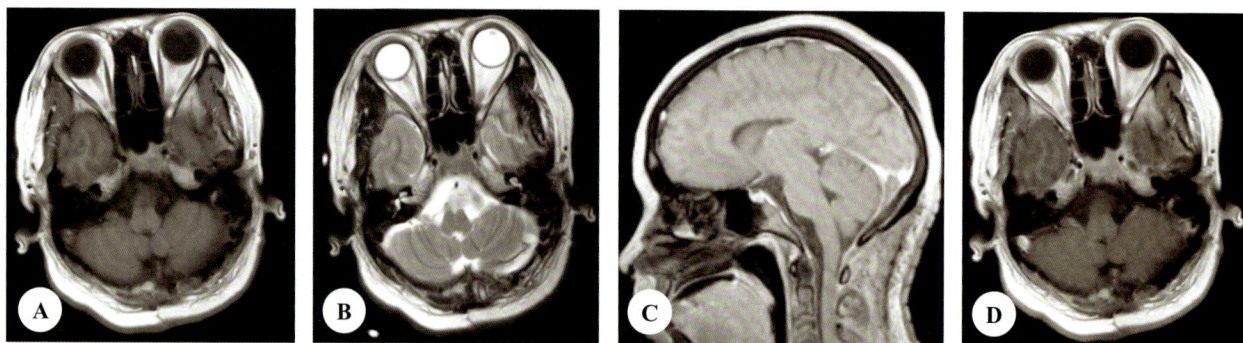

▲ 图 11-83　皮样囊肿病例 2 术后 MRI 检查

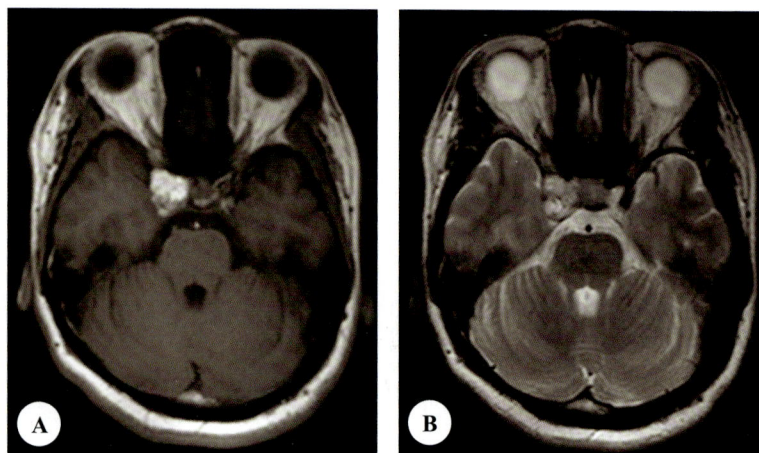

◀ 图 11-84　皮样囊肿病例 3 术前辅助检查

唇沟无变浅，鼓腮示齿可，双耳听力粗测正常。伸舌居中，咽反射正常，颈软，四肢活动可，肌力、肌张力正常，Kernig、Brudzinski、Babinski 征阴性。

【辅助检查】MRI 检查示鞍上池 - 脚间池 - 桥前池区可见团块状长 T_1 长 T_2 信号灶，大小同前，DWI 呈明显高信号，增强后未见明显强化，邻近脑桥、延髓及三脑室受压，幕上脑室扩张（图 11-87）。

【术前诊断】鞍上池 - 脚间池 - 桥前池胆脂瘤。

【手术入路】左侧枕下乙状窦后入路。

【手术过程】右侧俯卧位。行左侧枕下乙状窦后入路，耳后倒 L 形切口，切开头皮，骨膜下分离皮肌瓣并牵开。显露横窦、乙状窦边缘，下达枕骨大

孔。显微镜下弧形剪开硬膜，显露小脑延髓外侧池，释放脑脊液，缓慢牵开小脑半球，见病变位于鞍上池 - 脚间池 - 桥前池 - 双侧脑桥小脑三角 - 枕大孔，约 $3.0cm \times 6.0cm \times 7.0cm$ 大小，银白色，血供不丰富，边界清楚。三叉神经受压被肿瘤包裹分成两束，同侧面、听神经位于肿瘤表面，肿瘤与三脑室底部、面听神经、后组脑神经及小脑前下动脉、内听动脉粘连紧密。分离肿瘤与神经血管粘连，切开小脑幕显露并分块全切除幕上肿瘤和包膜。全切肿瘤后见动眼神经、三叉神经、面神经、蜗神经及展神经、后组脑神经及岩静脉保留完好［图 11-88，▶视频 11-3　胆脂瘤（乙状窦后入路）］。

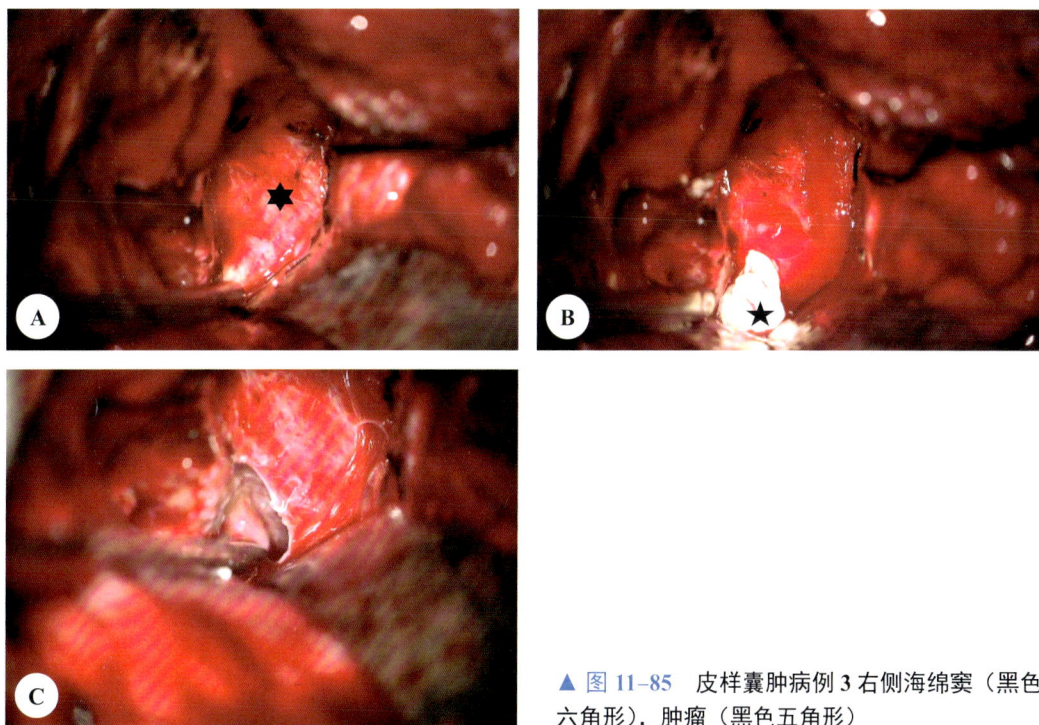

▲ 图 11-85　皮样囊肿病例 3 右侧海绵窦（黑色六角形），肿瘤（黑色五角形）

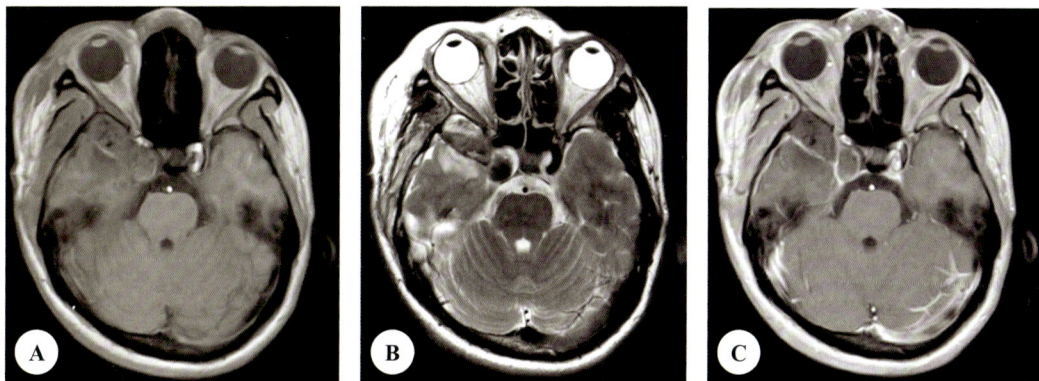

▲ 图 11-86　皮样囊肿病例 3 术后 MRI 检查

【术后 MRI】原鞍上池 - 脚间池 - 桥前池区占位已切除，DWI 未见异常高信号灶，幕上脑室扩张，中线结构无移位（图 11-89）。

【经验体会】本例表皮样囊肿沿全斜坡生长，填充自桥前池到鞍上池脑池空间，且居于中线、横跨双侧，全切具有难度。采用乙状窦后入路的扩展入路 - 经小脑幕，可以在分块切除颅后窝肿瘤后对幕上部分进行显露，保持术野清晰的前提下切除肿瘤，显露双侧动眼神经，做到了单一入路的充分利用。

病例 2　患者孙某，男性，64 岁，因"检查发现颅中窝占位 1 个月余"入院，既往有胸膜炎、冠状动脉粥样硬化病史。

【查体】神志清楚，双侧瞳孔等大等圆，直径 3mm 大小，对光反射灵敏，视力左：0.7 右：0.5，视野粗测无缺损，眼底检查未见明显异常。头颅大小及形态正常。鼻腔及外耳道无异常分泌物，口角无歪斜，双侧鼻唇沟无变浅，鼓腮示齿可，伸舌居中，咽反射正常，颈软，四肢活动可，肌力、肌张

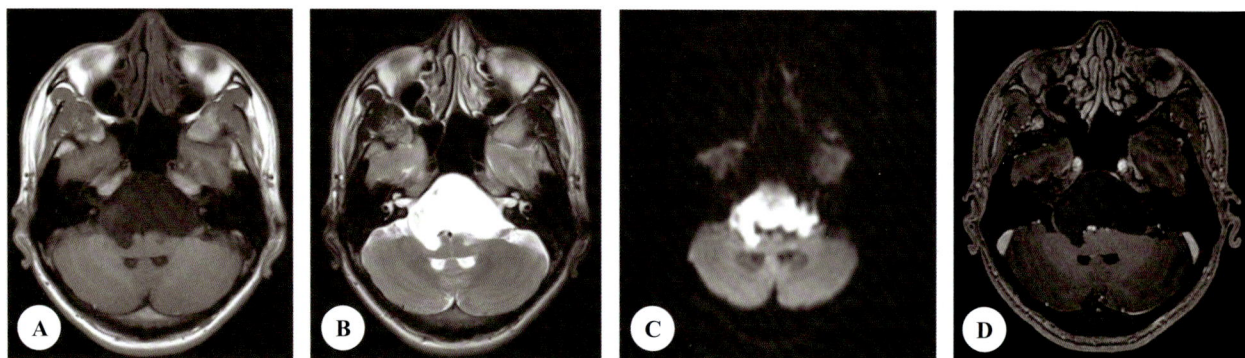

▲ 图 11-87　表皮样囊肿病例 1 术前 MRI 检查

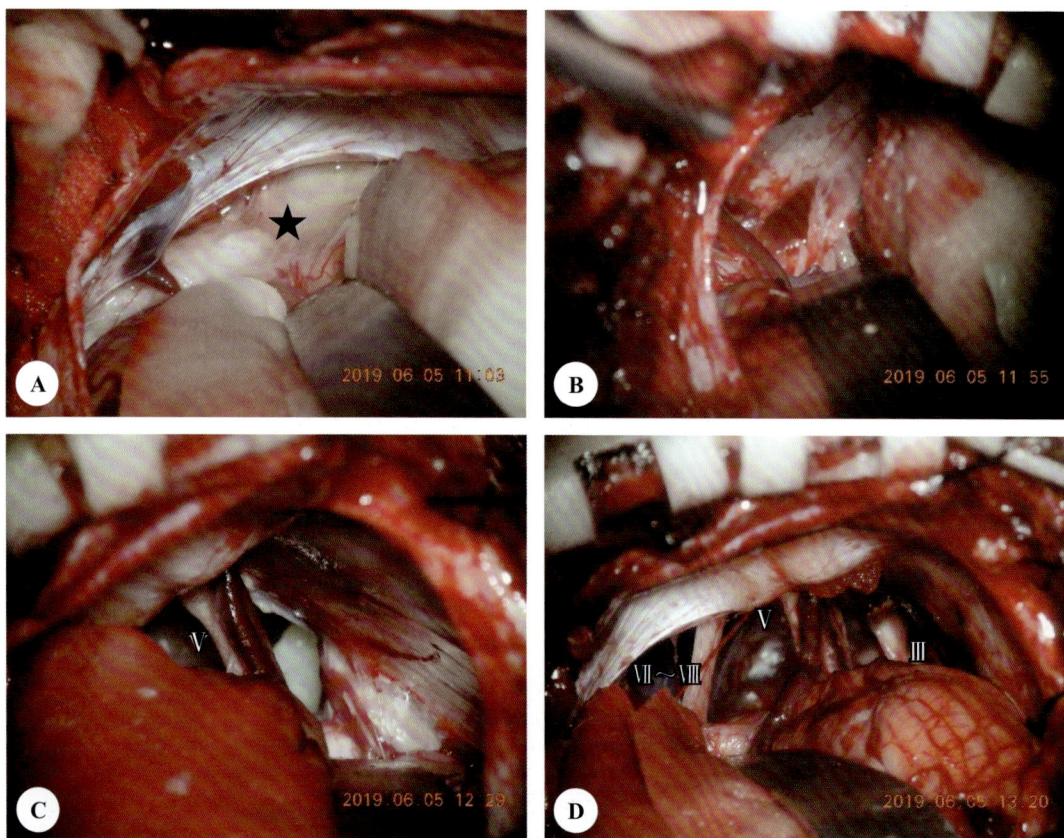

▲ 图 11-88　表皮样囊肿（病例 1）（黑色五角形），第Ⅲ～Ⅷ对脑神经

力正常，Kernig、Brudzinski、Babinski 征阴性。

【辅助检查】MRI 检查示右侧颅中窝、桥前池占位，DWI 序列呈等 – 稍高信号，ADC 呈稍高值，余脑实质内 DWI 序列未见明显异常信号灶（图 11–90）。

【术前诊断】右侧颅中窝占位，表皮样囊肿？皮样囊肿？

【手术入路】右侧扩大翼点入路。

【手术过程】仰卧位，头左偏。取右侧扩大翼点入路。分层切开头皮，脂肪垫下分离保留面神经额支。咬除蝶骨嵴外侧骨质及颞骨鳞部骨质，平颅中窝底。弧形剪开硬膜，见肿瘤位于右侧外侧裂，推挤额颞叶，包裹大脑中动脉及其分支。病变大小约 6cm×5cm×5cm，色灰白，边界清，基本无血运。镜下先分离侧裂，分块切除病变，病变周边钙化明显，且和大脑中动脉粘连紧密，仔细剥离肿瘤与大脑中动脉粘连，向大脑脚池及桥前池探查，见肿瘤质地与颞部占位质地相似，全切肿瘤并切除肿瘤包膜。术区彻底止血。扩大缝合硬膜。硬膜外留置引流管一根。

【术后病理】表皮样囊肿。

【术后 MRI】右侧额颞顶部分颅骨骨质缺损呈术后表现，皮下软组织肿胀。原右侧颅中窝肿块灶基本切除，术区及颅内板下可见少量积气、积液及积血，增强后术区边缘可见线样强化，邻近脑实质受压较前稍减轻。右侧侧脑室受压变窄，中线结构局部向左偏移（图 11–91）。

【经验体会】从影像学表现看，本病例颞部与桥前池占位表现不同，颞部占位表现并不属典型表皮样囊肿表现，但桥前池占位符合典型表皮样囊肿，但以"一元论"原则，术前仍考虑颅内病变为同一性质，得到术中所见及病理检查结果支持。这一病例提示，表皮样囊肿影像学表现有时不一定为典型长 T_2– 长 T_2 表现，诊断时应根据病变位置、临床表现等综合评估。

病例 3　患者肖某，男性，头晕 2 个月余。

【查体】神清语利。记忆力、定向力、智力可。双鼻嗅觉可。左眼视力：1.5，右眼视力：1.5，视野粗测无缺损，眼底检查未见明显异常。双瞳直径 3mm，等大等圆，对光反射灵敏，双眼球活动可，

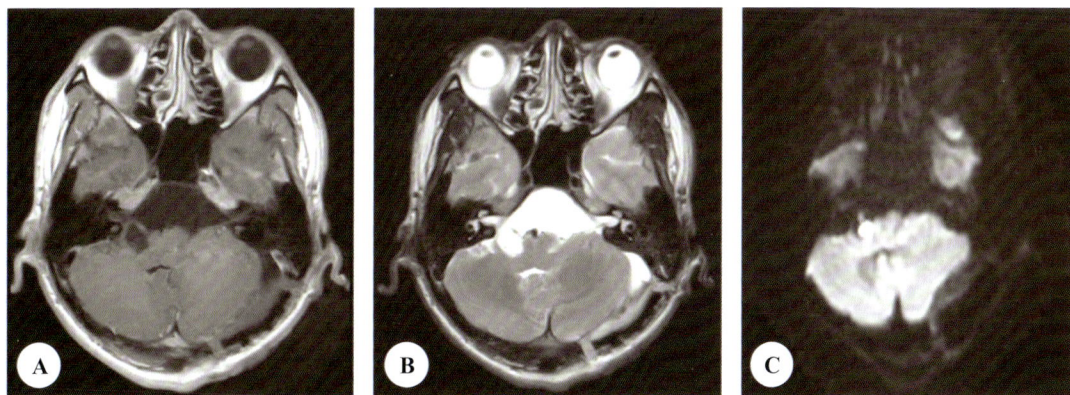

▲ 图 11–89　表皮样囊肿病例 1 术后 MRI 检查

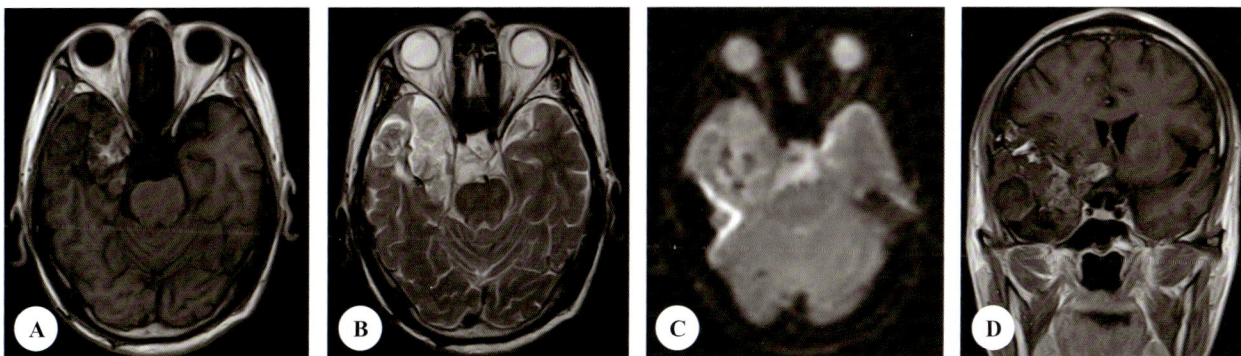

▲ 图 11–90　表皮样囊肿病例 2 术前 MRI 检查

眼睑无下垂，无眼球震颤。余神经系统体查未见明显阳性体征。

【辅助检查】MRI 检查示颅前、中、后窝底可见不规则形长 T_1 极长 T_2 信号灶，增强后未见明显强化，DWI 呈高信号，ADC 呈等信号，大小约 5.9cm× 5.6cm×6.3cm，邻近脑组织受压，视交叉显示不清，双侧海绵窦结构尚清，四脑室局部受压变窄，幕上脑室积水扩张，双侧额顶叶深部脑白质内及右侧基底节区可见多发小片状长 T_1 长 T_2 信号灶，FLAIR

呈高信号。双侧侧脑室旁见线状长 T_1 长 T_2 信号灶，FLAIR 呈高信号（图 11–92）。

【术前诊断】颅前、中、后窝占位，表皮样囊肿？

【手术入路】右侧额下结合翼点入路。

【手术过程】取仰卧位，头向右侧偏约 30°。取右侧额下结合翼点入路，右额颞发迹内切口，依次切开头皮和帽状腱膜，帽状腱膜下分离皮瓣并牵开，筋膜下分离颞脂肪垫保护面神经额支，骨膜下分离颞肌。以蝶骨嵴为中心，颅骨钻 3 孔，铣

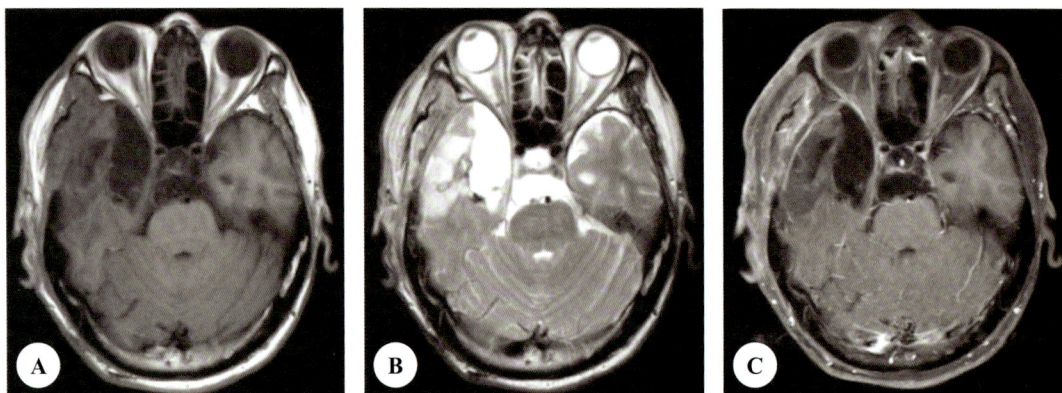

▲ 图 11–91　表皮样囊肿病例 2 术后 MRI 检查

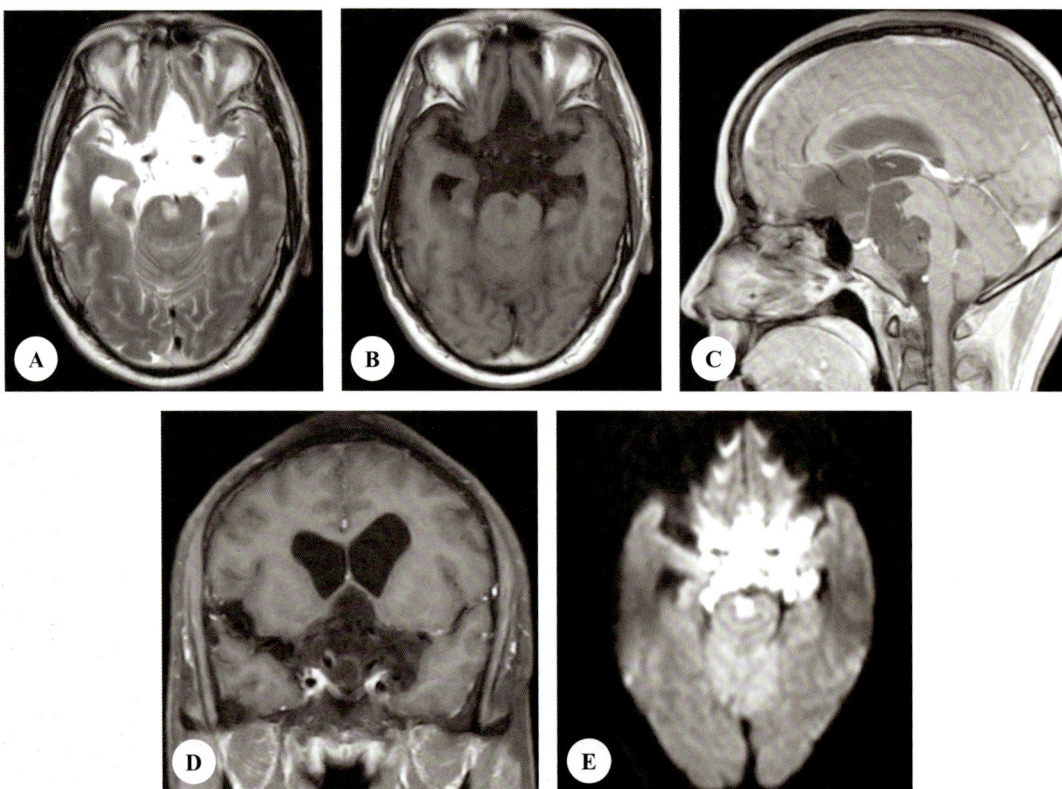

▲ 图 11–92　表皮样囊肿病例 3 术前 MRI 检查

刀铣下约 8cm×6cm 大小的骨瓣，咬除蝶骨嵴外 2/3，悬吊硬膜。显微镜下弧形剪开硬膜，打开外侧裂近段，见肿瘤分布于颅前、中、后窝，色白，质地较脆，边界较清，血供不丰富，大小约 8.0cm×8.0cm×7.0cm，肿瘤累及双侧侧裂池、视交叉池、鞍上池、桥前池等多个脑池，同时包裹颈内动脉及大脑前动脉、大脑中动脉、大脑后动脉、基底动脉等，双侧视神经、动眼神经、滑车神经等多神经血管结构，肿瘤嵌顿于脑干。镜下逐步分块分离剥除肿瘤，依次处理在前、中、颅后窝内肿瘤，予以仔细分离肿瘤与神经血管粘连，最后分离肿瘤与脑干粘连，发现脑干与肿瘤粘连十分紧密，姑息性残留薄层肿瘤于脑干表面（图 11-93）。

【术后病理】表皮样囊肿。

【术后 MRI】左侧额顶颞骨局部部分骨质缺损，呈术后改变；相应颅板下及术区局部可见片状积液、积气及少许积血影。原颅前、中、后窝底病灶大部清除，局部仍见少许不规则形长 T_1 极长 T_2 信号灶，增强后未见明显强化，DWI 呈高信号，ADC 呈等信号，病灶较大区域约 1.4cm×2.1cm，双侧脑室扩张（图 11-94）。

【经验体会】

(1) 本病例占位巨大，沿脑池蔓延至颅前、中、后窝，采用额下结合翼点入路，显露至下斜坡区域，已基本达入路之极限，随分块减压探查到了每一个肿瘤侵及间隙。

(2) 因肿瘤囊壁与脑干粘连极为紧密，强行剥离可能导致术后严重功能障碍，故姑息性残留，因此部分囊壁已孤立完全无血供，术后复发可能性低，经随访得以验证。

病例 4　患者周某，男性，33 岁，因"发现颅内占位 6 年，右侧面部疼痛 1 年余"入院。

【查体】神清语利，思维、定向、理解、计算力正常。嗅觉正常，左眼视力 0.9，右眼视力 0.6，瞳孔直径 3mm，对光反射灵敏，眼球运动自如，左下角有重影，视野粗测无异常。调节、辐辏反射正常。右侧颜面部感觉较左侧明显减退，颞肌、咬肌肌力对称，张口无明显歪斜，双侧角膜反射灵敏。口角无明显歪斜。双侧听力可。悬雍垂稍右偏，咽反射迟钝。舌肌无萎缩，伸舌居中。四肢肌力、肌张力正常，行走无明显歪斜，一字步可。Romberg 征（-），指指、指鼻试验精确，跟膝胫试验正常。

【辅助检查】MRI 检查示鞍上池 - 双侧脑桥小脑三角区（右侧为主）见团块状不均匀长 T_1 长 T_2 信号灶，病灶最大层面大小约为 60mm×42mm，增强未

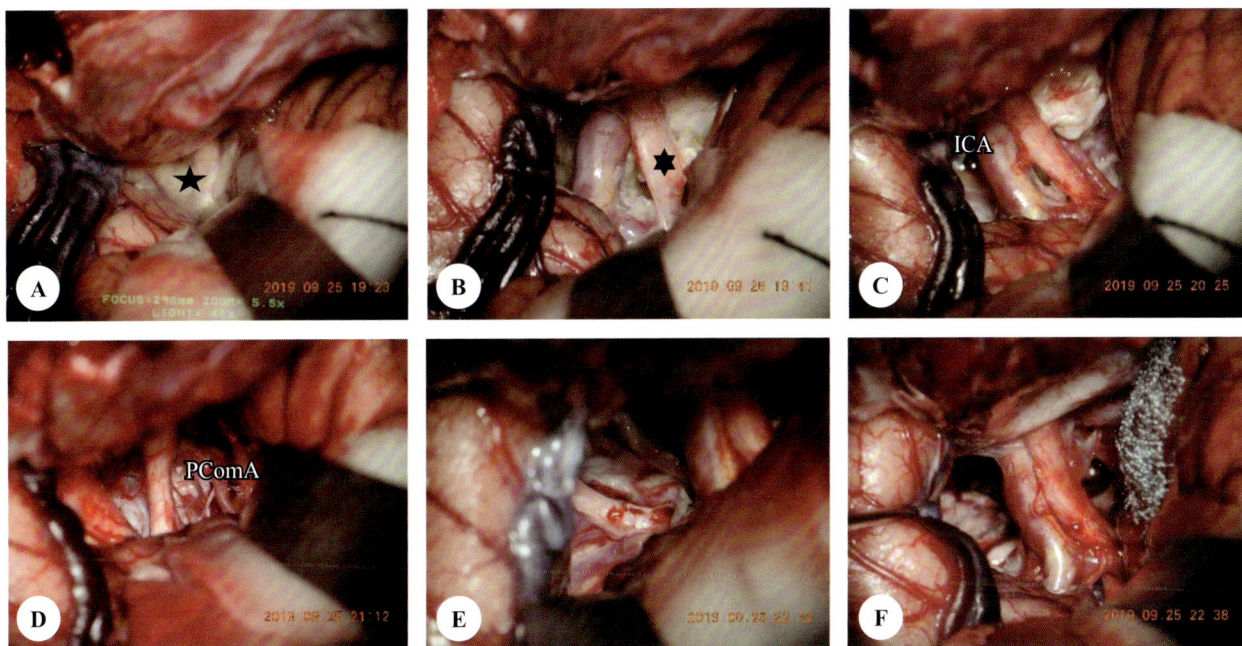

▲ 图 11-93　表皮样囊肿（病例 3）（黑色五角形），左侧视神经（黑色六角形），左侧颈内动脉（ICA），左侧动眼神经，后交通动脉（PComA）

见强化，DWI 呈高信号，ADC 为低值。病灶呈钻孔样生长，脑干、右侧小脑半球、右侧海马见多发压迹；四脑室受压变扁平。余脑实质未见明显异常信号灶及强化灶（图 11-95）。

【术前诊断】右侧脑桥小脑三角区占位：表皮样囊肿？

【手术入路】右侧枕下乙状窦后入路。

【手术要点】行右侧枕下乙状窦后入路，耳后倒 L 形切口，切开头皮，骨膜下分离皮肌瓣并牵开。颅骨钻 3 孔，骨瓣开颅，大小约 4cm×5cm。显露横窦、乙状窦边缘，下达枕骨大孔。显微镜下弧形剪开硬膜，小脑延髓外侧池释放脑脊液，缓慢牵开小脑半球，见病变位于右侧脑桥小脑三角区及桥前池区，向对侧及幕上鞍旁生长，约 6.5cm×6.0cm×6.5cm 大小，肿瘤质地较脆，色灰白，血供一般，边界清楚，但与脑干及第 Ⅲ 至第 Ⅻ 脑神经粘连紧密。岩静脉位于肿瘤上极，面听神经位于肿瘤背侧偏下，三叉神经、外展神经被推挤至肿瘤腹侧下极，薄如纸状，滑车神经、动眼神经位于肿瘤上方。小脑前下动脉

与肿瘤粘连紧密并发出分支参与供血，分离保护岩静脉、面听神经，行瘤内减压，依次沿肿瘤表面蛛网膜界面分离肿瘤下极、上极、内侧面，分块全切除肿瘤。最后再次电凝切开天幕，切除位于幕上和鞍旁肿瘤全切肿瘤后，三叉神经、面神经、面听神经、外展神经及后组脑神经及岩静脉保留完好（图 11-96）。

【术后病理】表皮样囊肿。

【术后 MRI】右枕部局部骨质不连呈术后改变，相应颅板下及术区可见条片状长 T_1 长 T_2 信号灶及少许短 T_1 短 T_2 积血信号灶，原右侧脑桥小脑三角占位病变呈切除术后改变，DWI 术区边缘可见小片状高信号，术腔边缘增强后见少许强化。术区周围脑实质见少许斑片状水肿信号灶。脑干、右侧小脑半球、右侧海马、第四脑室受压较前减轻（图 11-97）。

【经验体会】本病例充分体现了乙状窦后经小脑幕入路的极限，下达枕大孔、上达下丘脑，显露双侧第 Ⅲ~Ⅻ 对脑神经及血管结构，遵循沿包膜切除的原则，最终全切肿瘤，术后无新增神经功能障碍。

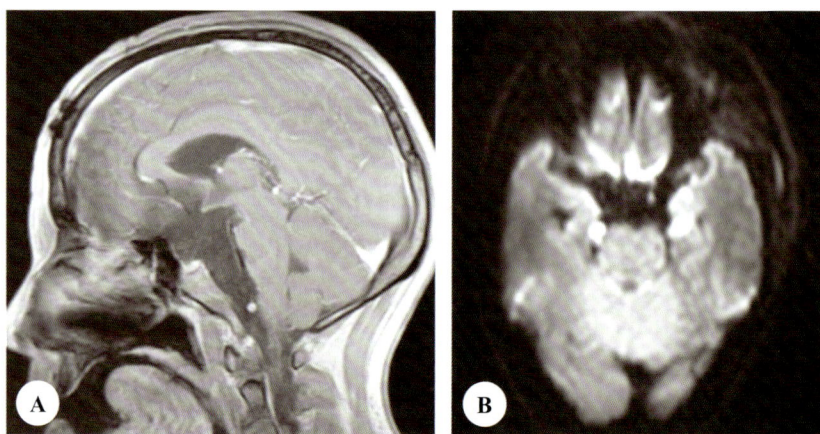

▲ 图 11-94 表皮样囊肿病例 3 术后 MRI 检查

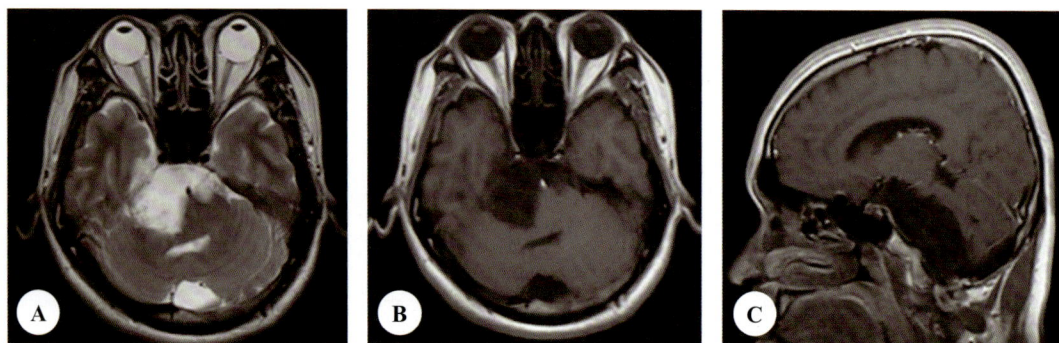

▲ 图 11-95 表皮样囊肿病例 4 术前 MRI 检查

病例 5　患者杨某，女性，48 岁，因"行走不稳 7 个月余"入院。既往 20 年前出现精神异常。

【查体】发育正常，营养中等，心肺腹查体未见明显异常。神志清楚，语言流利，思维、定向、理解、计算力正常。双侧瞳孔等大等圆，直径 3mm 大小，对光反射灵敏，眼球运动自如，左眼矫正视力 1.2，右眼矫正视力 1.0，视野粗测无缺损，头颅大小及形态正常。鼻腔及外耳道无异常分泌物，左侧眼睑、面肌可见痉挛，口角无歪斜，双侧鼻唇沟无变浅，鼓腮示齿可，伸舌居中，咽反射正常。余神经系统体查未见明显阳性体征。

【辅助检查】见图 11-98。

【术前诊断】鞍区 - 鞍上 - 中颅底占位：表皮样囊肿？

【手术入路】左侧颞下入路。

【手术要点】全麻气管插管后，患者仰卧，头右偏。取左侧颞下入路。常规消毒铺巾后，分层切开头皮，分离颞肌，成肌皮瓣向下方牵开。平颅中窝底取骨瓣。弧形剪开硬膜，见肿瘤位左侧中颅底及鞍区、鞍上，肿瘤色白，珍珠质地，无血运，病变大小约 6cm×5cm×5cm，边界清。分块切除肿瘤，保护大脑中及大脑前动脉分支。术区彻底止血。扩大缝合硬膜。硬膜外留置引流管一根。

【术后 MRI】见图 11-99。

【术后病理】（左侧斜坡）表皮样囊肿。

【术后神经功能】出院时神志清楚，语言流利，

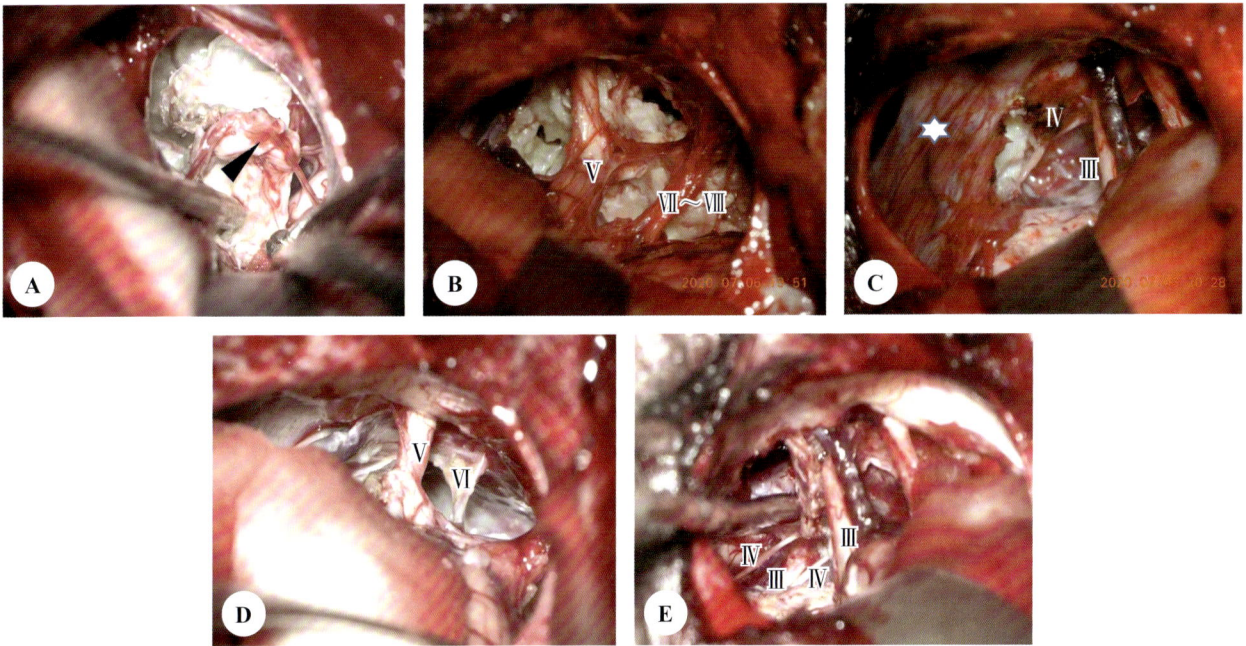

▲ 图 11-96　表皮样囊肿病例 4 后组脑神经（黑箭头），第Ⅲ～Ⅷ对脑神经，小脑幕（白色六角形）

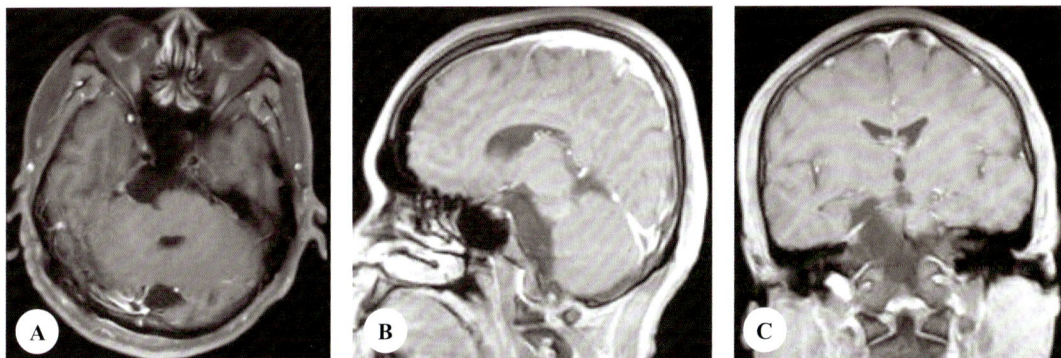

▲ 图 11-97　表皮样囊肿病例 4 术后 MRI 检查

生命体征平稳，双侧瞳孔等大等圆，直径 3mm 大小，对光反射灵敏，口角无歪斜，伸舌居中，切口愈合可，无红、肿、渗出，颈软，四肢肌力、肌张力正常，各生理反射存在，病理征阴性。

【经验体会】

(1) 本例为巨大斜坡表皮样囊肿，向后方推挤中脑、脑桥致形变严重，肿瘤嵌入大脑脚池、桥前池，并包裹前循环血管与脑神经，采用颞下入路可处理至对侧，因肿瘤本身无血供，故分块切除并持续跟踪包膜结构，在熟悉解剖的前提下构想神经血管的病理解剖，预测神经血管结构的空间位置，方可加以保护。

(2) 本例因占位巨大已造成明显脑积水，如主刀经验不够丰富可出现颞叶抬举困难而无法显露肿瘤，最终手术被迫终止的情况，故术前评估后可酌情先

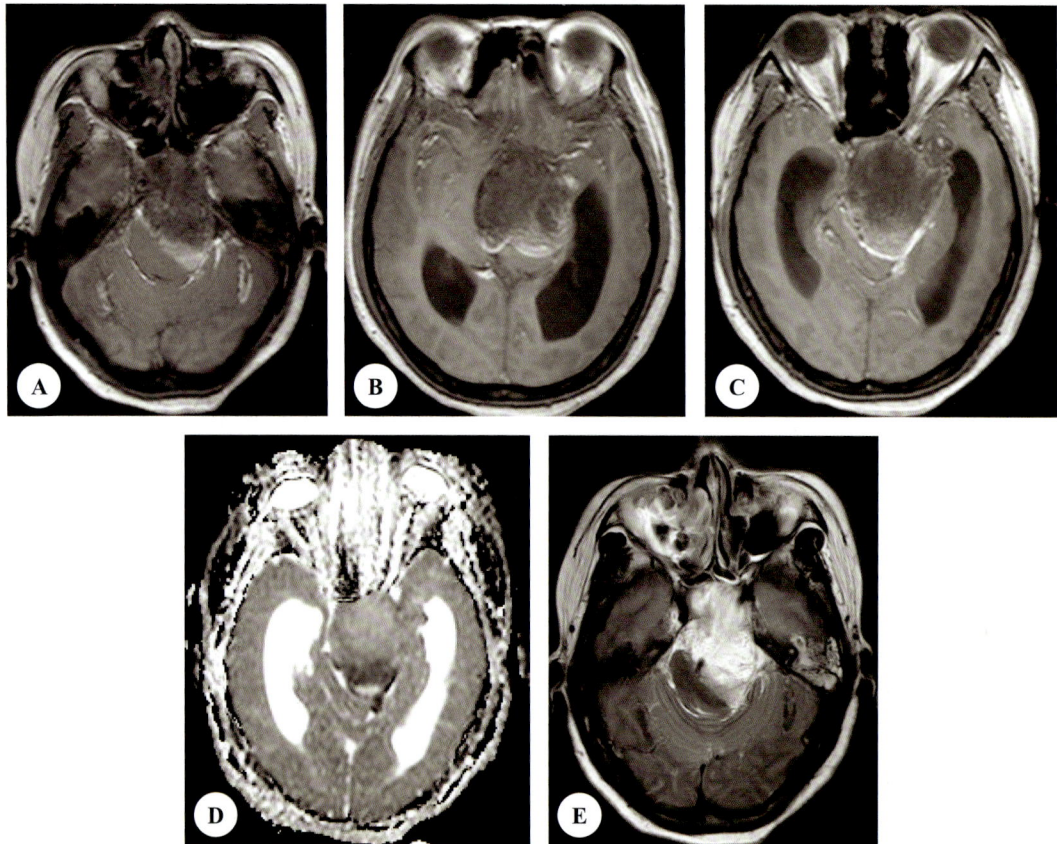

▲ 图 11-98　表皮样囊肿病例 5 术前辅助检查

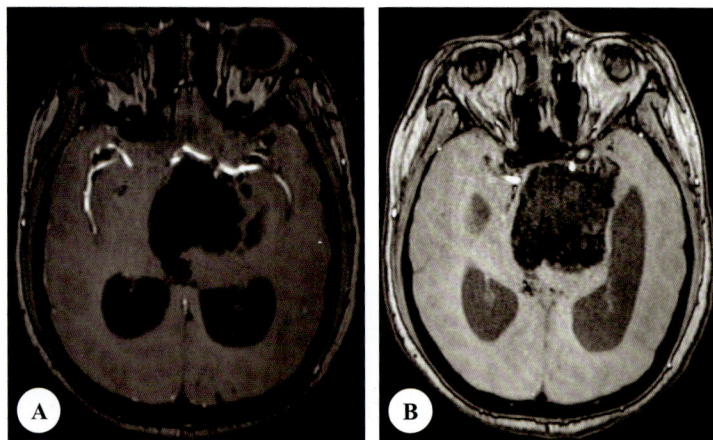

▲ 图 11-99　表皮样囊肿病例 5 术后 MRI 检查

行腰大池引流缓解张力后再行手术。

病例 6 患者屈某，男性，47 岁，体检发现颅内占位。

【查体】神志清楚，双侧瞳孔等大等圆，直径 3mm，对光反射灵敏，头颅大小及形态正常。鼻腔及外耳道无异常分泌物，口角无歪斜，双侧鼻唇沟无变浅，鼓腮示齿可，伸舌居中，咽反射正常，颈软，四肢活动可，肌力、肌张力正常，Kernig、Brudzinski、Babinski 征阴性。

【辅助检查】第四脑室内可见长 T_1、T_2 信号灶，FLAIR 呈混杂信号，范围约 35mm×26mm，增强后未见明显强化，DWI 呈高信号，相应 ADC 呈高值；延髓及双侧小脑实质受压；幕上脑室系统扩大，双侧脑室周围可见对称性斑片状长 T_1、T_2 信号灶，FLAIR 呈高信号。脑沟、脑裂大小形态正常，中线结构无移位（图 11-100）。

【术前诊断】四脑室占位：表皮样囊肿？

【手术入路】枕下后正中入路。

【手术要点】左侧俯卧位，枕骨隆突上 2cm 至 C_1 后正中直切口。严格沿中线分离双侧枕下肌肉，

显露枕骨约 5cm×6cm，颅骨钻 2 孔，铣刀大小约 4cm×5cm 的横窦下骨瓣，并打开枕骨大孔约 1.5cm，悬吊硬膜。显微镜下 Y 形剪开硬膜，剪开蛛网膜，见肿瘤位于颅后窝中线区域，小脑蚓部受压上抬，见肿瘤大小约 3.3cm×2.3cm×3.4cm，银白色发亮，质软，与周边脑组织边界尚清楚。镜下沿肿瘤周边逐渐分离切除肿瘤包膜，全切除肿瘤（图 11-101）。

【术后 MRI】枕骨局部缺如呈术后改变，术区及相应颅板下可见长 T_1、T_2 信号灶，边缘可见少许短 T_1 短 T_2 信号及无信号区，增强后术区边缘及脑膜可见强化，DWI 术区可见小片状高信号灶，相应 ADC 低值。幕上脑室系统扩张同前，双侧侧脑室后角可见少许稍短 T_2 信号（图 11-102）。

【术后病理】（四脑室）表皮样囊肿。

【经验体会】本例四脑室表皮样囊肿与四脑室底及延髓背侧有完整蛛网膜结构，小脑结构受压上移明显，膜帆结构完整，无须切开脉络膜与上髓帆即可分块全切肿瘤，患者术后反应轻。

病例 7 患者男性，52 岁，因"右侧鞍旁鞍上胆脂瘤术后 7 年，右侧面部疼痛 7 月"入院。

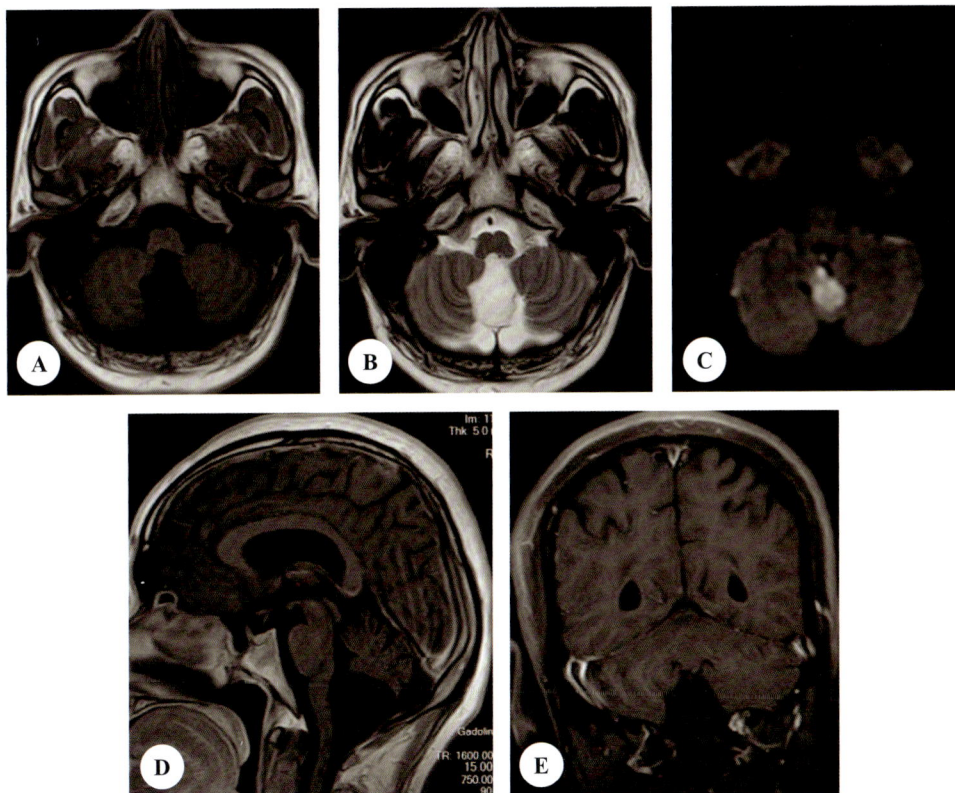

▲ 图 11-100 表皮样囊肿病例 6 术前辅助检查

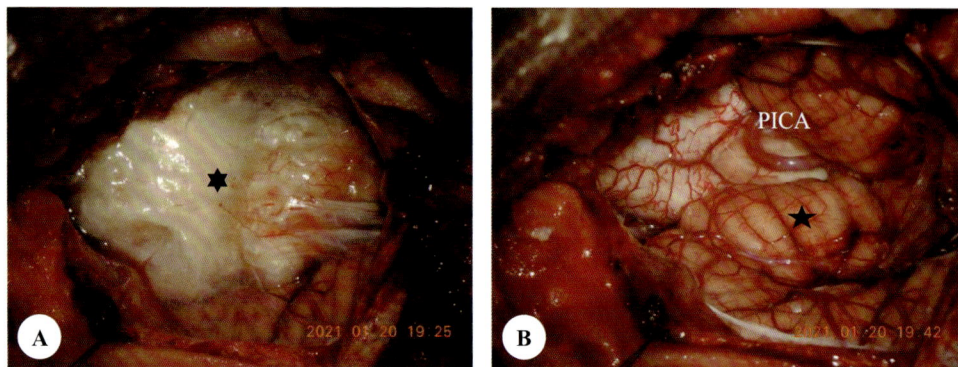

▲ 图 11-101　表皮样囊肿（病例 6）（黑色六角形），小脑后下动脉（PICA），小脑扁桃体（黑色五角形）

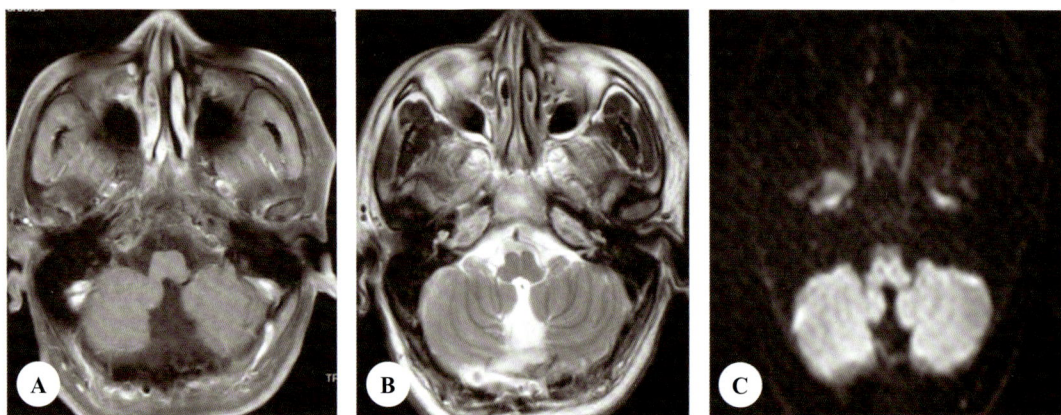

▲ 图 11-102　表皮样囊肿病例 6 患术后 MRI 检查

【查体】神清语利，双眼视力视野无明显异常，眼球活动可，右侧面部浅感觉减弱，咀嚼有力，嘴角无歪斜，皱眉、鼓腮、示齿可，双耳听力无明显异常，咽反射存在，转头、耸肩有力，伸舌居中，角膜反射（+），行一字步稳。

【入院诊断】①右脑桥小脑三角区、桥前池、鞍上池及双颞部复发胆脂瘤；②脑积水；③右侧三叉神经痛。

【手术入路】扩大翼点入路。

【辅助检查】右脑桥小脑三角区、桥前池、鞍上池及双颞部病灶范围较前扩大，幕上脑室系统扩大同前。术前 CT 示右侧脑桥小脑三角区、桥前池、鞍上池及右侧颞部间隙增宽，可见不规则片状低密度灶，邻近脑实质受压（图 11-103）。

【手术过程】见图 11-104，▶视频 11-4　横贯前中后颅窝胆脂瘤切除术（扩大翼点入路）。

【术后病理】表皮样囊肿。

【术后 MRI】见图 11-105。

【经验体会】

（1）该病例为原右侧鞍旁鞍上胆脂瘤复发，现肿瘤广泛累及颅前、中、后窝等颅底中央区结构，与重要神经血管、脑叶及脑干粘连紧密，肿瘤全切除难度大，手术致残率高。本手术采用原扩大翼点入路，但进一步个体化的增加对颞叶前方空间的显露（类似颞前经海绵窦入路）。于此入路，首先可直观地切除右侧前颅中窝部分的肿瘤，继而可逐步向鞍旁-鞍内方向显露肿瘤，充分切除同侧肿瘤后，也为充分显露对侧颅中窝部分的肿瘤创造通道和空间，步步为营，进而显露并切除鞍上及脚间窝区域的肿瘤。在切除双侧颅中窝-鞍旁及鞍上-脚间窝区域肿瘤后，继而切开小脑幕显露颅后窝及幕下结构，从而打通颅中后窝通道，并于第Ⅳ～Ⅺ对脑神经间隙原位切除颅后窝部分的肿瘤，最后沿椎-基底动脉仔细剥离脑干腹侧肿瘤，最终实现几乎全覆盖颅底中央区肿瘤的全切除。

（2）患者术后病理再次证实为表皮样囊肿，又称

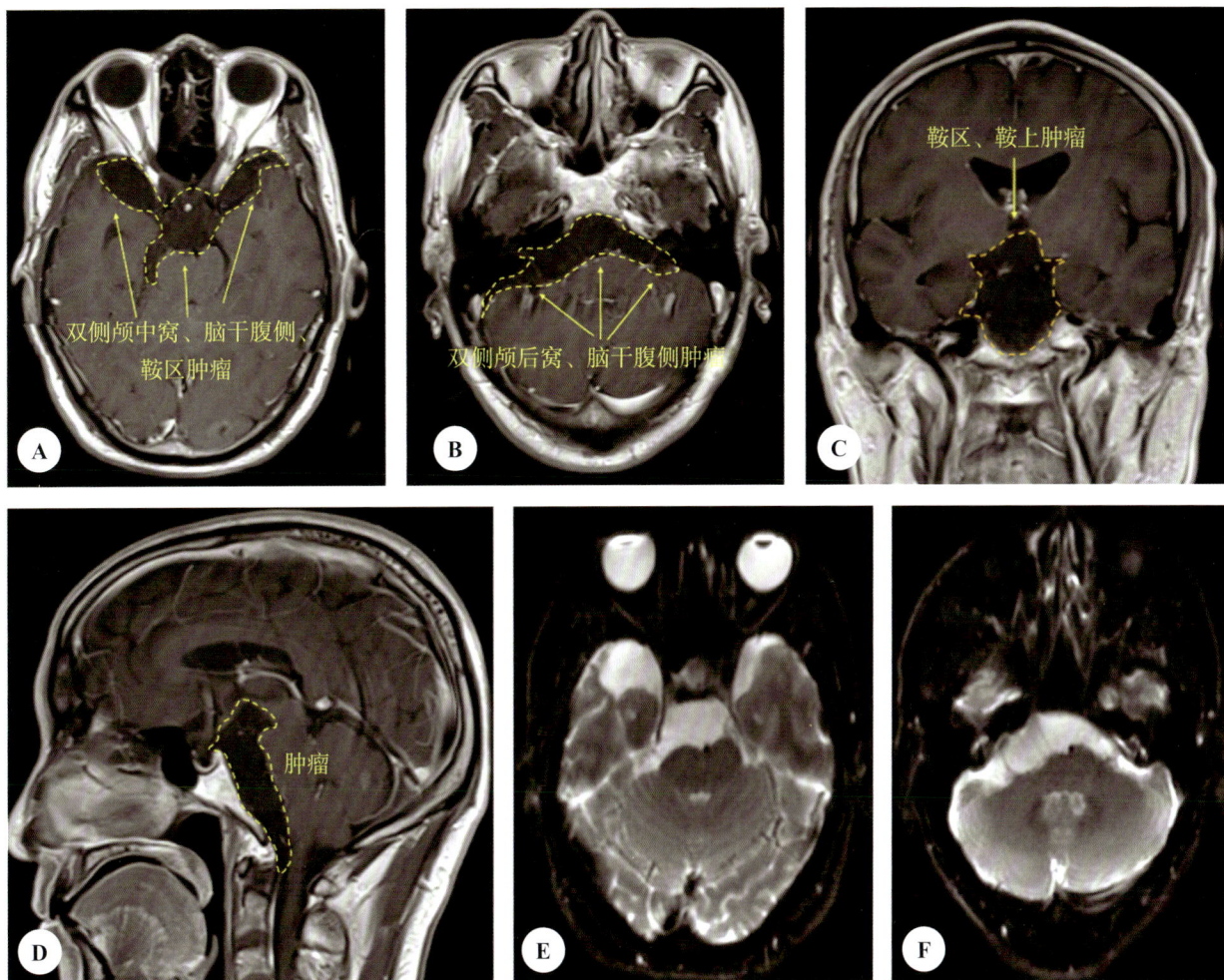

▲ 图 11-103　表皮样囊肿病例 7 术前辅助检查

胆脂瘤、珍珠瘤，虽属良性肿瘤，但具有"钻缝样"生长的特点，尤其常见"灌筑"于颅底诸神经血管间隙内，在肿瘤切除过程中，极易在颅底某些"死角"中残留，并最终导致复发。因此根据病变的主体部位、累及范围及患者术前整体状态，个体化地选择合适的手术入路尤为重要，以便更加简单、安全、有效地显露病变，尽可能地消除手术"死角"，这是提高肿瘤切除程度的基础；同时术中肿瘤切除的策略、显露范围和切除程度的把控，于诸神经血管间隙中的显微操作技巧，重要神经血管结构的保护，是降低术后并发症及致残率的保证。该病例首次术后未予规律复查，术后 7 年再次出现临床症状后才进行复查，此时发现肿瘤复发并已累及双侧前颅中窝底、鞍内 - 鞍上 - 鞍旁区、右侧 CPA 及颈静脉孔区、脑干腹侧等几乎颅底全部区域，并继发脑积水，极大增加了手术治疗的难度和风险，再次提示胆脂瘤首次手术尽可能将所有肿瘤"表皮"剥离干净和术后长期随访尤为重要。

专家点评

表皮样囊肿较皮样囊肿多见，尽管两者生长缓慢，但部分患者早期可出现脑神经症状，且病变生长可压迫脑干等结构引起神经功能障碍，并有多间隙如幕上下、中后颅底跨区域生长的倾向，因此发现病变后仍应及时手术切除是颅内表皮样囊肿和皮样囊肿的有效治疗方法。显微镜和内镜技术的联合应用，可充分发挥两者优势，有利于消除视野盲区、精细操作最大限度减少神经血管牵拉和损伤。病程长、累及范围广的表皮样囊肿实现全切除并非易事，尤其是病变紧实、与脑干或脑神经粘连紧

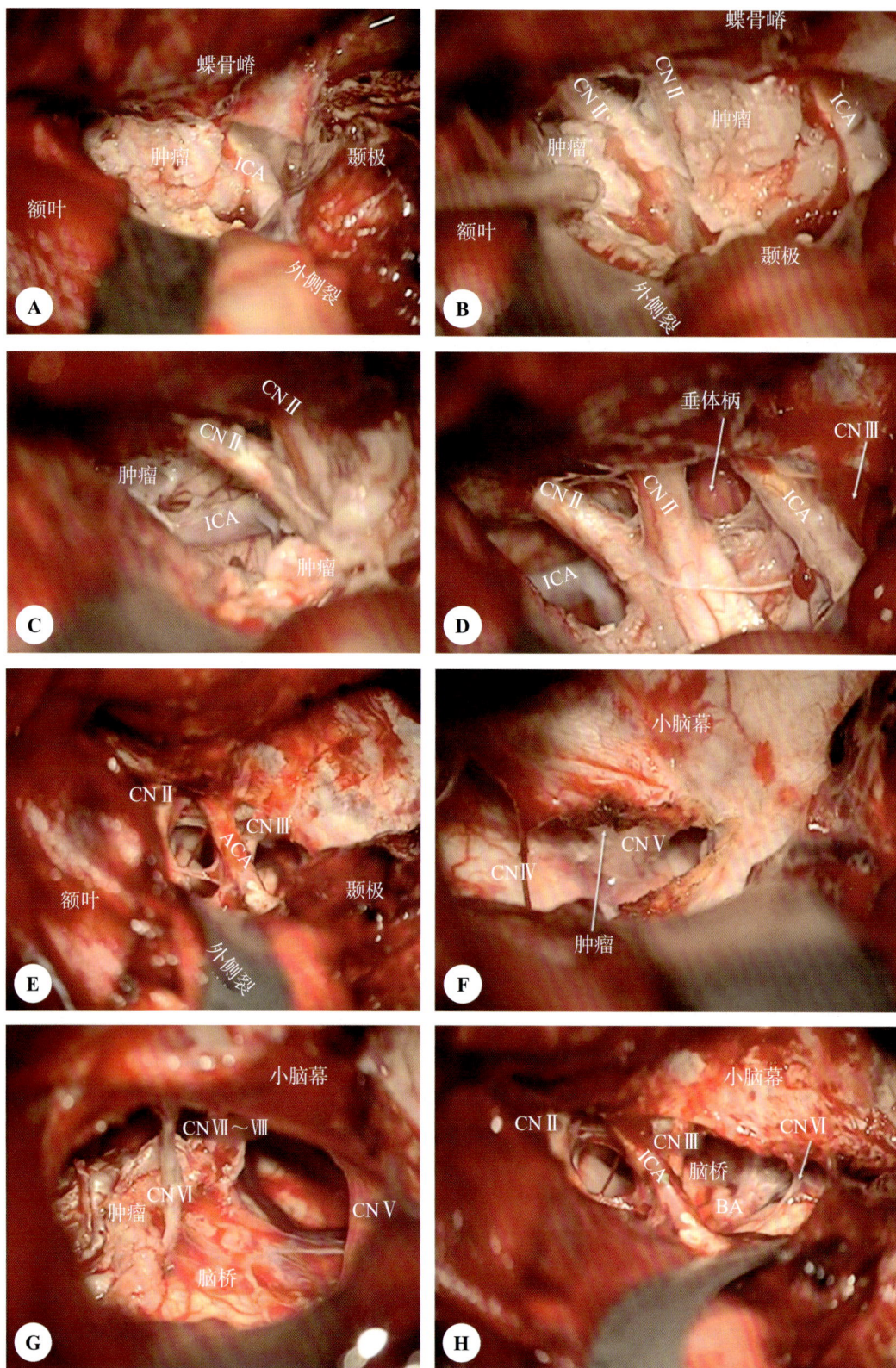

▲ 图 11-104　表皮样囊肿病例 7 手术过程

A. 沿原切口行右侧扩大翼点入路，抬起额颞叶，显露右侧鞍旁肿瘤；B. 切除第Ⅰ、Ⅱ间隙内部分肿瘤后显露双侧视神经及对侧肿瘤；C. 切除对侧颞部肿瘤；D. 从同侧第Ⅱ间隙切除鞍内肿瘤，显露垂体柄及垂体；E. 切除第Ⅲ间隙、动眼神经门附近及颞部肿瘤；F. 游离滑车神经，在其后方切开天幕，显露三叉神经；G. 切除脑桥腹外侧肿瘤，保留第Ⅴ～Ⅷ对脑神经；H. 全切肿瘤后，各神经、血管结构保留完好

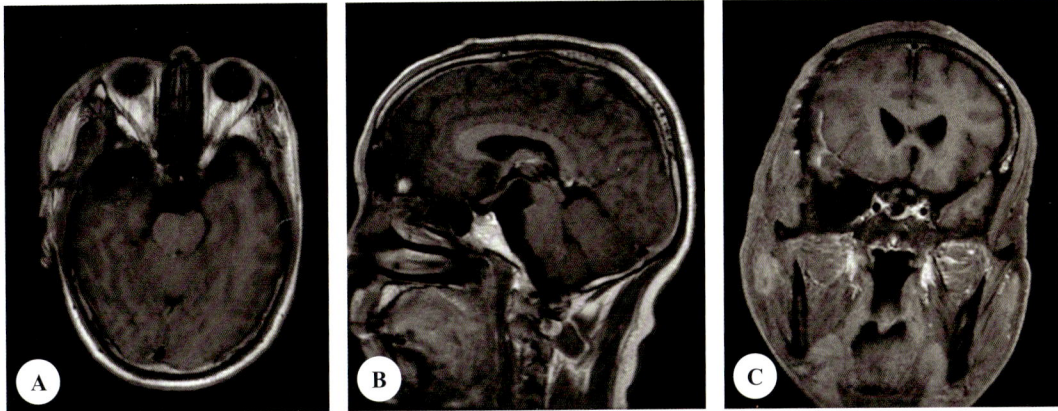

▲ 图 11-105　表皮样囊肿病例 7 术后复查 MRI 示肿瘤已全切，脑积水较前缓解

密，甚至肿瘤长入脑干表面和穿支血管之间层面。术中应遵循的原则是先行瘤内减压，再按顺序分离肿瘤与神经、血管、脑干粘连，逐渐全切除肿瘤，且应区别蛛网膜与肿瘤的膜性结构并辨别两者的关系，做到切除肿瘤过程中不用或尽可能少用双极电凝。

参考文献

[1] HOANG V T. Overview of epidermoid cyst[J]. Eur J Radiol Open, 2019, 6:291–301.

[2] CHUNG L K. Predictors of Outcomes in Fourth Ventricular Epidermoid Cysts: A Case Report and a Review of Literature[J]. World Neurosurg, 2017, 105:689–696.

[3] PAN Y B, SUN Z L, FENG D F. Intrasellar dermoid cyst mimicking pituitary apoplexy: A case report and review of the literature[J]. J Clin Neurosci, 2017, 45:125–128.

[4] AKDEMIR G, DAGLIOGLU E, ERGUNGOR M F. Dermoid lesion of the cavernous sinus: case report and review of the literature[J]. Neurosurg Rev, 2004, 27(4):294–298.

[5] ORAKCIOGLU B. Intracranial dermoid cysts: variations of radiological and clinical features[J]. Acta Neurochir (Wien), 2008, 150(12):1227–34; discussion 1234.

[6] HASSANI F D. Pineal epidermoid cyst: case report and review of the literature[J]. Pan Afr Med J, 2014, 18:259.

[7] RAVINDRAN K. Intracranial white epidermoid cyst with dystrophic calcification – A case report and literature review[J]. J Clin Neurosci, 2017, 42:43–47.

[8] AKAR Z. Surgical treatment of intracranial epidermoid tumors[J]. Neurol Med Chir (Tokyo), 2003, 43(6):275–280; discussion 281.

[9] KOBATA H, KONDO A, IWASAKI K. Cerebellopontine angle epidermoids presenting with cranial nerve hyperactive dysfunction. pathogenesis and long–term surgical results in 30 patients[J]. Neurosurgery, 2002, 50(2):276–85; discussion 285–286.

[10] KONOVALOV A N, SPALLONE A, PITZKHELAURI D I. Pineal epidermoid cysts: diagnosis and management[J]. J Neurosurg, 1999, 91(3):370–374.

七、嗅神经母细胞瘤与其他颅鼻沟通少见肿瘤

（张　弛）

嗅神经母细胞（olfactoryneuroblastoma，ONB）是一种来源于嗅神经上皮或嗅基板神经外皮层的鼻颅底恶性肿瘤，其最早由 Berger 和 Richard 于 1924 年首次报道。发生部位与嗅黏膜分布区一致，包括上鼻甲、鼻中隔上部、鼻根部和筛孔等鼻腔顶部和近中鼻甲外侧壁。ONB 发病率低，起病隐匿，症状多样且不典型，生物学行为差异大，极易与其他鼻腔鼻窦来源恶性肿瘤混淆，为临床诊疗造成严重困难，是包括神经外科、耳鼻喉科和颌面头颈外科等多学科亟待攻克的难题之一。

（一）临床表现

ONB 较为罕见，发病率仅为 0.4/100 万，占所有鼻腔鼻窦肿瘤的 2%~3%，占鼻腔恶性肿瘤的 13.2%。发病以男性多见，可见于任何年龄，但以 10—20 岁和 50—60 岁更为多见。ONB 早期症状多不典型，像所有鼻窦肿瘤一样可潜伏生长，症状非特异性，与影响的解剖结构有关。主要临床表现为单例鼻塞、鼻出血、鼻腔肿块、嗅觉减退甚至丧失等。随着肿瘤增大，ONB 局部侵犯鼻窦和眼眶较常见，可出现眼球突出、视力减退、头痛等症状。当肿瘤侵及颅底及颅内脑组织，可有额叶或 Cushing 综合症以及 ADH 异常分泌综合症等。鼻腔检查多能在鼻腔顶部和中鼻道见到淡红色或灰红色息肉样肿物，触之易出血。少数病例也可一开始即表现颅内肿瘤症状，如额叶精神症状、痴呆和高颅压等。

Kadish 最先提出了 ONB 的临床分型，目前临床也多使用此分型方案指导治疗及判断预后。A 型：肿瘤仅位于鼻腔；B 型：肿瘤侵入鼻窦；C 型：肿瘤超出鼻腔及鼻窦，侵犯筛板、眼眶、颅底、颅内、颈部淋巴结及其他远处器官。Foote 等又在 Kadish 分期的基础上添加了 D 型：有颈部淋巴结或远处转移。此外尚有 Dulguerov 及 Calcaterra 等提出的 TNM 分期：T_1，肿瘤侵及鼻腔和（或）鼻窦（蝶窦除外）；T_2，肿瘤侵及鼻腔和（或）鼻窦（包括蝶窦）并筛板破坏；T_3，肿瘤侵入眶内或前颅窝，尚无硬脑膜破坏；T_4，肿瘤侵入脑内。N_0，无颈部淋巴结转移；N_1，有任何形式的颈部淋巴结转移；M_0，无远处转移；M_1，有远处转移。ONB 的预后与其病理学分期密切相关。5 年生存率一般为 51%～69%，有颈部及远处转移者、未手术者及年龄大者预后差。

（二）影像学检查

任何有鼻窦肿瘤可疑病史的患者都应进行全面的神经、眼科和头颈检查。脑神经异常，包括嗅觉缺陷、面部感觉异常、眼肌麻痹和视野缺陷都应被高度重视。另外，眼眶受累、眼睑突出和结膜充血水肿等提示肿瘤侵犯眶周结构。推荐使用鼻内窥镜检查及甚至对鼻腔内肿块进行病理活检。

确定肿块后，需要进行成像以进行定性评估和分期。全面详实的影像学检查有助于术前准确评估 ONB、指导 ONB 手术方式及术后包括放化疗等综合治疗。ONB 的特性使其极易侵犯包括骨、黏膜、血管、硬脑膜甚至脑组织等多种组织结构。目前，CT、HRCT、CTA 及核磁共振已广泛用于 ONB 术前检查。同时，随着 3D 打印技术的出现及发展，可个体化制作更为直观的肿瘤位置及组织毗邻模型，为制订手术计划、分析手术入路及切除方式提供帮助。

HRCT 可清楚显示细微骨质改变，冠状位 HRCT 可清楚显示前颅底和眶内壁骨质有无破坏，对明确病变进展有重要提示意义。由于肿瘤生长缓慢且多呈膨胀性生长，骨质破坏边缘较光整；部分患者因长期刺激而出现邻近骨质增生或骨质破坏与增生并存征象，是明确诊断的重要标记。MRI 在显示病变侵入范围方面更准确，冠状位 MRI 可清楚显示肿瘤对于颅内的侵犯情况；增强扫描多呈中度或明显不均一强化，病灶内或边缘也可见不同程度线状、环状或花环状强化，这可能与肿瘤内纤维网状结构致细胞团块样排列和病灶内网状增生的血管袢有关。ONB 影像学表现各异，病灶内可有囊性变和钙化。肿瘤沿嗅神经向上侵犯颅内，形成颅内外沟通，呈现以筛板为中心的"哑铃样"或"蕈伞样"改变。因常有骨转移，有学者建议常规行骨扫描。

（三）治疗

因 ONB 的低发病率，且肿瘤位置及侵犯程度不同，目前其治疗方案仍尚未统一，但一般仍以手术切除为主。Devaiah 和 Andreoli 等汇总了 361 例 ENB 病例后发现，接受手术治疗者比未行手术者的总体预后好，尤其对 A、B 型患者。传统手术方法为包括侧鼻切开术、内侧上颌骨切开术及筛窦切除术切除鼻腔及鼻窦内肿物。对于合并颅内侵润者可经鼻颅进路切除鼻部及颅底肿瘤或行双额开颅硬膜外入路手术，肿瘤切除后行硬膜修补及颅底骨重建。手术常需要五官科和神经外科医师协同进行，难度及损伤较大、风险高。目前，随着扩大内镜径路及术中辅助技术的发展，可以做到精确安全的手术解剖，部分恶性肿瘤也能做到整块切除并能获得安全切缘（即解剖安全界）。局限颅外鼻窦内的肿瘤，经鼻内镜可有效降低手术创伤、减少手术出血和术后并发症，以及降低术后恢复时间，同时，不造成面部损伤或畸形。必要的切除程度取决于肿瘤的累及程度。为了完全切除中线部分肿瘤，通常需要切除部分上颌骨，特别是内侧壁（如外侧鼻壁、中鼻甲和下鼻甲）。若肿瘤向两侧生长，累及眼眶脂肪、眼外肌或其他眼眶内内容物，侵犯眶周或眶隔，则可能需要打开眼眶甚至眼球摘除。

对于颅内外沟通肿瘤，或者已突破硬脑膜侵及脑组织等增生活跃肿瘤，双额开颅硬膜下入路或结合经鼻内镜可最大限度地切除肿瘤，并有效保护包括颅内外动脉系统等重要结构。额底入路的骨缘一般须低于鼻根及和眶上缘，切除的眶上缘、额骨和鼻根的范围取决于肿瘤大小、位置和颅内情况，包括水肿程度等。注意在开颅时分离并保留足够大小的带蒂骨膜，以方便在关颅时翻转并与自体脂肪、肌肉，以及人工骨等材料一起进行前颅底修补。解剖重建颅底结构可以减少脑脊液漏的可能并降低颅内感染概率。

内镜辅助下的经颅切除术以及掌纯经内镜的治疗方法已广泛用于 ONB 的手术治疗。内镜完全避免了面部切口和骨性面部解剖结构的改变，通过切除或开放肿瘤周围结构以提供暴露（如内侧上颌骨切除术，蝶窦、额窦等），控制由筛前或碟颚动脉发出的肿瘤供血，从而方便对肿瘤进行消减，识别并清除受肿瘤浸润的周围骨、硬脑膜或脑实质的肿瘤。

对有远处转移者，一般不提倡手术。大部分 ONB 对放疗敏感，目前放射治疗主要用于手术后的综合治疗，也有人主张术前先放疗，使肿瘤缩小后再行手术。由于鼻腔、鼻窦具有复杂的解剖结构，判断术后切缘是否干净具有一定难度，术后放疗可减少肿瘤局部复发和提高局部控制率。另外，近来有较多文献提及对 ONB 的化疗，认为化疗有助于提高患者生存率，尤其对病理级别及临床分期高者。

（四）典型病例解析

病例 1 患者黄某，男性，28 岁。因"鼻涕带血，嗅觉减退 1 年余"入院。13 年前行视神经星形细胞瘤切除术。

【查体】神清语利。双瞳直径 2.5mm，等大等圆，对光反射灵敏，左眼视力 0.3，右眼视力 0.2，视野粗测右眼颞侧上部视野缺损，双侧眼球外展受限，眼睑无下垂，无眼球震颤。眼底检查未见明显异常。双鼻嗅觉迟钝，右侧减退明显。余无特殊。

【辅助检查】CT 及 MRI 示颅前窝底 - 双侧筛窦颅鼻沟通性团块状软组织肿块灶，性质待定。颅前窝底、双侧筛窦分隔及窦壁骨质破坏，病变颅内部分占位效应明显，病变后部出血灶。右侧颈内动脉 - 大脑中动脉 - 双侧大脑前动脉明显受压向左侧偏移

（图 11–106）。

【术前诊断】①鞍区占位：嗅神经母细胞瘤？②鞍区视神经胶质瘤切除术后；③脑室腹腔分流术后。

【手术入路】双额底入路 + 内镜经鼻扩大入路。

【手术过程】行双侧额底入路，将原右侧发迹内额颞弧形切口向左侧延伸形成双额颞冠状切口，切开头皮，骨膜下分离皮瓣并牵开，显露至鼻根部及眶缘。颅骨钻 2 孔，将原右侧颅骨骨瓣铣下后再铣刀下左侧额骨瓣，两块骨瓣大小共约 5cm×8cm，平颅前窝底。显微镜下弧形双额剪开硬膜，缝扎矢状窦并剪断。缓慢抬起额叶，显露肿瘤。见病变位于颅前窝底，实性，质地韧，基底位于嗅沟 - 蝶骨平台区域，向筛窦，鼻腔，颅前窝底生长。先电凝切断肿瘤基底，行瘤内减压，再沿肿瘤周边水肿带逐渐分离颅内部分，见颅内部分肿瘤后上部有陈旧性出血，分块全切颅内部分肿瘤，取自体骨膜修补颅底，妥善止血。再在鼻内镜下，患者取仰卧位，重新消毒铺单，络合碘纱条消毒鼻腔及各鼻道，切除受肿瘤侵犯的鼻甲、上颌窦壁和筛窦肿瘤。最后全切除肿瘤后取自体骨膜、人工硬膜和自体阔筋膜修补颅前窝底硬膜缺损，吸收性明胶海绵及纱条填塞鼻腔。

【术后 MRI】术区呈片状稍长 T_1 长 T_2 信号，其内夹杂者斑片状短 T_1 短 T_2 信号，增强后边缘可见线样强化。周围见大片状稍长 T_2 水肿，中线结构左侧移位较前稍缓解（图 11–107）。

【检查结论 / 诊断】（颅内）嗅神经母细胞瘤。免疫组化结果：SALL4（−），SOX-2（＋），Syn（＋），NF-Pan（−），CK-Pan（＋），CD99（＋），Ki-67（30%＋），INI1（＋），β-Catenin（膜＋）。

【术后神经功能】现患者未诉特殊不适，一般情

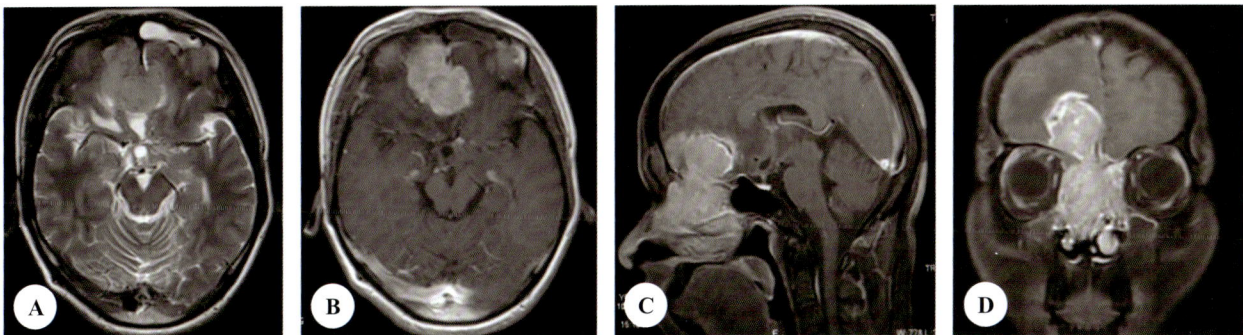

▲ 图 11–106 病例 1 术前辅助检查

况可。三测正常，神清，双侧瞳孔等大等圆，直径约 2.5mm 大小，对光反射灵敏，视力同术前。颈软，四肢肌力、肌张力正常，各生理反射存在，Kernig、Babinski、Brudzinski 征阴性。

【经验体会】对于颅内外沟通的嗅母细胞瘤或其他鼻颅底恶性肿瘤，首选手术切除。颅内部分手术对神经外科医师而言并不陌生。双额底入路有助于最大程度显露颅前窝底，牵拉额叶并切除颅内肿瘤获得空间后可在显微镜下直视筛板，或者通过被侵蚀的筛板及颅前窝底到达筛窦。嗅母细胞瘤一般生长迅速，浸润正常脑组织，但仍可能存在相对边界。沿相对边界切除肿瘤可防止肿瘤残留，且有利于手术止血。对于颅外部分，如鼻腔、筛窦、额窦及蝶窦内的肿瘤，神经内镜的普及与进步可以一定程度弥补部分神经外科医师对于颅外肿瘤的处理。

病例 2 患者姜某，女性，41 岁。因"双鼻嗅觉丧失 1 年，左鼻腔疼痛 10 余天"入院。

【查体】神清语利。鼻内镜见左侧鼻腔黏膜糜烂，中鼻道可见新生物，触之出血，并有脓性分泌物。无明显脑神经功能障碍。

【辅助检查】见图 11-108。

颅脑 CT 示左侧鼻腔、筛窦、额窦及蝶窦内见软组织密度灶填充，其密度均匀，平扫 CT 值约 47Hu，边缘较清晰，大小约 4cm×2.5cm×5.5cm，左侧筛窦小房骨质消失，鼻中隔受压向右侧偏移，眼眶内侧

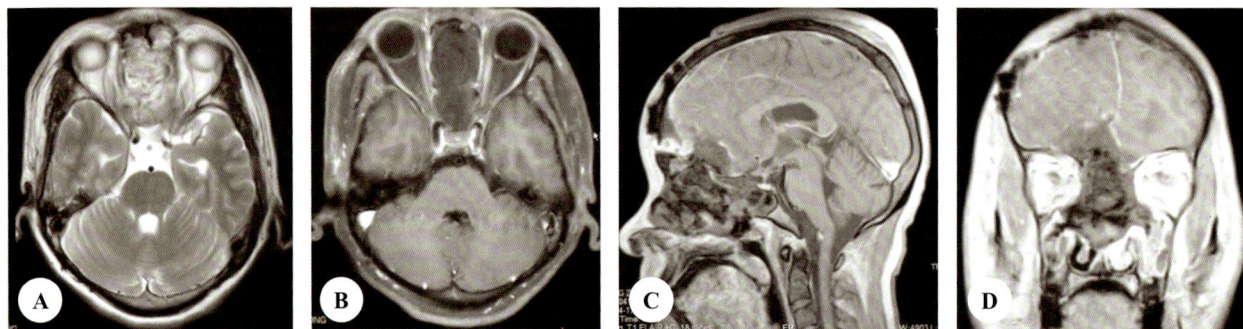

▲ 图 11-107 病例 1 术后 MRI 检查

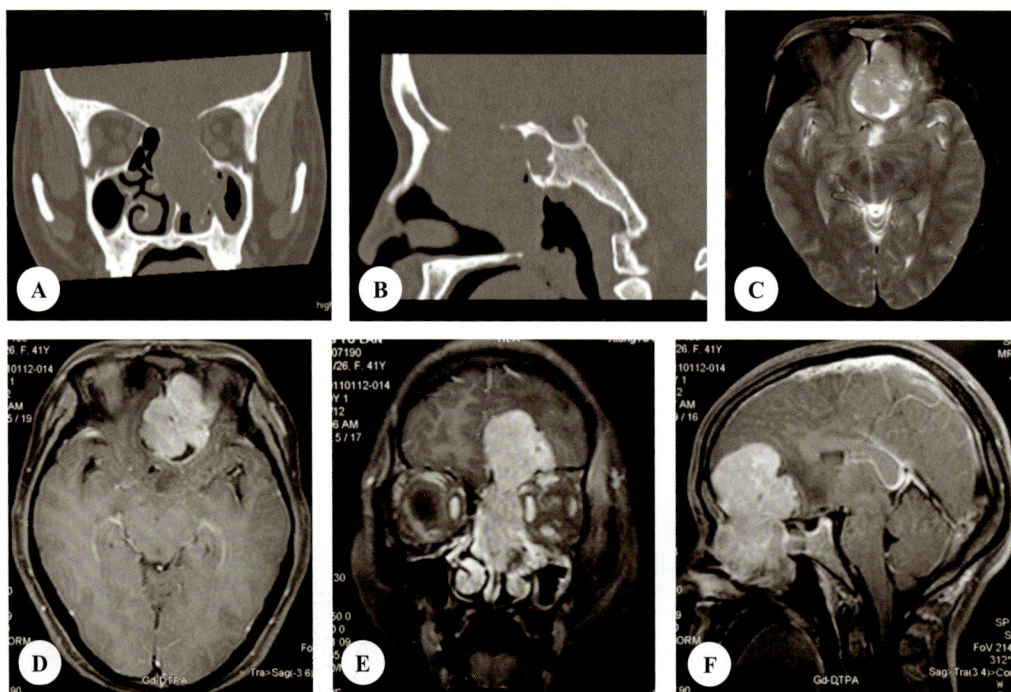

▲ 图 11-108 病例 2 术前辅助检查

壁骨质吸收变薄，病变向眼眶内稍突出，左侧内直肌受压。

颅脑 MRI 示左侧额部见一不规则形稍短 T_1 等 T_2 信号，边缘较清晰，大小约 5.0cm×4.0cm×5.0cm，增强后明显强化，病灶周边可见部分水肿信号，中线结构向右侧移位。肿块突破颅底骨质向下侵及左侧筛窦、蝶窦及鼻道，稍呈哑铃型改变，左上颌窦外侧壁及鼻中隔受压推移。

【术前诊断】前颅底鼻沟通占位：嗅母细胞瘤？

【手术入路】双额底入路。

【手术过程】仰卧位。行双侧扩大额下入路，双额冠状切口，切开头皮，骨膜下分离皮瓣并牵开，显露至鼻根部及眶缘，分离颞肌，显露双侧 Keyhole。颅骨钻 6 孔，骨瓣开颅，大小约 8cm×5cm，平颅前窝底。显微镜下于左额弧形剪开硬膜，轻抬额叶，见病变位于颅前窝底经筛板向蝶、筛窦及鼻腔生长，约 5.1cm×4.0cm×3.5cm，肿瘤质地韧，血供异常丰富，主要来自前颅底硬膜、骨质和邻近大脑镰，实性，与正常脑组织粘连，边界尚清。肿瘤周边脑组织水肿明显，释放脑脊液困难。

镜下沿前颅底电凝阻断大部分血供，分离肿瘤与脑组织粘连，充分瘤内减压，分块全切除颅内部分肿瘤。扩大筛板骨质破坏区，分块分离全切除蝶窦、筛窦及鼻腔内肿瘤。取自体股内侧脂肪填塞蝶窦、筛窦骨质缺损，封闭额窦，取额骨带蒂骨膜覆于脂肪表面并与周边硬膜缝合，重建颅底。

【术后 MRI】原左侧额部及左侧筛窦、蝶窦及鼻道占位性病灶已切除，术区呈大片状长 T_1T_2 信号灶，左侧筛窦及鼻道内短 T_1 稍长 T_2 信号灶，增强后术区未见异常强化灶；中线结构稍向右偏移，左侧脑室额角稍受压变窄，额骨呈术后改变。左上颌窦、右侧筛窦及蝶窦内见长 T_2 信号灶（图 11-109）。

【术后病理】嗅母细胞瘤。

【术后神经功能】神志清醒，计算力稍差，语言流利，双侧瞳孔等大等圆，直径 3mm 大小，对光反射灵敏，口角无歪斜，伸舌居中，切口愈合可，无红、肿、渗出，颈软，四肢肌力、肌张力正常，各生理反射存在，Kernig、Babinski、Brudzinski 征阴性（图 11-110）。

【经验体会】本例患者仅使用神经外科显微镜操

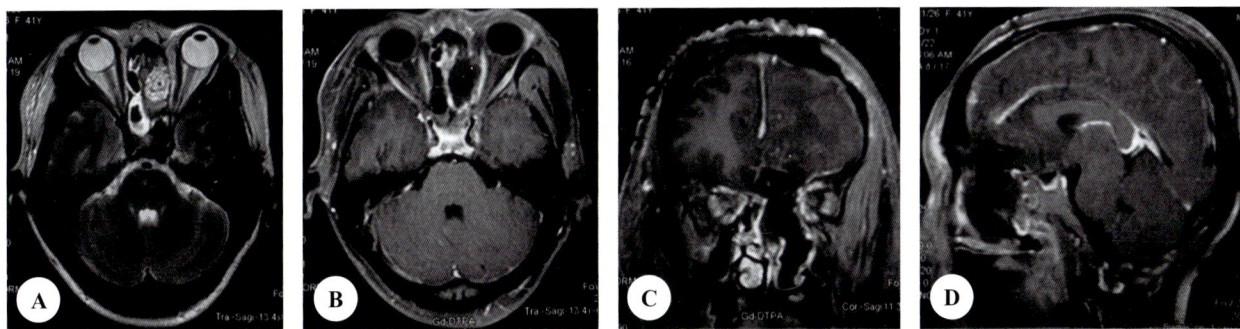

▲ 图 11-109 病例 2 术后 MRI 检查

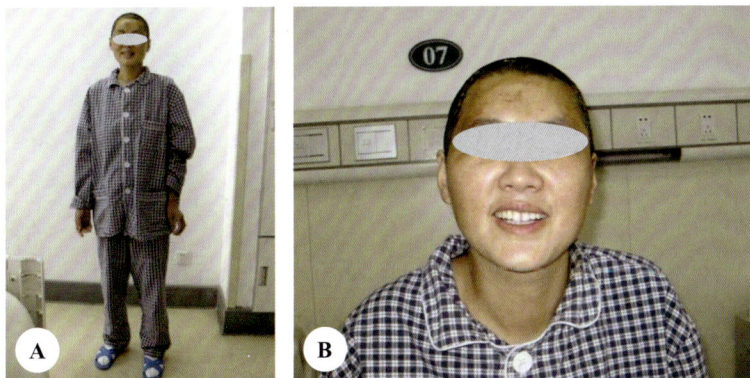

▲ 图 11-110 病例 2 术后神经功能检查

作，先行切除颅内肿瘤，再通过扩大筛板骨质破坏区，分块全切除蝶窦、筛窦及鼻腔内肿瘤。神经外科显微镜可以提供具有足够纵深的手术视野，但无法提供对于手术路径侧方的观察。向侧方如翼腭窝，或者向额窦、蝶窦生长的肿瘤处在观察盲区，可能有残留。影响肿瘤全切的因素还有肿瘤的质地及血供。颅外部分的肿瘤血供通常来源于筛动脉，可有筛前动脉及筛后动脉，来源于眼动脉，为颈内动脉的分支之一；以及颈外动脉系统的蝶腭动脉，来源于上颌动脉。过于坚韧的肿瘤可能对分离造成困难，鲁莽粗暴的拖拽可能造成灾难性出血或手术界面丢失，轻柔分离、使用双极控制出血是手术成功的关键。ONB可能生长迅速，因此肿瘤也可能质地较软，无论是使用内镜系统或者手术显微镜，都应努力寻找正常解剖标志或组织结构，以减少残留可能。

（五）鉴别诊断病例

病例 1 患者李某，男性，10 岁。因"鼻咽纤维血管瘤术后 4+ 年，发现鼻腔新生物 10 余天"入院。既往史：患者于 4 年前全麻下鼻内镜下行鼻咽纤维血管瘤切除术，出院后鼻腔仍间断出血；3 年前全麻下行股动脉全脑造影术介入＋颅面部联合入路鼻咽颅底肿瘤切除术。后因鼻腔反复流涕再次求诊于我科。

【查体】鼻内镜见双侧鼻腔黏膜慢性充血，表面可见血管纹红色新生物，触之易出血，各鼻旁窦体表投影区无压痛。余无明显神经功能障碍（图 11-109）。

【辅助检查】鼻内镜可见鼻颅底术后改变，术腔已上皮化，鼻咽顶壁可见淡红色光滑新生物，鼻咽部顶后壁淋巴组织增生，表面可见脓性分泌物，占双后壁大于 50%。颅底 MRI 可见筛窦、蝶窦、额底不规则强化结节灶（图 11-111）。

【术前诊断】复发鼻咽纤维血管瘤。

【手术过程】仰卧位，按照颅面部联合手术如路消毒铺巾。于内眦内侧稍上方约 5mm 处开始沿鼻旁右侧切开皮肤，绕过鼻翼至鼻小柱，切达骨质，沿骨膜向下剥离，暴露鼻骨，上颌窦额突及梨状孔周围骨质，用剥离子剥离鼻骨下缘，沿梨状孔边缘使鼻腔外侧壁的软组织与骨质分开，用咬骨钳咬去鼻骨至内眦水平线，扩大梨状孔边缘，切开鼻腔外侧壁黏膜，咬开上颌窦前壁，在 0° 鼻内镜辅助下去除上颌窦内黏膜，打开上颌窦后壁，进入翼腭窝，探查瘤体根部，双极电凝烧灼，切除鼻腔外侧壁上部及中鼻甲，进入筛窦，牵扯出肿瘤，开放筛窦及蝶窦，从而将筛窦及蝶窦内的肿瘤充分游离，扩大上颌窦内侧壁进入翼腭窝及颞下窝，暴露肿瘤并游离，

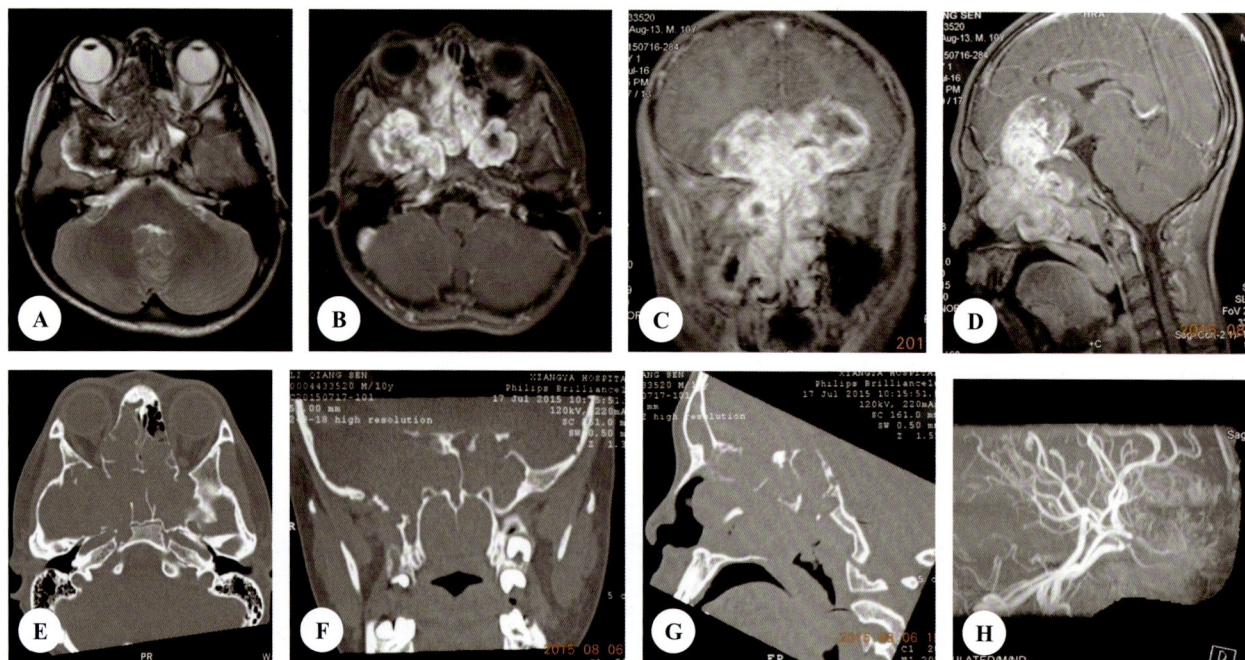

▲ 图 11-111　鉴别诊断病例 1 术前 MRI 检查

在肿瘤边缘采取边电凝边填塞纱条的方法，保持沿着骨面剥离肿瘤，先行处理翼腭窝及颞下窝内瘤体，再处理蝶窦及海绵窦瘤体，沿肿瘤被膜向外侧小心剥离，仔细辨认鞍底、鞍结节、视神经管及颈内动脉隆起，电凝协助下紧贴肿瘤表面小心分离颈内动脉、海绵窦及硬脑膜组织，用吸收性明胶海绵等压迫止血，随后处理颅内肿瘤，作发迹内颅冠状切口。额部皮瓣从骨膜下全层向前下分离至眉弓层面，保护眶上神经，额骨做单额瓣掀起，保护矢状窦，分离前颅前窝硬脑膜，见肿瘤经筛板突入颅前窝，与硬脑膜粘连，切开硬脑膜，小心分离肿瘤，从颅前窝将突入颅内部分的肿瘤分次切除，同时双极电凝止血，经颅前窝底切除残留的部分鼻腔鼻窦上份肿瘤，术区予以人工硬脑膜及吸收性明胶海绵覆盖，将额部皮片内侧的带蒂帽状腱膜分离后翻转覆盖在前颅底骨质缺损处，依次缝合皮下及皮肤组织。鼻腔鼻窦予以可吸收材料填塞。

【术后 MRI】现片示鼻腔鼻窦呈术后改变，原筛窦 - 蝶窦内强化结节已经切除，术区可见长 T_1 稍长 T_2 信号灶，增强后边界可见强化。额部骨质部分缺损同前；双侧额叶可见斑片状长 T_1 长 T_2 信号灶，情况同前。鼻咽顶后壁结节灶切除呈术后改变，术区未见明显异常强化。余况基本同前（图 11-112）。

【术后神经功能】患者一般情况可，未诉特殊不适。查体：鼻腔内无明显流血流液，视力粗测双眼无明显异常，颈软，四肢活动可，肌力及肌张力正常，跟膝胫试验（-），指鼻试验（-），双手动作轮替试验（-），Romberg 征（-），Kernig、Brudzinski、Babinski 征阴性。外鼻无明显畸形，无活动渗血渗液，鼻中隔无穿孔，双鼻腔黏膜轻充血，并见少量黏血痂涕，无粘连及狭窄，眶周无青紫，眼球活动正常。

【经验体会】该患者为复发颅鼻沟通纤维血管瘤，与 ONB 不同的是，纤维血管瘤是多发于男性青少年的良性肿瘤。肿瘤的颅外部分充满筛窦及蝶窦并进入翼腭窝及颞下窝。先行血管造影及栓塞肿瘤供血动脉——双侧颌内动脉远端分支，双侧眼动脉分支及双侧大脑前动脉分支。同耳鼻喉科医师行颅面部联合手术，通过鼻侧切开及内镜辅助到达翼颚窝及颞下窝，切除颅外肿瘤后切除并行颅内肿瘤切除术。包括术前血管栓塞与手术入路等手术策略的正确制订是手术成功的基础。

病例 2　患者刘某，男性，26 岁。因"剧烈头痛 1 个月，呈胀痛感，伴恶心呕吐，左眼视力下降，合并双侧鼻腔大量出血"入院。

【查体】神志清楚，双侧瞳孔等大等圆，直径 3mm 大小，左侧对光反射迟钝，右侧对光反射灵敏，左侧眼睑下垂。鼻腔有血性分泌物，口角无歪斜，双侧鼻唇沟无变浅，鼓腮示齿可，伸舌居中，咽反射正常，颈软，四肢活动可，肌力、肌张力正常，Kernig、Brudzinski、Babinski 征阴性。

【辅助检查】见图 11-113。

MRI 检查：筛窦 - 蝶窦 - 额窦左侧份 - 颅前窝 - 双侧额叶见大片状不规则形等 - 长 T_1 等 - 长 T_2 混杂信号灶，FLAIR 序列呈等 - 稍高信号，增强后可见明显不均匀强化，病灶周围可见片状水肿带，范围约 5.4cm×5.7cm，垂体显示不清，病变与右侧下鼻甲、左侧中下鼻甲分界不清，左侧视神经及内直肌、双侧脑室前角受压；灰白质界限清楚，中线结构右移，脑沟裂正常。左侧上颌窦见长 T_2 信号灶。

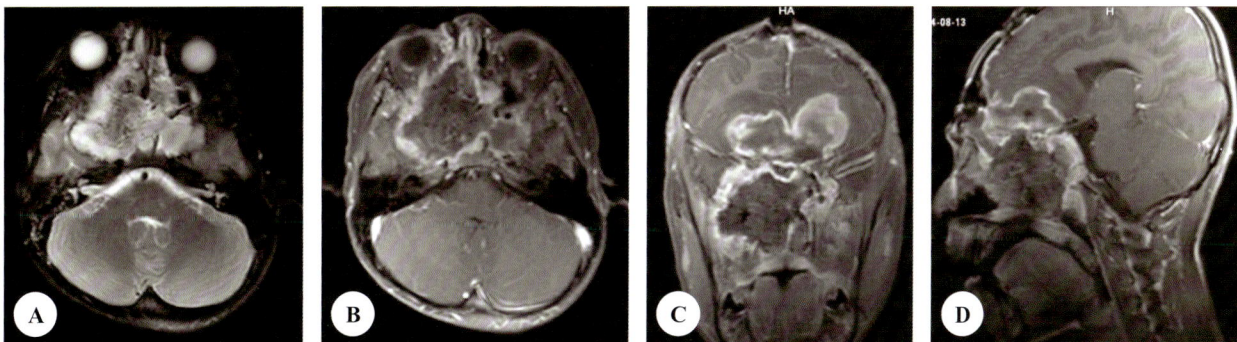

▲ 图 11-112　鉴别诊断病例 1 术后 MRI 检查

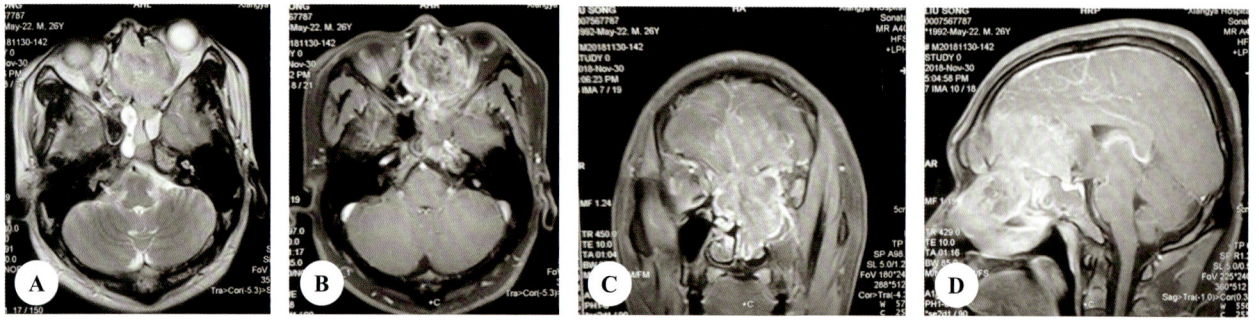

▲ 图 11-113　鉴别诊断病例 2 术前辅助检查

颅脑动脉 CTA 检查：颅前窝底肿块血供丰富，双侧大脑前动脉分支参与肿瘤供血，双侧大脑前动脉受压移位。

【术前诊断】颅鼻沟通占位：嗅母细胞瘤？

【手术入路】双额额下入路联合经鼻内镜。

【手术过程】仰卧位。行双侧扩大额下入路，双额冠状切口，切开头皮，骨膜下分离皮瓣并牵开，取带蒂帽状腱膜备用，显露至鼻根部及眶缘，分离颞肌，显露双侧 Keyhole。颅骨钻 6 孔，骨瓣开颅，大小约 8cm×5cm，平颅前窝底。显微镜下于弧形剪开双侧硬膜，于鸡冠处结扎剪断上矢状窦。轻抬额叶，见病变位于颅前窝底经筛板向蝶、筛窦及鼻腔生长，约 5.4cm×5.7cm，肿瘤质地中等，血供较丰富，实性，颅内部分囊变，与正常脑组织粘连紧密、边界不清。镜下先行瘤内减压，切除部分肿瘤，进一步分离肿瘤与周围神经血管粘连，分块全切除颅内部分肿瘤。

继续鼻内镜探查颅外病灶。双侧鼻腔内见质软暗红色肿物。肿物破坏鼻中隔、双侧额窦、筛窦、上颌窦、双侧中鼻甲及下鼻甲；压迫破坏双侧眶纸板及视神经管内壁，并累及左侧眼眶及视神经管的底壁和顶壁；肿瘤累及左侧眶筋膜；破坏筛顶筛板，并与颅底硬脑膜粘连，部分硬膜瘤变。先自中隔软骨后方切除鼻中隔，分块切除部分鼻腔内肿瘤，暴露术腔，妥善止血。再行 draf3 型额窦开放，去除裸露中隔软骨上段，切除鼻顶前部黏膜，磨去额鼻嵴暴露额窦开口，咬去额窦中隔，扩大双侧额窦开口。双侧自额鼻嵴后方，沿眶筋膜切除眶纸板及其上附着的残余中鼻甲，行双侧眶减压并暴露两侧肿瘤外界。之后沿眶筋膜向上凝断双侧筛前、筛后动脉，剥出肿瘤外上界，再向内绕病变磨除颅底骨质，

游离筛顶筛板及鸡冠，电刀绕病变切开颅底硬脑膜，显露之前垫入颅底的吸收性明胶海绵；再沿右侧上颌窦内壁显露肿瘤右侧外下界，切除左侧上颌窦内壁、切除上颌窦内肿瘤并沿眶底壁显露肿瘤左侧外下界。沿上述边界向后切除肿瘤，电刀及等离子刀凝断双侧蝶腭动脉，切除蝶窦底壁，自下界向后至蝶窦后壁，再向上至与之前显露的吸收性明胶海绵等汇合，将鼻腔鼻窦内肿瘤、颅底骨质、鸡冠等大体切除。进一步切除残留瘤变的硬脑膜、左侧蝶骨小翼（视神经管减压）、部分左侧翼突根部及左侧受累眶筋膜。最后确认肿瘤及受累组织完全切除后，妥善止血。

行颅底重建，取右侧游离颞肌筋膜，自开颅处垫入颅底，与残留硬脑膜缝合，封闭颅底，再将之前备用的帽状腱膜垫入颅内硬膜下，将人工硬膜自鼻腔垫入硬膜外。重建颅底。鼻腔内填塞纳吸棉 2 根、碘仿纱条 2 根及鼻腔扩张管，行压迫止血并支撑颅底。与护士清点棉片、缝针无误。连续严密缝合硬脑膜，回置骨瓣，置硬膜外引流管 1 根，分层缝合肌肉、帽状腱膜和头皮。

【术后 MRI】MRI 示额骨局部骨质缺损，鼻腔-蝶窦呈术后改变，原筛窦-蝶窦-额窦左侧份-颅前窝肿块灶已切除，术区见长 T_1 等 T_2 信号填充，术区见少许积液及积血，增强后术区邻近脑膜轻度强化。双额叶仍见大片长 T_2 水肿信号。双侧脑室前角受压情况较前基本缓解。中线结构基本居中（图 11-114）。

【术后病理】（颅前窝底）恶性肿瘤，结合免疫组化，诊断为腺泡状横纹肌肉瘤。免疫组化结果：CgA（-），Syn（-），NF-Pan（-），S100（-），CK-Pan（散在 +），EMA（-），Ki-67（约 40%+），成

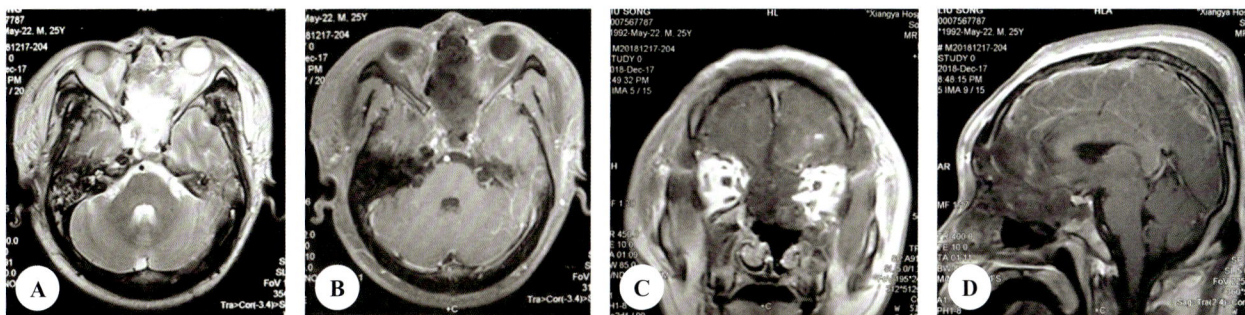

▲ 图 11-114　鉴别诊断病例 2 术后 MRI 检查

肌蛋白（＋），SMA（－），CD34（－），结蛋白（＋），HHF35（－），MYOD1（－），LCA（－），FLI1（弱＋），CD99（±），CD56（±）。

【术后神经功能】患者神志清楚，无特殊不适，面部肿胀情况好转，鼻腔无漏液。双侧瞳孔等大等圆，直径约 3mm 大小，对光反射灵敏。颈软，四肢肌力、肌张力正常，各生理反射存在，Kernig、Babinski、Brudzinski 征阴性。

【经验体会】横纹肌肉瘤起源于横纹肌分化的原始间叶细胞，由不同分化程度的横纹肌母细胞构成，恶性程度高，进展迅速。鼻腔、鼻窦是好发部位之一，一般累及多个鼻窦，可造成周围如咽旁间隙、翼腭窝等结构的侵犯以及广泛的骨质破坏。肿瘤可通过破坏颅前窝底侵犯颅内，浸润额底，造成包括头痛等高颅压症状及额叶精神症状等。颅内部分的扩大切除有助于减少肿瘤颅内复发及转移，术后多种药物联合化疗及放疗是提高生存率的重要手段。

病例 3　患者男性，55 岁，因"外伤后检查发现颅鼻沟通占位"入院。既往白内障手术病史。

【查体】神志清楚，双瞳孔等大等圆直径 3mm 大小，对光反射灵敏，头颅大小及形态正常，鼻腔及外耳道无异常分泌物；嗅觉：双侧缺失；视力粗侧：左眼视力 0.3；右眼视力 0.3，视野粗测未见缺损；眼球活动可，余神经系统体查未见明显阳性体征。

【辅助检查】

MRI 检查：颅前窝额部可见一团块状等 - 长 T_1 等 - 稍长 T_2 混杂信号灶，FLAIR 呈高低混杂信号，较大层面测量大小约 62mm × 60mm × 52mm，增强后呈明显不均匀强化，内部可见片状无强化区，颅前窝底骨质破坏，邻近额叶皮质推挤移位，病灶周围可见脑脊液信号环，双侧侧脑室前角受压变窄（图 11-115）。

颅底 HRCT：颅前窝额部可见团块状低 - 稍高混杂密度灶，边界尚清，最大层面大小约 63mm × 58mm，平扫 CT 值约 25-56HU，肿块边缘及其内可见多发弧形、结节状钙化灶，病灶累及筛窦、额窦，邻近骨质吸收、变薄并可见骨质破坏，鸡冠受累，双侧额叶、胼胝体膝部及双侧侧脑室受压；肿块周围可见片状低密度灶。脑沟、脑裂未见明显增宽，中线结构局部向右侧移位。左侧晶状体变扁（图 11-115）。

【术前诊断】颅鼻沟通占位：嗅母细胞瘤？

【手术入路】双侧额底入路。

【手术过程】仰卧位，头前屈 10°，抬高 5°，头架固定头部。双额发迹内冠状切口，依次切开头皮和帽状腱膜，帽状腱膜下分离皮瓣并牵开，完整分离额部骨膜，显露至 Keyhole 及眶上孔。颅骨双侧 Keyhole 钻 2 孔，铣刀铣下约 4cm × 4cm 大小的骨瓣，骨窗下缘平颅前窝底，中线达鼻根下方，悬吊硬膜，硬膜外即可见突出肿瘤，质硬、色灰黄，大小约 63mm × 58mm，边界尚清，向上方推挤硬膜，长入额窦、筛窦，下达左侧上鼻甲。显微镜下硬膜外瘤内减压，向前颅底、筛窦方向探查，见肿瘤起源于嗅神经，膨胀性生长，突破前颅底，眶顶及筛板骨质粘连于肿瘤上级。上矢状窦前端予以缝扎，进一步分离肿瘤与硬脑膜粘连后，将肿瘤分块切除。彻底止血，取自体股外侧带蒂脂肪阔筋膜颅底重建，人工脑膜修补额部缺损硬膜，额部骨膜反折覆盖前颅底加固重建，置硬膜外引流管一根（图 11-116）。

【术后 MRI】原颅前窝额部病灶已切除，颅前窝底及部分筛窦内可见团片状短 T_1、长 T_2 信号灶填充，呈术后改变，额部相应颅板下及术区可见长 - 短 T_1、

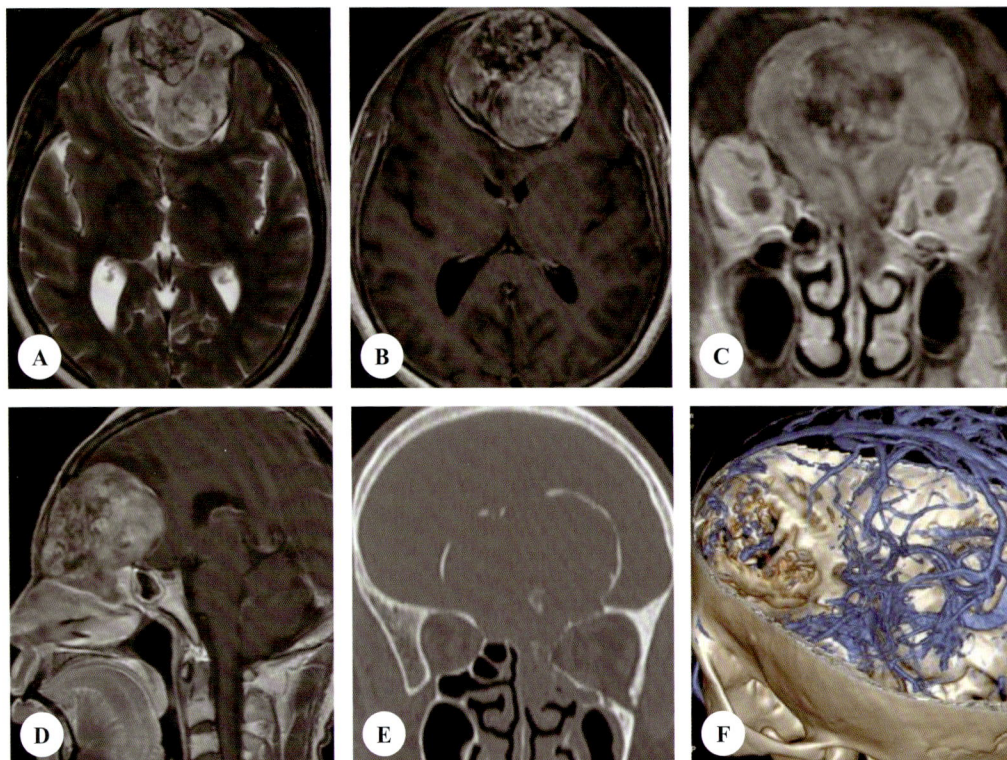

▲ 图 11-115　鉴别诊断病例 3 术前辅助检查

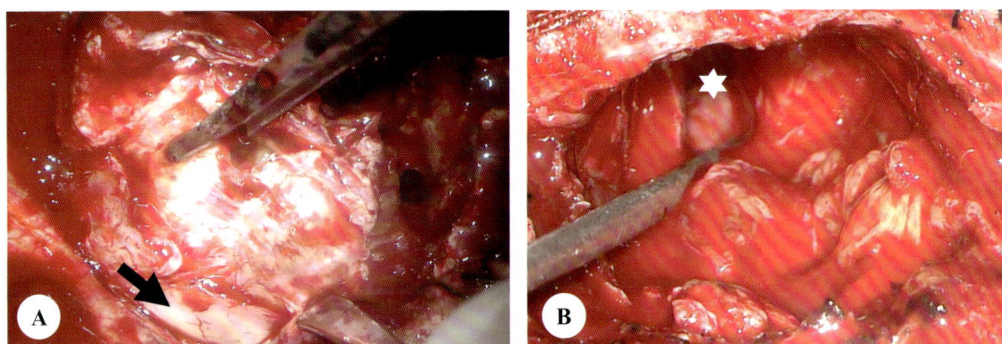

▲ 图 11-116　鉴别诊断病例 3 手术过程

A. 贴附于肿瘤上极的前颅底骨质（黑箭）；B. 上鼻道（白色六角形）

长 - 短 T_2 混杂信号灶，增强邻近脑膜可见线条状强化。邻近额叶受压较前明显减轻，双侧额叶可见片状长 T_1 长 T_2 信号灶，增强无强化。双侧侧脑室前角受压变窄较前减轻（图 11-117）。

【术后病理】（颅前窝额部）梭形细胞肿瘤，结合形态及免疫组化，诊断为神经鞘瘤。

免疫组化结果：CK-Pan（－），EMA（－），Vimentin（＋），SMA（－），CD34（区域＋），SOX10（＋），S100（＋），CD99（－），Ki-67（1%＋），STAT6（－），SSTR2A（－），H3K27Me3（＋），Syn（－），NSE（－），

CgA（＋），CD56（＋）（图 11-118）。

【术后神经功能】患者神志清楚，无特殊不适，鼻腔无漏液。双侧瞳孔等大等圆直径约 3mm 大小，对光反射灵敏。颈软，四肢肌力、肌张力正常，各生理反射存在，Kernig、Babinski、Brudzinski 征阴性。

【经验体会】

（1）本病例为少见的嗅神经鞘瘤，起源于筛板内的嗅神经根丝，向上方膨胀性生长，将前颅底骨质挤压变薄，并突破骨质向上挤压额叶生长，故肿瘤上表面可见"蛋壳样"前颅底骨质附着。但肿瘤整体

（3）手术方案的选择与手术技巧。岛叶胶质瘤的手术方案的选择一般来说较为单一，虽然目前学术界仍有经侧裂入路和经皮质入路的争论，但著者认为，经天然解剖间隙切除肿瘤应该是神经外科应遵循的基本原则。所以，对于单纯位于岛叶的胶质瘤，经侧裂切除应该没有争议；而对于累及岛盖的胶质瘤，可考虑经皮质入路切除，但因为经侧裂能更早地识别大脑中动脉及分支，能更好对其保护和控制肿瘤血供，我们认为经侧裂入路应该更为合理。在切除肿瘤过程中保护侧裂动静脉、辨别肿瘤边界、瘤内减压策略、血供控制等方面，许多外科医生均有自己的经验与见解。著者认为，提前识别侧裂动静脉及分支是妥善对其保护的必要条件；清晰的解剖操作界面是保护血管和其他操作的前提条件；充分合理的肿瘤内减压是为分离边界提供必要的空间准备。在这些基础上再体会肿瘤质地、颜色与正常脑组织间的区别，并结合对肿瘤的三维形态的思维重构及三维解剖的理解来分离边界，实现肿瘤全切除与功能保护。对于高级别胶质瘤，肿瘤边界的识别通常相对容易，而低级别胶质瘤，尤其是弥漫浸润型低级别胶质瘤边界的识别仍有一定难度，需要与基底节区神经核团质地颜色来区别，有时还需要结合电生理监测、影像导航和实时荧光显像技术来实现最佳切除。

（4）近年来医疗新进展。从目前的临床应用来看，岛叶胶质瘤的手术还是需要以传统的手术技术来指导切除，但不可否认，近年来新技术的应用为该领域的发展提供了有力的支撑，这也是每位神经外科医生需要重视的方向。近年来应用于岛叶胶质瘤手术的新技术或进展主要有：持续运动功能监测（MEP），术中实时荧光显像技术，神经影像导航，语言表达功能区的评估定位。相比体感诱发电位（SSEP）而言，MEP 能更敏感监测运动功能，对判断锥体束的走行和肿瘤边界具有重要的参考价值。术中实时荧光显像可以提高肿瘤边界判断的准确性，对最大限度切除肿瘤与保护功能区具有重要价值，目前主要采用的显像剂为荧光素钠、8- 氨基 -γ- 酮戊酸和靛氰绿等。实时荧光显像精准性目前仍有一定提升空间，用来判断肿瘤紧邻锥体束病变中肿瘤与锥体束的关系时须谨慎。神经影像导航技术已经相对成熟，但术前精准注册和术中脑移位漂移问题

亟需重视。语言表达功能区的评估有基于 MRI 的无创评估和基于电刺激的有创方法，目前来说都相对成熟，语言区尤其是感觉语言区相对较为弥散，一般其位置对应解剖关系相对固定，最重要的是需要评估语言区的侧别优势。

2. 放化疗等综合治疗　一般来说，岛叶胶质瘤以低级别胶质瘤更为常见，因更靠近神经发生起源区，岛叶纤维走行也有自身特点，这些因素决定了岛叶胶质瘤精准综合治疗上可能存在一定特殊性。包括以替莫唑胺为主的化疗和基于表皮生长因子受体（EGFR）的靶向治疗等，目前的研究在岛叶胶质瘤中无明确特殊性。岛叶胶质瘤切除程度较其他部位尤其是凸面胶质瘤更为保守，这也反映了后续综合治疗的重要性，但目前尚缺高质量的研究和指南支持岛叶胶质瘤在综合治疗中的特异性。

（六）岛叶胶质瘤的预后

1. 肿瘤预后　目前报道的岛叶胶质瘤切除率有较大的差异，较理想的病例组全切除率在 80% 左右，这是基于 MRI 评估切除程度。Sanai 等报道的 115 例病例中，全切除率在 82%，切除程度是关系患者生存预后的最主要因素。Duffau 报道的 51 例患者中，全切除率为 77%，而且还包括 20% 的患者术后再次手术以增加其切除程度。Ius 等报道的 53 例患者中全切除率为 83%，阐明了第一次手术切除程度是影响预后的最主要因素。由此可见，虽然岛叶胶质瘤手术具有挑战性，但尽可能争取全切除而获得远期生存应该是目前学术界的共识。

2. 功能预后　功能预后对于讨论岛叶胶质瘤来说是极为重要的，因为该区域以往是"不能手术区域"，术后可能有很严重的并发症，影响患者术后生存质量。神经外科技术的进步以及新技术的开展与推广，使岛叶胶质瘤的功能预后已有显著的改善。例如，对上纵束的定位，不仅能避免影响到语言认知功能，而且能协助定位前穿质的位置而避免损伤穿支血管，能显著减少术后并发症。近年来，文献报道的术后短期内神经功能恶化率在 15%～60%，永久性的神经功能障碍率一般都在 10% 以下，很多病例组报道的死亡率都为 0%，这相比于以前的病例报道有了明显的提高。甚至有报道超过 83% 的患者术后神经功能状况较术前有显著改善，79% 的患者术后无癫痫发

作，这也为岛叶胶质瘤的手术治疗提供了更充足的信心。

（七）典型病例解析

病例 1 患者周某，男性，30岁，因"病程1个月余，发作性抽搐5次，跌倒1次"入院。

【查体】生命体征正常，营养中等，神志清楚，自主体位，慢性病容，表情自如，检查合作，运动性失语，记忆力粗测正常。双侧瞳孔等大等圆，直径3mm，对光反射灵敏，双眼运动自如。口角无歪斜，双侧鼻唇沟无变浅，鼓腮示齿可，伸舌居中，咽反射正常，颈软，四肢活动可，肌力、肌张力正常，病理征阴性。

【辅助检查】头部MRI示左侧额岛叶见团块状长T_1长T_2信号灶，增强后未见明显强化；病灶较大层面范围约5.1mm×6.7mm×4.3mm，邻近左侧侧脑室受压变形，内侧与壳核可见"刀切征"，中线结构右移。诊断考虑低级别胶质瘤（图12-2）。

【术前诊断】左侧额岛叶占位：考虑胶质瘤；症状性癫痫。

【手术入路】左侧扩大翼点-经侧裂入路。

【手术过程】仰卧位，向右侧偏45°，稍下垂。取左侧扩大翼点入路，左额颞发迹内弧形切口，显露侧裂上方为主骨瓣，侧裂下方2cm，侧裂上方4cm，处理蝶骨嵴外侧。显微镜下选择经侧裂静脉额侧分开外侧裂，妥善保护侧裂两侧脑组织避免牵拉损伤，释放脑脊液可为进一步操作提供方便。显露岛叶及部分累及的额下回肿瘤，仔细识别肿瘤区域供血动脉，凝断后移位大脑中动脉，深入分块切除肿瘤，边减压边分离肿瘤边界，减压目的是方便分离边界。后方底节区质地与肿瘤质地有一定类似，需仔细体会分离切除（图12-3）。

【术后MRI】左侧额颞骨部分缺如呈术后改变，原左侧额岛叶病变已切除，术区可见长T_1长T_2信号灶，FLAIR呈低信号灶，周围呈高信号，增强后未见明显强化，中线结构稍右移（图12-4）。

【术后神经功能】患者神志清楚，生命体征平稳，语言流利，双侧瞳孔等大等圆，直径3mm，四肢肌力、肌张力正常。

【病理结果】星形细胞瘤（WHO II级，IDH突变型）。

【术后随访】术后2年随访，患者恢复正常生活功能，无神经功能障碍（图12-5）。

【经验体会】

（1）该病例肿瘤主要位于左侧额下回三角部-盖部-岛中央沟前岛叶，影像学表现为低级别胶质瘤，额下回受累，长T_2信号，病变相对较软。手术入路选择经侧裂入路。术前患者已有运动性失语，为Broca区受累表现，该患者Broca区一般不会移位，为中央前回前方1~1.5cm处的额下回后部。

（2）岛顶处穿支处理是该手术相对的难点，术中分离侧裂，识别大脑中动脉向额叶分支及穿支，直视下保护血管。该例患者术中病变质地较软，在控制好手术界面整洁前提下，有机会辨别肿瘤边界，影像导航价值有限。病变远离锥体束，MEP监测并非必须。

病例 2 患者娄某，女性，34岁，因"发作性眩晕幻嗅1个月余"入院。

【查体】生命体征平稳，营养中等，神志清楚，语言流利。视力视野正常，眼底检查正常。双瞳直

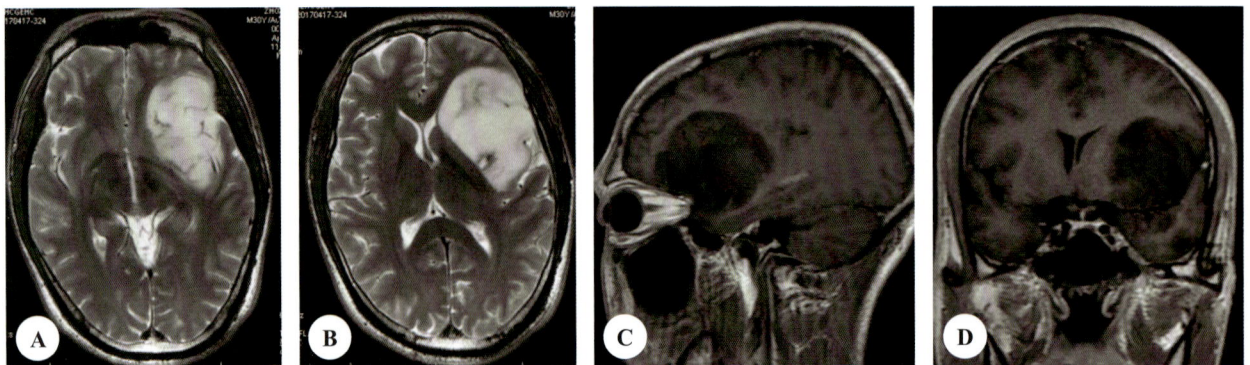

▲ 图12-2 病例1术前MRI检查

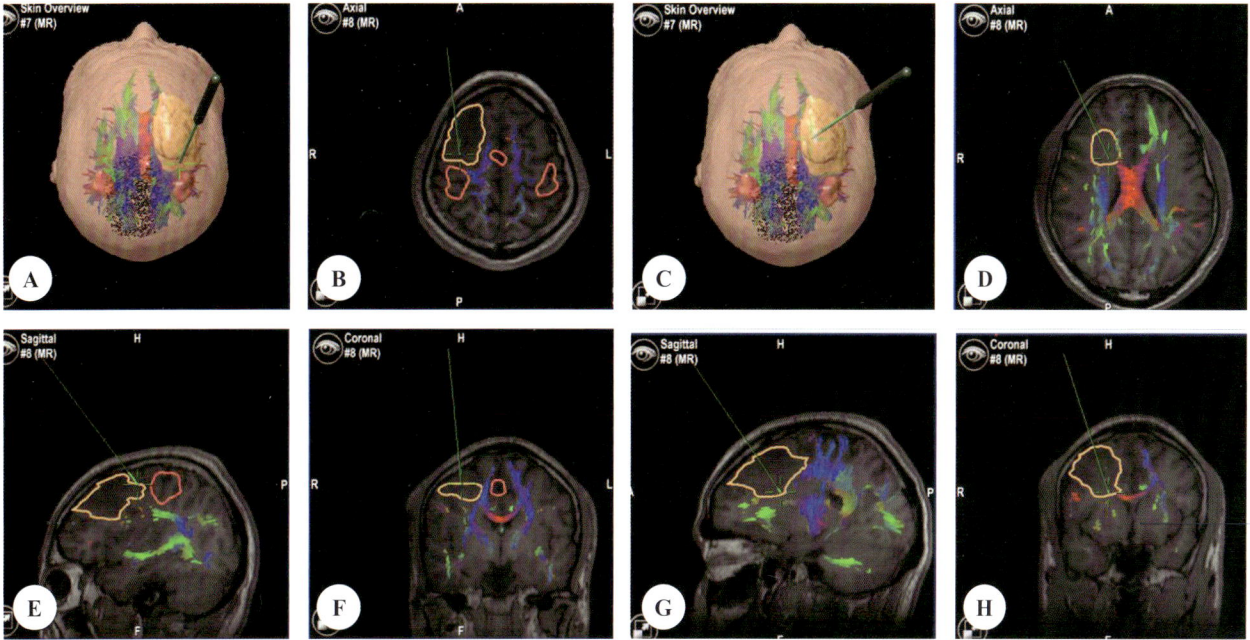

▲ 图 12-3　病例 1 术中导航

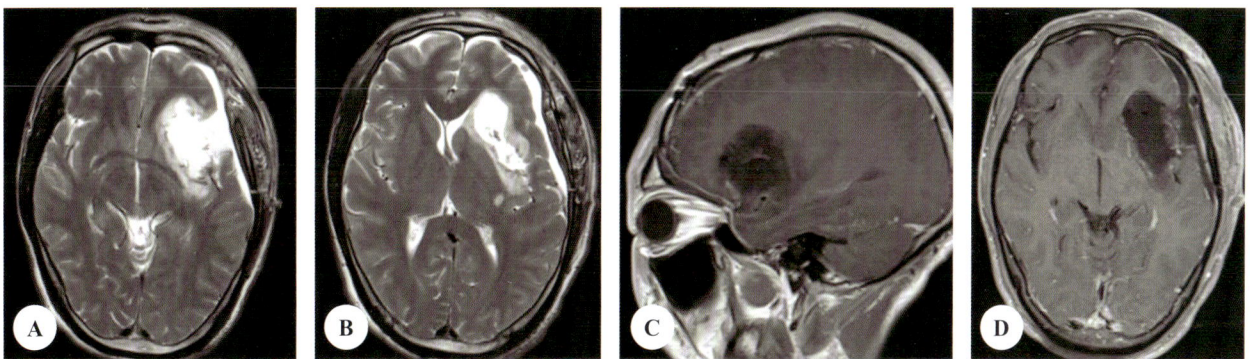

▲ 图 12-4　病例 1 术后 MRI 检查

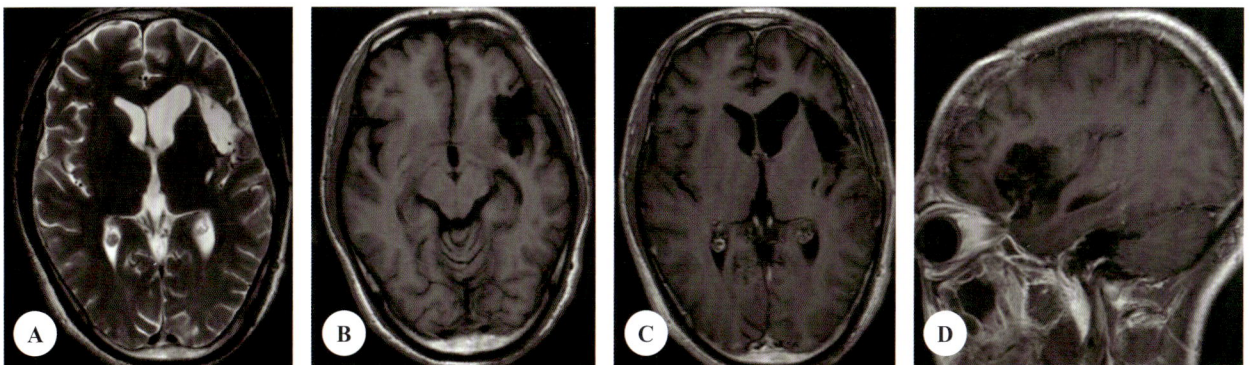

▲ 图 12-5　病例 1 术后 2 年随访 MRI 检查

径 3mm，等大等圆，对光反射灵敏，双眼球活动可，眼睑无下垂，无眼球震颤。双侧额纹对称，鼻唇沟对称，皱额、闭目、鼓腮、示齿、吹哨可，味觉正常。四肢肌力、肌张力正常，四肢痛觉、振动觉正常。生理反射存在，病理征阴性。

【辅助检查】右侧额颞岛叶可见大片状稍长 T_1 稍长 T_2 信号灶，信号混杂，FLAIR 上呈高信号，增强后稍加少量点片状强化，边界不清，呈弥漫浸润性生长，右侧侧脑室前角、脑桥受压变窄，中线结构局部左移（图 12-6）。

【术前诊断】右侧额颞岛叶占位病变：低级别胶质瘤；症状性癫痫。

【手术入路】右侧扩大翼点入路。

【手术过程】仰卧位，向左侧偏 45°。取右侧扩大翼点入路，右额颞发迹内弧形切口，骨瓣以外侧裂为中心，处理蝶骨嵴外侧。显微镜下弧形剪开硬膜，分离外侧裂显露大脑中动脉走行，并释放脑脊液提供解剖空间。切断大脑中动脉分支颞极动脉后，经岛阈下方及下环岛沟，向中颅底扩大切除颞极处肿瘤，释放解剖空间，切除额盖受累处肿瘤，充分暴露前岛叶后，经大脑中动脉间隙切除岛阈为中心的岛叶肿瘤，最后仔细辨别并清扫底节区肿瘤（图 12-7）。

【术后 MRI】见图 12-8。

【术后神经功能】术后患者神志清楚，语言流利，双侧瞳孔等大等圆，直径 3mm，四肢肌力、肌张力正常，各种生理反射存在，Kernig、Babinski、Brudzinski 征阴性。

【病理结果】少突胶质细胞瘤（WHO Ⅱ 级）。

【术后随访】术后随访 2 年，神经功能正常，恢复正常生活（图 12-9）。

【经验体会】

(1) 该病例属于典型的额颞岛叶胶质瘤，非优势半球，由影像特点判断，病变质地中等，可能边界不清楚，大脑中动脉及分支可能被血管侵犯。手术处理的难点之一在于术中发现大脑中动脉及分支部分被肿瘤包裹，给分离及保护动脉尤其是穿支血管带来难度，根据肿瘤推挤包裹血管的特点反向剥离，同时需要整洁的操作界面与充分的操作空间。

(2) 该病例肿瘤质地有一定韧性，给瘤内减压带来一定困难，对肿瘤及解剖位置进行思维三维重构，能更有效率地快速减压。肿瘤内侧边界的识别具有一定困难，需要结合肿瘤质地与三维解剖形态判断，并适当辅助神经导航。

病例 3 患者李某，女性，28 岁，因"头晕、失神发作 1 年余"入院。

【查体】神志清楚，慢性病容，检查合作，自动体位。记忆力正常，双侧瞳孔等大等圆，直径 3mm 大小，对光反射灵敏，口角无歪斜，双侧鼻唇沟无变浅，鼓腮示齿居中，伸舌居中，咽反射正常，颈软，四肢活动正常，肌力、肌张力正常，病理征阴性。

【辅助检查】左侧颞岛叶可见不规则团状长 T_1 长 T_2 信号灶，大小约 62mm × 58mm，FLAIR 序列呈高信号，增强后未见明显强化，相应脑沟脑裂变窄，左侧脑室受压变窄，中线结构局部右移；余脑实质未见明显异常信号灶，余脑室未见明显扩张（图 12-10）。

【术前诊断】左侧颞岛叶占位病变：低级别胶质瘤；症状性癫痫。

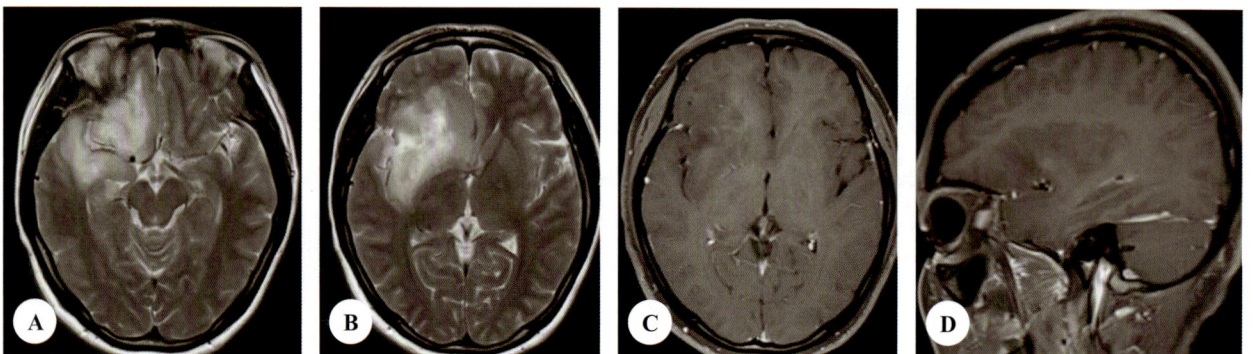

▲ 图 12-6　病例 2 术前 MRI 检查

【手术入路】左侧扩大翼点入路。

【手术过程】仰卧位，向右侧偏 45°。取左侧扩大翼点入路，左额颞发迹内类弧形切口，显露以外

侧裂为中心稍偏颞侧骨瓣，咬除蝶骨嵴外 2/3，悬吊硬膜。显微镜下弧形剪开硬膜，于侧裂静脉颞侧分开外侧裂，至下环岛沟。经下环岛沟切开颞干向颞

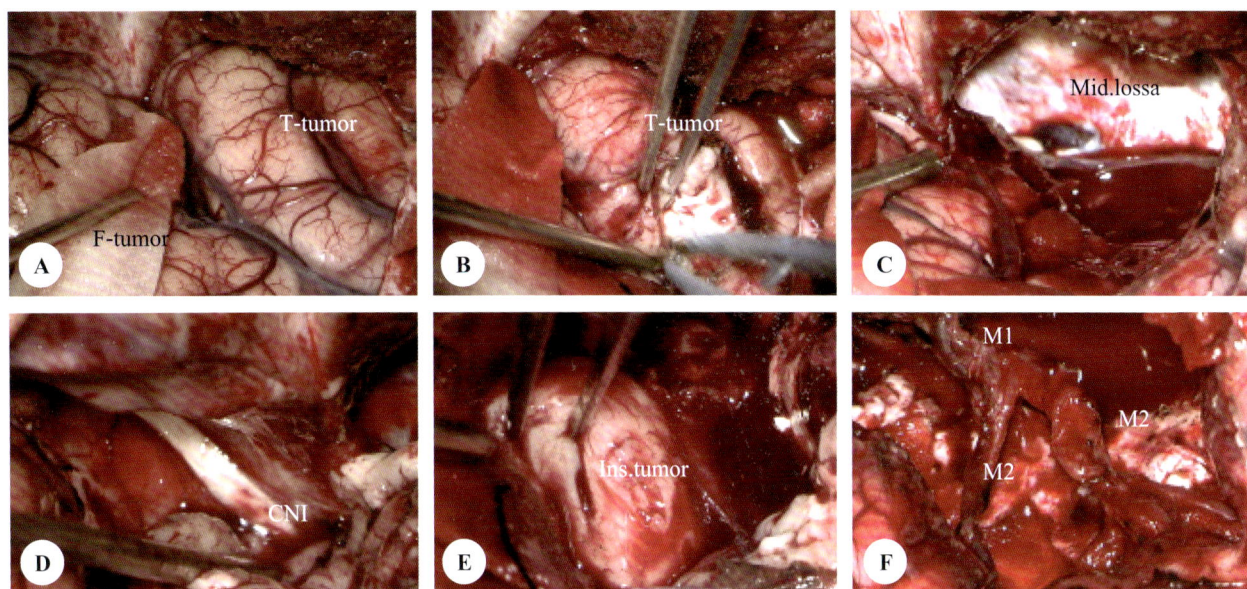

▲ 图 12-7　病例 2 颞叶肿瘤（T-tumor）、额叶肿瘤（F-tumor）、岛叶肿瘤（Ins-tumor）、颅中窝底（Mid.fossa）、嗅神经（CNI）、大脑中动脉 M1 和 M2 段、颞叶肿瘤（T-tumor），额叶肿瘤（F-tumor），岛叶肿瘤（Ins-tumor），颅中窝底（Mid.fossa），嗅神经（CNI），大脑中动脉 M1，M2 段（M1，M2）

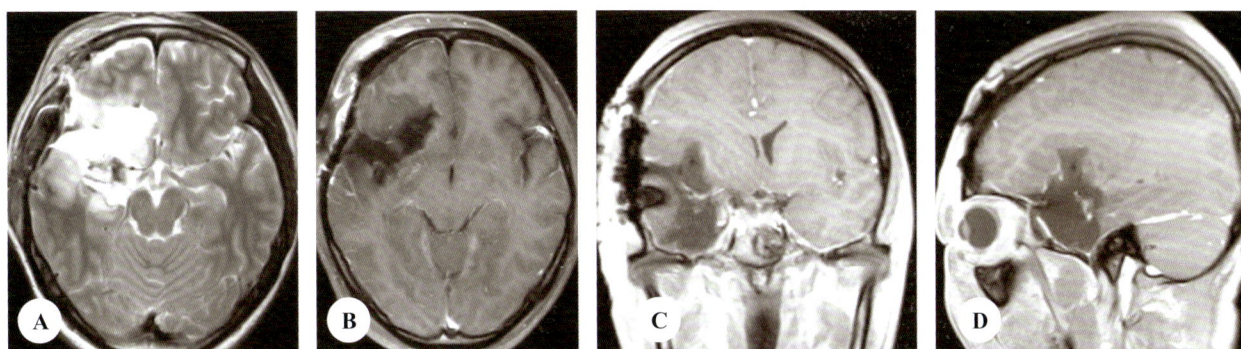

▲ 图 12-8　病例 2 术后 MRI 检查

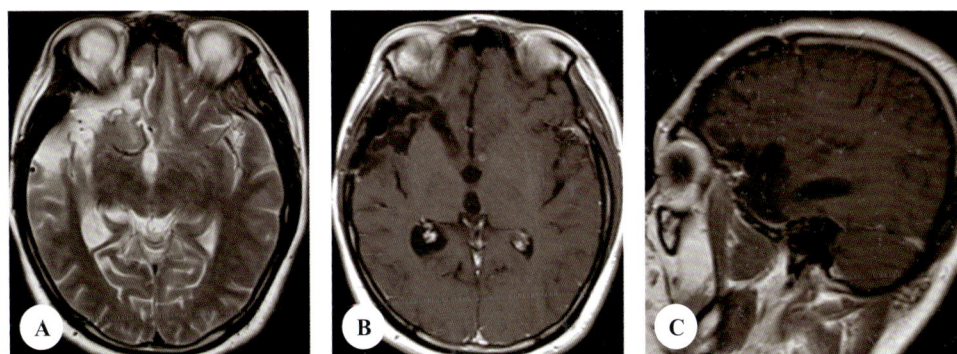

▲ 图 12-9　病例 2 术后 2 年随访 MRI 检查

底进入侧脑室颞角，向前延长至岛阈，切开侧脑室外侧壁至颞底，并向前切开至岛阈。后份根据肿瘤边界分离切断颞叶，将外侧颞叶肿瘤予以切除，释放空间后将杏仁核及海马病变一并切除，妥善保护穿支血管尤其是脉络膜前动脉，在大脑中动脉上下干之间切除岛叶前份肿瘤，最后处理并清扫基底节区肿瘤。

【术后 MRI】见图 12-11。

【术后神经功能】患者神志清楚，生命体征平稳，语言流利，双侧瞳孔等大等圆，直径 3mm，四肢肌力、肌张力正常，各种生理反射存在，Kernig、Babinski、Brudzinski 征阴性。

【病理结果】弥漫性星形细胞瘤（WHO Ⅱ级）。

【经验体会】

(1) 本例患者是一例颞岛叶胶质瘤，症状学以颞叶癫痫发作为表现，术前影像学累及颞叶及全岛叶，包括底节区受累，信号特点属于低级别胶质瘤。手术切除可分为三个阶段完成：经侧裂 - 侧脑室 - 侧副沟切除颞叶外侧病灶，获得充分空间；分离切除颞叶内的结构包括杏仁核 - 海马结构；切除岛叶及基底节区病灶。

(2) 肿瘤质地与正常脑组织及底节区核团均有显著区别，对肿瘤内侧面边界的确定具有重要意义。前方 M1 段穿支及脉络膜前动脉的保护对该病例具有重要意义，须小心妥善处理。

病例 4 患者杨某，女性，44 岁，因"头晕 5 年余，发作性右手抽搐 10 余天"入院。

【查体】神志清楚，语言尚流利，记忆力正常。双鼻嗅觉可。双瞳直径 3mm，等大等圆，对光反射灵敏，双眼球活动可，眼睑无下垂，无眼球震颤。双侧面部痛温觉正常。双侧额纹对称，鼻唇沟对称，皱额、闭目、鼓腮、示齿、吹哨对称。悬雍垂居中，声音无嘶哑，饮水无呛咳，咽反射可，吞咽反射可，咳嗽反射可。转颈耸肩有力。伸舌居中。四肢肌力、肌张力正常。病理征阴性。

【辅助检查】左侧额岛叶可见片状长 T_1 长 T_2 信号灶，FLAIR 序列呈高信号，其内可见少许低信号，病灶大小约 7mm×10mm，增强后呈环形、结节样强化，周边可见大片长 T_2 水肿带。病灶周边脑沟稍变窄，左侧侧脑室轻度受压推移变窄。双侧脑室前后角见对称

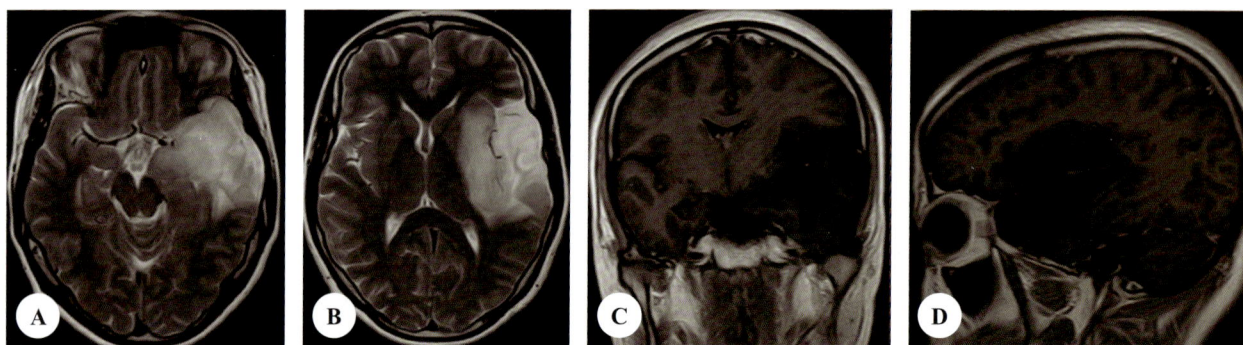

▲ 图 12-10　病例 3 术前 MRI 检查

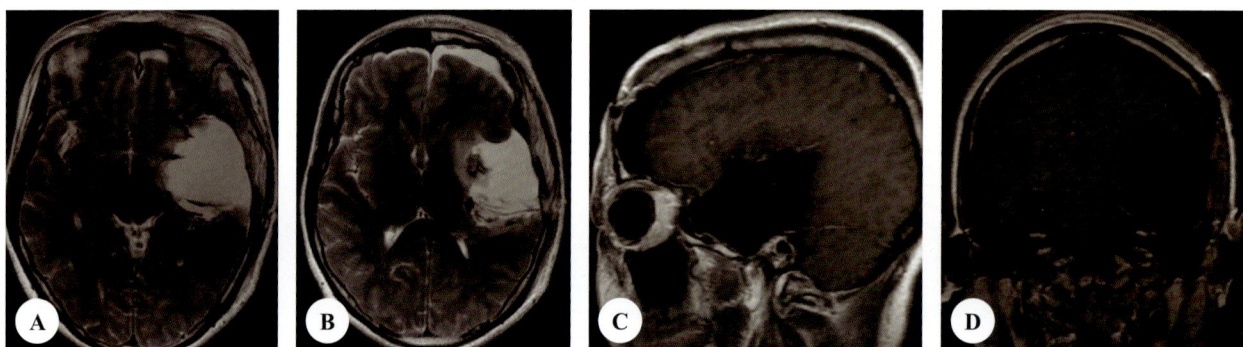

▲ 图 12-11　病例 3 术后 MRI 检查

分布稍长 T_1 稍长 T_2 信号，FLAIR 序列呈高信号，余脑实质未见明显异常信号及强化灶，中线结构居中（图 12-12）。

【术前诊断】左侧岛叶占位：考虑胶质瘤可能；症状性癫痫。

【手术入路】左侧扩大翼点 - 经侧裂入路。

【手术过程】仰卧位，向右侧偏 45°，头稍下垂。在神经电生理监测下，取左侧扩大翼点入路，左额颞发迹内弧形切口，骨瓣显露外侧裂上下偏侧裂上方。显微镜下弧形剪开硬膜，侧裂静脉额侧解剖外侧裂并释放脑脊液。充分向上分离外侧裂至上环岛沟，牵拉时妥善保护侧裂上下脑组织。在岛中央后上环岛沟附近切开皮质，显露肿瘤强化灶，切除肿瘤强化灶，内侧边界妥善保护并结合持续运动功能监测判断，将前方岛短回深处水肿侵犯灶扩大切除（图 12-13）。

【术后 MRI】左额顶颞部局部骨质中断呈术后改变，邻近头皮仍肿胀，原左岛叶病灶已切除，术区

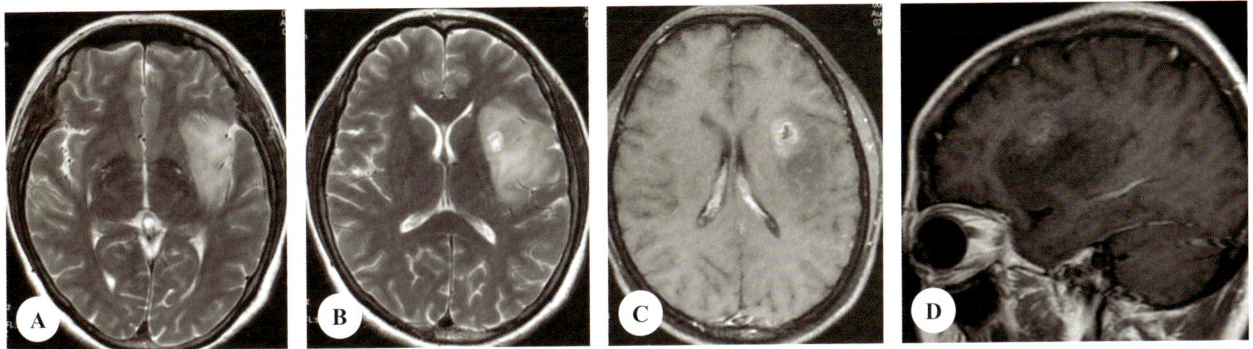

▲ 图 12-12　病例 4 术前 MRI 检查

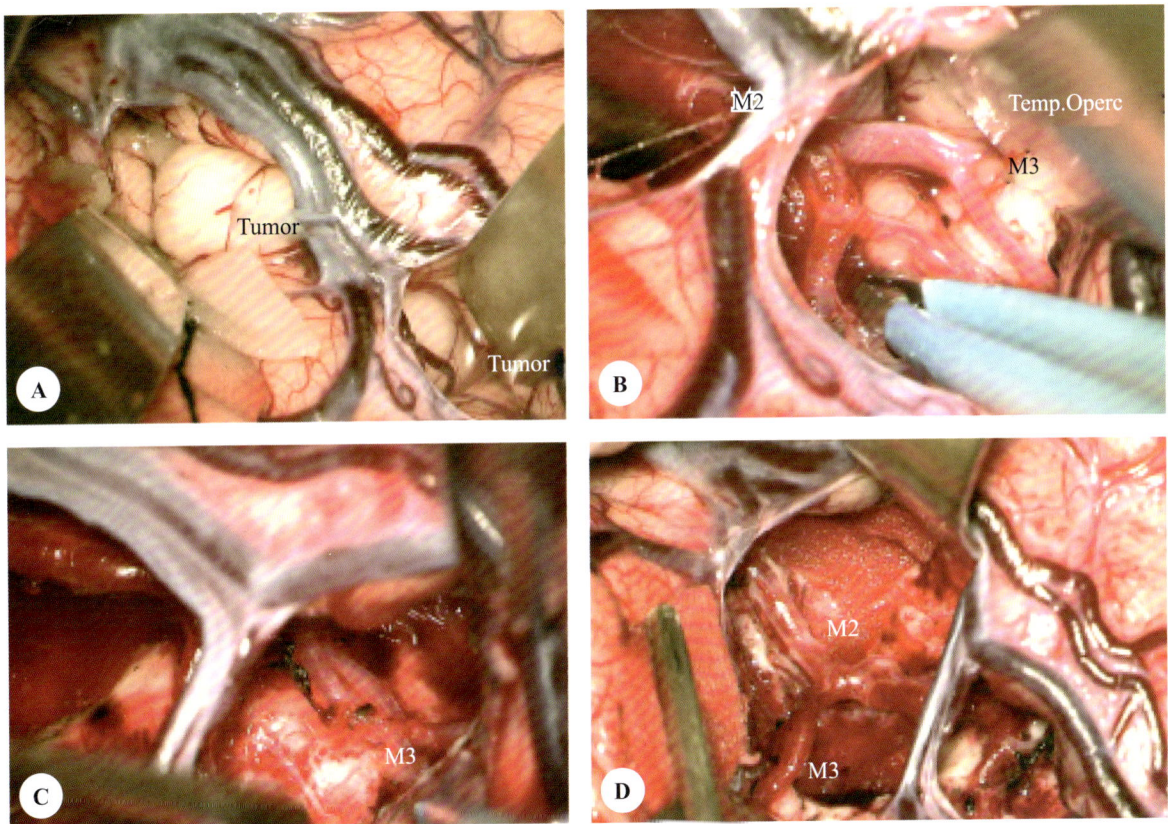

▲ 图 12-13　病例 4 岛叶肿瘤（Tumor），上环岛沟（白箭），大脑中动脉 M2，M3 段（M2，M3），颞盖（Temp Operc）

可见积液及少许积气，左侧脑室受压，中线结构右移，左额叶颅板下可见梭形短－长 T_1 长 T_2 信号灶。余脑实质内未见明显异常信号灶及异常强化灶（图12-14）。

【术后神经功能】患者神志清楚，生命体征平稳，语言流利，双侧瞳孔等大等圆，直径 3mm，颈软，四肢肌力、肌张力正常，各种生理反射存在，Kernig、Babinski、Brudzinski 征阴性。

【术后病理】间变型星形细胞瘤（WHO Ⅲ级）。

【术后随访】术后 2 年复查未见术区强化灶，无神经功能症状，恢复正常生活工作（图12-15）。

【经验体会】

(1) 该病例属于中央盖－上环岛沟深部高级别胶质瘤，临床表现以症状性癫痫为表现，强化灶明显，水肿范围广，高级别胶质瘤表现。

(2) 经自然间隙切除肿瘤是基本认识，而且位于左侧优势半球侧需要考虑额下回盖部 Broca 区，所以该例病例仍采取经侧裂入路，而且侧裂分离需要妥善保护额下回盖部避免牵拉损伤，头位稍下垂有利于减少牵拉。强化病灶小，但周围肿瘤较强化灶大，

肿瘤级别高，尽可能扩大切除有利于生存预后。上环岛沟处岛叶深部病变是岛叶病变切除风险最大区域，紧密毗邻椎体束，损伤椎体束将带来永久性不可逆的运动功能障碍。

病例 5 患者钟某，女性，23 岁，因"发作性意识障碍 1 年半，头痛半年"入院。

【查体】神志清楚，语言流利，记忆力正常。双鼻嗅觉正常。视力视野粗测正常，眼底检查未见明显异常。双瞳直径 3.5mm，等大等圆，对光反射灵敏，双眼球活动可，眼睑无下垂，无眼球震颤。双侧面部痛觉正常。双侧额纹对称，鼻唇沟对称，皱额、闭目、鼓腮、示齿、吹哨对称。四肢肌力、肌张力正常，病理征阴性。

【辅助检查】右侧额颞叶交界区见大小约为 $4.6cm \times 4.2cm$ 类圆形长 T_1 长 T_2 信号灶，增强后病灶未见明显强化，邻近脑沟、裂变浅、消失，同侧侧脑室轻度受压，右侧大脑中动脉被包绕，余脑实质内未见异常信号灶及强化灶，灰白质界限清楚，脑沟、脑裂、脑池及脑室大小形态正常，局部中线结构稍左移（图12-16）。

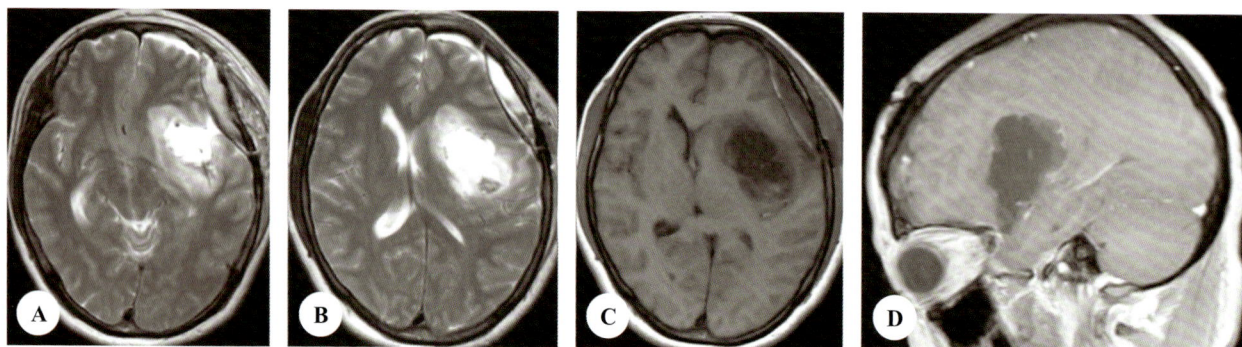

▲ 图 12-14　病例 4 术后 MRI 检查

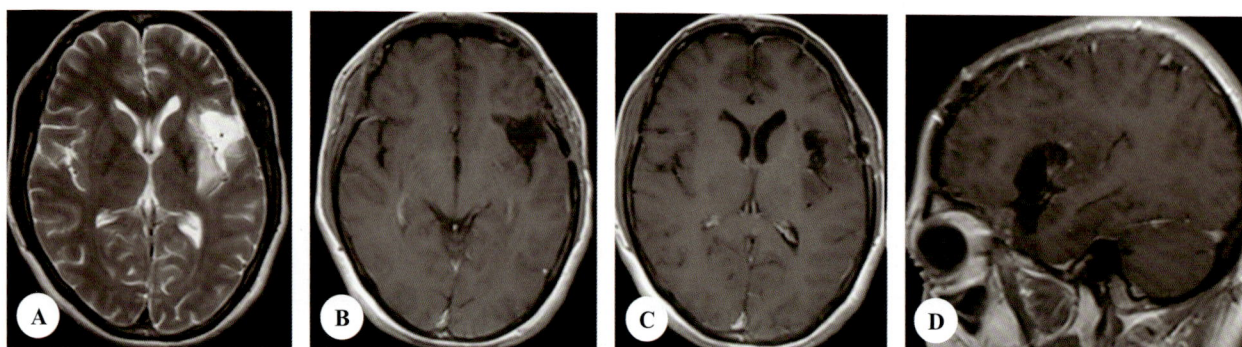

▲ 图 12-15　病例 4 术后 2 年随访 MRI 检查

【术前诊断】右侧颞岛叶占位：低级别胶质瘤；症状性癫痫。

【手术入路】右侧扩大翼点入路。

【手术过程】仰卧位，向左侧偏 45°。取右侧扩大翼点入路，右额颞发迹内弧形切口，骨瓣显露以外侧裂为中心稍偏颞叶，处理蝶骨嵴外侧份。沿侧裂静脉颞侧分离外侧裂，显露大脑中动脉及分支，先分离扩大切除颞上回及下环岛沟处肿瘤，大脑中动脉上下干之间进入，切除岛叶基底节区肿瘤，肿瘤质地较软，血供不丰富，内侧界边界须结合解剖与肿瘤质地颜色区别辨认（图 12-17）。

【术后 MRI】见图 12-18。

【术后神经功能】患者神志清楚，生命体征平稳，语言流利，双侧瞳孔等大等圆，直径 3mm，四肢肌力、肌张力正常，各种生理反射存在，Kernig、Babinski、Brudzinski 征阴性。

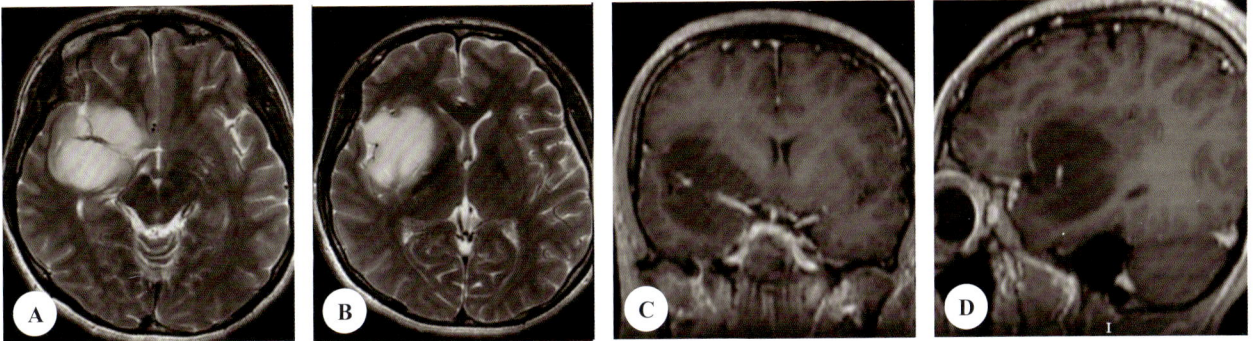

▲ 图 12-16　病例 5 术前 MRI 检查

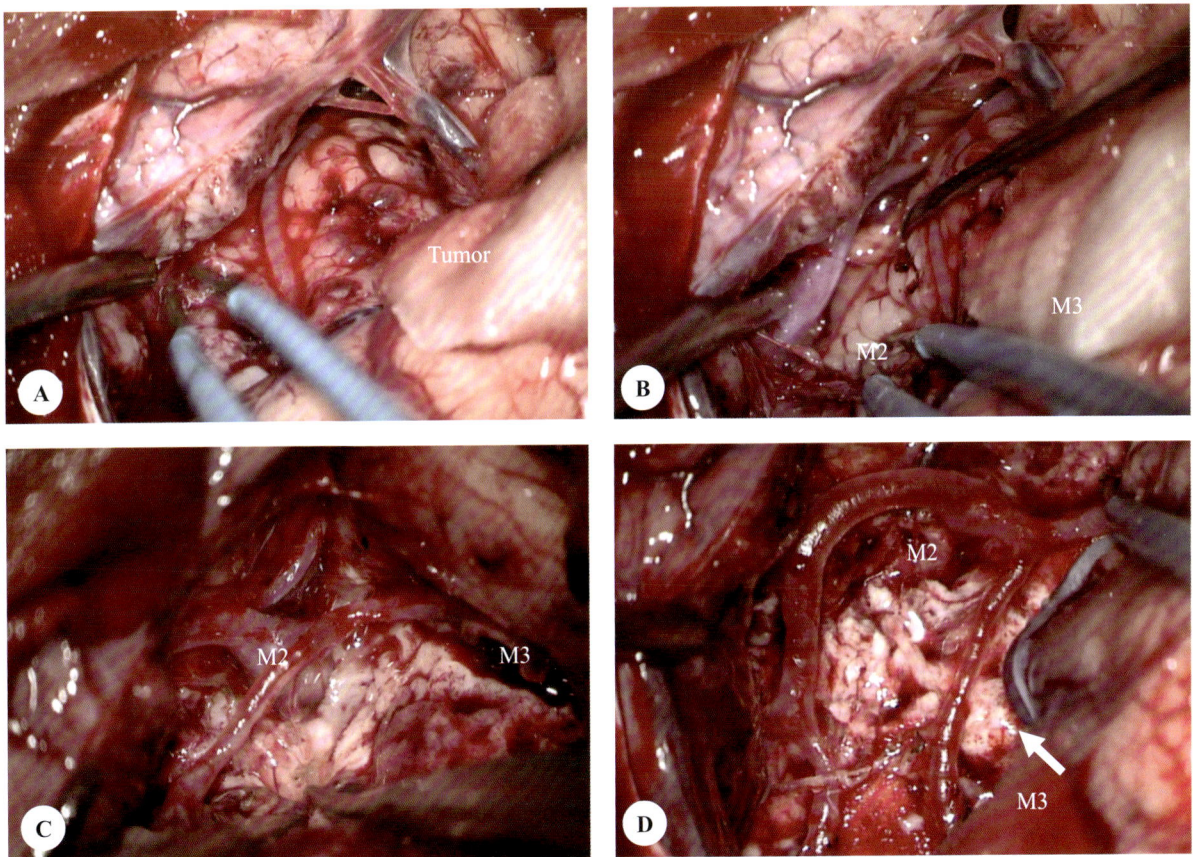

▲ 图 12-17　病例 5 手术过程

Tumor. 肿瘤；M2 和 M3. 大脑中动脉 M2 和 M3 段

【病理结果】星形胶质细胞瘤（WHO Ⅱ级）。

【术后随访】术后 7 年随访，患者恢复正常生活功能，无神经功能障碍，未见肿瘤复发（图 12-19）。

【经验体会】

(1) 该病例属于典型的颞岛叶胶质瘤，非优势半球，由影像特点判断，病变质地中等偏软，边界相对清楚，大脑中动脉及分支可能被血管侵犯。

(2) 手术策略可分两步：分离侧裂后，于大脑中动脉颞侧扩大切除颞极病变，获得解剖空间；经大脑中动脉间隙切除岛叶病灶。肿瘤切除的难点在于大脑中动脉的保护，尤其是 M1 发出的长穿支的保护。肿瘤质地相对较软，为病例的肿瘤减压和分离提供了便利，也为肿瘤边界识别提供了机会。

病例 6　患者钟某，女性，60 岁，因"头晕反应迟钝 2 个月，左侧肢体乏力 20 天"入院。

【查体】神志清楚，语言尚流利，检查合作，自动体位。记忆力下降。双瞳直径 3mm，等大等圆，对光反射灵敏，双眼球活动可，眼睑无下垂，无眼球震颤。双侧额纹对称，鼻唇沟对称，皱额、闭目、鼓腮、示齿、吹哨居中。左侧肢体肌力 Ⅲ 级，左上肢肌张力稍高，右侧肢体肌力、肌张力未见明显异常，无肌肉萎缩。

【辅助检查】右侧颞叶 - 基底节区可见类圆形长 T1 长 T2 信号灶，大小约 50mm×43mm，其内见大片状极长 T1 极长 T2 信号灶，增强后呈明显环形强化，邻近脑组织轻度水肿，右侧脑室明显受压。右侧额叶可见多发长 T1 长 T2 信号结节灶，增强后明显强化，周边可见强化卫星灶。中线结构稍向左侧移位（图 12-20）。

【术前诊断】右基底节区占位：高级别胶质瘤。

【手术入路】右侧扩大翼点 - 经侧裂入路。

【手术过程】仰卧位，向左侧偏 45°，常规消毒铺巾。取右侧扩大翼点入路，右额颞发迹内弧形切口，显露以外侧裂为中心骨瓣。显微镜下弧形剪开硬膜，分开外侧裂中份向前解剖至大脑中动脉分叉，释放脑脊液后经岛中央沟膨隆处切开岛叶表面皮质，显露肿瘤。进入肿瘤后深入囊腔，释放淡黄色清亮囊液后，肿瘤减压充分。肿瘤边界相对清楚，沿肿瘤周边水肿带分别切除岛叶基底节区肿瘤后内侧份与基底节区紧密毗邻处妥善保护，并根据持续运动监测协助判断（图 12-21）。

【术后 MRI】见图 12-22。

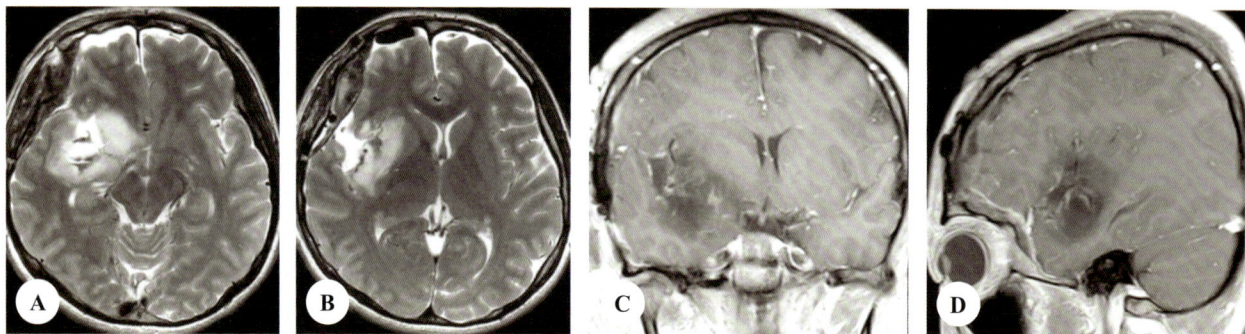

▲ 图 12-18　病例 5 术后 MRI 检查

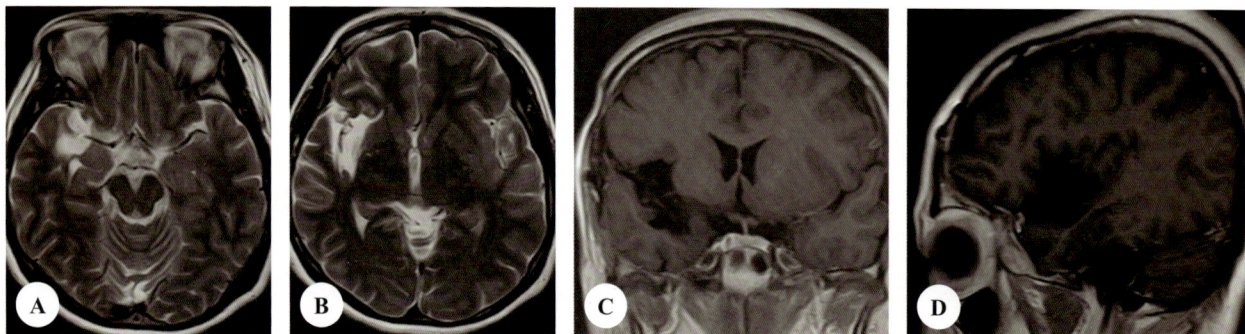

▲ 图 12-19　病例 5 术后 3 年随访 MRI 检查

【术后神经功能】患者神志清楚，生命体征平稳，语言流利，双侧瞳孔等大等圆，直径 3mm，右侧肌力、肌张力正常，左上肢肌力 Ⅱ 级，左下肢肌力 Ⅲ 级，各种生理反射存在，Kernig、Babinski、Brudzinski 征阴性。

【术后病理】胶质母细胞瘤（WHO Ⅳ 级）

【经验体会】

(1) 该病例是岛叶 – 基底节区高级别胶质瘤，术前已有锥体束受累表现，影像学显示肿瘤向后内侧显著推挤椎体束，肿瘤环形强化，内有坏死灶，周边有卫星病灶，术前高级别胶质瘤诊断基本明确。

(2) 手术入路选择经侧裂入路，经侧裂是自然间隙，是最合适的选择，充分牵开外侧裂，显露岛叶岛中央沟两侧，切开部分皮质可直达病灶，损伤最小。肿瘤边界较为清楚，但内侧与锥体束关系非常紧密，术中持续运动功能监测 MEP 可为切除边界的把握提供重要参考意见。

(3) 妥善的大脑中动脉保护和岛叶长穿支的保护非常重要，损伤后内囊 – 锥体束的血供将可能受影响而导致偏瘫。肿瘤恶性程度高，后续须采取规范化综合治疗，同步放化疗结合精准靶向治疗，患者远期生存预后不佳。

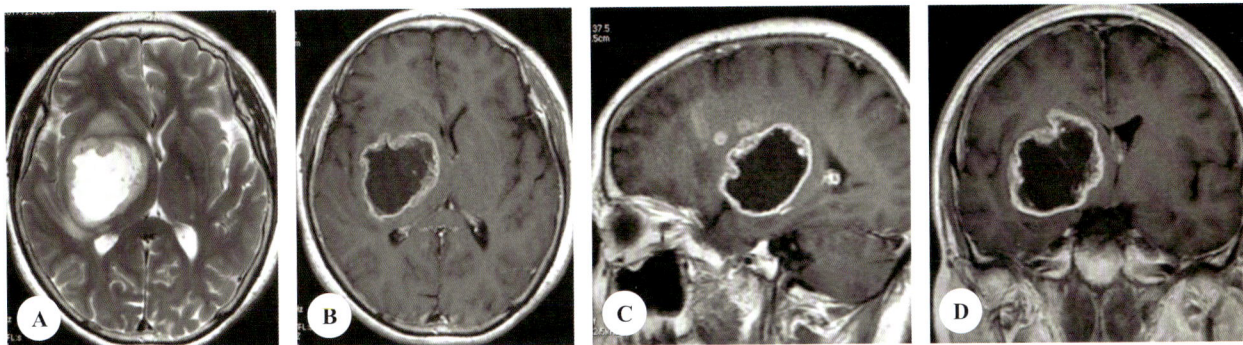

▲ 图 12–20　病例 6 术前 MRI 检查

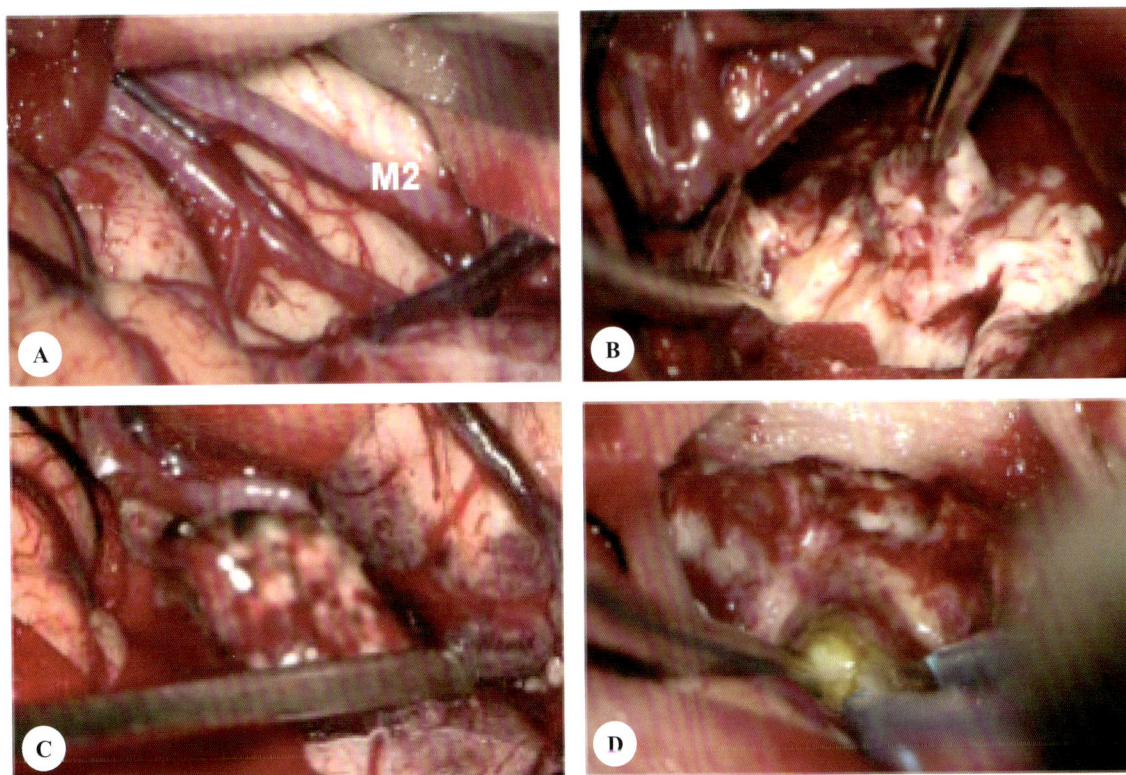

▲ 图 12–21　病例 6 手术过程

M2. 大脑中动脉 M2 段

病例 7 患者白某，女性，62 岁，因"反应迟钝、神志淡漠、语言迟缓 4 天"入院。

【查体】神志淡漠、语言迟钝。记忆力、定向差、智力减退。双鼻嗅觉可。左眼视力 0.1，右眼视力 0.2，视野粗测无缺损，眼底检查未见明显异常。双瞳直径 3mm，等大等圆，对光反射灵敏，双眼球活动可，眼睑无下垂，无眼球震颤。双侧面部痛觉、振动觉可，咀嚼有力，张口下颌无偏移。双侧额纹对称，鼻唇沟对称，皱额、闭目、鼓腮、示齿、吹哨可，味觉正常。四肢痛觉、振动觉可。角膜反射（＋），腹壁反射（＋），肱二头肌反射（＋＋），肱三头肌反射（＋＋），桡骨骨膜反射（＋＋），膝反射（＋＋）。Hoffmann 征（－），双侧 Babinski 征（－），双侧 Oppenheim 征（－），双侧 Gordon 征（－）。颈软，Kernig 征（－），Brudzinski 征（－）。跟膝胫试验（－），指鼻试验不能到位，双手动作轮替试验（－），Romberg 征（－），行一字步可。

【辅助检查】左侧额颞叶 - 岛叶 - 基底节区见一不规则肿块灶，最大层面大小约 6.2cm×5.5cm，呈等长 T_1 等长 T_2 信号，内见长 T_1 长 T_2 囊变区，FLAIR 序列呈等低信号，增强后见明显不均匀强化，周围见斑片状长 T_1 长 T_2 水肿信号，FLAIR 序列呈高信号，侧脑室受压移位，左侧侧脑室明显受压变窄，中心结构向右侧移位约 1.4cm。双侧额顶叶深部见多个斑点状长 T_1 长 T_2 信号灶，FLAIR 序列呈高信号（图 12-23）。

【术前诊断】左侧额颞叶 - 岛叶 - 基底节区占位性病变，性质待定：高级别胶质瘤。

【手术入路】左侧扩大翼点 - 经侧裂入路。

【手术过程】仰卧位，头向右侧偏 45°，常规消毒铺巾。取左侧扩大翼点入路，左额颞发迹内弧形切口，依次切开头皮和帽状腱膜，帽状腱膜下分离皮瓣并牵开，筋膜下分离颞脂肪垫保护面神经额支，骨膜下分离颞肌。以蝶骨嵴为中心，颅骨钻 3 孔，铣刀铣下约 8cm×10cm 大小的骨瓣，咬除蝶骨嵴外 2/3，悬吊硬膜。显微镜下弧形剪开硬膜，轻轻牵开额叶，开放侧裂。肿瘤位于左侧额颞叶 - 岛叶 - 基底节区，大小约 6.2cm×5.5cm，色灰红，质软，血供丰富，浸润性生长，与周围脑组织及神经结构边界不清。镜下电凝切断主要供血动脉，沿肿瘤周边水

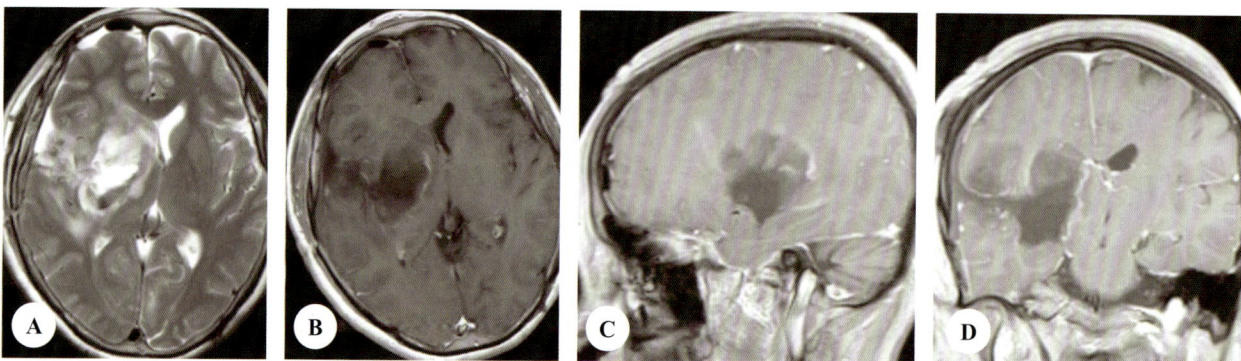

▲ 图 12-22 病例 6 术后 MRI

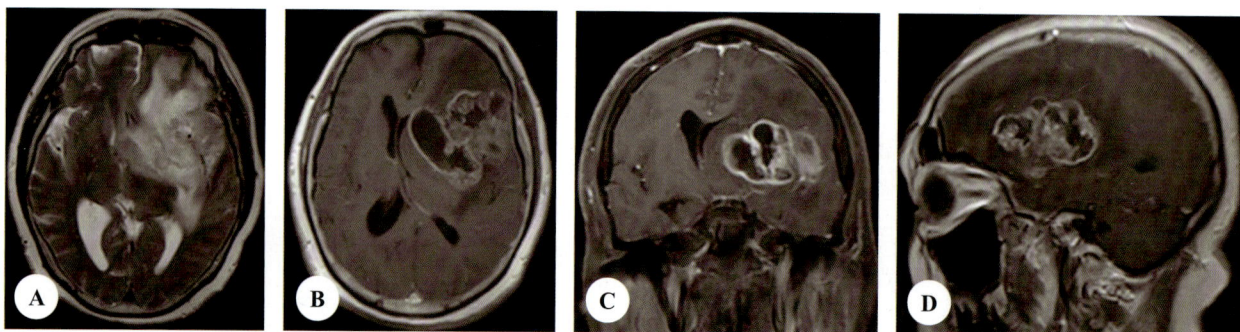

▲ 图 12-23 病例 7 术前辅助检查

肿带扩大切除额颞叶、岛叶肿瘤，分离保留大脑中动脉分支（图 12-24）。

【术后 MRI】见图 12-25。

【病理结果】（左侧额颞部）胶质母细胞瘤（WHO Ⅳ级）免疫组化：GFAP（＋），Ki-67（约 15%＋），P53（＋），IDH1（－），H3 K27M（－），Olig2（＋），EMA（－），EGFR（＋），CD34（个别＋），NeuN（－），NF-Pan（＋）。分子病理结果：MGMT 甲基化（甲基化），1p/19q FISH（未见缺失），IDH1/IDH2 测序（野生型）。

【3 年后复发影像学资料】见图 12-26。

【经验体会】

(1) 该病例为典型额颞岛高级别胶质瘤，首次手

术影像学即表现为明显不均匀强化，瘤内多发囊变坏死，瘤体分叶，周边有小型卫星灶，水肿明显，术前已有语言障碍，表明额盖、颞盖受累，病变尚未侵犯至颞叶内侧边缘系统结构，故最大限度扩大切除，保留颞叶内侧结构，术后辅助放化疗。

(2) 因初次手术扩大切除，尽管手术病理回报 GBM，术后患者仍有 3 年无瘤生存，然而考虑 GBM 外围丰富的胶质瘤干细胞可能存在远隔定植迁移，3 年后患者在 3 个月内骤然复发，进展极为迅速，可见高级别胶质瘤的辅助治疗仍亟需突破性进展。

病例 8　患者陈某，女性，57 岁，因"头晕 5 个

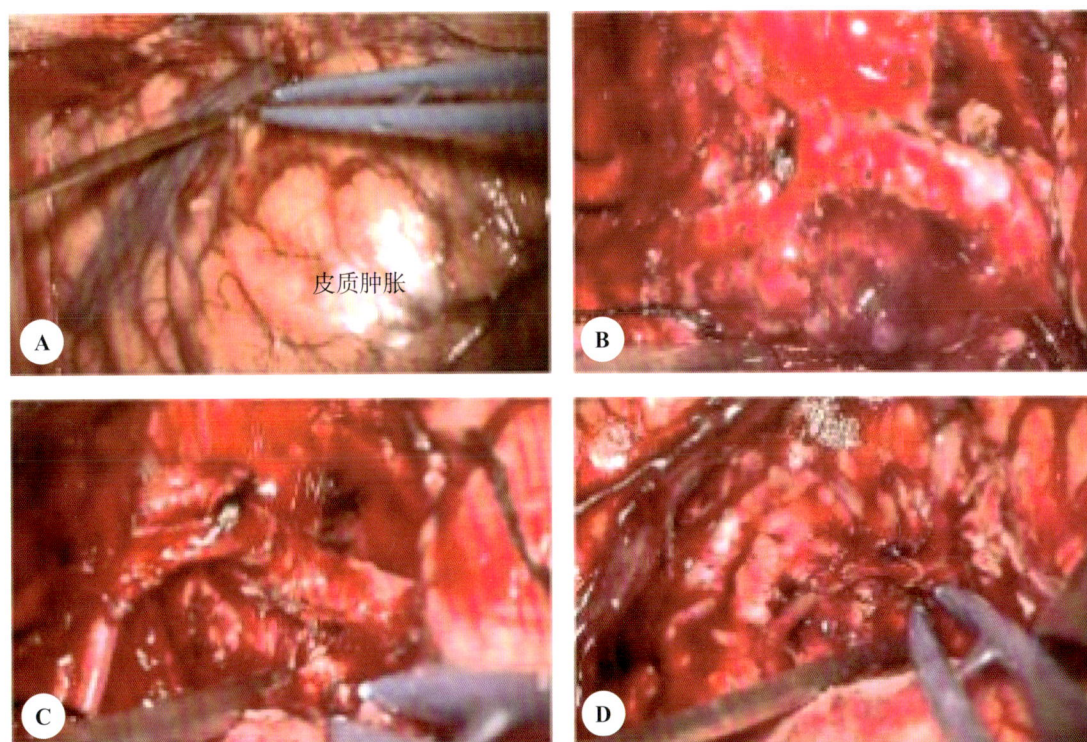

▲ 图 12-24　病例 7 大脑中动脉 M2-M3 段（M2，M3）

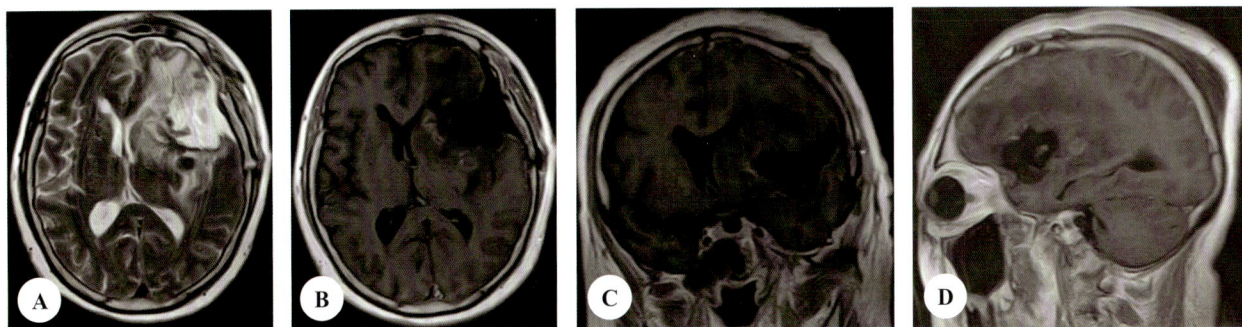

▲ 图 12-25　病例 7 术后 MRI 检查

月，突发晕厥 3 个月"入院。

【查体】神志清楚，语言流利，记忆力正常。双鼻嗅觉正常。视力视野粗测正常，眼底检查未见明显异常。双瞳直径 3.5mm，等大等圆，对光反射灵敏，双眼球活动可，眼睑无下垂，无眼球震颤。双侧面部痛觉正常。双侧额纹对称，鼻唇沟对称，皱额、闭目、鼓腮、示齿、吹哨对称。四肢肌力、肌张力正常，病理征阴性。

【辅助检查】见图 12-27。

【术前诊断】左侧岛叶占位：考虑胶质瘤，大脑

中动脉瘤。

【手术入路】左侧扩大翼点 – 经侧裂入路。

【手术过程】仰卧位，头右侧偏 45°，常规消毒铺巾。取左侧扩大翼点入路，左额颞发迹内弧形切口，依次切开头皮和帽状腱膜，帽状腱膜下分离皮瓣并牵开，筋膜下分离颞脂肪垫保护面神经额支，骨膜下分离颞肌。以蝶骨嵴为中心，颅骨钻 3 孔，铣刀铣下约 8cm×10cm 大小的骨瓣，咬除蝶骨嵴外 2/3，悬吊硬膜。显微镜下弧形剪开硬膜，轻轻牵开额叶，开放侧裂。肿瘤位于左侧岛叶，色灰白、质

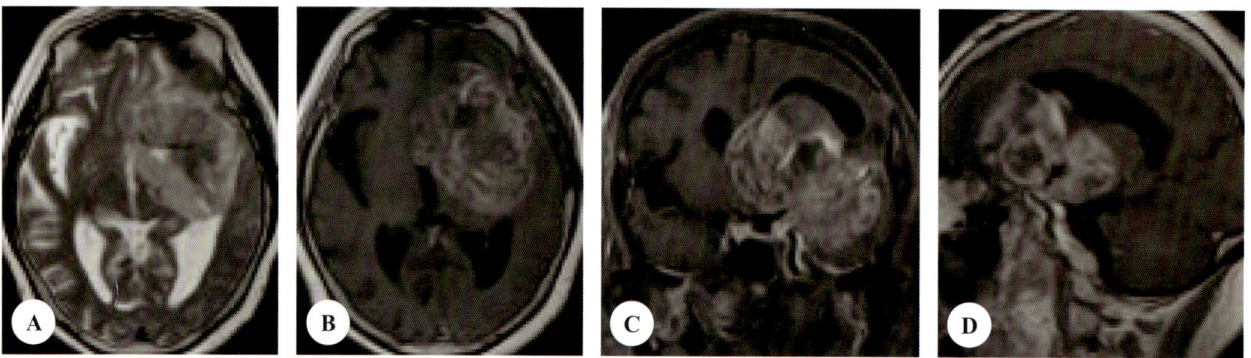

▲ 图 12-26　病例 7 复查资料

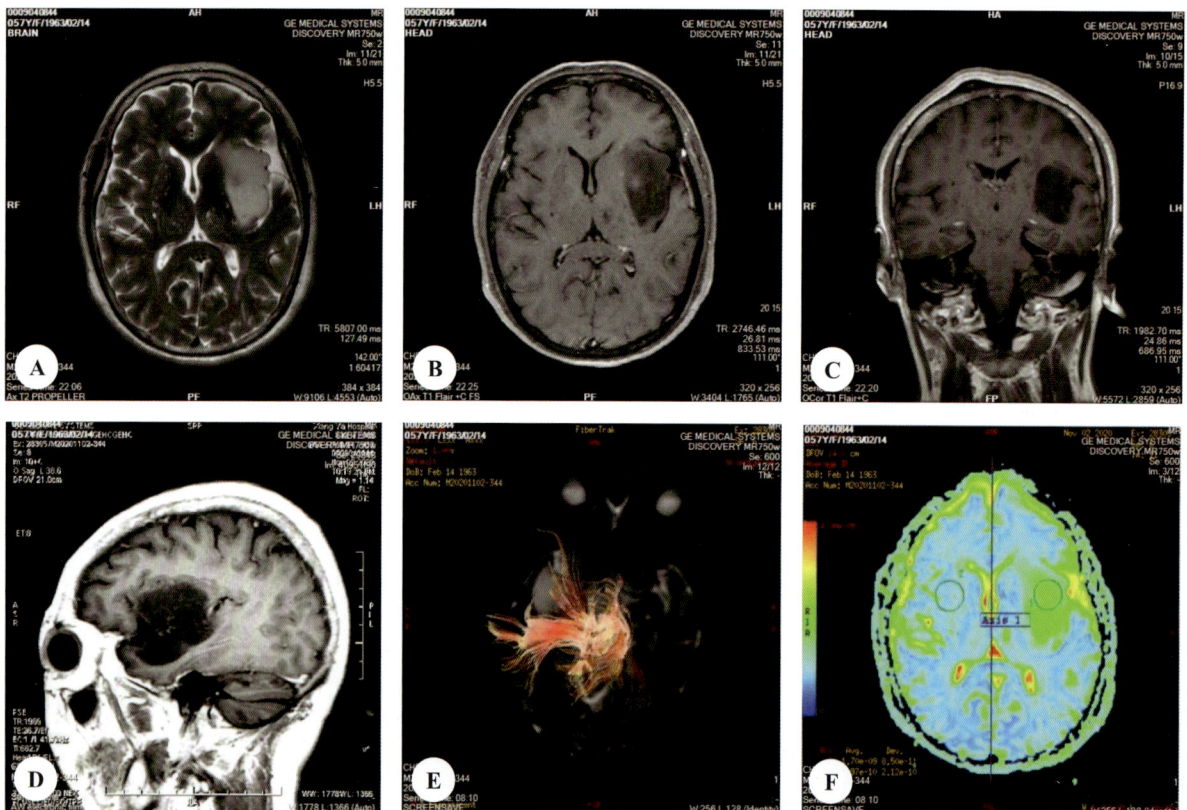

▲ 图 12-27　病例 8 术前辅助检查

软，血供一般，局限于环岛沟生长，与周围脑组织及神经结构边界尚清。镜下逐步切除岛叶肿瘤，解剖大脑中动脉 M1-M2 段，显露大脑中动脉 M2 段动脉瘤，予以夹闭，继续沿肿瘤周边水肿带扩大岛叶肿瘤，分离保留大脑中动脉分支（图 12-28）。

【术后 MRI】见图 12-29。

【术后神经功能】患者神志清楚，生命体征平稳，语言流利，双侧瞳孔等大等圆，直径 3mm，四肢肌力、肌张力正常，各种生理反射存在，Kernig、Babinski、Brudzinski 征阴性。

【病理结果】（左岛叶）弥漫星形细胞瘤（WHO Ⅱ级）。

【经验体会】

(1) 该病例为典型单纯局限岛叶低级别胶质瘤，肿瘤局限于环岛沟内，包绕大脑中动脉多段，分离开放侧裂至侧裂点，沿岛中央沟前后双向切除岛叶肿胀皮质，即可解剖出 M1 末段及 M2 主干大致走行，沿软膜悉心分离，保护 MCA 主干的同时不贸然离断任何 MCA 细小穿支是保障术后功能的要点。

(2) 沿 MCA 呈枝干样的走行在血管间隙模块化切除肿瘤，雕刻出 MCA 各段分支，尤其在 M3 段血管管径变细，深埋于肿瘤之中，需减少双极电凝使用，沿蛛网膜、软膜分离。

(3) 术前 CTA 已发现 M2 末段动脉瘤，充分显露血管走行，动脉瘤自然显现，予以夹闭，无须在手术开始急于探查动脉瘤位置，但需保持术中血压平稳。

病例 9　患者男性，47 岁，因"记忆力减退，语言障碍 6 年余"入院。

【查体】神志清楚，语言障碍，记忆力正常。双鼻嗅觉正常。视力视野粗测正常，眼底检查未见明显异常。双瞳直径 3.5mm，等大等圆，光反射灵敏，双眼球活动可，眼睑无下垂，无眼球震颤。双侧面部痛觉正常。双侧额纹对称，鼻唇沟对称，皱额、闭目、鼓腮、示齿、吹哨对称。四肢肌力、肌张力正常，病理征阴性。

【辅助检查】左侧额叶见长 T_1 长 T_2 信号灶灶，FLAIR 呈高信号，大下约 44mm×42mm×35mm，增强后呈环形强化，病灶下方另见结节状强化灶，

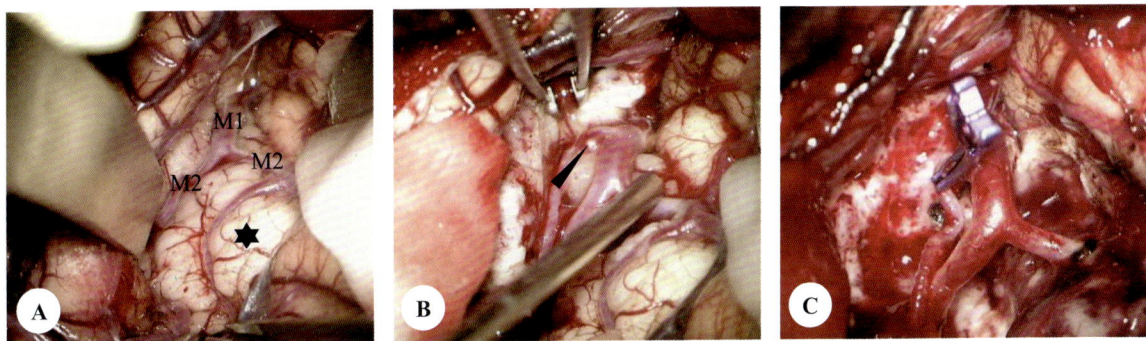

▲ 图 12-28　病例 8 大脑中动脉 M1 段（M1），大脑中动脉 M2 段（M2），岛叶肿瘤（黑色六角形），大脑中动脉 M2 段起始部动脉瘤（黑箭头）

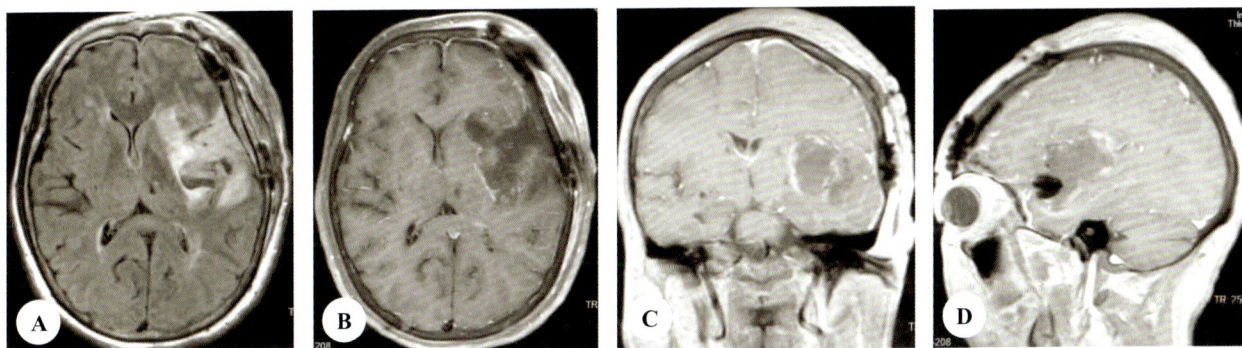

▲ 图 12-29　病例 8 术后 MRI 检查

左侧侧脑室受压变窄，中线结构局部向右侧偏移（图 12-30）。

【术前诊断】左侧额颞岛叶占位：考虑高级别胶质瘤。

【手术入路】左侧扩大翼点 - 经侧裂入路。

【手术过程】仰卧位，头右侧偏 45°。取左侧扩大翼点入路，左额颞发迹内弧形切口，依次切开头皮和帽状腱膜，帽状腱膜下分离皮瓣并牵开，筋膜下分离颞脂肪垫保护面神经额支，骨膜下分离颞肌。以蝶骨嵴为中心，颅骨钻 3 孔，电脑微动力铣刀铣下约 6cm×8cm 大小的骨瓣，咬除蝶骨嵴外 2/3，悬吊硬膜。显微镜下弧形剪开硬膜，轻牵额叶，开放侧裂及颈动脉池、视交叉池。见肿瘤位于左侧岛叶，累及同侧额叶、颞叶内侧及基底节区，大小约 5cm×5cm×4.5cm，色灰红、质软，血供丰富，浸润性生长，包裹大脑中动脉及其分支等，与周围脑组织及神经结构边界不清，瘤周脑组织水肿较重。镜下电凝切断主要供血动脉，沿肿瘤周边水肿带分别切除岛叶、颞叶内侧、额叶及基底节区肿瘤。

【术后 MRI】见图 12-31。

【神经功能】患者神志清楚，生命体征平稳，语言欠流利，双侧瞳孔等大等圆，直径 3mm，四肢肌力、肌张力正常，各种生理反射存在，Kernig、Babinski、Brudzinski 征阴性。

【病理结果】间变型少突细胞胶质瘤（WHO Ⅲ级）。

【经验体会】

(1) 该病例为额颞岛叶高级别胶质瘤，且病变位于左侧优势半球，术前患者已有语言功能障碍，故手术需要对肿瘤边界的精准把控和脑解剖的绝对熟悉，并结合神经电生理监测，在切除额盖、颞盖肿瘤时应保障不残留的前提下尽量保留 Broca 及 Wernick 区皮质及弓状束纤维，是术后患者保留语言功能的基础。

(2) 此例肿瘤后方与内囊后肢、豆状核后部内囊，此处内囊锥体束纤维与肿瘤间缺少壳核及苍白球的阻隔，在切除时需仔细辨认肿瘤边界，谨慎盲目扩大切除，否则可能导致术后偏瘫。

病例 10 44 岁，男性，因"间断点醒发作 3 年余"入院。

【查体】神志清楚，语言障碍，记忆力正常。双

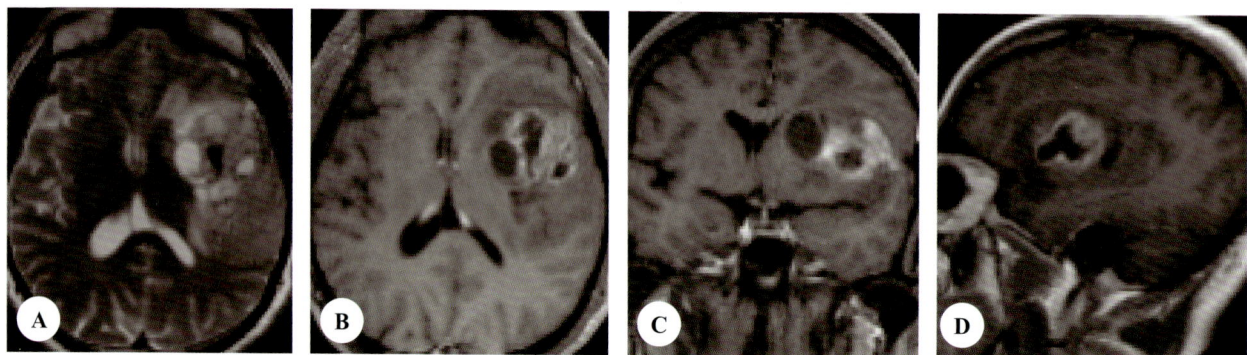

▲ 图 12-30　病例 9 术前辅助检查

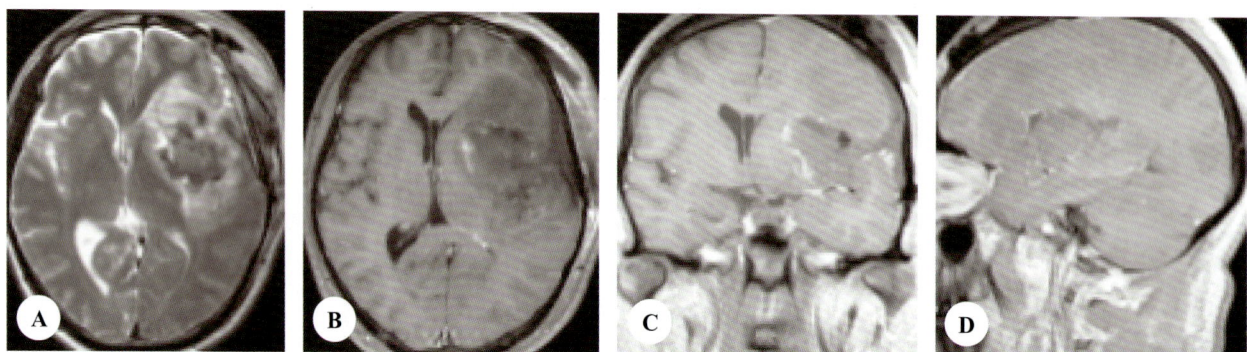

▲ 图 12-31　病例 9 术后 MRI 检查

鼻嗅觉正常。视力视野粗测正常，眼底检查未见明显异常。双瞳直径 3.5mm，等大等圆，光反射灵敏，双眼球活动可，眼睑无下垂，无眼球震颤。双侧面部痛觉正常。双侧额纹对称，鼻唇沟对称，皱额、闭目、鼓腮、示齿、吹哨对称。余神经系统体查未见明显阳性体征。

【辅助检查】左侧颞叶、岛叶片状稍长 T_1 稍长 T_2 信号灶，其内夹杂少许短 T_1 短 T_2 信号，脑回肿胀，脑沟变浅。余脑实质未见异常信号灶，灰白质界限清楚，脑室系统大小形态正常，中线结构无移位，脑沟裂正常。全组鼻窦黏膜增厚（图 12-32）。

【术前诊断】左侧颞岛叶占位：低级别胶质瘤。

【手术入路】左侧扩大翼点入路。

【手术过程】仰卧位，向右侧偏 30°。取左侧扩大翼点入路，左额颞发迹内切口，依次切开头皮和帽状腱膜，帽状腱膜下分离皮瓣并牵开，筋膜下分离颞脂肪垫保护面神经额支，骨膜下分离颞肌。以蝶骨嵴为中心，颅骨钻 3 孔，铣刀锯下约 7cm×6cm 大小的骨瓣，咬除蝶骨嵴外 2/3，充分暴露颞极，悬吊硬膜。显微镜下弧形剪开硬膜，打开外侧裂近段及中段，见肿瘤位于左侧颞叶，累及同侧海马头部、沟回及岛叶，大小约 4cm×4cm×3cm，色灰白、质

韧，血供较丰富，浸润性生长，包裹大脑中动脉及其分支，与周围脑组织及神经结构边界不清。镜下先经颈动脉外侧扩大切除颞叶肿瘤至钩回，继沿大脑中动脉内侧切除探岛叶病变。

【术后 MRI】见图 12-33。

【神经功能】患者神志清楚，生命体征平稳，语言欠流利，双侧瞳孔等大等圆，直径 3mm，四肢肌力肌张力正常，各种生理反射存在，克、巴、布氏征阴性。

【病理结果】（颞岛）星形细胞胶质瘤 WHO Ⅱ级。

【随访】7 年后检查见图 12-34。

【经验体会】该病例为额颞岛叶低级别胶质瘤，术前 MRI 病变未见明显强的，本着尽力延长患者无瘤生存期的目标制定合理手术策略，全切除颞极后，探查位于钩回的杏仁核、海马头，均可见异常改变，故一并切除，在颞叶病变切除完毕操作空间后大大提升，预判大脑中动脉 M2 段走形，于血管间隙分模块切除岛叶肿瘤，精准把控切除深度，在保证全切肿瘤的同时保护患者功能。术后 7 年复查仍未见肿瘤复发征象，患者生活质量未收明显影响。

病例 11　患者男性，47 岁，因"头痛 1 周"入院。

【查体】神志清楚，语言尚流利，记忆力正常。

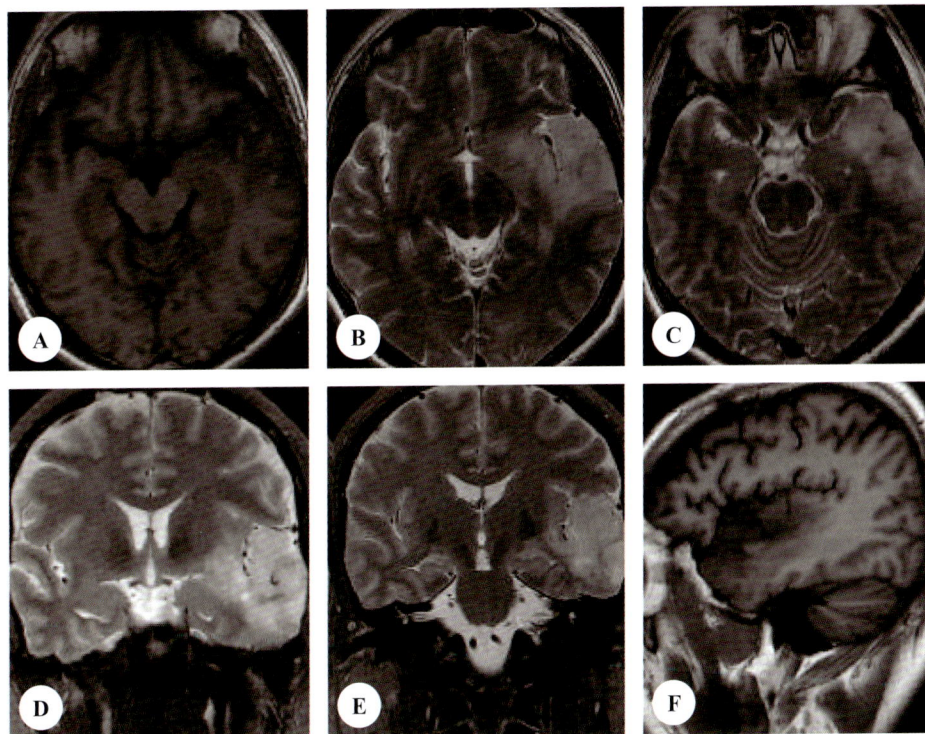

▲ 图 12-32　病例 10 术前辅助检查

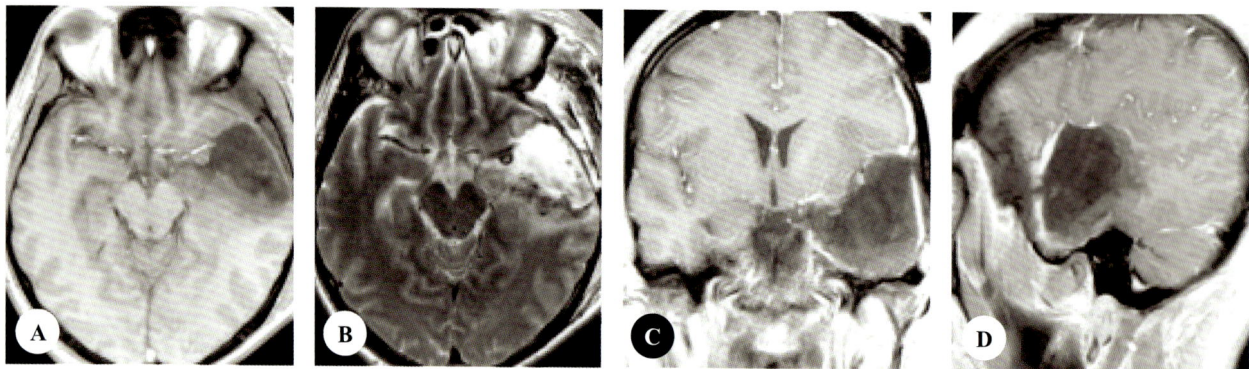

▲ 图 12-33　病例 10 术后 MRI 检查

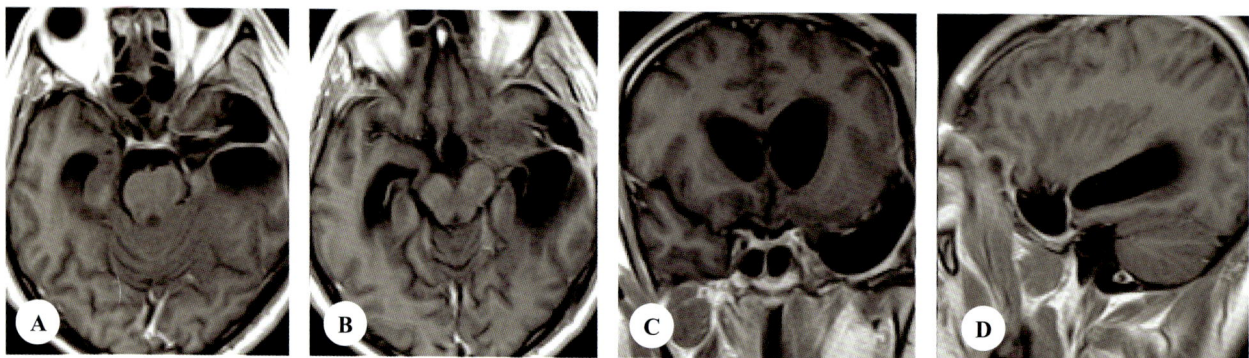

▲ 图 12-34　病例 10 术后 7 年随访检查

双鼻嗅觉可。双瞳直径 2.5mm，等大等圆，光反射灵敏，双眼球活动可，眼睑无下垂，无眼球震颤。双侧面部痛温觉正常。双侧额纹对称，鼻唇沟对称，皱额、闭目、鼓腮、示齿、吹哨对称。悬雍垂居中，声音无嘶哑，饮水无呛咳，咽反射可，吞咽反射可，咳嗽反射可。转颈耸肩有力。伸舌居中。左下肢肌力Ⅳ级，其余肢体肌力Ⅴ级，四肢肌张力正常。病理征未引出。

【辅助检查】右侧额顶颞叶浅表见大小约 48.9mm×38mm×33.9mm 类圆形混杂信号灶，呈等-长 T_1、稍长-极长 T_2 信号灶，增强后呈不均匀线样强化；病灶周围见片状长 T_1 长 T_2 信号水肿带。右侧脑室受压，中线结构稍左偏。双例基底节区见多个斑点状长 T_1 长 T_2 信号灶，增强后无强化（图 12-35）。

【术前诊断】右侧额岛叶占位：考虑胶质瘤。

【手术入路】右侧扩大翼点-经侧裂入路。

【手术过程】仰卧位，向左侧偏 45 度，常规消毒铺中。取右侧扩大翼点入路，取额颞骨瓣，咬除媒骨嵴外 2/3，悬吊硬膜后显微镜下弧形剪开硬膜，经轻牵开额叶，开放侧裂及颈动脉池、视交叉池。见

肿癌位于右侧岛叶，累及同侧额叶及基底节区，大小约 6cm×5.5cm×6.5cm，色灰白、质韧，血供丰富，浸润性生长，包绕大脑中动脉及其分支，边界不清。镜下电凝切断主要供血动脉，沿肿瘤周边水肿带分别切除颞叶内侧、额叶盖部、岛叶、基底节区肿瘤，全切除肿瘤达左侧脑室额角。

【术后 MRI】右额岛叶呈术后改变，病灶基本切除，术区可见片状极长 T_1- 极长 T_2 信号，边界不清；内可见少许小片短 T_1 信号灶。增强后可见少许条状轻度强化灶（图 12-36）。

【神经功能】患者神志清楚，右侧肢体肌力肌张力正常，左侧肢体上肢近端约Ⅱ级，左下肢肌力Ⅲ级，肌张力正常，各生理反射存在，克、巴、布氏征阴性。

【病理结果】间变型星型细胞瘤（WHO Ⅲ级）。

【术后随访】术后 10 年复查，未见术区强化灶，无神经功能症状，恢复正常生活工作（图 12-37）。

【经验体会】

1. 该病例肿瘤起源于岛中央沟后方岛长回，呈不均匀强化，瘤周水肿重，属高级别胶质瘤表现。肿

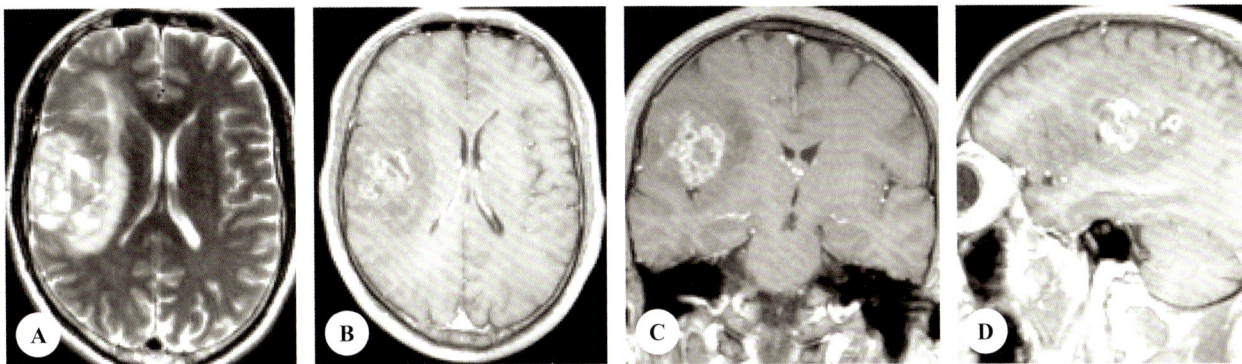

▲ 图 12-35 病例 11 术前辅助检查

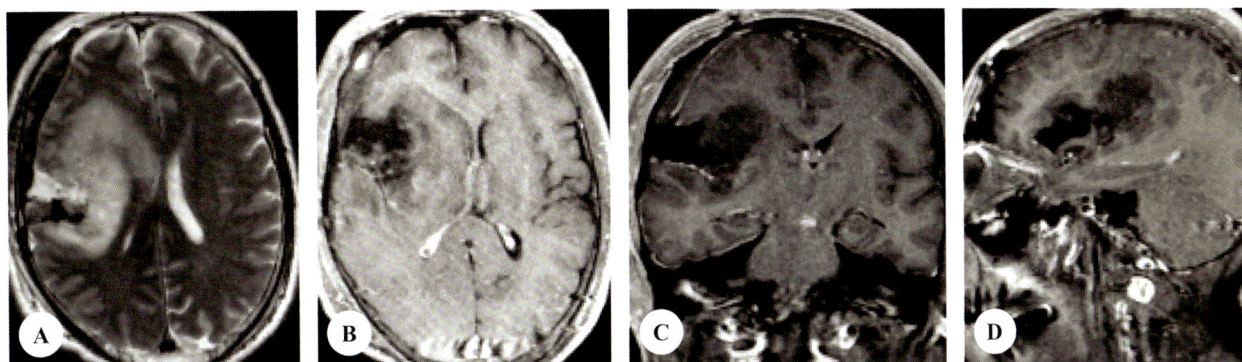

▲ 图 12-36 病例 11 术后 MRI 检查

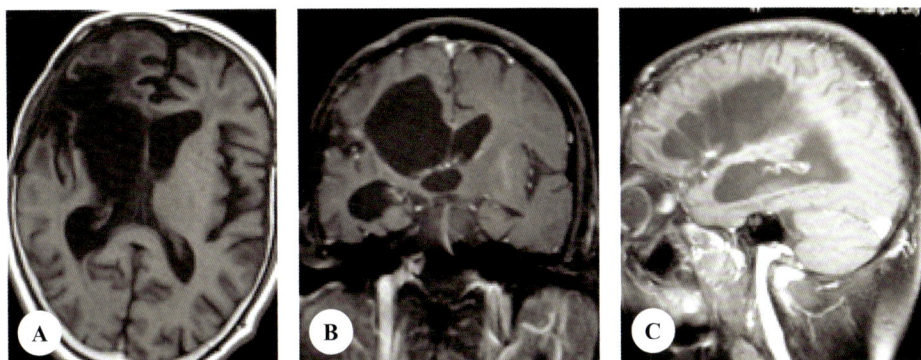

▲ 图 12-37 病例 11 术后随访检查

瘤沿白质向额叶盖部蔓延，颞盖未见明显强化病灶，术前已有锥体束受累表现，故属于岛叶 - 额盖 - 基底节高级别胶质瘤。

2. 本病例肿瘤位于非优势半球，对于额叶病灶的处理可相对激进，沿肿瘤边界扩大切除的原则下切除至侧脑室额角，做到了与影像学相对应的全切。除大脑中动脉 M1~M3 段的保护这一要点之外，对于肿瘤内侧切除深度的把控尤为重要，肿瘤内侧边界深部有明显水肿，累及最外囊、屏状核直至内囊

结构，故术中需审慎地辨别肿瘤与水肿带质地与颜色的细微差别，细致的阅片和对解剖的熟稔是保护锥体束的关键，差之毫厘可能造成无法恢复的永久偏瘫。

3. 患者术后因水肿加重致对侧肌力下降，康复训练后恢复至Ⅳ+级，接受多学科协作的合理辅助治疗后，十年无复发，生活自理，对于岛叶高级别胶质瘤治来说实属不易。最大限度保护功能前提下的全切肿瘤，对于目前岛叶胶质瘤的治疗来说仍是核心。

专家点评

岛叶毗邻重要功能区和侧裂血管及豆纹动脉等结构，且低级别岛叶胶质瘤往往与正常脑组织边边界不易确定，因此，全切除肿瘤而又不引起脑正常结构和功能破坏仍然具有一定的难度。临床一般采用翼点或扩大翼点入路，经外侧裂显露肿瘤，术中充分开放外侧裂以便于显露环岛沟、大脑中动脉 M1 及所有 M2 分支。打开侧裂时，侧裂浅静脉系统走行变异较大，应根据具体情况最大程度保留重要引流静脉。肿瘤切除的顺序依具体临床类型而定，个人倾向于先切除颞叶、额叶底部肿瘤，充分减压并释放部分脑脊液后，再集中切除岛叶部分的肿瘤组织。术中避免过度牵拉优势侧额叶或颞叶脑组织而引起语言功能障碍。选择性电凝切断大脑中动脉 M2 段参与肿瘤血供的小穿支血管，避免过度操作引起侧裂血管撕裂或痉挛。部分高级别岛叶胶质瘤内侧面可包裹外侧豆纹动脉，这些血管损伤可引起内囊及基底节区梗死而致术后偏瘫。术中应显露最外侧豆纹动脉并加以保护，同时用这些血管的行程和环岛沟的基底部作为参照，确定肿瘤的内侧平面边界。M2 分支后部发出长穿支是供应放射冠和皮质脊髓束纤维的关键血管，其损伤是引起偏瘫的另一原因，因此应予以妥善保护。

在切除岛叶胶质瘤尤其是优势侧岛叶胶质瘤的手术过程中可适当使用如唤醒麻醉、神经导、术中超声、术中 MRI、诱发电位以及皮质电刺激等辅助技术，有利于提高手术的安全性和肿瘤的切除程度。但所有辅助技术都不能替代术者对肿瘤质地、边界、血供特点、颜色等的敏锐感知和对切除范围和界面维持的确切把握；精准娴熟的显微操作技术是手术成功的重要保障。对于高级别岛叶胶质瘤，荧光引导有助于判断肿瘤边界并减少可能的肿瘤残留。

参考文献

[1] DUFFAU H, MORITZ-GASSER S, GATIGNOL P. Functional outcome after language mapping for insular World Health Organization grade II gliomas in the dominant hemisphere: experience with 24 patients[J]. Neurosurg Focus, 2009, 27(2):E7.

[2] DUFFAU H. Stimulation mapping of white matter tracts to study brain functional connectivity[J]. Nat Rev Neurol, 2015, 11:255–265.

[3] TURE U, YASARGIL DC, AL-MEFTY O, et al. Topographic anatomy of the insular region[J]. J Neurosurg, 1999, 90:720–733.

[4] IUS T, PAULETTO G, ISOLA M, et al. SKRAP M. Surgery for insular low-grade glioma: predictors of postoperative seizure outcome[J]. J Neurosurg, 2014, 120:12–23.

[5] SANAI N, POLLEY M Y, BERGER MS. Insular glioma resection: assessment of patient morbidity, survival, and tumor progression[J]. J Neurosurg, 2010, 112:1–9.

[6] DUFFAU H, TAILLANDIER L. New concepts in the management of diffuse low-grade glioma: proposal of a multistage and individualized therapeutic approach[J]. Neuro-Oncology, 2015, 17:332–342.

[7] N U FARRUKH HAMEED, TIANMING QIU, DONGXIAO ZHUANG, et al. Transcortical insular glioma resection: clinical outcome and predictors[J]. J Neurosurg, 2019, 131:706–716.

[8] SHAWN L HERVEY-JUMPER, MITCHEL S, et al. Insular glioma surgery: an evolution of thought and practice[J]. J Neurosurg, 2019, 130:9–16.

[9] SIGNORELLI F, GUYOTAT J, ELISEVICH K, et al. Review of current microsurgical management of insular gliomas[J]. Acta Neurochir (Wien), 2010, 152(1):19–26.

[10] BARBA C, BARBATI G, MINOTTI L, et al. Ictal clinical and scalp-EEG findings differentiating temporal lobe epilepsies from temporal 'plus' epilepsies[J]. Brain, 2007, 130(Pt 7):1957–1967.

[11] OSTROWSKY K, ISNARD J, RYVLIN P, et al. Functional mapping of the insular cortex: clinical implication in temporal lobe epilepsy[J]. Epilepsia, 2000, 41(6):681–686.

[12] NEULOH G, PECHSTEIN U, SCHRAMM J. Motor tract monitoring during insular glioma surgery[J]. J Neurosurg, 2007, 106(4):582–592.

相 关 图 书 推 荐

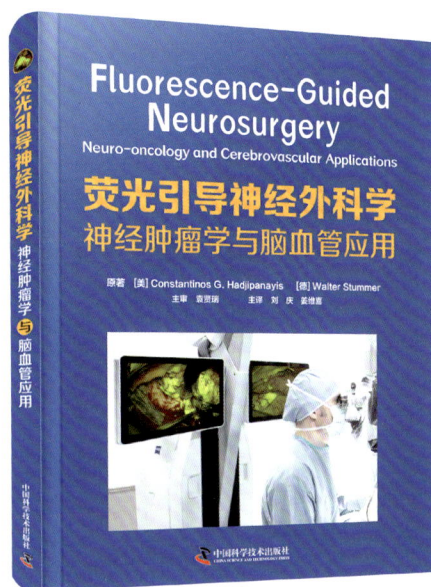

原著 ［美］Constantinos G. Hadjipanayis
　　　［德］Walter Stummer
主审 袁贤瑞
主译 刘 庆 姜维喜
定价 158.00元

　　本书引进自世界知名的 Thieme 出版社，是一部荧光引导应用于神经外科领域的权威著作。本书共 20 章，从原理、优势、研究及手术过程等方面详细介绍了多种荧光素在不同疾病中的应用，包括 5-ALA 与荧光素等造影剂在胶质瘤、脑膜瘤、颅内转移瘤及其他神经肿瘤切除术中的应用，吲哚菁绿在脑动脉瘤夹闭术及脑动静脉畸形切除术中的应用；还涵盖了荧光引导技术在小儿肿瘤及髓内肿瘤切除术中的应用，探讨了荧光引导技术与术中影像（如 iMRI）的结合应用，以及可实现肿瘤靶向诊断性成像及治疗的荧光基团和其他可视化技术（如共聚焦显微镜、拉曼光谱等）。本书内容系统实用，图片清晰丰富，阐释详细，可帮助神经外科医生术中实时识别肿瘤边界、评估血管通畅程度，是一部需要开展荧光引导的神经外科医生的实用参考宝典。

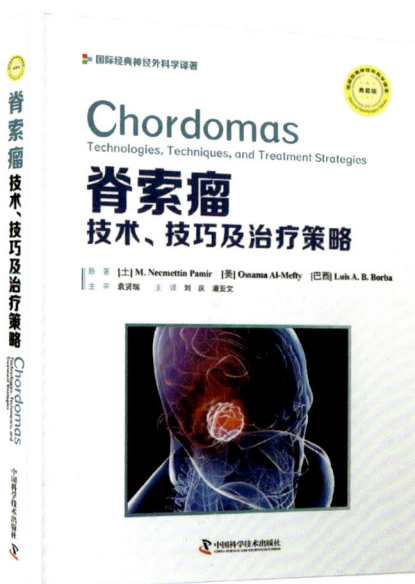

原著　[土] M. Necmettin Pamir
　　　[美] Ossama Al–Mefty
　　　[巴西] Luis A. B. Borba
主审　袁贤瑞
主译　刘　庆　潘亚文
定价　168.00元

　　本书引进自世界知名的 Thieme 出版社，是一部有关脊索瘤诊断与治疗技术的经典译著。脊索瘤是一种发生于颅底中线部位及脊柱的侵袭性肿瘤，因其位置深在，且毗邻重要神经血管结构，具有恶性生物学行为，使其成为颅底外科领域处理最为棘手的肿瘤之一。脊索瘤对常规剂量放疗方案并不敏感，这给临床医师带来了额外挑战。

　　本书首先回顾了学者们对脊索瘤发病机制及治疗策略长达一个多世纪的艰难探索，然后详细介绍了脊索瘤的流行病学、分子发病机制及细胞遗传学特点，并阐述了脊索瘤的影像学特征、临床表现及预后，最后深入探讨了脊索瘤治疗策略的制订、手术入路的选择、内镜等新技术的应用，以及术后放疗方案的优化等内容。本书内容丰富翔实，编排科学合理，适合神经外科医师及相关专业医务人员阅读参考。